新编临床药物学

主　编　陈吉生

副主编　陈　慧　马建春　沈勇刚

编　委　(以姓氏笔画为序)

马建春　李　艳　陈　永　陈　慧

陈吉生　陈碧珊　沈勇刚

中国中医药出版社

·北　京·

图书在版编目（CIP）数据

新编临床药物学/陈吉生主编 . —北京：中国中医药出版社，2013.8
ISBN 978 - 7 - 5132 - 1539 - 8

Ⅰ . ①新… Ⅱ . ①陈… Ⅲ . ①药物学 Ⅳ . ①R9

中国版本图书馆 CIP 数据核字（2013）第 139524 号

中 国 中 医 药 出 版 社 出 版
北京市朝阳区北三环东路 28 号易亨大厦 16 层
邮政编码 100013
传真 010 64405750
廊坊市祥丰印刷有限公司印刷
各地新华书店经销

*

开本 787×1092 1/16 印张 64.25 字数 2028 千字
2013 年 8 月第 1 版 2013 年 8 月第 1 次印刷
书 号 ISBN 978 - 7 - 5132 - 1539 - 8

*

定价 198.00 元
网址 www.cptcm.com

编写说明

　　随着社会经济的飞速发展，医药科技进展迅速，极大地推动了临床药物学的发展，新药物及新制剂不断上市，也极大地丰富了临床药物学的内容。为了适应这些变化，从临床安全合理使用药物出发，我们参阅了大量医药文献，经过近三年的努力，数易其稿，编写了《新编临床药物学》一书。

　　本书特点是品种齐全，内容新颖，编排实用，信息量大，检索方便。

　　1. 品种齐全：本书收载药物近 2500 种，包括临床常用品种和国内外新上市的新药。在编写过程中，始终强调以临床安全合理用药为出发点，淘汰了临床不用的药物，收录了近几年新上市的国内外药物，使本书始终扎根临床，为临床服务。

　　2. 内容新颖：医药科技发展迅速，医药信息量爆炸式增多，新知识、新认识、新探索如雨后春笋，不断渗入到临床预防与治疗中。因此，本书在编写过程中一直强调将新的研究与探索结果纳入其中，为临床使用提供参考。

　　3. 编排实用：本书的编写从一开始就强调临床的实用性，因此，正文按药理作用及其临床应用分类编排，共十九章，每章又分为若干节。收录药品按药品名称、药理作用、适应证、用法用量、不良反应、禁忌、注意事项、药物相互作用、规格等项目进行叙述。对于临床多科应用的药品，在其所在主要应用章节（或类别）内作系统详述，而在其他相关章节（或类别）内则作一般描述。

　　4. 信息量大：从临床实用出发，我们查阅大量国内外资料，将药物相关知识和信息编入相应项目，因此，本书收录的药物信息量较大，尤其是代表性药物及临床常用药物。附录中还收录了处方管理办法，兴奋剂、麻醉药品和精神药品目录，抗菌药物、糖皮质激素、麻醉药品、精神药品临床应用指导原则，以及小儿药物用量计算方法等。

　　5. 检索方便：除目录详细到具体药物外，本书还附有药物的中文名称和英文名称索引，其中不但含有正名，还含有别名，提供了方便的检索途径。

　　由于本书信息量极大，且在编写过程中不断涌现新的药物及其信息，在收集资料时难免出现疏漏，请读者指正，以便及时修改。

《新编临床药物学》编委会

2013 年 6 月

目 录

第一章　抗微生物药物

1　抗生素

1.1　青霉素类

青霉素 G
Benzylpenicillin

【其他名称】苄青霉素、青霉素。

【药理作用】青霉素通过抑制细菌细胞壁合成而发挥杀菌作用。

【适应证】青霉素钠、钾适用于敏感菌所致的急性感染，如菌血症、败血症、猩红热、丹毒、肺炎、脓胸、扁桃体炎、中耳炎、蜂窝组织炎、疖、痈、急性乳腺炎、心内膜炎、骨髓炎、流行性脑脊髓膜炎（流脑）、钩端螺旋体病（对本病早期疗效较好）、樊尚咽峡炎、创伤感染、回归热、气性坏疽、炭疽、淋病、放线菌病等。治疗破伤风、白喉宜与相应的抗毒素联用。

【用法用量】青霉素由肌肉注射或静脉滴注给药。

1. 肌注：成人 1 日量为 80 万 ~ 320 万单位，儿童 1 日量为 3 万 ~ 5 万单位/kg，分为 2 ~ 4 次给予。

2. 静滴：适用于重症。成人 1 日量为 240 万 ~ 2000 万单位，儿童 1 日量为 20 万 ~ 40 万单位/kg，分 4 ~ 6 次加至少量输液中作间歇快速滴注。输液的青霉素（钠盐）浓度一般为 1 万 ~ 4 万单位/ml。

青霉素钾通常用于肌注，由于注射局部较痛，可以用 0.25% 利多卡因注射液作为溶剂（较 2% 苯甲醇注射液为优）。钾盐也可静滴，但必须注意病人体内血钾浓度和输液的钾含量，并注意滴注速度不可太快。

普鲁卡因青霉素仅供肌注，1 次 40 万 ~ 80 万单位，每日 1 次。

【不良反应】

1. 过敏反应：青霉素过敏反应较常见，包括荨麻疹等各类皮疹、白细胞减少、间质性肾炎、哮喘发作等和血清病型反应；过敏性休克偶见，一旦发生，必须就地抢救，予以保持气道畅通、吸氧及使用肾上腺素、糖皮质激素等治疗措施。

2. 毒性反应：少见，但静脉滴注大剂量本品或鞘内给药时，可因脑脊液药物浓度过高导致抽搐、肌肉阵挛、昏迷及严重精神症状等（青霉素脑病）。此种反应多见于婴儿、老年人和肾功能不全患者。

3. 赫氏反应和治疗矛盾：用青霉素治疗梅毒、钩端螺旋体病等疾病时可由于病原体死亡致症状加剧，称为赫氏反应，系大量病原体被杀灭引起的全身反应。治疗矛盾也见于梅毒患者，系治疗后梅毒病灶消失过快，而组织修补相对较慢或病灶部位纤维组织收缩，妨碍器官功能所致。

4. 二重感染：可出现耐青霉素金黄色葡萄球菌、革兰阴性杆菌或念珠菌等二重感染。

5. 应用大剂量青霉素钠可因摄入大量钠盐而导致心力衰竭。

【禁忌】有青霉素类药物过敏史或青霉素皮肤试验阳性患者禁用。

【注意事项】

1. 过敏反应：症状轻重不一，最常见为荨麻疹、哮喘、鼻炎、血管和喉水肿、发热，严重者可引起休克。若处置不及时或不当，可导致死亡。发作时间短者仅在用药后数分钟，长者数小时或数日内出现。既可在首次用药后出现，也可在第二次（更为常见）或以后用药中出现。此外，职业性接触，和泪液、母乳、食物等，凡含有本品时，被接触者都有可能发生过敏反应。因此，在哺乳期妇女慎用。当治疗停药在 3 日以上或用不同厂出品或批号者，应另行皮试，阴性者方可再用。

2. 普鲁卡因青霉素偶可致一种特异反应。注射药物当时或之后 1 ~ 2 分钟内，自觉有心里难受、濒危恐惧感、头晕、心悸、幻听、幻视等症状，一般无呼吸和循环障碍，多数病人可出现血压升高（可与过敏性休克相鉴别）。一般无需特殊处理，症状维持 1~2 小时可自行恢复正常。用镇静药（安定）或抗组胺药（肌注苯海拉明 20mg）有助于恢复。

3. 低剂量的青霉素不引起毒性反应；大剂量应用，可出现神经－精神症状，如反射亢进、知觉障碍、幻觉、抽搐、昏睡等，也可致短暂的精神失常，停药或降低剂量可恢复。对于少数有血凝功能缺陷的病人，大剂量青霉素可扰乱血凝机制，进而发生出血倾向。

4. 不宜鞘内给药。

5. 钠盐或钾盐的水溶液不稳定，应现配现用，必须保存时，应置冰箱中，以在当天用完为宜。

6. 应用青霉素期间，以硫酸铜法测定尿糖可能出现假阳性，而用葡萄糖酶法则不受影响。

【药物相互作用】

1. 氯霉素、红霉素、四环素类、磺胺类可干扰本品的活性，故本品不宜与这些药物合用。

2. 丙磺舒、阿司匹林、吲哚美辛、保泰松和磺胺药减少青霉素的肾小管分泌而延长本品的血清半衰期。青霉素可增强华法林的抗凝作用。

3. 本品与重金属，特别是铜、锌、汞呈配伍禁忌。

4. 青霉素静脉输液中加入头孢噻吩、林可霉素、四环素、万古霉素、琥乙红霉素、两性霉素 B、去甲肾上腺素、间羟胺、苯妥英钠、盐酸羟嗪、丙氯拉嗪、异丙嗪、维生素 B 族、维生素 C 等后将出现浑浊。

5. 本品与氨基糖苷类抗生素同瓶滴注可导致两者抗菌活性降低，因此不能置同一容器内给药。

【规格】注射用青霉素钠：每支（瓶）0.48g（80 万单位）；0.96g（160 万单位）；2.4g（400 万单位）。注射用青霉素钾：每支（瓶）0.5g（80 万单位）。

青霉素 V
Phenoxymethylpenicillin

【其他名称】苯氧甲基青霉素钾、青霉素 V 钾。

【药理作用】本品抗菌谱与作用机制同青霉素，但抗菌作用比青霉素稍弱。本品口服后不被破坏，吸收率为 60%，其吸收不受胃中食物的影响。

【适应证】适用于治疗对青霉素敏感的轻度、中度感染。包括预防风湿热、霍乱的复发及预防细菌性心内膜炎；敏感菌引起的耳、鼻和咽部感染，如扁桃腺炎、咽炎、中耳炎；呼吸道感染，如肺炎；皮肤感染，如丹毒、类丹毒和移行性红斑；猩红热；预防牙齿、口腔、颌部及上呼吸道手术后的心内膜炎。

【用法用量】口服。

1. 成人链球菌感染：一次 125~250mg，每 6~8 小时 1 次，疗程 10 日。

2. 肺炎球菌感染：一次 250~500mg，每 6 小时 1 次，疗程至退热后至少 2 日。

3. 葡萄球菌感染、螺旋体感染（樊尚咽峡炎）：一次 250~500mg，每 6~8 小时 1 次。

4. 预防风湿热复发：一次 250mg，一日 2 次。

5. 预防心内膜炎：在拔牙或上呼吸道手术前 1 小时口服本品 2g，6 小时后再加服 1g（27kg 以下小儿剂量减半）。

6. 小儿按体重给药，一次 2.5~9.3mg/kg，每 4 小时 1 次；或一次 3.75~14mg/kg，每 6 小时 1 次；或一次 5~18.7mg/kg，每 8 小时 1 次。

【不良反应】

1. 常见恶心、呕吐、上腹部不适、腹泻等胃肠道反应及黑毛舌。

2. 过敏反应：皮疹（尤其易发生于传染性单核细胞增多症者）、荨麻疹及其他血清病样反应、喉水肿、药物热和嗜酸粒细胞增多等。

3. 二重感染：长期或大量服用本品可致耐青霉素金黄色葡萄球菌、革兰阴性杆菌或白色念珠菌感染（舌苔呈棕色甚至黑色）。

4. 少见溶血性贫血、血清氨基转移酶一过性升高、白细胞减少、血小板减少、神经毒性和肾毒性等。

【禁忌】有青霉素过敏史的患者慎用，高度过敏体质的患者忌用。

【注意事项】

1. 患者每次开始服用本品前，必须先进行青霉素皮试。

2. 对头孢菌素类药物过敏者及有哮喘、湿疹、花粉症、荨麻疹等过敏性疾病史者慎用。

3. 本品与其他青霉素类药物之间有交叉过敏性。若有过敏反应产生，则应立即停用本品，并采取相应措施。

4. 肾功能减退者应根据血浆肌酐清除率调整

剂量或给药间期。

5. 治疗链球菌感染时疗程需 10 日，治疗结束后宜做细菌培养，以确定链球菌是否已被清除。

6. 对怀疑为伴梅毒损害之淋病患者，在使用本品前应进行暗视野检查，并至少在 4 个月内，每月接受血清试验一次。

7. 长期或大剂量服用本品者，应定期检查肝、肾、造血系统功能和检测血清钾或钠。

8. 对实验室检查指标的干扰：①硫酸铜法尿糖试验可呈假阳性，但葡萄糖酶试验法不受影响。②可使血清丙氨酸氨基转移酶或门冬氨酸氨基转移酶测定值升高。

9. 美国食品药品监督管理局（FDA）对本药的妊娠安全性分级为 B 级。

【药物相互作用】

1. 丙磺舒、阿司匹林、吲哚美辛、保泰松、磺胺药可减少本品在肾小管的排泄，因而使本品的血药浓度升高，消除半衰期（$t_{1/2\beta}$）延长，毒性也可能增加。

2. 本品与别嘌醇合用时，皮疹发生率显著增高，故应避免合用。

3. 本品不宜与双硫仑等乙醛脱氢酶抑制药合用。

4. 本品与氯霉素合用于细菌性脑膜炎时，远期后遗症的发生率较两者单用时高。

5. 本品可刺激雌性激素代谢或减少其肠肝循环，因此可降低口服避孕药的效果。

6. 氯霉素、红霉素、四环素类等抗生素和磺胺药等抑菌药可干扰本品的杀菌活性，因此不宜与本品合用，尤其在治疗脑膜炎或急需杀菌药的严重感染时。

7. 本品可加强华法林的作用。

8. 克拉维酸可增强本品对产 β-内酰胺酶细菌的抗菌活性；氨基糖苷类抗生素在亚抑菌浓度时一般可增强本品对粪肠球菌的体外杀菌作用。

【规格】片剂、胶囊：0.236g（40 万单位）；0.472g（80 万单位）。颗粒剂：0.118g（20 万单位）。

苄星青霉素
Benzathine Benylpenicillin

【其他名称】长效青霉素、长效西林。

【药理作用】本品为青霉素的二苄基乙二胺盐，其抗菌活性成分为青霉素。对流感嗜血杆菌和百日咳鲍特菌亦具一定抗菌活性。本品对梭状芽孢杆菌属、消化链球菌和产黑色素拟杆菌等厌氧菌具良好抗菌作用，对脆弱拟杆菌抗菌作用差。

【适应证】主要用于预防风湿热复发，也可用于控制链球菌感染的流行。

【用法用量】临用前加适量灭菌注射用水使成混悬液。深部肌肉注射，成人一次 60 万~120 万单位，2~4 周 1 次；小儿一次 30 万~60 万单位，2~4 周 1 次。

【不良反应】

1. 过敏反应：青霉素所致的过敏反应在应用本品时均可能发生，其中以皮疹等过敏反应为多见，白细胞减少、间质性肾炎、哮喘发作和血清病型反应等少见，严重者如过敏性休克偶见。过敏性休克一旦发生，必须就地抢救，予以保持气道畅通、吸氧及使用肾上腺素、糖皮质激素等治疗措施。

2. 二重感染：可出现耐青霉素金黄色葡萄球菌、革兰阴性杆菌或念珠菌二重感染。

3. 长期应用可影响肠内维生素 B 族的合成。

【禁忌】有青霉素类药物过敏史者或青霉素皮肤试验阳性患者禁用。

【注意事项】

1. 使用前做皮肤试验。

2. 本品不能静脉注射。

3. 本品血药浓度低，不能用于治疗。

4. 试验显示应用该药时有少量本品从乳汁中分泌，哺乳期妇女用药时宜暂停哺乳。

5. FDA 对本药的妊娠安全性分级为 B 级。

6. 其他注意同青霉素。

【药物相互作用】参照青霉素。

【规格】注射剂：30 万单位；60 万单位；120 万单位。

阿莫西林
Amoxicillin

【其他名称】羟氨苄青霉素、阿莫仙、强必林、益萨林、再林。

【药理作用】本品系广谱抗生素，通过抑制细菌细胞壁合成而发挥杀菌作用，可使细菌迅速成为球状体而溶解、破裂，对革兰阴性菌和阳性菌均有强而迅速的杀灭作用，对钩端螺旋体亦有杀灭作用。本药作用快，且无细菌再繁殖的可能，杀菌作用优于氨苄西林。吸收较好，服后 1 小时达血药峰浓度，为口服相应剂量氨苄西林的 2.5 倍。

【适应证】适用于敏感菌（不产 β - 内酰胺酶菌株）所致的下列感染：

1. 溶血性链球菌、肺炎链球菌、葡萄球菌或流感嗜血杆菌所致中耳炎、鼻窦炎、咽炎、扁桃体炎等上呼吸道感染。

2. 大肠埃希菌、奇异变形杆菌或粪肠球菌所致的泌尿生殖道感染。

3. 溶血性链球菌、葡萄球菌或大肠埃希菌所致的皮肤软组织感染。

4. 溶血性链球菌、肺炎链球菌、葡萄球菌或流感嗜血杆菌所致急性支气管炎、肺炎等下呼吸道感染。

5. 急性单纯性淋病。

6. 本品尚可用于治疗伤寒、伤寒带菌者及钩端螺旋体病。

7. 本品亦可与克拉霉素、兰索拉唑三联用药根除胃、十二指肠幽门螺杆菌，降低消化道溃疡复发率。

【用法用量】

1. 口服：①成人一次 0.5g，每 6 ~ 8 小时 1 次，一日剂量不超过 4g。②小儿一日剂量 20 ~ 40mg/kg，每 8 小时 1 次；3 个月以下婴儿一日剂量 30mg/kg，每 12 小时 1 次。

2. 肌肉注射或稀释后静脉滴注给药：①成人一次 0.5 ~ 1g，每 6 ~ 8 小时 1 次。②小儿一日剂量 50 ~ 100mg/kg，分 3 ~ 4 次给药。

3. 肾功能严重损害患者需调整给药剂量，其中内生肌酐清除率为 10 ~ 30ml/min 的患者每 12 小时 0.25 ~ 0.5g，内生肌酐清除率小于 10ml/min 的患者每 24 小时 0.25 ~ 0.5g。

4. 血液透析可清除本品，每次血液透析后应给予阿莫西林 1g。

【不良反应】

1. 恶心、呕吐、腹泻及假膜性肠炎等胃肠道反应。

2. 皮疹、药物热和哮喘等过敏反应。

3. 贫血、血小板减少、嗜酸性粒细胞增多等。

4. 血清氨基转移酶可轻度增高。

5. 由念珠菌或耐药菌引起的二重感染。

6. 偶见兴奋、焦虑、失眠、头晕以及行为异常等中枢神经系统症状。

【禁忌】青霉素过敏及青霉素皮肤试验阳性患者禁用。

【注意事项】

1. 青霉素类口服药物偶可引起过敏性休克，尤多见于有青霉素或头孢菌素过敏史的患者。用药前必须详细询问药物过敏史并做青霉素皮肤试验。如发生过敏性休克，应就地抢救，予以保持气道畅通、吸氧及应用肾上腺素、糖皮质激素等治疗措施。

2. 传染性单核细胞增多症患者应用本品易发生皮疹，应避免使用。

3. 疗程较长患者应检查肝、肾功能和血常规。

4. 阿莫西林可导致采用 Benedit 或 Fehling 试剂的尿糖试验出现假阳性。

5. 下列情况应慎用：①有哮喘、花粉症等过敏性疾病史者。②老年人和肾功能严重损害时，须调整剂量。

6. FDA 对本药的妊娠安全性分级为 B 级。

【药物相互作用】参阅青霉素。

【规格】口服剂型（分散片、胶囊、口服干混悬剂、颗粒剂、片剂、咀嚼片）：0.125g；0.25g；0.5g。注射剂：0.5g；1.0g；2.0g。

苯唑西林钠
Oxacillin Sodium

【其他名称】苯唑西林、新青霉素 II、苯唑青霉素钠、苯甲异噁唑青霉素钠。Proctaphlin Sodium, Bactocil, Bristopen。

【药理作用】本品为耐酸和耐青霉素酶青霉素，通过抑制细菌细胞壁合成而发挥杀菌作用。本品不为金黄色葡萄球菌所产生的青霉素酶所破坏，对产酶金黄色葡萄球菌菌株有效，但对各种链球菌和不产青霉素酶的葡萄球菌的抗菌作用不如青霉素 G。

【适应证】本品仅适用于治疗产青霉素酶葡萄球菌感染，包括败血症、心内膜炎、肺炎和皮肤、软组织感染等。也可用于化脓性链球菌或肺炎球菌与耐青霉素葡萄球菌所致的混合感染。

【用法用量】

1. 本品供肌肉注射时，每 0.5g 加灭菌注射用水 2.8ml。肌肉注射成人一日 4 ~ 6g，分 4 次给药。

2. 静脉滴注成人一日 4 ~ 8g，分 2 ~ 4 次给药，严重感染每日剂量可增加至 12g。

3. 小儿体重 40kg 以下者，每 6 小时给予 12.5～25mg/kg，体重超过 40kg 者予以成人剂量。

4. 新生儿体重低于 2kg 者，日龄 1～14 天者每 12 小时按体重 25mg/kg 给药，日龄 15～30 天者每 8 小时按体重 25mg/kg 给药；体重超过 2kg 者，日龄 1～14 天者每 8 小时按体重 25mg/kg 给药，日龄 15～30 天者每 6 小时按体重 25mg/kg 给药。

5. 早产儿的每天剂量为 25mg/kg，分次给予，但须谨慎使用。

【不良反应】

1. 过敏反应：荨麻疹等各类皮疹较常见；白细胞减少、间质性肾炎、哮喘发作和血清病型反应少见；过敏性休克偶见，一旦发生，必须就地抢救，予以保持气道畅通、吸氧及使用肾上腺素、糖皮质激素等治疗措施。

2. 静脉使用本品偶可产生恶心、呕吐和血清氨基转移酶升高。

3. 大剂量静脉滴注本品可引起抽搐等中枢神经系统毒性反应。

4. 有报道婴儿使用大剂量本品后可出现血尿、蛋白尿和尿毒症者。

【禁忌】有青霉素类药物过敏史者或青霉素皮肤试验阳性患者禁用。

【注意事项】

1. 供肌肉注射，每 0.5g 加灭菌注射用水 2.8ml。静脉滴注溶液浓度一般为 20～40mg/ml，分次滴注。

2. 轻、中度肾功能减退患者不需调整剂量，严重肾功能减退患者，本品的剂量应适当减少。

3. FDA 对本药的妊娠安全性分级为 B 级。

4. 其他注意事项同青霉素。

【药物相互作用】

1. 阿司匹林、磺胺药可抑制本品与血清蛋白的结合，提高本品的游离血药浓度。

2. 其他药物相互作用参阅青霉素

【规格】胶囊剂：0.25g。注射剂：0.5g。

氯唑西林钠
Cloxacillin Sodium

【其他名称】邻氯青霉素、氯苯西林钠、氯唑青。

【药理作用】本品为半合成青霉素，具有耐酸、耐青霉素酶的特点，通过抑制细菌细胞壁合成而发挥杀菌作用。对革兰阳性球菌和奈瑟菌有抗菌活性，对葡萄球菌属（包括金黄色葡萄球菌和凝固酶阴性葡萄球菌）产酶株的抗菌活性较苯唑西林强，但对青霉素敏感葡萄球菌和各种链球菌的抗菌作用较青霉素弱，对甲氧西林耐药葡萄球菌无效。

【适应证】与苯唑西林相同。由于本品不易透过血脑屏障，所以很少用以治疗脑膜炎。

【用法用量】

1. 肌肉注射：成人每日 2g，分 4 次，小儿每日按体重 25～50mg/kg，分 4 次。肌肉注射时可加 0.5% 利多卡因以减少局部疼痛。

2. 静脉滴注：成人一日 4～6g，分 2～4 次；小儿一日按体重 50～10mg/kg，分 2～4 次。

3. 新生儿：体重低于 2kg 者，日龄 1～14 天时每 12 小时予 25mg/kg，日龄 15～30 天时每 8 小时予 25mg/kg；体重超过 2kg 者，日龄 1～14 天时每 8 小时予 25mg/kg，日龄 15～30 天时每 6 小时予 25mg/kg。

4. 口服：剂量与肌注剂量相同，空腹服用。

【不良反应】参阅苯唑西林钠。应用本品后个别病例可发生粒细胞缺乏症或淤胆性黄疸。

【禁忌】有青霉素类药物过敏史者或青霉素皮肤试验阳性患者禁用。

【注意事项】

1. 参阅苯唑西林钠。

2. 本品降低患者胆红素与血清蛋白结合能力，新生儿尤其是有黄疸者应慎用本品。

3. FDA 对本药的妊娠安全性分级为 B 级。

【药物相互作用】参阅苯唑西林钠。

【规格】注射剂：0.5g；1.0g；1.5g；2.0g；3.0g。胶囊剂：0.125g；0.25g；0.5g。颗粒剂：50mg。

哌拉西林钠
Piperacillin Sodium

【其他名称】氧哌嗪青霉素、吡唑西林、哌氨苄青霉素。

【药理作用】本品是半合成青霉素类抗生素，具广谱抗菌作用，通过抑制细菌细胞壁合成发挥杀菌作用。对大肠埃希菌、变形杆菌属、沙雷菌属、克雷白菌属、肠杆菌属、枸橼酸菌属、沙门菌属和志贺菌属等肠杆菌科细菌，以及铜绿假单胞菌、不动杆菌属、流感嗜血杆菌、奈瑟菌属等其他革兰阴性菌均具有良好抗菌作用。本品对肠球菌属、A 组或 B 组溶血性链球菌、肺炎链球菌以及不产青霉素酶的葡萄球菌亦具有一定抗菌活性。脆弱拟杆菌、梭状芽孢杆菌等许多厌氧菌也对哌拉西林敏感。

【适应证】适用敏感肠杆菌科细菌、铜绿假单胞菌、不动杆菌属所致的败血症、上尿路及复杂性尿路感染、呼吸道感染、胆道感染、腹腔感染、盆腔感染以及皮肤和软组织感染等。哌拉西林与氨基糖苷类联合应用亦可用于有粒细胞减少症的免疫缺陷病人的感染。

【用法用量】本品可供静脉滴注和静脉注射。

1. 成人中度感染一日 8g，分 2 次静脉滴注；严重感染一次 3～4g，每 4～6 小时静脉滴注或注射。一日总剂量不超过 24g。

2. 婴幼儿和 12 岁以下儿童的剂量为每日 100～200mg/kg。新生儿体重低于 2kg 者，出生后第 1 周每 12 小时 50mg/kg，静脉滴注；第 2 周起 50mg/kg，每 8 小时 1 次。新生儿体重 2kg 以上者，出生后第 1 周每 8 小时 50mg/kg，静脉滴注；1 周以上者每 6 小时 50mg/kg。

【不良反应】

1. 过敏反应：参阅青霉素。

2. 局部症状：局部注射部位疼痛、血栓性静脉炎等。

3. 消化道症状：腹泻、稀便、恶心、呕吐等；伪膜性肠炎罕见。

4. 个别患者可出现胆汁淤积性黄疸。

5. 中枢神经系统症状：头痛、头晕和疲倦等。

6. 肾功能减退者应用大剂量时，因脑脊液浓度增高，出现青霉素脑病，故此时应按肾功能进行剂量调整。

7. 其他：念珠菌二重感染、出血等。

【禁忌】有青霉素类药物过敏史或青霉素皮肤试验阳性患者禁用。

【注意事项】

1. 一般注意事项参阅青霉素。

2. 本品在少数患者尤其是肾功能不全患者可导致出血，发生后应及时停药并予适当治疗；肾功能减退者应适当减量。

3. 对诊断的干扰：应用本品可引起直接抗球蛋白（Coombs）试验呈阳性，也可出现血尿素氮和血清肌酐升高、高钠血症、低钾血症、血清氨基转移酶和血清乳酸脱氢酶升高、血清胆红素增多。

4. 有过敏史、出血史、溃疡性结肠炎、克罗恩病或抗生素相关肠炎者皆应慎用。

5. FDA 对本药的妊娠安全性分级为 B 级。

【药物相互作用】

1. 在体外本品与氨基糖苷类药物（阿米卡星、庆大霉素或妥布霉素）合用对铜绿假单胞菌、部分肠杆菌科细菌具有协同抗菌作用。

2. 本品与头孢西丁合用，因后者可诱导细菌产生 β-内酰胺酶而对铜绿假单胞菌、沙雷菌属、变形杆菌属和肠杆菌属出现拮抗作用。

3. 与肝素、香豆素、茚满二酮等抗凝血药及阿司匹林、二氟尼柳等非甾体抗炎药合用时可增加出血危险，与溶栓药合用可发生严重出血。

4. 本品与氨基糖苷类抗生素不能同瓶滴注，否则两者的抗菌活性均减弱。

5. 本品不可加入碳酸氢钠溶液中静滴。

【规格】注射剂：0.5g；1.0g；2.0g；4.0g。

阿洛西林钠
Azlocillin Sodium

【其他名称】苯咪唑青霉素、阿乐欣、可乐欣。

【药理作用】本品为半合成青霉素，对革兰阳性菌和阴性菌及铜绿假单胞菌均有良好的抗菌作用。与阿米卡星、庆大霉素、奈替米星合用时可产生协同作用。

本品在正常脑脊液中仅含少量，但脑膜有炎症时，脑脊液中浓度可增加。可透过胎盘进入胎儿血液循环，少量随乳汁分泌。

【适应证】主要用于敏感的革兰阳性菌及阴性菌所致的各种感染以及铜绿假单胞菌感染，包括败血症、脑膜炎、心内膜炎、化脓性胸膜炎、腹膜炎、下呼吸道、胃肠道、胆道、泌尿道、骨、软组织和生殖器官等感染，妇科、产科感染，恶性外耳炎、烧伤、皮肤及手术感染等。

【用法用量】加入适量 5% 葡萄糖氯化钠注射液或 5%～10% 葡萄糖注射液中，静脉滴注。成人一日 6～10g，严重病例可增至 10～16g，一般分 2～4 次滴注。儿童一日 75mg/kg，婴儿及新生儿一日 100mg/kg，分 2～4 次滴注。

【不良反应】类似青霉素的不良反应，主要为过敏反应（如瘙痒、荨麻疹等），其他反应有腹泻、恶心、呕吐、发热，个别病例可见出血时间延长、白细胞减少等，电解质紊乱（高钠血症）较少见。

【禁忌】有青霉素类药物过敏史或青霉素皮肤试验阳性患者禁用。

【注意事项】

1. 用药前须做青霉素皮肤试验，阳性者禁用。

2. 交叉过敏反应：对一种青霉素类抗生素过敏者可能对其他青霉素类抗生素也过敏，也可能对青霉胺或头孢菌素类过敏。

3. 肾功能减退患者应适当减小用量。

4. 有哮喘、湿疹、花粉症、荨麻疹等过敏性疾病史者应慎用。

5. 对诊断的干扰：①用药期间，以硫酸铜法进行尿糖测定时可出现假阳性，用葡萄糖酶法者则不受影响；②大剂量注射给药可出现高钠血症；③可使血清丙氨酸氨基转移酶或门冬氨酸氨基转移酶升高。

6. 应用大剂量时应定期检测血清钠。

7. 静脉滴注时注意速度不宜太快。

【药物相互作用】

1. 氯霉素、红霉素、四环素类等抗生素和磺胺药等抑菌剂可干扰本品的杀菌活性，不宜与本品合用，尤其是在治疗脑膜炎或急需杀菌剂的严重感染时。

2. 丙磺舒、阿司匹林、吲哚美辛、保泰松、磺胺药可减少本品自肾脏排泄，因此与本品合用时使其血药浓度增高，排泄时间延长，毒性也可能增加。

3. 本品与重金属，特别是铜、锌和汞呈配伍禁忌，因后者可破坏其氧化噻唑环。由锌化合物制造的橡皮管或瓶塞也可影响其活力。呈酸性的葡萄糖注射液或四环素注射液皆可破坏其活性。也可为氧化剂、还原剂或羟基化合物灭活。

4. 本品静脉输液加入头孢噻吩、林可霉素、四环素、万古霉素、琥乙红霉素、两性霉素B、去甲肾上腺素、间羟胺、苯妥英钠、盐酸羟嗪、丙氯拉嗪、异丙嗪、维生素B族、维生素C等后将出现混浊。

5. 本品可加强华法林的作用。本品与氨基糖苷类抗生素混合后，两者的抗菌活性明显减弱，因此两药不能置同一容器内给药。

6. 本品可减慢头孢噻肟及环丙沙星自体内清除，故合用时应降低后两者的剂量。

【规格】注射剂：0.5g；1.0g；1.5g；2.0g；3.0g。

磺苄西林钠
Sulbenicillin Sodium

【药理作用】本品属广谱半合成青霉素类抗生素，通过抑制细菌细胞壁合成发挥杀菌作用。本品对大肠埃希菌、变形杆菌属、肠杆菌属、枸橼酸菌属、沙门菌属和志贺菌属等肠杆菌科细菌，以及铜绿假单胞菌、流感嗜血杆菌、奈瑟菌属等其他革兰阴性菌具有抗菌作用。本品对溶血性链球菌、肺炎链球菌以及不产青霉素酶的葡萄球菌亦具抗菌活性。本品对包括消化链球菌、梭状芽孢杆菌在内的厌氧菌也有一定作用。

【适应证】主要适用于对本品敏感的铜绿假单胞菌、某些变形杆菌属以及其他敏感革兰阴性菌所致肺炎、尿路感染、复杂性皮肤软组织感染和败血症等。对本品敏感菌所致腹腔感染、盆腔感染宜与抗厌氧菌药物联合应用。

【用法用量】

1. 成人：①肌肉注射：一般感染：2～4g/d，分2～4次肌注，用0.5%利多卡因3ml溶解；铜绿假单胞菌和变形杆菌引起的严重感染：4～8g/d，分2～4次。②静脉注射：一般感染：每克注射用磺苄西林钠用20ml注射用水或葡萄糖注射液溶解，2～4g/d，分2～4次静注；铜绿假单胞菌和变形杆菌引起的严重感染：4～8g/d，分2～4次静注。③静脉滴注：一般感染：2～8g/d，每5g溶于5%葡萄糖或氯化钠注射液100～500ml中，滴注1～2h；铜绿假单胞菌和变形杆菌引起的严重感染：每日最大量可达20g。

2. 儿童：根据病情每日剂量80～300mg/kg，分2～4次给药。

【不良反应】

1. 过敏反应较常见，包括皮疹、发热等；过敏性休克偶见。

2. 恶心、呕吐等胃肠道反应。

3. 实验室检查异常包括白细胞或中性粒细胞减少、血清转氨酶一过性增高等。

【禁忌】有青霉素类药物过敏史或青霉素皮肤试验阳性患者禁用。

【注意事项】

1. 使用本品前需详细询问药物过敏史并进行

青霉素皮肤试验，呈阳性反应者禁用。

2. 对一种青霉素过敏者可能对其他青霉素类药物、青霉胺过敏，有青霉素过敏性休克史者约5%～7%可能存在对头孢菌素类药物交叉过敏。

3. 尚缺乏孕妇应用本品的安全性资料，孕妇应仅在确有必要时使用本品。

【药物相互作用】

1. 庆大霉素与磺苄西林钠联合后可互相增强对肠球菌的作用。但本品与其他β-内酰胺类抗生素一样，与氨基糖苷类混合后，两者的抗菌活性明显减弱。

2. 丙磺舒可阻滞磺苄西林钠的排泄，从而升高本品的血药浓度。

【规格】注射剂：1.0g（100万单位）；2.0g（200万单位）；4.0g（400万单位）。

美洛西林钠
Mezlocillin Sodium

【其他名称】美洛林、磺唑氨苄青霉素钠、诺美、诺塞林。

【药理作用】本品为半合成青霉素类抗生素，对铜绿假单胞菌、大肠埃希菌、肺炎杆菌、变形杆菌、肠杆菌属、枸橼酸杆菌、沙雷菌属、不动杆菌属以及对青霉素敏感的革兰阳性球菌均有抑菌作用，大剂量有杀菌作用。对大肠埃希菌、肠杆菌属、肺炎杆菌、枸橼酸杆菌、沙雷菌属以及不动杆菌属等的抗菌活性强于羧苄西林、氨苄西林；对吲哚阳性变形杆菌、铜绿假单胞菌的抗菌活性强于羧苄西林和磺苄西林；对革兰阳性菌如金黄色葡萄球菌的抗菌活性与羧苄西林相似，而对粪链球菌的抗菌活性比羧苄西林、磺苄西林优越。对脆弱拟杆菌等大多数厌氧菌具有较好抗菌作用。本品与氨基糖苷类抗生素联合应用有显著协同作用。对耐甲氧西林金黄色葡萄球菌无效。

本品在胆汁中有很高浓度；很少透过血脑屏障，但脑膜炎时，可进入脑脊液中。本品主要由肾排泄。

【适应证】用于大肠埃希菌、肠杆菌属、变形杆菌等革兰阴性杆菌中敏感菌株所致的下呼吸道、泌尿系统、消化系统、妇科和生殖器官等感染，如败血症、化脓性脑膜炎、腹膜炎、骨髓炎、皮肤及软组织感染和眼、耳鼻喉科感染。

【用法用量】肌肉注射临用前加灭菌注射用水溶解，静脉注射通常加入5%葡萄糖氯化钠注射液或5%～10%葡萄糖注射液溶解后使用。

成人一日2～6g，严重感染者可增至8～12g，最大量可增至15g。儿童一日0.1～0.2g/kg，严重感染者可增至0.3g/kg。

肌肉注射一日2～4次，静脉滴注按需要每6～8小时一次，其剂量根据病情而定，严重者可每4～6小时静脉注射一次。

【不良反应】

1. 常见过敏反应：食欲缺乏、恶心、呕吐、腹泻、肌注局部疼痛和皮疹，且多在给药过程中发生，大多程度较轻，不影响继续用药，重者停药后上述症状迅速减轻或消失。

2. 少数病例可出现血清氨基转移酶、碱性磷酸酶升高及嗜酸性粒细胞一过性增多。中性粒细胞减少、低钾血症等极为罕见。未见肾功能改变以及电解质紊乱等严重反应。

【禁忌】有青霉素类药物过敏史或青霉素皮肤试验阳性患者禁用。

【注意事项】

1. 用药前须做青霉素皮肤试验，阳性者禁用。

2. 交叉过敏反应：对一种青霉素类抗生素过敏者可能对其他青霉素类抗生素也过敏，也可对青霉胺或头孢菌素类过敏。

3. 肾功能减退患者应适当减小用量。

4. 有哮喘、湿疹、花粉症、荨麻疹等过敏性疾病史者应慎用。

5. 对诊断的干扰：①用药期间，以硫酸铜法进行尿糖测定时可出现假阳性，用葡萄糖酶法者则不受影响；②大剂量注射给药可出现高钠血症；③可使血清丙氨酸氨基转移酶或门冬氨酸氨基转移酶升高。

6. 应用大剂量时应定期检测血清钠。

7. 本品可透过胎盘进入胎儿血液循环，并有少量随乳汁分泌，哺乳期妇女应用本品虽尚无发生严重问题的报告，但孕妇及哺乳期妇女应用仍须权衡利弊，因其应用后可使婴儿致敏，引起腹泻、皮疹、念珠菌属感染等。

8. FDA对本药的妊娠安全性分级为B级。

【药物相互作用】

1. 氯霉素、红霉素、四环素类等抗生素和磺胺药等抑菌剂可干扰本品的杀菌活性，不宜与本品合用，尤其是在治疗脑膜炎或急需杀菌剂的严重感染时。

2. 丙磺舒、阿司匹林、吲哚美辛、保泰松、磺胺药可减少本品自肾脏排泄，因此与本品合用时使其血药浓度增高，排泄时间延长，毒性也可能增加。

3. 本品与重金属，特别是铜、锌和汞呈配伍禁忌，因后者可破坏其氧化噻唑环。由锌化合物制造的橡皮管或瓶塞也可影响其活力。

4. 本品静脉输液加入头孢噻吩、林可霉素、四环素、万古霉素、琥乙红霉素、两性霉素 B、去甲肾上腺素、间羟胺、苯妥英钠、盐酸羟嗪、丙氯拉嗪、异丙嗪、维生素 B 族、维生素 C 等后将出现混浊。

5. 避免与酸碱性较强的药物配伍，pH 4.5 以下会有沉淀发生，pH 4.0 以下及 pH 8.0 以上效价下降较快。

6. 本品可加强华法林的作用。

7. 与氨基糖苷类抗生素合用有协同作用，但混合后，两者的抗菌活性明显减弱，因此两药不能置同一容器内给药。

【规格】注射剂：0.5g；1.0g。

替卡西林钠
Ticarcillin Sodium

【其他名称】的卡青霉素、羧噻吩青霉素、替卡青霉素。

【药理作用】替卡西林为半合成的抗假单胞菌青霉素，对于严重革兰阴性菌感染特别有效。替卡西林是一种新的噻烯羧基青霉素，其抗菌谱与哌拉西林类似，对革兰阳性菌的抑菌作用低于青霉素 G，对革兰阴性菌的抑菌作用较哌拉西林强数倍。铜绿假单胞菌、变形菌、肠杆菌属、大肠杆菌对本品较敏感。铜绿假单胞菌易对本品耐药。本品口服不吸收。体内分布较广，可渗透入脑脊液和胎盘，胆汁中浓度也较高。

【适应证】临床上主要用于敏感菌所致下列感染：泌尿、生殖器感染，急性、慢性呼吸道感染，腹内感染，皮肤、软组织感染，败血症。

【用法用量】

1. 成人：①肌肉注射：泌尿系感染：每次 1g，每日 4 次，用 0.25% ~ 0.5% 利多卡因注射液 2 ~ 3ml 溶解后深部肌注。②静脉注射：每日量 200 ~ 300mg/kg，分次给予。或每次 3g，根据病情每 3、4 或 6 小时一次，按每克药物用 4ml 溶剂溶解后缓缓静注。③静脉滴注：每日量 200 ~ 300mg/kg，分次给予。或每次 3g，根据病情每 3、4 或 6 小时一次。按每克药物用 4ml 溶剂溶解后静滴 0.5 ~ 1 小时。

2. 儿童：静脉给药，儿童每日用量为 200 ~ 300mg/kg，婴儿每日量为 225mg/kg，7 日龄以下新生儿则为每日 150mg/kg，均分次给予。

【不良反应】

1. 过敏反应：皮疹、药热等过敏反应较为多见，过敏性休克少见。

2. 肝脏：偶有血清转氨酶升高，甚至出现恶心、呕吐、肝肿大和压痛等轻型无黄疸型肝炎症状，肝活检显示点状肝细胞坏死。

3. 血液系统：有报道，肾功能损害的病人应用大剂量替卡西林时，可使血小板功能异常或干扰其他凝血机制，产生出血性疾患，如紫癜、黏膜出血、鼻衄及注射部位或小手术操作出血等。

4. 神经毒性反应：有报道，静脉注射高浓度替卡西林时可出现惊厥、抽搐、癫痫发作、短暂的精神失常等神经毒性症状。肾功能不全患者尤易发生。

5. 其他：肌肉注射或静脉给药时，可出现局部疼痛、红肿、硬结，严重者可致血栓性静脉炎。

【禁忌】有青霉素类药物过敏史或青霉素皮肤试验阳性患者禁用。

【注意事项】

1. 用药前须做青霉素皮肤试验，阳性者禁用。

2. 慎用于以下情况：对头孢菌素有过敏史者，乳母，严重肝、肾功能障碍者，凝血异常者。

3. 尿液中高浓度替卡西林可致蛋白反应出现假阳性。磺基水杨酸和沸腾试验、乙酸试验、双缩脲反应以及硝酸试验均可出现这一反应。

4. 少数患者用药后可出现血清转氨酶、碱性磷酸酶及乳酸脱氢酶值升高，血小板功能异常，凝血酶原时间延长等。

5. 肾功能减退病人接受大剂量替卡西林时，应随访出血时间、凝血时间、凝血酶原时间等。

6. 长期大剂量使用替卡西林应常规检查肝、肾功能和血象。

7. FDA 对本药的妊娠安全性分级为 B 级。

【药物相互作用】

1. 替卡西林与克拉维酸合用时，对多种产 β - 内酰胺酶的细菌有协同抗菌作用。

2. 丙磺舒能抑制替卡西林从肾小管分泌，从而导致替卡西林血清浓度升高以及半衰期延长。

3. 有报道，替卡西林可增加环孢素的血药浓度。

4. 有报道，替卡西林与氨基糖苷类联合使用可导致氨基糖苷类药物在体内和体外都失去活性。

5. 替卡西林与伤寒活疫苗合用，可减弱伤寒活疫苗的免疫反应。

【规格】注射剂：1g；3g；6g。

氟氯西林钠
Flucloxacillin Sodium

【其他名称】氟氯苯甲异噁唑青霉素、氟氯苯唑青霉素、氟氯青霉素。

【药理作用】氟氯西林是一种半合成的耐青霉素酶的青霉素，它是青霉素的异噁唑衍生物，在化学结构上与目前临床所用的其他三种异噁唑青霉素（氯唑西林、双氯西林、苯唑西林）相似。主要通过抑制细菌细胞壁的生物合成，加速细菌细胞壁的分解，从而起到抗菌作用。

【适应证】氟氯西林临床上主要用于葡萄球菌所致的各种周围感染。但对于耐甲氧西林金黄色葡萄球菌（MRSA）无效。

【用法用量】

口服：常用量每次 250mg，每日 3 次；重症用量为每次 500mg，每日 4 次，于进食前 0.5～1 小时空腹服用。

肌肉注射：常用量每次 250mg，每日 3 次；重症每次 500mg，每日 4 次。

静脉注射：每次 500mg，每日 4 次，将药物溶于 10～20ml 注射用水或葡萄糖注射液中推注，每 4～6 小时 1 次。1 日量不宜超过 8g。

儿童用药：2 岁以下按成人量的 1/4，2～10 岁按成人量的 1/2，根据体重适当调整。也可按照每日 25～50mg/kg，分次给予。

【不良反应】

1. 口服给药时较常见胃肠道反应，如恶心、呕吐、腹胀、腹泻、食欲不振等。

2. 大剂量使用氟氯西林可出现神经系统反应，如抽搐、痉挛、神志不清、头痛等。

3. 大剂量使用氟氯西林偶见中性粒细胞减少，对特异体质者可致出血倾向。

4. 少数患者用药后可致急性胆汁淤积和氨基转移酶升高。

5. 用药后可见药疹、药物热等过敏反应。

6. 长期用药可致菌群失调，发生二重感染。

7. 肌肉注射或静脉给药时可致注射部位疼痛、硬结，严重者可致血栓性静脉炎。

【禁忌】有青霉素类药物过敏史者或青霉素皮肤试验阳性患者禁用。

【注意事项】

1. 用药前须做青霉素皮肤试验，阳性者禁用。

2. 有肝、肾功能障碍的患者慎用；有哮喘史或对其他药物产生过敏性反应的患者慎用。

3. 氟氯西林治疗期间或治疗后出现发热、皮疹、皮肤瘙痒症状的患者，应监测肝脏功能。建议住院病人在治疗前和口服或静脉用氟氯西林 7 天后，检查肝脏功能。

【药物相互作用】

1. 本药与阿米卡星联用可增强对金黄色葡萄球菌的抗菌作用。

2. 氟氯西林与伤寒活疫苗同用，可使伤寒活疫苗的免疫反应降低。

3. 丙磺舒可影响本药排泄，从而升高本药的血药浓度。

4. 氟氯西林与氨甲蝶呤同用，可使氨甲蝶呤的药物浓度－时间曲线下面积（AUC）下降，但这种结果只有统计学上的显著差异，而无临床意义。

5. 氟氯西林与氨基糖苷类联用将导致氨基糖苷类体内和体外失活，使氨基糖苷类的药效下降。

6. 食物可显著延迟呋氯西林的吸收，并使其血浆峰浓度降低 50%。

【规格】口服剂（片剂、胶囊、糖浆剂）：125mg；250mg；500mg；5ml：125mg。注射剂：250mg；500mg；1000mg。

哌拉西林钠他唑巴坦钠
Piperacillin Sodium and Tazobactam Sodium

【药理作用】哌拉西林为半合成青霉素类抗生素，他唑巴坦为 β－内酰胺酶抑制药。本品对哌拉西林敏感的细菌和产 β－内酰胺酶耐哌拉西林的下列细菌有抗菌作用：①革兰阴性菌：大多数质粒介导的产和不产 β－内酰胺酶的下列细菌：大肠埃希菌、克雷白菌属（催产克雷白菌、肺炎克雷白菌）、变形杆菌属（奇异变形杆菌、普通变形杆菌）、沙门菌属、志贺菌属、淋病奈瑟菌、脑膜炎奈瑟菌、莫根杆菌属、嗜血杆菌属（流感和副流感嗜血杆菌）、多杀性巴氏杆菌、耶尔森菌属、弯曲菌属、阴道加特纳菌。染色体介导的产和不产β-内酰胺酶的下列细菌：弗劳地枸橼酸菌、产异枸橼酸菌、普鲁威登斯菌属、莫根杆菌、沙雷菌属（黏质沙雷菌、液压沙雷菌）、铜绿假单胞菌和其他假单胞菌属（洋葱假单胞菌、荧光假单胞菌、嗜麦芽假单胞菌）、不动杆菌属。②革兰阳性菌：产和不产β-内酰胺酶的下列细菌：链球菌属（肺炎链球菌、生脓链球菌、牛链球菌、无乳链球菌、绿色链球菌、C族和G族链球菌）、肠球菌属、金黄色葡萄球菌（不包括MRSA）、腐生葡萄球菌、表皮葡萄球菌（凝固酶阴性葡萄球菌）、棒状杆菌属、单核细胞增多性李斯德杆菌、奴卡菌属。③厌氧菌：产和不产β-内酰胺酶的下列细菌：拟杆菌属（二路拟杆菌、二向拟杆菌、多毛拟杆菌、产黑色素拟杆菌、口腔拟杆菌）、脆弱拟杆菌属（脆弱拟杆菌、普通拟杆菌、卵形拟杆菌、多形拟杆菌、单形拟杆菌、不解糖拟杆菌）、消化链球菌属、梭状芽孢杆菌属（难辨梭菌、产气荚膜杆菌）、韦荣球菌属、放线菌属。

【适应证】本品适用于对哌拉西林耐药，但对哌拉西林他唑巴坦敏感的产β-内酰胺酶的细菌引起的中、重度感染。

1. 由耐哌拉西林、产β-内酰胺酶的大肠埃希菌和拟杆菌属（脆弱拟杆菌、卵形拟杆菌、多形拟杆菌或普通拟杆菌）所致的阑尾炎（伴发穿孔或脓肿）和腹膜炎。

2. 由耐哌拉西林、产β-内酰胺酶的金黄色葡萄球菌所致的非复杂性和复杂性皮肤及软组织感染，包括蜂窝组织炎、皮肤脓肿、缺血性或糖尿病性足部感染。

3. 由耐哌拉西林、产β-内酰胺酶的大肠埃希菌所致的产后子宫内膜炎或盆腔炎性疾病。

4. 由耐哌拉西林、产β-内酰胺酶的流感嗜血杆菌所致的社区获得性肺炎（仅限中度）。

5. 由耐哌拉西林、产β-内酰胺酶的金黄色葡萄球菌所致的中、重度医院获得性肺炎（医院内肺炎）。

治疗敏感细菌所致的全身和（或）局部细菌感染。

【用法用量】将本品加入250ml液体（5%葡萄糖注射液或氯化钠注射液）中，静脉滴注，每次至少30分钟，疗程为7～10日。医院获得性肺炎疗程为7～14日。并可根据病情及细菌学检查结果进行调整。

成人和12岁以上儿童的常用量为每次4.5g，每日3次静脉滴注，也可静脉注射。

【不良反应】

1. 常见不良反应：①皮肤反应：皮疹、瘙痒等。②消化道反应：如腹泻、恶心、呕吐等。③过敏反应。④局部反应：如注射局部刺激反应、疼痛、静脉炎、血栓性静脉炎和水肿等。⑤其他反应：如血小板减少、胰腺炎、发热、发热伴嗜酸粒细胞增多、血清氨基转移酶升高等；这些反应发生在本品与氨基糖苷类药物联合治疗时。

2. 尚可见下列不良反应：①腹泻、便秘、恶心、呕吐、腹痛、消化不良等。②斑丘疹、疱疹、荨麻疹、湿疹等。③烦躁、头晕、焦虑等。④其他反应：如鼻炎、呼吸困难等。

【禁忌】对青霉素类、头孢菌素类抗生素或β-内酰胺酶抑制药过敏者禁用。

【注意事项】

1. 有过敏史、出血史、溃疡性结肠炎、局限性肠炎或抗生素相关肠炎者皆应慎用；肾功能减退者应适当减量。

2. 其他参阅哌拉西林。

【药物相互作用】参阅哌拉西林。

【规格】注射剂：2g：0.25g；4g：0.5g。

哌拉西林钠舒巴坦钠
Piperacillin Sodium and Sulbactam Sodium

【药理作用】为哌拉西林钠和舒巴坦钠按比例组成的复方制剂。哌拉西林是半合成青霉素，通过与细菌的青霉素结合蛋白（PBPs）结合抑制细菌细胞壁的合成而起到杀菌作用，它具有广谱、低毒的特点，但易被细菌产生的β-内酰胺酶水解而产生耐药性。舒巴坦为β-内酰胺酶抑制剂，能抑制Ⅱ～Ⅴ型的β-内酰胺酶，是一种竞争性的、不可逆抑制剂。哌拉西林与舒巴坦联合应用后，增强了哌拉西林的抗菌活性，扩大了抗菌谱，使其对哌拉西林耐药的产酶菌的抗菌活性增强。

【适应证】适用于对哌拉西林耐药而对本品敏感的产β-内酰胺酶致病菌引起的下列感染：

1. 呼吸系统感染：包括急性支气管炎、慢性支气管炎急性发作、支气管扩张合并感染、肺炎和化脓性扁桃体炎等。

2. 泌尿系统感染：包括单纯型泌尿系统感染和复杂型泌尿系统感染。

【用法用量】每次 1.5g 或 3.0g，每 12 小时一次。每日最大剂量为 12.0g（哌拉西林 8.0g：舒巴坦 4.0g）。肾功能不全者酌情调整剂量。疗程为 7 ~ 14 天。

【不良反应】

1. 胃肠道反应：可出现腹泻，稀便，偶见恶心，呕吐，胃肠胀气。伪膜性肠炎罕见。

2. 皮肤反应：可引起皮疹，皮肤瘙痒。

3. 过敏反应：可引起过敏反应，用药前须询问过敏史，有青霉素过敏史者禁用。

4. 局部反应：可引起注射部位局部刺激反应、疼痛、静脉炎、血栓性静脉炎。

【禁忌】对青霉素类、头孢菌素类或 β - 内酰胺酶抑制剂药物过敏者禁用。

【注意事项】

1. 使用前需做青霉素皮肤试验，阳性反应者禁用。

2. 肾功能不全者慎用。用药期间应监测肾功能，如发现肾功能异常应及时调整治疗方案。

3. 哌拉西林可能引起出血，有出血倾向的患者应检查凝血时间、血小板聚集时间和凝血酶原时间。

【药物相互作用】

1. 本品与丙磺舒联合应用，可降低本品的肾清除率使半衰期延长。

2. 本品与妥布霉素同时使用时，可使妥布霉素的 AUC、肾清除率减少。

3. 氨基糖苷类抗生素可因青霉素药物的存在而活性降低。

4. 哌拉西林与非极性肌松剂维库溴铵同时应用时，可延长维库溴铵的神经肌肉阻滞作用。

5. 哌拉西林与肝素、口服抗凝剂和可能影响血凝系统、血小板功能的其他药物同时服用期间，应定期监察凝血指标。

【规格】注射剂：1.25g（哌拉西林钠 1g：舒巴坦钠 0.25g）；1.5g（哌拉西林钠 1g：舒巴坦钠 0.5g）；3.0g（哌拉西林钠 2g：舒巴坦钠 1g）。

阿莫西林钠氟氯西林

Amoxicillin Sodium and Flucloxacillin Sodium

【其他名称】氟羟青霉素、氟羟西林、新灭菌。

【药理作用】阿莫西林钠为半合成的广谱青霉素，属氨基青霉素类，对革兰阴性和阳性菌均有杀菌作用，其特点是广谱，不耐青霉素酶。氟氯西林钠为半合成的异噁唑类青霉素，其特点是不易被青霉素酶所破坏，对产青霉素酶的耐药金黄色葡萄球菌有杀菌作用。主要用于耐青霉素葡萄球菌感染，但革兰阴性菌对氟氯西林耐药。两者的抗菌作用机制与青霉素相同，均是通过与细菌青霉素结合蛋白（PBPS）结合，干扰细菌细胞壁的合成而起抗菌作用。阿莫西林钠和氟氯西林钠联合后，可起到对葡萄球菌产酶菌株和某些革兰阴性菌敏感菌株的抗菌作用。

【适应证】本品适用于敏感菌引起的呼吸道感染、消化道感染、泌尿道感染、皮肤软组织感染、骨和关节感染、口腔及耳鼻喉感染等。

【用法用量】静脉注射。使用时应用 0.9% 氯化钠注射液稀释，并在 4 小时内用完。

成人：常规剂量为每日 4 ~ 6g，分次静脉滴注。病情严重时可增加剂量，每日最大剂量为 12g。

儿童：常规剂量为每日 50 ~ 200mg/kg，分次静脉滴注。

【不良反应】

1. 过敏反应：较为常见，包括皮疹、药物热、哮喘等，偶可能引起过敏性休克。

2. 消化道反应：包括恶心、呕吐、腹泻等反应，偶见伪膜性结肠炎。

3. 肝毒性：少数患者用药后出现 ALT、AST 增高，也有急性肝脏胆汁淤积的报道。

4. 肾毒性：偶有急性间质性肾炎的报道。

5. 神经系统反应：大剂量静脉注射氟氯西林可引起头痛、抽搐、惊厥等神经系统反应，此反应尤易见于肾功能衰退患者。偶有兴奋、焦虑或失眠的报道。

6. 血液系统反应：偶有中性粒细胞减少、嗜酸粒细胞增多、血小板减少或溶血性贫血的报道。

7. 二重感染：大剂量用药可致菌群失调，出现由念珠菌或耐药菌引起的二重感染。

【禁忌】

1. 对本药任一成分或其他青霉素类药物过敏者禁用。

2. 传染性单核细胞增多症、巨细胞病毒感染、淋巴细胞性白血病、淋巴瘤等患者禁用。

【注意事项】

1. 用药时，可用 10ml 静脉注射用水作为本药的稀释液。在粉末溶解时含药溶液会显示出一过性粉红色，但在 5 分钟内溶液会变成淡黄色，此种情况为正常现象。

2. 其他参阅阿莫西林。

【药物相互作用】

1. 丙磺舒可延缓本药自肾排泄升高其血药浓度。

2. 本药与伤寒活疫苗同用可降低伤寒活疫苗的免疫效应，其可能的机制是本药对伤寒沙门菌具有抗菌活性。

3. 本药与氨甲蝶呤同用可使氨甲蝶呤肾清除率降低，从而增加氨甲蝶呤毒性。

4. 本药与避孕药同用时，能刺激雌性激素代谢或减少其肠肝循环，降低口服避孕药的药效。

5. 别嘌呤类尿酸合成抑制剂可增加本药发生皮肤不良反应的危险性。

6. 与庆大霉素或阿米卡星合用时，可增强本药对肠球菌的抗菌作用。

【规格】注射剂：0.5g；1.0g；2.0g。

阿莫西林舒巴坦钠
Amoxicillin Sodium and Sulbactam Sodium

【其他名称】舒萨林、西迪林、倍舒林。

【药理作用】阿莫西林系杀菌性广谱抗生素，舒巴坦钠系不可逆的广谱 β - 内酰胺酶抑制剂，可有效地抑制耐药菌产生的 β - 内酰胺酶。临床上许多革兰阳性和革兰阴性细菌产生 β - 内酰胺酶，此酶可使阿莫西林失去抗菌活性。由于舒巴坦钠的存在，可使阿莫西林免遭 β - 内酰胺酶的破坏，从而使已对阿莫西林耐药并产生 β - 内酰胺酶的细菌仍然对阿莫西林敏感。在临床上能杀灭多种革兰阳性和革兰阴性细菌，特别是对产生 β - 内酰胺酶的耐药菌有疗效。

【适应证】适用于敏感菌所致的下列感染：

1. 溶血性链球菌、肺炎链球菌、葡萄球菌或流感嗜血杆菌所致中耳炎、鼻窦炎、咽炎、扁桃体炎等上呼吸道感染。

2. 大肠埃希菌、奇异变形杆菌或粪肠球菌所致的泌尿生殖道感染。

3. 溶血性链球菌、葡萄球菌或大肠埃希菌所致的皮肤软组织感染。

4. 溶血性链球菌、肺炎链球菌、葡萄球菌或流感嗜血杆菌所致急性支气管炎、肺炎等下呼吸道感染。

5. 急性单纯性淋病。

6. 本品尚可用于治疗伤寒、伤寒带菌者及钩端螺旋体病。

【用法用量】肌肉注射或静脉滴注给药。常用量：每次 1.5 ~ 3g，加入 5% 葡萄糖注射液 150 ~ 250ml 静脉滴注，于 1 小时内滴完，每日 2 ~ 3 次。中、重度感染用量：4.5 ~ 6.0g/d。严重感染用量：9.0g/d，或一日 150mg/kg，分 2 ~ 3 次静滴。疗程为 7 ~ 14 天，重症感染者可适当延长疗程。肾功能不全病人用量酌减。

【不良反应】参阅阿莫西林。

【禁忌】对青霉素类、头孢菌素类抗生素或β-内酰胺酶抑制药过敏者禁用。

【注意事项】参阅阿莫西林。

【药物相互作用】

1. 丙磺舒、阿司匹林、吲哚美辛、磺胺药等可降低肾小管分泌阿莫西林，减少阿莫西林排泄，升高阿莫西林的血药浓度。

2. 氯霉素、红霉素、四环素、磺胺类抗生素可影响青霉素类药品的杀菌效果，不宜与本品合用。

3. 本品与重金属，特别是铜、锌和汞呈配伍禁忌。

【规格】注射剂：1.5g（阿莫西林 1.0g：舒巴坦 0.5g）。

阿莫西林克拉维酸钾
Amoxicillin and Clavulanate Potassium

【其他名称】阿莫维酸钾、阿莫西林棒酸盐、棒酸钾 - 羟氨苄青霉素、羟氨苄青霉素克拉维酸盐。

【药理作用】本品为阿莫西林与克拉维酸钾以不同的比例（片剂为 2：1、4：1 或 7：1，注射剂为 5：1）制成的复方制剂。克拉维酸钾本身只有微弱的抗菌活性，但具有强大的广谱 β - 内酰胺酶抑制作用，两者合用，可保护阿莫西林免遭β-内酰胺酶水解。本品的抗菌谱与阿莫西林相同，且有所扩大。对产酶金黄色葡萄球菌、表皮葡萄球菌、凝固酶阴性葡萄球菌及肠球菌均具良好作用，对某些产 β - 内酰胺酶的肠杆菌科细菌、流感嗜血杆菌、卡他莫拉菌、脆弱拟杆菌等也有较好抗菌活性。本品对耐甲氧西林葡萄球菌及肠杆菌属等产染色体介导 I 型酶的肠杆菌科细菌和假单胞菌属无作用。

【适应证】　本品适用于敏感菌引起的各种感染。

1. 上呼吸道感染：鼻窦炎、扁桃体炎、咽炎等。

2. 下呼吸道感染：急性支气管炎、慢性支气管炎急性发作、肺炎、肺脓肿和支气管扩张合并感染等。

3. 泌尿系统感染：膀胱炎、尿道炎、肾盂肾炎、前列腺炎、盆腔炎、淋病奈瑟菌尿路感染及软下疳等。

4. 皮肤和软组织感染：疖、脓肿、蜂窝组织炎、伤口感染、腹内脓毒症等。

5. 其他感染：中耳炎、骨髓炎、败血症、腹膜炎和手术后感染等。

【用法用量】

口服：一般感染：用2:1比例片，每次1片，每8小时1次。重症或呼吸道感染：用4:1比例片，每次1片，每6~8小时1次。

静脉滴注：成人每次1.2g，每日3~4次，疗程10~14日。取本品一次用量溶于0.9%氯化钠注射液50~100ml中，静脉滴注30分钟。

【不良反应】

1. 常见胃肠道反应，如腹泻、恶心和呕吐等。

2. 皮疹，尤其易发生于传染性单核细胞增多症者。

3. 可见过敏性休克、药物热和哮喘等。

4. 偶见血清氨基转移酶升高、嗜酸性粒细胞增多、白细胞降低及念珠菌或耐药菌引起的二重感染。

【禁忌】　青霉素皮试阳性反应者、对本品及其他青霉素类药物过敏者及传染性单核细胞增多症患者禁用。

【注意事项】

1. 本品对胃酸稳定，口服吸收良好，食物对本品的吸收无明显影响。

2. 肾功能减退者应根据血浆肌酐清除率调整剂量或给药期间；血液透析可影响本品中阿莫西林的血药浓度，因此在血液透析过程中及结束时应加服本品1次。

3. 本品可分泌入母乳中，可能使婴儿致敏并引起腹泻、皮疹、念珠菌属感染等，故哺乳期妇女慎用或用药期间暂停哺乳。

4. 其他参阅阿莫西林。

【药物相互作用】

1. 阿司匹林、吲哚美辛、保泰松、磺胺药可减少本品在肾小管的排泄，因而使本品的血药浓度升高，血液消除半衰期延长，毒性也可能增加。

2. 本品与别嘌醇合用时，皮疹发生率显著增高，故应避免合用。

3. 本品不宜与双硫仑等乙醛脱氢酶抑制药合用。

4. 本品与氯霉素合用于细菌性脑膜炎时，远期后遗症的发生率较两者单用时高。

5. 本品可刺激雌性激素代谢或减少其肠肝循环，因此可降低口服避孕药的效果。

6. 氯霉素、红霉素、四环素类等抗生素和磺胺药等抑菌药可干扰本品的杀菌活性，因此不宜与本品合用，尤其在治疗脑膜炎或急需杀菌药的严重感染时。

7. 本品可加强华法林的作用。

8. 氨基糖苷类抗生素在亚抑菌浓度时一般可增强本品对粪肠球菌的体外杀菌作用。

9. 由于本品在胃肠道的吸收不受食物影响，故可在空腹或餐后服用，并可与牛奶等食物同服。

【规格】　口服剂：0.375g（2:1）；0.625g（4:1）；0.3125g（4:1）；0.475g（7:1）；0.2285g（7:1）。注射剂：1g:0.2g。

氨苄西林钠舒巴坦钠
Ampicillin Sodium and Sulbactam Sodium

【其他名称】　氨苄青霉素舒巴克坦、强力安必仙、青霉矾氨苄、青霉烷砜氨苄青霉素、舒氨西林、舒氨新。

【药理作用】　氨苄西林钠为青霉素类抗生素。舒巴坦钠为半合成β-内酰胺酶抑制药，对淋病奈瑟菌、脑膜炎奈瑟菌和乙酸钙不动杆菌有较强抗菌活性，对其他细菌的作用均甚差，但对金黄色葡萄球菌和多数革兰阴性菌所产生的β-内酰胺酶有很强的不可逆的竞争性抑制作用。两药联合后，不仅保护氨苄西林免受酶的水解破坏，而且还扩大其抗菌谱，对葡萄球菌产酶株、不动杆菌属和脆弱拟杆菌等细菌也具良好的抗菌活性。本品对包括产酶菌株在内的葡萄球菌、链球菌属、肺炎球菌、肠球菌属、流感嗜血杆菌、卡他莫拉菌、大肠埃希菌、克雷白菌属、奇异变形杆菌、普通变形杆菌、淋病奈瑟菌、梭杆菌属、消化球菌属、消化链球菌属及包括脆弱拟杆菌在内的拟杆菌属均具抗菌活性。两者在组织体液中分布良好，均可通过有炎症的脑脊髓膜。

【适应证】本品适用于产 β - 内酰胺酶的流感嗜血杆菌、卡他莫拉菌、淋病奈瑟菌、葡萄球菌属、大肠埃希菌、克雷白菌属、奇异变形杆菌、脆弱拟杆菌、不动杆菌属、肠球菌属等所致的呼吸道、肝胆系统、泌尿系统、皮肤软组织感染，对需氧菌与厌氧菌混合感染，特别是腹腔感染和盆腔感染尤为适用。对于氨苄西林敏感菌所致的上述感染也同样有效。本品不宜用于铜绿假单胞菌、枸橼酸杆菌、普罗威登菌、肠杆菌属、莫根菌属和沙雷菌属所致的感染。

【用法用量】深部肌肉注射、静脉注射或静脉滴注。

成人一次 1.5～3g，每 6 小时 1 次。肌肉注射一日剂量不超过 6g，静脉用药一日剂量不超过 12g（舒巴坦一日剂量最大不超过 4g）。

儿童按体重一日 100～200mg/kg，分次给药。

【不良反应】

1. 局部症状：局部注射部位疼痛、血栓性静脉炎等。

2. 腹泻、恶心、皮疹等反应偶有发生。

3. 偶见血清氨基转移酶一过性增高。

4. 极个别病例发生剥脱性皮炎、过敏性休克。

【禁忌】

1. 对青霉素类抗生素过敏者禁用。

2. 传染性单核细胞增多症、巨细胞病毒感染、淋巴细胞白血病、淋巴瘤等病人应用本品易发生皮疹，故不宜应用。

【注意事项】参阅哌拉西林。

【药物相互作用】

1. 氨基糖苷类、氯霉素、红霉素、四环素等药物可使氨苄西林的活性降低。

2. 本品与重金属，特别是铜、锌和汞呈配伍禁忌，因后者可破坏其氧化噻唑环。由锌化合物制造的橡皮管或瓶塞也可影响其活力。也可为氧化剂、还原剂或羟基化合物灭活。

3. 本品可加强华法林的作用。

4. 别嘌醇与本品合用时，皮疹发生率显著增高，尤其多见于高尿酸血症，故应避免与别嘌醇合用。

5. 氯霉素与本品合用于细菌性脑膜炎时，远期后遗症的发生率较两者单用时为高。

6. 丙磺舒、阿司匹林、吲哚美辛、保泰松、磺胺药可减少本品自肾脏排泄，因此与本品合用

时使其血药浓度增高，排泄时间延长，毒性也可能增加。

7. 本品与双硫仑（乙醛脱氢酶抑制药）也不宜合用。

8. 本品能刺激雌激素代谢或减少其肝肠循环，因而可降低口服避孕药的效果。

【规格】注射剂：0.5g：0.25g；1.0g：0.5g。

替卡西林钠克拉维酸钾
Ticarcillin Sodium and Potassium Clavulanate

【其他名称】羧噻吩青霉素钠克拉维酸钾、特美汀、替曼汀。

【药理作用】本品为替卡西林钠和克拉维酸钾组成的复合制剂，其比例为 30：1 或 15：1。替卡西林的作用机制是抑制细菌细胞壁的生物合成达到杀菌作用。克拉维酸抑酶作用机制是它与 β - 内酰胺酶结合，发挥竞争性抑制作用。替卡西林克拉维酸钾的抗菌谱与替卡西林相似，且作用较强。对革兰阳性、革兰阴性需氧及厌氧菌具有广谱杀菌活性，可抑制葡萄球菌、流感嗜血杆菌、卡他球菌、大肠杆菌、克雷白杆菌、奇异变形杆菌、普通变形杆菌、淋球菌、军团菌、脆弱拟杆菌等微生物产生的 β - 内酰胺酶对 β - 内酰胺类抗生素的破坏，因此对上述病原菌的产酶或不产酶株有效。本品还对不产 β - 内酰胺酶的肺炎链球菌、化脓性链球菌、绿色链球菌、梭状芽孢杆菌、消化球菌、消化链球菌等也有一定抗菌作用。

【适应证】替卡西林钠克拉维酸钾适用于敏感菌所致的下列感染：

1. 呼吸道感染。

2. 腹内感染，如胆道感染、腹膜炎等。

3. 泌尿、生殖器感染。

4. 骨、关节感染。

5. 皮肤、软组织感染。

6. 其他严重感染，如败血症等。

【用法用量】

1. 成人

（1）肌肉注射：泌尿系及一般感染，每日 4g，分 4 次肌肉注射。可溶于灭菌注射用水或生理盐水中，也可溶于利多卡因注射液中以减轻肌肉注射局部疼痛。

（2）静脉注射：泌尿系以外的严重感染，每

日10~20g，分4次静脉注射。

（3）静脉滴注：泌尿系以外的严重感染，每日10~20g，分4次静脉滴注。可溶于生理盐水、5%~10%葡萄糖注射液、氨基酸注射液、右旋糖酐注射液中，一次量应在0.5~1小时内滴注完。全身性严重铜绿假单胞菌感染，每日剂量可增加至24g，分4次静脉滴注。

2. 儿童：静脉给药。小儿用量：每日100~300mg/kg，分4次用药，剂量可视病情酌情增减；早产婴儿及足月婴儿用量：每次80mg/kg，每12小时1次。

【不良反应】

1. 过敏反应：皮疹、药热等过敏反应较为常见，过敏性休克少见。

2. 肝脏：偶有血清氨基转移酶升高，甚至出现恶心、呕吐、肝肿大和压痛等轻型无黄疸型肝炎症状。

3. 血液系统：有报道，肾功能损害的病人应用大剂量替卡西林钠克拉维酸钾时，可使血小板功能异常或干扰其他凝血机制，可能产生出血性疾患，如紫癜、黏膜出血、鼻衄及注射部位或小手术操作出血等。

4. 神经毒性反应：有报道，静脉注射高浓度替卡西林钠克拉维酸钾时偶可出现惊厥、抽搐、癫痫发作、短暂的精神失常等神经毒性症状。肾功能不全患者尤易发生。

5. 其他：肌肉注射或静脉给药时，可出现局部疼痛、红肿、硬结，严重者可致血栓性静脉炎。

【禁忌】青霉素皮试阳性反应者、对本品及其他青霉素类药物过敏者及传染性单核细胞增多症患者禁用。

【注意事项】参阅替卡西林。

【药物相互作用】参见替卡西林。

【规格】注射剂：1.5g：0.1g；3.0g：0.2g。

1.2 头孢菌素类

头孢氨苄
Cefalexin

【其他名称】苯甘孢霉素、先锋霉素Ⅳ。

【药理作用】头孢氨苄属第一代头孢菌素，抗菌谱与头孢噻吩相仿，但其抗菌活性较后者差。除肠球菌属、甲氧西林耐药葡萄球菌外，肺炎链球菌、溶血性链球菌、产或不产青霉素酶葡萄球菌的大部分菌株对本品敏感。本品对奈瑟菌属有较好抗菌作用，但流感嗜血杆菌对本品的敏感性较差；本品对部分大肠埃希菌、奇异变形杆菌、沙门菌和志贺菌有一定抗菌作用。其余肠杆菌科细菌、不动杆菌、铜绿假单胞菌、脆弱拟杆菌均对本品呈现耐药。梭杆菌属和韦容球菌一般对本品敏感，厌氧革兰阳性球菌对本品中度敏感。

【适应证】适用于敏感菌所致的感染。

1. 呼吸道感染：急性扁桃体炎、咽峡炎、中耳炎、鼻窦炎、支气管炎、肺炎。

2. 尿路感染。

3. 皮肤软组织感染。

【用法用量】

成人剂量：口服，一般一次250~500mg，每日4次，最大剂量一日4g。肾功能减退的患者，应根据肾功能减退的程度减量用药。单纯性膀胱炎、皮肤软组织感染及链球菌咽峡炎患者每12小时500mg。

儿童剂量：口服，每日25~50mg/kg，每日4次。皮肤软组织感染及链球菌咽峡炎患者每12小时口服12.5~50mg/kg。

【不良反应】

1. 恶心、呕吐、腹泻和腹部不适较为多见。

2. 皮疹、药物热等过敏反应，偶可发生过敏性休克。

3. 头晕、复视、耳鸣、抽搐等神经系统反应。

4. 应用本品期间偶可出现一过性肾损害。

5. 偶有患者出现血清氨基转移酶升高、Coombs试验阳性。溶血性贫血罕见，中性粒细胞减少和伪膜性结肠炎也有报告。

【禁忌】对头孢菌素过敏者及有青霉素过敏性休克史者禁用。对青霉素过敏或过敏体质者慎用。

【注意事项】

1. 过敏性休克：参阅青霉素。

2. 有胃肠道疾病史的患者，尤其有溃疡性结肠炎、局限性肠炎或抗菌药物相关性结肠炎（头孢菌素很少产生伪膜性肠炎）者以及肾功能减退者应慎用本品。

3. 对诊断的干扰：应用本品时可出现直接Coombs试验阳性反应和尿糖假阳性反应（硫酸铜法）；少数患者的碱性磷酸酶、血清丙氨酸氨基转移酶和门冬氨酸氨基转移酶皆可升高。

4. 当每天口服剂量超过4g（无水头孢氨苄）

时，应考虑改用注射用头孢菌素类药物。

5. 头孢氨苄主要经肾排出，肾功能减退患者应用本品须减量。

6. FDA 对本药的妊娠安全性分级为 B 级。

【药物相互作用】

1. 与考来烯胺合用时，可使头孢氨苄的平均血药浓度降低。

2. 丙磺舒可延迟本品的肾排泄，使血药浓度升高约 30% 。

【规格】片（胶囊）剂：0.125g；0.25g。混悬剂（以无水头孢氨苄计）：0.5g；1.5g。

头孢唑林钠
Cefazolin Sodium

【其他名称】先锋霉素 V、西孢唑啉、凯复唑。

【药理作用】头孢唑啉为第一代头孢菌素，抗菌谱广。除肠球菌属、耐甲氧西林葡萄球菌属外，本品对其他革兰阳性球菌均有良好抗菌活性，肺炎链球菌和溶血性链球菌对本品高度敏感。白喉杆菌、炭疽杆菌、李斯特菌和梭状芽孢杆菌对本品也甚敏感。本品对部分大肠埃希菌、奇异变形杆菌和肺炎克雷白菌具有良好抗菌活性，但对金黄色葡萄球菌的抗菌作用较差。伤寒杆菌、志贺菌属和奈瑟菌属对本品敏感，其他肠杆菌科细菌、不动杆菌和铜绿假单胞菌耐药。产酶淋球菌对本品耐药；流感嗜血杆菌仅中度敏感。革兰阳性厌氧菌和某些革兰阴性厌氧菌对本品多敏感。脆弱拟杆菌耐药。

【适应证】适用于治疗敏感细菌所致感染。

1. 呼吸道感染：中耳炎、支气管炎、肺炎。

2. 尿路感染、肝胆系统感染。

3. 皮肤软组织感染、骨和关节感染。

4. 严重感染：败血症、感染性心内膜炎。

5. 本品也可作为外科手术前的预防用药。

【用法用量】

1. 成人常用剂量：静脉缓慢推注、静脉滴注或肌肉注射，每次 0.5～1g，每日 2～4 次，严重感染可增加至每日 6g，分 2～4 次静脉给予。

2. 儿童常用剂量：每日 50～100mg/kg，分 2～3 次静脉缓慢推注、静脉滴注或肌肉注射。

3. 肾功能减退者：肌酐清除率大于 50ml/min 时，仍可按正常剂量给药。肌酐清除率为 20～50ml/min 时，每 8 小时 0.5g；肌酐清除率为 10～20ml/min 时，每 12 小时 0.25g；肌酐清除率小于 10ml/min 时，每 18～24 小时 0.25g。所有不同程度肾功能减退者的首次剂量为 0.5g。小儿肾功能减退者应用头孢唑林时，先给予 12.5mg/kg，继以维持量。肌酐清除率在 70ml/min 分以上时，仍可按正常剂量给予；肌酐清除率为 40～70ml/min 时，每 12 小时 12.5～30mg/kg；肌酐清除率为 20～40ml/min时，每 12 小时 3.1～12.5mg/kg；肌酐清除率为 5～20ml/min 时，每 24 小时按体重 2.5～10mg/kg。

4. 本品用于预防外科手术后感染时，一般为术前 0.5～1 小时肌注或静脉给药 1g，手术时间超过 6 小时者术中加用 0.5～1g，术后每 6～8 小时 0.5～1g，至手术后 24 小时止。

【不良反应】

1. 静脉注射发生的血栓性静脉炎和肌肉注射区疼痛均较头孢噻吩少而轻。

2. 药疹发生率为 1.1% ，嗜酸性粒细胞增高的发生率为 1.7% ，偶有药物热。

3. 个别病人可出现暂时性血清氨基转移酶、碱性磷酸酶升高。

4. 肾功能减退病人应用高剂量（每日 12g）的本品时可出现脑病反应。

5. 白念珠菌二重感染偶见。

【禁忌】对头孢菌素过敏者禁用。

【注意事项】

1. 对青霉素过敏或过敏体质者慎用。

2. 约 1% 的用药患者可出现直接和间接 Coombs 试验阳性及尿糖假阳性反应（硫酸铜法）。

3. 本品在老年人中 $t_{1/2}$ 较年轻人明显延长，应按肾功能适当减量或延长给药间期。早产儿及 1 个月以下的新生儿不推荐应用本品。

4. FDA 对本药的妊娠安全性分级为 B 级。

【药物相互作用】

1. 本品与下列药物有配伍禁忌，不可同瓶滴注：硫酸阿米卡星、硫酸卡那霉素、盐酸金霉素、盐酸土霉素、盐酸四环素、葡萄糖酸红霉素、硫酸多黏菌素 B、黏菌素甲磺酸钠、戊巴比妥、葡萄糖酸钙、葡萄糖酸钙。

2. 本品与强利尿药合用有增加肾毒性的可能，与氨基糖苷抗生素合用可能增加后者的肾毒性。

3. 丙磺舒可使本品血药浓度提高，血半衰期延长。

【规格】注射剂：0.5g；1.0g。

头孢拉定
Cefradine

【其他名称】先锋霉素Ⅵ、头孢环己烯、君必清。

【药理作用】本品为第一代头孢菌素，对不产青霉素酶和产青霉素酶金黄色葡萄球菌、凝固酶阴性葡萄球菌、A组溶血性链球菌、肺炎链球菌和草绿色链球菌等革兰阳性球菌的部分菌株具良好抗菌作用。厌氧革兰阳性菌对本品多敏感，脆弱拟杆菌对本品呈现耐药。耐甲氧西林葡萄球菌属、肠球菌属对本品耐药。本品对革兰阳性菌与革兰阴性菌的作用与头孢氨苄相似。本品对淋球菌有一定作用，对产酶淋球菌也具活性；对流感嗜血杆菌的活性较差。

【适应证】适用于敏感菌所致的急性咽炎、扁桃体炎、中耳炎、支气管炎和肺炎等呼吸道感染、泌尿生殖道感染及皮肤软组织感染等。注射剂也用于败血症和骨感染。

【用法用量】

1. 口服：成人常用量：每次 0.25 ~ 0.5g，每 6 小时 1 次。严重感染者可增至 1g，但每天总用量不超过 4g。宜饭后服。儿童用量：每次 6.25 ~ 12.5mg/kg，每 6 小时 1 次。

2. 注射：静脉滴注、静脉注射或肌肉注射。成人，一次 0.5 ~ 1.0g，每 6 小时 1 次，一日最大剂量为 8g。儿童（1 周岁以上）按体重一次 12.5 ~ 25mg/kg，每 6 小时 1 次。肌酐清除率大于 20ml/min、5 ~ 20ml/min 或小于 5ml/min 时，剂量宜调整为每 6 小时 0.5g、0.25g 和每 12 小时 0.25g。

【不良反应】

1. 本品不良反应较轻，发生率约 6%。恶心、呕吐、腹泻、上腹部不适等胃肠道反应较为常见。药疹发生率 1% ~ 3%，个别患者可见伪膜性肠炎、嗜酸性粒细胞增多、直接 Coombs 试验阳性反应、周围血象白细胞及中性粒细胞减少等。少数患者可出现暂时性血尿素氮升高，血清氨基转移酶、血清碱性磷酸酶、胆红素、乳酸脱氢酶一过性升高。国内上市后不良反应报道，使用本品可能导致血尿，另曾有极少病例使用本品出现精神异常、听力减退、迟发性变态反应、过敏性休克、排尿困难、药物性溶血、心律失常等罕见不良反应。

2. 口服制剂长期应用可能导致菌群失调、维生素 B 族、维生素 K 缺乏或二重感染，偶见阴道念珠菌病。

3. 本品肌肉注射疼痛明显，静脉注射后有发生静脉炎的报道。

【禁忌】对头孢菌素类过敏者禁用本品。

【注意事项】

1. 因本品可透过血-胎盘屏障进入胎儿血液循环，孕妇用药需有确切适应证。本品也少量进入乳汁，虽至今尚无哺乳期妇女应用头孢菌素类发生问题的报告，但仍须权衡利弊后应用。

2. 对青霉素过敏或过敏体质者及肾功能不全者慎用。一旦发生过敏反应，立即停用药物。如发生过敏性休克，须立即就地抢救，包括保持气道通畅、吸氧及应用肾上腺素、糖皮质激素等措施。

3. 本品主要经肾排出，肾功能减退者须减少剂量或延长给药间期。国内上市后不良反应报道使用本品可能导致血尿，儿童是发病的易感人群，故肾功能减退和儿童患者应用本品应谨慎并在监测下用药。

4. 应用本品的患者以硫酸铜法测定尿糖时可出现假阳性反应。

5. FDA 对本药的妊娠安全性分级为 B 级。

【药物相互作用】

1. 头孢菌素类可延缓苯妥英钠在肾小管的排泄。

2. 保泰松与头孢菌素类抗生素合用可增加肾毒性。

3. 与强利尿药合用，可增加肾毒性。

4. 与美西林联合应用，对大肠埃希菌、沙门菌属等革兰阴性杆菌具协同作用。

5. 丙磺舒可延迟本品肾排泄。

【规格】胶囊剂：0.25g；0.5g。干混悬剂：0.125g；0.25g。注射剂：0.5g；1.0g。

头孢羟氨苄
Cefadroxil

【其他名称】羟氨苄头孢菌素。

【药理作用】头孢羟氨苄为第一代口服头孢菌素，对产青霉素酶和不产青霉素酶的金黄色葡萄球菌、凝固酶阴性葡萄球菌、肺炎链球菌、A组溶血性链球菌等大部分菌株具良好抗菌作用。对大肠埃希菌、奇异变形杆菌、沙门菌属、志贺菌属、流感嗜血杆菌和淋球菌亦有一定抗菌活性。甲氧西林耐药葡萄球菌、肠球菌属、吲哚阳性变形杆菌属、肠杆菌属、沙雷菌属等肠杆菌科细菌、铜绿假单胞菌属及脆弱拟杆菌等对本品耐药。

【适应证】适用于敏感细菌所致的尿路感染、皮肤软组织感染以及急性扁桃体炎、急性咽炎、中耳炎和肺部感染等。本品为口服制剂，不宜用于重症感染。

【用法用量】成人常用量：口服，一次0.5~1.0g，一日2次。儿童常用量：一次按体重15~20mg/kg，一日2次。

A组溶血性链球菌咽炎及扁桃体炎每12小时15mg/kg，疗程至少10天。

成人肾功能减退者首次剂量为1g饱和量，然后根据肾功能减退程度予以延长给药间期。肌酐清除率为25~50ml/min、10~25ml/min和0~10ml/min时，分别每12小时、24小时和36小时服药0.5g。

【不良反应】本品不良反应发生率约为5%，以恶心、上腹部不适等胃肠道反应为主，少数患者尚可发生皮疹等过敏反应。偶可发生过敏性休克，也可出现尿素氮、血清氨基转移酶、血清碱性磷酸酶一过性升高。

【禁忌】参阅头孢氨苄。

【注意事项】参阅头孢氨苄。

【药物相互作用】参阅头孢氨苄。

【规格】胶囊剂：0.125g；0.25g；0.5g。颗粒剂：2g含头孢羟氨苄0.125g。

头孢特仑新戊酯
Cefteram Pivoxil

【其他名称】富山龙、头孢特伦酯、头孢特仑酯、托米伦。

【药理作用】本品为第三代口服头孢菌素的酯化物，主要阻断细菌细胞壁的合成。头孢特仑与青霉素结合蛋白（PBP）中的3、1A、1Bs具有很强的结合性，从而发挥杀菌作用。

本品口服后在肠道经酯酶水解后生成活性头孢特仑而产生抗菌活性。对柠檬酸菌属、沙雷菌属及肠杆菌属等革兰阴性和阳性菌有广谱抗菌作用。

头孢特仑对革兰阳性菌、阴性菌均有抗菌作用。尤其对革兰阳性菌中的链球菌属、肺炎球菌，革兰阴性菌中的大肠杆菌、克雷白菌属，淋球菌、流感嗜血杆菌及厌氧菌脓链球菌属等更显示很强的抗菌作用。

【适应证】链球菌属（肠球菌除外）、肺炎球菌、化脓性链球菌属、淋球菌、大肠杆菌、柠檬酸菌属、克雷白菌属、肠杆菌属、沙雷菌属、变形杆菌属、流感嗜血杆菌等敏感细菌引起的下列感染性疾病：

1. 咽喉炎（咽炎、喉炎）、扁桃体炎（扁桃体周围炎、扁桃体周围脓肿）、急性支气管炎、肺炎、慢性支气管炎、弥漫性细支气管炎、支气管扩张（感染时）、慢性呼吸系统疾病的重复感染。

2. 肾盂肾炎、膀胱炎。

3. 淋菌性尿道炎。

4. 子宫附件炎、子宫内感染、巴氏腺炎、巴氏腺脓肿。

5. 中耳炎、副鼻窦炎。

6. 牙周炎、冠周炎、上腭炎。

【用法用量】

1. 咽喉炎（咽炎、喉炎）、扁桃体炎（扁桃体周围炎、扁桃体周围脓肿）、急性支气管炎、肾盂肾炎、膀胱炎、子宫附件炎、子宫内膜炎、子宫内感染、巴氏腺炎、巴氏腺脓肿时，成人常规剂量为一日3次，一次50~100mg，饭后口服。

2. 慢性支气管炎、弥漫性细支气管炎、支气管扩张（感染时）、慢性呼吸系统疾病的重复感染、肺炎、中耳炎、副鼻窦炎、淋菌性尿道炎、牙周炎、冠周炎、上腭炎时，成人常规剂量为一日3次，一次100~200mg，饭后口服。

3. 对于重度肾功能不全患者，应慎重服药，适当调整剂量和间隔。

【不良反应】通常少见且轻微。一般不良反应主要为腹泻、皮疹、食欲不振、胃部不适、GTP升高、GOP升高、嗜酸性粒细胞增多。严重不良反应：休克、速发性过敏反应（呼吸困难等）；中毒性表皮坏死综合征、Stevens-Johnson综合征。

【禁忌】对头孢特仑或本剂成分过敏的患者。

【注意事项】

1. 对青霉素类或头孢菌素类抗生素过敏的患者，本人或直系亲属中有支气管哮喘、皮肤荨麻疹等过敏体质的患者，严重肾功能不全的患者，口服吞咽困难或非经口摄取营养、全身状态恶化的患者慎用。

2. 对实验室检查结果的影响：除尿糖试纸外的尿糖比色试验、Benedict 试验等利用还原法进行的尿糖检查试验可出现假阳性反应。服药期间，直接库姆斯（Coombs）试验可显示阳性结果。

3. FDA 对本药的妊娠安全性分级为 B 级。

【药物相互作用】头孢菌素类药物可抑制肠道菌落，导致维生素 K 合成减少，建议营养不良或病情严重的患者长期使用抗凝剂、香豆素、13 - 茚满二酮衍生物、肝素、溶栓剂等药物时同时服用维生素 K。

【规格】片剂、胶囊剂：50mg。

头孢硫脒
Cefathiamidine

【其他名称】先锋 18、吡脒头孢、硫脒头孢菌素。

【药理作用】头孢硫脒为我国研制的第一代头孢菌素。对金黄色葡萄球菌、肠球菌、流感嗜血杆菌、绿色链球菌、溶血性链球菌、肺炎链球菌、白喉杆菌、产气荚膜杆菌、破伤风杆菌有很强的抗菌作用；对脑膜炎球菌、卡他球菌、大肠杆菌、肺炎克雷白杆菌、奇异变形杆菌等也有一定的抗菌作用。

【适应证】临床上主要应用于上述敏感菌所致的下列感染：

1. 呼吸系统感染，如咽峡炎、扁桃体炎、肺炎、肺脓肿等。

2. 腹内感染，如肝及胆道感染、腹膜炎等。

3. 泌尿、生殖系统感染。

4. 皮肤软组织感染。

5. 其他严重感染，如心内膜炎等。

【用法用量】本品口服不吸收。肌肉注射：一次 0.5～1.0g，一日 4 次；小儿按体重一日 50～100mg/kg，分 3～4 次给药。静脉注射：一次 2g，一日 2～4 次；小儿按体重一日 50～100mg/kg，分 2～4 次给药。临用前加灭菌注射用水或氯化钠注射液适量溶解。

【不良反应】

1. 可见皮疹、发热等过敏反应，偶见过敏性休克症状。

2. 偶致肝、肾毒性（肝、肾功能异常）。

3. 长期用药时可致菌群失调，发生二重感染。

4. 本品肌肉注射或静脉给药时可致注射部位局部红肿、疼痛、硬结，严重者可致血栓性静脉炎。

【禁忌】对头孢菌素类抗生素过敏者禁用。

【注意事项】

1. 对青霉素或头孢菌素类药物有过敏史的患者，使用头孢硫脒时须进行皮试，皮试阳性反应者不能使用本药。

2. 头孢硫脒与氨基糖苷类药属配伍禁忌，联用时二者不能混合于同一容器中。

3. 头孢硫脒药液宜现配现用，不宜配制后久置。

4. 肾功能不全者应减量使用。

5. FDA 对本药的妊娠安全性分级为 B 级。

【药物相互作用】

1. 头孢硫脒与丙磺舒合用，丙磺舒可延缓头孢硫脒经肾排泄，升高本品的血药浓度。

2. 头孢硫脒与氨基糖苷类抗生素合用可增加肾毒性。

3. 头孢硫脒与速尿等强利尿药合用可增加肾毒性。

【规格】注射剂：0.5g；1.0g。

头孢呋辛钠
Cefuroxime Sodium

【其他名称】头孢呋肟、新福欣、达力欣。

【药理作用】本品为第二代头孢菌素类抗生素。对革兰阳性球菌的抗菌活性与第一代头孢菌素相似或略差，但对葡萄球菌和革兰阴性杆菌产生的 β - 内酰胺酶相当稳定。耐甲氧西林葡萄球菌、肠球菌属和李斯特菌属耐药，其他阳性球菌（包括厌氧球菌）对本品均敏感。对金黄色葡萄球菌的抗菌活性较头孢唑林差。对流感嗜血杆菌有较强抗菌活性，大肠埃希菌、奇异变形杆菌等对本品敏感；吲哚阳性变形杆菌、枸橼酸菌属和不动杆菌属对本品的敏感性差，沙雷菌属大多耐药，铜绿假单胞菌、弯曲杆菌属和脆弱拟杆菌对本品耐药。

【适应证】用于敏感菌所致的以下疾病：

1. 呼吸道感染：急慢性支气管炎、支气管扩张症并发感染、细菌性肺炎、肺脓肿和术后胸腔感染。

2. 耳鼻喉科感染：鼻窦炎、扁桃体炎、咽炎。

3. 泌尿道感染：急慢性肾盂肾炎、膀胱炎及无症状的菌尿症。

4. 皮肤软组织感染：蜂窝组织炎、丹毒、腹膜炎及创伤感染。

5. 骨和关节感染：骨髓炎及脓毒性关节炎。

6. 产科和妇科感染：盆腔炎。

7. 淋病：尤其适用于不宜用青霉素治疗者。

8. 其他感染：包括败血症及脑膜炎；腹部骨盆及矫形外科手术；心脏、肺部、食管及血管手术；全关节置换手术中预防感染。

【用法用量】

1. 肌肉注射：0.25g 注射用头孢呋辛钠加 1ml 注射用水或 0.75g 注射用头孢呋辛钠加 3ml 注射用水，轻轻摇匀使成为不透明的混悬液。

2. 静脉注射：0.25g 注射用头孢呋辛钠最少加 2ml 注射用水或 0.75g 注射用头孢呋辛钠最少加 10ml 注射用水，使溶解成澄明溶液。

3. 静脉滴注：可将 1.5g 注射用头孢呋辛钠溶于注射用水中或与大多数常用的静脉注射液配伍（氨基糖苷类除外）。

一般或中度感染：一次 0.75g，一日 3 次。重症感染：剂量加倍，一次 1.5g，一日 3 次，静脉滴注 20～30 分钟。婴儿和儿童按体重一日 30～100mg/kg，分 3～4 次给药。

【不良反应】

1. 偶见皮疹及血清氨基转移酶升高，停药后症状消失。

2. 与青霉素有交叉过敏反应。

3. 据文献报道，长期使用本品可导致非敏感菌的增殖，胃肠失调，包括治疗中、后期甚少出现的假膜性结肠炎。

4. 罕见短暂性的血红蛋白浓度降低、嗜酸性粒细胞增多、白细胞和嗜中性粒细胞减少，停药后症状消失。

5. 肌肉注射时，注射部位会有暂时的疼痛，剂量较大时尤其如此。

【禁忌】对本品及头孢菌素类抗生素过敏者禁用。

【注意事项】

1. 交叉过敏反应：对一种头孢菌素或头霉素过敏者对其他头孢菌素或头霉素也可能过敏。对青霉素类、青霉素衍生物或青霉胺过敏者也可能对头孢菌素或头霉素过敏。

2. 对青霉素过敏病人应用本品时应根据病人情况充分权衡利弊后决定。有青霉素过敏性休克或即刻反应者，不宜再选用头孢菌素类。

3. 有胃肠道疾病史者，特别是溃疡性结肠炎、局限性肠炎或抗生素相关性结肠炎（头孢菌素类很少产生伪膜性结肠炎）者，和有肾功能减退者应慎用。

4. 如溶液发生混浊或有沉淀不能使用。

5. 不同浓度的溶液可呈微黄色至琥珀色，本品粉末、混悬液和溶液在不同的存放条件下颜色可变深，但不影响其效价。

6. 对诊断的干扰：应用本品病人的抗球蛋白（Coombs）试验（直接）可出现阳性；本品可致高铁氰化物血糖试验呈假阴性，故应用本品期间，应以葡萄糖酶法或抗坏血酸氧化酶试验法测定血糖浓度；本品可使硫酸铜尿糖试验呈假阳性，但葡萄糖酶法则不受影响。

7. 妊娠早期慎用。本品可随乳汁排出，哺乳期妇女应用头孢菌素类虽尚无发生问题的报告，但其应用仍须权衡利弊后决定。

8. FDA 对本药的妊娠安全性分级为 B 级。

【药物相互作用】

1. 本品与下列药物有配伍禁忌：硫酸阿米卡星、庆大霉素、卡那霉素、妥布霉素、新霉素、盐酸金霉素、盐酸四环素、盐酸土霉素、黏菌素甲磺酸钠、硫酸多黏菌素 B、葡萄糖酸红霉素、乳糖酸红霉素、林可霉素、磺胺异噁唑、氨茶碱、可溶性巴比妥类、氯化钙、葡萄糖酸钙、盐酸苯海拉明和其他抗组胺药、利多卡因、去甲肾上腺素、间羟胺、哌甲酯、琥珀胆碱等。

2. 本品不能以碳酸氢钠溶液溶解。

3. 本品与高效利尿药合用可引起肾毒性。

【规格】注射剂：1.5g；0.75g。

头孢呋辛酯
Cefuroxime Axetil

【其他名称】新菌灵。

【药理作用】本品为第二代头孢菌素类抗生素。口服经胃肠道吸收后，在酯酶作用下迅速水解为头孢呋辛而发挥抗菌作用。抗菌谱与头孢呋辛相同。

【适应证】本品适用于敏感菌株所致感染。

1. 呼吸道感染：急性咽炎或扁桃体炎、上颌窦炎、慢性支气管炎急性发作、急性支气管炎。

2. 耳鼻喉科感染：急性中耳炎、急性咽炎、扁桃体炎。

3. 泌尿系感染：单纯性尿路感染、无并发症淋病奈瑟菌性尿道炎。

4. 皮肤软组织感染。

5. 其他感染：宫颈炎、脓疱病。

【用法用量】

1. 成人：口服，一般一日 0.5g；下呼吸道感染患者，一日 1g；单纯性下尿路感染患者，一日 0.25g。均分 2 次服用。单纯性淋球菌尿道炎单剂疗法剂量为 1g。

2. 小儿：急性咽炎或急性扁桃体炎：按体重一日 20mg/kg，分 2 次服用，一日不超过 0.5g；急性中耳炎、脓疱病：按体重一日 30mg/kg，分 2 次服用，一日不超过 1g。

【不良反应】

1. 常见腹泻、恶心和呕吐等胃肠反应。

2. 少见皮疹、药物热等过敏反应。

3. 偶见假膜性肠炎、嗜酸性粒细胞增多、血胆红素升高、血红蛋白降低、肾功能改变、Coombs 试验阳性和一过性肝酶升高。

【禁忌】 对本品及其他头孢菌素类过敏者禁用。

【注意事项】

1. 本品应于餐后服用，不可嚼碎，以增加吸收，提高血药浓度，并减少胃肠道反应。

2. 其他注意事项参阅头孢呋辛钠。

【药物相互作用】

1. 呋塞米、依他尼酸、布美他尼等强利尿药，卡氮芥、链佐星等抗肿瘤药及氨基糖苷类抗生素等肾毒性药物与本品合用有增加肾毒性的可能。

2. 克拉维酸可增强本品对某些因产生 β - 内酰胺酶而对本品耐药的革兰阴性杆菌的抗菌活性。

3. 口服丙磺舒可延迟本品的排泄。

4. 与抗酸药合用可减少本品的吸收。

【规格】 胶囊剂：0.125g；0.25g。

头孢克洛

Cefaclor

【其他名称】头孢氯氨苄、希刻劳。

【药理作用】本品为广谱半合成头孢菌素类抗生素。对产青霉素酶金黄色葡萄球菌、A 组溶血性链球菌、草绿色链球菌和表皮葡萄球菌的活性与头孢羟氨苄相同，对不产酶金黄色葡萄球菌和肺炎球菌的抗菌作用较头孢羟氨苄强 2～4 倍。对

革兰阴性杆菌包括对大肠埃希菌和肺炎克雷白菌等的活性较头孢氨苄强，与头孢羟氨苄相仿，对奇异变形杆菌、沙门菌属和志贺菌属的活性较头孢羟氨苄强。2.9～8mg/L 的本品可抑制所有流感嗜血杆菌，包括对氨苄西林耐药的菌株。卡他莫拉菌和淋病奈瑟菌对本品很敏感。吲哚阳性变形杆菌、沙雷菌属、不动杆菌属和铜绿假单胞菌均对本品耐药。

【适应证】 主要适用于敏感菌所致的感染。

1. 呼吸道感染：肺炎、支气管炎、咽喉炎、扁桃体炎。

2. 耳鼻喉科感染：中耳炎、鼻窦炎。

3. 尿路感染：淋病、肾盂肾炎、膀胱炎。

4. 皮肤软组织感染。

5. 胆道感染。

【用法用量】

1. 成人：口服，一次 0.25g，一日 3 次。严重感染患者剂量可加倍，但一日总剂量不超过 4g。

2. 小儿：口服，按体重一日 20～40mg/kg，分 3 次服用。严重感染患者剂量可加倍，但一日总剂量不超过 1g。

【不良反应】

1. 多见胃肠道反应：软便、腹泻、胃部不适、食欲不振、恶心、呕吐、嗳气等。

2. 血清病样反应较其他抗生素多见，小儿尤其常见，典型症状包括皮肤反应和关节痛。

3. 过敏反应：皮疹、荨麻疹、嗜酸性粒细胞增多、外阴部瘙痒等。

4. 其他：血清氨基转移酶、尿素氮及肌酐轻度升高，蛋白尿、管型尿等。

【禁忌】 对本品及其他头孢菌素类过敏者禁用。

【注意事项】

1. 过敏反应：本品与青霉素类或头霉素有交叉过敏反应，因此对青霉素类、青霉素衍生物、青霉胺及头霉素过敏者慎用。

2. 肾功能减退及肝功能损害者慎用。本品可经乳汁排出，故哺乳期妇女应慎用或暂停哺乳。

3. 有胃肠道疾病史者，特别是溃疡性结肠炎、局限性肠炎或抗生素相关性结肠炎者慎用。

4. 长期服用本品可致菌群失调，引发继发性感染。

5. 对实验室检查指标的干扰：Coombs 试验可出现阳性；孕妇产前应用这类药物，此阳性反应也可出现于新生儿。硫酸铜尿糖试验可呈假阳性，但葡萄糖酶试验法不受影响；血清丙氨酸氨基转

移酶、门冬氨酸氨基转移酶、碱性磷酸酶和血尿素氮可升高；采用 Jaffe 反应进行血清和尿肌酐值测定时可有假性增高。

6. 本品宜空腹口服，因食物可延迟其吸收。牛奶不影响本品吸收。

7. FDA 对本药的妊娠安全性分级为 B 级。

【药物相互作用】

1. 呋塞米、依他尼酸、布美他尼等强利尿药、卡氮芥、链佐星等抗肿瘤药及氨基糖苷类抗生素等肾毒性药物与本品合用有增加肾毒性的可能。

2. 克拉维酸可增强本品对某些因产生 β - 内酰胺酶而对本品耐药的革兰阴性杆菌的抗菌活性。

3. 口服丙磺舒可延迟本品的排泄。

【规格】胶囊剂：0.125g，0.25g。

头孢美唑
Cefmetazole

【其他名称】先锋美他醇、头孢甲氧氰唑。

【药理作用】头孢美唑是一种半合成的头霉素衍生物，与其他头孢菌素类药相似，通过影响细菌细胞壁生物合成，从而起抗菌作用。头霉素和其他头孢菌素的差别在于 β - 内酰胺环的第 7 位置上存在甲基，这使得头霉素能够抵抗革兰阳性菌和革兰阴性菌 β - 内酰胺酶的灭活，并能够杀灭对头孢菌素产生耐药性的菌株。头孢美唑对葡萄球菌、大肠杆菌、克雷白杆菌、奇异变形杆菌、脆弱拟杆菌、沙门菌属等有较强的抗菌作用。A 组溶血性链球菌、卡他布拉杆菌对本品高度敏感。本品的耐酶性能强，对一些头孢菌素耐药的病原菌也有效。

【适应证】用于敏感菌引起的呼吸系统感染、胆道感染、泌尿系感染、妇产科细菌感染、皮肤软组织感染及手术后预防感染等。同时本品可大量进入炎症脑脊液中，以治疗化脓性脑膜炎。

【用法用量】

1. 成人：静脉注射或滴注。轻至中度感染：每日剂量 1 ~ 2g，分 2 次给药。重度感染：每日剂量可酌情递增至4 ~ 6g，分 2 ~ 4 次给药。肾功能不全时剂量：肌酐清除率为 50 ~ 90ml/min 者，每12 小时给药 1g 或 2g；肌酐清除率为 30 ~ 49ml/min 者，每 16 小时给药 1g 或 2g；肌酐清除率为 10 ~ 29ml/min 者，每 24 小时给药 1g 或 2g；肌酐清除率低于 10ml/min 者，在血液透析后，每48 小时给药 1g 或 2g。

2. 儿童：轻至中度感染：静脉注射，2 ~ 12 岁儿童每日 25 ~ 100mg/kg，分 2 ~ 4 次给药。每次用量溶于灭菌注射用水中（浓度 1g/10ml）缓慢静脉注射。重度感染（如细菌性脑膜炎、败血症）：静脉滴注，2 ~ 12 岁儿童每日剂量可酌情递增至150mg/kg，分 2 ~ 4 次给药。每次用量溶于灭菌生理盐水、5% 或 10% 葡萄糖注射液 60 ~ 100ml 中（浓度 1g/20ml）静脉滴注，于半小时内滴入。

【不良反应】

1. 恶心、呕吐和腹泻等胃肠道反应多见。

2. 可见皮疹、发热等过敏反应，偶见过敏性休克症状。

3. 偶致肝、肾毒性（肝、肾功能异常）。

4. 长期用药时可致菌群失调，发生二重感染。

5. 本品肌肉注射或静脉给药时可致注射部位局部红肿、疼痛、硬结，严重者可致血栓性静脉炎。

6. 有报道，用药后偶见头痛、低血压、心动过速等症状。

【禁忌】

1. 对本品及其他头孢菌素类药过敏者禁用。

2. 有青霉素过敏性休克史者禁用。

【注意事项】

1. 交叉过敏：病人对其他头孢菌素或头霉素过敏也可能对本品过敏。病人对青霉素类、青霉素衍生物或青霉胺过敏也可能对头孢菌素或头霉素过敏。

2. 以下情况慎用：①孕妇、哺乳期妇女、早产儿、新生儿。②有胃肠道疾病病史者，特别是溃疡性结肠炎、局限性肠炎或抗生素相关性结肠炎者。③严重肝、肾功能障碍者。④高度过敏性体质、年老、体弱患者。

3. 对诊断的影响：①直接 Coombs 试验可出现阳性反应。以磺基水杨酸进行尿蛋白测定时可出现假阳性反应。②班氏或斐林尿糖试验可呈假阳性。③少数患者用药后可出现丙氨酸氨基转移酶、门冬氨酸氨基转移酶、碱性磷酸酶和尿素氮测定值升高，嗜酸性粒细胞增多，白细胞、红细胞减少等。④如采用 Jaffe 反应进行血清和尿肌酐值测定时可有测定值假性升高。

4. 长期用药时应常规监测肝、肾功能和血象。

5. FDA 对本药的妊娠安全性分级为 B 级。

【药物相互作用】

1. 头孢美唑钠与氨基糖苷类抗生素合用时，有协同抗菌作用，但合用时可能增加肾毒性。

2. 头孢美唑钠与速尿等强利尿剂合用时，可增加肾毒性。

3. 头孢美唑钠与丙磺舒合用，丙磺舒可延长头孢美唑钠血浆半衰期，提高本品的血药浓度。

4. 头孢美唑钠可影响酒精代谢，使血中乙醛浓度上升，显示双硫仑样反应（面部潮红、头痛、眩晕、腹痛、胃痛、恶心、呕吐、气促、心率加快、血压降低以及嗜睡、幻觉等）。

【规格】注射剂：0.5g；1g；2g。

头孢替安
Cefotiam

【药理作用】本品为第二代头孢菌素类抗生素。对革兰阳性菌的作用与头孢唑林相近，而对革兰阴性菌，如嗜血杆菌、大肠埃希菌、克雷白杆菌、奇异变形杆菌等作用较优，对肠杆菌、枸橼酸杆菌、吲哚阳性变形杆菌等也有抗菌作用。

【适应证】用于治疗敏感菌所致的感染，如肺炎、支气管炎、胆道感染、腹膜炎、尿路感染以及手术和外伤所致的感染和败血症等。

【用法用量】肌肉注射、静脉注射或静脉注射。

通常，成年人一日 0.5～2g，分 2～4 次给予，小儿一日 40～80mg/kg，分 3～4 次给予，静脉注射。本品剂量可随年龄和症状的不同适当增减，对成年人败血症一日量可增至 4g，对小儿败血症、脑脊膜炎等重症和难治性感染，一日量可增至 160mg/kg。静脉注射时，可用生理盐水或葡萄糖注射液溶解后使用。此外也可将本品的一次用量 0.25～2g 添加到葡萄糖注射液、电解质注射液或氨基酸注射液等输液中于 30 分钟至 2 小时内静脉滴注，对小儿则可参照前面所述给药量，添加到输液中于 30 分钟至 1 小时内静脉滴注。

本品注射液的配制法：本品含有缓冲剂无水碳酸钠，溶解时因产生二氧化碳，故将瓶内制成了负压。溶解 1g 时，可向瓶内注入约 5ml 溶解液使其溶解（1g 注射用本品如作静脉滴注用，可加入 100ml 溶解液使其溶解）。

静注时，一般是将 1g 稀释至 20ml 后注射。

静脉滴注时，不可用注射用水稀释，因不能成等渗溶液。

【不良反应】

1. 偶见过敏反应、胃肠道反应、血象改变及一过性血清氨基转移酶升高。

2. 可致肠道菌群改变，造成维生素 B 族和 K 缺乏。偶可致继发感染。

3. 大量静脉注射，可致血管疼痛和血栓性静脉炎。

【禁忌】对头孢菌素类抗生素过敏者禁用。

【注意事项】

1. 本品溶解后应立即使用，否则药液色泽会变深。

2. 本品注射液配制时会发生接触性荨麻疹。配制时，如果在手上发生肿、痒、发红，全身性发疹，瘙痒，腹痛，恶心，呕吐，以后应避免接触本品。

3. 其他注意事项参阅头孢呋辛钠。

【药物相互作用】

1. 与氨基糖苷类抗生素合用，一般认为有协同作用，但可能加重肾损害；同置于一个容器中给药可影响药物效价。

2. 与呋塞米等强利尿药合用可造成肾损害。

【规格】注射剂：0.5g；1g。

头孢西丁
Cefoxitin

【其他名称】甲氧头孢噻吩、噻吩甲氧头孢菌素、美福仙、先锋美吩、头孢甲氧噻吩、头孢甲氧霉素、头霉噻吩、头霉甲氧噻吩。

【药理作用】本品是由链霉菌产生的头霉素经半合成制得的一类新型抗生素，为第二代头孢菌素。对革兰阳性菌的抗菌性能弱，对革兰阴性菌作用强，具有高度抗 β - 内酰胺酶性质。对大肠杆菌、克雷白杆菌、流感嗜血杆菌、淋球菌、奇异变形杆菌、吲哚阳性变形杆菌等有抗菌作用。本品还对一些厌氧菌有良好的作用，如消化球菌、消化链球菌、梭状芽孢杆菌、拟杆菌对本品敏感。绿脓杆菌、肠球菌和阴沟杆菌的多数菌株对本品不敏感。

【适应证】临床主要用于敏感菌所致的呼吸道感染、心内膜炎、腹膜炎、肾盂肾炎、尿路感染、败血症以及骨、关节、皮肤和软组织等感染。

【用法用量】肌注可用 0.5% 利多卡因注射液作溶剂。静脉注射可将本品 1g 用 10ml 注射用水或生理盐水溶解，缓慢推注。如需静滴，可用生理盐水、葡萄糖注射液或 0.167mol/L 乳酸钠注射液溶解释。

成人每次 1 ~ 2g，每日 3 ~ 4 次，重症 1 日量可达 12g。儿童（2 岁以上）每日 80 ~ 160mg/kg，分 3 ~ 4 次。肾功能不全时剂量：肌酐清除率为 30 ~ 50ml/min 者每 8 ~ 12 小时用 1 ~ 2g，肌酐清除率为 10 ~ 29ml/min 者每 12 ~ 24 小时用 1 ~ 2g，肌酐清除率为 5 ~ 9ml/min 者每 12 ~ 24 小时用 0.5 ~ 1g，肌酐清除率小于 5ml/min 者每 24 ~ 48 小时用 0.5 ~ 1g。

【不良反应】

1. 偶见恶心、呕吐、食欲下降、腹痛、腹泻、便秘等胃肠道反应。

2. 偶见皮疹、荨麻疹、红斑、药热等过敏反应，罕见过敏性休克症状。

3. 少数患者用药后可出现肝、肾功能异常。

4. 长期大剂量使用本品可致菌群失调，发生二重感染。还可能引起维生素 K、维生素 B 族缺乏。

5. 肌肉注射部位可能出现硬结、疼痛；静脉注射剂量过大或过快时可产生灼热感、血管疼痛，严重者可致血栓性静脉炎。

【禁忌】对头孢西丁及其他头孢菌素类药过敏的患者禁用。

【注意事项】

1. 以下情况慎用：①孕妇、哺乳期妇女、早产儿、新生儿。②高度过敏性体质、高龄、体弱患者。③严重肝、肾功能不全患者。④胃肠道疾病，尤其是结肠炎病史患者。

2. 药物对实验室检查结果的影响：①少数患者用药后可出现天门冬氨酸氨基转移酶、丙氨酸氨基转移酶升高，尿素氮、肌酸、肌酐升高。②少数患者用药后可出现血色素降低，血小板、中性粒细胞减少，嗜酸性粒细胞增多等。③使用本品时，应用碱性酒石酸酮试液进行尿糖试验可呈假阳性。

3. 长期用药时应常规监测患者肝、肾功能及血象。

4. FDA 对本药的妊娠安全性分级为 B 级。

【药物相互作用】

1. 头孢西丁钠与氨基糖苷类抗生素合用时，有协同抗菌作用，但会增加肾毒性。

2. 头孢西丁钠与速尿等强利尿剂合用时，可增加肾毒性。

3. 头孢西丁钠与丙磺舒合用时可延迟本品的排泄，提高头孢西丁的血药浓度及延长半衰期。

4. 头孢西丁钠可影响酒精代谢，使血中乙醛浓度上升，导致双硫仑样反应（面部潮红、头痛、眩晕、腹痛、胃痛、恶心、呕吐、气促、心率加快、血压降低以及嗜睡、幻觉等）。

【规格】注射剂：1.0g；2.0g。

头孢地尼
Cefdinir

【其他名称】希福尼。

【药理作用】头孢地尼分散片对革兰阳性菌和革兰阴性菌有广泛的抗菌谱，特别是对革兰阳性菌中的葡萄球菌属、链球菌属等，比以往的口服头孢菌素有更强的抗菌活性。对各种细菌产生的 β - 内酰胺酶稳定，对 β - 内酰胺酶的产生菌也具有优异的抗菌活性。作用机制为阻止细菌细胞壁的合成。

【适应证】应用于敏感菌所致的下列感染：

1. 呼吸道感染：咽喉炎、扁桃体炎、急性支气管炎、肺炎。

2. 眼、耳的感染：中耳炎、鼻窦炎、眼睑炎、睑腺炎。

3. 泌尿系感染：肾盂肾炎、膀胱炎、淋菌性尿道炎。

4. 生殖器感染：附件炎、宫内感染、前庭大腺炎。

5. 皮肤软组织感染：毛囊炎、疖、痈、传染性脓疱病、丹毒、蜂窝组织炎、淋巴管炎、甲沟炎、皮下脓肿、粉瘤感染、慢性脓皮症。

6. 其他：乳腺炎、肛门周围脓肿、外伤或手术伤口的继发感染。

【用法用量】

1. 成人：口服，常规剂量为一次 100mg，一日 3 次。

2. 儿童：口服，常规剂量为每日 9 ~ 18mg/kg，一日 3 次。

【不良反应】

1. 休克：偶有休克发生，要严密观察。当有不适感、口内异常感、喘鸣、眩晕、便意、耳鸣、出汗等症状时应停药。

2. 过敏症：当有皮疹、荨麻疹、红斑、瘙痒、发烧等过敏症状出现时，应停药并进行适当处理。

3. 血液系统：偶有粒细胞减少、嗜酸性粒细胞增多，当发现有上述异常时应停药。

4. 肝肾功能：偶有 SGOT、SGPT、ALP、BUN 升高。

5. 偶有发生恶心、腹泻、腹痛、胃部不适、烧灼感、食欲不振、便秘、伪膜性大肠炎等。

6. 呼吸系统：偶有伴发烧、咳嗽、呼吸困难、胸部 X 射线异常、嗜酸性粒细胞增多等间质性肺炎、肺嗜酸性粒细胞漫润症候群等。当发现有上述异常时应停药，进行适当处理，如给予肾上腺皮质激素等。

7. 菌群失调：偶有口内炎、念珠菌症、二重感染。

9. 维生素缺乏症：偶有维生素 K 缺乏症（低凝血酶原血症、出血倾向等）和 B 族维生素缺乏症（舌炎、口内炎、食欲不振、神经炎等）。

9. 其他：偶有头痛、眩晕、胸部压迫感。

【禁忌】对本品有休克史者禁用。

【注意事项】

1. 长期使用可能会发生耐药菌的增加，必须随时注意观察，治疗期间如果感染加重，需改变治疗方法。

2. 以下情况者慎用：①有结肠炎病史的患者。②对青霉素类抗生素有过敏史者。③本人或亲属中有易发生支气管哮喘、皮疹、荨麻疹等过敏症状体质者。

3. 对临床检验值的影响：除试纸法尿糖试验之外，在用 Benedict 试剂、Fehling 试剂和 Clinitest 试验法进行尿糖检查时，可出现假阳性，也可出现直接血清抗球蛋白试验阳性，要注意。

4. 与添加铁的产品（如奶粉或肠营养剂）合用时，可能出现红色粪便。

5. 严重肾功能障碍者、进行血液透析的患者，建议剂量一日 1 次，一次 100mg。

6. 本品可能抑制肠道细菌产生维生素 K。

7. FDA 对本药的妊娠安全性分级为 B 级。

【药物相互作用】

1. 铁剂包括含铁的复合维生素影响头孢地尼的吸收，本品可与铁离子在肠道中结合，形成一种难以吸收的复合物。如果合用不能避免，二者的给药间隔应大于 3 小时。婴儿增铁配方对头孢地尼的吸收没有明显的影响，因此可以与颗粒剂同时服用。

2. 含镁或铝的抗酸药物影响头孢地尼的吸收，如果在服用头孢地尼期间必须服用上述抗酸药物，需间隔 2 小时以上。

3. 与华法林钾同用时，华法林钾的作用可能加强。

【规格】片剂：50mg；100mg。颗粒剂：50mg。

头孢尼西
Cefonicid

【其他名称】羟苄磺唑头孢菌素、羟苄磺唑头孢菌素钠、头孢尼西二钠、头孢羟苄磺唑、头孢羟苄磺唑钠。

【药理作用】本药为第二代广谱长效头孢菌素，其抗菌谱与头孢孟多类似。通过与细菌细胞膜上的青霉素结合蛋白（PBPs）结合，抑制细菌细胞壁合成，使细菌细胞壁受损，渗透性发生改变而发挥抗菌活性。此外，本药还可通过降低胞壁质水解酶抑制剂（胞壁质水解酶可破坏细菌细胞壁的完整性）的活性，增加对细菌细胞壁的破坏作用。本药对细菌敏感性的差异，与其对细菌细胞壁上的 PBPs 的亲和力不同有关。

【适应证】适用于敏感菌所致的下列感染：下呼吸道感染、尿路感染、败血症、皮肤软组织感染、骨关节感染及手术感染的预防。

【用法用量】

1. 轻中度感染：一次 1g，一日 1 次。

2. 严重感染或危及生命的感染：一次 2g，一日 1 次。

3. 单纯尿路感染：一次 0.5g，一日 1 次。

4. 手术感染的预防：术前 1 小时单次给药 1g，必要时（如关节成形手术、开胸手术）术后再给药 2 日。剖宫产手术中，应在脐带结扎后才给予本品。

【不良反应】

1. 精神神经系统：可有抽搐（大剂量或肾功能受损时）、头痛、精神紧张。

2. 肌肉骨骼系统：引起关节疼痛。

3. 泌尿生殖系统：偶可引起血尿素氮、肌酐升高及间质性肾炎，少有急性肾衰竭。

4. 肝脏：可有碱性磷酸酶、血清氨基转移酶（ALT、AST 等）、乳酸脱氢酶（LDH）、γ-谷氨酰转移酶（GGT）增加。

5. 胃肠道：可有恶心、呕吐、腹泻等胃肠道症状。

6. 血液系统：可有血小板增多或减少，嗜酸性粒细胞增多，白细胞、中性粒细胞减少。偶有发生溶血性贫血的报道。

7. 过敏反应：可有发热、红斑、皮疹、荨麻疹、瘙痒、肌痛、重症多形性红斑（Stevens – Johnson 综合征）等过敏表现。

8. 其他：①肌肉注射时常有注射部位疼痛，静脉注射可有局部烧灼感及静脉炎。②长期用药可引起念珠菌病、假膜性结肠炎等二重感染。

【禁忌】对头孢菌素类过敏者禁用。

【注意事项】

1. 交叉过敏：本药与其他头孢菌素可能存在交叉过敏。

2. 以下情况慎用：①使用青霉素或其他药物有过敏史者。②肝、肾功能损害者。

3. 本药可增加黄疸新生儿患胆红素脑病的危险。

4. 老年患者对本药敏感性增加，应酌情减量。此外，老年患者多有肾功能减退，用药时应谨慎。

5. 药物对检验值或诊断的影响：可使 Coombs 试验假阳性率增加。

6. 用药前后及用药时应当检查或监测白细胞计数、肾功能、细菌培养及药敏试验。

7. FDA 对本药的妊娠安全性分级为 B 级。

【药物相互作用】

1. 与丙磺舒合用可使本药肾脏排泄减少，血药浓度升高，半衰期可延长至 7.5 小时，易致毒性。

2. 与其他头孢菌素或氨基糖苷类抗生素合用，可能出现中毒性肾脏损害，应避免合用，必须使用时应注意监测肾功能。

3. 与强效利尿剂合用肾毒性增加。

4. 四环素、红霉素、氯霉素可降低本药的作用。

5. 本药可降低口服避孕药的作用，使用本药时应采用其他有效避孕方法。

6. 本药可使机体对伤寒活菌苗的免疫应答减弱，可能与本药对伤寒杆菌有抗菌活性有关，两者使用间隔 24 小时以上。

7. 与酒精合用时，本药可能引起机体代谢紊乱。

【规格】注射剂：0.5g；1.0g；2.0g。

头孢克肟
Cefixime

【药理作用】头孢克肟为第三代口服头孢菌素。对多数 β - 内酰胺酶稳定，许多产青霉素酶和头孢菌素酶菌株仍对本品敏感。头孢克肟在体外和体内对革兰阳性球菌如肺炎球菌、化脓性链球菌，革兰阴性杆菌如流感嗜血杆菌（包括产酶株）、卡他莫拉菌（包括产酶株）、大肠杆菌、奇异变形杆菌、淋球菌（包括产酶株）均具良好抗菌作用。头孢克肟在体外对肺炎链球菌、副流感杆菌、普通变形杆菌、肺炎克雷白菌、多杀巴斯德菌、普罗威登菌、沙门菌属、志贺菌属、黏质沙雷菌、异型枸橼酸菌、丙二酸盐枸橼酸菌亦具抗菌活性，但其临床有效性尚未确立。本品对葡萄球菌抗菌作用差，对铜绿假单胞菌、肠杆菌属、脆弱拟杆菌、梭菌属等无抗菌作用。

【适应证】本品适用于敏感菌所致的咽炎、扁桃体炎、急性支气管炎、慢性支气管炎急性发作、中耳炎、尿路感染、单纯性淋病（宫颈炎或尿道炎）等。

【用法用量】成人：一次 50～100mg，每日 2 次；儿童：一次 1.5～3mg/kg，每日 2 次。治疗单纯性淋病时宜 400mg 单剂疗法。肾功能不全的患者其肌酐清除率（C_{Cr}）为 21～60ml/min 并进行血液透析者每日给药 300mg；$C_{Cr} \leqslant 20$ml/min 并进行腹膜透析者每日给药 200mg。

【不良反应】

1. 偶引起过敏反应，如过敏性休克、皮疹、药物热、瘙痒、头痛、头昏、血小板和白细胞计数一过性减少和嗜酸性粒细胞增多；可致肝氨基转移酶及碱性磷酸酶升高；可致菌群失常，并引发维生素缺乏或二重感染。

2. 本品可干扰尿糖反应，使 Benedict、Fehling、Clintest 试验出现假阳性反应，并使直接 Coombs 试验阳性。

【禁忌】对本品或头孢菌素类抗生素有过敏史者禁用。

【注意事项】

1. 对头孢菌素类抗生素有过敏史者禁用，肠炎患者慎用，6 月以下儿童不宜应用。过去有青霉素过敏休克病史的患者慎用本品，因亦有发生过敏性休克的可能。

2. 肾功能不全者血清半衰期延长，须调整给药剂量。

3. 治疗化脓性链球菌感染疗程至少需 10 天。

4. 中耳炎患者宜用混悬剂治疗。

5. FDA 对本药的妊娠安全性分级为 B 级。

【药物相互作用】

1. 呋塞米、依他尼酸、布美他尼等强利尿药，卡氮芥等抗肿瘤药以及氨基糖苷类抗生素与本品合用有增加肾毒性的可能。

2. 棒酸可增加本品对某些因产生 β - 内酰胺酶而对之耐药的革兰阴性杆菌的抗菌活性。

【规格】胶囊剂：50mg；0.1g。颗粒剂：1g 含本品 50mg。

头孢他啶
Ceftazidime

【其他名称】头孢羧甲噻肟。

【药理作用】本品为第三代头孢菌素类抗生素。对大肠埃希菌、克雷白杆菌等肠杆菌科细菌和流感嗜血杆菌、铜绿假单胞菌等有高度抗菌活性。对硝酸盐阴性杆菌、产碱杆菌等亦有良好抗菌作用。对于细菌产生的大多数 β - 内酰胺酶高度稳定，故其对上述革兰阴性杆菌中多重耐药菌株仍可具抗菌活性。肺炎球菌、溶血性链球菌等革兰阳性球菌对本品高度敏感，但本品对葡萄球菌仅具中度活性，肠球菌和耐甲氧西林葡萄球菌则往往对本品耐药。本品对消化球菌和消化链球菌等厌氧菌具一定抗菌活性，但对脆弱拟杆菌抗菌作用差。

【适应证】用于敏感革兰阴性杆菌所致的败血症、下呼吸道感染、腹腔和胆道感染、复杂性尿路感染和严重皮肤软组织感染等。对于由多种耐药革兰阴性杆菌引起的免疫缺陷者感染、医院内感染以及革兰阴性杆菌或铜绿假单胞菌所致中枢神经系统感染尤为适用。

【用法用量】静脉注射或静脉滴注。

1. 败血症、下呼吸道感染、胆道感染等，一日 4 ~ 6g，分 2 ~ 3 次静脉滴注或静脉注射，疗程 10 ~ 14 日。

2. 泌尿系统感染和重度皮肤软组织感染等，一日 2 ~ 4g，分 2 次静脉滴注或静脉注射，疗程 7 ~ 14 日。

3. 对于某些危及生命的感染、严重铜绿假单胞菌感染和中枢神经系统感染，可酌情增量至一日 0.15 ~ 0.2g/kg，分 3 次静脉滴注或静脉注射。

4. 婴幼儿常用剂量为一日 30 ~ 100mg/kg，分 2 ~ 3 次静脉滴注。

【不良反应】本品的不良反应少见而轻微。少数患者可发生皮疹、皮肤瘙痒、药物热；恶心、腹泻、腹痛；注射部位轻度静脉炎；偶可发生一过性血清氨基转移酶、血尿素氮、血肌酐值的轻度升高；白细胞、血小板减少及嗜酸性粒细胞增多等。

【禁忌】对头孢菌素类抗生素过敏者禁用。

【注意事项】。

1. 对重症革兰阳性球菌感染，本品为非首选品种。

2. 本品可加入生理盐水、5% ~ 10% 葡萄糖注射液、含乳酸钠的注射液、右旋糖酐注射液中。

3. 小儿一日最大剂量不超过 6g。65 岁以上老年患者剂量可减至正常剂量的 2/3 或 1/2，一日最大剂量不超过 3g。

4. 其他过敏反应、胃肠反应等注意事项参阅头孢呋辛钠。

5. FDA 对本药的妊娠安全性分级为 B 级。

【药物相互作用】

1. 在碳酸氢钠溶液中不稳定，不可配伍。

2. 本品不可与氨基糖苷类抗生素在同一容器中给药。与万古霉素混合可发生沉淀。

3. 本品与氨基糖苷类抗生素或速尿等强利尿剂合用时需严密观察肾功能情况，以避免肾损害的发生。

【规格】注射剂：0.5g；1.0g。

头孢曲松
Ceftriaxone

【其他名称】头孢三嗪、罗氏芬、菌必治。

【药理作用】本品为第三代头孢菌素类抗生素。对肠杆菌科细菌有强大活性。对大肠埃希菌、肺炎克雷白菌、产气肠杆菌、氟劳地枸橼酸杆菌、吲哚阳性变形杆菌、普鲁威登菌属和沙雷菌属的 MIC_{90} 介于 0.12 ~ 0.25mg/L 之间。阴沟肠杆菌、不动杆菌属和铜绿假单胞菌对本品的敏感性差。对流感嗜血杆菌、淋病奈瑟菌和脑膜炎奈瑟菌有较强抗菌作用，对溶血性链球菌和肺炎球菌亦有良好作用。对金黄色葡萄球菌的 MIC 为 2 ~ 4mg/L。耐甲氧西林葡萄球菌和肠球菌对本品耐药。多数脆弱拟杆菌对本品耐药。

【适应证】用于敏感致病菌所致的下呼吸道感染、尿路感染、胆道感染、腹腔感染、盆腔感染、皮肤软组织感染、骨和关节感染、败血症、脑膜炎等及手术期感染预防。本品单剂可治疗单纯性淋病。

【用法用量】肌肉注射或静脉给药。

肌肉注射溶液的配制：将一次药量溶于适量0.5%盐酸利多卡因注射液，作深部肌肉注射。

静脉给药溶液的配制：将一次量药物溶于5%葡萄糖注射液或氯化钠注射液50~100ml稀释后静脉滴注。

成人肌肉或静脉给药，每24小时1~2g或每12小时0.5~1g。最大剂量一日4g。疗程7~14日。

小儿常用量静脉给药，一日20~80mg/kg。12岁以上小儿用成人剂量。

治疗淋病的推荐剂量为单剂肌肉注射0.25g。

【不良反应】

1. 局部反应：静脉炎。

2. 过敏反应：有皮疹、瘙痒、发热、支气管痉挛和血清病。

3. 胃肠反应：腹泻、恶心、呕吐、腹痛、结肠炎、黄疸、胀气、味觉障碍和消化不良。

4. 嗜酸性粒细胞增多，血小板增多或减少，白细胞减少。

【禁忌】对头孢菌素类抗生素过敏者禁用。

【注意事项】

1. 交叉过敏反应：对一种头孢菌素或头霉素过敏者对其他头孢菌素或头霉素也可能过敏。对青霉素类、青霉素衍生物或青霉胺过敏者也可能对头孢菌素或头霉素过敏，应慎用。

2. 有胃肠道疾病史者，特别是溃疡性结肠炎、局限性肠炎或抗生素相关性结肠炎（头孢菌素类很少产生伪膜性结肠炎）者应慎用。

3. 头孢菌素类毒性低，所以有慢性肝病患者应用本品时不需调整剂量。病人有严重肝肾损害或肝硬化者应调整剂量。

4. 肾功能不全患者肌酐清除率大于5ml/min，每日应用本品剂量少于2g时，不需作剂量调整。血液透析清除本品的量不多，透析后无需增补剂量。

5. 对诊断的干扰：应用本品的患者以硫酸铜法测尿糖时可有假阳性反应，以葡萄糖酶法则不受影响；血尿素氮和血清肌酐可有暂时性升高；血清胆红素、碱性磷酸酶、丙氨酸氨基转移酶（ALT）和门冬氨酸氨基转移酶（AST）皆可升高。

6. FDA对本药的妊娠安全性分级为B级。

【药物相互作用】

1. 应用本品期间饮酒或服含酒精药物时在个别病人可出现双硫仑样反应，故在应用本品期间和以后数天内，应避免饮酒和服含酒精的药物。

2. 有黄疸的新生儿或有黄疸严重倾向的新生儿应慎用或避免使用本品。

3. 除非老年患者虚弱、营养不良或有重度肾功能损害时，老年人应用头孢曲松一般不需调整剂量。

4. 丙磺舒不能增高本品血药浓度或延长其半衰期。

5. 静脉滴注时，不能将头孢曲松与含钙溶液混合，如林格液、哈特曼液、含钙的静脉营养液，因为会导致微粒的形成。头孢曲松禁用于正在或准备接受含钙的静脉注射用产品的新生儿。

【规格】注射剂：0.25g；0.5g；1.0g；2.0g。

头孢哌酮钠
Cefoperazone Sodium

【其他名称】头孢氧哌唑、先锋必。

【药理作用】头孢哌酮为第三代头孢菌素，对大肠埃希菌、克雷白菌属、变形杆菌属、伤寒沙门菌、志贺菌属、枸橼酸杆菌属等肠杆菌科细菌和铜绿假单胞菌有良好抗菌作用，对产气肠杆菌、阴沟肠杆菌、鼠伤寒杆菌和不动杆菌属等的作用较差。流感嗜血杆菌、淋病奈瑟菌和脑膜炎奈瑟菌对本品高度敏感。本品对各组链球菌、肺炎球菌亦有良好作用，对葡萄球菌（甲氧西林敏感株）仅具中度作用，肠球菌属耐药。头孢哌酮对多数革兰阳性厌氧菌和某些革兰阴性厌氧菌有良好作用，脆弱拟杆菌对本品耐药。头孢哌酮对多数β-内酰胺酶的稳定性较差。在脑膜发炎时，可进入脑脊液。

【适应证】适用于敏感菌所致的各种感染，如肺炎及其他下呼吸道感染、尿路感染、胆道感染、皮肤软组织感染、败血症、腹膜炎、盆腔感染等，治疗后两者时宜与抗厌氧菌药联合应用。

【用法用量】可供肌肉注射、静脉注射或静脉滴注。

成人常用量：一般感染，一次1~2g，每12小时1次；严重感染，一次2~3g，每8小时1次。接受血液透析者，透析后应补给1次剂量。成人一日剂量不超过9g，但在免疫缺陷病人有严重感染时，剂量可加大至每日12g。

小儿常用量：每日50~200mg/kg，分2~3次静脉滴注。

【不良反应】

1. 皮疹较为多见。

2. 少数病人尚可发生腹泻、腹痛、嗜酸性粒细胞增多，轻度中性粒细胞减少。

3. 暂时性血清氨基转移酶、碱性磷酸酶、尿素氮或血肌酐升高。

4. 血小板减少、凝血酶原时间延长等可见于个别病例。偶有出血者，可用维生素 K 预防或控制。

5. 菌群失调可在少数病人出现。

6. 应用本品期间饮酒或接受含酒精药物或饮料者可出现双硫仑样反应。

【禁忌】对头孢菌素类过敏及有青霉素过敏性休克和即刻反应史者禁用本品。

【注意事项】

1. 交叉过敏：对任何一种头孢菌素过敏者对本品也可能过敏。

2. 对诊断的干扰：用硫酸铜法进行尿糖测定时可出现假阳性反应，直接抗球蛋白（Coombs）试验呈阳性反应。产妇临产前应用本品，新生儿此试验亦可为阳性。偶有碱性磷酸酶、血丙氨酸氨基转移酶、血清门冬氨酸氨基转移酶、血清肌酐和血尿素氮增高。

3. 肝病和（或）胆道梗阻病人，半衰期延长（病情严重者延长 2~4 倍），尿中头孢哌酮排泄量增多；但肝病、胆道梗阻严重或同时有肾功能减退者，胆汁中仍可获得有效治疗浓度；给药剂量须予适当调整，且应进行血药浓度监测。如不能进行血药浓度监测时，每天给药剂量不应超过 2g。

4. 部分病人用本品治疗可引起维生素 K 缺乏和低凝血酶原血症，用药期间应进行出血时间、凝血酶原时间监测。同时应用维生素 K_1 可防止出血现象的发生。

5. 长期应用头孢哌酮可引起二重感染。

6. 本品治疗婴儿感染也获较好疗效，但对早产儿和新生儿的研究尚缺乏资料。乳汁中头孢哌酮的含量少，哺乳期妇女应用本品时宜暂停哺乳。

7. FDA 对本药的妊娠安全性分级为 B 级。

【药物相互作用】

1. 本品与氨基糖苷类抗生素（庆大霉素和妥布霉素）联合应用时对肠杆菌科细菌和铜绿假单胞菌的某些敏感菌株有协同作用。

2. 本品能产生低凝血酶原血症、血小板减少症，与下列药物同时应用时，可能引起出血：抗凝药肝素、香豆素或茚满二酮衍生物、溶栓药、非甾体抗炎镇痛药（尤其阿司匹林、二氟尼柳或其他水杨酸制剂）及磺吡酮等。

3. 本品化学结构中含有甲硫四氮唑侧链，故应用本品期间，饮酒或静脉注射含乙醇药物，将抑制乙醛去氢酶的活性，使血中乙醛积聚，出现嗜睡、幻觉等双硫仑样反应。因此在用药期间和停药后 5 天内，病人不能饮酒、口服或静脉输入含乙醇的药物。

4. 本品与氨基糖苷类抗生素联合用药时不可同瓶滴注，因可能相互影响抗菌活性。

5. 本品与下列药物注射剂有配伍禁忌：阿米卡星、庆大霉素、卡那霉素 B、多西环素、苯海拉明、门冬酸钾镁、普鲁卡因胺、氨茶碱、丙氯拉嗪、细胞色素 C、喷他佐辛等。

【规格】注射剂：0.5g；1.0g；2.0g。

头孢西酮钠

Cefazedone Sodium

【其他名称】舒美社复。

【药理作用】本品为第一代头孢菌素类抗生素，通过干扰和阻止细菌细胞壁的合成发挥抑菌和杀菌作用。对革兰阳性菌如金黄色葡萄球菌、肺炎球菌、链球菌等有效。对一些革兰阴性菌有效，其作用与头孢唑林相似。但变形杆菌、沙雷氏菌属、铜绿假单胞菌等对本品不敏感。对厌氧菌中流感嗜血杆菌、卡他莫拉菌、不产超广谱 β-内酰胺酶（ESBLs）的大肠埃希菌、肺炎克雷白菌等有抗菌活性。

【适应证】本品对金黄色葡萄球菌、凝固酶阴性葡萄球菌、肺炎链球菌、β 溶血链球菌等革兰阳性菌具有良好的抗菌活性。对革兰阴性菌的作用与头孢唑林相似。

用于敏感菌所致的呼吸系统、消化系统（胆道感染、腹膜炎）、泌尿系统、生殖系统、皮肤软组织、骨与关节感染。本品也可作为外科手术前的预防用药。

【用法用量】

1. 通常，成人一日 1~4g，分 2~3 次，静脉注射或静脉滴注。可随年龄和症状的不同适当增减用量，严重感染时可增加至一日 6g。4 周以上儿童一日 50mg/kg，分 2~3 次，静脉注射或静脉滴注。

2. 肾功能异常者，根据肾功能程度适当调整用药剂量及用药间隔。如同时伴有肝功能损伤者更应加以注意，适当调整剂量。

3. 溶液配制方法

静脉注射：将 1g 本品溶解于 5ml 注射用水中，在 2～3 分钟内缓慢注射。

静脉滴注：用适量注射用水、生理盐水或 5% 葡萄糖注射液溶解本品后静脉滴注，滴注时间最少持续 30 分钟。

本品对光不稳定，溶解后的药液宜立即使用，并注意在使用前观察溶液外观。

【不良反应】

1. 过敏反应：主要表现为发热、皮疹、红斑等过敏反应，如出现应立刻停药，并注意观察。罕见休克发生，应于给药后注意观察，若发生舌、喉咙肿胀，支气管痉挛，呼吸困难，低血压等症状，应立即停药，必要时抢救。

2. 消化系统：偶见恶心、呕吐、食欲不振等症状。注射速度过快可引起恶心，通过减慢注射速度可以避免。罕见发生伪膜性肠炎等伴有血便的重症肠炎，若因应用本品而出现腹痛或频繁腹泻时，应立即停药并做适当处置。肠梗阻患者忌用本品。

3. 神经系统：偶见头痛、头晕等症状。

4. 血液循环系统：偶见凝血功能障碍，有致出血的报道。极少数情况下可出现白细胞、血小板和中性粒细胞减少，贫血。

5. 泌尿生殖系统：偶见血肌酐和血尿素氮一过性升高，罕见间质性肾炎。

6. 肝和胆管：偶见碱性磷酸酶、谷草转氨酶、谷丙转氨酶升高，罕见胆汁淤积性黄疸型肝炎。

7. 局部反应：偶可引起注射部位瘀血红肿；极个别情况下，可以引起血栓。

8. 其他：长期用药可致菌群失调，发生二重感染；也有引起维生素缺乏的报道。

【禁忌】

1. 对本品或对头孢类抗生素有过敏史者。

2. 早产儿及新生儿。

【注意事项】

1. 由于有发生休克的可能，给药前应详细问诊，最好在用药前进行皮肤敏感试验。

2. 应事先做好抗休克的急救处置准备，应让用药患者保持安静状态，充分观察。

3. 以下患者慎用本品：对青霉素类抗生素有过敏史者；本人或父母有变态反应性疾病体质者；肾、肝功能障碍者；血友病、血小板减少者；胃肠道溃疡者；经口摄取不良的患者或采取非经口营养的患者、高龄者、全身状态不佳者因可能出现维生素 K 缺乏症，要充分进行观察。

4. 为防止耐药菌的产生，建议进行细菌敏感性试验。

5. 药物对检验值或诊断的影响：Coombs 试验呈阳性反应。以非酶法测定尿糖可呈假阳性。

6. FDA 对本药的妊娠安全性分级为 B 级。

【药物相互作用】

1. 与氨基糖苷类抗生素合用有增加肾毒性的可能，故应慎用。另外本品与氨基糖苷类抗生素有配伍禁忌，两者不能混合于同一注射器中给药或同瓶滴注。

2. 与多黏菌素 B、多黏菌素 E、大剂量利尿药合用有增加肾毒性的可能，故应慎用。

3. 与大剂量口服抗凝血药（肝素等）合用，可干扰凝血功能，应注意观察。

【规格】注射剂：0.5g；1.0g。

头孢哌酮舒巴坦

Cefoperazone Sodium and Sulbactam Sodium

【其他名称】舒普深、瑞普欣、头孢哌酮钠舒巴坦钠。

【药理作用】头孢哌酮主要抑制细菌细胞壁的合成。舒巴坦本身抑菌作用较弱，是一种竞争性、不可逆的 β - 内酰胺酶抑制药，与头孢哌酮联合应用后，可增加头孢哌酮抵抗多种 β - 内酰胺酶降解的能力，对头孢哌酮产生明显的增效作用。本品对大肠埃希菌、克雷白菌属、变形杆菌属、伤寒沙门菌、志贺菌属、枸橼酸杆菌属等肠杆菌科细菌和铜绿假单胞菌有良好抗菌作用。流感嗜血杆菌、淋病奈瑟菌和脑膜炎奈瑟菌对本品高度敏感。本品对各组链球菌、肺炎球菌亦有良好作用，对葡萄球菌（甲氧西林敏感株）仅具中度作用。头孢哌酮对多数革兰阳性厌氧菌和某些革兰阴性厌氧菌有良好作用。

【适应证】用于敏感菌所致的呼吸道感染、泌尿道感染、腹膜炎、胆囊炎、胆管炎、其他腹腔内感染、败血症、脑膜炎、皮肤软组织感染、骨关节感染、盆腔炎、子宫内膜炎、淋病及其他生殖系统感染。

【用法用量】静脉滴注。先用 5% 葡萄糖注射液或氯化钠注射液适量溶解，然后再用同一溶媒稀释至 50～100ml 供静脉滴注，滴注时间为 30～60 分钟。

1. 成人：常用量一日 2～4g，严重或难治性感染可增至一日 8g，分等量每 12 小时静脉滴注 1 次。舒巴坦每日最大剂量不超过 4g。

2. 儿童：常用量一日 40～80mg/kg，严重或难治性感染可增至一日 160mg/kg，等分 2～4 次滴注。新生儿出生第一周内，应每隔 12 小时给药 1 次。舒巴坦每日最大剂量不超过 80mg/kg。

【不良反应】

1. 主要为胃肠道反应，如稀便或轻度腹泻、恶心、呕吐等。

2. 过敏反应：斑丘疹、荨麻疹、嗜酸性粒细胞增多、药物热。这些过敏反应易发生在有过敏史，特别是对青霉素过敏的患者中。

3. 血液系统：中性粒细胞减少症、血红蛋白减少、血小板减少、低凝血酶原血症、嗜酸性粒细胞增多等。

4. 实验室检查：丙氨酸氨基转移酶、门冬酸氨基转移酶、碱性磷酸酶和血胆红素增高，尿素氮或肌酐升高，多呈一过性。

5. 其他反应：头痛、发热、寒战、注射部位疼痛及静脉炎、菌落失调等。

【禁忌】对本品或头孢菌素类过敏患者禁用。

【注意事项】

1. 对青霉素类抗生素过敏患者慎用。

2. 用药前须做青霉素皮肤试验，阳性者禁用。如应用本品时，一旦发生过敏反应，需立即停药。如发生过敏性休克，需立即就地抢救，予以肾上腺素、保持呼吸道通畅、吸氧、糖皮质激素及抗组胺药等紧急措施。

3. 肝、肾功能减退及严重胆道梗阻的患者，使用本品时需调整用药剂量与给药间期，并应监测血药浓度。

4. 部分病人用本品治疗可引起维生素 K 缺乏和低凝血酶原血症，用药期间应进行出血时间、凝血酶原时间监测。同时应用维生素 K₁ 可防止出血现象的发生。

5. 在使用本品进行较长时间治疗时，应定期检查患者肝、肾、血液等系统功能，对于新生儿尤其是早产儿和其他婴儿特别重要。同时也应防止引起二重感染。

6. 患者在应用本品时应避免饮用含有酒精的饮料。也应避免如鼻饲等胃肠外给予含酒精成分

的高营养制剂。

7. 与氨基糖苷类抗生素联合应用时，应注意监测肾功能变化。

8. 对诊断的干扰：用硫酸铜法进行尿糖测定时可出现假反应阳性，Coombs 试验阳性反应。产妇临产前应用本品，新生儿此试验亦可为阳性。偶有血清碱性磷酸酶、丙氨酸氨基转移酶、门冬氨酸氨基转移酶、肌酐和尿素氮增高。

9. 本品已被有效地用于婴儿感染的治疗。但对早产儿和新生儿尚未进行过广泛的研究，因此本品在用于新生儿和早产儿前必须权衡利弊后谨慎应用。

【药物相互作用】

1. 与氨基糖苷类抗生素（庆大霉素和妥布霉素）联合应用对肠杆菌科细菌和铜绿假单胞菌的某些敏感菌株有协同作用。但本品与氨基糖苷类抗生素之间存在物理性配伍禁忌，因此两种药液不能直接混合。如需联合使用，可按顺序分别静脉注射这两种药物。注射时应使用不同的静脉输液管，或在注射间期，用另一种与此二药无关的稀释液充分冲洗先前使用过的静脉输液管。此外，应尽可能延长两种药物给药的间隔时间。

2. 与下列药物同时应用时，可能引起出血：抗凝药肝素、香豆素或茚满二酮衍生物、溶栓药、非甾体抗炎镇痛药（尤其阿司匹林、二氟尼柳或其他水杨酸制剂）及磺吡酮等。

3. 本品与复方乳酸钠注射液或盐酸利多卡因注射液混合后出现配伍禁忌，因此应避免在初步溶解时使用该溶液，但可采用两步稀释法，即先用灭菌注射用水进行初步溶解，然后再用复方乳酸钠注射液或盐酸利多卡因注射液作进一步稀释，从而得到能够相互配伍的混合药液。

【规格】注射剂：0.5g：0.5g；1.0g：1.0g；1.0g：0.5g。

头孢哌酮他唑巴坦

Cefoperazone Sodium and Tazobactam Sodium

【药理作用】本品为头孢哌酮和他唑巴坦的复方制剂。头孢哌酮为第三代头孢菌素类抗生素，通过抑制敏感细菌细胞壁的生物合成而达到杀菌作用。他唑巴坦除对奈瑟菌科和不动杆菌有活性外，对其他细菌无抗菌活性，但是他唑巴坦对由

β-内酰胺类抗生素耐药菌株产生的多数重要的β-内酰胺酶具有不可逆性的抑制作用。他唑巴坦可防止耐药菌对青霉素类和头孢菌素类抗生素的破坏，并且他唑巴坦与青霉素类和头孢菌素类抗生素具有明显的协同作用。由于他唑巴坦可与某些青霉素结合蛋白相结合，因此敏感菌株可能对本复方制剂的敏感性较用头孢哌酮时更强。

【适应证】适用于对本品敏感的产和不产β-内酰胺酶的病原菌所致的中、重度感染。

1. 呼吸道感染：肺炎、慢性支气管炎急性发作、急性支气管炎、肺脓肿和其他肺部感染。

2. 泌尿系统感染：急性肾盂肾炎、慢性肾盂肾炎急性发作、复杂性尿路感。

3. 腹腔感染：腹膜炎、胆囊炎、胆管炎和其他腹腔内感染。

4. 盆腔感染：盆腔炎等。

5. 生殖系统感染：子宫内膜炎、淋病和其他生殖道感染。

6. 其他感染：败血症、脑膜炎、皮肤和软组织感染等。

【用法用量】成人用量：每次2g，每8小时或12小时静脉滴注1次。严重肾功能不全的患者（肌酐清除率<30ml/min），每12小时他唑巴坦的剂量应不超过0.5g。疗程一般7~10天（重症感染可以适当延长）。

【不良反应】

1. 胃肠道：与使用其他β-内酰胺类抗生素一样，本品最常见的副作用是胃肠道反应。最常见是稀便、腹泻，其次是恶心和呕吐。

2. 皮肤反应：本品可引起过敏反应，表现为斑丘疹、荨麻疹、嗜酸性粒细胞增多和药物热。

3. 血液：长期使用本品可导致可逆性中性粒细胞减少症、血小板减少、凝血酶原时间延长、凝血酶原活力降低，见于个别病例。出血现象罕见，可用维生素K预防和控制。

4. 实验室检查异常现象：少数病例有谷草转氨酶、谷丙转氨酶、血清胆红素一过性增高。

5. 其他不良反应：偶有出现头痛、寒战、发热、输注部位疼痛和静脉炎。

【禁忌】对本品任何成分或其他β-内酰胺类抗生素过敏者禁用。

【注意事项】参阅头孢哌酮舒巴坦。

【药物相互作用】参阅头孢哌酮舒巴坦。

【规格】注射剂：1.125g（头孢哌酮1.0g，他唑巴坦0.125g）；2.5g（头孢哌酮2g，他唑巴坦0.5g）；1.0g（头孢哌酮0.8g，他唑巴坦0.2g）。

拉氧头孢

Latamoxef

【其他名称】羟羧氧酰胺菌素钠、噻吗灵、拉他头孢。

【药理作用】抗菌谱与头孢噻肟近似，对多种革兰阴性菌有良好的抗菌作用。大肠杆菌、流感嗜血杆菌、克雷白杆菌、各型变形杆菌、肠杆菌属、枸橼酸杆菌、沙雷杆菌等常对本品高度敏感。对厌氧菌（如拟杆菌），本品有良好的抗菌作用。此外，由于本品耐β-内酰胺酶的性能强，微生物对本品很少发生耐药性。

【适应证】用于敏感菌所致肺炎、气管炎、胸膜炎、腹膜炎，以及皮肤和软组织、骨和关节、耳鼻咽喉、创面等部位的感染，还可用于败血症和脑膜炎。

【用法用量】深部肌注：一日1~2g，分2次给药；静脉滴注：一次1g，一日2次。重症用量可加倍。儿童一日40~80mg/kg，分2~4次给药。用药期间定期监测出血时间及凝血酶原时间，同时每周2次给予维生素 K_1 10mg。

【不良反应】

1. 偶可致过敏性休克或其他过敏症状：如有不快感、口内异常感、气喘、头晕耳鸣、出汗、皮疹、荨麻疹、瘙痒、发热等症状发生时，应立即停止给药。

2. 肾脏损伤：有时会发生尿素氮升高、肌酐升高、少尿、蛋白尿等肾功能障碍，发生时应停止给药并适当处理。

3. 血液系统：红细胞减少，粒细胞减少，嗜酸性细胞增多，血小板减少，凝血酶原时间延长。

4. 肝脏：偶有SGOT、SGPT、ALP、胆红素升高的现象发生。

5. 胃肠系统：偶有恶心、呕吐、食欲不振、腹泻、腹痛、白细胞增多，及大便含有黏液、血液等症状的严重大肠炎，用内镜检查有时会发现形成伪膜斑等的伪膜性大肠炎。

6. 呼吸系统：偶尔会有发热、咳嗽、呼吸困难、胸部X线异常、嗜酸性细胞增多等的间质性肺炎、肺嗜酸性粒细胞浸润症候群。如有发现，应停止给药，给予适当处理。

7. 维生素缺乏症：偶尔会有维生素 K 缺乏症（低凝血酶原血症、出血倾向等）、维生素 B 族缺乏症（舌炎、口腔炎、食欲不振以及神经炎等）发生。

8. 菌群失调症：偶尔会发生口腔炎、念珠菌（Candida）症。

【禁忌】对头孢菌素类过敏者禁用。

【注意事项】

1. 对青霉素过敏者或过敏体质者慎用本品。

2. 溶解后应立即使用，未使用完的药液必须在冰箱中保存，在 24 小时内用完。

【药物相互作用】

1. 拉氧头孢不宜与肝素、香豆素等抗凝血药合用，以免使出血时间延长引起出血。

2. 本品不能与甘露醇配伍。并用呋塞米等利尿剂时，有时会增强对于肾的毒性，故应特别慎重。

【规格】注射剂：0.25g；0.5g；1.0g。

头孢米诺

Cefminox

【其他名称】氨酸甲氧头孢菌素、美士灵。

【药理作用】为头霉素衍生物，由半合成法制取，其作用与第三代头孢菌素相近。对大肠杆菌、克雷白杆菌、变形杆菌、流感嗜血杆菌、拟杆菌及链球菌具较强抗菌活性。本品对肠球菌无抗菌活性。对 β-内酰胺酶高度稳定，能抑制细胞壁的生物合成，并能结合于肽多糖，抑制肽多糖与脂蛋白结合而促进溶菌。此外，本品还能与革兰阴性菌特有的外膜脂蛋白的二氨基庚二酸结合，在短时间内显示其很强的双重杀菌作用。

【适应证】应用于敏感菌所致的感染，如呼吸道感染、泌尿道感染、腹内感染（包括胆道感染、腹膜炎等）、泌尿及生殖系统感染、败血症等。

【用法用量】

1. 成人：静脉注射或滴注。一般感染，每次 1g，一日 2 次。败血症和重症感染时，一日 6g，分 3~4 次给予。

2. 儿童：静脉注射或滴注。每次 20mg/kg，一日 3~4 次。

【不良反应】

1. 消化道症状：食欲不振、恶心、呕吐、腹泻等。

2. 偶见肝肾功能异常，如少尿、蛋白尿、肝酶升高及出现黄疸等。

3. 血液系统：血液有形成分减少，凝血酶原时间延长等。

4. 偶见皮疹、发热、瘙痒等过敏反应，罕见过敏性休克。

5. 长期用药可致菌群失调，发生二重感染。

6. 有报道长期用药后可出现维生素 K、维生素 B 族缺乏症。

【禁忌】对头孢菌素类过敏者禁用。

【注意事项】

1. 头孢米诺钠用药前应进行皮试，皮试阳性者不能使用本药。

2. 本品影响酒精代谢，使血中乙醛浓度上升，显示双硫仑样作用，故用药期间或用药后应禁酒。

3. 在用药过程中发生下列症状时应立即中止给药：①发生过敏反应。②有口内异常感、眩晕、耳鸣、出汗等症时。③有严重腹痛、腹泻时。④有明显肾功能异常或出现少尿、蛋白尿时。

4. 头孢米诺钠仅供静脉给药，且静脉给药时速度宜慢。

5. 头孢米诺钠静脉滴注时，应溶于葡萄糖溶液或电解质溶液，不得仅溶于注射用水中使用。

6. FDA 对本药的妊娠安全性分级为 B 级。

【药物相互作用】

1. 本品与氨茶碱、磷酸吡哆醛配伍会降低效价或着色，故不得配伍。

2. 与呋喃硫胺、硫辛酸、氢化可的松琥珀酸钠及腺苷钴胺配伍后时间稍长会变色，故配伍后应该尽快使用。

3. 与利尿剂（呋喃苯胺酸等）合用有可能增加肾毒性，应谨慎使用。

【规格】注射剂：0.5g；1.0g。

头孢唑肟

Ceftizoxime

【药理作用】本品属第三代头孢菌素，具广谱抗菌作用，对多种革兰阳性菌和革兰阴性菌产生的广谱 β-内酰胺酶（包括青霉素酶和头孢菌素酶）稳定。本品对大肠埃希菌、肺炎克雷白菌、奇异变形杆菌等肠杆菌科细菌有强大抗菌作用，铜绿假单胞菌等假单胞菌属和不动杆菌属对本品敏感性差。头孢唑肟对流感嗜血杆菌和淋病奈瑟球菌有良好抗菌作用。本品对金黄色葡萄球菌和表皮葡萄球菌的作用较第一、第二代头孢菌素差，耐甲氧西林金黄色葡萄球菌和肠球菌属对本品耐药，各种链球菌对本品均高度敏感。消化球菌、消化链球菌和部分拟杆菌属等厌氧菌对本品多敏感，艰难梭菌对本品耐药。本品作用机制为通过抑制细菌细胞壁黏肽的生物合成而达到杀菌作用。

【适应证】适用于敏感菌所致的下呼吸道感染、尿路感染、腹腔感染、盆腔感染、败血症、皮肤软组织感染、骨和关节感染、肺炎链球菌或流感嗜血杆菌所致脑膜炎和单纯性淋病。

【用法用量】本品可用注射用水、氯化钠注射液、5%葡萄糖注射液溶解后缓慢静脉注射，亦可加在10%葡萄糖注射液、电解质注射液或氨基酸注射液中静脉滴注30分钟~2小时。

1. 成人常用量：一次1~2g，每8~12小时1次；严重感染者的剂量可增至一次3~4g，每8小时1次。治疗非复杂性尿路感染时，一次0.5g，每12小时1次。

2. 6个月及6个月以上的婴儿和儿童常用量：按体重一次50mg/kg，每6~8小时1次。

3. 肾功能损害者用量：肾功能损害的患者需根据其损害程度调整剂量。在给予0.5~1g的首次负荷剂量后，肾功能轻度损害的患者（内生肌酐清除率为50~79ml/min）常用剂量为一次0.5g，每8小时1次，严重感染时一次0.75~1.5g，每8小时1次；肾功能中度损害的患者（内生肌酐清除率为5~49ml/min）常用剂量为一次0.25~0.5g，每12小时1次，严重感染时一次0.5~1g，每12小时1次；肾功能重度损害需透析的患者（内生肌酐清除率为0~4ml/min）常用剂量为一次0.5g，每48小时1次，或一次0.25g，每24小时1次，严重感染时一次0.5~1g，每48小时1次，或一次0.5g，每24小时1次。血液透析患者透析后可不追加剂量，但需按上述给药剂量和时间在透析结束时给药。

【不良反应】

1. 皮疹、瘙痒和药物热等过敏反应，腹泻、恶心、呕吐、食欲不振等。

2. 碱性磷酸酶、血清氨基转移酶轻度升高，暂时性血胆红素、血尿素氮和肌酐升高等。

3. 贫血（包括溶血性贫血）、白细胞减少、嗜酸性粒细胞增多或血小板减少少见。

4. 偶见头痛、麻木、眩晕、维生素K和维生素B族缺乏症、过敏性休克。

5. 极少数病人可发生黏膜念珠菌病。

6. 注射部位烧灼感、蜂窝组织炎、静脉炎（静脉注射者）、疼痛、硬化和感觉异常等。

【禁忌】对本品及其他头孢菌素过敏者禁用。

【注意事项】

1. 用本品前必须详细询问患者先前是否有对本品、其他头孢菌素类、青霉素类或其他药物的过敏史，因为在青霉素类和头孢菌素类等β-内酰胺类抗生素之间已证实存在交叉过敏反应。如以往发生过青霉素休克的患者，则不宜再选用本品。如应用本品时，一旦发生过敏反应，需立即停药。如发生过敏性休克，需立即就地抢救。

2. 对诊断的干扰：Coombs试验可出现阳性。用Bendict、Fehling及Clinitest试剂检查尿糖可呈假阳性。血清碱性磷酸酶、血尿素氮、丙氨酸氨基转移酶、门冬氨酸氨基转移酶或血清乳酸脱氢酶值可增高。

3. 如在应用过程中发生抗生素相关性肠炎，必须立即停药，采取相应措施。

4. 有胃肠道疾病病史者，特别是结肠炎患者应慎用。易发生支气管哮喘、皮疹、荨麻疹等过敏性体质者慎用。不能很好进食或非经口摄取营养者、高龄者、恶病质等患者应慎用，因为有出现维生素K缺乏症的情况。

5. 虽然本品未显示出对肾功能的影响，应用本品时仍应注意肾功能，特别是在那些接受大剂量治疗的重症病人中。

6. 与其他抗生素相仿，过长时间应用本品可能导致不敏感微生物的过度繁殖，需要严密观察，一旦发生二重感染，需采取相应措施。

7. 一次大剂量静脉注射时可引起血管痛、血栓性静脉炎，应尽量减慢注射速度以防其发生。

8. FDA对本药的妊娠安全性分级为B级。

【药物相互作用】有与氨基糖苷类抗生素联合应用时出现肾毒性的报道。

【规格】注射剂：0.5g（50万单位）；1.0g（100万单位）。

头孢妥仑匹酯
Cefditoren Pivoxil

【其他名称】头孢托仑酯、美爱克。

【药理作用】头孢妥仑匹酯吸收时，在肠管壁代谢成头孢妥仑而发挥抗菌力。对革兰阳性菌及阴性菌具有广泛抗菌谱，尤其对葡萄球菌属，包括肺炎链球菌在内的链球菌属等革兰阳性菌，大肠杆菌、卡他布兰汉球菌、克雷白杆菌属、变形杆菌属、流感嗜血杆菌等革兰阴性菌，以及消化链球菌属、痤疮丙酸杆菌、拟杆菌属等厌氧菌，显示很强抗菌力。对各种细菌产生的 β-内酰胺酶稳定，对 β-内酰胺酶产生株也显示很强抗菌力。

【适应证】敏感菌引起的下述感染：

1. 皮肤软组织感染：毛囊炎、疖、疖肿症、痈、传染性脓疱疮、丹毒、蜂窝组织炎、淋巴管（结）炎、化脓性甲沟炎、瘭疽、皮下脓肿、汗腺炎、感染性粉瘤、慢性脓皮病。

2. 眼、耳、鼻、喉感染：中耳炎、副鼻窦炎、眼睑炎、眼睑脓肿、泪囊炎、睑腺炎、牙周炎等。

3. 呼吸道感染：咽喉炎、急性支气管炎、扁桃体炎、慢性支气管炎、支气管扩张症（感染时）、慢性呼吸道疾患继发感染、肺炎、肺化脓症。

4. 泌尿系、胆道感染：肾盂肾炎、膀胱炎、胆囊炎、胆管炎。

5. 妇科感染：子宫附件炎、子宫内感染、前庭大腺炎、乳腺炎。

6. 其他感染：肛门周围脓肿、外伤及手术创面等的浅在性继发性感染。

【用法用量】口服。常用量，每次200mg，每日2次，饭后服用。可随年龄及症状适当增减。

【不良反应】

1. 过敏反应：皮疹、瘙痒、荨麻疹和发热等。

2. 消化系统：恶心、呕吐、腹泻。伪膜性肠炎罕见。

3. 血液系统：嗜酸性粒细胞增多症、白细胞减少症等。曾有报道应用头孢菌素类药物进行治疗时，出现库姆斯反应阳性。

4. 肾功能：偶见尿素氮及血肌酐上升。

5. 肝功能：有时出现 GOT、GPT、ALP 上升。

【禁忌】对本品或头孢过敏者、对酪蛋白过敏者禁用。

【注意事项】

1. β-内酰胺类抗生素可引起严重的反应（包括过敏性休克），故在用药前应仔细问诊。

2. 有降低血清中肉毒碱的报告。

3. FDA 对本药的妊娠安全性分级为 B 级。

【药物相互作用】

1. 与抗酸剂合用会使其吸收率降低，与丙磺

舒合用会使其尿中排泄率降低。

2. 高脂饮食后服用，生物利用度提高。

【规格】片剂：100mg；200mg。

头孢地嗪
Cefodizime

【药理作用】头孢地嗪属第三代非胃肠道给药的头孢菌素。头孢地嗪与敏感菌参与细胞壁合成的蛋白质有高度亲和力。头孢地嗪具有广泛的抗菌谱，对大多数 β-内酰胺酶不敏感，对金黄色葡萄球菌（耐甲氧西林菌株例外）、肺炎链球菌、链球菌属、奈瑟淋球菌（包括产青霉素酶的菌株）、奈瑟脑膜炎双球菌、卡他布拉汉菌、大肠杆菌、志贺菌属、沙门菌属、柠檬酸菌属、克雷白菌、普通变形杆菌、奇异变形杆菌、普罗维登斯菌、摩根杆菌、流感嗜血杆菌及棒状杆菌有抗菌作用。对假单胞菌属、不动杆菌属、肠球菌、产单核细胞李司特菌、支原体及衣原体无效。

【适应证】用于治疗敏感菌引起的感染。

1. 呼吸系统感染：咽喉炎、急性支气管炎、扁桃体炎（扁桃体周炎、扁桃体周围脓肿）、慢性支气管炎（出现感染时）、支气管扩张（出现感染时）、慢性呼吸系统疾病的继发性感染、肺炎、肺化脓症。

2. 泌尿生殖系统感染：肾盂肾炎、膀胱炎、淋菌性尿道炎、子宫附件炎、子宫内感染、盆腔炎、前庭大腺炎。

3. 肝胆系统感染：胆管炎、胆囊炎、肝脓肿。

4. 腹腔感染：腹膜炎（盆腔腹膜炎）。

5. 耳鼻喉科感染：中耳炎、鼻窦炎。

6. 其他：败血症、骨髓炎。

【用法用量】成人每次 1g（重症可用到 2g），每日 2 次。淋病的治疗只注射 1 次，用量 0.5g。

肾功能不全者，肌酐清除率 <30ml/min，每次用量不超过 200mg，每日 1 次；肌酐清除率30~49ml/min，每次用量不超过 200mg，每日 2 次。

【不良反应】药物热、皮疹、胃肠道功能紊乱、血小板减少、白细胞减少、嗜酸性细胞增多、血清谷丙转氨酶和尿素氮暂时升高以及腹泻。

【禁忌】对头孢菌素类过敏者禁用。

【注意事项】

1. FDA 对本药的妊娠安全性分级为 B 级。

2. 有明显过敏史者、孕妇、乳妇慎用。

【药物相互作用】

1. 与丙磺舒合用可延迟本品的排泄。

2. 本品可加强具有潜在肾毒性药物的毒性作用，如与氨基糖苷类、两性霉素 B、环孢素、顺铂、万古霉素、多黏菌素 B 或黏菌素同时或先后使用时，应密切监测肾功能。

【规格】注射剂：1.0g；2.0g。

头孢泊肟酯

Cefpodoxime Proxetil

【其他名称】加博。

【药理作用】头孢泊肟酯为一前体药物，在肠管壁代谢成活性体头孢泊肟而发挥抗菌作用。抑制细菌细胞壁合成而发挥杀菌作用，其作用点因菌种而异，但对青霉素结合蛋白（PBP）1 及 3 的亲和性高。头孢泊肟对各种细菌产生的 β - 内酰胺酶稳定，对产生 β - 内酰胺酶的菌株也显示很强抗菌力。头孢泊肟对革兰阳性菌和阴性菌有广谱抗菌作用，尤其对革兰阳性菌中的葡萄球菌属、链球菌属以及革兰阴性菌中的大肠杆菌、克雷白杆菌属、变形杆菌属、淋球菌、流感嗜血杆菌显示卓越抗菌力。另外，对厌氧菌中的消化链球菌属也有卓越抗菌力。

【适应证】用于对本品敏感菌引起的下述轻到中度感染症：

1. 肺炎、急性支气管炎、慢性支气管炎、咽喉炎、扁桃体炎、支气管扩张症继发感染、慢性呼吸道疾病继发感染。

2. 肾盂肾炎、膀胱炎、淋球菌性尿道炎。

3. 乳腺炎。

4. 毛囊炎（包括脓疱性痤疮）、疖、疖肿症、痈、丹毒、蜂窝组织炎、淋巴管（结）炎、化脓性甲沟炎、皮下脓肿、汗腺炎、簇状痤疮、感染性粉瘤、肛门周围脓肿。

5. 前庭大腺炎、前庭大腺脓肿。

6. 中耳炎、副鼻窦炎。

【用法用量】

1. 上呼吸道感染、单纯尿路感染：每次 0.1g，一日 2 次；重症可增至 0.2g，一日 2 次，疗程 5~7 天。

2. 下呼吸道感染、复杂性尿路感染、皮肤软组织感染、耳鼻喉感染：每次 0.2g，每日 2 次，疗程 7~14 天。

【不良反应】

1. 胃肠道反应：有时出现恶心、呕吐、腹泻、腹痛、食欲不振或胃部不适感，偶见便秘等。

2. 过敏症：如出现皮疹、荨麻疹、红斑、瘙痒、发热、淋巴结肿大或关节痛时应立即停药并适当处理。

3. 血液系统：有时出现嗜酸性粒细胞增多、血小板减少，偶见粒细胞减少。

4. 肝脏：有时出现 AST、ALT、ALP、LDH 等上升。

5. 肾脏：有时出现尿素氮、血肌酐上升。

6. 菌群失调症：偶见口腔炎、念珠菌症。

7. 维生素缺乏症：偶见维生素 K 缺乏症状（低凝血酶原血症、出血倾向等）、维生素 B 族缺乏症状（舌炎、口腔炎、食欲不振、神经炎）。

8. 其他：偶见眩晕、头痛、浮肿。

【禁忌】对本品过敏的患者禁用。

【注意事项】

1. 过敏体质患者、严重肾损害患者、表现维生素 K 缺乏症状者、被诊断为伪膜结肠炎的腹泻患者慎用。

2. 对诊断的干扰：①试纸反应以外的用本尼迪特试剂、费林试剂及尿糖试剂进行的尿糖检查，有时成假阳性。②直接库姆斯试验有时呈阳性。

3. FDA 对本药的妊娠安全性分级为 B 级。

【药物相互作用】抗酸剂或 H_2 受体拮抗剂会减少其吸收，同时会降低其血药浓度峰值；丙磺舒可升高其血浆浓度水平。

【规格】片剂：100mg。干混悬剂：50mg。

头孢他美酯

Cefetamet Pivoxil Hydrochloride

【药理作用】本品为口服的第三代广谱头孢菌素类抗生素。本品对链球菌属（粪链球菌除外）、肺炎链球菌等革兰阳性菌，大肠埃希菌、流感嗜血杆菌、克雷白菌属、沙门菌属、志贺菌属、淋病奈瑟球菌等革兰阴性菌都有很强的抗菌活性，尤其对头孢菌素敏感性低的沙雷菌属、吲哚阳性变形杆菌、肠杆菌属及柠檬酸菌属的抗菌活性明显。对细菌产生的 β - 内酰胺酶稳定。但本品对假单胞杆菌、支原体、衣原体、肠球菌等无效。

【适应证】本品适用于敏感菌引起的下列

感染：

1. 耳、鼻、喉部感染：如中耳炎、鼻窦炎、咽炎、扁桃体炎等。

2. 下呼吸道感染：如慢性支气管炎急性发作、急性气管炎、急性支气管炎等。

3. 泌尿系统感染：如非复杂性尿路感染、复杂性尿路感染（包括肾盂肾炎）、男性急性淋球菌性尿道炎等。

【用法用量】饭前或饭后1小时内口服，成人和12岁以上的儿童，一次500mg，一日2次；12岁以下的儿童，每次按体重10mg/kg给药，一日2次。复杂性尿路感染的成年人，每日全部剂量在晚饭前后1小时内一次服用；男性淋球菌性尿道炎和女性非复杂性膀胱炎的患者，在就餐前后1小时内一次服用单一剂量1500～2000mg（膀胱炎患者在傍晚）可充分根除病原体。

剂量调节：①老年人：无需调整。②12岁以下儿童：以每次10mg/kg，每日2次为标准，剂量调整如下：体重小于15kg者，建议使用其他剂型；体重为16～30kg者，一次250mg；体重为31～40kg者，一次250～500mg；体重大于40kg者，一次500mg。③肾衰竭的成人患者：肌酐清除率大于40ml/min者，一次用500mg，每12小时1次；肌酐清除率为10～40ml/min者，一次用125mg，每12小时1次；肌酐清除率小于10ml/min者，先一次用500mg，后改为一次125mg，一日1次。

【不良反应】

1. 消化系统：常见腹泻、恶心、呕吐。偶有伪膜性肠炎、腹胀、胃灼热、腹部不适、血中胆红素升高、氨基转移酶一过性升高等。

2. 皮肤：偶而出现瘙痒、局部浮肿、紫癜、皮疹等。

3. 中枢神经系统：偶有出现头痛、眩晕、衰弱、疲劳感等。

4. 血液系统：偶有白细胞减少、嗜酸性粒细胞增多、血小板增多等，均为一过性反应。

5. 其他罕见的反应：如齿龈炎、直肠炎、结膜炎、药物热等。

【禁忌】对头孢菌素类药物过敏者禁用。

【注意事项】

1. 对青霉素类药物过敏者慎用。

2. 若发生严重过敏反应，应立即停药，并紧急治疗。

3. 在使用本品期间，由于肠道微生物的改变，可能导致伪膜性肠炎。若发生假膜性肠炎，应积极治疗（推荐使用万古毒素）。

4. FDA对本药的妊娠安全性分级为B级。

【药物相互作用】抗酸剂、H_2受体拮抗剂对本品的药代动力学无影响。也未观察到伴随利尿药治疗的患者在使用本品时有肾功能的损伤。

【规格】片剂：250mg。

头孢吡肟

Cefepime

【其他名称】头孢泊姆、头孢匹姆。

【药理作用】头孢吡肟为新的第四代注射用头孢菌素。本品对甲氧西林敏感的金黄色葡萄球菌、凝固酶阴性葡萄球菌、肺炎球菌、溶血性链球菌等均有良好抗菌作用，但甲氧西林耐药葡萄球菌、肠球菌属常耐药。本品对多数肠杆菌科细菌的作用与头孢噻肟相似或略优，但对弗劳地枸橼酸杆菌、产气肠杆菌、阴沟肠杆菌、沙雷菌属等的作用优于头孢噻肟和头孢他啶。流感嗜血杆菌、淋球菌、卡他莫拉菌等（产酶和不产酶株）对本品高度敏感。

【适应证】临床主要用于各种严重感染，如呼吸道感染、泌尿系统感染、胆道感染、败血症等。也可用于儿童细菌性脑脊髓膜炎。

【用法用量】肌注或静滴。

1. 常用剂量：每次1～2g，每日2次。

2. 治疗泌尿系感染：每日1g。

3. 极严重感染者：每日6g，分3次给药。

【不良反应】不良反应少而轻，主要为腹泻、头痛、皮疹、恶心、呕吐、瘙痒、便秘、眩晕等。偶有发热、口腔及阴道念珠菌感染、假膜性肠炎、用药局部疼痛或静脉炎。

【禁忌】对头孢菌素类有过敏性休克史者禁用。

【注意事项】

1. 使用本品前，应确定患者是否有头孢吡肟、其他头孢菌素类药物、青霉素或其他β-内酰胺类抗生素过敏史。对于任何过敏，特别是药物过敏史的患者应谨慎。

2. 在用本品治疗期间患者出现腹泻时应考虑伪膜性肠炎发生的可能性。有胃肠道疾患，尤其是肠炎患者应谨慎。

3. 头孢吡肟可能会引起凝血酶原活性下降。

对于存在引起凝血酶原活性下降危险因素的患者，如肝肾功能不全、营养不良以及延长抗菌治疗时间的患者应监测凝血酶原时间，必要时给予外源性维生素 K。

4. 头孢吡肟可引起尿糖试验假阳性反应。建议使用本品治疗期间，使用葡萄糖氧化酶反应法检测尿糖。

5. FDA 对本药的妊娠安全性分级为 B 级。

【药物相互作用】

1. 本品与氨基糖苷类药物或强效利尿剂合用时，应加强临床观察，并监测肾功能，避免引发氨基糖苷类药物的肾毒性或耳毒性作用。

2. 头孢吡肟溶液不可加至甲硝唑、万古霉素、庆大霉素、妥布霉素、硫酸奈替米星、氨茶碱溶液中。头孢吡肟浓度超过 40mg/ml 时，不可加至氨苄西林溶液中。如有与头孢吡肟合用的指征，这些抗生素应与头孢吡肟分开使用。

【规格】注射剂：0.5g；1.0g；2.0g。

头孢丙烯
Cefprozil

【其他名称】头孢罗齐。

【药理作用】本品为第二代头孢菌素类药物，具有广谱抗菌作用。该药的杀菌机制是阻碍细菌细胞壁合成。头孢丙烯对革兰阳性需氧菌中的金黄色葡萄球菌（包括产 β - 内酰胺酶菌株），肺炎链球菌，化脓性链球菌作用明显，对坚忍肠球菌，单核细胞增多性李斯特菌，表皮葡萄球菌，腐生葡萄球菌，Warnei 葡萄球菌，无乳链球菌，链球菌 C、D、F、G 组，和草绿色链球菌具抑制作用。对耐甲氧西林葡萄球菌和尿肠球菌无效，对革兰阴性需氧菌的流感嗜血杆菌（包括产 β - 内酰胺酶菌株）、卡他莫拉菌（包括产 β - 内酰胺酶菌株）高度敏感；可抑制 Diversus 枸橼酸菌、大肠杆菌、肺炎克雷白菌、淋病奈瑟菌（包括产 β - 内酰胺酶菌株）、奇异变形杆菌、沙门菌属、志贺菌和弧菌的繁殖，对不动杆菌属、肠杆菌属、摩氏摩根菌属、普通变形杆菌、普罗威登菌属、假单胞菌属的多数菌株无抗菌作用。头孢丙烯对厌氧菌中的黑色素类杆菌、艰难梭状杆菌、产气荚膜杆菌、梭杆菌属、消化链球菌和痤疮丙酸杆菌具一定抑制作用，对多数脆弱拟杆菌株无抗菌作用。

【适应证】用于敏感菌所致的下列轻、中度感染：

1. 上呼吸道感染：①化脓性链球菌性咽炎/扁桃体炎。通常治疗和预防链球菌感染（包括预防风湿热）应选择肌肉注射青霉素。②肺炎链球菌、流感嗜血杆菌（包括产 β - 内酰胺酶菌株）和卡他莫拉菌（包括产 β - 内酰胺酶菌株）所致的中耳炎和急性鼻窦炎。

2. 下呼吸道感染：肺炎链球菌、流感嗜血杆菌（包括产 β - 内酰胺酶菌株）和卡他莫拉菌（包括产 β - 内酰胺酶菌株）引起的急性支气管炎和慢性支气管炎急性发作。

3. 皮肤软组织感染：金黄色葡萄球菌（包括产青霉素酶菌株）和化脓性链球菌引起的非复杂性皮肤软组织感染。

【用法用量】

1. 成人（13 岁或以上）：上呼吸道感染，每次 0.5g，每天 1 次；下呼吸道感染，每次 0.5g，每天 2 次；皮肤软组织感染，每天 0.5g，分 1 次或 2 次，严重病例每次 0.5g，每天 2 次。

2. 2 ~ 12 岁儿童：上呼吸道感染，按体重一次 7.5mg/kg，每天 2 次；皮肤软组织感染，按体重一次 20mg/kg，每天 1 次。

3. 6 个月婴儿 ~ 2 岁儿童：中耳炎，按体重一次 15mg/kg，每天 2 次；急性鼻窦炎，一般按体重一次 7.5mg/kg，每天 2 次；严重病例，按体重一次 15mg/kg 体重，每天 2 次。疗程一般 7 ~ 14 天，但 A 组溶血性链球菌所致急性扁桃体炎、咽炎的疗程至少 10 天。

4. 肾功能不全患者：服用头孢丙烯应调整剂量，肌酐清除率 30 ~ 120 ml/min，按正常用量给药；0 ~ 29ml/min，按正常用量的 50% 给药。血液透析可清除体内部分头孢丙烯，因此应在血液透析完毕后服用。

5. 肝功能受损患者：无需调整剂量。

【不良反应】

1. 胃肠道反应：常见，包括腹泻、恶心、呕吐和腹痛等。

2. 过敏反应：常见皮疹、荨麻疹。儿童发生过敏反应较成人多见，多在开始治疗后几天内出现，停药后几天内消失。

3. 肝胆系统：AST 和 ALT 升高。偶见碱性磷酸酶和胆红素升高。胆汁淤积性黄疸罕见。

4. 中枢神经系统：眩晕、多动、头痛、精神紧张、失眠，偶见嗜睡。所有这些反应均呈可逆性。

5. 血液系统：白细胞减少，嗜酸性粒细胞增多。

6. 肾脏：血尿素氮增高，血肌酐增高。

7. 其他：尿布皮炎样皮疹和二重感染，生殖器瘙痒和阴道炎。

偶发癫痫发作，特别是肾功能损伤患者未减少用药量时（见用法用量）。如为与药物治疗有关的癫痫发作，应停用药物，并根据临床表现进行抗惊厥治疗。

【禁忌】对本品及其他头孢菌素类过敏患者禁用。

【注意事项】

1. 使用本品治疗前，应仔细询问病人是否有头孢丙烯和其他头孢菌素类药物、青霉素类及其他药物的过敏史。有青霉素过敏史患者服用本品应谨慎。凡以往有青霉素类药物所致过敏性休克史或其他严重过敏反应者不宜使用本品。如发生过敏反应，应停止用药。

2. 长期使用可引起非敏感性微生物的过度生长，改变肠道正常菌群，诱发二重感染，尤其是伪膜性肠炎。如在治疗期间发生二重感染，应采取适当的措施。对伪膜性肠炎患者，轻度病例仅需停用药物，而中至重度病例，根据临床症状采取调节水和电解质平衡，补充蛋白，和用对耐药菌有效的抗菌药物治疗。患有胃肠道疾病，尤其是肠炎病人应慎用。

3. 确诊或疑有肾功能损伤的病人（见用法用量）在用本品治疗前和治疗时，应严密观察临床症状并进行适当的实验室检查。同时服用强利尿剂治疗的病人使用头孢菌素应谨慎，因为这些药物可能会对肾功能产生有害影响。

4. FDA 对本药的妊娠安全性分级为 B 级。

【药物相互作用】

1. 与氨基糖苷类抗生素合用可引起肾毒性。

2. 与丙磺舒合用可使头孢丙烯 AUC 增加一倍。

3. 可引起尿糖还原试验〔Benedict 或 Feling 试剂或硫酸铜片状试剂（Clinitest 片）〕假阳性反应，但尿糖酶学试验（如 Tes - Tapea 尿糖试纸）不产生假阳性。

【规格】片剂：250mg；500mg。干混悬剂：2.5g；5.0g。

1.3　碳青霉烯类

厄他培南
Ertapenem

【药理作用】厄他培南为碳青霉烯类抗生素，具有极强的抗菌活性，对革兰阴性菌、革兰阳性菌及厌氧菌都有极强的杀菌作用。与西司他丁的配合极大地提高了其生物活性和生物利用度，是目前较为理想的抗菌药。同时西司他丁的加入不仅能够提高厄他培南的药效，又可提高机体免疫力快速修复已被破坏的免疫系统，中和毒素和排出毒素。

【适应证】本品适用于治疗成人由下述细菌的敏感菌株引起的下列中至重度感染：

1. 继发性腹腔感染：由大肠埃希菌、梭状芽孢杆菌、迟缓真杆菌、消化链球菌属、脆弱拟杆菌、吉氏拟杆菌、卵形拟杆菌、多形拟杆菌或单形拟杆菌引起者。

2. 复杂性皮肤及附属器官感染：由金黄色葡萄球菌（仅指对甲氧西林敏感菌株）、化脓性链球菌、大肠埃希菌或消化链球菌属引起者。

3. 社区获得性肺炎：由肺炎链球菌（仅指对青霉素敏感的菌株，包括合并菌血症的病例）、流感嗜血杆菌（仅指 β - 内酰胺酶阴性菌株）或卡他莫拉球菌引起者。

4. 复杂性尿道感染：由大肠埃希菌或肺炎克雷白杆菌引起者，包括肾盂肾炎。

5. 急性盆腔感染：产后子宫内膜炎、流产感染和妇产科术后感染。

6. 菌血症。

【用法用量】静脉输注给药：常用剂量为每次1g，每日1次，最长可使用14天。肌肉注射给药，最长可使用7天。

【不良反应】

1. 最常见的不良事件：腹泻、输药静脉的并发症、恶心和头痛。

2. 较少见不良反应：头痛、静脉炎、血栓性静脉炎、腹泻、恶心、呕吐。

3. 罕见不良反应：嗜睡、失眠、癫痫发作、精神错乱、低血压、呼吸、呼吸困难、口腔念珠菌病、便秘、反酸等。

【禁忌】对本药品中任何成分或对同类的其他药物过敏者禁用。

【注意事项】

1. 开始本品治疗前，必须向患者仔细询问有关对青霉素、头孢菌素、其他 β - 内酰胺类抗生素以及其他过敏原过敏的情况，并做皮试，如果发生对本品的过敏反应，须立即停药。严重的过敏反应需要立即进行急救处理。

2. 与其他抗生素一样，延长本品的使用时间可能会导致非敏感细菌的过量生长。如发生了二重感染，应采取适当的措施。

3. 肌肉注射本品时应谨慎，以避免误将药物注射到血管中。盐酸利多卡因是肌肉注射本品的稀释液。

4. FDA 对本药的妊娠安全性分级为 B 级。

【药物相互作用】

1. 当厄他培南与丙磺舒同时给药时，丙磺舒与厄他培南竞争肾小管主动分泌，从而抑制后者的肾脏排泄。

2. 厄他培南对 P - 糖蛋白介导的地高辛或长春碱的转运没有抑制作用，并且厄他培南也不是 P - 糖蛋白介导转运的底物。对细胞色素 6 种主要 P450（CYP）同工酶（1A2、2C9、2C19、2D6、2E1 和 3A4）介导的代谢没有抑制作用。

【规格】注射剂：1g。

亚胺培南
Imipenem

【药理作用】亚胺培南对革兰阳性、阴性的需氧和厌氧菌具有抗菌作用。抗菌谱包括链球菌、金黄色葡萄球菌、大肠杆菌、克雷白杆菌、不动杆菌部分菌株、流感嗜血杆菌、变形杆菌、沙雷杆菌、绿脓杆菌等。本品有较好的耐酶性能，与其他 β - 内酰胺类药物间较少出现交叉耐药性。亚胺培南单独应用，受肾肽酶的影响而分解，在尿液中只能回吸收少量的原形药物。西拉司丁是肾肽酶抑制剂，保护亚胺培南在肾脏中不受破坏，因此在尿液中回吸收的原形药物可达 70%。且西拉司丁能抑制亚胺培南进入肾小管上皮组织，因而减少亚胺培南的排泄并减轻药物的肾毒性。

【适应证】本品用于敏感菌所致的各种感染，特别适用于多种细菌联合感染和需氧菌及厌氧菌的混合感染，如腹膜炎、肝胆感染、腹腔内脓肿、阑尾炎、妇科感染、下呼吸道感染、皮肤软组织感染、尿路感染、骨关节感染以及败血症等。

【用法用量】静脉滴注或肌肉注射，一次 0.25～1g，一日 2～4 次。对中度感染一般可按一次 1g、一日 2 次给予。

对肾功能不全者应按肌酐清除率调整剂量：肌酐清除率为 31～70ml/min 的患者，每 6～8 小时用 0.5g，每日最大剂量 1.5～2g；肌酐清除率为 21～30ml/min 者，每 8～12 小时用 0.5g，每日最大剂量 1～1.5g；肌酐清除率 6～20ml/min 者，每 12 小时用 0.25～0.5g，每日最大剂量 0.5～1g。肌酐清除率小于或等于 5ml/min 者，不能使用本品，除非病人在 48 小时内进行血液透析。

【不良反应】

1. 本品静脉使用时速度太快可引起血栓性静脉炎。肌肉注射时可引起局部疼痛、红斑、硬结等，宜注意改换注射部位。

2. 肝脏：可有氨基转移酶、血胆红素或碱性磷酸酶升高。

3. 肾脏：可有血肌酐和血尿素氮升高。但儿童用本药时常可发现红色尿，这是由于药物引起的变色，并非血尿。

4. 可有神经系统方面的症状，如肌痉挛、精神障碍等。

5. 本品可引起恶心、呕吐、腹泻等胃肠道症状，偶可引起假膜性肠炎。

6. 可有嗜酸性粒细胞增多、白细胞减少、中性粒细胞减少、血小板减少或增多、血红蛋白减少等，并可致抗人球蛋白（Coombs）试验阳性。

7. 本品也可致过敏反应，如皮肤瘙痒、皮疹、荨麻疹、药热等。

【禁忌】对本品过敏者及以往对 β - 内酰胺类药物有过敏性休克史者禁用。

【注意事项】

1. 静脉滴注可选用等渗氯化钠注射液、5%～10% 葡萄糖注射液作溶剂。每 0.5g 药物用 100ml 溶剂，制成 5mg/ml 液体，缓缓滴入。肌肉注射用 1% 利多卡因注射液作溶剂，以减轻疼痛。

2. 过敏体质者慎用。

3. 本品应在使用前溶解，用盐水溶解的药液只能在室温存放 10 小时，含葡萄糖的药液只能存放 4 小时。

4. 亚胺培南经常与西拉司丁制成复方制剂，增强亚胺培南的浓度和减少肾毒性。

5. FDA 对本药的妊娠安全性分级为 B 级。

【药物相互作用】本品不可与含乳酸钠的溶液或其他碱性药液相配伍。

【规格】注射剂：0.25g；0.5g；1g（以亚胺培南计量，其中含有等量的西拉司丁钠）。

帕尼培南 – 倍他米隆
Panipenem – Betamipron

【其他名称】倍克宁、康彼灵。

【药理作用】本品为帕尼培南和倍他米隆的复方制剂。帕尼培南为碳青霉素烯类抗生素，其抗菌谱和作用性质类似美罗培南，具有对 β – 内酰胺酶高度稳定性和酶抑制作用。倍他米隆无抗菌活性，作为有机阴离子转移抑制剂，通过抑制帕尼培南向肾皮质转移，从而减少帕尼培南在肾组织中的蓄积，降低其肾毒性。本品对葡萄球菌作用优于亚胺培南，对肠球菌、消化链球菌、枸橼酸菌属、克雷白菌属、大肠埃希菌、沙雷菌属、变形杆菌属、流感嗜血杆菌、脆弱拟杆菌作用与亚胺培南 – 西司他丁钠相似，对铜绿假单胞菌逊于亚胺培南。对军团菌、沙眼衣原体和肺炎衣原体无效。

【适应证】用于上述敏感菌引起的败血症、呼吸道感染、泌尿生殖系统感染、胆囊炎、肝脓肿、腹膜炎、眼球炎及中耳炎等。

【用法用量】静滴，成人每日 1g，分 2 次用药，滴注时间 30 分钟，最大剂量每日 2g，滴注时间 60 分钟；小儿每日 30～60mg/kg，分 3 次用药，滴注时间 30 分钟；重症及难治性感染每日 0.1g/kg，最大剂量每日不超过 2g。

【不良反应】偶有腹泻、嗳气、呕吐、皮疹、红细胞、血红蛋白和白细胞减少，嗜酸性细胞增多，Cr、BUN 上升，口腔炎，出血倾向等。

【禁忌】对本品过敏者及以往对 β – 内酰胺类药物有过敏性休克史者禁用。

【注意事项】

1. 用药前应做皮试过敏试验，阳性者禁用。

2. 用药后尿液呈茶色。

3. 帕尼培胺应与倍他米隆联合使用可降低肾毒性。

4. 新生儿、孕妇、老人、肾功能不全、过敏性疾病及营养不良患者慎用。

【药物相互作用】丙磺舒可延长帕尼培胺血清半衰期，提高其血药浓度。本品可促进丙戊酸代谢，降低丙戊酸血药浓度而导致癫痫发作，因此本品不宜与丙戊酸合用。

【规格】注射剂：0.25g；0.5g。

美罗培南
Meropenem

【其他名称】倍能、美平。

【药理作用】罗培南通过其共价键与参与细胞壁合成的青霉素结合蛋白（PBPs）结合，从而抑制细菌细胞壁的合成，起抗菌作用。美罗培南对革兰阳性菌、革兰阴性菌均敏感，尤其对革兰阴性菌有很强的抗菌活性。90% 以上的铜绿假单胞菌菌株对其高度敏感，最小抑菌浓度（MIC）＜4mg/L；全部嗜血菌（包括耐氨苄西林菌株）对其高度敏感，最小抑菌浓度（MIC）为 0.06～1mg/L；淋病菌对美罗培南也高度敏感，其活性强于亚胺培南 15 倍；表皮葡萄球菌、腐生葡萄球菌和其他凝固酶阴性葡萄球菌对美罗培南敏感；粪肠球菌的大多数菌株对美罗培南高度或中度敏感；美罗培南可抑制几乎全部的脆弱拟杆菌；厌氧菌如消化链球菌属、丙酸杆菌属、放线菌属等也对美罗培南敏感。

【适应证】临床上主要适用于敏感菌引起的下列感染：

1. 呼吸系统感染：如慢性支气管炎、肺炎、肺脓疡、脓胸等。

2. 腹内感染：如胆囊炎、胆管炎、肝脓疡、腹膜炎等。

3. 泌尿、生殖系统感染：如肾盂肾炎、复杂性膀胱炎、子宫附件炎、子宫内感染、盆腔炎、子宫结缔组织炎等。

4. 骨关节及皮肤软组织感染：如蜂窝组织炎、肛门周围脓肿、骨髓炎、关节炎、外伤创口感染、烧伤创面感染、手术切口感染、颌骨及颌骨周围蜂窝组织炎等。

5. 眼及耳鼻喉感染。

6. 其他严重感染：如脑膜炎、败血症等。

【用法用量】

1. 成人常规剂量：每 8 小时给药 0.5～1g。①脑膜炎：每 8 小时给药 2g。②有发热特征的中性粒细胞减少症的癌症患者：每 8 小时给药 1g。③合并腹内感染和敏感菌引起的腹膜炎：每 8 小时给药 1g。④皮肤和软组织感染：每 8 小时给药 0.5g。⑤尿路感染：一次 0.5g，一日 2 次。

2. 肾功能不全时剂量：肌酐清除率为 26～50ml/min 者，每 12 小时给药 1g；肌酐清除率为

10～25ml/min 者，每 12 小时给药 0.5g；肌酐清除率小于 10ml/min 者，每 24 小时给药 0.5g。

3. 肝功能不全时剂量：轻度肝功不全患者不需调整剂量。

4. 透析时剂量：透析患者在血液透析时建议增加剂量。

5. 小儿剂量：按体重一次 10～20mg/kg，一日 3 次。

【不良反应】

1. 过敏反应：主要有皮疹、瘙痒、药热等过敏反应；偶见过敏性休克。

2. 消化系统：主要有腹泻、恶心、呕吐、便秘等胃肠道症状。

3. 肝脏：偶见肝功异常、胆汁郁积型黄疸等。

4. 肾脏：偶见排尿困难和急性肾衰。

5. 中枢神经系统：偶见失眠、焦虑、意识模糊、眩晕、神经过敏、感觉异常、幻觉、抑郁、痉挛、意识障碍等中枢神经系统症状。国外有报道，用药后偶可诱发癫痫发作。

6. 血液系统：偶见胃肠道出血、鼻出血和腹腔积血等出血症状。

7. 注射给药时可致局部疼痛、红肿、硬结，严重者可致血栓性静脉炎。

【禁忌】对本品过敏者禁用。

【注意事项】

1. 慎用：①对 β - 内酰胺抗生素过敏患者。②严重肝、肾功能障碍者。③支气管哮喘、荨麻疹等过敏体质患者。④癫痫、潜在神经疾患者。

2. 药物对检验值或诊断的影响：少数患者用药后可出现丙氨酸氨基转移酶、门冬氨酸氨基转移酶升高。

3. 长期用药时应注意监测肝、肾功能和血象。

4. 由于本品有广谱抗菌活性，因此在尚未确定致病菌前，本品可单独使用。

5. 本品与齐多夫定、昂丹司琼、多种维生素、多西环素、地西泮、葡萄糖酸钙和阿昔洛韦等药有配伍禁忌。

6. 本品用生理盐水或 5% 葡萄糖注射液溶解，不可用灭菌注射用水。

7. FDA 对本药的妊娠安全性分级为 B 级。

【药物相互作用】

1. 丙磺舒和本品联合用药可降低本品的血浆清除率，同时延长本品的半衰期。

2. 本品与伤寒活疫苗同用，可能会干扰伤寒活疫苗的免疫反应。

3. 有报道抗癫痫药与本品合用可使抗癫痫药的血浆浓度降低。

【规格】注射剂：0.5g；0.25g。

1.4 单环 β - 内酰胺类

氨曲南
Aztreonam

【其他名称】噻肟单酰胺菌素。

【药理作用】氨曲南对大多数需氧革兰阴性菌具有高度的抗菌活性，包括大肠杆菌、克雷白菌属的肺炎杆菌和奥克西托菌、产气杆菌、阴沟杆菌、变形杆菌属、沙雷菌属、枸橼酸菌属、志贺菌属等肠杆菌科细菌，以及流感嗜血杆菌、淋球菌、脑膜炎双球菌等。其对铜绿假单胞菌也具有良好的抗菌作用，对某些除铜绿假单胞菌以外的假单胞菌属和不动杆菌属的抗菌作用较差。对葡萄球菌属、链球菌属等需氧革兰阳性菌以及厌氧菌无抗菌活性。氨曲南通过与敏感需氧革兰阴性菌细胞膜上青霉素结合蛋白 3（PBP3）高度亲和而抑制细胞壁的合成。与大多数 β - 内酰胺类抗生素不同的是它不诱导细菌产生 β - 内酰胺酶，同时对细菌产生的大多数 β - 内酰胺酶高度稳定。

【适应证】适用于治疗敏感需氧革兰阴性菌所致的各种感染，如尿路感染、下呼吸道感染、败血症、腹腔内感染、妇科感染、术后伤口及烧伤、溃疡等皮肤软组织感染等。

【用法用量】一般感染：3～4g/d，分 2～3 次给予。严重感染：一次 2g，每天 3～4 次。无其他合并症的尿路感染：只需用 1g，分 1～2 次给予。患败血症、其他全身严重感染或危及生命的感染应静脉给药，最大剂量每日 8g。

1. 静脉滴注：每 1g 氨曲南至少用注射用水 3ml 溶解，再用适当输液（0.9% 氯化钠注射液、5% 或 10% 葡萄糖注射液或林格注射液）稀释，氨曲南浓度不得超过 2%，滴注时间 20～60 分钟。

2. 静脉推注：每 1g 用注射用水 6～10ml 溶解，于 3～5 分钟内缓慢注入静脉。

3. 肌肉注射：每 1g 用注射用水或 0.9% 氯化钠注射液 3～4ml 溶解，深部肌肉注射。

4. 病人有短暂或持续肾功能减退时：宜根据肾功能情况酌情减量。对肌酐清除率 10～30ml/min

的肾功能损害者，首次用量 1g 或 2g，以后用量减半；对肌酐清除率 <10ml/min，如依靠血液透析的肾功能严重衰竭者，首次用量 0.5g、1g 或 2g，维持量为首次剂量的 1/4，间隔时间为 6、8 或 12 小时；对严重或危及生命的感染者，每次血液透析后，在原有的维持量上增加首次用量的 1/8。

【不良反应】不良反应较少见，全身性不良反应发生率 1% ~ 1.3% 或略低，包括消化道反应，常见为恶心、呕吐、腹泻，及皮肤过敏反应。白细胞计数降低、血小板减少、难辨梭菌腹泻、胃肠出血、剥脱性皮炎、低血压、一过性心电图变化、肝胆系统损害、中枢神经系统反应及肌肉疼痛等较罕见。

【禁忌】对氨曲南有过敏史者禁用。

【注意事项】

1. 过敏体质及对其他 β – 内酰胺类抗生素（如青霉素、头孢菌素）有过敏反应者慎用。

2. 可与氯霉素磷酸酯、硫酸庆大霉素、硫酸妥布霉素、头孢唑林钠、氨苄西林钠联合使用，但和萘夫西林、头孢拉定、甲硝唑有配伍禁忌。

3. FDA 对本药的妊娠安全性分级为 B 级。

【药物相互作用】与氨基糖苷类（硫酸庆大霉素、硫酸妥布霉素、阿米卡星）联用，对铜绿假单胞菌、不动杆菌、大肠杆菌、沙雷杆菌等起协同抗菌作用。

【规格】注射剂：0.5g。

1.5 β – 内酰胺酶抑制剂

克拉维酸钾
Potassium Clavulanate

【其他名称】棒酸钾。

【药理作用】仅有微弱的抗菌活性，但可与多数的 β – 内酰胺酶牢固结合，生成不可逆的结合物。它具有强力而广谱的抑制 β – 内酰胺酶的作用，不仅对葡萄球菌的酶有作用，而且对多种革兰阴性菌所产生的酶也有作用，因此为一有效的 β – 内酰胺酶抑制药。

【适应证】单独应用无效。常与青霉素类药物联合应用以克服微生物产 β – 内酰胺酶而引起的耐药性，提高疗效。

【用法用量】口服：一次 10 ~ 15mg/kg，一日 2 次。皮下、肌肉注射：一次 6 ~ 7mg/kg，一日 1 次。

【不良反应】

1. 少数患者可出现轻度的恶心、呕吐和腹泻等胃肠道反应。

2. 偶见荨麻疹和麻疹样皮疹，发生荨麻疹和严重的麻疹样皮疹时，应停止使用本品。

3. 极少数患者可见暂时性的肝功能异常、间质性肾炎、过敏性休克。

4. 极个别患者可见中性粒细胞降低、嗜酸性粒细胞增多、药物热、哮喘。

【禁忌】青霉素过敏病人禁用。

【注意事项】

1. 用前需做青霉素钠的皮内敏感试验，阳性反应者禁用。

2. 对头孢菌素类药物过敏者，有哮喘、湿疹、花粉症、荨麻疹等过敏性疾病史者，和严重肝功能障碍者慎用。

3. 本品与其他青霉素类和头孢菌素类药物之间有交叉过敏性。若有过敏反应产生，则应立即停用本品，并采取相应措施。

4. 对怀疑为伴梅毒损害之淋病患者，在使用本品前应进行暗视野检查，并至少在 4 个月内，每月接受血清试验一次。

5. 长期或大剂量服用本品者，应定期检查肝、肾、造血系统功能和检测血清钾或钠。

6. FDA 对本药的妊娠安全性分级为 B 级。

【药物相互作用】

1. 阿司匹林、吲哚美辛、保泰松、磺胺药可减少本品在肾小管的排泄，因而使本品的血药浓度升高，血消除半衰期延长，毒性也可能增加。

2. 本品与别嘌醇合用时，皮疹发生率显著增高，故应避免合用。

3. 本品不宜与双硫仑等乙醛脱氢酶抑制药合用。

【规格】阿莫西林与克拉维酸钾（2∶1）：250mg∶125mg。阿莫西林与克拉维酸钾（4∶1）：500mg∶125mg。替卡西林与克拉维酸钾：3g∶0.2g；1.5g∶0.1g。

舒巴坦
Sulbatam

【其他名称】舒巴克坦、青霉烷砜钠。

【药理作用】本品为半合成 β – 内酰胺酶抑制

药，对淋病奈瑟菌、脑膜炎奈瑟菌和乙酸钙不动杆菌有较强抗菌活性，对其他细菌的作用均甚差，但对金黄色葡萄球菌和多数革兰阴性菌所产生的β-内酰胺酶有很强的不可逆的竞争性抑制作用。2mg/L的浓度对β-内酰胺酶Ⅱ、Ⅲ、Ⅳ和Ⅴ型抑制作用甚强，但对Ⅰ型无效。与青霉素类和头孢菌素类合用时，使因产酶而对前两类抗生素耐药的金黄色葡萄球菌、流感嗜血杆菌、大肠埃希菌、脆弱拟杆菌等的MIC降到敏感范围之内。本品对奇异杆菌的PBP1和乙酸钙不动杆菌的PBP2有较强的亲和力。

【适应证】本品与青霉素类或头孢菌素类联合，用于治疗敏感菌所致的尿路感染、肺部感染、支气管感染、耳鼻喉科感染、腹腔和盆腔感染、胆道感染、败血症、皮肤软组织感染等。

【用法用量】本品与β-内酰胺类抗生素按比应用。一般感染，成人剂量为一日舒巴坦1～2g，分2～3次静脉滴注或肌肉注射；轻度感染，一日舒巴坦0.5g，分2次静脉滴注或肌肉注射；重度感染，可增大剂量至一日舒巴坦3～4g，分3～4次静脉滴注。

【不良反应】本品与β-内酰胺类抗生素同时应用，注射部位疼痛、静脉炎、腹泻、恶心、皮疹等反应偶有发生。偶见一过性嗜酸性粒细胞增多、血清氨基转移酶升高等。极个别病例发生剥脱性皮炎、过敏性休克。

【禁忌】对β-内酰胺类抗生素过敏者禁用。

【注意事项】

1. 本品必须和β-内酰胺类抗生素合用，单独使用无效。

2. 用药前须做青霉素皮肤试验，阳性者禁用。

3. 交叉过敏反应：对一种青霉素类抗生素过敏者可能对其他青霉素类抗生素也过敏。

4. 对诊断的干扰：①用药期间，以硫酸铜法进行尿糖测定时可出现假阳性，用葡萄糖酶法者则不受影响；②大剂量注射给药可出现高钠血症；③可使血清丙氨酸氨基转移酶或门冬氨酸氨基转移酶升高。

5. 应用大剂量时应定期检测血清钠。

6. 组织间液和腹腔液的药物浓度与血药浓度相当。本品可透入有炎症的脑膜。可透过胎盘进入胎儿体内，乳汁中亦含有本品。

7. 老年患者肾功能减退，须调整剂量。

【药物相互作用】

1. 丙磺舒、阿司匹林、吲哚美辛、保泰松、磺胺药可减少本品自肾脏排泄，因此与本品合用时使其血药浓度增高，排泄时间延长，毒性也可能增加。

2. 本品与双硫仑（乙醛脱氢酶抑制药）也不宜合用。

【规格】注射剂：1g；0.5g。

他唑巴坦
Tazobactam

【其他名称】三唑巴坦。

【药理作用】本品属β-内酰胺类抗生素，又属β-内酰胺酶抑制剂，但其抗菌作用微弱；而具有较广谱的抑酶功能，作用比克拉维酸和舒巴坦强。

【适应证】本品与青霉素类或头孢菌素类联合，用于治疗敏感菌所致的尿路感染、肺部感染、支气管感染、耳鼻喉科感染、腹腔和盆腔感染、胆道感染、败血症、皮肤软组织感染等。

【用法用量】与青霉素类或头孢菌素类联合应用，常用量为每次0.5g，每天2～3次，静脉滴注。

【不良反应】本品与β-内酰胺类抗生素同时应用，注射部位疼痛、静脉炎、腹泻、恶心、皮疹等反应偶有发生。偶见一过性嗜酸性粒细胞增多、血清氨基转移酶升高等。极个别病例发生剥脱性皮炎、过敏性休克。

【禁忌】对β-内酰胺类抗生素过敏者禁用。

【注意事项】

1. 本品应与β-内酰胺类抗生素合用，单独使用抗菌作用弱。

2. 用药前须做青霉素皮肤试验，阳性者禁用。

3. 交叉过敏反应：对一种青霉素类抗生素过敏者可能对其他青霉素类抗生素也过敏。

4. 应用大剂量时应定期检测肝肾功能和造血功能。

5. 其他参阅本品与β-内酰胺类抗生素的复方制剂。

【药物相互作用】参阅本品与β-内酰胺类抗生素的复方制剂。

【规格】注射剂：0.5g；0.25g。

1.6 氨基糖苷类

卡那霉素
Kanamycin

【药理作用】本品主要与细菌核糖体 30S 亚单位结合，抑制细菌蛋白质合成。对多数肠杆菌科细菌如大肠埃希菌、克雷白菌属、肠杆菌属、变形杆菌属、志贺菌属、沙门菌属、枸橼酸杆菌属、普罗威登菌属、耶尔森菌属等均有良好抗菌作用；流感嗜血杆菌、布鲁菌属、脑膜炎球菌、淋球菌等对本品也大多敏感。卡那霉素对葡萄球菌属（甲氧西林敏感株）和结核分枝杆菌亦有一定作用，对铜绿假单胞菌无效。其他革兰阳性细菌如溶血性链球菌、肺炎链球菌、肠球菌属和厌氧菌等对本品多数耐药。近年来耐药菌株显著增多，由于某些细菌产生氨基糖苷类钝化酶，使之失去抗菌活性。

【适应证】本品适用于治疗敏感肠杆菌科细菌如大肠埃希菌、克雷白菌属、变形杆菌属、产气肠杆菌、志贺菌属等引起的严重感染，如肺炎、败血症、腹腔感染等，后两者常需与其他抗菌药物联合应用。

【用法用量】

1. 成人常用量：肌肉注射或静脉滴注，一次 0.5g，每 12 小时 1 次；或按体重一次 7.5mg/kg，每 12 小时 1 次。成人每日用量不超过 1.5g，疗程不宜超过 14 天。50 岁以上患者剂量应适当减少。

2. 小儿常用量：肌肉注射或静脉滴注，按体重一日 15～25mg/kg，分 2 次给药。

3. 肾功能减退时用量：肌酐清除率 50～90mg/min 时用正常剂量的 60%～90%，每 12 小时 1 次；肌酐清除率 10～50ml/min 时用正常剂量的 30%～70%，每 12～18 小时 1 次；肌酐清除率小于 10mg/min 时用正常剂量的 20%～30%，每 24～48 小时 1 次。

【不良反应】

1. 在疗程中可能发生听力减退、耳鸣或耳部饱满感，此为影响耳蜗神经所致。少数患者，尤其原来有肾功能减退者可在停药后发生，须引起注意。影响前庭神经功能时可出现眩晕、步履不稳，但并不多见。

2. 可出现血尿、排尿次数减少或尿量减少、食欲减退、恶心、呕吐、极度口渴等肾毒性反应。

3. 偶可出现呼吸困难、嗜睡或软弱等神经肌肉阻滞现象。

4. 其他不良反应有头痛、皮疹、药物热、口周麻木、白细胞减低、嗜酸性粒细胞增多、肌注局部疼痛等。

【禁忌】对本品或其他氨基糖苷类药物有过敏史者禁用。

【注意事项】

1. 本品有引起耳毒性和肾毒性的可能，故不宜用于长程治疗（如结核病），通常疗程不超过 14 天。

2. 下列情况应慎用本品：失水、第 8 对脑神经损害、重症肌无力或帕金森病、肾功能损害患者。

3. 对一种氨基糖苷类抗生素，如链霉素、庆大霉素或阿米卡星等过敏的患者，可能对本品也过敏。

4. 在用药过程中应注意进行下列检查：①尿常规检查和肾功能测定，以防止出现严重肾毒性反应。②听力检查或听电图尤其高频听力测定，对老年人更为重要。

5. 对诊断的干扰：可使丙氨酸氨基转移酶、门冬氨酸氨基转移酶、血清胆红素浓度及血清乳酸脱氢酶浓度的测定值增高；血钙、镁、钾、钠浓度的测定值可能降低。

6. 卡那霉素可穿过胎盘屏障进入胎儿组织，有引起胎儿听力损害的可能。妊娠妇女使用本品前必须充分权衡利弊。本品在乳汁中分泌量很低，但通常哺乳期妇女在用药期仍宜暂停哺乳。

7. FDA 对本药的妊娠安全性分级为 D 级。

【药物相互作用】

1. 与其他氨基糖苷类合用或先后局部或全身应用，可增加耳毒性、肾毒性以及神经肌肉阻滞作用。

2. 与神经肌肉阻滞剂合用，可加重神经肌肉阻滞作用，导致肌肉软弱、呼吸抑制等。

3. 与卷曲霉素、顺铂、依他尼酸、呋塞米或万古霉素（或去甲万古霉素）等合用，或先后连续局部或全身应用，可能增加耳毒性与肾毒性。

4. 与头孢噻吩或头孢唑林局部或全身合用可能增加肾毒性。

5. 与多黏菌素类注射剂合用，或先后连续局部或全身应用，可增加肾毒性和神经肌肉阻滞作用。

6. 其他肾毒性及耳毒性药物均不宜与本品合用或先后应用，以免加重肾毒性或耳毒性。

7. 氨基糖苷类与 β - 内酰胺类（头孢菌素类与青霉素类）混合时可导致相互失活，联合应用时必须分瓶滴注。亦不宜与其他药物同瓶滴注。

8. 卡那霉素与链霉素、新霉素有完全交叉耐药，与其他氨基糖苷类可有部分交叉耐药。

【规格】注射剂：0.5g（50 万 U）；1g（100 万 U）。滴眼液：8ml：40mg。

庆大霉素
Gentamicin

【药理作用】本品的作用机制是与细菌核糖体30S 亚单位结合，抑制细菌蛋白质的合成。对各种革兰阴性细菌及革兰阳性细菌都有良好抗菌作用，对各种肠杆菌科细菌如大肠埃希菌、克雷白菌属、变形杆菌属、沙门菌属、志贺菌属、肠杆菌属、沙雷菌属及铜绿假单胞菌等有良好抗菌作用。奈瑟菌属和流感嗜血杆菌对本品中度敏感。对布鲁菌属、鼠疫杆菌、不动杆菌属、胎儿弯曲菌也有一定作用。对葡萄球菌属（包括金黄色葡萄球菌和凝固酶阴性葡萄球菌）中甲氧西林敏感菌株的80% 有良好抗菌作用，但甲氧西林耐药株则对本品多数耐药。链球菌属均对本品耐药。本品与β-内酰胺类合用时，多数可获得协同抗菌作用。近年来革兰阴性杆菌对庆大霉素耐药株显著增多。

【适应证】适用于治疗敏感革兰阴性杆菌的感染，如败血症、下呼吸道感染、肠道感染、盆腔感染、腹腔感染、皮肤软组织感染、复杂性尿路感染。

治疗腹腔感染及盆腔感染时应与抗厌氧菌药物合用。

【用法用量】

1. 肌肉注射或稀释后静脉滴注：一次剂量加入 50～200ml 的 0.9% 氯化钠注射液或 5% 葡萄糖注射液中，一日 1 次静滴时加入的液体量应不少于 300ml，使药液浓度不超过 0.1%，该溶液应在30～60 分钟内缓慢滴入，以免发生神经肌肉阻滞作用。

成人：一次 80mg（8 万 U），或按体重一次1～1.7mg/kg，每 8 小时 1 次；或一次 5mg/kg，每24 小时 1 次。疗程为 7～14 日。

小儿：一次 2.5mg/kg，每 12 小时 1 次；或一次 1.7mg/kg，每 8 小时 1 次。疗程为 7～14 日。期间应尽可能监测血药浓度，尤其新生儿或婴儿。

2. 鞘内及脑室内给药：注射时将药液稀释至不超过 0.2% 的浓度，抽入 5ml 或 10ml 的无菌针筒内，进行腰椎穿刺后先使相当量的脑脊液流入针筒内，再将全部药液于 3～5 分钟内缓缓注入。

成人：一次 4～8mg，每 2～3 日 1 次。

小儿（3 个月以上）：一次 1～2mg，每 2～3日 1 次。

3. 肾功能减退患者的用量：肾功能正常者每8 小时 1 次，一次的正常剂量为 1～1.7mg/kg；肌酐清除率为 10～50ml/min 时，每 12 小时 1 次，一次为正常剂量的 30%～70%；肌酐清除率小于10ml/min 时，每 24～48 小时给予正常剂量的20%～30%。血液透析后可根据感染严重程度，成人按体重一次补给剂量 1～1.7mg/kg，小儿（3个月以上）一次补给 2～2.5mg/kg。

【不良反应】

1. 用药过程中可能引起听力减退、耳鸣或耳部饱满感等耳毒性反应，影响前庭功能时可发生步履不稳、眩晕。也可能发生血尿、排尿次数显著减少或尿量减少、食欲减退、极度口渴等肾毒性反应。发生率较低者有因神经肌肉阻滞或肾毒性引起的呼吸困难、嗜睡、软弱无力等。偶有皮疹、恶心、呕吐、肝功能减退、白细胞减少、中性粒细胞减少、贫血、低血压等。

2. 少数患者停药后可发生听力减退、耳鸣或耳部饱满感等耳毒性症状，应引起注意。

3. 全身给药合并鞘内注射可能引起腿部抽搐、皮疹、发热和全身痉挛等。

【禁忌】对本品或其他氨基糖苷类过敏者禁用。

【注意事项】

1. 本品有抑制呼吸作用，不得静脉推注。

2. FDA 对本药的妊娠安全性分级：眼部给药和耳部给药为 C 级，肠道外给药为 D 级；局部和皮肤外用为 C 级。

2. 其他注意事项参阅卡那霉素。

【药物相互作用】参阅卡那霉素。

【规格】注射液：1ml：20mg（2 万 U）；1ml：40mg（4 万 U）；2ml：80mg（8 万 U）。片剂：40mg（4 万 U）。颗粒：10mg（1 万 U）；40mg（4 万 U）。

妥布霉素
Tobramycin

【其他名称】硫酸妥布拉霉素。

【药理作用】对革兰阴性杆菌及一些阳性菌具良好的抗菌作用，大肠杆菌、铜绿假单胞菌及金黄色葡萄球菌对本品的敏感率达 80% ~ 90%；本品对流感杆菌、肺炎杆菌、产气杆菌、变异变形杆菌、吲哚阳性变形杆菌、沙雷菌、痢疾杆菌、产碱杆菌等，也均具良好的抗菌作用。

【适应证】本品主要用于葡萄球菌和革兰阴性杆菌所致的泌尿系统感染，如肾盂肾炎、膀胱炎、附睾炎、盆腔炎、前列腺炎等；呼吸道感染，如肺炎、急慢性支气管炎等；皮肤软组织及骨、关节感染；腹腔感染；革兰阴性杆菌尤其是铜绿假单胞菌所致的败血症；以及革兰阴性杆菌所致脑膜炎、亚急性细菌性心内膜炎。本品可与青霉素类或头孢菌素类抗生素合用治疗混合性感染、免疫功能低下病人的感染及各种难治性感染。

【用法用量】静脉滴注，取本品 80mg 用 5% 葡萄糖注射液或生理盐水稀释至 50 ~ 100ml 后，在 20 ~ 60 分钟内滴完，间隔时间为 6 ~ 8 小时。

肾功能正常的病人用药量按体重一日 2 ~ 3mg/kg，分 2 ~ 4 次给药；严重感染病人为按体重一日 4 ~ 5mg/kg，临床症状改善后应降至按体重一日 3mg/kg。

婴儿和儿童用药量为按体重一日 3 ~ 5mg/kg。

肾功能障碍或老年病人，需减少首剂用药量或延长给药间隔。

【不良反应】不良反应主要是对第八对脑神经及肾脏有毒性，可有听力减退、头昏、眩晕、耳鸣等，以及蛋白尿、管型尿、血尿素氮和血肌酐升高等肾损伤症状。

【禁忌】对本品或其他氨基糖苷类过敏者禁用。

【注意事项】

1. 使用本品时，应避免同时使用有神经毒性和肾毒性的其他抗生素，如氨基糖苷类和多肽类抗生素，同时亦不宜与利尿剂、神经肌肉阻滞剂同时使用。与第一代头孢菌素合用时要严密观察肾功能，特别要注意血钾的变化。

2. 用药期间应注意检查第八对脑神经及肾功能有无损害。

3. 在超剂量或出现毒性反应时，采用腹膜透析或血液透析，有助于药物排除。

4. FDA 对本药的妊娠安全性分级：吸入和肠道外给药为 D 级，眼部给药为 B 级。

【药物相互作用】本品不宜与 β - 内酰胺类药物同瓶静滴，以免影响本品的抗菌活性。

【规格】注射剂：80mg：2ml。

大观霉素
Spectinomycin

【其他名称】奇霉素、壮观霉素、淋必治。

【药理作用】本品为链霉菌 Streptomyces Spectabilis 产生的氨基糖苷类抗生素。主要对淋病奈瑟菌有高度抗菌活性，对产生 β - 内酰胺酶的淋病奈瑟菌也有良好的抗菌活性；对许多肠杆菌科细菌具中度抗菌活性。普罗威登菌和铜绿假单胞菌通常对本品耐药。对本品耐药的菌株往往对链霉素、庆大霉素、妥布霉素等仍敏感。本品对溶脲支原体有良好作用，对沙眼衣原体和梅毒螺旋体无活性。

【适应证】本品为淋病奈瑟菌所致尿道、宫颈和直肠感染的二线用药，主要用于对青霉素、四环素等耐药菌株引起的感染。由于多数淋病患者同时合并沙眼衣原体感染，因此应用本品治疗后应继以 7 日疗程的四环素或多西环素或红霉素治疗。

【用法用量】

1. 成人：用于宫颈、直肠或尿道淋病奈瑟菌感染，单剂一次肌肉注射 2g；用于播散性淋病，一次肌肉注射 2g，每 12 小时 1 次，共 3 日。一次最大剂量 4g，于左右两侧臀上外侧肌肉注射。

2. 小儿：新生儿禁用。小儿体重 45kg 以下者，按体重单剂一次肌肉注射 40mg/kg；45 kg 以上者，单剂一次肌肉注射 2g。临用前，每 2g 本品加入 0.9% 苯甲醇注射液 3.2ml，振摇，使呈混悬液。

【不良反应】个别患者偶可出现注射部位疼痛、短暂眩晕、恶心、呕吐及失眠等；偶见发热、皮疹等过敏反应，血红蛋白、血细胞比容减少，肌酐清除率降低，以及碱性磷酸酶、尿素氮和血清氨基转移酶等升高。也有尿量减少的病例发生。

【禁忌】对本品和氨基糖苷类抗生素过敏者及肾病患者禁用。新生儿禁用。

【注意事项】

1. 本品不得静脉给药，仅供肌肉注射。应在臀部肌肉外上方作深部肌肉注射，注射部位一次注射量不超过 2g（5ml）。

2. 本品与青霉素类无交叉过敏性。发生不良反应时，对严重过敏反应者可给予肾上腺素、皮质激素及（或）抗组胺药物、保持气道通畅、给氧等。

3. 由于本品的稀释液中含 0.9% 的苯甲醇，可能引起新生儿产生致命性喘息综合征，故新生儿禁用。

4. 小儿淋病患者对青霉素类或头孢菌素类过敏者可应用本品。

5. FDA 对本药的妊娠安全性分级为 B 级。

【药物相互作用】

1. 本品与碳酸锂合用，可使碳酸锂在个别患者身上出现毒性作用。

2. 碳酸氢钠、氨茶碱等碱性药物，可增强本药的抗菌活性。

【规格】注射剂：2g（200 万 U）。

奈替米星
Netilmicin

【其他名称】乙基西梭霉素、奈替霉素。

【药理作用】抗菌作用与庆大霉素基本相似，本品的特点是对氨基苷乙酰转移酶 AAC（3）稳定。对肠杆菌科细菌如大肠杆菌、克雷白菌属、肠杆菌属、变形杆菌属、志贺菌属、沙门菌属、枸橼酸杆菌属、沙雷菌属、铜绿假单胞菌、硝酸盐阴性杆菌等具良好抗菌作用。

【适应证】主要用于上述敏感菌所致呼吸道、消化道、泌尿生殖系、皮肤和软组织、骨和关节、腹腔、创伤等部位感染，也适用败血症。

【用法用量】肌注或滴注：成人一日 3～4mg/kg，分 2 次给药；重症一日 4～6.5mg/kg，分 2～3 次给药。新生儿一日 4～6.5mg/kg，婴儿和儿童一日 5～8mg/kg，分 2～3 次给药。也可一日 4.5～6mg/kg，一次肌注。

【不良反应】吸入用药可有过敏反应、哮喘。滴眼可有水肿、中毒性结膜炎、过敏反应。本品可引起肾功能和听力损害，用药后患者可出现管型尿、血尿素氮和肌酐值升高等，但症状大都轻微而可逆。本品偶可引起头痛、视力模糊、瘙痒、恶心、呕吐、皮疹、血清转氨酶和碱性磷酸酶增高、嗜酸性粒细胞增高等。

【禁忌】对奈替米星或任何一种氨基糖苷类抗生素过敏或有严重反应者禁用。

【注意事项】

1. 为避免或减少耳毒性、肾毒性反应的发生，治疗期间应定期检查尿常规、血尿素氮、血肌肝等，并应密切观察前庭功能及听力改变。

2. 疗程一般不宜超过 14 日，以减少耳毒性、肾毒性的发生。

3. 本品注射给药时不宜与其他药物混合静滴或肌注。

4. 单纯性尿路感染、上呼吸道感染治疗中本品非首选药；败血症治疗中需联合具协同作用的药物；腹腔感染治疗时，宜加用甲硝唑等抗厌氧菌药物。

5. FDA 对本药的妊娠安全性分级为 D 级。

【药物相互作用】避免与其他氨基糖苷类抗生素、万古霉素、多黏菌素、强利尿剂、神经肌肉接头阻滞剂等肾毒性和神经毒性药物同用。

【规格】注射剂：50mg；100mg；150mg。

依替米星
Etimicin

【其他名称】硫酸依替米星。

【药理作用】本品系半合成水溶性抗生素。具有广谱抗菌性质，抗菌谱类似奈替米星，对于一些常见的革兰阴性和阴性病原菌，本品的抗菌作用与奈替米星相当或略有差别。对一些耐庆大霉素的病原菌仍有较强作用。

【适应证】适用于对其敏感细菌的感染。

1. 呼吸道感染：急性支气管炎、慢性支气管炎急性发作、社区肺部感染等。

2. 肾脏和泌尿生殖系统感染：急性肾盂肾炎、膀胱炎、慢性肾盂肾炎或慢性膀胱炎急性发作等。

3. 皮肤软组织和其他感染：皮肤及软组织感染、外伤、创伤、手术、产后的感染，及其他敏感菌感染。

【用法用量】成人用量每日 200mg，一次加入 0.9% 氯化钠注射液或 5% 葡萄糖注射液 100ml 中，静脉滴注 1 小时，每日只用 1 次，连用 3～7 天。

【不良反应】

1. 本品系半合成氨基糖苷类抗生素，其不良反应为耳、肾的不良反应，发生率和严重程度与奈替米星相似。

2. 个别病例可见尿素氮、肌酐、丙氨酸氨基转移酶、门冬氨酸氨基转移酶、碱性磷酸酶等肝肾功能指标轻度升高，但停药后即恢复正常。

3. 本品的耳毒性和前庭毒性主要发生于肾功能不全的患者、剂量过大或过量的患者，表现为眩晕、耳鸣等，个别患者电测听力下降，程度均较轻。

4. 其他罕见的反应有恶心、皮疹、静脉炎、心悸、胸闷及皮肤瘙痒等。

【禁忌】对本品及其他氨基糖苷类抗生素过敏者禁用。

【注意事项】

1. 肾功能受损的患者不宜使用本品。必要时应调整剂量，并应监测血清中硫酸依替米星的浓度。

2. 在使用本品治疗过程中应密切观察肾功能和第八对颅神经功能的变化，并尽可能进行血药浓度检测，尤其是已明确或怀疑有肾功能减退或衰竭患者，大面积烧伤患者，新生儿，早产儿，婴幼儿，老年患者，及休克、心力衰竭、腹水、严重脱水患者，及肾功能在短期内有较大波动者。

3. 本品属氨基糖苷类抗生素，可能发生神经肌肉阻滞现象，因此对接受麻醉剂、琥珀胆碱、筒箭毒碱或大量输入枸橼酸抗凝剂的血液患者应特别注意，一旦出现神经肌肉阻滞现象应停用本品，静脉内给予钙盐进行治疗。

4. FDA 对本药的妊娠安全性分级为 C 级。

【药物相互作用】本品应当避免与其他具有潜在耳毒性、肾毒性药物，如多黏菌素、其他氨基糖苷类等抗生素、强利尿酸及呋塞米（速尿）等联合使用，以免增加肾毒性和耳毒性。

【规格】注射剂：50mg（5 万 U）；0.1g（10 万 U）。

异帕米星
Isepamicin

【其他名称】异帕沙星、异帕霉素。

【药理作用】抗菌谱类似庆大霉素。对大肠埃希菌、枸橼酸杆菌、克雷白杆菌、肠杆菌、沙雷杆菌、变形杆菌、铜绿假单胞菌等有很强的抗菌作用。本品对氨基糖苷类抗生素修饰酶较其他同类药物稳定，因此，耐药菌少，与其他氨基糖苷类抗生素的交叉耐药性也小。本品的作用机制是与细菌核糖体 30S 亚单位结合，抑制细菌蛋白质的合成。

【适应证】本品主要适用于敏感菌所致的外伤或烧伤创口感染、肺炎、支气管炎、肾盂肾炎、膀胱炎、腹膜炎及败血症等。

【用法用量】肌肉注射或静脉滴注。静脉滴注，一日 1 次给药时，滴注时间不得少于 1 小时；一日 2 次给药时，滴注时间宜控制为 30 ~ 60 分钟。成人一日 400mg，分 1 ~ 2 次给药。可根据患者年龄、体质和症状适当调整。

【不良反应】

1. 常见听力减退、耳鸣或耳部饱满感（耳毒性），血尿、排尿次数显著减少或尿量减少、食欲减退、极度口渴（肾毒性），步履不稳、眩晕（耳毒性，影响前庭），恶心、呕吐。

2. 少见视力减退（视神经炎），呼吸困难、嗜睡、极度软弱无力（神经肌肉阻滞），皮疹等过敏反应，血象变化，肝功能改变，消化道反应，注射部位疼痛、硬结等。

3. 极少见过敏性休克。

【禁忌】

1. 对本品或其他氨基糖苷类及杆菌肽过敏者、本人或家族中有人因使用其他氨基糖苷类抗生素引起耳聋者禁用。

2. 肾衰竭者禁用。

【注意事项】

1. 肾功能不全、肝功能异常、前庭功能或听力减退、失水、依靠静脉高营养维持生命的体质衰弱者，重症肌无力、帕金森病患者，及老年患者慎用。

2. 交叉过敏：对一种氨基糖苷类抗生素如链霉素、庆大霉素过敏的患者，可能对本品过敏。

3. 有条件时疗程中应监测血药浓度（本品血药峰浓度超过 35mg/L，谷浓度超过 10mg/L 时易出现毒性反应），并据此调整剂量，不能测定血药浓度时，应根据测得的肌酐清除率调整剂量，尤其对肾功能减退者、早产儿、新生儿、婴幼儿或老年患者，及休克、心力衰竭、腹水或严重失水等患者。

4. 本品不能静脉注射，以免产生神经肌肉阻滞和呼吸抑制作用。

5. 长期应用本品可能导致耐药菌过度生长，引发二重感染。

6. 应给患者补充足够的水分，以减少肾小管损害。

7. 由于本品可进入脐带血和羊水中，可能引起胎儿的第八对脑神经损害，因此孕妇禁用。

8. 肾功能正常者用药后亦可能产生听力减退。老年患者有可能出现因维生素 K 缺乏而造成出血倾向。

【药物相互作用】参阅卡那霉素。

【规格】注射剂：2ml：200mg（20 万 U）。

西索米星
Sisomicin

【其他名称】西梭霉素、西索霉素。

【药理作用】本品属氨基糖苷类抗生素。抗菌谱与庆大霉素相似。对金黄色葡萄球菌和大肠埃希菌、克雷白杆菌、变形杆菌、肠杆菌属、铜绿假单胞菌、痢疾杆菌等革兰阴性菌有效。对铜绿假单胞菌的抗菌作用较庆大霉素强，与妥布霉素相近。对沙雷杆菌的作用低于庆大霉素，但高于妥布霉素。

【适应证】本品适用于革兰阴性菌（包括铜绿假单胞菌）、葡萄球菌和其他敏感菌所致的下列感染：呼吸系统感染、泌尿生殖系统感染、胆道感染、皮肤和软组织感染、感染性腹泻及败血症等。本品用于上述严重感染时宜与青霉素或头孢菌素等联合应用。

【用法用量】肌肉注射或静脉滴注。

1. 成人：轻度感染：一日 0.1g；重度感染：一日 0.15g。均分 2～3 次给药。

2. 小儿：按体重一日 2～3mg/kg，分 2～3 次给药。

疗程均不超过 7～10 日。有条件时应进行血药浓度监测。

【不良反应】

1. 常见听力减退、耳鸣或耳部饱满感（耳毒性），血尿、蛋白尿、管型尿、排尿次数显著减少或尿量减少、食欲减退、极度口渴（肾毒性），步履不稳、眩晕（耳毒性，影响前庭），恶心、呕吐。

2. 少见视力减退（视神经炎），呼吸困难、嗜睡、极度软弱无力（神经肌肉阻滞），皮疹等过敏反应，血象变化，肝功能改变，消化道反应，注射部位疼痛、硬结、静脉炎等。

3. 极少见过敏性休克。

【禁忌】

1. 对本品或其他氨基糖苷类及杆菌肽过敏者、本人或家族中有人因使用链霉素引起耳聋或其他耳聋者禁用。

2. 肾衰竭者禁用。

【注意事项】

1. 肾功能不全、肝功能异常、前庭功能或听力减退、失水、重症肌无力或帕金森病患者及老年患者慎用。

2. 用药时间一般不宜超过 10 日，若必须继续用药时，应对听觉器官和肾功能进行严密监护。

3. 交叉过敏：对一种氨基糖苷类抗生素如链霉素、庆大霉素过敏的患者，可能对本品过敏。

4. 有条件时在疗程中应监测血药浓度（本品血药峰浓度超过 10mg/L，谷浓度超过 2mg/L 时易出现毒性反应），并据此调整剂量，不能测定血药浓度时，应根据测得的肌酐清除率调整剂量，尤其对肾功能减退者、早产儿、新生儿、婴幼儿、老年人，及休克、心力衰竭、腹水或严重失水等患者。

5. 本品不能静脉注射，以免产生神经肌肉阻滞和呼吸抑制作用。

6. 长期应用本品可能导致耐药菌过度生长。

7. 应给患者补充足够的水分，以减少肾小管损害。

【药物相互作用】参阅卡那霉素。

【规格】注射剂：75mg：1.5ml；100mg：2ml。

小诺米星
Micronomicin

【其他名称】小诺霉素、沙加霉素、相模霉素。

【药理作用】抗菌谱与庆大霉素相似。对大肠埃希菌、产气杆菌、克雷白杆菌、奇异变形杆菌、某些吲哚阳性变形杆菌、铜绿假单胞菌、某些奈瑟菌、某些无色素沙雷杆菌和志贺菌等革兰阴性菌有抗菌作用。革兰阳性菌中，金黄色葡萄球菌（包括产 β-内酰胺酶株）对本品敏感，链球菌（包括化脓性链球菌、肺炎球菌、粪链球菌等）均对本品耐药。厌氧菌（拟杆菌属）、结核杆菌、立克次体、病毒和真菌亦对本品耐药。本品对细菌产生的氨基糖苷乙酰转移酶 AAC（6'）稳定，故对因产生该酶而对卡那霉素、庆大霉素、阿米卡星、核糖霉素等耐药的细菌仍有抗菌活性。

【适应证】本品主要用于上述敏感菌引起的呼吸道、泌尿道、腹腔及外伤感染，也可用于败血症。

【用法用量】肌肉注射或稀释后静脉滴注。

1. 成人：肌肉注射：一次 60～80mg，必要时可用至 120mg，一日 2～3 次；静脉滴注：一次 60mg，加入 0.9% 氯化钠注射液 100ml 中恒速滴注，于 1 小时滴完。

2. 小儿：按体重 3～4mg/kg，分 2～3 次给药。

【不良反应】

1. 常见听力减退、耳鸣或耳部饱满感（耳毒性），血尿、排尿次数显著减少或尿量减少、食欲减退、极度口渴（肾毒性），步履不稳、眩晕（耳毒性，影响前庭），恶心、呕吐。

2. 少见视力减退（视神经炎）、呼吸困难、嗜睡、极度软弱无力（神经肌肉阻滞），皮疹等过敏反应，血象变化，肝功能改变，消化道反应，注射部位疼痛、硬结、静脉炎等。

3. 极少见过敏性休克。

【禁忌】

1. 对本品或其他氨基糖苷类及杆菌肽过敏者、本人或家族中有人因使用链霉素引起耳聋或其他耳聋者禁用。

2. 肾衰竭者禁用。

【注意事项】

1. 肾功能不全、肝功能异常、前庭功能或听力减退、失水、重症肌无力或帕金森病者及老年患者慎用。

2. 用药时间一般不宜超过 14 日，若必须继续用药时，应对听觉器官和肾功能进行严密监护。

3. 交叉过敏：对一种氨基糖苷类抗生素如链霉素、庆大霉素过敏的患者，可能对本品过敏。

4. 有条件者疗程中应监测血药浓度，并据此调整剂量，不能测定血药浓度时，应根据测得的肌酐清除率调整剂量，尤其对肾功能减退者、早产儿、新生儿、婴幼儿、老年患者、休克、心力衰竭、腹水或严重失水等患者。

5. 本品一般只供肌肉注射，稀释后可静脉滴注，但不能静脉注射，以免产生神经肌肉阻滞和呼吸抑制作用。

6. 长期应用本品可能导致耐药菌过度生长。

7. 应给患者补充足够的水分，以减少肾小管损害。

【药物相互作用】参阅卡那霉素。

【规格】注射剂：60mg：2ml。

阿米卡星
Amikacin

【其他名称】丁胺卡那霉素、阿米卡霉素。

【药理作用】本品是一种氨基糖苷类抗生素。本品对多数肠杆菌科细菌，如大肠埃希菌、克雷白菌属、肠杆菌属、变形杆菌属、志贺菌属、沙门菌属、枸橼酸杆菌属、沙雷菌属等均有良好作用，对铜绿假单胞菌及其他假单胞菌、不动杆菌属、产碱杆菌属等亦有良好作用；对脑膜炎奈瑟菌、淋病奈瑟菌、流感嗜血杆菌、耶尔森菌属、胎儿弯曲菌、结核杆菌及某些非结核分枝杆菌属亦具较好抗菌作用，其抗菌活性较庆大霉素略低。本品最突出的优点是对许多肠道革兰阴性杆菌所产生的氨基糖苷类钝化酶稳定，不会为此类酶钝化而失去抗菌活性。在目前所分离到的 12 种钝化酶中，本品仅可为 AAC（6'）所钝化，此外 AAD（4'）和 APH（3'）－Ⅲ偶可导致细菌对本品中度耐药。临床分离的肠杆菌科细菌中对庆大霉素、妥布霉素和奈替米星等氨基糖苷类耐药者60%～70% 对本品仍敏感。近年来革兰阴性杆菌中对阿米卡星耐药菌株亦有增多。

革兰阳性球菌中本品除对葡萄球菌属中甲氧西林敏感株有良好抗菌作用外，肺炎链球菌、各组链球菌及肠球菌属对之大多耐药。本品对厌氧菌无效。

【适应证】临床主要用于对庆大霉素、卡那霉素耐药的革兰阴性杆菌如大肠杆菌、变形杆菌和铜绿假单胞菌引起的各种感染。

阿米卡星不宜用于单纯性尿路感染初治病例，除非致病菌对其他毒性较低的抗菌药均不敏感。

【用法用量】肌肉注射或静脉滴注。

成人无并发症的尿路感染，每 12 小时 0.2g；用于其他全身感染，按体重每 8 小时 5mg/kg，或每 12 小时 7.5mg/kg。成人每天不超过 1.5g，疗程不超过 10 天。新生儿首剂按体重 10mg/kg，继以每 12 小时 7.5mg/kg。较大儿童用量与成人同。

【不良反应】本品的耳毒性和肾毒性与卡那霉素相近，故肾功能减退者、脱水者、老年患者及使用强效利尿剂的患者应慎用或减量。其他副作用尚有恶心、呕吐、头痛、药物热、关节痛、贫血及肝功能异常等。个别病人可出现过敏性休克。

【禁忌】对本品或其他氨基糖苷类过敏者

禁用。

【注意事项】

1. 下列情况宜慎用：①失水：可使血药浓度增高，易产生毒性反应。②第八对脑神经损害：因本品可导致前庭神经和听神经损害。③重症肌无力或帕金森病患者：因本品可引起神经肌肉阻滞作用，导致骨骼肌软弱。④肾功能损害者：因本品具有肾毒性。

2. 对诊断的干扰：本品可使丙氨酸氨基转移酶、门冬氨酸氨基转移酶、血清胆红素浓度及乳酸脱氢酶浓度的测定值增高；血钙、镁、钾、钠浓度的测定值可能降低。

3. 氨基糖苷类与β-内酰胺类（头孢菌素类与青霉素类）混合时可导致相互失活。本品与上述抗生素联合应用时必须分瓶滴注。阿米卡星亦不宜与其他药物同瓶滴注。

4. 应给予患者足够的水分，以减少肾小管损害。

5. 本品干扰正常菌群，长期应用可导致非敏感菌过度生长。

6. FDA对本药的妊娠安全性分级为C级。

【药物相互作用】

1. 与强利尿药（如呋塞米、依他尼酸等）联用可加强耳毒性。

2. 与其他有耳毒性的药物（如红霉素等）联合应用，耳毒性可能加强。

3. 与头孢菌素类联合应用，可致肾毒性加强。右旋糖酐可加强本类药物的肾毒性。

4. 与肌肉松弛药或具有此种作用的药物（如地西泮等）联合应用可致神经肌肉阻滞作用的加强。新斯的明或其他抗胆碱酯酶药均可拮抗神经肌肉阻滞作用。

5. 本类药物与碱性药（如碳酸氢钠、氨茶碱等）联合应用，抗菌效能可增强，但同时毒性也相应增强，必须慎重。

6. 对于铜绿假单菌感染常需与抗假单胞菌青霉素类联合应用。但不可同瓶滴注。

【规格】注射剂：2ml：100mg；2ml：200mg；2ml：500mg。

核糖霉素
Ribostamycin

【药理作用】硫酸核糖霉素是一种氨基糖苷类抗生素。抗菌谱与卡那霉素相似，但抗菌作用较弱。本品对大肠埃希菌、克雷白菌属、变形杆菌属等肠杆菌科细菌有较好抗菌活性，对部分葡萄球菌属（甲氧西林敏感株）、淋病奈瑟菌、脑膜炎奈瑟菌亦有较好作用，对结核分枝杆菌和链球菌属有微弱作用，对铜绿假单胞菌和厌氧菌无作用。细菌对本品和卡那霉素有交叉耐药性。本品毒性较卡那霉素低。

【适应证】本品适用于敏感肠杆菌科细菌如大肠埃希菌、克雷白菌属、变形杆菌属、志贺菌属等引起的各种严重感染，如肺炎、败血症、胆道感染等。通常多与广谱半合成青霉素类、头孢菌素类或其他抗菌药物联合应用。

【用法用量】使用前将每瓶含量为0.2g、0.5g、1g的本品分别加入灭菌注射用水或生理盐水2ml、3ml、4ml，完全溶解后作肌肉注射。成人一日1~2g，分2次肌肉注射；儿童按体重每日20~40mg/kg，分2次肌肉注射。

【不良反应】本品的毒性较卡那霉素轻。

1. 少见皮疹、麻木、耳鸣、头痛、恶心、呕吐、腹泻等。

2. 偶见听力减轻，眩晕，维生素K或维生素B族缺乏，血尿素氮及血氨基转移酶（ALT及AST）增高等。

【禁忌】对本品或氨基糖苷类药物有过敏史者禁用。

【注意事项】

1. 对一种氨基糖苷类抗生素如链霉素、庆大霉素、阿米卡星等过敏的患者，可能对本品也过敏。

2. 在用药过程中应注意进行下列检查：①尿常规和肾功能，以防止出现严重肾毒性反应。②听力检查或听电图测定，尤其高频听力测定，这对老年人尤为重要。

3. 下列情况应慎用本品：①失水：可使血药浓度增高，产生毒性反应的可能性增加。②第八对脑神经损害：因本品可导致听神经和前庭功能损害。③重症肌无力或帕金森病：因本品可引起神经肌肉阻滞作用，导致骨骼肌软弱。④肾功能损害者：因本品可引起肾毒性。

4. 氨基糖苷类与β-内酰胺类（头孢菌素类与青霉素类）混合时可导致相互失活。本品与上述抗生素合用时必须分瓶注射。本品亦不宜与其他药物同瓶注射。

5. 本品仅供肌肉注射，通常疗程不宜超过14天。

【药物相互作用】参阅卡那霉素。

【规格】注射剂：1.0g（100万U）。

1.7　酰胺醇类

氯霉素
Chloramphenicol

【药理作用】氯霉素为脂溶性，通过弥散进入细菌细胞内，并可逆性地结合在细菌核糖体的50S亚基上，使肽链增长受阻（可能由于抑制了转肽酶的作用），因此抑制肽链的形成，从而阻止蛋白质的合成。本品在体外具广谱抗微生物作用，包括需氧革兰阴性菌及革兰阳性菌、厌氧菌、立克次体属、螺旋体和衣原体属。对下列细菌具杀菌作用：流感杆菌、肺炎链球菌和脑膜炎奈瑟菌。对以下细菌仅具抑菌作用：金黄色葡萄球菌、化脓性链球菌、草绿色链球菌、A组溶血性链球菌、大肠杆菌、肺炎克雷白菌、奇异变形杆菌、伤寒沙门菌、副伤寒沙门菌、志贺菌属、脆弱拟杆菌等。下列细菌通常对氯霉素耐药：铜绿假单胞菌、不动杆菌属、肠杆菌属、黏质沙雷菌、吲哚阳性变形杆菌属、甲氧西林耐药葡萄球菌和肠球菌属。本品属抑菌剂。

【适应证】

1. 伤寒和其他沙门菌属感染：为敏感菌株所致伤寒、副伤寒的选用药物，由沙门菌属感染的胃肠炎一般不宜应用本品，如病情严重，有合并败血症可能时仍可选用。

2. 耐氨苄西林的B型流感嗜血杆菌脑膜炎，对青霉素过敏患者的肺炎链球菌、脑膜炎奈瑟菌脑膜炎，敏感的革兰阴性杆菌脑膜炎，本品可作为选用药物之一。

3. 脑脓肿：尤其耳源性者，常为需氧菌和厌氧菌混合感染。

4. 严重厌氧菌感染：如脆弱拟杆菌所致感染，尤其适用于病变累及中枢神经系统者。可与氨基糖苷类抗生素联合应用治疗腹腔感染和盆腔感染，以控制同时存在的需氧和厌氧菌感染。

5. 无其他低毒性抗菌药可替代时治疗敏感细菌所致的各种严重感染，如由流感嗜血杆菌、沙门菌属及其他革兰阴性杆菌所致败血症及肺部感染等，常与氨基糖苷类联合。

6. 立克次体感染：可用于Q热、落基山斑点热、地方性斑疹伤寒等的治疗。

【用法用量】稀释后静脉滴注。成人一日2~3g，分2次给予；小儿按体重一日25~50mg/kg，分3~4次给予；新生儿一日不超过25mg/kg，分4次给予。

【不良反应】

1. 对造血系统的毒性反应：是氯霉素最严重的不良反应。有两种不同表现形式：①与剂量有关的可逆性骨髓抑制，常见于血药浓度超过25mg/L的患者，临床表现为贫血，并可伴白细胞和血小板减少。②与剂量无关的骨髓毒性反应，常表现为严重的、不可逆性再生障碍性贫血，发生再生障碍性贫血者可有数周至数月的潜伏期，不易早期发现，其临床表现有血小板减少引起的出血倾向，如瘀点、瘀斑和鼻衄等，以及由粒细胞减少所致感染征象，如高热、咽痛、黄疸、苍白等。绝大多数再生障碍性贫血于口服氯霉素后发生。

2. 溶血性贫血：可发生在某些先天性葡萄糖-6-磷酸脱氢酶不足的患者。

3. 灰婴综合征：典型病例发生在出生后48小时内即投予高剂量的氯霉素，治疗持续3~4日后发生，血药浓度可高达40~200mg/L。临床表现为腹胀、呕吐，进行性苍白、紫绀，微循环障碍，体温不升，呼吸不规则。常发生在早产儿或新生儿应用大剂量氯霉素（按体重一日超过25mg/kg）时，类似表现亦可发生在成人或较大儿童应用更大剂量（按体重一日约100mg/kg）时。及早停药，尚可完全恢复。

4. 本品长程治疗可诱发出血倾向，可能与骨髓抑制、肠道菌群减少致维生素K合成受阻、凝血酶原时间延长等均有关。

5. 周围神经炎和视神经炎：常在长程治疗时发生，及早停药，常属可逆。也可发生视神经萎缩而致盲。

6. 过敏反应：较少见。可致各种皮疹、日光性皮炎、血管神经性水肿。一般较轻，停药后可迅速好转。

7. 二重感染：可致变形杆菌、铜绿假单胞菌、金黄色葡萄球菌、真菌等的肺、胃肠道及尿路感染。

8. 消化道反应：可有腹泻、恶心及呕吐等。

【禁忌】对本品过敏者、精神病患者、新生儿和早产儿禁用。

【注意事项】

1. 由于可能发生不可逆性骨髓抑制，本品应避免重复疗程使用。

2. 肝、肾功能损害患者应避免使用本品，如必须使用时须减量应用，有条件时进行血药浓度监测，使其峰浓度在 25mg/L 以下，谷浓度在 5mg/L 以下。如血药浓度超过此范围，可增加引起骨髓抑制的危险。

3. 在治疗过程中应定期检查周围血象，长程治疗者尚须查网织细胞计数，必要时做骨髓检查，以便及时发现与剂量有关的可逆性骨髓抑制，但全血象检查不能预测通常在治疗完成后发生的再生障碍性贫血。

4. 对诊断的干扰：采用硫酸铜法测定尿糖时，应用氯霉素患者可产生假阳性反应。

5. 由于氯霉素可透过胎盘屏障，对早产儿和足月产新生儿均可能引起毒性反应，发生灰婴综合征，因此在妊娠期，尤其是妊娠末期或分娩期不宜应用本品。本品自乳汁分泌，有引致哺乳婴儿发生不良反应的可能，包括严重的骨髓抑制反应，因此本品不宜用于哺乳期妇女，必须应用时应暂停哺乳。

6. FDA 对本药的妊娠安全性分级为 C 级。

【药物相互作用】

1. 与抗癫痫药（乙内酰脲类）同用时，由于氯霉素可抑制肝细胞微粒体酶的活性，导致此类药物的代谢降低，或氯霉素替代该类药物的血清蛋白结合部位，均可使药物的作用增强或毒性增加，故当与氯霉素同用时或在其后应用须调整此类药物的剂量。

2. 与降血糖药（如甲苯磺丁脲）同用时，由于蛋白结合部位被替代，可增强其降糖作用，因此需调整该类药物剂量。格列吡嗪和格列本脲的非离子结合特点，使其所受影响较其他降糖药为小，但同用时仍须谨慎。

3. 长期使用含雌激素的避孕药，如同时使用氯霉素，可使避孕的可靠性降低，经期外出血增加。

4. 由于本品可具有维生素 B_6 拮抗剂的作用或使后者经肾排泄量增加，可导致贫血或周围神经炎的发生，因此维生素 B_6 与本品同用时机体对前者的需要量增加。

5. 本品可拮抗维生素 B_{12} 的造血作用，因此两者不宜同用。

6. 与某些骨髓抑制药同用时，可增强骨髓抑制作用，如抗肿瘤药物、秋水仙碱、羟基保泰松、保泰松和青霉胺等。同时进行放射治疗时，亦可增强骨髓抑制作用，须调整骨髓抑制剂或放射治疗的剂量。

7. 如在术前或术中应用，由于本品对肝酶的抑制作用，可降低诱导麻醉药阿芬他尼的清除，延长其作用时间。

8. 苯巴比妥、利福平等肝药酶诱导剂与本品同用时，可增强其代谢，致使血药浓度降低。

9. 与林可霉素类或红霉素类等大环内酯类抗生素合用时可发生拮抗作用，因此不宜联合应用。

【规格】注射剂：1ml：0.125g；2ml：0.25g。滴眼液：8ml：20mg。眼膏：10g：1%；10g：3%。滴耳液：10ml：0.25g。片剂：0.25g。

甲砜霉素
Thiamphenicol

【药理作用】抗菌谱和抗菌作用与氯霉素相仿，具广谱抗微生物作用，属抑菌剂，包括需氧革兰阴性菌及革兰阳性菌、厌氧菌、立克次体属、螺旋体和衣原体属。甲砜霉素对下列细菌具杀菌作用：流感嗜血杆菌、肺炎链球菌和脑膜炎奈瑟菌。对以下细菌仅具抑菌作用：金黄色葡萄球菌、化脓性链球菌、草绿色链球菌、B 组溶血性链球菌、大肠埃希菌、肺炎克雷白菌、奇异变形杆菌、伤寒沙门菌、副伤寒沙门菌、志贺菌属、脆弱拟杆菌等。

【适应证】用于敏感菌如流感嗜血杆菌、大肠埃希菌、沙门菌属等所致的呼吸道、尿路、肠道等感染。

【用法用量】口服，成人一次 0.25~0.5g，一日 3~4 次；儿童按体重一日 25~50mg/kg，分 4 次服。

【不良反应】

1. 可发生腹痛、腹泻、恶心、呕吐等消化道反应，其发生率在 10% 以下。

2. 偶见皮疹等过敏反应。

3. 早产儿及新生儿中尚未发现有灰婴综合征者。仅有个例报道有出现短暂性皮肤和面色苍白。

4. 本品亦可引起造血系统的毒性反应，主要表现为可逆性红细胞生成抑制，白细胞减少和血小板减少；发生再生障碍性贫血者罕见。

【禁忌】对本品过敏者禁用。

【注意事项】

1. 患者在治疗过程中应定期检查周围血象，

疗程较长者尚需检查网织细胞计数，以及时发现血液系统不良反应。

2. 肾功能不全者甲砜霉素排出减少，体内可有蓄积倾向，应减量应用。

3. 老年患者用药应根据肾功能调整用药。

【药物相互作用】参阅氯霉素。

【规格】肠溶片剂：0.125g；0.25g。

1.8　四环素类

多西环素
Doxycycline

【其他名称】盐酸强力霉素、脱氧土霉素。

【药理作用】本品为广谱抑菌剂，高浓度时具杀菌作用。作用机制为药物能特异性与细菌核糖体 30S 亚基的 A 位置结合，抑制肽链的增长和影响细菌蛋白质的合成。许多立克次体属、支原体属、衣原体属、非典型分枝杆菌属、螺旋体也对本品敏感。本品对革兰阳性菌作用优于革兰阴性菌，但肠球菌属对其耐药。其他如放线菌属、炭疽杆菌、单核细胞增多性李斯特菌、梭状芽孢杆菌、奴卡菌属、弧菌、布鲁菌属、弯曲杆菌、耶尔森菌对本品敏感。本品对淋病奈瑟菌具一定抗菌活性，但耐青霉素的淋病奈瑟菌对多西环素也耐药。本品与四环素类抗生素不同品种之间存在交叉耐药。

【适应证】

1. 本品作为选用药物之一可用于下列疾病：①立克次体病，如流行性斑疹伤寒、地方性斑疹伤寒、洛基山热、恙虫病和 Q 热。②支原体属感染。③衣原体属感染，包括鹦鹉热、性病、淋巴肉芽肿、非特异性尿道炎、输卵管炎、宫颈炎及沙眼。④回归热。⑤布鲁菌病。⑥霍乱。⑦兔热病。⑧鼠疫。⑨软下疳。治疗布鲁菌病和鼠疫时需与氨基糖苷类联合应用。

2. 本品可用于对青霉素类过敏患者的破伤风、气性坏疽、雅司、梅毒、淋病和钩端螺旋体病以及放线菌属、李斯特菌感染。

【用法用量】

1. 抗菌及抗寄生虫感染：成人，第一日 100mg，每 12 小时 1 次，继以 100～200mg，一日 1 次，或 50～100mg，每 12 小时 1 次。

2. 淋病奈瑟菌性尿道炎和宫颈炎：一次 100mg，每 12 小时 1 次，共 7 日。

3. 非淋病奈瑟菌性尿道炎由沙眼衣原体或解脲支原体引起者，以及沙眼衣原体所致的单纯性尿道炎、宫颈炎或直肠感染：均为一次 100mg，一日 2 次，疗程至少 7 日。

4. 梅毒：一次 150mg，每 12 小时 1 次，疗程至少 10 日。8 岁以上小儿第一日按体重 2.2mg/kg，每 12 小时 1 次，继以按体重 2.2～4.4mg/kg，一日 1 次，或按体重 2.2mg/kg，每 12 小时 1 次。体重超过 45kg 的小儿用量同成人。

5. 预防恶性疟，每周 0.1g；预防钩端螺旋体病，每日 2 次，每次 0.1g。

【不良反应】

1. 消化系统：本品口服可引起恶心、呕吐、腹痛、腹泻等胃肠道反应。偶有食管炎和食管溃疡的报道，多发生于服药后立即卧床的患者。

2. 肝毒性：脂肪肝患者和妊娠期妇女容易发生，亦可发生于并无上述情况的患者。偶可发生胰腺炎，本品所致胰腺炎也可与肝毒性同时发生，患者并不伴有原发肝病。

3. 过敏反应：多为斑丘疹和红斑，少数病人可有荨麻疹、血管神经性水肿、过敏性紫癜、心包炎以及系统性红斑狼疮皮损加重，表皮剥脱性皮炎并不常见。偶有过敏性休克和哮喘发生。某些用本品的患者日晒可有光敏现象。所以，建议患者服用本品期间不要直接暴露于阳光或紫外线下，一旦皮肤有红斑应立即停药。

4. 血液系统：偶可引起溶血性贫血、血小板减少、中性粒细胞减少和嗜酸性粒细胞减少。

5. 中枢神经系统：偶可致良性颅内压增高，可表现为头痛、呕吐、视神经盘水肿等，停药后可缓解。

6. 二重感染：长期应用本品可发生耐药金黄色葡萄球菌、革兰阴性菌和真菌等引起的消化道、呼吸道和尿路感染，严重者可致败血症。

7. 四环素类的应用可使人体内正常菌群减少，并致维生素缺乏、真菌繁殖，出现口干、咽炎、口角炎和舌炎等。

【禁忌】有四环素类药物过敏史者禁用。

【注意事项】

1. 应用本品时可能发生耐药菌的过度繁殖。一旦发生二重感染，应停用本品并予以相应治疗。

2. 治疗性病时，如怀疑同时合并梅毒螺旋体感染，用药前须行暗视野显微镜检查及血清学检查，后者每月 1 次，至少 4 次。

3. 长期用药时应定期随访检查血常规以及肝功能。

4. 肾功能减退患者可应用本品，不必调整剂量。应用本品时通常亦不引起血尿素氮的升高。

5. 本品可与食品、牛奶或含碳酸盐饮料同服。

6. 本品可透过胎盘屏障进入胎儿体内，沉积在牙齿和骨的钙质区内，引起胎儿牙齿变色、牙釉质再生不良及抑制胎儿骨骼生长。该类药物在动物实验中有致畸胎作用。因此孕妇不宜应用。本品可自乳汁分泌，乳汁中浓度较高，哺乳期妇女应用时应暂停哺乳。

7. FDA 对本药的妊娠安全性分级为 D 级。

【药物相互作用】

1. 本品可抑制血浆凝血酶原的活性，所以接受抗凝治疗的患者需要调整抗凝药的剂量。

2. 巴比妥类、苯妥英钠或卡马西平与本品同用时，上述药物可由于诱导微粒体酶的活性致多西环素血药浓度降低，因此须调整多西环素的剂量。

3. 与碳酸氢钠、钡剂、氢氧化铝、镁盐制剂等含金属离子药物或食物同服，本品吸收减少。

【规格】注射剂：0.05g；0.1g。

米诺环素
Minocycline

【其他名称】二甲胺四环素、美满霉素。

【药理作用】本品为半合成四环素类广谱抗生素，具高效和长效性，在四环素类抗生素中，本品的抗菌作用最强。抗菌谱与四环素相近。对革兰阳性菌包括耐四环素的金黄色葡萄球菌、链球菌等和革兰阴性菌中的淋病奈瑟菌均有很强的作用；对革兰阴性杆菌的作用一般较弱；对沙眼衣原体和解脲支原体亦有较好的抑制作用。近年来由于滥用四环素类抗生素，大多数常见革兰阳性和阴性菌均对本品耐药。本品的作用机制是与核糖体 30S 亚基的 A 位置结合，阻止肽链的延长，从而抑制细菌或其他病原微生物的蛋白质合成。本品系抑菌药，但在高浓度时，也具有杀菌作用。

【适应证】适用于对本品敏感的病原体引起的下列感染：败血症、菌血症；浅表性化脓性感染：毛囊炎、脓皮症、扁桃体炎、泪囊炎、牙龈炎、外阴炎、创伤感染、手术后感染等；深部化脓性疾病：乳腺炎、淋巴管（结）炎、颌下腺炎、骨髓炎、骨炎；急慢性支气管炎、喘息型支气管炎、支气管扩张、支气管肺炎、细菌性肺炎、肺部化脓症；痢疾、肠炎、感染性食物中毒、胆管炎、胆囊炎、腹膜炎；肾盂肾炎、尿道炎、膀胱炎、前列腺炎、附睾炎、宫内感染、淋病；中耳炎、副鼻窦炎、颌下腺炎；梅毒。

【用法用量】口服。成人首次剂量为 0.2g，以后每 12 小时服用本品 0.1g，或每 6 小时服用 50mg。

【不良反应】

1. 菌群失调：本品引起菌群失调较为多见。常可见到由于白色念珠菌和其他耐药菌所引起的二重感染。亦可发生难辨梭菌性假膜性肠炎。

2. 消化道反应：食欲不振、恶心、呕吐、腹痛、腹泻、口腔炎、舌炎、肛门周围炎等；偶可发生食管溃疡。

3. 肝损害：偶见恶心、呕吐、黄疸、脂肪肝、血清氨基转移酶升高、呕血和便血等，严重者可昏迷而死亡。

4. 肾损害：可加重肾功能不全者的肾损害，导致血尿素氮和肌酐值升高。

5. 影响牙齿和骨发育：本品可沉积于牙齿和骨中，造成牙齿黄染，并影响胎儿、新生儿和婴幼儿骨骼的正常发育。

6. 过敏反应：主要表现为皮疹、荨麻疹、药物热、光敏性皮炎和哮喘等。罕见全身性红斑狼疮，若出现，应立即停药并做适当处理。

7. 可见眩晕、耳鸣、共济失调伴恶心、呕吐等前庭功能紊乱（呈剂量依赖性，女性比男性多见），常发生于最初几次应用时，一般停药 24～48 小时后可恢复。

8. 血液系统：偶有溶血性贫血、血小板减少、中性粒细胞减少、嗜酸性粒细胞增多等。

9. 维生素缺乏症：偶有维生素 K 缺乏症状（低凝血酶原症、出血倾向等）、维生素 B 族缺乏症状（舌炎、口腔炎、食欲不振、神经炎等）等。

10. 颅内压升高：偶见呕吐、头痛、复视、视神经盘水肿、前囟膨隆等颅内压升高症状，应立即停药。

11. 休克：偶有休克现象发生，须注意观察，如发现有不适感、口内异常感、哮喘、便意、耳鸣等症状时，应立即停药，并做适当处理。

12. 皮肤：斑丘疹、红斑样皮疹等；偶见剥脱性皮炎、混合性药疹、多形性红斑和 Stevens - Johnson 综合征。长期服用本品，偶有指甲、皮肤、黏膜处色素沉着现象发生。

13. 其他：偶有头晕、倦怠感等。长期服用本品，可使甲状腺变为棕黑色，甲状腺功能异常少见。罕见听力受损。

【禁忌】

1. 对本品及其他四环素类过敏者禁用。

2. 由于本品可引起牙齿永久性变色，牙釉质发育不良，并抑制骨骼的发育生长，故 8 岁以下小儿禁用。

【注意事项】

1. 肝肾功能不全者、食道通过障碍者、老年人、口服吸收不良或不能进食者及全身状态恶化患者（因易引发维生素 K 缺乏症）慎用。

2. 由于具有前庭毒性，本品已不作为脑膜炎奈瑟菌带菌者和脑膜炎奈瑟菌感染的治疗药物。

3. 对本品过敏者有可能对其他四环素类也过敏。

4. 由于可致头晕、倦怠等，汽车驾驶员、从事危险性较大的机器操作及高空作业者应避免服用本品。

5. 本品滞留于食道并崩解时，会引起食道溃疡，故应多饮水，尤其临睡前服用时。

6. 急性淋病奈瑟菌性尿道炎患者疑有初期或二期梅毒时，通常应进行暗视野检查，疑有其他类型梅毒时，每月应进行血清学检查，并至少进行 4 个月。

7. 严重肾功能不全患者的剂量应低于常用剂量，如需长期治疗，应监测血药浓度。

8. 用药期间应定期检查肝、肾功能。

9. 本品较易引起光敏性皮炎，故用药后应避免日晒。

10. 对实验室检查指标的干扰：①测定尿邻苯二酚胺（Hingerty 法）浓度时，由于本品对荧光的干扰，可能使测定结果偏高。②可能使碱性磷酸酶、血清淀粉酶、血清胆红素、血清氨基转移酶（AST、ALT）的测定值升高。

11. 本品可与食品、牛奶或含碳酸盐饮料同服。

12. FDA 对本药的妊娠安全性分级为 D 级。

【药物相互作用】

1. 由于本品能降低凝血酶原的活性，故本品与抗凝血药合用时，应降低抗凝血药的剂量。

2. 由于制酸药（如碳酸氢钠）可使本品的吸收减少、活性降低，故本品与制酸药应避免同时服用。

3. 本品与含铝、钙、镁、铁离子的药物合用时，可形成不溶性络合物，使本品的吸收减少。

4. 降血脂药物考来烯胺或考来替泊与本品合用时，可能影响本品的吸收。

5. 由于巴比妥类、苯妥英钠或卡马西平可诱导微粒体酶的活性致使本品血药浓度降低，故合用时须调整本品的剂量。

6. 全麻药甲氧氟烷与本品合用可导致致命性的肾毒性。

7. 由于本品能干扰青霉素的杀菌活性，所以应避免本品与青霉素类合用。

8. 本品与强利尿药（如呋塞米等）合用可加重肾损害。

9. 本品与其他肝毒性药物（如抗肿瘤化疗药物）合用可加重肝损害。

10. 本品与口服避孕药合用，能降低口服避孕药的效果。

【规格】注射剂：50mg（5 万 U）；100mg（10 万 U）。

替加环素
Tigecycline

【其他名称】Tygacil。

【药理作用】替加环素的作用机制与四环素类抗生素相似，都是通过与细菌 30S 核糖体结合，使得氨基酸无法结合成肽链，最终起到阻断细菌蛋白质合成，限制细菌生长的作用。但替加环素与核糖体的结合能力是其他四环素类药物的 5 倍，说明本品抗细菌耐药性的能力优于其他四环素类药物。替加环素的抗菌谱包括革兰阳性菌、革兰阴性菌和厌氧菌。体外实验和临床试验显示，替加环素对部分需氧革兰阴性菌（如弗氏枸橼酸杆菌、阴沟肠杆菌、大肠杆菌、产酸克雷白菌和肺炎克雷白菌、鲍曼不动杆菌、嗜水气单胞菌、克氏枸橼酸杆菌、产气肠杆菌、出血败血性巴斯德菌、黏质沙雷菌和嗜麦芽寡养单胞菌等）敏感。铜绿假单胞菌对替加环素耐药。

【适应证】本品适用于 18 岁以上患者在下列情况下由特定细菌的敏感菌株所致感染的治疗：①复杂性皮肤软组织感染：大肠埃希菌、粪肠球菌（仅限于万古霉素敏感菌株）、金黄色葡萄球菌（甲氧西林敏感及耐药菌株）、无乳链球菌、咽峡炎链球菌族（包括咽峡炎链球菌、中间型链球菌和 S. constellatus）、化脓性链球菌和脆弱拟杆菌等所致者。②复杂性腹腔内感染：弗劳地柠檬酸杆菌、阴沟肠杆菌、大肠埃希菌、产酸克雷白菌、肺炎克雷白菌、粪肠球菌（仅限于万古霉素敏感菌株）、金黄色葡萄球菌（仅限于甲氧西林敏感菌株）、咽峡炎链球菌族（包括咽峡炎链球菌、中间型链球菌和 S. constellatus）、脆弱拟杆菌、多形拟杆菌、单形拟杆菌、普通拟杆菌、产气荚膜梭菌和微小消化链球菌等所致者。

为了分离、鉴定病原菌并明确其对替加环素的敏感性，应该留取合适标本进行细菌学检测。在尚未获知这些试验结果之前，可采用本品作为经验性单药治疗。

为了减少耐药细菌的出现并维持本品及其他抗菌药物的有效性，本品应该仅用于治疗确诊或高度怀疑细菌所致的感染。一旦获知培养及药敏试验结果，应该据之选择或调整抗菌药物治疗。缺乏此类资料时，可根据当地流行病学和敏感性模式选用经验性治疗药物。

【用法用量】

1. 替加环素的推荐给药方案为首剂 100 mg，然后每 12 小时 50mg。替加环素的静脉输注时间应该每 12 小时给药一次，每次 30～60 min。本品治疗复杂性皮肤软组织感染或复杂性腹腔内感染的推荐疗程为 5～14 天。治疗疗程应该根据感染的严重程度及部位、患者的临床表现和细菌学进展情况而定。本品无需根据年龄、性别或种族调整剂量。

2. 药品配制与处理：每瓶本品采用 5.3ml 0.9%氯化钠注射液或 5%葡萄糖注射液溶解，轻晃药瓶直至药物溶解。溶解后的替加环素溶液浓度为 10 mg/ml（注意：每瓶超量 6%，因此 5ml 溶液相当于 50mg 药物）。立刻从药瓶中抽取 5 ml 溶液加入含 100ml 液体的静脉输液瓶中（100mg 剂量溶解 2 瓶，50 mg 剂量溶解 1 瓶）。静脉输液瓶中药物的最大浓度为 1 mg/ml。溶解后的溶液呈黄色或橙色，颜色变化的溶液应丢弃不用。注射用药物在给药之前应该肉眼检查是否存在颗粒物和变色（如绿色或黑色）。本品可以在注射溶液瓶中室温保存 6 小时，或 2℃～8℃冷藏 24 小时。

本品应该经专用输液管线或 Y 形管线静脉给药。如果同一输液管线继续用于输注多种药物，应该在输注本品前后应用 0.9%氯化钠注射液或 5%葡萄糖注射液冲洗管线。经此普通管线给药应该采用与替加环素及其他任何药物相容的注射溶液。

【不良反应】主要不良反应包括：活化部分凝血活酶时间延长（aPPT），凝血酶原时间延长（PT）；胆红素血症，血尿素氮升高；头晕；静脉炎；恶心、呕吐、腹泻；厌食、腹痛、消化不良；皮肤瘙痒、皮疹等。

【禁忌】禁用于已知对替加环素过敏的患者。

【注意事项】

1. 甘氨酰环素类抗菌药物在结构上与四环素类抗菌药物相似，可能存在相似的不良事件。因此，四环素类抗菌药物过敏的患者应慎用替加环素。

2. 妊娠妇女应用本品时可导致胎儿受到伤害。如果患者在应用替加环素期间妊娠，应该告知患者其对胎儿的潜在危害。动物实验研究结果提示，替加环素可透过胎盘在胎儿组织中被发现。替加环素可致胎鼠和胎兔体重减轻（合并相应的骨化延迟）、家兔死胎。

3. 在牙齿形成期间（妊娠后半期、婴儿期以及 8 岁以下儿童期）使用本品可导致牙齿永久性变色（黄色、灰色、棕色）。研究结果显示，大鼠应用本品后出现骨骼变色。因此，此时不可使用本品，除非其他药物无效或禁忌使用。

4. 几乎所有抗菌药物使用过程中均有伪膜性结肠炎报道，严重程度从轻度到危及生命。因此，应用任何抗菌药物后出现腹泻的患者均应考虑此诊断。

5. 替加环素可引起头晕，这会对驾车、操纵机器造成影响。

6. 肝功能损伤患者用药：轻至中度肝功能损伤（Child Pugh 分级 A 和 B 级）患者无需调整剂量。重度肝功能损伤（Child Pugh 分级 C 级）患者应该慎用本品，治疗过程中应监测其治疗反应。

【规格】注射剂：50mg。

1.9　大环内酯类

红霉素
Erythromycin

【其他名称】新红康。

【药理作用】红霉素属大环内酯类抗生素，对葡萄球菌属、各组链球菌和革兰阳性杆菌均具抗菌活性。奈瑟菌属、流感嗜血杆菌、百日咳鲍特菌等也可对本品敏感。本品对除脆弱拟杆菌和梭杆菌属以外的各种厌氧菌亦具抗菌活性；对军团菌属、胎儿弯曲菌、某些螺旋体、肺炎支原体、立克次体属和衣原体属也有抑制作用。本品系抑菌剂，但在高浓度时对某些细菌也具杀菌作用。本品可透过细菌细胞膜，在接近供位（P位）处与细菌核糖体的50S亚基可逆性结合，阻断了转移核糖核酸（t－RNA）结合至P位上，同时也阻断了多肽链自受位（A位）至P位的位移，因而细菌蛋白质合成受抑制。红霉素仅对分裂活跃的细菌有效。

【适应证】

1. 本品作为对青霉素过敏患者治疗下列感染的替代用药：溶血性链球菌、肺炎链球菌等所致的急性扁桃体炎、急性咽炎、鼻窦炎；溶血性链球菌所致的猩红热、蜂窝组织炎；白喉及白喉带菌者；气性坏疽、炭疽、破伤风；放线菌病；梅毒；李斯特菌病等。

2. 军团菌病。

3. 肺炎支原体肺炎。

4. 肺炎衣原体肺炎。

5. 其他衣原体属、支原体属所致泌尿生殖系感染。

6. 沙眼衣原体结膜炎。

7. 淋球菌感染。

8. 厌氧菌所致口腔感染。

9. 空肠弯曲菌肠炎。

10. 百日咳。

11. 风湿热复发、感染性心内膜炎（风湿性心脏病、先天性心脏病、心脏瓣膜置换术后）、口腔及上呼吸道医疗操作时的预防用药（青霉素的替代用药）。

【用法用量】口服，成人一日0.75～2g，分3～4次；儿童每日按体重20～40mg/kg，分3～4次。治疗军团菌病，成人一次0.5～1g，一日4次。用作风湿热复发的预防用药时，一次0.25g，一日2次。用作感染性心内膜炎的预防用药时，术前1小时口服1g，术后6小时再服用0.5g。

【不良反应】

1. 胃肠道反应多见，有腹泻、恶心、呕吐、中上腹痛、口舌疼痛、胃纳减退等，其发生率与剂量大小有关。

2. 肝毒性少见，患者可有乏力、恶心、呕吐、腹痛、发热及肝功能异常，偶见黄疸等。

3. 大剂量（≥4g/d）应用时，尤其肝、肾疾病患者或老年患者，可能引起听力减退，主要与血药浓度过高（>12mg/L）有关，停药后大多可恢复。

4. 过敏反应表现为药物热、皮疹、嗜酸性粒细胞增多等，发生率0.5%～1%。

5. 其他：偶有心律失常、口腔或阴道念珠菌感染。

【禁忌】对大环内酯类药物过敏者禁用。

【注意事项】

1. 溶血性链球菌感染用本品治疗时，至少需持续10日，以防止急性风湿热的发生。

2. 为获得较高血药浓度，红霉素需空腹（餐前1小时或餐后3～4小时）与水同服。

3. 用药期间定期检查肝功能。肾功能减退患者一般无需减少用量。肝病患者和严重肾功能损害者红霉素的剂量应适当减少。

4. 患者对一种红霉素制剂过敏或不能耐受时，对其他红霉素制剂也能过敏或不能耐受。

5. 对诊断的干扰：本品可干扰Higerty法的荧光测定，使尿儿茶酚胺的测定值出现假性增高。血清碱性磷酸酶、胆红素、丙氨酸氨基转移酶和门冬氨酸氨基转移酶的测定值均可能增高。

6. 因不同细菌对红霉素的敏感性存在一定差异，故应做药敏测定。

7. FDA对本药的妊娠安全性分级为B级。

【药物相互作用】

1. 本品可抑制卡马西平和丙戊酸等抗癫痫药的代谢，导致后者的血药浓度增高而发生毒性反应。本品与阿芬太尼合用可抑制后者的代谢，延长其作用时间。本品与阿司咪唑或特非那定等抗组胺药合用可增加心脏毒性，与环孢素合用可使后者血药浓度增加而产生肾毒性。

2. 与氯霉素和林可酰胺类有拮抗作用，不推荐同用。

3. 本品为抑菌剂，可干扰青霉素的杀菌效能，故当需要快速杀菌作用如治疗脑膜炎时，两者不宜同用。

4. 长期服用华法林的患者应用本品时可导致凝血酶原时间延长，从而增加出血的危险性，老年病人尤应注意。两者必须同用时，华法林的剂量宜适当调整，并严密观察凝血酶原时间。

5. 除二羟丙茶碱外，本品与黄嘌呤类合用可使氨茶碱的肝清除减少，导致血清氨茶碱浓度升高和（或）毒性反应增加。这一现象在合用6日后较易发生，氨茶碱清除的减少幅度与红霉素血清峰值成正比。因此在两者合用疗程中和疗程后，黄嘌呤类的剂量应予调整。

6. 与其他肝毒性药物合用可能增强肝毒性。

7. 大剂量红霉素与耳毒性药物合用，尤其在肾功能减退患者可能增加耳毒性。

8. 与洛伐他丁合用时可抑制其代谢而使血药浓度上升，可能引起横纹肌溶解，与咪达唑仑或三唑仑合用时可减少二者的清除而增强其作用。

【规格】　片剂：0.125g（12.5 万 U）；0.25g（25 万 U）。

依托红霉素
Erythromycin Estolate

【其他名称】　无味红霉素、红霉素硫酸月桂酸酯。

【药理作用】　本品为红霉素丙酸酯的十二烷基硫酸盐，对葡萄球菌属、各组链球菌和革兰阳性杆菌均具抗菌活性。奈瑟菌属、流感嗜血杆菌、百日咳鲍特菌等也可对本品敏感。本品对除脆弱拟杆菌和梭杆菌属以外的各种厌氧菌亦具抗菌活性；对军团菌属、胎儿弯曲菌、某些螺旋体、肺炎支原体、立克次体属和衣原体属也有抑制作用。本品系抑菌剂，但在高浓度时对某些细菌也具杀菌作用。本品能耐酸，不为胃酸所破坏，口服吸收良好。

【适应证】

1. 本品作为对青霉素过敏患者治疗下列感染的替代用药：溶血性链球菌、肺炎链球菌等所致的急性扁桃体炎、急性咽炎、鼻窦炎；溶血性链球菌所致的猩红热、蜂窝组织炎；白喉及白喉带菌者；气性坏疽、炭疽、破伤风；放线菌病；梅毒；李斯特菌病等。

2. 军团菌病。

3. 肺炎支原体肺炎。

4. 肺炎衣原体肺炎。

5. 其他衣原体属、支原体属所致泌尿生殖系统感染。

6. 沙眼衣原体结膜炎。

7. 厌氧菌所致口腔感染。

8. 空肠弯曲菌肠炎。

9. 百日咳。

10. 风湿热复发、感染性心内膜炎（风湿性心脏病、先天性心脏病、心脏瓣膜置换术后）、口腔及上呼吸道医疗操作时的预防用药（青霉素的替代用药）。

【用法用量】　口服，成人一日 0.75~2g，分 3~4 次，儿童每日按体重 20~30mg/kg，分 3~4

次。治疗军团菌病，成人一次 0.5~1g，一日 4 次。用作风湿热复发的预防用药时，一次 0.25g，一日 2 次。用作感染性心内膜炎的预防用药时，术前 1 小时口服 1g，术后 6 小时再服用 0.5g。

【不良反应】

1. 服用本品后发生肝毒性反应者较服用其他红霉素类制剂为多见，服药数日或 1~2 周后患者可出现乏力、恶心、呕吐、腹痛、皮疹、发热等。有时可出现黄疸，肝功能试验显示淤胆，停药后常可恢复。

2. 其他不良反应参阅红霉素。

【禁忌】　对大环内酯类药物过敏者禁用。本品少数患者可出现胆汁淤积，肝炎患者禁用。

【注意事项】

1. 服用本品后出现 ALT、AST、AKP、胆红素等增高者较服用其他红霉素类制剂为多见。

2. 油脂性食物可促进本品吸收。

3. 其他注意事项参阅红霉素。

【药物相互作用】　参阅红霉素。

【规格】　片剂：0.05g（5 万 U）；0.125g（12.5 万 U）。颗粒剂：75mg（7.5 万 U）。

硬脂酸红霉素
Erythromycin Stearate

【药理作用】　硬脂酸红霉素属大环内酯类抗生素，对葡萄球菌属、各组链球菌和革兰阳性杆菌均具抗菌活性。奈瑟菌属、流感嗜血杆菌、百日咳鲍特菌等也对本品敏感。本品对除脆弱拟杆菌和梭杆菌属以外的各种厌氧菌亦具抗菌活性；对军团菌属、胎儿弯曲菌、某些螺旋体、肺炎支原体、立克次体属和衣原体属也有抑制作用。本品系抑菌剂，但在高浓度时对某些细菌也具杀菌作用。

【适应证】

1. 本品作为对青霉素过敏患者治疗下列感染的替代用药：溶血性链球菌、肺炎链球菌等所致的急性扁桃体炎、急性咽炎、鼻窦炎；溶血性链球菌所致的猩红热、蜂窝组织炎；白喉及白喉带菌者；气性坏疽、炭疽、破伤风；放线菌病；梅毒；李斯特菌病等。

2. 军团菌病。

3. 肺炎支原体肺炎。

4. 肺炎衣原体肺炎。

5. 其他衣原体属、支原体属所致泌尿生殖系统感染。

6. 沙眼衣原体结膜炎。

7. 淋球菌感染。

8. 厌氧菌所致口腔感染。

9. 空肠弯曲菌肠炎。

10. 百日咳。

11. 风湿热复发、感染性心内膜炎（风湿性心脏病、先天性心脏病、心脏瓣膜置换术后）、口腔及上呼吸道医疗操作时的预防用药（青霉素的替代用药）。

【用法用量】口服，成人一日 0.75～2g，分 3～4 次，儿童每日按体重 20～40mg/kg，分 3～4 次。治疗军团菌病，成人一次 0.5～1g，一日 4 次。用作风湿热复发的预防用药时，一次 0.25g，一日 2 次。用作感染性心内膜炎的预防用药时，术前 1 小时口服 1g，术后 6 小时再服用 0.5g。

【不良反应】参阅红霉素。

【禁忌】对大环内酯类药物过敏者禁用。

【注意事项】参阅红霉素。

【药物相互作用】参阅红霉素。

【规格】胶囊剂：0.1g（10 万 U）；0.125g（12.5 万 U）。颗粒剂：50mg（5 万 U）。片剂：0.05g（5 万 U）；0.125g（12.5 万 U）；0.25g（25 万 U）。

琥乙红霉素

Erythromycin Ethylsuccinate

【其他名称】琥珀酸红霉素。

【药理作用】本品属大环内酯类抗生素，为红霉素的琥珀酸乙酯，在胃酸中较红霉素稳定。本品系抑菌剂，但在高浓度时对某些细菌也具杀菌作用。对葡萄球菌属（包括产酶菌株）、各组链球菌和革兰阳性杆菌均具抗菌活性。奈瑟菌属、流感嗜血杆菌、百日咳鲍特菌等也对本品敏感。本品对除脆弱拟杆菌和梭杆菌属以外的各种厌氧菌亦具抗菌作用。对军团菌属、胎儿弯曲菌、某些螺旋体、肺炎支原体、立克次体属和衣原体属也有抑制作用。本品可透过细菌细胞膜，在接近供位（P 位）与细菌核糖体的 50S 亚基可逆性结合，阻断转移核糖核酸（t－RNA）结合至 P 位上，同时也阻断多肽链自受位（A 位）至 P 位的位移，从而抑制细菌蛋白质合成。

【适应证】

1. 本品作为对青霉素过敏患者治疗下列感染的替代用药：溶血性链球菌、肺炎链球菌等所致的急性扁桃体炎、急性咽炎、鼻窦炎；溶血性链球菌所致猩红热、蜂窝组织炎；白喉及白喉带菌者；气性坏疽、炭疽、破伤风；放线菌病；梅毒；李斯特菌病等。

2. 军团菌病。

3. 肺炎支原体肺炎。

4. 肺炎衣原体肺炎。

5. 衣原体属、支原体属所致泌尿生殖系统感染。

6. 沙眼衣原体结膜炎。

7. 厌氧菌所致口腔感染。

8. 空肠弯曲菌肠炎。

9. 百日咳。

10. 风湿热复发、感染性心内膜炎（风湿性心脏病、先天性心脏病、心脏瓣膜置换术后）及口腔、上呼吸道医疗操作时的预防用药（青霉素的替代用药）。

【用法用量】口服，成人一日 1.6g，分 2～4 次服用。军团菌病患者，一次 0.4～1g，一日 4 次。成人一日量一般不宜超过 4g。预防链球菌感染，一次 0.4g，一日 2 次。衣原体或溶脲支原体感染，一次 0.8g，每 8 小时 1 次，共 7 日；或一次 0.4g，每 6 小时 1 次，共 14 日。小儿，按体重一次 7.5～12.5mg/kg，一日 4 次；或一次 15～25mg/kg，一日 2 次。严重感染时每日量可加倍，分 4 次服用。百日咳患儿，按体重一次 10～12.5mg/kg，一日 4 次，疗程 14 日。

【不良反应】

1. 服用本品后发生肝毒性反应者较服用其他红霉素制剂为多见，服药数日或 1～2 周后患者可出现乏力、恶心、呕吐、腹痛、皮疹、发热等。有时可出现黄疸，肝功能试验显示淤胆，停药后常可恢复。

2. 其他不良反应参阅红霉素。

【禁忌】严重肝功能损害者及对大环内酯类过敏者禁用。

【注意事项】

1. 食物对本品的吸收影响不大，故可餐后或餐前服用。

2. 其他注意事项参阅红霉素。

【药物相互作用】

1. 本品可干扰性激素类的肠肝循环，与口服避孕药合用可使之降效。

2. 其他药物相互作用参阅红霉素。

【规格】片剂：0.1g；0.125g。颗粒剂：0.05g；0.1g；0.125g；0.25g。

环酯红霉素
Erythromycin Cyclocarbonate

【其他名称】澳抒欣、达发新、红霉素11，12－碳酸酯。

【药理作用】环酯红霉素属大环内酯类抗生素。作用于细菌细胞核糖体50S亚单位，抑制细菌蛋白质的合成。环酯红霉素是红霉素的半合成衍生物，环碳酸酯基的引入极大地改善了红霉素的亲酯性，从而增加了吸收。环酯红霉素的抗菌谱广，对革兰阳性菌（如金黄色葡萄球菌、酿脓链球菌、肺炎球菌、白喉棒状杆菌等）、革兰阴性菌（如淋球菌、流感嗜血杆菌、百日咳杆菌、志贺菌属等）、厌氧菌（除脆弱类杆菌和梭杆菌外）具有较强的抗菌活性。对其他微生物如支原体、衣原体、螺旋体、军团菌属、弯曲菌属、阿米巴等也有一定疗效。

【适应证】由敏感菌引起的感染，如扁桃体炎、咽炎、细菌性肺炎、支原体肺炎、口腔炎、军团病、白喉、百日咳、猩红热、红癣、类丹毒、淋病、早期梅毒、软下疳、尿道炎、弯曲菌肠炎、阿米巴肠炎等。

【用法用量】

1. 成人：首剂500～750mg，每12小时后继服250～500mg，严重感染者剂量可增至2倍。

2. 儿童：首剂按体重30mg/kg，每12小时后继服15mg/kg。

【不良反应】

1. 胃肠道功能紊乱：如恶心、呕吐、腹泻。

2. 过敏反应：如皮疹、嗜酸性粒细胞增多、发热。

3. 可逆性听力减退。

4. 长期和反复应用可引起不敏感菌（如难辨梭菌）和真菌的过度生长。

【禁忌】对本品和其他大环内酯类药物过敏者禁用。

【注意事项】肝功能受损患者慎用，长期服用应监测肝功能。

【药物相互作用】

1. 与茶碱、地高辛、环孢素A合用，后者的血清浓度与毒性会增加，因此接受本品治疗的病人应减少后者的使用剂量。

2. 与香豆素类抗凝血药物合用，会使这类药物的抗凝作用增加。

3. 环酯红霉素与林可霉素或克林霉素合用时会产生拮抗作用。

【规格】片剂：0.25g。

罗红霉素
Roxithromycin

【其他名称】罗希红霉素、罗迈新。

【药理作用】本品为半合成的14元环大环内酯类抗生素。抗菌谱与抗菌作用基本与红霉素相仿，对革兰阳性菌的作用较红霉素略差，对嗜肺军团菌的作用较红霉素强。对肺炎衣原体、肺炎支原体、溶脲支原体的抗微生物作用与红霉素相仿或略强。

【适应证】本品适用于化脓性链球菌引起的咽炎及扁桃体炎，敏感菌所致的鼻窦炎、中耳炎、急性支气管炎、慢性支气管炎急性发作，肺炎支原体或肺炎衣原体所致的肺炎，沙眼衣原体引起的尿道炎和宫颈炎，敏感细菌引起的皮肤软组织感染。

【用法用量】空腹口服，一般疗程为5～12日。成人一次150mg，一日2次；也可一次300mg，一日1次。儿童一次按体重2.5～5mg/kg，一日2次。

【不良反应】主要不良反应为腹痛、腹泻、恶心、呕吐等胃肠道反应，但发生率明显低于红霉素。偶见皮疹、皮肤瘙痒、头昏、头痛、肝功能异常（ALT及AST升高）、外周血细胞下降等。

【禁忌】对本品、红霉素或其他大环内酯类药物过敏者禁用。

【注意事项】

1. 肝功能不全者慎用。严重肝硬化者的半衰期可延长至正常水平2倍以上，如确实需要使用，则一次给药150mg，一日1次。

2. 轻度肾功能不全者不需作剂量调整，严重肾功能不全者给药时间延长1倍（一次给药150mg，一日1次）。

3. 本品与红霉素存在交叉耐药性。

4. 食物对本品的吸收有影响，进食后服药会减少吸收，与牛奶同服可增加吸收。

5. 服用本品后可影响驾驶及机械操作能力。

【药物相互作用】

1. 不与麦角胺、双氢麦角胺、溴隐亭、特非那定、酮康唑及西沙必利配伍。

2. 对氨茶碱的代谢影响小，对卡马西平、华法林、雷尼替丁及其他制酸药基本无影响。

【规格】片剂：50mg；75mg；150mg。

克拉霉素
Clarithromycin

【其他名称】甲红霉素、甲氧基红霉素、克拉仙。

【药理作用】本品为大环内酯类抗生素，对革兰阳性菌如金黄色葡萄球菌、链球菌、肺炎球菌等，部分革兰阴性菌如流感嗜血杆菌、百日咳杆菌、淋病奈瑟菌、嗜肺军团菌，部分厌氧菌如脆弱拟杆菌、消化链球菌、痤疮丙酸杆菌等及支原体有抑制作用。本品特点为在体外的抗菌活性与红霉素相似，但在体内对部分细菌如金黄色葡萄球菌、链球菌、流感嗜血杆菌等的抗菌活性比红霉素强。本品与红霉素之间有交叉耐药性。本品的作用机制是通过阻碍细胞核蛋白 50S 亚基的联结，抑制蛋白合成而产生抑菌作用。

【适应证】适用于敏感菌所引起的下列感染：

1. 鼻咽感染：扁桃体炎、咽炎、鼻窦炎。

2. 下呼吸道感染：急性支气管炎、慢性支气管炎急性发作和肺炎。

3. 皮肤软组织感染：脓疱病、丹毒、毛囊炎、疖和伤口感染。

4. 急性中耳炎、肺炎支原体肺炎、沙眼衣原体引起的尿道炎及宫颈炎等。

5. 也用于军团菌感染，或与其他药物联合用于鸟分枝杆菌感染、幽门螺杆菌感染的治疗。

【用法用量】成人口服，常用量一次 250mg，每 12 小时 1 次；重症感染者一次 500mg，每 12 小时 1 次。根据感染的严重程度应连续服用 6～14 日。

儿童口服，6 个月以上的儿童，按体重一次 7.5mg/kg，每 12 小时 1 次。或按以下方法给药：体重 8～11kg，一次 62.5mg，每 12 小时 1 次；体重 12～19kg，一次 125mg，每 12 小时 1 次；体重 20～29kg，一次 187.5mg，每 12 小时 1 次；体重 30～40kg，一次 250mg，每 12 小时 1 次。根据感染的严重程度应连续服用 5～10 日。

【不良反应】

1. 主要有口腔异味（3%），腹痛、腹泻、恶心、呕吐等胃肠道反应（2%～3%），头痛（2%），血清氨基转移酶短暂升高。

2. 可能发生过敏反应，轻者为药疹、荨麻疹，重者为过敏及 Stevens–Johnson 综合征。

3. 偶见肝毒性、艰难梭菌引起的假膜性肠炎。

【禁忌】

1. 对本品或大环内酯类药物过敏者禁用。

2. 某些心脏病（包括心律失常、心动过缓、QT 间期延长、缺血性心脏病、充血性心力衰竭等）患者禁用。

【注意事项】

1. 肝功能损害、中度至严重肾功能损害者慎用。

2. 肾功能严重损害者（肌酐清除率小于 30ml/min）须作剂量调整。常用量为一次 250mg，一日 1 次；重症感染者首剂 500mg，以后一次 250mg，一日 2 次。

3. 本品与红霉素及其他大环内酯类药物之间有交叉过敏和交叉耐药性。

4. 与别的抗生素一样，可能会出现真菌或耐药细菌导致的严重感染，此时需要中止使用本品，同时采用适当的治疗。

5. 本品可空腹口服，也可与食物或牛奶同服，与食物同服不影响其吸收。

6. 血液或腹膜透析不能降低本品的血药浓度。

7. FDA 对本药的妊娠安全性分级为 C 级。

【药物相互作用】

1. 本品与地高辛合用会引起地高辛血药浓度升高，应进行血药浓度监测。

2. HIV 感染的成年人同时口服本品和齐多夫定时，本品会干扰后者的吸收使其稳态血药浓度下降，应错开服用时间。

3. 与利托那韦合用本品代谢会明显被抑制，故本品每天剂量大于 1g 时，不应与利托那韦合用。

4. 与氟康唑合用会增加本品血药浓度。

5. 其他注意事项参阅红霉素。

【规格】片剂：50mg；125mg。颗粒剂：2g：0.125g。

阿奇霉素
Azitromycin

【其他名称】阿奇红霉素、阿红霉素、氮甲红霉素。

【药理作用】阿奇霉素系通过阻碍细菌转肽过

程，从而抑制细菌蛋白质的合成。本品的抗菌谱与红霉素相近，作用较强，对流感嗜血杆菌、淋球菌的作用比红霉素强 4 倍，对军团菌强 2 倍。对绝大多数革兰阴性菌的 MIC $< 1\mu g/ml$，对梭状芽孢杆菌的作用也比红霉素强。在应用于金黄色葡萄球菌感染中也比红霉素有效。此外，对弓形体、梅毒螺旋体也有良好的杀灭作用。

【适应证】本品适用于敏感细菌所引起的下列感染：中耳炎、鼻窦炎、咽炎、扁桃体炎等上呼吸道感染；支气管炎、肺炎等下呼吸道感染；皮肤和软组织感染；沙眼衣原体所致单纯性生殖器感染；非多重耐药淋球菌所致的单纯性生殖器感染（需排除梅素螺旋体的合并感染）。

【用法用量】

1. 沙眼衣原体或敏感淋病奈瑟菌所致性传播疾病：仅需单次口服本品 1g。

2. 小儿咽炎、扁桃体炎：一日按体重 12mg/kg 顿服（一日最大剂量不超过 0.5g），连用 5 日。

3. 其他感染：总剂量 1.5g，分 3 次服药，一日 1 次服用本品 0.5g。或总剂量相同，仍为 1.5g，首日服用 0.5g，然后第二至第五日一日 1 次服用本品 0.25g。

【不良反应】病人对本品的耐受性良好，不良反应发生率较低，因不良反应而中断治疗者约 0.3%。不良反应中消化道反应占大多数，主要症状包括腹泻（稀便）、上腹部不适（疼痛或痉挛）、恶心、呕吐，偶见腹胀，一般为轻至中度。偶见氨基转移酶可逆性升高，发生率与其他大环内酯类抗生素及青霉素类相似。曾见一过性轻度中性粒细胞减少症。

【禁忌】对阿奇霉素或其他任何一种大环内酯类药物过敏者禁用。

【注意事项】

1. 轻度肾功能不全患者（肌酐清除率 > 40ml/min）不需作剂量调整，但阿奇霉素在较严重肾功能不全患者中的使用尚无资料，给这些患者使用阿奇霉素时应慎重。

2. 由于肝胆系统是阿奇霉素排泄的主要途径，肝功能不全者慎用，严重肝病患者不应使用。用药期间定期检查肝功能。

3. 如同其他抗生素制剂一样，在本品疗程中，应对非敏感菌包括真菌所致的二重感染征象进行观察。

4. 用药期间如果发生过敏反应（如血管神经性水肿、皮肤反应、Stevens - Johnson 综合征及毒性表皮坏死等），应立即停药，并采取适当措施。

5. 治疗期间，若患者出现腹泻症状，应考虑假膜性肠炎发生。如果诊断确立，应采取相应治疗措施，包括维持水及电解质平衡、补充蛋白质等。

6. FDA 对本药的妊娠安全性分级为 B 级。

【药物相互作用】

1. 不宜与含铝或镁的抗酸药同时服用，后者可降低本品血药峰浓度的 30%，但未见对总生物利用度的影响；必须合用时，本品应在服用上述药物前 1 小时或服后 2 小时给予。

2. 其他药物相互作用参阅红霉素。

【规格】片剂：0.125g（12.5 万 U）；0.25g（25 万 U）。混悬剂：2g：0.1g（10 万 U）。注射剂：0.25g（25 万 U）。

1.10　糖肽类

去甲万古霉素
Norvancomycin

【其他名称】万讯。

【药理作用】本品抑制细菌细胞壁糖肽聚合物的合成，从而妨碍细胞壁的形成。对葡萄球菌属包括金黄色葡萄球菌和凝固酶阴性葡萄球菌中甲氧西林敏感及耐药株、各种链球菌、肺炎链球菌及肠球菌属等多数革兰阳性菌均有良好抗菌作用。

【适应证】本品静脉滴注适用于葡萄球菌属（包括甲氧西林耐药菌株对本品敏感者）所致心内膜炎、骨髓炎、肺炎、败血症或软组织感染等。青霉素过敏者不能采用青霉素类或头孢菌素类，或经上述抗生素治疗无效的严重葡萄球菌感染患者，可选用万古霉素。本品也用于对青霉素过敏者的肠球菌心内膜炎、棒状杆菌属（类白喉杆菌属）心内膜炎的治疗。对青霉素过敏与青霉素不过敏的血液透析患者发生葡萄球菌属所致动静脉分流感染的治疗。

【用法用量】

1. 口服（治疗假膜性肠炎）：成人一次 0.4g，每 6 小时 1 次，每日量不可超过 4g，儿童酌减。

2. 静脉缓慢滴注：成人每日 0.8 ~ 1.6g（80 万 ~ 160 万 U），分 2 ~ 3 次静滴。小儿每日按体重 16 ~ 24mg/kg（1.6 ~ 2.4 万 U/kg），分 2 次静滴。

【不良反应】少数患者可出现皮疹、恶心、静脉炎等。本品也可引致耳鸣、听力减退，肾功能损害。个别患者尚可发生一过性周围血白细胞降低、血清氨基转移酶升高等。

【禁忌】对万古霉素类抗生素过敏者禁用。肾功能不全者禁用。

【注意事项】

1. 本品不可肌肉注射，也不宜静脉推注。

2. 静脉滴注速度不宜过快，每次剂量（0.4 ~ 0.8g）应至少用 200ml 5% 葡萄糖注射液或氯化钠注射液溶解后缓慢滴注，滴注时间宜在 1 小时以上。

3. 对诊断的干扰：血尿素氮可能增高。

4. 治疗期间应定期检查听力及尿液中蛋白、管型、细胞数，测定尿相对密度等。

【药物相互作用】

1. 与许多药物合用可产生沉淀反应，含本品的输液中不得添加其他药物。

2. 与耳毒性、肾毒性药物联用可导致毒性增强。

【规格】注射剂：0.4g（40 万 U）。

万古霉素
Vancomycin

【其他名称】盐酸万古霉素、稳可信、来立信、方刻林。

【药理作用】万古霉素是由东方链霉菌菌株产生的一种糖肽类窄谱抗生素。主要对革兰阳性菌有效，如金黄色葡萄球菌和表皮葡萄球菌（包括耐甲氧西林菌株）以及链球菌（包括化脓性链球菌、肺炎链球菌、无乳链球菌、草绿色链球菌）、棒状杆菌、梭状芽孢杆菌（对难辨梭状芽孢杆菌高度敏感）、放线菌、肠球菌、类白喉菌等。对革兰阴性杆菌、分枝杆菌及真菌无效。万古霉素主要抑制细胞壁糖肽的合成，也可能改变细菌细胞膜的渗透性，并选择性地抑制 RNA 的生物合成。本品不与青霉素类竞争结合部位。

【适应证】主要用于治疗对甲氧西林耐药的葡萄球菌引起的感染，对青霉素过敏的患者及不能使用其他抗生素包括青霉素、头孢菌素类，或使用后治疗无效的葡萄球菌、肠球菌、棒状杆菌、类白喉杆菌属等感染患者，如心内膜炎、骨髓炎、败血症及软组织感染等。也可用于防治血液透析患者发生的葡萄球菌属所致的动静脉分流感染。

【用法用量】

1. 口服：每次 125 ~ 500mg，每 6 小时 1 次，每日剂量不宜超过 4g，疗程 5 ~ 10 天。小儿一次

10mg/kg，每 6 小时 1 次，疗程 5 ~ 10 天。

2. 静脉滴注：全身感染成人每 6 小时 7.5mg/kg，或每 12 小时 15mg/kg。严重感染，可一日 3 ~ 4g 短期应用。新生儿（0 ~ 7 日）首剂 15mg/kg，以后 10mg/kg，每 12 小时 1 次。婴儿（7 日 ~ 1 月）首剂 15mg/kg，以后 10mg/kg，每 8 小时 1 次。儿童每次 10mmg/kg，每 6 小时 1 次，或每次 20mg/kg，每 12 小时 1 次。

【不良反应】

1. 过敏性反应：包括低血压、喘息、呼吸困难、荨麻疹或瘙痒，罕有脉管炎。

2. 血液系统：嗜酸性粒细胞增多、可逆性粒细胞缺乏症、血小板减少症。

3. 耳毒性：有报道使用万古霉素伴有听觉丧失的情况，这类病人大部分为肾功能失调、事先已有听觉丧失者或同时与其他耳毒性药品并用。头晕、目眩、耳鸣则罕有报告。

【禁忌】对本品过敏者、严重肝肾功能不全者禁用。

【注意事项】

1. FDA 对本药的妊娠安全性分级：口服给药为 B 级，肠道外给药为 C 级。

2. 其余参阅去甲万古霉素。

【药物相互作用】

1. 与氨基糖苷类、两性霉素 B、阿司匹林及其他水杨酸盐类、注射用杆菌肽、布美他尼、卷曲霉素、卡氮芥、顺铂、环孢素、依他尼酸、巴龙霉素及多黏菌素类药物等合用或先后应用，可增加耳毒性及肾毒性。如必须合用，应监测听力及肾功能并给予剂量调整。抗组胺药、布克力嗪、赛克力嗪、吩噻嗪类、噻吨类及曲美苄胺等与本品合用时，可能掩盖耳鸣、头昏、眩晕等耳毒性症状。

2. 有报道称同时使用万古霉素和麻醉药可能出现红斑、类组胺样潮红和过敏反应。

3. 本品与碱性溶液有配伍禁忌，遇重金属可发生沉淀。

【规格】胶囊剂：20mg；250mg。注射剂：0.5g；1.0g。

替考拉宁
Teicoplanin

【其他名称】肽可霉素、壁霉素、他格适、替考拉宁。

【药理作用】本品为与万古霉素类似的新糖肽抗生素，其抗菌谱及抗菌活性与万古霉素相似。对金黄色葡萄球菌的作用比万古霉素更强，不良反应更少。本品对革兰阳性菌如葡萄球菌、链球菌、肠球菌和大多厌氧性阳性菌敏感。

【适应证】用于治疗耐青霉素、头孢菌素菌感染及对青霉素过敏的革兰阳性菌感染。

【用法用量】 首剂 400mg，次日开始每日 200mg，静脉注射或肌肉注射。严重感染，每次 400mg，每日 2 次，3 日后减为每日 200～400mg。

【不良反应】

1. 局部反应：红斑、局部疼痛、血栓性静脉炎。

2. 变态反应：皮疹、瘙痒、发热、支气管痉挛、过敏反应。

3. 胃肠道症状：恶心、呕吐、腹泻。

4. 血液系统：嗜酸性粒细胞增多、白细胞减少、中粒性细胞减少、血小板减少或增多。

5. 肝功能：血清转氨酶和（或）血清碱性磷酸酶增高。

6. 肾功能：血清肌酐短暂升高。

7. 中枢神经系统：头晕、头痛、轻度听力下降、耳鸣和前庭功能紊乱。

【禁忌】对替考拉宁有过敏史者禁用。

【注意事项】

1. 妊娠及哺乳期妇女、小儿、严重肾功能不全患者慎用。

2. 本药与万古霉素可能有交叉过敏反应，故对万古霉素过敏者慎用，但用万古霉素曾发生"红人综合征"者非本品禁忌证。

3. 可致严重的耳中毒和肾中毒，肾功能不全患者慎用本品。

【药物相互作用】 使用本品期间同时或相继使用可能有听神经毒性或肾毒性的其他药物，如氨基糖苷类、多黏菌素、二性霉素 B、环孢素、顺铂、呋塞米和依他尼酸，可导致毒性增加，用药期间应监测肾功能和听力。

【规格】注射剂：0.2g；0.4g。

1.11 其他抗菌抗生素

克林霉素
Clindamycin

【其他名称】林大霉素、氯洁霉素、氯林可霉素、氯林肯霉素、氯林霉素、盐酸克林霉素、盐酸氯洁霉素。

【药理作用】 克林霉素磷酸酯为化学合成的克林霉素衍生物，在体外无抗菌活性，进入体内后迅速被水解为克林霉素发挥抗菌活性。体外试验表明，克林霉素对以下微生物有活性：需氧革兰阳性球菌：金黄色葡萄球菌和表皮葡萄球菌（均包括产青霉素酶和不产青霉素酶的菌株）、链球菌（粪肠道球菌除外）、肺炎球菌。厌氧革兰阴性杆菌属：拟杆菌属（含脆弱拟杆菌群和产黑拟杆菌群）和梭杆菌。厌氧革兰阳性不产芽孢杆菌属：丙酸杆菌属、真细菌属和放线菌属。厌氧和微需氧的革兰阳性杆菌属：消化球菌属、微需氧链球菌和消化链球菌属。

【适应证】

1. 革兰阳性菌引起的下列各种感染性疾病：①扁桃体炎、化脓性中耳炎、鼻窦炎等。②急性支气管炎、慢性支气管炎急性发作、肺炎、肺脓肿和支气管扩张合并感染等。③皮肤和软组织感染：疖、痈、脓肿、蜂窝组织炎、创伤和手术后感染等。④泌尿系统感染：急性尿道炎、急性肾盂肾炎、前列腺炎等。⑤其他：骨髓炎、败血症、腹膜炎和口腔感染等

2. 厌氧菌引起的各种感染性疾病：①脓胸、肺脓肿、厌氧菌引起的肺部感染。②皮肤和软组织感染、败血症。③腹内感染：腹膜炎、腹腔内脓肿。④女性盆腔及生殖器感染：子宫内膜炎、非淋球菌性输卵管及卵巢脓肿、盆腔蜂窝组织炎及妇科手术后感染等。

【用法用量】

1. 口服：盐酸盐，成人重症感染，一次口服 150～300mg，必要时至 450mg，每 6 小时 1 次。儿童重症一日 8～16mg/kg，必要时可至 20mg/kg，分 3～4 次用。棕榈酸酯盐酸盐，供儿童用，重症感染一日 8～12mg/kg，极严重可增至一日 20～25mg/kg，分 3～4 次给药。

2. 注射：磷酸酯注射剂，静滴或肌注，成人革兰阳性需氧菌感染，一日 0.6～1.2g，厌氧菌感染一日 1.2～2.7g，极严重感染可用至一日 4.8g，分 2～4 次用。儿童 1 月龄以上，重症感染一日 15～25mg/kg，极严重感染 25～40mg/kg，分 3～4 次用。肌注一次不超过 0.6g，超过此量应静脉给药。

【不良反应】 在国家药品不良反应监测中心病例报告数据库中，克林霉素注射剂不良反应或事件问题较为严重，主要以全身性损害、呼吸系统

损害、泌尿系统损害为主，其中导致急性肾功能损害、血尿的问题相对突出。

1. 局部反应：肌肉注射后，在注射部位偶可见出现疼痛、硬结及无菌性脓肿。长期静脉滴注应注意静脉炎的出现。

2. 胃肠道反应：偶见恶心、呕吐、腹痛及腹泻。1% ~2% 的病人可出现伪膜性肠炎。

3. 过敏反应：少数病人可出现药物性皮疹，偶见剥脱性皮炎。

4. 对造血系统基本无毒性反应，偶可引起中性粒细胞减少、嗜酸性粒细胞增多、血小板减少等，一般轻微，为一过性。

5. 可发生一过性碱性磷酸酶、血清转氨酶轻度升高及黄疸、肾功能异常。

【禁忌】对克林霉素过敏者禁用。

【注意事项】

1. 与青霉素、头孢菌素类抗生素无交叉过敏反应，可用于对青霉素过敏者。

2. 肝肾功能损害者及胃肠疾病如溃疡性结肠炎、局限性肠炎、相关肠炎的患者要慎用。

3. 使用本品时，应注意可能发生的伪膜性肠炎，如出现伪膜性肠炎，先进行补充水、电解质、蛋白质，然后给甲硝唑口服，每次 250 ~ 500mg，一日 3 次，无效时再选用万古霉素口服，每次 0.125 ~ 0.5g，每日 4 次。

4. FDA 对本药的妊娠安全性分级为 B 级。

【药物相互作用】

1. 克林霉素具有神经肌肉阻滞作用，可能会增强其他神经肌肉阻滞剂的作用，所以，凡使用这些药物的病人应慎用克林霉素。

2. 业已证实克林霉素与红霉素、氯霉素之间的拮抗作用具有临床意义，两种药物不应同时使用。

3. 本品与新生霉素、卡那霉素、氨苄西林、苯妥英钠、巴比妥盐酸盐、氨茶碱、葡萄糖酸钙及硫酸镁可产生配伍禁忌

4. 本品与阿片类镇痛药合用，可能使呼吸中枢抑制现象加重。

【规格】胶囊剂：75mg；150mg。注射剂：2ml：0.15g；2ml：0.3g。

磷霉素
Fosfomycin

【其他名称】复美欣、美乐力。

【药理作用】磷霉素可抑制细菌细胞壁的早期合成，其分子结构与磷酸烯醇丙酮酸相似，因此可与细菌竞争同一转移酶，使细菌细胞壁合成受到抑制而导致细菌死亡。磷霉素对金黄色葡萄球菌、表皮葡萄球菌等革兰阳性球菌具抗菌作用。对大肠埃希菌、沙雷菌属、志贺菌属、耶尔森菌、铜绿假单胞菌、肺炎克雷白菌、产气肠杆菌、弧菌属和产气单胞菌属等革兰阴性菌也具有较强的抗菌活性。磷霉素为一种游离酸，药用品有钙盐和二钠盐两种。

【适应证】本品用于敏感菌所致的呼吸道感染、尿路感染、皮肤软组织感染等。也可与其他抗生素联合应用治疗由敏感菌所致重症感染如败血症、腹膜炎、骨髓炎等。

【用法用量】口服磷霉素钙，适用于尿路感染及轻症感染，成人 2 ~ 4g/d，儿童一日量为 50 ~ 100mg/kg，分 3 ~ 4 次服用。

静脉滴注磷霉素钠用于中度或重度系统感染。成人：一日 4 ~ 12g，严重感染可增至一日 16g，分 2 ~ 3 次滴注；儿童：一日 0.1 ~ 0.3g/kg，分 2 ~ 3 次滴注。

【不良反应】

1. 主要为轻度的胃肠道反应，如恶心、纳差、中上腹不适、稀便或轻度腹泻，一般不影响继续用药。

2. 偶可发生皮疹、嗜酸性粒细胞增多、红细胞及血小板一过性降低、白细胞降低、血清氨基转移酶一过性升高、头晕、头痛等反应。

3. 注射部位静脉炎。

4. 极个别患者可能出现休克。

【禁忌】对本品过敏者禁用。

【注意事项】

1. 本品静脉滴注速度宜缓慢，每次静脉滴注时间应在 1 ~ 2 小时以上。

2. 肝、肾功能减退者慎用。

3. 用于严重感染时除需应用较大剂量外，尚需与其他抗生素如 β - 内酰胺类或氨基糖苷类联合应用。用于金黄色葡萄球菌感染时，也宜与其他抗生素联合应用。

4. 应用较大剂量时应监测肝功能。

5. 本品在体外对二磷酸腺苷（ADP）介导的血小板凝集有抑制作用，剂量加大时作用更为显著，但临床应用中尚未见引起出血的报道。

6. FDA 对本药的妊娠安全性分级为 B 级。

【药物相互作用】

1. 与 β - 内酰胺类抗生素合用对金黄色葡萄球菌（包括甲氧西林耐药菌）、铜绿假单胞菌具有协同作用。

2. 与氨基糖苷类抗生素合用时具协同作用。

3. 本品的体外抗菌活性易受培养基中葡萄糖或磷酸盐的干扰而减弱，加入少量葡萄糖 - 6 - 磷酸盐则可增强本品的作用。

4. 钙盐或抗酸药可抑制本品的吸收。

【规格】注射用磷霉素钠：1g（100 万 U）；2g（200 万 U）；4g（400 万 U）。磷霉素钙胶囊：0.1g；0.2g。

多黏菌素 B

Polymyxin B

【其他名称】阿罗多黏。

【药理作用】对铜绿假单胞菌、大肠杆菌、肺炎克雷白杆菌，以及嗜血杆菌、肠杆菌属、沙门菌属、志贺菌属、百日咳杆菌、巴斯德菌和弧菌等革兰阴性菌有抗菌作用。沙雷菌属、奈瑟菌、变形杆菌属、布鲁菌属和专性厌氧菌均对本类药物不敏感。所有革兰阳性菌对黏菌素类均耐药。本品属窄谱抗生素。口服不吸收，注射后主要由尿排出。

【适应证】主要用于铜绿假单胞菌及其他假单胞菌引起的创面、尿路以及眼、耳、气管等部位感染，也可用于败血症、腹膜炎。

【用法用量】静脉滴注，每 50mg 本品，以 5% 葡萄糖注射液 500ml 稀释后滴注。肾功能正常者一日 1.5 ~ 2.5mg/kg，分成 2 次，每 12 小时滴注 1 次。婴儿肾功能正常者可耐受一日 4mg/kg。

【不良反应】

1. 胃肠道反应：纳减、恶心和呕吐等。

2. 过敏反应：皮疹、瘙痒等。

【禁忌】对黏菌素类过敏者禁用。

【注意事项】

1. 严重肾功能损害者慎用。

2. 不宜与其他有肾毒性或神经肌肉阻滞作用的药物合用，以免发生意外。

3. 静脉注射可能导致呼吸抑制，一般不采用。

4. FDA 对本药的妊娠安全性分级为 B 级。

【药物相互作用】磺胺药、TMP、利福平和半合成青霉素会增强多黏菌素对大肠杆菌、肠杆菌属、肺炎杆菌、铜绿假单胞菌等的抗菌作用。

【规格】注射剂：50mg（50 万 U）。

黏菌素

Colistin

【其他名称】多黏菌素 E、可利迈仙。

【药理作用】黏菌素主要作用于细菌细胞膜，使细胞内的重要物质外漏，其次影响核质和核糖体的功能，为慢效杀菌剂。大肠埃希菌、克雷白菌属、肠杆菌属对本品敏感，本品对铜绿假单胞菌的抗菌活性差异较大。不动杆菌属、沙门菌属、志贺菌属、流感嗜血杆菌、百日咳鲍特菌、嗜肺军团菌通常敏感。霍乱弧菌可敏感，但埃尔托型弧菌耐药。沙雷菌属、脑膜炎奈瑟菌、淋病奈瑟菌、变形杆菌属、布鲁菌属均耐药。脆弱拟杆菌耐药，而其他拟杆菌属和真杆菌属则很敏感。所有革兰阳性菌对黏菌素均耐药。本品属窄谱抗生素。

【适应证】用于肠道手术前准备，或用于大肠杆菌性肠炎和对其他药物耐药的菌痢。外用于烧伤和外伤引起的铜绿假单胞菌局部感染和耳、眼等部位敏感菌感染。

【用法用量】口服，成人每日 100 万 ~ 300 万 U，分 3 次服。儿童一次 25 万 ~ 50 万 U，一日 3 ~ 4 次。宜空腹给药。

【不良反应】

1. 胃肠道反应：纳减、恶心和呕吐等。

2. 过敏反应：皮疹、瘙痒等。

【禁忌】对黏菌素类过敏者禁用。

【注意事项】

1. 严重肾功能损害者慎用。

2. 不宜与其他有肾毒性药物合用。

【药物相互作用】磺胺药、TMP、利福平和半合成青霉素会增强多黏菌素对大肠杆菌、肠杆菌属、肺炎杆菌、铜绿假单胞菌等的抗菌作用。

【规格】片剂：50 万 U；100 万 U；300 万 U。

夫西地酸钠

Fusidate Sodium

【其他名称】褐霉酸钠、梭链孢酸钠。

【药理作用】夫西地酸钠通过抑制细菌的蛋白质合成而产生杀菌作用，对一系列革兰阳性细菌有强大的抗菌作用。葡萄球菌，包括对青霉素、甲氧西林和其他抗生素耐药的菌株，均对本品高度敏感。夫西地酸钠与临床使用的其他抗菌药物之间无交叉耐药性。对因严重或深部感染而需长时间用药时，建议夫西地酸钠与其他抗葡萄球菌药物联用，以减少耐药性的产生。夫西地酸钠可与耐青霉素酶的青霉素类、头孢菌素类、红霉素、氨基糖苷类、林可霉素、利福平及万古霉素联合使用，并可获得相加或协同作用的效果。

【适应证】用于由各种敏感细菌尤其是葡萄球菌引起的各种感染，如骨髓炎、败血症、心内膜炎，反复感染的囊性纤维化、肺炎、皮肤及软组织感染，外科及创伤性感染等。

【用法用量】成人：每次 500mg，每天 3 次，重症加倍。每日总量不得超过 2g。1 岁以下儿童：每日 50mg/kg，分 3 次给药。1～5 岁儿童：每次 250mg，每日 3 次。

【不良反应】

1. 静脉注射本品可能会导致血栓性静脉炎和静脉痉挛。

2. 每天用药 1.5～3g 时有可逆性转氨酶增高的报道。个别病人用药后出现可逆行黄疸，这主要见于大剂量静脉给药，尤其是严重的金黄色葡萄球菌性菌血症的病人。

【禁忌】对本品过敏者、肝功能不全者禁用。

【注意事项】

1. 根据夫西地酸钠的代谢和排泄特点，肾功能不全及血液透析病人使用本品无需调整剂量，而本品的透析清除量也不高。

2. 由于夫西地酸钠可通过胎盘，理论上又有导致核黄疸的危险，因此妊娠的后 3 个月应避免使用。

3. 静脉注射（夫西地酸二乙醇胺）可致脉管痉挛、静脉炎、溶血。使用磷酸盐－枸橼酸盐缓冲液溶解药物，注射后可致低钙血症。

4. 局部用药可致过敏症状。

5. 当长期大剂量用药或夫西地酸钠联合其他排出途径相似的药物（如林可霉素或利福平）应用时，对肝功能不全和胆道异常的病人应定期检查肝功能

【药物相互作用】

1. 偶有报道本品可增加香豆素类药物的抗凝血作用。

2. 与阿托伐他汀同用，可使两者血药浓度明显升高，引起肌酸激酶浓度上升，出现肌无力、

疼痛。

【规格】片剂：250mg。混悬剂：5ml：250mg。霜膏：2%。

利福昔明
Rifaximin

【其他名称】利福西亚胺、莱利清、威利宁。

【药理作用】本品为利福霉素的半合成衍生物，系广谱肠道抗生素，通过与依赖 DNA 的 RNA 多聚酶 β 亚单位不可逆地结合，抑制细胞 RNA 的合成，最终抑制细胞蛋白质的合成，发挥杀菌作用。对革兰阳性需氧菌中的金黄色葡萄球菌、粪链球菌，革兰阴性需氧菌中的沙门菌属、志贺菌属和大肠埃希菌、小肠耶尔森菌，革兰阳性厌氧菌中的拟杆菌属等均有高度抗菌活性。

【适应证】用于敏感菌所致的肠道感染，预防胃肠道围术期感染性并发症，也可用于其他器官的感染。

【用法用量】

1. 肠道感染：成人每次 200mg，每日 4 次，连续使用 5～7 天；6～12 岁儿童，每次 100～200mg，每日 4 次。

2. 手术前后预防感染：成人每次 400mg，6～12 岁儿童每次 200～400mg，每日 2 次，在手术前 3 天给药。

3. 高氨血症的辅助治疗：成人每次 400mg，疗程 7～21 天。6～12 岁儿童每次 200～300mg，每日 3 次。

【不良反应】

1. 中枢神经系统：有出现头痛的报道。

2. 肝性脑病患者服用本药后可出现体重下降，血清钾和血清钠浓度轻度升高。

3. 胃肠道系统：常见的症状为腹胀、腹痛、恶心和呕吐。

4. 皮肤：大剂量长期用药，极少数患者可能出现荨麻疹样皮肤反应。

5. 其他：足部水肿。

【禁忌】

1. 对本药或利福霉素过敏者禁用。

2. 肠梗阻者、严重的肠道溃疡性病变者禁用。

【注意事项】

1. 儿童连续服用本药不能超过 7 日。

2. 对 6 岁以下儿童建议不要服用本药。

3. 长期大剂量用药或肠黏膜受损时，会有极少量（少于1%）被吸收，导致尿液呈粉红色。

4. 如果出现对抗生素不敏感的微生物，应中断治疗并采取其他适当治疗措施。

5. 对驾驶和操纵机器的影响未知。

【药物相互作用】口服利福昔明只有少于1%口服剂量经胃肠道吸收，所以利福昔明不会引起因药物的相互作用而导致的全身问题。

【规格】片剂、胶囊剂：200mg。

1.12 噁唑烷酮类

利奈唑胺
Linezolid

【其他名称】斯沃。

【药理作用】本品为合成的噁唑烷酮类抗菌药。特点是对肠球菌和葡萄球菌起抑菌作用，对链球菌的多数菌株起杀菌作用。

【适应证】临床适用于控制耐万古霉素肠球菌所致的系统感染，包括败血症、肺炎。

【用法用量】口服与滴注剂量相同。每次600mg，每12小时1次，依病情连用10~28日。

【不良反应】最常见的不良事件为腹泻、头痛和恶心。其他不良事件有呕吐、失眠、便秘、皮疹、头晕、发热、口腔念珠菌病、阴道念珠菌病、真菌感染、局部腹痛、消化不良、味觉改变、舌变色、瘙痒、骨髓抑制（包括贫血、白细胞减少、各类血细胞减少和血小板减少）、周围神经病和视神经病（有的进展至失明）、乳酸性酸中毒。

【禁忌】禁用于对利奈唑胺或本品其他成分过敏的患者。

【注意事项】

1. 本品的应用应严格限于适应证，避免不恰应的广泛应用促使细菌耐药性发展（耐万古霉素肠球菌对其他抗生素菌耐药，本品是目前唯一有效药物）。

2. 空腹或饭后服用，须避开高脂性饮食。

3. 有高血压病史者使用时应注意观察病情。

4. 孕妇、哺乳期妇女慎用。

5. FDA对本药的妊娠安全性分级为C级。

【药物相互作用】本品有MAO抑制作用，不应与拟肾上腺素药物（伪麻黄碱、多巴胺、肾上腺素等）、5-HT再摄取抑制药（如抗抑郁药）、

含酪胺食物（奶酪、肉干等）和某些含醇饮料（啤酒、红酒等）同时应用，以免引起血压异常升高。

【规格】注射剂：200mg。

2 合成抗菌药

2.1 磺胺类

磺胺嘧啶
Sulfadiazine

【其他名称】磺胺哒嗪、磺胺嘧啶钠。

【药理作用】磺胺类为广谱抑菌剂。本品在结构上类似对氨基苯甲酸（PABA），可与PABA竞争性作用于细菌体内的二氢叶酸合成酶，从而阻止PABA作为原料合成细菌所需的叶酸，减少了具有代谢活性的四氢叶酸的量，而后者则是细菌合成嘌呤、胸腺嘧啶核苷和脱氧核糖核酸（DNA）的必需物质，因此抑制了细菌的生长繁殖。本品属中效磺胺药，对非产酶金黄色葡萄球菌、化脓性链球菌、肺炎链球菌、大肠埃希菌、克雷白菌属、沙门菌属、志贺菌属、淋球菌、脑膜炎球菌、流感嗜血杆菌具有抗菌作用。在体外对沙眼衣原体、星形奴卡菌、疟原虫和弓形虫也有抗微生物活性。本品抗菌活性同磺胺甲噁唑。但近年来细菌对本品的耐药性增高，尤其是链球菌属、奈瑟菌属以及肠杆菌科细菌。本品在体内分布与磺胺异噁唑相仿，可透过血-脑脊液屏障，脑膜无炎症时，脑脊液中药物浓度约为血药浓度的50%，脑膜有炎症时，脑脊液中药物浓度可达血药浓度的50%~80%，因此为治疗流脑的首选药物。

【适应证】磺胺嘧啶（不包括该类药与甲氧苄啶的复方制剂）的适应证为：

1. 敏感脑膜炎球菌所致的流行性脑脊髓膜炎的治疗和预防。

2. 治疗由沙眼衣原体所致的新生儿包涵体结膜炎的次选药物。

3. 星形奴卡菌病。

4. 对氯喹耐药的恶性疟疾治疗的辅助用药。

5. 为治疗沙眼衣原体所致宫颈炎和尿道炎的次选药物。

6. 与甲氧苄啶合用可治疗对其敏感的流感嗜血杆菌、肺炎链球菌和其他链球菌所致的中耳炎

及皮肤软组织等感染。

【用法用量】

1. 治疗一般感染：成人常用量，口服，一次1g，一日2次，首次剂量加倍。2个月以上婴儿及小儿常用量口服，按体重一次25～30mg/kg，一日2次，首次剂量加倍（总量不超过2g）。

2. 预防流行性脑脊髓膜炎：成人常用量，口服，一次1g，一日2次，疗程2日。2个月以上婴儿及小儿常用量，口服，每日0.5g，疗程2～3日。

【不良反应】

1. 过敏反应较为常见，可表现为药疹，严重者可发生渗出性多形红斑、剥脱性皮炎和大疱表皮松解萎缩性皮炎等，也有表现为光敏反应、药物热、关节及肌肉疼痛、发热等血清病样反应者。

2. 中性粒细胞减少或缺乏症、血小板减少症及再生障碍性贫血。患者可表现为咽痛、发热、苍白和出血倾向。

3. 溶血性贫血及血红蛋白尿。缺乏葡萄糖-6-磷酸脱氢酶患者应用磺胺药后易发生，新生儿和小儿较成人多见。

4. 高胆红素血症和新生儿核黄疸。由于磺胺药与胆红素竞争蛋白结合部位，可致游离胆红素增高。新生儿肝功能不完善，故较易发生高胆红素血症和新生儿黄疸，偶可发生核黄疸。

5. 肝脏损害。可发生黄疸、肝功能减退，严重者可发生急性重型肝炎。

6. 肾脏损害。可发生结晶尿、血尿和管型尿。偶有患者发生间质性肾炎或肾小管坏死等严重不良反应。

7. 恶心、呕吐、胃纳减退、腹泻、头痛、乏力等，一般症状轻微，不影响继续用药。偶有患者发生艰难梭菌肠炎，此时需停药。

8. 甲状腺肿大及功能减退偶有发生。

9. 中枢神经系统毒性反应偶可发生，表现为精神错乱、定向力障碍、幻觉、欣快感或抑郁感。一旦出现均需立即停药。

本品所致的严重不良反应虽少见，但可致命，如渗出性多形红斑、剥脱性皮炎、大疱表皮松解萎缩性皮炎、暴发性肝坏死、粒细胞缺乏症、再生障碍性贫血等，治疗时应严密观察，当皮疹或其他反应早期征兆出现时即应立即停药。

【禁忌】

1. 对磺胺类药物过敏者禁用。

2. 2个月以下婴儿禁用。

3. 肝肾功能不良者禁用。

【注意事项】

1. 缺乏葡萄糖-6-磷酸脱氢酶、血卟啉症、失水、休克和老年患者应慎用。

2. 交叉过敏反应。对一种磺胺药过敏者对其他磺胺药也可能过敏。

3. 对呋塞米、砜类、噻嗪类利尿药、磺脲类、碳酸酐酶抑制药呈现过敏的患者，对磺胺药亦可过敏。

4. 每次服用本品时应饮用足量水分。服用期间也应保持充足进水量，使成人每日尿量至少维持在1200ml以上。如应用本品疗程长、剂量大时，除多饮水外宜同服碳酸氢钠。

5. 治疗中须注意检查：①血象：对接受较长疗程的患者尤为重要。②尿液：治疗中定期尿液检查（每2～3日查尿常规一次）以发现长疗程或高剂量治疗时可能发生的结晶尿。③肝、肾功能。

6. 严重感染者应测定血药浓度，对大多数感染性疾患游离磺胺浓度达50～150μg/ml（严重感染120～150μg/ml）可有效。总磺胺血药浓度不应超过200μg/ml，如超过此浓度，不良反应发生率增高。

7. 由于本品在尿中溶解度低，出现结晶尿机会增多，故一般不推荐用于尿路感染的治疗。

8. 不可任意加大剂量、增加用药次数或延长疗程，以防蓄积中毒。

9. 由于本品能抑制大肠杆菌的生长，妨碍B族维生素在肠内的合成，故使用本品超过1周者，应同时给予维生素B族以预防其缺乏。

10. 由于磺胺药可与胆红素竞争血浆蛋白上的结合部位，而新生儿的乙酰转移酶系统未发育完善，磺胺游离血浓度增高，增加核黄疸发生的危险性，因此该类药物在新生儿及2个月以下婴儿属禁忌。本品可穿过血-胎盘屏障至胎儿体内，对葡萄糖-6-磷酸脱氢酶缺乏的新生儿应用有导致溶血性贫血的可能。鉴于上述原因，孕妇和哺乳期妇女不宜应用本品。

11. FDA对本药的妊娠安全性分级为C级，如临近分娩为D级。

【药物相互作用】

1. 合用尿碱化药可增加本品在碱性尿中的溶解度，使排泄增多。

2. 不能与对氨基苯甲酸同用，对氨基苯甲酸可代替本品被细菌摄取，两者相互拮抗。也不宜与含对氨苯甲酰基的局麻药如普鲁卡因、苯佐卡因、丁卡因等合用。

3. 与口服抗凝药、口服降血糖药、甲氨蝶呤、苯妥英钠和硫喷妥钠同用时，上述药物需调整剂量，因本品可占有这些药物的蛋白结合部位，或抑制其代谢，以致药物作用时间延长或毒性发生。

4. 与骨髓抑制药同用时可能增强此类药物潜在的毒副作用。如有指征需两类药物同用时，应严密观察可能发生的毒性反应。

5. 与避孕药（口服含雌激素者）长时间合用可导致避孕的可靠性减小，并增加经期外出血的机会。

6. 与溶栓药合用时可能增大其潜在的毒性作用。

7. 与肝毒性药物合用时可能引起肝毒性发生率的增高。对此类患者尤其是用药时间较长及以往有肝病史者应进行严密的监测。

8. 与光敏感药物合用时可能发生光敏感的相加作用。

9. 接受本品治疗者对维生素 K 的需要量增加。

10. 不宜与乌洛托品合用，因乌洛托品在酸性尿中可分解产生甲醛，后者可与本品形成不溶性沉淀物，使发生结晶尿的危险性增加。

11. 本品可占有保泰松的血浆蛋白结合部位，两者合用时可增加保泰松的作用。

12. 因本品有可能干扰青霉素类药物的杀菌作用，最好避免与此类药物同时应用。

13. 磺吡酮与磺胺类药物合用时可减少磺胺类药物自肾小管的分泌，导致血药浓度升高而持久或产生毒性，因此在应用磺吡酮期间或应用其治疗后可能需要调整本品的剂量。

【规格】片剂：0.5g。混悬液：10%（g/ml）。注射剂：0.4g。软膏剂：5%；10%。眼膏剂：5%。

磺胺甲噁唑
Sulfamethoxazole

【其他名称】磺胺甲基异噁唑、新诺明。

【药理作用】磺胺类药物为广谱抑菌剂，在结构上类似对氨基苯甲酸（PABA），可与 PABA 竞争性作用于细菌体内的二氢叶酸合成酶，从而阻止 PABA 作为原料合成细菌所需的叶酸，减少了具有代谢活性的四氢叶酸的量，而后者则是细菌合成嘌呤、胸腺嘧啶核苷和脱氧核糖核酸（DNA）的必需物质，因此抑制了细菌的生长繁殖。磺胺甲噁唑属中效磺胺类药物，具广谱抗菌作用。对非产酶金黄色葡萄球菌、化脓性链球菌、肺炎链球菌、大肠埃希菌、克雷白菌属、沙门菌属、志贺菌属、淋球菌、脑膜炎球菌、流感嗜血杆菌具有抗菌作用。在体外对沙眼衣原体、星形奴卡菌、恶性疟原虫和鼠弓形虫也有抗微生物活性。但近年来细菌对本品的耐药性增高显著，尤其是链球菌属、奈瑟菌属以及肠杆菌科细菌。

【适应证】用于敏感细菌及其他敏感病原微生物所致感染。磺胺甲噁唑（不包括该类药与甲氧苄啶的复方制剂）的适应证为：

1. 敏感细菌所致的急性单纯性尿路感染。

2. 星形奴卡菌病。

3. 对氯喹耐药的恶性疟疾治疗的辅助用药。

4. 为治疗沙眼衣原体所致宫颈炎和尿道炎的次选药物。

5. 治疗杜克雷嗜血杆菌所致软下疳的次选药物。

6. 治疗由沙眼衣原体所致的新生儿包涵体结膜炎的次选药物。

7. 敏感脑膜炎奈瑟菌所致的流行性脑脊髓膜炎流行时可作为预防用药。

8. 与甲氧苄啶合用可治疗对其敏感的流感嗜血杆菌、肺炎链球菌和其他链球菌所致的中耳炎。

9. 与乙胺嘧啶联合用药治疗鼠弓形虫引起的弓形虫病。

【用法用量】

1. 成人常用量：用于治疗一般感染首剂 2g，以后每日 2g，分 2 次服用。

2. 小儿常用量：用于治疗 2 个月以上婴儿及小儿的一般感染，首剂按体重每日 50 ~ 60mg/kg（总剂量不超过 2g/日），以后每日按 50 ~ 60mg/kg，分 2 次服用。

【不良反应】参阅磺胺嘧啶。

【禁忌】

1. 对磺胺类药物过敏者禁用。

2. 孕妇、哺乳期妇女禁用。

3. 2 个月以内婴儿禁用。

4. 巨幼红细胞性贫血患者禁用。

【注意事项】

1. 新生儿患者和 2 个月以内婴儿除治疗先天

性弓形虫病作为乙胺嘧啶联合用药外，全身应用属禁忌。

2. 其他注意事项参阅磺胺嘧啶。

【药物相互作用】参阅磺胺嘧啶。

【规格】片剂：0.5g。

磺胺甲噁唑 – 甲氧苄啶
Sulfamethoxazole – Trimethoprim

【其他名称】复方磺胺甲噁唑。

【药理作用】本品为磺胺甲噁唑（SMZ）与甲氧苄啶（TMP）的复方制剂。其作用机制为 SMZ 作用于二氢叶酸合成酶，干扰合成叶酸的第一步，TMP 作用于叶酸合成代谢的第二步，选择性抑制二氢叶酸还原酶的作用，两者合用可使细菌的叶酸代谢受到双重阻断。本品的协同抗菌作用较单药增强，对其呈现耐药的菌株减少。然而近年来细菌对本品的耐药性亦呈增高趋势。对非产酶金黄色葡萄球菌、化脓性链球菌、肺炎链球菌、大肠埃希菌、克雷白菌属、沙门菌属、变形杆菌属、摩根菌属、志贺菌属、淋病奈瑟菌、脑膜炎奈瑟菌、流感嗜血杆菌均具有良好的抗菌作用，尤其对大肠埃希菌、流感嗜血杆菌、金黄色葡萄球菌的抗菌作用较 SMZ 单药明显增强。在体外对沙眼衣原体、星形奴卡菌、原虫、弓形虫等亦具良好的抗微生物活性。

【适应证】主要适应证为敏感菌株所致的下列感染：

1. 大肠埃希菌、克雷白菌属、肠杆菌属、奇异变形杆菌、普通变形杆菌和摩根菌属敏感菌株所致的尿路感染。

2. 肺炎链球菌或流感嗜血杆菌所致 2 岁以上小儿的急性中耳炎。

3. 肺炎链球菌或流感嗜血杆菌所致的成人慢性支气管炎急性发作。

4. 由福氏或宋氏志贺菌敏感菌株所致的肠道感染。

5. 治疗卡氏肺孢子虫肺炎，本品为首选。

6. 由产肠毒素大肠埃希菌（ETEC）所致旅游者腹泻。

【用法用量】

1. 成人：治疗细菌性感染，一次甲氧苄啶 160mg 和磺胺甲噁唑 800mg，每 12 小时服用 1 次。治疗卡氏肺孢子虫肺炎，一次甲氧苄啶 3.75 ~ 5mg/kg 和磺胺甲噁唑 18.75 ~ 25mg/kg，每 6 小时服用 1 次。卡氏肺孢子虫肺炎预防用药，初予甲氧苄啶 160mg 和磺胺甲噁唑 800mg，一日 2 次，继以相同剂量一日服 1 次，或一周服 3 次。

2. 小儿：治疗细菌感染，2 个月以上体重 40kg 以下的婴幼儿按体重口服一次 SMZ 20 ~ 30mg/kg 及 TMP 4 ~ 6mg/kg，每 12 小时 1 次；体重≥40kg 的小儿剂量同成人常用量。治疗寄生虫感染如卡氏肺孢子虫肺炎，按体重一次口服 SMZ 18.75 ~ 25mg/kg 及 TMP 3.75 ~ 5mg/kg，每 6 小时 1 次。

慢性支气管炎急性发作的疗程至少 10 ~ 14 日；尿路感染的疗程 7 ~ 10 日；细菌性痢疾的疗程为 5 ~ 7 日；儿童急性中耳炎的疗程为 10 日；卡氏肺孢子虫肺炎的疗程为 14 ~ 21 日。

【不良反应】参阅磺胺嘧啶。

【禁忌】

1. 对 SMZ 和 TMP 过敏者禁用。

2. 由于本品阻止叶酸的代谢，加重巨幼红细胞性贫血患者叶酸的缺乏，所以该病患者禁用。

3. 孕妇及哺乳期妇女禁用。

4. 2 个月以内的婴儿禁用。

5. 重度肝肾功能损害者禁用。

【注意事项】

1. 如因服用本品引起叶酸缺乏时，可同时服用叶酸制剂，后者并不干扰 TMP 的抗菌活性，因细菌并不能利用已合成的叶酸。如有骨髓抑制征象发生，应立即停用本品，并给予叶酸 3 ~ 6mg 肌肉注射，一日 1 次，使用 2 日，或根据需要用药至造血功能恢复正常。对长期、过量使用本品者可给予高剂量叶酸并延长疗程。

2. 本品的血浓度不应超过 200μg/ml，超过此浓度，不良反应发生率增高，毒性增强。

3. 其他注意事项参阅磺胺嘧啶。

【药物相互作用】

1. 本品中的 TMP 可抑制华法林的代谢而增强其抗凝作用。

2. 本品中的 TMP 与环孢素合用可增强肾毒性。

3. 利福平与本品合用时，可明显使本品中的 TMP 清除增加，消除半衰期缩短。

4. 不宜与抗肿瘤药、2，4 – 二氨基嘧啶类药物合用，也不宜在应用其他叶酸拮抗药治疗的疗程之间应用本品，因为有产生骨髓再生不良或巨幼红细胞贫血的可能。

5. 不宜与氨苯砜合用，因氨苯砜与本品中的 TMP 合用两者血药浓度均可升高，氨苯砜浓度的升高使不良反应增多且加重，尤其是高铁血红蛋白血症的发生。

6. 其他药物相互作用参阅磺胺嘧啶。

【规格】片剂：SMZ0.4g；TMP0.08g。

柳氮磺吡啶
Sulfasalazine

【其他名称】水杨酸偶氮磺胺吡啶。

【药理作用】本品属口服不易吸收的磺胺药。大部分药物进入远端小肠和结肠，在肠微生物作用下分解成 5-氨基水杨酸和磺胺吡啶。5-氨基水杨酸与肠壁结缔组织络合后较长时间停留在肠壁组织中起到抗菌消炎和免疫抑制作用，如减少大肠埃希菌和梭状芽孢杆菌，同时抑制前列腺素的合成以及其他炎症介质白三烯的合成。因此，目前认为本品对炎症性肠病产生疗效的主要成分是 5-氨基水杨酸。由本品分解产生的磺胺吡啶对肠道菌群显示微弱的抗菌作用。

【适应证】主要用于炎症性肠病，即 Crohn 病和溃疡性结肠炎。近年来应用本品治疗类风湿性关节炎，约一个月起效。

【用法用量】

1. 口服：初剂量为一日 2~3g，分 3~4 次口服，无明显不适量，可渐增至一日 4~6g，待肠病症状缓解后逐渐减量至维持量，一日 1.5~2g。小儿初剂量为一日 40~60mg/kg，分 3~6 次口服，病情缓解后改为维持量一日 30mg/kg，分 3~4 次口服。治疗类风湿性关节炎，用肠溶片，每次 1g，每日 2 次。

2. 直肠给药：重症患者，一次 0.5g，早、中、晚各 1 次。轻中度患者，早、晚各 0.5g。症状明显改善的，每晚或隔日睡前 0.5g。

【不良反应】

1. 罕见有胰腺炎、男性精子减少或不育症。

2. 其他不良反应参阅磺胺嘧啶。

【禁忌】对磺胺类药物过敏者、孕妇、哺乳期妇女、2 岁以内婴幼儿禁用。

【注意事项】

1. 血清磺胺吡啶及其代谢产物的浓度超过 50μg/ml 时具毒性，故应减少剂量，避免毒性反应。

2. FDA 对本药的妊娠安全性分级为 B 级，如临近分娩为 D 级。

3. 其他注意事项参阅磺胺嘧啶。

【药物相互作用】

1. 与洋地黄类或叶酸合用时，后者吸收减少，血药浓度降低，因此须随时观察洋地黄类的作用和疗效。

2. 与丙磺舒合用，会降低肾小管磺胺排泌量，致磺胺的血药浓度上升，作用延长，容易中毒。

3. 与新霉素合用，新霉素抑制肠道菌群，影响本品在肠道内分解，使作用降低。

4. 其他药物相互作用参阅磺胺嘧啶。

【规格】片剂：0.25g。栓剂：0.5g。

磺胺嘧啶银
Sulfadiazine Silver

【其他名称】SD-Ag。

【药理作用】磺胺类抗菌药，具有磺胺嘧啶和银盐两者的作用，有广谱的抗微生物活性，对多数革兰阳性菌、革兰阴性菌、酵母菌和其他真菌均有良好抗菌作用。且不为对氨基苯甲酸所拮抗，所含银盐具收敛作用，使创面干燥、结痂和早期愈合。一般情况下本品中银的吸收量不超过其含量的 1%。本品对坏死组织的穿透性较差。

【适应证】本品用于预防或治疗 Ⅱ、Ⅲ 度烧伤继发创面感染，包括对该药敏感的肠杆菌科细菌、铜绿假单胞菌、金黄色葡萄球菌、肠球菌属及念珠菌等真菌所致者。

【用法用量】本品可直接以乳膏涂敷创面，约 1.5mm 厚度，也可以混悬剂制成油纱布敷用，1~2 天换药 1 次。

【不良反应】局部有轻微刺激性，偶可发生短暂性疼痛。本品自局部吸收后可发生各种不良反应，与磺胺药全身应用时相同，参见磺胺嘧啶。

【禁忌】

1. 对磺胺类药物过敏者禁用。

2. 孕妇、哺乳期妇女禁用。

3. 2 个月以内婴儿禁用。

4. 肝、肾功能不良者禁用。

【注意事项】本品可自局部分吸收，其注意事项同磺胺嘧啶。

【药物相互作用】本品可自局部分吸收，其药物相互作用同磺胺嘧啶。

【规格】软膏：500g：5g。

磺胺嘧啶锌
Sulfadiazine Zinc

【药理作用】本品属局部应用的磺胺药，具有磺胺嘧啶和锌两者的作用，对多数革兰阳性菌、革兰阴性菌、酵母菌和其他真菌均有良好抗菌作用。且不为对氨基苯甲酸所拮抗，其中锌因能破坏细菌的 DNA 结构，亦具有抑菌作用。烧伤患者体内锌大量丧失，使用本品可补偿损失，并增强机体抵抗感染和创面愈合能力。

【适应证】本品适用于预防及治疗Ⅱ、Ⅲ度烧伤继发创面感染，包括对该药敏感的肠杆菌科细菌、铜绿假单胞菌、金黄色葡萄球菌、肠球菌属及念珠菌等真菌所致者。

【用法用量】用消毒溶液清洁创面后，本品可直接涂于创面，然后用无菌纱布覆盖包扎，或将软膏涂于无菌纱布上，贴于创面，再覆盖无菌纱布包扎，或将涂有软膏的无菌纱布直接放入脓腔引流脓液，软膏用量随创面的大小及感染情况而定，每日用量不超过 500g。

【不良反应】参阅磺胺嘧啶银。

【禁忌】
1. 对磺胺类药物过敏者禁用。
2. 孕妇、哺乳期妇女禁用。
3. 2 个月以内婴儿禁用。
4. 肝肾功能不良者禁用。

【注意事项】本品可自局部部分吸收，其注意事项同磺胺药。

【药物相互作用】本品可自局部部分吸收，其药物相互作用同磺胺嘧啶。

【规格】软膏：50%。

2.2 喹诺酮类

环丙沙星
Ciprofloxacin

【其他名称】环丙氟哌酸。

【药理作用】环丙沙星为杀菌剂，通过作用于细菌 DNA 螺旋酶的 A 亚单位，抑制 DNA 的合成和复制而导致细菌死亡。本品具广谱抗菌作用，尤其对需氧革兰阴性杆菌抗菌活性高，对肠杆菌科的大部分细菌，包括枸橼酸杆菌属、阴沟杆菌、产气肠杆菌、大肠埃希菌、克雷白菌属、变形杆菌属、沙门菌属、志贺菌属、弧菌属、耶尔森菌等在体外具有良好抗菌作用。常对多重耐药菌也具有抗菌活性。对青霉素耐药的淋病奈瑟菌、产酶流感杆菌和莫拉菌属均具有高度抗菌活性。对铜绿假单胞菌等假单胞菌属的大多数菌株具抗菌作用。本品对甲氧西林敏感葡萄球菌具抗菌活性，对肺炎链球菌、溶血性链球菌和粪肠球菌仅具中等抗菌活性。对沙眼衣原体、支原体、军团菌具良好抗微生物作用，对结核杆菌和非典型分枝杆菌也有抗菌活性。对厌氧菌的抗菌活性差。

【适应证】适用于敏感菌引起的下列感染：

1. 泌尿生殖系统感染，包括单纯性及复杂性尿路感染、细菌性前列腺炎、淋病奈瑟菌尿道炎或宫颈炎（包括产酶株所致者）。

2. 呼吸道感染，包括敏感革兰阴性杆菌所致的支气管感染及肺部感染。

3. 胃肠道感染，由志贺菌属、沙门菌属、产肠毒素大肠杆菌、嗜水气单胞菌、副溶血弧菌等所致者。

4. 伤寒。

5. 骨和关节感染。

6. 皮肤软组织感染。

7. 败血症等全身感染。

【用法用量】成人常用量一日 0.2g，每 12 小时静脉滴注 1 次，滴注时间不少于 30 分钟。严重感染或铜绿假单胞菌感染可加大剂量至一日 0.8g，分 2 次静脉滴注。疗程：①尿路感染：急性单纯性下尿路感染 5～7 日；复杂性尿路感染 7～14 日。②肺炎和皮肤软组织感染：7～14 日。③肠道感染：5～7 日。④骨和关节感染：4～6 周或更长。⑤伤寒：10～14 日。

【不良反应】

1. 胃肠道反应：较为常见，可表现为腹部不适或疼痛、腹泻、恶心或呕吐。

2. 中枢神经系统反应：可有头昏、头痛、嗜睡或失眠。

3. 过敏反应：皮疹，皮肤瘙痒，偶可发生渗出性多形性红斑及血管神经性水肿。少数患者有光敏反应。

4. 偶可发生：①癫痫发作、精神异常、烦躁不安、意识混乱、幻觉、震颤。②血尿、发热、皮疹等间质性肾炎表现。③静脉炎。④结晶尿，多见于大剂量应用时。⑤关节损害与跟腱炎。

5. 少数患者可发生血清氨基转移酶升高、血尿素氮增高及周围血白细胞降低，多属轻度，并呈一过性。

【禁忌】对本品及任何一种氟喹诺酮类药过敏的患者禁用。

【注意事项】

1. 由于目前大肠埃希菌对氟喹诺酮类药物耐药者多见，应在给药前留取尿培养标本，参考细菌药敏结果调整用药。

2. 本品大剂量应用或尿 pH 值在 7 以上时可发生结晶尿。为避免结晶尿的发生，宜多饮水，保持 24 小时排尿量在 1200ml 以上。

3. 肾功能减退者，需根据肾功能调整给药剂量，血肌酐清除率小于 30ml/min，一次 0.2g，每 18～24 小时 1 次。

4. 应用氟喹诺酮类药物可发生中、重度光敏反应。应用本品时应避免过度暴露于阳光。如发生光敏反应需停药。

5. 肝功能减退时，如属重度（肝硬化腹水）可减少药物清除，血药浓度增高，肝、肾功能均减退者尤为明显，均需权衡利弊后应用，并调整剂量。

6. 原有中枢神经系统疾患者，包括脑动脉硬化或癫痫及癫痫病史者均应避免应用，有指征时需仔细权衡利弊后应用。

7. 本品可透过血－胎盘屏障；也可分泌至乳汁中，其浓度可接近血药浓度。鉴于本药可引起未成年动物关节病变，在儿童中引起关节痛及肿胀，因此不用于未成年患者及妊娠、哺乳期妇女。

8. FDA 对本药的妊娠安全性分级为 C 级。

【药物相互作用】

1. 尿碱化剂可减低本品在尿中的溶解度，导致结晶尿和肾毒性。

2. 本品与茶碱类合用时可能由于与细胞色素 P450 结合部位的竞争性抑制，导致茶碱类的肝清除明显减少，消除半衰期延长，血药浓度升高，出现茶碱中毒症状，如恶心、呕吐、震颤、不安、激动、抽搐、心悸等，故合用时应测定茶碱类血药浓度和调整剂量。

3. 环孢素与本品合用，可使前者的血药浓度升高，必须监测环孢素血浓度，并调整剂量。

4. 本品与抗凝药华法林同用时可增强后者的抗凝作用，合用时应严密监测患者的凝血酶原时间。

5. 丙磺舒可减少本品自肾小管分泌约 50%，

合用时可因本品血药浓度增高而产生毒性。

6. 本品干扰咖啡因的代谢，从而导致咖啡因清除减少，血消除半衰期延长，并可能产生中枢神经系统毒性。

【规格】注射剂：100ml：0.2g。片剂：250mg；500mg；750mg。

诺氟沙星
Norfloxacin

【其他名称】氟哌酸。

【药理作用】本品为一种广谱抗菌药，对革兰阳性菌及阴性菌均有较强的抗菌作用。在同类药物及抗生素之间也不存在交叉耐药性。对革兰阴性杆菌有强大的抗菌活性，特别是肠道杆菌科的细菌，如大肠杆菌、志贺菌属、克雷白菌属、变形杆菌属、产气肠杆菌、沙雷菌属、枸橼酸菌属等对本品高度敏感，最低抑菌浓度一般低于 $0.5\mu g/ml$。对铜绿假单胞菌及其他假单孢菌亦有作用，但需要较高的浓度，最低抑菌浓度在 $4～32\mu g/ml$；由于在尿中浓度超过上述浓度数倍至十多倍，用于治疗铜绿假单胞菌泌尿系统感染仍然有效。在革兰阳性球菌中，对金黄色葡萄球菌及表皮葡萄球菌较敏感，抑制 90% 细菌的最低浓度约为 $1～2\mu g/ml$，对肠球菌和肺炎球菌的抑制 90% 细菌的最低浓度约为 $4\mu g/ml$ 和 $16\mu g/ml$。

【适应证】适用于敏感菌所引起的呼吸道、泌尿道、胃肠道感染，如急性支气管炎、慢性支气管炎急性发作、肺炎、急慢性肾盂肾炎、膀胱炎、伤寒等。

【用法用量】口服，成人一次 0.1～0.2g，一日 3～4 次。空腹服药吸收较好。一般疗程为 3～8 日，少数病例可达 3 周。对于慢性泌尿感染，可先用一般量 2 周，再减量为 0.2g/d，睡前服用。严重病例及不能口服者静滴，每次 0.2～0.4g，每 12 小时 1 次。

【不良反应】少数患者可有腹部不适、恶心、呕吐等消化道症状，个别患者有头痛、头晕、皮疹、瘙痒、关节损害与跟腱炎等症状，偶见血清谷丙氨酸氨基转移酶升高，停药后症状可消失。

【禁忌】对喹诺酮类药物过敏者及本品过敏者、糖尿症患者、18 岁以下青少年禁用。

【注意事项】

1. 有胃溃疡病史、癫痫病者，中枢神经系统疾病患者，肝肾功能不全者慎用。

2. 不宜静脉推注，滴注速度不宜过快。

3. 本品可通过血－胎盘屏障；也可分泌至乳汁中，其浓度可接近血药浓度。鉴于本药可引起未成年动物关节病变，在儿童中引起关节痛及肿胀，因此不用于未成年患者、哺乳期妇女。

4. FDA 对本药的妊娠安全性分级为 C 级，妊娠妇女慎用，尤其是妊娠早期。

【药物相互作用】

1. 尿碱化剂可减少本品在尿中的溶解度，导致结晶尿和肾毒性。

2. 本品与茶碱类合用时可能由于与细胞色素 P450 结合部位的竞争性抑制，导致茶碱类的肝清除明显减少，血消除半衰期延长，血药浓度升高，出现茶碱中毒症状，如恶心、呕吐、震颤、不安、激动、抽搐、心悸等，故合用时应测定茶碱类血药浓度和调整剂量。

3. 环孢素与本品合用，可使前者的血药浓度升高，必须监测环孢素血浓度，并调整剂量。

4. 本品与抗凝药华法林同用时可增强后者的抗凝作用，合用时应严密监测患者的凝血酶原时间。

5. 丙磺舒可减少本品自肾小管分泌约 50%，合用时可因本品血药浓度增高而产生毒性。

6. 本品与呋喃妥因有拮抗作用，不推荐联合应用。

7. 多种维生素，或其他含铁、锌离子的制剂及含铝或镁的制酸药可减少本品的吸收，建议避免合用，不能避免时在本品服药前 2 小时或服药后 6 小时服用。

8. 去羟肌苷（didanosine，DDI）可减少本品的口服吸收，因其制剂中含铝及镁，可与氟喹诺酮类螯合，故不宜合用。

9. 本品干扰咖啡因的代谢，从而导致咖啡因清除减少，血消除半衰期延长，并可能产生中枢神经系统毒性。

【规格】胶囊剂：0.1g。注射剂：200mg：100ml。滴眼液：8ml：24mg。

氧氟沙星
Ofloxacin

【其他名称】氟嗪酸。

【药理作用】氧氟沙星为杀菌剂，通过作用于

细菌 DNA 螺旋酶的 A 亚单位，抑制 DNA 的合成和复制而导致细菌死亡。本品具广谱抗菌作用，尤其对需氧革兰阴性杆菌的抗菌活性高，对肠杆菌科的大部分细菌，包括枸橼酸杆菌属、阴沟杆菌、产气肠杆菌、大肠埃希菌、克雷白菌属、变形杆菌属、沙门菌属、志贺菌属、弧菌属、耶尔森菌等在体外具良好抗菌作用。常对多重耐药菌也具有抗菌活性。对青霉素耐药的淋病奈瑟菌、产酶流感嗜血杆菌和莫拉菌属均具有高度抗菌活性。对铜绿假单胞菌等假单胞菌属的大多数菌株具抗菌作用。本品对甲氧西林敏感葡萄球菌具抗菌活性，对肺炎链球菌、溶血性链球菌和粪肠球菌仅具中等抗菌活性。对沙眼衣原体、支原体、军团菌具良好抗微生物作用，对结核杆菌和非典型分枝杆菌也有抗菌活性。对厌氧菌的抗菌活性差。

【适应证】适用于敏感菌引起的下列感染：

1. 泌尿生殖系统感染，包括单纯性及复杂性尿路感染、细菌性前列腺炎、淋病奈瑟菌尿道炎或宫颈炎（包括产酶株所致者）。

2. 呼吸道感染，包括敏感革兰阴性杆菌所致支气管及肺部感染。

3. 胃肠道感染由志贺菌属、沙门菌属、产肠毒素大肠埃希菌、嗜水气单胞菌、副溶血弧菌等所致者。

4. 伤寒。

5. 骨和关节感染。

6. 皮肤软组织感染。

7. 败血症等全身感染。

【用法用量】静脉滴注或口服。

1. 支气管感染、肺部感染：一次 0.3g，一日 2 次，疗程为 7 ~ 14 日。

2. 急性单纯性下尿路感染：一次 0.2g，一日 2 次，疗程为 5 ~ 7 日。

3. 复杂性尿路感染：一次 0.2g，一日 2 次，疗程为 10 ~ 14 日。

4. 前列腺炎：一次 0.3g，一日 2 次，疗程为 6 周。

5. 衣原体宫颈炎或尿道炎：一次 0.3g，一日 2 次，疗程为 7 ~ 14 日。

6. 单纯性淋病：一次 0.4g，单剂量。

7. 伤寒：一次 0.3g，一日 2 次，疗程为 10 ~ 14 日。

8. 铜绿假单胞菌感染或较重感染：剂量可增至一次 0.4g，一日 2 次。

9. 抗结核：用量为每日 0.3g，顿服。

【不良反应】

1. 胃肠道反应：腹部不适或疼痛、腹泻、恶心或呕吐。

2. 中枢神经系统反应：有头昏、头痛、嗜睡或失眠。

3. 过敏反应：皮疹，皮肤瘙痒，偶可发生渗出性多形性红斑及血管神经性水肿。光敏反应较少见。

4. 偶可发生：①癫痫发作、精神异常、烦躁不安、意识混乱、幻觉、震颤。②血尿、发热、皮疹等间质性肾炎表现。③静脉炎。④结晶尿，多见于大剂量应用时。⑤关节损害与跟腱炎。

5. 少数患者可发生血清氨基转移酶升高、血尿素氮增高及周围血白细胞降低，注射部位刺激症状，多属轻度，并呈一过性。

【禁忌】

1. 对本品及喹诺酮类药过敏的患者禁用。

2. 哺乳期妇女及 18 岁以下青少年禁用。

【注意事项】

1. 本品每 0.2g 静脉滴注时间不得少于 30 分钟。

2. 由于目前大肠埃希菌对氟喹诺酮类药物耐药者多见，应在给药前留取尿培养标本，参考细菌药敏结果调整用药。

3. 本品大剂量应用或尿 pH 值在 7 以上时可发生结晶尿。为避免结晶尿的发生，宜多饮水，保持 24 小时排尿量在 1200ml 以上。

4. 肾功能减退者，需根据肾功能调整给药剂量。

5. 应用本品时应避免过度暴露于阳光，如发生光敏反应需停药。

6. 肝功能减退时，如属重度（肝硬化腹水）可减少药物清除，血药浓度增高，肝、肾功能均减退者尤为明显，均需权衡利弊后应用，并调整剂量。

7. 原有中枢神经系统疾患者，例如癫痫及癫痫病史者均应避免应用，有指征时需仔细权衡利弊后应用。

8. FDA 对本药的妊娠安全性分级为 C 级。

【药物相互作用】参阅环丙沙星。

【规格】片剂：100mg。注射剂：10ml：400mg（用前需稀释）；100ml：400mg（可直接滴注）。

氟罗沙星
Fleroxacin

【其他名称】多氟哌酸、多氟沙星。

【药理作用】本品的作用机制是通过抑制细菌的 DNA 旋转酶而起杀菌作用。本品为第三代喹诺酮类抗菌药，对革兰阴性菌，包括大肠埃希菌、肺炎杆菌、变形杆菌属、伤寒沙门菌、副伤寒沙门菌、志贺菌属、阴沟肠杆菌、产气肠杆菌、枸橼酸菌属、黏质沙雷菌、铜绿假单胞菌、脑膜炎奈瑟菌、流感嗜血杆菌、摩拉卡他菌、嗜肺军团菌、淋病奈瑟菌等均有较强的抗菌作用。对葡萄球菌属、溶血链球菌等革兰阳性球菌亦具有中等抗菌作用。近年来细菌对氟喹诺酮类耐药性明显增高，尤以大肠杆菌为著，耐药率可高达 50% 以上。

【适应证】可用于对本品敏感细菌引起的下列感染：

1. 呼吸系统感染：急性支气管炎、慢性支气管炎急性发作及肺炎等。

2. 泌尿生殖系统感染：膀胱炎、肾盂肾炎、前列腺炎、附睾炎、淋病奈瑟菌性尿道炎等。

3. 消化系统感染：伤寒沙门菌感染、细菌性痢疾等。

4. 皮肤软组织感染、骨感染、腹腔感染及盆腔感染等。

【用法用量】

1. 避光缓慢静脉滴注：一次 0.2～0.4g，一日 1 次，稀释于 5% 葡萄糖注射液 250～500ml 中。

2. 口服：一日 0.2～0.4g，分 1～2 次服，一般疗程 7～14 日。

【不良反应】参阅环丙沙星。

【禁忌】

1. 对本品或喹诺酮类药物过敏者禁用。

2. 孕妇、哺乳期妇女及 18 岁以下患者禁用。

【注意事项】

1. 本品静脉滴注速度不宜过快，每 0.2g 滴注时间至少为 45～60 分钟。

2. 本品不宜与其他药物混合使用。

3. 本品忌与氯化钠注射液或葡萄糖氯化钠注射液合用。

4. 其他注意事项参阅环丙沙星。

【药物相互作用】

1. 去羟肌苷（DDI）制剂中含有的铝及镁可

与氟喹诺酮类螯合，不宜合用。

2. 尿碱化剂可减低本品在尿中的溶解度，导致结晶尿和肾毒性。

3. 丙磺舒可延迟本品的排泄，使本品血药浓度增高而产生毒性。

4. 与口服降糖药合用，可能引起高血糖或低血糖。

【规格】注射剂：10ml：0.1g；10ml：0.2g；10ml：0.4g。

洛美沙星
Lomefloxacin

【其他名称】洛美星。

【药理作用】本品为第三代喹诺酮类广谱抗菌药，其作用机制为抑制细菌 DNA 螺旋酶。本品对革兰阴性菌、阳性菌和部分厌氧菌均有抗菌活性。本品与其他类抗菌药之间未见交叉耐药性。本品对大肠杆菌、志贺菌属、克雷白菌属、变形杆菌属、肠杆菌属等具有高度的抗菌活性；流感杆菌、淋球菌等对本品亦呈现高度敏感；对不动杆菌、铜绿假单胞菌等假单胞菌属、葡萄球菌属、肺炎球菌、溶血性链球菌等亦具有一定的抗菌作用。

【适应证】适用于敏感细菌引起的下列感染：

1. 呼吸道感染：慢性支气管炎急性发作、支气管扩张伴感染、急性支气管炎、肺炎等。

2. 泌尿生殖系统感染：急性膀胱炎、急性肾盂肾炎、复杂性尿路感染、慢性尿路感染急性发作、急慢性前列腺炎、单纯性淋病等。

3. 腹腔、胆道、肠道感染等。

4. 皮肤软组织感染。

5. 其他感染，如鼻窦炎、中耳炎、眼睑炎等。

【用法用量】

1. 口服：①细菌性支气管感染：一次 0.4g，一日 1 次，或一次 0.3g，一日 2 次，疗程 7～14 日。②急性单纯性尿路感染：一次 0.4g，一日 1 次，疗程 7～10 日；复杂性尿路感染：一次 0.4g，一日 1 次，疗程 14 日。③单纯性淋病：一次 0.3g，一日 2 次。④手术感染的预防：一次 0.4g，手术前 2～6 小时服用。

2. 静脉滴注：一次 0.2g，一日 2 次，加入 5% 葡萄糖注射液或生理盐水 250ml 中静滴，每瓶滴注时间 60 分钟左右。

【不良反应】个别患者可出现中上腹部不适、

纳差、恶心、口干、轻微头痛、头晕等症状，偶可出现皮疹、皮肤瘙痒等过敏反应和心悸、胸闷等，偶有丙氨酸氨基转移酶、天门冬氨酸氨基转移酶或尿素氮升高。

【禁忌】

1. 对本品或其他喹诺酮类药物过敏者禁用。

2. 18 岁以下青少年、妊娠期早期妇女及哺乳期妇女禁用。

【注意事项】

1. 肾功能减退者或肝功能不全者慎用，若使用，应注意监测肝、肾功能。

2. 有癫痫病及脑动脉硬化者慎用。

3. 本品每次滴注时间不少于 60 分钟。

4. FDA 对本药的妊娠安全性分级为 C 级。

【药物相互作用】

1. 与芬布芬合用可致中枢兴奋、癫痫发作。

2. 硫糖铝和制酸药可使本品吸收速率减慢。如在本品服用前 4 小时或服用后 6 小时服硫糖铝和制酸药则影响甚微。

3. 去羟肌苷（DDI）制剂中含铝及镁，可与喹诺酮类螯合，不宜合用。

4. 服用本品前后 2 小时内不宜服用含金属离子的营养剂和维生素。

5. 其他药物相互作用参阅环丙沙星。

【规格】注射剂：100ml：0.2g；10ml：0.1g；2ml：0.1g；250ml：0.4g。片剂：0.4g。

培氟沙星
Pefloxacin

【其他名称】氟哌沙星、甲氟哌酸、甲磺酸培氟沙星。

【药理作用】培氟沙星为喹诺酮类抗菌药，作用机理为抑制细菌 DNA 螺旋酶，具有广谱抗菌作用，对肠杆菌属细菌如大肠杆菌、克雷白菌属、变形杆菌属、志贺菌属、伤寒沙门菌属以及流感杆菌、奈瑟菌属等具有强大抗菌活性，对金黄色葡萄球菌和铜绿假单胞菌亦具有一定抗菌作用。对肺炎球菌、各组链球菌和肠球菌仅具轻度作用。

【适应证】由培氟沙星敏感菌所致的各种感染：尿路感染；呼吸道感染；耳、鼻、喉感染；妇科、生殖系统感染；腹部和肝胆系统感染；骨和关节感染；皮肤感染；败血症和心内膜炎；脑膜炎。

【用法用量】

1. 静脉滴注：一次 0.4g，加入 5% 葡萄糖注射液 250ml 中缓慢静脉滴入，每 12 小时 1 次。患有黄疸的病人，每天用药 1 次；患有腹水的病人每 36 小时用药 1 次；患有黄疸和腹水的病人，每 48 小时用药 1 次。

2. 口服：一次 0.2~0.4g，一日 2 次。

【不良反应】 参阅环丙沙星。

【禁忌】 对本品或其他喹诺酮类药物过敏者、葡萄糖-6-磷酸脱氢酶缺乏者、18 岁以下青少年、妊娠期妇女及哺乳期妇女禁用。

【注意事项】

1. 有中枢神经系统疾患者慎用。

2. 有严重肝脏、肾脏功能损害者剂量宜酌减或慎用。

3. 用药期间避免紫外光照射及日光暴晒。

4. 静滴时间不少于 60 分钟。

【药物相互作用】

1. 避免同时服用茶碱、含镁或氢氧化铝抗酸剂。

2. 稀释液不能用氯化钠溶液或其他含氯离子的溶液。

3. 其他药物相互作用参阅环丙沙星。

【规格】 注射剂：2ml：0.2g；5ml：0.4g。片剂：0.2g。

左氧氟沙星
Levofloxacin

【其他名称】 可乐必妥、来立信、左克。

【药理作用】 本品为氧氟沙星的左旋体，其抗菌活性约为氧氟沙星的 2 倍，它的主要作用机制为抑制细菌 DNA 旋转酶活性，抑制细菌 DNA 复制。具有抗菌谱广、抗菌作用强的特点，对克雷白杆菌、变形杆菌属、伤寒沙门菌属、志贺菌属、流感杆菌、部分大肠杆菌、铜绿假单胞菌、淋球菌等有较强的抗菌活性；对部分葡萄球菌、肺炎链球菌、衣原体等也有良好的抗微生物作用。

【适应证】 适用于革兰阴性菌和革兰阳性菌中的敏感菌株引起的中、重度呼吸系统、泌尿系统、消化系统和皮肤软组织感染，败血症、伤寒、副伤寒、菌痢，以及由淋球菌、沙眼衣原体所致的尿道炎、宫颈炎等。

【用法用量】 静脉滴注，成人一次 0.1~0.2g，一日 2 次，或遵医嘱。

【不良反应】 偶见纳差、恶心、呕吐、腹泻、失眠、头晕、头痛、皮疹及血清谷丙转氨酶升高及注射局部刺激症状等，一般均能耐受，疗程结束后即可消失。

【禁忌】 对喹诺酮类药物过敏者及癫痫患者禁用。

【注意事项】

1. 性病患者治疗时，应进行梅毒血清学检查，以免耽误对梅毒的治疗。

2. 其他注意事项参阅环丙沙星。

【药物相互作用】

1. 含铝及镁的制酸药、铁剂均可减少本品的口服吸收，不宜合用。

2. 本品与非甾体类抗炎药芬布芬合用时，偶有抽搐发生，因此不宜与芬布芬合用。

3. 本品与口服降血糖药合用可能引起血糖失调，因此用药过程中应注意监测血糖浓度，一旦发生低血糖时应立即停用本品，并给予适当处理。

4. 其他药物相互作用参阅环丙沙星。

【规格】 注射剂：100ml：0.2g；100ml：0.3g。片剂：0.1g。颗粒剂：0.1g。

加替沙星
Gatifloxacin

【药理作用】 本品为 8-甲氧基氟喹诺酮类外消旋体化合物，同时作用于 DNA 回旋酶和 IV 型拓扑异构酶两个靶位，减少细菌产生耐药突变的机会。对甲氧西林敏感金黄色葡萄球菌、表皮葡萄球菌、青霉素敏感或耐药肺炎链球菌、溶血性链球菌、化脓性链球菌、流感和副流感嗜血杆菌、卡他莫拉菌、沙门菌属等有较强的抗菌作用。对多数奇异变形菌、不动杆菌属、铜绿假单胞菌等有良好的抗菌作用。对耐甲氧西林金黄色葡萄球菌和表皮葡萄球菌、粪肠球菌作用较差。

【适应证】 本品适用于由敏感病原体所致的各种感染性疾病，包括慢性支气管炎、急性鼻窦炎、社区获得性肺炎、单纯性尿路感染（膀胱炎）和复杂性尿路感染、急性肾盂肾炎、男性淋球菌性尿路炎症或直肠感染和女性淋球菌性宫颈感染。

【用法用量】 成人每次 200~400mg，每日 1 次，疗程一般 5~10 天。治疗中由静脉给药转为口服给药时，无须调整剂量。治疗非复杂性淋球菌尿路感染或直肠感染和女性淋球菌性宫颈感染时 400mg 单次给药。中度肝功能不全患者无须调整剂量。

【不良反应】

1. 全身反应：变态反应，寒战，发热，背痛和胸痛。

2. 心血管系统：心悸。

3. 消化系统：腹痛，便秘，消化不良，舌炎，念珠菌性口腔炎，口腔炎，口腔溃疡，呕吐。

4. 代谢与营养系统：周围性水肿。

5. 神经系统：多梦，失眠，感觉异常，震颤，血管扩张，眩晕。

6. 呼吸系统：呼吸困难，咽炎。

7. 皮肤及皮肤软组织：皮疹，出汗。

8. 特殊感官：视觉异常，味觉异常，耳鸣。

9. 泌尿生殖系统：排尿困难，血尿。

【禁忌】

1. 对加替沙星或喹诺酮类药物过敏者禁用。

2. 糖尿病患者禁用。

【注意事项】

1. 血糖异常：已有报道加替沙星可引起血糖异常，包括症状性低血糖症和高血糖症。这些事件通常在糖尿病患者中发生。但是，低血糖症，特别是高血糖症已经在没有糖尿病病史的患者中出现。除了糖尿病以外，服用加替沙星时与血糖代谢异常相关的其他危险因素包括老年患者、肾功能不全、影响葡萄糖代谢的合并用药（特别是降血糖药），具有这些危险因素的患者应该密切监测血糖。如果用加替沙星治疗的任何患者发生低血糖或者高血糖的症状和体征，必须立刻进行适当的治疗，并应该停用加替沙星。

血糖的暂时异常，通常包括开始治疗 3 天内血清胰岛素水平升高和血糖水平降低，有时导致严重低血糖症。高血糖症通常在应用加替沙星第 3 天后发生。

应用加替沙星治疗的患者中极少数出现严重血糖异常。这些异常包括高渗性非酮症高血糖昏迷、糖尿病酮症酸中毒、低血糖昏迷、痉挛和精神状态改变（包括意识丧失）。虽然少数导致死亡，但是如果得到适当处理，这些事件中大多数是可逆的。

2. 加替沙星与其他喹诺酮类药物类似，可使心电图 QT 间期延长。QT 间期延长、低钾血及急性心肌缺血患者应避免使用本品。

3. 可引起中枢神经系统异常，如紧张、激动、失眠、焦虑、噩梦、颅内压增高等。对患者或疑有中枢神经系统疾患的患者，如严重脑动脉粥样硬化、癫痫或存在癫痫病发作因素等，应慎用本品。本品可能会引起眩晕和轻度头痛，从事驾驶汽车等机械作业或从事其他需要精神神经系统警觉或协调活动的患者应慎用。

4. 对首次发现皮疹或者其他过敏反应时，应立即停用本品。严重过敏反应发生时，可根据临床需要用肾上腺素或其他方法治疗，包括吸氧，输液，使用抗组胺药、皮质激素、升压类药物，以及气道管理。

5. 可能发生轻度至致命性伪膜性肠炎。

6. 病人在接受本品治疗时有疼痛感，出现炎症反应或肌腱断裂等应停用本品。

7. 服用本品应避免过度日光或人工紫外线照射。

8. FDA 对本药的妊娠安全性分级为 C 级。

【药物相互作用】

1. 本品与丙磺舒合用时，可减缓加替沙星经肾排除。

2. 本品与地高辛同时使用，未见加替沙星药代动力学发生明显改变，但在部分受试者发现地高辛血药浓度升高。故应注意服用地高辛患者的地高辛毒性反应的症状和体征。

3. 本品不宜与 I$_A$ 类（如奎尼丁、普鲁卡因胺）或 III 类（胺碘酮、索他洛尔）抗心律失常药物合用；正在使用可引起心电图 QT 间期延长药物（如西沙比利、红霉素、三环类抗抑郁药）的患者慎用本品。

【规格】片剂：100mg；200mg；400mg。注射剂：100ml：100mg；100ml：200mg。

莫西沙星
Moxifloxacin

【其他名称】莫昔沙星。

【药理作用】本品为第四代喹诺酮类广谱抗菌药物，碳 7 位上氮双环结构加强了对革兰阳性菌抗菌作用，甲氧基则加强对厌氧菌的作用。对常见的呼吸道病原菌、青霉素敏感和耐药的肺炎链球菌、嗜血杆菌属、卡他莫拉菌属以及肺炎支原体、肺炎衣原体和肺炎军团菌等均较敏感。

【适应证】适用于敏感菌所致的呼吸道感染，

包括慢性支气管炎急性发作，轻度或中度的社区获得性肺炎。

【用法用量】成人每日 1 次，每次 400mg，连用 5 ~ 10 日。

【不良反应】本品不良反应有消化道反应、肝酶升高、神经精神系统反应、心电图 QTc 间期延长（心脏病患者慎用）以及光敏反应（较司氟沙星轻）。

【禁忌】有喹诺酮类药物过敏史患者、哺乳期妇女、儿童禁用。

【注意事项】

1. 莫西沙星可能导致罕见但可致命的肝损伤风险，包括肝衰竭。肝损伤的症状包括腹痛、食欲丧失、皮肤和眼睛发黄、严重瘙痒、深色尿、浅色粪便。出现上述症状的患者应当立即停药并与医护人员联系。

2. 其他注意事项参阅环丙沙星。

【药物相互作用】参阅环丙沙星。

【规格】片剂：400mg。

依诺沙星
Enoxacin

【其他名称】氟啶酸。

【药理作用】依诺沙星为杀菌剂，通过作用于细菌 DNA 螺旋酶的 A 亚单位，抑制 DNA 的合成和复制而导致细菌死亡。本品具广谱抗菌作用，尤其对需氧革兰阴性杆菌抗菌活性高，对下列细菌在体外具良好抗菌作用：肠杆菌科的大部分细菌，包括枸橼酸杆菌属、阴沟杆菌、产气肠杆菌、大肠埃希菌、克雷白菌属、变形杆菌属、沙门菌属、志贺菌属、弧菌属、耶尔森菌等。常对多重耐药菌也具有抗菌活性。对青霉素耐药的淋病奈瑟菌、产酶流感嗜血杆菌和莫拉菌属均具有高度抗菌活性。对铜绿假单胞菌等假单胞菌属的大多数菌株具抗菌作用。本品对甲氧西林敏感葡萄球菌具抗菌活性，对肺炎链球菌、溶血性链球菌和粪肠球菌仅具中等抗菌活性。对沙眼衣原体、支原体、军团菌具良好抗微生物作用，对结核杆菌和非典型分枝杆菌也有抗菌活性。对厌氧菌的抗菌活性差。

【适应证】适用于由敏感菌引起的下列感染：

1. 泌尿生殖系统感染，包括单纯性及复杂性尿路感染、细菌性前列腺炎、淋病奈瑟菌尿道炎或宫颈炎（包括产酶株所致者）。

2. 呼吸道感染，包括敏感革兰阴性杆菌所致

支气管感染及肺部感染。

3. 胃肠道感染，由志贺菌属、沙门菌属、产肠毒素大肠杆菌、亲水气单胞菌、副溶血弧菌等所致者。

4. 伤寒。

5. 骨和关节感染。

6. 皮肤软组织感染。

7. 败血症等全身感染。

【用法用量】口服。外用滴眼。

1. 支气管感染：一次 0.3 ~ 0.4g，一日 2 次，疗程 7 ~ 14 日。

2. 急性单纯性下尿路感染：一次 0.2g，一日 2 次，疗程 5 ~ 7 日；复杂性尿路感染：一次 0.4g，一日 2 次，疗程 10 ~ 14 日。

3. 单纯性淋病奈瑟菌性尿道炎：一次 0.4g，单剂量。

4. 肠道感染：一次 0.2g，一日 2 次，疗程 5 ~ 7 日。

5. 伤寒：一次 0.4g，一日 2 次，疗程 10 ~ 14 日。

【不良反应】参阅环丙沙星。

【禁忌】对本品及氟喹诺酮类药过敏、缺乏葡萄糖 - 6 - 磷酸脱氢酶的患者禁用。

【注意事项】

1. 与食物同服可能影响本品的口服吸收，宜空腹服用，或进餐前至少 1 小时、餐后至少 2 小时服用本品。胃酸的减少也可能使本品的口服后吸收减少。

2. 由于目前大肠埃希菌对氟喹诺酮类药物耐药者多见，应在给药前留取尿培养标本，参考细菌药敏结果调整用药。

3. 其他注意事项参阅环丙沙星。

【药物相互作用】

1. 含铝、镁的制酸药可减少本品的口服吸收，不宜合用。

2. 本品与非甾体类抗炎药芬布芬合用时，偶有抽搐发生，因此不宜与芬布芬合用。

3. 其他药物相互作用参阅环丙沙星。

【规格】片剂：0.1g；0.2g。滴眼液：8ml：24mg。

司帕沙星
Sparfloxacin

【其他名称】司氟沙星。

【药理作用】本品对革兰阴性抗菌活性与环丙沙星相似，对葡萄球菌、肺炎链球菌、支原体、衣原体、军团菌、结核杆菌及非典型分枝杆菌等的抗微生物活性比常见的喹诺酮类药物强。

【适应证】临床用于敏感菌所致的咽喉、扁桃体、支气管、肺、胆囊、尿道、前列腺、肠道、子宫、中耳等部位感染，还可以用于皮肤、软组织感染及牙周组织炎。

【用法用量】口服，成人每次 100～300mg，最多不超过 400mg，每次 1 次，疗程一般 5～10 天。

【不良反应】不良反应与其他喹诺酮类药物相似，参见环丙沙星。

【禁忌】对本品及氟喹诺酮类药过敏、缺乏葡萄糖－6－磷酸脱氢酶的患者禁用。

【注意事项】参阅环丙沙星。

【药物相互作用】

1. 避免与含铝、镁、铁的抗酸剂合用。

2. 其他药物相互作用参阅环丙沙星。

【规格】胶囊剂：100mg。

帕珠沙星
Pazufloxacin

【其他名称】派佐沙星。

【药理作用】为新型氟喹诺酮类抗菌药，它的主要作用机理是通过抑制细菌 DNA 螺旋拓扑异构酶Ⅳ的活性，阻碍细菌 DNA 的复制而达到抗菌作用。对一般性厌氧菌及厌氧性的革兰阳性菌、革兰阴性菌有效。对临床分离的葡萄球菌属、肠杆菌属、铜绿假单胞菌、各种革兰阴性菌、拟杆菌及普雷沃属细菌有强大的抗菌活性。本品对伊米配能、头孢唑啉苷、头孢他啶的耐药菌、肠内细菌菌群、氨苄西林的耐药菌、流感嗜血杆菌有强大的抗菌活性。本品对铜绿假单胞菌、大肠埃希菌、金黄色葡萄球菌具有杀灭作用。

【适应证】本品适用于敏感细菌引起的下列感染：

1. 慢性呼吸道疾病继发性感染，如慢性支气管炎、弥漫性细支气管炎、支气管扩张、肺气肿、肺间质纤维化、支气管哮喘、陈旧性肺结核等；肺炎、肺脓肿。

2. 肾盂肾炎、复杂性膀胱炎、前列腺炎。

3. 烧伤创面感染、外科伤口感染。

4. 胆囊炎、胆管炎、肝脓肿；腹腔内脓肿、腹膜炎。

5. 生殖器官感染，如子宫附件炎、子宫内膜炎；盆腔炎。

【用法用量】一次 300mg，一日 2 次，静脉滴注时间为 30～60 分钟，疗程为 7～14 天。肾功能不全患者：肌酐清除率＞44.7ml/min，每次 300mg，一日 2 次；肌酐清除率 13.6～44.7 ml/min，每次 300mg，每日 1 次；透析患者每次 300mg，每 3 日 1 次。

【不良反应】

1. 急性肾衰竭、肝功能异常、黄疸。

2. 伪膜性肠炎：可发生伴有血便的严重的肠炎，如果出现腹痛或频繁的腹泻，应立即停药并采取相应的防治措施处理。

3. 血液系统：粒细胞减少、血小板减少、嗜酸性粒细胞增多。

4. 横纹肌溶解：如果出现肌痛、虚弱、磷酸肌酸激酶（CPK）升高、血或尿中的肌球素升高，应立即停药。横纹肌溶解也可导致急性肾衰竭。

5. 痉挛、休克、过敏反应：若出现呼吸困难、水肿、红斑等任何异常，应停止给药，并采取适当处理措施。

6. 表皮脱落坏死（Lyell 综合征），眼、黏膜、皮肤综合征（Stevens－Johnson 综合征）。

7. 间质性肺炎：伴有发热、咳嗽、呼吸困难、胸部 X 片异常的肺炎发生。

8. 低血糖：严重低血糖，易发生于老年病人、肾衰竭病人，应仔细观察。

9. 跟腱炎、肌腱断裂。

【禁忌】对帕珠沙星及喹诺酮类药物有过敏史的患者、18 岁以下青少年、哺乳期妇女、妊娠期妇女禁用。

【注意事项】

1. 有支气管哮喘、皮疹、荨麻疹等过敏性疾病家族史的患者慎用。使用本品前要详细询问有无过敏性休克病史，以便在治疗前准备必要的抢救药品和急救监护措施，以防治休克。

2. 严重肾功能不全患者血药浓度持续较高。

3. 心脏或循环系统功能异常者慎用。本品中含有氯化钠，易导致水钠潴留，从而使水肿症状加重。

4. 有抽搐或癫痫等中枢神经系统疾病的患者慎用。

5. 葡萄糖－6－磷酸脱氢酶缺乏患者慎用。

【药物相互作用】参阅环丙沙星。

【规格】注射剂：0.3g。片剂：0.1g。

吉米沙星
Gemifloxacin

【其他名称】甲磺酸吉米沙星片、吉速星。

【药理作用】本品为第四代氟喹诺酮类抗菌药，是一种广谱快速的杀菌剂，尤其增强了抗革兰阳性菌的作用，对肺炎链球菌显示出极强的抗菌活性，且抗菌活性不受 β - 内酰胺类和大环内酯类抗生素敏感和耐药的影响。对耐甲氧西林的金黄色葡萄球菌和呼吸道病原菌如流感嗜血杆菌、黏膜炎莫拉菌和肺炎球菌有很好的疗效。吉米沙星抗肺炎链球菌的活性较环丙沙星、司氟沙星、格帕沙星和莫西沙星等要强；对青霉素和红霉素耐药的不同肺炎菌株的抗菌活性比环丙沙星高 16～64倍；对流感嗜血杆菌、卡他莫拉菌、大肠埃希菌、肺炎克雷白菌优于环丙沙星和左氧氟沙星。对军团菌、支原体、衣原体也有很强的活性，在临床上可用于呼吸道感染的治疗。另外，吉米沙星有良好的抗生素后效应（PAE）。

【适应证】本品用于敏感菌株引起的下列感染：

1. 慢性支气管炎急性发作：由肺炎链球菌、流感嗜血杆菌及副流感嗜血杆菌或黏膜炎莫拉菌等敏感菌引起的慢性支气管炎的急性发作。

2. 社区获得性肺炎：由肺炎链球菌（包括多药抗性菌株）引起者。

【用法用量】口服。

1. 慢性支气管炎急性发作期：一次 320mg，一日 1 次，疗程 5 日。

2. 社区获得性肺炎：一次 320mg，一日 1 次，疗程 7 日。

【不良反应】本药可能使 QT 间期延长，尤其是有 QT 间期延长史、电解质紊乱、正在使用 I_A 或 Ⅲ类抗心律失常药物或其他可延长 QT 间期的药物、心动过缓、急性心肌梗死等患者。

偶见中枢神经系统症状。

【禁忌】对本药或其他氟喹诺酮类药物过敏者、18 岁以下青少年、哺乳期妇女及妊娠期妇女禁用。

【注意事项】

1. 本药与其他氟喹诺酮类药物可能存在交叉过敏。

3. 以下患者慎用：①QT 间期延长、心动过缓、急性心肌缺血等心脏疾病患者。②葡萄糖－6－磷酸脱氢酶缺乏患者。

【药物相互作用】

1. 口服氢氧化铝或氢氧化镁能显著降低吉米沙星的 AUC，因此吉米沙星与前两者应间隔 2 小时服用。

2. 华法林、茶碱、地高辛不影响吉米沙星的代谢。

3. 丙磺舒与吉米沙星同用时，丙磺舒能使吉米沙星的肾清除率减少约 50%。

【规格】片剂：320mg。

2.3　硝基咪唑类

甲硝唑
Metronidazole

【其他名称】甲硝基羟乙唑、灭滴灵、灭滴唑。

【药理作用】甲硝唑对大多数厌氧菌具有强大的抗菌作用，但对需氧菌和兼性厌氧菌无作用，抗菌谱包括脆弱拟杆菌和其他拟杆菌、梭形杆菌、产气梭状芽孢杆菌、真杆菌、韦容球菌、消化球菌和消化链球菌等，放线菌属、乳酸杆菌属、丙酸杆菌属对本品耐药。其杀菌浓度稍高于抑菌浓度。

【适应证】本品主要用于厌氧菌引起的系统或局部感染：腹腔、消化道、女性生殖器、下呼吸道、皮肤及软组织、骨和关节等部位的厌氧菌感染，对败血症、心内膜炎、脑膜炎感染及使用抗生素引起的结肠炎也有效，还可用于口腔厌氧菌感染。治疗破伤风应与破伤风抗毒素（TAT）联用。

【用法用量】

1. 厌氧菌感染：口服，一次 0.2～0.4g，一日 3 次。静脉给药：首次按体重 15mg/kg（70kg 成人为 1g），维持量按体重 7.5mg/kg，每 6～8 小时静脉滴注 1 次。一疗程 7 天。

2. 预防用药：用于腹部或妇科手术前一天开始服药，一次 0.25～0.5g，一日 3 次。

3. 治疗破伤风：一日 2.5g，分次口服或滴注。

【不良反应】

1. 消化道反应：最为常见，包括恶心、呕吐、食欲不振、腹部绞痛，一般不影响治疗。

2. 神经系统：头痛、眩晕，偶有感觉异常、肢体麻木、共济失调、多发性神经炎等，大剂量可致抽搐。

3. 少数病例发生荨麻疹、潮红、瘙痒、膀胱炎、排尿困难、口中金属味及白细胞减少等，均属可逆性，停药后自行恢复。

【禁忌】有活动性中枢神经系统疾患和血液病者禁用。哺乳期妇女禁用。

【注意事项】

1. 对诊断的干扰：本品的代谢产物可使尿液呈深红色。

2. 原有肝脏疾患者，剂量应减小。

3. 出现运动失调或其他中枢神经系统症状时应停药。

4. 重复一个疗程之前，应做白细胞计数检查。

5. 厌氧菌感染合并肾衰竭者，给药间隔时间应由 8 小时延长至 12 小时。

6. 本品可抑制酒精代谢，用药期间应戒酒，饮酒后可能出现腹痛、呕吐、头痛等症状。

7. FDA 对本药的妊娠安全性分级为 B 级。

【药物相互作用】

1. 本品能抑制华法林和其他口服抗凝药的代谢，加强它们的作用，引起凝血酶原时间延长。

2. 同时应用苯妥英钠、苯巴妥等诱导肝微粒体酶的药物，可加强本品代谢，使血药浓度下降，而前者排泄减慢。

3. 同时应用西咪替丁等抑制肝微粒体酶活性的药物，可减缓本品在肝内的代谢及其排泄，延长本品的血清半衰期，应根据血药浓度测定的结果调整剂量。

4. 本品干扰双硫仑代谢，两者合用患者饮酒后可出现精神症状，故 2 周内应用双硫仑者不宜再用本品。

5. 本品可干扰氨基转移酶和 LDH 测定结果，可使胆固醇、甘油三酯水平下降。

【规格】注射剂：10ml：50mg；20ml：100mg；100ml：500mg；250ml：500mg；250ml：125mg。片剂：0.2g。栓剂：0.5g；1g。

替硝唑
Tinidazole

【其他名称】替尼达唑。

【药理作用】本品对原虫及厌氧菌有较高活性。对脆弱拟杆菌等拟杆菌属、梭杆菌属、梭菌属、消化球菌、消化链球菌、韦容球菌属及加得纳菌等具抗菌活性。2 ~ 4mg/L 的浓度可抑制大多数厌氧菌；微需氧菌、幽门螺杆菌对其敏感；对阴道滴虫的 MIC 与甲硝唑相仿，其代谢物对加得纳菌的活性较替硝唑为强。本品的作用机制尚未完全阐明。厌氧菌的硝基还原酶在敏感菌株的能量代谢中起重要作用，本品的硝基被还原成一种细胞毒，从而作用于细菌的 DNA 代谢过程，促使细菌死亡。耐药菌往往缺乏硝基还原酶而对本品耐药。本品抗阿米巴原虫的机制为抑制其氧化还原反应，使原虫的氮链发生断裂，从而杀死原虫。

【适应证】用于各种厌氧菌感染，如败血症、骨髓炎、腹腔感染、盆腔感染、支气管感染、肺炎、鼻窦炎、皮肤蜂窝组织炎、口腔感染及术后伤口感染；也用于结肠直肠手术、妇产科手术及口腔手术等的术前预防用药。

【用法用量】

1. 厌氧菌感染：静脉滴注：一次 0.8g，一日 2 次，静脉缓慢滴注；口服：一次 1g，一日 2 次，首剂量加倍，一般疗程 5 ~ 6 日，或根据病情决定。

2. 预防手术后厌氧菌感染：手术前 12 小时一次顿服 2g。或静脉滴注，总量 1.6g，1 次或分 2 次滴注，第一次于手术前 2 ~ 4 小时，第二次于手术期间或术后 12 ~ 24 小时内滴注。

3. 原虫感染：①阴道滴虫病、贾第虫病：单剂量 2g 顿服，小儿 50mg/kg 顿服，间隔 3 ~ 5 日可重复一次。②肠阿米巴病：一次 0.5g，一日 2 次，疗程 5 ~ 10 日；或一次 2g，一日 1 次，疗程 2 ~ 3 日。小儿一日 50mg/kg，顿服 3 日。③肠外阿米巴病：一次 2g，一日 1 次，疗程 3 ~ 5 日。

【不良反应】不良反应少见而轻微，主要为恶心、呕吐、上腹痛、食欲下降及口腔金属味，可有头痛、眩晕、皮肤瘙痒、皮疹、便秘及全身不适。此外还可有血管神经性水肿、中性粒细胞减少、双硫仑样反应及黑尿，偶见滴注部位轻度静脉炎。大剂量时也可引起癫痫发作和周围神经病变。

【禁忌】对本品或吡咯类药物过敏患者以及有活动性中枢神经疾病和血液病者禁用。

【注意事项】

1. 本品滴注速度应缓慢，浓度为 2mg/ml 时，每次滴注时间应不少于 1 小时，浓度大于 2mg/ml

时，滴注速度宜再降低。药物不应与含铝的针头和输液管接触，并避免与其他药物一起滴注。

2. 致癌、致突变作用：动物实验和体外试验发现本品具致癌、致突变作用，但在人体中尚缺乏资料。

3. 如疗程中发生中枢神经系统不良反应，应及时停药。

4. 本品可干扰丙氨酸氨基转移酶、乳酸脱氢酶、三酰甘油、己糖激酶等的检验结果，使其测定值降至零。

5. 用药期间不应饮用含酒精的饮料，因可引起体内乙醛蓄积，干扰酒精的氧化过程，导致双硫仑样反应，患者可出现腹部疼挛、恶心、呕吐、头痛、面部潮红等。

6. 肝功能减退者本品代谢减慢，药物及其代谢物易在体内蓄积，应予减量，并作血药浓度监测。

7. 本品可自胃液持续清除，某些放置胃管作吸引减压者，可引起血药浓度下降。血液透析时，本品及代谢物迅速被清除，故应用本品不需减量。

8. 念珠菌感染者应用本品，其症状会加重，需同时抗真菌治疗。

9. 本品可透过胎盘，迅速进入胎儿循环。动物实验发现腹腔给药对胎仔具毒性。本品对胎儿的影响尚无足够和严密的对照观察，因此妊娠3个月内应禁用。3个月以上的孕妇只有具明确指征时才选用本品。本品在乳汁中浓度与血中浓度相似，故哺乳期妇女应避免使用。若必须用药，应暂停哺乳，并在停药3日后方可哺乳。

【药物相互作用】

1. 本品能抑制华法林和其他口服抗凝药的代谢，加强它们的作用，引起凝血酶原时间延长。

2. 与苯妥英钠、苯巴比妥等诱导肝微粒体酶的药物合用时，可加强本品代谢，使血药浓度下降，并使苯妥英钠排泄减慢。

3. 与西咪替丁等抑制肝微粒体酶活性的药物合用时，可减慢本品在肝内的代谢及其排泄，延长本品的血消除半衰期，应根据血药浓度测定的结果调整剂量。

4. 本品干扰双硫仑代谢，两者合用时，患者饮酒后可出现精神症状，服用本品期间或停药后5天内禁酒。

5. 本品可使胆固醇、三酰甘油水平下降。

【规格】注射剂：100ml：0.4g；200ml：0.8g。片剂：0.5g。栓剂：0.2g。

奥硝唑
Ornidazole

【其他名称】氯丙硝唑、氯醇硝唑。

【药理作用】本品为第三代硝基咪唑类衍生物，其发挥抗微生物作用的确切作用机理尚不清楚，可能是通过其分子中的硝基在无氧环境中还原成氨基，或通过自由基的形成，与细胞成分相互作用，从而导致微生物的死亡。

【适应证】本品适用于敏感微生物和厌氧菌引起的感染。

1. 毛滴虫引起的男女泌尿生殖道感染。

2. 阿米巴原虫引起的肠、肝阿米巴虫病（包括阿米巴痢疾、阿米巴肝脓肿）。

3. 贾第鞭毛虫病。

4. 厌氧菌感染：如败血症、脑膜炎、腹膜炎、手术后伤口感染、产后脓毒病、脓毒性流产、子宫内膜炎以及敏感菌引起的其他感染。

5. 预防各种手术后厌氧菌感染。

【用法用量】

1. 手术前预防感染和手术后厌氧菌感染：口服，成人，一次500mg，每12小时1次；儿童，每次10mg/kg，一日1次。

2. 毛滴虫和贾第虫病：夜间顿服，成人，一次1500mg；儿童，每次25～40mg/kg。

3. 阿米巴虫病：口服，成人，一次500mg，每12小时1次；儿童，每次25mg/kg，每12小时1次。

4. 厌氧菌感染：口服，每次500mg，每日2次。静脉给药，初次剂量为500～100mg，以后每12小时500mg，疗程3～6天。

【不良反应】

1. 可见轻度嗜睡、头痛、胃肠不适（包括恶心、呕吐）。

2. 个别患者可见中枢神经系统障碍，如头痛、震颤、强直、癫痫发作、运动失调、疲劳、眩晕、意识短暂消失或周围神经病。

3. 味觉障碍、肝功能异常和皮肤反应。

【禁忌】对本品及硝基咪唑类药物过敏的患者禁用。

【注意事项】

1. 中枢神经系统疾病患者如癫痫、多发性硬化病慎用。

2. 肝病疾病患者、酗酒者、脑损伤患者慎用。

3. 妊娠及哺乳妇女慎用。

【药物相互作用】

1. 奥硝唑能干扰抗疑药华法林的代谢，使其半衰期延长，增强抗凝药的药效，当与华法林同用时，应注意观察凝血酶原时间并调整给药剂量。

2. 巴比妥类药、雷尼替丁和西咪替丁等药物可使奥硝唑加速消除而降效并可影响凝血，因此应禁忌合用。

【规格】片剂（胶囊）：0.25g。注射剂：0.25g；0.5g。

2.4 硝基呋喃类

呋喃妥因
Nitrofurantoin

【其他名称】呋喃坦啶。

【药理作用】本品为抗菌药。大肠埃希菌对本品多敏感，产气肠杆菌、阴沟肠杆菌、变形杆菌属、克雷白菌属等肠杆菌科细菌的部分菌株对本品敏感，铜绿假单胞菌通常对本品耐药。本品对肠球菌属等革兰阳性菌具有抗菌作用。本品的抗菌活性不受脓液及组织分解产物的影响，在酸性尿液中的活性较强，抗菌作用机制为干扰细菌体内氧化还原酶系统，从而阻断其代谢过程。

【适应证】用于对其敏感的大肠埃希菌、肠球菌属、葡萄球菌属、克雷白菌属、肠杆菌属等细菌所致的急性单纯性下尿路感染，也可用于尿路感染的预防。

【用法用量】

1. 单纯性下尿路感染：口服，成人一次50mg，一日3~4次；1月以上小儿每日按体重5mg/kg，分4次服。疗程至少1周，或用至尿培养转阴后至少3日。

2. 预防尿路感染反复发作：睡前口服，成人一日50~100mg，儿童一日1mg/kg。

【不良反应】

1. 恶心、呕吐、纳差和腹泻等胃肠道反应较常见。

2. 皮疹、药物热、粒细胞减少、肝炎等变态反应亦可发生、葡萄糖-6-磷酸脱氢酶缺乏者尚可发生溶血性贫血。

3. 头痛、头昏、嗜睡、肌痛、眼球震颤等神经系统不良反应偶可发生，多属可逆，严重者可发生周围神经炎，原有肾功能减退或长期服用本品的病人易于发生。

4. 呋喃妥因偶可引起发热、咳嗽、胸痛、肺部浸润和嗜酸性粒细胞增多等急性肺炎表现，停药后可迅速消失，重症患者采用皮质激素可能减轻症状；服用6月以上的患者，偶可引起间质性肺炎或肺纤维化，应及早停药并采取相应治疗措施。

【禁忌】新生儿、妊娠晚期者、肾功能减退及对呋喃类药物过敏患者禁用。

【注意事项】

1. 呋喃妥因宜与食物同服，以减少胃肠道刺激。

2. 疗程应至少7日，或继续用药至尿中细菌清除3日以上。

3. 长期应用本品（6月以上者），有发生弥漫性间质性肺炎或肺纤维化的可能，应严密观察，及早发现，及时停药。因此将本品作长期预防应用者需权衡利弊。

4. 葡萄糖-6-磷酸脱氢酶缺乏症、周围神经病变、肺部疾病患者慎用。

5. 对实验室检查指标的干扰：本品可干扰尿糖测定，因其尿中代谢产物可使硫酸铜试剂发生假阳性反应。

6. 因呋喃妥因可透过胎盘屏障，而胎儿酶系尚未发育完全，故孕妇不宜应用。也可进入乳汁，服用本品应停止哺乳，以避免胎儿发生溶血性贫血的可能。

7. FDA对本药的妊娠安全性分级为B级。

【药物相互作用】

1. 可导致溶血的药物与呋喃妥因合用时，有增加溶血的可能。

2. 与肝毒性药物合用有增加肝毒性的可能；与神经毒性药物合用，有增加神经毒性的可能。

3. 丙磺舒和苯磺唑酮均可抑制呋喃妥因的肾小管分泌，导致后者的血药浓度增高和（或）血清半衰期延长，而尿中浓度则降低，疗效亦减弱。

4. 本品在酸性尿液中活性较强，碱性尿液中药效低，故不宜与碳酸氢钠等碱性药物合用。

【规格】肠溶片：50mg；100mg。

呋喃唑酮
Furazolidone

【其他名称】痢特灵。

【药理作用】本品为硝基呋喃类抗菌药。其作用机制为干扰细菌氧化还原酶，从而阻断细菌的正常代谢。对革兰阳性及阴性菌均有一定抗菌作用，包括沙门菌属、志贺菌属、大肠杆菌、肺炎克雷白菌、肠杆菌属、金黄色葡萄球菌、粪肠球菌、化脓性链球菌、霍乱弧菌、弯曲菌属、拟杆菌属等，在一定浓度下对毛滴虫、贾第鞭毛虫也有活性。

【适应证】主要用于敏感菌所致的细菌性痢疾、肠炎、霍乱，也可以用于伤寒、副伤寒、贾第鞭毛虫病、滴虫病等。与制酸剂等药物合用于治疗幽门螺杆菌所致的胃窦炎。

【用法用量】口服。成人常用剂量为一次0.1g，一日3～4次；儿童按体重一日5～10mg/kg，分4次服用。肠道感染疗程为5～7日，贾第鞭毛虫病疗程为7～10日。

【不良反应】主要有恶心、呕吐、腹泻、头痛、头晕、药物热、皮疹、肛门瘙痒、哮喘、直立性低血压、低血糖、肺浸润等，偶可出现溶血性贫血、黄疸及多发性神经炎。

【禁忌】对本品或其他硝基呋喃类药物过敏者、新生儿、妊娠期妇女、哺乳期妇女禁用。

【注意事项】

1. 一般不宜用于溃疡病或支气管哮喘患者。

2. 口服本品期间饮酒，则可引起双硫仑样反应，表现为皮肤潮红、瘙痒、发热、头痛、恶心、腹痛、心动过速、血压升高、胸闷、烦躁等，故服药期间和停药后5天内，禁止饮酒。

3. 葡萄糖-6-磷酸脱氢酶缺乏者可致溶血性贫血。

4. 一日剂量超过0.4g或总量超过3g时，可引起精神障碍及多发性神经炎。过量时应给予对症处理及支持治疗，包括催吐、洗胃、大量饮水及补液等。

5. FDA对本药的妊娠安全性分级为C级。

【药物相互作用】

1. 与三环类抗抑郁药合用可引起急性中毒性精神病，应予避免。

2. 本品可增强左旋多巴的作用。

3. 拟交感胺、富含酪胺食物、食欲抑制药、单胺氧化酶抑制剂等可增强本品作用。

【规格】片剂：10mg；30mg；100mg。

3 抗真菌药

3.1 唑类

克霉唑
Clotrimazole

【其他名称】三苯甲咪唑。

【药理作用】本品属吡咯类抗真菌药，具广谱抗真菌活性，对表皮癣菌、毛发癣菌、曲菌、着色真菌、隐球菌属和念珠菌属均有较好抗菌作用，对申克孢子丝菌、皮炎芽生菌、粗球孢子菌属、组织浆胞菌属等也有一定抗菌活性。本品对曲霉、某些暗色孢科、毛霉菌属等作用差。本品通过干扰细胞色素P450的活性，从而抑制真菌细胞膜主要固醇类——麦角固醇的生物合成，损伤真菌细胞膜并改变其通透性，以致重要的细胞内物质外漏。本品也可抑制真菌的三酰甘油和磷脂的生物合成，抑制氧化酶和过氧化酶的活性，引起细胞内过氧化氢积聚，导致细胞亚微结构变性和细胞坏死。对白色念珠菌则可抑制其自芽孢转变为侵袭性菌丝的过程。

【适应证】预防和治疗免疫抑制病人口腔和食管念珠菌感染，但由于本品口服吸收差，治疗深部真菌感染疗效差，不良反应又多见，现已很少应用，仅作局部用药。阴道片用于念珠菌性外阴阴道炎及酵母菌引起的感染性白带。

【用法用量】

1. 外用：涂于局部。

2. 口服：已少用。一日量成人1～3g，儿童20～60mg/kg。

3. 阴道给药：睡前1片，将药片置于阴道深处。一般用药1次即可，必要时可在4天后进行第二次治疗。

【不良反应】

1. 口服后常见胃肠道反应，一般在开始服药后即可出现纳差、恶心、呕吐、腹痛、腹泻等，严重者常需中止服药。

2. 肝毒性：由于本品大部分在肝内代谢，故可出现肝损害，引起血清胆红素、碱性磷酸酶和氨基转移酶升高，停药后可恢复。

3. 偶可发生暂时性神经精神异常，表现为抑郁、幻觉和定向力障碍等。此类反应一旦出现，必须中止治疗。

【禁忌】肝功能不全、粒细胞减少、肾上腺皮质功能减退及对本品或其他咪唑类药物过敏者禁用。

【注意事项】

1. 因吸收差且毒性大而少用于内服。出现不良反应时，应立即停药。

2. FDA 对本药的妊娠安全性分级为 B 级。

【药物相互作用】

1. 本品与制霉菌素、两性霉素 B 及氟胞嘧啶同用对白色念珠菌无协同作用。

2. 克霉唑阴道片不得与其他抗真菌药同用，如制霉菌素等。

3. 阴道片中辅料可损伤乳胶制品，故使用避孕套或阴道隔膜时需注意。

【规格】片剂：0.25g。口腔药膜：4mg。软膏：1%；3%。阴道栓：0.15g。阴道片：0.5g。

咪康唑
Miconazole

【其他名称】双氯苯咪唑、霉可唑、达克宁。

【药理作用】广谱抗真菌药。本品在 4mg/L 浓度时可抑制大部分真菌生长，芽生菌属、组织浆胞菌属对其呈现高度敏感，隐球菌属、念珠菌属、球孢子菌属等亦对本品敏感。本品通过干扰细胞色素 P450 的活性，从而抑制真菌细胞膜主要固醇类——麦角固醇的生物合成，损伤真菌细胞膜并改变其通透性，以致重要的细胞内物质外漏。本品也可抑制真菌的三酰甘油和磷脂的生物合成，抑制氧化酶和过氧化酶的活性，引起细胞内过氧化氢积聚，导致细胞亚微结构变性和细胞坏死。对白色念珠菌则可抑制其自芽孢转变为侵袭性菌丝的过程。

【适应证】本品主要用于治疗肠道念珠菌感染。

【用法用量】饭后口服。成人一次 0.25～0.5g，一日 2 次。小儿初始剂量为每日 30～60mg/kg，而后减为每日 10～20mg/kg；婴儿每日 30mg/kg。疗程视病情而定。

【不良反应】

1. 消化道反应，如恶心、呕吐、腹泻和食欲减退。

2. 少数患者可出现皮肤瘙痒、皮疹、头晕、发冷、发热等，偶可发生过敏性休克。

3. 偶可发生正常红细胞性贫血、粒细胞和血小板减少、高脂血症（如胆固醇和三酰甘油升高）。偶可致血清氨基转移酶一过性轻度升高。

【禁忌】1 岁以下婴儿、孕妇、肝功能障碍患者及对本品过敏者禁用。

【注意事项】

1. 治疗期间定期检查周围血象、血胆固醇、三酰甘油、血清氨基转移酶等。

2. FDA 对本药的妊娠安全性分级为 C 级，孕妇禁用。

【药物相互作用】

1. 本品与香豆素或茚满二酮衍生物等抗凝药合用时，可增强此类药物的作用，导致凝血酶原时间延长，因此，对患者应严密观察，监测凝血酶原时间，调整抗凝药的剂量。

2. 本品可使环孢素的血药浓度增高，并可能使肾毒性发生的危险性增加，当两药合用时，应对环孢素的血药浓度进行监测。

3. 利福平可增强本品的代谢，增加肝脏毒性，合用时可降低本品的血药浓度，导致治疗失败。与异烟肼合用时亦可降低本品的血药浓度，故应谨慎合用上述药物。

4. 苯妥英钠与本品合用可引起两种药物代谢的改变，并使本品的达峰时间延迟，两药合用时应严密观察其反应。

5. 本品与降糖药合用时，可由于抑制后者的代谢而致严重低血糖症。

6. 本品与西沙必利合用属禁忌，因合用时抑制细胞色素 P450 代谢通道，可导致心律失常。本品若与阿司咪唑或特非那定合用也有发生心律失常的危险，故也应避免。

【规格】胶囊剂：0.25g。软膏：2%。阴道栓：100mg。注射剂：20ml：200mg。

酮康唑
Ketoconazole

【其他名称】酮哌恶咪唑、里素劳。

【药理作用】本品属吡咯类抗真菌药，对深部感染真菌如念珠菌属、着色真菌属、球孢子菌属、组织浆胞菌属、孢子丝菌属等均具抗菌作用，对毛发癣菌等亦具抗菌活性。本品对曲霉、申克孢子丝菌、某些暗色孢科、毛霉属等作用差。本品通过干扰细胞色素 P450 的活性，从而抑制真菌细胞膜主要固醇类——麦角固醇的生物合成，损伤真菌细胞膜并改变其通透性，以致重要的细胞内物质外漏。本品也可抑制真菌的三酰甘油和磷脂的生物合成，抑制氧化酶和过氧化酶的活性，引起细胞内过氧化氢积聚，导致细胞亚微结构变性和细胞坏死。对白念珠菌则可抑制其自芽孢转变为侵袭性菌丝的过程。

【适应证】本品适用于下列系统性真菌感染：

1. 念珠菌病、慢性皮肤黏膜念珠菌病、口腔念珠菌感染、尿路念珠菌感染，及局部治疗无效的慢性、复发性阴道念珠菌病。

2. 皮炎芽生菌病。

3. 球孢子菌病。

4. 组织胞浆菌病。

5. 着色真菌病。

6. 副球孢子菌病。

由皮肤真菌和酵母菌所致的皮肤真菌病、花斑癣及发癣，当局部治疗或口服灰黄霉素无效，或难以接受灰黄霉素治疗的严重顽固性皮肤真菌感染，可用本品治疗。

【用法用量】

1. 成人：①深部真菌感染：一次 0.2g，一日 1~2 次。②皮肤感染：一次 0.2g，一日 1 次，必要时，可增至一日 1 次，一次 0.4g，或一日 2 次，一次 0.2g。③阴道念珠菌病：一次 0.4g，一日 1 次。

2. 小儿：①深部真菌感染：按体重一日 4~8mg/kg。②皮肤感染：体重小于 15kg 的小儿一次 20mg，一日 3 次。体重 15~30kg 的小儿一次 0.1g，一日 1 次。体重 30kg 以上的小儿同成人。

3. 免疫缺陷患者的预防性治疗：①成人：一日 0.4g。②小儿：按体重一日 4~8mg/kg。

【不良反应】

1. 肝毒性：本品可引起血清氨基转移酶升高，属可逆性。偶有发生严重肝毒性者，主要为肝细胞型，其发生率约为 0.01%，临床表现为黄疸、尿色深、异常乏力等，通常停药后可恢复，但也有死亡病例报道，儿童中亦有肝炎样病例发生。

2. 胃肠道反应，如恶心、呕吐、纳差等。

3. 男性乳房发育及精液缺乏，此与本品抑制睾酮和肾上腺皮质激素合成有关。

4. 其他尚有皮疹、头晕、嗜睡、畏光等不良反应。

【禁忌】对本品过敏者、急慢性肝病患者禁用。

【注意事项】

1. 下列情况应慎用：①胃酸缺乏（可能引起本品的吸收减少）。②酒精中毒或肝功能损害（本品可致肝毒性）。

2. 治疗前及治疗期间应定期检查肝功能。血清氨基转移酶的升高可能不伴肝炎症状，然而，如果血清氨基转移酶值持续升高或加剧，或伴有肝毒性症状时均应中止酮康唑的治疗。

3. 如同时应用西咪替丁或呋喃硫胺，应至少于服用本品 2 小时后服用。

4. 本品可引起光敏反应，故服药期间应避免长时间暴露于明亮光照下，可佩戴有色眼镜。

5. 服药期间禁服酒精类饮料。如发生头晕、嗜睡时需引起注意。

6. 肾功能损害者应用本品不需减量。

7. 本品对血－脑脊液屏障穿透性差，不宜用于真菌性脑膜炎的治疗；本品对曲霉、毛霉或足分枝菌感染的疗效亦不佳，亦不宜选用。

8. 对诊断的干扰：可致血清氨基转移酶增高，也可引起血胆红素升高。

9. FDA 对本药的妊娠安全性分级为 C 级。

【药物相互作用】

1. 酒精和肝毒性药物与本品合用时，肝毒性发生机会增多。

2. 本品与华法林、香豆素、茚满二酮衍生物等抗凝药同时应用可增强其作用，导致凝血酶原时间延长，对患者应严密观察，监测凝血酶原时间，调整抗凝药的剂量。

3. 环孢素与本品同时使用会升高前者的血药浓度，并可能使肾毒性发生的危险性增加。当两药同时使用时，应对环孢素的血药浓度进行监测。

4. 与制酸药、抗胆碱能药物、解痉药、组胺 H_2 受体阻滞药、奥美拉唑、硫糖铝等同时应用时可使本品吸收明显减少，因此应于服用本品 2 小时后应用此类药物。

5. 利福平与本品同时服用时，前者会降低后者的血药浓度，增加肝脏毒性，因此两药不应同时服用。与异烟肼同用时可降低本品的血药浓度，故应谨慎合用。

6. 苯妥因与吡咯类合用时，可使苯妥因的代谢减缓，导致苯妥因血药浓度升高，同时使吡咯类血药浓度降低。

7. 本品与西沙必利、阿司咪唑、特非那定合用属禁忌，因合用时抑制细胞色素 P450 代谢通道，可导致心律失常。

8. 去羟肌苷（didanosine，DDI）所含缓冲剂可使消化道 pH 升高，影响本品吸收，必须合用时需间隔 2 小时以上。

9. 本品与两性霉素 B 有拮抗作用，合用时疗效减弱。

【规格】胶囊剂：0.2g。混悬液：100ml：2g。霜剂：2%。

氟康唑
Fluconazole

【其他名称】大扶康、三维康。

【药理作用】本品属吡咯类抗真菌药。抗真菌谱较广。口服及静注本品对人和各种动物真菌感染，如念珠菌（包括免疫正常或免疫受损的人和动物的全身性念珠菌病）、新型隐球菌（包括颅内感染）、糠秕马拉色菌、小孢子菌属、毛癣菌属、表皮癣菌属、皮炎芽生菌、粗球孢子菌（包括颅内感染）及荚膜组织胞浆菌、斐氏着色菌、卡氏枝孢霉等感染有效。本品的体外抗菌活性明显低于酮康唑，但本品的体内抗菌活性明显高于体外作用。本品的作用机制主要为高度选择性干扰真菌的细胞色素 P450 的活性，从而抑制真菌细胞膜上麦角固醇的生物合成。

【适应证】本品主要用于以下真菌感染中病情较重的感染：

1. 念珠菌病：口咽部和食道念珠菌感染；播散性念珠菌病，包括腹膜炎、肺炎、尿路感染等；念珠菌外阴阴道炎。尚可用于骨髓移植患者接受细胞毒类药物或放射治疗时，预防念珠菌感染的发生。

2. 隐球菌病：用于治疗脑膜以外的新型隐球菌病；治疗隐球菌脑膜炎时，本品可作为两性霉素 B 联合氟胞嘧啶初治后的维持治疗药物。

3. 球孢子菌病。

4. 本品亦可替代伊曲康唑用于芽生菌病和组织胞浆菌病的治疗。

【用法用量】静脉滴注或口服，两者剂量相同。

1. 播散性念珠菌病：首次剂量 0.4g，以后一次 0.2g，一日 1 次，持续 4 周（症状缓解后至少持续 2 周）。

2. 食道念珠菌病：首次剂量 0.2g，以后一次

0.1g，一日 1 次，持续至少 3 周（症状缓解后至少持续 2 周）。根据治疗反应，也可加大剂量至一次 0.4g，一日 1 次。

3. 口咽部念珠菌病：首次剂量 0.2g，以后一次 0.1g，一日 1 次，疗程至少 2 周。

4. 念珠菌外阴阴道炎：单剂量，0.15g。

5. 隐球菌脑膜炎：一次 0.4g，一日 1 次，直至病情明显好转，然后一次 0.2 ~ 0.4g，一日 1 次，用至脑脊液培养转阴后至少 10 ~ 12 周。或一次 0.4g，一日 2 次，持续 2 天，然后一次 0.4g，一日 1 次，疗程同前。

6. 肾功能不全者若只需给药 1 次，不用调节剂量；需多次给药时，第一及第二日应给常规剂量，此后应按肌酐清除率来调节给药剂量，肌酐清除率 >50ml/min 者用正常量；肌酐清除率 21 ~ 50ml/min 者用常规剂量的一半；肌酐清除率 11 ~ 20ml/min 者用常规剂量的四分之一。

【不良反应】

1. 消化道反应：常见，表现为恶心、呕吐、腹痛或腹泻等。

2. 过敏反应：可表现为皮疹，偶可发生严重的剥脱性皮炎（常伴随肝功能损害）、渗出性多形红斑。

3. 肝毒性：治疗过程中可发生轻度一过性血清氨基转移酶升高，偶可出现肝毒性症状，尤其易发生于有严重基础疾病（如艾滋病和癌症）的患者。

4. 可见头晕、头痛。

5. 某些患者，尤其有严重基础疾病（如艾滋病和癌症）的患者，可能出现肾功能异常。

6. 偶可发生周围血象一过性中性粒细胞减少和血小板减少等血液学检查指标改变，尤其易发生于有严重基础疾病（如艾滋病和癌症）的患者。

【禁忌】对本品或其他吡咯类药物有过敏史者禁用。

【注意事项】

1. 由于本品主要自肾排出，因此治疗中需定期检查肾功能。用于肾功能减退患者需减量应用。

2. 本品目前在免疫缺陷者中的长期预防用药，已导致念珠菌属等对氟康唑等吡咯类抗真菌药耐药性的增加，故需掌握指征，避免无指征预防用药。

3. 治疗过程中可发生轻度一过性血清氨基转移酶升高，偶可出现肝毒性症状。因此用本品治疗开始前和治疗中均应定期检查肝功能，如出现肝功能持续异常或肝毒性临床症状时，均需立即停用本品。

4. 本品与肝毒性药物合用、需服用本品两周以上或接受多倍于常用剂量的本品时，可使肝毒性的发生率增高，故需严密观察，在治疗前和治疗期间每两周进行一次肝功能检查。

5. 接受骨髓移植者，如严重粒细胞减少已先期发生，则应预防性使用本品，直至中性粒细胞计数上升至 $1 \times 10^9/L$ 以上后 7 天。

6. 本品静脉滴注时最大滴注速率为 200mg/h。

7. FDA 对本药的妊娠安全性分级为 C 级，哺乳妇女慎用。

【药物相互作用】

1. 本品与异烟肼或利福平合用时，可使本品的浓度降低。

2. 本品与甲苯磺丁脲、氯磺丁脲和格列吡嗪等磺酰脲类降血糖药合用时，可使此类药物的血药浓度升高而可能导致低血糖，因此需监测血糖，并减少磺酰脲类降血糖药的剂量。

3. 大剂量本品和环孢素合用时，可使环孢素的血药浓度升高，致毒性反应发生的危险性增加，因此必须在监测环孢素血药浓度并调整剂量的情况下谨慎应用。

4. 本品与氢氯噻嗪合用，可使本品的血药浓度升高。

5. 本品与茶碱合用时，茶碱血药浓度约可升高 13%，可导致毒性反应，故需监测茶碱的血药浓度。

6. 本品与华法林等香豆素类抗凝药合用时，可增强香豆素类抗凝药的抗凝作用，致凝血酶原时间延长，故应监测凝血酶原时间并谨慎使用。

7. 本品与苯妥英钠合用时，可使苯妥英钠的血药浓度升高，故需监测苯妥英钠的血药浓度。

【规　格】注射剂：50ml：100mg；100ml：200mg。胶囊剂：50mg；100mg；150mg。

伊曲康唑
Itraconazole

【其他名称】依他康唑、斯皮仁诺、美扶。

【药理作用】本品为具有三唑环的合成唑类抗真菌药。抗真菌谱与酮康唑相似，对深部真菌与浅表真菌都有抗菌作用。三唑环的结构使本品对真菌细胞色素 P450 仍保持强亲和力。餐后立即服用本品，生物利用度最大。

【适应证】主要用于深部真菌所引起的系统感染，如芽生菌病、组织胞浆菌病、类球菌病、着色真菌病等，也可用于念珠菌病和曲霉菌。

【用法用量】

1. 一般疗法：一般为一日 0.1～0.2g，顿服，一疗程为 3 个月，个别情况下疗程延长到 6 个月。

2. 短程间歇疗法：一次 0.2g，一日 2 次，连服 7 日为一疗程，停药 21 日，开始第二疗程。指甲癣服 2 个疗程，趾甲癣服 3 个疗程。

【不良反应】

1. 常见胃肠道不适：如厌食、恶心、腹痛和便秘。

2. 较少见的不良反应：头痛、可逆性氨基转移酶升高、月经紊乱、头晕和过敏反应（如瘙痒、红斑、风团和血管性水肿）、低血钾症、水肿、肝炎和脱发等症状。

【禁忌】对本品过敏者、室性心功能不全者禁用。

【注意事项】

1. 对持续用药超过 1 个月的患者，以及治疗过程中如出现厌食、恶心、呕吐、疲劳、腹痛或尿色加深的患者，建议检查肝功能。如果出现异常，应停止用药。

2. 伊曲康唑绝大部分在肝脏代谢，因而肝功能异常患者慎用（除非治疗的必要性超过肝损伤的危险性）。

3. 当发生神经系统症状时应终止治疗。

4. 对肾功能不全的病人，本品的排泄减慢，建议监测本品的血药浓度以确定适宜的剂量。

5. FDA 对本药的妊娠安全性分级为 C 级。

【药物相互作用】

1. 诱酶药物如利福平和苯妥英可明显降低本品的口服生物利用度，因此，当与诱酶药物共同服用时应监测本品的血浆浓度。

2. 已报道当使用本品超过推荐剂量时，与环孢素 A、阿司咪唑和特非那丁有相互作用。这些药物若与本品同服时，应减少剂量。

3. 已报道本品与华法林和地高辛有相互作用。因此这些药物若与本品同服时，应减少剂量。

【规　格】胶囊剂：0.1g。

伏立康唑
Voriconazole

【其他名称】活力康唑、VRC。

【药理作用】本品是一种广谱的三唑类抗真菌药，其作用机制是抑制真菌中由细胞色素 P450 介导的 14α－甾醇去甲基化，从而抑制麦角甾醇的生物合成。体外试验表明伏立康唑具有广谱抗真菌作用。本品对念珠菌属（包括耐氟康唑的克柔念珠菌、光滑念珠菌和白色念珠菌耐药株）具有抗菌作用，对所有检测的曲菌属真菌有杀菌作用。

【适应证】用于治疗侵袭性曲霉病，以及对氟康唑耐药的念珠菌引起的严重侵袭性感染（包括克柔念珠菌）及足放线病菌属和镰刀菌属引起的严重感染。本品主要应用于治疗免疫缺陷患者中进行性的、可能威胁生命的感染。

【用法用量】负荷剂量：第一天静脉滴注 6mg/kg，12 小时 1 次；口服，体重＞40kg，每次 400mg，12 小时 1 次；体重＜40kg，每次 200mg，12 小时 1 次。维持剂量：第二天起静脉滴注 4mg/kg，每日 2 次；口服，体重＞40kg，每次 200mg，12 小时 1 次；体重＜40kg，每次 100mg，12 小时 1 次。

治疗口咽、食管白色念珠菌病：口服，每次 200mg，每日 2 次。静脉滴注，每次 3~6mg/kg，每日 2 次。

【不良反应】最为常见的不良反应为视觉障碍、发热、皮疹、恶心、呕吐、腹泻、头痛、败血症、周围性水肿、腹痛以及呼吸功能紊乱等。与治疗有关的导致停药的最常见不良事件包括肝功能检验值增高、皮疹和视觉障碍。

【禁忌】孕妇、哺乳期妇女禁用。对本品过敏者禁用。

【注意事项】

1. 本品在静脉滴注前先溶解成 10mg/ml，再稀释至 2~5mg/ml。本品不宜静脉推注。建议本品的静脉滴注速度最快不超过每小时 3mg/kg，稀释后每瓶滴注时间须 1~2 小时以上。

2. 伏立康唑不宜与血液制品或任何电解质补充剂同时滴注。

3. 伏立康唑禁止与其他药物，包括肠道外营养剂在同一静脉通路中滴注。

4. 对驾驶和操作机器者，本品可能会引起一过性或可逆性的视觉改变，包括视力模糊、视觉改变或畏光。

5. FDA 对本药的妊娠安全性分级为 D 级。

【药物相互作用】

1. 本品禁止与 CYP3A4 底物、特非那定、阿司咪唑、西沙必利、匹莫齐特或奎尼丁合用，因为本品可使上述药物的血浓度增高，从而导致 QT 间期延长，并且偶见尖端扭转性室性心动过速。

2. 本品禁止与利福平、卡马西平和苯巴比妥合用，后者可以显著降低本品的血药浓度。

3. 西罗莫司与伏立康唑合用时，前者的血药浓度可能显著增高，因此这两种药物不可同时应用。

4. 伏立康唑不宜用 4.2% 的碳酸氢钠稀释，该稀释剂的弱碱性可使伏立康唑降解。

【规格】注射剂：0.2g。片剂：50mg；200mg。

3.2 多烯类

制霉素
Nysfungin

【其他名称】制霉菌素。

【药理作用】多烯类抗真菌药，具广谱抗真菌作用，对念珠菌属的抗菌活性高，新型隐球菌、曲菌、毛霉菌、小孢子菌、荚膜组织浆胞菌、皮炎芽生菌及皮肤癣菌通常对本品亦敏感。本品可与真菌细胞膜上的甾醇相结合，致细胞膜通透性改变，以致重要细胞内容物漏失而发挥抗真菌作用。

本品口服后胃肠道不吸收，给常用口服量后血药浓度极低，对全身真菌感染无治疗作用。几乎全部服药量自粪便内排出。局部外用亦不被皮肤和黏膜吸收。

【适应证】口服用于治疗口腔、消化道念珠菌病。外用治疗阴道和体表的真菌或滴虫感染。

【用法用量】

1. 口服，成人一次 50~100 万 U，一日 3 次；小儿每日按体重 5~10 万 U/kg，分 3~4 次服。

2. 外用：栓剂纳入阴道。体表感染涂抹患处。

【不良反应】口服较大剂量时可发生腹泻、恶心、呕吐和上腹疼痛等消化道反应，减量或停药后迅速消失。

【禁忌】对本品过敏的患者禁用。

【注意事项】本品对深部霉菌病无效，阴道和体表感染时外用才有效。

【药物相互作用】尚不明确。

【规格】片剂：10 万 U；25 万 U；50 万 U。栓剂：10 万 U。软膏：10 万 U。

两性霉素 B
Amphotericin B

【其他名称】二性霉素。

【药理作用】本品为多烯类抗真菌药物。对本品敏感的真菌有新型隐球菌、皮炎芽生菌、组织胞浆菌、球孢子菌属、孢子丝菌属、念珠菌属等，部分曲菌属对本品耐药；皮肤和毛发癣菌则大多耐药。本品对细菌、立克次体、病毒等无抗微生物活性。常用治疗量所达到的药物浓度对真菌仅具抑菌作用。作用机制为本品通过与敏感真菌细胞膜上的固醇相结合，损伤细胞膜的通透性，导致细胞内重要物质如钾离子、核苷酸和氨基酸等外漏，破坏细胞的正常代谢，从而抑制其生长。

【适应证】本品适用于敏感真菌所致的深部真菌感染且病情呈进行性发展者，如败血症、心内膜炎、脑膜炎（隐球菌及其他真菌）、腹腔感染（包括与透析相关者）、肺部感染、尿路感染和眼内炎等。

【用法用量】

1. 静脉用药：开始静脉滴注时先试以 1~5mg 或按体重一次 0.02~0.1mg/kg 给药，以后根据患者耐受情况每日或隔日增加 5mg，当增至一次 0.6~0.7mg/kg 时即可暂停增加剂量，此为一般治疗量。成人最大一日剂量不超过 1mg/kg，每日或隔 1~2 日给药 1 次，累积总量 1.5~3g，疗程 1~3 个月，也可长至 6 个月，视病情及疾病种类而定。对敏感真菌感染宜采用较小剂量，即成人一次 20~30mg，疗程仍宜长。滴注液的药物浓度不超过 10mg/100ml，避光缓慢静滴，每次滴注时间需 6 小时以上。

2. 鞘内给药：首次 0.05~0.1mg，以后渐增至每次 0.5mg，最大量一次不超过 1mg，每周给药 2~3 次，总量 15mg 左右。鞘内给药时宜与小剂量地塞米松或琥珀酸氢化可的松同时给予，并需用脑脊液反复稀释药液，边稀释边缓慢注入以减少不良反应。鞘内注射液的药物浓度不可高于 25mg/100ml。

3. 局部用药：气溶吸入时成人每次 5~10mg，用灭菌注射用水溶解成 0.2%~0.3% 溶液应用；超声雾化吸入时本品浓度为 0.01%~0.02%，每日吸入 2~3 次，每次吸入 5~10ml；持续膀胱冲洗时每日以两性霉素 B 5mg 加入 1000ml 灭菌注射用水中，按每小时注入 40ml 速度进行冲洗，共用 5~10 日。

注意：静脉滴注或鞘内给药时，均先以灭菌注射用水 10ml 配制本品 50mg，或 5ml 配制 25mg，然后用 5% 葡萄糖注射液稀释（不可用氯化钠注射液，因可产生沉淀）。

【不良反应】

1. 静滴过程中或静滴后可发生寒战、高热、严重头痛、食欲不振、恶心、呕吐，有时可出现血压下降、眩晕等。

2. 几乎所有患者在疗程中均可出现不同程度的肾功能损害，尿中可出现红细胞、白细胞、蛋白和管型，血尿素氮和肌酐增高，肌酐清除率降低，也可引起肾小管性酸中毒。

3. 低钾血症，由于尿中排出大量钾离子所致。

4. 血液系统毒性反应有正常红细胞性贫血，偶可有白细胞或血小板减少。

5. 肝毒性较少见，可致肝细胞坏死，急性肝功能衰竭亦有发生。

6. 静滴过快时可引起心室颤动或心脏骤停。此外本品所致的电解质紊乱亦可导致心律失常的发生。本品静滴时易发生血栓性静脉炎。

7. 鞘内注射本品可引起严重头痛、发热、呕吐、颈项强直、下肢疼痛及尿潴留等，严重者可发生下肢截瘫等。

8. 过敏性休克、皮疹等变态反应偶有发生。

【禁忌】对本品过敏及严重肝病的患者禁用。

【注意事项】

1. 本品毒性大，不良反应多见，但它又是治疗危重深部真菌感染的唯一有效药物，选用本品时必须权衡利弊后作出决定。

2. 下列情况应慎用：①肾功能损害：本品主要在体内灭活，故肾功能重度减退时半衰期仅轻度延长，因此肾功能轻、中度损害的患者如病情需要仍可选用本品，重度肾功能损害者则需延长给药间期或减量应用，应用其最小有效量。当治疗累积剂量大于 4g 时可引起不可逆性肾功能损害。②肝功能损害：本品可致肝毒性，肝病患者慎用本品。

3. 治疗期间定期严密监测血常规、尿常规、肝肾功能、血钾、心电图等，如血尿素氮或血肌酐明显升高时，则需减量或暂停治疗，直至肾功能恢复。

4. 为减少本品的不良反应，给药前可给解热镇痛药和抗组胺药，如吲哚美辛和异丙嗪等，同时给予琥珀酸氢化可的松 25～50mg 或地塞米松 2～5mg 一同静脉滴注。

5. 本品治疗如中断 7 日以上者，需重新自小剂量（0.25mg/kg）开始逐渐增加至所需量。

6. 本品宜缓慢避光滴注，每剂滴注时间至少 6 小时。稀释用葡萄糖注射液的 pH 值应在 4.2 以上。

7. 药液静脉滴注时应避免外漏，因本品可致局部刺激。

8. FDA 对本药的妊娠安全性分级为 B 级。

【药物相互作用】

1. 肾上腺皮质激素在控制两性霉素 B 的药物不良反应时可合用，但一般不推荐两者同时应用，因可加重两性霉素 B 诱发的低钾血症。如需同用时则肾上腺皮质激素宜用最小剂量和最短疗程，并需监测患者的血钾浓度和心脏功能。

2. 本品所致的低钾血症可增强潜在的洋地黄毒性。两者同用时应严密监测血钾浓度和心脏功能。

3. 氟胞嘧啶与两性霉素 B 具协同作用，但本品可增加细胞对前者的摄取并影响其经肾排泄，从而增强氟胞嘧啶的毒性反应。

4. 本品与吡咯类抗真菌药如酮康唑、氟康唑、伊曲康唑等在体外具拮抗作用。

5. 氨基糖苷类、抗肿瘤药物、卷曲霉素、多黏菌素类、万古霉素等肾毒性药物与本品同用时可增强其肾毒性。

6. 骨髓抑制剂、放射治疗等可加重患者贫血，与两性霉素 B 合用时宜减少其剂量。

7. 本品诱发的低钾血症可加强神经肌肉阻断药的作用，两者同用时需监测血钾浓度。

8. 应用尿液碱化药可增强本品的排泄，可防止或减少肾小管酸中毒发生的可能。

【规格】注射剂：5mg（5000U）；25mg（2.5万U）；50mg（5万U）。

3.3 其他

氟胞嘧啶
Flucytosin

【药理作用】本品为抗真菌药。对隐球菌属、念珠菌属和球拟酵母菌等具有较高抗菌活性。对着色真菌、少数曲霉属有一定抗菌活性，对其他真菌的抗菌作用均差。本品为抑菌剂，高浓度时具杀菌作用。其作用机制在于药物通过真菌细胞的渗透酶系统进入细胞内，转化为氟尿嘧啶。替代尿嘧啶进入真菌的脱氧核糖核酸中，从而阻断核酸的合成。真菌对本品易产生耐药性，在较长疗程中即可发现真菌耐药现象。

【适应证】用于念珠菌属心内膜炎、隐球菌属脑膜炎、念珠菌属或隐球菌属真菌败血症、肺部感染和尿路感染。

【用法用量】静脉滴注一日 0.1～0.15g/kg，分 2～3 次给药，静滴速度 4～10ml/min。

【不良反应】

1. 本品可致恶心、呕吐、厌食、腹痛、腹泻等胃肠道反应。

2. 皮疹、嗜酸性粒细胞增多等变态反应。

3. 肝毒性反应可发生，一般表现为血清氨基转移酶一过性升高，偶见血清胆红素升高，肝大者甚为少见。

4. 可致白细胞或血小板减少，偶可发生全血细胞减少、骨髓抑制和再生障碍性贫血。合用两性霉素 B 者较单用本品为多见，此不良反应的发生与血药浓度过高有关。

5. 偶可发生暂时性神经精神异常，表现为精神错乱、幻觉、定向力障碍和头痛、头晕等。

【禁忌】严重肝肾功能不全及对本品过敏患者禁用。

【注意事项】

1. 单用本品在短期内可产生真菌对本品的耐药菌株。治疗播散性真菌病时通常与两性霉素 B 联合应用。

2. 下列情况应慎用：①骨髓抑制、血液系统疾病或同时应用骨髓抑制药物。②肝功能损害。③肾功能损害，尤其是与两性霉素 B 或其他肾毒性药物同用时。

3. 肾功能减退者需减量用药，并根据血药浓度测定结果调整剂量。

4. 用药期间应进行下列检查：①造血功能，需定期检查周围血象。②肝功能，定期检查血清氨基转移酶、碱性磷酸酶和血胆红素等。③肾功能，定期检查尿常规、血肌酐和尿素氮。④肾功能减退者需监测血药浓度，峰浓度不宜超过 80mg/L，以 40～60mg/L 为宜。

5. 定期进行血液透析治疗的患者，每次透析后应补给 37.5mg/kg 的一次剂量。腹膜透析者每日补给 0.5～1g。

6. FDA 对本药的妊娠安全性分级为 C 级。

【药物相互作用】

1. 阿糖胞苷可通过竞争抑制减弱本品的抗真菌活性。

2. 本品与两性霉素 B 具协同作用，两性霉素 B 亦可增强本品的毒性，此与两性霉素 B 可使细胞摄入药物量增加以及肾排泄受损有关。

3. 同时应用骨髓抑制药物可增加毒性反应，尤其是造血系统的不良反应。

【规格】注射剂：250ml：2.5g。片剂：250mg；500mg。

联苯苄唑
Bifonazole

【其他名称】霉克、苯苄咪唑、白肤唑。

【药理作用】本品为咪唑类抗真菌药，具有广谱抗皮肤癣菌、酵母菌、丝状菌和双相真菌的功效，并具有较强的抗菌活性。对糠秕马拉色菌和革兰阳性球菌亦有效。动物实验性皮肤癣菌病外用此药效果佳。本品与其他咪唑类药物一样，对于碳 14 去甲基作用有抑制作用，使之不能形成麦角固醇，也可减少甲羟戊酸的产生使之不能形成角鲨烯，从而影响真菌麦角固醇的合成。

【适应证】浅表皮肤真菌感染，如手足癣，体、股癣，花斑癣，皮肤念珠菌病等。

【用法用量】清水清洗患处后，将本品适量涂敷患处，一日 1 次，2~4 周为一疗程。

【不良反应】少数患者有局部红斑、瘙痒、龟裂、烧灼感或刺痛感，偶可发生接触性皮炎。

【禁忌】对本品或咪唑类药物过敏患者禁用。

【注意事项】本品最好在晚上就寝之前涂用。使用中若出现过敏症状应立即停药。

【药物相互作用】尚不明确。

【规格】乳膏：15g：0.15g。凝胶：10g：0.1g。溶液：10ml：0.1g。

环吡酮胺
Ciclopirox Olamine

【其他名称】环吡司胺、环吡酮、巴特芬。

【药理作用】本品为广谱抗真菌药，主要通过改变真菌细胞膜的完整性，引起细胞内物质外流，并阻断蛋白质前体物质的摄取，导致真菌细胞死亡。对皮肤癣菌、酵母菌、霉菌等具有较强的抑菌和杀菌作用，渗透性强。对各种放线菌、革兰阳性和革兰阴性菌及支原体、衣原体、毛滴虫等也有一定抑制作用。

【适应证】用于手癣、足癣、体癣、股癣、甲癣及花斑癣，亦可用于皮肤和外阴阴道念珠菌感染及甲真菌病。

【用法用量】外用。均匀涂于患处，一日 2 次，涂后应轻轻搓揉数分钟，2 周为一疗程。治疗甲癣，应先用温水泡软并削薄病甲后，涂药包扎，治疗第一个月每 2 天 1 次，第二个月每周 2 次，第三个月每周涂药 1 次，至痊愈为止。

【不良反应】偶见局部发红、瘙痒，一般停药后可自行消失。

【禁忌】对本品或咪唑类药物过敏患者禁用。

【注意事项】

1. 避免接触眼睛，不得内服。

2. 涂药部位如有灼烧感、瘙痒、红肿等，应停止用药，洗净。必要时向医师咨询。

3. 如药品性状发生改变应停止使用。

4. 请将此药品放在儿童不能接触的地方。

5. FDA 对本药的妊娠安全性分级为 B 级。

【药物相互作用】尚不明确。

【规格】软膏：10g；15g。阴道栓：500mg；100mg。

阿莫罗芬
Amorolfine

【其他名称】罗噻尼尔、阿莫洛芬。

【药理作用】阿莫罗芬是吗啉的衍生物，是一种新型广谱抗真菌药物，通过干扰真菌细胞膜中麦角甾醇的生物合成，从而实现抑菌及杀菌的作用。对皮肤癣菌、念珠菌、隐球菌属、皮炎芽生菌、孢子丝菌属、组织孢浆菌属等有抗菌活性。

【适应证】用于由皮肤真菌引起的皮肤真菌病，如足癣、股癣、体癣、皮肤念珠菌病。

【用法用量】在受感染皮肤区域涂抹本品，每日 1 次（晚间），持续使用本品直至观察到临床状况痊愈，此后再坚持使用数天。通常治疗阶段不应少于 2 周，不应超过 6 周。

【不良反应】极少数患者会发生轻度皮肤刺激（红斑、瘙痒或轻度灼烧感）。

【禁忌】禁用于已知对本品过敏的患者、妊娠期妇女。

【注意事项】

1. 如果不慎将搽剂误入眼内或耳内，立即用水冲洗。本品应避免接触黏膜（如口腔、鼻），不得吸入。

2. 请不要将甲锉重复用于健康指（趾）甲。每次使用前，如有必要，锉光受感染的指（趾）甲，并用棉签除去残留的搽剂。如果接触有机溶媒（如白酒、稀料等），需戴防护手套以保护指（趾）甲上的涂层。

3. 本品不应大面积用于怀孕及哺乳期妇女的严重腐蚀或炎症明显的皮肤，且不应用包封疗法。因为大量使用本品或在严重受损的皮肤处使用本品，无法排除体内对小量活性成分的吸收。

【药物相互作用】尚不明确。

【规格】乳膏：0.25%（5g）。搽剂：125mg：2.5ml。

卡泊芬净
Caspofungin

【其他名称】科赛斯。

【药理作用】本品能抑制许多丝状真菌和酵母菌细胞壁的β（1，3）－D－葡聚糖的合成。哺乳类动物的细胞中不存在β（1，3）－D－葡聚糖。卡泊芬净对许多种致病性曲霉菌属和念珠菌属真菌具有抗菌活性。

【适应证】适用于食管念珠菌病以及其他药物（如两性霉素 B、伊曲康唑等）治疗无效或不耐受的侵入性曲霉菌病。

【用法用量】本品不可静脉推注，仅供缓慢静脉滴注，持续 1 小时以上。

1. 侵入性曲霉菌病患者：第一天给予 70mg 的负荷剂量，随后一日 50mg。

2. 食管念珠菌病患者：一日 50mg。由于 HIV 感染者易发生口咽念珠菌病，可以考虑口服治疗。

【不良反应】

1. 本品常见的不良反应为皮疹、皮肤潮红、瘙痒、热感、发热、面部浮肿、支气管痉挛、静脉炎、恶心、呕吐、呼吸困难、喘鸣、皮疹恶化等。

2. 偶见转氨酶升高、血清碱性磷酸酶升高、血钾降低、嗜酸性粒细胞增多、尿蛋白升高、尿红细胞升高等。

【禁忌】对本品过敏者禁用。

【注意事项】

1. 肝肾功能不全、骨髓移植患者慎用。

2. 孕妇和哺乳期妇女慎用。

3. FDA 对本药的妊娠安全性分级为 C 级。

4. 不得使用任何含有右旋糖（α-D-葡萄糖）的稀释液，固为本品在含有右旋糖的稀释液中不稳定。不得与其他药物混合。

【药物相互作用】

1. 醋酸卡泊芬净对于细胞色素 P450 系统中任何一种酶都不抑制。在临床研究中，卡泊芬净不会诱导改变其他药物经 CYP3A4 代谢。

2. 环孢素能使卡泊芬净的 AUC 增加大约 35%，本品不会使环孢素的血浆浓度升高。但当本品与环孢素同时使用时，会出现肝酶 ALT 和 AST 一过性升高。

3. 本品对伊曲康唑、两性霉素 B、利福平或有活性的麦考酚酸盐代谢产物的药代动力学无影响。

4. 当本品与其他药物清除诱导剂（依非韦伦、奈韦拉平、苯妥英、地塞米松或卡马西平）同时使用时，可能使卡泊芬净的浓度产生有临床意义的下降，应考虑给予本品每日 70mg 的剂量。

【规格】注射剂：50mg；70mg。

4　抗病毒药

4.1　广谱类

阿昔洛韦
Aciclovir

【其他名称】无环鸟苷、克毒星。

【药理作用】阿昔洛韦在体外对单纯疱疹病毒、水痘－带状疱疹病毒、巨细胞病毒等具有抑制作用。药物易被单纯疱疹病毒摄取，然后磷酸化为三磷酸盐，通过两种方式抑制病毒复制：干扰病毒 DNA 多聚酶，抑制病毒的复制；在 DNA 多聚酶作用下，与增长的 DNA 链结合，引起 DNA 链的延伸中断。

【适应证】

1. 单纯疱疹病毒感染：用于免疫缺陷者初发和复发性黏膜皮肤感染的治疗以及反复发作病例的预防，也用于单纯疱疹性脑炎治疗。

2. 带状疱疹：用于免疫缺陷者严重带状疱疹

病人或免疫功能正常者弥散型带状疱疹的治疗。

3. 免疫缺陷者水痘的治疗。

【用法用量】

1. 口服：一次 200mg，每 4 小时 1 次，或一日 1g 分次给予。疗程根据病情不同，短则几天，长则可达半年。

2. 静脉给药：一次 5mg/kg，每 8 小时 1 次，连续 7 天。12 岁以下儿童一次按 250mg/m² 用量给予。

【不良反应】

1. 常见的不良反应：若注射浓度太大（10g/L）可引起静脉炎，外溢时注射部位可出现炎症。还可能引起皮肤瘙痒或荨麻疹。

2. 少见的不良反应：偶有头晕、头痛、关节痛、恶心、呕吐、腹泻、胃部不适、食欲减退、口渴、白细胞下降、蛋白尿及尿素氮轻度升高、皮肤瘙痒等，长程给药偶见痤疮、失眠、月经紊乱。注射给药特别是静脉注射时，有急性肾功能不全、血尿和低血压。

3. 罕见的不良反应：注射给药时可能出现昏迷、意识模糊、幻觉、癫痫等中枢神经系统症状。

【禁忌】对本品过敏者禁用。

【注意事项】

1. 对更昔洛韦过敏者也可能对本品过敏。

2. 以下情况需考虑用药利弊：①脱水或已有肾功能不全者，本品剂量应减少。②严重肝功能不全者、对本品不能耐受者、精神异常或以往对细胞毒性药物出现精神反应者，静脉用本品易产生精神症状，需慎用。

3. 严重免疫功能缺陷者长期或多次应用本品治疗后可能引起单纯疱疹病毒和带状疱疹病毒对本品耐药。如单纯疱疹患应用本品后皮损无改善者应测试单纯疱疹病毒对本品的敏感性。

4. 对诊断的干扰：静脉给药可引起肾小管阻塞，使血肌酐和尿素氮增高。如剂量恰当、补水充足则不易引起。

5. 随访检查：由于女性生殖器疱疹患者大多易患子宫颈癌，因此患者每年至少应检查一次，以便早期发现。静脉用药可能引起肾毒性，用药前或用药期间应检查肾功能。

6. 一旦疱疹症状与体征出现，应尽早给药。

7. 静脉给药：①本品专供静脉滴注，药液至少在 1 小时内匀速滴入，避免快速滴入或静脉推注，否则可发生肾小管内药物结晶沉积，引起肾功能损害（可达 10%）。②静滴后 2 小时，尿药浓度最大，此时应给病人充足的水，防止药物沉积于肾小管内。③配液方法：本品应加入适量的溶液（如葡萄糖注射液），使药液浓度不高于 7g/L。肥胖患者的剂量应按标准体重计算。

8. 急性或慢性肾功能不全者不宜用本品静脉滴注，因为滴速过快时可引起肾衰竭。

9. 阿昔洛韦可引起急性肾衰竭。肾损害患者接受阿昔洛韦治疗时，可造成死亡。应用阿昔洛韦治疗时，需仔细观察有无肾衰竭征兆和症状（如少尿、无尿、血尿、腰痛、腹胀、恶心、呕吐等），并监测尿常规和肾功能变化，一旦出现异常应立即停药。应用阿昔洛韦治疗，应摄入充足的水，防止药物沉积于肾小管内。对接受有潜在的肾毒性药物的病人使用阿昔洛韦时应特别注意，因为这可能增加肾功能障碍的危险性，以及增加可逆性的中枢神经系统症状。老年人、孕妇及儿童应慎重使用阿昔洛韦，或在监测下使用。

10. FDA 对本药的妊娠安全性分级为 B 级。

【药物相互作用】

1. 静脉给药时与干扰素或甲氨蝶呤（鞘内）合用，可能引起精神异常，应慎用。

2. 静脉给药时与肾毒性药物合用可加重肾毒性，特别是肾功能不全者更易发生。

3. 与齐多夫定合用可引起肾毒性，表现为深度昏睡和疲劳。

【规格】注射剂：0.5g。片剂：0.2g。眼膏剂：0.1%；3%。

利巴韦林
Ribavirin

【其他名称】三氮唑核苷、病毒唑。

【药理作用】本品具有抑制呼吸道合胞病毒、流感病毒、甲肝病毒、腺病毒等多种病毒生长的作用。本品并不改变病毒吸附、侵入和脱壳，也不诱导干扰素的产生。药物进入被病毒感染的细胞后迅速磷酸化，其产物作为病毒合成酶的竞争性抑制剂，抑制肌苷单磷酸脱氢酶、流感病毒 RNA 多聚酶和 mRNA 鸟苷转移酶，从而引起细胞内鸟苷三磷酸的减少，损害病毒 RNA 和蛋白合成，使病毒的复制与传播受阻。对呼吸道合胞病毒也可能具免疫作用及中和抗体作用。

【适应证】

1. 流行性感冒。

2. 呼吸道合胞病毒（RSV）引起的病毒性肺炎与支气管炎。

3. 流行性出血热和拉沙热的预防和治疗，发热早期应用本品能缩短发热期，减轻肾脏与血管损害及中毒症状。

4. 局部应用可治疗单纯疱疹病毒性角膜炎。

【用法用量】

1. 滴鼻：用于防治流感，一次 1～2 滴，每 1～2 小时 1 次。

2. 静脉滴注：成人每日 500～1000mg，分 2 次给药，每次静滴 20 分钟以上，疗程 3～7 天。治疗拉沙热、流行性出血热等严重病例时，成人首剂静滴 2g，继以每 8 小时 0.5～1g，共 10 天。

3. 口服：一日 0.8～1g，分 3～4 次服用。

【不良反应】本品毒性低，吸入用药几无毒性反应，但大量使用本品可能会产生与全身用药相同的不良反应。

1. 常见的不良反应有贫血、乏力等，停药后即消失。

2. 较少见的不良反应有疲倦、头痛、失眠、食欲减退、恶心、呕吐、轻度腹泻、便秘等，并可致红细胞、白细胞及血红蛋白下降。

3. FDA 对本药的妊娠安全性分级为 X 级。

【禁忌】对本品过敏者及孕妇禁用。

【注意事项】

1. 活动性结核患者、严重或不稳定型心脏病患者慎用。

2. 严重贫血、肝功能异常者慎用。

3. 对诊断的干扰：静脉给药引起血胆红素增高者可高达 25%。大剂量可引起血红蛋白下降。

4. 尽早用药。呼吸道合胞病毒性肺炎病初 3 天内给药一般有效。本品不宜用于未经实验室确诊为呼吸道合胞病毒感染的患者。

5. 致癌与致突变：药物对仓鼠等动物可引起头颅、腭、眼、颌、骨骼和胃肠道的畸形，子代成活减少，但灵长类动物实验并未发现药物对胎仔的影响。孕妇不推荐应用本品。

【药物相互作用】大量使用本品可能会产生与全身用药相似的药物相互作用，如与齐多夫定同用时有拮抗作用，因本品可抑制齐多夫定转变成活性型的磷酸齐多夫定。

【规格】滴鼻液：10ml：50mg。注射剂：1ml：100mg；2ml：250mg。片剂：20mg；50 mg；100mg。颗粒剂：0.15g。

泛昔洛韦
Famociclovir

【药理作用】本品在体内迅速转化为有抗病毒活性的化合物喷昔洛韦，后者对 I 型单纯疱疹病毒（HSV－1）、II 型单纯疱疹病毒（HSV－2）以及水痘-带状疱疹病毒（VZV）有抑制作用。在细胞培养研究中，喷昔洛韦对病毒的抑制作用强弱次序排列为 HSV－1、HSV－2、VZV。作用机制如下：在感染上述病毒的细胞中，病毒胸腺嘧啶脱氧核苷激酶将喷昔洛韦磷酸化成单磷酸喷昔洛韦，后者再由细胞激酶将其转化为三磷酸喷昔洛韦。体外试验研究显示，三磷酸喷昔洛韦通过与三磷酸鸟苷竞争，抑制 HSV－2 多聚酶的活性，从而选择性抑制疱疹病毒 DNA 的合成和复制。

【适应证】用于治疗带状疱疹和原发性生殖器疱疹。

【用法用量】口服，一次 0.25g，每 8 小时 1 次。治疗带状疱疹的疗程为 7 日，治疗原发性生殖器疱疹的疗程为 5 日。肾功能不全患者应根据肾功能状况调整剂量，推荐剂量如下：肌酐清除率 ≥60ml/min，一次 0.25g，每 8 小时 1 次；肌酐清除率 40～59ml/min，一次 0.25g，每 12 小时 1 次；肌酐清除率 20～39ml/min，一次 0.25g，每 24 小时 1 次；肌酐清除率 < 20 ml/min，一次 0.125g，每 48 小时 1 次。

【不良反应】

1. 常见不良反应是头痛和恶心。

2. 神经系统：头晕、失眠、嗜睡、感觉异常等。

3. 消化系统：腹泻、腹痛、消化不良、厌食、呕吐、便秘、胀气等。

4. 全身反应：疲劳、疼痛、发热、寒战等。

5. 其他反应：皮疹、皮肤瘙痒、鼻窦炎、咽炎等。

【禁忌】对本品及喷昔洛韦过敏者禁用。

【注意事项】

1. 本品对预防生殖器疱疹的复发，眼部带状疱疹、播散性带状疱疹及免疫缺陷患者疱疹的疗效尚未得到确认。

2. 肾功能不全者喷昔洛韦的表观血浆清除率、肾清除率和血浆清除速率常数均随肾功能的降低而下降，故肾功能不全者应注意调整用法用量。

3. 肝功能代偿的肝病患者无需调整剂量，尚未对肝功能失代偿的肝病患者进行药代动力学研究。

4. 食物对其生物利用度无明显影响，口服本品 0.5g，一日 3 次，连续 7 天，未见喷昔洛韦的蓄积现象。

5. 病毒胸腺嘧啶脱氧核苷激酶或 DNA 多聚酶的质变可导致 HSV 或 VZV 对喷昔洛韦耐药突变株的产生，若病人治疗临床疗效不佳时，应考虑病毒可能对喷昔洛韦耐药。对阿昔洛韦耐药的突变株对喷昔洛韦也耐药。

6. FDA 对本药的妊娠安全性分级为 B 级。妊娠期妇女、哺乳期妇女一般不推荐使用。儿童使用的安全性尚未确定。

【药物相互作用】

1. 本品与丙磺舒或其他由肾小管主动排泄的药物合用时，可能导致血浆中喷昔洛韦浓度升高。

2. 与其他由醛类氧化酶催化代谢的药物同用可能发生相互作用。

【规格】片剂：200mg；300mg。

更昔洛韦
Ganciclovir

【其他名称】丙氧鸟苷、甘昔洛韦、羟甲无环鸟苷。

【药理作用】核苷类抗病毒药。本品进入细胞后迅速被磷酸化为单磷酸化合物，然后经细胞激酶的作用成为三磷酸化合物，在已感染巨细胞病毒的细胞内其磷酸化较正常细胞更快。更昔洛韦可竞争性抑制 DNA 多聚酶，并掺入病毒及宿主细胞的 DNA 中，从而抑制 DNA 合成。本品对病毒 DNA 多聚酶的抑制作用较宿主细胞多聚酶为强。动物实验中本品有致畸、致癌、免疫抑制作用和生殖系统毒性。

【适应证】

1. 用于免疫缺陷患者（包括艾滋病患者）并发巨细胞病毒视网膜炎的诱导期和维持期治疗。

2. 用于接受器官移植的患者预防巨细胞病毒感染及用于巨细胞病毒血清试验阳性的艾滋病患者预防发生巨细胞病毒疾病。

【用法用量】本品静脉滴注时，配制方法如下：首先根据患者体重确定使用剂量，用适量注射用水或氯化钠注射液使之溶解，浓度为 50mg/ml，再注入氯化钠注射液、5% 葡萄糖注射液、复方氯化钠注射液或复方乳酸钠注射液 100ml 中，滴注液浓度不得大于 10mg/ml。

1. 诱导期：静脉滴注，按体重一次 5mg/kg，每 12 小时 1 次，每次静滴 1 小时以上，疗程 14～21 日。肾功能减退者剂量应酌减。肌酐清除率为 50～69ml/min 时，每 12 小时静脉滴注 2.5mg/kg；肌酐清除率为 25～49ml/min 时，每 24 小时静脉滴注 2.5mg/kg；肌酐清除率为 10～24ml/min 时，每 24 小时静脉滴注 1.25mg/kg；肌酐清除率 < 10ml/min 时，每周给药 3 次，每次 1.25mg/kg，于血液透析后给予。

2. 维持期：静脉滴注，按体重一次 5mg/kg，一日 1 次，静滴 1 小时以上。肾功能减退者按肌酐清除率调整剂量：肌酐清除率为 50～69ml/min 时，每 24 小时静脉滴注 2.5mg/kg；肌酐清除率为 25～49ml/min 时，每 24 小时静脉滴注 1.25mg/kg；肌酐清除率为 10～24ml/min 时，每 24 小时静脉滴注 0.625mg/kg；肌酐清除率 < 10ml/min 时，每周给药 3 次，每次 0.625mg/kg，于血液透析后给予。

3. 预防用药：静脉滴注，按体重一次 5mg/kg，滴注时间至少 1 小时以上，每 12 小时 1 次，连续 7～14 日；继以 5mg/kg，一日 1 次，共 7 日。

【不良反应】

1. 常见的不良反应为骨髓抑制，用药后约 40% 的患者中性粒细胞数降低至 1000/mm^3 以下，约 20% 的患者血小板计数降低至 50000/mm^3 以下，此外可有贫血。用药全程每周测血象一次。

2. 中枢神经系统症状，如精神异常、紧张、震颤等，发生率约 5%，偶有昏迷、抽搐等。

3. 可出现皮疹、瘙痒、药物热、头痛、头昏、呼吸困难、恶心、呕吐、腹痛、食欲减退、肝功能异常、消化道出血、心律失常、血压升高或降低、血尿、血尿素氮增高、脱发、血糖降低、水肿、周身不适、肌酐增高、嗜酸性细胞增多症、注射局部疼痛、静脉炎等；有巨细胞病毒感染性视网膜炎的艾滋病患者可出现视网膜剥离。

【禁忌】对本品或阿昔洛韦过敏者禁用。严重中性粒细胞或血小板减少者禁用。

【注意事项】

1. 本品化学结构与阿昔洛韦相似，对后者过敏的患者也可能对本品过敏。

2. 本品并不能治愈巨细胞病毒感染，因此用于艾滋病患者合并巨细胞病毒感染时往往需长期维持用药，防止复发。

3. 本品须静脉滴注给药，不可肌肉注射，每次剂量至少滴注 1 小时以上，患者需给予充足水分，以免增加毒性。

4. 本品可引起中性粒细胞减少、血小板减少，并易引起出血和感染，用药期间应注意口腔卫生。

5. 用药期间应经常检查血细胞数，初始治疗期间应每两天测定血细胞计数，以后为每周测定一次。对有血细胞减少病史的患者（包括因药物、化学品或射线所致者）或中性粒细胞计数低于 $1000/mm^3$ 患者，应每天进行血细胞计数检查。如中性粒细胞计数在 $500/mm^3$ 以下或血小板计数低于 $25000/mm^3$ 时应暂时停药，直至中性粒细胞数增加至 $750/mm^3$ 以上方可重新给药。少数病人同时采用粒细胞 – 巨噬细胞集落刺激因子（GM – CSF）治疗粒细胞减低有效。

6. 肾功能减退者剂量应酌减，血液透析患者用量每 24 小时不超过 1.25mg/kg，每次透析后血药浓度约可减低 50%，因此在透析日宜在透析以后给药。

7. FDA 对本药的妊娠安全性分级为 C 级。育龄妇女应用本品时应注意采取有效避孕措施，育龄男性应采用避孕工具至停药后至少 3 个月。

8. 艾滋病合并巨细胞病毒视网膜炎患者，在治疗期间应每 6 周进行一次眼科检查。对正在接受齐多夫定治疗的上述患者，常不能耐受联合使用本品，合用时甚至可出现严重白细胞减少。

9. 器官移植患者用药期间可能出现肾功能损害，尤其是与环孢素或两性霉素 B 联合用药的患者。

【药物相互作用】

1. 影响造血系统的药物、骨髓抑制剂及放射治疗等与本品同用时，可增强对骨髓的抑制作用。

2. 本品与肾毒性药物同用时（如两性霉素 B、环孢素）可能增强肾功能损害，使本品经肾排出量减少而引起毒性反应。

3. 与齐多夫定或右羟肌苷同用时可增强对造血系统的毒性，必须慎用。

4. 本品与亚胺培南 – 西司他汀同用可发生全身抽搐。

5. 与丙磺舒或抑制肾小管分泌的药物合用可使本品的肾清除量减少约 22%，其药 – 时曲线下面积增加约 53%，因而易产生毒性反应。

6. 应避免与氨苯砜、喷他咪、氟胞嘧啶、长春碱、多柔比星、甲氧苄啶、磺胺类与核苷类药物合用。

【规格】注射剂：0.25g。

伐昔洛韦
Valaciclovir

【其他名称】明竹欣。

【药理作用】本品是阿昔洛韦的前体药物，口服后吸收迅速并在体内很快转化为阿昔洛韦，其抗病毒作用为阿昔洛韦所发挥。阿昔洛韦进入疱疹感染细胞之后，与脱氧核苷竞争病毒胸腺嘧啶脱氧核苷激酶或细胞激酶，药物被磷酸化成活化型无环鸟苷三磷酸酯，作为病毒复制的底物与脱氧鸟嘌呤三磷酸酯竞争病毒 DNA 多聚酶，从而抑制了病毒 DNA 合成，显示抗病毒作用。本品体内的抗病毒活性优于阿昔洛韦，对单纯性疱疹病毒 I 型和 II 型的治疗指数分别比阿昔洛韦高 42.91% 和 30.13%。对水痘 – 带状疱疹病毒也有很高的疗效。对哺乳动物宿主细胞的毒性很低，大鼠和小鼠灌胃给药的 LD_{50} 分别 4.4g/kg 和 1.51g/kg。由于本品在体内很快转化为阿昔洛韦，其代谢物在体内没有蓄积现象。在不同阶段的长期毒性试验中，本品与阿昔洛韦具有相同的安全性。

【适应证】用于治疗水痘 – 带状疱疹及 I 型、II 型单纯疱疹病毒感染，包括初发和复发的生殖器疱疹病毒感染。本品可用于阿昔洛韦的所有适应证。

【用法用量】口服，一次 0.3g，一日 2 次，饭前空腹服用。带状疱疹连续服药 10 日，单纯疱疹连续服药 7 日。

【不良反应】偶有头晕、头痛、关节痛、恶心、呕吐、腹泻、胃部不适、食欲减退、口渴、白细胞下降、蛋白尿及尿素氮轻度升高、皮肤瘙痒等，长程给药偶见痤疮、失眠、月经紊乱。

【禁忌】对本品及阿昔洛韦过敏者禁用。

【注意事项】

1. 对更昔洛韦过敏者也可能对本品过敏。

2. 脱水或已有肝肾功能不全者慎用。肾功能不全者在接受本品治疗时，需根据肌酐清除率来调整剂量。

3. 严重免疫功能缺陷者长期或多次应用本品治疗后可能引起单纯疱疹病毒和带状疱疹病毒对本品耐药。如单纯疱疹患者应用本品后皮损不见改善应测试单纯疱疹病毒对本品的敏感性。

4. 随访检查：由于生殖器疱疹患者大多易患

子宫颈癌，因此患者至少应一年检查一次，以早期发现。

5. 一旦疱疹症状与体征出现，应尽早给药。

6. 服药期间应给予患者充分的水，防止阿昔洛韦在肾小管内沉积。

7. 一次血液透析可使阿昔洛韦的血药浓度减低60%，因此血液透析后应补给一次剂量。

8. FDA对本药的妊娠安全性分级为B级。

【药物相互作用】

1. 与齐多夫定合用可引起肾毒性，表现为深度昏睡和疲劳。

2. 与丙磺舒竞争性抑制有机酸分泌，合用丙磺舒可使阿昔洛韦的排泄减慢，半衰期延长，体内药物蓄积。

【规格】注射剂：0.25g；0.5g。胶囊剂：250mg。

喷昔洛韦
Penciclovir

【其他名称】潘昔洛韦。

【药理作用】本品为核苷类抗病毒药，体外试验对Ⅰ型和Ⅱ型单纯疱疹病毒有抑制作用。在病毒感染细胞中，病毒胸腺嘧啶脱氧核苷激酶将本品磷酸化为喷昔洛韦单磷酸盐，然后细胞激酶将喷昔洛韦单磷酸盐转化为喷昔洛韦三磷酸盐。体外试验表明，喷昔洛韦三磷酸盐与脱氧鸟嘌呤核苷三磷酸盐竞争性抑制单纯疱疹病毒多聚酶，从而选择性抑制单纯疱疹病毒DNA的合成和抑制。耐本品的单纯疱疹病毒突变株的产生是由于病毒胸腺嘧啶脱氧核苷激酶或DNA多聚酶性质发生了改变，最常见耐阿昔洛韦的病毒突变株缺乏胸腺嘧啶核苷激酶，它们对本品也耐药。

【适应证】口唇或面部单纯疱疹、生殖器疱疹。

【用法用量】外用：涂于患处，每天4~5次，应尽早开始治疗（如有先兆或损害出现时）。

【不良反应】少见全身不良反应，偶见用药局部灼热感、疼痛、瘙痒等。

【禁忌】对本品过敏者禁用。

【注意事项】

1. 不推荐用于黏膜，因刺激作用，勿用于眼内及眼周。

2. 严重免疫功能缺陷患者（如艾滋病或骨髓移植者）应在医生指导下应用。

3. FDA对本药的妊娠安全性分级为B级。

【药物相互作用】尚不明确。

【规格】乳膏：2g：20mg；5g：50mg；10g：0.1g。

膦甲酸钠
Foscarnet Sodium

【其他名称】膦甲酸、可耐、PFA。

【药理作用】本品为病毒抑制剂，可以非竞争性地阻断病毒DNA多聚酶的磷酸盐结合部位，防止焦磷酸盐从三磷酸脱氧核苷中分离及病毒DNA链的延长。本品在细胞内不需依靠病毒的胸腺嘧啶脱氧核苷激酶激活，停用本品后病毒复制仍可恢复。体外试验显示，本品可抑制所有疱疹病毒的复制，包括单纯疱疹（HSV-1和HSV-2型）、带状疱疹、EB病毒、人疱疹病毒-6和巨细胞病毒。本品尚可非竞争性抑制HIV的反转录酶和乙型肝炎病毒DNA多聚酶。

【适应证】主要用于免疫缺陷者（如艾滋病患者）发生的巨细胞病毒性视网膜炎的治疗。也可用于对阿昔洛韦耐药的免疫缺陷者（如HIV感染患者）皮肤黏膜单纯疱疹病毒感染或带状疱疹病毒感染。

【用法用量】

1. 巨细胞病毒性视网膜炎：①诱导期用药：每8小时1次，按体重一次滴注60mg/kg，用输液泵滴注1小时以上，连续14~21日，视治疗后的效果而定，也可按体重一次90mg/kg，每12小时1次。②维持期用药：按体重一次90mg/kg，一日1次，用输液泵滴注2小时以上。如患者在维持期视网膜炎症状加重，应仍恢复诱导期剂量。

2. 单纯疱疹和带状疱疹：按体重一次40mg/kg，每8小时1次，经输液泵滴注1小时，共14~21日。肌酐清除率<96ml/min者，剂量应调整。

【不良反应】

1. 肾功能损害是本品最主要的不良反应，可引起急性肾小管坏死、肾源性尿崩及出现膦甲酸钠结晶尿等。还可有低钙或高钙血症、血磷过高或过低、低钾血症等。

2. 中枢神经系统症状：头痛、震颤、易激惹、幻觉、抽搐等，可能与电解质紊乱有关。

3. 血液系统：贫血、粒细胞减少、血小板减少等。

4. 代谢及营养失调：低钠血症，下肢浮肿，乳酸脱氢酶、碱性磷酸酶或淀粉酶升高。

5. 心血管系统：心电图异常、高血压或低血压、室性心律失常。

6. 其他反应：恶心、呕吐、食欲减退、腹痛、发热、肝功能异常及静脉炎等。

【禁忌】对本品过敏者禁用。

【注意事项】

1. 本品具有显著肾毒性，使用期间应密切监测肾功能。肾功能损害的患者应根据肾功能情况调整剂量。

2. 用药期间患者应摄取充足水分，有助于减轻肾毒性。

3. 膦甲酸钠不可快速静脉滴注，必须用输液泵恒速滴注，滴注速度不得大于每分钟 1mg/kg。快速静注可导致血药浓度过高和急性低钙血症或其他中毒症状。一次剂量不超过 60mg/kg 可于 1 小时内输入，较大剂量应至少滴注 2 小时以上。

4. 经周围静脉滴注时，药物必须用 0.9% 氯化钠注射液或 5% 葡萄糖注射液稀释至 12mg/ml，以免刺激周围静脉。

5. 本品不可与其他药物同瓶滴注。

【药物相互作用】

1. 本品与其他肾毒性药如氨基糖苷类抗生素、两性霉素 B 等合用时可增加肾毒性。

2. 与戊烷脒注射剂（静脉）合用，可能有发生贫血的危险。引起低血钙、低血镁和肾毒性。

3. 与齐夫多定合用可能加重贫血，但未发现加重骨髓抑制的现象。

【规格】注射剂：250ml：0.6g。乳膏：5g：0.15g。

4.2 核苷类反转录酶抑制剂

拉米夫定
Lamivudine

【其他名称】贺普丁。

【药理作用】拉米夫定是核苷类抗病毒药。对体外及实验性感染动物体内的乙型肝炎病毒（HBV）有较强的抑制作用。拉米夫定可在 HBV 感染细胞和正常细胞内代谢生成拉米夫定三磷酸盐，它是拉米夫定的活性形式，既是 HBV 聚合酶的抑制剂，亦是此聚合酶的底物。拉米夫定三磷酸盐渗入到病毒 DNA 链中，阻断病毒 DNA 的合成。拉米夫定三磷酸盐不干扰正常细胞脱氧核苷

的代谢，它对哺乳动物 DNA 聚合酶 α 和 β 的抑制作用微弱，对哺乳动物细胞 DNA 含量几乎无影响。对大多数乙型肝炎患者的血清 HBV DNA 检测结果表明，拉米夫定能迅速抑制 HBV 复制，其抑制作用持续于整个治疗过程，同时使血清氨基转移酶降至正常。长期应用可显著改善肝脏坏死性炎症改变，并减轻或阻止肝脏纤维化的进展。

【适应证】适用于乙型肝炎病毒复制的慢性乙型肝炎。

【用法用量】口服，成人一次 0.1g，一日 1 次。

【不良反应】常见的不良反应有上呼吸道感染样症状、头痛、恶心、身体不适、腹痛和腹泻，症状一般较轻并可自行缓解。

【禁忌】对本品过敏者禁用。

【注意事项】

1. 治疗期间应对患者的临床情况及病毒学指标进行定期检查。

2. 少数患者停止使用本品后，肝炎病情可能加重。因此如果停用本品，要对患者进行严密观察，若肝炎恶化，应考虑重新使用本品治疗。

3. 患者肾功能不全会影响拉米夫定的排泄，对于肌酐清除率 < 30ml/min 的患者，不建议使用本品。肝脏损害不影响拉米夫定的药物代谢过程。

4. 本品治疗期间不能防止病人将乙型肝炎病毒通过性接触或血源性传播方式感染他人，故仍应采取适当防护措施。

5. 目前尚无资料显示孕妇服用本品后可抑制乙型肝炎病毒的母婴传播，故仍应对新生儿进行常规的乙型肝炎免疫接种。

6. FDA 对本药的妊娠安全性分级为 C 级。

【药物相互作用】

1. 拉米夫定与具有相同排泄机制的药物（如甲氧苄啶、磺胺甲噁唑）同时使用时，拉米夫定血浓度可增加 40%，无临床意义，但有肾脏功能损害的患者应注意。

2. 与齐多夫定合用可增加后者的血药峰浓度，但不影响两者的消除和药 - 时曲线下面积。

【规格】片剂：0.1g。

齐多夫定
Zidovudine

【其他名称】叠氮胸苷。

【药理作用】本品为抗病毒药，在体外对反转录病毒包括人免疫缺陷病毒（HIV）具有高度活性。在受病毒感染的细胞内被细胞胸腺嘧啶脱氧核苷激酶磷酸化为三磷酸齐多夫定，后者能选择性抑制 HIV 反转录酶，导致 HIV 链合成终止从而阻止 HIV 复制。

【适应证】用于治疗人免疫缺陷病毒（HIV）感染。

【用法用量】成人常用量：一次 200mg，每 4 小时 1 次，按时间给药。有贫血的患者：可按一次 100mg 给药。

【不良反应】

1. 骨髓抑制：全血细胞缺乏性贫血、中性粒细胞减少。对给予本品的进展性 HIV 感染病人要经常进行血细胞计数检查。

2. 乳酸中毒、严重肝脂肪变性肿大：偶发致死性乳酸中毒及发生肝脂肪变性肿大，使用本品的病人出现呼吸加快或呼吸减慢、血清碳酸氢根水平下降时要考虑酸中毒。

3. 皮肤：痤疮、皮肤与指甲色素沉着、荨麻疹、出汗、瘙痒。

4. 泌尿系统：多尿、尿频、尿急、排尿困难。

5. 其他不良反应：偶见胰腺炎、过敏、高胆红素血症、肝炎、血管炎及癫痫。

【禁忌】对本品过敏的患者禁用。

【注意事项】

1. 对粒细胞计数 $<1000/mm^3$ 或血红蛋白水平 $<95g/dl$ 的病人使用时应极度谨慎。由于严重贫血最常发生于治疗 4～6 周时，此时需要调整剂量或停止治疗。

2. 在用药期间要进行定期血液检查。患者在使用牙刷、牙签时要防止出血。叶酸和维生素 B_2 缺乏更易引起血象变化。

3. FDA 对本药的妊娠安全性分级为 C 级。

【药物相互作用】

1. 与更昔洛韦合用：在一些晚期病人可以增加血液毒性。如果这些病人需联合用药，剂量应减少或者停用其中的一种或两种药物以减轻肝脏毒性，联合用药患者应经常进行包括血红蛋白、血细胞比容、白细胞分类与计数等的检查。

2. 与 α 干扰素合用：与 α 干扰素合用出现血液毒性已有报道，与联合应用更昔洛韦一样，如有必要需减小剂量或停用其中的一种或两种药物，应经常监测血液学参数。

3. 骨髓抑制药、细胞毒性药物：本品与能影响红细胞、白细胞计数或细胞毒性药物合用有增加血液毒性的危险。

4. 丙磺舒：丙磺舒通过抑制葡萄糖醛酸或降低肾脏对本品的排泄导致本品血药浓度升高的资料还很有限。一些病人合用丙磺舒出现感冒样症状，包括肌肉痛、不适、发热、皮疹。

【规格】片剂：100mg。

恩夫韦肽
Enfuvirtide

【药理作用】本品为合成肽类 HIV 融合抑制药，可与病毒包膜糖蛋白结合，阻止病毒与细胞膜融合所必需的构象变化，从而抑制 HIV - 1 的复制。

恩夫韦肽由 gp41 的 HR2 域中一段自然存在的氨基酸序列衍生而成，通过模拟 HR2 域的活性并且竞争结合 gp41 的 HR1 域，阻止 HR1 和 HR2 的相互作用及 gp41 构型发生改变，进而阻止病毒与宿主细胞融合。

【适应证】用于人类免疫缺陷病毒（HIV）感染，与反转录酶药联用。

【用法用量】皮下给药。恩夫韦肽为冻干粉末，使用前需以无菌注射用水溶解后皮下注射给药。如果溶液溶解后不能立即使用，必须保存于 2℃～8℃ 冰箱中，并在 24 小时内使用。冷藏的溶液注射前必须加热至室温（例如握在手中 5 分钟）。成人每次 90mg，每日 2 次。肌酐清除率 > 35ml/min 者可按本剂量应用。6 岁以上儿童，每次 2mg/kg，不超过成人剂量。

本品皮下注射可选择上臂、大腿前侧、腹部等处，每次注射应选择不同部位，不可注入疤痕组织、痣、瘀伤、脐部或已发生注射反应的部位。

【不良反应】

1. 可出现失眠、焦虑、周围神经病变、疲乏。也可出现吉兰 - 巴雷综合征及第六对脑神经麻痹以及抑郁。

2. 本品可能引起血糖升高，但无显著临床意义。

3. 使用本品细菌性肺炎发生率增加。

4. 肌痛。

5. 有发生肾功能不全及肾衰竭的报道。

6. 有嗜酸粒细胞增多，血小板、中性粒细胞减少的报道。

7. 食欲缺乏、胰腺炎、腹泻、恶心。

8.98% 的患者出现注射部位反应，包括疼痛、红斑、硬结、结节、囊肿等。

9. 结膜炎。

10. 有用药后出现耐药性的报道。

【注意事项】

1.6 岁以下儿童用药的安全性尚未肯定。

2. FDA 对本品的妊娠安全性分级为 B 级。

3. 是否分泌乳汁中尚未肯定。

4. 肝肾功能不全者慎用。

5. 用药前及用药时应检测 HIV - RNA（病毒负荷）、CD_4 淋巴细胞计数。

【规格】注射用粉针剂：90mg；108mg。

马拉韦罗
Maraviroc

【其他名称】善瑞、Celsentri。

【药理作用】体外研究表明，马拉韦罗对 R5 型 HIV - 1 毒珠具有较强的抗病毒活性，90% 抑制浓度为 2nmol/L，且对不同地区来源的病毒株抑制作用无显著差别。另外，它对多重耐药株亦具有良好的抑制作用。研究中并未发现马拉韦罗同其他抗反转录病毒药物（包括 NRTIs、NNRTIs、PIs 和融合抑制剂 enfuvirtide）间存在相互拮抗作用。

【适应证】联合其他抗反转录病毒药物用以治疗曾接受过治疗的成人 R5 型 HIV - 1 感染者。

【用法用量】口服，每次 150mg，一日 2 次。

【不良反应】Ⅲ期临床试验显示，马拉韦罗推荐剂量下的常见不良反应为腹泻、恶心和头痛，但发生率与安慰剂对照组无明显差别。马拉韦罗与治疗相关的其他较常见的（发生率 >1%）不良反应有肝毒性、腹痛、腹胀、皮疹、皮肤瘙痒、头晕、嗜睡、失眠、感觉异常、味觉障碍、咳嗽、体重下降、乏力、肌痉挛等。发生率 <1% 的少见严重不良反应有心梗、全血细胞减少、昏迷、癫痫、面瘫、多发性神经病、呼吸窘迫、支气管痉挛、胰腺炎、直肠出血、肾衰、肌炎、肺炎、肝硬化等。

【禁忌】对本品过敏者禁用。

【药物相互作用】

1. 马拉韦罗主要由 CYP3A4 代谢。具有 CYP3A4 诱导作用的药物可引起马拉韦罗的血浆浓度降低；具有 CYP3A4 抑制作用的药物可引起马拉韦罗的血浆浓度增加。故当马拉韦罗与具有 CYP3A4 诱导和（或）抑制作用的药物合用时，应适当调整剂量。根据合用药物的不同，马拉韦罗推荐剂量可为每次 150mg、300mg 或 600mg，每日 2 次。当与 PIs（替拉那韦、利托那韦除外）、地拉夫定、酮康唑、伊曲康唑、克拉霉素/泰利霉素等酶抑制剂合用时，马拉韦罗剂量宜调整为每次 150mg，每日 2 次；当与依非韦伦、利福平、苯巴比妥、苯妥英等酶诱导剂合用时，剂量应增至每次 600mg，每日 2 次。利福布汀亦为 CYP3A4 诱导剂，但诱导作用较利福平弱。当马拉韦罗同时联合利福布汀和具有 CYP3A4 强效抑制作用的蛋白酶抑制剂时，马拉韦罗的代谢最终会受到抑制，剂量应减至每次 150mg，每日 2 次。

2. 马拉韦罗与其他药物合用，包括所有 NRTI、奈韦拉平、磺胺甲基异噁唑/甲氧苄啶、恩夫韦肽、聚乙二醇干扰素、利巴韦林、他汀类降脂药，则无需剂量调整。虽然马拉韦罗的代谢受到许多同服药物的影响，但它对同服药物的药代学影响较小，因为体外研究显示，马拉韦罗对主要的 P450 酶无诱导或抑制作用。

【规格】片剂：150mg；300mg。

去羟肌苷
Didanosine

【其他名称】二脱氧肌苷。

【药理作用】本品为人类免疫缺陷病毒（HIV）复制抑制剂。在细胞酶的作用下转化为具有抗病毒活性的代谢物双去氧三磷腺苷（ddATP），其作用机制与齐多夫定相似。

【适应证】与其他抗病毒药物联合使用，用于治疗 Ⅰ 型 HIV 感染。

【用法用量】

1. 成人：体重 ≥60kg 者，一次 200mg，一日 2 次，或一日 400mg，一次顿服；体重 <60kg 者，一次 125mg，一日 2 次，或一日 250mg，一次顿服。

2. 儿童：推荐剂量为 120mg/m^2，每日 2 次，或一日 250mg，一次顿服。

剂量调整：一旦出现胰腺炎的临床征兆和实验室检查异常，患者应立刻暂缓用药并确定是否发生胰腺炎。胰腺炎被确诊后，停止使用本品。若患者出现外周神经病变的症状，待此症状消退后，患者仍能耐受减量的本品治疗。重复使用本品后，若再出现外周神经病变，应考虑完全停止本品治疗。

【不良反应】单独或联合应用均可出现视网膜病变、视神经炎、末梢神经炎、胰腺炎、腹泻、皮疹、头痛、发烧、恶心等。

【禁忌】对本品过敏者禁用。

【注意事项】

1. 去羟肌苷药品中含苯丙氨酸，苯丙酮尿症患者应限制钠盐摄入量。

2. 本药并不能治愈 HIV 感染，患者仍可能继续发展产生与艾滋病或 ARC 相关的疾病，包括机会致病菌感染。另外，本药也不能预防 HIV 通过性接触或血液污染而造成传染。

3. 肾功能损害患者、有胰腺炎史、周围神经病变患者或嗜酒者慎用。

4. FDA 对本药的妊娠安全性分级为 B 级。

【药物相互作用】

1. 避免饮用酒精类的饮料，因可能增加去羟肌苷的毒性。

2. 与利巴韦林合用，可引起乳酸性酸中毒。

3. 与司坦夫定合用，有导致致命性胰腺炎和肝毒性的危险。

【规格】片剂：100mg；25mg。肠溶胶囊剂：100mg。

司他夫定
Stavudine

【其他名称】司坦夫定、赛瑞特。

【药理作用】司他夫定是胸苷、核苷类似物，可抑制 HIV 病毒在人体细胞内的复制。通过细胞激酶磷酸化，形成司他夫定三磷酸盐而发挥抗病毒活性。

【适应证】临床用于治疗 I 型 HIV 感染。

【用法用量】

1. 成人：体重 >60kg，一次 40mg，一日 2 次；体重 <60kg，一次 30mg，一日 2 次。

2. 儿童：体重 >30kg，按成人剂量；体重 <30kg，一次 1mg/kg，一日 2 次。

【不良反应】

1. 主要不良反应有过敏反应、寒战、发热、头疼、腹痛、腹泻、恶心、失眠、厌食。

2. 外周神经痛，表现为手脚麻木、刺痛。

3. 少见胰腺炎、贫血、白细胞缺乏症和血小板缺乏症、乳酸性酸中毒、肝脂肪变性、肝炎和肝功能衰竭、肌肉疼痛等。

【禁忌】对本品过敏者禁用。

【注意事项】

1. 有外周神经痛病史的病人发病率较高，如有手足麻木刺痛症状应立即停药。症状消退后可考虑再次用药，如再发生上述症状，应完全停止用药。

2. 当予任何病人以司他夫定时，应小心，特别是对已发现肝疾病的患者。病人一旦在临床表现或实验室检查中发现乳酸性酸中毒或脂肪变性、重度肝大应停止用药。

3. 本药不能治愈 HIV 感染，患者仍可能患 HIV 感染引起的疾病，如机会致病菌感染，另外，本药也不能预防 HIV 通过性接触或血液传染。

4. FDA 对本药的妊娠安全性分级为 C 级。

【药物相互作用】本品与去羟肌苷或羟基脲联用时发生胰腺炎的几率增高。故有胰腺炎史或先期症状出现时，应立即停止用药。

【规格】胶囊剂：20mg；30mg；40mg。

阿巴卡韦
Abacavir

【其他名称】硫酸阿波卡韦。

【药理作用】本品是一个新的碳环 2'-脱氧鸟苷核苷类药物，其口服生物利用度高，易渗入中枢神经系统。与其他核苷类反转录酶抑制剂一样，它是一个无活性的前药，在体内经四个步骤代谢成为其活性的三磷酸酯，并通过以下两条途径发挥抑制人免疫缺陷病毒（HIV）反转录酶的作用：①竞争性地抑制 2'-脱氧鸟苷三磷酸酯（dGTP）（DNA 合成片段之一）结合进入核酸链。②通过阻止新碱基的加入而有效地终止 DNA 链的合成。

【适应证】与其他抗艾滋病药物联合应用，治疗 HIV 感染的成年患者及 3 个月以上儿童患者。

【用法用量】

1. 成人：每次 300mg，每日 2 次。可在进食或不进食时服用。对于不宜服用片剂的病人，尚有口服溶液可供选择。

2. 3 月龄至 16 岁儿童：一次 8mg/kg，一日

2 次。

3. 肾损害：肾功能不良的病人服用本品不必调整剂量，但晚期肾病患者应避免服用。

4. 肝损害：阿巴卡韦主要经肝脏代谢。轻度肝脏受损患者不需调整剂量。对于中度肝脏受损患者，尚无服用本品的支持性资料，因此上述病人应避免使用。

【不良反应】主要有恶心、呕吐、不适及疲劳，口服液有轻微的胃肠道反应。严重者也可伴有肝衰、肾衰、低血压，甚至死亡。

【禁忌】对本品制剂中任何成分过敏的病人禁用本品。禁用于严重肝功能受损的病人及终末期肾病患者。

【注意事项】

1. 实验室检查可有氨基转移酶、肌酸磷酸激酶、肌酐升高和淋巴细胞减少。

2. FDA 对本药的妊娠安全性分级为 C 级。

【药物相互作用】

1. 与乙醇同用可致本品的 AUC 增加 41%。

2. 本品与大多数抗艾滋病药物如齐多夫定、奈韦拉平、拉米呋啶等有协同作用。

3. 本品与那些抑制或被细胞色素 P450 同工酶代谢的药物如酮康唑及现有的 HIV 蛋白酶抑制剂和非核苷类反转录酶抑制剂无药物相互作用。而其他常用于抗 HIV 感染的药物及大多数抗结核药物与本品的代谢途径不同，因此不改变本品的代谢。

4. 与利巴韦林合用，可致乳酸性酸中毒。

【规格】片剂：300mg。口服液：20mg/ml。

恩替卡韦
Entecavir

【其他名称】博路定。

【药理作用】本品为鸟嘌呤核苷类似物，它能够通过磷酸化成为具有活性的三磷酸盐。通过与 HBV 多聚酶的天然底物三磷酸脱氧鸟嘌呤核苷竞争，从而抑制 HBV DNA 的复制。

【适应证】本品适用于病毒复制活跃、血清转氨酶（ALT）持续升高或肝脏组织学显示有活动性病变的慢性成人乙型肝炎的治疗。

【用法用量】空腹服用，每日 1 次，每次 0.5mg。拉米夫定治疗时发生病毒血症或出现拉米夫定耐药病变的患者，推荐剂量为每日 1 次，每次 1mg。

【不良反应】主要不良反应有 ALT 升高、头痛、疲惫、眩晕、恶心、腹痛、腹泻、腹部不适、肌痛、失眠、风疹和消化不良，也可见中性粒细胞轻度下降。

【禁忌】对恩替卡韦或制剂中任何成分过敏者禁用。

【注意事项】

1. 恩替卡韦服用后若出现过敏反应或服用期间出现明显不适症状，应及时采取相应的措施；若出现耐药现象，应改变治疗方法。

2. 恩替卡韦不可擅自停药，因为擅自停药后可能会出现肝炎病情急速加重的情况。

3. 接受肝移植者、脂肪性肝大者、肾功能损害者及乳酸性酸中毒者慎用。

4. 肾功能不全、老年患者，应根据肌酐清除率调整用药剂量。

【药物相互作用】

1. 恩替卡韦不是细胞色素 P450 酶系统的底物、抑制剂或诱导剂，不抑制任何主要的人细胞色素 P450 酶（1A2、2C9、2C19、2D6、3A4、2B6 和 2E1）。

2. 恩替卡韦主要通过肾脏清除，服用降低肾功能或竞争性通过主动肾小球分泌的药物的同时，服用恩替卡韦可能增加这两种药物的血药浓度。

【规格】片剂：0.5mg。

奥司他韦
Oseltamivir

【其他名称】达菲。

【药理作用】奥司他韦是其活性代谢产物的药物前体，其活性代谢产物是强效的选择性的流感病毒神经氨酸酶抑制剂。病毒神经氨酸酶活性是新形成的病毒颗粒从被感染细胞中释放和感染性病毒在人体内进一步传播的关键。药物的活性代谢产物抑制甲型和乙型流感病毒的神经氨酸酶，通过抑制病毒从被感染的细胞中释放，从而减少甲型或乙型流感病毒的传播。

【适应证】

1. 用于成人和 1 岁及以上儿童的甲型和乙型流感治疗。

2. 用于成人和 13 岁及以上青少年的甲型和乙型流感的预防。

【用法用量】

1. 流感的治疗：在流感症状开始的第一天或第二天（理想状态为 36 小时内）就应开始治疗。成人和青少年口服剂量是每次 75mg，每日 2 次，共 5 天。对 1 岁以上的儿童推荐剂量：体重 < 15kg，口服每次 35mg，每日 2 次；体重 15 ~ 23kg，每次 45mg，每日 2 次；体重 23 ~ 40kg，每次 60mg，每日 2 次；体重 >40kg，每次 75mg，每日 2 次。

2. 流感的预防：用于与流感患者密切接触后的流感预防时，推荐口服剂量为 75mg，每日 1 次，至少 7 天。同样应在密切接触后 2 天内开始用药。用于流感季节预防流感时的推荐剂量为 75mg，每日 1 次。

【不良反应】不良反应包括恶心、呕吐、失眠、头晕、腹痛、腹泻、咽痛、咳嗽、疲乏。偶见嗜酸性粒细胞增多、白细胞计数降低等。

【禁忌】对本品的任何成分过敏者禁用。

【注意事项】

1. 奥司他韦不能取代流感疫苗。奥司他韦对流感的预防作用仅在用药时才具有。只有在可靠的流行病学资料显示社区出现了流感病毒感染后才考虑使用奥司他韦治疗和预防流感。

2. 没有观察到药物对患者驾驶车辆或者操纵机械的能力产生影响。但是必须考虑流感本身可能造成的影响。

3. 自磷酸奥司他韦上市后，陆续收到流感患者使用磷酸奥司他韦治疗发生自我伤害和谵妄事件的报告，主要是儿科患者，但磷酸奥司他韦与这些事件的相关性还不清楚。在使用该药物治疗期间，应该对患者的自我伤害和谵妄事件等异常行为进行密切监测。

4. FDA 对本药的妊娠安全性分级为 C 级。

【药物相互作用】尚无磷酸奥司他韦和减毒活流感疫苗相互作用的评估。但由于两者之间可能存在相互作用，除非临床需要，在使用减毒活流感疫苗两周内不应服用磷酸奥司他韦，在服用磷酸奥司他韦后 48 小时内不应使用减毒活流感疫苗。因为磷酸奥司他韦作为抗病毒药物可能会抑制活疫苗病毒的复制。三价灭活流感疫苗可以在服用磷酸奥司他韦前后的任何时间使用。

【规格】片剂：75mg。

4.3 非核苷类反转录酶抑制剂

奈韦拉平
Nevirapine

【其他名称】伟乐司。

【药理作用】奈韦拉平是人体免疫缺陷病毒（HIV – 1）的非核苷类反转录酶抑制剂（NNR-TI），与 HIV – 1 的反转录酶直接连接并且通过使此酶的催化端破裂来阻断 RNA 依赖和 DNA 依赖的 DNA 聚合酶活性。奈韦拉平不与底物或三磷酸核苷产生竞争，可抑制有关 DNA 聚合酶，对人体细胞正常酶无作用。

【适应证】奈韦拉平与其他抗反转录酶病毒药物合用治疗 HIV – 1 感染。单用此药会很快产生耐药病毒。可单独用于预防母婴传播。

【用法用量】

1. 成人患者在最初 14 天，奈韦拉平的推荐剂量为一日 200mg（这一导入期的应用可以降低皮疹发生率），导入期后用法为一日 2 次，一次 200mg，并同时使用至少两种以上的其他抗反转录病毒药物。

2. 对于两个月到 8 岁的儿童患者，奈韦拉平的口服推荐剂量是用药初始两周按 4mg/kg，一日 1 次给药，之后为 7mg/kg，一日 2 次给药。

3. 对于 8 岁和 8 岁以上的儿童患者，推荐剂量为初始两周按 4mg/kg，一日 1 次，之后为 4mg/kg，一日 2 次。

4. 任何患者每日用药总剂量不得超过 400mg。如果漏服药物，患者应该尽快服用下一次药物，但不要加倍服用。

5. 对于马上要分娩的孕妇和新生儿，奈韦拉平的推荐剂量如下：母亲用法：在分娩开始后尽可能地口服单剂量 200mg。新生儿用法：在出生后 72 小时内，按 2mg/kg 单剂量口服用药。如果产妇在产出婴儿前两小时内服用的奈韦拉平，那么新生儿出生后应立即按 2mg/kg 单剂量口服奈韦拉平，第一次服药后 24 ~ 72 小时内按 2mg/kg 再服用一次奈韦拉平。

【不良反应】

1. 肝功能异常：ALT、AST、GGT、总胆红素和碱性磷酸酶异常。无症状的 GGT 升高是最常见的，罕见肝炎、严重或威胁生命的肝毒性和暴发性肝炎。

2. 最常见的不良反应有皮疹、恶心、疲劳、发热、头痛、嗜睡、呕吐、腹泻、腹痛和肌痛。

【禁忌】对本品过敏者禁用。

【注意事项】

1. 本品治疗后的初始 8 周是很关键的阶段，对患者情况需进行严密的监测，及时发现潜在的严重和威胁生命的皮肤反应或严重的肝炎或肝衰竭。

2. 对由于严重皮疹、皮疹伴全身症状、过敏反应和奈韦拉平引起的肝炎而永久中断奈韦拉平治疗的患者不能重新服用。

3. 在服用奈韦拉平期间，既往出现 AST 或 ALT 超过正常值上限 5 倍，重新服用韦拉平后迅速复发肝功能不正常的患者应禁用。

4. FDA 对本药的妊娠安全性分级为 B 级。

【药物相互作用】

1. 奈韦拉平是肝细胞色素 P450 代谢酶的诱导剂，可以降低主要由 CYP3A、CYP2B 代谢的药物的血浆浓度。因此，如果一个患者正在接受由 CYP3A 或 CYP2B 代谢的药物的一个稳定剂量的治疗，若开始合用本品，前者剂量需要调整。

2. 与齐多夫定、去羟肌苷、可他夫定、拉米夫定、沙奎那韦和茚地那韦联用对 HIV - 1 具有协同作用。

【规格】片剂：0.2g。

依非韦伦
Efavirenz

【其他名称】施多宁。

【药理作用】依非韦伦是人免疫缺陷病毒 1 型（HIV - 1）反转录酶（RT）非竞争性抑制剂，作用于模版、引物或三磷酸核苷，兼有小部分竞争性的抑制作用。

【适应证】本药适用于 HIV - 1 感染的成人、青少年和儿童的抗病毒联合治疗。

【用法用量】

1. 成人：与蛋白酶抑制剂和（或）核苷类反转录酶抑制剂（NRTIs）合用，推荐剂量为每日 1 次口服 600mg。

2. 青少年和儿童（17 岁及 17 岁以下）：与蛋白酶抑制剂和（或）核苷类反转录酶抑制剂（NRTIs）合用的推荐剂量如下：体重为 13 ~ 15kg

者，每次 200mg，每日 1 次；体重为 15 ~ 20kg 者，每次 250mg，每日 1 次；体重为 20 ~ 25kg 者，每次 300mg，每日 1 次；体重为 25 ~ 32.5kg 者，每次 350mg，每日 1 次；体重为 32.5 ~ 40kg 者，每次 400mg，每日 1 次；体重为 40kg 或以上者，每次 600mg，每日 1 次。

【不良反应】皮疹、头晕眼花、恶心、头痛、乏力、腹泻、肝炎、注意力不集中、男子乳房发育和肝功能衰竭等。

【禁忌】对本品过敏的患者禁用。

【注意事项】

1. 本品不得单独用于 HIV 感染治疗或者以单药加入无效的治疗方案。如果联合用药方案中任何抗反转录病毒药因怀疑为不耐受而被中断，应慎重考虑停用所有抗反转录病毒药。抗反转录病毒药间歇性单药治疗和连续重新采用是不可取的，因为这样增加了产生选择耐药性突变病毒的可能性。

2. 在给予依非韦伦的动物中观察到有畸形胎仔，因而，服用本品的妇女应避免怀孕。FDA 对本药的妊娠安全性分级为 D 级。应联合采用避孕套避孕和其他避孕方法（如口服避孕药或其他激素类避孕药）。

3. 对于已知或怀疑有乙型或丙型肝炎病史的患者以及使用其他具有肝脏毒性的药物治疗的患者，建议监测肝脏酶学指标。

【药物相互作用】

1. 本药不得与特非那丁、阿司咪唑、西沙必利、咪哒唑仑、三唑仑或麦角衍生物合用，因为依非韦伦竞争 CYP3A4 可能抑制这些药物的代谢，并可能造成严重的不良事件，如心律失常、持续的镇静作用或呼吸抑制。

2. 当依非韦伦与抗惊厥药物如卡巴咪嗪、苯妥英钠和苯巴比妥联用合用药时，可能减少抗惊厥药物的血浆浓度，因此需定期监测血浆药物浓度。

【规格】胶囊剂：200mg。

茚地那韦
Indinavir

【其他名称】佳息患。

【药理作用】硫酸茚地那韦能抑制 HIV - 1 和 HIV - 2 蛋白酶，其对 HIV - 1 蛋白酶的选择性大约是对 HIV - 2 的 10 倍。它能与蛋白酶的活性部位直接结合，阻碍病毒颗粒成熟过程中病毒前体蛋白的裂解过程，由此产生的不成熟的病毒颗粒不具有感染性，无法启动新一轮感染。硫酸茚地那韦对其他真核生物蛋白酶（包括人肾素、组织蛋白酶 D、弹性蛋白酶和Xa 因子）无明显的抑制作用。

【适应证】可与其他抗反转录病毒制剂（如：核苷和非核苷类反转录酶抑制剂）合用治疗成人及儿童的 HIV-1 感染。单独应用治疗临床上不适宜用核苷或非核苷类反转录酶抑制剂治疗的成年患者。

【用法用量】

1. 成人：一次 800mg，一日 3 次。用本品治疗必须以 2.4g/d 天的推荐剂量开始。

2. 儿童患者：本品的推荐剂量为一次 500mg/m²，一日 3 次口服。

【不良反应】

1. 心血管系统：包括心肌梗死、心绞痛、脑血管病。

2. 消化系统：肝功能异常，肝炎，包括罕见的肝功能衰竭、胰腺炎。

3. 血液系统：血友病患者的自发性出血增加，偶见急性溶血性贫血。

4. 内分泌代谢：新发生糖尿病或高血糖，或者原有的糖尿病加重。

5. 皮肤和皮下组织：皮疹，包括多形性红斑和斯 Stevens-Johnson 综合征；色素沉着；脱发和荨麻疹；嵌趾甲和或甲沟炎。

6. 泌尿生殖系统：肾结石、结晶尿。

7. 其他：ALT、AST、血清间接胆红素、血清总胆红素和尿蛋白的改变。

【禁忌】对本品过敏者及 3 岁以下儿童禁用。

【注意事项】

1. 患者应注意摄取足够的水量。如果出现肾结石的症状和体征，可考虑暂停或中断治疗。

2. 如发生急性溶血性贫血，应实施相应的治疗，包括中断使用本药。

3. 肝功能不全患者、妊娠及哺乳妇女慎用。FDA 对本药的妊娠安全性分级为 C 级。有极少数肝功能衰竭的报道。

4. 本品不可与食物一起用服，宜在餐前 1 小时或餐后 2 小时用温水送服。

5. 有合并症的患者：用蛋白酶抑制剂治疗的血友病甲和血友病乙患者中有自发性出血的报道。某些患者需加用Ⅷ因子。

【药物相互作用】

1. 本品不能与特非那定、西沙比利、阿司咪唑、三唑仑、咪唑安定、匹莫齐特、利福布汀或麦角衍生物同时服用。本品能抑制 CYP3A4 酶，而引起上述药物血浆浓度增高，可能会导致严重的甚至危及生命的不良反应。

2. 本品也不宜与辛伐他汀或洛伐他汀合用。本品与其他通过 CY3A4 途径代谢的 HMG-CoA 还原酶抑制剂合用时，会增加肌病（包括横纹肌溶解）的危险性。

【规格】片剂：200mg。

利托那韦
Ritonavir

【药理作用】利托那韦为 HIV-1 和 HIV-2 天冬氨酸蛋白酶抑制剂，阻断该酶促使产生形态学上成熟 HIV 颗粒所需的聚蛋白，使 HIV 颗粒因而保持在未成熟的状态，从而减慢 HIV 在细胞中的蔓延，以防止新一轮感染的发生和延迟疾病的发展。利托那韦对齐多夫定敏感的和齐多夫定与沙喹那韦耐药的 HIV 株一般均有效。

【适应证】单独或与抗反转录病毒的核苷类药物合用治疗晚期或非进行性的艾滋病病人。

【用法用量】成人：初始剂量为一次 300mg，每日 2 次，之后每 2~3 日每次用量增加 100mg，直到推荐剂量每次 600mg，一日 2 次。儿童，初始剂量一次 250mg/m²，一日 2 次，每 2~3 日每次用量增加 50mg/m²，直到推荐量每次 400mg/m²，一日 2 次。

【不良反应】常见的不良反应有恶心、呕吐、腹泻、虚弱、腹痛、厌食、味觉异常、感觉异常。此外还有头痛、血管扩张和实验室化验异常，如甘油三酯、胆固醇、丙氨酸转氨酶、天冬氨酸转氨酶、尿酸值升高。

【禁忌】对本品过敏者、严重肝病病人禁用。

【注意事项】

1. 炔雌醇与本品合用时，炔雌醇的 AUC 被本品降低约 40%，故本品治疗的病人，如需用避孕药，应避免使用炔雌醇口服避孕剂，而应采用其他避孕措施。

2. 据报道，本品增加克拉霉素 AUC 达 77%，肾功能正常病人无须调整剂量，但肾功能损害病人合用本品和克拉霉素时，应考虑调整后者的剂量。

3. 轻、中度肝病病人和腹泻病人慎用。

4. 血友病病人使用本品应加倍小心，并注意自动出血事件。

5. FDA 对本药的妊娠安全性分级为 B 级。孕妇只有在明确必需时才能使用。对 12 岁以下儿童的疗效和安全性还未确定，故儿童不宜使用本品。

6. 在应用本品治疗前、治疗中定期检查血脂、转氨酶或尿酸，若出现升高时应停药或减量观察。

【药物相互作用】

1. 本品抑制了 CYP3A，会使华法林、环孢素、卡马西平、奈法唑酮和沙奎那韦的 AUC 和活性明显增高，而该药与茶碱或乙炔雌二醇合用时，可使这两种药的 AUC 减少。

2. 苯巴比妥、卡马西平、苯妥因和利福平能增加 CYP3A4 的活性，很可能与本品发生相互作用，增加本品的清除，降低本品的活性。烟草可使本品的 AUC 值降低 18%。

3. 本品口服液制剂含有醇，与双硫仑或双硫仑样药物如甲硝唑合用，能发生反应，故应避免与这些药物合用。

【规格】胶囊剂：100mg。口服液（醇溶液）：7.5ml：600mg（80mg/ml）。

奈非那韦
Nelfinavir

【其他名称】尼非那韦甲磺酸盐、甲磺酸尼非那韦、泛罗赛、甲磺奈非那韦片。

【药理作用】人免疫缺陷综合征 I 型蛋白酶抑制剂的出现是治疗人免疫缺陷病毒（HIV）感染的重大进步，即对 HIV 蛋白酶的抑制目前是对 HIV 感染和艾滋病进行联合治疗的一种重要方法。本品是一种蛋白酶抑制剂，对 HIV-1 具有很好的抑制活性。同时，HIV-1 对本品的拮抗模式也与以前所见到的其他蛋白酶抑制剂不同。本品可与核苷类似物联用。

【适应证】治疗成人和儿童的 HIV 感染。

【用法用量】口服给药。推荐剂量为一次 1.25g，一日 2 次，或一次 750mg，一日 3 次，进餐时服用。本药应与抗反转录病毒药联用。2~13 岁儿童的推荐剂量为 20~30mg/kg，每天 3 次，进餐时服用。服用剂量不能超过每次 750mg，每天 3 次。对于不能服用片剂的儿童，可口服粉剂。如果某次漏服了本品，患者应尽快补服，然后再按原用药方案服用。但是如果某次用药被忘掉了，千万不能在下一次用药时把剂量加倍。

【不良反应】

1. 心血管系统：罕见 QT 延长和尖端扭转型室性心动过速。有发生症状性结合型心动过缓的个案报道，停药后症状消退，当停药 3 次后再次给药时，心动过缓可再次复发。

2. 中枢神经系统：可见疲乏和头痛。

【禁忌】对本药过敏者禁用。

【注意事项】

1. 肾功能不全的病人不需在服用本药时调整剂量。

2. 酸性食物或果汁不能与本药混合，否则可能会产生苦味。

3. 本品会使糖尿病病人产生血糖过高，因此应加强对病人血糖浓度的监测。

4. 本品粉末剂可以和少量的水、牛奶、婴儿食品或者食物添加剂混匀后服用，应全部服用，以获得全剂量。本品在混匀后的保存时间是 6 小时。本药口服粉剂含苯丙氨酸，苯丙酮尿症患者不宜服用。

5. A 型和 B 型血友病患者。

6. 本药宜进食时服用，以利吸收。

7. FDA 对本药的妊娠安全性分级为 B 级。

【药物相互作用】本品抑制细胞色素 P450 同工酶 CYP3A 介导的许多其他药物的代谢，包括特非那丁、阿司咪唑、西沙必利、三唑仑和咪唑仑。这些药物不能与本品同时使用，因为与前面 3 种药物同时使用会产生严重的心律不齐，与三唑仑和咪唑仑合用会产生长时间的镇静作用。

【规格】片剂：250mg。粉剂：每勺（1g）含本品 50mg。

沙奎那韦
Saquinavir

【其他名称】甲磺酸沙奎那韦胶囊。

【药理作用】本品为一高效、高选择性的 HIV 蛋白酶抑制剂。本品作用于 HIV 繁殖的后期，与 HIV 蛋白酶的激活点结合，使之失去结合和水解断裂多肽的功能。本品抑制 HIV 蛋白酶与其他抗 HIV 病毒药如叠氮胸苷抑制 HIV 反转录酶的作用酶系不同，无交叉耐药病毒产生。

【适应证】与其他抗逆转病毒录药物联合应用

治疗成人 HIV‑1 感染。

【用法用量】口服，每日 3 次，每次 600mg，饭后服用。合用药物剂量：叠氮胸苷 200mg，每日 3 次；扎西他苷 0.75mg，每日 3 次。

【不良反应】与本品有关的不良反应通常较轻，主要有腹泻、恶心和腹部不适。

【禁忌】对本品过敏者禁用。

【注意事项】

1. 肾功能不全者慎用。

2. FDA 对本药的妊娠安全性分级为 B 级。

【药物相互作用】

1. 应避免合用能增加 CYP3A4 酶代谢活性的药物，如利福平、利福布汀、苯巴比妥、苯妥因和卡马西平。上述药物能降低本药的血药浓度。

2. 可作为 CYP3A4 酶代谢底物的药物如钙离子通道阻滞剂、奎尼丁、三唑仑可升高本品血药浓度，合用时须密切观察。

【规格】胶囊剂：0.2g。

4.4　其他

金刚烷胺
Amantadine

【药理作用】本品原为抗病毒药，阻止甲型流感病毒穿入呼吸道上皮细胞，剥除病毒的外膜以及释放病毒的核酸进入宿主细胞。

【适应证】用于亚洲 A‑Ⅱ型流感感染发热患者。尚有抗震颤麻痹作用。

【用法用量】

1. 帕金森病、帕金森综合征：一次 100mg，一日 1~2 次，一日最大剂量为 400mg。

2. 抗病毒：成人一次 200mg，一日 1 次，或一次 100mg，每 12 小时 1 次；1~9 岁小儿按体重一次 1.5~3mg/kg，8 小时 1 次，或一次 2.2~4.4mg/kg，12 小时 1 次；9~12 岁小儿，每 12 小时口服 100mg；12 岁及 12 岁以上，用量同成人。

【不良反应】

1. 眩晕、失眠和神经质；恶心、呕吐、厌食、口干、便秘。

2. 偶见抑郁、焦虑、幻觉、精神错乱、共济失调、头痛，罕见惊厥。

3. 少见白细胞减少、中性粒细胞减少。

【禁忌】

1. 对本品过敏者、哺乳期妇女禁用。

2. FDA 对本药的妊娠安全性分级为 C 级，孕妇禁用。

【注意事项】

1. 下列情况下应在严密监护下使用：有癫痫史、精神错乱、幻觉、充血性心力衰竭、肾功能不全、外周血管性水肿或直立性低血压的患者。

2. 用药期间不宜驾驶车辆、操纵机械和高空作业。

3. 每日最后一次服药时间应在下午 4 时前，以避免失眠。

【药物相互作用】

1. 本品与乙醇合用，可使中枢抑制作用加强。

2. 本品与其他抗帕金森病药、抗胆碱药、抗组胺药、吩噻嗪类或三环类抗抑郁药合用，可使抗胆碱反应加强。

3. 本品与中枢神经兴奋药合用，可加强中枢神经的兴奋，严重者可引起惊厥或心律失常。

【规格】片剂：0.1g。

5　抗分枝杆菌药

5.1　抗结核病类

吡嗪酰胺
Pyrazinamide

【其他名称】吡嗪甲酰胺、异烟酰胺、氨甲酰基吡嗪

【药理作用】本品对人型结核杆菌有较好的抗菌作用，在 pH5~5.5 时，杀菌作用最强，尤其对处于酸性环境中缓慢生长的吞噬细胞内的结核菌是目前最佳杀菌药物。本品在体内抑菌浓度 12.5μg/ml，达 50μg/ml 可杀灭结核杆菌。本品在细胞内抑制结核杆菌的浓度比在细胞外低 10 倍。在中性、碱性环境中几乎无抑菌作用。作用机制可能与吡嗪酸有关，吡嗪酰胺渗透入吞噬细胞后并进入结核杆菌菌体内，菌体内的酰胺酶使其脱去酰胺基，转化为吡嗪酸而发挥抗菌作用。另因吡嗪酰胺在化学结构上与烟酰胺相似，通过取代烟酰胺而干扰脱氢酶，阻止脱氢作用，妨碍结核杆菌对氧的利用，而影响细菌的正常代谢，造成结核杆菌死亡。

【适应证】本品仅对分枝杆菌有效，与其他抗

结核药（如链霉素、异烟肼、利福平及乙胺丁醇）联合用于治疗结核病。

【用法用量】口服。成人常用量，与其他抗结核药联合，每 6 小时按体重 5～8.75mg/kg 给予，或每 8 小时按体重 6.7～11.7mg/kg 给予，最多每日 3g。治疗异烟肼耐药菌感染时可增加至每日 600mg/kg。

【不良反应】发生率较高者：关节痛（由于高尿酸血症引起，常轻度，有自限性）；发生率较少者：食欲减退、发热、乏力或软弱、眼或皮肤黄染（肝毒性）、畏寒。

【禁忌】
1. 对本品过敏者或孕妇禁用。
2. FDA 对本药的妊娠安全性分级为 C 级，孕妇禁用。

【注意事项】
1. 交叉过敏：对乙硫异烟胺、异烟肼、烟酸或其他化学结构相似的药物过敏患者可能对本品也过敏。
2. 对诊断的干扰：本品可与硝基氰化钠作用产生红棕色，影响尿酮测定结果；可使丙氨酸氨基转移酶、门冬氨酸氨基转移酶、血尿酸浓度测定值增高。
3. 糖尿病、痛风或严重肝功能减退者慎用。
4. 应用本品疗程中血尿酸常增高，可引起急性痛风发作，须进行血清尿酸测定。
5. 本品亦可采用间歇给药法，每周用药 2 次，每次 50mg/kg。
6. 本品具较大毒性，儿童不宜应用。必须应用时须权衡利弊后决定。

【药物相互作用】
1. 本品与别嘌醇、秋水仙碱、丙磺舒、磺吡酮合用，可增加血尿酸浓度而降低上述药物对痛风的疗效。因此合用时应调整剂量，以便控制高尿酸血症和痛风。
2. 与乙硫异烟胺合用时可增强不良反应。
3. 环孢素与吡嗪酰胺同用时前者的血药浓度可能减低，因此需监测血药浓度，并调整剂量。

【规格】片剂：0.25g。

对氨基水杨酸钠
Aminosalicylate Sodium

【其他名称】对氨柳酸钠。

【药理作用】只对结核杆菌有抑菌作用。本品为对氨基苯甲酸（PABA）的同类物，通过对叶酸合成的竞争性抑制作用而抑制结核杆菌的生长繁殖。

【适应证】适用于结核杆菌所致的肺及肺外结核病。单独应用时结核杆菌对本品能迅速产生耐药性，常配合链霉素、异烟肼等应用，以增强疗效并避免细菌产生耐药性。本品对不典型分枝杆菌无效。主要用作二线抗结核药物。对于甲亢合并结核患者较适用。

【用法用量】
1. 口服：成人一次 2～3g，一日 8～12g，一日 4 次；小儿按体重每日 0.2～0.3g/kg，分 3～4 次，儿童每日剂量不超过 12g，饭后服用。
2. 静脉滴注：一日 4～12g，临用前加灭菌注射用水适量使溶解后再用 5% 葡萄糖注射液 500ml 稀释，2～3 小时滴完。小儿每日 0.2～0.3g/kg。

【不良反应】
1. 发生率较多者：胃肠道反应有食欲不振、恶心、呕吐、腹痛、腹泻；过敏反应有瘙痒、皮疹、药物热、哮喘、嗜酸性粒细胞增多。
2. 发生率较少者：可引起胃溃疡及其出血、血尿、蛋白尿、肝功损害及粒细胞减少。

【禁忌】对本品过敏者禁用。

【注意事项】
1. 交叉过敏反应：对其他水杨酸类包括水杨酸甲酯（冬青油）或其他含对氨基苯基团（如某些磺胺药和染料）过敏的患者对本品亦可能过敏。
2. 对诊断的干扰：使硫酸铜法测定尿糖出现假阳性；使尿液中尿胆原测定呈假阳性反应（氨基水杨酸类与 Ehrlich 试剂发生反应，产生橘红色混浊或黄色，某些根据上述原理做成的市售试验纸条的结果也可受影响）；使丙氨酸氨基转移酶（ALT）和门冬氨酸氨基转移酶（AST）的正常值增高。
3. 下列情况应慎用：充血性心力衰竭、胃溃疡、葡萄糖－6－磷酸脱氢酶缺乏症、严重肝功能损害、严重肾功能损害。

【药物相互作用】
1. 对氨基苯甲酸与本品有拮抗作用，两者不宜合用。
2. 本品可增强抗凝药香豆素或茚满二酮衍生物的作用，因此在用对氨基水杨酸类时或用后，口服抗凝药的剂量应适当调整。
3. 与乙硫异烟胺合用时可增加不良反应。

4. 丙磺舒或苯磺唑酮与氨基水杨酸类合用可减少后者从肾小管的分泌量，导致血药浓度增高和持续时间延长及毒性反应发生。因此，氨基水杨酸类与丙磺舒或苯磺唑酮合用时或合用后，前者的剂量应予适当调整，并密切随访患者。但目前多数不用丙磺舒作为氨基水杨酸类治疗时的辅助用药。

5. 氨基水杨酸类可能影响利福平的吸收，导致利福平的血药浓度降低，必须告知患者在服用上述两药时，至少相隔 6 小时。

6. 氨基水杨酸盐和维生素 B_{12} 同服时可影响后者从胃肠道的吸收，因此服用氨基水杨酸类的患者其维生素 B_{12} 的需要量可能增加。

【规格】片剂：0.5g。注射剂：2g；4g；6g。

利福平
Rifampicin

【其他名称】甲哌利福霉素。

【药理作用】为利福霉素类半合成广谱抗菌药，对多种病原微生物均有抗菌活性。本品对结核分枝杆菌和部分非结核分枝杆菌（包括麻风分枝杆菌等）在宿主细胞内外均有明显的杀菌作用。利福平对需氧革兰阳性菌具良好抗菌作用，包括葡萄球菌产酶株及甲氧西林耐药株、肺炎链球菌、其他链球菌属、肠球菌属、李斯特菌属、炭疽杆菌、产气荚膜杆菌、白喉杆菌、厌氧球菌等。对需氧革兰阴性菌如脑膜炎奈瑟球菌、流感嗜血杆菌、淋病奈瑟球菌亦具高度抗菌活性。利福平对军团菌属作用亦良好，对沙眼衣原体、性病性淋巴肉芽肿及鹦鹉热等病原体均具抑制作用。细菌对利福霉素类抗生素有交叉耐药。利福平与依赖 DNA 的 RNA 多聚酶的 β 亚单位牢固结合，抑制细菌 RNA 的合成，防止该酶与 DNA 连接，从而阻断 RNA 转录过程，使 DNA 和蛋白的合成停止。

【适应证】

1. 本品与其他抗结核药联合用于各种结核病的初治与复治，包括结核性脑膜炎的治疗。

2. 本品与其他药物联合用于麻风、非结核分枝杆菌感染的治疗。

3. 本品与万古霉素（静脉）联合可用于甲氧西林耐药葡萄球菌所致的严重感染。利福平与红霉素联合可用于军团菌属严重感染。

4. 用于无症状脑膜炎奈瑟菌带菌者，以消除鼻咽部脑膜炎奈瑟菌，但不适用于脑膜炎奈瑟菌感染的治疗。

【用法用量】

1. 抗结核治疗：成人口服，一日 0.45 ～ 0.60g，空腹顿服，每日不超过 1.2g；1 个月以上小儿每日按体重 10 ～ 20mg/kg，空腹顿服，每日剂量不超过 0.6g。

2. 脑膜炎奈瑟菌带菌者：成人 5mg/kg，每 12 小时 1 次，连续 2 日；1 个月以上小儿每日 10mg/kg，每 12 小时 1 次，连服 4 次。

3. 老年患者：口服，按每日 10mg/kg，空腹顿服。

4. 沙眼及结膜炎：用 0.1% 滴眼剂，一日 4 ～ 6 次。治疗沙眼的疗程为 6 周。

【不良反应】

1. 消化道反应：最为多见，口服本品后可出现厌食、恶心、呕吐、上腹部不适、腹泻等胃肠道反应，发生率为 1.7% ～ 4.0%，但均能耐受。

2. 肝毒性：为本品的主要不良反应，发生率约 1%。在疗程最初数周内，少数患者可出现血清氨基转移酶升高、肝肿大和黄疸，大多为无症状的血清氨基转移酶一过性升高，在疗程中可自行恢复，老年人、酗酒者、营养不良、原有肝病或其他因素造成肝功能异常者较易发生。

3. 变态反应：大剂量间歇疗法后偶可出现"流感样症状群"，表现为畏寒、寒战、发热、不适、呼吸困难、头昏、嗜睡及肌肉疼痛等，发生频率与剂量大小及间歇时间有明显关系。偶可发生急性溶血或肾衰竭，目前认为其产生机制属过敏反应。

4. 患者服用本品后，大小便、唾液、痰液、泪液等可呈橘红色。偶见白细胞减少、凝血酶原时间缩短、头痛、眩晕、视力障碍等。

【禁忌】

1. 对本品或利福霉素类抗菌药过敏者禁用。

2. 肝功能严重不全、胆道阻塞者禁用。

3. FDA 对本药的妊娠安全性分级为 C 级，3 个月以内孕妇禁用。

【注意事项】

1. 酒精中毒、肝功能损害者慎用。婴儿、3 个月以上孕妇和哺乳期妇女慎用。

2. 对诊断的干扰：可引起直接抗球蛋白试验（Coombs 试验）阳性；干扰血清叶酸浓度测定和血清维生素 B_{12} 浓度测定结果；可使磺溴酞钠试验出现假阳性；可干扰利用分光光度计或颜色改变

而进行的各项尿液分析试验的结果；可使血液尿素氮、血清碱性磷酸酶、血清丙氨酸氨基转移酶、门冬氨酸氨基转移酶、血清胆红素及血清尿酸浓度测定结果增高。

3. 利福平可致肝功能不全，在原有肝病患者或本品与其他肝毒性药物同服时有伴发黄疸死亡病例的报道，因此原有肝病患者，仅在有明确指征情况下方可慎用，治疗开始前、治疗中严密观察肝功能变化，肝损害一旦出现，立即停药。

4. 高胆红素血症系肝细胞性和胆汁淤积的混合型，轻症患者用药中自行消退，重者需停药观察。血胆红素升高也可能是利福平与胆红素竞争排泄的结果。治疗初期 2～3 个月应严密监测肝功能变化。

5. 单用利福平治疗结核病或其他细菌性感染时病原菌可迅速产生耐药性，因此本品必须与其他药物合用。

6. 利福平可能引起白细胞和血小板减少，并导致齿龈出血和感染、伤口愈合延迟等。此时应避免拔牙等手术，并注意口腔卫生，刷牙及剔牙均需慎重，直至血象恢复正常。用药期间应定期检查周围血象。

7. 利福平应于餐前 1 小时或餐后 2 小时服用，清晨空腹一次服用吸收最好，因进食影响本品吸收。

8. 肝功能减退的患者常需减少剂量，每日剂量≤8mg/kg。

9. 肾功能减退者不需减量。在肾小球滤过率减低或无尿患者中利福平的血药浓度无显著改变。

【药物相互作用】

1. 饮酒可致利福平性肝毒性发生率增加，并增加利福平的代谢，需调整利福平剂量，并密切观察患者有无肝毒性出现。

2. 对氨基水杨酸盐可影响本品的吸收，导致其血药浓度减低；如必须联合应用时，两者服用间隔至少 6 小时。

3. 本品与异烟肼合用肝毒性发生危险增加，尤其是原有肝功能损害者和异烟肼快乙酰化患者。

4. 利福平与乙硫异烟胺合用可加重其不良反应。

5. 利福平与咪康唑或酮康唑合用，可使后两者血药浓度减低，故本品不宜与咪唑类合用。

6. 利福平诱导肝微粒体酶活性，可使肾上腺皮质激素、氨茶碱、茶碱、香豆素或茚满二酮衍生物、口服降血糖药、氨苯砜、洋地黄苷类等药物的药效减弱，合用时应对上述药物调整剂量。本品与香豆素或茚满二酮类合用时应每日或定期测定凝血酶原时间，并调整剂量。

7. 本品可促进雌激素的代谢或减少其肠肝循环，降低口服避孕药的作用，导致月经不规则、月经间期出血和计划外妊娠。所以，患者服用利福平时，应改用其他避孕方法。

8. 本品与地西泮合用可增加后者的消除，使其血药浓度减低，故需调整剂量。

9. 本品可增加苯妥英在肝脏中的代谢，故两者合用时应测定苯妥英血药浓度并调整用量。

10. 本品亦可增加美沙酮、美西律、左甲状腺素在肝脏中的代谢，故合用时后者需调整剂量。

11. 丙磺舒可与本品竞争被肝细胞摄入，使本品血药浓度增高并产生毒性反应。但该作用不稳定，故通常不宜加用丙磺舒以增高本品的血药浓度。

【规格】胶囊剂：0.15g；0.3g。片剂：0.15g。

链霉素
Streptomycin

【其他名称】硫酸链霉素。

【药理作用】硫酸链霉素为一种氨基糖苷类抗生素。链霉素对结核分枝杆菌有强大抗菌作用，非结核分枝杆菌对本品大多耐药。链霉素对许多革兰阴性杆菌如大肠埃希菌、克雷白菌属、变形杆菌属、肠杆菌属、沙门菌属、志贺菌属、布鲁菌属、巴斯德杆菌属等也具抗菌作用；脑膜炎奈瑟菌和淋病奈瑟菌亦对本品敏感。链霉素对葡萄球菌属及其他革兰阳性球菌的作用差。各组链球菌、铜绿假单胞菌和厌氧菌对本品耐药。链霉素和其他抗菌药物或抗结核药物联合应用可减少或延缓耐药性的产生。

【适应证】

1. 本品主要与其他抗结核药联合用于结核分枝杆菌所致各种结核病的初治病例，或其他敏感分枝杆菌感染。

2. 本品可单用于治疗土拉菌病，或与其他抗菌药物联合用于鼠疫、腹股沟肉芽肿、布鲁菌病、鼠咬热等的治疗。

3. 亦可与青霉素或氨苄西林联合治疗草绿色链球菌或肠球菌所致的心内膜炎。

【用法用量】

1. 成人：肌肉注射。①草绿色链球菌性心内膜炎：每 12 小时 1g，与青霉素合用，连续 1 周，继以每 12 小时 0.5g，连续 1 周。60 岁以上的患者应减为每 12 小时 0.5g，连续 2 周。②肠球菌性心内膜炎：与青霉素合用，每 12 小时 1g，连续 2 周，继以每 12 小时 0.5g，连续 4 周。③鼠疫：一次 0.5 ~ 1g，每 12 小时 1 次，与四环素合用，疗程 10 日。④土拉菌病：每 12 小时 0.5 ~ 1g，连续 7 ~ 14 日。⑤结核病：每 12 小时 0.5g，或一次 0.75g，一日 1 次，与其他抗结核药合用；如采用间歇疗法，每周给药 2 ~ 3 次，每次 1g；老年患者，一次 0.5 ~ 0.75g，一日 1 次。⑥布鲁菌病：每日 1 ~ 2g，分 2 次肌肉注射，与四环素合用，疗程 3 周或 3 周以上。

2. 小儿：肌肉注射，按体重每日 15 ~ 25mg/kg，分 2 次给药。治疗结核病，按体重 20mg/kg，一日 1 次，每日最大剂量不超过 1g，与其他抗结核药合用。

【不良反应】

1. 可出现血尿、排尿次数减少或尿量减少、食欲减退、口渴等肾毒性症状，少数可产生血液中尿素氮及肌酐值增高。

2. 影响前庭功能时可有步履不稳、眩晕等症状；影响听神经出现听力减退、耳鸣、耳部饱满感。

3. 部分患者可出现面部或四肢麻木、针刺感等周围神经炎症状。

4. 偶可发生视力减退（视神经炎）、嗜睡、软弱无力、呼吸困难等神经肌肉阻滞症状。

5. 偶可出现皮疹、瘙痒、红肿。少数患者停药后仍可发生听力减退、耳鸣、耳部饱满感等耳毒性症状，应引起注意。

【禁忌】对链霉素或其他氨基糖苷类过敏的患者禁用。

【注意事项】

1. 交叉过敏：对一种氨基糖苷类过敏的患者可能对其他氨基糖苷类也过敏。

2. 下列情况应慎用链霉素：失水、第八对脑神经损害、重症肌无力或帕金森病、肾功能损害。

3. 疗程中应注意定期进行下列检查：尿常规和肾功能测定、听力检查或听电图（尤其高频听力）测定。

5. 对诊断的干扰：本品可使丙氨酸氨基转移酶、门冬氨酸氨基转移酶、血清胆红素浓度及乳酸脱氢酶浓度的测定值增高；血钙、镁、钾、钠浓度的测定值可能降低。

6. FDA 对本药的妊娠安全性分级为 D 级。

【药物相互作用】

1. 本品与其他氨基糖苷类合用或先后连续局部或全身应用，可增加其产生耳毒性、肾毒性以及神经肌肉阻滞作用的可能性。

2. 本品与神经肌肉阻断药合用，可加重神经肌肉阻滞作用。本品与卷曲霉素、顺铂、依他尼酸、呋塞米或万古霉素（或去甲万古霉素）等合用或先后连续局部或全身应用，可能增加耳毒性与肾毒性。

3. 本品与头孢噻吩或头孢唑林局部或全身合用，可能增加肾毒性。

4. 本品与多黏菌素类注射剂合用或先后连续局部或全身应用，可增加肾毒性和神经肌肉阻滞作用。

5. 其他肾毒性药物及耳毒性药物均不宜与本品合用或先后应用，以免加重肾毒性或耳毒性。

【规格】注射剂：0.75g（75 万 U）；1g（100 万 U）；2g（200 万 U）；5g（500 万 U）。

乙胺丁醇
Ethambutol

【药理作用】本品为合成抑菌抗结核药。对结核分枝杆菌和其他分枝杆菌有较强的抑制作用。迄今未发现本品与其他抗结核药物有交叉耐药性。

【适应证】适用于与其他抗结核药联合治疗结核杆菌所致的肺结核。亦可用于结核性脑膜炎及非典型分枝杆菌感染的治疗。

【用法用量】

1. 结核初治：按体重 15mg/kg，每日 1 次顿服；或每次口服 25 ~ 30mg/kg，最多 2.5g，每周 3 次；或 50mg/kg，最多 2.5g，每周 2 次。

2. 结核复治：按体重 25mg/kg，每日 1 次顿服，连续 60 天，继以按体重 15mg/kg，每日 1 次顿服。

3. 非典型分枝杆菌感染：每日 15 ~ 25mg/kg，一次顿服。

【不良反应】

1. 发生率较多者为视力模糊、眼痛、红绿色盲或视力减退、视野缩小（视神经炎每日按体重剂量 25mg/kg 以上时易发生）。视力变化可为单侧或双侧。

2. 发生率较少者为畏寒、关节肿痛（尤其大趾、髁、膝关节）、病变关节表面皮肤发热拉紧感（急性痛风、高尿酸血症）。

3. 发生率极少者为皮疹、发热、关节痛等过敏反应；或麻木、针刺感、烧灼痛或手足软弱无力（周围神经炎）；胃肠道不适、恶心、呕吐、腹泻、肝功能损害。

【禁忌】乙醇中毒者、乳幼儿、对本品过敏者、糖尿病已发生眼底病重者禁用。

【注意事项】

1. 对诊断的干扰：服用本品可使血尿酸浓度测定值增高。

2. 下列情况应慎用：痛风、视神经炎、肾功能减退。

3. 治疗期间应检查：①眼部：视野、视力、红绿鉴别力等，在用药前、疗程中每日检查 1 次，尤其是疗程长，每日剂量超过 15mg/kg 的患者。②血清尿酸测定：由于本品可使血清尿酸浓度增高，引起痛风发作，因此在疗程中应定期测定。

4. 如发生胃肠道刺激，乙胺丁醇可与食物同服。一日剂量分次服用可能达不到有效血药浓度，因此本品一日剂量宜一次顿服。

5. 乙胺丁醇单用时细菌可迅速产生耐药性，因此必须与其他抗结核药联合应用。本品用于曾接受抗结核药的患者时，应至少与一种以上药物合用。

6. FDA 对本药的妊娠安全性分级为 B 级。乙胺丁醇可透过胎盘，也分泌至乳汁，浓度与血药浓度相近，孕妇、哺乳期妇女用药须权衡利弊。由于在幼儿中不易监测视力变化，故本品不推荐用于 13 岁以下儿童。

【药物相互作用】

1. 与乙硫异烟胺合用可增加黄疸性肝炎、视神经炎等不良反应。

2. 与氢氧化铝同用能减少本品的吸收。

3. 与神经毒性药物合用可增加本品神经毒性，如视神经炎或周围神经炎。

【规格】片剂：0.25g。

异烟肼
Isoniazid

【其他名称】雷米封、INH。

【药理作用】异烟肼对各型结核分枝杆菌都有高度选择性抗菌作用，是目前抗结核药物中具有最强杀菌作用的合成抗菌药，对其他细菌几乎无作用。对生长繁殖期结核分枝杆菌作用强，对静止期作用较弱且慢。其作用机理可能是抑制敏感细菌分枝菌酸的合成而使细胞壁破裂。

【适应证】与其他抗结核药联合用于各种类型结核病及部分非结核分枝杆菌病的治疗。此外，对痢疾、百日咳、麦粒肿等也有一定疗效。

【用法用量】

1. 成人一日 0.3～0.4g 或 5～10mg/kg；儿童每日 10～15mg/kg，一日不超过 0.3g。急性粟粒型肺结核或结核性脑膜炎患者，成人一日 10～15mg/kg，每日不超过 0.9g。采用间歇疗法时，成人每次 0.6～0.8g，每周 2～3 次。

2. 局部用药：①雾化吸入：每次 0.1～0.2g，每日 2 次。②局部注射（胸膜腔、腹腔或椎管内）：每次 50～200mg，每日 1 次。

3. 口服：成人每日 0.3g，一次顿服。

【不良反应】

1. 肝脏毒性：本品可引起轻度一过性肝损害，如血清氨基转移酶升高及黄疸等，肝脏毒性与本品的代谢产物乙酰肼有关，快乙酰化者乙酰肼在肝脏积聚增多，故易引起肝损害。服药期间饮酒可使肝损害增加。毒性反应表现为食欲不佳、异常乏力或软弱、恶心或呕吐（肝毒性的前驱症状）及深色尿、眼或皮肤黄染（肝毒性）。

2. 神经系统毒性：周围神经炎多见于慢乙酰化者，并与剂量有明显关系。较多患者表现为步态不稳、麻木针刺感、烧灼感或手脚疼痛。此种反应在铅中毒、动脉硬化、甲亢、糖尿病、酒精中毒、营养不良及孕妇等较易发生。其他毒性反应如兴奋、欣快感、失眠、丧失自主力、中毒性脑病或中毒性精神病则均属少见，视神经炎及萎缩等严重毒性反应偶有报道。加用维生素 B_6 虽可减少神经毒性反应，但也可影响疗效

3. 变态反应：包括发热、多形性皮疹、淋巴结病、脉管炎等。一旦发生，应立即停药，如需再用，应从小剂量开始，逐渐增加剂量。

4. 血液系统反应：可有中性粒细胞减少、嗜酸性粒细胞增多、血小板减少、高铁血红蛋白血症等。

【禁忌】对本品过敏的患者禁用。

【注意事项】

1. 精神病、癫痫、肝功能损害及严重肾功能

损害者应慎用本品或剂量酌减。

2. 异烟肼结构与维生素 B_6 相似，大剂量应用时，可使维生素 B_6 大量随尿排出，抑制脑内谷氨酸脱羧变成 γ-氨酪酸而导致惊厥，同时也可引起周围神经系统的多发性病变。因此成人每日同时口服维生素 B_6 50～100mg 有助于防止或减轻周围神经炎及（或）维生素 B_6 缺乏症状。如出现轻度手脚发麻、头晕，可服用维生素 B_1 或 B_6，若为重度者或有呕血现象，应立即停药。

3. 肾功能减退但血肌酐值低于 6mg/100ml 者，异烟肼的用量勿须减少。如肾功能减退严重或患者系慢乙酰化者则需减量，以异烟肼服用后 24 小时的血药浓度不超过 1mg/L 为宜。在无尿患者中异烟肼的剂量可减为常用量的一半。

4. 肝功能减退者剂量应酌减。

5. 用药前、疗程中应定期检查肝功能，包括血清胆红素、AST、ALT，疗程中密切注意有无肝炎的前驱症状，一旦出现肝毒性的症状及体征应即停药，必须待肝炎的症状、体征完全消失后方可重新应用本品，此时必须从小剂量开始，逐步增加剂量，如有任何肝毒性表现应立即停药。

6. 如疗程中出现视神经炎症状，需立即进行眼部检查，并定期复查。

7. 对实验室检查指标的干扰：用硫酸铜法进行尿糖测定可呈假阳性反应，但不影响酶法测定结果。本品可使血清胆红素、丙氨酸氨基转移酶及门冬氨酸氨基转移酶的测定值增高。

8. FDA 对本药的妊娠安全性分级为 C 级。

【药物相互作用】

1. 本品与乙硫异烟胺、吡嗪酰胺、烟酸或其他化学结构相似药物存在交叉过敏。

2. 抗酸药尤其是氢氧化铝可抑制本品的吸收，不易同服。

【规格】片剂：0.05g；0.1g；0.3g。注射剂：2ml：0.1g。

帕司烟肼

Pasiniazid

【其他名称】百生肼、力克肺疾、力排肺疾、利百汇吉。

【药理作用】本品为异烟肼（INH）与对氨基水杨酸（PAS）的化学合成物。INH 主要对生长繁殖期的分枝杆菌有效。其作用机制尚未阐明，可能抑制敏感细菌分枝菌酸的合成而使细胞壁破裂。PAS 有效地延缓和阻滞了 INH 在体内的乙酰化过程。因此，本品在血液中维持较高、较久的 INH 浓度并且降低了对肝脏的毒性。临床分别服用等量的 INH 和本品后发现，12 小时 INH 血药浓度仅有 0.03mg/L，本品却有 2.6mg/L；14 小时 INH 血浓度已为 0，本品仍高达 2mg/L，为 MIC 的 2 倍。这不仅增强了药物的杀菌作用，同时也延迟了细菌耐药性的产生。

临床证实，在与其他抗结核药联合治疗中，本品的抗结核疗效显著优于 INH，而胃肠道反应、肝功能损害和白细胞减少等不良反应发生率显著低于 INH。

动物实验表明，对人工感染的小鼠，本品抗结核效力约为 INH 的 5 倍；本品每日 10mg/kg 的治疗效果显著优于 INH（每日 20mg/kg）+ PAS（每日 200mg/kg）的物理混合制剂。

【适应证】本品适用于与其他抗结核药合用治疗成人及儿童各种类型的结核病，也可作为外科手术期间的预防用药。

【用法用量】抗结核，口服，成人一次 0.2～0.4g，一日 3～4 次；小儿一日 20～30mg/kg，分 3～4 次给药。最后一次应该在 20～21 点服用，以保持本品在血液中的浓度至次日清晨。每日最大用量不得超过 0.8g。

抗麻风，一日一次服 0.6g，连服 6 日，停一日，一疗程为 6 个月。

【不良反应】胃肠道反应，如恶心，呕吐，食欲不振，腹胀，腹泻。贫血，嗜酸性细胞增多，白细胞减少。可引起肝损害，血管神经性水肿，鼻炎，药物热。个别病例有哮喘，胰腺炎，性功能障碍（或性欲下降），月经推迟。神经系统反应，视神经炎，视力障碍，头痛，失眠，乏力，口周面部和四肢皮肤发麻。皮疹，周身性红斑狼疮样反应，剥脱性皮炎甚至死亡。可引起高尿酸血症，急性横纹肌溶解。

【禁忌】

1. 精神病及癫痫患者禁用。

2. 严重肝功能障碍患者禁用。

【注意事项】

1. 本品至少应连续服用 3 个月，如无不良反应，中途不宜停药，经临床确诊痊愈后方可停药。

2. 孕妇、肝肾功能不良者和有精神病史、癫痫病史及脑外伤史者慎用。

3. 用药期间应定期进行肝功能检查。少数病人在用药的前两个月可出现一过性氨基转移酶升高。在保肝治疗下继续用药，氨基转移酶可恢复正常。若继续升高，则应停药。

4. 如疗程中出现视神经炎症状，需立即进行眼部检查，并定期复查。

【药物相互作用】

1. 同服维生素 B_6 可防治周围神经炎等神经系统的不良反应。

2. 抗酸药，尤其是氢氧化铝，可抑制本品吸收，不宜同服。

3. 本品可加强香豆素类抗凝血药，某些抗癫痫药、降压药、抗胆碱药、三环抗抑郁药的作用，合用时需注意。

【规格】片剂、胶囊剂：100mg。

丙硫异烟胺
Protionamide

【药理作用】本品为异烟酸的衍生物，其作用机制不明，可能对肽类合成具有抑制作用。本品对结核分枝杆菌的作用取决于感染部位的药物浓度，低浓度时仅具有抑菌作用，高浓度具有杀菌作用。本品与乙硫异烟胺有部分交叉耐药现象。

【适应证】本品仅对分枝杆菌有效，本品与其他抗结核药联合用于结核病经一线药物（如链霉素、异烟肼、利福平和乙胺丁醇）治疗无效者。

【用法用量】

1. 成人常用量：口服，与其他抗结核药合用，一次 250mg，一日 2～3 次。

2. 小儿常用量：与其他抗结核药合用，一次按体重口服 4～5mg/kg，一日 3 次。

【不良反应】

1. 发生率较高者：精神忧郁（中枢神经系统毒性），腹泻、食欲减退、胃痛、胃部不适、呕吐（胃肠道紊乱）。

2. 发生率较少者：步态不稳或麻木、针刺感、烧灼感、手足疼痛（周围神经炎），精神错乱或其他精神改变（中枢神经系统毒性），眼或皮肤黄染（黄疸、肝炎）。

3. 发生率极少者：视力模糊或视力减退、合并或不合并眼痛（视神经炎）、月经失调或怕冷、性欲减退（男子）、皮肤干而粗糙、甲状腺功能减退、关节疼痛、僵直肿胀。

【禁忌】孕妇、12 岁以下儿童禁用。

【注意事项】

1. 交叉过敏：患者对异烟肼、吡嗪酰胺、烟酸或其他化学结构相似的药物过敏者可能对本品过敏。

2. 对诊断的干扰：可使丙氨酸氨基转移酶、门冬氨酸氨基转移酶测定值增高。

3. 有下列情况时慎用：糖尿病、严重肝功能减退。

4. 治疗期间须进行的检查：①用药前和疗程中每 2～4 周测定丙氨酸氨基转移酶、天冬氨酸氨基转移酶，但上述测定值增高不一定预示发生临床肝炎，并可能在继续治疗过程中恢复。②眼部检查，如治疗过程中出现视力减退或其他视神经炎症状时应立即进行眼部检查，并定期复查。

【药物相互作用】

1. 与环丝氨酸同服可使中枢神经系统反应发生率增加，尤其是全身抽搐症状。应当适当调整剂量，并严密观察中枢神经系统毒性症状。

2. 本品与其他抗结核药合用可能加重其不良反应。

3. 本品为维生素 B_6 拮抗剂，可增加其肾脏排泄。因此，接受丙硫异烟胺治疗的患者，维生素 B_6 的需要量可能增加。

【规格】片剂：0.1g。

利福定
Rifandin

【其他名称】异丁哌利福霉素。

【药理作用】为利福霉素类半合成广谱抗菌药，对多种病原微生物均有抗菌活性。本品对结核分枝杆菌和部分非结核分枝杆菌（包括麻风分枝杆菌等）在宿主细胞内外均有明显的杀菌作用。利福平对需氧革兰阳性菌具良好抗菌作用，包括葡萄球菌产酶株及甲氧西林耐药株、肺炎链球菌、其他链球菌属、肠球菌属、李斯特菌属、炭疽杆菌、产气荚膜杆菌、白喉杆菌、厌氧球菌等。对需氧革兰阴性菌如脑膜炎奈瑟菌、流感嗜血杆菌、淋病奈瑟球菌亦具高度抗菌活性。利福平对军团菌属作用亦良好，对沙眼衣原体、性病性淋巴肉芽肿及鹦鹉热等病原体均具抑制作用。

【适应证】临床主要用于肺结核和其他结核病、麻风病、化脓性皮肤病、结膜炎、沙眼等。

【用法用量】成人每日 150 ~ 200mg，早晨空腹一次服用。儿童按 3 ~ 4mg/kg，一次服用。眼部感染采取局部用药。

【不良反应】对胃肠刺激较轻，偶有恶心、呕吐、腹泻等；极少有白细胞减少、谷丙转氨酶升高。

【禁忌】肝功能严重不全、胆管阻塞者和 3 个月以内的孕妇禁用。

【注意事项】肝肾功能不全者慎用，用药期间要定期做血常规、尿常规、肝功能、肾功能检查。

【药物相互作用】与利福平显示交叉耐药性，故本品不适用于利福平治疗无效的病例。

【规格】胶囊剂：150mg。滴眼剂：10ml：0.05%。

5.2　抗麻风病类

氨苯砜
Dapsone

【其他名称】二氨苯砜、对氨基双苯砜。

【药理作用】本品为砜类抑菌剂，对麻风杆菌有较强的抑菌作用，大剂量时显示杀菌作用。其作用机制与磺胺类药物相似，作用于细菌的二氢叶酸合成酶，干扰叶酸的合成。两者的抗菌谱相似，均可为氨基苯甲酸所拮抗。本品亦可作为二氢叶酸还原酶抑制剂。此外，本品尚具免疫抑制作用，可能与抑制疱疹样皮炎的作用有关。如长期单用，麻风杆菌易对本品产生耐药。

【适应证】本品与其他抑制麻风药联用于由麻风分枝杆菌引起的各种类型麻风和疱疹样皮炎的治疗，也用于脓疱性皮肤病、类天疱疮、坏死性脓皮病、复发性多软骨炎、环形肉芽肿、系统性红斑狼疮的某些皮肤病变、放线菌性足分枝菌病、聚会性痤疮、银屑病、带状疱疹的治疗。

【用法用量】

1. 抑制麻风：口服，与一种或多种其他抗麻风药合用。成人一次 50 ~ 100mg，一日 1 次；或按体重一次 0.9 ~ 1.4mg/kg，一日 1 次，最大剂量每日 200mg。可开始每日口服 12.5 ~ 25mg，以后逐渐加量到每日 100mg。小儿按体重一次 0.9 ~ 1.4mg/kg，一日 1 次。由于本品有蓄积作用，故每服药 6 日停药 1 日，每服药 10 周停药 2 周。

2. 治疗疱疹样皮炎：口服，成人起始每日

50mg，如症状未完全抑制，每日剂量可增加至 300mg，成人最大剂量每日 500mg，待病情控制后减至最低有效维持量。小儿开始按体重一次 2mg/kg，一日 1 次，如症状未完全抑制，可逐渐增加剂量，待病情控制后减至最小有效量。

3. 预防疟疾：本品 100mg 与乙胺嘧啶 12.5mg 联合，一次顿服，每 7 日服药 1 次。

4. 其他：痤疮，一日 50mg；银屑病，一日 100 ~ 150mg；带状疱疹，一日 3 次，一次 25mg。连服 3 ~ 4 日。

【不良反应】

1. 部分患者可产生轻度不适，如恶心、上腹不适、纳差、头痛、头晕、失眠、无力等，但不久均可自行消失。

2. 贫血：可由于溶血、缺铁或营养不良所致，一般见于治疗初期，且能自行纠正。亦可有粒细胞缺乏、白细胞减少等血液系统反应。

3. 药疹：严重者表现为剥脱性皮炎，如有发热、淋巴结肿大、肝肾功能损害和单核细胞增多，称为"氨苯砜综合征"。

4. 急性中毒：一次服用大剂量本品可使血红蛋白转为高铁血红蛋白，造成组织缺氧、紫绀、中毒性肝炎、肾炎和神经精神等损害，如未及时治疗可致死亡。

【禁忌】对本品及磺胺类药物过敏者、严重肝功能损害和精神障碍者禁用。

【注意事项】

1. 下列情况应慎用本品：严重贫血、葡萄糖 - 6 - 磷酸脱氢酶缺乏、变性血红蛋白还原酶缺乏症、肝肾功能减退、胃和十二指肠溃疡病及有精神病史者。

2. 交叉过敏：砜类药物之间存在交叉过敏现象。此外，对磺胺类、呋塞米、噻嗪类、磺酰脲类以及碳酸酐酶抑制药过敏的患者亦可能对本品过敏。

3. 原发性和继发性耐氨苯砜麻风杆菌菌株日渐增多，本品不宜单独用于治疗麻风，应与利福平、氯法齐明、乙硫异烟胺、丙硫异烟胺、氧氟沙星、米诺环素、克拉霉素等联合应用。

4. 皮损查菌阴性者疗程 6 个月，阳性者至少 2 年或用药至细菌转阴。对未定型和结核样麻风的治疗需持续 3 年，Ⅱ型麻风需 2 ~ 10 年，瘤型麻风需终身服药。

5. 快乙酰化型患者本品的血药浓度可能很低，需调整剂量。慢乙酰化型患者本品的血药浓度可

能较高，亦需调整剂量。

6. 用药过程中如出现新的或中毒性皮肤反应，应迅速停用本品。但出现麻风反应状态时不需停药。

8. 治疗中如出现严重"可逆性"反应（Ⅰ型）或神经炎时，应合用大剂量肾上腺激素。

9. 治疗疱疹样皮炎时，应服用无麸质饮食，连续 6 个月，使氨苯砜的剂量可减少 50% 或停用本品。

10. FDA 对本药的妊娠安全性分级为 C 级。

【药物相互作用】

1. 与丙磺舒合用可减少肾小管分泌砜类，使砜类药物血药浓度高而持久，易发生毒性反应。因此在应用丙磺舒的同时或以后需调整砜类的剂量。

2. 利福平可增强肝微粒体酶的活性，使本品血药浓度降低，故服用利福平的同时或以后应用氨苯砜时需调整后者的剂量。

3. 本品不宜与骨髓抑制药物合用，因可加重白细胞和血小板减少的程度，必须合用时应密切观察对骨髓的毒性。

4. 本品与其他溶血药物合用时可加剧溶血反应。

5. 与甲氧苄啶合用时，两者的血药浓度均可增高，其机制可能为：①抑制氨苯砜在肝脏的代谢。②两者竞争在肾脏中的排泄，本品血药浓度增高可加重其不良反应。

6. 与去羟肌苷合用时可减少本品的吸收，因为口服去羟肌苷需同时服用缓冲液以中和胃酸，而本品则需在酸性环境中增加吸收，因此如两者必须同用时应至少间隔 2 小时。

【规格】片剂：50mg；100mg。

氯法齐明
Clofazimine

【其他名称】氯苯吩嗪。

【药理作用】本品不仅对麻风杆菌有缓慢杀菌作用，与其他抗分枝杆菌药合用对结核分枝杆菌、溃疡分枝杆菌亦有效。此外还具有抗炎作用，对治疗和预防Ⅱ型麻风反应、结节性和多形性红斑等均有效。其抗菌作用可能通过干扰麻风杆菌的核酸代谢，与其 DNA 结合，抑制依赖 DNA 的 RNA 聚合酶，阻止 RNA 的合成，从而抑制细菌蛋白的合成，发挥其抗菌作用。本品的抗炎作用可能与稳定细胞溶酶体膜有关。

【适应证】

1. 作为治疗瘤型麻风的选用药，通常应与氨苯砜联合使用。

2. 与利福平或乙硫异烟胺联合用于治疗耐砜类药物的菌株所致的感染。

3. 可用于红斑结节性麻风反应和其他药物引起的急性麻风反应。

4. 可与其他抗结核药合用于艾滋病患者并发非典型分枝杆菌感染，但临床疗效常不满意。

【用法用量】

1. 耐氨苯砜的各型麻风，口服，一次 50～100mg，一日 1 次，与其他一种或几种抗麻风药合用。

2. 伴红斑结节性麻风反应的各型麻风有神经损害或皮肤溃疡凶兆者，每日口服 100～300mg，有助于减少和撤除泼尼松。待反应控制后，逐渐递减至每日 100mg。用药 2 个月后再逐渐减少泼尼松的用量。无神经损害或皮肤溃疡凶兆时，按耐氨苯砜的各型麻风处理。

3. 成人每日最大量不超过 300mg。小儿剂量尚未确认。

【不良反应】

1. 皮肤黏膜着色为其主要不良反应。服药 2 周后即可出现皮肤和黏膜红染，呈粉红色、棕色甚至黑色，停药后会渐渐消退。也可使尿液、汗液、乳汁、精液和唾液呈淡红色，出现皮肤干燥、鱼鳞样病变，且可通过胎盘使胎儿着色，但未有致畸报道。

2. 本品可致食欲减退、恶心、呕吐、腹痛、腹泻等胃肠道反应。

3. 个别患者可产生眩晕、嗜睡、肝炎、上消化道出血、皮肤瘙痒等。

4. 偶有服药期间发生脾梗死、肠梗阻或消化道出血而需进行剖腹探查者。因此应高度注意服药期间出现急腹症症状者。

【禁忌】对本品过敏者禁用。

【注意事项】

1. 有胃肠疾患史或肝肾功能损害及对本品不能耐受者慎用。

2. 为防止耐药性产生，本品应与一种或多种其他抗麻风药物合用。

3. 治疗伴红斑结节性麻风反应的各型麻风时，如有神经损害或皮肤溃疡凶兆，本品可与肾上腺皮质激素合用。

4. 多种杆菌性（界线型、界线－瘤型和瘤型麻风）麻风疗程应持续 2 年以上，甚至终生给药。

5. 每日剂量超过 100mg 时应严密观察，疗程应尽可能短。

6. 对诊断的干扰：可致血沉加快，血糖、白蛋白、血清氨基转移酶及胆红素升高，血钾降低。

7. FDA 对本药的妊娠安全性分级为 C 级。

【药物相互作用】

1. 本品与氨苯砜合用时，其抗炎作用下降，但不影响抗菌作用。

2. 本品与利福平合用时，可能减少利福平的吸收率并延迟其达峰时间。

【规格】胶丸剂：50mg。

沙利度胺
Thalidomide

【其他名称】反应停、酞胺哌啶酮。

【药理作用】为一种镇静剂，对于各型麻风反应如发热、结节红斑、神经痛、关节痛、淋巴结肿大等，有一定疗效，对结核样型的麻风反应疗效稍差。对麻风本病无治疗作用，可与抗麻风药同用以减少反应。具有免疫抑制作用，可用于骨髓移植。

【适应证】皮肤病治疗药，用于控制瘤型麻风反应症。也可用于骨髓移植。

【用法用量】口服，每次 25～50mg，每天 4 次，视病情可渐增至每次 50～100mg，症状控制后减量，维持量为每次 25～50mg，可较长期服药。

移植后用药：一日 800～1600mg，分 4 次服用，治疗可持续 2～700 天（平均 240 天）。治疗完全有效的患者，再持续 3 个月以后逐渐减量（每周减少 25%）；部分有效的患者，在观察到最大效应后应再治疗 6 个月。

【不良反应】

1. 口鼻黏膜干燥、头昏、倦怠、瞌睡、恶心、腹痛、便秘、面部浮肿、皮疹等。

2. 胎儿畸形：拇指畸形或发育不全、桡骨发育不全、"海豹肢"或上/下肢短缺、无耳、面瘫、小眼、眼肌瘫痪等。

3. 周围性神经炎：感觉减退、感觉过敏及迟钝、肌肉痛和触痛、麻木、针刺感、灼痛、绷紧、手足发冷、苍白、腿部瘙痒和红掌等。

【禁忌】孕妇及哺乳期妇女、儿童、对本品过敏者禁用。

【注意事项】

1. 本品有强烈致畸作用，妊娠妇女禁忌。非麻风病病人不应使用此药。

2. 近年发现本品有免疫抑制作用，可用于骨髓移植。

3. FDA 对本药的妊娠安全性分级为 X 级。

【药物相互作用】

1. 能增强其他中枢抑制剂尤其是巴比妥类药的作用。

2. 与地塞米松合用，发生中毒性表皮坏死松解症的危险性增加。

【规格】片剂：25mg；50mg。

6 其他

乌洛托品
Methenamine

【药理作用】本品本身的抗菌作用不强，但进入体内后，在尿液偏酸性（pH 约为 6.5）的条件下，可水解为马尿酸和甲醛。甲醛能使病原体蛋白质变性而发挥非特异性抗菌作用，尿中甲醛浓度根据 pH 值、尿量和排泄速度不同，具有杀菌或抑菌作用。马尿酸可维持尿液的酸性并促进甲醛的释放。几乎所有细菌和真菌对本品水解后产生的甲醛的非特异性抗菌作用敏感。

【适应证】

1. 本品内服为下泌尿道感染的预防用药，适用于泌尿道术后及膀胱镜检查后留置导尿管者。

2. 外用于手足多汗及腋臭的治疗。

【用法用量】

1. 内服

（1）成人：口服，一次 1g，一日 2 次（早、晚各 1 次）。

（2）小儿：口服。12 岁以上小儿：一次 1g，一日 2 次（早、晚各 1 次）；6～12 岁小儿：一次 0.5～1g，一日 2 次（早、晚各 1 次）。

2. 外用：手足多汗每日 1 次；腋臭每周 1 次。每次使用 5～10 滴，均匀涂于患处。

【不良反应】偶有胃肠不适、恶心、呕吐、下腹痛、尿痛、尿频、尿道口烧灼感、血尿、蛋白尿、排尿困难、膀胱炎和药疹等。严重时可造成肾和膀胱损害。少数患者外用可出现皮肤刺激如烧灼感，或出现过敏反应。

【禁忌】

1. 对本品及其成分过敏者禁用。

2. 严重肝、肾功能不全者及脱水者禁用。

3. 皮肤破损时禁外用。

【注意事项】

1. 对阿司匹林过敏者慎用。

2. 应经常测定尿液的 pH 值，并保持尿液呈酸性（pH 值宜在 5.5 以下）。可给予氯化铵或二磷酸钠（肝肾功能受损者给予大剂量氯化铵可造成代谢性酸中毒，故禁用）以使尿液酸化。

3. 本品与碳酸氢钠一起服用可减轻不良反应，但本品的疗效亦降低。

4. 对实验室检查指标的干扰：可使尿儿茶酚胺、尿雌三醇（酸水解法）、尿 5 - 羟基吲哚乙酸等的测定增加误差。

5. 本品可引起排尿困难，减少剂量或酸化尿液可以缓解。

6. 大剂量服用本品（一日 8g，连续服用 3 ~ 4 周），可出现膀胱刺激症状（尿痛、尿频）、蛋白尿和肉眼血尿等。

7. FDA 对本药的妊娠安全性分级为 C 级。

【药物相互作用】

1. 本品与磺胺类药物合用时，由于本品在尿液中分解生成甲醛，可使某些磺胺药形成不溶性沉淀，增加结晶尿的出现。

2. 含镁或钙的制酸药、碳酸酐酶抑制药、枸橼酸盐、碳酸氢钠、噻嗪类利尿药等可使尿液变碱性，影响本品的疗效。

【规格】片剂：0.5g。溶液剂：39.50%。

小檗碱

Berberine

【其他名称】黄连素。

【药理作用】本品为抗菌药。抗菌谱广，体外对多种革兰阳性及阴性菌均具抑制作用，其中对溶血性链球菌、金黄色葡萄球菌、霍乱弧菌、脑膜炎奈瑟菌、志贺菌属、伤寒杆菌、白喉杆菌等具有较强抑制作用。对阿米巴原虫也有一定作用。

【适应证】用于敏感病原菌所致的胃肠道感染及菌痢。

【用法用量】口服，一次 0.1 ~ 0.3g，一日 3 次。

【不良反应】不良反应较少，偶有恶心、呕吐、皮疹和药热，停药后即消失。

【禁忌】葡萄糖 - 6 - 磷酸脱氢酶缺乏的儿童及对本品过敏患者禁用。

【注意事项】本品可引起溶血性贫血导致黄疸。

【药物相互作用】尚不明确。

【规格】片剂：0.1g；0.3g。

第二章　抗寄生虫病药物

1　抗疟药

伯氨喹
Primaquine

【其他名称】伯喹、伯氨喹啉。

【药理作用】本品可杀灭间日疟、三日疟、恶性疟和卵形疟组织期的虫株，尤以间日疟为著，也可杀灭各种疟原虫的配子体，对恶性疟的作用尤强，使之不能在蚊体内发育，以阻断传播。本品对红内期虫体的作用很弱。伯氨喹的抗疟机制还不完全清楚，可能与干扰 DNA 的合成有关。将疟原虫红外期虫体与组织细胞一起置伯氨喹溶液中培养 8 小时，电镜观察可见，伯氨喹可使疟原虫线粒体形态发生改变，表现为线粒体肿胀，并出现胞浆空泡。该药能抑制线粒体的氧化作用，使疟原虫摄氧量显著减少。伯氨喹在体内经过代谢，转变为具有较强氧化性能的喹啉醌衍生物，能将红细胞内的还原型谷胱甘肽（GSH）转变为氧化型谷胱甘肽（GSSH），当后者还原时，需要消耗还原型辅酶Ⅱ（NADPH）。由于疟原虫红外期在肝实质细胞内发育本已消耗辅酶Ⅱ（NADP），而伯氨喹的作用又干扰辅酶Ⅱ的还原过程，使辅酶Ⅱ减少，严重地破坏疟原虫的糖代谢及氧化过程。

【适应证】主要用于根治间日疟和控制疟疾传播。

【用法用量】

1. 成人：口服。根治间日疟每日 3 片，连服 7 日。用于杀灭恶性疟配子体时，每日 2 片，连服 3 日。

2. 小儿：口服。根治间日疟每日按体重 0.39mg/kg，连服 14 日。用于杀灭恶性疟配子体时，剂量相同，连服 3 日。

【不良反应】

1. 本品毒性反应较其他抗疟药为高。当每日用量超过 30mg（基质）时，易发生疲倦、头晕、恶心、呕吐、腹痛等不良反应，少数人可出现药

物热、粒细胞缺乏等，停药后即可恢复。

2. 葡萄糖 - 6 - 磷酸脱氢酶缺乏者服用本品可发生急性溶血型贫血，这种溶血反应仅限于衰老的红细胞，并能自行停止发展，一般不严重。一旦发生应停药，做适当的对症治疗。当葡萄糖 - 6 - 磷酸脱氢酶缺乏时，会引起高铁血红蛋白过多症，出现紫绀、胸闷等症状，应用亚甲蓝 1～2mg/kg 静脉注射，能迅速改善症状。

【禁忌】葡萄糖 - 6 - 磷酸脱氢酶缺乏、系统性红斑狼疮及类风湿关节炎患者禁用。

【注意事项】

1. 仔细询问有无蚕豆病及其他溶血性贫血的病史及家族史，有无葡萄糖 - 6 - 磷酸脱氢酶缺乏及烟酰胺腺嘌呤二核苷酸还原酶（NADH）缺乏等病史。

2. 肝、肾、血液系统疾患，急性细菌和病毒感染及糖尿病患者慎用。

3. 应定期检查红细胞计数及血红蛋白。

4. FDA 对本药的妊娠安全性分级为 C 级。孕妇及哺乳期妇女慎用。

【药物相互作用】

1. 本品作用于间日疟原虫的红外期，与作用于红内期的氯喹合用，可根治间日疟。

2. 米帕林（阿的平）及氯胍可抑制伯氨喹的代谢，故伯氨喹与此二药同用后，其血药浓度大大提高，维持时间也延长，毒性增加，但疗效未见增加。

3. 不宜与其他具有溶血作用和抑制骨髓造血功能的药物合用。

【规格】片剂：13.2mg（相当于伯氯喹7.5mg）。

奎宁
Quinine

【其他名称】鸡钠碱、金鸡纳霜。

【药理作用】奎宁是喹啉类衍生物，能与疟原虫的 DNA 结合形成复合物，抑制 DNA 的复制和 RNA 的转录，从而抑制疟原虫的蛋白合成，作用

较氯喹为弱。另外，奎宁能降低疟原虫氧耗量，抵制疟原虫内的磷酸化酶而干扰其糖代谢。奎宁也引起疟色素聚集，但发展缓慢，很少形成大团块，并常伴随着细胞死亡。电子显微镜观察，可见原虫的核和外膜肿胀，并有小空泡，血细胞颗粒在小空泡内聚合，此与氯喹的色素凝集有所不同。在血液中，一定浓度的奎宁可导致被寄生红细胞早熟破裂，从而阻止裂殖体成熟。本品对红外期无效，长疗程可根治恶性疟，但对恶性疟的配子体亦无直接作用，故不能中断传播。

【适应证】用于治疗耐氯喹和耐多种药物虫株所致的恶性疟。也可用于治疗间日疟。

【用法用量】

1. 成人：用于治疗耐氯喹虫株引起的恶性疟时，每日1.8g，分次服用，疗程14日。

2. 小儿：用于治疗耐氯喹虫株所致的恶性疟时，小于1岁者每日0.1~0.2g，分2~3次服，1~3岁者每日0.2~0.3g，4~6岁者每日0.3~0.5g，7~11岁者每日0.5~1g，疗程10日。

【不良反应】

1. 奎宁每日用量超过1g或连用较久，常致金鸡纳反应，此与水杨酸反应大致相似，有耳鸣、头痛、恶心、呕吐、视力及听力减退等症状，严重者产生暂时性耳聋，停药后常可恢复。

2. 24小时内剂量大于4g时，可直接损害神经组织并收缩视网膜血管，出现视野缩小、复视、弱视等。

3. 大剂量中毒时，除上述反应加重外，还可抑制心肌，延长不应期，减慢传导，减弱心肌收缩力，扩张外周血管，有时可致血压骤降、呼吸变慢变浅、发热、烦躁、谵妄等，多死于呼吸麻痹。

4. 少数病人对奎宁高度敏感，小量即可引起严重金鸡纳反应。

5. 少数恶性疟患者使用小量奎宁可发生急性溶血（黑尿热）致死。

6. 奎宁还可引起皮疹、瘙痒、哮喘等。

【禁忌】

1. 心肌病患者禁用。

2. 孕妇禁用。

【注意事项】

1. 对于哮喘、心房纤颤及其他严重心脏疾患、葡萄糖-6-磷酸脱氢酶缺乏患者和妇女月经期均应慎用。

2. 对诊断的干扰：奎宁可干扰17-羟类固醇的测定。

3. 奎宁致死量约8g。

4. FDA对本药的妊娠安全性分级为C级。

【药物相互作用】

1. 制酸药及含铝制剂能延缓或减少奎宁的吸收。

2. 抗凝药与奎宁合用后，抗凝作用可增强。

3. 肌肉松弛药如琥珀胆碱、筒箭毒碱等与奎宁合同，可能会引起呼吸抑制。

4. 奎尼丁与奎宁合用，金鸡纳反应可增加。

5. 尿液碱化剂如碳酸氢钠等，可增加肾小管对奎宁的重吸收，导致奎宁血药浓度与毒性的增加。

6. 与维生素K合用可增加奎宁的吸收。

7. 与布克力嗪、赛克力嗪、美克利嗪、吩噻嗪类、噻吨类、曲美苄胺、氨基苷类抗生素合用可导致耳鸣、眩晕。

8. 与硝苯地平（硝苯啶）合用，游离的奎宁浓度增加。

【规格】片剂：0.3g。

氯喹
Chloroquine

【其他名称】氯喹啉、磷酸氯喹。

【药理作用】作用机制在于氯喹能插入疟原虫DNA的双螺旋结构，与DNA形成复合物，从而阻止DNA的复制与RNA的转录。氯喹还能抑制磷酸掺入疟原虫的DNA与RNA，由于核酸合成减少从而干扰疟原虫的繁殖。氯喹对红内期疟原虫有杀灭作用。

【适应证】用以治疗疟疾急性发作，控制疟疾症状。也可用以治疗肝阿米巴病、华支睾吸虫病、肺吸虫病、结缔组织病等。另可用于治疗光敏性疾患，如日晒红斑症。

【用法用量】

1. 成人：①间日疟：口服，首剂1g，第2、3日各0.75g。②抑制性预防疟疾：口服，每周1次，每次0.5g。③肝阿米巴病：口服，每日1g，分2次服用，连服2日后改为每日0.5g，总疗程为3周。④类风湿关节炎：每日0.25~0.5g，分1~2次服用，待症状控制后，改为每次0.125g，一日2~3次，需服用6周~6个月才能达到最大的疗效，可作为水杨酸制剂及递减肾上腺皮质激素时的辅助药物。

2. 小儿：①间日疟：口服，首次剂量按体重

10mg/kg，最大量不超过 0.6g，6 小时后按体重 5mg/kg 再服一次，第 2、3 日每日按体重 5mg/kg 服用。②肝阿米巴病：每日按体重口服 10mg/kg（最大量不超过 0.6g），分 2～3 次服，连服 2 周，休息 1 周后，可重复一疗程。

【不良反应】

1. 本品用于治疗疟疾时，不良反应较少，口服一般可能出现的反应有头晕、头痛、眼花、食欲减退、恶心、呕吐、腹痛、腹泻、皮肤瘙痒、皮疹甚至剥脱性皮炎、耳鸣、烦躁等。反应大多较轻，停药后可自行消失。

2. 在治疗肺吸虫病、华支睾吸虫病及结缔组织疾病时，用药量大，疗程长，可能会有较严重的反应，常见者为对眼的毒性，因氯喹可由泪腺分泌，并由角膜吸收，在角膜上出现弥漫性白色颗粒，停药后可消失。

3. 本品相当部分在组织内蓄积，久服可致视网膜轻度水肿和色素聚集，出现暗点，影响视力，常不可逆。

4. 氯喹还可损害听力，妊娠妇女大量服用可造成小儿先天性耳聋、智力迟钝、脑积水、四肢缺陷等。

5. 氯喹偶可引起窦房结的抑制，导致心律失常、休克，严重时可发生阿－斯综合征而导致死亡。

6. 本品尚可导致药物性精神病、白细胞减少、紫癜、皮疹、皮炎（光敏性皮炎乃至剥脱性皮炎）、牛皮癣、毛发变白、脱毛、神经肌肉痛、轻度短暂头痛等。

7. 溶血、再障、可逆性粒细胞缺乏症、血小板减少等较为罕见。

【禁忌】

1. 肝肾功能不全、心脏病患者禁用。

2. 孕妇禁用。

【注意事项】

1. 氯喹注射剂不宜肌肉注射，尤其在儿童易引起心肌抑制。禁止静脉推注。

2. 氯喹可引起胎儿脑积水、四肢畸形及耳聋，因此孕妇禁用。

3. FDA 对本药的妊娠安全性分级为 C 级。

【药物相互作用】

1. 本品与保泰松同用，易引起过敏性皮炎。

2. 与氯丙嗪合用，易加重肝脏损害。

3. 本品对神经肌肉接头有直接抑制作用，链霉素可加重此副作用。

4. 洋地黄化后的患者应用后可引起心脏传导阻滞。

5. 本品与肝素或青霉胺合用可增加出血机会。

【规格】注射剂：5ml：322mg。片剂：0.075g；0.25g。

蒿甲醚
Artemether

【其他名称】青蒿醚、甲基还原青蒿醚。

【药理作用】为青蒿素的衍生物，对疟原虫红内期有强大且快速的杀灭作用，能迅速控制临床发作及症状。青蒿素的作用机制尚不十分清楚，主要是干扰疟原虫的表膜－线粒体功能。青蒿素通过影响疟原虫红内期的超微结构膜，使其膜系结构发生变化，阻断疟原虫的营养摄取，当疟原虫损失大量胞浆和营养物质，而又得不到补充时，很快死亡。

【适应证】适用于各型疟疾，但主要用于抗氯喹恶性疟的治疗和凶险型恶性疟的抢救。

【用法用量】

1. 肌肉注射：首剂 160mg，第 2 日起每日 1 次，每次 80mg，连用 5 日。小儿首剂按体重 3.2mg/kg，第 2～5 日，每次按体重 1.6mg/kg，每日 1 次。

2. 口服：每日 1 次，每次 80～100mg，连用 7 天，首剂加倍。

【不良反应】本药的不良反应轻微，个别患者有血清门冬氨酸氨基转移酶、丙氨酸氨基转移酶活性轻度升高，网织红细胞数可有一过性减少。

【禁忌】对本品过敏者禁用。

【注意事项】

1. 本品遇冷如有凝固现象，可微温溶解后使用。

2. 对于凶险型疟疾的急救，应考虑使用蒿甲醚注射液。

3. 严重呕吐者慎用。

【药物相互作用】尚不明确。

【规格】注射剂：2ml：200mg；1ml：80mg。胶囊剂：25mg；40mg；50mg。

双氢青蒿素
Dithydroarteannuin

【药理作用】本品为青蒿素的衍生物，对疟原虫红内期有强大且快速的杀灭作用，能迅速控制临床发作及症状。青蒿素的作用机制尚不十分清楚，主要是干扰疟原虫的表膜－线粒体功能。青蒿素通过影响疟原虫红内期的超微结构，使其膜系结构发生变化，阻断疟原虫的营养摄取，当疟原虫损失大量胞浆和营养物质，而又得不到补充时，很快死亡。

【适应证】适用于各种类型疟疾的症状控制，尤其是对抗氯喹恶性及凶险型疟疾有较好疗效。

【用法用量】口服，一日1次，成人一日60mg，首剂量加倍，儿童用量按年龄递减，连用5~7日。

【不良反应】推荐剂量未见不良反应，少数病例有轻度网织红细胞一过性减少。

【禁忌】尚不明确。

【注意事项】孕妇慎用。

【药物相互作用】尚不明确。

【规格】片剂：20mg。

乙胺嘧啶
Pyrimethamine

【其他名称】息疟定。

【药理作用】乙胺嘧啶对某些恶性疟及间日疟原虫的红外期有抑制作用，对红内期的抑制作用仅限于未成熟的裂殖体阶段，能抑制滋养体的分裂。疟原虫红内期不能利用环境中出现的叶酸，而必须自行合成，乙胺嘧啶是二氢叶酸还原酶的抑制剂，使二氢叶酸不能还原为四氢叶酸，进而影响嘌呤及嘧啶核苷酸的生物合成，最后使核酸合成减少，使细胞核的分裂和疟原虫的繁殖受到抑制。疟原虫的DNA合成主要发生在滋养体阶段，在裂殖体期合成甚少，故乙胺嘧啶主要作用于进行裂体增殖的疟原虫，对已发育完成的裂殖体则无效。

【适应证】本品主要用于疟疾的预防，也可用于治疗弓形虫病。

【用法用量】

1. 成人：口服。①预防用药，应于进入疫区前1~2周开始服用，一般宜服至离开疫区后6~8周，每周服4片。②耐氯喹虫株所致的恶性疟，每日2片，分2次服，疗程3日。③治疗弓形虫病，每日50mg顿服，共1~3日（视耐受力而定），然后每日服25mg，疗程4~6周。

2. 小儿：口服。①预防用药，一次按体重0.9mg/kg，每周服1次，最大剂量以成人量为限。②耐氯喹虫株所致的恶性疟，每次按体重0.3mg/kg，一日3次，疗程3日。③弓形虫病，每日按体重1mg/kg，分2次服，服用1~3日后改为每日0.5mg/kg，分2次服，疗程4~6周。

【不良反应】口服一般量时，毒性很低。大剂量应用时，如每日用25mg，连服一个月以上，就会出现叶酸缺乏现象。主要影响生长繁殖特别迅速的组织，如骨髓、消化道黏膜，引起造血机能及消化道症状，导致巨细胞性贫血、白细胞减少症等，如及早停药，能自行恢复。给予甲酰四氢叶酸可改善骨髓功能。

【禁忌】孕妇、哺乳期妇女禁用。

【注意事项】

1. 大剂量治疗弓形虫病时可引起中枢神经系统毒性反应并可干扰叶酸代谢。

2. 葡萄糖－6－磷酸脱氢酶缺乏者，服用本品可能引起溶血性贫血。

3. 巨细胞性贫血患者，服用本品可影响叶酸代谢。

4. 大剂量治疗时每周应检测白细胞及血小板2次。

5. FDA对本药的妊娠安全性分级为C级。

【药物相互作用】过量易引起急性中毒，痉挛、抽搐者注射硫喷妥钠。

【规格】片剂：6.25mg。

哌喹
Piperaquine

【其他名称】磷酸喹哌。

【药理作用】哌喹抗疟作用与氯喹相似，作用于疟原虫红内期裂殖体的超微结构，使虫体线粒体及食泡腔内出现螺纹膜，并呈进行性加重，影响膜上有关酶系而改变膜的功能以及线粒体肿胀，最终导致其生理功能的破坏。

【适应证】用于疟疾的治疗，也可作症状抑制性预防用药。尤其是用于耐氯喹虫株所致的恶性疟的治疗与预防。亦可用于治疗矽肺。

【用法用量】

1. 抑制性预防疟疾：每次服 0.6g，一月 1 次，临睡前服，可连服 4～6 个月，但不宜超过 6 个月。

2. 治疗疟疾：本品对耐氯喹虫株所致的恶性疟有根治作用，但作用缓慢，宜在奎宁、青蒿素、咯萘啶控制症状后继用本品。首次 0.6g，第 2、3 日分别服 0.6g 及 0.3g，总量 1.2～2.5g。

3. 矽肺的防治：预防：每次服 0.5g，10～15 日 1 次，1 月量 1～1.5g。治疗：每次 0.3～0.75g，每周 1 次，1 月量 2g，半年为一疗程。间歇 1 月后，进行第二疗程，总疗程 3～5 年。

【不良反应】可引起头昏、嗜睡、乏力、胃部不适、面部和唇周麻木。对心血管系统的毒性明显小于氯喹。

【禁忌】严重急性肝、肾及心脏疾病患者禁用。

【注意事项】

1. 肝功能不全者慎用。本品多积聚于肝脏，若给药量多、间隔时间短则易引起肝脏不可逆病变。

2. FDA 对本药的妊娠安全性分级为 B 级。

【药物相互作用】尚不明确。

【规格】片剂：0.2g；0.25g；0.5g。

羟氯喹

Hydroxychloroquine

【其他名称】羟氯喹啉。

【药理作用】本品属 4－氨基喹啉类，其抗疟作用与氯喹一样，但毒性仅为氯喹的一半。本品也具有抗炎和免疫调节作用，由于能减少红细胞的沉积和抑制血小板凝集，因而也具有抗凝作用。

【适应证】用于治疗疟疾、红斑狼疮，也用于治疗类风湿关节炎。

【用法用量】

1. 治疗急性疟疾：成人口服，首次 800mg，以后每 6～8 小时 400mg，然后每两天 400mg；儿童首剂 10mg/kg，6 小时后第二次服药 5mg/kg，第 2、3 日，每日一次 5mg/kg。

2. 预防疟疾：在进入疟疾流行区前 1 周服 400mg，以后每周一次 400mg。儿童 5mg/kg。

3. 治疗类风湿关节炎和红斑狼疮：成人开始每日 400mg，分次服，维持量每日 200～400mg，每日剂量不超过 6.5mg/kg。青少年患者治疗 6 个月无效即应停药。

【不良反应】

1. 中枢神经系统反应：兴奋、神经过敏、情绪改变、梦魇、精神病、头痛、头昏、眩晕、耳鸣、眼球震颤、神经性耳聋、惊厥、共济失调。

2. 神经肌肉反应：眼外肌麻痹、骨骼肌软弱、深肌腱反射消失或减退。

3. 眼反应：造成角膜混浊、视网膜损伤、视力障碍，在治疗期间应进行眼科检查。

4. 皮肤反应：头发变白、脱发、瘙痒、皮肤及黏膜色素沉着、皮疹（荨麻疹、麻疹样、苔藓样、斑丘疹、紫癜、离心形环形红斑和剥脱性皮炎）。

5. 血液学反应：如再生障碍性贫血、粒细胞缺乏、白细胞减少、血小板减少、葡萄糖－6－磷酸脱氢酶缺乏的患者可发生溶血。

6. 肠胃道反应：食欲不振、恶心、呕吐、腹泻及腹部痛性痉挛。

7. 其他：体重减轻，倦怠，卟啉症恶化或加速以及非光敏性牛皮癣。

8. 罕见心肌病变。

【禁忌】

1. 对 4－氨基喹啉化合物过敏的患者禁用。

2. 孕妇及哺乳期妇女禁用。

【注意事项】

1. 牛皮癣患者及卟啉症患者使用本品均可使原病症加重。故本品不应使用于这些患者，除非根据医师判断，患者的得益将超过其可能的风险。

2. 接受长期或大剂量治疗的某些患者，已报道有不可逆视网膜损伤。

3. 服用本品应进行初次以及定期（每 3 个月 1 次）的眼科检查（包括视敏度、输出裂隙灯、检眼镜以及视野检查）。

4. 如果视敏度、视野或视网膜黄斑区出现任何异常的迹象（如色素变化，失去中心凹反射）或出现任何视觉症状（如闪光和画线），且不能用调节困难或角膜混浊完全解释时，应当立即停药，并密切观察其可能的进展。即使在停止治疗之后，视网膜改变及视觉障碍仍可能进展。

5. 使用本品长期治疗的所有患者应定期随访和检查，包括检查膝和踝反射，以及发现肌肉软弱的任何迹象。如发现肌软弱，应当停药。

6. 肝病或乙醇中毒患者，或者与已知有肝脏毒性的药物合用时，应慎用。

7. 对长期接受本品治疗的患者应定期做血细胞计数检查。如出现不能归因于所治疾病的任何严重血液障碍，应当考虑停药。缺乏葡萄糖 - 6 - 磷酸脱氢酶的患者应慎用本药。

8. 因过量或过敏而出现严重中毒症状时，建议给予氯化铵口服，因为尿液酸化可使 4 - 氨基喹啉化合物的肾排泄增加 20% ~ 90%，然而对肾功能损伤的患者及（或）代谢性酸中毒患者应当谨慎。

9. FDA 对本药的妊娠安全性分级为 C 级。

【药物相互作用】尚不明确。

【规格】片剂：0.1g；0.2g。

青蒿琥酯
Artesunate

【其他名称】青蒿酯。

【药理作用】本品为青蒿素的衍生物。对疟原虫红内期有强大且快速的杀灭作用，能迅速控制临床发作及症状。青蒿素的作用机制尚不十分清楚，主要是干扰疟原虫的表膜 - 线粒体功能。青蒿素通过影响疟原虫红内期的超微结构膜，使其膜系结构发生变化，阻断疟原虫的营养摄取，当疟原虫损失大量胞浆和营养物质而又得不到补充时，很快死亡。

【适应证】适用于脑型疟及各种危重疟疾的抢救。

【用法用量】

1. 口服：首剂量 100mg，第 2 日起一日 2 次，一次 500mg，连服 5 日。

2. 静脉注射：临用前，加入所附的 5% 碳酸氢钠注射液 0.6ml，振摇 2 分钟，待完全溶解后，加 5% 葡萄糖注射液或葡萄糖氯化钠注射液 5.4ml 稀释，使每 1ml 溶液含青蒿琥酯 10mg，缓慢静注。首次 60mg（或按体重 1.2mg/kg），7 岁以下按体重 1.5mg/kg。首次剂量后 4、24、48 小时各重复注射 1 次。危重者，首次剂量可加至 120mg，3 日为一疗程，总剂量为 240 ~ 300mg。

【不良反应】使用过量（大于 2.75mg/kg）可能出现外周网织红细胞一过性降低。

【禁忌】尚不明确。

【注意事项】

1. 症状控制后，宜再用其他抗疟药根治。

2. 本品溶解后应及时注射，如出现混浊则不可使用。静脉注射速度为每分钟 3 ~ 4ml。

3. 孕妇应慎用。

【药物相互作用】尚不明确。

【规格】注射剂：60mg。片剂：50mg。

2　抗吸虫病药

吡喹酮
Praziquantel

【其他名称】环吡异喹酮。

【药理作用】本品对血吸虫、绦虫、囊虫、华支睾吸虫、肺吸虫、姜片虫均有效。吡喹酮对虫体皮层有迅速而明显的损伤作用，引起合胞体外皮肿胀，出现空泡，形成大泡，突出体表，最终表皮糜烂溃破，分泌体几乎全部消失，环肌与纵肌亦迅速先后溶解。在宿主体内，服药后 15 分钟即可见虫体外皮空泡变性。皮层破坏后，影响虫体吸收与排泄功能，更重要的是其体表抗原暴露，从而易遭受宿主的免疫攻击，大量嗜酸性粒细胞附着皮损处并侵入，促使虫体死亡。此外，吡喹酮还能引起继发性变化，使虫体表膜去极化，皮层碱性磷酸酶活性明显降低，致使葡萄糖的摄取受抑制，内源性糖原耗竭。吡喹酮还可抑制虫体核酸与蛋白质的合成。

【适应证】适用于各种血吸虫病、华支睾吸虫病、肺吸虫病、姜片虫病以及绦虫病和囊虫病。

【用法用量】

1. 治疗吸虫病：①血吸虫病：各种慢性血吸虫病采用总剂量 60mg/kg 的 1 ~ 2 日疗法，每日量分 2 ~ 3 次餐间服。急性血吸虫病总剂量为 120mg/kg，每日量分 2 ~ 3 次服，连服 4 日。体重超过 60kg 者按 60kg 计算。②华支睾吸虫病：总剂量为 210mg/kg，每日 3 次，连服 3 日。③肺吸虫病：每次 25mg/kg，每日 3 次，连服 3 日。④姜片虫病：每次 15mg/kg，顿服。

2. 治疗绦虫病：①牛绦虫病和猪绦虫病：每次 10mg/kg，清晨顿服，1 小时后用硫酸镁。②短小膜壳绦虫和阔节裂头绦虫病：每次 25mg/kg，顿服。

3. 治疗囊虫病：总剂量 120 ~ 180mg/kg，分 3 ~ 5 日服，每日量分 2 ~ 3 次服。

【不良反应】

1. 常见的副作用有头昏、头痛、恶心、腹痛、腹泻、乏力、四肢酸痛等，一般程度较轻，持续时间较短，不影响治疗，不需处理。

2. 少数病例出现心悸、胸闷等症状，心电图显示 T 波改变和期外收缩，偶见室上性心动过速、心房纤颤。

3. 少数病例可出现一过性转氨酶升高，诱发精神失常，出现消化道出血。

【禁忌】眼囊虫病患者禁用。

【注意事项】

1. 治疗寄生于组织内的寄生虫如血吸虫、肺吸虫、囊虫等，由于虫体被杀死后释放出大量的抗原物质，可引起发热、嗜酸性粒细胞增多、皮疹等，偶可引起过敏性休克，必须注意观察。

2. 脑囊虫病患者需住院治疗，并辅以防治脑水肿和降低高颅压（应用地塞米松和脱水剂）或防治癫痫持续状态的治疗措施，以防发生意外。

3. 合并眼囊虫病时，须先手术摘除虫体，而后进行药物治疗。

4. 严重心、肝、肾患者及有精神病史者慎用。

5. FDA 对本药的妊娠安全性分级为 B 级。

【药物相互作用】尚不明确。

【规格】片剂：0.2g。

3　驱肠虫药

甲苯咪唑
Mebendazole

【其他名称】甲苯达唑、二苯酮米胺酯。

【药理作用】本品为广谱驱虫药，有完全杀死钩虫卵和鞭虫卵以及部分杀死蛔虫卵的作用。本品可抑制肠道寄生虫对葡萄糖的摄取，导致虫体内贮存的糖原耗竭，使虫体三磷腺苷形成减少，但并不影响宿主血中葡萄糖水平。超微结构观察，本品可引起虫体被膜细胞及肠细胞胞浆中微管变性，使高尔基体内分泌颗粒积聚，产生运输堵塞，胞浆溶解、吸收、细胞完全变性，从而引起虫体死亡。

【适应证】蛔虫病、蛲虫病、鞭虫病、钩虫病、粪类圆线虫病、绦虫病。

【用法用量】

1. 治疗钩虫病、鞭虫病：一次 200mg，一日 2 次，连服 3 日。第 2 周和第 4 周各重复用药 1 次。

2. 治疗蛔虫病、蛲虫病：一次 200mg，一日 1 次，连服 3 日。第 2 周和第 4 周各重复用药 1 次。

3. 治疗绦虫病、粪类圆线虫病：一次 200mg，一日 2 次，连服 3 日。

4. 4 岁以上的儿童应用成人剂量；4 岁以下者用量减半。

【不良反应】有时可有恶心、腹部不适、腹痛、腹泻及头痛，偶有乏力、皮疹。

【禁忌】孕妇、哺乳期妇女禁用。

【注意事项】

1. 感染蛔虫较重的患者服药后可出现蛔虫游走现象，而引起腹痛或吐蛔虫，甚至引起窒息，此时可同时服用左旋咪唑。

2. 对诊断的干扰：本药可使丙氨酸氨基转移酶、门冬氨酸氨基转移酶活性及血尿素氮增高。

3. 肝、肾功能不全者慎用。

【药物相互作用】

1. 与西咪替丁等抑制肝微粒体酶活性的药物合用，能抑制甲苯咪唑的代谢，使甲苯咪唑的血药浓度升高。

2. 与苯妥英或卡马西平等诱导肝微粒体酶药物合用，可加快本品代谢，使甲苯咪唑的血药浓度降低。

【规格】片剂：50mg；100mg。

阿苯达唑
Albendazole

【其他名称】丙硫达唑、丙硫咪唑、肠虫清。

【药理作用】对肠道线虫选择性及不可逆性地抑制肠壁细胞胞浆微管系统的聚合，阻断其对多种营养和葡萄糖的摄取吸收，导致虫体内源性糖原耗竭，并抑制延胡索酸还原酶系统，阻止三磷腺苷的产生，致使虫体无法生存和繁殖。除可杀死驱除寄生于动物体内的各种线虫外，对绦虫及囊尾蚴亦有明显的杀死及驱除作用。

【适应证】本品为广谱驱虫药，除用于治疗钩虫、蛔虫、鞭虫、蛲虫、旋毛虫等线虫病外，还可用于治疗囊虫和包虫病。

【用法用量】口服。12 岁以下小儿用量减半。

1. 蛔虫病、蛲虫病：一次 400mg 顿服。

2. 钩虫病、鞭虫病：一次 400mg，顿服，连服 3 日。

3. 囊虫病：按体重每日 10～20mg/kg，分 2

次口服，10 日为一个疗程，一般需 1 ~ 3 个疗程。疗程间隔视病情而定，多为 3 个月。

4. 包虫病：按体重每日 20mg/kg，分 2 次口服，疗程 1 个月，一般需 5 个疗程以上，疗程间隔为 7 ~ 10 日。

5. 旋毛虫病：一次 400mg，一日 2 次，连服7 日。

【不良反应】

1. 少数病例有口干、乏力、思睡、头晕、头痛、恶心、上腹不适等症状，但均较轻微，不需处理可自行缓解。

2. 治疗囊虫病特别是脑囊虫病时，主要因囊虫死亡释出异体蛋白，多于服药后 2 ~ 7 天出现头痛、发热、皮疹、肌肉酸痛、视力障碍、癫痫发作等，须采取相应措施（应用肾上腺皮质激素、降颅压、抗癫痫等治疗）。

3. 治疗囊虫病和包虫病，因用药剂量较大，疗程较长，可出现谷丙转氨酶升高，多于停药后逐渐恢复正常。

【禁忌】

1. 有蛋白尿、化脓性皮炎以及各种急性疾病患者禁用。

2. 严重肝、肾、心脏功能不全及活动性溃疡病患者慎用。

【注意事项】

1. 蛲虫病易自身重复感染，故在治疗 2 周后应重复治疗一次。

2. 脑囊虫病人必须住院治疗，以免发生意外。

3. 合并眼囊虫病时，须先行手术摘除虫体，而后进行药物治疗。

4. FDA 对本药的妊娠安全性分级为 C 级。

【药物相互作用】尚不明确。

【规格】胶囊剂：0.1g；0.2g。

双羟萘酸噻嘧啶
Pyrantel Pamoate

【药理作用】本药是去极化神经肌肉阻滞剂，具有明显的烟碱样活性，导致虫体细胞产生去极化及收缩性麻痹作用，继之虫体停止活动而被出体外。其与哌嗪不同的是作用较快，先使虫体显著收缩而后麻痹不动，而被排出宿主体外。

【适应证】用于治疗蛔虫病、蛲虫病、钩虫病、鞭虫病。

【用法用量】

1. 蛔虫病：每日 10mg/kg（一般为 500mg），睡前一次顿服，连服 2 天。

2. 钩虫病：剂量同上，连服 3 天。

3. 蛲虫病：每日 5 ~ 10mg/kg，连服 3 天。

4. 鞭虫病：每日 2 次，每次 6mg/kg，连服 2 天。

【不良反应】治疗剂量内副反应很轻，可有恶心、呕吐、食欲不振、腹痛、腹泻等，少数患者有头痛、眩晕、嗜睡、皮疹等。偶有门冬氨酸氨基转移酶活性升高。

【禁忌】

1. 对本药过敏者禁用。

2. 肝功能不全者禁用。

【注意事项】

1. 本药可导致一过性门冬氨酸氨基转移酶活性升高。

2. 冠心病、严重溃疡病、肾脏病患者慎用。

3. 服药时不需空腹，也不需导泻。

【药物相互作用】本药与哌嗪类药物相互拮抗，不能合用。

【规格】片剂：0.3g；0.36g。颗粒剂：0.15g/g。

左旋咪唑
Levamisole

【其他名称】左咪唑。

【药理作用】本品为四咪唑的左旋体，可选择性抑制虫体肌肉中的琥珀酸脱氢酶，使延胡索酸不能还原为琥珀酸，从而影响虫体肌肉的无氧代谢，减少能量产生。当虫体与之接触时，能使神经肌肉去极化，肌肉发生持续收缩而致麻痹。药物的拟胆碱作用有利于虫体的排出。其活性约为四咪唑（消旋体）的 1 ~ 2 倍，但毒副作用则较低。另外，药物对虫体的微管结构可能有抑制作用。左旋咪唑还有免疫调节和免疫兴奋功能。

【适应证】对蛔虫病、钩虫病、蛲虫病和粪类圆线虫病有较好疗效。由于本品单剂量有效率较高，故适于集体治疗。

【用法用量】

1. 驱蛔虫：口服，成人 1.5 ~ 2.5mg/kg，空腹或睡前顿服。小儿剂量为 2 ~ 3mg/kg。

2. 驱钩虫：口服，1.5 ~ 2.5mg/kg，每晚 1 次，连服 3 日。

3. 治疗丝虫病：口服，4～6mg/kg，分2～3次服，连服3日。

【不良反应】一般轻微。有恶心、呕吐、腹痛等，少数可出现味觉障碍、疲惫、头晕、头痛、关节酸痛、神志混乱、失眠、发热、流感样症状群、血压降低、脉管炎、皮疹、光敏性皮炎等，偶见蛋白尿，个别可见粒细胞减少、血小板减少，少数甚至发生粒细胞缺乏症（常为可逆性），常发生于风湿病或肿瘤患者。尚可引起速发型和Arthus过敏反应，可能系通过刺激T细胞而引起的特应性反应。个体病例可出现共济失调、感觉异常或视力模糊。

【禁忌】肝肾功能者、肝炎活动期、妊娠早期或原有血吸虫病者禁用。

【注意事项】

1. 类风湿关节炎患者服用本品后易诱发粒细胞缺乏症。

2. 类风湿关节炎和干燥综合征患者接受本品治疗，第一周每日50mg、第二周每日100mg、第三周每日150mg后，多数出现副作用，如红斑丘疹、关节痛加重伴肿胀、肌痛、流感症状群、失眠、神志混乱等，再予以攻击量后，上述症状又可重现。

3. FDA对本药的妊娠安全性分级为C级。

【药物相互作用】

1. 与噻嘧啶合用可治疗严重的钩虫感染，并可提高驱除美洲钩虫的效果。

2. 与噻苯哒唑合用可治疗肠道线虫混合感染。

3. 与枸橼酸乙胺嗪先后顺序应用可治疗丝虫感染。

4. 不宜与四氯乙烯合用，以免增加其毒性。

【规格】片剂：25mg；50mg。

哌嗪
Piperazine

【其他名称】哌哔嗪、驱虫灵。

【药理作用】哌嗪具有麻痹蛔虫肌肉的作用，其机制可能为哌嗪在虫体神经肌肉接头处发挥抗胆碱作用，阻断乙酰胆碱对蛔虫肌肉的兴奋作用，或改变虫体肌肉细胞膜对离子的通透性，影响神经冲动的传递，亦可抑制琥珀酸盐的产生，减少能量的供应，阻断神经肌肉接头处，使冲动不能下达，从而使蛔虫从寄生的部位脱开，随肠蠕动而排出体外。蛔虫在麻痹前不表现兴奋作用，故使用本品较安全。本品对蛔虫幼虫无作用。

【适应证】用于蛔虫和蛲虫感染。

【用法用量】

1. 驱蛔虫：成人常用量一次3～3.5g，睡前顿服，连服2日。小儿按体重一次0.15g/kg，一日量不超过3g，睡前顿服，连服2日。

2. 驱蛲虫：成人常用量一日2～2.5g，分2次服，连服7～10日。小儿按体重一日60mg/kg，分2次服，一日量不超过2g，连服7～10日。

【不良反应】

1. 本品毒性低，副作用较轻，偶可引起恶心、呕吐、腹泻、头痛、感觉异常、荨麻疹等，停药后很快消失。过敏者可发生流泪、流涕、咳嗽、眩晕、嗜睡、哮喘等。

2. 白内障形成、溶血性贫血（见于葡萄糖-6-磷酸脱氢酶缺乏者）等较罕见。

【禁忌】肝肾功能不全者、有神经系统疾病者、对本品有过敏史者禁用。

【注意事项】

1. 营养不良或贫血者应先予纠正，然后再服用本品。

2. 本品可影响血清尿酸检测结果（使数值降低）。

3. 便秘者可加服导泻剂。

4. FDA对本药的妊娠安全性分级为B级。

【药物相互作用】

1. 本品与氯丙嗪同用有可能引起抽搐，故应避免合用。

2. 与噻嘧啶合用有拮抗作用。

【规格】片剂：0.25g；0.5g。

4　抗丝虫病及抗黑热病药

乙胺嗪
Diethylcarbamazine

【其他名称】海群生、益群生。

【药理作用】本品对丝虫成虫（除盘尾丝虫外）及微丝蚴均有杀灭作用，对易感微丝蚴有两种作用：一为抑制肌肉活动，使虫体固定不动，此可能为本药哌嗪部分的过度极化作用，促进虫体由其寄居处脱开所致；二为改变微丝蚴体表膜，使之更易遭受宿主防御功能的攻击和破坏。对成虫杀灭作用的机制不详。

【适应证】用于治疗班氏丝虫、马来丝虫和罗阿丝虫感染。

【用法用量】

1. 治疗班氏丝虫病及重度感染马来丝虫病：总量 4.2g，7 日疗法。即每日 0.6g，分 2~3 次服，7 日为一疗程。间隔 1~2 个月，可应用 2~3 个疗程。

2. 治疗马来丝虫病：可用大剂量短疗程法，即 1~1.5g，夜间顿服法，也可间歇服用 2~3 疗程。

3. 治疗罗阿丝虫病：宜用小剂量，每次按体重 2mg/kg，每日 3 次，连服 2~3 周，必要时间隔 3~4 周可复治。

4. 预防：每日 5~6mg/kg，服6~7 日。

【不良反应】

1. 偶可引起食欲减退、恶心、呕吐、头晕、头痛、乏力、失眠等。治疗期间的反应多由于大量微丝蚴和成虫杀灭后释放异体蛋白所致，可有畏寒、发热、头痛、肌肉关节酸痛、皮疹、瘙痒等。偶见过敏性喉头水肿、支气管痉挛、暂时性蛋白尿、血尿、肝肿大和压痛等。

2. 成虫死亡后尚可引起局部反应如淋巴管炎、淋巴结炎、精索炎、附睾炎等，并出现结节。

【禁忌】尚不明确。

【注意事项】

1. 在重度罗阿丝虫感染者采用乙胺嗪治疗后可发生脑病和视网膜出血等。预先给肾上腺皮质激素可减少副作用。

2. 对活动性肺结核、严重心脏病、肝脏病、肾脏病、急性传染病应暂缓治疗。对儿童蛔虫感染者应先驱蛔虫，以免引起肠道蛔虫病。

3. 孕妇、哺乳期妇女应慎用。

【药物相互作用】尚不明确。

【规格】片剂：50mg；100mg。

依米丁
Emetine

【其他名称】吐根碱。

【药理作用】依米丁对阿米巴原虫滋养体有直接杀灭作用，但对其包囊则无效。其作用是通过抑制肽链的延长，而使寄生虫和哺乳动物细胞中的蛋白质合成受阻。依米丁只能杀死肠壁及组织

中的滋养体，而不能消灭肠腔中的滋养体。

【适应证】临床上用于治疗阿米巴痢疾和肠外阿米巴病如阿米巴肝脓肿等；主要用于甲硝唑或氯喹无效的患者。

【用法用量】深部皮下或肌肉注射。每日 1mg/kg，每日最大剂量不超过 60mg，每日 1 次，疗程为 4~6 天。如需第二疗程时必须间隔 6 周。

【不良反应】

1. 局部反应：注射的部位可有疼痛，有时出现坏死及蜂窝组织炎甚至脓肿。

2. 胃肠道反应：恶心、呕吐、腹泻等。

3. 神经肌肉反应：常见的有肌肉疼痛和无力，特别是四肢和颈部。有时可因全身无力而出现呼吸困难。

4. 心脏反应：低血压、心前区疼痛、心动过速和心律不齐，常是心脏受损的征象。心电图改变尤其是 T 波低平或倒置、QT 间期延长，这些变化提示心肌早期中毒的征象。

【禁忌】心脏病、肾脏病患者及孕妇禁用。

【注意事项】

1. 患者在用药期间应尽量卧床休息，在注射本药前后 2 小时必须卧床休息，注射前测血压和脉搏，血压过低或心率超过 110 次/分时暂停注射。在治疗过程中如出现以上心电图改变或传导阻滞、异位节律时要立刻停药，否则可引发心肌炎而危及生命。

2. 重症及过度衰弱患者剂量宜减半。

3. 应用本药治疗后仍需服用杀灭肠腔内虫体的药物如双碘喹啉等，以求根治。

【药物相互作用】本药的心脏毒性反应可为其他易引起心律异常的药物所加强，用药时必须注意。

【规格】注射剂：1ml：30mg；1ml：60mg。

葡萄糖酸锑钠
Stibogluconate Sodium

【其他名称】葡酸锑钠、斯锑黑克。

【药理作用】本品为五价锑化合物，在体内被还原成三价锑。药物通过选择性细胞内胞饮摄入，进入巨噬细胞的吞噬体，通过与巯基结合，对利什曼原虫产生抑制作用，然后网状内皮系统将其消灭。

【适应证】用于治疗黑热病。

【用法用量】肌肉或静脉注射。一般成人一次6ml（含五价锑0.6g），一日1次，连用6～10日；或总剂量按体重90～130mg/kg（以50kg为限），等分6～10次，每日1次。小儿总剂量按体重150～200mg/kg，分为6次，每日1次。

对敏感性较差的虫株感染，可重复1～2个疗程，间隔10～14日。对全身情况较差者，可每周注射2次，疗程3周或更长。对新近曾接受锑剂治疗者，可减少剂量。

【不良反应】

1. 有时出现恶心、呕吐、咳嗽、腹痛、腹泻现象，偶见白细胞减少。

2. 特殊反应包括肌注局部痛、肌痛和关节僵直。后期出现心电图改变，为可逆性，但可能为严重心律失常的前奏。罕见休克和突然死亡。

【禁忌】肺炎、肺结核及严重心、肝、肾疾患者禁用。

【注意事项】

1. 治疗过程中有出血倾向，出现体温突然上升或粒细胞减少、呼吸加速、剧烈咳嗽、浮肿、腹水时，应暂停注射。

2. 过期药物有变成三价锑的可能，不宜使用。

【药物相互作用】尚不明确。

【规格】注射剂：6ml（内含五价锑0.6g，约相当于葡萄糖酸锑钠1.9g）。

第三章　主要作用于神经系统的药物

1　主要作用于中枢神经系统的药物

1.1　中枢兴奋药

尼可刹米
Nikethamide

【其他名称】可拉明、二乙烟酰胺。

【药理作用】选择性兴奋延髓呼吸中枢，也可作用于颈动脉体和主动脉体化学感受器，反射性地兴奋呼吸中枢，并提高呼吸中枢对二氧化碳的敏感性，使呼吸加深加快。对血管运动中枢有微弱兴奋作用，剂量过大可引起惊厥。

【适应证】用于中枢性呼吸抑制及各种原因引起的呼吸抑制。

【用法用量】皮下注射、肌肉注射、静脉注射。成人：一次 0.25~0.5g，必要时 1~2 小时重复用药。极量一次 1.25g。小儿：6 个月以下，一次 75mg；1 岁，一次 0.125g；4~7 岁，一次 0.175g。

【不良反应】常见面部刺激症、烦躁不安、抽搐、恶心、呕吐等。大剂量时可出现血压升高、心悸、出汗、面部潮红、呕吐、震颤、心律失常、惊厥甚至昏迷。

【禁忌】抽搐及惊厥患者禁用。

【注意事项】

1. 作用时间短暂，应视病情间隔给药。

2. 对孕妇及哺乳的影响尚不明确。

【药物相互作用】与其他中枢兴奋药合用，有协同作用，可引起惊厥。

【规格】注射液：1.5ml：0.375g；2ml：0.5g。

洛贝林
Lobeline

【其他名称】祛痰菜碱、山梗菜碱。

【药理作用】可刺激颈动脉体和主动脉体化学感受器（均为 N_1 受体），反射性地兴奋呼吸中枢而使呼吸加快，但对呼吸中枢并无直接兴奋作用。对迷走神经中枢和血管运动中枢也同时有反射性的兴奋作用；对自主神经节先兴奋而后阻断。

【适应证】主要用于各种原因引起的中枢性呼吸抑制。临床上常用于新生儿窒息，一氧化碳、阿片中毒等。

【用法用量】

1. 静脉注射：①成人：常用量：成人一次 3mg；极量：一次 6mg，一日 20mg。②儿童：小儿一次 0.3~3mg，必要时每隔 30 分钟可重复使用；新生儿窒息可注入脐静脉 3mg。

2. 皮下或肌肉注射：①成人：常用量：成人一次 10mg；极量：一次 20mg，一日 50mg。②儿童：一次 1~3mg。

【不良反应】可有恶心、呕吐、呛咳、头痛、心悸等。大剂量用药，可出现心动过缓，剂量继续增大可出现心动过速、传导阻滞、呼吸抑制甚至惊厥。

【注意事项】静脉给药应缓慢。对孕妇及哺乳的影响尚不明确。

【药物相互作用】尚不明确。

【规格】注射液：1ml：3mg；1ml：10mg。

贝美格
Bemegride

【其他名称】美解眠。

【药理作用】能直接兴奋呼吸中枢及血管运动中枢，使呼吸增加，血压微升。

【适应证】用于巴比妥类及其他催眠药的中毒，也用于减小硫喷妥钠麻醉深度，以加快其苏醒。

【用法用量】

1. 静脉注射：每 3~5 分钟注射 50mg，至病情改善或出现中毒症状。

2. 静脉滴注：每次 50mg，临用前加 5% 葡萄糖注射液 250~500ml 稀释后静脉滴注。

【不良反应】可引起恶心、呕吐。

【禁忌】吗啡中毒者禁用。

【注意事项】

1. 静脉注射或静脉滴注速度不宜过快，以免产生惊厥。

2. 对孕妇及哺乳的影响尚不明确。

【药物相互作用】尚不明确。

【规格】注射液：10ml：50mg；20ml：50mg。

多沙普仑
Doxapram

【其他名称】二苯吗啉吡酮、吗啉吡咯酮。

【药理作用】呼吸兴奋剂，作用比尼可刹米强。小量时通过颈动脉体化学感受器反射性兴奋呼吸中枢，大量时直接兴奋延髓呼吸中枢，使潮气量加大，呼吸频率增快有限。大剂量兴奋脊髓及脑干，但对大脑皮层似无影响，在阻塞性肺疾病患者发生急性通气不全时，应用此药后，潮气量、血二氧化碳分压、氧饱和度均有改善。

【适应证】用于呼吸衰竭。

【用法用量】

1. 静脉注射：按体重一次 0.5 ~ 1mg/kg，不超过 1.5mg/kg，如需重复给药，至少间隔 5 分钟。每小时用量不宜超过 300mg。

2. 静脉滴注：按体重一次 0.5 ~ 1mg/kg，临用前加葡萄糖氯化钠注射液稀释后静脉滴注，直至获得疗效，总量不超过一日 3g。

【不良反应】

1. 可见头痛、无力、呼吸困难、心律失常、恶心、呕吐、腹泻、尿潴留、胸痛、胸闷、血压升高等，用药局部可发生血栓性静脉炎。

2. 少见呼吸频率加快、喘鸣、精神紊乱、呛咳、眩晕、畏光、出汗、感觉奇热等。

【禁忌】惊厥、癫痫、重度高血压、嗜铬细胞瘤、甲状腺功能亢进、冠心病、颅内高压、严重肺部疾病患者禁用。

【注意事项】

1. 用药时常规测定血压和脉搏，以防止药物过量。

2. 静脉注射漏到血管外或静脉滴注时间太长，均能导致血栓静脉炎或局部皮肤刺激。

3. 剂量过大时，可引起心血管不良反应，如血压升高、心率加快甚至出现心律失常。

4. 静脉滴注速度不宜太快，否则可引起溶血。

5. 孕妇慎用。FDA 对本药的妊娠安全性分级为 B 级。

6. 本品是否经乳汁分泌尚不清楚，哺乳期妇女慎用。

7. 12 岁以下儿童用药的有效性和安全性尚未明确，应慎用。

【药物相互作用】

1. 能促使儿茶酚胺的释放增多，在全麻药如氟烷、异氟烷等停用 10 ~ 20 分钟后，才能使用。

2. 与咖啡因、哌醋甲酯、匹莫林、肾上腺素受体激动药等合用，可能出现紧张、激动、失眠甚至惊厥或心律失常。

3. 与单胺氧化酶抑制药丙卡巴肼以及升压药合用时，可使血压明显升高。

4. 与碳酸氢钠合用，本品血药浓度升高，毒性明显增强。

5. 肌松药可使本品的中枢兴奋作用暂不体现。

【规格】注射液：5ml：0.1g。

二甲弗林
Dimefline

【其他名称】回苏灵。

【药理作用】对呼吸中枢有较强兴奋作用，作用强度约为尼可刹米的 100 倍。用药后可见肺换气量明显增加，二氧化碳分压下降。

【适应证】常用于麻醉、催眠药物所引起的呼吸抑制，各种疾病引起的中枢性呼吸衰竭，以及手术、外伤等引起的虚脱和休克。

【用法用量】

1. 口服：一次 8 ~ 16mg，一日 2 ~ 3 次。

2. 肌肉注射：一次 8mg。

3. 静脉注射：一次 8 ~ 16mg，临用前加 5% 葡萄糖注射液稀释后缓慢注射。

4. 静脉滴注：一般一次 8 ~ 16mg；用于重症病人，一次 16 ~ 32mg。临用前加氯化钠注射液或 5% 葡萄糖注射液稀释后静脉滴注。

【不良反应】恶心、呕吐及皮肤烧灼感等。

【禁忌】

1. 有惊厥病史者、肝肾功能不全者禁用。

2. 孕妇及哺乳期妇女禁用。

【注意事项】

1. 安全范围较窄，剂量掌握不当易致抽搐或惊厥。

2. 儿童大剂量易发生抽搐或惊厥，应谨慎。

3. 老年患者慎用。

4. 静脉给药速度应缓慢。

【药物相互作用】尚不明确。

【规格】片剂：8mg。注射液：2ml：8mg。

甲氯芬酯
Meclofenoxate

【其他名称】氯酯醒、遗尿丁。

【药理作用】能促进脑细胞的氧化还原代谢，增加对糖类的利用，对中枢抑制患者有兴奋作用。

【适应证】外伤性昏迷、酒精中毒、新生儿缺氧症、儿童遗尿症。

【用法用量】

1. 口服：成人一次 0.1～0.2g，一日 3 次；儿童一次 0.05～0.1g，一日 3 次。

2. 静脉注射或静脉滴注：临用前用注射用水或 5% 葡萄糖注射液稀释成 5%～10% 溶液使用。成人一次 0.1～0.25g，一日 3 次；儿童一次 60～100mg，一日 2 次，可注入脐静脉。

3. 肌肉注射：成人昏迷状态一次 0.25g，每 2 小时 1 次；新生儿缺氧症一次 60mg，每 2 小时 1 次。

【不良反应】胃部不适、兴奋、失眠、倦怠、头痛。

【禁忌】精神过度兴奋、有锥体外系症状患者及对本品过敏者禁用。

【注意事项】

1. 高血压患者慎用。

2. 孕妇及哺乳期妇女用药安全性尚不明确。

【药物相互作用】尚不明确。

【规格】胶囊剂：0.1g。注射液：0.1g；0.25g。

吡硫醇
Pyritinol

【其他名称】脑复新。

【药理作用】脑代谢改善药，系维生素 B_6 的衍生物。能促进脑内葡萄糖及氨基酸代谢，改善全身同化作用；可增加颈动脉血流量，增强脑功能。对边缘系统和网状结构亦有一定作用。

【适应证】适用于脑外伤后遗症、脑炎及脑膜炎后遗症头晕头胀、失眠、记忆力减退、注意力不集中、情绪变化等症状的改善；亦用于脑动脉硬化、老年痴呆性精神症状。

【用法用量】

1. 口服：成人每次 0.1～0.2g，一日 3 次；儿童每次 0.05～0.1g，一日 3 次。

2. 静脉滴注：每日 0.2～0.4g。

【不良反应】偶可引起恶心、头痛、眩晕、皮疹，注射部位可出现静脉炎、疼痛，停药后即可恢复。

【注意事项】

1. 因动物实验有引起第二代动物唇裂的倾向，故孕妇慎用。

2. 本品在乳汁中浓度较高，哺乳期妇女应慎用。

3. 静脉滴注不宜过快。

【药物相互作用】尚不明确。

【规格】片剂、胶囊剂：0.1g。注射用吡硫醇：0.1g；0.2g。

胞磷胆碱
Citicoline

【其他名称】胞二磷胆碱。

【药理作用】核苷衍生物，通过降低脑血管阻力，增加脑血流而促进脑物质代谢，改善脑循环。另外，可增强脑干网状结构上行激活系统的机能，增强锥体系统的机能，改善运动麻痹，故对促进大脑功能的恢复和促进苏醒，有一定作用。

【适应证】用于急性颅脑外伤和脑手术后意识障碍。

【用法用量】

1. 静脉滴注：一日 0.25～0.5g，用 5% 或 10% 葡萄糖注射液稀释后缓缓滴注，每 5～10 日为一疗程。

2. 静脉注射：每次 100～200mg。

3. 肌肉注射：一日 0.1～0.3g，分 1～2 次注射。

【不良反应】对人及动物均无明显的毒性作用，对呼吸、脉搏、血压无影响。偶有一过性血压下降、失眠、兴奋及给药后发热等，停药后即可消失。

【注意事项】

1. 对伴有脑出血、脑水肿和颅内压增高的严重急性颅脑损伤患者，癫痫及低血压患者慎用。

2. 颅内出血急性期，不宜大剂量（单剂500mg以上）应用。

3. 滴注速度应缓慢，以免引起血压升高和心悸等。

4. 肌注一般不采用，若用时应经常更换注射部位。

5. 孕妇及哺乳期妇女用药安全性尚不明确，应慎用。

【药物相互作用】

1. 用于抗震颤麻痹病人时，不宜与左旋多巴合用，否则可引起肌僵直恶化。

2. 与脑多肽合用，对改善脑功能有协同作用。

【规格】注射液：0.25g。

细胞色素 C
Cytochrome C

【药理作用】是存在于细胞线粒体中的一种以铁卟啉为辅基的蛋白质。药用制剂是从动物心脏或酵母中分离出来的。细胞色素是呼吸链的一环。各种细胞色素按一定顺序排列组成细胞色素体系，其分子中的 Fe^{3+} 在有关酶的作用下，能进行可逆的氧化还原反应，担负传递电子的作用，是细胞呼吸所不可缺少的。

细胞色素 C 不能透过细胞膜，因此对正常人无作用，但当组织缺氧时，细胞膜通透性增高，外源性制剂即能进入细胞内，从而发挥其纠正细胞呼吸和物质代谢作用。

【适应证】用于各种组织缺氧急救的辅助治疗，如一氧化碳中毒、催眠药中毒、氰化物中毒、新生儿窒息、严重休克期缺氧、脑血管意外、脑震荡后遗症、麻醉及肺部疾病引起的呼吸困难和各种心脏疾患引起的心肌缺氧的治疗。

【用法用量】

1. 口服：成人一次 20mg，一日 3 次。

2. 静脉注射或滴注：一次 15～30mg，视病情轻重一日 1～2 次，每日 30～60mg。静脉注射时，加 25% 葡萄糖注射液 20ml 混匀后缓慢注射。也可用 5%～10% 葡萄糖注射液或 0.9% 氯化钠注射液稀释后静脉滴注。

【不良反应】偶见皮疹等过敏反应，也可因制剂不纯，混有热原而引起热原反应。口服偶尔还会出现消化道反应。

【禁忌】对本品过敏者禁用。

【注意事项】

1. 为异体蛋白，用药前需做过敏试验。皮试划痕法系用 0.03% 溶液 1 滴，滴于前臂屈侧皮肤上，用针在其上刺扎一下（单刺）或多下（多刺），至少量出血程度。皮内注射法系用 0.03mg/ml 溶液 0.03～0.05ml 皮内注射。均观察 15～20 分钟，单刺者局部红晕直径 10mm 以上或丘疹直径 7mm 以上，多刺和皮内注射者红晕直径 15mm 以上或丘疹直径 10mm 以上为阳性。皮试阳性者禁用。

2. 中止用药后再继续用药时，过敏反应尤易发生，须再做皮试，且应用用药量较小的皮内注射法。

3. 严禁与酒同时服用。

4. 孕妇及哺乳期妇女用药的安全性尚不明确。

【药物相互作用】尚不明确。

【规格】肠溶片：10mg。注射液：2ml：15mg。注射用细胞色素 C（冻干型）：15mg。

1.2 镇痛药

吗啡
Morphine

【药理作用】阿片受体激动剂，有强大的镇痛作用，同时也有明显的镇静作用，并有镇咳作用（因其可致成瘾而不用于临床）。对呼吸中枢有抑制作用，使其对二氧化碳张力的反应性降低，过量可致呼吸衰竭而死亡。兴奋平滑肌，增加肠道平滑肌张力引起便秘，并使胆道、输尿管、支气管平滑肌张力增加。可使外周血管扩张，尚有缩瞳、镇吐等作用（因其可致成瘾而不用于临床）。

【适应证】适用于其他镇痛药无效的急性锐痛，如严重创伤、战伤、烧伤、晚期癌症等疼痛。心肌梗死而血压尚正常者，应用本品可使病人镇静，并减轻心脏负担。应用于心源性哮喘可使肺水肿症状暂时有所缓解。麻醉和手术前给药可保持病人宁静进入嗜睡状态。因对平滑肌的兴奋作用较强，故不能单独用于内脏绞痛（如胆、肾绞痛等），而应与阿托品等有效的解痉药合用。

根据世界卫生组织和国家食品药品监督管理局提出的癌痛治疗三阶梯方案的要求，吗啡是治疗重度癌痛的代表性药物。注射液不适宜慢性重度癌痛病人长期使用。

【用法用量】

1. 普通片：首次剂量范围可较大，每日 3~6 次，临睡前一次剂量可加倍。①常用量：一次 5~15mg，一日 15~60mg。②极量：一次 30mg，一日 100mg。③对于重度癌痛病人，应按时口服，个体化给药，逐渐增量，以充分缓解癌痛。

2. 缓释片、控释片：必须整片吞服，不可掰开或嚼碎。成人每隔 12 小时服用 1 次，用量应根据疼痛的严重程度、年龄及服用镇痛药史决定应用药剂量，个体间可存在较大差异。最初应用者，宜从每 12 小时服用 10mg 或 20mg 开始，根据镇痛效果调整剂量，以达到缓解疼痛的目的。

3. 注射液：①皮下注射：成人常用量：一次 5~15mg，一日 15~40mg。极量：一次 20mg，一日 60mg。②静脉注射：成人镇痛时常用量 5~10mg。用作静脉全麻按体重不得超过 1mg/kg，不够时加用作用时效短的本类镇痛药，以免苏醒迟延、术后发生血压下降和长时间呼吸抑制。③手术后镇痛注入硬膜外间隙，成人自腰脊部位注入，一次极限 5mg，胸脊部位应减为 2~3mg，按一定的间隔可重复给药多次。注入蛛网膜下腔，一次 0.1~0.3mg。原则上不再重复给药。④对于重度癌痛病人，首次剂量范围较大，每日 3~6 次，以预防癌痛发生及充分缓解癌痛。

【不良反应】

1. 心血管系统：可致外周血管扩张，产生直立性低血压，偶可产生轻度心动过缓或心动过速。鞘内和硬膜外给药可致血压下降。

2. 呼吸系统：可能会导致某些患者（开胸术后）出现肺不张和感染。少见支气管痉挛和喉头水肿。严重的可抑制呼吸甚至出现呼吸停止。

3. 精神神经系统：可出现嗜睡、注意力分散、思维能力减弱、表情淡漠、抑郁、烦躁不安、惊恐畏惧、视力减退、视物模糊或复视，甚至妄想、幻觉。

4. 胃肠道：常见恶心、呕吐、便秘、腹部不适、腹痛、胆绞痛、胆管内压上升等。

5. 泌尿系统：可见少尿、尿频、尿急、排尿困难。

6. 戒断症状：对本品成瘾或有依赖性的患者，突然停用或给予麻醉拮抗剂可出现戒断症状。

【禁忌】

1. 呼吸抑制已显示紫绀、颅内压增高和颅脑损伤、支气管哮喘、肺源性心脏病代偿失调、甲状腺功能减退、皮质功能不全、前列腺肥大、排尿困难及严重肝功能不全、休克尚未纠正控制前、炎性肠梗阻等病人禁用。

2. 孕妇、临盆产妇及哺乳期妇女禁用。

【注意事项】

1. 未明确诊断的疼痛，尽可能不用本品，以免掩盖病情，贻误诊断。

2. 可干扰对脑脊液压升高的病因诊断，这是本品使二氧化碳滞留，脑血管扩张的结果。

3. 可使血浆淀粉酶和脂肪酶均升高，可持续 24 小时。

4. 对血清碱性磷酸酶、丙氨酸氨基转移酶、门冬氨酸氨基转移酶、胆红素、乳酸脱氢酶等测定有一定影响，应在本品停药 24 小时以上方可进行以上项目测定，以防可能出现假阳性。

5. 因对平滑肌的兴奋作用较强，故不能单独用于内脏绞痛（如胆、肾绞痛），而应与阿托品等有效的解痉药合用，单独使用反使绞痛加剧。

8. 应用大量吗啡进行静脉全麻时，常和神经安定药并用，诱导中可发生低血压，手术开始遇到外科刺激时血压又会骤升，应及早对症处理。

9. 吗啡注入硬膜外间隙或蛛网膜下腔后，应监测呼吸和循环功能，前者 24 小时，后者 12 小时。

10. 可通过胎盘屏障到达胎儿体内，致胎儿成瘾，能对抗催产素对子宫的兴奋作用而延长产程，故禁用于孕妇、临盆产妇。FDA 对本药的妊娠安全性分级为 D 级。

11. 少量经乳汁排出，禁用于哺乳期妇女。

12. 在儿童体内清除缓慢，半衰期长，易致呼吸抑制，慎用。

13. 在老人体内清除缓慢，半衰期长，易致呼吸抑制，慎用。

14. 连用 3~5 天即产生耐受性，1 周以上可成瘾，故不宜长期使用，但在慢性癌痛的第三阶梯用药时例外。

15. 注射液不得与氨茶碱、巴比妥类药钠盐等碱性液、溴或碘化合物、碳酸氢盐、氧化剂（如高锰酸钾）、植物收敛剂、氢氯噻嗪、肝素钠、苯妥英钠、呋喃妥因、新生霉素、甲氧西林、氯丙嗪、异丙嗪、哌替啶、磺胺嘧啶、磺胺甲基异噁唑以及铁、铝、镁、银、锌化合物等接触或混合，以免发生混浊甚至出现沉淀。

【药物相互作用】

1. 与吩噻嗪类、镇静催眠药、单胺氧化酶抑制剂、三环抗抑郁药、抗组织胺药等合用，可加剧及延长吗啡的抑制作用。

2. 可增强香豆素类药物的抗凝血作用。

3. 与西咪替丁合用，可能引起呼吸暂停、精神错乱、肌肉抽搐等。

4. 可增强硫酸镁静脉给药后的中枢抑制作用。

5. 可增强氮芥、环磷酰胺的毒性。

6. 静脉注射或肌肉注射可增强筒箭毒碱的神经肌肉阻断作用。

7. 与 M 胆碱受体阻断药合用，便秘可加重，并可增加麻痹性肠梗阻和尿潴留的危险性。

8. 降压药、利尿药与本药合用，可发生直立性低血压。

【规格】片剂：5mg；10mg。缓释片、控释片：10mg；30mg。注射液：0.5ml：5mg；1ml：10mg。

哌替啶
Pethidine

【其他名称】度冷丁。

【药理作用】阿片受体激动剂，是人工合成的强效镇痛药。与吗啡相似，通过激动中枢神经系统的 μ 及 κ 受体而产生镇痛、镇静作用，效力约为吗啡的 1/10～1/8，但维持时间较短；具呼吸抑制作用，无吗啡的镇咳作用。能短时间提高胃肠道括约肌及平滑肌的张力，减少胃肠蠕动，但引起便秘及尿潴留发生率低于吗啡。对胆道括约肌的兴奋作用使胆道压力升高，但亦较吗啡弱。有轻微的阿托品样作用，可引起心率增快。

【适应证】适用于各种剧痛，如创伤性疼痛、手术后疼痛；麻醉前用药，局麻及静吸复合麻醉辅助用药等。对内脏绞痛应与阿托品配伍应用。用于分娩止痛时，须监护对新生儿的抑制呼吸作用。麻醉前给药、人工冬眠时，常与氯丙嗪、异丙嗪组成人工冬眠合剂应用。用于心源性哮喘，有利于肺水肿的消除。

慢性重度疼痛的晚期癌症病人不宜长期使用。

【用法用量】

1. 片剂：镇痛：成人常用量：一次 50～100mg，一日 200～400mg；极量：一次 150mg，一日 600mg。小儿一次 1.1～1.76mg/kg。对于重度癌痛病人，首次剂量视情况可以大于常规剂量。

2. 注射液

（1）镇痛：成人肌肉注射常用量：一次 25～100mg，一日 100～400mg；极量：一次 150mg，一日 600mg。静脉注射：成人一次 0.3mg/kg。

（2）分娩镇痛：阵痛开始时肌肉注射，常用量：25～50mg，每 4～6 小时按需重复；极量：一次 50～75mg。

（3）麻醉用药：麻醉前用药，30～60 分钟前按体重肌肉注射 1～2mg/kg。麻醉维持中，按 1.2mg/kg 计算 60～90 分钟总用量，配成稀释液，成人一般每分钟静滴 1mg，小儿滴速相应减慢。

（4）小儿基础麻醉：在硫喷妥钠 3～5mg/kg 应用 10～15 分钟后，追加哌替啶 1mg/kg 加异丙嗪 0.5mg/kg，稀释至 10ml 缓慢静注。

（5）手术后镇痛：硬膜外间隙注药，24 小时总用量按 2.1～2.5mg/kg。

（6）晚期癌症病人解除中重度疼痛：应个体化给药，剂量可较常用量为大，应逐渐增加剂量，直至疼痛满意缓解，但不提倡使用。

【不良反应】

1. 可出现轻度的眩晕、出汗、口干、恶心、呕吐、心动过速及直立性低血压等。

2. 治疗剂量时可出现脑脊液压力升高、胆管内压升高。静脉注射后可出现外周血管扩张、血压下降。

3. 严重时可出现呼吸困难、焦虑、兴奋、疲倦、排尿困难、尿痛、震颤、发热、咽痛。

【禁忌】室上性心动过速、颅脑损伤、颅内占位性病变、慢性阻塞性肺疾患、支气管哮喘、严重肺功能不全等禁用。

【注意事项】

1. 肝功能损伤者、甲状腺功能不全者、老年人慎用。

2. 未明确诊断的疼痛，尽可能不用本品，以免掩盖病情贻误诊治。

3. 务必在单胺氧化酶抑制药（如呋喃唑酮、丙卡巴肼等）停用 14 天以上方可给药，而且应先试用小剂量（1/4 常用量），否则会发生难以预料的严重的并发症，临床表现为多汗、肌肉僵直、血压先升高后剧降、呼吸抑制、紫绀、昏迷、高热、惊厥，终致循环衰竭而死亡。

4. 注意勿将药液注射到外周神经干附近，否则产生局麻或神经阻滞。

5. 能通过胎盘屏障，用于产妇分娩镇痛时剂量应酌减。FDA 对本药的妊娠安全性分级为 C 级，长期或大剂量使用时的妊娠安全性分级为 D 级。

6. 能分泌入乳汁，哺乳期间使用时剂量应酌减。

7. 1 岁以内小儿通常不应静脉注射本品或行人

工冬眠，婴幼儿慎用。

8. 耐受性和成瘾性介于吗啡和可待因之间，通常连续使用不能超过 10 天，否则易产生耐受性。

9. 可使血浆淀粉酶和脂肪酶均升高。

10. 对血清碱性磷酸酶、丙氨酸氨基转移酶、门冬氨酸氨基转移酶、胆红素、乳酸脱氢酶等测定有一定影响，应在本品停药 24 小时以上方可进行以上项目测定，以防可能出现假阳性。

【药物相互作用】

1. 与芬太尼因化学结构有相似之处，两药可有交叉敏感。

2. 能使香豆素、茚满二酮等抗凝药物增效，并用时后者应按凝血酶原时间而酌减。

3. 吩噻嗪类药、巴比妥类药、三环抗抑郁药、硝酸酯类抗心绞痛药等可增强本品作用。

4. 与西咪替丁合用，可能引起意识混乱、定向障碍和气喘等。

5. 可增强硫酸镁静脉给药后的中枢抑制作用。

6. 与 M 胆碱受体阻断药合用，便秘可加重，并可增加麻痹性肠梗阻和尿潴留的危险性。

7. 降压药、利尿药与本药合用，可发生直立性低血压。

8. 与全麻药、局麻药（静脉给药）、吩噻嗪类中枢抑制药及三环类抗抑郁药合用，呼吸抑制和（或）低血压可更明显，便秘发生率上升，药物依赖性也更容易产生。

9. 注射液不能与氨茶碱、巴比妥类药钠盐、肝素钠、碘化物、碳酸氢钠、苯妥英钠、磺胺嘧啶、磺胺甲噁唑、甲氧西林配伍，否则发生浑浊。

【规格】片剂：25mg；50mg。注射液：1ml：50mg；2ml：100mg。

美沙酮
Methadone

【其他名称】阿米酮、非那酮。

【药理作用】人工合成阿片受体激动剂。起效慢，作用时间长。镇痛效能与吗啡相当；能产生呼吸抑制、镇咳、降温、缩瞳的作用，但欣快作用不如吗啡；镇静作用较弱，但重复给药仍可引起明显的镇静作用。其特点为口服有效，抑制吗啡成瘾者的戒断症状的作用期长，重复给药仍有效。耐受性及成瘾发生较慢，戒断症状略轻，但脱瘾较难。

【适应证】

1. 适用于慢性疼痛。对急性创伤疼痛少用。

2. 用于各种阿片类药物的戒毒治疗，尤其是用于海洛因依赖，也用于吗啡、阿片、哌替啶、二氢埃托啡等的依赖。

【用法用量】

1. 片剂：①疼痛：成人每次 5～10mg，一日 10～15mg；极量：一次 10mg，一日 20mg。②脱瘾治疗：剂量应根据戒断症状严重程度和病人躯体状况及反应而定。开始剂量 15～20mg，可酌情加量。剂量换算为 1mg 美沙酮替代 4mg 吗啡、2mg 海洛因、20mg 哌替啶。

2. 注射液：肌肉注射或皮下注射。三角肌注射血浆峰值高，作用出现快，因此可采用三角肌注射。每次 2.5～5mg，一日 10～15mg。极量：一次 10mg，一日 20mg。

【不良反应】

1. 主要有性功能减退，男性服用后精液减少，且可有乳腺增生。

2. 亦有眩晕、恶心、呕吐、出汗、嗜睡等，也可引起便秘及药物依赖。

3. 可使脑脊液压力升高。

4. 能促使胆道括约肌收缩，使胆管系的内压上升。

【禁忌】

1. 呼吸功能不全者禁用。

2. 妊娠、分娩期间禁用。

【注意事项】

1. 注射液仅供皮下或肌肉注射，不得静注，能释放组胺，忌作麻醉前和麻醉中用药。

2. 妊娠期间本药能渗透过胎盘屏障，引起胎儿染色体变异，死胎和未成熟新生儿多。本药成瘾的产妇所分娩的新生儿，常出现迟延的戒断症状，在出生后 6～7 天才发现，持续 6～17日不等，这些新生儿尿内药物浓度，可 10～16 倍于血液，又常伴有低血糖，处理上有一定困难。

3. 对哺乳期妇女用药的安全性尚不明确。

4. 可使血浆淀粉酶和脂肪酶均升高。

5. 对血清碱性磷酸酶、丙氨酸氨基转移酶、门冬氨酸氨基转移酶、胆红素、乳酸脱氢酶等测定有一定影响，应在本品停药 24 小时以上方可进行以上项目测定，以防可能出现假阳性。

【药物相互作用】

1. 氟伏沙明和氟康唑可增加本品的血药浓度

2. 异烟肼、吩噻嗪类、尿液碱化剂可减少本品的排泄，合用时会酌情减量。

3. 与其他镇痛药、镇静催眠药、抗抑郁药等合用时，可加强这些药物的作用。

4. 与抗高血压药合用，可致血压下降过快，严重的可发生昏厥。

5. 苯妥英钠和利福平等能促使肝细胞微粒体酶的活性增强，因而本品在体内的降解代谢加快，用量应相应增加。

6. 注射液与碱性液、氧化剂、糖精钠以及苋菜红等接触，药液显混浊。

7. 与女性避孕药同用，可终日疲倦乏力。

8. 与颠茄合用，可发生严重便秘。

【规格】片剂：2.5mg。注射液：1ml：5mg。

芬太尼
Fentanyl

【药理作用】强阿片类镇痛药。镇痛作用机制与吗啡相似，为阿片受体激动剂，作用强度为吗啡的 60 ~ 80 倍。与吗啡和哌替啶相比，本品作用迅速，维持时间短，不释放组胺，对心血管功能影响小，能抑制气管插管时的应激反应。本品对呼吸的抑制作用弱于吗啡，但静脉注射过快则易抑制呼吸。纳洛酮等能拮抗本品的呼吸抑制和镇痛作用。有成瘾性。

【适应证】

1. 用于麻醉前、中、后的镇静与镇痛，是目前复合全麻中常用的药物。①用于麻醉前给药及诱导麻醉，并作为辅助用药与全麻药及局麻药合用于各种手术。氟哌利多 2.5mg 和本品 0.05mg 的混合液，麻醉前给药，能使病人安静，对外界环境漠不关心，但仍能合作。②用于手术前、后及手术中等各种剧烈疼痛。

2. 用于治疗中度到重度慢性疼痛。

【用法用量】

1. 注射液

（1）静脉注射：成人全麻时初量：①小手术 0.001 ~ 0.002mg/kg（以芬太尼计，下同）。②大手术 0.002 ~ 0.004mg/kg。③体外循环心脏手术时按 0.02 ~ 0.03mg/kg 计算全量，维持量可每隔 30 ~ 60 分钟给予初量的一半或连续静滴，一般每小时 0.001 ~ 0.002mg/kg。④全麻同时吸入氧化亚氮时 0.001 ~ 0.002mg/kg。⑤局麻镇痛不全，作为辅

助用药时 0.0015 ~ 0.002mg/kg。

（2）肌肉注射：成人：麻醉前用药或手术后镇痛，按 0.0007 ~ 0.0015mg/kg 肌肉或静脉注射。小儿：镇痛，2 岁以下无推荐剂量，2 ~ 12 岁按 0.002 ~ 0.003mg/kg 肌肉或静脉注射。

（3）硬膜外给药：成人手术后镇痛，初量 0.1mg，加氯化钠注射液稀释到 8ml，每 2 ~ 4 小时可重复，维持量每次为初量的一半。

2. 贴剂：剂量应根据患者的个体情况而决定，并应在给药后定期进行剂量评估。

应在躯干或上臂未受刺激及未受辐射的平整皮肤表面上贴用。最好选择无毛发部位，如有毛发，应在使用前剪除（勿用剃须刀剃除）。在使用前可用清水清洗贴用部位，不能使用肥皂、油剂、洗剂或其他有机溶剂，因其可能会刺激皮肤或改变皮肤的性质。在使用本贴剂前皮肤应完全干燥。

应在打开密封袋后立即使用。在使用时需用手掌用力按压 2 分钟，以确保贴剂与皮肤完全接触，尤其应注意其边缘部分。

可以持续贴用 72 小时。在更换贴剂时，应更换粘贴部位。几天后才可在相同的部位重复贴用。

（1）初始剂量选择：初始剂量应依据患者使用阿片类药物的既往史确定，包括对阿片类药物的耐受性、患者的身体状况和医疗状况。

未使用过阿片类药物的患者，应以最低剂量 25μg/h 为起始剂量。

使用过阿片类药物的患者，应按下述方法将口服或肠外给药转换为芬太尼贴剂。①计算前 24 小时镇痛药用量。②应用表 1 将上述用量转换为等效的口服吗啡剂量。表 1 中所有肌肉注射和口服剂量相当于肌注吗啡 10mg 的等效镇痛剂量。③表 2 列出了根据 24 小时口服吗啡的剂量范围折算出的剂量。

表1　镇痛作用等效转换参考

药物名称	等效镇痛剂量（mg）	
	肌注 *	口服
吗啡	10	30（若为重复给药）＊＊
		60（若为单次或间歇给药）
氢吗啡酮	1.5	7.5
美沙酮	10	20
羟考酮	15	30
左啡诺	2	4

续表

药物名称	等效镇痛剂量（mg）	
	肌注*	口服
羟吗啡酮	1	10（直肠给药）
哌替啶	75	－
可待因	130	200
丁丙诺啡	0.4	0.8（舌下含服）

＊依据一项将上述药物的肌注剂量与吗啡相比确定相对强度的单次剂量研究。口服推荐剂量来自于胃肠外或口服途径的转换。

＊＊根据对慢性疼痛患者治疗的临床经验，吗啡的口服与肌注作用强度比为1∶3。

表2　根据吗啡每日口服剂量折算出的本品推算剂量＊

24小时口服吗啡剂量（mg）	芬太尼贴剂（μg）
<135	25
135～224	50
225～314	75
315～404	100
405～494	125
495～584	150
585～674	175
675～764	200
765～854	225
855～944	250
945～1034	275
1035～1124	300

＊在临床试验中以口服吗啡日剂量范围为基础转换芬太尼贴剂。

不能在使用芬太尼贴剂后的24小时内即评价其最佳镇痛效果。这是因为在使用本贴剂最初24小时内血清芬太尼的浓度逐渐升高。在首次使用贴剂时，应逐渐停止以前的镇痛治疗直至芬太尼产生镇痛效果。

（2）剂量的调整及维持治疗：每72小时应更换一次贴剂。应根据个体情况调整剂量直至达到足够的镇痛效果。如果镇痛不足，可在初次使用后每3天进行一次剂量调整。剂量增加的幅度通常为25μg/h。但同时应考虑附加的其他疼痛治疗（口服吗啡90mg/d≈芬太尼25μg/h）及患者的疼痛状态。当剂量大于50μg/h时，可以使用一片以上的贴剂。患者可能定时需要短效镇痛药，以缓解突发性疼痛。在芬太尼剂量超过300μg/h时，一些患者可能需要增加或改变阿片类药物的用药方法。

（3）治疗的终止：去除贴剂后，由于芬太尼浓度逐渐降低，应逐渐开始其他阿片类药物的替代治疗，并从低剂量起始，缓慢加量。一般来说，任何阿片类镇痛药都应逐步停药，以避免出现戒断症状。一些患者在更换药品或剂量调整时可能出现阿片类药物戒断症状。

【不良反应】

1. 一般不良反应为眩晕、视物模糊、恶心、呕吐、低血压、胆道括约肌痉挛、喉痉挛及出汗等。偶有肌肉抽搐。

2. 严重副反应为呼吸抑制、窒息、肌肉僵直及心动过缓，如不及时治疗，可发生呼吸停止、循环抑制及心脏停搏等。

3. 使用透皮贴剂进行镇痛时，有引起死亡和由于本品过量而导致的其他严重不良反应的报道；也可出现局部皮肤反应，如发红等。

4. 能促使胆道括约肌收缩，使胆管系的内压上升。

5. 可使脑脊液压力升高。

6. 本品有成瘾性，但较哌替啶轻。轻度的戒断症状有呵欠、打喷嚏、流涕、冒汗、食欲缺乏；中度为神经过敏、难以入眠、恶心呕吐、腹泻、全身疼痛、原因不明的低热；严重时表现为激动、不安、发抖、震颤、胃痉挛痛、心动过速、极度疲乏等，最终可导致虚脱。

【禁忌】

1. 支气管哮喘、呼吸抑制、对本品特别敏感的病人以及重症肌无力病人禁用。

2. 2岁以下儿童禁用。

3. 禁止与单胺氧化酶抑制剂（如苯乙肼、帕吉林等）合用。

4. 贴剂不应用于急性或手术后疼痛的治疗，因为在这种情况下不能在短期内调整芬太尼的用量，并且可能会导致严重的或威胁生命的通气不足。

【注意事项】

1. 心律失常、肝肾功能不良、慢性阻塞性肺疾病、呼吸储备力降低及脑外伤昏迷、颅内压增高、脑肿瘤等易陷入呼吸抑制的病人慎用。

2. 务必在单胺氧化酶抑制药停用14天以上方可给药，而且应先试用小剂量（1/4常用量），否则会发生难以预料的、严重的并发症，临床表现为多汗、肌肉僵直、血压先升高后剧降、呼吸抑制、发绀、昏迷、高热、惊厥，终致循环虚脱而死亡。

3. 因为血清芬太尼浓度在停止使用贴剂17（13～22）小时后降低大约50%，所以出现严重不良反应的患者应在停止使用后继续观察24小时。

4. 不能将贴剂分拆、切割或以任何其他方式损坏，因为这样会导致芬太尼的释放失控。

5. 注射液有一定的刺激性，不得误入气管、支气管，也不得涂敷于皮肤和黏膜。

6. 硬膜外注入镇痛时，一般4～10分钟起效，20分钟脑脊液的药物浓度达到峰值，同时可有全身瘙痒，作用时效3.3～6.7小时，而且仍有呼吸频率减慢和潮气量减小的可能，处理应及时。

7. 本品决非静脉全麻药，虽然大量快速静脉注射能使意识消失，但病人的应激反应依然存在，常伴有术中知晓。

8. 快速推注可引起胸壁、腹壁肌肉僵硬而影响通气。

9. 严禁用药后驾驶及操作机器。

10. 动物实验显示了一些生殖毒性，尚不知对人体的潜在风险。除非确实需要，否则不应在妊娠期使用。可透过胎盘，可能导致新生儿呼吸抑制，不建议在分娩过程中使用。FDA对本药的妊娠安全性分级为C级。芬太尼可被分泌至母乳，可能会使新生儿或婴儿出现镇静或呼吸抑制，对哺乳的妇女不推荐使用。

11. 在儿童中使用的有效性和安全性尚未明确。

12. 年老、体弱的病人首次剂量应适当减量，根据首次剂量的效果确定剂量的增加量。

13. 可使血清淀粉酶和脂肪酶均升高。

14. 对血清碱性磷酸酶、丙氨酸氨基转移酶、门冬氨酸氨基转移酶、胆红素、乳酸脱氢酶等测定有一定影响，应在本品停药24小时以上方可进行以上项目测定，以防可能出现假阳性。

【药物相互作用】

1. 同时应用其他中枢神经系统抑制剂，包括阿片类药物、镇静剂、催眠药、全身麻醉剂、吩噻嗪类药物、安定类药物、骨骼肌松弛剂、镇静性抗组胺药及酒精饮料，可产生相加性抑制作用，可能发生肺通气不足、低血压及深度的镇静或昏迷。合用时应慎重并适当调整剂量。

2. 芬太尼与CYP3A4强抑制剂（如利托那韦）

合用，会使芬太尼血浆浓度升高，从而加强或延长芬太尼的治疗效果和不良反应，也可能引起严重的呼吸抑制。

3. 与肌松药合用时，肌松药的用量应相应减少。肌松药能解除本品引起的肌肉僵直，但有呼吸暂停时，又可使呼吸暂停的持续时间延长。

4. 与M胆碱受体阻断药合用时，不仅使便秘加重，还可有发生麻痹性肠梗阻和尿潴留的危险。

5. 静注硫酸镁后的中枢抑制作用，会因同时使用本品而加剧。

6. 与钙离子拮抗剂及β受体阻滞药合用，可引起严重的低血压。

【规格】注射液：1ml：0.05mg；2ml：0.1mg。贴剂：25μg/h；50μg/h；75μg/h；100μg/h。

舒芬太尼
Sufentanil

【药理作用】强效阿片类镇痛药，特异性μ阿片受体激动剂，对μ受体的亲和力比芬太尼强7～10倍。舒芬太尼的麻醉镇痛效力比芬太尼强，引起的心血管抑制较弱，而且有较宽的安全范围。

【适应证】作为复合麻醉的镇痛用药，作为全身麻醉的麻醉诱导和维持用药。

【用法用量】应该根据个体反应和临床情况的不同来调整使用剂量，须考虑如下因素：患者的年龄、体重、一般情况和同时使用的药物等。剂量也取决于手术难度和持续时间以及所需要的麻醉深度。在计算进一步的使用剂量时应考虑初始用药的作用。

在诱导麻醉期间可以加用氟哌利多以防止恶心和呕吐的发生。

静脉注射或静脉滴注给药。用药的时间间隔长短取决于手术的持续时间。根据个体的需要可重复给予额外的（维持）剂量。

（1）当作为复合麻醉的一种镇痛成分进行诱导应用时，按0.1～5.0μg/kg作静脉注射或者静脉滴注。当临床表现显示镇痛效应减弱时可按0.15～0.7μg/kg追加维持剂量。

（2）在以枸橼酸舒芬太尼为主的全身麻醉中，舒芬太尼成人用药总量可为8～30μg/kg，当临床表现显示镇痛效应减弱时可按0.35～1.4μg/kg追加维持剂量；2～12岁儿童用药总量建议为10～12μg/kg，如果临床表现镇痛效应降低时，可给予额外的剂量 1~2μg/kg。

非代偿性甲状腺功能减退、肺部疾患（尤其是那些呼吸贮备降低的疾病）、肝和（或）肾功能不全、肥胖和酒精中毒等患者，其用药量应酌情给予。对这些患者，建议做较长时间的术后观察。

对体弱患者、老年患者以及已经使用过能抑制呼吸的药物的患者，应减少用量。而对那些接受过阿片类药物治疗的或有过阿片类滥用史的患者，则可能需要使用较大的剂量。

【不良反应】

1. 典型的阿片样症状，如呼吸抑制、呼吸暂停、骨骼肌强直（胸肌强直）、肌阵挛、低血压、心动过缓、恶心、呕吐、眩晕、缩瞳和尿潴留。在注射部位偶有瘙痒和疼痛。

2. 其他较少见的不良反应有：①咽部痉挛。②过敏反应和心搏停止。因在麻醉时使用其他药物，很难确定这些反应是否与舒芬太尼有关。③偶尔可出现术后恢复期的呼吸再抑制。

【禁忌】

1. 对舒芬太尼或其他阿片类药物过敏者禁用。

2. 分娩期间，或实施剖宫产手术期间婴儿剪断脐带之前，静脉内禁用本品，因为舒芬太尼可以引起新生儿的呼吸抑制。

3. 本品禁用于新生儿、妊娠期和哺乳期的妇女。如果哺乳期妇女必须使用舒芬太尼，则应在用药后 24 小时方能再次哺乳婴儿。

4. 禁与单氨氧化酶抑制剂同时使用。在使用舒芬太尼前 14 天内用过单胺氧化酶抑制剂者，禁用本品。

5. 急性肝性卟啉病禁用。

6. 因用其他药物而存在呼吸抑制者禁用。

7. 患有呼吸抑制疾病的患者禁用。

8. 低血容量、低血压患者禁用。

9. 重症肌无力患者禁用。

【注意事项】

1. 对脑血流量减少的患者，应避免快速静脉注射给药。

2. 深度麻醉的呼吸抑制，可持续至术后或复发。呼吸抑制往往与剂量相关，可用特异性拮抗剂（如纳洛酮）使其完全逆转。由于呼吸抑制持续的时间可能长于其拮抗剂的效应，有可能需要重复使用拮抗剂。麻醉期间的过度换气可能减少呼吸中枢对二氧化碳的反应，也会影响术后呼吸的恢复。

3. 舒芬太尼可以导致肌肉僵直，包括胸壁肌肉的僵直，可以通过缓慢地静脉注射加以预防（通常在使用低剂量时可以奏效），或同时使用苯二氮䓬类药物及肌肉松弛药。

4. 如果术前所用的抗胆碱药物剂量不足，或与非迷走神经抑制的肌肉松弛药合并使用时，可能导致心动过缓甚至心搏停止。心动过缓可用阿托品治疗。

5. 对甲状腺功能低下、肺病疾患、肝肾功能不全、老年人、肥胖、酒精中毒和使用过其他已知对中枢神经系统有抑制作用的药物的患者，在使用时均需要特别注意。建议对这些患者做较长时间的术后观察。

6. 使用本品后，患者不能驾车与操作机械。

7. 舒芬太尼用于 2 岁以下儿童的有效性和安全性的资料非常有限。

8. FDA 对本药的妊娠安全性分级为 C 级。

【药物相互作用】

1. 同时使用巴比妥类制剂、阿片类制剂、镇静剂、神经安定类制剂、酒精及其他麻醉剂或其他对中枢神经系统有抑制作用的药物，可能导致本品对呼吸和中枢神经系统抑制作用的加强。

2. 同时给予高剂量的本品和高浓度的氧化亚氮时可导致血压、心率降低以及心输出量的减少。

3. 一般建议麻醉或外科手术前两周，不应该使用单胺氧化酶抑制剂。

4. 本品主要由细胞色素的同工酶 CYP 3A4 代谢。实验资料提示 CYP3A4 抑制剂，如红霉素、酮康唑、伊曲康唑和替若那韦（tironavir）会抑制舒芬太尼的代谢，从而延长呼吸抑制作用。如果必须与上述药物同时应用，应该对病人进行特殊监测，并且应降低本品的剂量。

【规格】注射液：1ml：50μg；2ml：100μg；5ml：250μg（以舒芬太尼计）。

瑞芬太尼
Remifentanil

【药理作用】强效、超短效阿片受体激动剂。选择性作用于 μ 阿片受体，具镇痛、呼吸抑制、镇静、肌张力增强和心动过缓等阿片样药理效应，起效快，维持时间短，与用药量及时间无关，且阿片样作用不需药物逆转。本品相对效价为芬太尼的 50~100 倍。

【适应证】用于全麻诱导和全麻中维持镇痛。

【用法用量】静脉滴注。成人负荷剂量 0.5 ~ 1μg/kg，给药时间应大于 60 秒；维持剂量 0.25μg/（kg·min），或间断静脉推注 0.25 ~ 1μg/kg。65 岁以上老年患者用药时初始剂量为成人剂量的一半，持续静滴给药剂量应酌减。2 ~ 12 岁儿童用药与成人一致。

【不良反应】典型的不良反应有恶心、呕吐、呼吸抑制、心动过缓、低血压和肌肉强直，上述不良反应在停药或降低输注速度后几分钟内即可消失。

可能出现的还有寒战、发热、眩晕、视觉障碍、头痛、呼吸暂停、瘙痒、心动过速、高血压、激动、低氧血症、癫痫、潮红和过敏。

【禁忌】

1. 已知对本品中各种组分或其他芬太尼类药物过敏的病人禁用。

2. 重症肌无力及易致呼吸抑制病人禁用。

3. 禁与单胺氧化酶抑制药合用。

4. 禁与血、血清、血浆等血制品经同一路径给药。

5. 支气管哮喘病人禁用。

【注意事项】

1. 心律失常、慢性阻塞性肺疾病、呼吸储备力降低及脑外伤昏迷、颅内压增高、脑肿瘤等易陷入呼吸抑制的病人慎用。

2. 在推荐剂量下，本品能引起肌肉强直。肌肉强直的发生与给药剂量和给药速率有关，因此，单剂量注射时应缓慢给药，给药时间应不低于 60 秒。提前使用肌肉松弛药可防止肌肉强直的发生。

3. 本品务必在单胺氧化酶抑制药（如呋喃唑酮、丙卡巴肼）停用 14 天以上方可给药，而且应先试用小剂量，否则会发生难以预料的严重的并发症。

4. 使用本品出现呼吸抑制时应妥善处理，包括减小输注速率 50% 或暂时中断输注。本品即使延长给药时间也未发现引起再发性呼吸抑制，但由于合用麻醉药物的残留作用，在某些病人身上停止输注后 30 分钟仍会出现呼吸抑制，因此，保证病人离开恢复室前完全清醒和足够的自主呼吸非常重要。

5. 本品能引起剂量依赖性低血压和心动过缓，可以预先给予适量的抗胆碱能药（如葡糖吡咯或阿托品）抑制这些反应。低血压和心动过缓可通过减小本品输注速率或合用药物来处置，在合适的情况下使用输液、升压药或抗胆碱能药。

6. 肝肾功能受损的病人不需调整剂量。肝肾功能严重受损的病人对瑞芬太尼呼吸抑制的敏感性增强，使用时应监测。

7. 本品可通过胎盘屏障，产妇应用时有引起新生儿呼吸抑制的危险。FDA 对本药的妊娠安全性分级为 C 级。

8. 本品可经母乳分泌，不推荐哺乳期妇女使用。在必须使用时，医生应权衡利弊。

9. 因尚没有临床资料，2 岁以下儿童不推荐使用。

10. 本品主要用于全身麻醉，但不推荐单独使用。

11. 禁止硬膜外和鞘内给药。

12. 本品能引起呼吸抑制和窒息，需在呼吸和心血管功能监测及辅助设施完备的情况下给药。

【药物相互作用】

1. 本品与硫喷妥、异氟烷、丙泊酚及咪达唑仑等麻醉药有协同作用，同时给药时，后者剂量减至 75%。

2. 中枢神经系统抑制药物与本品也有协同作用，合用时应慎重，并酌情减量。

【规格】注射剂：1mg（以瑞芬太尼计）。

丁丙诺啡
Buprenorphine

【其他名称】叔丁啡、布诺啡。

【药理作用】阿片受体的部分拮抗 - 激动剂。镇痛作用强于哌替啶、吗啡，其起效慢，持续时间长。对呼吸有抑制作用，但临床未见严重呼吸抑制发生。也能减慢心率，使血压轻度下降，对心排血量无明显影响。药物依赖性近似吗啡。可通过胎盘和血 - 脑脊液屏障。

【适应证】用于各类手术后疼痛、癌症疼痛、烧伤后疼痛、脉管炎引起的肢痛及心绞痛和其他内脏痛，也可作为戒瘾的维持治疗。

【用法用量】

1. 注射液：肌肉注射，一次 0.15 ~ 0.3mg，可每隔 6 ~ 8 小时或按需注射。疗效不佳时可适当增加用量。静脉注射，缓慢推注，其余参见肌肉注射。

2. 舌下片：舌下含服，每次 0.2 ~ 0.8mg，每隔 6 ~ 8 小时 1 次。

【不良反应】

1. 常见头晕、嗜睡、恶心、呕吐、头痛等。

2. 可见出汗、皮疹、肝细胞坏死或黄疸。

3. 罕见直立性低血压、晕厥、呼吸抑制。

【禁忌】

1. 对本品有过敏史、重症肝损伤、脑部损害、意识模糊及颅内压升高患者禁用。

2. 6 岁以下儿童、孕妇、哺乳期妇女以及轻微疼痛或疼痛原因不明者禁用。

【注意事项】

1. 呼吸机能低下或紊乱者、已接受其他中枢神经抑制剂治疗者和高龄与虚弱者慎用。

2. 与受体亲和力高，常规剂量拮抗剂如纳洛酮，对已引起的呼吸抑制无用，推荐使用呼吸兴奋剂（如多沙普仑）。

3. 动物实验有难产、哺乳困难和胎儿生存率低等报道。药物可通过胎盘，可经乳汁分泌，故孕妇及哺乳期妇女不宜使用。FDA 对本药的妊娠安全性分级为 C 级。

4. 如出现肝细胞坏死或黄疸，应停药。

【药物相互作用】

1. 与另一种阿片受体激动剂合用，可引起这些药物的戒断症状。

2. 与单胺氧化酶抑制剂有协同作用。

【规格】注射液：1ml：0.15mg；1ml：0.3mg。舌下片：0.2mg；0.4mg。

二氢埃托啡

Dihydroetorphine

【其他名称】双氢埃托啡、双氢乙烯啡。

【药理作用】高效镇痛药，是阿片受体的纯激动剂，与 μ、δ、κ 受体的亲和力都远远大于吗啡，特别对 μ 受体的亲和力大于 δ 和 κ 受体上千倍。其镇痛作用的量 - 效关系与吗啡一样呈直线型，药理活性强度比吗啡强 6000～10000 倍。故安全系数（即治疗指数）比吗啡大，生理依赖性潜力比吗啡明显为轻。二氢埃托啡还具有镇静和解痉的中枢作用。对呼吸的抑制作用相对比吗啡轻，在规定的镇痛剂量下很少发生呼吸抑制（0.83%），当超剂量使用时可明显抑制呼吸。长期应用同样有耐受性的产生，也有依赖现象。本品的主要不足为镇痛有效时间较短。

【适应证】适用于各种重度疼痛的止痛，如创伤性疼痛、手术后疼痛、急腹症、痛经、晚期癌症疼痛，包括使用吗啡、哌替啶无效的剧痛。也可作为麻醉诱导前用药及静脉复合麻醉、阻滞麻

醉辅助用药等。

【用法用量】

1. 片剂：舌下含化。常用剂量，每次 20～40μg，视需要可于 3～4 小时后重复给药。极量，每次 60μg，一日 180μg。一般连续用药不得超过 3 日。晚期癌症患者长期应用对本品产生耐受性时，可视需要适当增加剂量，最大可用至每次 100μg，一日 400μg。

2. 注射液

（1）用于止痛：肌肉注射 10～20μg，10 分钟左右疼痛可获明显减轻。视需要可于 3～4 小时后重复用药。急性剧痛时可行静脉滴注，每小时 0.1～0.2μg/kg。持续滴注时间不超过 24 小时，以免耐受和依赖。允许使用最大剂量，肌肉注射每次 30μg，一日 90μg。连续用药一般不超过 3 天。

（2）用于麻醉：①全身静脉内麻醉：气管插管后，在辅助或控制呼吸下，每小时静注 0.4～0.5μg/kg，手术毕前 1 小时停用，总量不超过 3μg/kg。由于该药无睡眠作用，必须定时给予地西泮或羟基丁酸钠维持病人入睡。同时滴注 1% 普鲁卡因，可减少本品用量。需肌肉松弛者应常规给予肌松剂。②静吸复合麻醉：气管插管辅助或控制呼吸下，每小时静注 0.2～0.3μg/kg，持续吸入氧化亚氮（50%）或低浓度恩氟烷与异氟烷，也可同时静滴恩氟烷、1% 普鲁卡因及间断吸入恩氟烷、异氟烷控制过高血压，需肌松者按常规注射肌松剂。③辅助阻滞麻醉或局麻不全时用药：由于病人未建立人工气道管理，首次用药应减量，可先静脉注射 5～10μg，严密观察 10 分钟，若无呼吸抑制，必要时再追注 10μg。术中至少间隔 2 小时再静注 10μg。

【不良反应】

1. 少数病人可出现头晕、恶心、呕吐、乏力、出汗，卧床病人比活动病人反应轻。这些反应可不经任何处理而自愈。

2. 偶见呼吸抑制。

3. 本品有耐受性和依赖性。

【禁忌】

1. 脑外伤神志不清或肺功能不全者禁用。

2. 婴幼儿、未成熟新生儿禁用。

【注意事项】

1. 肝、肾功能不全者慎用本品，或酌减用量。

2. 非剧烈疼痛者，如牙痛、头痛、风湿痛、痔疮痛或局部组织小创伤痛等不宜使用本品，以

免产生不良反应。

3. 不得用作海洛因成瘾脱毒治疗的替代药。

4. 片剂只可舌下含化，不可将药片吞服，否则影响止痛效果。

5. 注射液严禁静脉快速推注，以免呼吸骤停。用于麻醉静脉给药太快或用量大于 $0.4\mu g/kg$ 时，易出现呼吸抑制，甚至呼吸暂停，因此应做常规气管内插管或行人工呼吸。

6. 本品无致畸、致突变作用。对哺乳的影响尚不明确。

7. 呼吸减慢至每分钟 10 次左右，用呼吸兴奋药尼可刹米可纠正，也可用吸氧纠正。

【药物相互作用】

1. 中枢神经系统抑制药与本品有协同作用，如用于晚期肿瘤患者镇痛，同服地西泮可使作用时间延长，但会加重呼吸抑制。

2. 尼可刹米、洛贝林可部分拮抗本品的呼吸抑制作用。

【规格】片剂：$20\mu g$；$40\mu g$。注射液：$1ml:20\mu g$。

羟考酮
Oxycodone

【药理作用】阿片受体纯激动剂。对脑和脊髓的阿片受体具有亲和力，作用类似吗啡。主要药理作用是镇痛，其他药理作用包括抗焦虑、止咳和镇静。

【适应证】用于缓解持续的中度到重度疼痛。

【用法用量】每 12 小时服用 1 次，用药剂量取决于患者的疼痛严重程度和既往镇痛药用药史。

疼痛程度增加，需要增大给药剂量以达到疼痛的缓解。对所有患者而言，恰当的给药剂量是能 12 小时控制疼痛，且患者能很好地耐受。当脱离给药方案的需求超出每日 2 次，表明应增加该药的药剂量。每次剂量调整的幅度是在上一次用药剂量的基础上增长 25%～50%。

首次服用阿片类药物或用弱阿片类药物不能控制其疼痛的中重度的疼痛的患者，初始用药剂量一般为 5mg，每 12 小时服用 1 次。继后，根据病情调整剂量，直至理想止痛。大多数患者的最大用药剂量为 200mg/12h，少数患者可能需要更高的剂量。

已接受口服吗啡治疗的患者，改用本品的每日用药剂量换算比例：口服本品 10mg 相当于口服吗啡 20mg。

【不良反应】

1. 常见不良反应：便秘（缓泻药可预防便秘）、恶心、呕吐、头晕、瘙痒、头痛、口干、多汗、思睡和乏力。如果出现恶心和呕吐反应，可用止吐药治疗。

2. 偶见不良反应：厌食、紧张、失眠、发热、精神错乱、腹泻、腹痛、血管舒张、消化不良、感觉异常、皮疹、焦虑、欣快、抑郁、呼吸困难、体位性低血压、寒战、噩梦、思维异常、呃逆。

3. 罕见不良反应：眩晕、抽搐、胃炎、定向障碍、面红、情绪改变、心悸（在戒断综合征的情况下）、幻觉、支气管痉挛、吞咽困难、嗳气、肠梗阻、味觉反常、激动、遗忘、张力过高、感觉过敏、张力过低、不适、肌肉不自主收缩、言语障碍、震颤、视觉异常、戒断综合征、闭经、性欲减退、阳痿、低血压、室上性心动过速、晕厥、脱水、水肿、口渴、皮肤干燥、荨麻疹、过敏性反应、类过敏性反应、瞳孔缩小。可能发生排尿困难、胆道痉挛或输尿管痉挛。

【禁忌】

1. 缺氧性呼吸抑制、颅脑损伤、麻痹性肠梗阻、急腹症、胃排空延迟、慢性阻塞性肺疾病、肺源性心脏病、慢性支气管哮喘、高碳酸血症、已知对羟考酮过敏、中重度肝功能障碍、重度肾功能障碍（肌酐清除率 <10ml/min）、慢性便秘者禁用。

2. 孕妇及哺乳期妇女禁用。

【注意事项】

1. 甲状腺功能低下者应适当减低用药剂量。

2. 慎用于下列情况：颅内高压、低血压、低血容量、胆道疾病、胰腺炎、肠道炎性疾病、前列腺肥大、肾上腺皮质功能不全、急性酒精中毒、慢性肝肾疾病和疲劳过度的年长或体弱的患者。

3. 可能出现麻痹性肠梗阻的患者，不宜服用，一旦发生或怀疑发生麻痹性肠梗阻时，应立即停药。

4. 由于用药剂量和个体对药物敏感程度等因素影响，羟考酮可能改变患者的反应能力。因此，如果患者的反应能力受到药物的影响，不得从事驾驶或操作机器等工作。

5. 羟考酮可随母乳分泌，并可能引起新生儿呼吸抑制。

6. 目前，尚缺乏 18 岁以下患者的用药资料，因此不推荐用于 18 岁以下的患者。

7. 必须整片吞服，不得掰开、咀嚼或研磨。如果掰开、嚼碎或研磨药片，会导致羟考酮的快速释放与潜在致死量的吸收。

8. 手术前或手术后 24 小时内不宜使用。

【药物相互作用】

1. 单胺氧化酶抑制剂可使本品作用增强，导致意识紊乱、焦虑、呼吸抑制和昏迷出现的可能性增加。不推荐两药合用，停用单胺氧化酶抑制剂至少 2 周，才能使用本品。

2. 本品与下列药物有叠加作用：镇静剂、麻醉剂、催眠剂、酒精、抗精神病药、肌肉弛缓剂、抗抑郁药、吩噻嗪类和降压药。

3. 部分羟考酮经 CYP2D6 酶作用，代谢成为羟氢吗啡酮，某些药物（如抗抑郁剂、胺碘酮和奎尼丁等心血管药物）可能阻断该代谢途经。然而，合用具有抑制 CYP2D6 酶作用的奎尼丁，并未影响羟考酮的药效。可能抑制羟考酮代谢的其他药物包括甲氰咪胍、酮康唑和红霉素等。

【规格】控释片：5mg；10mg；20mg；40mg。

布桂嗪

Bucinnazine

【其他名称】强痛定。

【药理作用】速效镇痛药，镇痛作用为吗啡的 1/3，但比解热镇痛药强，为氨基比林的 4 ~ 20 倍。对皮肤、黏膜、运动器官（包括关节、肌肉、肌腱等）的疼痛有明显的抑制作用，对内脏器官疼痛的镇痛效果较差。无抑制肠蠕动作用，对平滑肌痉挛的镇痛效果差。与吗啡相比，本品不易成瘾，但有不同程度的耐受性。

【适应证】适用于偏头痛、三叉神经痛、牙痛、炎症性疼痛、神经痛、月经痛、关节痛、外伤性疼痛、手术后疼痛以及癌症疼痛（属二阶梯镇痛药）等。

【用法用量】

1. 片剂：口服。成人每次 30 ~ 60mg，一日 90 ~ 180mg；小儿每次 1mg/kg；疼痛剧烈时用量可酌增。对于慢性中重度癌痛病人，剂量可逐渐增加，首次及总量可以不受常规剂量的限制。

2. 注射液：皮下或肌肉注射，成人每次 50 ~ 100mg，一日 1 ~ 2 次。疼痛剧烈时用量可酌增。对于慢性中重度癌痛病人，剂量可逐渐增加，首次及总量可以不受常规剂量的限制。

【不良反应】

1. 少数病人可见有恶心、眩晕或困倦、黄视、

全身发麻感等，停药后可消失。

2. 引起依赖性的倾向与吗啡类药相比为低，据临床报道，连续使用本品，可耐受和成瘾，故不可滥用。

【注意事项】孕妇及哺乳期妇女用药的安全性尚不明确。

【药物相互作用】尚不明确。

【规格】片剂：30mg。注射液：2ml：50mg；2ml：100mg。

曲马多

Tramadol

【其他名称】反胺苯环醇。

【药理作用】非阿片类中枢性镇痛药，但与阿片受体有很弱的亲和力，对 μ 受体的亲和力相当于吗啡的 1/6000，对 κ 和 δ 受体的亲和力仅为 μ 受体的 1/25。曲马朵系消旋体，其（＋）对映体作用于阿片受体，而（－）对映体则抑制神经元突触对去甲肾上腺素的再摄取，并增加神经元外 5 - 羟色胺浓度，从而影响痛觉传递而产生镇痛作用，其作用强度为吗啡的 1/8 ~ 1/10。有镇咳作用，强度为可待因的 50%。不影响组胺释放，也无致平滑肌痉挛的作用。

【适应证】用于急、慢性疼痛，中、轻度癌症疼痛，骨折或各种术后疼痛，牙痛。亦用于心脏病突发性疼痛、关节痛、神经痛及分娩痛。

【用法用量】

1. 口服：成人：用于中度疼痛，一次 50 ~ 100mg，必要时 4 ~ 6 小时后可重复使用。连续使用不超过 48 小时，累计使用不超过 800mg。治疗癌痛时可考虑使用相对较大的剂量。儿童：14 岁以上儿童同成人。1 岁以上儿童单次剂量 1 ~ 2mg/kg。

2. 肌肉注射：成人：一次 50 ~ 100mg，必要时可重复，日剂量不超过 400mg。儿童：14 岁以上儿童同成人。1 岁以上儿童单次剂量 1 ~ 2mg/kg。

3. 皮下注射：成人：一次 50 ~ 100mg，必要时可重复，日剂量不超过 400mg。

4. 静脉注射：成人：一次 100mg，缓慢注射。日剂量不超过 400mg。儿童：14 岁以上儿童同成人。1 岁以上儿童单次剂量 1 ~ 2mg/kg。

【不良反应】

1. 可出现恶心、呕吐、出汗、口干、眩晕、

嗜睡等症状。

2. 少数病例对心血管系统也有影响，如出现心悸、心动过速、体位性低血压和循环性虚脱，尤其在病人直立、疲劳情况下更易出现。

3. 可见头痛、便秘、胃肠功能紊乱、皮肤瘙痒、皮疹。运动无力、食欲减退、排尿紊乱极少发生。

4. 精神方面副作用极少见，也因人而异，包括情绪的改变（多数是情绪高昂，但有时也表现为心境恶劣）、活动的改变（多数是活动减少，有时是增加）、认知和感觉能力的改变（判断和理解障碍）。

5. 个别病例报道过惊厥，但这种情况一般出现于注射大剂量的盐酸曲马朵或与神经阻滞剂合用时。

6. 过敏性休克亦不能完全排除。

【禁忌】酒精、安眠药、镇痛剂或其他精神药物中毒者禁用。

【注意事项】

1. 肝肾功能不全者、心脏疾患者酌情减量使用或慎用。

2. 长期使用不能排除产生耐药性或药物依赖性的可能。禁止作为对阿片类有依赖性病人的代用品，因不能抑制吗啡的戒断症状。

3. 有药物滥用或依赖性倾向的病人不宜使用。

4. 妊娠期间长期使用，可导致药物依赖，新生儿出生后出现戒断症状。孕妇用药应权衡利弊。FDA 对本药的妊娠安全性分级为 C 级。

5. 乳汁中药物浓度为母体血药浓度的 0.1%，哺乳期妇女用药应权衡利弊。

6. 1 岁以下婴儿慎用。

7. 用药期间不宜驾驶和操作机械。

8. 缓释制剂应吞服，勿嚼碎。

【药物相互作用】

1. 与中枢神经系统抑制剂（如地西泮等）合用时，镇静和镇痛作用增强，需减量。

2. 与巴比妥类药物合用可延长作用时间。

3. 与地高辛合用，可增加地高辛的不良反应。

4. 与单胺氧化酶抑制剂合用，可引起躁狂、昏迷、惊厥甚至严重的呼吸抑制导致死亡，故不得与单胺氧化酶抑制剂同用。

5. 卡马西平可降低本品的血药浓度，从而减弱本品的镇痛作用。

【规格】片剂：50mg。胶囊剂：50mg。缓释片剂：100mg。缓释胶囊剂：100mg。注射液：2ml：50mg；2ml：100mg。

普瑞巴林

Pregabalin

【其他名称】乐瑞卡。

【药理作用】普瑞巴林与中枢神经系统中 $\alpha_2 - \delta$ 亚基的位点（电压门控钙通道的一个辅助性亚基）有高度亲和力。普瑞巴林的作用机制尚不明确，但是转基因小鼠和结构相关化合物（例如加巴喷丁）的研究结果提示，在动物模型中的镇痛及抗惊厥作用可能与普瑞巴林与 $\alpha_2 - \delta$ 亚基的结合有关。

体外研究显示，普瑞巴林可能通过调节钙通道功能而减少一些神经递质的钙依赖性释放。虽然普瑞巴林是抑制性神经递质 $\gamma -$ 氨基丁酸（GABA）的结构衍生物，但它并不直接与 GABAA、GABAB 或苯二氮䓬类受体结合，不增加体外培养神经元的 GABAA 反应，不改变大鼠脑中 GABA 浓度，对 GABA 摄取或降解无急性作用。但是研究发现，体外培养的神经元长时间暴露于普瑞巴林，GABA 转运蛋白密度和功能性 GABA 转运速率增加。普瑞巴林不阻滞钠通道，对阿片类受体无活性，不改变环加氧酶活性，对多巴胺及 5 - 羟色胺受体无活性，不抑制多巴胺、5 - 羟色胺或去甲肾上腺素的再摄取。

【适应证】治疗外周神经痛以及辅助性治疗局限性部分癫痫发作。

【用法用量】本品可与食物同时服用，也可单独服用。

起始剂量为每次 75mg，每日 2 次，或者每次 50mg，每日 3 次。可在 1 周内根据疗效及耐受性增加至每次 150mg，每日 2 次。由于本品主要经肾脏排泄清除，肾功能减退的患者应调整剂量。

【不良反应】最常出现的不良反应为头晕和嗜睡。

【禁忌】对本品所含活性成分或任何辅料过敏者禁用。

【注意事项】

1. 本品可能引起外周水肿，心功能 III 或 IV 级的充血性心衰患者应慎用。

2. 本品相关的头晕及嗜睡可能影响驾驶或操作机械的能力。

3. 服用后可出现肌酸激酶升高，如疑似或确诊为肌病或肌酸激酶显著升高时，应停用本品。

4. 本品可能引起躯体依赖性。

5. 孕妇慎用，哺乳妇女用药期间应停止哺乳。

6. 17 岁以下的患者不宜使用。

7. 如需停用普瑞巴林，建议至少用 1 周时间逐渐减停。

【药物相互作用】

1. 不被细胞色素 P450 系统代谢，因此，很少与其他药物发生相互作用。不影响抗癫痫药（如丙戊酸钠、苯妥英钠、拉莫三嗪、卡巴西平、苯巴比妥、托吡酯）、口服避孕药、口服降糖药、利尿剂、胰岛素等的药动学。

2. 本品与氧可酮同用时，其识别功能降低，运动功能损伤增强。

3. 与劳拉西泮和乙醇有相加作用。

【规格】片剂：75mg。

佐米曲普坦
Zolmitriptan

【药理作用】佐米曲普坦是一种选择性 5 – HT1B/1D 受体激动剂。通过激动颅内血管（包括动静脉吻合处）和三叉神经系统交感神经上的 5 – HT1B/1D 受体，引起颅内血管收缩并抑制炎症神经肽的释放。

【适应证】适用于伴有或不伴有先兆症状的偏头痛的急性治疗。

【用法用量】治疗偏头痛发作的推荐剂量为 2.5mg。如果 24 小时内症状持续或复发，再次服药仍有效。如需二次服药，时间应与首次服药时间最少相隔 2 小时。服用本品 2.5mg，头痛减轻不满意者，在随后的发作中，可用 5mg。通常服药 1 小时内效果最明显，偏头痛发作期间无论何时服用本品，都同样有效，建议发病后尽早服用。反复发作时，建议 24 小时内服用总量不超过 15mg。本品不作为偏头痛的预防性药物。肾损害患者使用本品无须调整剂量。

【不良反应】本品耐受性好。不良反应很轻微或缓和、短暂，且不需治疗亦能自行缓解。可能的不良反应多出现在服药后 4 小时内，继续用药未见增多。最常见的不良反应包括：偶见恶心、头晕、嗜睡、温热感、无力、口干。感觉异常或感觉障碍已见报道。咽喉部、颈部、四肢及胸部可能出现沉重感、紧缩感和压迫感（心电图上没有缺血改变的证据），还可出现肌痛、肌肉无力。

【禁忌】禁用于对本品任何成分过敏的患者。血压未经控制的病人不应使用。

【注意事项】

1. 本品仅应用于已诊断明确的偏头痛患者。要注意排除其他严重潜在性神经科疾病。尚无偏瘫性或基底动脉性偏头痛患者使用本品的资料，不推荐使用。

2. 症状性帕金森综合征或患者与其他心脏旁路传导有关的心律失常者不应使用本品。

3. 此类化合物（5HT1D 激动剂）与冠状动脉的痉挛有关，因此，临床试验中未包括缺血性心脏病患者。故此类患者不推荐使用本品。由于还可能存在一些未被识别的冠状动脉疾病患者，所以建议开始使用 5HT1D 激动剂，治疗前先做心血管的检查。

4. 与使用其他 5HT1D 激动剂类似，服用佐米曲普坦后，心前区可出现非典型心绞痛的感觉，但是临床试验中，此类症状与心律失常或心电图上显示的缺血改变无关。

5. 目前尚无肝损害者使用本品的临床或药代动力学的经验，不推荐使用。

6. 使用本品不会损害患者驾驶及机械操纵的能力，但仍要考虑到本品可能引起嗜睡。

7. 儿童及 65 岁以上老年人用药的安全性和有效性尚未确定。

8. 孕妇用药应权衡利弊。FDA 对本药的妊娠安全性分级为 C 级。动物实验显示本药可泌入乳汁，哺乳妇女慎用。

【药物相互作用】

1. 没有证据表明使用偏头痛预防性药物（例如 β 受体阻滞剂、口服双氢麦角碱、苯噻啶）对本品的疗效有任何影响。急性对症治疗，如使用对乙酰氨基酚、甲氧氯普胺及麦角胺不影响本品的药代动力学及耐受力。

2. 司来吉兰（一种单胺氧化酶 B 抑制剂）和氟西汀（一种选择性 5 – 羟色胺再摄取抑制剂）对本品的药代动力学参数没有影响。使用本品治疗 12 小时内应避免使用其他 5HT1D 激动剂。使用吗氯贝胺（一种特殊的单胺氧化酶 A 抑制剂）后，佐米曲普坦的曲线下面积有少量增加（26%），活性代谢物的曲线下面积有 3 倍增加。因而对于使用单胺氧化酶 A 抑制剂的患者，建议 24 小时内服用本品的最大量为 7.5mg。

3. 与西咪替丁、口服避孕药合用时，也可使本品的血药浓度增加。

4. 与普萘洛尔合用可延缓本品的代谢。

【规格】片剂：2.5mg。

1.3　解热、镇痛抗炎药

阿司匹林
Aspirin

【其他名称】乙酰水杨酸、醋柳酸。

【药理作用】非甾体类抗炎药。具有以下作用：

1. 镇痛作用：主要是通过抑制前列腺素及其他能使痛觉对机械性或化学性刺激敏感的物质（如缓激肽、组胺）的合成，属于外周性镇痛药。但不能排除中枢镇痛（可能作用于下丘脑）的可能性。

2. 解热作用：可能通过作用于下丘脑体温调节中枢引起外周血管扩张，皮肤血流增加，出汗，使散热增加而起解热作用。此种中枢性作用可能与前列腺素在下视丘的合成受到抑制有关。

3. 抗炎作用：可能由于本品作用于炎症组织，通过抑制前列腺素或其他能引起炎性反应的物质（如组胺）的合成而起抗炎作用。抑制溶酶体酶的释放及白细胞趋化性等也可能与其有关。

4. 抑制血小板聚集的作用：通过抑制血小板的环氧酶，减少前列腺素的生成而起作用。

【适应证】

1. 镇痛、解热：缓解轻度或中度的疼痛，如头痛、牙痛、神经痛、肌肉痛及月经痛，也用于感冒和流感等退热。本品只能缓解症状，不能治疗引起疼痛和发热的病因，故需同时应用其他药物对病因进行治疗。

2. 抗炎、抗风湿：为治疗风湿热的常用药物。用药后可解热，使关节疼痛等症状缓解，同时使血沉下降，但不能改变风湿热的基本病理变化，也不能治疗和预防风湿性心脏损害及其他合并症。

3. 关节炎：除风湿性关节炎外，本品也用于治疗类风湿关节炎，可改善症状，但须同时进行病因治疗。此外，本品也用于骨关节炎、强直性脊柱炎、痛风性关节炎、幼年型关节炎以及其他非风湿性炎症的骨骼肌肉疼痛，也能缓解症状。但近年在这些疾病已很少应用本品。

4. 抑制血小板黏附聚集：不稳定性心绞痛（冠状动脉血流障碍所致的心脏疼痛）；急性心肌梗死；预防心肌梗死复发；动脉血管的手术后（动脉外科手术或介入手术后，如主动脉冠状动脉静脉搭桥术）；预防大脑一过性的血流减少（短暂性脑缺血发作）和已出现早期症状（如面部和手臂肌肉一过性瘫痪或一过性失明）后的脑梗死。

5. 儿童皮肤－黏膜－淋巴结综合征（川崎病）。

【用法用量】

1. 成人：口服。

（1）解热、镇痛：一次 0.3 ~ 0.6g，一日 3 次。必要时可每 4 ~ 6 小时 1 次，但 24 小时不超过 2g。

（2）抗炎、抗风湿：一日 3 ~ 6g，分 4 次服。

（3）抑制血小板聚集：应用小剂量，通常为一次 0.075 ~ 0.15g，一日 1 次。在急性心肌梗死或血管重建手术开始可以用较高剂量（0.16 ~ 0.325g）作为负荷剂量，以后改为常用低剂量。

肠溶片：不稳定性心绞痛，一日 0.075 ~ 0.3g，建议每日 0.1g。急性心肌梗死，一日 0.1 ~ 0.16g，建议每日 0.1g。预防心肌梗死复发，一日 0.3g。动脉血管术后，一日 0.1 ~ 0.3g，建议每日 0.1g。预防一过性脑缺血发作，一日 0.03 ~ 0.3g。建议每日 0.1g。

2. 小儿：口服。

（1）解热、镇痛：①每日 1.5g/m²，分 4 ~ 6 次口服，或每次 5 ~ 10mg/kg，必要时可每 4 ~ 6 小时 1 次。②泡腾片：1 ~ 3 岁，体重 10 ~ 15kg，一次 50 ~ 100mg；4 ~ 6 岁，体重 16 ~ 21kg，一次 150 ~ 200mg；7 ~ 9 岁，体重 22 ~ 27kg，一次 200 ~ 250mg；10 ~ 12 岁，体重 28 ~ 32kg，一次 300mg。若症状持续，可每 4 ~ 6 小时给药 1 次，24 小时内给药不超过 4 次。③肠溶片：8 ~ 14 岁，一次 300mg，可隔 4 ~ 6 小时给药 1 次，24 小时内不超过 1.2g；14 岁以上同成人剂量。④栓剂：1 ~ 6 岁，一次 100mg，如发热或疼痛持续不缓解，可间隔 4 ~ 6 小时给药 1 次，24 小时内不超过 400mg；6 岁以上，一次 150 ~ 300mg，一日 2 次。

（2）抗风湿：每日 80 ~ 100mg/kg，分 3 ~ 4 次服，如 1 ~ 2 周未获疗效，可根据血药浓度调整剂量。

（3）儿童皮肤－黏膜－淋巴结综合征（川崎病）：开始每日 80 ~ 100mg/kg，每日 3 ~ 4 次；退热 2 ~ 3 天后改为每日 30mg/kg，每日 3 ~ 4 次；症状解除后减少剂量至每日 3 ~ 5mg/kg，每日 1 次，连续服用 2 月或更久；血小板增多、血液呈高凝状态期间，一日 5～10mg/kg，顿服。

【不良反应】一般用于解热镇痛的剂量很少引起不良反应。长期大量用药（治疗风湿热）、尤其当药物血浓度 > 200μg/ml 时较易出现不良反应。血药浓度愈高，不良反应愈明显。

1. 中枢神经系统：出现可逆性耳鸣、听力下降、头晕、头痛、精神障碍等，多在服用一定疗程，血药浓度达 200～300μg/ml 后出现。少见眩晕。

2. 过敏反应：出现于 0.2% 的病人，表现为哮喘、荨麻疹、血管神经性水肿或休克。多为易感者，服药后迅速出现呼吸困难，严重者可致死亡，称为阿司匹林哮喘。有的是阿司匹林过敏、哮喘和鼻息肉三联症，往往与遗传和环境因素有关。

3. 肝、肾功能损害：与剂量大小有关，尤其是剂量过大使血药浓度超过 250μg/ml 时易发生。损害均是可逆性的，停药后可恢复，但有引起肾乳头坏死的报道。

4. 胃肠道：对胃黏膜有直接刺激作用，胃肠道不良反应最常见，表现为恶心、呕吐、上腹部不适或疼痛等，停药后多可消失。少见胃肠道出血、溃疡或穿孔。

5. 血液系统：长期使用可使凝血因子 Ⅱ 减少，凝血时间延长，出血倾向增加。本品引起的胃肠道出血可导致缺铁性贫血。可促使葡萄糖－6－磷酸脱氢酶缺陷患者发生溶血性贫血。服大剂量本品治疗风湿性关节炎的患者可出现叶酸缺乏性巨幼细胞贫血。本品还有引起再生障碍性贫血、粒细胞减少、血小板减少的报道。

6. 代谢及内分泌系统：小剂量用药能引起血浆皮质激素浓度受抑制、血浆胰岛素浓度升高及尿酸排泄减少，易感者可出现痛风发作；中至大剂量用药可引起糖尿病患者的血糖降低；大剂量用药能引起血清胆固醇浓度降低。

【禁忌】

1. 活动性溃疡病或其他原因引起的消化道出血。

2. 血友病或血小板减少症。

3. 有阿司匹林或其他非甾体抗炎药过敏史者，尤其是出现哮喘、神经血管性水肿或休克者。

4. 孕妇及哺乳期妇女。

【注意事项】

1. 下列情况应慎用：①有哮喘及其他过敏性反应时。②葡萄糖－6－磷酸脱氢酶缺陷者（本品偶见引起溶血性贫血）。③痛风（本品可影响排尿酸药的作用，小剂量时可能引起尿酸滞留）。④肝功能减退时（可加重肝脏毒性反应，加重出血倾向，肝功能不全和肝硬化患者易出现肾脏不良反应）。⑤心功能不全或高血压（大量用药时可能引起心力衰竭或肺水肿）。⑥肾功不全时（有加重肾脏毒性的危险）。

2. 对诊断的干扰：①长期每日用量超过 2.4g 时，硫酸铜尿糖试验可出现假阳性，葡萄糖酶尿糖试验可出现假阴性。②可干扰尿酮体试验。③当血药浓度超过 130μg/ml 时，用比色法测定血尿酸可得假性高值，但用尿酸氧化酶法则不受影响。④用荧光法测定尿 5－羟吲哚醋酸（5－HIAA）时可受本品干扰。⑤尿香草基杏仁酸（VMA）的测定，由于所用方法不同，结果可高可低。⑥由于本品抑制血小板聚集，可使出血时间延长。剂量小到 40mg/d 也会影响血小板功能，但是临床上尚未见小剂量（< 150mg/d）引起出血的报道。⑦肝功能试验，当血药浓度超过 250μg/ml 时，丙氨酸氨基转移酶、门冬氨酸氨基转移酶及血清碱性磷酸酶可有异常改变，剂量减小时可恢复正常。⑧大剂量应用，尤其是血药浓度超过 300μg/ml 时，凝血酶原时间可延长。⑨每天用量超过 5g 时血清胆固醇可降低。⑩由于本品作用于肾小管，使钾排泄增多，可导致血钾降低。⑪大剂量应用本品时，用放射免疫法测定血清甲状腺素（T_4）及三碘甲腺原氨酸（T_3）可得较低结果。⑫由于本品与酚磺酞在肾小管竞争性排泄，而使酚磺酞排泄减少（即 PSP 排泄试验）。

3. 长期大量用药时应定期检查血细胞比容、肝功能及血清水杨酸含量。

4. 本品易于通过胎盘。动物实验在妊娠头 3 个月应用本品可致畸胎，如脊椎裂、头颅裂、面部裂、腿部畸形，以及中枢神经系统、内脏和骨骼的发育不全。也有报道在人类应用本品后发生胎儿缺陷者。此外，在妊娠后 3 个月长期大量应用本品可使妊娠期延长，也有增加过期产综合征及产前出血的危险。在妊娠的最后 2 周应用，可增加胎儿出血或新生儿出血的危险。在妊娠晚期长期用药也有可能使胎儿动脉导管收缩或早期闭锁，导致新生儿持续性肺动脉高压及心力衰竭。曾有报道，在妊娠晚期因过量应用或滥用本品而增加了死胎或新生儿死亡的发生率（可能由于动脉导管闭锁、产前出血或体重过低）。FDA 对本药的妊娠安全性分级为 C 级，妊娠晚期足量给药时为 D 级。

5. 本品可在乳汁中排泄，故长期大剂量用药时婴儿有可能产生不良反应。

6. 儿童患者（尤其有发热及脱水时）使用本品易出现毒性反应。急性发热性疾病，尤其是流感及水痘患儿使用本品，可能发生 Reye's 综合征，但在国内尚不多见。12 岁以下儿童慎用。

7. 老年患者由于肾功能下降，服用本品易出现毒性反应。

【药物相互作用】

1. 与其他非甾体抗炎药同用时疗效并不加强，因为本品可以降低其他非甾体抗炎药的生物利用度。本品与对乙酰氨基酚长期大量同用有引起肾脏病变（包括肾乳头坏死、肾癌或膀胱癌）的可能。

2. 与任何可引起低凝血酶原血症、血小板减少、血小板聚集功能降低或胃肠道溃疡出血的药物同用时，可有加重凝血障碍及引起出血的危险。

3. 与抗凝药（香豆素、肝素等）、溶栓药（链激酶、尿激酶）同用，可增加出血的危险。

4. 尿碱化药（碳酸氢钠等）、抗酸药（长期大量应用）可增加本品自尿中排泄，使血药浓度下降。但当本品血药溶度已达稳定状态而停用碱性药物，又可使本品血药浓度升高到毒性水平。碳酸酐酶抑制药可使尿碱化，但可引起代谢性酸中毒，不仅能使血药浓度降低，而且使本品透入脑组织中的量增多，从而增加毒性反应。

5. 尿酸化药可减低本品排泄，使其血药浓度升高。本品血药浓度已达稳定状态的患者加用尿酸化药后可能导致本品血药浓度升高，毒性反应增加。

6. 糖皮质激素可增加本品的排泄，同用时为了维持本品的血药浓度，必要时应增加本品的剂量。本品与糖皮质激素长期同用，尤其是大量应用时，有增加胃肠道溃疡和出血的危险性。不主张两种药物同时应用。

7. 胰岛素或口服降糖药物的降糖效果可因与本品同用而加强和加速。

8. 与甲氨蝶呤同用时，可减少甲氨蝶呤与蛋白的结合，减少其从肾脏的排泄，使血药浓度升高而增加毒性反应。

9. 丙磺舒或磺吡酮的排尿酸作用，可因同时应用本品而降低；当水杨酸盐的血药浓度超过 $50\mu g/ml$ 时即明显降低，超过 $150\mu g/ml$ 时更甚。丙磺舒可降低水杨酸盐自肾脏的清除率，从而使后者的血药浓度升高。

【规 格】 片剂：0.025g；0.1g。肠溶片：

0.025g；0.1g。泡腾片：0.1g。栓剂：0.1g；0.3g。

对乙酰氨基酚
Paracetamol

【其他名称】扑热息痛。

【药理作用】乙酰苯胺类解热镇痛药。通过抑制下丘脑体温调节中枢前列腺素的合成，起解热的作用，其解热作用强度与阿司匹林相似。通过抑制中枢神经系统前列腺素的合成以及阻断痛觉神经末梢的冲动而产生镇痛作用，作用较阿司匹林弱。本品无明显抗炎作用。

【适应证】用于退热，缓解轻中度疼痛如头痛、关节痛、神经痛等。

【用法用量】

1. 口服：成人，一次 0.3 ~ 0.6g，根据需要一日3 ~ 4 次，一日用量不宜超过 2g。退热治疗一般不超过 3 天，镇痛给药不宜超过 10 天。儿童，一次 10 ~ 15mg/kg，每 4 ~ 6 小时 1 次。3 ~ 12 岁下儿童每 24 小时不超过 5 次剂量，疗程不超过 5 天。

2. 直肠给药：成人，一次 0.3g，若持续高热或疼痛，可间隔4 ~ 6 小时重复一次，24 小时内不超过 1.2g。3 ~ 12 岁下儿童，一次 0.15 ~ 0.3g，一日 1 次。

【不良反应】常规剂量下，对乙酰氨基酚的不良反应很少，偶尔可引起恶心、呕吐、出汗、腹痛、皮肤苍白等，少数病例可发生过敏性皮炎（皮疹、皮肤瘙痒等）、粒细胞缺乏、血小板减少、高铁血红蛋白血症、贫血、肝肾功能损害等，很少引起胃肠道出血。

【禁忌】严重肝肾功能不全患者及对本品过敏者禁用。

【注意事项】

1. 酒精中毒、患肝病或病毒性肝炎（有增加肝脏毒性的危险）、肾功能不全者（长期大量使用，有增加肾脏毒性的危险）应慎用。

2. 对阿司匹林过敏者一般对本品不发生过敏反应。但有报告在因阿司匹林过敏发生哮喘的病人中，少数病人可在服用本品后发生支气管痉挛。

3. 若服用本品后出现红斑或水肿症状，应立即停药。

4. 对诊断的干扰：①血糖测定：应用葡萄糖氧化酶/过氧化酶法测定时可得假性低值，而用己糖激酶/6-磷酸脱氢酶法测定时则无影响。②血清尿酸测定：应用磷钨酸法测定时可得假性高值。③尿5-羟吲哚醋酸测定：用亚硝基萘酚试剂做定性过筛试验时可得假阳性结果，定量试验不受影响。④肝功能试验：大剂量或长期使用时，凝血酶原时间、血清胆红素、血清乳酸脱氢酶、血清转氨酶均可增高。

5. 本品可透过胎盘和在乳汁中分泌，故孕妇及哺乳期妇女不推荐使用。FDA 对本药的妊娠安全性分级为 B 级。

6. 3 岁以下儿童因其肝、肾功能发育不全，应避免使用。

7. 老年患者由于肝、肾功能发生减退，本品半衰期有所延长，易发生不良反应，应慎用或适当减量使用。

【药物相互作用】

1. 在长期饮酒或应用其他肝酶诱导剂，尤其是应用巴比妥类或抗惊厥药的患者，长期或大量服用本品时，更有发生肝脏毒性的危险。

2. 本品与氯霉素合用，可延长后者的半衰期，增强其毒性。

3. 与抗凝血药合用，可增强抗凝血作用，故要调整抗凝血药的用量。

4. 长期大量与阿司匹林或其他非甾体抗炎药合用时，有明显增加肾毒性的危险。

5. 与抗病毒药齐多夫定合用时，可增加其毒性，应避免同时应用。

【规格】 片剂：0.3g。胶囊剂：0.3g。混悬液：30ml：0.96g；100ml：3.2g。滴剂：10ml：1g。栓剂：0.15g；0.3g。

贝诺酯
Benorilate

【药理作用】 为对乙酰氨基酚与阿司匹林的酯化物，具解热、镇痛及抗炎作用。其作用机制基本同阿司匹林及对乙酰氨基酚，主要通过抑制前列腺素的合成而产生镇痛抗炎和解热作用。作用时间较阿司匹林及对乙酰氨基酚长。

【适应证】 用于急慢性风湿性关节炎、类风湿关节炎、痛风性关节炎以及发热、头痛、神经痛、手术后疼痛等。

【用法用量】 口服。

1. 解热镇痛：成人一次 0.5~1g，一日 3~4

次，疗程不超过 10 天。老年人用药一日不超过2.6g，疗程不超过 5 天。

2. 活动性类风湿及风湿性关节炎：口服混悬液一次 20ml，早晚各 1 次；或一次 10ml，一日3~4次。

3. 幼年类风湿关节炎：口服混悬液一次 5ml，一日 3~4 次。

【不良反应】

1. 胃肠道反应较轻，可有恶心、烧心、消化不良及便秘，也有报道引起腹泻者。

2. 可引起皮疹。

3. 可引起嗜睡、头晕及定向障碍等神经精神症状。

4. 在小儿急性发热性疾病，尤其是流感及水痘患儿有引起 Reye's 综合征的危险，但中国尚不多见。

5. 长期用药可影响肝功能，并有引起肝细胞坏死的报道。

6. 长期应用有可能引起药物性肾病。

7. 用量过大时，有些患者可发生耳鸣或耳聋。

【禁忌】 肝肾功能不全、对阿司匹林和对乙酰氨基酚以及其他非甾体抗炎药引起过哮喘、鼻炎及鼻息肉综合征者禁用。

【注意事项】

1. 交叉过敏：对阿司匹林或其他非甾抗炎药过敏者对本品也可能过敏。

2. 作为抗风湿药物较长期应用时须谨慎。

3. 尚无本品致畸的报道，但本品有引起出血的危险，孕妇慎用。

4. 本品及代谢物可经乳汁分泌，哺乳期妇女慎用。

5. 老年人应用本品时，应注意防止肾脏受损。

【药物相互作用】

1. 与口服抗凝药合用时，可增加出血危险。

2. 与水痘疫苗合用，发生 Reye's 综合征的危险性增加，接种 6 周内不应使用本品。

【规格】 片剂：0.2g；0.5g。口服混悬液：50ml：10g。

吲哚美辛
Indometacin

【其他名称】 消炎痛。

【药理作用】 本品具有抗炎、解热及镇痛作用，其作用机理为通过对环氧化酶的抑制而减少前列腺素的合成。制止炎症组织痛觉神经冲动的形成，抑制炎性反应，包括抑制白细胞的趋化性及溶酶体酶的释放等。作用于下丘脑体温调节中枢，引起外周血管扩张及出汗，使散热增加，产生退热作用。这种中枢性退热作用也可能与在下丘脑的前列腺素合成受到抑制有关。

【适应证】
1. 关节炎，可缓解疼痛和肿胀。
2. 软组织损伤和炎症。
3. 解热。
4. 其他：用于治疗偏头痛、痛经、手术后痛、创伤后痛等。

【用法用量】口服。
1. 成人：①抗风湿：初始剂量一次 25～50mg，一日 2～3 次，一日最大量不超过 150mg。②镇痛：首剂一次 25～50mg，继之 25mg，一日 3 次，直到疼痛缓解。③退热：一次 6.25～12.5mg，一日不超过 3 次。
2. 小儿：一日 1.5～2.5mg/kg，分 3～4 次，待有效后减至最低量。

【不良反应】
1. 消化系统：出现消化不良、胃痛、胃烧灼感、恶心反酸等症状，出现溃疡、胃出血及胃穿孔。
2. 神经系统：出现头痛、头晕、焦虑及失眠等，严重者可有精神行为障碍或抽搐等。
3. 泌尿系统：出现血尿、水肿、肾功能不全，在老年人多见。
4. 皮肤：各型皮疹，最严重的为大疱性多形性红斑（Stevens – Johnson 综合征）。
5. 血液系统：造血系统受抑制而出现再生障碍性贫血、白细胞减少或血小板减少等。
6. 过敏反应：哮喘、血管性水肿及休克等。

【禁忌】
1. 活动性溃疡病，溃疡性结肠炎及有此病史者，癫痫，帕金森病及精神病患者，肝肾功能不全者，对本品或对阿司匹林或其他非甾体抗炎药过敏者，血管神经性水肿或支气管哮喘者禁用。
2. 孕妇及哺乳期妇女禁用。
3. 14 岁以下小儿禁用。

【注意事项】
1. 下列情况应慎用：①心功能不全及高血压等患者（导致水钠潴留）。②血友病及其他出血性疾病患者（使出血时间延长，加重出血倾向）。③

再生障碍性贫血、粒细胞减少等患者（对造血系统有抑制作用）。
2. 交叉过敏反应：本品与阿司匹林有交叉过敏性。由阿司匹林过敏引起的喘息病人，应用本品时可引起支气管痉挛。对其他非甾体类抗炎镇痛药过敏者也可能对本品过敏。
3. 本品解热作用强，通常一次服 6.25mg 或 12.5mg 即可迅速大幅度退热，故应防止大汗和虚脱，应补充足量液体。
4. 本品因对血小板聚集有抑制作用，可使出血时间延长，停药后此作用可持续 1 天，用药期间血尿素氮及血肌酐含量也常增高。
5. 用药期间应定期检查血象及肝、肾功能。个案报道提及本品能导致角膜色素沉着及视网膜改变（包括黄斑病变），遇有视力模糊时应立即做眼科检查。
6. 为减少药物对胃肠道的刺激，本品宜于饭后服用或与食物或制酸药同服。
7. 本品不能控制疾病过程的进展，故必须同时应用能使疾病过程改善的药物。由于本品的毒副反应较大，治疗关节炎一般已不作首选用药，仅在其他非甾体类抗炎药无效时才考虑应用。
8. 本品用于妊娠的后 3 个月时可使胎儿动脉导管闭锁，引起持续性肺动脉高压，孕妇禁用。FDA 对本药的妊娠安全性分级为 B 级，如持续使用超过 48 小时或在妊娠 34 周以后用药为 D 级。
9. 本品可自乳汁排出，对婴儿可引起毒副反应。
10. 儿童对本品较敏感，有使用本品后因潜在性感染被激发而死亡者。在幼儿体内代谢缓慢，对幼儿血小板聚集的抑制作用较强。可诱导幼儿动脉导管闭锁，产生严重的全身性中毒反应。14 岁以下小儿禁用。
11. 老年患者易发生不良反应，应慎用。

【药物相互作用】
1. 与对乙酰氨基酚长期合用可增加肾脏毒性，与其他非甾体类抗炎药同用时消化道溃疡的发病率增高。
2. 与阿司匹林或其他水杨酸盐同用时并不能加强疗效，而胃肠道不良反应则明显增多。由于抑制血小板聚集的作用加强，可增加出血倾向。
3. 饮酒或与皮质激素、促肾上腺皮质激素同用，可增加胃肠道溃疡或出血的危险。
4. 与洋地黄类药物同用时，可使洋地黄的血药浓度升高（因抑制从肾脏的清除）而增加毒性，需调整洋地黄剂量。

5. 与肝素、口服抗凝药及溶栓药合用时，本品可竞争性结合蛋白，使抗凝作用加强。同时本品有抑制血小板聚集作用，有增加出血的潜在危险。

6. 与胰岛素或口服降糖药合用，可加强降糖效应，须调整降糖药物的剂量。

7. 与呋塞米同用时，可减弱后者排钠及抗高血压作用。

8. 与氨苯喋啶合用时可致肾功能减退（肌酐清除率下降、氮质血症）。

9. 与硝苯地平或维拉帕米同用时，可致后二者血药浓度增高，因而毒性增加。

10. 丙磺舒可减少本品自肾及胆汁的清除，增高血药浓度，使毒性增加，合用时须减量。

11. 与秋水仙碱、磺吡酮合用时可增加胃肠溃疡及出血的危险。

12. 与锂盐同用时，可减少锂自尿液排泄，使血药浓度增高，毒性加大。

13. 本品可使甲氨蝶呤血药浓度增高，并延长高血浓度时间。正在用本品的病人如需作中或大剂量甲氨蝶呤治疗，应于 24 ~ 48 小时前停用本品，以免增加其毒性。

14. 与抗病毒药齐多夫定同用时，可使后者清除率降低，毒性增加。同时本品的毒性也增加，故应避免合用。

【规格】 片剂：25mg。胶囊剂：25mg。肠溶片：25mg。

双氯芬酸
Diclofenac

【药理作用】 非甾体类抗炎镇痛药，可抑制炎症渗出，减轻红肿，减轻炎症递质致炎致痛的增敏作用。其作用机理为抑制环氧化酶活性，从而阻断花生四烯酸向前列腺素的转化。同时，它也能促进花生四烯酸与甘油三酯结合，降低细胞内游离的花生四烯酸浓度，而间接抑制白三烯的合成。

本品对前列腺素合成的抑制作用强于阿司匹林和吲哚美辛等。

【适应证】

1. 缓解类风湿关节炎、骨关节炎、脊柱关节病、痛风性关节炎、风湿性关节炎等各种关节炎的关节肿痛症状。

2. 治疗非关节性的各种软组织风湿性疼痛，如肩痛、腱鞘炎、滑囊炎、肌痛及运动后损伤性疼痛等。

3. 治疗急性轻、中度疼痛，如手术后、创伤后、劳损后、痛经、牙痛、头痛等。

4. 对成人和儿童的发热有解热作用。

【用法用量】

1. 成人：每日剂量为 100 ~ 150mg。对轻度病人或需长期治疗的病人，每日剂量为 75 ~ 100mg。通常将每日剂量分 2 ~ 3 次服用。对原发性痛经，通常每日剂量为 50 ~ 150mg，分次服用。必要时可在若干个月经周期之内提高剂量达到最大剂量 200mg/d。症状一旦出现应立即开始治疗，并持续数日，治疗方案依症状而定。

2. 小儿：一日 0.5 ~ 2.0mg/kg，最大量为 3mg/kg，分 3 次服。

【不良反应】

1. 胃肠道反应为最常见的不良反应，约见于 10% 服药者，主要为胃不适、烧灼感、反酸、纳差、恶心等，停药或对症处理即可消失。其中少数可出现溃疡、出血、穿孔。

2. 神经系统表现有头痛、眩晕、嗜睡、兴奋等。

3. 可起浮肿、少尿、电解质紊乱等不良反应，轻者停药并相应治疗后可消失。

4. 其他少见的有血清转氨酶一过性升高，极个别出现黄疸、皮疹、心律失常、粒细胞减少、血小板减少等，停药后均可恢复。

【禁忌】

1. 对本品过敏者禁用。

2. 对阿司匹林或其他非甾体类抗炎药引起哮喘、荨麻疹或其他变态反应的患者禁用。

3. 胃肠道溃疡者禁用。

4. 12 个月以下的儿童禁用。

【注意事项】

1. 有肝、肾功能损害或溃疡病史者慎用。

2. 本品可通过胎盘，动物实验表明，本品对胎鼠有毒性，但不致畸，孕妇慎用。FDA 对本药的妊娠安全性分级为：口服给药 B 级，眼部用药 C 级，如在妊娠晚期或临近分娩时为 D 级。

3. 少量本品活性物质可进入乳汁，哺乳期妇女慎用。

4. 本品可能诱导或加重老年人胃肠道出血、溃疡和穿孔，老年患者慎用。

【药物相互作用】

1. 饮酒或与其他非甾体类抗炎药同用时增加胃肠道不良反应,并有致溃疡的危险。长期与对乙酰氨基酚同用时可增加对肾脏的毒副作用。

2. 与阿司匹林或其他水杨酸类药物同用时,药效不增强,而胃肠道不良反应及出血倾向发生率增高。

3. 与肝素、香豆素等抗凝药及血小板聚集抑制药同用时有增加出血的危险。

4. 与呋塞米同用时,后者的排钠和降压作用减弱。

5. 与维拉帕米、硝苯地平同用时,本品的血药浓度增高。

6. 可增高地高辛的血药浓度,同用时须注意调整地高辛的剂量。

7. 可增强抗糖尿病药(包括口服降糖药)的作用。

8. 与抗高血压药同用时可影响后者的降压效果。

9. 丙磺舒可降低本品的排泄,增加血药浓度,从而增加毒性,故同用时宜减少本品剂量。

10. 可降低甲氨蝶呤的排泄,增高其血药浓度,甚至可达中毒水平,故本品不应与中或大剂量甲氨蝶呤同用。

11. 与锂剂合用时,本品可能会增高其血药浓度。

12. 与糖皮质激素类药合用时,可能会增加副作用的发生。

【规格】肠溶片:25mg。

萘普生
Naproxen

【药理作用】为非甾体类抗炎药,具镇痛、抗炎、解热作用,通过抑制前列腺素合成而起作用。本品疗效与布洛芬基本相同;在治疗风湿性关节炎和类风湿关节炎时,疗效与阿司匹林类似。

【适应证】用于治疗风湿性和类风湿性关节炎、骨关节炎、强直性脊柱炎、痛风、关节炎、腱鞘炎。亦可用于缓解扭伤、挫伤、损伤以及痛经等所致的疼痛。

【用法用量】口服。

1. 片剂、胶囊剂

(1) 成人:①抗风湿:一次 0.25~0.5g,早晚各 1 次。②止痛:首次 0.5g,以后每次 0.25g,必要时每 6~8 小时 1 次。③痛风性关节炎急性发作:首次 0.75g,以后每次 0.25g,每 8 小时 1 次,直到急性发作停止。④痛经:首次 0.5g,以后每次 0.25g,每 6~8 小时 1 次。

(2) 小儿:抗风湿,一次 5mg/kg,一日 2 次。

2. 缓释片、缓释胶囊剂:一次 0.5g,一日 1 次。

【不良反应】

1. 皮肤瘙痒、呼吸短促、呼吸困难、哮喘、耳鸣、下肢水肿、胃烧灼感、消化不良、胃痛或不适、便秘、头晕、嗜睡、头痛、恶心及呕吐等。

2. 视力模糊或视觉障碍、听力减退、腹泻、口腔刺激或痛感、心慌及多汗等。

3. 胃肠出血、肾脏损害(过敏性肾炎、肾病、肾乳头坏死及肾衰竭等)、荨麻疹、过敏性皮疹、精神抑郁、肌肉无力、出血或粒细胞减少及肝功损害等。

【禁忌】对本品或同类药有过敏史者,对阿司匹林或其他非甾体类抗炎药引起过哮喘、鼻炎及鼻息肉综合征者,胃、十二指肠活动性溃疡患者禁用。

【注意事项】

1. 下列情况应慎用:有凝血机制或血小板功能障碍时、哮喘、心功能不全或高血压、肝肾功能不全。

2. 交叉过敏:对阿司匹林或其他非甾体类抗炎药过敏者对本品也可能过敏。

3. 对诊断的干扰:可影响尿 5 - 羟吲哚醋酸及 17 - 酮类固醇的测定值。

4. 长期用药应定期进行肝肾功能、血象及眼科检查,并须根据患者对药物的反应而调整剂量,一般应用最低的有效量。

5. 本品对胎儿的影响研究尚不充分,由于其他非甾体抗炎药可使胎儿动脉导管早闭,又因可抑制前列腺素合成导致难产或产程延长,孕妇不宜应用。

6. 本品分泌入乳汁中的浓度相当于血药浓度的 1%,哺乳期妇女不宜用。

7. 本品在老年患者体内消除半衰期延长,用量应酌减。

【药物相互作用】

1. 饮酒或与其他非甾体类抗炎药同用时,胃肠道的不良反应增多,并有溃疡发生的危险。

2. 与肝素及香豆素等抗凝药同用，出血时间延长，可出现出血倾向，并有导致消化性溃疡的可能。

3. 可降低呋塞米的排钠和降压作用。

4. 可抑制锂随尿液排泄，使锂的血药浓度升高。

5. 与丙磺舒同用时，本品的血药浓度升高，可增加疗效，但毒性反应也相应加大。

6. 与抗高血压药同用时可影响后者的降压效果。

7. 可降低甲氨蝶呤的排泄，增高其血药浓度，甚至可达中毒水平，故本品不应与中或大剂量甲氨蝶呤同用。

8. 可增强口服降糖药的作用。

【规格】 片剂：0.1g；0.125g；0.25g。胶囊剂：0.125g；0.2g；0.25g。缓释片：0.25g；0.5g。缓释胶囊剂：0.25g。

布洛芬

Ibuprofen

【药理作用】为非甾体类抗炎镇痛药，具镇痛、抗炎、解热作用。其作用机制通过对环氧化酶的抑制而减少前列腺素的合成，由此减轻因前列腺素引起的组织充血、肿胀，降低周围神经痛觉的敏感性。通过下丘脑体温调节中枢而起解热作用。

【适应证】

1. 缓解类风湿关节炎、骨关节炎、脊柱关节病、痛风性关节炎、风湿性关节炎等各种慢性关节炎的急性发作期或持续性的关节肿痛症状。

2. 治疗非关节性的各种软组织风湿性疼痛，如肩痛、腱鞘炎、滑囊炎、肌痛及运动后损伤性疼痛等。

3. 急性的轻、中度疼痛，如手术后、创伤后、劳损后、原发性痛经、牙痛、头痛等。

4. 急性上呼吸道感染等引起的发热。

【用法用量】

1. 成人

（1）抗风湿：一次 0.4 ~ 0.8g，一日 3 ~ 4 次。类风湿关节炎比骨关节炎用量要大些。最大限量一般为每天 2.4g。

（2）轻或中等疼痛及痛经的止痛：一次 0.2 ~ 0.4g，每 4 ~ 6 小时 1 次。最大限量一般为每天 2.4g。缓释胶囊，一次 0.3g，早晚各 1 次。

（3）发热：一次 0.2g，一日 3 ~ 4 次。

（4）抗炎：缓释胶囊，一次 0.3g，早晚各 1 次。

2. 小儿：12 岁以上儿童同成人（除风湿性疾病外）。

（1）发热：混悬液，一日 20mg/kg，分 3 次服用。混悬滴剂，一次 5 ~ 10mg/kg，需要时每 6 ~ 8 小时重复使用，每 24 小时不超过 4 次。

（2）疼痛：混悬液，一日 30mg/kg，分 3 次服用。混悬滴剂用法用量同发热。

（3）风湿性疾病：用于 12 岁以上儿童，混悬液，一次 0.3 ~ 0.4g，一日 3 ~ 4 次。

【不良反应】

1. 消化道症状包括消化不良、胃烧灼感、胃痛、恶心、呕吐，停药上述症状消失，不停药者大部分亦可耐受。少数（<1%）出现胃溃疡和消化道出血，亦有因溃疡穿孔者。

2. 神经系统症状如头痛、嗜睡、晕眩、耳鸣少见，出现在 1% ~ 3% 患者。

3. 肾功能不全很少见，多发生在有潜在性肾病变者。但少数服用者可出现下肢浮肿。

4. 其他少见症状有皮疹、支气管哮喘发作、肝酶升高、白细胞减少等。

【禁忌】对阿司匹林或其他非甾体类抗炎药过敏者禁用。

【注意事项】

1. 有下列情况者应慎用：①原有支气管哮喘者（可加重）。②心功能不全、高血压（可致水潴留、水肿）。③血友病或其他出血性疾病包括凝血障碍及血小板功能异常（用药后出血时间延长，出血倾向加重）。④有消化道溃疡病史者。⑤肾功能不全者。

2. 对血小板聚集有抑制作用，可使出血时间延长，但停药 24 小时即可消失。

3. 可使血尿素氮及血清肌酐含量升高，肌酐清除率下降。

4. 长期用药时应定期检查血象及肝、肾功能。

5. 用于晚期妊娠妇女可使孕期延长，引起难产及产程延长。FDA 对本药的妊娠安全性分级为 B 级，妊娠晚期为 D 级。

【药物相互作用】

1. 饮酒或与其他非甾体类抗炎药同用时增加胃肠道副作用，并有致溃疡的危险。长期与对乙酰氨基酚同用时可增加对肾脏的毒副作用。

2. 与阿司匹林或其他水杨酸类药物同用时，

药效不增强，而胃肠道不良反应及出血倾向发生率增高。

3. 与肝素、香豆素等抗凝药及血小板聚集抑制药同用时有增加出血的危险。

4. 与呋塞米同用时，后者的排钠和降压作用减弱。

5. 与维拉帕米、硝苯地平同用时，本品的血药浓度增高。

6. 可增高地高辛的血药浓度，同用时须注意调整地高辛的剂量。

7. 可增强抗糖尿病药（包括口服降糖药）的作用。

8. 与抗高血压药同用时可影响后者的降压效果。

9. 丙磺舒可降低本品的排泄，增加血药浓度，从而增加毒性。

10. 可降低甲氨蝶呤的排泄，增高其血药浓度，甚至可达中毒水平，不应与中或大剂量甲氨蝶呤同用。

【规格】片剂：0.1g；0.2g。缓释胶囊剂：0.3g。混悬液：60ml：1.2g；100ml：2g。混悬滴剂：15ml：0.6g。

洛索洛芬
Loxoprofen

【药理作用】为非甾体类抗炎镇痛药，具有镇痛、抗炎及解热作用，其镇痛作用很强。本品为前体药物，经消化道吸收后转化为活性代谢物，通过抑制环氧化酶，减少前列腺素的合成，抑制中性粒细胞向炎症部位的趋向性及趋向因子的形成而发挥作用。

【适应证】

1. 下述疾患及症状的消炎和镇痛：类风湿关节炎、骨性关节炎、腰痛症、肩关节周围炎、颈肩腕综合征。

2. 手术后、外伤后及拔牙后的镇痛和消炎。

3. 急性上呼吸道感染（包括伴有急性支气管炎的急性上呼吸道感染）的解热和镇痛。

【用法用量】口服。应随年龄及症状适宜增减剂量。

1. 消炎和镇痛：成人每次 60mg，一日 3 次。出现症状时可一次口服 60～120mg。

2. 急性上呼吸道感染的解热和镇痛：出现症状时，成人每次 60mg，一日 2 次，一日最多 180mg。

【不良反应】

1. 消化系统：可出现嗳气、恶心、呕吐、食欲缺乏、消化不良、胃部不适、胃灼热、腹胀、腹痛、腹泻、便秘及口腔炎等，偶可出现消化性溃疡，也可出现消化道出血。

2. 神经精神系统：可出现失眠、嗜睡和头晕，偶可出现头痛等。

3. 血液系统：可出现嗜酸粒细胞增多，偶可出现溶血性贫血、血小板减少、白细胞减少、再生障碍性贫血等严重不良反应。

4. 泌尿系统：可见浮肿，偶可引起急性肾衰竭、肾病综合征、间质性肾炎等严重不良反应。

5. 肝脏：可出现丙氨酸氨基转移酶、门冬氨酸氨基转移酶、碱性磷酸酶升高，偶可引起肝损伤。还可出现伴有黄疸的肝功能障碍、突发性肝炎等严重不良反应。

6. 皮肤：可出现皮疹、皮肤瘙痒，偶可出现荨麻疹，也可引起大疱性多形性红斑等严重不良反应。

7. 其他：可出现发热、心悸、体温过度下降、虚脱及四肢湿冷，也可引起休克等严重不良反应。

【禁忌】

1. 消化性溃疡患者、严重血液学异常患者、严重肝功能损害者、严重肾功能损害患者、严重心功能不全患者、对本品过敏患者、阿司匹林哮喘者禁用。

2. 妊娠晚期妇女禁用。

【注意事项】

1. 有消化性溃疡史患者、血液异常或有其既往史患者、肝损害或有其既往史患者、肾损害或有其既往史患者、心功能异常患者、有过敏症既往史患者、支气管哮喘患者慎用。

2. 长期用药时，应定期进行尿液检查、血液检查及肝功能检查等。若出现异常应减量或停止用药。

3. 密切观察患者病情，注意不良反应的发生。有时会出现体温过度下降、虚脱及四肢变冷等，因此伴有高热的高龄者或合并消耗性疾患的患者尤应注意。

4. 有可能掩盖感染症状，故用于感染引起的炎症时，应合用适当抗菌药并注意观察，慎重给药。

5. 因动物实验（大鼠）有延迟分娩及有胎仔动脉导管狭窄的报告，妊娠晚期妇女禁用。

6. 哺乳期妇女避免用药，必须用药时，应停止哺乳（大鼠实验报告本品能泌入乳汁）。

7. 尚未确立低出生体重儿、新生儿、婴儿、乳儿、幼儿或儿童用药的安全性，不推荐儿童使用。

8. 高龄者易出现不良反应，故应从低剂量开始给药，并观察患者状态，慎重用药。

【药物相互作用】

1. 与香豆素类抗凝血药（华法林）合用时，会增强该药的抗凝血作用，必要时应减量。

2. 与磺酰脲类降血糖药（甲苯磺丁脲等）合用时，会增强该药的降血糖作用，必要时应减量。

3. 与新喹诺酮类抗菌药（依诺沙星等）合用时，有可能增强该类药的诱发痉挛作用。

4. 与锂制剂（碳酸锂）合用时，可能使血中锂浓度上升而引起锂中毒，必要时应减量。

5. 与噻嗪类利尿药（氢氟噻嗪及氢氯噻嗪等）合用时，有可能减弱该类药的利尿及降压作用。

【规格】 片剂：60mg。胶囊剂：60mg。

吡罗昔康
Piroxicam

【药理作用】 为非甾体类抗炎药，具有镇痛、抗炎及解热作用。本品通过抑制环氧化酶使组织局部前列腺素的合成减少及抑制白细胞的趋化性和溶酶体酶的释放而起到药理作用。本品治疗关节炎时的镇痛、消肿等疗效与吲哚美辛、阿司匹林、萘普生相似。

【适应证】 用于骨关节炎、类风湿关节炎和强直性脊柱炎的症状缓解。作为非甾体类抗炎药用于以上适应证时，本品不作为首选药物。

【用法用量】 口服。成人一次 20mg，一日 1 次，或一次 10mg，一日 2 次，饭后服用。每日最大剂量不超过 20mg。

【不良反应】

1. 恶心、胃痛、纳减及消化不良等胃肠道不良反应最为常见，其中 3.5% 需为此撤药。服药量超过一日 20mg 时胃溃疡发生率明显增高，有的合并出血，甚至穿孔。

2. 中性粒细胞减少、嗜酸性粒细胞增多、血尿素氮增高、头晕、眩晕、耳鸣、头痛、全身无力、水肿、皮疹或瘙痒等，发生率 1% ~ 3%。

3. 肝功能异常、血小板减少、多汗、皮肤瘀斑、脱皮、多形性红斑、中毒性上皮坏死、大疱性多形性红斑（Stevens – Johnson 综合征）、皮肤对光过敏反应、视力模糊、眼部红肿、高血压、血尿、低血糖、精神抑郁、失眠及精神紧张等，发生率 <1%。

【禁忌】

1. 对本品过敏、消化性溃疡、慢性胃病患者禁用。

2. 儿童禁用。

3. 孕妇禁用。

【注意事项】

1. 交叉过敏：对阿司匹林或其他非甾体类抗炎药过敏的患者，对本品也可能过敏。

2. 下列情况应慎用：①有凝血机制或血小板功能障碍时。②哮喘。③心功能不全或高血压。④肾功能不全。⑤老年人。

3. 饭后给药或与食物或抗酸药同服，可减少胃肠道刺激。

4. 一般在用药开始后 7 ~ 12 天，还难以达到稳定的血药浓度，疗效的评定常须在用药 2 周后。

5. 用药期间如出现过敏反应、血象异常、视力模糊、精神症状、水潴留及严重胃肠反应时，应立即停药。

6. 长期用药者应定期检查肝、肾功能及血象。

7. 能抑制血小板聚集，作用比阿司匹林弱，但可持续到停药后 2 周。术前和术后应停用。

8. 本品应由具有治疗经验的医生开具处方。

9. 应用本品治疗的受益性和耐受性应在 14 天内复查确定，如有必要继续治疗，应进行更频繁的检查。

10. 观察研究的证据显示，本品引起的严重皮肤反应的风险高于其他非昔康类非甾体类抗炎药物。在治疗过程的早期，患者的风险似乎更高，在大多数病例中，不良反应发生于治疗的第一个月。在首次出现皮疹、黏膜病变或其他高敏反应时，应终止本品治疗。

11. FDA 对本药的妊娠安全性分级为 C 级，如在妊娠晚期或临近分娩时为 D 级。妊娠的后 3 个月服药的孕妇可抑制分娩，造成难产，同时可出现胃肠道毒性反应。此外，在妊娠后期长期用药可能致胎儿动脉导管早期闭锁或狭窄，以致新生儿出现持续性肺动脉高压和心力衰竭。

12. 本品可引起乳汁分泌减少，与用药量有关，哺乳期妇女不宜用。

【药物相互作用】

1. 饮酒或与其他非甾体类抗炎药、钙离子通道阻滞药同服时，胃肠道不良反应增加。

2. 与香豆素等抗凝药同用时，后者效应增强，出血倾向显著，用量宜调整。

3. 与阿司匹林同用时，本品的血药浓度可下降到一般浓度的80%，同时胃肠道溃疡形成和出血倾向的危险性增加。

4. 与锂制剂（碳酸锂）合用时，可能使血中锂浓度上升而引起锂中毒，必要时应减量。

5. 可降低甲氨蝶呤的排泄，增高其血药浓度，使其毒性增加。

6. 与磺酰脲类降血糖药（甲苯磺丁脲等）合用时，会增强该药的降血糖作用。

7. 与左氧氟沙星、氧氟沙星合用，可抑制氨酪酸对中枢的抑制作用，使中枢的兴奋性增高，癫痫发作的危险性增加。

【规　格】　片剂：10mg；20mg。胶囊剂：10mg；20mg。

氯诺昔康
Lornoxicam

【药理作用】非甾体类抗炎镇痛药，系噻嗪类衍生物，具有较强的镇痛和抗炎作用。它的作用机制包括：①通过抑制环氧化酶活性进而抑制前列腺素合成。但是本品并不抑制5－脂质氧化酶的活性，因此不抑制白三烯的合成，也不将花生四烯酸向5－脂质氧化酶途径分流。②激活阿片神经肽系统，发挥中枢性镇痛作用。还具有解热作用。

【适应证】急性轻度至中度疼痛和由某些类型的风湿性疾病引起的关节疼痛和炎症。

【用法用量】

1. 片剂：①急性轻度或中度疼痛：每日剂量为8～16mg，分2～3次服用。每日最大剂量为16mg。②风湿性疾病引起的关节疼痛和炎症：每日剂量为12mg，分2～3次服用。

2. 注射剂：起始剂量8mg。如8mg不能充分缓解疼痛，可加用一次8mg。有些病例在术后第一天可能需要另加8mg，即当天最大剂量为24mg。其后剂量为8mg，每日2次。每日剂量不应超过16mg。

本品只能由医师或护士做肌肉（＞5秒）或静脉（＞15秒）注射。在注射前必须将本品冻干粉用随药提供的注射用水溶解。

【不良反应】

1. 最常见为胃肠道反应，如恶心、呕吐、胃烧灼感、胃痛及消化不良等。

2. 可引起眩晕、头痛、嗜睡、皮肤潮红或注射部位疼痛、发热、刺痛等。

3. 可能出现胃肠胀气、腹泻、味觉障碍、口干、躁动、血压升高、心悸、寒战、多汗、白细胞减少、血小板减少及排尿障碍等。

4. 个别可出现消化道出血、胃溃疡及穿孔。

【禁忌】

1. 对非甾体类抗炎药（如乙酰水杨酸）过敏、对本品过敏、水杨酸诱发的支气管哮喘、急性胃肠出血或急性胃或肠溃疡、严重心功能不全、严重肝功能不全、血小板计数明显减低患者禁用。

2. 孕妇及哺乳期妇女禁用。

【注意事项】

1. 以下情况的患者慎用：①肝、肾功能受损者。②有胃肠道出血或十二指肠溃疡病史者。③凝血障碍者。④哮喘患者。

2. 长时间使用必须定期检查血象及肝肾功能。

3. 在脊椎麻醉或硬膜外麻醉时同时使用消炎镇痛药和肝素会增加脊椎和硬膜外水肿的危险。

4. 18岁以下患者缺乏临床研究资料，不推荐使用。

5. 只要不影响肝肾功能，老人不必减少剂量。否则应减小每天的服用剂量。

【药物相互作用】

1. 与香豆素等抗凝药同用时，后者效应增强，出血倾向显著，用量宜调整。

2. 与磺酰脲类降血糖药（甲苯磺丁脲等）合用时，会增强其降血糖作用。

3. 与噻嗪类利尿药（氢氯噻嗪等）合用时，有可能减弱该类药的利尿及降压作用。

4. 与锂制剂（碳酸锂）合用时，可能使血中锂浓度上升而引起锂中毒，必要时应减量。

5. 可降低甲氨蝶呤的排泄，增高其血药浓度，使其毒性增加。

6. 西咪替丁可减少本品代谢，使本品血药浓度升高。

7. 与地高辛同用，后者清除率降低，中毒危险性增加。

8. 与环孢素合用，后者中毒危险性增加。

9. 与其他非甾体类药物、钙离子通道阻滞药同服时，胃肠道不良反应增加。

10. 与左氧氟沙星合用，发生癫痫危险性增加。

【规格】片剂：8mg。注射剂：8mg。

美洛昔康
Meloxicam

【药理作用】非甾体类抗炎药，具有消炎、止痛和退热的作用。可选择性抑制环氧化酶 2 参与前列腺素的合成，而对环氧化酶 1 的抑制作用较轻。

【适应证】用于骨关节炎症状加重时的短期症状治疗以及类风湿关节炎和强直性脊柱炎的长期症状治疗。

【用法用量】口服。每日剂量不得超过 15mg。

1. 骨关节炎症状加重时：一次 7.5mg，一日 1 次，如果症状没有改善，必要时，剂量可增至一次 15mg，一日 1 次。

2. 类风湿关节炎和强直性脊柱炎：一次 15mg，一日 1 次，根据治疗后反应，剂量可减至一次 7.5mg，一日 1 次。

严重肾衰竭需透析的患者，剂量不应超过每天 7.5mg。轻度至中度肾功能不全的患者（肌酐清除率大于 25ml/min）、肝功能不全的患者无需调整剂量。

【不良反应】

1. 血液和淋巴系统：常见贫血，少见血细胞计数失调、白细胞减少、血小板减少、粒细胞缺乏症。

2. 免疫系统：罕见过敏性或过敏样反应。

3. 精神系统：罕见情绪障碍、失眠和做噩梦。

4. 神经系统：常见轻微头晕、头痛，少见眩晕、耳鸣、嗜睡。

5. 眼：罕见视力障碍（包括视力模糊）。

6. 心脏：少见心悸。

7. 血管：少见血压升高、潮红。

8. 呼吸道、胸廓和纵隔：罕见个别患者在服用后出现哮喘发作。

9. 胃肠道：常见消化不良、恶心、呕吐、腹痛、便秘、胀气、腹泻；少见胃肠道出血、消化性溃疡、食管炎、口炎；罕见胃肠道穿孔、胃炎、结肠炎、消化性溃疡、胃肠道出血。

10. 肝胆系统：少见短暂的转氨酶或胆红素升高；罕见肝炎。

11. 皮肤和皮下组织：常见瘙痒、皮疹；少见荨麻疹；罕见 Stevens – Johnson 综合征和毒性表皮坏死松解、血管性水肿、大疱性多形性红斑、光过敏。

12. 肾脏和泌尿系统：少见血清肌酐或尿素氮升高；罕见肾衰。

13. 全身系统：常见水肿（包括下肢水肿）。

【禁忌】

1. 对本品过敏者，使用其他非甾体类抗炎药后出现哮喘、鼻腔息肉、血管性水肿或荨麻疹等症状的患者，活动性消化性溃疡患者或有消化性溃疡再发史的患者，严重肝功能不全者，非透析性严重肾功能不全者，胃肠道出血，脑出血或其他出血症的患者，严重的未控制的心衰患者禁用。

2. 孕妇禁用。

3. 15 岁以下儿童禁用。

【注意事项】

1. 凝血障碍者，因体液潴留和水肿而加重高血压或心脏疾病的患者，肾血流和血容量减少的患者，轻中度肝功能不全患者，正使用抗凝药的患者慎用。

2. 和其他非甾体类抗炎药一样，可能会掩盖基础感染性疾病的症状。

3. 如果出现视觉障碍、嗜睡、眩晕或发生其他中枢神经系统障碍，避免驾驶和操作机器。

4. 虽然临床前试验中未观察到致畸作用，但孕妇禁用。FDA 对本药的妊娠安全性分级为 C 级，如在妊娠晚期或临近分娩时为 D 级。

5. 本品可泌入乳汁，哺乳妇女应避免使用。

6. 儿童用药安全性尚不明确。

【药物相互作用】

1. 同时使用两种或两种以上的 NSAID 可能通过协同作用而增加胃肠道溃疡和出血的可能性。

2. 与口服抗凝剂、肝素、溶栓剂合用，可增加出血的可能。

3. 可增加锂的血浆浓度，建议在开始使用、调节和停用本品时监测血浆锂水平。

4. 与甲氨蝶呤合用，会增加甲氨蝶呤的血液毒性。

6. 可降低保钾利尿药的利尿作用，可能导致高钾血症或中毒性肾损害。

7. 与抗高血压药（β 受体阻滞剂、ACE 抑制剂、血管舒张药、利尿剂）合用，可通过抑制致血管舒张作用的前列腺素使得抗高血压药作用降低。

8. 在胃肠道中考来烯胺与本品结合可加快本

品的消除。

9. 与环孢素合用，会提高环孢素的肾毒性。

10. 与口服降糖药的相互作用不能排除，可能会导致低血糖。

【规格】片剂：75mg。胶囊剂：7.5mg。

塞来昔布
Celecoxib

【其他名称】塞来考昔。

【药理作用】非甾体类抗炎药，具有抗炎、镇痛和退热的作用。通过抑制环氧化酶2（COX－2）来抑制前列腺素生成而起效。本品对环氧化酶1（COX－1）没有抑制作用。

【适应证】

1. 用于缓解骨关节炎、成人类风湿关节炎的症状和体征。

2. 治疗成人急性疼痛。

3. 作为常规疗法（如内镜监测、手术）的一项辅助治疗，可减少家族性腺瘤息肉患者的腺瘤性结直肠息肉的数目。

【用法用量】

1. 骨关节炎：口服200mg，每日1次，或每次100mg，每日2次。

2. 类风湿关节炎：每次100～200mg，每日2次。

3. 急性疼痛：第1天首剂400mg，必要时，可再服200mg，随后根据需要，每日2次，每次200mg。

4. 家族性腺瘤息肉：患者在接受本品治疗时，应继续其常规的治疗。口服，一次400mg，每日2次，与食物同服。

中度肝功能损害患者（Child－Pugh Ⅱ级）本品的每日推荐剂量应减少大约50%。

【不良反应】

1. 胃肠道系统：本品所致的胃肠道不良反应（出血、溃疡、穿孔）危险性较其他非甾体类抗炎药低，长期用药不良反应发生的危险性增加。还可见腹痛、腹泻、消化不良、胃肠胀气、恶心等。

2. 心血管系统：高血压加重、心绞痛、冠状动脉病变、心肌梗死。

3. 神经系统：腿抽筋、张力亢进、感觉迟钝、偏头痛、神经痛、神经病、感觉异常、眩晕。

4. 呼吸系统：支气管炎、支气管痉挛、支气

管痉挛恶化、咳嗽、呼吸困难、喉炎、肺炎。

5. 泌尿系统：蛋白尿、膀胱炎、排尿困难、血尿、尿频、肾结石、尿失禁、泌尿道感染。

6. 肝胆系统：肝功能异常、丙氨酸氨基转移酶升高、门冬氨酸氨基转移酶升高。

7. 血液系统：贫血。

8. 皮肤及其附属器：秃发、皮炎、指甲病变、光敏反应、瘙痒症、红斑皮疹、斑丘疹、皮肤病变、皮肤干糙、多汗、风疹。

9. 视力：视觉模糊、白内障、结膜炎、眼睛痛、青光眼。

【禁忌】对本品过敏者，对磺胺过敏者，服用阿司匹林或其他非甾体类抗炎药后诱发哮喘、荨麻疹或过敏反应的患者，冠状动脉搭桥手术围术期疼痛患者，有活动性消化道溃疡（出血）的患者，重度心力衰竭患者禁用。

【注意事项】

1. 支气管哮喘、过敏性鼻炎、荨麻疹患者，肾功能不全者，高血压或心脏疾病患者慎用。

2. 尚无孕妇用药的研究资料，妊娠早中期用药应权衡利弊。妊娠晚期可导致胎儿动脉导管提前闭合，应避免使用本品。FDA对本药的妊娠安全性分级为C级，如在妊娠晚期或临近分娩时为D级。

3. 能否经哺乳妇女的乳汁分泌尚不清楚，用药应权衡利弊。

4. 目前尚无18岁以下患者应用本品的疗效和安全性资料。

5. 老年患者和年轻患者在药物的疗效和安全性方面未见明显的差异。老年患者发生致命性胃肠道事件和急性肾衰竭的报告多于年轻患者。

【药物相互作用】

1. 与氟康唑合用，本品血药浓度升高2倍。

2. 和锂合用，锂血药浓度升高，锂中毒危险性增加。

3. 与速尿和血管紧张素转化酶抑制剂合用，可使以上药物降压和利尿作用降低。

4. 同阿司匹林联合使用时胃肠道的溃疡和其他并发症的发生率会增加，但本品不能替代阿司匹林在预防心血管事件方面的治疗。

5. 与华法林或其同类药合用，可增加出血危险。

【规格】胶囊剂：0.1g；0.2g。

尼美舒利
Nimesulide

【药理作用】非甾体类抗炎药，具有抗炎、镇痛、解热作用。其作用机理可能与抑制前列腺素的合成、白细胞的介质释放和多形核白细胞的氧化反应有关。

【适应证】仅在至少一种其他非甾体类抗炎药治疗失败的情况下使用。可用于慢性关节炎（如骨关节炎等）的疼痛、手术和急性创伤后的疼痛、原发性痛经的症状治疗。

【用法用量】口服，一次 0.05～0.1g，每日 2 次，餐后服用。最大单次剂量不超过 0.1g，疗程不能超过 15 天。

【不良反应】

1. 主要有胃灼热、恶心、胃痛等，但症状轻微、短暂，很少需要中断治疗。极少情况下，患者出现过敏性皮疹。

2. 同其他非甾体类抗炎药一样可能产生头晕、嗜睡、消化道溃疡或肠道出血以及 Stevens – Johnson 综合征等。

【禁忌】下列情况患者禁用：

1. 对本品过敏者。

2. 有对乙酰水杨酸或其他非甾体类抗炎药过敏史者（支气管痉挛、鼻炎、风疹）。

3. 冠状动脉搭桥手术围术期疼痛患者。

4. 对本品具有肝类毒性反应病史者。

5. 有应用非甾体抗炎药后发生胃肠道出血或穿孔病史的患者，有活动性消化道溃疡或出血、脑血管出血及其他活动性出血或出血性疾病者，或者既往曾复发溃疡或出血的患者。

6. 严重凝血障碍者。

7. 严重心衰患者。

8. 严重肾功能损害患者。

9. 肝功能损害患者。

10. 12 岁以下儿童。

【注意事项】

1. 肾功能损害或心功能不全的患者、伴有出血倾向的患者、有高血压和（或）心力衰竭（如液体潴留和水肿）病史的患者慎用。

2. 建议使用最小的有效剂量、最短的疗程，以减少药品不良反应的发生。

3. 在治疗期间应监测肝、肾、心功能。

4. 罕见本品引起严重肝损伤的报道，致死性报道更为罕见。服用本品治疗期间出现肝损伤症状（如厌食、恶心、呕吐、腹痛、疲倦、尿赤）的患者及肝功能检查出现异常的患者应终止治疗。有报道显示本品短期服用后引起肝损害，其中绝大多数属于可逆性病变。

5. 服用本品进行治疗期间必须避免同时使用已知的肝损害性药物与过量饮酒，因为任何一种因素均可能增加本品的肝损害风险。

6. 服用本品进行治疗期间，患者避免使用镇痛药物。不推荐联合应用其他非甾体类抗炎药物，包括选择性 COX – 2 抑制剂。

7. 在治疗期间如果出现消化道出血或溃疡，应终止本品的治疗。

8. 非甾体类抗炎药可能掩盖潜在细菌感染引起的发热。

9. 尚无实验证实对胎儿是否有毒性，不推荐妊娠妇女应用。尚未证实本品是否通过母乳排泄，不推荐哺乳期妇女应用。

10. 老年患者因肾功能减退，可根据情况适当减少用药剂量。

【药物相互作用】由于本品血浆蛋白结合率高，可能会置换其他蛋白结合药物。

【规格】片剂：0.1g。胶囊剂：0.1g。

安乃近
Metamizole

【药理作用】本品为氨基比林和亚硫酸钠相结合的化合物，易溶于水，解热、镇痛作用较氨基比林快而强。

【适应证】用于高热时的解热，也可用于头痛、偏头痛、肌肉痛、关节痛和痛经等。

【用法用量】深部肌肉注射，一次 0.25～0.5g，小儿一次 5～10mg/kg。

【不良反应】本品对胃肠道的刺激较小，可引起以下各种不良反应：

1. 血液：可引起粒细胞缺乏症，发生率约 1.1%，急性起病，重者有致命危险。亦可引起自身免疫性溶血性贫血、血小板减少性紫癜、再生障碍性贫血等。

2. 皮肤：可引起荨麻疹、渗出性红斑等过敏性表现，严重者可发生剥脱性皮炎、表皮松解症等。

3. 局部：注射部位可有红肿、疼痛，数天后才消退；有的患者呈毒血症症状，出现皮下出血点，或有紫黑色脓液，常需数月后痊愈。

4. 个别病例可发生过敏性休克，甚至导致死亡。

5. 注射给药时偶致大汗淋漓，发生虚脱症状。

【禁忌】对本品或氨基比林有过敏史者禁用。

【注意事项】

1. 本品较易引起不良反应，尤不宜穴位注射，特别禁用于关节部位穴位。

2. 不得与任何其他药物混合注射。

3. 本品不应长期使用。较长时间使用可引起粒细胞减少、血小板减少性紫癜，严重者可有再生障碍性贫血甚至导致死亡。

4. 应严格控制剂量。

5. 体弱者慎用。

6. 孕妇及哺乳期妇女不宜应用。

7. 老年患者不宜应用。

【规格】注射液：1ml：0.25g；2ml：0.5g。

保泰松
Phenylbutazone

【药理作用】为非甾体类抗炎药，有较强的抗炎作用，对炎性疼痛效果较好，有促进尿酸排泄作用，解热作用较弱。

【适应证】主要用于治疗风湿性关节炎、类风湿关节炎、强直性脊柱炎，亦可用于治疗急性痛风。

【用法用量】口服。

1. 关节炎：每次 0.1~0.2g，每日 3 次，饭后服。每日总量不宜超过 0.8g。一周后如无不良反应，病情改善，可继续服用，剂量应递减至维持量：每次 0.1~0.2g，每日 1 次。

2. 急性痛风：初量 0.2~0.4g，以后每 6 小时 0.1~0.2g。症状好转后减为每次 0.1g，每日 3 次，连服 3 日。

【不良反应】

1. 常见不良反应有恶心、呕吐、胃肠道不适、水钠潴留、水肿、皮疹等。

2. 也可引起腹泻、眩晕、头痛，长期大剂量应用可致消化道溃疡及胃肠出血。

3. 偶可引起肝炎、黄疸、肾炎、血尿、剥脱性皮炎、多形性红斑、甲状腺肿、粒细胞及血小板缺乏症。

【禁忌】

1. 对阿司匹林过敏者，有溃疡病史者，水肿、高血压、精神病、癫痫、支气管哮喘、心脏病及肝、肾功能不良者禁用。

2. 孕妇禁用。

3. 儿童禁用。

【注意事项】

1. 用药时宜限制食盐的摄入量。

2. 服药期间应检查血象，监测肾功能。

3. 本品不宜长期服用，超过 1 周应检查血象。

4. 本品可分泌入乳汁，哺乳期妇女慎用。

5. 老年患者慎用，用药不宜超过 1 周。

【药物相互作用】

1. 本品能抑制香豆素类抗凝药和磺酰脲类降糖药的代谢，并可将其从血浆蛋白结合部位置换出来，从而明显增强其作用及毒性，可引起血糖过低或出血症状。

2. 应避免与其他具有骨髓抑制作用的药物合用。

3. 与利尿剂氨苯蝶啶合用可引起肾功能损害。

4. 与增加肝微粒体酶活性的药物合用可减少本品的消除半衰期。

【规格】片剂：0.1g。

萘美丁酮
Nabumetone

【药理作用】为一种非酸性非甾体类抗炎药，属前体药物，在肝脏内被迅速代谢为 6-甲氧基-2-萘乙酸而起解热、镇痛、抗炎作用。抗炎、镇痛、解热作用与本品的活性代谢产物抑制了炎症组织中的前列腺素合成有关。

【适应证】

1. 各种急、慢性炎性关节炎：类风湿关节炎、强直性脊柱炎、骨关节炎、痛风性关节炎、银屑病关节炎、反应性关节炎、赖特综合征、风湿性关节炎以及其他关节炎或关节痛。

2. 软组织风湿病：包括肩周炎、颈肩综合征、网球肘、纤维肌痛症、腰肌劳损、腰椎间盘脱出、肌腱炎、腱鞘炎和滑囊炎等。

3. 运动性软组织损伤、扭伤和挫伤等。

4. 其他手术后疼痛、外伤后疼痛、牙痛、拔牙后痛、痛经等。

【用法用量】口服。成人一次 1g，一日 1 次。

一日最大量为 2g，分 2 次服。体重不足 50kg 的成人可从每日 0.5g 起，逐渐上调至有效剂量。

【不良反应】

1. 胃肠道：恶心、呕吐、消化不良、腹泻、腹痛和便秘发生率 1%～3%，上消化道出血约 0.7%。用本品的病例中，溃疡发生率在短疗程（6 周～6 个月）组和在长疗程（8 年）组分别为 0.1% 和 0.95%。每日口服萘丁美酮 2g 的腹泻发生率增加。

2. 神经系统：表现有头痛、头晕、耳鸣、多汗、失眠、嗜睡、紧张和多梦，发生率小于 1.5%。

3. 皮肤：皮疹和瘙痒发生率约 2.1%，水肿约 1.1%。

4. 少见或偶见的不良反应有黄疸、肝功能异常、焦虑、抑郁、感觉异常、震颤、眩晕、大疱性皮疹、荨麻疹、呼吸困难、哮喘、过敏性肺炎、蛋白尿、血尿及血管神经性水肿等。

【禁忌】活动性消化性溃疡或出血、严重肝功能异常、对本品及其他非甾体抗炎药过敏者禁用。

【注意事项】

1. 心力衰竭、水肿或高血压患者，急慢性胃炎、胃及十二指肠溃疡患者，肝、肾功能不全患者应慎用。

2. 具有消化性溃疡史的病人服用本品时，应对其症状的复发情况进行定期检查。

3. 妊娠 3 个月后的孕妇及哺乳期妇女不主张使用本品。

4. 儿童用药安全性和疗效尚未确定。

5. 用餐中服用本品的吸收率可增加，应在餐后或晚间服药。

【药物相互作用】

1. 与氢氧化铝凝胶、阿司匹林及对乙酰氨基酚并用不影响本品的吸收率。但通常不主张同时用两种或多种非甾体类抗炎药。

2. 在健康志愿者中本品与抗凝剂华法林之间无相互作用，但尚无在病人中合并应用这两种药物的资料。

3. 本品与乙酰类抗惊厥药及磺脲类降血糖药并用时应适当减少剂量。

【规格】片剂：0.5g。胶囊剂：0.2g；0.25g。

双醋瑞因
Diacerein

【药理作用】本品为骨关节炎 IL-1 的首要抑制剂。实验证实：①本品可诱导软骨生成，具有止痛、抗炎及退热作用。②不抑制前列腺素合成。③对骨关节炎有延缓疾病进程的作用。

【适应证】用于治疗退行性关节疾病（骨关节炎及相关疾病）。

【用法用量】长期治疗（不短于 3 个月），每日 1～2 次，每次 1 粒，餐后服用。

由于服用的首 2 周可能引起轻度腹泻，因此建议在治疗的首 4 周每日 1 粒，晚餐后口服。患者对药物适应后，剂量便应增加至每日 2 次，餐后口服。疗程不应短于 3 个月。

【不良反应】

1. 轻度腹泻是最常见的副反应（发生率约 7%），一般会在治疗后的最初几天内出现，多数情况下会随着继续治疗而自动消失。

2. 上腹疼痛的发生率为 3%～5%，恶心或呕吐则少于 1%。

3. 偶尔会导致尿液颜色变黄，这是本品的特性，无任何临床意义。

【禁忌】本品不能用于已知对双醋瑞因过敏或有蒽醌衍生物过敏史的患者。

【注意事项】

1. 临床试验中，患者曾连续服用本品 2 年而无任何安全问题。若治疗中需要合用其他药物进行长期治疗，应每 6 个月进行一次包括肝脏生化酶在内的全面血液及尿液化验。

2. 由于本品起效慢（于治疗后 2～4 周显效）以及良好的胃肠道耐受性，建议在给药的首 2～4 周可与其他止痛药或非甾体类抗炎药联合应用。

3. 对曾出现过肠道不适（尤其是过敏性结肠）的患者，必须考虑使用该药的益处及相对风险。

4. 肾功能不全会影响双醋瑞因的药代动力学，因此建议肌酐清除率 <30ml/min 者减小剂量。

5. 饭后服用双醋瑞因可以提高它的吸收率（大约 24%）。严重的营养不良会降低双醋瑞因的生物利用度。副反应的发生率直接与未吸收的双醋瑞因的量有关，在禁食或摄入食物很少时，服用本品会增加副反应的发生率。

6. 泻药不应与本药共同服用。

【药物相互作用】

1. 在服用改善肠道转运和（或）肠道内容物性质的药物时，禁服本药。

2. 为提高双醋瑞因的生物利用度，应避免同时服用含有氢氧化铝和（或）氢氧化镁的药物。

3. 服用双醋瑞因后会增加使用抗生素和
（或）化学疗法病人患小肠结肠炎的可能性，因为
抗生素和化学疗法会影响肠道的菌群。

【规格】片剂：50mg。

氟比洛芬
Flurbiprofen

【其他名称】氟联苯丙酸、氟苯布洛芬、氟布
洛芬、苯氟布洛芬。

【药理作用】非甾体类抗炎镇痛药，其作用机
制与其他非甾体类抗炎镇痛药相似，通过阻断前
列腺素生物合成而发挥作用。本品的镇痛作用，
其效力与肌注喷他佐辛相等或略强，比肌注酮布
洛芬或静注阿司匹林赖氨酸强，作用持续时间也
长。本品对形成胃溃疡的安全指数与上述药物相
等或略大。

【适应证】

1. 主要用于风湿性关节炎。

2. 用于缓解术后及各种癌症疼痛。

【用法用量】

1. 片剂：①类风湿关节炎、骨关节炎：口服，
一次 50mg，一日 3～4 次，必要时可增加剂量。②
强直性脊柱炎：口服，一次 100mg，一日 3 次。餐
后服用。

2. 缓释片：成人一日 0.2g，于晚餐后服用。

【不良反应】

1. 个别病例出现消化不良、皮疹、胃肠溃疡、
胃肠出血、转氨酶升高，可有肾乳头坏死。

2. 有时出现血压上升、心跳。

3. 罕见头痛、倦怠感、瘙痒、注射部位疼痛
及皮下出血。

【禁忌】下述患者禁用：消化性溃疡症患者；
严重血象异常患者；严重肝、肾功能障碍患者；
严重心功能不全患者；对本品成分过敏患者；有
阿司匹林哮喘病史者；对本品过敏者。

【注意事项】下列患者慎用：有消化性溃疡病
史者；血象异常者；肝、肾功能障碍者；心功能
障碍患者；有过敏症病史者；支气管哮喘患者；
老年人。

【药物相互作用】

1. 本药使呋喃苯胺酸的利尿作用降低，但可
加强香豆素类药物（华法林）的抗凝作用。

2. 类似化合物（芬布芬等）和喹诺酮类合

用，有罕见惊厥的报告。

【规格】片剂：50mg；100mg。缓释片：200mg。

舍雷肽酶
Serrapeptase

【其他名称】沙雷肽酶、中性蛋白酶。

【药理作用】

1. 抗炎、消肿作用：①以热灼伤大鼠作炎症模
型，口服给药后可见血管通透性亢进受到抑制。
②口服能抑制抗大鼠血清所致大鼠皮肤的炎性水
肿，也能抑制角叉菜胶、葡聚糖、5－羟色胺、缓
激肽等各种致炎物质所致的大鼠炎性水肿。③体
外对致炎症多肽缓激肽有很强的分解能力。④对
纤维蛋白、纤维蛋白原有很强的溶解能力，但对
清蛋白、α 及 β 球蛋白等机体蛋白质则几乎无
作用。

2. 促进痰液、脓液溶解与排泄的作用：①对
慢性副鼻窦炎病人可使鼻涕中干物质重量减少、
黏度下降。②对暴露于二氧化硫气体而罹患亚急
性支气管炎的兔，可使痰液黏度显著下降。

3. 促进抗生素向病灶部位移行的作用：①对
慢性副鼻窦炎病人能促进氨苄西林向上颌窦移行。
②对实验性膀胱炎的患兔，能促进美西林向膀胱
壁移行。

【适应证】

1. 手术后及外伤后消炎。

2. 副鼻窦炎、乳汁潴留性乳腺炎、膀胱炎、
附睾炎、智齿周围炎及牙槽脓肿时消炎。

3. 支气管炎、肺结核、支气管哮喘时痰液不
易咳出。

4. 麻醉后痰液不易咳出。

【用法用量】口服：每次 5～10mg，一日 3 次。

【不良反应】偶见腹泻、食欲不振、胃部不
适、恶心、呕吐、鼻出血和血痰等。少数患者出
现皮疹、皮肤潮红等过敏反应。

【禁忌】对本品过敏者禁用。

【注意事项】

1. 凝血功能异常、肝肾功能不全者慎用本品。

2. 出现过敏反应，应立即停药。

【药物相互作用】

1. 本品与抗凝剂合用，可能会增强抗凝效果。

2. 本品与抗生素类、化疗类、非甾体类抗炎
药合用可引起下列反应：皮肤黏膜眼综合征、中

毒性表皮坏死、间质性肺炎、嗜酸性粒细胞肺浸润综合征、休克。

【规格】片剂：5mg；10mg。肠溶衣片：10mg。

1.4 抗痛风药

秋水仙碱
Colchicine

【其他名称】秋水仙素。

【药理作用】本药通过与中性粒细胞微管蛋白的亚单位结合而改变细胞膜功能，包括抑制中性粒细胞的趋化、黏附和吞噬作用，抑制磷脂酶 A_2，减少单核细胞和中性粒细胞释放前列腺素和白三烯，抑制局部细胞产生白介素 6 等，从而达到控制关节局部的疼痛、肿胀及炎症反应。秋水仙碱不影响尿酸盐的生成、溶解及排泄，因而无降血尿酸作用。

【适应证】治疗及预防痛风性关节炎的急性发作。

【用法用量】

1. 急性期：成人每 1～2 小时口服 0.5～1mg，直至关节症状缓解，或出现腹泻或呕吐，达到治疗量一般为 3～5mg，24 小时内不宜超过6mg，停服 72 小时后一日量为 0.5～1.5mg，分次服用，共 7 天。

2. 预防：一日 0.5～1mg，分次口服，但疗程酌定，如出现不良反应应随时停药。

【不良反应】与剂量大小有明显相关性。

1. 胃肠道症状：腹痛、腹泻、呕吐及食欲不振为常见的早期不良反应，发生率可达 80%，严重者可造成脱水及电解质紊乱等。长期服用者可出现严重的出血性胃肠炎或吸收不良综合征。

2. 肌肉、周围神经病变：有近端肌无力和（或）血清肌酸磷酸激酶增高。在肌细胞受损同时可出现周围神经轴突性多神经病变，表现为麻木、刺痛和无力。肌神经病变并不多见，往往出现在预防痛风而长期服用者和有轻度肾功能不全者。

3. 骨髓抑制：出现血小板减少、中性粒细胞下降甚至再生障碍性贫血，有时可危及生命。

4. 休克：表现为少尿、血尿、抽搐及意识障碍。死亡率高，多见于老年人。

5. 致畸：文献报道两例 Down 综合征婴儿的父亲均因家族性地中海热而长期服用秋水仙碱。

6. 其他：脱发、皮疹、发热及肝损害等。

【禁忌】

1. 骨髓增生低下及肾肝功能不全者禁用。

2. 孕妇禁用。

3. 哺乳期妇女禁用。

【注意事项】

1. 骨髓造血功能不全，严重心脏病，肝、肾功能不全及胃肠道疾患者慎用。

2. 出现不良反应，尤其是无力、食欲减退、恶心、呕吐、腹泻时，应减小用量，严重者应立即停药。

3. 用药期间应定期检查血象及肝肾功能。

4. 本品可致畸胎，孕妇禁用。男女性患者在服药期间及停药以后数周内不得妊娠。FDA 对本药的妊娠安全性分级为 C 级。

5. 老年人应减少剂量。

6. 本品的中毒量常与其体内蓄积剂量有关，当肾排泄功能下降时容易造成积蓄中毒。本品又需经肠肝循环解毒，肝功能不良时解毒能力下降，亦易促使毒性加重。

【药物相互作用】

1. 本品可导致可逆性的维生素 B_{12} 吸收不良。

2. 本品可使中枢神经系统抑制药增效，拟交感神经药的作用加强。

3. 与灰黄霉素联用，可加重血卟啉代谢障碍。

4. 糖皮质激素可减轻本品的骨髓抑制等不良反应。

5. 维生素 B_6、甘露醇与本品合用可减轻毒性作用。

6. 氯丙嗪可减弱本品的作用。

【规格】片剂：0.5mg。

丙磺舒
Probenecid

【药理作用】

1. 抑制尿酸盐在肾小管的主动重吸收，增加尿酸盐的排泄，降低血中尿酸盐的浓度，从而减少尿酸沉积。亦可促进已形成的尿酸盐的溶解。

2. 可以竞争性抑制弱有机酸（如青霉素、头孢菌素）在肾小管的分泌，从而增加这些抗生素的血药浓度，延长它们的作用时间。

【适应证】

1. 用于治疗高尿酸血症伴慢性痛风性关节炎及痛风石，但必须满足：①肾小球滤过滤大于

50～60ml/min。②无肾结石或肾结石史。③非酸性尿。④不服用水杨酸类药物者。

2. 作为抗生素治疗的辅助用药，提高抗生素疗效。

【用法用量】

1. 慢性痛风的高尿酸血症：成人一次口服0.25g，一日2次，一周后可增至一次0.5g，一日2次。

2. 增强青霉素类的作用：成人一次口服0.5g，一日4次。2～14岁或体重在50kg以下儿童，首剂按体重0.025g/kg或0.7g/m²，以后每次0.01g/kg或0.3g/m²，一日4次。

【不良反应】

1. 胃肠道症状最常见，如恶心或呕吐等，偶可引起消化性溃疡。

2. 可有头晕、头痛、面部潮红、尿频、齿龈肿痛。

3. 本品与磺胺类药物可出现交叉过敏反应，包括皮疹、皮肤瘙痒及发热等，但少见。

4. 偶可引起白细胞减少、骨髓抑制及肝坏死等少见不良反应。

【禁忌】

1. 对本品及磺胺类药过敏者禁用。

2. 肾功能不全者禁用。

3. 孕妇及哺乳期妇女禁用。

4. 2岁以下儿童禁用。

【注意事项】

1. 下述人员不宜服用本品：伴有肿瘤的高尿酸血症者，或使用细胞毒的抗癌药、放射治疗患者，活动性消化性溃疡或有活动性消化性溃疡病史及肾结石等。

2. 痛风性关节炎急性发作症状尚未控制时不用本品；如在本品治疗期间有急性发作，可继续应用原来的用量，同时给予秋水仙碱或其他非甾体类抗炎药治疗。

3. 服用本品时应保持摄入足量水分（每日2500ml左右），防止形成肾结石，必要时同时服用碱化尿液的药物。

4. 治疗痛风性关节炎，如患者有轻度肾功能不全，而24小时尿酸排泄量又未超过700mg，一般每天剂量不超过2g。

5. 定期检测血和尿pH值、肝肾功能及血尿酸和尿尿酸等。

6. 根据临床表现及血和尿尿酸水平调整药物用量，原则上以最小有效量维持较长时间。

7. 本品能通过胎盘出现于脐血中，孕妇禁用。

FDA对本药的妊娠安全性分级为C级。

8. 老年患者用量酌减，伴肝肾功能不全时禁用。

【药物相互作用】

1. 乙醇、氯噻酮、利尿酸、呋塞米、吡嗪酰胺以及噻嗪类等利尿药可增加血清尿酸浓度，本品与这些药同用时需注意调整用量，以控制高尿酸血症。

2. 与阿司匹林或其他水杨酸盐同用时，可抑制本品的排尿酸作用，而本品可抑制这些药物的肾小管排泄，使其作用增强，毒性增加。

3. 与吲哚美辛、氨苯砜、萘普生等同用时，后者的血药浓度增高，毒性加大。

4. 与各类青霉素、头孢菌素同用时，后者的血药浓度增高，并维持较长时间，毒性也加大，尤其是对肾脏的毒性。

5. 与口服降糖药同用时，后者的效应增强。

6. 与甲氨蝶呤同用时，后者的血药浓度可能增高，毒性加大。

7. 与呋喃妥因同用时，由于肾小管分泌作用受到抑制，使呋喃妥因在尿中抗感染的疗效减低。

8. 与磺胺药同用时，因后者由肾排泄减慢，血药浓度升高。长期共用时应定期检测磺胺药的血药浓度。

【规格】片剂：0.25g；0.5g。

苯溴马隆
Benzbromarone

【其他名称】苯溴香豆素。

【药理作用】促尿酸排泄药，具有较强的降血尿酸作用，不仅能缓解疼痛，减轻红肿，而且能使痛风结节消散。作用机制主要是通过抑制肾小管对尿酸的重吸收，降低血中尿酸浓度，也可促进已形成的尿酸盐的溶解。

【适应证】单纯原发性高尿酸血症以及痛风性关节炎非发作期。

【用法用量】成人由小剂量开始，一日25mg开始，无不良反应可逐渐递增至一日100mg。早餐后服，同时加服碳酸氢钠（一日3g）。

【不良反应】

1. 可有恶心及腹部不适等胃肠反应。

2. 引起肾结石和肾绞痛。

3. 诱发关节炎急性发作。

4. 罕见发热、皮疹和肝肾功能损害。

【禁忌】

1. 中、重度肾功能损害者及患有肾结石的患者禁用。

2. 孕妇及哺乳期妇女禁用。

【注意事项】

1. 服用过程中应多饮水，碱化尿液。

2. 对肾功能下降，血肌酐超过 130μmol/L 者仍然有效，但必须保持每日尿量在 2000ml 以上。

3. 定期检测肾功能以及血和尿尿酸的变化。

4. 必须在痛风性关节炎的急性症状控制后方能应用本品。

5. 儿童不推荐使用。

【药物相互作用】

1. 与阿司匹林或其他水杨酸盐同用时，可减弱本品作用，两者不宜同服。

2. 吡嗪酰胺可抑制尿酸排泄，从而削弱或抵消本品作用，应尽可能避免合用。

3. 与华法林合用，可竞争性抑制后者的代谢，增加出血危险。

【规格】片剂：25mg；50mg；100mg。

别嘌醇
Allopurinol

【其他名称】别嘌呤醇。

【药理作用】抑制尿酸合成药物。别嘌醇及其代谢产物氧嘌呤醇均能抑制黄嘌呤氧化酶，阻止次黄嘌呤和黄嘌呤代谢为尿酸，从而减少尿酸的生成。使血和尿中的尿酸含量降低到溶解度以下水平，防止尿酸形成结晶沉积在关节及其他组织内，也有助于痛风病人组织内的尿酸结晶重新溶解。别嘌醇亦通过对次黄嘌呤－鸟嘌呤磷酸核酸转化酶的作用抑制体内新的嘌呤合成。

【适应证】

1. 原发性和继发性高尿酸血症，尤其是尿酸生成过多而引起的高尿酸血症。

2. 反复发作或慢性痛风者。

3. 痛风石。

4. 尿酸性肾结石和（或）尿酸性肾病。

5. 有肾功能不全的高尿酸血症。

【用法用量】

1. 成人：①痛风：初始剂量一次 50mg，一日 1~2 次，每周可递增 50~100mg，至一日 200~

300mg，分 2~3 次服。每 2 周测血和尿尿酸水平，如已达正常水平，则不再增量，如仍高可再递增。但一日最大剂量不得大于 600mg。②尿酸结石：一次 100~200mg，一日 1~4 次。

2. 儿童：治疗继发性高尿酸血症常用量：6 岁以内每次 50mg，一日 1~3 次；6~10 岁，一次 100mg，一日 1~3 次。剂量可酌情调整。

【不良反应】

1. 可有皮疹等过敏反应，可呈瘙痒性丘疹或荨麻疹，也可为水疱性反应；尚可见过敏性血管炎；剥脱性皮炎和表皮坏死（Lyell 综合征）极罕见；严重者可出现全身过敏性反应，甚至可导致死亡。

2. 可有腹泻、恶心、呕吐和腹痛等胃肠道反应。

3. 可有白细胞减少、血小板减少、贫血、骨髓抑制。

4. 其他有脱发、发热、淋巴结肿大、肝毒性、间质性肾炎等。

【禁忌】

1. 对本品过敏者禁用。

2. 严重肝肾功能不全和明显血细胞减少者禁用。

3. 孕妇及哺乳期妇女禁用。

【注意事项】

1. 本品不能控制痛风性关节炎的急性炎症症状，不能作为抗炎药使用。本品促使尿酸结晶重新溶解时可再次诱发并加重关节炎急性期症状。

2. 本品必须在痛风性关节炎的急性炎症症状消失后（一般在发作后 2 周左右）才能开始应用。

3. 服药期间应多饮水，并使尿液呈中性或碱性以利尿酸排泄。

4. 本品用于血尿酸和 24 小时尿尿酸过多，或有痛风石，或有泌尿系结石，及不宜用促尿酸排出药者。

5. 本品必须由小剂量开始，逐渐递增至有效量，维持正常血尿酸和尿尿酸水平，以后逐渐减量，用最小有效量维持较长时间。

6. 用药前及用药期间要定期检查血尿酸及 24 小时尿尿酸水平，以此作为调整药物剂量的依据。

7. 有肾、肝功能损害者及老年人应谨慎用药，并应减少用量。

8. 用药期间应定期检查血象及肝肾功能。

9. FDA 对本药的妊娠安全性分级为 C 级。本品及代谢物可分泌入乳汁，哺乳期妇女禁用。

【药物相互作用】

1. 乙醇、氯噻酮、依他尼酸、呋塞米、美托拉宗、吡嗪酰胺及噻嗪类利尿剂均可增加血清中尿酸含量。控制痛风和高尿酸血症时，应用本品要注意用量的调整。对高血压或肾功能差的患者，本品与噻嗪类利尿剂同用时，有发生肾衰竭及出现过敏的报道。

2. 本品与氨苄西林同用时，皮疹的发生率增多，尤其在高尿酸血症患者。

3. 本品与抗凝药如双香豆素、茚满二酮衍生物等同用时，抗凝药的效应可加强，应注意调整剂量。

4. 本品与硫唑嘌呤或巯嘌呤同用时，可增强后者毒性，后者的用量一般要减少 1/4 ~ 1/3。

5. 本品与环磷酰胺同用时，对骨髓的抑制可更明显。

6. 本品与尿酸化药同用时，可增加肾结石形成的可能。

7. 与铁盐联用可使铁在组织中过量蓄积，引起含铁血黄素沉着，不宜与铁剂同服。

8. 与秋水仙碱合用，可提高疗效。

9. 可使茶碱清除率降低，血药浓度升高，易发生茶碱中毒反应，合用时应监测茶碱血药浓度，必要时调整剂量。

10. 可使甲苯磺丁脲等口服降糖药活性增强，可能导致血糖过低。

【规格】 片剂：0.1g。

1.5 抗癫痫药

苯妥英钠
Phenytoin Sodium

【其他名称】大仑丁。

【药理作用】本品为抗癫痫药、抗心律失常药。治疗剂量不引起镇静催眠作用。

1. 动物实验证明，本品对超强电休克、惊厥的强直相有选择性对抗作用，而对阵挛相无效或反而加剧，故其对癫痫大发作有良效，而对失神性发作无效。其抗癫痫作用机制尚未阐明，一般认为，增加细胞钠离子外流，减少钠离子内流，而使神经细胞膜稳定，提高兴奋阈，减少病灶高频放电的扩散。

2. 本品缩短动作电位间期及有效不应期，还可抑制钙离子内流，降低心肌自律性，抑制交感中枢，对心房、心室的异位节律点有抑制作用，提高房颤与室颤阈值。

3. 可稳定细胞膜及降低突触传递，具有抗神经痛及骨骼肌松弛作用。

4. 本品可抑制皮肤成纤维细胞合成或分泌胶原酶。还可加速维生素 D 代谢。可引起淋巴结肿大，有抗叶酸作用，对造血系统有抑制作用。可引起过敏反应，有酶诱导作用，静脉用药可扩张周围血管。

【适应证】

1. 用于治疗全身强直 - 阵挛性发作、复杂部分性发作（精神运动性发作、颞叶癫痫）、单纯部分性发作（局限性发作）和癫痫持续状态。

2. 用于治疗三叉神经痛，隐性营养不良性大疱性表皮松解，发作性舞蹈手足徐动症，发作性控制障碍（包括发怒、焦虑和失眠的兴奋过度等的行为障碍疾患），肌强直症及三环类抗抑郁药过量时心脏传导障碍等。

3. 用于洋地黄中毒所致的室性及室上性心律失常。对其他各种原因引起的心律失常疗效较差。

【用法用量】

1. 片剂

（1）抗癫痫：成人常用量：开始时每次 100mg，每日 2 次，1 ~ 3 周内增加至每次 250 ~ 300mg，分 3 次口服。极量：一次 300mg，一日 500mg。由于个体差异及饱和药动学特点，用药需个体化。应用达到控制发作和血药浓度达稳态后，可改用长效（控释）制剂，一次顿服。小儿常用量：开始每日 5mg/kg，分 2 ~ 3 次服用，按需调整，以每日不超过 250mg 为度。维持量为 4 ~ 8mg/kg 或 250mg/m²，分 2 ~ 3 次服用。

（2）抗心律失常：成人常用量：100 ~ 300mg，一次或分 2 ~ 3 次服用，或第一日 10 ~ 15mg/kg，第 2 ~ 4 日 7.5 ~ 10mg/kg，维持量 2 ~ 6mg/kg。小儿常用量：开始 5mg/kg，分 2 ~ 3 次口服，根据病情调整，每日量不超过 300mg，维持量 4 ~ 8mg/kg，或 250mg/m²，分 2 ~ 3 次口服。

（3）胶原酶合成抑制：成人开始每日 2 ~ 3mg/kg，分 2 次服用，在 2 ~ 3 周内，增加到患者能够耐受的用量，血药浓度至少达 8μg/ml，一般每日 100 ~ 300mg。

2. 注射剂：加入 5% 葡萄糖注射液 20 ~ 40ml 缓慢静脉注射。

（1）抗惊厥：成人常用量：150～250mg，每分钟不超过 50mg，必要时 30 分钟后可再次静注 100～150mg，一日总量不超过 500mg。小儿常用量：静注 5mg/kg 或 250mg/m²，1 次或分 2 次注射。

（2）抗心律失常：成人常用量：为终止心律失常以 100mg 缓慢静注 2～3 分钟，根据需要每 10～15 分钟重复一次至心律失常终止，或出现不良反应为止，总量不超过 500mg。

【不良反应】

1. 常见齿龈增生，儿童发生率高，应加强口腔卫生和按摩齿龈。

2. 长期服用后或血药浓度达 30μg/ml 可能引起恶心、呕吐甚至胃炎，饭后服用可减轻。

3. 神经系统不良反应与剂量相关，常见眩晕、头痛，严重时可引起眼球震颤、共济失调、语言不清和意识模糊，调整剂量或停药可消失。较少见的神经系统不良反应有头晕、失眠、一过性神经质、颤搐、舞蹈症、肌张力不全、震颤、扑翼样震颤等。

4. 可影响造血系统，致粒细胞和血小板减少，罕见再障；常见巨幼红细胞性贫血，可用叶酸加维生素 B_{12} 防治。

5. 可引起过敏反应，常见皮疹伴发热，罕见严重皮肤反应，如剥脱性皮炎、多形性红斑、系统性红斑狼疮和致死性肝坏死、淋巴系统霍奇金病等。一旦出现症状立即停药并采取相应措施。

6. 小儿长期服用可加速维生素 D 代谢，造成软骨病或骨质异常。

7. 孕妇服用偶致畸胎。

8. 可抑制抗利尿激素和胰岛素分泌使血糖升高。

9. 有致癌的报道。

【禁忌】

1. 对乙内酰脲类药有过敏史者禁用。

2. 阿－斯综合征、Ⅱ～Ⅲ度房室传导阻滞、窦房结阻滞、窦性心动过缓等心功能损害者禁用。

【注意事项】

1. 对乙内酰脲类中一种药过敏者，对本品也可能过敏。

2. 有酶诱导作用，可对某些诊断产生干扰，如地塞米松试验、甲状腺功能试验，使血清碱性磷酸酶、丙氨酸氨基转移酶、血糖浓度升高。

3. 用药期间需检查血象、肝功能、血钙、口腔、脑电图、甲状腺功能，并经常检测血药浓度，

防止毒性反应。妊娠期每月测定一次、产后每周测定一次血药浓度以确定是否需要调整剂量。

4. 下列情况应慎用：嗜酒，使本品的血药浓度降低；贫血，增加严重感染的危险性；心血管病（尤其老人）；糖尿病，可能升高血糖；肝肾功能损害，改变本药的代谢和排泄；甲状腺功能异常者。

5. 本品能通过胎盘，可能致畸，但有认为癫痫发作控制不住致畸的危险性大于用药的危险性，应权衡利弊。凡用本品能控制发作的患者，孕期应继续服用，并保持有效血浓，分娩后再重新调整。产前 1 个月应补充维生素 K，产后立即给新生儿注射维生素 K 减少出血危险。FDA 对本药的妊娠安全性分级为 D 级。本品可分泌入乳汁，一般主张服用苯妥英的母亲避免母乳喂养。

6. 小儿由于分布容积与消除半衰期随年龄而变化，因此应经常做血药浓度测定。新生儿或婴儿期对本品的药动学较特殊，临床对中毒症状评定有困难，一般不首先采用。学龄前儿童肝脏代谢强，需多次监测血药浓度以决定用药次数和用量。

7. 老年人应用本品时须慎重，用量应偏低，并经常监测血药浓度。

【药物相互作用】

1. 长期应用对乙酰氨基酚患者应用本品可增加肝脏中毒的危险，并且疗效降低。

2. 与皮质激素、洋地黄类（包括地高辛）、口服避孕药、环孢素、雌激素、左旋多巴、奎尼丁、土霉素或三环类抗抑郁药合用时，可降低这些药物的效应。

3. 长期饮酒可降低本品的浓度和疗效，但服药同时大量饮酒可增加血药浓度；与氯霉素、异烟肼、保泰松、磺胺类合用可能降低本品代谢，使血药浓度增加，增加本品的毒性；与抗凝剂合用，开始增加抗凝效应，持续应用则降低。

4. 与含镁、铝药物或碳酸钙等合用时可能降低本品的生物利用度，两者应相隔 2～3 小时服用。

5. 与降糖药或胰岛素合用时，因本品可使血糖升高，需调整后两者用量。

6. 原则上用多巴胺的患者，不宜用本品。

7. 本品与利多卡因或普萘洛尔合用，可能加强心脏的抑制作用。

8. 虽然本品消耗体内叶酸，但增加叶酸反可降低本品浓度和作用。

9. 苯巴比妥或扑米酮对本品的影响变化很大，应经常监测血药浓度；与丙戊酸类合用有蛋白结合竞争作用，应经常监测血药浓度，调整本品用量。

10. 与卡马西平合用，后者血药浓度降低。如合并用大量抗精神病药或三环类抗抑郁药可能使癫痫发作，需调整本品用量。

【规格】片剂：50mg；100mg。注射剂：100mg；250mg。

卡马西平
Carbamazepine

【其他名称】痛惊宁、酰胺咪嗪。

【药理作用】本品为抗惊厥药和抗癫痫药。卡马西平的药理作用表现为抗惊厥、抗癫痫、抗神经性疼痛、抗躁狂 - 抑郁症、改善某些精神疾病的症状、抗中枢性尿崩症，产生这些作用的机制可能分别为：①阻滞各种可兴奋细胞膜的钠离子通道，故能明显抑制异常高频放电的发生和扩散，②抑制 T 型钙通道。③增强中枢的去甲肾上腺素能神经的活性。④促进抗利尿激素（ADH）的分泌或提高效应器对 ADH 的敏感性。

【适应证】

1. 癫痫：①部分性发作：复杂部分性发作、简单部分性发作和继发性全身发作。②全身性发作：强直、阵挛、强直 - 阵挛发作。

2. 抗神经性疼痛：用于三叉神经痛和舌咽神经痛发作，亦用作三叉神经痛缓解后的长期预防性用药。也可用于脊髓痨和多发性硬化、糖尿病性周围神经痛、幻肢痛和外伤后神经痛以及疱疹后神经痛。

3. 预防或治疗躁狂 - 抑郁症：对锂剂、抗精神病药、抗抑郁药无效的或不能耐受的躁狂 - 抑郁症，可单用或与锂盐和其他抗抑郁药合用。

4. 中枢性部分性尿崩症：可单用或氯磺丙脲或氯贝丁酯等合用。

5. 酒精癖的戒断综合征。

【用法用量】

1. 成人

（1）抗惊厥：初始剂量每次 0.1～0.2g，每天 1～2 次，逐渐增加剂量直至最佳疗效。

（2）镇痛：开始一次 0.1g，一日 2 次；第二日后每隔一日增加 0.1～0.2g，直到疼痛缓解，维持量每日 0.4～0.8g，分次服用。每日不超过 1.2g。

（3）尿崩症：单用时一日 0.3～0.6g，如与其他抗利尿药合用，每日 0.2～0.4g，分 3 次服用。

（4）抗躁狂或抗精神病：开始每日 0.2～0.4g，逐渐增加至最大量 1.6g，分 3～4 次服用。

2. 小儿

（1）6 岁以前：开始每日按体重 5mg/kg，每 5～7 日增加一次用量，达每日 10mg/kg，必要时增至 20mg/kg，维持血药浓度 8～12μg/kg。

（2）6～12 岁儿童：第一日 0.1g，服 2 次，隔周增加 0.1g，直至出现疗效；维持量调整到最小有效量，一般为每日 0.4～0.8g，不超过 1g，分 3～4 次服用。

【不良反应】

1. 神经系统常见的不良反应有头晕、共济失调、嗜睡和疲劳。

2. 因刺激抗利尿激素分泌可引起水潴留和低钠血症（或水中毒），发生率 10%～15%。

3. 较少见的不良反应有 Stevens - Johnson 综合征或中毒性表皮坏死松解症、皮疹、荨麻疹、瘙痒、儿童行为障碍、严重腹泻、红斑狼疮样综合征（荨麻疹、瘙痒、皮疹、发热、咽喉痛、骨或关节痛、乏力）。

4. 罕见的不良反应有腺体病，心律失常或房室传导阻滞（老年人尤其注意），骨髓抑制，中枢神经系统中毒（语言困难、精神不安、耳鸣、震颤、幻视），过敏性肝炎，低钙血症，直接影响骨代谢导致骨质疏松，肾脏中毒，周围神经炎，急性尿紫质病，栓塞性脉管炎，过敏性肺炎，急性间歇性卟啉病，甲状腺功能减退。曾有一例合并无菌性脑膜炎的肌阵挛性癫痫患者，接受本品治疗后引起脑膜炎复发。偶见粒细胞减少，可逆性血小板减少，再障，中毒性肝炎。

【禁忌】

1. 已知对卡马西平相关结构药物（如三环类抗抑郁药）过敏者禁用。

2. 有房室传导阻滞、血清铁严重异常、骨髓抑制、严重肝功能不全等病史者禁用。

【注意事项】

1. 与三环类抗抑郁药有交叉过敏反应。

2. 下列情况应慎用：乙醇中毒，心脏损害，冠心病，糖尿病，青光眼，对其他药物有血液反应史者（易诱发骨髓抑制），肝病，抗利尿激素分泌异常或其他内分泌紊乱，尿潴留，肾病。

3. 一般疼痛不宜用本品。

4. 糖尿病人可能引起尿糖增加，应注意。

5. 癫痫患者不能突然撤药。

6. 已用其他抗癫痫药的病人，本品用量应逐渐递增，避免自身诱导所致血药浓度下降。

7. 下列情况应停药：肝中毒或骨髓抑制症状出现，心血管系统不良反应或皮疹出现。

8. 用于特异性疼痛综合征止痛时，如果疼痛完全缓解，应逐渐减量至停药。

9. 饭后服用可减少胃肠反应，漏服时应尽快补服，不可一次服双倍量，可一日内分次补足。

10. 用药期间注意检查：全血细胞（包括血小板、网织红细胞及血清铁，应经常复查达2~3年），尿常规，肝功能，眼科情况，卡马西平血药浓度测定。

11. 本品能通过胎盘，是否致畸尚不清楚，妊娠早期需慎用。FDA 对本药安全性分级为 D 级。本品能分泌入乳汁，约为血药浓度的 60%，哺乳期妇女不宜应用。

12. 老年患者对本品敏感者多，常可引起认知功能障碍、激越、不安、焦虑、精神错乱、房室传导阻滞或心动过缓，也可引起再障。

【药物相互作用】

1. 与对乙酰氨基酚合用，尤其是单次超量或长期大量应用，肝脏中毒的危险性增加，有可能使后者疗效降低。

2. 与香豆素类抗凝药合用，由于本品的肝酶的正诱导作用，使抗凝药的血浓度降低，半衰期缩短，抗凝效应减弱，应测定凝血酶原时间而调整药量。

3. 与碳酸酐酶抑制药合用，骨质疏松的危险增加。

4. 由于本品的肝酶诱导作用，与氯磺丙脲、氯贝丁酯、去氨加压素、赖氨加压素、垂体后叶素、加压素等合用，可加强抗利尿作用，合用的各药都需减量。

5. 与含雌激素的避孕药、环孢素、洋地黄类（可能地高辛除外）、雌激素、左甲状腺素及奎尼丁合用时，由于卡马西平对肝药酶的诱导，这些药的效应都会降低，用量应作调整。与口服避孕药合用可能出现阴道大出血。

6. 与多西环素合用，后者的血药浓度可能降低，必要时需要调整用量。

7. 红霉素与醋竹桃霉素以及右丙氧芬可抑制卡马西平的代谢，引起后者血药浓度的升高，出现毒性反应。

8. 氟哌啶醇、洛沙平、马普替林、噻吨类或三环类抗抑郁药可增强卡马西平的代谢，引起后者血药浓度升高，出现毒性反应。

9. 锂盐可以降低卡马西平的抗利尿作用。

10. 卡马西平（与三环类抗抑郁药结构相似）与单胺氧化酶（MAO）抑制药合用，可引起高热或（和）高血压危象、严重惊厥甚至死亡，两药应用至少要间隔 14 天。当卡马西平用作抗惊厥剂时，MAO 抑制药可以改变癫痫发作的类型。若临床情况允许可停服单胺氧化酶抑制剂。

11. 卡马西平可以降低诺米芬辛的吸收并加快其消除。

12. 苯巴比妥和苯妥英可加速卡马西平的代谢，可将卡马西平的 $t_{1/2}$ 降至 9~10 小时。

【规格】片剂：0.1g；0.2g。

奥卡西平
Oxcarbazepine

【其他名称】氧痛惊宁。

【药理作用】卡马西平 10 - 酮基结构类似物，为新型抗癫痫药。本品主要通过其活性代谢产物 10 - 单羟基代谢物（MHD）发挥作用。本品和 MHD 能阻滞电压敏感性钠通道，稳定过度兴奋性神经细胞膜，抑制神经元重复放电，减少突触冲动传递，这些作用对防止癫痫发作在整个大脑的扩散非常重要。另外，本品可增加钾通道传导性和调节高电位激活钙通道，这有助于抑制癫痫发作。本品及其活性成分 MHD 可防止啮齿类动物电诱导的强直 - 阵挛发作，对化学诱导的肌阵挛发作也有一定的保护作用，还可消除或减少 Rhesus 猴难治性癫痫发生率。

【适应证】本品适用于成年人和 5 岁以及 5 岁以上儿童患者的癫痫原发性全面强直 - 阵挛发作和部分性发作伴有或不伴有继发性全面性发作。

【用法用量】本品可单独或与其他抗癫痫药联合使用。应从临床有效剂量开始用药，一天内分 2 次给药。根据病人的临床反应增加剂量。如果本品与其他抗癫痫药联合使用，由于病人总体的抗癫痫药物剂量的增加，需要减少其他抗癫痫药的剂量或（和）更加缓慢地增加本品的剂量。本品可以空腹或与食物一起服用。

1. 成人

（1）单独治疗：起始剂量一天 600mg，分 2

次给药。为了获得理想的效果，可以每隔 1 周增加每天的剂量，每次增加剂量不超过 600mg。每日维持剂量范围在 600～2400mg 之间，绝大多数病人对每日 900mg 的剂量即有效果。

（2）联合治疗：起始剂量为一天 600mg，分 2 次给药。为了获得理想的效果，可以每隔 1 周增加每天的剂量，每次增加剂量不超过 600mg。每日维持剂量范围在 600～2400mg 之间。

2.5 岁和 5 岁以上的儿童：起始治疗剂量为每天 8～10mg/kg，分为 2 次给药。

联合治疗中，平均大约每天 30mg/kg 的维持剂量就能获得较好的治疗效果。如果临床提示需要增加剂量，可以每隔 1 周增加每天的剂量，每次增量不要超过每天 10mg/kg，最大剂量为每天 46mg/kg。

3. 肝功能损害患者：中度以下患者不需要调整剂量。

4. 肾功能损害患者：肌酐清除率＜30ml/min 的患者在服用本品时应从初始剂量的一半（300mg/d）开始，并逐渐缓慢加量，达到所需临床疗效。有肾功能损害的病人在增加剂量时，必须进行仔细的监测。

【不良反应】本品最常见的（发生率≥5%）不良反应有头晕、嗜睡、复视、疲倦、恶心、呕吐、共济失调、视力异常、腹痛、震颤、消化不良及步态障碍。

因不良反应导致成人患者停药的常见症状有头晕（6.4%）、复视（5.95%）、共济失调（5.2%）、呕吐（5.1%）、恶心（4.9%）、嗜睡（3.8%）、头痛（2.9%）、疲倦（2.1%）、视力异常（2.1%）、震颤（1.8%）、步态障碍（1.7%）、皮疹（1.4%）及低钠血症（1.0%）。

因不良反应导致儿童患者停药的常见症状有嗜睡（2.4%）、呕吐（2.0%）、共济失调（1.8%）、复视（1.3%）、头晕（1.3%）、疲倦（1.1%）及眼球震颤（1.1%）。

【禁忌】
1. 对本品或其任一成分过敏的患者禁用。
2. 房室传导阻滞患者禁用。

【注意事项】
1. 本品可引起低钠血症，服药期间应定时检查血钠。若血钠＜125mmol/L，通过减量、停药或保守处理（如限制饮水）后血钠水平可恢复正常。

2. 本品可能降低激素避孕药效果，建议服用本品期间改用其他不含激素的避孕方法。

3. 应逐渐减量至停药，以最大可能地避免癫痫发作频率增加。

4. 本品可引起头晕和嗜睡，服用本品后不要驾驶车辆或操作机器。

5. 对卡马西平过敏的患者只有在可能的益处大于潜在的危险时才可服用本品，如出现过敏反应迹象或临床症状，应立即停药。

6. 目前没有充分研究本品对妊娠妇女的影响。但本品结构和卡马西平相似，后者对人有致畸作用，本品可能对人也有致畸作用，因此，只有在确定本品对胎儿的益处大于潜在危险时，孕妇才可服用。

7. 本品和 MHD 可泌入母乳，对哺乳期婴儿可能有严重副作用，因此应根据服药对患者是否必要决定哺乳母亲停止哺乳或停止用药。

【药物相互作用】
1. 本品和 MHD 可诱导 CYP3A 族亚类（CYP3A4 和 CYP3A5），后者在二氢吡啶类钙通道拮抗剂和口服避孕药的代谢中有重要作用，从而降低这些药物的血药浓度。

2. 本品与卡马西平合用，本品代谢物 MHD 血药浓度降低。

3. 本品与苯巴比妥合用，苯巴比妥血药浓度增加，本品代谢物 MHD 血药浓度降低。

4. 本品与苯妥英钠合用，本品代谢物 MHD 的血药浓度降低，苯妥英钠的血药浓度增加，此时本品应减量。

5. 丙戊酸钠与本品合用，本品代谢物 MHD 血药浓度降低。

6. 非洛地平与本品合用，非洛地平 AUC 降低。

7. 本品与维拉帕米合用，本品代谢物 MHD 血药浓度降低。

8. 西咪替丁、红霉素和右旋丙氧芬不影响 MHD 的药代动力学。

9. 华法林与单剂或多剂本品合用时，无明显相互作用。

【规格】片剂：0.3g。

丙戊酸钠
Sodium Valproate

【药理作用】本品为抗癫痫药。其作用机理尚未完全阐明。实验见本品能增加 γ-氨基丁酸

（GABA）的合成和减少 GABA 的降解，从而升高抑制性神经递质 GABA 的浓度，降低神经元的兴奋性而抑制发作。在电生理实验中见本品可产生与苯妥英相似的抑制钠通道的作用。

【适应证】 主要用于单纯或复杂失神发作、肌阵挛发作，大发作的单药或合并用药治疗，有时对复杂部分性发作也有一定疗效。

【用法用量】

1. 片剂、糖浆剂：①成人：每日 600 ~ 1200mg，分次 2 ~ 3 次服。1 周后递增，至能控制发作为止。每日最大量为 30mg/kg。②小儿：每日 15mg/kg，分 2 ~ 3 次服用，按需每隔 1 周增加 5 ~ 10mg/kg，至有效或不能耐受为止。

2. 注射剂：成人癫痫持续状态时静脉注射 400mg，每日 2 次。

【不良反应】

1. 常见不良反应表现为腹泻、消化不良、恶心、呕吐、胃肠道痉挛、月经周期改变。

2. 较少见短暂的脱发、便秘、嗜睡、眩晕、疲乏、头痛、共济失调、轻微震颤、异常兴奋、不安和烦躁。

3. 长期服用偶见胰腺炎及急性重型肝炎。

4. 可使血小板减少引起紫癜、出血和出血时间延长，应定期检查血象。

5. 对肝功能有损害，可引起血清碱性磷酸酶和氨基转移酶升高，服用 2 个月要检查肝功能。

6. 偶有过敏。

7. 偶有听力下降和可逆性听力损坏。

【禁忌】

1. 有药源性黄疸个人史或家族史者禁用。

2. 有肝病或明显肝功能损害者禁用。

【注意事项】

1. 有血液病、肝病史、肾功能损害、器质性脑病时慎用。

2. 用药期间避免饮酒，饮酒可加重镇静作用。

3. 停药应逐渐减量以防再次出现发作；取代其他抗惊厥药物时，本品应逐渐增加用量，而被取代药应逐渐减少用量。

4. 外科手术或其他急症治疗时应考虑可能遇到的时间延长，或中枢神经抑制药作用的增强。

5. 用药前和用药期间应定期做全血细胞（包括血小板）计数、肝肾功能检查。

6. 对诊断的干扰：尿酮试验可出现假阳性，甲状腺功能试验可能受影响。

7. 可使乳酸脱氢酶、丙氨酸氨基转移酶、门冬氨酸氨基转移酶轻度升高，并提示无症状性肝脏中毒。血清胆红素可能升高，提示潜在的严重肝脏中毒。

8. 本药能通过胎盘，动物实验有致畸的报道，孕妇应权衡利弊，慎用。FDA 对本药的妊娠安全性分级为 D 级。

9. 本品亦可分泌入乳汁，浓度为母体血药的 1% ~ 10%。哺乳期妇女应慎用。

10. 本品可蓄积在发育的骨骼内，应注意。

【药物相互作用】

1. 饮酒可加重镇静作用。

2. 全麻药或中枢神经抑制药与本品合用，前者的临床效应可更明显。

3. 与抗凝药如华法林或肝素等以及溶血栓药合用，出血的危险性增加。

4. 与阿司匹林或双嘧达莫合用，可由于减少血小板凝聚而延长出血时间。

5. 与苯巴比妥类合用，后者的代谢减慢，血药浓度上升，因而可增加镇静作用而导致嗜睡。

6. 与扑米酮合用，也可引起血药浓度升高，导致中毒，必要时需减少扑米酮的用量。

7. 与氯硝西泮合用防止失神发作时，曾有报道少数病例反而诱发失神状态。

8. 与苯妥英合用时，因与蛋白结合的竞争可使两者的血药浓度发生改变，由于苯妥英浓度变化较大，需经常测定。但是否需要调整剂量应视临床情况与血药浓度而定。

9. 与卡马西平合用，由于肝酶的诱导而致药物代谢加速，可使二者的血药浓度降低和半衰期缩短，故须监测血药浓度以决定是否需要调整用量。

10. 与对肝脏有毒性的药物合用时，有潜在肝脏中毒的危险。有肝病史者长期应用须经常检查肝功能。

11. 与氟哌啶醇、洛沙平、马普替林、单胺氧化酶抑制药、吩噻嗪类、噻吨类和三环类抗抑郁药合用，可以增加中枢神经系统的抑制，降低惊厥阈和丙戊酸的效应，须及时调整用量以控制发作。

【规格】 片剂：100mg；200mg。糖浆剂：5ml：200mg；5ml：500mg。注射剂：0.4g。

拉莫三嗪
Lamotrigine

【药理作用】 本品为电压依从性的钠离子通道

阻滞剂。在培养的神经细胞中，它反复放电和抑制病理性谷氨酸释放（这种氨基酸对癫痫发作的形成起着关键性的作用），也抑制谷氨酸诱发的动作电位的爆发。

【适应证】癫痫。

1. 对12岁以上儿童及成人的单药治疗：①简单部分性发作。②复杂部分性发作。③续发性全身强直－阵挛性发作。④原发性全身强直－阵挛性发作。

2. 2岁以上儿童及成人的加用疗法：①简单部分性发作。②复杂部分性发作。③继发性全身强直－阵挛性发作。④原发性全身强直－阵挛性发作。

本品也可用于治疗合并有 Lennox - Gastaut 综合征的癫痫发作。

【用法用量】

1. 单药治疗剂量：成人及12岁以上儿童，初始剂量是25mg，每日1次，连服2周；随后用50mg，每日1次，连服2周。此后，每隔1~2周增加剂量，最大增加量为50~100mg，直至达到最佳疗效。通常达到最佳疗效的维持剂量为100~200mg/d，每日1次或分2次给药。

2. 加用疗法剂量

（1）成人及12岁以上儿童：①对合用丙戊酸钠的病人，不论其是否服用其他抗癫痫药，本品的初始剂量为25mg，隔日服用，连服2周；随后两周每日1次，每次25mg。此后，应每隔1~2周增加剂量，最大增加量为25~50mg，直至达到最佳的疗效。通常达到最佳疗效的维持量为每日100~200mg，1次或分2次服用。②对合用具酶诱导作用的抗癫痫药的病人，不论是否服用其他抗癫痫药（丙戊酸钠除外），本品的初始剂量为50mg，每日1次，连服2周；随后两周每日100mg，分2次服用。此后，每隔1~2周增加一次剂量，最大增加量为100mg，直至达到最佳疗效。通常达到最佳疗效的维持量为每日200~400mg，分2次服用。

（2）2~12岁儿童：①服用丙戊酸钠加或不加任何其他抗癫痫药的病人，本品的初始剂量是每天0.15mg/kg，每日服用1次，连服两周；随后两周每日1次，每次0.3mg/kg。此后，应每隔1~2周增加剂量，最大增加量为0.3mg/kg，直至达到最佳的疗效。通常达到最佳疗效的维持量为每天1~5mg/kg，单次或分两次服用。②服用具酶诱导作用的抗癫痫药的病人，不论加或不加其他抗

癫痫药（丙戊酸钠除外），本品的初始剂量为每天0.6mg/kg，分两次服，连服两周；随后两周剂量为每天1.2mg/kg。此后，每隔1~2周增加一次剂量，最大增加量为1.2mg/kg，直至达到最佳的疗效。通常达到最佳疗效的维持量是每天5~15mg/kg，分2次服用。

如病人所服用的抗癫痫药与本品的药代动力学的相互作用目前尚不清楚，所增加的剂量应采用本品与丙戊酸钠合用时的推荐剂量，直至达到最佳疗效。

3. 肝功能受损患者的剂量：初始、递增和维持剂量在中度（Child - Pugh B级）和重度（Child - Pugh C级）肝功能受损患者通常应分别减少约50%和75%。递增和维持剂量应按临床疗效进行调整。

【不良反应】

1. 常见不良反应包括头痛、头晕、皮疹、恶心、呕吐、嗜睡、共济失调、复视、视力模糊等。

2. 较少见不良反应包括光敏性皮炎、变态反应、颜面水肿、肢体坏死、纳差、腹胀、体重减轻等。

3. 罕见致命性皮疹（Stevens - Johnson 综合征、中毒性表皮坏死松解，大部分患者停药后可恢复）、弥漫性血管内凝血和多器官功能衰竭。

4. 其他的不良反应包括失眠、疲倦、结膜炎、焦虑、精神错乱和幻觉。

5. 有以下不良反应的报道：皮疹伴发热、淋巴结病变等全身过敏性症状；精神病或精神症状（如攻击行为、焦躁、易激惹、抑郁）、肌阵挛性癫痫加重、横纹肌溶解；运动紊乱（如抽搐、不安、眼球震颤和震颤等）、舞蹈病、手足徐动症、出现锥体外系症状；帕金森病症状加重；中性白细胞减少症、白细胞减少、血小板减少、全血细胞减少；肝功能异常。

6. 自杀风险。

【禁忌】对本品过敏的患者禁用。

【注意事项】

1. 肾衰患者、严重肝功能受损者应慎用。

2. FDA对本药的妊娠安全性分级为C级。在动物的生殖实验中，本品不损害生育力，超过人类治疗剂量时并未有致畸作用。人类妊娠期使用的资料不足，还不能评价其安全性。妊娠期用药应权衡利弊。

3. 资料显示拉莫三嗪能进入乳汁，其浓度通常可达到血浆浓度的40%~60%。哺乳期妇女用

药应权衡利弊。

4. 因为对儿童进行的相应的研究所获得的数据尚不充分，故无法推荐对于 12 岁以下儿童进行单药治疗的剂量。

【药物相互作用】

1. 诱导肝药物代谢酶的抗癫痫药（例如苯妥英、卡马西平、苯巴比妥和扑米酮）会增强拉莫三嗪的代谢，需增加使用剂量。

2. 丙戊酸钠与拉莫三嗪竞争肝药物代谢酶，可降低拉莫三嗪的代谢，拉莫三嗪的平均半衰期增加近两倍。

3. 正在服用卡马西平的病人，服用拉莫三嗪之后有中枢神经系统反应的报告，包括头痛、恶心、视力模糊、头晕、复视和共济失调。这些反应在减少卡马西平的剂量后通常都会消失。

【规格】片剂：50mg；100mg。

托吡酯
Topiramate

【药理作用】本品可阻断神经元持续去极化导致的反复电位发放，此作用与使用本品后的时间密切相关，表明托吡酯可以阻断钠通道；本品可以增加 γ-氨基丁酸（GABA）激活 $GABA_A$ 受体的频率，加强氯离子内流，表明本品可增强抑制性中枢神经递质的作用；本品可降低谷氨酸 AMPA 受体的活性，表明本品可降低兴奋性中枢神经递质的作用。上述作用不被苯二氮䓬类拮抗剂氟马西尼阻断，本品也不增加通道开放的持续时间，因此，托吡酯与苯巴比妥调节 $GABA_A$ 受体的方式不同。

【适应证】

1. 用于初诊为癫痫的患者的单药治疗或曾经合并用药现转为单药治疗的癫痫患者。

2. 用于成人及 2~16 岁儿童部分性癫痫发作的加用治疗。

【用法用量】对成人和儿童皆推荐从低剂量开始治疗，然后逐渐增加剂量，调整至有效剂量。

1. 加用治疗

（1）成人（17 岁及以上）：推荐日总量为 400mg，分 2 次服用。治疗应从 50mg/d 开始，逐渐调整到有效剂量。

（2）2~16 岁儿童患者：推荐日总量为 5~9mg/kg，分 2 次服用。剂量调整应在第 1 周从

25mg 开始（或更少，剂量范围每天 1~3mg/kg），在晚间服用。然后每间隔 1 或 2 周每天加量 1~3mg/kg（分 2 次给药），直至达到最佳的临床效果。剂量的调整应根据临床效果进行。

2. 单药治疗：当撤出其他合用的抗癫痫药物而转用托吡酯单药治疗时，应考虑撤药对癫痫控制的影响。除非因安全性考虑要快速撤出其他抗癫痫药物，一般情况下，应缓慢撤药，建议每 2 周减掉 1/3 的药量。

当撤出酶诱导类药物时，托吡酯血药浓度会升高，出现临床症状时，应降低托吡酯的服用量。

（1）成人（17 岁及以上）：剂量调整应从每晚 25mg 开始，服用 1 周。随后，每周或每两周增加剂量 25~50mg，分 2 次服用。如果患者不耐受，应调整剂量方案，或降低剂量增加量，或延长剂量调整时间间隔。剂量应根据临床疗效进行调整。单药治疗，推荐日总量为 100mg，最大为 500mg。上述推荐的剂量适用于所有成人包括老年人和无肾脏疾患的患者。

（2）2~16 岁儿童：剂量调整应从每晚 0.5~1mg/kg 给药开始，服用 1 周后，每间隔 1~2 周递增每天 0.5~1mg/kg（分 2 次服用）。如果儿童不耐受，应调整剂量方案，或降低剂量增加量，或延长剂量调整时间间隔。剂量应根据临床疗效进行调整。单药治疗，推荐日总量为 3~6mg/kg。

（3）肾功能受损者：推荐肾功能受损的患者（肌酐清除率 <70ml/min）服用成人剂量的一半。这些患者可能需要稍长的时间达到每个剂量的稳态。

（4）进行血液透析的患者：托吡酯以正常人 4~6 倍的速度经血液透析清除，因此，延长透析时间可能会导致托吡酯浓度降至维持其抗癫痫疗效所需的浓度以下。为避免血液透析时托吡酯血浆浓度迅速下降，可能需补充托吡酯剂量。实际上，剂量调整应考虑透析时间、透析系统的清除速度、透析患者肾脏对托吡酯有效的清除率。

【不良反应】多数不良反应为轻中度。

成年癫痫患者的加用治疗试验中，发生率超过 5% 的不良反应包括嗜睡、头晕、疲乏、烦躁不安、体重下降、智力迟钝、感觉异常、复视、协调障碍、恶心、眼球震颤、昏睡、厌食症、发音困难、视力模糊、食欲下降、记忆障碍和腹泻。

儿童癫痫患者的加用治疗试验中，发生率超过 5% 的不良反应包括食欲下降、疲乏、嗜睡、昏睡、易怒、注意力障碍、体重下降、攻击、皮疹、

行为异常、厌食症、平衡障碍、便秘。

成年癫痫患者的单药治疗试验中，发生率超过5%的不良反应包括感觉异常、体重下降、疲乏、厌食症、抑郁、记忆障碍、焦虑、腹泻、虚弱、味觉障碍、感觉迟钝。

儿童癫痫患者的单药治疗试验中，发生率超过5%的不良反应（以发生频率的降序排列）包括体重下降、感觉异常、腹泻、注意力障碍、发热、脱发。

【禁忌】对本品过敏者禁用。

【注意事项】

1. 对于癫痫患者，包括本品在内的抗癫痫药物应逐渐停药以使发作频率增加的可能性减至最低。

2. 服用托吡酯时应保持足够的饮水量。足够的饮水可以减少肾结石发生的风险。

3. 在使用本品的治疗中，曾观察到情绪障碍和抑郁的发生率有所增加。

4. 包括本品在内的抗癫痫药可能增加任何适应证而服用此类药物的患者产生自杀观念或行为的风险。

5. 某些患者，尤其是伴有潜在肾结石病因素的患者可能有增加肾结石形成以及出现有关体征和症状如肾绞痛、肾区疼痛和侧腹疼痛的危险。

6. 肝功能受损的患者应慎用本品，因其对本品的清除能力可能下降。

7. 与所有抗癫痫药物一样，本品作用于中枢神经系统，可产生嗜睡、头晕或其他相关症状，也可能导致视觉障碍和（或）视力模糊。这些不良事件均可能使患者在驾驶车辆或操纵机器时发生危险，特别是处于用药早期的患者。

8. 接受托吡酯治疗的患者中，有报告出现假性近视和继发性闭角型青光眼综合征者，症状包括突发视力下降和（或）眼睛痛。

9. 伴有高氯血症的非阴离子间隙的代谢性酸中毒可能与使用托吡酯治疗有关。

10. 动物实验表明，本品具有生殖毒性。尚未在妊娠妇女中进行本品足够的、良好对照的研究。只有在潜在利益超过对胎儿可能的风险时才可在妊娠期应用本品。

11. 托吡酯可自哺乳大鼠的乳汁中排出。在研究中未对托吡酯在人乳中的排泄进行评价，对患者有限的观察显示了托吡酯会经母乳排出。由于许多药物可经人乳排泄，哺乳期妇女用药应权衡利弊，用药期间应停止哺乳。

【药物相互作用】

1. 托吡酯与其他抗癫痫药物（苯妥英、卡马西平、丙戊酸、苯巴比妥、扑米酮）加用治疗时，除在极少数病人中发现托吡酯与苯妥英合用时可导致苯妥英血浆浓度增高外，托吡酯对其他药物的稳态血浆浓度无影响。

2. 苯妥英和卡马西平可降低托吡酯的血浆浓度。在托吡酯治疗时加用或停用苯妥英或卡马西平时可能需要调整托吡酯的剂量。

【规格】片剂：25mg；50mg；100mg。胶囊剂：15mg；25mg。

加巴喷丁
Gabapentin

【药理作用】加巴喷丁在结构上与神经递质GABA相似，抗惊厥作用的机制尚不明确。但不与GABA受体产生相互作用，它既不能代谢转化为GABA或GABA激动剂，也不是GABA摄取或降解的抑制剂。

【适应证】

1. 疱疹感染后神经痛：用于成人疱疹后神经痛的治疗。

2. 癫痫：用于成人和12岁以上儿童伴或不伴继发性全身发作的部分性发作的辅助治疗。也可用于3～12岁儿童的部分性发作的辅助治疗。

【用法用量】

1. 疱疹感染后神经痛：第一天一次性服用0.3g；第二天服用0.6g，分2次服完；第三天用0.9g，分3次服完。随后，根据缓解疼痛的需要，可逐渐增加剂量至每天1.8g，分3次服用。

2. 癫痫：加巴喷丁可与其他抗癫痫药物合用进行联合治疗。①12岁以上患者：在给药第一天可采用每日1次，每次0.3g；第二天为每日2次，每次0.3g；第三天为每日3次，每次0.3g；之后维持此剂量服用。②3～12岁的患者：开始剂量为每天10～15mg/kg，分3次服用，在大约3天达到有效剂量。5岁以上的患者加巴喷丁的有效剂量为每天25～35mg/kg，分3次服用。3～4岁患者的有效剂量是每天40mg/kg，分3次服用。如有必要，剂量可增为每天50mg/kg。长期临床研究表明剂量增加到每天50mg/kg耐受性良好。

两次服药之间的间隔时间最长不能超过12小时。为减少头晕、嗜睡等不良反应的发生，第一天用药可在睡前服用。

在治疗过程中，加巴喷丁的停药或新治疗方案的加入均需逐渐进行，时间最少为1周。

【不良反应】

1. 用于疱疹感染后神经痛时：主要是眩晕、嗜睡以及周围性水肿。国外临床试验中发生的其他发生率高于1%并高于安慰剂对照组的不良事件包括：衰弱、感染、头痛、意外外伤、腹痛；腹泻、便秘、口干、恶心、呕吐、胃肠胀气；体重增加、高血糖；共济失调、思维异常、异常步态、不配合、感觉迟钝；咽炎；皮疹；弱视、复视、结膜炎、中耳炎。

2. 用于抗癫痫时：最常见的不良事件是嗜睡、疲劳、眩晕、头痛、恶心、呕吐、体重增加、紧张、失眠、共济失调、眼球震颤、感觉异常及厌食。偶有出现衰弱、视觉障碍（弱视、复视）、震颤、关节脱臼、异常思维、健忘、口干、抑郁及情绪化倾向。

3. 加巴喷丁胶囊治疗的患者中有发生出血性胰腺炎的报道。

4. 有个别病例服用加巴喷丁胶囊治疗时发生过敏反应的报道（Stevens - Johnson 综合征、多形性红斑）。

【禁忌】已知对该药中任一成分过敏者、急性胰腺炎患者禁服。

【注意事项】

1. 不应突然停止服用，因为可能增加癫痫发作的频率。

2. 研究（包括对照和非对照的）表明，用加巴喷丁治疗的2074名患者中有31名（1.5%）出现癫痫持续状态。但没有足够的资料说明加巴喷丁是否与癫痫持续状态的发生有关系。

3. 临床对照研究中，16%的患者出现了可能有临床意义的血糖波动（<3.3mmol/L 或者 ≥7.8mmol/L）。因此糖尿病患者需经常监测血糖，如必要，随时调整降糖药剂量。

4. 本品作用于中枢神经系统，可引起镇静、眩晕或类似症状，降低反应速度，使驾驶能力、操纵复杂机器的能力和在暴露环境中工作的能力受到损害，特别在治疗初期、药物加量、更换药物时或者同时饮酒时。

5. 目前尚无孕期妇女使用本品的经验，只有在充分评估利益及风险后，才可以使用本品。FDA 对本药的妊娠安全性分级为 C 级。

6. 本品在母乳中有分泌，因尚不能排除本品可致婴儿严重不良事件的可能，所以哺乳期妇女在必须使用本品时，应停止哺乳或停止使用本品。

【药物相互作用】

1. 加巴喷丁很少代谢，也不干扰其他一般合用的抗癫痫药物的代谢。

2. 氢氧化铝可降低加巴喷丁的生物利用度。建议加巴喷丁在氢氧化铝服用后至少2小时服用。

【规格】胶囊剂：0.1g。

非尔氨酯
Felbamate

【药理作用】本药的化学结构与甲丙氨酯相似，抗癫痫的作用机制尚不清楚，目前认为其抗惊厥作用可能与 N - 甲基 - D 天冬氨酸（NMDA）受体有关。动物实验表明，本药能明显抑制大鼠及小鼠最大电休克惊厥，提示对全身强直阵挛发作及部分性发作有效。对戊四氮诱发的癫痫发作具有保护作用，提示本药可提高发作阈值。

【适应证】

1. 单用或辅助治疗用于伴或不伴全身性发作的癫痫部分性发作。

2. 用于 Lennox - Gastaut 综合征的辅助治疗。

【用法用量】

1. 成人：初始剂量为一日1.2g，分3~4次服用，每隔1~2周可增加0.6~1.2g，常用剂量为一日2.4~3.6g。

2. 儿童：Lennox - Gastaut 综合征（需与其他抗癫痫药联合应用），2~14岁儿童，一日15mg/kg，分3~4次口服，隔周增加15mg/kg，一日最大剂量为45mg/kg。14岁以上儿童用法用量同成人。

【不良反应】

1. 常见恶心、呕吐、畏食、便秘、腹泻、头晕、头痛、失眠、嗜睡等。

2. 少见流感样症状、步态异常、视物模糊、复视、呼吸困难、手足麻木、心悸、震颤、尿失禁等。

3. 偶见皮疹、光敏性增加。

4. 可能导致再生障碍性贫血及肝功能损害。

【禁忌】对本药过敏者、有血液系统疾病者、肝功能不全者禁用。

【注意事项】

1. 肾功能不全者慎用。

2. 青光眼患者慎用。

3. 心血管疾病患者慎用。

4. 孕妇不宜使用本药。FDA 对本药的妊娠安全性分级为 C 级。

5. 尚不清楚本药是否分泌入乳汁，哺乳妇女不宜使用。

6. 用药期间应定期进行血液学检查及肝功能检查。

【药物相互作用】

1. 本药与丙戊酸钠合用，两者的血药浓度均增加。

2. 与氯巴占、苯巴比妥合用，能增加后两者的血药浓度及药效。

3. 与华法林合用，华法林的抗凝作用增强。

4. 与中枢神经系统抑制药（如抗组胺药、肌松药、镇静药、麻醉药、吩噻嗪类抗精神病药）或三环类抗抑郁药合用，会导致过度嗜睡。

5. 与苯妥英、磷苯妥英合用，本药的血药浓度降低，而后两者的血药浓度升高，毒性增加。

6. 与卡马西平合用，可相互降低生物学效应。

7. 与银杏合用，本药的药效降低。

8. 与炔雌醇、美雌醇合用，可降低后两者的避孕效果。

9. 与月见草油合用，发生惊厥的危险增加。

10. 与乙醇合用，中枢抑制作用增强，可导致过度嗜睡。

【规格】片剂：0.4g；0.6g。

唑尼沙胺
Zonisamide

【药理作用】实验证明，本品对电休克或戊四氮诱发的癫痫模型的强直性惊厥有抑制作用，其作用相似于苯妥英及卡马西平，且持续时间长，对癫痫病灶的异常放电有抑制作用。由于结构中有磺酰胺基，故对碳酸酐酶有抑制作用。

【适应证】适用于治疗癫痫大发作、小发作、局限性发作、精神运动性发作及癫痫持续状态。

【用法用量】

1. 成人：最初每日 100～200mg，分 1～3 次服。在 1～2 周内增至每日 200～400mg，分 1～3 次服。一日最大剂量为 600mg。

2. 小儿：最初一日剂量为 2～4mg/kg，分 1～3 次服，在 1～2 周内增至每日 4～8mg/kg，分 1～3 次服。一日最大剂量为 12mg/kg。

【不良反应】本品主要不良反应为困倦、食欲不振、乏力、运动失调、白细胞降低及丙氨酸氨基转移酶和门冬氨酸氨基转移酶等值升高，偶见过敏反应、复视、视觉异常。

【禁忌】孕妇禁用。

【注意事项】

1. 连续用药中不可急剧减量或突然停药。

2. 服药过程中应定期检查肝、肾功能及血象。

3. 本品可引起注意力及反射运动能力降低，故司机、操作机器者慎用。

4. 哺乳期妇女慎用。

【规格】片剂：100mg。

丙戊酰胺
Valpromide

【药理作用】本品为广谱抗癫痫药。抗癫痫作用起效快，作用强，毒性较低。其作用机理尚未完全阐明。可能通过肠道微生物的作用，在进入人体循环之前，即已几乎完全降解为丙戊酸，在血中以丙戊酸的形式出现。实验证实本品能增加 γ-氨基丁酸（GABA）的合成和减少 GABA 的降解，从而升高抑制性神经递质 GABA 的浓度，降低神经元的兴奋而抑制发作。

【适应证】用于预防和治疗各种类型癫痫。

【用法用量】一日 0.6～1.2g，分 3 次服用。儿童口服一日 10～30mg/kg，分 2～3 次服用。

【不良反应】

1. 治疗早期常出现头昏、恶心、呕吐、嗜睡、乏力、食欲增加或减少等反应，一般可自行消失。

2. 可引起月经周期改变。

3. 较少见短暂的脱发、头痛、过敏、手颤、多梦、不安和急躁。

4. 长期服用偶见胰腺炎及急性重型肝炎。

5. 可使血小板减少引起紫癜、出血和出血时间延长，应定期检查血象。

6. 对肝功能有损害，服用 2 个月要检查肝功能。

7. 偶有走路不稳、视力模糊、眼胀眼花、耳鸣、乳房增大。

8. 偶有听力下降和可逆性听力损坏。

【禁忌】

1. 有药源性黄疸个人史或家族史者禁用。

2. 肝病或明显肝功能损害者禁用。

【注意事项】

1. 有血液病、肝病史、肾功能损害、器质性脑病患者慎用。

2. 停药时应逐渐减量以防再次出现发作。取代其他抗惊厥药物时，本品应逐渐增加用量，而被取代药应逐渐减少用量。

3. 外科手术或其他急症治疗时应考虑可能遇到的时间延长，或中枢神经抑制作用的增强。

4. 用药前和用药期间应定期做全血细胞（包括血小板）计数、肝肾功能检查。

5. 对诊断的干扰：尿酮试验可出现假阳性，甲状腺功能试验可能受影响。

6. 使乳酸脱氢酶、丙氨酸氨基转移酶、门冬氨酸氨基转移酶轻度升高，并提示无症状性肝脏中毒。血清胆红素可能升高，提示潜在的严重肝脏中毒。

7. 出现意识障碍、肝功能异常、胰腺炎等严重不良反应时，应停药。

8. 本品能通过胎盘，动物实验丙戊酸有致畸的报道，在临床应用中偶有乳房增大、泌乳减少的现象，孕妇应权衡利弊，慎用。

9. 本品可蓄积在发育的骨骼内，儿童用药应注意。

【药物相互作用】

1. 饮酒可加重镇静作用。

2. 全麻药或中枢神经抑制药与丙戊酸合用，前者的药理作用可更明显。

3. 与抗凝药如华法林或肝素等以及溶血栓药合用，出血的危险性增加。

4. 与阿司匹林或双嘧达莫合用，可由于减少血小板凝聚而延长出血时间。

5. 与苯巴比妥类合用，后者的代谢减慢，血药浓度上升，因而增加镇静作用而导致嗜睡。

6. 与扑米酮合用，也可引起血药浓度升高，导致中毒，必要时需减少扑米酮的用量。

7. 与氯硝西泮合用防止失神发作时，曾有报道少数病例反而诱发失神状态。

8. 与苯妥英合用时，有引起扑翼样震颤的病例报道。因与蛋白结合的竞争可使两者的血药浓度发生改变，由于苯妥英浓度变化较大，需经常测定。但是否需要调整剂量应视临床情况与血药浓度而定。

9. 与卡马西平合用，由于肝酶的诱导而致药物代谢加速，可使二者的血药浓度和半衰期降低，故须监测血药浓度以决定是否需要调整用量。

10. 与对肝脏有毒性的药物合用时，有潜在肝脏中毒的危险。

11. 与氟哌啶醇、洛沙平、马普替林、单胺氧化酶抑制药、吩噻嗪类、噻吨类和三环类抗抑郁药合用，可以增加中枢神经系统的抑制，降低惊厥阈和丙戊酸的作用，须及时调整用量以控制发作。

【规格】　片剂：0.1g；0.15g；0.2g。胶囊剂：0.1g。

氯巴占
Clobazam

【药理作用】　本品具有抗焦虑和抗惊厥作用，抗电休克作用的 ED_{50} 比地西泮小而比苯巴比妥、丙戊酸钠大。治疗安全范围比地西泮、苯巴比妥、丙戊酸钠宽。

【适应证】　适用于治疗对其他抗癫痫药无效的难治性癫痫，可单独应用，亦可作为辅助治疗用。对复杂部分性发作继发全身性发作和 Lennox - Gastaut 综合征效果更佳。

【用法用量】　从小剂量开始，每日 20~30mg，逐步加量。如与其他抗癫痫药合用，则应减少本品剂量，每日 5~15mg，分次服用。

如连续应用，其抗惊厥作用逐渐减弱，可采用"放假疗法"，如女性患者，在月经期发作时，可在月经来潮前 2~3 天开始用药，10 天后停用。

【不良反应】　不良反应与其他苯二氮䓬类相似，但都较轻微，偶见有轻度的镇静、焦躁、抑郁和肌无力。

【注意事项】

1. 与其他苯二氮卓类药物可能存在交叉过敏。

2. 本药可通过胎盘屏障，胎儿的血药浓度与母体水平相当。此外，可导致新生儿戒断症状、低体温、低张力。

【药物相互作用】

1. 与卡马西平、苯巴比妥、苯妥英钠、丙戊酸合用时，本品的血浓度降低，而其他药浓度升高。

2. 合用丙戊酸钠时，N - 去甲基代谢产物血浓度降低，而合用卡马西平、苯妥英钠时，N - 甲基代谢产物浓度升高，因而合用时应注意调整剂量。

【规格】　片剂：10mg；20mg。

扑米酮
Primidone

【其他名称】扑痫酮。

【药理作用】本品在体内的主要代谢产物为苯巴比妥，与其共同发挥作用。体外电生理实验见其使神经细胞的氯离子通道开放，细胞去极化，拟似 γ-氨基丁酸（GABA）的作用。在治疗浓度时可降低谷氨酸的兴奋作用，加强 γ-氨基丁酸的抑制作用，抑制中枢神经系统单突触和多突触传递，导致整个神经细胞兴奋性降低，提高运动皮质电刺激阈，使发作阈值提高，还可以抑制致痫灶放电的传播。

【适应证】用于癫痫强直-阵挛性发作（大发作），单纯部分性发作和复杂部分性发作的单药或联合用药治疗，也用于特发性震颤和老年性震颤的治疗。

【用法用量】

1. 成人：50mg 开始，睡前服用，3 日后改为每日 2 次，一周后改为每日 3 次，第 10 天开始改为 250mg，每日 3 次，总量不超过每日 1.5g；维持量一般为 250mg，每日 3 次。

2. 小儿：①8 岁以下，每日睡前服 50mg；3 日后增加为每次 50mg，每日 2 次；一周后改为 100mg，每日 2 次；10 日后根据情况可以增加至 125～250mg，每日 3 次，或每日 10～25mg/kg，分次服用。②8 岁以上同成人。

【不良反应】

1. 患者不能耐受或服用过量可产生视力改变、复视、眼球震颤、共济失调、认识迟钝、情感障碍、精神错乱、呼吸短促或障碍。

2. 少见者为儿童和老人异常的兴奋或不安等反常反应。

3. 偶见有过敏反应（呼吸困难、眼睑肿胀、喘鸣或胸部紧迫感）、粒细胞减少、再障、红细胞发育不良、巨幼红细胞性贫血。

4. 可发生手脚不灵活或引起行走不稳、关节挛缩、眩晕、嗜睡。少数患者出现性功能减退、头痛、食欲不振、疲劳感、恶心或呕吐，但继续服用往往会减轻或消失。可出现中毒性表皮坏死。

【禁忌】对本品过敏者禁用。

【注意事项】

1. 下列情况慎用：①肝肾功能不全者（可能引起本品在体内的积蓄）。②有卟啉病者（可引起新的发作）。③哮喘、肺气肿或其他可能加重呼吸困难或气道不畅等呼吸系统疾患。④脑功能障碍患者。

2. 对巴比妥类过敏者对本品也可能过敏。

3. 对诊断的干扰：血清胆红素可能降低。酚妥拉明试验可出现假阳性，如需做此试验需停药至少 24 小时，最好 48～72 小时。

4. 个体间血药浓度差异很大，用药需个体化。

5. 停药时用量应递减，防止重新发作。

6. 用药期间应注意检查血细胞计数，定期测定扑米酮及其代谢产物苯巴比妥的血药浓度。

7. 本品能通过胎盘，可能致畸，也有胎儿发生苯妥英综合征的报道（生长迟缓，颅面部及心脏异常，指甲及指节的发育不良）。只有在充分评估利益及风险后，才可以使用本品。FDA 对本药的妊娠安全性分级为 D 级。

8. 本品分泌入乳汁可致胎儿中枢神经受到抑制或嗜睡，哺乳期妇女慎用。

9. 少数可出现认知功能障碍，烦躁不安，兴奋或嗜睡。

【药物相互作用】

1. 饮酒、全麻药、具有中枢神经抑制作用的药、注射用硫酸镁与本品合用时可增加中枢神经活动或呼吸的抑制，用量需调整。

2. 与抗凝药、皮质激素、洋地黄、地高辛、盐酸多西环素或三环类抗抑郁药合用时，由于苯巴比妥对肝酶的诱导作用，使这些药物代谢增快而疗效降低。

3. 与单胺氧化酶抑制药合用时，本品代谢抑制，可能出现中毒。

4. 本品可减低维生素 B_{12} 的肠道吸收，增加维生素 C 由肾排出。由于肝酶的诱导作用，可使维生素 D 代谢加快。

5. 与垂体后叶素合用时，有增加心律失常或冠脉供血不足的危险。

6. 与卡马西平合用时，由于两者相互的肝酶诱导作用而疗效降低，应测定血药浓度。

7. 与其他抗癫痫药合用时，由于代谢的变化可引起癫痫发作的形式改变，需及时调整用量。

8. 与丙戊酸钠合用时，本品血药浓度增加，同时丙戊酸半衰期缩短，应调整用量，避免引起中毒。

9. 不宜与苯巴比妥合用。

10. 与苯妥英钠合用时本品代谢加快。

11. 与避孕药合用时可致避孕失败。

【规格】片剂：50mg；100mg；250mg。

左乙拉西坦
Levetiracetam

【药理作用】左乙拉西坦是一种吡咯烷酮衍生物，其化学结构与现有的抗癫痫药物无相关性。左乙拉西坦抗癫痫作用的确切机制尚不清楚。在多种癫痫动物模型中评估了左乙拉西坦的抗癫痫作用。左乙拉西坦对电流或多种致惊厥剂最大刺激诱导的单纯癫痫发作无抑制作用，在亚最大刺激和阈值试验中仅显示微弱活性。但对毛果芸香碱和红藻氨酸诱导的局灶性发作继发的全身性发作观察到保护作用。左乙拉西坦对复杂部分性发作的大鼠点燃模型的点燃过程和点燃状态均具有抑制作用。体外、体内试验显示，左乙拉西坦抑制海马癫痫样突发放电，而对正常神经元兴奋性无影响，提示左乙拉西坦可能选择性抑制癫痫样突发放电的超同步性和癫痫发作的传播。左乙拉西坦在浓度高至一定值时，对多种已知受体无亲和力，如苯二氮䓬类、GABA、甘氨酸、NMDA、再摄取位点和第二信使系统。体外试验显示左乙拉西坦对神经元电压门控的钠离子通道或 T 型钙电流无影响。左乙拉西坦并不直接易化 GABA 能神经传递，但研究显示对培养的神经元 GABA 和甘氨酸门控电流负调节子活性有对抗作用。在大鼠脑组织中发现了左乙拉西坦的可饱和的和立体选择性的神经元结合位点，但该结合位点功能目前尚不明确。

【适应证】抗癫痫药，用于成人及 4 岁以上儿童癫痫患者部分性发作的加用治疗。

【用法用量】

1. 成人和青少年（12 ~ 17 岁，体重≥50kg 者）：起始治疗剂量为每次 500mg，每日 2 次。根据临床效果及耐受性，每日剂量可增加至每次 1500mg，每日 2 次。剂量的变化应每 2 ~ 4 周增加或减少每次 500mg，每日 2 次。

2. 老年人（≥65 岁）：根据肾功能状况，调整剂量。

3. 4 ~ 11 岁的儿童和青少年（12 ~ 17 岁，体重≤50kg 者）：起始治疗剂量为 10mg/kg，每日 2 次。根据临床效果及耐受性，剂量可以增加至 30mg/kg，每日 2 次。剂量变化应每 2 周增加或减少 10mg/kg，每日 2 次。应尽量使用最低有效剂量。

4. 婴儿和小于 4 岁的儿童患者：目前尚无相关的充足的资料。

5. 肾功能受损的病人：成人肾功能受损病人，根据肾功能状况，按肌酐清除率调整日剂量。轻度异常（肌酐清除率 50 ~ 79ml/min）：每次 500 ~ 1000mg，每日 2 次。中度异常（肌酐清除率 30 ~ 49ml/min）：每次 250 ~ 750mg，每日 2 次。严重异常（肌酐清除率 < 30ml/min）：每次 250 ~ 500mg，每日 2 次。正在进行透析晚期肾病病人：500 ~ 1000mg，每日 1 次。服用第 1 天推荐负荷剂量为左乙拉西坦 750mg。透析后，推荐给予 250 ~ 500mg 附加剂量。

6. 肝病患者：对于轻度和中度肝功能受损的病人，无需调整给药剂量。

【不良反应】

1. 成人最常见的不良反应有嗜睡、乏力和头晕，常发生在治疗的开始阶段。随时间的推移，中枢神经系统相关的不良反应发生率和严重程度会随之降低。左乙拉西坦不良反应没有明显的剂量相关性。

2. 儿童最常见的不良反应有嗜睡、敌意、神经质、情绪不稳、易激动、食欲减退、乏力和头痛。除行为和精神方面不良反应发生率较成人高外，总的安全性和成人相仿。

【禁忌】对左乙拉西坦、吡咯烷酮衍生物或者其他任何成分过敏的病人禁用。

【注意事项】

1. 根据当前的临床实践，如需停止服用本品，建议逐渐停药。一些患者对加用左乙拉西坦治疗有效应，可以停止原合并应用的抗癫痫药物。

2. 临床研究中报告有 14% 服用左乙拉西坦的成人及儿童患者癫痫发作频率增加 25% 以上，但在服用安慰剂的成人及儿童患者中，也各有 26% 及 21% 患者癫痫发作频率增加。

3. 由于个体敏感性差异，在治疗初始阶段或者剂量增加后，会产生嗜睡或者其他中枢神经症状。因而，对于需要服用药物的病人，不推荐操作需要技巧的机器，如驾驶车辆或者操纵机械。

【药物相互作用】

1. 体外研究数据显示，治疗剂量范围内获得的高于 C_{max} 水平的浓度时左乙拉西坦及其主要代谢物既不是人体肝脏细胞色素 P450、环氧化水解酶或尿苷二磷酸 - 葡萄苷酶的抑制剂，也不是它们具有高亲和力的底物，因此，不易出现药代动力学相互作用。另外，左乙拉西坦不影响丙戊酸的体外葡萄苷酶作用。左乙拉西坦血浆蛋白结合率低（＜10％），不易产生因与其他药物竞争蛋白结合位点所致临床显著性的相互作用。

2. 左乙拉西坦与其他抗癫痫药物间的相互作用：苯妥英与左乙拉西坦（每日 3000mg）同用治疗难治性的癫痫病人，本品对苯妥英药代动力学特性不产生作用，苯妥英的应用也不影响本品的药代动力学特性。

丙戊酸钠与左乙拉西坦（1500mg，每日 2 次）同用不改变健康志愿者丙戊酸钠药代动力学特性。丙戊酸钠 500mg，每日 2 次，不改变左乙拉西坦吸收的速率或程度，或其血浆清除率，或尿液排泄，也不影响主要代谢物的暴露水平和排泄。

左乙拉西坦不影响其他抗癫痫药物（卡马西平、加巴喷丁、拉莫三嗪、苯巴比妥、苯妥英、去氧苯巴比妥和丙戊酸钠）的血药浓度，这些常用的抗癫痫药物也不影响本品药代动力学特性。

3. 儿童病人抗癫痫药物的作用：同时服用酶诱导型抗癫痫药，本品体内表观总清除率增加约 22％，但无需进行剂量调整。左乙拉西坦不影响卡马西平、丙戊酸钠、托吡酯或拉莫三嗪的血浆药物浓度。

4. 其他药物相互作用：本品不影响避孕药功效。口服避孕药也不影响本品的药代学特性。

地高辛与左乙拉西坦（1000mg，每日 2 次）同用不影响每日剂量 0.25mg 地高辛的药代动力学和药效学特性。应用地高辛并不影响本品的药代学特性。

华法林与左乙拉西坦（1000mg，每日 2 次）同用不影响 R 和 S 型华法林的药代动力学特性。凝血时间不受左乙拉西坦影响。应用华法林并不影响本品的药代学特性。

目前尚无左乙拉西坦合并丙磺舒用药的研究，左乙拉西坦合并应用其他主动分泌药物对药效影响（例如非甾体类抗炎药、磺胺药和甲氨蝶呤），尚不明确。

【规格】片剂：250mg；500mg；1000mg。

1.6　镇静、催眠药及抗惊厥药

1.6.1　苯二氮䓬类

溴替唑仑
Brotizolam

【药理作用】本品具有催眠、抗激动、抗惊厥、肌肉松弛等作用。低剂量时具有良好的催眠效果，可缩短入睡时间，减少醒觉次数，延长总睡眠时间。

【适应证】失眠症。

【用法用量】推荐剂量为 0.25mg，睡前服。老年人 0.125mg。术前催眠 0.5mg。

【不良反应】偶见胃肠道不适、头痛、眩晕、高血压患者血压下降。大剂量用药时（尤其对本品敏感的患者），可见次晨乏力、注意力不集中。本品可能产生耐药性或进展性健忘。

【禁忌】

1. 对苯二氮䓬类过敏者禁用。

2. 重症肌无力、精神病、急性闭角型青光眼、急性呼吸功能不全、肝功能不良等患者禁用。

3. 妊娠、哺乳期妇女及 18 岁以下青少年禁用。

【药物相互作用】与中枢抑制药、抗组胺药、巴比妥类药同服时，可增加本品作用。

【规格】片剂：0.25mg。

咪达唑仑
Midazolam

【药理作用】本品为苯二氮䓬类的一种，通过与苯二氮䓬受体（BZ 受体）结合发挥作用。BZ 受体位于神经元突触膜上，与 GABA 受体相邻，偶合于共同的氯离子通道上。在 BZ 受体水平存在着 GABA 调控蛋白，它能阻止 GABA 与其受体结合，而本品与 BZ 受体结合时就阻止调控蛋白发生作用，从而增强 GABA 与其受体的结合，并依据和 BZ 受体结合的多少，依次产生抗焦虑、镇静、催眠甚至意识消失。

【适应证】

1. 麻醉前给药。

2. 全麻醉诱导和维持。

3. 椎管内麻醉及局部麻醉时辅助用药。

4. 诊断或治疗性操作（如心血管造影、心律转复、支气管镜检查、消化道内镜检查等）时病人镇静。

5. ICU 病人镇静。

【用法用量】

1. 肌肉注射，用 0.9％ 氯化钠注射液稀释。静脉给药，用 0.9％ 氯化钠注射液、5％ 或 10％ 葡萄糖注射液、5％ 果糖注射液、林格液稀释。

2. 麻醉前给药：在麻醉诱导前 20 ~ 60 分钟使用，剂量为 0.05 ~ 0.075mg/kg，肌肉注射，老年患者剂量酌减；全麻诱导常用 5 ~ 10mg（0.1 ~ 0.15mg/kg）。

3. 局部麻醉或椎管内麻醉辅助用药：分次静脉注射 0.03 ~ 0.04mg/kg。

4. ICU 病人镇静：先静注 2 ~ 3mg，继之以 0.05mg/（kg·h）速度静脉滴注维持。

【不良反应】

1. 麻醉或外科手术时最大的不良反应为降低呼吸容量和呼吸频率，发生率为 10.8% ~ 23.3%。静脉注射后，有 15% 患者可发生呼吸抑制。严重的呼吸抑制易见于老年人，可表现为呼吸暂停、窒息、心跳暂停甚至死亡。

2. 咪达唑仑静脉注射，特别当与阿片类镇痛剂合用时，可发生呼吸抑制、停止，有些病人可因缺氧性脑病而死亡。

3. 长期用作镇静后，病人可发生精神运动障碍。亦可出现肌肉颤动，躯体不能控制的运动或跳动，罕见的兴奋，不能安静等。当出现这些症状时应当处理。

4. 常见的不良反应有：①低血压，静脉注射的发生率约为 1%。②急性谵妄、朦胧、失定向、警觉、焦虑、神经质或不安宁、心跳增快或不规则、皮疹、过度换气、呼吸急促等。③肌注局部硬块、疼痛；静脉注射后，静脉触痛等。

【禁忌】

1. 对苯二氮䓬过敏的病人禁用。

2. 重症肌无力患者、精神分裂症患者、严重抑郁状态患者禁用。

【注意事项】

1. 用作全麻诱导术后常有较长时间再睡眠现象，应注意保持病人气道通畅。

2. 本品不能用碱性注射液稀释或与之混合。

3. 长期静脉注射咪达唑仑，突然撤药可引起戒断综合征，推荐逐渐减少剂量。

4. 肌肉或静脉注射咪达唑仑后至少 3 个小时不能离开医院或诊室，之后应有人伴随才能离开。至少 12 个小时内不得开车或操作机器等。

5. 慎用于体质衰弱者、慢性阻塞性肺疾病、慢性肾衰、肝功能损害或充血性心衰病人，若使用咪达唑仑应减小剂量并进行生命体征的监测。

6. 急性酒精中毒时应用将抑制生命体征。

7. 老年人危险性的手术和斜视、白内障切除的手术中，可推荐应用咪达唑仑，但可能会有意

识朦胧或失定向的感觉。

8. 不能用于孕妇。在分娩过程中应用需特别注意，单次大剂量可致新生儿呼吸抑制、肌张力减退、体温下降以及吸吮无力。FDA 对本药的妊娠安全性分级为 D 级。

9. 咪达唑仑可随乳汁分泌，通常不用于哺乳期妇女。

10. 60 岁以上老人属高风险病人。

【药物相互作用】

1. 咪达唑仑可增强催眠药、镇静药、抗焦虑药、抗抑郁药、抗癫痫药、麻醉药和镇静性抗组胺药的中枢抑制作用。

2. 一些肝酶抑制药，特别是细胞色素 P450 3A 抑制药物，可影响咪达唑仑的药代动力学，使其镇静作用延长。

3. 酒精可增强咪达唑仑的镇静作用。

【规格】注射剂：5ml：5mg；3ml：15mg。

1.6.2　巴比妥类

苯巴比妥
Phenobarbital

【其他名称】鲁米那。

【药理作用】本品为镇静催眠药、抗惊厥药，是长效巴比妥类的典型代表。对中枢神经的抑制作用随着剂量加大，表现为镇静、催眠、抗惊厥及抗癫痫。大剂量对心血管系统、呼吸系统有明显的抑制。过量可麻痹延髓呼吸中枢致死。体外电生理实验见苯巴比妥使神经细胞的氯离子通道开放，细胞过极化，拟似 γ - 氨基丁酸（GABA）的作用。治疗浓度的苯巴比妥可降低谷氨酸的兴奋作用，加强 γ - 氨基丁酸的抑制作用，抑制中枢神经系统单突触和多突触传递，抑制痫灶的高频放电及其向周围扩散。

【适应证】主要用于治疗焦虑、失眠（用于睡眠时间短、早醒患者）、癫痫及运动障碍。是治疗癫痫大发作及局限性发作的重要药物。也可用作抗高胆红素血症药及麻醉前用药。

注射剂用于治疗癫痫，对全身性及部分性发作均有效，一般在苯妥英钠、卡马西平、丙戊酸钠无效时选用。也可用于其他疾病引起的惊厥及麻醉前给药。

【用法用量】

1. 片剂：①成人：催眠，30～100mg，晚上一次顿服。镇静，一次 15～30mg，每日 2～3 次。抗惊厥，每日 90～180mg，可在晚上一次顿服，或每次 30～60mg，每日 3 次。抗高胆红素血症，一次 30～60mg，每日 3 次。②小儿：用药应个体化。镇静，每次 2mg/kg 或 60mg/m^2，每日 2～3 次；抗惊厥，每次 3～5mg/kg；抗高胆红素血症，每次 5～8mg/kg，分次口服，3～7 天见效。

2. 注射剂：①肌肉注射：抗惊厥与癫痫持续状态，成人一次 100～200mg，必要时可 4～6 小时重复 1 次。儿童抗惊厥，一次 3～5mg/kg。②麻醉前给药：成人术前 0.5～1 小时肌肉注射100～200mg。

【不良反应】

1. 用于抗癫痫时最常见的不良反应为镇静，但随着疗程的持续，其镇静作用逐渐变得不明显。

2. 可能引起微妙的情感变化，出现认知和记忆的缺损。

3. 长期用药，偶见叶酸缺乏和低钙血症。

4. 罕见巨幼红细胞性贫血和骨软化。

5. 大剂量时可产生眼球震颤、共济失调和严重的呼吸抑制。

6. 用本品的患者中 1%～3% 的人出现皮肤反应，多见者为各种皮疹，严重者可出现剥脱性皮炎和多形性红斑或 Stevens－Johnson 综合征，中毒性表皮坏死极为罕见。

7. 有报道用药者可出现肝炎和肝功能紊乱。

8. 长时间使用可发生药物依赖，停药后易发生停药综合征。

【禁忌】严重肺功能不全、肝硬化、血卟啉病史、有哮喘史、未控制的糖尿病、过敏者禁用。

【注意事项】

1. 对一种巴比妥过敏者，可能对本品也过敏。

2. 作抗癫痫药应用时，可能需 10～30 天才能达到最大效果，需按体重计算药量，如有可能应定期测定血药浓度，以达最大疗效。

3. 肝功能不全者，用量应从小量开始。

4. 长期用药可产生精神或躯体的药物依赖性，停药需逐渐减量，以免引起撤药症状。

5. 与其他中枢抑制药合用，对中枢产生协同抑制作用，应注意。

6. 下列情况慎用：轻微脑功能障碍症、低血压、高血压、贫血、甲状腺功能低下、肾上腺功能减退、心肝肾功能损害、高空作业者、驾驶员、精细和危险工种作业者。

7. 本药可通过胎盘，妊娠期长期服用，可引起依赖性及致新生儿撤药综合征；可能由于维生素 K 含量减少引起新生儿出血；妊娠晚期或分娩期应用，由于胎儿肝功能尚未成熟，可引起新生儿（尤其是早产儿）呼吸抑制；可能对胎儿产生致畸作用。FDA 对本药的妊娠安全性分级为 D 级。

8. 哺乳期应用可引起婴儿的中枢神经系统抑制。

9. 可能引起反常的兴奋，应注意。

10. 本药的常用量可引起兴奋、神经错乱或抑郁，因此用量宜较小。

【药物相互作用】

1. 本品为肝药酶诱导剂，可提高药酶活性，长期用药不但加速自身代谢，还可加速其他药物代谢。如在应用氟烷、恩氟烷、甲氧氟烷等制剂麻醉之前长期服用巴比妥类药物者，可增加麻醉剂的代谢产物，增加肝脏毒性的危险。巴比妥类与氯胺酮同时应用时，特别是大剂量静脉给药，可增加血压降低、呼吸抑制的危险。

2. 与口服抗凝药合用时，可降低后者的效应。

3. 与口服避孕药合用，可降低避孕药的可靠性。与雌激素合用降低雌激素作用。

4. 与皮质激素、洋地黄类（包括地高辛）、土霉素或三环类抗抑郁药合用时，可降低这些药物的效应。

5. 与环磷酰胺合用，理论上可增加环磷酰胺烷基化代谢产物，但临床上的意义尚未明确。

6. 与奎尼丁合用时，由于增加奎尼丁的代谢而减弱其作用。

7. 与钙通道阻滞剂合用，可引起血压下降。

8. 与氟哌丁醇合用治疗癫痫，可引起癫痫发作形式改变，需调整用量。

9. 与吩噻嗪类和四环类抗抑郁药合用时可降低抽搐阈值，增加抑制作用；与布洛芬类合用，可减少或缩短半衰期而减少作用强度。

【规格】片剂：15mg；30mg；100mg。注射剂：1ml：0.1g；2ml：0.2g。

司可巴比妥钠
Secobarbital Sodium

【其他名称】速可眠。

【药理作用】本品为短时巴比妥类催眠药。对中枢的抑制作用随着剂量加大，表现为镇静、催眠、抗惊厥及抗癫痫。大剂量对心血管系统、呼吸系统有明显的抑制。过量可麻痹延髓呼吸中枢致死。体外电生理实验见本类药物使神经细胞的氯离子通道开放，细胞超极化，拟似 γ - 氨基丁酸（GABA）的作用。治疗浓度的司可巴妥可降低谷氨酸的兴奋作用，加强 γ - 氨基丁酸的抑制作用，抑制中枢神经系统单突触和多突触传递，抑制痫灶的高频放电及其向周围扩散。

【适应证】用于不易入睡的患者。也可用于抗惊厥（如破伤风等）。

【用法用量】

1. 成人：①催眠，50～200mg，睡前一次顿服。②镇静，一次30～50mg，每日3～4次。③麻醉前用药，200～300mg，术前1小时服。成人极量一次300mg。

2. 小儿：①镇静，每次2mg/kg 或 60mg/m²，每日3次。②麻醉前用药，50～100mg，术前1小时给药。

【不良反应】

1. 对巴比妥类过敏的患者可出现皮疹以及哮喘，严重者发生剥脱性皮炎和 Stevens - Johnson 综合征，可致死。一旦出现皮疹，应当停药。

2. 长时间使用可发生药物依赖，或心因性依赖、戒断综合征；停药后易发生停药综合征。

3. 较少发生的不良反应有过敏而出现意识模糊，抑郁或逆向反应（兴奋）以老年、儿童患者及糖尿病患者为多。

4. 偶有粒细胞减少，皮疹，环形红斑，眼睑、口唇、面部水肿，幻觉，低血压，血小板减少，肝功能损害，黄疸，骨骼疼痛，肌肉无力。

【禁忌】严重肺功能不全、肝硬化、血卟啉病史、贫血、有哮喘史、未控制的糖尿病、过敏者禁用。

【注意事项】

1. 对一种巴比妥过敏者可能对本品也过敏。

2. 作抗癫痫药应用时，可能需10～30天才能达到最大效果，需按体重计算药量，如有可能应定期测定血药浓度，以达最大疗效。

3. 肝功能不全者，用量应从小量开始。

4. 长期用药可产生精神或躯体的药物依赖性，停药需逐渐减量，以免引起撤药症状。

5. 与其他中枢抑制药合用，对中枢产生协同抑制作用，应注意。

6. 下列情况慎用：轻微脑功能障碍症、低血压、高血压、贫血、甲状腺功能低下、肾上腺功能减退、心肝肾功能损害、高空作业者、驾驶员、精细和危险工种作业者。

7. 本药可通过胎盘，妊娠期长期服用，可引起依赖性及致新生儿撤药综合征。可能由于维生素 K 含量减少引起新生儿出血。妊娠晚期或分娩期应用，由于胎儿肝功能尚未成熟，可引起新生儿（尤其是早产儿）呼吸抑制。用于抗癫痫可能产生胎儿致畸，应慎用。FDA 对本药的妊娠安全性分级为 D 级。

8. 哺乳期应用可引起婴儿的中枢神经系统抑制，应慎用。

9. 可能引起反常的兴奋，应注意。

10. 本药的常用量可引起兴奋、神经错乱或抑郁，因此用量宜较小。

【药物相互作用】

1. 本品为肝药酶诱导剂，可提高药酶活性，长期用药不但加速自身代谢，还可加速其他药物代谢。乙醇、全麻药、中枢性抑制药或单胺氧化酶抑制药等与巴比妥类药合用时，可相互增强效能。

2. 与口服抗凝药合用，可降低后者的效应。

3. 与口服避孕药合用，可降低避孕药的可靠性。与雌激素合用降低雌激素作用。

4. 与皮质激素、洋地黄类（包括地高辛）、土霉素或三环类抗抑郁药合用时，可降低这些药物的效应。

5. 与环磷酰胺合用，理论上可增加环磷酰胺烷基化代谢产物，但临床上的意义尚未明确。

6. 与奎尼丁合用时，由于增加奎尼丁的代谢而减弱其作用。

7. 与钙离子拮抗剂合用，可引起血压下降。

8. 与氟哌丁醇合用，可引起癫痫发作形式改变，需调整用量。

9. 与吩噻嗪类和四环类抗抑郁药合用时可降低抽搐阈值，增加抑制作用；与布洛芬类合用，可减少或缩短半衰期而减少作用强度。

【规格】胶囊剂：0.1g。

异戊巴比妥
Amobarbital

【药理作用】本品为巴比妥类催眠药、抗惊厥药，中等作用时间（3～6小时），对中枢的抑制作用随着剂量加大，表现为镇静、催眠、抗惊厥及抗癫痫。大剂量对心血管系统、呼吸系统有明显的抑制。过量可麻痹延髓呼吸中枢致死。体外电生理实验见本类药物使神经细胞的氯离子通道开放，细胞过极化，拟似 γ - 氨基丁酸（GABA）的作用。治疗浓度的异戊巴比妥可降低谷氨酸的兴奋作用，加强 γ - 氨基丁酸的抑制作用，抑制中枢神经系统单突触和多突触传递，抑制痫灶的高频放电及其向周围扩散。

【适应证】主要用于催眠、镇静、抗惊厥（小儿高热惊厥、破伤风惊厥、子痫、癫痫持续状态）和麻醉前给药。

【用法用量】深部肌肉或静脉注射。

1. 成人：催眠，100 ～ 200mg；镇静，一次 30 ～ 50mg，每日 2 ～ 3 次。极量一次 250mg，一日 500mg。

2. 小儿：催眠，个体差异大；镇静，每次 2mg/kg 或 60mg/m² ，每日 2 ～ 3 次。

【不良反应】

1. 用于抗癫痫时最常见的不良反应为镇静，但随着疗程的持续，其镇静作用逐渐变得不明显。

2. 可能引起微妙的情感变化，出现认知和记忆的缺损。

3. 长期用药，偶见叶酸缺乏和低钙血症。

4. 罕见巨幼红细胞性贫血和骨软化。

5. 大剂量时可产生眼球震颤、共济失调和严重的呼吸抑制。

6. 用本品的患者中 1% ～ 3% 的人出现皮肤反应，多见者为各种皮疹以及哮喘，严重者可出现剥脱性皮炎和多形性红斑或 Stevens - Johnson 综合征，中毒性表皮坏死极为罕见。

7. 有报道用药者可出现肝炎和肝功能紊乱。

8. 长时间使用可发生药物依赖，停药后易发生停药综合征。

【禁忌】严重肺功能不全、肝硬化、血卟啉病史、贫血、有哮喘史、未控制的糖尿病、过敏者禁用。

【注意事项】

1. 对一种巴比妥过敏者可能对本品也过敏。

2. 下列情况慎用：轻微脑功能障碍症、低血压、高血压、贫血、甲状腺功能低下、肾上腺功能减退、心肝肾功能损害、高空作业者、驾驶员、精细和危险工种作业者。

3. 肝功能不全者，用量应从小量开始。

4. 不宜长期用药，如连续使用达 14 天可出现快速耐药性。

5. 长期用药可产生精神或躯体的药物依赖性，停药需逐渐减量，以免引起撤药症状。

6. 与其他中枢抑制药合用，对中枢产生协同抑制作用，应注意。

7. 作抗癫痫药应用时，可能需 10 ～ 30 天才能达到最大效果，需按体重计算药量，如有可能应定期测定血药浓度，以达最大疗效。

8. 本药可通过胎盘，妊娠期长期服用，可引起依赖性及致新生儿撤药综合征；由于维生素 K 含量减少可能引起新生儿出血；妊娠晚期或分娩期应用，由于胎儿肝功能尚未成熟，可引起新生儿（尤其是早产儿）呼吸抑制；用于抗癫痫可能产生胎儿致畸。FDA 对本药的妊娠安全性分级为 D 级。哺乳期应用可引起婴儿的中枢神经系统抑制。在以上情况下，应尽量避免使用本药。

9. 可能引起反常的兴奋，应注意。

10. 本药的常用量可引起兴奋、神经错乱或抑郁，因此用量宜较小。

【药物相互作用】

1. 本品为肝酶诱导剂，可提高药酶活性，不但加速自身代谢，还可加速其他药物代谢。乙醇、全麻药、中枢性抑制药或单胺氧化酶抑制药等与巴比妥类药合用时，可相互增强效能。与乙酰氨基酚类合用，会增加肝中毒的危险性。

2. 与口服抗凝药合用，可降低后者的疗效。

3. 与口服避孕药合用，可降低避孕药的可靠性。与雌激素合用降低雌激素作用。

4. 与皮质激素、洋地黄类（包括地高辛）、土霉素或三环类抗抑郁药合用，可降低这些药物的效应。

5. 与环磷酰胺合用，理论上可增加环磷酰胺烷基化代谢产物，但临床上的意义尚未明确。

6. 与奎尼丁合用时，由于增加奎尼丁的代谢而减弱其作用，应按需调整后者的用量。

7. 与钙离子拮抗剂合用，可引起血压下降。

8. 与氟哌丁醇合用治疗癫痫，可引起癫痫发作形式改变，需调整用量。

9. 与吩噻嗪类和四环类抗抑郁药合用，可降低抽搐阈值，增加抑制作用；与布洛芬类合用，可减少或缩短半衰期而减少作用强度。

【规格】注射剂：100mg；250mg。

1.6.3　其他类催眠药

佐匹克隆
Zopiclone

【其他名称】唑吡酮。

【药理作用】本品常规剂量具有镇静、催眠和肌肉松弛作用。其作用于苯二氮䓬受体，但结合方式不同于苯二氮䓬类药物。本品为速效催眠药，能延长睡眠时间，提高睡眠质量，减少夜间觉醒和早醒次数。本品的特点为次晨残余作用低。

【适应证】各种失眠症。

【用法用量】常用量 7.5mg，临睡时服；老年人最初临睡时剂量减半，必要时按常用量；肝功能不全者，减半服为宜。

【不良反应】与剂量及患者的敏感性有关。

1. 偶见思睡、口苦、口干、肌无力、遗忘、醉态，有些人出现异常的易恐、好斗、易受刺激或精神错乱、头痛、乏力。

2. 长期服药后突然停药会出现戒断症状（因药物半衰期短故出现较快），可能有较轻的激动、焦虑、肌痛、震颤、反跳性失眠及噩梦、恶心及呕吐，罕见较重的痉挛、肌肉颤抖、神志模糊（往往继发于较轻的症状）。

【禁忌】

1. 对本品过敏者禁用。

2. 失代偿的呼吸功能不全患者，重症肌无力、重症睡眠呼吸暂停综合征患者禁用。

【注意事项】

1. 肌无力患者用药时需注意医疗监护，呼吸功能不全者和肝肾功能不全者应适当调整剂量。

2. 使用本品时应绝对禁止摄入酒精饮料。

3. 连续用药时间不宜过长，突然停药可引起停药综合征，应谨慎，服药后不宜操作机械及驾车。

4. 孕期妇女慎用。因本品在乳汁中浓度高，哺乳期妇女不宜使用。

5. 15 岁以下儿童不宜使用本品。

【药物相互作用】

1. 与神经肌肉阻滞药或其他中枢神经抑制药同服可增强镇静作用。

2. 与苯二氮䓬类抗焦虑药和催眠药同服，戒断综合征的出现几率可增加。

【规格】片剂：7.5mg。

唑吡坦
Zolpidem

【药理作用】通过选择性与中枢神经系统的 ω_1 受体的亚型结合，产生药理作用。本品小剂量时，能缩短入睡时间，延长睡眠时间；在较大剂量时，第 2 相睡眠、慢波睡眠（第 3 和第 4 相睡眠）时间延长，REM 睡眠时间缩短。

【适应证】适用于下列情况下严重睡眠障碍的治疗：①偶发性失眠症。②暂时性失眠症。

【用法用量】成人常用剂量，每次 10mg，睡前服用。老年患者或肝功能不全的患者剂量应减半即为 5mg。每日剂量不得超过 10mg。

本品的治疗时间应尽可能短，最长不超过 4 周。对偶发性失眠（例如旅行期间），治疗 2~5 天；对暂时性失眠（例如烦恼期间），治疗 2~3 周。

【不良反应】

1. 少数患者可能产生以下不适症状：眩晕、嗜睡、恶心、呕吐、头痛、记忆减退、夜寝不安、腹泻、摔倒、麻醉感觉和肌痛。

2. 有报道使用镇静或催眠药时可发生一系列思维和行为的异常改变，可表现为抑制力减弱（如与性格不符的攻击性和外向性），类似于酒精和其他中枢神经系统抑制剂产生的作用。其他行为改变包括古怪行为、兴奋、幻觉和人格分裂。有报道抑郁症患者服用镇静/催眠药后抑郁加重。

3. 首次服用本品初期可能出现过敏性休克（严重过敏反应）和血管性水肿（严重面部浮肿）。

4. 服用本品可能引起睡眠综合征行为，包括驾车梦游、梦游做饭和吃东西等潜在危险行为。

【禁忌】

1. 对本品过敏者禁用。

2. 严重呼吸功能不全、睡眠呼吸暂停综合征、严重肝功能不全（有肝性脑病风险）、肌无力者禁用。

3. 孕妇和哺乳期妇女禁用。

4. 15 岁以下儿童禁用。

【注意事项】

1. 连续服用本品几周后，其药效和催眠效果可能会有所降低，而产生耐药性。

2. 依赖性：使用本品可能会产生身体和精神依赖性，产生依赖性的风险随剂量的增加及治疗期的延长而增加。具有滥用药物和酗酒史者风险更大。一旦出现生理依赖性，立即停药会出现戒断症状，包括头痛、肌肉痛、极度焦虑紧张、烦躁、兴奋和谵妄，严重时会现意识障碍、失去理智、听觉过敏、麻木、四肢麻刺感，对光、声音和身体接触过敏，出现幻觉和癫痫发作。

3. 失眠症反弹：由本品引起的短暂综合症状可能会使失眠症复发并增强。

4. 对驾车和操作机械能力的影响：虽然研究表明服用本品模拟车辆驾驶不受影响，但司机和机械操作者应注意，同别的催眠药一样，服用本品次日上午可能有睡意。

5. FDA 对本药的妊娠安全性分级为 C 级。

6. 老年患者可能对本品比较敏感，故应减量服用。

7. 应避免同时饮用酒精和同时服用含有酒精的药物。

【药物相互作用】

1. 酒精能加强本品的镇静作用，降低警觉性，驾驶或操作机器时可能产生危险。

2. 与安定类镇静药、抗焦虑药、麻醉止痛剂、抗癫痫药和有镇静作用的抗组胺药合用，能增强中枢抑制作用。

3. 与抑制肝酶（特别是细胞色素 P450）的化合物合用，可能会增强本品的作用。

【规格】片剂：10mg。

扎来普隆
Zaleplon

【药理作用】本品化学结构不同于苯二氮䓬类、巴比妥类及其他已知的催眠药，可能通过作用于 γ - 氨基丁酸 - 苯二氮䓬（GABA - BZ）受体复合物而发挥其药理作用。临床研究结果显示扎来普隆能缩短入睡时间，但还未表明能增加睡眠时间和减少唤醒次数。

【适应证】适用于入眠困难的失眠症的短期治疗。

【用法用量】成人口服一次 5～10mg，睡前服用或入睡困难时服用。体重较轻的病人，推荐剂量为一次 5mg。老年病人、糖尿病人和轻中度肝功能不全的病人，推荐剂量为一次 5mg。每晚只服用一次。

持续用药时间限制在 7～10 天。如果服用 7～10 天后失眠仍未减轻，应对患者失眠的病因重新进行评估。

【不良反应】

1. 服用后，可能会出现较轻的头痛、嗜睡、眩晕、口干、出汗、厌食、腹痛、恶心呕吐、乏力、记忆困难、多梦、情绪低落、震颤、站立不稳、复视及其他视力问题、精神错乱等不良反应。

2. 其他不良反应包括：①服用扎来普隆（10 或 20mg）1 小时左右会出现短期的记忆缺失，20mg 剂量时缺失作用更强，但 2 小时后没有缺失作用。②服用扎来普隆（10 或 20mg）1 小时左右有预期的镇静和精神障碍作用，但 2 小时后就没有这种作用。③反弹性失眠是剂量依赖性的，临床试验表明，5mg 和 10mg 组在停药后的第一个晚上没有或很少有反弹性失眠，20mg 组有一些，但在第二天晚上即消失。④偶见一过性白细胞升高。⑤偶见一过性转氨酶升高。

【禁忌】

1. 对本品过敏者禁用。

2. 严重肝、肾功能不全者，睡眠呼吸暂停综合症患者，重症肌无力患者，严重的呼吸困难或胸部疾病者禁用。

3. 哺乳期妇女及将要或已经怀孕妇女禁用。

4. 18 岁以下患者禁用。

【注意事项】

1. 长期服用可能会产生依赖性。有药物滥用史的患者慎用。

2. 第一次服用本品，在第二天仍然会有一些药效，当需要头脑清醒时，比如驾驶汽车、操作机器等须慎用。

3. 停止服药后的第一或两个晚上，可能入睡困难。

4. 为了更好地发挥本品作用，请不要在用完高脂肪的饮食后立即服用。

5. 因为本品的不良反应是剂量相关的，因此应尽可能用最低剂量，特别是老年人。

6. 怀孕期间服用本品的安全性未得到数据证实，而且本品代谢入乳汁中，因此哺乳期母亲及将要或已经怀孕妇女禁用本品。FDA 对本药的妊娠安全性分级为 C 级。

7. 没有数据证实儿童服用本品的安全性，所以儿童（小于 18 岁者）禁用本品。

【药物相互作用】

1. 本品可增强乙醇对中枢神经系统的损伤作用，但不影响乙醇的药代动力学。

2. 本品与丙咪嗪或硫利达嗪合用后，清醒程度降低，运动精神行动能力损伤，其相互作用是药效学的，而没有药代动力学的变化。

3. 与酶诱导剂如利福平合用，会使本品的 C_{max} 和 AUC 降低 4 倍。

4. 本品与苯海拉明合用无药代动力学相互影响，但由于两者都有镇静作用，合用需特别注意。

5. 与作用脑部的药物联合使用时，可能因协同作用而加重后遗作用，导致清晨仍思睡。这些药物包括用于治疗精神性疾病的药物（如精神抑制药、催眠药、抗焦虑药、镇静药、抗抑郁药）、麻醉剂和用于治疗变态反应的药物（如镇静抗组胺药）。

【规格】片剂：5mg。胶囊剂：5mg。

替马西泮
Temazepam

【药理作用】本品的作用部位与机制尚未完全阐明，认为可以加强或异化 γ - 氨基丁酸（GA-BA）的抑制性神经递质的作用。GABA 在苯二氮䓬受体相互作用下，主要在中枢神经各部位起突触前和突触后的抑制作用。

【适应证】用于睡眠习惯突然改变时预防或治疗失眠。

【用法用量】成人常用量口服 7.5 ~ 30mg。一过性失眠，口服 7.5mg 即可缩短入睡潜伏期。体弱老年患者开始用 7.5mg，以后按需要调整剂量。

【不良反应】

1. 较少见的不良反应有精神错乱、情绪抑郁、头痛、恶心、呕吐、排尿障碍等。

2. 老年、体弱、幼儿、肝病和低蛋白血症患者，对本类药的中枢性抑制较敏感。

3. 注射用药时容易引起呼吸抑制、低血压、肌无力、心动过缓或心跳停止。高龄衰老、危重、肺功能不全以及心血管功能不稳定等患者，静注过速或与中枢抑制药合用时，发生率更高，情况也更严重。

4. 突然停药后要注意可能发生撤药症状。较多见的为睡眠困难、异常的激惹状态和神经质；较少见或罕见的有腹部或胃痉挛、精神错乱、惊厥、肌肉痉挛、恶心或呕吐、颤抖、异常的多汗。严重的撤药症状比较多见于长期服用过量的患者。也有连续服用，血药浓度一直保持在安全有效范围内，几个月后突然停药而发生。

【禁忌】孕妇禁用。

【药物相互作用】

1. 西咪替丁、口服避孕药、双硫仑和红霉素等抑制苯二氮䓬类药氧化代谢的药物对本品影响很少，因为本品通过葡萄糖醛酸结合代谢。

2. 丙磺舒可影响本品与葡萄糖醛酸结合，使本品疗效增强，以致过度嗜睡。

【规格】胶囊剂：10mg；20mg。片剂：7.5mg；15mg。

氯美噻唑
Clomethiazole

【药理作用】具有镇静、催眠、抗惊厥作用。

【适应证】适用于治疗精神焦虑性失眠或老年性失眠，亦可用于治疗酒精或药物成瘾的急性戒断症状。静注用作癫痫持续状态和子痫前期毒血症的催眠剂和抗惊厥剂。

【用法用量】

1. 口服：①催眠：500mg，睡前服。②镇静：每次 250mg，每日 3 次。③治疗酒精或药物成瘾戒断症状：每次 750mg，6 小时 1 次，共用 2 日；然后每次 500mg，6 小时 1 次，共 3 日；再后每次 250mg，6 小时 1 次，共 4 日。

2. 静脉用药：①子痫前期毒血症：开始滴注 0.8% 溶液 30 ~ 50ml，滴速为每分钟 60 滴，直到病人嗜睡，然后滴速减至每分钟 10 ~ 15 滴。②癫痫持续状态：滴注 0.8% 溶液 40 ~ 100ml（5 ~ 10 分钟以上）直到惊厥控制。

【不良反应】

1. 常见鼻内刺麻感、喷嚏和结膜刺激。大剂量可引起呼吸抑制、血压下降。

2. 长期服药有依赖性。

3. 不安及唾液过多等不常见。

【药物相互作用】本品与吩噻嗪类、丁酰苯类、巴比妥类、乙醇有相互作用，不宜合用。

【规格】片剂：500mg。糖浆剂：5ml：250mg。注射剂：1ml：8mg。

戊巴比妥钠
Pentobarbitol Sodium

【药理作用】本品对中枢神经系统有广泛抑制

作用，随用量而产生镇静、催眠和抗惊厥效应，大剂量时则产生麻醉作用。作用机制主要与阻断脑干网状结构上行激活系统有关。

【适应证】用于镇静、催眠、麻醉前给药及抗惊厥。

【用法用量】

1. 催眠：0.1～0.2g，临睡前服。

2. 麻醉前给药：手术当日清晨服0.1g，必要时术前半小时再服0.1g。极量：一次0.2g，一日0.6g。

【不良反应】

1. 常有嗜睡、眩晕、头痛、乏力、精神不振等延续效应。偶见皮疹、剥脱性皮炎、运动功能障碍、中毒性肝炎、黄疸等。也可见巨幼红细胞性贫血、关节疼痛、骨软化。

2. 久用可产生耐受性与依赖性，突然停药可引起戒断症状，应逐渐减量停药。

【禁忌】

1. 肝肾功能不全、呼吸功能障碍、颅脑损伤、卟啉病患者禁用。

2. 对本品过敏者禁用。

【注意事项】

1. 用药期间避免驾驶车辆、操纵机械和高空作业，以免发生意外。

2. 孕妇及哺乳期妇女慎用。

3. 儿童慎用。

4. 老年慎用。

【药物相互作用】

1. 本品与乙醇、全麻药、中枢神经抑制药或单胺氧化酶抑制药等合用，中枢抑制作用增强。

2. 本品与口服抗凝药合用，可降低后者的效应。

3. 本品与口服避孕药合用，可降低避孕药的可靠性。

4. 本品与皮质激素、洋地黄类、土霉素或三环类抗抑郁药合用，可降低这些药的效应。

5. 本品与苯妥英钠合用，苯妥英钠的代谢加快，效应降低。

6. 本品与卡马西平和琥珀酰胺类药合用，可使这两类药物的清除半衰期缩短而血药浓度降低。

7. 本品与奎尼丁合用，可增加奎尼丁的代谢而减弱其作用。

【规格】片剂：50mg；100mg。

格鲁米特
Glutethimide

【药理作用】非巴比妥类催眠药。作用机制尚不明确，一般认为与巴比妥类药相似，具有催眠、镇静、抗惊厥等中枢抑制作用。格鲁米特尚有阿托品样抗胆碱能作用和弱的镇吐作用。

【适应证】用于失眠症的短期治疗。

【用法用量】成人催眠，0.25～0.5g，睡前服，必要时可重复一次，但不要在起床前4小时服用。

【不良反应】

1. 常见的为白天嗜睡；罕见的有皮疹、咽喉疼痛、发热、异常出血、瘀斑、异常的乏力、反常的兴奋反应、视力模糊、动作笨拙不稳、精神错乱、头晕、头痛等。

2. 慢性中毒体征：持久的精神错乱，记忆障碍，言语含糊不清，行走不稳，震颤，注意力不集中。

3. 本药长期服用可成瘾，突然停药可引起撤药综合征，一般表现为精神错乱、幻觉、多梦、肌肉痉挛、恶心、呕吐、梦魇、胃痛、震颤、睡眠困难、心率异常增快。

【注意事项】

1. 下列情况慎用：①膀胱颈梗阻、心律失常、消化性溃疡、前列腺肥大、幽门十二指肠梗阻等，应用本药可使症状加重。②有药物滥用史或依赖史者。③不能控制的疼痛。④血卟啉病。⑤严重的肾功能损害。

2. 长期大量服用可产生药物依赖性，撤药时可出现撤药综合征，应逐渐撤药，可分阶段减少用量，如撤药综合征已经发生，可再用本品或改用巴比妥过渡，逐渐停药。

3. 本药使用后可对以下诊断产生干扰：酚妥拉明试验出现假阳性，影响尿类固醇测定。

4. 妊娠妇女中长期应用本品，可引起新生儿出现撤药征象，宜慎用。

5. 本品能分泌入乳汁，通过母乳可致婴儿镇静，哺乳期妇女慎用。

【药物相互作用】

1. 饮酒，全麻药，中枢神经抑制药，中枢抑制性抗高血压药如可乐定、硫酸镁，单胺氧化酶抑制药，三环类抗抑郁药，与本品合用时均可增效，格鲁米特的中枢性抑制作用也更明显，应减少用量。

2. 与抗凝药同用，抗凝效应减弱。这是由于本品能诱导肝微粒体酶，加快抗凝药的代谢，应及时调整后者的用量。

【规格】片剂：0.25g。

1.7　抗震颤麻痹药

左旋多巴
Levodopa

【药理作用】本品为拟多巴胺类抗帕金森病药。左旋多巴为体内合成多巴胺的前体物质，本身并无药理活性，通过血脑屏障进入中枢，经多巴脱羧酶作用转化成多巴胺而发挥药理作用，改善帕金森病症状。由于本品可以增加脑内多巴胺及去甲肾上腺素等神经递质，还可以提高大脑对氨的耐受，而用于治疗肝性脑病，改善中枢功能，使病人清醒，症状改善。

【适应证】用于帕金森病及帕金森综合征。

【用法用量】开始一次 250mg，一日 2～4 次，饭后服用。以后视患者耐受情况，每隔 3～7 日增加一次剂量，增加范围为每日 125～750mg，直至最理想的疗效为止。每日最大量 6g，分 4～6 次服用。脑炎后及老年患者应酌减剂量。

【不良反应】

1. 常见的不良反应有：恶心，呕吐，直立性低血压，头、面部、舌、上肢和身体上部的异常不随意运动，精神抑郁，排尿困难。

2. 较少见的不良反应有：高血压、心律失常、溶血性贫血。

【禁忌】

1. 严重精神疾患、严重心律失常、心力衰竭、青光眼、消化性溃疡和有惊厥史者禁用。

2. 孕妇及哺乳期妇女禁用。

【注意事项】

1. 高血压、心律失常、糖尿病、支气管哮喘、肺气肿、肝肾功能障碍、尿潴留者慎用。

2. 有骨质疏松的老年人，用本品治疗有效者，应缓慢恢复正常的活动，以减少引起骨折的危险。

3. 用药期间需注意检查血常规、肝肾功能及心电图。

4. 本品可分泌入乳汁，也会减少乳汁分泌。

动物实验表明本品可引起内脏和骨骼畸形。FDA对本药的妊娠安全性分级为 C 级。

5. 儿童慎用。

【药物相互作用】

1. 本品与非选择性单胺氧化酶抑制剂合用可致急性肾上腺危象。

2. 本品与罂粟碱或维生素 B_6 合用，可降低本品的药效。

3. 本品与乙酰螺旋霉素合用，可显著降低本品的血药浓度，药效减弱。

4. 本品与利血平合用，可抑制本品的作用，应避免合用。

5. 本品与抗精神病药物合用，因为两者互相拮抗，应避免合用。

6. 本品与甲基多巴合用，可增加本品的不良反应，并使甲基多巴的抗高血压作用增强。

【规格】片剂：0.25g。胶囊剂：0.25g。

卡比多巴
Carbidopa

【药理作用】卡比多巴为外周脱羧酶抑制剂，不易进入中枢，仅抑制外周左旋多巴转化为多巴胺，使循环中左旋多巴含量增加，因而进入中枢的左旋多巴的量也增多，左旋多巴在脑内经多巴胺脱羧酶作用转化为多巴胺而发挥药理作用，改善震颤麻痹症状。

【适应证】与左旋多巴联合应用，用于帕金森病和帕金森综合征。

【用法用量】一次 10mg，一日 3～4 次。每隔 1～2 日逐渐增加每日剂量，一日最大剂量可达 100mg。

【不良反应】

1. 常见有恶心，呕吐，体位性低血压，面部、舌、上肢和身体上部异常不随意运动，排尿困难，精神抑郁。

2. 少见不良反应有高血压、心律失常。

【禁忌】

1. 严重精神病、严重心律失常、心力衰竭、青光眼、消化性溃疡、有惊厥史者禁用。

2. 孕妇及哺乳期妇女、儿童禁用。

【注意事项】

1. 高血压、心律失常、糖尿病、老年患者慎用。

2. 有骨质疏松者用本品应缓慢恢复正常活动，以减少引起骨折的危险。

3. 用药期间需检查血常规、肝肾功能及心电图。

【规格】片剂：25mg。

多巴丝肼
Levodopa and Benserazide Hydrochloride

【其他名称】复方左旋多巴。

【药理作用】左旋多巴可穿过血脑屏障进入中枢，经多巴胺脱羧酶作用转化为多巴胺而发挥药理作用，改善震颤麻痹症状。盐酸苄丝肼可抑制左旋多巴在脑外的脱羧作用，避免左旋多巴的大量浪费和不良反应的频繁发生。

【适应证】用于帕金森病、症状性帕金森综合征（脑炎后、动脉硬化性或中毒性），但不包括药物引起的帕金森综合征。

【用法用量】

1. 初始治疗：首次推荐量每次 1/2 片，每日 3 次。以后每周的日服量增加 1/2 片，直至达到适合该病人的治疗量为止。有效剂量通常为每天 2～4 片，分 3～4 次服用。

2. 维持疗法：平均维持量是每天 3 次，每次 1 片。

【不良反应】

1. 可能会出现厌食、恶心、呕吐及腹泻，个别病例出现味觉丧失或改变。

2. 瘙痒和皮疹等皮肤过敏反应罕见。

3. 偶见心律失常或直立性低血压，减少剂量往往可减轻直立性低血压。

4. 极个别病例见溶血性贫血、一过性白细胞减少和血小板减少。

5. 在治疗后期，可能出现不随意运动（如舞蹈病样动作或手足徐动症），减小剂量通常能消除此症状或对此反应耐受。

6. 激动、焦虑、失眠、幻觉、妄想和短暂性定向力障碍等不良反应可在老年患者或者既往有类似表现的患者身上发生。

7. 可能出现抑郁，但这亦可能是疾病的一种表现。

8. 可能有一过性转氨酶和碱性磷酸酶增高。

9. 可能有血液中尿素氮增高。尿液颜色可见改变，通常为淡红色，静置后颜色变深。

【禁忌】

1. 已知对左旋多巴、苄丝肼或赋形剂过敏的患者禁用。

2. 内分泌、肾（透析者除外）、肝功能代偿失调或心脏病、精神病、闭角型青光眼患者禁用。

3. 25 岁以下的患者禁用（必须是骨骼发育完全的患者）。

4. 孕妇禁用。

【注意事项】

1. 对有心肌梗死、冠状动脉供血不足或心律不齐的病人，应定期进行心血管系统检查（特别应包括心电图检查）。

2. 患有胃、十二指肠溃疡或骨软化症的病人服用此药时应严密观察。

3. 对开角型青光眼病人应定期测量眼压。

4. 应定期检查血常规和肝、肾功能。

5. 使用本品治疗的病人如需接受全身麻醉，治疗应尽量延续至手术前，除非采用氟烷麻醉。用本品治疗的病人在接受氟烷麻醉时可致血压波动和心律失常，因此需在进行外科手术前 12～48 小时内应尽可能停用，手术后可恢复使用并将剂量逐步增至手术前水平。

6. 糖尿病病人应经常复查血糖，并根据血糖水平调整抗糖尿病药物剂量。

7. 不可骤然停药，骤停可能会导致危及生命的神经安定性恶性反应（如高热、肌肉强直、可能的心理改变以及血清肌酸磷酸激酶增高等）。

8. 本品可引起嗜睡和突然睡眠发作，应告知治疗的患者在驾驶车辆或操作机械的过程中予以注意。

9. 与高蛋白饮食一同服用会影响胃肠道对左旋多巴的吸收。

【药物相互作用】

1. 精神抑制药、阿片类药物和抗高血压药物含有的利血平有抑制本品的作用。

2. 正在接受不可逆非选择性单胺氧化酶抑制剂治疗的患者使用本品，至少应停用单胺氨化酶抑制剂 2 周后才可使用，否则，其他副作用就会表现出来，如高血压危象。

3. 不应与拟交感神经药物一同服用（如肾上腺素、去甲肾上腺素、异丙基肾上腺素和苯丙胺等），因为左旋多巴会加强它们的作用。

4. 盐酸抗胆碱能药与本品共同服用能降低左旋多巴的吸收比率，但不降低吸收量。

5. 与其他抗帕金森病药物混合服用（抗胆碱

能药物、金刚烷胺、多巴胺激动剂），其效力和副作用都会被扩大。

6. 左旋多巴可能对儿茶酚胺、肌酐、尿酸和葡萄糖产生作用。

【规格】片剂：左旋多巴 200mg 与盐酸苄丝肼 50mg（以苄丝肼计）。

溴隐亭
Bromocriptine

【药理作用】为下丘脑和垂体中多巴胺受体的激动剂。它可以降低泌乳激素的分泌，恢复正常的月经周期，并且能够治疗与高泌乳素症有关的生育机能障碍。还可以阻止和减少乳汁的分泌。对于肢端肥大症患者，可以降低其生长激素水平。能够促进已经活化的突触前黑质纹状体神经元释放内源性多巴胺，并且同时选择性刺激突触后受体。

【适应证】

1. 内分泌系统疾病：泌乳素依赖性月经周期紊乱和不孕症（伴随高或正常泌乳素血症）、闭经（伴有或不伴有溢乳）、月经过少、黄体功能不足和药物诱导的高泌乳激素症（抗精神病药物和高血压治疗药物）。

2. 非泌乳素依赖性不孕症：多囊性卵巢综合症、无排卵症（与抗雌激素联合运用）。

3. 高泌乳瘤：垂体泌乳激素分泌腺瘤的保守治疗，在手术治疗前抑制肿瘤生长或减小肿瘤面积，使切除容易进行；术后可用于降低仍然较高的泌乳素水平。

4. 肢端肥大症：单独应用或联合放疗、手术等可降低生长激素的血浆水平。

5. 抑制生理性泌乳：分娩或流产后通过抑制泌乳来抑制乳腺充血、肿胀，从而可预防产后乳腺炎。

6. 良性乳腺疾病：缓和或减轻经前综合征及乳腺结节性（或囊性）乳腺疾病相关性乳腺疼痛。

7. 神经系统疾病：用于各期自发性和脑炎后所致帕金森病的单独治疗，或与其他抗帕金森病药物联合使用。

【用法用量】口服。

1. 月经周期不正常及不孕症：根据需要一次 1.25mg，一日 2～3 次，必要时剂量可增至一次 2.5mg，每日 2～3 次。应不间断治疗，直至月经周期恢复正常和（或）重新排卵。如果需要，可连续治疗数个周期以防复发。

2. 高泌乳激素症：根据需要一次 1.25mg，每日 2～3 次，逐渐增至一日 10～20mg，具体方案应依据临床疗效和副作用而定。

3. 肢端肥大症：推荐起始剂量为一日 1.25～2.5mg，根据临床反应和副作用逐步增加至一日 10～20mg。

4. 抑制泌乳：一次 2.5mg，早晚各 1 次，连服 14 天。为预防泌乳，应尽早开始治疗，但不应早于分娩或流产后 4 小时。治疗停止后 2～3 天，偶尔会有少量泌乳，此时可以再用原剂量重复治疗 1 周即可停止泌乳。

5. 产褥期乳房肿胀：单次服 2.5mg，如果需要，6～12 小时后可以重复服用，不会抑制泌乳。

6. 产后初期乳腺炎：与抑制泌乳剂量相同，必要时与抗生素联合使用。

7. 良性乳腺疾病：从一次 1.25mg，一日 2～3 次，逐渐增至每日 5～7.5mg。

8. 帕金森病：治疗应从小剂量开始，每天 1.25mg。第一周推荐晚间服药。日剂量可每周增加 1.25mg，直至达到最小有效剂量，每日剂量通常分 2～3 次服用。一般在 6～8 周内有明显的疗效。药物单独治疗或与其他药物联合治疗时，维持剂量为一日 2.5～40mg。

【不良反应】

1. 服药后头几天可能会发生恶心、呕吐、头痛、眩晕或疲劳，但不需要停药。在服用前 1 小时服用某些止吐药如茶苯海明、硫乙拉嗪、甲氧氯普胺等可抑制恶心、头晕。

2. 极少数病例服用本品后发生体位性低血压，因此建议对于能够走动的患者测量立位血压。

3. 在大剂量治疗时，可能会发生幻觉、意识精神错乱、视觉障碍、运动障碍、口干、便秘、腿痉挛等，这些不良反应均为剂量依赖性，减量就能够使症状得到控制。在长期治疗中，特别对于有雷诺现象病史者，可能偶发可逆性低温诱发指趾苍白。

【禁忌】

1. 对甲磺酸溴隐亭片中组分过敏者禁用。

2. 已有瓣膜病的患者禁用。

3. 严重精神病患者、自发性和家族性震颤、Huntington 舞蹈症、严重的心血管疾病、各种类型的内源性精神病、未经治疗的高血压、妊娠毒血症、对其他麦角生物碱类过敏者禁用。

【注意事项】

1. 治疗后，生育能力可能恢复，因此应建议不希望怀孕的育龄妇女采取可靠的（非激素）避孕措施。而想要怀孕的育龄妇女在已证实怀孕后则应即刻终止治疗，停药后流产发生率未见提高，本品对早期妊娠（8周之内）无副作用。垂体腺瘤患者停服后怀孕时，整个妊娠期间都应密切监测，并且有必要定期进行视野检查。FDA对本药的妊娠安全性分级为B级。

2. 垂体腺瘤患者有瘤体增大的迹象时，应重新应用进行治疗。治疗乳腺疼痛及结节性和（或）囊性乳腺疾病时，应先排除恶性肿瘤的可能。

3. 应用本品抑制产褥期泌乳时，特别在治疗第一周，建议不定期检查血压。一旦发生高血压，伴有持久性严重头痛，应立即停止服药并对患者进行密切观察。

4. 对有胃肠道出血病史的肢端肥大症患者最好应用替代治疗方案，如果必须服用，应该密切注意胃肠道反应。

5. 有精神病史或严重心血管病史的病人服用大剂量本品时，需要小心谨慎。

6. 治疗与高泌乳素血症无关的女性患者时，应当给予最低有效剂量，以避免发生血浆泌乳素水平低于正常水平，否则将有可能引起黄体功能障碍。绝经后妇女应每半年检查一次，月经正常的妇女应每年检查一次。

7. 帕金森病患者服用时，有必要常规检查肝肾功能、造血功能和血管功能。大剂量服用可能会诱发某些帕金森病患者的精神障碍和轻微痴呆。在长期（2~10年）服用大剂量（每天30~40mg）的帕金森病患者中，偶有胸膜炎发生，尽管与胸膜炎之间的因果关系尚未确定，仍应针对胸膜肺部疾患进行彻底检查并且停用本品。

8. 服用后可能发生视觉障碍，因此在驾驶或操控机器时应特别小心。

9. 哺乳期妇女不应服用甲磺酸溴隐亭片。

10. 怀孕后通常应在停经后停服本品。垂体肿瘤有时会在妊娠期间迅速增大，这也可发生于治疗后已经能够怀孕的妇女。为谨慎起见，应当对患者实施严密监测以便发现垂体增大的迹象。

11. 流产后、死胎、新生儿死亡等特殊情况下，在医生指导下用于抑制产褥期泌乳，不推荐作为抑制生理性泌乳的常规用药。

12. 患有高血压、冠心病和（或）有严重精神病史的产后或产褥期妇女不可使用本品，接受治疗的产后妇女应注意监测血压，特别是在治疗的第一天。产后妇女应用本品抑制泌乳时，注意抗高血压药物治疗并且避免同时应用其他麦角碱衍生物，已罕见发生高血压、心肌梗死、癫痫发作或脑卒中以及精神疾病等。

13. 尚无15岁以下儿童用本品的安全性和有效性研究资料，应限制使用。

14. 老年人用药尚无安全性和有效性研究资料，但临床观察发现易发生中枢神经系统的不良反应。

15. 大剂量长期使用可能发生脏器纤维化。

【药物相互作用】

1. 本品经细胞色素P450（CYP3A）酶系统代谢。与大环内酯类抗生素、唑类抗真菌药（如酮康唑、伊曲康唑）或细胞色素P450酶抑制剂（如西咪替丁）合用，可提高本品的血药浓度，而导致增加不良反应发生的危险性。

2. 与奥曲肽合用可提高本品的血药浓度，从而增加不良反应发生的危险性。

3. 与甲基麦角新碱或其他麦角碱合用可能会增加不良反应发生的危险性，应避免合用。

【规格】片剂：2.5mg。

司来吉兰
Selegiline

【药理作用】为B型单胺氧化酶（MAO－B）不可逆性抑制剂，可选择性地抑制MAO－B。通过抑制脑内MAO－B，阻断多巴胺的降解，相对增加多巴胺含量，补充神经元合成多巴胺能力的不足。

【适应证】适用于原发性帕金森病。可单用于治疗早期帕金森病，也可与左旋多巴或与左旋多巴及外周多巴脱羧酶抑制剂合用。

【用法用量】口服。开始剂量为早晨5mg。可增至每天10mg，早晨1次服用或分早、中2次服用。若病人在合用左旋多巴制剂时显示类似左旋多巴的不良反应，左旋多巴剂量应减低。

【不良反应】

1. 可有口干、短暂血清转氨酶值升高及睡眠障碍。

2. 由于本品能增加左旋多巴效果，左旋多巴不良反应也会增加。加入本品给已服用最大耐受剂量左旋多巴患者，可能出现不随意运动、恶心、激越、错乱、幻觉、头痛、体位性低血压及眩晕。

排尿困难及皮疹也曾有报道。

【禁忌】

1. 对本品过敏者禁用。

2. 严重的精神病、严重的痴呆、迟发性异动症、有消化性溃疡以及病史者禁用。

3. 与左旋多巴合用时，甲状腺功能亢进、肾上腺髓质的肿瘤（嗜铬细胞瘤）、闭角型青光眼患者禁用。

【注意事项】

1. 有不稳定高血压、心律失常、严重心绞痛或精神病以及前列腺肥大伴排尿困难者慎用。

2. 若同时服用过大剂量（超过每天 30mg）本品及高酪胺食品，可能引发高血压。

3. 在怀孕及哺乳期服用的安全性文献不足，所以不推荐在怀孕及哺乳期服用。

4. 目前尚无儿童用药资料。

【药物相互作用】

1. 本品与非选择性单胺氧化酶抑制剂合用可能引起严重低血压。

2. 同期使用 MAO－A（或 MAO－B）抑制剂及酪胺类物质会轻度增加高血压反应。

3. 与哌替啶有相互作用，由于有些相互作用可致命并且机理未被确定，应避免同时服用。

4. 与氟西汀同时服用可产生严重反应，例如共济失调、震颤、高热、高血压或低血压、惊厥、心悸、流汗、脸红、眩晕及精神变化（激越、错乱及幻觉）。由于氟西汀及其代谢产物的半衰期较长，氟西汀停药最少 5 周后才可开始服用本品。本品及其代谢产物半衰期短，停药 2 周后可开始服用氟西汀。本品与其他两种 5－羟色胺重摄取抑制剂舍曲林及帕罗西汀同时服用也有类似报道，应避免同时服用。

5. 与三环类抗抑郁药同用，曾报告有严重中枢神经症状，联用要谨慎。

【规格】片剂：5mg。

恩他卡朋
Entacapone

【药理作用】本品为可逆的、主要作用于外周的儿茶酚－O－甲基转移酶（COMT）抑制剂，与左旋多巴制剂同时使用。本品通过抑制 COMT 减少左旋多巴代谢，增加脑内可利用的左旋多巴总量，可延长和稳定左旋多巴对帕金森病的治疗作用。

【适应证】可作为标准药物左旋多巴/苄丝肼或左旋多巴/卡比多巴的辅助用药，用于治疗以上药物不能控制的帕金森病及剂末现象（症状波动）。

【用法用量】口服。应与左旋多巴/苄丝肼或左旋多巴/卡比多巴同时服用，每次服用左旋多巴/多巴脱羧酶抑制剂时给予本品 0.2g，最大剂量是每天 2g。

正在接受透析的患者，要延长用药间隔。

【不良反应】

1. 可有运动障碍、运动功能亢进、头痛、头晕、失眠、疲乏、幻觉、意识模糊、噩梦、跌倒、眩晕、震颤和帕金森病症状加重。

2. 体位性低血压。

3. 肌张力障碍、腿部痉挛。

4. 可引起恶心、呕吐、腹痛、口干、便秘及腹泻。

5. 可使尿液变成红棕色。

6. 罕见转氨酶升高。

7. 可见血红蛋白轻度下降。

【禁忌】嗜铬细胞瘤患者（有增加高血压危象的危险）、既往有恶性神经阻滞剂综合征、非创伤性横纹肌溶解症病史的患者禁用。

【注意事项】

1. 突然减量使用或停止使用可能导致出现帕金森病的症状和体征，还可能出现类似恶性神经阻滞剂综合征的症状，伴高热和精神紊乱，应缓慢撤药。而如果缓慢撤药仍出现症状和（或）体征，则需增加左旋多巴的剂量。

2. 与左旋多巴联用时，可致头晕和其他与直立体位相关的症状。在驾驶车辆和操作机械时应慎用。

3. 本品增强左旋多巴的疗效，为减少与左旋多巴相关的多巴胺能不良反应，需要在本品治疗的最初几天至几周内调整左旋多巴的剂量。

4. 动物研究中未发现明显致畸或原发性胎儿毒性效应。然而，没有本品用于妊娠妇女的经验，故不推荐妊娠期使用。

5. 动物实验显示本品可经乳汁排泌，对婴儿的安全性仍未知，在治疗期间不应哺乳。

6. 到目前为止，尚没有 18 岁以下患者应用本品的临床经验，不推荐儿童使用。

【药物相互作用】

1. 与非选择性单胺氧化酶抑制剂合用，可抑制 COMT 和单胺氧化酶，减少儿茶酚胺的代谢，应避免合用。

2. 本品在胃肠道能与铁形成螯合物，本品和铁制剂的服药间隔至少2～3小时。

3. 与多巴胺受体激动剂（例如溴隐亭）、司来吉兰或金刚烷胺合用时，多巴胺能不良反应增加。开始使用本品时，需要调整后者剂量。

4. 本品可增加左旋多巴/卡比多巴、左旋多巴/苄丝肼的生物利用度，当加用本品治疗时出现多巴胺能不良反应的可能性较大，需要根据患者的临床表现在本品治疗的最初几天至几周内调整左旋多巴的剂量。

5. 本品可能干扰含儿茶酚结构药物的代谢并增强它们的作用。正在接受通过 COMT 代谢的药物治疗的患者，如利米特罗、异丙肾上腺素、肾上腺素、去甲肾上腺素、多巴胺、多巴酚丁胺、α－甲基多巴和阿扑吗啡，给予本品要谨慎。

【规格】　片剂：0.2g。

苯海索
Benzhexol

【药理作用】　为中枢抗胆碱抗帕金森病药，作用在于选择性阻断纹状体的胆碱能神经通路，而对外周作用较小，从而有利于恢复帕金森病患者脑内多巴胺和乙酰胆碱的平衡，改善患者的帕金森病症状。

【适应证】　用于帕金森病、帕金森综合征，也可用于药物引起的锥体外系疾患。

【用法用量】　口服。

1. 帕金森病及帕金森综合征：开始第一日1～2mg，以后每3～5日增加2mg，至疗效最好而又不出现不良反应为止，一般一日不超过 10mg，分3～4次服用。

2. 药物诱发的锥体外系疾患：第一日 2～4mg，分2～3次服用，以后视需要及耐受情况逐渐增加至 5～10mg。

【不良反应】

1. 常见口干、视物模糊等。

2. 偶见恶心、呕吐、尿潴留、便秘等。

3. 长期应用可出现嗜睡、抑郁、记忆力下降、幻觉、意识混乱。

4. 长期使用停药后可出现戒断症状，包括焦虑、心动过速、直立性低血压、因睡眠质量差而导致的颓废。

【禁忌】　青光眼、尿潴留、前列腺肥大患者禁用。

【注意事项】

1. 孕妇及哺乳期妇女、儿童慎用。FDA 对本药的妊娠安全性分级为 C 级。

2. 老年人长期应用容易促发青光眼。伴有动脉硬化者，对常用量的抗帕金森病药容易出现精神错乱、定向障碍、焦虑、幻觉及精神病样症状，应慎用。

【药物相互作用】

1. 与乙醇或其他中枢神经系统抑制药合用时，可使中枢抑制作用加强。

2. 与金刚烷胺、抗胆碱药、单胺氧化酶抑制药帕吉林及丙卡巴肼合用时，可加强抗胆碱作用，并可发生麻痹性肠梗阻。单胺氧化酶抑制剂与本品应至少间隔 14 日使用。

3. 与制酸药或吸附性止泻剂合用时，可减弱本品的效应。

4. 与氯丙嗪等吩噻嗪类药物合用时，可降低后者吸收，使其血药浓度降低。

5. 与强心苷类合用可使后者在胃肠道停留时间延长，吸收增加，易于中毒。

【规格】　片剂：2mg。

普拉克索
Pramipexole

【药理作用】　普拉克索是一种非麦角类多巴胺（D）激动剂。体外研究显示，普拉克索对 D$_2$ 受体的特异性较高并具有完全的内在活性，对 D$_3$ 受体的亲和力高于 D$_2$ 和 D$_4$ 受体。普拉克索与 D$_3$ 受体的这种结合作用与帕金森病的相关性不明确。普拉克索治疗帕金森病的确切机制尚不清楚，目前认为与激活纹状体的多巴胺受体有关。动物电生理实验显示，普拉克索可通过激活纹状体与黑质的多巴胺受体而影响纹状体神经元放电频率。

【适应证】　治疗特发性帕金森病的体征和症状，单独（无左旋多巴）或与左旋多巴联用。例如，在疾病后期左旋多巴的疗效逐渐减弱或者出现变化和波动时（剂末现象或"开关"波动），需要应用本品。

【用法用量】　用水吞服，伴随或不伴随进食均可，一天 3 次。

1. 初始治疗：起始剂量为每日 0.375mg，然后每 5 ~ 7 天增加一次剂量。如果患者可以耐受，应增加剂量以达到最大疗效。如果需要进一步增加剂量，应该以周为单位，每周加量一次，每次日剂量增加 0.75mg，每日最大剂量为 4.5mg。

2. 维持治疗：个体剂量在每天 0.375 ~ 4.5mg 之间。在剂量逐渐增加的三项重要研究中，从每日剂量为 1.5mg 开始可以观察到药物疗效。作进一步剂量调整应根据临床反应和耐受性进行。在临床试验中有大约 5% 的患者每天服用剂量低于 1.5mg。当计划减少左旋多巴治疗时，每天服用剂量大于 1.5mg 对晚期帕金森病患者可能是有效的。在本品加量和维持治疗阶段，建议根据患者的个体反应减少左旋多巴用量。

3. 治疗中止：突然中止多巴胺能治疗会导致非神经阻断性恶性综合症发生。因此，应该以每天减少 0.75mg 的速度逐渐停止应用普拉克索，直到日剂量降至 0.75mg。此后，应每天减少 0.375mg。

4. 肾功能损害患者的用药：普拉克索的清除依靠肾功能。对于初始治疗建议应用如下剂量方案：肌酐清除率高于 50ml/min 的患者无需降低日剂量。肌酐清除率介于 20 ~ 50ml/min 之间的患者，本品的初始日剂量应分两次服用，每次 0.125mg。肌酐清除率低于 20ml/min 的患者，本品的日剂量应一次服用，从每天 0.125mg 开始。如果在维持治疗阶段肾功能降低，则以与肌酐清除率下降相同的百分比降低本品的日剂量，例如，当肌酐清除率下降 30%，则本品的日剂量也减少 30%。如果肌酐清除率介于 20 ~ 50ml/min 之间，日剂量应分两次服用；如果肌酐清除率低于 20ml/min，日剂量应一次服用。

5. 肝功能损害患者的用药：对肝功能衰竭的患者可能不需要进行剂量调整，因为所吸收的药物中大约 90% 是通过肾脏排泄的。然而，肝功能不全对本品药代动力学的潜在影响还未被阐明。

【不良反应】

1. 当本品日剂量高于 1.5mg 时嗜睡的发生率增加。

2. 与左旋多巴联用时最常见的不良反应是运动障碍。便秘、恶心和运动障碍往往随治疗进行逐渐消失。

3. 治疗初期可能发生低血压，尤其本品药量增加过快时。

【禁忌】对普拉克索或产品中任何其他成分过敏者禁用。

【注意事项】

1. 幻觉为多巴胺能受体激动剂和左旋多巴治疗的副反应。应告知患者可能会出现幻觉（多为视觉上的）。对于晚期帕金森病，联合应用左旋多巴，可能会在本品的初始加量阶段发生运动障碍。如果发生上述副反应，应该减少左旋多巴用量。

2. 已经发生过嗜睡和（或）突然睡眠发作副反应的患者，必须避免驾驶或操作机器。

3. 由于多巴胺治疗与体位性低血压发生有关，建议监测血压，尤其在治疗初期。

【药物相互作用】

1. 普拉克索与血浆蛋白的结合程度很低（低于 20%），在男性体内几乎不发生生物转化。

2. 西咪替丁可使普拉克索的肾脏清除率降低大约 34%，可能是通过对肾小管阳离子分泌转运系统的抑制实现的。抑制这种主动的肾脏清除途径或通过这种途径清除的药物，例如西咪替丁和金刚烷胺，可能与普拉克索发生相互作用并导致任何一种或两种药物的清除率降低。当这些药物与本品同时应用时，应考虑降低普拉克索剂量。

3. 当本品与左旋多巴联用时，建议在增加本品的剂量时降低左旋多巴的剂量，而其他抗帕金森病治疗药物的剂量保持不变。

4. 由于可能的累加效应，患者在服用普拉克索的同时要慎用其他镇静药物或酒精。

5. 普拉克索应避免与抗精神病药物同时应用。

【规格】片剂：250mg。

卡左双多巴
Carbidopa and Levodopa

【药理作用】本药是卡比多巴（一种芳香氨基酸类脱羧酶抑制剂）与左旋多巴（多巴胺的代谢前体）以聚合物为基质的复方制剂。本品尤其有助于以前使用过传统的左旋多巴/脱羧酶抑制剂复方制剂，且有预知的峰剂量运动障碍及无法预知的运动失调的患者缩短"关"的时间。帕金森病患者经含有左旋多巴的制剂治疗，可能产生剂末失效，峰剂量运动障碍和运动不能为特征的运动失调。运动失调的进一步表现以无法预知的从运动到静止的摇摆为特点（开关现象）。尽管运动失调的病因尚未完全清楚，但已经证实采用可产生稳定的左旋多巴血浆浓度的治疗方法可减轻症状。左旋多巴在脑内通过脱羧形成多巴胺来缓解帕金森病的症状。卡比多巴不能通过血脑屏障，只抑制外周左旋多巴的脱羧，从而使更多的左旋多巴进入脑内继而转化成多巴胺，这样就避免了频繁大剂量地服用左旋多巴。小剂量的左旋多巴可以减少或可能有助于消除胃肠道和心血管系统的不良反应，特别是那些与外周组织中多巴胺的形成有关的不良反应。

【适应证】帕金森病、帕金森综合征。

【用法用量】本品中卡比多巴与左旋多巴的比例为 1∶4。本品 50/200 片型每片含 50mg 卡比多巴和 200mg 左旋多巴。本品 25/100 片型为半量剂型，每片含 25mg 卡比多巴和 100mg 左旋多巴。本品的日剂量须谨慎调整确定。调整剂量期间应对患者进行严密监护，尤其要注意恶心或异常的不自主运动，包括运动障碍、舞蹈病和肌张力失常的出现或加重。

本品 50/200 片型可整片或半片服用，25/100 片型只可整片服用，不能咀嚼或碾碎药片。

1. 起始剂量

（1）未接受过左旋多巴治疗的患者：起始剂量为每天 2 次，每次 1 片（25/100 片型）。左旋多巴的起始剂量每天不可高于 600mg，或服药间隔不短于 6 小时。

（2）正在使用传统左旋多巴/脱羧酶抑制剂复方制剂治疗的患者：本品（50/200 片型）替代传统左旋多巴/脱羧酶抑制剂复方制剂的服药换算如下：

卡左双多巴（50/200）与左旋多巴/脱羧酶抑制剂的换算

左旋多巴/脱羧酶抑制剂	卡左双多巴 50/200 片型
左旋多巴每日总剂量（mg）	推荐剂量范围
300 ~ 400	每日 2 次，每次 1 片
500 ~ 600	每日 2 次，每次 1.5 片，或每日 3 次，每次 1 片
700 ~ 800	每日 4 片，分 3 次或 3 次以上服用（如上午 1.5 片，下午 1.5 片，晚上 1 片）
900 ~ 1000	每日 5 片，分 3 次或 3 次以上服用（如上午 2 片，下午 2 片，晚上 1 片）

当剂量调整所需的梯度为 100mg 时，可以服用本品 25/100 片型，同时该规格也可替代半片本品 50/200 片型使用。

2. 剂量调整：开始治疗时，可根据治疗效果调整剂量和服药间隔。大多数病人的适宜剂量为

本品 50/200 片型每日 2 ~ 8 片，分数次服用，白天服药间隔为 4 ~ 12 小时。

当本品 50/200 片型的服药间隔小于 4 小时或分次服药剂量不等时，建议每天的最后一次给予较小的剂量。

建议每次剂量调整之间的间隔时间不少于 3 天。

3. 维持量：由帕金森病是进行性的，建议定期做临床评估，并按需调整本品的服药方案。

4. 中止治疗：如果需要突然减少或中断服用本品，应严密观察患者，特别对正在服用抗精神病药物的患者。

如果患者需要进行全身麻醉，只要允许患者口服药物，就可继续使用本品。若暂时中断了本品的治疗，患者一旦能够口服药物，应立即给予常用剂量。

【不良反应】

1. 常见运动障碍、恶心、呕吐、抑郁、失眠和幻觉等，偶有消化道出血。

2. 国外已有患者使用多巴胺受体激动剂类药品治疗帕金森病后出现病理性赌博、性欲增高和性欲亢进的病例报告，尤其在高剂量时，在降低治疗剂量或停药后一般可逆转。

【禁忌】

1. 本品禁用于已知对此药的任何成分过敏者和闭角型青光眼的患者。

2. 因为左旋多巴可能会激活恶性黑色素瘤，所以疑有皮肤损伤或有黑色素瘤病史的患者禁用本品。

3. 孕妇及哺乳期妇女禁用。

【注意事项】

1. 正在接受左旋多巴单一治疗的患者，必须在停用左旋多巴至少 8 小时后才可开始服用本品治疗（如果服用缓释的左旋多巴，至少应停药达 12 小时）。

2. 以前使用单一左旋多巴治疗的患者可能会出现运动障碍，因为卡比多巴使更多的左旋多巴进入脑内，因而生成更多的多巴胺。出现运动障碍时应减少剂量。

3. 与左旋多巴一样，本品可能导致不自主运动和精神障碍。目前认为这是由于服用左旋多巴后增加了脑内多巴胺水平的结果。这时需要减少用量。应细致观察所有患者，以防发生伴有自杀倾向的抑郁。既往或当前有精神病史的患者，治疗时更应谨慎。

4. 有严重心血管疾病、肺部疾病、支气管哮喘、肾病、肝病、内分泌疾病以及消化系统溃疡史或惊厥病史的患者应慎用本品。

5. 患有房性、结性或室性心律失常、近期有

心肌梗死史的患者应慎用本品。对这些患者应进行心功能监测，尤其在初始服药和剂量调整时要严密监护。

6. 慢性开角型青光眼患者应慎用本品，治疗期间应很好地控制眼内压及注意眼内压的变化。

7. 突然停用抗帕金森病药物时，可出现抗精神病药恶性综合征症候群，如肌肉强直、体温升高、精神变化和血清肌酸磷酸激酶水平升高等。因此突然减少或停用复方卡比多巴/左旋多巴制剂时应对病人进行严密监护，尤其是接受抗精神病药物治疗的患者。

8. 本品不适用于治疗药源性锥体外系症状。

9. 长期治疗时，应对肝、造血系统、心血管系统及肾功能进行定期检查。

【药物相互作用】下列药物与本品同时使用时应谨慎：

1. 抗高血压药：服用某些降压药的患者在同时服用左旋多巴/脱羧酶抑制剂复方制剂时可出现症状性体位性低血压。因此，开始服用本品治疗时，需调整降压药的剂量。

2. 抗抑郁药：三环类抗抑郁药与卡比多巴/左旋多巴制剂合用时，罕见诸如高血压和运动障碍等不良反应的报道。

3. 单胺氧化酶抑制剂：非选择性单胺氧化酶抑制剂类药物不能与本品同时服用。在使用本品开始治疗前至少 2 周必须停止使用这些抑制剂。本品可与选择性 B 型单胺氧化酶抑制剂（如盐酸司来吉兰）按厂家推荐的剂量联合使用。

4. 其他药物：多巴胺 D 受体拮抗剂（如吩噻嗪类、丁酰苯类和利培酮）和异烟肼可降低左旋多巴的疗效。有报道苯妥英和罂粟碱可逆转左旋多巴对帕金森病的疗效。服用这些药物的病人同时使用本品时，应仔细观察其是否有疗效降低。

【规格】控释片：每片含卡比多巴 25mg 和左旋多巴 100mg；卡比多巴 50mg 和左旋多巴 200mg。

1.8 抗精神病药

1.8.1 吩噻嗪类

氯丙嗪
Chlorpromazine

【其他名称】冬眠灵。

【药理作用】为吩噻嗪类抗精神病药，其作用机制主要与其阻断中脑边缘系统及中脑 - 皮层通路的多巴胺受体有关。对 M 胆碱受体、α 受体均有阻断作用，作用广泛。此外，本品小剂量时可抑制延脑催吐化学感受区的多巴胺受体，大剂量时直接抑制呕吐中枢，产生强大的镇吐作用。抑制体温调节中枢，使体温降低，体温可随外环境变化而改变。其阻断外周 α 受体作用，使血管扩张，引起血压下降，对内分泌系统也有一定影响。

【适应证】

1. 对兴奋躁动、幻觉妄想、思维障碍及行为紊乱等阳性症状有较好的疗效。用于精神分裂症、躁狂症或其他精神病性障碍。

2. 止呕，各种原因所致的呕吐或顽固性呃逆。

3. 低温麻醉及人工冬眠。

【用法用量】

1. 口服：①用于精神分裂症或躁狂症，从小剂量开始，一次 25 ~ 50mg，一日 2 ~ 3 次，每隔 2 ~ 3 日缓慢递增，最大剂量一日 600mg。用于其他精神病，剂量应偏小。体弱者剂量应偏小，加量应缓慢。②用于止呕，一次 12.5 ~ 25mg，一日 2 ~ 3 次。

2. 肌肉注射：用于精神分裂症或躁狂症，一次 25 ~ 50mg，一日 2 次，待患者合作后改为口服。

【不良反应】

1. 常见口干、上腹不适、食欲缺乏、乏力及嗜睡。

2. 可引起体位性低血压、心悸或心电图改变。

3. 可出现锥体外系反应，如震颤、僵直、流涎、运动迟缓、静坐不能、急性肌张力障碍。

4. 长期大量服药可引起迟发性运动障碍。

5. 可引起血浆中泌乳素浓度增加，可能有关的症状为溢乳、男子女性化乳房、月经失调、闭经。

6. 可引起中毒性肝损害或阻塞性黄疸。

7. 少见骨髓抑制。

8. 偶可引起癫痫、过敏性皮疹、剥脱性皮炎及神经阻滞剂恶性综合征。

【禁忌】基底神经节病变、帕金森病、帕金森综合征、骨髓抑制、青光眼、昏迷及对吩噻嗪类药过敏者禁用。

【注意事项】

1. 患有心血管疾病（如心衰、心肌梗死、传导异常）者慎用。

2. 癫痫患者慎用。

3. 肝、肾功能不全者慎用。

4. 不适用于有意识障碍的精神异常者。

5. 出现迟发性运动障碍，应停用所有的抗精神病药。

6. 出现过敏性皮疹及恶性综合征应立即停药并进行相应的处理。

7. 用药后引起体位性低血压应卧床，血压过低可静脉滴注去甲肾上腺素，禁用肾上腺素。

8. 应定期检查肝功能与白细胞计数。

9. 对晕动症引起的呕吐效果差。

10. 用药期间不宜驾驶车辆、操作机械或高空作业。

11. 药物可通过脐血进入胎儿体内，孕妇慎用。FDA 对本药的妊娠安全性分级为 C 级。哺乳期妇女使用本品期间应停止哺乳。

12. 6 岁以下儿童慎用。6 岁以上儿童酌情减量。

13. 老年患者用药，从小剂量开始，缓慢加量，应视病情酌减用量。

14. 治疗中不能突然停药，以避免导致恶心、呕吐、胃部刺激、头痛、心跳加快、失眠或病情恶化。经长期治疗需停药时，应在几周内逐渐减少用量。

【药物相互作用】

1. 与乙醇或其他中枢神经系统抑制药合用时中枢抑制作用加强。

2. 与抗高血压药合用易致体位性低血压。

3. 与西沙必利、莫西沙星合用会增加心脏毒性，引起 QT 间期延长、心脏停搏等。

4. 与阿托品类药物合用，不良反应加强。

5. 与碳酸锂合用，可引起血锂浓度增高。

6. 抗酸剂可以降低本品的吸收，因而减弱抗精神病作用。

7. 苯巴比妥可加快本品的排泄，因而减弱抗精神病作用。

8. 与三环类抗抑郁药合用，两药血药浓度升高，毒性增强，同时两者的抗胆碱作用加强。

9. 单胺氧化酶抑制剂会延长本品的作用，也可能会增加本品的不良反应。

【规格】　片剂：25mg；50mg。注射液：1ml：5mg；1ml：10mg；1ml：50mg。

奋乃静
Perphenazine

【药理作用】　为吩噻嗪类抗精神病药，药理作用与氯丙嗪相似，抗精神病作用主要与其阻断与情绪思维有关的中脑边缘系统及中脑 – 皮层通路的多巴胺受体有关，而阻断网状结构上行激活系统的 α 受体，则与镇静安定作用有关。本品镇吐作用较强，镇静作用较弱。

【适应证】

1. 对幻觉妄想、思维障碍、淡漠木僵及焦虑激动等症状有较好的疗效。用于精神分裂症或其他精神病性障碍。因镇静作用较弱，对血压的影响较小。适用于器质性精神病、老年性精神障碍及儿童攻击性行为障碍。

2. 各种原因所致的呕吐或顽固性呃逆。

【用法用量】

1. 口服：①治疗精神分裂症：从小剂量开始，一次 2～4mg，一日 2～3 次。以后每隔 1～2 日增加 6mg，逐渐增至常用治疗剂量一日 20～60mg。维持剂量一日 10～20mg。②用于止呕：一次 2～4mg，一日 2～3 次。

2. 肌肉注射：治疗精神分裂症，一次 5～10mg，一日 2 次。

3. 静脉注射：治疗精神分裂症，静脉注射一次 5mg，用 0.9% 氯化钠注射液稀释成 0.5mg/ml 溶液，注射速度每分钟不超过 1mg。待患者合作后改为口服。

【不良反应】

1. 主要有锥体外系反应，如震颤、僵直、流涎、运动迟缓、静坐不能、急性肌张力障碍等。长期大量服药可引起迟发性运动障碍。

2. 可引起血浆中泌乳素浓度增加，可能有关的症状为溢乳、男子女性化乳房、月经失调、闭经。可出现口干、视物模糊、乏力、头晕、心动过速、便秘、出汗等。

3. 少见的不良反应有体位性低血压、粒细胞减少症及中毒性肝损害。偶见过敏性皮疹及神经阻滞剂恶性综合征。

【禁忌】　基底神经节病变、帕金森病、帕金森综合征、骨髓抑制、青光眼、昏迷、对吩噻嗪类药过敏者禁用。

【注意事项】

1. 患有心血管疾病（如心衰、心肌梗死、传导异常）者应慎用。

2. 癫痫患者应慎用。

3. 肝、肾功能不全者慎用。

4. 出现迟发性运动障碍，应停用所有的抗精神病药。

5. 出现过敏性皮疹及恶性综合征应立即停药并进行相应的处理。

6. 应定期检查肝功能与白细胞计数。

7. 用药期间不宜驾驶车辆、操作机械或高空作业。

8. 少量药物可通过胎盘，孕妇慎用。FDA 对本药的妊娠安全性分级为 C 级。本品可随母乳排泄，哺乳期妇女使用应谨慎。

9. 12 岁以下儿童用量尚未确定，12 岁以上儿童可参考成人用量。

10. 老年患者用药，按情况酌减用量，开始使用剂量要小，缓慢加量。

11. 突然停药可导致恶心、呕吐、胃部刺激、头痛、心跳加快、失眠或病情恶化，应逐渐减少用量。

12. 本品可使尿液变成粉红色、红色或红棕色。

【药物相互作用】

1. 与乙醇或中枢神经抑制药，尤其是与吸入全麻药或巴比妥类等静脉全麻药合用时，可彼此增效。

2. 与苯丙胺类药合用时，由于吩噻嗪类药具有 α 受体阻断作用，后者的效应可减弱。

3. 与制酸药或止泻药合用，可降低本品药效。

4. 与抗惊厥药合用，可降低抗惊厥药药效。

5. 与抗胆碱药合用，不良反应加重。

6. 与肾上腺素合用，肾上腺素的 α 受体效应受阻，仅显示出 β 受体效应，可导致明显的低血压和心动过速。

8. 与左旋多巴合用时，后者可抑制前者的抗震颤麻痹效应。

9. 与三环类抗抑郁药合用时，两药血药浓度升高，毒性增强，同时两者的抗胆碱作用加强。

10. 与西沙必利、莫西沙星合用会增加心脏毒性，引起 QT 间期延长、心脏停搏等。

11. 单胺氧化酶抑制剂会延长本品的作用，也可能会增加本品的不良反应。

【规格】片剂：2mg；4mg。注射液：1ml：5mg。

氟奋乃静
Fluphenazine

【药理作用】吩噻嗪类抗精神病药，抗精神病作用主要与其阻断脑内的多巴胺受体有关，抑制网状结构上行激活系统而有镇静作用。止吐和降低血压作用较弱。

【适应证】用于单纯型、紧张型及慢性精神分裂症，缓解情感淡漠及行为退缩等症状。

【用法用量】

1. 口服：从小剂量开始，每次 2mg，一日 2～3 次，逐渐增至一日 10～20mg，最大量为一日 30mg。

2. 肌肉注射：每次 2～5mg，一日 1～2 次。

【不良反应】

1. 容易出现锥体外系反应，常在注射给药后第 2～4 日出现，以后逐渐减轻。

2. 可能出现体重增加、粒细胞减少、口干、便秘、视物模糊、恶心、镇静、月经紊乱、呕吐、低血压、异常出血、癫痫发作、迟发性运动障碍及抗胆碱能不良反应等。

3. 极少数情况下口服给药可能导致肝脏损害，引起黄疸。

4. 高剂量可能会促发中毒性精神病。

【禁忌】

1. 基底神经节病变、帕金森病、帕金森综合征、骨髓抑制、青光眼、昏迷患者禁用。

2. 对吩噻嗪类药过敏者。

3. 6 岁以下儿童禁用。

【注意事项】

1. 患有心血管疾病（如心衰、心肌梗死、传导异常）者应慎用。

5. 癫痫患者慎用。

2. 出现迟发性运动障碍，应停用所有的抗精神病药。

3. 出现过敏性皮疹及神经阻滞剂恶性综合征应立即停药并进行相应的处理。

6. 应定期检查肝功能与白细胞计数。

7. 用药期间不宜驾驶车辆、操作机械或高空作业。

8. 孕妇慎用。FDA 对本药的妊娠安全性分级为 C 级。哺乳期妇女使用本品期间应停止哺乳。

9. 6 岁以上儿童酌情减量。

10. 老年患者应从小剂量开始，视病情酌减用量，以减少锥体外系反应及迟发性运动障碍的发生。

11. 突然停药可导致恶心、呕吐、胃部刺激、头痛、心跳加快、失眠或病情恶化，应逐渐减少用量。

【药物相互作用】

1. 与乙醇或其他中枢神经系统抑制药合用，中枢抑制作用加强。

2. 与抗高血压药合用易致体位性低血压。

3. 与西沙必利、莫西沙星合用会增加心脏毒性，引起 QT 间期延长、心脏停搏等。

4. 与阿托品类药物合用，不良反应加重。

5. 与锂盐合用，可引起脑损害、锥体外系反应、运动障碍。

6. 与三环类抗抑郁药合用时，两药血药浓度升高，毒性增强，同时两者的抗胆碱作用加强。

7. 单胺氧化酶抑制剂会延长本品的作用，也可能会增加本品的不良反应。

【规格】片剂：2mg。注射液：2ml：10mg。

三氟拉嗪
Trifluoperazine

【药理作用】为吩噻嗪类抗精神病药。抗精神病作用与其阻断脑内多巴胺受体有关。通过抑制延脑催吐化学感受区的多巴胺受体及直接抑制呕吐中枢，产生强大镇吐作用。镇静作用和抗胆碱作用较弱。

【适应证】用于紧张型精神分裂症的木僵症状及单纯型与慢性精神分裂症的情感淡漠及行为退缩症状。

【用法用量】口服。从小剂量开始，一次 5mg，一日 2～3 次。每隔 3～4 日逐渐增至一次 5～10mg，一日 2～3 次。日剂量为 15～30mg，最大剂量为一日 45mg。

【不良反应】

1. 锥体外系反应多见，如静坐不能、急性肌张力障碍和类帕金森病。长期大量使用可发生迟发性运动障碍。

2. 可发生心悸、失眠、乏力、口干、视物模糊、排尿困难、便秘、溢乳、男子女性化乳房、月经失调、闭经等。

3. 少见思睡、躁动、眩晕、尿潴留。

4. 偶见过敏性皮疹、白细胞减少及恶性综合征。

5. 偶可引起体位性低血压、心悸或心电图改变、肝酶水平升高或阻塞性黄疸、癫痫。

【禁忌】

1. 基底神经节病变、帕金森病、帕金森综合征、骨髓抑制、青光眼、昏迷患者禁用。

2. 对吩噻嗪类药过敏者禁用。

3. 6 岁以下儿童禁用。

【注意事项】

1. 患有心血管疾病（如心衰、心肌梗死、传导异常）者应慎用。

5. 癫痫与脑器质性疾病患者慎用。

2. 出现迟发性运动障碍，应停用所有的抗精神病药。

3. 出现过敏性皮疹及神经阻滞剂恶性综合征应立即停药并进行相应的处理。

6. 应定期检查肝功能与白细胞计数。

7. 用药期间不宜驾驶车辆、操作机械或高空作业。

8. 孕妇慎用。哺乳期妇女使用本品期间应停止哺乳。

9. 6 岁以下儿童禁用。6 岁以上儿童易发生锥体外系症状，酌情减量。

10. 老年患者应从小剂量开始，视病情酌减用量，以减少锥体外系反应及迟发性运动障碍的发生。

【药物相互作用】

1. 与乙醇或其他中枢神经系统抑制药合用，可增强中枢抑制作用。

2. 与抗高血压药合用，易致体位性低血压。

3. 与西沙必利、莫西沙星合用会增加心脏毒性，引起 QT 间期延长、心脏停搏等。

4. 本品与其他阿托品类药物合用，不良反应相加。

5. 与制酸药或止泻药合用，可降低本品药效。

6. 与苯妥英钠合用，本品血药浓度降低，药效减弱。

【规格】片剂：1mg；5mg。

硫利达嗪
Thioridazine

【药理作用】为吩噻嗪类抗精神病药。抗精神病作用主要通过阻断脑内多巴胺受体。本品对锥体外系多巴胺受体作用及体温中枢影响较弱，镇静作用也较弱。

【适应证】急、慢性精神分裂症。

【用法用量】口服。成人：开始剂量为一次 25mg，一日 3 次。每隔 2～3 日每次增加 25mg，逐渐增加至最佳效应剂量。儿童：一日 1mg/kg，分 2～3 次口服。

【不良反应】

1. 常见不良反应有口干、心动过速、视物模糊等。也可见嗜睡、头晕、鼻塞、体位性低血压。

2. 偶有腹泻、腹胀、心电图异常、中毒性肝损害。长期用药可引起色素性视网膜病变，大多停药后消失。

3. 较少引起震颤、流涎、运动迟缓、静坐不能和急性肌张力障碍等锥体外系不良反应。

【禁忌】

1. 严重心血管疾病如心衰、心肌梗死、传导异常等患者禁用。

2. 昏迷、白细胞减少者禁用。

3. 对吩噻嗪类及本品过敏者禁用。

【注意事项】

1. 肝肾功能不全、癫痫病患者慎用。

2. 出现过敏性皮疹者应停用。

3. 出现神经阻滞剂恶性综合征应立即停药并进行相应的处理。

4. 用药期间应定期检查肝功能、心电图、白细胞计数。

5. 用药期间不宜驾驶车辆、操作机械或高空作业。

6. 孕妇慎用。FDA 对本药的妊娠安全性分级为 C 级。哺乳期妇女使用本品时应停止哺乳。

7. 老年患者用药应酌情减少用量，且加量要缓慢。

【药物相互作用】

1. 本品可增强镇痛药、催眠药、抗组胺药、麻醉药及乙醇的中枢抑制作用。

2. 不宜与奎尼丁合用。

3. 与西沙必利、莫西沙星合用会增加心脏毒性，引起 QT 间期延长、心脏停搏等。

4. 与三环类抗抑郁药合用，两药血药浓度升高，毒性增强，同时两者的抗胆碱作用加强。

5. 与锂盐合用，可引起脑损害、锥体外系反应、运动障碍。

6. 与苯妥英钠合用，本品血药浓度降低，药效减弱。

【规格】片剂：25mg；50mg。

1.8.2 丁酰苯类

氟哌啶醇
Haloperidol

【其他名称】氟哌醇。

【药理作用】为丁酰苯类抗精神病药。抗精神病作用与其阻断脑内多巴胺受体，并可促进脑内多巴胺的转化有关。有很好的抗幻觉妄想和抗兴奋躁动作用，阻断锥体外系多巴胺的作用较强，镇吐作用亦较强，但镇静、阻断 α 受体及胆碱受体作用较弱。

【适应证】用于急慢性各型精神分裂症、躁狂症、抽动 - 秽语综合征，控制兴奋躁动、敌对情绪和攻击行为的效果较好。

【用法用量】

1. 口服：①治疗精神分裂症：从小剂量开始，起始剂量一次 2 ~ 4mg，一日 2 ~ 3 次。逐渐增加至常用量一日 10 ~ 40mg，维持剂量一日 4 ~ 20mg。②治疗抽动 - 秽语综合征：一次 1 ~ 2mg，一日 2 ~ 3次。

2. 肌肉注射：常用于兴奋躁动和精神运动性兴奋，成人剂量一次 5 ~ 10mg，一日 2 ~ 3 次，安静后改为口服。

3. 静脉滴注：10 ~ 30mg 加入 250 ~ 500ml 葡萄糖注射液内静脉滴注。

【不良反应】

1. 锥体外系反应较重且常见，急性肌张力障碍在儿童和青少年更易发生，出现明显的扭转痉挛、吞咽困难、静坐不能及类帕金森病。

2. 长期大量使用可出现迟发性运动障碍。

3. 可出现口干、视物模糊、乏力、便秘、出汗等。

4. 可引起血浆中泌乳素浓度增加，可能有关的症状为溢乳、男子女性化乳房、月经失调、闭经。

5. 少数病人可能引起抑郁反应。

6. 偶见过敏性皮疹、粒细胞减少及神经阻滞剂恶性综合征。

【禁忌】基底神经节病变、帕金森病、帕金森综合征、严重中枢神经抑制状态者、骨髓抑制、重症肌无力及对本品过敏者禁用。

【注意事项】

1. 下列情况时慎用：心脏病尤其是心绞痛、药物引起的急性中枢神经抑制、癫痫、肝功能损害、青光眼、甲亢或中毒性甲状腺肿、肺功能不全、肾功能不全、尿潴留。

2. 应定期检查肝功能与白细胞计数。

3. 用药期间不宜驾驶车辆、操作机械或高空作业。

4. 动物实验证实本品可减少受孕几率，孕妇使用应权衡利弊。FDA 对本药的妊娠安全性分级为 C 级。可泌入乳汁，造成乳儿镇静和运动功能失调，哺乳期妇女不宜使用。

5. 儿童用药参考成人剂量，酌情减量。

6. 老年患者用药应从小剂量开始，缓慢增加剂量，以避免出现锥体外系反应及迟发性运动障碍。

7. 长期用药停药时，应在几周内逐渐减少剂量，骤然停药可出现迟发性运动障碍，可促使抑郁发作。

【药物相互作用】

1. 与乙醇或其他中枢神经抑制药合用，中枢抑制作用增强。

2. 与苯丙胺合用，可降低后者的作用。

3. 与巴比妥或其他抗惊厥药合用，可改变癫痫的发作形式，不能使抗惊厥药增效。

4. 与抗高血压药物合用，可产生严重低血压。

5. 与抗胆碱药物合用，有可能使眼压增高。

6. 与肾上腺素合用，由于阻断了 α 受体，使 β 受体的活动占优势，可导致血压下降。

7. 与锂盐合用时，需注意观察神经毒性与脑损伤。

8. 与甲基多巴合用，可产生意识障碍、思维迟缓、定向障碍。

9. 与卡马西平合用，可使本品的血药浓度降低，效应减弱。

【规格】片剂：2mg；4mg。

氟哌利多
Droperidol

【药理作用】本品属丁酰苯类抗精神病药。抗精神病作用与其阻断脑内多巴胺受体，并可促进脑内多巴胺的转化有关。还具有安定和镇痛作用。

【适应证】

1. 用于精神分裂症和躁狂症兴奋状态。

2. 与芬太尼合用静脉注射，作神经安定、镇痛药，可使病人产生特殊麻醉状态，用于大面积烧伤换药、各种内镜检查。

【用法用量】

1. 肌肉注射：控制急性精神病的兴奋躁动，一日 5～10mg。

2. 静脉注射：用于神经安定、镇痛，5mg 加入 0.1mg 枸橼酸芬太尼，在 2～3 分钟内缓慢静脉注射。

【不良反应】

1. 锥体外系反应较重且常见，急性肌张力障碍在儿童和青少年更易发生，出现明显的扭转痉挛、吞咽困难、静坐不能及类帕金森病。

2. 可出现口干、视物模糊、乏力、便秘、出汗等。

3. 可引起血浆中泌乳素浓度增加，可有溢乳、男子女性化乳房、月经失调、闭经。

4. 少数病人可能引起抑郁反应。

5. 可引起注射局部红肿、疼痛、硬结。

6. 较少引起低血压。

7. 偶见过敏性皮疹及神经阻滞剂恶性综合征。

【禁忌】基底神经节病变、帕金森病、帕金森综合征、严重中枢神经抑制状态、抑郁症及对本品过敏者禁用。

【注意事项】

1. 下列情况慎用：心脏病尤其是心绞痛、药物引起的急性中枢神经抑制、癫痫、肝功能损害、青光眼、甲亢或毒性甲状腺肿、肺功能不全、肾功能不全、尿潴留及儿童、老年患者。

2. 治疗期间应定期检查血常规、肝功能。

3. 本品可缓慢透过胎盘屏障，孕妇慎用。FDA 对本药的妊娠安全性分级为 C 级。哺乳期妇女使用本品期间应停止哺乳。

【药物相互作用】

1. 与乙醇或其他中枢神经系统抑制药合用，中枢抑制作用增强。

2. 与抗高血压药合用，易致体位性低血压。

3. 与锂盐合用，可引起脑损害、锥体外系反应、运动障碍。

4. 与左旋多巴合用，可引起肌肉强直（包括躯干和四肢的肌肉），同时还可发生肺水肿。

【规格】注射液：2ml：5mg；2ml：10mg。

1.8.3 硫杂蒽类

氯普噻吨
Chlorprothixene

【药理作用】为硫杂蒽类抗精神病药。可通过阻断脑内神经突触后多巴胺受体而改善精神障碍，也可抑制脑干网状结构上行激活系统，引起镇静作用，还可抑制延脑化学感受区而发挥止吐作用。

抗肾上腺素作用及抗胆碱作用较弱，并有抗抑郁及抗焦虑作用。

【适应证】用于急性和慢性精神分裂症，适用于伴有精神运动性激越、焦虑、抑郁症状的精神障碍。

【用法用量】

1. 口服：①成人：从小剂量开始，首次剂量 25～50mg，一日 2～3 次，以后逐渐增加至一日 400～600mg。维持量为一日 100～200mg。②儿童：6 岁以上儿童开始剂量为一次 25mg，一日 3 次，渐增至一日 150～300mg，维持量为一日 50～150mg。

2. 肌肉注射：对兴奋躁动不合作者，一次 30mg，一日 2～3 次，好转后改口服。

【不良反应】

1. 常见头晕、嗜睡、无力、体位性低血压和心悸、口干、便秘、视力模糊、排尿困难等抗胆碱能症状，并可引起心电图改变（如 Q 波和 T 波改变）。

2. 剂量偏大时可出现锥体外系反应，如震颤、僵直、流涎、运动迟缓、静坐不能、急性肌张力障碍。长期大量使用可引起迟发性运动障碍。

3. 可引起血浆中泌乳素浓度增加，可有溢乳、男子女性化乳房、月经失调、闭经。

4. 可引起肝功能损害、粒细胞减少。

5. 偶可引起癫痫。

6. 偶见过敏性皮疹及恶性综合征。

【禁忌】

1. 基底神经节病变、帕金森病、帕金森综合征、骨髓抑制、青光眼、尿潴留、昏迷及对本品过敏者禁用。

2. 6 岁以下儿童禁用片剂。12 岁以下儿童禁用注射剂。

【注意事项】

1. 心血管疾病（如心衰、心肌梗死、传导异常）、肝肾功能不全、癫痫患者患者慎用。

2. 出现迟发性运动障碍，应停用所有的抗精神病药。

3. 出现过敏性皮疹及神经阻滞剂恶性综合征应立即停药并进行相应的处理。

4. 定期检查肝功能与白细胞计数。

5. 用药期间不宜驾驶车辆、操作机械或高空作业。

6. 孕妇慎用。FDA 对本药的妊娠安全性分级为 C 级。哺乳期妇女使用本品期间应停止哺乳。

7. 老年患者用药起始剂量应减半，加量要缓慢，随后的剂量增加也应减半。

8. 突然停药可导致恶心、呕吐、胃部刺激、头痛、心跳加快、失眠或病情恶化，应逐渐减少用量。

【药物相互作用】

1. 能促使中枢神经抑制药如吸入性全麻药或巴比妥类等静脉注射全麻药增效，合用时应将中枢神经抑制药的用量减少到常用量的 1/4～1/2。

2. 与苯丙胺合用，可降低后者的效应。

3. 合用制胃酸药或泻药时，可减少本品的吸收。

4. 可降低惊厥阈值，使抗惊厥药作用减弱，不宜用于癫痫病人。

5. 与抗胆碱药物合用时药效可互相加强。

6. 与肾上腺素合用，由于 α 受体活动受阻，β 受体活动占优势，可出现血压下降。

7. 与左旋多巴合用时，可抑制后者的抗震颤麻痹作用。

8. 三环类或单胺氧化酶抑制药与本品合用，镇静及抗胆碱效能可更显著。

9. 可掩盖某些抗生素（如氨基苷类）的耳部毒性。

【规格】片剂：12.5mg；15mg；25mg；50mg。注射液：2ml：30mg。

珠氯噻醇
Zuclopenthixol

【其他名称】珠氯噻吨。

【药理作用】为硫杂蒽类抗精神病药，通过阻断多巴胺受体起作用。可对抗哌甲酯引起的刻板症状，作用较氯丙嗪强；抗阿扑吗啡作用与氟哌啶醇相同；可抑制条件回避反应，作用较氯丙嗪强；还有抗胆碱及抗组胺作用，但抗胆碱作用弱，抗组胺作用强。

【适应证】用于急性和慢性精神分裂症及其他精神病，尤其伴幻觉、妄想、思维紊乱以及激越、不安、敌意和攻击等症状者。

【用法用量】

1. 口服：①一般用法：每日 20～75mg，分次服用。②治疗精神因素引起的激动、不安和错乱：每日 10～40mg。③慢性精神分裂症维持剂量：每日 20～40mg，睡前顿服。

2. 肌肉注射：①醋酸珠氯噻醇：一次 50～150mg，每 2～3 日 1 次。②癸酸珠氯噻醇：一次 200～400mg，每 2～4 周 1 次。

【不良反应】大部分不良反应是剂量依赖性的，在治疗初期不良反应的频率和严重程度最大，继续治疗可减少。

1. 心血管系统：常见直立性低血压、低血压、心动过速或心悸。另可见血液循环障碍、造血功能障碍、心脏传导阻滞。

2. 精神、神经系统：极常见锥体外系反应，尤其在治疗初期，包括震颤、肌张力过高、静坐不能、运动功能减退、肌张力障碍、迟发性运动障碍、步态异常、急性运动障碍、眼动危象。另可见嗜睡、失眠、注意力不集中、抑郁、头晕、头痛、焦虑、紧张、激越、情感淡漠、健忘、异常梦境、食欲减退、幻觉、精神错乱、抽搐、共济失调及癫痫发作。有出现神经阻滞剂恶性综合征的报道。

3. 代谢及内分泌系统：常见体重增加、体重减少，少见口渴。另可见唾液分泌失调。

4. 呼吸系统：少见鼻充血、呼吸困难。

5. 肌肉骨骼系统：极常见肌无力。

6. 泌尿系统：常见排尿障碍、女性经期紊乱、男性勃起功能障碍。少见男子乳腺发育、女性非产后泌乳、阴道干燥、闭经、尿潴留。

7. 肝脏：出现短暂轻微的肝功能改变、肝炎、黄疸。

8. 胃肠系统：极常见口干。常见唾液增多、便秘、呕吐、腹泻、恶心。少见腹痛。

9. 皮肤：常见多汗、光敏反应、瘙痒症。少见皮疹。可见汗腺分泌失调。

10. 眼：常见视力调节异常、视力异常。可见散瞳、角膜或晶体混浊。

11. 其他：常见疼痛，少见昏厥、疲劳、潮红、过敏反应、胆汁淤积。

【禁忌】急性酒精、巴比妥、阿片中毒和昏迷状态的患者，循环衰竭，恶病质，嗜铬细胞瘤，及对本品中任何成分过敏者禁用。

【注意事项】

1. 患有惊厥性障碍、严重肝病或心血管病者，应慎用本品。

2. 出现神经阻滞剂恶性综合征除了立刻停药外，最重要的是采用一般支持疗法和对症治疗。丹曲林可能有用。

3. 本品会影响驾驶车辆和操作机器能力。

4. 孕期和哺乳期妇女使用应权衡利弊。妊娠晚期或生产时使用本品，新生儿可出现中毒症状。FDA 对本药的妊娠安全性分级为 C 级。

5. 尚无儿童用药经验，不推荐儿童使用本品。

【药物相互作用】

1. 可增加酒精、巴比妥及其他中枢神经系统抑制药物的作用。

2. 能增强降压药的作用。

3. 能减弱左旋多巴和肾上腺素类药物的作用。

4. 与甲氧氯普胺和哌嗪合用可增加锥体外系症状的发生。

5. 与锂盐合用，可引起脑损害、锥体外系反应、运动障碍。

6. 可影响胰岛素、葡萄糖的作用，糖尿病患者应调整剂量。

【规格】注射液：醋酸珠氯噻醇 1ml：25mg；癸酸珠氯噻醇 1ml：200mg。片剂（醋酸珠氯噻醇）：2mg；10mg。

氟哌噻吨
Flupentixol

【药理作用】为硫杂蒽类抗精神病药。通过阻断多巴胺 D_2 受体而起到抗精神病作用。具有振奋和激活作用，镇静作用和对运动的抑制作用较小。

【适应证】用于治疗精神分裂症，尤对情感淡漠、退缩症状效果好。长期用药可用于预防复发。小剂量用药有稳定情绪、抗焦虑和抗轻度抑郁的效果。

【用法用量】

1. 口服：①精神病：初始治疗一次 5mg，视情况可逐渐加量，必要时可加到 40mg/d，分 2～3 次服用。维持治疗，5～20mg，每日 1 次。②抑郁症：一次 1mg，一日 2 次。一日极量 3mg。

2. 肌肉注射：治疗精神分裂症，初始剂量为一次 10mg，注射 1 次，1 周后可酌情加量。治疗剂量为一次 20～40mg，每 2 周 1 次。

【不良反应】

1. 主要不良反应为锥体外系症状，表现为肌张力增高、震颤、静坐不能。

2. 偶可见口干、便秘、头晕和失眠。

3. 对心、肝、肾、造血系统未见明显毒性作用。

【禁忌】严重心、肝、肾等器官或系统疾病患者，急性酒精、巴比妥、阿片中毒和昏迷状态的患者，循环衰竭，恶病质，嗜铬细胞瘤，及对本品中任何成分过敏者禁用。

【注意事项】

1. 出现神经阻滞剂恶性综合征除了立刻停药外，最重要的是采用一般支持疗法和对症治疗。丹曲林可能有用。

2. 本品会影响驾驶车辆和操作机器能力。

3. 妊娠晚期或生产时使用本品，新生儿可出现中毒症状。孕期使用应权衡利弊。FDA 对本药的妊娠安全性分级为 C 级。本品可分泌入乳汁，哺乳期妇女应慎用。

【药物相互作用】

1. 可增加酒精、巴比妥及其他中枢神经系统抑制药物的作用。

2. 与三环类抗抑郁药合用时，两药血药浓度升高，毒性增强，同时两者的抗胆碱作用加强。

3. 能减弱左旋多巴和肾上腺素类药物的作用。

4. 与甲氧氯普胺和哌嗪合用可增加锥体外系症状的发生。

5. 与锂盐合用，可引起脑损害、锥体外系反应、运动障碍。

6. 可影响胰岛素、葡萄糖的作用，糖尿病患者应调整剂量。

【规格】片剂：0.5mg；5mg。注射液（癸酸氟哌噻吨）：1ml：20mg。

1.8.4 苯酰胺类

舒必利
Sulpiride

【药理作用】为苯酰胺类抗精神病药。选择性阻断中脑边缘系统的多巴胺（D_2）受体，对其他递质受体影响较小。抗胆碱作用较轻，无明显镇静和抗兴奋躁动作用。本品还具有较强止吐和抑制胃液分泌作用。

【适应证】对淡漠、退缩、木僵、抑郁、幻觉和妄想症状的效果较好，用于精神分裂症单纯型、偏执型、紧张型，及慢性精神分裂症的孤僻、退缩、淡漠症状。对抑郁症状有一定疗效。其他用途有止呕。

【用法用量】

1. 成人

（1）口服：①治疗精神分裂症：开始剂量为一次100mg，一日2~3次，逐渐增至治疗量一日600~1200mg，维持剂量为一日200~600mg。②止呕：一次100~200mg，一日2~3次。

（2）肌肉注射：治疗精神分裂症，一次100mg，一日2次。

（3）静脉滴注：治疗精神分裂症，用本品100~200mg稀释于250~500ml葡萄糖氯化钠注射液中缓慢静脉滴注，一日1次，可逐渐增量至一日300~600mg，一日量不超过800mg。滴注时间不少于4小时。

2. 儿童：6岁以上儿童按成人剂量换算，应小剂量开始，缓慢增加剂量。

【不良反应】

1. 常见有失眠、早醒、头痛、烦躁、乏力、食欲不振等。可出现口干、视物模糊、心动过速、排尿困难与便秘等抗胆碱能不良反应。

2. 剂量大于一日600mg时可出现锥体外系反应，如震颤、僵直、流涎、运动迟缓、静坐不能、急性肌张力障碍。

3. 常引起血浆中泌乳素浓度增加，可有溢乳、男子女性化乳房、月经失调、闭经、体重增加等。

4. 可出现心电图异常和肝功能损害。

5. 少数患者可发生兴奋、激动、睡眠障碍或血压升高。

6. 长期大量用药可引起迟发性运动障碍。

7. 注射可引起局部红肿、疼痛、硬结。

【禁忌】嗜铬细胞瘤、高血压、严重心血管疾病、严重肝病及对本品过敏者禁用。

【注意事项】

1. 心血管疾病（如心律失常、心肌梗死、传导异常）、基底神经节病变、帕金森综合征、癫痫、严重中枢神经抑制状态者慎用。

2. 出现迟发性运动障碍，应停用所有的抗精神病药。

3. 出现过敏性皮疹及神经阻滞剂恶性综合征应立即停药并进行相应的处理。

4. 肝、肾功能不全者应减量。

5. 孕妇慎用。哺乳期妇女使用本品期间应停止哺乳。

6. 老年患者服用本品发生不良反应的危险性增加，应从小剂量开始，缓慢增加剂量。

7. 可掩盖肿瘤、肠梗阻及药物中毒等导致的呕吐症状，应注意。

8. 不应突然停药，否则可导致恶心、呕吐、胃部刺激、头痛、心率加快、失眠、震颤或病情恶化，应逐渐减量。

9. 本品会影响驾驶车辆和操作机器能力。

【药物相互作用】

1. 除氯氮平外，几乎所有抗精神病药和中枢抑制药与本品合用，均可增强中枢抑制作用，应充分注意。

2. 抗酸药和止泻药可降低本品吸收率，使用时应至少间隔 1 小时。

3. 锂剂可加重本品的不良反应，并降低药效。

4. 与曲马朵合用，癫痫发作危险性增加。

【规格】片剂：10mg；100mg。注射液：2ml：50mg；2ml：100mg。

硫必利
Tiapride

【其他名称】泰必利。

【药理作用】为苯酰胺类抗精神病药，对中脑边缘系统多巴胺 D_2 受体有阻滞作用，有抗精神病、镇静、镇痛、抗焦虑、镇吐作用，并可改善酒精中毒所致精神运动性症状。

【适应证】用于治疗舞蹈症、抽动 - 秽语综合征及老年性精神运动障碍。亦可用于顽固性头痛、痛性痉挛、坐骨神经痛、关节疼痛及乙醇中毒等。

【用法用量】口服。

1. 成人：①舞蹈症及抽动 - 秽语综合征：开始每天 150 ~ 300mg，分 3 次服，渐增至每天 300~600mg；待症状控制后 2 ~ 3 个月，酌减剂量。维持量每天 150~300mg。②头痛、痛性痉挛、神经肌肉痛等：开始每天 200~400mg，连服 3 ~ 8 日。维持量每次 50mg，每日 3 次。③慢性酒精中毒：一般每日口服 150mg。④老年性精神运动障碍和迟发性运动障碍：开始每天 100~200mg，以后渐增至每天 300~600mg，分次服用。

2. 儿童：7 ~ 12 岁的精神运动不稳定或抽动 - 秽语综合征患儿，口服，每次 50mg，每日 1~2次。

【不良反应】治疗量不良反应轻微，可有嗜睡、口干、头昏、乏力、便秘等。偶见锥体外系不良反应如震颤、静坐不能等。罕见暂时性闭经、溢乳。一般停药或减量均可自行消失。

【禁忌】嗜铬细胞瘤、肾功能障碍、严重循环系统障碍、不稳定性癫痫及对本品过敏者禁用。

【注意事项】

1. 癫痫发作、严重肝功能损害、白细胞减少或造血功能不良患者慎用。

2. 本品对孕妇及哺乳期妇女作用尚不明确，应慎用。

3. 本品会影响驾驶车辆和操作机器能力。

4. 若出现锥体外系不良反应，必要时可用抗胆碱能药物如东莨菪碱治疗，可迅速缓解。

【药物相互作用】

1. 本品能增强中枢抑制药的作用，可与镇痛药、镇静药、催眠药、安定药、抗忧郁药、抗震颤麻痹药及抗癫痫药合用，但在治疗开始时，应减少合用中枢抑制药剂量。

2. 与锂盐合用，可能出现乏力、锥体外系症状加重、运动障碍、脑病和脑损害。

【规格】片剂：100mg。

奈莫必利
Nemonapride

【药理作用】本品对脑内多巴胺 D_2 受体有较强的选择性抑制作用，抗精神病作用较强，能有效改善幻觉和妄想等症状。对脱氧麻黄碱和阿扑吗啡引起的刻板行为及运动过度行为有明显抑制；可显著抑制条件反射性回避行为、自我刺激行为；诱发僵直行为的作用比氟哌啶醇弱。对 α 受体及 M 胆碱受体作用极弱，故而其抗胆碱作用与镇静作用弱，副作用小。

【适应证】用于治疗精神分裂症。

【用法用量】口服，成人通常每日口服 9 ~ 36mg，分 3 次餐后服用。剂量可根据病情及年龄而酌情调节。最大剂量每日为 60mg。

【不良反应】

1. 心血管系统：血压升高或降低、心悸、心动过缓、心电图异常等。

2. 神经系统：①锥体外系症状：帕金森综合征（震颤、肌肉强直、流涎等）、运动障碍（舌头不灵、语言障碍、眼球转动、吞咽困难等）、静坐不能、口周不自主运动（迟发性运动障碍）。②神经阻滞剂恶性综合征：可见运动不能性缄默、肌肉强直、吞咽困难、脉搏加快、血压波动等，继而出现发热。发作时，多出现白细胞增多、血清肌酸磷酸激酶上升，有时见伴有肌红蛋白尿的肾功能低下。③其他：失眠、焦虑、嗜睡、困倦、过度镇静、兴奋、无力、精神抑郁、痉挛发作、头晕、头痛。

3. 内分泌系统：月经异常、溢乳。

4. 泌尿系统：偶见肾功能异常。

5. 胃肠道：便秘、恶心、呕吐、食欲减退或亢进、腹泻等。

6. 肝脏：可见丙氨酸氨基转移酶、门冬氨酸氨基转移酶、碱性磷酸酶升高等肝功能障碍。

7. 眼：可见视力模糊。

8. 皮肤：可出现皮疹。

9. 其他：体重增加或减少、贫血等。

【禁忌】 昏迷、帕金森病患者及儿童禁用。

【注意事项】

1. 心血管疾病、肝功能不全、癫痫患者以及伴有脱水、营养不良的疲劳症患者慎用。

2. 孕妇用药的安全性尚不明确，慎用。

3. 本品可大量分泌入乳汁，哺乳期妇女慎用。

4. 老年患者应从小剂量开始给药，并密切监测血药浓度。

5. 本品会影响驾驶车辆和操作机器能力。

6. 可掩盖肿瘤、肠梗阻及药物中毒等导致的呕吐症状。

7. 出现锥体外系反应时，应减少剂量；出现血压升高或降低、心律不齐、心电图异常时，应减量或停药，并对症治疗；出现肝功能障碍或黄疸时，应立即停药，并对症处理；出现神经阻滞剂恶性综合征时，应停药，采取冷敷、补充水分等措施处理。

【药物相互作用】 与乙醇或中枢抑制药合用有协同作用，合用时应注意调整剂量。

【规格】 片剂：3mg；10mg.

1.8.5 新一代抗精神病药

利培酮
Risperidone

【药理作用】 是一种高选择性的 5 - 羟色胺/多巴胺（5 - HT₂/ D₂）受体平衡拮抗药，对多巴胺 D₂ 受体有阻断作用，可改善精神分裂症的阳性症状，如幻觉、妄想、思维紊乱、行为障碍、敌意和猜疑；对 5 - HT₂ 受体也有阻断作用，可改善精神分裂症的阴性症状，如思维贫乏、情感淡漠、意志减退等。对精神分裂症伴有的情感障碍也有效。

【适应证】

1. 用于治疗精神分裂症，也可减轻与精神分裂症有关的情感障碍。

2. 用于治疗双相情感障碍的躁狂发作。

【用法用量】

1. 精神分裂症：每日 1 次或每日 2 次。起始剂量1mg，在 1 周左右的时间内逐渐将剂量加大到每日 2～4mg，第 2 周内可逐渐加量到每日 4～6mg。此后，可维持此剂量不变，或根据个人情况进一步调整。一般情况下，最适剂量为每日 2～6mg。每日剂量一般不超过 10mg。

2. 双相情感障碍的躁狂发作：推荐起始剂量每日 1 次，每次 1～2mg，剂量可根据个体需要进行调整。剂量增加的幅度为每日 1～2mg，剂量增加至少隔日或间隔更多天。大多数患者的理想剂量为每日 2～6mg。在所有的对症治疗期间，应不断地对是否需要继续使用本品进行评价。

3. 肝肾功能损害的患者：肾功能损害患者清除抗精神病药物的能力低于健康成人，肝功能损害患者血浆中游离利培酮的浓度有所增加。无论何种适应证，肾功能损害患者或肝功能损害患者的起始及维持剂量应减半，剂量调整应减缓。此类患者在使用本品时应慎重。

4. 老年精神分裂症：建议起始剂量为每次 0.5mg，每日 2 次，剂量可根据个体需要进行调整。剂量增加的幅度为每次 0.5mg，直至一次 1～2mg，每日 2 次。

【不良反应】

1. 常见不良反应有失眠、焦虑、激越、头痛。儿童与青少年镇静反应多于成人，但均为轻度及一过性的。

2. 较少见或罕见的不良反应有思睡、疲劳、头晕、注意力下降、便秘、消化不良、恶心、呕吐、腹痛、视物模糊、阴茎异常勃起或勃起困难、射精无力、性淡漠、尿失禁、鼻炎、皮疹以及其他过敏反应。

3. 较少引起锥体外系症状，如震颤、僵直、流涎、运动迟缓、静坐不能、急性肌张力障碍。

4. 偶有（体位性）低血压、（反射性）心动过速、高血压及轻度中性粒细胞、血小板计数下降。

5. 可能引起与剂量相关的血浆泌乳素水平的增加，可有溢乳、男子女性化乳房、月经失调、闭经。也曾有体重增加、水肿和转氨酶水平升高的报告。

6. 曾有脑血管方面不良事件的报告，包括脑血管意外和短暂性脑缺血发作。

【禁忌】已知对本品过敏的患者禁用。

【注意事项】

1. 心血管疾病（如心衰、心肌梗死、传导异常、脱水、血容量降低）及脑血管疾病、帕金森综合征、癫痫及有癫痫史、肾病、肝病患者应慎用本品。

2. 本品可能引起迟发性运动障碍，如果出现迟发性运动障碍的症状，可考虑暂停使用所有的抗精神病药。

3. 已有报告指出，服用传统的抗精神病药会出现神经阻滞剂恶性综合征，其特征为高热、肌肉僵直、颤抖、意识障碍和血清肌酸磷酸激酶水平升高，还可能出现肌红蛋白尿症（横纹肌溶解症）。此时应停用包括本品在内的所有抗精神病药物。

4. 在一项对老年痴呆患者（年龄范围 73～97 岁，平均年龄 85 岁）进行的安慰剂对照试验中，对于脑血管方面不良事件（包括脑血管意外和短暂性脑缺血发作）的发生率，利培酮组高于安慰剂组。

5. 用药初期或增加剂量速度过快时，如发生直立性低血压，应减量。

6. 停药应逐渐减量，以免导致恶心、呕吐、头痛、心率加快、失眠或病情恶化。

7. 服用本品的患者应避免进食过多，以免体重增加。

8. 本品对需要警觉性的活动有所影响。在治疗期间不应驾驶车辆或操作机器。

9. 怀孕妇女服用本品是否安全尚不明确。动物实验表明：本品对生殖无直接的毒性，或无致畸作用。孕妇应权衡利弊决定是否服用本品。FDA 对本药的妊娠安全性分级为 C 级。

10. 人体试验已证明本品会经母乳排出，服用本品的妇女不应哺乳。

11. 对于精神分裂症，目前尚缺乏 15 岁以下儿童的足够的临床经验；对于品行障碍和其他行为紊乱，目前尚缺乏 5 岁以下儿童的足够的临床经验；对于双相情感障碍的狂躁发作，目前尚缺乏 18 岁以下儿童及青少年的足够临床经验。

12. 由使用其他抗精神病药改用本品者，开始使用时，应渐停原先使用的抗精神病药。若病人原来使用的是长效抗精神病药，则可用本品治疗来替代下一疗程的用药。已用抗帕金森综合征的药是否需要继续则应定期进行重新评定。

【药物相互作用】

1. 鉴于本品对中枢神经系统的作用，在与其他作用于中枢神经系统的药物合用时应慎重。

2. 本品可拮抗左旋多巴及其他多巴胺激动剂的作用。

3. 卡马西平及其他的肝酶诱导剂会降低本品活性成分的血浆浓度，一旦停止使用卡马西平或其他肝酶诱导剂，则应重新确定使用本品的剂量，必要时可减量。

4. 吩噻嗪类抗精神病药、三环类抗抑郁药和一些 β 受体阻断剂会增加本品的血药浓度，但不增加其抗精神病活性成分的血药浓度。

5. 西咪替丁和雷尼替丁可增加本品的生物利用度，但对其抗精神病活性成分的影响很小。

6. 氟西汀和帕罗西汀（CYP2D6 抑制剂）可增加本品的血药浓度，但对其抗精神病活性成分血药浓度的影响较小。当开始或停止与氟西汀或帕罗西汀合用时，医生应重新确定本品的剂量。

7. 老年痴呆患者合用呋塞米治疗死亡率增加。

【规格】片剂：1mg；2mg。

氯氮平
Clozapine

【其他名称】氯扎平。

【药理作用】本品系二苯氧氮杂䓬类抗精神病药。对脑内 5-羟色胺（5-HT$_{2A}$）受体和多巴胺 D$_1$ 受体的阻滞作用较强，对多巴胺 D$_4$ 受体的也有阻滞作用，对多巴胺 D$_2$ 受体的阻滞作用较弱，此外还有抗胆碱（M$_1$）、抗组胺（H$_1$）及抗肾上腺素 α 受体作用。能直接抑制脑干网状结构上行激活系统，具有强大镇静催眠作用。

【适应证】本品不仅对精神病阳性症状有效，对阴性症状也有一定效果。适用于急性与慢性精神分裂症的各个亚型，对幻觉妄想型、青春型效果好。也可以减轻与精神分裂症有关的情感症状（如抑郁、负罪感、焦虑）。对一些用传统抗精神病药治疗无效或疗效不好的病人，改用本品可能有效。本品也用于治疗躁狂症或其他精神病性障碍的兴奋躁动和幻觉妄想。因导致粒细胞减少症，一般不宜作为首选药。

【用法用量】口服。从小剂量开始，首次剂量为一次 25mg，一日 2～3 次，逐渐增加至常用治疗量一日 200～400mg，高量可达一日 600mg。维持量为一日 100~200mg。

【不良反应】

1. 可有头晕、无力、嗜睡、多汗、流涎、恶心、呕吐、口干、便秘、体位性低血压、心动过速。

2. 可使食欲增加和体重增加。

3. 可引起心电图异常改变、脑电图改变或癫痫发作。

4. 可引起血糖增高。

5. 严重不良反应为粒细胞缺乏症及继发性感染。

【禁忌】

1. 严重心、肝、肾疾患及昏迷、谵妄、低血压、癫痫、青光眼、骨髓抑制、白细胞减少者禁用。

2. 对本品过敏者禁用。

3. 孕妇禁用。

【注意事项】

1. 中枢神经抑制状态、尿潴留患者慎用。

2. 出现过敏性皮疹及神经阻滞剂恶性综合征应立即停药并进行相应的处理。

3. 治疗头 3 个月内应坚持每 1~2 周检查白细胞计数及分类，以后定期检查。

4. 定期检查肝功能与心电图。

5. 定期检查血糖，避免发生糖尿病或酮症酸中毒。

6. 用药期间不宜驾驶车辆、操作机械或高空作业。

7. 用药期间出现不明原因发热，应暂停用药。

8. 哺乳期妇女使用本品期间应停止哺乳。

9. 12 岁以下儿童不宜使用。

10. 老年患者可能对本品的抗胆碱作用特别敏感，易发生尿潴留、便秘。

【药物相互作用】

1. 本品与乙醇或与其他中枢神经系统抑制药合用可增加中枢抑制作用。

2. 本品与抗高血压药合用有增加体位性低血压的危险。

3. 本品与抗胆碱药合用可增加抗胆碱作用。

4. 本品与地高辛、肝素、苯妥英、华法林合用，可加重骨髓抑制作用。

5. 本品与碳酸锂合用，有增加惊厥、神经阻滞剂恶性综合征、精神错乱与肌张力障碍的危险。

6. 本品与氟伏沙明、氟西汀、帕罗西汀、舍曲林等抗抑郁药合用，可升高血浆氯氮平与去甲氯氮平水平。

7. 本品与大环内酯类抗生素合用，可使血浆氯氮平浓度显著升高，并可能诱发癫痫发作。

【规格】片剂：25mg；50mg。

奥氮平
Olanzapine

【药理作用】非典型抗精神病药，作用于多种受体系统，包括 5-羟色胺 5-$HT_{2A/2C}$、5-HT_3、5-HT_6，多巴胺 D_1、D_2、D_3、D_4、D_5，胆碱能毒蕈碱样受体 M_1~M_5，肾上腺素 α_1 受体，及组织胺 H_1 受体。动物行为学研究显示，本品对 5-羟色胺、多巴胺和胆碱能拮抗作用与其受体结合效应一致。在体外以及体内与 5-羟色胺 5-HT_2 受体亲和性比与多巴胺 D_2 受体的亲和性高。本品选择性地减少中脑边缘系统（A10）多巴胺能神经元放电，而对涉及运动功能的纹状体通路（A9）影响很小。本品可以在低于致僵直的剂量下降低条件性回避反应。

【适应证】用于治疗精神分裂症，有助于阳性症状（例如妄想、幻觉、紧张综合征）和（或）阴性症状（例如情感淡漠、社会退缩、思维贫乏）的改善。用于治疗中、重度躁狂发作。

【用法用量】

1. 精神分裂症：建议起始剂量为一日 10mg，每日 1 次。

2. 双相情感障碍的躁狂发作：单独用药时起始剂量为每日 15mg，合并治疗时每日 10mg。

在精神分裂症、躁狂发作的治疗过程中，可根据个体临床状况不同，在一日 5~20mg 的范围内相应调整每日剂量。建议仅在适当的临床再评估后方可使用超过推荐剂量的药物，且加药间隔不少于 24 小时。停用时应逐渐减少剂量。

3. 严重肾脏或中度肝脏功能损害的患者：起始剂量 5mg，剂量递增为一次 5mg，间隔至少 1 周，且一日极量不超过成人一日常规剂量。维持剂量可根据病情和耐受情况而定，一日 5~10mg。

【不良反应】

1. 心血管系统：可见心动过缓（伴有或不伴有低血压或晕厥）、直立性低血压、QT 间期延长。

2. 代谢及内分泌系统：可见水肿、体重增加、血糖水平升高、甘油三酯水平升高、肌酸磷酸激酶升高、血浆泌乳素水平升高。

3. 神经系统：可见头晕、嗜睡、衰弱、静坐不能、帕金森症状及运动障碍。

4. 肝脏：偶见一过性丙氨酸氨基转移酶和门冬氨酸氨基转移酶升高。

5. 胃肠道：可见轻度而短暂的抗胆碱能反应（包括便秘、口干）和食欲亢进。

6. 血液：可见红细胞增多、嗜酸性粒细胞增多。

7. 皮肤：可见光敏反应。

【禁忌】对本品成分过敏者、闭角性青光眼患者禁用。

【注意事项】

1. 慎用于有下列情况：有癫痫史或有癫痫相关疾病的患者，任何原因所致的白细胞和（或）中性粒细胞降低，药物所致骨髓抑制或毒性反应史，疾病、放疗或化疗所致的骨髓抑制，嗜酸性粒细胞过多性疾病或骨髓及外骨髓增殖性疾病。

2. 临床试验中未见本品所致的神经阻滞剂恶性综合征报道。

3. 本品长期使用迟发性运动障碍风险增加，如果患者出现迟发性运动障碍的体征或症状，应减药或停药。

4. 既往或现在有 ALT 和 AST 升高、肝脏损害的患者，用药期间应积极随访或酌情减药。临床试验发现，许多有氯氮平所致粒细胞减少症或粒细胞缺乏症病史的患者使用奥氮平后未见复发。

5. 本品抗胆碱能作用发生率较低，但患者有合并症时服用的资料有限，建议在合并前列腺增生、麻痹性肠梗阻、闭角性青光眼或相关疾病时慎用。

6. 本品可引起嗜睡，患者在操作危险性机器包括机动车时应慎用。

7. 本品对胎儿有潜在风险，孕妇用药时应权衡利弊。FDA 对本药的妊娠安全性分级为 C 级。本品可分泌入乳汁，哺乳期妇女用药时应停止哺乳。

8. 尚无在 18 岁以下人群中的研究情况，不宜使用。

9. 老年人服用本品常出现直立性低血压。

10. 与安慰剂相比，使用不典型抗精神病药时，患有痴呆相关精神病的老年患者有死亡率增加的风险。

【药物相互作用】

1. 环丙沙星、氟伏沙明等可抑制 CYP1A2，可以显著地抑制本品的代谢，增强本品毒性。

2. 与其他作用于中枢神经系统的药物合用，可使药效增强。

3. 诱导 CYP1A2 活性的药物如卡马西平可增强本品的清除率，降低其疗效。

4. 合用活性炭可使本品生物利用度降低，使本品药效降低。

5. 与氯米帕明合用，可使癫痫发作的危险性增加。

【规格】片剂：2.5mg；5mg；10mg。

喹硫平
Quetiapine

【药理作用】非典型型抗精神病药物，为脑内多种神经递质受体拮抗剂。主要是通过阻断中枢多巴胺 D_2 受体和 5-羟色胺 5-HT_2 受体而起抗精神病作用。对组胺 H_1 受体和肾上腺素 α_1 受体也有阻断作用，对毒蕈碱和苯二氮䓬类受体无亲和力。

【适应证】各型精神分裂症。本品不仅对精神分裂症阳性症状有效，对阴性症状也有一定效果。也可以减轻与精神分裂症有关的情感症状如抑郁、焦虑及认知缺陷症状。

【用法用量】口服。成人起始剂量为一次 25mg，一日 2 次。每隔 1～3 日每次增加 25mg，逐渐增至治疗剂量一日 300～400mg，分 2～3 次服用。

【不良反应】常见不良反应为头晕、嗜睡、直立性低血压、心悸、口干、食欲不振和便秘。亦可引起体重增加、腹痛、无症状性碱性磷酸酶增高及血总胆固醇、甘油三酯增高。锥体外系不良反应少见。偶可引起兴奋与失眠。

【禁忌】对本品过敏者禁用。

【注意事项】

1. 下列情况慎用：心血管疾病（心衰、心肌梗死、传导异常和缺血性心脏病），脑血管疾病，昏迷，白细胞减少，甲状腺疾病，癫痫，肝、肾功能不全，可能诱发低血压的状态（脱水、低血容量、抗高血压药物治疗）。

2. 出现过敏性皮疹应停药。

3. 出现神经阻滞剂恶性综合征应立即停药并进行相应的处理。

4. 用药期间应定期检查肝功能、白细胞计数；定期检查晶状体，监测白内障的发生。

5. 用药期间不宜驾驶车辆、操作机械或高空作业。

6. 孕妇及哺乳期妇女用药的安全性尚不明确，使用前应权衡利弊。FDA 对本药的妊娠安全性分级为 C 级。

7. 儿童的安全性尚不明确，不推荐使用。

8. 老年对本品的清除率下降，应酌情减少用量，并且要缓慢加量。

【药物相互作用】

1. 与酮康唑、红霉素、氯氮平、奈法唑酮、氟伏沙明、卡马西平等合用，可使本品血药浓度升高。

2. 苯妥英、甲硫达嗪等药物可诱导本品的代谢，可使本品血药浓度降低。

3. 本品应避免与含酒精的饮料合用。

4. 与其他中枢神经系统药物合用时应谨慎。

5. 与抗高血压药合用，有诱发直立性低血压的危险。

6. 与左旋多巴、多巴胺受体激动剂合用，可使这类激动剂作用减弱。

7. 与华法林合用，可使后者抗凝作用增强。

【规格】片剂：25mg。

阿立哌唑
Aripiprazole

【药理作用】为非典型的精神抑制药，通过对多巴胺 D_2 和 5 - 羟色胺 5 - HT_{1A} 受体的部分激动作用及对 5 - HT_{2A} 受体的拮抗作用介导产生抗精神分裂症作用。

【适应证】用于治疗精神分裂症。

【用法用量】口服，每日 1 次。成人起始剂量为 10mg，用药 2 周后，可根据个体的疗效和耐受性情况逐渐增加剂量，最大可增至 30mg。此后，可维持此剂量。

【不良反应】临床报道的不良事件如下，与使用本品的因果关系尚不明确。

1. 心血管系统：常见高血压、心动过速、低血压、心动过缓；少见心悸、出血、心肌梗死、QT 间期延长、心脏停搏、心房颤动、心力衰竭、房室传导阻滞、心肌缺血、静脉炎、深静脉血栓、心绞痛、期外收缩；罕见血管迷走神经反应、心脏扩大症、心房扑动、血栓性静脉炎。

2. 消化系统：常见厌食、恶心和呕吐；少见食欲增加、肠胃炎、吞咽困难、胃肠胀气、胃炎、龋齿、牙龈炎、痔疮、胃食管反流、胃肠道出血、牙周脓肿、舌浮肿、大便失禁、大肠炎、直肠出血、口腔炎、口腔溃疡、胆囊炎、粪便嵌塞、口腔念珠菌病、胆石症、嗳气、肠梗阻、消化性溃疡；罕见食管炎、牙龈出血、舌炎、呕血、黑粪、唇炎、肝炎、肝大、胰腺炎、肠穿孔。

3. 内分泌系统：少见甲状腺功能低下；罕见甲状腺肿、甲状腺功能亢进。

4. 血液及淋巴系统：常见瘀斑、贫血；少见低色素性贫血、白细胞减少症、白细胞增多、淋巴结病、血小板减少；罕见嗜酸性细胞增多、血小板增多、巨幼红细胞性贫血。

5. 代谢和营养性障碍：常见体重减轻、肌酸磷酸激酶增多；少见脱水、水肿、高胆固醇血症、高血糖、低钾血、糖尿病、丙氨酸氨基转移酶增加、高血脂、低血糖、口渴、骨髓坏死、低钠血症、门冬氨酸氨基转移酶增加、碱性磷酸酶增加、缺铁性贫血、肌酐增加、胆红素血症、乳酸脱氢酶增加、肥胖；罕见高钾血症、痛风、高钠血症、发绀、高尿酸血症、低血糖反应。

6. 肌肉骨骼系统：常见肌肉痛性痉挛；少见关节痛、骨痛、肌萎缩、关节炎、关节病、腱鞘炎、风湿性关节炎、肌病。

7. 神经系统：常见抑郁、神经过敏、唾液分泌增多、敌意、自杀念头、躁狂反应、异常步态、混乱、齿轮样强直；少见肌张力障碍、痉挛、注意力受损、感觉异常、血管舒张、感觉迟钝、四肢震颤、阳痿、运动迟缓、性欲降低、惊恐、淡漠、运动障碍、嗜睡、眩晕、发音困难、迟发性运动障碍、共济失调、记忆损害、昏迷、性欲增加、健忘、脑血管意外、活动过度、人格解体、运动功能减退、不宁腿、肌阵挛、烦躁不安、反射增强、思维缓慢、运动过度、感觉过敏、张力减退；罕见谵妄、欣快、颊舌综合征、运动不能、情感迟钝、意识降低、动作失调、脑缺血、反射减弱、强迫性思维、颅内出血。

8. 呼吸系统：常见呼吸困难、肺炎；少见哮喘、鼻出血、呃逆、喉炎；罕见咯血、吸入性肺炎、痰多、鼻腔干燥、肺水肿、肺栓塞、缺氧、呼吸衰竭、呼吸暂停。

9. 皮肤及其附件：常见皮肤干燥、瘙痒、出汗、皮肤溃疡；少见痤疮、疱疹、皮疹、脱发、牛皮癣、溢脂性皮炎；罕见斑丘疹、脱落性皮炎、风疹。

10. 特殊感觉系统：常见结膜炎、耳痛；少见眼干、眼痛、耳鸣、中耳炎、白内障、味觉改变、睑炎；罕见流泪增加、频繁眨眼、外耳炎、弱视、耳聋、复视、眼出血、畏光。

11. 泌尿生殖系统：常见尿流中断；少见膀胱炎、尿频、白带增多、尿潴留、血尿、排尿困难、停经、异常射精、阴道念珠菌病、肾衰竭、子宫出血、月经过多、蛋白尿、肾结石、夜尿增多、多尿、尿急；罕见乳房痛、子宫颈炎、女性泌乳、性高潮缺乏、尿道灼热、糖尿、男子女性化乳房、阴茎异常勃起。

【禁忌】已知对本品过敏的患者禁用。

【注意事项】

1. 下列情况慎用：心血管疾病（心肌梗死、缺血性心脏病、心脏衰竭及传导异常），脑血管疾病，诱发低血压的情况（脱水、血容量过低和降压药治疗），有癫痫病史或癫痫发作阈值降低，有吸入性肺炎风险的患者，有自杀倾向者，神经阻滞剂恶性综合征，可能出现迟发性运动障碍者，糖尿病或血糖升高患者。

2. 如果患者出现迟发性运动障碍的征兆和症状，应考虑停止药物治疗。

3. 明确诊断为糖尿病的患者在开始治疗时应定期检测血糖，控制其恶化情况。

4. 怀孕妇女服用本品是否安全尚不明确。对于孕妇，应权衡利弊决定是否服用本品，只有当潜在利益高于危险性，才可使用。FDA 对本药的妊娠安全性分级为 C 级。哺乳期妇女用药期间应暂停哺乳。

5. 目前尚缺乏在儿童中应用的足够临床经验。

6. 用药后可出现嗜睡，不宜驾驶车辆或操作机械。

【药物相互作用】

1. 尚未系统评估本品与其他药物合用的风险，鉴于本品对中枢神经系统的作用，在与其他作用于中枢神经系统的药物和酒精合用时应慎重。

2. 因其拮抗肾上腺素 α_1 受体，故本品有增强某些降压药作用的可能性。

4. CYP3A4 和 CYP2D6 参与本品的代谢。CYP3A4 诱导剂（如卡马西平）将会引起本品的清除率升高和血药浓度降低。CYP3A4 抑制剂（如酮康唑）及 CYP2D 抑制剂（如奎尼丁、氟西汀、帕罗西汀）可以抑制本品的消除，使血药浓度升高。

【规格】片剂：5mg；10mg。

齐拉西酮
Ziprasidone

【药理作用】是一种非典型抗精神病药，其结构与吩噻嗪类或丁酰苯类抗精神病药物不同。体外研究显示，齐拉西酮对多巴胺 D_2、D_3、5 - 羟色胺 $5-HT_{2A}$、$5-HT_{2C}$、$5-HT_{1A}$、$5-HT_{1D}$，及肾上腺素 α 受体具有较高的亲和力，对组胺 H_1 受体具有中等亲和力，对包括 M 胆碱能受体在内的其他受试受体或结合位点未见亲和力。齐拉西酮对多巴胺 D_2、$5-HT_{2A}$、$5-HT_{1D}$ 受体具有拮抗作用，对 $5-HT_{1A}$ 受体具有激动作用。齐拉西酮能抑制突触对 5 - 羟色胺和去甲肾上腺素的再摄取。

【适应证】用于治疗精神分裂症。

【用法用量】

1. 初始治疗：一次 20mg，一日 2 次，餐时口服。视病情可逐渐增加到一次 80mg，一日 2 次。为了确保最低有效剂量，在调整剂量前应仔细观察患者用药后的反应。剂量调整间隔一般应不少于 2 天，因为口服本品在 1～3 天内血药浓度达到稳定状态。

2. 维持治疗：应定期评估并确定患者是否需维持治疗。尽管齐拉西酮维持治疗的时间长短尚未确定，但在 52 周临床试验中，精神分裂症患者持续使用齐拉西酮的有效剂量为：一次 20～80mg，一日 2 次。在维持治疗期间，应采用最低有效剂量，多数情况下，使用 20mg 齐拉西酮每日 2 次即足够。

3. 特殊人群用药：不同年龄、性别、种族人群，以及肾功能或肝功能损伤的患者，一般均无需调整剂量。

【不良反应】对精神分裂症患者，齐拉西酮组和安慰剂组不良反应所致停药率分别为 4.1% 和 2.2%。主要不良反应为皮疹。常见不良反应包括嗜睡、呼吸道感染、虚弱、意外伤、胸痛、心动过速、恶心、便秘、消化不良、腹泻、口干、厌食、锥体外系症状等。

【禁忌】

1. 具有 QT 间期延长病史的患者（包括先天性长 QT 间期综合征）、近期出现急性心肌梗死的患者和非代偿性心衰的患者禁用。

2. 对本品过敏的患者禁用。

【注意事项】

1. 与痴呆有关的老年精神病患者服用非典型抗精神病药物后死亡率有增加的风险。

2. 齐拉西酮治疗可引起 QTc 延长。一些能延长 QT 或 QTc 间期的药物被认为与尖端扭转型室性心律失常的发生及猝死有关。

3. 孕妇用药应权衡利弊。FDA 对本药的妊娠安全性分级为 C 级。哺乳期妇女用药期间应暂停哺乳。

【药物相互作用】

1. 齐拉西酮不应与延长 QT 间期的药物合用。

2. 齐拉西酮主要作用于中枢神经系统，与其他作用于中枢神经系统的药物合用时应十分谨慎。

3. 齐拉西酮可能诱发低血压，因此可能会增强某些抗高血压药物的疗效。

4. 齐拉西酮可能拮抗左旋多巴胺和多巴胺激动剂的作用。

5. 卡马西平为 CYP3A4 诱导剂，每天 2 次连续 21 天服用（200mg）卡马西平，患者齐拉西酮的 AUC 降低约 35%。卡马西平剂量越高，齐拉西酮的 AUC 降得越多。

6. 齐拉西酮不应与多非利特、索他洛尔、奎尼丁、其他 I a 和 III 类抗心律失常药、美索达嗪、硫利达嗪、氯丙嗪、氟派利多、匹莫齐特、司帕沙星、加替沙星、莫西沙星、卤泛群、甲氟喹、喷他脒、三氧化二砷、左醋美沙朵、甲磺酸多拉司琼、普罗布考和他克莫司等合用。

【规格】片剂：20mg。胶囊剂：20mg。

1.8.6 长效抗精神病药

哌泊噻嗪棕榈酸酯
Pipotiazine Palmitate

【药理作用】本品具有强力的中枢活性，其生物活性衰减缓慢，具有长效抗精神病作用。本品能有效地激发中枢多巴胺的代谢，选择性地增加 3，4 - 二羟苯乙酸硫酸酯的血浆水平。本品对心血管及呼吸系统无明显影响，无抗胆碱能作用，仅有微弱的抗肾上腺素能作用。

【适应证】主要适用于慢性精神分裂症，多用于短效抗精神病药治疗后病情稳定时的维持治疗。对各型精神分裂症均有一定疗效，对具有妄想和幻觉症状的精神分裂症有较好疗效。

【用法用量】肌肉注射。

1. 一般用法：深部肌肉注射，开始剂量为 50mg，1 周后根据症状及反应再注射 50～100mg，以后每 3～4 周 1 次，一次 50～200mg，8～16 周为一疗程。当达到预期疗效后，注射间隔可逐渐延长至 6 周。

2. 重症精神病：深部肌肉注射，一般从 50～100mg 开始，然后根据疗效与耐受情况每 2～3 周增加 25mg。

【不良反应】主要有锥体外系反应，常出现震颤、强直、静坐不能、动眼危象、反射亢进、流涎等症状，一般在继续治疗或减少剂量后可消除或好转，严重时可使用抗帕金森病药物。此外，可有迟发性运动障碍、睡眠障碍、口干、恶心、低血压、便秘、畏食、月经不调、乏力等不良反应。

【禁忌】

1. 循环衰弱、意识障碍，特别是使用中枢抑制药物中毒产生上述情况者禁用。

2. 严重抑郁病人、恶病质、肝病、肾功能不全、嗜铬细胞瘤、青光眼、严重心血管疾病及有吩噻嗪药物过敏史的患者禁用。

3. 怀疑有皮层下脑损伤的患者禁用。

【注意事项】

1. 开始使用时，应事先停用先前使用的抗精神病药物，从小剂量开始给药（如 25～50mg）。

2. 剂量应根据病人的年龄、体质、症状、先前用药史适当选择。使用本品时，最好定期测定肝功能和血象，注意血压及心电图变化。

3. 对严重的锥体外系反应可适当使用抗帕金森病药物，对严重的低血压可静注去甲肾上腺素（不要用肾上腺素）。

4. 本品不用于静脉注射。

5. 用药后可出现嗜睡，不宜驾驶车辆或操作机械。

6. 孕妇及哺乳期妇女用药的安全性尚不明确。FDA 对本药的妊娠安全性分级为 C 级。

7. 年老体弱者用药时锥体外系反应的发生率增高，应慎用。

【药物相互作用】

1. 与乙醇或其他中枢神经系统抑制药合用，中枢抑制作用加强。

2. 与苯妥英合用时，本品血药浓度降低，前者血药浓度升高或降低。

3. 与西沙必利、莫西沙星合用会增加心脏毒性，引起 QT 间期延长、心脏停搏等。

4. 与颠茄合用，抗胆碱作用增强。

5. 与锂盐合用，可引起脑损害、锥体外系反应加重、运动障碍。

6. 与三环类抗抑郁药合用时，两药血药浓度升高，毒性增强，同时两者的抗胆碱作用加强。

7. 苯海索可减弱本品的锥体外系反应，但可增强本品的抗胆碱作用，两者不宜常规合用。

【规格】注射液：2ml：50mg。

氟哌啶醇癸酸酯
Haloperidol Decanoate

【药理作用】本品为氟哌啶醇的长效酯类化合物，在体内水解为氟哌啶醇而发挥作用。抗精神病作用与其阻断脑内多巴胺受体，并可促进脑内多巴胺的转化有关。阻断锥体外系多巴胺的作用较强，镇吐作用亦较强，但镇静、阻断 α 受体及胆碱受体作用较弱。

【适应证】用于急慢性精神病的维持治疗。

【用法用量】肌肉注射。

1. 急性精神分裂症的维持治疗：深部肌肉注射，轻度起始剂量为 50～100mg，重度可增至 150～200mg。剂量酌情调整，通常每 4 周 1 次。

2. 其他急慢性精神病的维持治疗：轻度一次 50～100mg，中度一次 100～200mg，重度一次 250～300mg。剂量酌情调整，通常每 4 周 1 次。

【不良反应】见氟哌啶醇。

【禁忌】基底神经节病变、帕金森病、帕金森综合征、严重中枢神经抑制状态者、骨髓抑制、重症肌无力及对本品过敏者禁用。

【注意事项】

1. 下列情况慎用：心脏病尤其是心绞痛、药物引起的急性中枢神经抑制、癫痫、肝功能损害、青光眼、甲亢或中毒性甲状腺肿、肺功能不全、肾功能不全、尿潴留。

2. 应定期检查肝功能及白细胞计数。

3. 用药期间不宜驾驶车辆、操作机械或高空作业。

4. 动物实验证实本品可减少受孕几率，孕妇使用应权衡利弊。可泌入乳汁，造成乳儿镇静和运动功能失调，哺乳期妇女不宜使用。

5. 儿童使用本品更易引起严重的肌张力障碍，应谨慎使用。

6. 本品不能静脉注射。

【药物相互作用】见氟哌啶醇。

【规格】注射液：1ml：50mg。

五氟利多
Penfluridol

【药理作用】本品为长效抗精神病药。抗精神病作用与其阻断脑内多巴胺受体有关，还可阻断神经系统肾上腺素 α 受体，抗精神病作用强而持久，亦有镇吐作用，但镇静作用较弱，对心血管功能影响较轻。

【适应证】用于治疗各型精神分裂症，更适用于病情缓解者的维持治疗。

【用法用量】口服。治疗剂量 20～120mg，一周 1 次。宜从每周 10～20mg 开始，逐渐增量，每一周或两周增加 10～20mg，以减少锥体外系反应。通常治疗量为一周 30～60mg，待症状消失用原剂量继续巩固 3 个月，维持剂量一周 10～20mg。

【不良反应】

1. 主要为锥体外系反应，如静坐不能、急性肌张力障碍和类帕金森病。

2. 可引起胃肠道症状。

3. 偶见过敏性皮疹、心电图异常、粒细胞减少及神经阻滞剂恶性综合征。

4. 少数转移酶可有一过性改变。

5. 长期大量使用可发生迟发性运动障碍，亦可发生嗜睡、乏力、口干、月经失调、溢乳、焦虑或抑郁反应等。

【禁忌】基底神经节病变、帕金森病、帕金森综合征、骨髓抑制患者以及对本品过敏者禁用。

【注意事项】

1. 肝、肾功能不全者慎用。

2. 应定期检查肝功能及白细胞计数。

3. 用药期间不宜驾驶车辆、操作机械或高空作业。

4. 孕妇慎用。哺乳期妇女使用本品期间应停止哺乳。

5. 儿童用药后容易发生锥体外系反应，视情酌减用量。

6. 老年患者用药后容易发生锥体外系反应，视情酌减用量。

7. 突然停药可导致恶心、呕吐、胃部刺激、头痛、心跳加快、失眠或病情恶化，应逐渐减少用量。

【药物相互作用】

1. 与乙醇或其他中枢神经系统抑制药合用，中枢抑制作用增强。

2. 与抗高血压药合用，有增加直立性低血压的危险。

3. 与其他抗精神病药合用，有发生锥体外系反应的危险性。

4. 与锂盐合用，可引起脑损害、锥体外系反应加重、运动障碍。

5. 与三环类抗抑郁药合用时，两药血药浓度升高，毒性增强，同时两者的抗胆碱作用加强。

【规格】片剂：20mg。

1.9　抗焦虑药

氯氮䓬
Chlordiazepoxide

【其他名称】利眠宁。

【药理作用】本品为苯二氮䓬类抗焦虑药，作用机制与其选择性作用于大脑边缘系统，与中枢苯二氮䓬受体结合而促进 γ-氨基丁酸的释放，促进突触传导功能有关。本品还有中枢性肌松弛作用和抗惊厥作用，小剂量时有抗焦虑作用，随着剂量增加，可显示镇静、催眠、记忆障碍，很大剂量时也可致昏迷，但很少有呼吸和心血管系统严重抑制。

【适应证】

1. 治疗焦虑性神经症，缓解焦虑、紧张、担心、不安与失眠等症状。

2. 治疗失眠症。

3. 治疗肌张力过高或肌肉僵直的疾病。

4. 与抗癫痫药合用控制癫痫发作。

【用法用量】口服给药。①抗焦虑：一次 5~10mg，一日 2~3 次。②治疗失眠：10~20mg，睡前服用。③抗癫痫：一次 10~20mg，一日 3 次。

【不良反应】

1. 常见嗜睡、无力、头痛、晕眩、恶心、便秘等。

2. 偶见皮疹、中毒性肝损害、骨髓抑制，男性偶见阳痿。

3. 大剂量时可引起共济失调、皮疹、粒细胞减少及尿闭等症状，偶见中毒性肝炎。

【禁忌】

1. 白细胞减少者、对本品过敏者禁用。

2. 孕妇及哺乳期妇女禁用。

【注意事项】

1. 肝、肾功能不全者慎用。

2. 长期使用可产生耐受性与依赖性。

3. 应定期检查肝功能及白细胞计数。

4. 用药期间不宜驾驶车辆、操作机械或高空作业。

5. 长期用药后骤停可能引起惊厥等撤药反应。服药期间勿饮酒。

6. FDA 对本药的妊娠安全性分级为 D 级。

7. 儿童中枢对本品较敏感，可导致中枢神经持久抑制。6 岁以下儿童慎用，6 岁以上儿童减量使用。

8. 老年患者用药后易引起昏厥，应慎用。

【药物相互作用】

1. 本品与易成瘾和其他可能成瘾药合用时，成瘾的危险性增加。

2. 饮酒及与全麻药、可乐定、镇痛药、单胺氧化酶抑制药和三环类抗抑郁药合用时，可相互增效。

3. 与抗酸药合用时可延autojournal缓本品的吸收。

4. 与抗高血压药或与利尿降压药合用时，可使降压作用增强。

5. 与钙通道拮抗药合用时，可使低血压加重。

6. 与西咪替丁合用时可以抑制本品的肝脏代谢，从而使清除减慢，血药浓度升高。

7. 本品与普萘洛尔合用可导致癫痫发作的类型和（或）频率改变，应及时调整剂量。

8. 本品与卡马西平合用时，由于肝微粒体酶的诱导可使两者的血药浓度下降，清除半衰期缩短。

9. 本品与左旋多巴合用时，可降低后者的疗效。

10. 本品与抗真菌药酮康唑、伊曲康唑合用，可提高本品疗效并增加其毒性。

【规格】片剂：5mg；10mg。

地西泮
Diazepam

【其他名称】安定。

【药理作用】为长效苯二氮䓬类药，可引起中枢神经系统不同部位的抑制，随着用量的加大，临床表现可自轻度的镇静到催眠甚至昏迷。本类药的作用部位与机制尚未完全阐明，认为可以加强或易化 γ - 氨基丁酸（GABA）的抑制性神经递质的作用，GABA 在苯二氮䓬受体相互作用下，主要在中枢神经各个部位，起突触前和突触后的抑制作用。

1. 抗焦虑、镇静催眠作用：通过刺激上行性网状激活系统内的 GABA 受体，提高 GABA 在中枢神经系统的抑制水平，增强脑干网状结构受刺激后的皮层和边缘性觉醒反应的抑制和阻断。分子药理学研究提示，减少或拮抗 GABA 的合成，本品的镇静催眠作用降低，如增加其浓度则能加强本品的催眠作用。

2. 遗忘作用：在治疗剂量时可以干扰记忆通路的建立，从而影响近事记忆。

3. 抗惊厥作用：可能由于增强突触前抑制，抑制皮质 - 丘脑和边缘系统的致痫灶引起癫痫活动的扩散，但不能消除病灶的异常活动。

4. 骨骼肌松弛作用：主要抑制脊髓多突触传出通路和单突触传出通路。也可能直接抑制运动神经和肌肉功能。

【适应证】

1. 主要用于焦虑、镇静催眠，还可用于抗癫痫和抗惊厥。

2. 缓解炎症引起的反射性肌肉痉挛等。

3. 用于治疗惊恐症。

4. 肌紧张性头痛。

5. 治疗家族性、老年性和特发性震颤。

6. 用于麻醉前给药。

【用法用量】

1. 口服

（1）成人：①抗焦虑、抗惊厥、癫痫发作：一次 2.5 ~ 10mg，一日 2 ~ 4 次。②镇静：一次 2.5 ~ 5mg，一日 3 次。③催眠：5 ~ 10mg，睡前服。④急性酒精戒断：第一日一次 10mg，一日 3 ~ 4 次，以后按需要减少到一次 5mg，每日 3 ~ 4 次。

（2）小儿：6 个月以下不用。6 个月以上，一次 1 ~ 2.5mg 或 40 ~ 200μg/kg 或 1.17 ~ 6mg/m²，每日 3 ~ 4 次，用量根据情况酌量增减。最大剂量不超过 10mg。

2. 静脉注射

（1）成人：①基础麻醉或静脉全麻：10 ~ 30mg。②镇静、催眠或急性酒精戒断：开始

10mg，以后按需每隔 3 ~ 4 小时加 5 ~ 10mg。24 小时总量以 50mg 为限。③癫痫持续状态和严重频发性癫痫：开始 10mg，每隔 10 ~ 15 分钟可按需增加甚至达最大限用量。④破伤风：可能需要较大剂量。静注宜缓慢，每分钟 2 ~ 5mg。

（2）小儿：①抗癫痫、癫痫持续状态和严重频发性癫痫：出生 30 天 ~ 5 岁，每 2 ~ 5 分钟 0.2 ~ 0.5mg，最大限用量为 5mg。5 岁以上每 2 ~ 5 分钟 1mg，最大限用量 10mg。如需要，2 ~ 4 小时后可重复治疗。②重症破伤风解痉时：出生 30 天 ~ 5 岁 1 ~ 2mg，必要时 3 ~ 4 小时后可重复注射，5 岁以上注射 5 ~ 10mg。小儿静注宜缓慢，3 分钟内按体重不超过 0.25mg/kg，间隔 15 ~ 30 分钟可重复。

【不良反应】

1. 常见的不良反应有嗜睡、头昏、乏力等，大剂量可有共济失调、震颤。

2. 罕见的有皮疹、白细胞减少。

3. 个别病人发生兴奋、多语、睡眠障碍甚至幻觉。停药后，上述症状很快消失。

4. 长期连续用药可产生依赖性和成瘾性，停药可能发生撤药症状，表现为激动或忧郁。

【禁忌】孕妇、妊娠期妇女、新生儿禁用。

【注意事项】

1. 以下情况慎用：①严重的急性乙醇中毒，可加重中枢神经系统抑制作用。②重度重症肌无力，病情可能被加重。③急性或隐性闭角型青光眼，可因本品的抗胆碱能效应而使病情加重。④低蛋白血症，可导致易嗜睡、难醒。⑤多动症，可有反常反应。⑥严重慢性阻塞性肺疾病，可加重呼吸衰竭。⑦外科或长期卧床病人，咳嗽反射可受到抑制。⑧有药物滥用和成瘾史者。

2. 对苯二氮䓬类药物过敏者，可能对本药过敏。

3. 肝肾功能损害者能延长本药清除半衰期。

4. 癫痫患者突然停药可引起癫痫持续状态。

5. 严重的精神抑郁可使病情加重，甚至产生自杀倾向，应采取预防措施。

6. 避免长期大量使用而成瘾，如长期使用应逐渐减量，不宜骤停。

7. 对本类药耐受量小的患者初用量宜小。

8. 在妊娠 3 个月内，本药有增加胎儿致畸的危险；孕妇长期服用可成瘾，使新生儿呈现撤药症状，如激惹、震颤、呕吐、腹泻；妊娠后期用药影响新生儿中枢神经活动。分娩前及分娩时用

药可导致新生儿肌张力较弱，应禁用。FDA 对本药的妊娠安全性分级为 D 级。

9. 本品可分泌入乳汁，哺乳期妇女应避免使用。

10. 幼儿中枢神经系统对本药异常敏感，应谨慎给药。

11. 老年人对本药较敏感，用量应酌减。

【药物相互作用】

1. 与中枢神经系统抑制药合用可增加呼吸抑制作用。

2. 与易成瘾和其他可能成瘾药合用时，成瘾的危险性增加。

3. 与酒及全麻药、可乐定、镇痛药、吩噻嗪类、单胺氧化酶 A 型抑制药和三环类抗抑郁药合用时，可彼此增效，应调整用量。

4. 与抗高血压药和利尿降压药合用，可使降压作用增强。

5. 与西咪替丁、普萘洛尔合用本药清除减慢，血浆半衰期延长。

6. 与扑米酮合用，由于减慢后者代谢，需调整扑米酮的用量。

7. 与左旋多巴合用时，可降低后者的疗效。

8. 与利福平合用，增加本品的消除，血药浓度降低。

9. 异烟肼抑制本品的消除，致血药浓度增高。

10. 与地高辛合用，可增加地高辛血药浓度而致中毒。

【规格】片剂：2.5mg；5mg。注射液：2ml：10mg。

奥沙西泮
Oxazepam

【药理作用】本品为苯二氮䓬类催眠药和镇静药。该药具有抗惊厥、抗癫痫、抗焦虑、镇静催眠、中枢性骨骼肌松弛和暂时性记忆缺失（或称遗忘）作用。本药作用于中枢神经系统的苯二氮䓬受体（BZR），加强中枢抑制性神经递质 γ - 氨基丁酸（GABA）与 GABA 受体的结合，增强 GABA 系统的活性。BZR 分为I型和II型，I型受体兴奋可以解释苯二氮䓬类药物的抗焦虑作用，而II型受体与该类药物的镇静和骨骼肌松弛等作用有关。随着用量的加大，临床表现可自轻度的镇静到催眠甚至昏迷。长期应用可产生依赖性。

【适应证】主要用于短期缓解焦虑、紧张、激动，也可用于催眠、焦虑伴有精神抑郁的辅助用药，并能缓解急性酒精戒断症状。

【用法用量】

1. 成人：①抗焦虑：一次 15 ~ 30mg，一日 3 ~ 4 次。②镇静催眠、急性酒精戒断症状：一次 15 ~ 30mg，一日 3 ~ 4 次。③一般性失眠：一次 15mg，睡前服。

2. 老年人：抗焦虑时开始用小量，一次 7.5mg，一日 3 次，按需增至 15mg，一日 3 ~ 4 次。

【不良反应】

1. 常见的不良反应有嗜睡、头昏、乏力等，大剂量可有共济失调、震颤。

2. 罕见的有皮疹、白细胞减少。

3. 个别病人发生兴奋、多语、睡眠障碍甚至幻觉。停药后，上述症状很快消失。

4. 有成瘾性。

5. 长期应用后，停药可能发生撤药症状，表现为激动或忧郁。

【禁忌】

1. 孕妇、哺乳期妇女禁用。

2. 新生儿及 6 岁以下儿童禁用。

【注意事项】

1. 以下情况慎用：①严重的急性乙醇中毒，可加重中枢神经系统抑制作用。②重度重症肌无力，病情可能被加重。③急性或隐性闭角型青光眼，可因本品的抗胆碱能效应而使病情加重。④低蛋白血症，可导致易嗜睡、难醒。⑤多动症，可有反常反应。⑥严重慢性阻塞性肺疾病，可加重呼吸衰竭。⑦外科或长期卧床病人，咳嗽反射可受到抑制。⑧有药物滥用和成瘾史者。

2. 对苯二氮䓬药物过敏者，可能对本药过敏。

3. 本药可以通过胎盘及分泌入乳汁。

4. 老年人中枢神经系统对本药较敏感。

5. 肝肾功能损害者能延长本药清除半衰期。

6. 癫痫患者突然停药可引起癫痫持续状态。

7. 严重的精神抑郁可使病情加重，甚至产生自杀倾向，应采取预防措施。

8. 避免长期大量使用而成瘾，如长期使用应逐渐减量，不宜骤停。

9. 对本类药耐受量小的患者初用量宜小。

10. 在妊娠 3 个月内，本药有增加胎儿致畸的危险；孕妇长期服用可成瘾，使新生儿呈现撤药症状，如激惹、震颤、呕吐、腹泻；妊娠后期用药影响新生儿中枢神经活动。分娩前及分娩时用药可导致新生儿肌张力较弱，应禁用。FDA 对本药的妊娠安全性分级为 D 级。

11. 本品可分泌入乳汁，哺乳期妇女应避免使用。

12.6～12 岁儿童，用量尚未有具体规定。

【药物相互作用】

1. 与中枢抑制药合用可增加呼吸抑制作用。

2. 与易成瘾和其他可能成瘾药合用时，成瘾的危险性增加。

3. 饮酒及与全麻药、可乐定、镇痛药、吩噻嗪类、单胺氧化酶 A 型抑制药和三环类抗抑郁药合用时，可彼此增效，应调整用量。

4. 与抗高血压药或利尿降压药合用，可使降压作用增强。

5. 与西咪替丁、普萘洛尔合用，本药清除减慢，血浆半衰期延长。

6. 与扑米酮合用，由于减慢后者代谢，需调整扑米酮的用量。

7. 与左旋多巴合用，可降低后者的疗效。

8. 与利福平合用，增加本品的消除，血药浓度降低。

9. 异烟肼抑制本品的消除，致血药浓度增高。

10. 与地高辛合用，可增加地高辛血药浓度而致中毒。

【规格】片剂：15mg。

硝西泮
Nitrazepam

【其他名称】硝基安定。

【药理作用】为苯二氮䓬类催眠药和镇静药。作用机制与其选择性作用于大脑边缘系统，与中枢苯二氮䓬受体结合，而促进 γ-氨基丁酸释放，促进突触传导功能有关。具有安定、镇静及显著催眠作用。本品还具有中枢性肌松弛作用和抗惊厥作用。

【适应证】

1. 主要用于治疗失眠症与抗惊厥。

2. 与抗癫痫药合用治疗癫痫。

【用法用量】口服。①治疗失眠：5～10mg，睡前服用。②抗癫痫：一次 5～10mg，一日 3 次。

【不良反应】常见嗜睡，可见无力、头痛、晕眩、恶心、便秘等。偶见皮疹、肝损害、骨髓抑制。

【禁忌】白细胞减少者、重症肌无力者、对本品过敏者禁用。

【注意事项】

1. 肝肾功能不全者慎用。

2. 长期使用可产生耐受性和依赖性。

3. 应定期检查肝功能及白细胞计数。

4. 用药期间不宜驾驶车辆、操作机械或高空作业。

5. 长期用药后骤停可能引起惊厥等撤药反应。服药期间勿饮酒。

6. 本品可透过胎盘屏障，孕妇使用应权衡利弊。

7. 哺乳期妇女慎用。

8. 儿童慎用。

9. 老年患者使用偶可引起精神错乱，慎用。

【药物相互作用】

1. 与易成瘾和其他可能成瘾药合用时，成瘾的危险性增加。

2. 饮酒及与全麻药、可乐定、镇痛药、单胺氧化酶抑制药和三环类抗抑郁药合用时，可相互增效。

3. 与抗酸药合用时可延迟本品的吸收。

4. 与抗高血压药或与利尿降压药合用时，可使降压作用增强。

5. 与钙通道拮抗药合用时，可使低血压加重。

6. 西咪替丁可抑制本品的肝脏代谢，从而使清除减慢，血药浓度升高。

7. 与普萘洛尔合用时可导致癫痫发作的类型和（或）频率改变，应及时调整剂量。

8. 与卡马西平合用时，由于肝微粒体酶的诱导，可使两者的血药浓度下降，清除半衰期缩短。

9. 与左旋多巴合用时，可降低后者的疗效。

10. 与抗真菌药酮康唑、伊曲康唑合用，可提高本品疗效并增加其毒性。

【规格】片剂：5mg。

氟西泮
Flurazepam

【药理作用】为苯二氮䓬类催眠药和镇静药。作用于中枢苯二氮䓬受体，促进中枢抑制性神经递质 γ-氨基丁酸（GABA）与其受体结合，增强 GABA 的活性。具有镇静、催眠、抗焦虑等作用。

【适应证】治疗各种失眠，如入睡困难、夜间多梦易醒和早醒。

【用法用量】口服，15～30mg，睡前服。老年或体弱者一次15mg。

【不良反应】

1. 常见嗜睡，可见无力、头痛、晕眩、恶心、便秘等。偶见皮疹，罕见中毒性肝损害、骨髓抑制。男性偶见阳痿。

2. 首次服用本品初期可能出现过敏性休克（严重过敏反应）和血管性水肿（严重面部浮肿）。

3. 服用本品可能引起睡眠综合征行为，包括驾车梦游、梦游做饭和吃东西等潜在危险行为。

【禁忌】白细胞减少者、对本品过敏者禁用。

【注意事项】

1. 肝、肾功能不全者慎用。

2. 长期使用可产生耐受性与依赖性。

3. 应定期检查肝功能及白细胞计数。

4. 用药期间不宜驾驶车辆、操作机械或高空作业。

5. 长期用药后骤停可能引起惊厥等撤药反应。

6. 服药期间勿饮酒。

7. 在妊娠3个月内，本药有增加胎儿致畸的危险；孕妇长期服用可成瘾，使新生儿呈现撤药症状，如激惹、震颤、呕吐、腹泻；妊娠后期用药影响新生儿中枢神经活动。分娩前及分娩时用药可导致新生儿肌张力较弱，应禁用。FDA对本药的妊娠安全性分级为X级。

8. 本品可分泌入乳汁，哺乳期妇女应避免使用。

9. 儿童中枢神经系统对本药异常敏感，新生儿不易将本品代谢为无活性的产物，可产生中枢神经系统的持久抑制。15岁以下儿童用药安全性尚未确立，不宜使用。

【药物相互作用】

1. 本品与易成瘾和其他可能成瘾药合用时，成瘾的危险性增加。

2. 饮酒及与全麻药、可乐定、镇痛药、单胺氧化酶抑制药和三环类抗抑郁药合用时，可相互增效。

3. 与抗酸药合用时可延迟本品的吸收。

4. 本品与抗高血压药或与利尿降压药合用时，可使降压作用增强。

5. 西咪替丁可抑制本品的肝脏代谢，从而使清除减慢，血药浓度升高。

6. 本品与普萘洛尔合用时可导致癫痫发作的类型和（或）频率改变，应及时调整剂量。

7. 本品与卡马西平合用时，由于肝微粒体酶的诱导，可使两者的血药浓度下降，清除半衰期缩短。

8. 本品与左旋多巴合用时，可降低后者的疗效。

9. 本品与抗真菌药酮康唑、伊曲康唑合用，可提高本品疗效并增加其毒性。

10. 与利福平合用时，可增加本品的消除，使血药浓度降低。

11. 与异烟肼合用时，可抑制本品的消除，使血药浓度增高。

【规格】胶囊剂：15mg。

氯硝西泮
Clonazepam

【其他名称】氯硝安定。

【药理作用】为苯二氮䓬类药物。作用于中枢神经系统的苯二氮䓬受体（BZR），加强中枢抑制性神经递质γ-氨基丁酸（GABA）与$GABA_A$受体的结合，促进氯通道开放，细胞过极化，增强GABA能神经元介导的突触抑制，使神经元的兴奋性降低。既抑制癫痫病灶的发作性放电，也抑制放电活动向周围组织的扩散。此外还有抗焦虑、催眠等作用。

【适应证】主要用于控制各型癫痫，尤其适用于失神发作、婴儿痉挛症、肌阵挛性、运动不能性发作及Lennox-Gastaut综合征。

【用法用量】

1. 口服给药

（1）成人：开始每次0.5mg，每日3次，每3天增加0.5～1mg，直到发作被控制或出现不良反应为止。用量应个体化，成人最大量每日不要超过20mg。疗程应不超过3～6个月。

（2）小儿：10岁或体重30kg以下的儿童开始每日0.01～0.03mg/kg，分2～3次服用，以后每3日增加0.25～0.5mg，至达到按体重每日0.1～0.2mg/kg或出现不良反应为止。疗程应不超过3～6个月。

2. 静脉注射：用于控制癫痫持续状态，成人一次1～4mg，缓慢（30秒左右）注射，如持续状态仍未控制，每隔20分钟后可重复原剂量1～2次，成人最大量每日不超过20mg。儿童一次0.02～0.06mg/kg，如持续状态仍未控制，每隔20分钟后可重复原剂量1～2次。

【不良反应】

1. 常见的不良反应有嗜睡、头昏、共济失调、行为紊乱、异常兴奋、神经过敏、易激惹（反常反应）、肌力减退。

2. 较少发生的有行为障碍、思维不能集中、易暴怒（儿童多见）、精神错乱、幻觉、精神抑郁、皮疹或过敏、咽痛、发热或出血异常、瘀斑、极度疲乏、乏力。

3. 需注意的有：行动不灵活、行走不稳、嗜睡，开始严重，会逐渐消失；视力模糊、便秘、腹泻、眩晕或头晕、头痛、气管分泌增多、恶心、排尿障碍、语言不清。

【禁忌】孕妇、妊娠期妇女、哺乳期妇女及新生儿禁用。

【注意事项】

1. 以下情况慎用：①严重的急性乙醇中毒，可加重中枢神经系统抑制作用。②重度重症肌无力，病情可能被加重。③急性闭角型青光眼，可因本品的抗胆碱能效应而使病情加重。④低蛋白血症，可导致易嗜睡难醒。⑤多动症，可有反常反应。⑥严重慢性阻塞性肺疾病，可加重呼吸衰竭。⑦外科或长期卧床病人，咳嗽反射可受到抑制。

2. 对苯二氮䓬药物过敏者，可能对本药过敏。

3. 肝、肾功能损害者能延长本药清除半衰期。

4. 癫痫患者突然停药可引起癫痫持续状态。

5. 严重的精神抑郁可使病情加重，甚至产生自杀倾向，应采取预防措施。

6. 避免长期大量使用而成瘾，如长期使用应逐渐减量，不宜骤停。

7. 对本类药耐受量小的患者初用量宜小。

8. 在妊娠3个月内，本药有增加胎儿致畸的危险；妊娠后期用药影响新生儿中枢神经活动；分娩前及分娩时用药可导致新生儿肌张力较弱。FDA对本药的妊娠安全性分级为D级。

9. 本品可分泌入乳汁。

10. 儿童，尤其幼儿，长期应用有可能对躯体和神经发育有影响，应慎用；在新生儿可产生持续性中枢神经系抑制，应禁用。

11. 老年人中枢神经系统对本品较敏感，用药易产生呼吸困难、低血压、心动过缓甚至心跳停止，应慎用。

【药物相互作用】

1. 与中枢抑制药合用可增加呼吸抑制作用。

2. 与易成瘾和其他可能成瘾药合用时，成瘾的危险性增加。

3. 饮酒及与全麻药、可乐定、镇痛药、吩噻嗪类、单胺氧化酶A型抑制药和三环类抗抑郁药合用时，可彼此增效，应调整用量。

4. 与抗高血压药和利尿降压药合用，可使降压作用增强。

5. 与西咪替丁、普萘洛尔合用本药清除减慢，血浆半衰期延长。

6. 与扑米酮合用由于减慢后者代谢，需调整扑米酮的用量。

7. 与左旋多巴合用时，可降低后者的疗效。

8. 与利福平合用，可增加本品的消除，血药浓度降低。

9. 异烟肼抑制本品的消除，致血药浓度增高。

10. 与地高辛合用，可增加地高辛血药浓度而致中毒。

【规格】片剂：5mg；2mg。注射液：1ml：1mg。

劳拉西泮
Lorazepam

【药理作用】为苯二氮䓬类药，可引起中枢神经系统不同部位的抑制，随着用量的增加，临床表现可自轻度的镇静到催眠甚至昏迷。

1. 抗焦虑、镇静催眠作用：通过刺激网状结构上行激活系统内的GABA受体，提高GABA在中枢神经系统的抑制，增强脑干网状结构受刺激后的皮层和边缘性觉醒反应的抑制和阻断。分子药理学研究提示，减少或拮抗GABA的合成，本品的镇静催眠作用降低，如增其浓度则能加强本品的催眠作用。

2. 遗忘作用：在治疗剂量时可以干扰记忆通路的建立，从而影响近事记忆。

3. 抗惊厥作用：可增强突触前抑制，抑制皮质－丘脑和边缘系统的致痫灶引起癫痫活动的扩散，但不能消除病灶的异常活动。

4. 骨骼肌松弛作用：主要抑制脊髓多突触传出通路和单突触传出通路。也可能直接抑制运动神经和肌肉功能。

【适应证】

1. 抗焦虑，包括伴有精神抑郁的焦虑。

2. 镇静催眠。

3. 抗惊厥及癫痫持续状态。

4. 治疗紧张性头痛。

5. 麻醉前及内镜检查前的辅助用药。

【用法用量】口服。①抗焦虑，一次 1～2mg，每日 2～3 次。②镇静催眠，睡前服 2mg。

【不良反应】

1. 可出现疲劳、共济失调、肌力减弱、恶心、胃不适、头痛、头晕、乏力、定向障碍、抑郁、食欲改变、睡眠障碍、激动、眼功能障碍及便秘等。

2. 偶见不安、精神紊乱、视物模糊等。

3. 有发生血管升压素分泌增多、男性性欲丧失的报道，在使用苯二氮䓬类药物的患者中还有发生短暂性遗忘的报道。

4. 大剂量用药可出现无尿、皮疹、粒细胞减少。

5. 长期用药可有巴比妥－乙醇样依赖性，骤然停药偶可产生惊厥。

【禁忌】对本品及苯二氮䓬类药物过敏者、急性闭角型青光眼患者禁用。

【注意事项】

1. 以下情况慎用：①中枢神经系统处于抑制状态的急性酒精中毒。②肝肾功能不全。③有药物滥用或成瘾史。④低蛋白血症。⑤多动症。⑥严重慢性阻塞性肺疾病。⑦伴呼吸困难的重症肌无力。⑧癫痫。⑨严重精神抑郁。

2. 本品及其葡萄糖醛酸结合物可通过胎盘屏障。妊娠早期用药，有致畸危险；妊娠末用于催眠，可使新生儿中枢神经活动受抑制；分娩前用药可使新生儿肌张力减弱；孕妇长期使用可成瘾，使新生儿出现撤药症状。除用于抗癫痫外，妊娠期间应避免使用本品。FDA 对本药的妊娠安全性分级为 D 级。

3. 人乳汁中可检测到劳拉西泮，除非对于妇女的可预期利益超过对于婴儿的潜在危险，否则哺乳期妇女不应服用。

4. 12 岁以下儿童应用的安全性和有效性还未确立。

5. 老年患者通常肝肾功能有所降低，可能对药物更敏感（如镇静作用）。老年患者的剂量选择应谨慎，较低剂量可能已经足够。

6. 停药应逐渐减量，骤然停药会出现戒断症状。

7. 服药期间应避免驾驶车辆及操纵机械。

【药物相互作用】

1. 与其他中枢神经系统抑制剂如酒精、巴比妥类、抗精神病药、镇静催眠药、抗焦虑药、抗抑郁药、麻醉性镇痛药、镇静性抗组胺药、抗惊厥药和麻醉剂联合应用时可使中枢神经系统抑制剂的作用增强。

2. 与氯氮平合用可能产生显著的镇静、过量唾液分泌和运动失调作用。

3. 与丙戊酸盐合用可能导致本品的清除率降低，血浆药物浓度增加。

4. 与丙磺舒联合应用时，由于半衰期延长和总清除率降低，可能导致本品起效更迅速或作用时间延长。

【规格】片剂：0.5mg；1mg；2mg。

三唑仑
Triazolam

【药理作用】为苯二氮䓬类药物。该药具有抗惊厥、抗癫痫、抗焦虑、镇静催眠、中枢性骨骼肌松弛和暂时性记忆缺失（或称遗忘）作用。本品作用于中枢神经系统的苯二氮䓬受体（BZR），加强中枢抑制性神经递质 γ－氨基丁酸（GABA）与 $GABA_A$ 受体的结合，增强 GABA 系统的活性。随着用量的加大，临床表现可自轻度的镇静到催眠甚至昏迷。

【适应证】用于镇静、催眠。

【用法用量】口服给药。成人常用量 0.25～0.5mg，睡前服。

【不良反应】

1. 头晕、头痛、嗜睡较多见。恶心、呕吐、头昏眼花、语言模糊、动作失调较少见。少数可发生昏倒、幻觉。

2. 本药所致的记忆缺失较其他苯二氮䓬类药物更易发生。

3. 首次服用本品初期可能出现过敏性休克（严重过敏反应）和神经血管性水肿（严重面部浮肿）。

4. 服用本品可能引起睡眠综合征行为，包括驾车梦游、梦游做饭和吃东西等潜在危险行为。

【禁忌】孕妇及哺乳期妇女禁用。

【注意事项】

1. 以下情况慎用：①中枢神经系统处于抑制状态的急性酒精中毒。②肝肾功能损害。③重症肌无力。④急性或易于发生的闭角型青光眼。⑤严重慢性阻塞性肺疾病。

2. 对其他苯二氮䓬类药物过敏者，可能对本药也过敏。

3. 肝肾功能损害者能延长本药清除半衰期。

4. 癫痫患者突然停药可引起癫痫持续状态。

5. 严重的精神抑郁可使病情加重，甚至产生自杀倾向，应采取预防措施。

6. 避免长期大量使用而成瘾，如长期使用应逐渐减量，不宜骤停。

7. 对本类药耐受量小的患者初用量宜小。

8. 有报道，连续用本药 10 天后出现白天焦虑增多，发现此现象应换药。

9. 在妊娠 3 个月内，本药有增加胎儿致畸的危险；孕妇长期服用可成瘾，使新生儿出现撤药症状，如激惹、震颤、呕吐、腹泻；妊娠后期用药影响新生儿中枢神经活动；分娩前及分娩时用药可导致新生儿肌张力较弱。FDA 对本药的妊娠安全性分级为 X 级。

10. 本品可分泌入乳汁，哺乳期妇女应避免使用。

11. 幼儿中枢神经系统对本药异常敏感，应慎用。

12. 老年人对本药较敏感，开始用小剂量，按需增加剂量。

【药物相互作用】

1. 与中枢抑制药合用可增加呼吸抑制作用。

2. 与易成瘾和其他可能成瘾药合用时，成瘾的危险性增加。

3. 饮酒及与全麻药、可乐定、镇痛药、吩噻嗪类、单胺氧化酶 A 型抑制药和三环类抗抑郁药合用时，可彼此增效，应调整用量。

4. 与抗高血压药和利尿降压药合用，可使降压作用增强。

5. 与西咪替丁、红霉素合用，可抑制本品在肝脏的代谢，引起血药浓度升高，必要时减少药量。

6. 与扑米酮合用由于减慢后者代谢，需调整扑米酮的用量。

7. 与左旋多巴合用，可降低后者的疗效。

8. 与利福平合用，可增加本品的消除，血药浓度降低。

9. 异烟肼抑制本品的消除，致血药浓度增高。

10. 与地高辛合用，可增加地高辛血药浓度而致中毒。

【规格】片剂：0.125mg；0.25mg。

艾司唑仑
Estazolam

【其他名称】舒乐安定。

【药理作用】为苯二氮䓬类镇静催眠药。通过作用于苯二氮䓬受体，加强中枢神经内 GABA 受体作用，影响边缘系统功能而抗焦虑；可明显缩短或取消 NREM 睡眠第四期，阻滞对网状结构的激活，产生镇静催眠作用；抑制中枢内癫痫病灶异常放电的扩散产生抗惊厥作用；还有骨骼肌松弛作用。

【适应证】主要用于抗焦虑、失眠，也用于紧张、恐惧及抗癫痫和抗惊厥。

【用法用量】

1. 口服：成人用量：①镇静：一次 1～2mg，一日 3 次。②催眠：1～2mg，睡前服。③抗癫痫、抗惊厥：一次 2～4mg，一日 3 次。

2. 肌肉注射：成人用量：①抗惊厥：一次 2～4mg，2 小时后可重复 1 次。②麻醉前用药：术前 1 小时肌肉注射 2mg。

【不良反应】

1. 常见的不良反应有口干、嗜睡、头昏、乏力等，大剂量可有共济失调、震颤。

2. 罕见的有皮疹、白细胞减少、肝损害。

3. 个别病人出现兴奋、多语、睡眠障碍甚至幻觉。停药后，上述症状很快消失。

4. 有依赖性，但较轻。长期应用后，停药可能发生撤药症状，表现为激动或忧郁。

5. 首次服用本品初期可能出现过敏性休克（严重过敏反应）和神经血管性水肿（严重面部浮肿）。

6. 服用本品可能引起睡眠综合征行为，包括驾车梦游、梦游做饭和吃东西等潜在危险行为。

【禁忌】

1. 中枢神经系统处于抑制状态的急性酒精中毒、重症肌无力、急性闭角型青光眼、严重慢性阻塞性肺疾病患者禁用。

2. 孕妇禁用。

【注意事项】

1. 用药期间不宜饮酒。

2. 对其他苯二氮䓬类药物过敏者，可能对本药也过敏。

3. 肝肾功能损害者能延长本药消除半衰期。

4. 癫痫患者突然停药可导致发作。

5. 严重的精神抑郁可使病情加重，甚至产生自杀倾向，应采取预防措施。

6. 避免长期大量使用而成瘾，如长期使用应逐渐减量，不易骤停。

7. 对本类药耐受量小的患者初用量易小，逐渐增加剂量。

8. 在妊娠 3 个月内，本药有增加胎儿致畸的危险；孕妇长期服用可成瘾，使新生儿呈现撤药症状；妊娠后期用药影响新生儿中枢神经活动；分娩前及分娩时用药可导致新生儿肌张力较弱。FDA 对本药的妊娠安全性分级为 X 级。

9. 本品代谢物可分泌入乳汁，哺乳期妇女应慎用。

10. 18 岁以下儿童用药安全性及有效性尚不明确，应慎用。

11. 老年人对本药较敏感，抗焦虑时开始用小剂量，并注意调整剂量。

【药物相互作用】

1. 与中枢抑制药合用可增加呼吸抑制作用。

2. 与易成瘾和其他可能成瘾药合用时，成瘾的危险性增加。

3. 饮酒及与全麻药、可乐定、镇痛药、吩噻嗪类、单胺氧化酶 A 型抑制药和三环类抗抑郁药合用时，可彼此增效，应调整用量。

4. 与抗高血压药和利尿降压药合用，可使降压作用增强。

5. 与西咪替丁、普萘洛尔合用本药清除减慢，血浆半衰期延长。

6. 与扑米酮合用由于减慢后者代谢，需调整扑米酮的用量。

7. 与左旋多巴合用，可降低后者的疗效。

8. 与利福平合用，可增加本品的消除，血药浓度降低。

9. 异烟肼抑制本品的消除，致血药浓度增高。

10. 与地高辛合用，可增加地高辛血药浓度而致中毒。

【规格】 片剂：1mg；2mg。注射液：1ml：2mg。

阿普唑仑
Alprazolam

【其他名称】 佳乐定。

【药理作用】 为苯二氮䓬类催眠镇静药和抗焦虑药。该药作用于中枢神经系统的苯二氮䓬受体（BZR），加强中枢抑制性神经递质 γ - 氨基丁酸（GABA）与 GABA 受体的结合，促进氯通道开放，使细胞除极化，增强 GABA 能神经元介导的突触抑制，使神经元的兴奋性降低。可引起中枢神经系统不同部位的抑制，可产生镇静、催眠、抗焦虑、抗惊厥等作用。

【适应证】 主要用于焦虑、紧张、激动，用作催眠或抗焦虑的辅助用药，也可作为抗惊恐药，并能缓解急性酒精戒断症状。

【用法用量】 口服。

1. 成人：①抗焦虑：开始一次 0.4mg，一日 3 次，用量按需递增。最大限量一日 4mg。②镇静催眠：0.4 ~ 0.8mg，睡前服。③抗惊恐：一次 0.4mg，一日 3 次，用量按需递增，每日最大量为 10mg。

2. 老年人：老年人对本品较敏感，开始用小剂量，一次 0.2mg，逐渐增加至最大耐受量。

【不良反应】

1. 常见的不良反应有嗜睡、头昏、乏力等，大剂量偶见共济失调、震颤、尿潴留、黄疸。

2. 罕见皮疹、光敏、白细胞减少。

3. 个别病人出现兴奋、多语、睡眠障碍甚至幻觉。停药后，上述症状很快消失。

4. 有成瘾性，长期应用后，停药可能发生撤药症状，表现为激动或忧郁。

5. 少数病人有口干、精力不集中、多汗、心悸、便秘或腹泻、视物模糊、低血压。

【禁忌】

1. 中枢神经系统处于抑制状态的急性酒精中毒、重症肌无力、急性闭角型青光眼、严重慢性阻塞性肺疾病患者禁用。

2. 孕妇禁用。

【注意事项】

1. 对苯二氮䓬类药物过敏者，可能对本药也过敏。

2. 肝肾功能损害者能延长本药清除半衰期。

3. 癫痫患者突然停药可导致发作。

4. 严重的精神抑郁可使病情加重，甚至产生自杀倾向，应采取预防措施。

5. 避免长期大量使用而成瘾，如长期使用需停药时不宜骤停，应逐渐减量。

6. 对本类药耐受量小的患者初用量宜小，逐渐增加剂量。

7. 驾驶员及高空作业、精细工作、危险工作者慎用。

8. 在妊娠 3 个月内，本药有增加胎儿致畸的危险；孕妇长期服用可引起依赖，使新生儿呈现撤药症状；妊娠后期用药影响新生儿中枢神经活动；分娩前及分娩时用药可导致新生儿肌张力较弱。FDA 对本药的妊娠安全性分级为 D 级。

9. 本药可以分泌入乳汁，哺乳期妇女应慎用。

10. 18 岁以下儿童用药安全性及有效性尚不明确，应慎用。

【药物相互作用】

1. 与中枢抑制药合用可增加呼吸抑制作用。

2. 与易成瘾和其他可能成瘾药合用时，成瘾的危险性增加。

3. 饮酒及与全麻药、可乐定、镇痛药、吩噻嗪类、单胺氧化酶 A 型抑制药和三环类抗抑郁药合用时，可彼此增效，应调整用量。

4. 与抗高血压药和利尿降压药合用，可使降压作用增强。

5. 与西咪替丁、普萘洛尔合用本药清除减慢，血浆半衰期延长。

6. 与扑米酮合用由于减慢后者代谢，需调整扑米酮的用量。

7. 与左旋多巴合用，可降低后者的疗效。

8. 与利福平合用，可增加本品的消除，血药浓度降低。

9. 异烟肼抑制本品的消除，致血药浓度增高。

10. 与地高辛合用，可增加地高辛血药浓度而致中毒。

【规格】 片剂：0.4mg。

甲丙氨酯
Meprobamate

【药理作用】 弱抗焦虑药，具有中枢性肌肉松弛作用和抗焦虑、镇静催眠作用。

【适应证】

1. 治疗焦虑性神经症，缓解焦虑、紧张、不安、失眠等症状。

2. 治疗失眠症。

3. 治疗肌张力过高或肌肉僵直的疾病。

4. 癫痫小发作（失神发作）。

【用法用量】 口服。

1. 成人：①抗焦虑：一次 200mg，一日 2 ~ 3 次。②治疗失眠：400mg，睡前服用。③治疗癫痫：一次 200 ~ 400mg，一日 2 ~ 3 次。

2. 6 ~ 12 岁儿童：一次 100 ~ 200mg，睡前服用。

【不良反应】 常见嗜睡，可见无力、头痛、晕眩、低血压与心悸。偶见皮疹、骨髓抑制。

【禁忌】

1. 白细胞减少者及对本品过敏者禁用。

2. 孕妇及哺乳期妇女禁用。

3. 6 岁以下儿童禁用。

【注意事项】

1. 肾功能不全者、肺功能不全者慎用。

2. 长期使用可产生依赖性。若停药必须逐渐减量，若骤停可产生撤药综合征，表现为失眠、呕吐、震颤、肌肉抽搐、焦虑、动作失调等，甚至出现幻觉、惊厥。

3. 宜定期检查肝功能与白细胞计数。

4. 用药期间不宜驾驶车辆、操作机械或高空作业。

5. 服药期间勿饮酒。

6. 本品能透过胎盘，有使胎儿致畸危险。

7. 本品可大量泌入乳汁，可使乳儿过度镇静。

8. 老年患者用药，易引起血压下降，慎用。

【药物相互作用】 与全麻药、中枢抑制药、单胺氧化酶抑制药、三环类抗抑郁药等合用时，均可增加中枢抑制作用。

【规格】 片剂：0.2g；0.4g。

羟嗪
Hydroxyzine

【药理作用】 具有中枢镇静、弱抗焦虑及肌肉松弛作用，并有抗组胺作用。

【适应证】

1. 治疗神经症的焦虑、紧张、激动等症状。

2. 治疗躯体疾病的焦虑紧张症状。

【用法用量】 口服，一次 25 ~ 50mg，一日 2 ~ 3 次。

【不良反应】 常见嗜睡，可见无力、头痛、晕眩、低血压与心悸。偶见皮疹、骨髓抑制，可能诱发癫痫。

【禁忌】

1. 白细胞减少、癫痫及对本品过敏者禁用。

2. 孕妇及哺乳期妇女禁用。

【注意事项】

1. 肝肾功能不全者、肺功能不全者慎用。

2. 长期使用可产生依赖性。

3. 应定期检查肝功能与白细胞计数。

4. 用药期间不宜驾驶车辆、操作机械或高空作业。

5. 服药期间勿饮酒。

6. 6 岁以下儿童慎用。

7. 老年患者慎用。

【药物相互作用】

1. 与巴比妥类、阿片类或其他中枢抑制药合用，能增强中枢抑制药的作用，增强阿片类的镇痛和镇静作用，但不增加呼吸抑制作用。

2. 术前使用本品可延长氯胺酮麻醉恢复时间（延长 30% ~ 40%）。

【规格】片剂：25mg。

氯美扎酮
Chlormezanone

【药理作用】 为抗焦虑药，有弱安定及肌肉松弛作用。作用部位主要在丘脑、脑基底核、大脑边缘系统、中脑网状结构等部位，对自主神经无影响。也无抗肾上腺素作用及抗胆碱作用，对循环系统无明显影响。本品对脊髓的单触突反射的抑制作用很小，对复触突反射抑制作用明显，因而呈现中枢性肌肉松弛作用。能改善没有意识清晰度障碍的中度焦虑的情绪状态。

【适应证】

1. 用于治疗神经紧张、恐惧、精神性神经病、失眠、肌肉疼痛及痉挛、四肢酸痛等症。

2. 对风湿痛、关节炎、痛经、心绞痛等有镇痛作用。

3. 抗晕船和减缓疲劳。

【用法用量】 口服。

1. 安眠镇静：睡前服 0.2 ~ 0.4g。

2. 抗晕船：适时服 0.2g。

3. 解除焦虑：每次 0.2g，每日 3 次。

【不良反应】 可有嗜睡、潮红、恶心、厌食、药疹、无力、排尿困难、震颤、头痛、意识错乱等不良反应。罕见有多形性红斑、Stevens – Johnson 综合征。偶有黄疸的报道，但呈可逆性。

【禁忌】 对本品过敏者禁用。

【注意事项】

1. 孕妇、哺乳期妇女、儿童、老年患者慎用。

2. 如有困倦发生，应减少剂量。

3. 需集中精力的工作人员，如驾驶员、操纵机器者应避免服用。

【药物相互作用】

1. 不宜与氯丙嗪类、单胺氧化酶抑制剂及吩噻嗪类等药物合用。

2. 服用本品期间不宜饮酒。

【规格】 片剂：0.2g。

丁螺环酮
Buspirone

【药理作用】 动物实验表明本品主要作用于脑内 5 – 羟色胺（5 – HT）受体，激动 5 – HT_{1A} 受体，产生抗焦虑作用。本品无镇静、肌松弛和抗惊厥作用。

【适应证】 各种焦虑症。

【用法用量】 口服。开始一次 5mg，一日 2 ~ 3 次。第二周可加至一次 10mg，一日 2 ~ 3 次。常用治疗剂量一日 20 ~ 40mg。

【不良反应】

1. 常见头晕、头痛及恶心、呕吐等胃肠功能紊乱。

2. 少见视物模糊、注意力涣散、萎靡、口干、肌痉挛、耳鸣、疲乏、多梦、失眠等。

3. 偶见心电图异常、丙氨酸氨基转移酶轻度升高。

4. 罕见胸痛、精神紊乱、抑郁心动过速、肌无力。

【禁忌】

1. 青光眼、重症肌无力、白细胞减少及对本品过敏者禁用。

2. 孕妇、哺乳期妇女、儿童禁用。

【注意事项】

1. 肝肾功能不全者、肺功能不全者慎用。

2. 用药期间应定期检查肝功能与白细胞计数。

3. 用药期间不宜驾驶车辆、操作机械或高空作业。

4. 服药期间勿饮酒。

5. 老年患者用药时剂量应减少。

【药物相互作用】

1. 与单胺氧化酶抑制剂合用可致高血压，禁止合用。

2. 与其他中枢抑制药合用，易产生过度镇静，应避免合用。

3. 氟伏沙明、地尔硫䓬、维拉帕米可抑制本品首过代谢，升高本品血药浓度，增加不良反应。

4. 红霉素、伊曲康唑等可抑制本品的代谢，升高本品血药浓度，增加不良反应。

5. 与洋地黄类药物合用，可使洋地黄血药浓度升高。

6. 与氟哌啶醇合用，可使后者不良反应增加。

7. 与降糖药合用，可增加心血管系统的毒性。

8. 与氯氮平合用，可增加胃肠道出血和高血糖症的危险。

【规格】片剂：5mg。

坦度螺酮
Tandospirone

【药理作用】抗焦虑药，可选择性作用于脑内 5 - 羟色胺 1A（5 - HT$_{1A}$）受体。动物实验显示，坦度螺酮与地西泮具有相当的抗焦虑作用；坦度螺酮可抑制下丘脑刺激所致升压反应和电休克激负荷所致的血浆肾素活性升高，抑制心理应激负荷所致的胃溃疡发生和强制浸水应激负荷所致的食欲低下。

【适应证】

1. 各种神经症所致的焦虑状态，如广泛性焦虑症。

2. 原发性高血压、消化性溃疡等躯体疾病伴发的焦虑状态。

【用法用量】口服。

1. 成人：每次 10mg，每日 3 次。根据病人年龄、症状等适当增减剂量，但不得超过一日 60mg。

2. 老年患者：从小剂量（例如每次 5mg）开始。

【不良反应】

1. 精神神经系统：嗜睡、步履蹒跚、眩晕、头痛、头重、失眠震颤、噩梦、类似帕金森病样症状。

2. 肝脏：门冬氨酸氨基转移酶、丙氨酸氨基转移酶、碱性磷酸酶、γ - 谷氨酰转肽酶升高。

3. 循环系统：心悸、心动过速、胸闷。

4. 消化系统：恶心、呕吐、食欲不振、口渴、腹部不适感、胃痛、胃胀、腹胀、便秘、腹泻。

5. 过敏反应：皮疹、荨麻疹、瘙痒。

6. 其他：倦怠感、乏力、情绪不佳、四肢麻木、多汗（发汗、盗汗）、眼睛蒙眬、恶寒、浮肿、发烧（脸红、灼热感）、尿素氮升高、嗜酸性细胞增高。

【禁忌】对本品中任何成分过敏者禁用。

【注意事项】

1. 以下情况慎用：器质性脑功能障碍，中度或严重呼吸功能衰竭，心功能障碍，肝功能、肾功能障碍及老年人。

2. 用于神经症病人时，若病人病程长（3 年以上）、病情严重或其他药物（苯二氮䓬类药物）无效的难治性焦虑患者，本药可能也难以产生疗效。当一天用药剂量达 60mg 仍未见明显疗效时，应及时与医师联系，不得随意长期应用。

3. 本药用于伴有严重焦虑症状的病人，难以产生疗效时，应严密观察症状。

4. 本药与苯二氮䓬类药物无交叉依赖性，若立即将苯二氮䓬类药物换为本药时，有可能出现苯二氮䓬类药物的戒断现象，加重症状，故在需要停用苯二氮䓬类药物时，须缓慢减量，充分观察。

5. 只能在判断治疗的有益性超过危险性后，才可用于孕妇或有怀孕可能的妇女。

6. 最好不用于哺乳期妇女，不得已服药时应避免授乳。

7. 尚无本药对早产儿、新生儿、婴儿、幼儿及小儿的安全性资料。

【药物相互作用】

1. 与丁酰苯类（氟哌啶醇、螺哌隆等）合用，有可能增强锥体外系症状，因本药有弱抗多巴胺作用。

2. 与钙拮抗剂（尼卡地平、氨氯地平、硝苯地平）等合用，有可能增强降压作用。因本药有 5 - 羟色胺受体介导的中枢性降压作用。

【规格】片剂：10mg。

谷维素
Oryzanol

【药理作用】本品具有调节自主神经功能失调及内分泌平衡障碍的作用。

【适应证】用于神经官能症、经前期紧张综合征、更年期综合征的镇静助眠。

【用法用量】口服，一次 10 ~ 20mg，一日 3 次。

【不良反应】服后偶有胃部不适、恶心、呕吐、口干、疲乏、皮疹、乳房肿胀、油脂分泌过多、脱发、体重增加等不良反应。停药后均可消失。

【禁忌】对本品中任何成分过敏者禁用。

【注意事项】

1. 胃及十二指肠溃疡患者慎用。

2. 本品对妊娠和哺乳的影响尚不明确。

【规格】片剂：10mg。

1.10　抗躁狂症药

碳酸锂
Lithium Carbonate

【药理作用】本品以锂离子形式发挥作用，其抗躁狂发作的机制是抑制神经末梢钙依赖性的去甲肾上腺素和多巴胺释放，促进神经细胞对突触间隙中去甲肾上腺素的再摄取，增加其转化和灭活，从而使去甲肾上腺素浓度降低。还可促进5-羟色胺合成和释放，而有助于情绪稳定。

【适应证】主要用于躁狂抑郁症的躁狂状态、躁狂-抑郁交替发作以及缓解期的维持治疗。

【用法用量】口服。治疗期开始时一次0.25~0.5g，一日3次；以后参照血药浓度调整用量。维持治疗开始时一次0.25g，一日3次，以后参照血药浓度调整用量。缓释片：治疗期一日0.9~1.5g，分1~2次服用；维持治疗一日0.6~0.9g，以后参照血药浓度调整用量。

【不良反应】

1. 常见不良反应有口干、烦渴、多饮、多尿、便秘、腹泻、恶心、呕吐、上腹痛。

2. 可有双手细震颤、萎靡、无力、嗜睡、视物模糊、腱反射亢进。

3. 可引起白细胞升高。

【禁忌】

1. 肾功能不全者、严重心脏疾病患者禁用。

2. 妊娠头3个月禁用。

3. 12岁以下儿童禁用。

【注意事项】

1. 脑器质性疾病、严重躯体疾病、甲状腺功能低下和低钠血症患者慎用。

2. 由于锂盐的治疗指数低，治疗量和中毒量较接近，应对血锂浓度进行监测，帮助调节治疗量及维持量，及时发现急性中毒。治疗期应每1~2周测定血锂一次，维持治疗期每月测定一次。

3. 服本品患者需注意避免体液大量丢失，如持续呕吐、腹泻、大量出汗等情况易引起锂中毒。

4. 服本品期间不可用低盐饮食。

5. 长期服药者应定期检查肾功能和甲状腺功能。

6. 哺乳期妇女使用本品期间应停止哺乳。

7. 老年患者体内排泄慢，易引起蓄积中毒，按情况酌减用量，从小剂量开始，缓慢增加剂量，密切关注不良反应的出现。

【药物相互作用】

1. 与氨茶碱、咖啡因或碳酸氢钠合用，可增加本品的尿排出量，降低血药浓度和药效。

2. 可使氯丙嗪的血药浓度降低。与吩噻嗪类合用时，后者的胃肠道反应可影响对锂中毒先兆的观察。

3. 与碘化物合用，可促发甲状腺功能低下。

4. 与去甲肾上腺素合用，后者的升压效应降低。

5. 与肌松药（如琥珀胆碱等）合用，肌松作用增强，作用时效延长。

6. 与吲哚美辛、比索洛尔、吡罗昔康等合用，可导致血锂浓度过高而中毒。

7. 与抗利尿药合用，锂剂经肾排出减少，易出现锂中毒。

8. 与利尿药或血管紧张素转化酶抑制药合用，应减少本品剂量。

【规格】片剂：0.25g。缓释片：0.3g。

1.11　抗抑郁症药

丙米嗪
Imipramine

【药理作用】三环类抗抑郁药，主要作用在于阻断中枢神经系统对去甲肾上腺素和5-羟色胺这两种神经递质的再摄取，从而使突触间隙中这两种神经递质浓度增高，发挥抗抑郁作用。

对于多尿症患者，本品还具有血管升压素的作用，可增加肾小管的重吸收，降低钠、钾的排泄。长期使用可提高功能性膀胱容量。

【适应证】

1. 用于各种抑郁症，但对精神分裂症伴发的抑郁状态几乎无效或疗效差。

2. 用于小儿遗尿症。

【用法用量】口服。常用量：开始一次 25 ~ 50mg，一日 2 次，早上与中午服用。以后逐渐增加至一日总量 100 ~ 250mg。一日极量 300mg。维持量一日 50 ~ 150mg。

小儿遗尿症：6 岁以上儿童，一次 25 ~ 50mg，一日 1 次，睡前 1 小时服用。

【不良反应】

1. 血液系统：偶见白细胞减少，严重时可见异常出血，巩膜或皮肤黄染等。偶见骨髓抑制。

2. 心血管系统：可见心动过速、心肌损害、直立性低血压。

3. 消化系统：可见便秘、口干、腹泻、恶心、呕吐、食欲减退、麻痹性肠梗阻。偶见中毒性肝损害。

4. 精神神经系统：可见焦虑、精神紊乱、震颤、视物模糊、眩晕、失眠、疲劳、虚弱及激动不安。严重者可有惊厥、意识模糊、手足麻木。偶见癫痫发作。

5. 泌尿生殖系统：尿潴留、性功能减退、乳房肿痛（包括男性）。

6. 过敏反应：可能发生过敏反应，还可导致机体的光敏感性增加。

7. 其他：可见体重增加、体液潴留、脱发、皮疹、多汗、发声或吞咽困难、运动障碍等。

【禁忌】

1. 严重心脏病、青光眼、排尿困难、支气管哮喘、癫痫、甲状腺功能亢进、谵妄、粒细胞减少、肝功能损害者禁用。

2. 对三环类抗抑郁药过敏者禁用。

3. 孕妇禁用。

4. 6 岁以下儿童禁用。

【注意事项】

1. 前列腺炎、膀胱炎、有癫痫发作倾向患者慎用。

2. 不得与单胺氧化酶抑制药合用。应在停用单胺氧化酶抑制剂后 14 天，才能使用本品。

3. 患者有转为躁狂倾向时应立即停药。

4. 用药期间不宜驾驶车辆、操作机械或高空作业。

5. 哺乳期妇女在使用本品期间应停止哺乳。

6. 老年患者用药，应从小剂量开始，视病情酌减用量，尤须注意防止体位性低血压，以免摔倒。

7. 骤然停药可产生头痛、恶心等，宜在 1 ~ 2 个月内逐渐减量停药。

8. 用药期间应定期检查血象及肝、肾功能。

【药物相互作用】

1. 与乙醇合用，可使中枢神经的抑制作用增强。

2. 与抗惊厥药合用，可降低抗惊厥药的作用。

3. 与抗组胺药或抗胆碱药合用，药效相互加强。

4. 与雌激素或含雌激素的避孕药合用，可增加本品的不良反应。

5. 与肾上腺素受体激动药合用，可引起严重高血压与高热。

6. 与甲状腺制剂合用，可互相增效，导致心律失常。

7. 与沙美特罗合用时，可增加心血管兴奋性。

8. 与双香豆素、华法林等抗凝药合用，后者代谢减少、吸收增加，出血危险性增加。

9. 西咪替丁、氟西汀、帕罗西汀、文拉法辛、舍曲林、奎尼丁、酮康唑、普罗帕酮、维拉帕米、普萘洛尔等可减少本品代谢，可能导致本品中毒。

10. 与西沙必利、莫西沙星等药物合用时，可协同延长 QT 间期，具有心脏毒性。

【规格】片剂：12.5mg；25mg。

氯米帕明
Clomipramine

【药理作用】三环类抗抑郁药，主要阻断中枢神经系统去甲肾上腺素和 5 - 羟色胺的再摄取，对 5 - 羟色胺再摄取的阻断作用更强，而发挥抗抑郁及抗焦虑作用，亦有镇静和抗胆碱能作用。

【适应证】

1. 用于治疗各种抑郁状态。

2. 用于治疗强迫性神经症、恐怖性神经症。

【用法用量】

1. 口服：①抑郁症：初始剂量一次 25mg，一日 2 ~ 3 次，1 ~ 2 周内缓慢增加至最适剂量。最大剂量一日 250mg。②强迫性神经症：初始剂量一次 25mg，一日 1 次，前 2 周内缓慢增加至一日 100mg，数周后再增加，最大剂量一日 250mg。③恐怖性神经症：一日 75 ~ 150mg，分 2 ~ 3 次口服。

2. 静脉滴注：开始用 25 ~ 50mg 稀释于 250 ~ 500ml 葡萄糖氯化钠注射液，在 1.5 ~ 3 小时滴完，一日 1 次，缓慢增加至一日 50 ~ 150mg，最大剂量一日 200mg。

【不良反应】

1. 常见过度嗜睡。其他主要不良反应有精神紊乱、多汗、口干、视物模糊、震颤、眩晕、排尿困难、体位性低血压、男性性功能障碍、恶心及呕吐等。

2. 偶见皮肤过敏、粒细胞减少。

3. 罕见肝损伤、发热、癫痫发作。

4. 大剂量时可产生焦虑、心律不齐、传导阻滞、失眠等。

【禁忌】

1. 严重心脏病、近期有心肌梗死发作史、癫痫、青光眼、尿潴留及对三环类抗抑郁药物过敏者禁用。

2. 6 岁以下儿童禁用。

【注意事项】

1. 肝肾功能严重不全、前列腺肥大、老年或心血管疾患者慎用。

2. 使用期间应监测心电图。

3. 本品不得与单胺氧化酶抑制剂合用。应在停用单胺氧化酶抑制剂后 14 天，才能使用本品。

4. 患者有转向躁狂倾向时应立即停药。

5. 用药期间不宜驾驶车辆、操作机械或高空作业。

6. 孕妇慎用。哺乳期妇女使用本品期间应停止哺乳。

7. 6 岁以上儿童酌情减量。

8. 老年患者用药宜从小剂量开始，缓慢增加剂量，酌情减少剂量。

9. 不宜骤然停药，应在 1~2 个月内逐渐减量停药。

【药物相互作用】

1. 与西沙必利、莫西沙星、舒托必利合用，可协同延长 QT 间期，严重者可致尖端扭转心律失常。

2. 与乙醇或其他中枢神经系统抑制药合用，中枢神经抑制作用增强。

3. 与肾上腺素、去甲肾上腺素合用，易致阵发性高血压。

4. 与可乐定合用，后者抗高血压作用减弱。

5. 与抗惊厥药合用，可降低抗惊厥药的作用。

6. 与氟西汀或氟伏沙明合用，可增加两者的血浆浓度，出现惊厥，不良反应增加。

7. 与阿托品类合用，不良反应增加。

8. 与雌激素或含雌激素的避孕药合用，可增加本品的不良反应。

9. 与双香豆素、华法林等抗凝药合用，后者代谢减少、吸收增加，出血危险性增加。

10. 与沙美特罗合用时，增加心血管兴奋性。

【规格】片剂：10mg；25mg。注射液：2ml：25mg。

阿米替林
Amitriptyline

【药理作用】三环类抗抑郁药，其作用在于抑制 5-羟色胺和去甲肾上腺素的再摄取，使突触间 5-羟色胺和去甲肾上腺素的含量增加。对 5-羟色胺再摄取的抑制更强，镇静和抗胆碱作用亦较强。

【适应证】用于治疗各种抑郁症。本品的镇静作用较强，主要用于治疗焦虑性或激动性抑郁症。

【用法用量】

1. 肌肉注射：一次 20~30mg，一日 2 次，病情严重者可酌增剂量。一旦病人能配合治疗，可改为口服给药。

2. 口服：成人常用量开始一次 25mg，一日 2~3 次，然后根据病情和耐受情况逐渐增至一日 150~250mg，分 3 次服用，最大剂量一日 300mg，维持量一日 50~150mg。

【不良反应】

1. 常见口干、嗜睡、便秘、视物模糊、排尿困难、心悸和心动过速。

2. 偶见心律失常、眩晕、运动失调、癫痫发作、直立性低血压、肝损害和迟发性运动障碍等。

3. 用量较大时对敏感者可引起谵妄。

【禁忌】

1. 严重心脏病、近期有心肌梗死发作史、癫痫、青光眼、尿潴留、甲状腺功能亢进、肝功能损害、对三环类抗抑郁药物过敏者。

2. 6 岁以下儿童禁用。

【注意事项】

1. 肝肾功能严重不全、前列腺肥大、老年或心血管疾患者慎用。

2. 使用期间应监测心电图、血细胞计数、肝功能、血压。

3. 本品不得与单胺氧化酶抑制剂合用。应在停用单胺氧化酶抑制剂后 14 天，才能使用本品。

4. 患者有转向躁狂倾向时应立即停药。

5. 用药期间不宜驾驶车辆、操作机械或高空作业。

6. 本药可透过胎盘，动物实验表明对胎儿可产生不良影响，孕妇使用应权衡利弊。FDA 对本药的妊娠安全性分级为 C 级。

7. 可经乳汁排泄，对乳儿产生不良影响。哺乳期妇女使用期间应停止哺乳。

8.6 岁以上儿童酌情减量。

9. 老年患者用药，应从小剂量开始，视病情酌减用量，尤须注意防止体位性低血压

10. 骤然停药可产生头痛、恶心等，宜在 1 ~ 2 个月内逐渐减量停药。

【药物相互作用】

1. 与西沙必利、莫西沙星、奎尼丁、阿司咪唑等可延长 QT 的药物合用，可增加室性心律失常危险。

2. 巴比妥类药物及其他酶诱导药可增加本品代谢，导致血药浓度降低，药效减弱。

3. 西咪替丁、氟西汀、帕罗西汀、文拉法辛、舍曲林、奎尼丁、酮康唑、普罗帕酮、维拉帕米、普萘洛尔等可减少本品代谢，可能导致本品中毒。

4. 与可乐定合用，后者抗高血压作用减弱。

5. 与抗惊厥药合用，可降低抗惊厥药的作用。

6. 与氟西汀或氟伏沙明合用，可增加两者的血浆浓度，出现惊厥，不良反应增加。

7. 与阿托品类合用，不良反应增加。

【规格】片剂：25mg。注射液：2ml：20mg。

马普替林
Maprotiline

【药理作用】四环类抗抑郁药。主要作用在于选择性抑制外周和中枢神经去甲肾上腺素再摄取，而对 5 - 羟色胺再摄取无影响。由于去甲肾上腺素再摄取减少，突触间隙中去甲肾上腺素浓度增高，使突触前膜 α_2 受体下调，后膜 α_1 受体作用加强，产生抗抑郁作用。本品兼有抗焦虑作用，镇静、抗胆碱、降低血压作用较轻。

【适应证】用于各型抑郁症。对精神分裂症后抑郁也有效。

【用法用量】口服。

1. 成人：①轻度到中度抑郁症：每次 25mg，每日 1 ~ 3 次；或一次 50 ~ 75mg，每日 1 次，应根据患者病情程度和反应而定。②严重抑郁症：每次 25mg，每日 3 次；或每次 75mg，每日 1 次。必要时根据患者的反应将每日剂量逐渐增至 150mg，分数次服或一次服用。每日用药量不宜超过

150mg，但重症可增至一日 200mg。

2. 老年患者：宜逐渐增加剂量。起始用量每次 10mg，每日 3 次；或 25mg，每日 1 次；必要时根据患者的反应将每日剂量逐渐增至每次 25mg，每日 3 次，或每次 75mg，每日 1 次。

【不良反应】

1. 血液系统：有白细胞减少、粒细胞缺乏、嗜酸性细胞增多的个案报道。

2. 心血管系统：偶见心动过速、心律失常、直立性低血压。有心脏传导障碍、心悸、高血压、晕厥的个案报道。

3. 消化系统：偶见便秘、恶心、呕吐。

4. 肝脏：罕见血清氨基转移酶升高。有个案报道引起伴或不伴黄疸的肝炎。

5. 精神神经系统：可见头晕、头痛、乏力、镇静、嗜睡。偶见惊厥、锥体外系症状（如震颤、静坐不能、肌阵挛）、共济失调、睡眠障碍、焦虑。罕见发音困难、感觉异常、噩梦、烦躁、精神紊乱、谵妄、幻觉、躁狂。

6. 皮肤：偶见皮疹、荨麻疹，有时伴发热。罕见脉管炎、紫癜、光敏反应、水肿。

7. 其他：偶见体重增加、口干、多汗。罕见性功能障碍、视物模糊、尿潴留、口炎。

【禁忌】

1. 癫痫、青光眼、尿潴留、近期有心肌梗死发作史及对本品过敏者禁用。

2.6 岁以下儿童禁用。

3. 哺乳期妇女禁用。

【注意事项】

1. 肝肾功能严重不全、前列腺肥大、老年或心血管疾患者慎用。

2. 本品不得与单胺氧化酶抑制剂合用。应在停用单胺氧化酶抑制剂后 14 天，才能使用本品。

3. 使用本品初期，对有自杀倾向患者应密切监护。

4. 患者有转向躁狂倾向时应立即停药。

5. 用药期间不宜驾驶车辆、操作机械或高空作业。

6. 动物实验表明无致畸作用，但未在孕妇中进行充分研究，孕妇使用应权衡利弊。

7. 可经乳汁排泄，浓度与血药浓度相当。FDA 对本药的妊娠安全性分级为 B 级。

8.6 岁以上儿童剂量酌减。

【药物相互作用】

1. 与抗组胺药合用，可加强抗胆碱能作用。

2. 西咪替丁可使本品的血药浓度增加。

3. 与可乐定合用，可使后者的降压作用减弱。

4. 与甲状腺激素合用，可增加心律失常危险性。

5. 与氟西汀合用，两者血药浓度均增高，不宜合用。

6. 氟伏沙明可减少本品的代谢，引起口干、尿潴留、镇静等。

7. 与西沙必利合用，可因 QT 间期延长的相加效应而导致心脏中毒性损害。

8. 与苯二氮䓬类药物、肌松药、镇静药、吩噻嗪类药或三环类抗抑郁药合用可导致过度嗜睡。

9. 与抗惊厥药合用，可降低抗惊厥药的作用。

【规格】片剂：25mg。

阿莫沙平
Amoxapine

【药理作用】二苯并氧氮䓬三环类抗抑郁药。与丙米嗪相比，具有相似的抗抑郁作用，但起效快，对心脏毒性低，抗胆碱作用与镇静作用弱。本品可通过抑制脑内突触前膜对去甲肾上腺素的再摄取（对 5 - 羟色胺的再摄取影响小），产生较强的抗抑郁与精神兴奋作用。

【适应证】适用于治疗各型抑郁症，对其他抗抑郁药治疗无效的内源性抑郁症病人亦有效，但对精神病性抑郁症疗效差。

【用法用量】口服。成人开始每次 50mg，每日 3 次，以后渐加量至每次 100mg。严重病例可增至每日 600mg。

【不良反应】

1. 常见的有消化道反应，如口干、便秘。

2. 偶见眩晕、嗜睡、肌震颤。

3. 长期大量应用时可见锥体外系症状。

4. 罕见心率轻度升高、体位性低血压、舞蹈症、眼动危象。

【禁忌】禁用于严重心、肝、肾功能不良者。

【注意事项】

1. 患者有转向躁狂倾向时应立即停药。

2. 用药期间不宜驾驶车辆、操作机械或高空作业。

3. 孕妇和哺乳期妇女慎用。FDA 对本药的妊娠安全性分级为 C 级。

4. 16 岁以下患者用药的安全性和有效性尚未确立。

5. 本品不得与单胺氧化酶抑制剂合用。应在停用单胺氧化酶抑制剂后 14 天，才能使用本品。

【药物相互作用】

1. 与抗组胺药合用，可加强抗胆碱能作用。

2. 西咪替丁、氟西汀、帕罗西汀、奎尼丁、舍曲林可使本品代谢减慢，导致本品中毒。

3. 与可乐定、利血平合用，可使后者的降压作用减弱。

4. 与甲状腺激素合用，可增加心律失常危险性。

5. 与奋乃静、氟奋乃静、氟哌噻吨、氟哌啶醇等药物合用时，可互相影响代谢，导致血药浓度升高，不良反应增加。

6. 与西沙必利、莫西沙星等药合用，可因 QT 间期延长的相加效应而导致心脏中毒性损害。

7. 与卡马西平合用，本品血药浓度降低，卡马西平血药浓度增加，毒性增加。

8. 与双香豆素、华法林等抗凝药合用，后者代谢减少、吸收增加，出血危险性增加。

9. 与沙美特罗合用时，可增加心血管兴奋性。

10. 与雌激素或含雌激素的避孕药合用，可增加本品的不良反应。

【规格】片剂：50mg；100mg；150mg。

米安色林
Mianserine

【药理作用】非三环类抗抑郁药，它的活性成分属于哌嗪 - 氮䓬化合物，具有镇静、抗抑郁作用，通过抑制突触前膜的 α_2 受体，促进去甲肾上腺素释放并阻断脑内 5 - 羟色胺受体起作用。与三环类抗抑郁药相比，对心血管的作用较小。

【适应证】用于治疗各型抑郁症。

【用法用量】成人开始时一日 30mg，根据临床效果逐步调整剂量。有效剂量为一日 30 ~ 80mg，睡前顿服。

【禁忌】躁狂症病人禁用。

【注意事项】

1. 癫痫、脑部器质性病变者慎用。

2. 伴有糖尿病、心脏病、肝或肾功能不全时，应采取常规防治措施。

3. 对闭角型青光眼或前列腺肥大可疑患者，

使用过程中应加强观察。

4. 在服药最初几天内，可能影响精神运动性功能，服用抗抑郁药治疗抑郁症的患者，一般应避免从事危险性工作，如驾车或操作机器。

5. 对双相抑郁症患者可能诱发轻躁狂发作，此时应停止治疗。

6. 如出现发热、咽痛、口角炎或其他感染症状，则应停止治疗，并做血常规检查。

7. 不应与单胺氧化酶抑制剂同时服用。停用单胺氧化酶抑制剂2周之内也不应服用本药。

8. 孕妇和哺乳期妇女用药的安全性尚不明确。

9. 老年用药应在密切观察下逐步增加剂量，一般稍低于正常维持量的剂量，即可取得满意疗效。

【药物相互作用】

1. 能加剧乙醇对中枢的抑制作用，在治疗期间应禁酒。

2. 与可乐定、甲基多巴或普萘洛尔均无相互作用，但是建议监测同时服用降压药病人的血压。

3. 与卡马西平合用，可增加本品代谢，降低本品血药浓度。

4. 与氟哌利多合用，可增加心脏毒性。

【规格】片剂：30mg。

吗氯贝胺
Moclobemide

【药理作用】单胺氧化酶抑制剂类抗抑郁药，其作用是通过可逆性抑制脑内A型单胺氧化酶，从而提高脑内去甲肾上腺素、多巴胺和5-羟色胺的水平，起到抗抑郁作用，具有作用快、停药后单胺氧化酶活性恢复快的特点。

【适应证】抑郁症。

【用法用量】口服。开始剂量为一次50～100mg，一日2～3次。逐渐增加至一日150～450mg，最大剂量为一日600mg。

【不良反应】

1. 有轻度恶心、口干、头痛、头晕、出汗、心悸、失眠、体位性低血压等。

2. 少见不良反应有过敏性皮疹。

3. 偶见意识障碍、血压升高及肝功能损害。

4. 大剂量时可能诱发癫痫。

【禁忌】躁狂症、嗜铬细胞瘤、甲状腺功能亢进患者、儿童及对本品过敏者禁用。

【注意事项】

1. 肝、肾功能严重不全者慎用。

2. 本品禁止与其他抗抑郁药物同时使用，以避免引起高5-羟色胺综合征的危险。

3. 使用中枢性镇痛药（哌替啶、可待因、美沙芬）、麻黄碱、伪麻黄碱或苯丙醇胺患者禁用本品。

4. 患者有转向躁狂发作倾向时应立即停药。

5. 用药期间不宜驾驶车辆、操作机械或高空作业。

6. 用药期间应定期检查血象及心、肝、肾功能。

7. 由其他抗抑郁药换用本品，建议停药2周后再开始使用本品；氟西汀应停药5周再开始使用本品。

8. 孕妇慎用。哺乳期妇女使用本品时应停止哺乳。

9. 老年患者用药酌情减少用量。

【药物相互作用】

1. 与西咪替丁合用，可延缓本品的代谢。

2. 与赛庚啶合用，可延长和加强抗胆碱能效应。

3. 与卡马西平合用，可引起急性高血压、高热、癫痫发作。

4. 与氟哌利多合用，可增加心脏毒性。

5. 与肾上腺素 β_2 受体激动药合用，可引起心悸、激动或轻度躁狂。

6. 与抗糖尿病药合用，因刺激胰岛素分泌，可能引起严重低血糖等反应。

【规格】片剂：0.1g。胶囊剂：0.1g。

氟伏沙明
Fluvoxamine

【药理作用】作用于脑神经细胞的5-羟色胺再摄取抑制剂，但不影响对去甲肾上腺素的再摄取，无明显兴奋、镇静作用，亦无抗胆碱、抗组胺作用。对α、β、组胺、毒蕈碱、多巴胺及5-羟色胺受体几乎不具亲和性。

【适应证】

1. 抑郁症及相关症状的治疗。

2. 强迫症症状的治疗。

【用法用量】口服。

1. 抑郁症：起始剂量为每日50～100mg，晚上一次服用。逐渐增量直至有效。常用有效剂量为每天 100mg，可根据个人反应调整。若每日剂量超过 150mg，可分次服用。

2. 预防抑郁症复发：推荐剂量为每日 50～100mg。

3. 强迫症：推荐的起始剂量为每日 50mg，睡前服，服用 3～4 天。逐渐增量，通常有效剂量为每日 100～300mg。每日最大剂量 300mg。

8 岁以上儿童：每日最大剂量 200mg。

【不良反应】

1. 常见的不良反应有恶心、呕吐、口干、消化不良、腹泻、便秘、厌食、嗜睡、眩晕、头痛、失眠、紧张、激动、焦虑、震颤、多汗、无力、心悸、心动过速等。服药 2 周后通常会消失。

2. 少见直立性低血压、心电图改变、血清氨基转移酶升高、性功能障碍。

偶见凝血功能障碍、锥体外系症状、血管升压素分泌异常、溢乳、闭经、脱发、肌无力、高 5 - 羟色胺综合征、一过性肝功能改变、体重增加或减少。

4. 短期研究表明，患有重度抑郁症和其他精神病的儿童及青少年用药后有增加自杀倾向的危险。

【禁忌】

1. 对本品过敏者禁用。

2. 哺乳期妇女禁用。

【注意事项】

1. 有自杀倾向、癫痫、双相情感障碍、肝肾功能不全、不正常出血史患者慎用。

2. 禁与单胺氧化酶抑制剂联合应用。两药用药间隔至少 14 日。

3. 用药后可能会出现困倦，驾驶与操作机器者应注意。

4. 有报告应用 5 - 羟色胺再摄取抑制剂可出现皮肤黏膜异常出血，如瘀斑和紫癜。同时应用影响血小板功能的药物应谨慎。

5. 孕期应慎用。研究表明患严重抑郁症的孕妇停用本药可使抑郁发作的风险增加，但持续使用可致新生儿出生缺陷（如持续性肺动脉高压、呼吸困难）。FDA 对本药的妊娠安全性分级为 C 级。本品可少量排入乳汁。

6. 缺乏本品儿童用药的安全性研究资料，不推荐儿童使用。

【药物相互作用】

1. 可使经肝脏代谢的药物分解速度减慢。当与华法林、苯妥英、茶碱和卡马西平等合用时，

即会产生明显的临床效应。

2. 可增加经氧化代谢的苯丙氮二䓬的血浆浓度。有报告表明马来酸氟伏沙明可增加三环类抗抑郁药原有的稳态血浆浓度，建议本品不与三环类抗抑郁药同时应用。

3. 可降低普萘洛尔的代谢，提高后者血药浓度。

4. 色氨酸可能加重氟伏沙明的 5 - 羟色胺能作用。

5. 与西沙必利、阿司咪唑等药合用，可增加心脏毒性，导致 QT 间期延长。

6. 与银杏叶制剂、曲马多、锂剂、吗氯贝胺、苯乙肼、司来吉兰等药物合用，会导致 5 - 羟色胺综合征。

7. 能加剧乙醇对中枢的抑制作用，在治疗期间应禁酒。

【规格】片剂：50mg。

氟西汀
Fluoxetine

【药理作用】选择性 5 - 羟色胺（5 - HT）再摄取抑制剂，其能有效地抑制神经元从突触间隙中摄取 5 - HT，增加间隙中可供实际利用的这种神经递质，从而改善情感状态，治疗抑郁性精神障碍以及强迫症或贪食症。本品抑制 5 - HT 再摄取的作用强于去甲肾上腺素，其抗副交感神经的作用和抗组胺的作用较弱。

【适应证】用于治疗抑郁发作、强迫症、神经性贪食症。

【用法用量】口服。

1. 抑郁发作：每天 20mg，在治疗最初的 3～4 周时间内对药物剂量进行评估和调整以达到临床上适当的剂量，持续治疗至少 6 个月。

2. 强迫症：每天 20mg。对于某些患者，如果在治疗两周后对 20mg 剂量的反应不充分，可以逐渐增加剂量到 60mg 的最大剂量，但增加剂量会增加不良反应发生的可能性。如果在 10 周之内没有发现任何的改善，必须对氟西汀的治疗进行重新考虑。对治疗有效的患者可考虑延长治疗期至 10 周以上。必须根据每个患者的情况谨慎地进行剂量的调整，使患者维持最低的有效剂量。

3. 神经性贪食症：每天 60mg。

4. 老年患者：当增加剂量时，须小心，通常

每天的剂量不应超过 40mg。最大推荐剂量每天 60mg。

【不良反应】

1. 全身反应：超敏性反应（如瘙痒、皮疹、风疹、过敏反应、脉管炎、血清反应、颜面水肿等）、寒战、高 5 - 羟色胺综合征、光敏反应、中毒性表皮坏死溶解（Lyell 综合症）、多形性红斑。

2. 消化系统：腹泻、恶心、呕吐、消化不良、吞咽困难、味觉颠倒、口干。肝功能检测异常少有报道，肝炎鲜有报道。

3. 神经系统：头痛、睡眠异常（如梦境反常、失眠）、头晕、厌食、疲劳（如困倦、睡意）、欣快、短暂的动作异常（如抽搐、共济失调、战栗、肌阵挛）、抽搐发作、精神性运动不安或静坐不能、幻觉、躁狂反应、意识错乱、激越、焦虑及有关症状（如紧张）、注意力及思考能力减弱（如人格解体）、惊恐发作、自杀观念和行为（这些症状可以是由于潜在疾病造成的）。高 5 - 羟色胺综合征非常罕见。

4. 泌尿生殖系统：尿潴留、尿频。

5. 生殖紊乱：性功能障碍（延迟或缺少射精、性高潮缺乏）、阴茎持续勃起症、泌乳。

6. 呼吸系统：咽炎、呼吸困难。肺部不良事件〔包括不同组织病理学炎症过程和（或）纤维化〕鲜有报告。

7. 代谢及内分泌系统：极少数病人出现一过性低血钠。多数见于老年人及服用利尿药的患者或其他原因导致体液耗竭的患者。

8. 其他：脱发、呵欠、视觉异常（如视力模糊、瞳孔散大）、瘀斑、出汗、血管舒张、关节痛、肌痛、体位性低血压，出血性表现（如妇科出血、胃肠道出血和其他皮肤或黏膜出血）罕有报告。

【禁忌】对本品过敏的患者禁用。

【注意事项】

1. 肝肾功能不全、有抽搐发作史、有躁狂史、急性心脏疾病患者慎用。

2. 不宜与单胺氧化酶抑制剂并用。应停用本药 5 周后，才可换用单胺氧化酶抑制剂。

3. 本品对人类无致畸作用，可以在妊娠期使用，但应该谨慎，特别是在妊娠末期或分娩开始前，因在新生儿中出现易激惹、震颤、肌张力减退、持续哭闹、吮乳或睡眠困难。这些症状可能是 5 - 羟色胺能效应或一种停药综合征的表现。FDA 对本药的妊娠安全性分级为 C 级。

4. 本品及其代谢产物可以分泌至母乳，在母乳喂养的婴儿中报道有不良事件。如果必须服用，建议停止哺乳。

5. 由于尚未明确在儿童及青少年（18 岁以下）中使用的安全性及疗效，不推荐在该人群中使用。

6. 用药后可能会出现困倦，驾驶车辆与操作机器者应注意。

【药物相互作用】

1. 与 5 - 羟色胺激动药（曲马朵、曲坦类）合并应用有可能增加高 5 - 羟色胺综合征的危险性。与曲坦类同时使用会增加冠状血管收缩和高血压等的危险。

2. 当锂盐和色氨酸与本品合并使用时可出现高 5 - 羟色胺综合征，应谨慎。

3. 与细胞色素 P 450 抑制药合用可升高本品的血药浓度。

4. 糖尿病患者服用本品可影响血糖浓度。服用本品期间可能出现低血糖，停药后继而出现高血糖。应调整胰岛素和口服降糖药的剂量。

5. 与口服抗凝剂合并使用时，可导致出血增加。

6. 与圣约翰草合用，可能发生药效学相互作用，导致出现 5 - 羟色胺综合征。

7. 与中枢神经系统抑制药合用可增强中枢抑制作用。

8. 与细胞色素 P 450 诱导药合用可降低本品的血药浓度。

【规格】分散片：20mg。胶囊剂：20mg。

舍曲林
Sertraline

【药理作用】选择性 5 - 羟色胺再摄取抑制剂。可选择性抑制中枢神经系统对 5 - 羟色胺的再摄取，从而使突触间隙中 5 - 羟色胺浓度增高，发挥抗抑郁作用。本品对肾上腺素受体、胆碱受体、GABA 受体、多巴胺受体、组胺受体、5 - 羟色胺能受体或苯二氮䓬受体没有明显的亲和力。

【适应证】用于抑郁症，亦可用于治疗强迫症。

【用法用量】口服。成人每日 1 次，一次 50mg，早或晚服用均可。疗效不佳而对药物耐受性较好的患者可增加剂量，剂量的调整时间间隔不应短于 1 周，最大剂量一日 200mg。长期用药应根据疗效调整剂量，并维持最低有效治疗剂量。

【不良反应】

1. 血液与淋巴系统：中性粒细胞缺乏及血小板缺乏症。

2. 心脏：心悸及心动过速。

3. 耳及迷路：耳鸣。

4. 内分泌：高泌乳素血症、甲状腺功能低下及抗利尿激素分泌失调综合征。

5. 眼：瞳孔变大及视觉异常。

6. 胃肠道：腹痛、便秘、胰腺炎及呕吐。

7. 血管：异常出血（如鼻衄、胃肠出血或血尿）、潮热及高血压。

8. 肝胆系统：严重肝病（包括肝炎、黄疸和肝功能衰竭）及无症状性血清转氨酶升高。

9. 免疫系统：过敏反应、过敏症及类过敏反应。

10. 神经系统：昏迷、抽搐、头痛、感觉减退、偏头痛、运动障碍（包括锥体外系副反应症状如多动、肌张力增高、磨牙及步态异常）、肌肉不自主收缩、感觉异常和昏厥。还有高 5 - 羟色胺综合征相关的症状和体征。

11. 精神：攻击性反应、激越、焦虑、抑郁症状、欣快、幻觉、性欲减退、噩梦及精神病。

12. 肌肉骨骼及结缔组织：关节痛及肌肉痉挛。

13. 肾脏及泌尿系统：尿失禁及尿潴留。

14. 生殖系统及乳腺：溢乳、男子乳腺过度发育、月经不调及阴茎异常勃起。

15. 呼吸、胸及纵隔：支气管痉挛及打哈欠。

16. 皮肤及皮下组织：脱发症、血管性水肿、面部水肿、眼周浮肿、皮肤光敏反应、瘙痒、紫癜、皮疹（罕有脱皮性皮炎，如多形性红斑、Stevens - Johnson 综合征、表皮坏死溶解）及荨麻疹。

17. 全身及给药部位：虚弱、胸痛、外周性水肿、乏力、发热及不适。

18. 检查：临床化验结果异常、血小板功能改变、血清胆固醇增高、体重减轻及体重增加。

19. 代谢及营养：食欲增强及低钠血症。

20. 其他：停药后可出现焦虑不安、忧虑、眩晕、头痛、恶心及感觉异常。

【禁忌】对本品过敏者禁用。

【注意事项】

1. 闭角型青光眼、癫痫病、严重心脏病、肝肾功能不全者慎用。

2. 出现转向躁狂发作倾向时应立即停药。

3. 用药期间不宜驾驶车辆、操作机械或高空作业。

4. 孕妇、哺乳期妇女及儿童慎用。FDA 对本药的妊娠安全性分级为 C 级。

5. 与单胺氧化酶抑制剂合用，可出现严重反应，在停用单胺氧化酶抑制剂 14 天内，不能服用本药；停用本品后也需 14 天以上才能开始单胺氧化酶抑制剂的治疗。

【药物相互作用】

1. 与甲氧氯普胺合用，可出现多巴胺能抑制协同作用，导致锥体外系症状。

2. 本品与色氨酸或芬氟拉明合用时，可使中枢神经系统对 5 - 羟色胺的再摄取增加，出现药效学相互作用。

4. 与西咪替丁、红霉素等合用，可降低本品的清除，升高血药浓度。

5. 与华法林合用，可延长凝血酶原时间。

6. 与锂盐合用时，可能存在药效学相互作用，应慎用。

7. 与茶碱合用，后者血药浓度升高，出现茶碱毒性的危险增加。

8. 与阿莫沙平、氯米帕明、丙米嗪、多塞平等药合用，可抑制后者代谢，血药浓度升高。

9. 能抑制苯妥英的代谢，增加出现苯妥英毒性的危险。

10. 与阿普唑仑、氯氮平、普罗帕酮、卡马西平等合用，可抑制后者代谢，不良反应增加。

【规格】片剂：50mg。

曲唑酮
Trazodone

【药理作用】三唑吡啶类抗抑郁药。机制目前还没有完全阐明，但一般认为在治疗剂量下，其选择性抑制 5 - 羟色胺（5 - HT）的再吸收，并可有微弱的阻止去甲肾上腺素重吸收的作用，但对多巴胺、组胺和乙酰胆碱无作用，亦不抑制脑内单胺氧化酶的活性。本品还具有中枢镇静作用和轻微的肌肉松弛作用，但无抗痉挛和中枢兴奋作用。

【适应证】主要用于治疗各种类型的抑郁症和伴有抑郁症状的焦虑症以及药物依赖者戒断后的情绪障碍。

【用法用量】成人初始剂量每日 50～100mg，分次服用，然后每 3～4 天可增加 50mg。门诊病人每日 200mg 为宜，住院病人较严重者剂量可较大，最大剂量不超过每天 400mg，分次服用。

长期使用的维持剂量保持在最低剂量。一旦有足够的疗效，可逐渐减量。一般建议起效后疗程应持续数月。

【不良反应】

1. 常见不良反应为嗜睡、疲乏、头昏、失眠、紧张、震颤、视物模糊、口干、便秘。

2. 少见体位性低血压（进餐时同时服药可减轻）、心动过速、恶心、呕吐和腹部不适。

3. 极少数病人出现肌肉骨骼疼痛和多梦。

4. 临床研究中曾报道一些不良反应可能与盐酸曲唑酮的使用有关：静坐不能、过敏反应、贫血、胃胀气、排尿异常、性功能障碍和月经异常等。但见之于为数甚少的患者。

【禁忌】对本品过敏、肝功能严重受损、严重心脏疾病或心律失常、意识障碍者禁用。

【注意事项】

1. 癫痫患者、肝肾功能不良者慎用。

2. 应在餐后服用，禁食条件或空腹服药可能会使头晕或头昏几率增加。

3. 与全麻药的相互作用了解甚少，因而在择期手术前，盐酸曲唑酮应在临床许可的情况下尽早停用。

4. 服用的病人偶尔会出现白细胞总数和中性粒细胞计数减低，若白细胞计数低于正常范围，则应该停药观察。对于在治疗期间出现发热或咽喉疼痛或其他感染症状的病人，建议检查白细胞及分类计数。

5. 执行有潜在危险任务（如开车或开机器）者，用药期间须加小心。

6. 孕妇使用本品的安全性尚未有足够的和控制周密的研究证据，故慎用。FDA 对本药的妊娠安全性分级为 C 级。

7. 乳汁中有少量的盐酸曲唑酮及其代谢物，因此哺乳期妇女慎用。

8. 对于 18 岁以下患者，盐酸曲唑酮的有效性与安全性尚未确定，故不推荐使用。

9. 本品对心脏病的副反应较少，对外周抗胆碱作用很弱，较适合老年患者使用。

【药物相互作用】

1. 同时合用地高辛或苯妥英，可使地高辛或苯妥英的血浆浓度水平升高。

2. 可能会加强对酒精、巴比妥类药和其他中枢神经抑制剂的作用。

3. 与单胺氧化酶抑制剂之间的相互作用目前尚不清楚，不应合用。

4. 氟西汀可降低本品的清除，引起本品中毒和 5-羟色胺综合征。

5. 与氯丙嗪、三氟拉嗪、奋乃静、氟奋乃静、等合用有协同降压作用。

6. 可抑制卡马西平代谢，使后者中毒的风险增加。

【规格】片剂：50mg。

哌甲酯
Methylphenidate

【其他名称】利他林。

【药理作用】中枢神经兴奋剂，可兴奋中枢的多种精神性活动，促使思维敏捷或精神振作，并解除疲劳。能增强注意力，改进动作协调性和运动功能，提高智商。还可对抗抑郁症。其作用机制尚不清楚，被认为通过阻断突触前神经元对去甲肾上腺素和多巴胺的再摄取，以及增加这些单胺物质释放至外神经元间隙。

【适应证】用于注意力缺陷多动障碍（儿童多动综合征）、发作性睡病以及巴比妥类、水合氯醛等中枢抑制药过量引起的昏迷。

【用法用量】

1. 口服：成人一次 10mg，一日 2～3 次，饭前 45 分钟服用。6 岁以上儿童，一次 5mg，一日 2 次，早餐或午餐前服用。然后按需每周递增 5～10mg，一日不超过 40mg。

2. 皮下、肌肉注射或缓慢静脉注射：一次 10～20mg。

【不良反应】

1. 心血管系统：常见高血压，少见心动过速，罕见心绞痛，极罕见心悸、心律失常、脑动脉炎或栓塞。

2. 代谢及内分泌系统：常见体重下降，儿童长期使用罕见轻微的生长迟缓。

3. 呼吸系统：少见咳嗽、鼻出血。

4. 肌肉骨骼：常见关节痛。

5. 泌尿系统：少见尿频、尿急和血尿。

6. 神经系统：较常见头痛、失眠；常见无力头晕、困倦、焦虑、抑郁、神经质、情绪不定、敌意、抽动；可见嗜睡、运动障碍；少见噩梦、睡眠障碍、眩晕、偏头痛、腿部抽筋、运动功能亢进；极罕见惊厥、肌肉痉挛、舞蹈症、抽动加重、抽动秽语综合征。有引起癫痫发作的报道。

7. 精神：少见自杀性意念、神情淡漠、思维异常、幻觉、思维混乱、语言障碍；极罕见中毒性精神病、一过性抑郁、与抗精神病药物相关的恶性综合征。有精神病恶化、双向精神障碍或躁狂症发作、新的精神症状或狂躁症状、儿童和青少年攻击行为的报道。

8. 肝脏：极罕见肝功能异常、肝性脑病。

9. 胃肠道：较常见食欲下降、胃痛；常见口干、恶心、呕吐、消化不良；可见畏食、腹部不适；少见腹泻、大便失禁、食欲增加。

10. 血液：极罕见贫血、白细胞减少、血小板减少、血小板减少性紫癜。

11. 皮肤：常见皮疹、瘙痒；少见荨麻疹；极罕见剥脱性皮炎、多形性红斑。

12. 眼：少见复视；极罕见视力调节困难、视物模糊。有视觉异常的报道。

13. 其他：常见发热；少见脱发、胸痛。

【禁忌】

1. 青光眼、激动性抑郁、过度兴奋者、对本品过敏者禁用。

2. 孕妇及哺乳期妇女禁用。

【注意事项】

1. 癫痫、高血压患者慎用。

2. 已见有结构性心脏异常或其他严重心脏病的儿童和青少年使用盐酸哌甲酯治疗注意力缺陷多动障碍（ADHD）发生猝死的报道。

3. 已见成年患者正常使用盐酸哌甲酯治疗ADHD 发生猝死、中风和心肌梗死的报道。

4. 盐酸哌甲酯可引起平均血压和平均心率中度升高（2～4mmHg，3～6bpm），在个别患者中出现大幅度升高。

5. 对存在相关风险因素的病人，在用药前应考虑对其心血管系统进行深入评估。

6. 一些需要长时间使用本药治疗的 ADHD 患者，应对他们的心血管状态进行定期医疗检查。

7. 服用单胺氧化酶抑制剂者，应在停药 2 周后再用本品。

8. 傍晚后不宜服药，以免引起失眠。

9. 本品可产生依赖性。

10. FDA 对本药的妊娠安全性分级为 C 级。

11. 曾有本品可抑制生长发育的报告，儿童长

期用药应审慎，6 岁以下小儿尽量避免使用。

12. 老年用药应从小剂量开始，视病情酌减用量。

13. 用药后可能会出现头晕、困倦，驾驶车辆与操作机器者应注意。

【药物相互作用】

1. 与抗癫痫药、抗凝药以及保泰松合用可使血药浓度升高，出现毒性反应。

2. 与抗高血压药以及利尿性抗高血压药合用，效应减弱。

3. 与抗 M 胆碱药合用可增效。

4. 与中枢兴奋药、肾上腺素受体激动药合用，作用相加，可诱发紧张、激动、失眠甚至惊厥或心律失常。

5. 可能抑制抗凝药、抗惊厥药和抗抑郁药的代谢，合用时应注意并适当调整剂量。

【规格】片剂：10mg。注射液：1ml：20mg。

托莫西汀
Atomoxetine

【药理作用】盐酸托莫西汀治疗小儿多动症的准确机制尚不清楚，目前认为本品的治疗作用与其他选择性抑制突触前胺泵对去甲肾上腺素的再摄取效应有关，能增强去甲肾上腺素的翻转效应，从而改善小儿多动症的症状，间接促进认识的完成及注意力的集中。

【适应证】用于儿童及青少年的多动症治疗。

【用法用量】口服。一日 0.5～1.2mg/kg，可早餐前或后一次性给药，也可以早晚分两次给药。

【不良反应】主要有便秘、口干、恶心、失眠等。

【禁忌】闭角型青光眼、对本品过敏者禁用。

【注意事项】

1. 高血压、心脏病、低血压或有低血压倾向、肾功能不全、黄疸、肝脏疾病、尿潴留或膀胱功能异常患者慎用。

2. 尚缺乏 6 岁以下儿童用药的临床研究资料，部分患儿在治疗初期可能出现体重降低。

3. 尚缺乏老人用药的临床研究资料。

4. 动物实验证明大剂量本品会对胎儿有致畸作用，孕妇慎用。FDA 对本药的妊娠安全性分级为 C 级。

5. 哺乳性妇女慎用。

6. 正在服用或在 14 天内服用过单胺氧化酶抑制药如苯乙肼、苯环丙胺等的患者禁用。

【药物相互作用】

1. 与 CYP2D6 抑制药如帕罗西汀、氟西汀、奎尼丁等合用，可增加本品的血药浓度。

2. 与沙丁胺醇合用，可使心率加快、血压升高。

【规格】胶囊剂：10mg；18mg；25mg；40mg

米氮平
Mirtazapine

【药理作用】强有力的肾上腺素 α_2 受体阻滞剂和 5 - 羟色胺（5 - HT）受体阻滞剂。主要作用于 5 - HT$_2$ 和 5 - HT$_3$ 受体，对组胺 H$_1$ 受体有阻滞作用，对肾上腺素 α_1 受体、对 M 受体亦具有阻滞作用。

【适应证】抑郁症。

【用法用量】口服。成人通常为每日 15 ~ 45mg。治疗起始剂量应为一次 15mg，每日 1 次（最好在临睡前服用）。根据病情可逐渐增加，剂量改变应间隔 1 ~ 2 周。

【不良反应】

1. 常见的不良反应有食欲增加、体重增加、嗜睡、全身或局部性水肿、眩晕、头痛。

2. 罕见不良反应有（体位性）低血压、躁狂、惊厥发作、震颤、肌痉挛、急性骨髓抑制、血清转氨酶水平增加、药疹、皮肤感觉异常、腿部不适、关节痛、肌痛、疲乏、梦魇。

【禁忌】对本品过敏者禁用。

【注意事项】

1. 粒细胞缺乏症、癫痫、器质性脑综合征、肝功能或肾功能不良、心脏病（如传导阻滞、心绞痛）和近期发作的心肌梗死患者慎用。

2. 使用过程中应避免驾驶车辆和操作机器。

3. 动物实验中该药对胚胎无致畸等毒副作用，但尚无足够的临床试验资料，不建议孕妇服用。FDA 对本药的妊娠安全性分级为 C 级。

4. 有极少量的药物成分可从动物的乳汁中分泌出来，但缺乏临床试验资料，不建议哺乳期妇女服用。

5. 儿童用药有效性和安全性尚未被证实，不建议儿童使用。

6. 应连续服药，最好在症状完全消失 4 ~ 6 个月后再逐渐停药。当剂量合适时，药物应在 2 ~ 4 周内有显著疗效。若效果不够显著，可将剂量增加直至最大剂量。但若剂量增加 2 ~ 3 周后仍无作用，应停止使用该药。

【药物相互作用】

1. 本品是细胞色素 P450 酶 CYP1A2、CYP2D6 和 CYP3A 的一种非常弱的竞争性阻断剂，与上述肝药酶抑制合用时应注意。

2. 与卡马西平、利福平、苯妥英钠等同用时，米氮平的清除率增加，血药浓度下降。

3. 与西咪替丁合用时，米氮平的生物药效率增加，注意调整剂量。

4. 可加重酒精对中枢的抑制作用，治疗期间应禁止饮酒。

5. 两周之内应用过或正在使用单胺氧化酶抑制剂的病人不宜使用。

6. 可能加重苯二氮䓬类的镇静作用，合用时应予以注意。

【规格】片剂：30mg。

多塞平
Doxepin

【其他名称】多虑平。

【药理作用】三环类抗抑郁药。其作用在于抑制中枢神经系统对 5 - 羟色胺及去甲肾上腺素的再摄取，从而使突触间隙中这两种神经递质浓度增高而发挥抗抑郁作用。也具有抗焦虑和镇静作用。

【适应证】用于治疗抑郁症及焦虑性神经症。

【用法用量】

1. 口服：开始一次 25mg，一日 2 ~ 3 次，以后逐渐增加至一日总量 100 ~ 250mg。最大剂量一日不超过 300mg。

2. 肌肉注射：病情较重者，一次 25 ~ 50mg，一日 2 次。

【不良反应】

1. 轻微的有唇干、口干、口腔异味、恶心、呕吐、食欲缺乏、消化不良、便秘、腹泻、头痛、头晕、嗜睡、疲劳、失眠、烦躁、多汗、虚弱、体重增加或减少、视物模糊等。可随机体对药物的适应自行消失。局部症状有烧灼感和（或）刺痛感、瘙痒加重、湿疹加重，以及皮肤干燥、发紧、张力增高、感觉异常、水肿、激惹、脱屑和龟裂。

2. 严重的有兴奋、焦虑、发热、胸痛、意识障碍、排尿困难、乳房肿胀、耳鸣、痉挛、惊厥、脱发、手足麻木、心悸、癫痫、咽痛、紫癜、震颤、眼睛或皮肤黄染。

【禁忌】严重心脏病、近期有心肌梗死发作史、癫痫、青光眼、尿潴留、甲状腺功能亢进、肝功能损害、谵妄、粒细胞减少、对三环类抗抑郁药物过敏者禁用。

【注意事项】

1. 肾功能不全、前列腺肥大、老年或心血管疾患者慎用。

2. 不得与单胺氧化酶抑制剂合用，应在停用单胺氧化酶抑制剂后14天才能使用本品。

3. 患者有转向躁狂倾向时应立即停药。

4. 用药期间不宜驾驶车辆、操作机械或高空作业。

5. 用药期间应监测心电图，定期检查血象、心、肝、肾功能。

6. 动物实验证明，过量使用三环类抗抑郁药可使胚胎或胎儿出现毒性反应。孕妇慎用。FDA对本药的妊娠安全性分级为C级。

7. 可少量分泌入乳汁，对婴儿产生不良影响，哺乳期妇女慎用。

8. 儿童对三环类抗抑郁药较敏感，用药应谨慎，尤其12岁以下儿童。

9. 老年患者用药从小剂量开始，视病情酌减用量。

【药物相互作用】

1. 与西沙必利、舒托必利、莫西沙星、索他洛尔合用，有增加室性心律失常的危险，严重者可致尖端扭转性心律失常。

2. 与乙醇或其他中枢神经系统抑制药合用，中枢神经抑制作用增强。

3. 与肾上腺素、去甲肾上腺素合用，易致高血压及心律失常。

4. 与可乐定、利血平合用，后者抗高血压作用减弱。

5. 与抗惊厥药合用，可降低抗惊厥药的作用。

6. 与氟西汀或氟伏沙明合用，可增加两者的血浆浓度，出现惊厥，不良反应增加。

7. 与阿托品类合用，不良反应增加。

8. 西咪替丁、氟西汀、帕罗西汀、文拉法辛、舍曲林、奎尼丁、酮康唑、普罗帕酮、维拉帕米、普萘洛尔可减少本品代谢，血药浓度升高。

9. 可增强华法林等抗凝药的作用。

【规格】片剂：25mg。注射液：1ml：25mg。

异卡波肼
Isocarboxazid

【药理作用】单胺氧化酶抑制剂类抗抑郁药。与脑内单胺氧化酶A和B产生不可逆性结合，影响单胺类神经递质的代谢，单胺氧化酶受抑制后，使中枢神经部位单胺（主要是去甲肾上腺素和5-羟色胺）含量增加，起到抗抑郁作用。

【适应证】用于三环类抗抑郁药无效的抑郁症患者。对伴有焦虑、疑病症状的抑郁症有效。

【用法用量】口服。开始剂量一日10~20mg，分2~3次服用，以后加至一日30~60mg。维持量一日10~20mg。

【不良反应】

1. 体位性低血压、头晕、便秘、厌食、坐立不安、失眠、口干、视物模糊、水肿、月经过多等。

2. 长期应用易蓄积中毒。

3. 偶见中毒性肝炎、白细胞减少。

【禁忌】严重心脏病、近期有心肌梗死发作史、癫痫、青光眼、尿潴留、粒细胞减少症、嗜铬细胞瘤患者禁用。

【注意事项】

1. 不能与其他抗抑郁药合用，有引起高5-羟色胺综合征的危险。

2. 服药期间不宜食用富含酪胺的食物如奶酪、啤酒等，有引起高血压危象的危险。

3. 若换用其他抗抑郁药应停用本品2周后使用；若原已使用氟西汀，应停药5周后使用本品。

4. 孕妇及哺乳期妇女慎用。

5. 15岁以下儿童不宜使用，可能抑制生长发育。

6. 老年患者慎用。

【药物相互作用】

1. 与乙醇或中枢神经抑制药合用，对中枢神经抑制作用增强。

2. 可增强华法林等抗凝药的作用。

3. 与三环类抗抑郁药合用，可产生高热与高血压危象，严重者可致死。

4. 可增强抗胆碱药的效能。

5. 与含咖啡因药物合用时，可产生严重心律失常或高血压危象。

6. 与间羟胺、甲氧明、美芬丁胺合用，均可显著增强升压效应。

7. 与左旋多巴合用，可发生急性肾上腺危象。

【规格】片剂：10mg。

文拉法辛
Venlafaxine

【药理作用】本品及其活性代谢物是神经系统5-羟色胺和去甲肾上腺素的再摄取抑制剂，通过抑制5-羟色胺和去甲肾上腺素的再摄取，使突触间隙中这两种单胺递质浓度增高，发挥抗抑郁作用。本品对多巴胺的摄取亦有轻微的抑制作用，对单胺氧化酶没有抑制作用。

【适应证】抑郁症。

【用法用量】口服。

1. 片剂、胶囊剂：开始剂量为一次25mg，一日2~3次，数周后逐渐增至一日225mg，分2~3次口服。

2. 缓释片剂、胶囊剂：推荐剂量为每次75mg，每日1次，根据病情可逐渐增加至一日225mg。每次剂量的递增应间隔2周左右，不能少于4天。

【不良反应】

1. 常见恶心、呕吐、口干、腹泻、便秘、食欲缺乏、头痛、头晕、嗜睡、失眠、神经质、焦虑、感觉异常、镇静、虚弱、多汗、体重下降、性功能障碍、高血压、血管扩张、血清胆固醇增高、梦境异常、肌肉痉挛、震颤、眼调节异常、瞳孔扩大、视觉失调、排尿功能受损及癫痫发作等。

2. 少见鼻炎、心悸、血清氨基转移酶升高、光敏反应、低血压、晕厥、心动过速、瘀斑、黏膜出血、肝功能异常、低钠血症、体重增加、情感淡漠、幻觉、肌阵挛、激越、脱发、味觉改变、耳鸣、月经过多、尿潴留。

3. 较少见心动过速、肾功能异常、血清胆固醇轻度升高、视物模糊、可逆性骨髓抑制。

4. 偶见紫癜、皮疹等。

5. 罕见出血时间延长、血小板减少症、肝炎、异常血管升压素分泌、惊厥、躁狂发作、神经阻滞剂恶性综合征、高5-羟色胺综合征。

6. 非常罕见过敏、QT间期延长、心室颤动、室性心动过速、胰腺炎、恶病质、催乳素增加、横纹肌溶解、妄想、锥体外系反应、迟发性运动障碍、多形性红斑、Stevens-Johnson综合征、瘙痒、荨麻疹、肺嗜酸性粒细胞增多、闭角型青光眼。

7. 可能增加患者自杀的风险。

【禁忌】对本品过敏者禁用。

【注意事项】

1. 闭角型青光眼、癫痫、近期心肌梗死、高血压、甲状腺疾病、血液病、心脏病、不稳定型心绞痛、肝肾功能不全、儿童、老年患者慎用。

2. 用药过程中应监测血压，血压升高应减量或停药。

3. 停用时应逐渐减少剂量，已应用本品6周或更长时间者，应在2周内逐渐减量。

4. 患者出现有转向躁狂发作倾向时应立即停药。

5. 用药期间不宜驾驶车辆、操作机械或高空作业。

6. 动物实验表明本品无致畸作用，亦无胚胎毒性，但妊娠期服用本品的安全性尚未确立，孕妇使用应权衡利弊。FDA对本药的妊娠安全性分级为C级。

7. 本品及代谢物可通过乳汁分泌，哺乳期妇女用药应权衡利弊。

【药物相互作用】

1. 与选择性5-羟色胺再摄取抑制剂或与单胺氧化酶抑制剂合用时，可引起高血压、僵硬、肌阵挛、不自主运动、焦虑不安、意识障碍乃至昏迷和死亡。因此，在由一种药物转换为另一种药物治疗时，需7~14日的洗净期。

2. 与奎尼丁合用时，可使本品血药浓度升高。

3. 与β受体阻滞剂普萘洛尔、美托洛尔、噻吗洛尔，或与三环类抗抑郁药阿米替林、氯米帕明、丙咪嗪，或与抗心律失常药普罗帕酮，或与可待因和右美沙芬等合用，可竞争性地抑制本品的代谢。

4. 与西咪替丁合用时，可使本品清除率降低。

5. 可增强华法林等抗凝药的作用。

【规格】片剂：25mg。胶囊剂：25mg。缓释片剂：75mg。胶囊剂：75mg。

噻奈普汀
Tianeptine

【药理作用】三环类抗抑郁药。通过作用于5-羟色胺系统而起抗抑郁作用。在动物实验中，可增加海马部位锥体细胞的自发性活动，并加速其功能受抑制后的恢复；可增加大脑皮质和海马部位神经元对 5 - 羟色胺的再吸收作用。

【适应证】各种抑郁症。

【用法用量】口服。成人每日 3 次，一次 12.5mg，于三餐（早、中、晚）前口服。对于慢性酒精中毒病人，无论是否存在肝硬化，均无必要改变剂量。对于 70 岁以上的病人和存在肾功能不全的病人，剂量应限制在每日 25mg。

【不良反应】罕见，一般并不严重。腹痛、口干、厌食、恶心、呕吐、便秘、胀气；失眠、瞌睡、噩梦、虚弱；心动过速、期外收缩、心前区疼痛；眩晕、头痛、晕厥、震颤、颜面潮红；呼吸不畅、喉部堵塞感；肌痛、背痛等。

【禁忌】对本品过敏者、未满 15 岁的儿童禁用。

【注意事项】

1. 心血管疾病、胃肠道疾病、严重肾功能不全者慎用。

2. 有遗传性自杀倾向的抑郁病人服用本药时必须密切监护，特别是在治疗开始时。

3. 如需进行全身麻醉，应告知麻醉师病人正在服用本药，并在手术前 24 或 48 小时停药。需进行急诊手术时，可不必有停药期，但应进行术前监测。

4. 与所有治疗精神疾病药物相同，如中断治疗，需逐渐减少剂量，时间为 7 ~ 14 天以上。

5. 部分患者会出现警觉力下降。司机或机器操纵者需注意服用本药时易出现嗜睡的危险。

6. 在开始本品治疗前，必须停用单胺氧化酶抑制剂类药物 2 周。而本来服用本品改为单胺氧化酶抑制剂类药物治疗的病人，只需停服本品 24 小时。

7. 动物实验表明本药对生殖功能无不良影响，仅有极少数的药物通过胎盘，未见胎儿体内蓄积作用。但在人类尚无有关的临床研究资料，妊娠期间避免服用本药。

8. 三环类抗抑郁药可以分泌入乳汁，建议服药期间不宜哺乳。

【药物相互作用】与非选择性单胺氧化酶抑制剂类药物合用，存在发生心血管病发作或阵发性高血压、高热、抽搐、死亡的危险。

【规格】片剂：12.5mg。

安非他酮
Bupropion

【药理作用】氨基酮类抗抑郁药。对去甲肾上腺素、5 - 羟色胺、多巴胺再摄取有较弱的抑制作用，对单胺氧化酶无抑制作用。本品的抗抑郁作用机制尚不明确，可能与去甲肾上腺素和（或）多巴胺能作用相关。

【适应证】用于治疗抑郁症。

【用法用量】口服。

1. 片剂：用药时从小剂量开始，起始剂量为一次 75mg，一日 2 次（早、晚各 1 次）；服用至少 3 天后，根据临床疗效和耐受情况，可逐渐增大剂量到一次 75 ~ 100mg，一日 3 次（早、中、晚各 1 次）。在加量过程中，3 日内增加剂量不得超过一日 100mg。本品通常需要服用 4 周后才能出现明显的疗效，如已连续使用几周后仍没有明显疗效，可以考虑逐渐增加至每日最大剂量 450mg，但每次最大剂量不应超过 150mg，两次用药间隔不得少于 6 小时。

2. 缓释片：开始一次 150mg，每日 1 次，连续使用 3 天，第 4 天开始改为一次 150mg，每日 2 次，两次用药间隔时间大于 8 小时。

【不良反应】

1. 代谢及内分泌系统：可见体重下降。

2. 神经系统：常见激动、易怒、焦虑、失眠；有引起癫痫发作的危险，随剂量增加，发生率也升高。

3. 精神：有引起幻觉、错觉、注意力难以集中、偏执和精神错乱等精神病症状的报道，减少用量或停药后症状可减轻或消失；可能增加患者自杀意念和自杀行为发生的风险，尤其是开始治疗的前数月或调整剂量时。

4. 胃肠道：常见口干、恶心、便秘等。

5. 过敏反应：皮肤瘙痒、皮疹、荨麻疹、血管神经性水肿、呼吸困难；也有红斑狼疮、Stevens - Johnson 综合征、过敏性休克和迟发性过敏反应的报道。

【禁忌】有癫痫病史、贪食症或厌食症、对本品过敏者禁用。

【注意事项】

1. 心脏疾病、肝肾功能不全、有过敏史或者出现类过敏及过敏反应症状患者慎用。

2. 不能与单胺氧化酶抑制剂合并应用。单胺氧化酶抑制剂与本品的服用间隔至少为 14 天。

3. 服用本品的部分患者会出现躁动不安、易怒、焦虑和失眠，特别是开始治疗后不久。临床研究中，这些症状有时需要镇静药或催眠药治疗。2% 的患者症状严重到需要停用。

4. 尚无妊娠妇女应用的充分的对照研究资料，孕妇使用时应充分权衡利弊。

5. 本品及其代谢物可以通过乳汁分泌，对婴儿有潜在影响，哺乳期妇女如必须使用，应停止哺乳。

6. 对儿童用药的有效性及安全性尚未明确，18 岁以下儿童不宜使用。

7. 部分老年患者可能对本品的敏感性较强，且药物在体内蓄积的风险增加。老年患者应慎重选用合适剂量，并同时检测肾功能。

8. 正使用降血糖药或胰岛素治疗的糖尿病患者不宜使用本品。

【药物相互作用】

1. 卡马西平、苯巴比妥、苯妥英可以诱导本品的代谢，降低本品疗效，合用时应注意调整剂量。

2. 西咪替丁可以抑制本品的代谢，出现不良反应风险增加，合用时应注意调整剂量。

3. 本品及代谢物羟安非他酮是 CYP2D6 的抑制剂。与经 CYP2D6 代谢的抗抑郁药物（如去甲替林、米帕明、地昔帕明、帕罗西汀、氟西汀、舍曲林）、抗精神病药（如氟哌啶醇、利培酮、甲硫达嗪）、β 受体阻断剂（如美托洛尔）、I_C 类抗心律失常药物（如普罗帕酮、哌氟酰胺）合用时，应当使用最小剂量。正在使用 CYP2D6 酶代谢药物治疗的患者服用安非他酮时，应当考虑减少原来药物的剂量，特别是那些治疗指数窄的药物。

4. 与左旋多巴合用，副作用发生率可能升高。服用左旋多巴的患者同时服用本品时应谨慎，从最小剂量开始使用，然后逐渐加量。

5. 与降低癫痫发作阈值的药物（如抗精神病药、抗抑郁药物、茶碱、全身应用类固醇等）或者疗法（如突然中断苯二氮䓬类药物）合用时，可降低癫痫发作的阈值，应谨慎。

6. 与唑吡坦合用可增加出现幻觉的风险，合用时应注意。

【规格】　片剂：75mg。缓释片：150mg。

西酞普兰
Citalopram

【药理作用】　二环氢化酞类衍生物，选择性 5-羟色胺（5-HT）再摄取抑制剂。抗抑郁的作用与抑制中枢神经系统神经元对 5-HT 的再摄取，从而增强中枢 5-羟色胺能神经的功能有关。本品是一种高选择性的 5-HT 再摄取抑制剂，对去甲肾上腺素和多巴胺的再摄取影响较小。本品对 5-HT_{1A}、5-HT_{2A}、D_1 受体、D_2 受体、α_1 受体、α_2 受体、β 受体、H_1 受体、GABA 受体、M 受体、苯二氮䓬受体无亲和力，或仅具有较低的亲和力。

【适应证】　各种类型的抑郁症。

【用法用量】　口服。成人初始剂量为每次 20mg，一日 1 次。根据病情严重程度及患者反应可酌情增加至每次 60mg，一日 1 次。增量需间隔 2~3 周。

超过 65 岁的老年患者和肝功能损伤的患者剂量减半，常用量每日 10~30mg，从每日 10mg 开始，推荐常用剂量为每日 20mg，每日最大剂量为 40mg。

【不良反应】　本品的不良反应通常短暂且轻微。通常在服药后第一或第二周内明显，随着抑郁症状改善一般逐渐消失。

1. 常见的不良反应有恶心、口干、头晕、头痛、嗜睡、睡眠时间缩短、多汗、流涎减少、震颤、腹泻。

2. 可引起激素分泌紊乱、躁狂、心动过速及直立性低血压。

3. 有引起癫痫发作的个案报道。

4. 研究表明可引起性功能障碍。

【禁忌】　对本品过敏者禁用。

【注意事项】

1. 癫痫、有躁狂病史、严重肾功能障碍、肝功能不全、近期发作的心肌梗死患者应慎用。

2. 与单胺氧化酶抑制剂同时使用可发生严重或致命的反应，禁止两药联用。停止服用其中任何一种药物至少 14 天后才可以服用另外一种药物。

3. 在出现明显抑郁缓解之前仍可能持续存在自杀的倾向。如病人进入躁狂期，应停用本品，并给予精神抑制药作适当治疗。

4. 可能会引发低钠血症和抗利尿激素分泌异常综合征，用药过程中应密切监测上述疾病的症状发生，并及时停药，采取适当的措施。

5. 使用本品的患者应避免操作危险的机械，包括驾驶车辆。

6. 使用本品的患者不应同时服用含酒精的制品。

7. 本品对人怀孕期的安全性尚未确定，除非对于病人的益处远远超过理论上可能对胎儿或婴儿带来的风险，否则怀孕期及授乳期内不应服用。FDA 对本药的妊娠安全性分级为 C 级。

8. 儿童用药的安全性与有效性还未确定。

【药物相互作用】

1. 与其他作用于中枢神经的药物合用时应谨慎。

2. 与西咪替丁联合使用，可降低本品清除率，联用时应注意。

3. 锂剂与本品联合使用没有发现相互间的作用影响。但锂会增强西酞普兰的血清激活素的活性，故应当监测血浆锂水平，并对锂的剂量作出适当调整。

4. 使用 5 - 羟色胺抑制剂和舒马曲坦的患者发现虚弱、反射亢进和不合作的报道很少。如果在临床上确有需要将舒马曲坦和 5 - 羟色胺再摄取抑制剂（如氟西汀、氟伏沙明、帕罗西汀、舍曲林）联合使用，则应对患者进行适当的观察。

5. 可使美托洛尔血药浓度升高，但两者联合使用对血压和心率的影响无临床显著意义。

6. 可抑制丙米嗪的代谢，使其生物利用度增加，半衰期延长，两者合用应谨慎。

7. 与氟哌利多合用时，可增加心脏毒性。

【规格】 片剂：20mg。

氟哌噻吨美利曲辛
Flupentixol and Melitracen

【药理作用】 氟哌噻吨和美利曲辛两种成分可提高脑内突触间隙多巴胺、去甲肾上腺素及 5 - 羟色胺等多种神经递质的含量，从而调节中枢神经系统的功能。本品抗胆碱作用较单用美利曲辛弱，对组胺受体有一定的拮抗作用，具有镇静、抗惊厥作用。

美利曲辛为三环类抗抑郁药，可抑制神经递质的再吸收，使突触间隙的 5 - 羟色胺和去甲肾上腺素浓度增加。同时可对抗大剂量使用氟哌噻顿时可能产生的锥体外系反应。

【适应证】

1. 治疗神经症，如神经衰弱、慢性疲劳综合征、神经性抑郁症、焦虑症等。

2. 治疗各种焦虑抑郁状态，包括更年期、经前期、嗜酒及药瘾者的焦虑抑郁状态。

【用法用量】 口服。成人通常每天 2 片，早晨及中午各 1 片；严重病例早晨的剂量可加至 2 片。维持量通常每天 1 片，早晨口服。老年病人早晨服 1 片即可。

【不良反应】 推荐剂量下不良反应极少，为一过性不安和失眠。

在临床试验中，观察到以下不良反应：

1. 神经系统：常见头晕、震颤；不常见疲劳。

2. 精神：常见睡眠障碍、不安、躁动。

3. 视觉：常见调节障碍。

4. 胃肠道：常见口干、便秘。

上市后有出现胆汁淤积性肝炎的个例报道。

【禁忌】

1. 对美利曲辛、氟哌噻吨过敏者禁用。

2. 循环衰竭、任何原因引起的中枢神经系统抑制（如急性酒精、巴比妥类或阿片类中毒）、昏迷状态、肾上腺嗜铬细胞瘤、恶液质、未经治疗的闭角性青光眼者禁用。

【注意事项】

1. 不推荐用于心肌梗死的恢复早期、各种程度的心脏传导阻滞或心律失常及冠状动脉缺血患者。器质性脑损伤、惊厥抽搐、尿潴留、甲状腺功能亢进、帕金森综合征、重症肌无力、肝脏疾病晚期、心血管及其他循环系统疾病患者慎用。

2. 与单胺氧化酶抑制剂联合使用可能导致 5 - 羟色胺综合征，禁止联用。停止服用非选择性单胺氧化酶抑制剂和司来吉兰 14 天后，以及停用吗氯贝胺至少 1 天后才能开始使用本品治疗。同样，单胺氧化酶抑制剂的治疗也应在本品停药观察 14 天后开始。

3. 由于其兴奋特性，不推荐激动和过度活跃的病人服用。若病人已预先使用了具镇静作用的安定剂，应逐渐停用。

4. 若非抑郁症状已有明显减轻，抑郁症病人仍有自杀的危险。

5. 可能会改变胰岛素和葡萄糖耐量，糖尿病患者使用本品时要调整降糖药的剂量。

6. 局部麻醉时同时使用本品会增加发生心律失常、低血压的风险。如果可能，在外科手术前几天就停止使用本品，如果在不可避免的情况下实施急诊外科手术，一定要告知麻醉师之前接受抗抑郁药物治疗的病史。

7. 长期服用时，需要定期检查心理和神经状态、血细胞计数和肝功能。

8. 本品能削弱患者的注意力和反应力，服用本药者不得开车或操作危险的机器。

9. 动物的生殖毒性研究表明，两种活性成分氟哌噻吨和美利曲辛组成的复方对胚胎发育无有害作用，但未对孕妇进行对照研究，孕期用药必须谨慎。

10. 少量氟哌噻吨通过母乳分泌，哺乳期妇女慎用。

11. 尚缺乏本品儿童用药的安全性和有效性研究资料，不推荐儿童使用本品。

【药物相互作用】

1. 美利曲辛可能会加强下述药物对心血管的影响，包括肾上腺素、麻黄碱、异丙肾上腺素、去甲肾上腺素、去氧肾上腺素及苯丙醇胺。

2. 可降低胍乙啶、倍他尼定、利血平、可乐定、甲基多巴的抗高血压作用。

3. 三环类抗抑郁药会增强此类药物在眼、中枢神经系统、肠道、膀胱的作用，可能会增加发生麻醉性肠梗阻、高烧等的风险，应避免合用。

4. 可增强酒精、巴比妥类和其他中枢神经抑制药物的抑制作用。

5. 氟哌噻吨与锂合用会增加发生神经毒性的风险。

6. 可降低左旋多巴的作用，而增加其心脏不良反应的风险。

【规格】片剂：每片含氟哌噻吨0.5mg、美利曲辛10mg。

度洛西汀
Duloxetine

【药理作用】度洛西汀是一种选择性5-羟色胺与去甲肾上腺素再摄取抑制剂。度洛西汀抗抑郁与中枢镇痛作用的确切机制尚未明确，但认为与其增强中枢神经系统5-羟色胺能与去甲肾上腺素能功能有关。临床前研究结果显示，度洛西汀是神经元5-羟色胺与去甲肾上腺素再摄取的强抑制剂，对多巴胺再摄取的抑制作用相对较弱。体外研究结果显示，度洛西汀与多巴胺受体、肾上腺素受体、胆碱受体、组胺受体、阿片受体、谷氨酸受体、GABA受体无明显亲和力。度洛西汀

不抑制单胺氧化酶。

【适应证】抑郁症。

【用法用量】吞服，不要咀嚼和压碎。起始剂量为40mg/d（40mg，一日1次；或20mg，一日2次）至60mg/d（60mg，一日1次；或30mg，一日2次），不考虑进食影响。

【不良反应】最常见的不良反应包括恶心、口干、便秘、食欲下降、疲乏、嗜睡、出汗增多、尿急（度洛西汀属于已知的影响尿道阻力的药物）。如果应用度洛西汀治疗过程中出现尿急，应当考虑药物导致的可能性。

【禁忌】

1. 已知对度洛西汀或本品中任何非活性成分过敏的患者禁用。

2. 未经控制的闭角型青光眼患者禁用。

【药物相互作用】

1. 禁止与单胺氧化酶抑制剂联用，也不可以在单胺氧化酶抑制剂停药14天内使用本品；根据度洛西汀的半衰期，停用度洛西汀后至少5天，才能开始使用单胺氧化酶抑制剂。

2. 度洛西汀通过CYP2D6和CYP1A2代谢，中度抑制CYP2D6，但不抑制也不诱导CYP1A2和CYP3A4。与其他主要通过CYP2D6代谢，且治疗窗狭窄的药物（如TCAs、I_C类抗心律失常药物、吩噻嗪）同用时，应谨慎。

【规格】肠溶片剂：20mg。肠溶胶囊剂：30mg；60mg。

艾司西酞普兰
Escitalopram

【药理作用】动物实验表明，艾司西酞普兰为选择性5-羟色胺再摄取抑制剂，而对去甲肾上腺素和多巴胺再摄取作用微弱，其作用为西酞普兰左旋对映体作用的100倍。艾司西酞普兰对5-羟色胺1~7受体或其他受体包括肾上腺素α和β、多巴胺1~5、组胺1、蕈毒碱1~5和苯二氮䓬受体无作用或非常小，另外对Na^+、K^+、Cl^-和Ca^+离子通道无作用。

【适应证】用于重症抑郁症及广泛性焦虑症的治疗。

【用法用量】

1. 重症抑郁症：起始剂量一日1次，每次10mg，1周后可以增至一日1次，每次20mg，早

晨或晚上口服。一般情况下应持续几个月甚至更长时间的治疗。老年患者或肝功能不全者建议一日 1 次，每次 10mg，轻度或中度肾功能不全者无需调节剂量。

2. 广泛性焦虑：起始剂量一日 1 次，每次 10mg，1 周后可以增至一日 1 次，每次 20mg，早晨或晚上口服。

【不良反应】约 5% 的患者有失眠、阳痿、恶心、便秘、多汗、口干、疲劳、嗜睡。约 2% 的患者有头痛、上呼吸道感染、背痛、咽炎和焦虑等。偶见报道可引起躁狂或轻度躁狂或低钠血症。

【禁忌】对艾司西酞普兰或任一辅料过敏者禁忌使用。

【注意事项】

1. 肝肾功能不全、有惊厥史、心脏病、甲状腺疾病、电解质紊乱、其他精神疾病（例如双相情感障碍）或有自杀念头者应慎用。

2. 服药期间不宜操作机器。

3. 孕妇或哺乳期妇女应慎用。

4. 对婴幼儿的安全性没有临床资料。

5. 至少停用单胺氧化酶抑制剂 14 天后才可以调换本药，同样，停用本药 14 天后才可以用单胺氧化酶抑制剂。停药时应逐渐减量。

【药物相互作用】

1. 禁与单胺氧化酶抑制剂并用。

2. 与酒精和中枢神经系统药物（例如抗抑郁药）并用时应慎重。

3. 与阿司匹林、华法林等抗凝血药合用时可能有引起上消化道出血的危险，应慎用。

4. 锂盐可能增加艾司西肽普兰的作用，合用时应慎用。

5. 酶诱导剂卡马西平可能增加艾司西肽普兰的代谢，两者合用时应增加后者的剂量。

6. 与美托洛尔合用对患者的血压和心率没有明显影响。

7. 艾司西肽普兰不应与西肽普兰合用。

【规格】片剂：5mg；10mg。

阿戈美拉汀
Agomelatine

【药理作用】阿戈美拉汀是 5 - 羟色胺 2C（5 - HTx）受体拮抗剂，抗抑郁的机制可能与增加海马部位神经元的可塑性及神经元增生有关。

阿戈美拉汀还可调节睡眠觉醒周期，因而可在晚间调节患者的睡眠结构，增进睡眠。

【适应证】具有良好的抗抑郁效果。主要用于抗抑郁、抗焦虑、调整睡眠节律及调节生物钟。

【用法用量】口服，一日 25mg，晚上服，2 周后若疗效欠佳则加量至一日 50mg，6 周一疗程。

【不良反应】常见的有头痛、恶心和乏力等。很少有胃肠道不良反应。

【禁忌】对本品任何成分过敏者禁用。

【规格】片剂：25mg。

1.12 影响脑血管、脑代谢及促智药

1.12.1 脑血管药

尼莫地平
Nimodipine

【药理作用】Ca^{2+} 通道阻滞剂。正常情况下，平滑肌的收缩依赖于 Ca^{2+} 进入细胞内，引起跨膜电流的去极化。尼莫地平通过有效地阻止 Ca^{2+} 进入细胞内抑制平滑肌收缩，达到解除血管痉挛之目的。动物实验证明，尼莫地平对脑动脉的作用远较全身其他部位动脉的作用强许多，并且由于它具有很高的亲脂性，易透过血脑屏障。当用于蛛网膜下隙出血的治疗时，脑脊液中的浓度可达 12.5ng/ml，可用于预防蛛网膜下隙出血后的血管痉挛。此外尚具有保护和促进记忆、促进智力恢复的作用。

【适应证】主要用于脑血管疾病（如蛛网膜下隙出血等）及其所致的脑供血不足、脑血管痉挛、缺血后继发神经元损伤等。也用于轻、中度原发性高血压。还可用于血管性头痛、突发性耳聋。

【用法用量】

1. 口服给药

（1）缺血性脑血管病：每日 30 ~ 120mg，分 3 次服用，连服 1 个月。

（2）偏头痛：一次 40mg，一日 3 次，12 周为一疗程。

（3）蛛网膜下腔出血所引起的脑血管痉挛：一次 40 ~ 60mg，一日 3 ~ 4 次，3 ~ 4 周为一疗程。需手术的患者，手术当天停药，以后可继续服用。

（4）突发性耳聋：一日 40 ~ 60mg，分 3 次服用，5 天为一疗程，一般用药 3 ~ 4 疗程。

（5）轻、中度高血压病：开始一次 40mg，一日 3 次，一日最大剂量为 240mg。

2. 静脉给药

（1）蛛网膜下腔出血所致血管痉挛：预防性用药应在出血后 4 天内开始，并在血管痉挛最大危险期连续给药，例如持续到蛛网膜下腔出血后的 10～14 天。如已经出现缺血性神经损伤，治疗应尽早开始，并应持续给药 5～14 天；如经外科手术治疗去除出血原因，应继续静脉输注本品至少持续至术后第 5 天。其后建议口服给药 7 天，每隔 4 小时服用一次，一次 60mg。

体重低于 70kg 或血压不稳的患者，治疗开始的 2 小时可按照 0.5mg/h〔约为 7.5μg/（kg·h）〕。如果耐受性良好，2 小时后，剂量可增至 1mg/h〔约为 15μg/（kg·h）〕。体重大于 70kg 的患者，剂量宜从 1mg/h 开始，2 小时后如无不适可增至 2mg/h〔约为 30μg/（kg·h）〕。对于发生不良反应的患者，有必要减小剂量或中断治疗。

（2）急性脑缺血：静脉滴注速度 0.5μg/（kg·min），监测血压，以血压不下降或略有下降为宜，以后改为口服，每次 30～60mg，每日 3 次。

【不良反应】

1. 血液系统：可出现血小板减少，偶可出现贫血、弥散性血管内凝血、血肿、深静脉血栓形成。

2. 心血管系统：可引起血压下降（血压下降的程度与药物剂量有关）、心率加快、心动过缓、期外收缩、心悸、高血压、充血性心力衰竭、反跳性血管痉挛、心电图异常。

3. 精神神经系统：可出现头痛、头晕、眩晕、嗜睡、虚弱、无力。还可见激动、不安、易激怒、兴奋、攻击倾向、失眠、多动、多汗等。偶见运动功能亢进、抑郁、神经退化、震颤。

4. 胃肠道：可出现胃肠道不适（恶心、呕吐、腹泻等）、胃肠道出血。偶有肠梗阻。

5. 呼吸系统：可出现呼吸困难、喘息。

6. 泌尿生殖系统：可见血清尿素氮和肌酐升高。

7. 皮肤：可出现皮疹、皮肤发红、温热感、瘙痒、皮肤刺痛等。

8. 肝脏：可出现肝功能异常，转氨酶、碱性磷酸酶、乳酸脱氢酶升高，还可见肝炎、黄疸。

9. 其他：可出现外周水肿、肌痛、肌痉挛；偶有血糖升高；静脉滴注过快可出现头痛和颜面潮红。

【禁忌】

1. 对本品过敏者、严重肝功能损害、脑水肿及颅内压增高患者禁用。

2. 妊娠期及哺乳妇女禁用。

【注意事项】

1. 肝功能损害、严重肾功能损害、严重心血管功能损害、严重低血压患者慎用。

2. 药物可由乳汁分泌。

3. 动物实验提示本品具有致畸性。FDA 对本药的妊娠安全性分级为 C 级。

4. 本品可引起血压降低。在高血压合并蛛网膜下隙出血或脑卒中患者中，应注意减少或暂时停用降血压药物，或减少本品的用药剂量。

5. 可产生假性肠梗阻，表现为腹胀、肠鸣音减弱。当出现上述症状时应当减少用药剂量并密切观察。

【药物相互作用】

1. 合并应用氟西汀可使本品的稳态血浆浓度提高 50%，氟西汀则显著降低，而其活性代谢产物去甲氟西汀不受影响。

2. 与西咪替丁联用，本品血药浓度升高，这可能与肝内细胞色素 P450 被西咪替丁抑制，本品代谢减少有关。

3. 本品可增强抗高血压药物的降压作用，应避免与其他钙拮抗剂或 β 受体阻滞剂合并使用。

4. 同时服用肾毒性药物（如氨基糖苷类药物、头孢菌素类药物、呋塞米）或已有肾功能损害的病人可引起肾功能减退，如发现肾功能减退，应考虑停药。

5. 与酶诱导剂合用，可致本品血药浓度降低。

【规格】片剂：20mg；30mg。胶囊剂：20mg；30mg。注射液：50ml：10mg；50ml：25mg。

桂利嗪
Cinnarizine

【其他名称】脑益嗪。

【药理作用】哌嗪类钙通道拮抗剂。可阻止血管壁平滑肌细胞的病理性钙内流，缓解血管痉挛。有扩张脑血管和周围血管的作用，能改善脑循环及冠脉循环，尤其对脑血管作用明显。本品还能抑制磷酸二酯酶，阻止 cAMP 分解成无活性的 5 - AMP，从而增加细胞内的 cAMP 浓度，抑制组胺、5 - 羟色胺、缓激肽等多种生物活性物质的释放。

对补体 C4 的活化也有抑制作用。

【适应证】用于脑血栓形成、脑栓塞、脑动脉硬化、脑出血恢复期、蛛网膜下隙出血恢复期、脑外伤后遗症、内耳眩晕症、冠状动脉硬化及由于末梢循环不良引起的疾病的治疗。近年来有关文献报道，本品可用于慢性荨麻疹、老年性皮肤瘙痒等过敏性皮肤病。

【用法用量】口服，每次 25 ～ 50mg，每日 3 次。

【不良反应】不良反应一般轻而短暂，停药或减量后可消失。

1. 消化系统：偶见恶心、食欲缺乏、腹泻等。

2. 精神神经系统：偶见头痛、头晕、嗜睡、倦怠等。

3. 过敏反应：偶有皮疹，还可见红斑、轻度浮肿等。

【禁忌】对本药过敏者、颅内活动性出血者、脑梗死急性期者、有抑郁症病史者禁用。

【注意事项】

1. 疲惫症状逐步加重者应当减量或停药。

2. 严格控制药物应用剂量，长期应用出现锥体外系症状时，应当减量或停药。

3. 患有帕金森病等锥体外系疾病时，应慎用。

4. 驾驶员和机械操作者慎用，以免发生意外。

5. 虽然尚无致畸和对胚胎发育有影响的研究报告，但原则上孕妇不用。本品随乳汁分泌，原则上哺乳期妇女不用。

【药物相互作用】

1. 与酒精、催眠药或镇静药合用时，加重镇静作用。

2. 与苯妥英钠、卡马西平联合应用时，可以降低本品的血药浓度。

【规格】片剂：25mg。胶囊剂：25mg。

氟桂利嗪
Flunarizine

【药理作用】钙通道阻断剂。能防止因缺血等原因导致的细胞内病理性钙超载而造成的细胞损害。可缓解血管痉挛，对血管收缩物质引起的持续性血管痉挛有持久的抑制作用，尤其对基底动脉和颈内动脉明显，其作用比桂利嗪强 15 倍。具有前庭抑制作用，能增加耳蜗小动脉血流量，改善前庭器官循环。具有抗癫痫作用，本品可阻断

神经细胞的病理性钙超载而防止阵发性去极化、细胞放电，从而避免癫痫发作。可保护心肌，明显减轻缺血性心肌损害。尚有改善肾功能之作用，可用于慢性肾衰竭。另外本品还有抗组胺作用。

【适应证】

1. 脑供血不足、椎动脉缺血、脑血栓形成等。

2. 耳鸣、眩晕。

3. 偏头痛预防。

4. 癫痫辅助治疗。

【用法用量】

1. 包括椎基底动脉供血不全在内的中枢性眩晕及外周性眩晕，每日 10 ～ 20mg，2 ～ 8 周为一疗程。

2. 特发性耳鸣：10mg，每晚 1 次，10 天为一个疗程。

3. 间歇性跛行：每日 10 ～ 20mg。

4. 偏头痛预防：每晚 5 ～ 10mg。

5. 脑动脉硬化、脑梗死恢复期：每日 5 ～ 10mg。

【不良反应】

1. 中枢神经系统：嗜睡和疲惫感最常见。长期服用者可以出现抑郁症，以女性病人较常见。可见锥体外系症状，表现为不自主运动、下颌运动障碍、强直等。多数用药 3 周后出现，停药后消失，老年人中容易发生。少数病人可出现失眠、焦虑等症状。

2. 消化系统：胃部烧灼感、进食量增加、体重增加。另可见转氨酶升高。

3. 其他：少数病人可出现皮疹、口干、溢乳、肌肉酸痛等症状。多为短暂性，停药可以缓解。

【禁忌】对本品过敏、有抑郁症病史、脑梗死急性期及急性脑出血性疾病患者禁用。

【注意事项】

1. 用药后疲惫症状逐步加重者应当减量或停药。

2. 严格控制药物剂量，当应用维持剂量达不到治疗效果或长期应用出现锥体外系症状时，应当减量或停服药。

3. 患有帕金森病等锥体外系疾病时，应慎用。

4. 虽然尚无致畸和对胚胎发育有影响的研究报告，但原则上孕妇不用。本品随乳汁分泌，原则上哺乳期妇女不用。

5. 驾驶员和机械操作者慎用，以免发生意外。

6. 由于本药能透过血脑屏障，有明确的中枢神经系统不良反应，且儿童中枢神经系统对药物

的反应敏感，代谢机能相对较弱，目前虽无详细的儿童用药研究资料，原则上儿童慎用或忌用此药。

7. 老年患者神经系统较敏感，代谢能力较弱，在给药剂量上应酌情减少。

【药物相互作用】

1. 与酒精、催眠药或镇静药合用时，可加重镇静作用。

2. 与苯妥英钠、卡马西平联合应用时，可以降低氟桂利嗪的血药浓度。

3. 放射治疗病人合用氟桂利嗪，可提高对肿瘤细胞的杀伤力。

4. 在应用抗癫痫药物治疗的基础上，加用氟桂利嗪可以提高抗癫痫效果。

5. 与胺碘酮合用，可引起心动过缓、房室传导阻滞等病情加重。

【规格】片剂：5mg。胶囊剂：5mg。

倍他司汀
Betahistine

【药理作用】本品能选择性作用于 H_1 受体，具有扩张毛细血管、舒张前毛细血管括约肌、增加前毛细血管微循环血流量的作用，也具有降低内耳静脉压、促进内耳淋巴吸收、增加内耳动脉血流量的作用。本品可通过抑制 H_3 受体抑制组胺释放的负反馈调节。本品在改善微循环的同时，能增加内耳毛细胞的稳定性，减少前庭神经的传导，增强前庭器官的代偿功能，减轻膜迷路积水，从而消除内耳性眩晕、耳鸣和耳闭感等症状。

【适应证】主要用于梅尼埃综合征、血管性头痛及脑动脉硬化，并可用于治疗急性缺血性脑血管疾病，如脑血栓、脑栓塞等所致的中枢性眩晕。高血压所致直立性眩晕、耳鸣等亦有效。

【用法用量】

1. 口服：①甲磺酸盐：通常成人一次 6 ~ 12mg，一日 3 次，饭后口服，可视年龄、症状酌情增减。②盐酸盐：每日 2 ~ 4 次，每次 4 ~ 8mg，每日最大剂量不得超过48mg。

2. 静脉滴注：每日 1 次，一次 20mg。

【不良反应】

1. 口干、食欲不振、胃部不适、恶心、心悸、皮肤瘙痒、加重消化性溃疡等。

2. 个别病例有头晕、头胀、出汗等。

3. 偶见出血性膀胱炎、发热。

【禁忌】

1. 对本品过敏者禁用。

2. 嗜铬细胞瘤患者禁用。

【注意事项】

1. 有消化道溃疡史者或活动期消化道溃疡的患者、支气管哮喘的患者、肾上腺髓质瘤患者、肝脏疾病患者慎用。

2. 对孕妇及可能妊娠的妇女，只有在判断其有益性高于危险性时方可给药。

3. 是否通过乳汁排泄尚不清楚，哺乳期妇女慎用。

4. 儿童用药的安全性尚未确立，不推荐使用。

5. 一般情况下，因老年人的生理代谢功能有所降低，故需注意减量服用。

【药物相互作用】与抗组胺类药物合用，本品药效降低。

【规格】片剂：盐酸盐 4mg；甲磺酸盐 6mg。注射剂：盐酸盐 20mg。

降纤酶
Defibrase

【药理作用】为从长白山白眉蝮蛇或尖吻蝮蛇蛇毒中提取的丝氨酸蛋白酶，有降低血浆凝血因子Ⅰ、降低血液黏度和抗血小板聚集的作用，使血管阻力下降，改善微循环，疏通血管，溶解血栓。

【适应证】

1. 急性脑梗死（包括脑血栓、脑栓塞）、短暂性脑缺血发作（TIA）以及脑梗死再复发的预防。

2. 心肌梗死、不稳定性心绞痛以及心肌梗死再复发的预防。

3. 四肢血管病，包括股动脉栓塞、血栓闭塞性脉管炎、雷诺病。

4. 血液呈高黏状态、高凝状态、血栓前状态。

5. 突发性耳聋。

【用法用量】临用前，用注射用水或生理盐水适量使之溶解，加入生理盐水 100 ~ 250ml 中，静脉滴注 1 小时以上。

急性发作期：一次 10U，一日 1 次，连用 3 ~ 4 日。

非急性发作期：首次 10U，维持量 5 ~ 10U，一日或隔日 1 次，2 周为一疗程。

【不良反应】可出现头痛、头晕、头重感，偶有瘀斑、瘙痒、牙龈出血、鼻出血、荨麻疹、一过性转氨酶升高等。

【禁忌】

1. 具有出血疾病史者禁用。

2. 手术后不久者禁用。

3. 有出血倾向者禁用。

4. 正在使用具有抗凝作用及抑制血小板功能药物（如阿司匹林）者禁用。

5. 正在使用具有抗纤溶作用制剂者禁用。

6. 重度肝或肾功能障碍及乳头肌断裂、心室中隔穿孔、心源性休克、多脏器功能衰竭症者禁用。

7. 对本制剂有过敏史者禁用。

【注意事项】

1. 下列情况慎用：①有药物过敏史者；②有消化道溃疡病史者；③患有脑血栓后遗症者；④70 岁以上高龄患者。

2. 本品必须用足够量的输液稀释，并立即使用。

3. 注意静脉滴注速度（滴注速度过快时，患者易有胸痛、心悸等不适症状）。

4. 用药后可能有出血或止血延缓现象，治疗前及给药期间应对患者进行凝血因子Ⅰ、其他出血及凝血功能的检查。

5. 患者动脉或深部静脉损伤时，该药有可能引起血肿。临床使用应避免进行如星状神经节封闭、动脉或深部静脉等的穿刺检查或治疗。对于浅表静脉穿刺部位有止血延缓现象发生时，应采用压迫止血法。

6. 妊娠期或有妊娠可能性的妇女，应在确定有益性大于危险性后才能使用。哺乳期一般应避免使用，如果必须使用本制剂时应停止哺乳。

7. 儿童用药后的安全性尚不明确。

【药物相互作用】

1. 应避免与水杨酸类药物（如阿司匹林）、抗凝血药合用，因可加强本品作用，引起意外出血。

2. 抗纤溶药可抵消本品作用，禁止联用。

【规格】注射剂：5U；10U。

巴曲酶
Batroxobin

【其他名称】去纤维蛋白酶、东菱克栓酶。

【药理作用】为从巴西矛头蛇亚种的蛇毒中分离、精制的丝氨酸蛋白酶。可增强纤溶系统活性，抑制血栓形成；降低全血黏度，改善微循环，防止血栓形成和扩大；降低血管阻力，提高梗死侧脑血流灌注；保护神经细胞。

【适应证】

1. 急性脑梗死。

2. 改善各种闭塞性血管病（如血栓闭塞性脉管炎、深部静脉炎等）引起的缺血性症状。

3. 改善末梢及微循环障碍（如突发性耳聋、振动病）。

【用法用量】成人首次剂量通常为 10BU，维持量可视病人情况酌情给予，一般为 5BU，隔日 1 次，使用前用 100ml 以上的生理盐水稀释，静脉滴注 1 小时以上。

给药前血纤维蛋白原浓度达 400mmol/L 以上、突发性耳聋的重症患者首次使用量应为 20BU，以后维持量可减为 5BU。

通常疗程为 1 周，必要时可增至 3 ~ 6 周。一般治疗急性缺血性脑血管病 3 次为一疗程，治疗突发性耳聋必要时可延长至 6 周，但在延长治疗期，一次 5BU，隔日 1 次。

【不良反应】

1. 血液：可出现嗜酸性粒细胞增高、白细胞增高或减少、红细胞减少、血红蛋白减少等。

2. 肝脏：转氨酶升高、碱性磷酸酶升高。

3. 肾脏：可有 BUN 升高，血清肌酐升高，出现蛋白尿等。

4. 消化系统：可有恶心、呕吐、胃痛、食欲不振、胃部不快感等。

5. 精神神经系统：可有头晕、脚步蹒跚、头痛、头重、麻木感等。

6. 感觉器官：可有耳鸣、眼痛、视物模糊、眼振等。

7. 代谢异常：中性脂肪升高，偶有总胆固醇升高等。

8. 过敏症：可有皮疹、荨麻疹等。

9. 注射部位：可有皮下出血、止血延迟、血管痛等。

10. 其他：可有胸痛、发热、冷感、不快感、无力感、心外膜炎、鼻塞等。罕有引起休克的情况。

【禁忌】下列患者禁用：

1. 有出血患者（出凝血障碍性疾病、血管障碍所致出血倾向、活动性消化道溃疡、疑有颅内出血者、血小板减少性紫癜、血友病、月经期间、手术时、尿路出血、咯血及伴有性器官出血的早产、流产、刚分娩后的妇女和产褥期妇女等）。

2. 新近手术患者。

3. 有出血可能的患者（内脏肿瘤、消化道憩室炎、大肠炎、亚急性细菌性心内膜炎、重症高血压、重症糖尿病者等）。

4. 正在使用具有抗凝作用及抑制血小板机能药物（如阿司匹林）者和正在使用抗纤溶性制剂者。

5. 用药前凝血因子Ⅰ浓度低于100mmol/L者。

6. 重度肝或肾功能障碍及乳头肌断裂、心室中隔穿孔、心源性休克、多脏器功能衰竭症者。

7. 对本品有过敏史者。

【注意事项】

1. 用药后可能有出血或止血延缓现象，治疗前及治疗期间应对患者进行凝血因子Ⅰ和血小板凝集情况的检查。

2. 患者有动脉或深部静脉损伤时，该药有可能引起血肿。临床使用应避免进行星状神经节封闭、动脉或深部静脉等的穿刺检查或治疗。对于浅表静脉穿刺部位有止血延缓现象发生时，应采用压迫止血法。

3. 下列患者慎用：①有药物过敏史者；②有消化道溃疡病史者；③患有脑血管病后遗症者。④70岁以上高龄患者。

5. 在妊娠妇女中使用的安全性尚未确定，妊娠或有妊娠可能性的妇女，应在确定有益性大于危险性后才能使用。

6. 哺乳期妇女一般应避免使用，如果必须使用本制剂应停止哺乳。

7. 儿童用药的安全性尚不明确。

8. 老年人生理功能低下，使用期间应密切观察。

【药物相互作用】

1. 与水杨酸类药物、抗凝剂及血小板抑制剂（如阿司匹林等）合用可能会增加出血倾向或使止血时间延长，禁止联用。

2. 本品能生成desA纤维蛋白聚合物，可能引起血栓、栓塞症，与溶栓剂合用应特别注意。

【规格】注射液：0.5ml：5BU；1ml：10BU。

罂粟碱
Papaverine

【药理作用】罂粟碱对血管、心脏或其他平滑肌有直接的非特异性松弛作用，其作用可能是抑制环核苷酸磷酸二酯酶引起的。

【适应证】用于治疗脑、心及外周血管痉挛所致的缺血，肾、胆或胃肠道等内脏痉挛。

【用法用量】

1. 肌肉注射：成人一次30mg，一日90～120mg。儿童一次1.5mg/kg，一日4次。

2. 静脉注射：成人一次30～120mg，每3小时1次，应缓慢注射，不少于1～2分钟，以免发生心律失常以及足以致命的窒息等。用于心搏停止时，两次给药要相隔10分钟。儿童一次1.5mg/kg，每日4次。

【不良反应】

1. 用药后出现黄疸，巩膜及皮肤明显黄染，提示肝功能受损。

2. 胃肠道外给药可引起注射部位发红、肿胀或疼痛。快速胃肠道外给药可使呼吸加深、面色潮红、心跳加速、低血压伴眩晕。

【禁忌】完全性房室传导阻滞患者、震颤麻痹（帕金森病）患者禁用。

【注意事项】

1. 对诊断的干扰：服药时血嗜酸性粒细胞、丙氨酸氨基转移酶、碱性磷酸酶、门冬氨酸氨基转移酶及胆红素可增高，提示肝功能受损。

2. 由于对脑及冠状血管的作用不及对周围血管，可使中枢神经缺血区的血流进一步减少，出现"窃流现象"，用于心绞痛、新近心肌梗死或卒中时须谨慎。

3. 心肌抑制时忌大量，以免引起进一步抑制。

4. 青光眼患者要定期检查眼压。

5. 静脉注射大量能抑制房室和室内传导，并产生严重心律失常。

6. 需注意定期检查肝功能，尤其是患者有胃肠道症状或黄疸时。出现肝功能不全时应停药。

7. 孕妇及哺乳期妇女用药安全性尚不明确。

【药物相互作用】

1. 与左旋多巴同用时可减弱后者的疗效，本品能阻滞多巴胺受体。

2. 吸烟时因烟碱作用，可使本品的疗效降低。

【规格】注射液：1ml：30mg。

己酮可可碱
Pentoxifylline

【药理作用】为脑循环及末梢血管循环障碍改善剂，具有扩张脑血管及外周血管的作用，同时能恢复和增强红细胞的变形能力，增加纤维蛋白溶解酶的活性，降低血管黏滞度，抑制血小板聚集，从而增加动脉和毛细血管血流量，改善脑和四肢的血液循环。此外还能改善缺氧组织的氧化能力。

【适应证】主要用于缺血性中风后脑循环的改善，同时可用于周围血管病，如伴有间歇性跛行的慢性闭塞性脉管炎等的治疗。

【用法用量】

1. 口服：肠溶片每次 0.2～0.4g，一日 2～3 次。缓释片每次 0.4g，一日 1～2 次。

2. 静脉滴注：用时患者应处于平卧位。初次剂量 0.1g，于 2～3 小时内输入，最大滴速不超过每小时 0.1g。根据患者耐受性可每次增加 0.05g，但每次用药量不可超过 0.2g，每日 1～2 次。每日最大剂量不超过 0.4g。

【不良反应】

1. 常见的不良反应有头晕、头痛、厌食、腹胀、呕吐等，其发生率均在 5% 以上，最多达 30%。

2. 较少见的不良反应有：心血管系统：血压降低，呼吸不规则，水肿；神经系统：焦虑，抑郁，抽搐；消化系统：厌食，便秘，口干，口渴；皮肤：血管性水肿，皮疹，指甲发亮；眼：视力模糊，结膜炎，中央盲点扩大；其他：味觉减退，唾液增多，白细胞减少，肌肉酸痛，颈部腺体肿大和体重改变等。

3. 偶见的不良反应有心绞痛、心律不齐、黄疸、肝功能异常、血液纤维蛋白原降低、再生不良性贫血和白血病等。

【禁忌】

1. 急性心肌梗死、严重冠状动脉硬化及严重高血压患者禁用。

2. 孕妇及哺乳期妇女禁用。

【注意事项】

1. 有出血倾向或新近有过出血史者不宜应用

此药，以免诱发出血。

2. 严重冠心病、低血压、肝肾功能不全患者慎用。

3. 动物实验中提示长期应用己酮可可碱有增加纤维瘤发生机会，但没有明显致畸性。本品及其代谢产物可由乳汁分泌。

4. 儿童用药安全性尚不明确。

5. 试验资料显示，60～68 岁患者的观察中发现它的 AUC 比 22～30 岁的年龄人组明显增加，清除时间延长。

【药物相互作用】

1. 与抗血小板或抗凝药合用时，凝血时间延长，应当减少剂量。

2. 与茶碱类药物合用时有协同作用，将增加茶碱的药效与毒性反应，须调整两者剂量。

3. 与抗高血压药、β 受体阻滞剂、洋地黄、利尿剂、抗糖尿病及抗心律失常药合用时没有明显的交叉反应发生，但可轻度加重血压下降，应当注意。

4. 与西咪替丁合用，本品 AUC 及血药浓度可升高，毒性作用增强。

【规格】肠溶片：0.1g；0.4g。缓释片：0.4g。注射液：5ml：0.1g。

尼可占替诺
Xanthinol Nicotinate

【其他名称】烟酸占替诺。

【药理作用】本品是一种血管扩张剂，直接作用于小动脉平滑肌及毛细血管，使血管扩张，阻力降低，心排血量增加，改善血液循环。能促进葡萄糖透过血脑屏障，增强脑细胞的葡萄糖和氧的利用，改善大脑的糖代谢和大脑功能。还有促进脂肪代谢，减少胆固醇和甘油三酯含量。可降低红细胞聚集，促进纤维蛋白溶解，预防血栓和栓塞的发生发展。

【适应证】缺血性脑血管病和外周血管循环障碍。

【用法用量】

1. 口服：起始剂量一次 0.15g，一日 3 次，饭后服用。

2. 静脉滴注：起始剂量一日 0.3g，逐渐增加至一日 0.6～0.9g，加入 10% 葡萄糖注射液 500ml 中静脉滴注。

【不良反应】偶见腹痛、皮疹、面部潮红、口干、胸闷、皮疹、四肢红斑及风团、唇发麻和血压下降。极个别患者出现脑出血及脑疝。

【禁忌】发作期的心肌梗死、出血性脑血管病的急性期、急性出血者、二尖瓣狭窄及明显心功能不全者禁用。

【注意事项】

1. 临床应用时，应密切注意患者颅压变化情况。

2. 消化性溃疡、血压不稳定及肝功能不全者慎用。

【药物相互作用】不宜与神经节阻断剂及抗交感神经药同时应用。

【规格】片剂：0.15g。注射液：2ml：0.3g。

丁咯地尔
Buflomedil

【药理作用】为肾上腺素 α 受体抑制剂，通过抑制血管 α 受体，松弛血管平滑肌，扩张血管，增加末梢血管和缺氧组织的血流量。此外还可抑制血小板聚集，降低血液黏度，改善血液流动性，增强红细胞变形性。

【适应证】

1. 慢性脑血管供血不足引起的症状，如眩晕、耳鸣、智力减退、记忆力或注意力减退、定向障碍等。

2. 外周血管疾病，如间歇性跛行、雷诺综合征、血栓闭塞性脉管炎等。

【用法用量】

1. 口服：①片剂、胶囊剂：肾功能正常者，每天 0.3~0.6g，至少分 2 次服用。每天最多不可超过 0.6g。轻度和中度肾功能不全者（30ml/min＜肌酐清除率＜80ml/min）：用量必须减半，每次 0.15g，早晚各 1 次服用。每天用量不得超过 0.3g。②缓释片：肾功能正常者，整片吞服，每日 1 次，每次 0.6g。

2. 静脉滴注：每日 1 次，每次 0.1~0.2g，稀释于 250~500ml 葡萄糖注射液或生理盐水中，缓慢滴注。

【不良反应】

1. 常见的不良反应有胃肠不适、头痛、头晕和肢体皮肤刺痛、灼热感等。过量使用或肾功能不全者使用会导致严重的神经和心血管不良反应。

2. 神经系统不良反应为痉挛、癫痫发作、肌阵挛等。

3. 心血管不良反应为心动过速、低血压、心律不齐等。

【禁忌】

1. 对本品中任何成分过敏者禁用。

2. 急性心肌梗死、心绞痛、甲亢、阵发性心动过速者禁用。

3. 脑出血及有出血倾向或近期有大量失血者禁用。

4. 分娩后的产妇和严重动脉出血的病人禁用。

5. 严重肾功能不全者（肌酐清除率＜30ml/min）禁用。

【注意事项】

1. 丁咯地尔使用有一定的危险性，不能超过最大用量使用。

2. 肝肾功能不全患者慎用本品，必须使用本品时应减少剂量。

3. 正在服用降压药患者慎用本品。

4. 由于本品通过肾脏排泄，因此使用前必须检查肌酐清除率，使用中进行定期检查：肾功能正常者至少每年检查 1 次；肌酐清除率低于正常的患者、65 岁以上和体重不足 50kg 患者至少每年检查 2 次。

5. 本品可引起头晕、嗜睡等症状，驾驶车辆及操作机械者不宜服用本品。

6. 口服剂不应与注射剂同时使用。

7. 孕妇及哺乳期妇女用药安全性尚不明确，慎用。

8. 儿童用药安全性尚不明确，慎用。

【药物相互作用】与降压药合用，降压作用增强，可导致低血压。

【规格】片剂：0.15g。胶囊剂：0.15g。缓释片：0.6g。注射液：5ml：50mg。

尼麦角林
Nicergoline

【药理作用】为半合成麦角碱衍生物，具有 α 受体阻滞作用和扩血管作用。可加强脑细胞能量的新陈代谢，增加氧和葡萄糖的利用；促进神经递质多巴胺的转换而增加神经的传导，加强脑部蛋白质的合成，改善脑功能。

【适应证】

1. 改善脑动脉硬化及脑中风后遗症引起的意

欲低下和情感障碍（反应迟钝、注意力不集中、记忆力衰退、缺乏意念、忧郁、不安等）。

2. 急性和慢性周围循环障碍（肢体血管闭塞性疾病、雷诺氏综合征、其他末梢循环不良症状）。

3. 血管性痴呆，尤其在早期治疗时对认知、记忆等有改善，并能减轻疾病严重程度。

【用法用量】

1. 口服：勿嚼。每日 20～60mg，分 2～3 次服用。至少 6 个月对患者进行一次病情检测，并根据情况调整剂量。

2. 肌注：每次 2～4mg，每天 2 次。

3. 静脉滴注：每日 4～8mg，溶于 250ml 生理盐水或葡萄糖注射液缓慢滴注。

【不良反应】未见严重不良反应的报道。可有低血压、头晕、胃痛、潮热、面部潮红、嗜睡、失眠等。临床试验中，可观察到血液中尿酸浓度升高，但是这种现象与给药量和给药时间无相关性。

【禁忌】

1. 近期心肌梗死、急性出血、严重的心动过缓、直立性调节功能障碍、出血倾向禁用。

2. 对本品过敏者禁用。

3. 孕妇及哺乳期妇女禁用。

【注意事项】

1. 通常本品在治疗剂量时对血压无影响，但对敏感患者可能会逐渐降低血压。

2. 慎用于高尿酸血症的患者或有痛风史的患者。

3. 肾功能不全者应减量。

【药物相互作用】

1. 尼麦角林片可能会增强降血压药的作用，合用时应慎重。

2. 本品通过 CYP2D6 代谢，不排除与通过相同代谢途径的药物有相互作用。

3. 本品可增强肾上腺素 α 受体阻断药或 β 受体阻断药对心脏的抑制作用，禁止合用。

【规格】 片剂：10mg，30mg。注射液：1ml：2mg；1ml：4mg。

麦角胺咖啡因
Ergotamine and Caffeine

【药理作用】麦角胺为肾上腺素 α 受体阻断药，通过对平滑肌的直接收缩作用，使扩张的颅外动脉收缩，或激活动脉管壁的 5 - 羟色胺受体，使脑动脉血管的过度扩张与搏动恢复正常，从而使头痛减轻。咖啡因可收缩脑血管，降低脑血流量，与麦角胺有协同作用。

【适应证】 主要用于偏头痛，能减轻其症状。

【用法用量】 口服。一次 1～2 片，如无效，隔 0.5～1 小时后再服 1～2 片，每次发作一日总量不超过 6 片，每周不超过 10 片。

【不良反应】

1. 常见的有手、趾、脸部麻木和刺痛感，脚和下肢肿胀（局部水肿），肌痛。

2. 少见或罕见的有焦虑或精神错乱（大脑缺血）、幻视（血管痉挛）、胸痛、胃痛、气胀等。

3. 大剂量时可出现暂时性心律失常、瘙痒。

【禁忌】

1. 活动期溃疡病、冠心病、严重高血压、甲状腺功能亢进、闭塞性血栓性脉管炎、肝功能损害、肾功能损害者禁用。

2. 对本品过敏者禁用。

3. 孕妇禁用。

【注意事项】

1. 本品无预防和根治作用，只宜头痛发作时短期使用。

2. 麦角胺有催产作用。

3. 已有报道在乳汁中发现麦角生物碱，导致乳儿麦角生物碱中毒，用药期间应停止哺乳。

4. 老年人慎用，可增加老年病。

【药物相互作用】

1. 与 β 受体阻滞剂合用可导致外周缺血。

2. 大环内酯类抗生素、四环素、茚地那韦、沙奎那韦等合用，可引起急性麦角生物碱中毒。

3. 与多巴胺合用可导致外周血管痉挛，引起坏疽。

【规格】 片剂：每片含酒石酸麦角胺 1mg、咖啡因 100mg。

曲克芦丁
Troxerutin

【药理作用】本品能抑制血小板的聚集，有防止血栓形成的作用。同时能对抗 5 - 羟色胺、缓激肽引起的血管损伤，增加毛细血管抵抗力，降低毛细血管通透性，可防止血管通透性升高引起的水肿。

【适应证】

1. 用于缺血性脑血管病、心肌梗死前综合征、中心性视网膜炎、血栓性静脉炎、静脉曲张、慢性静脉功能不全等。

2. 用于毛细血管通透性增加引起的水肿。

【用法用量】

1. 口服：①片剂：一次 120～180mg，一日 3 次。②颗粒剂：一日 1 次，一次 3.5g。

2. 肌肉注射：一次 100～200mg，一日 2 次。20 日为一疗程，可用 1～3 个疗程，每疗程间隔 3～7 天。

3. 静脉滴注：一次 240～360mg，一日 1 次。用 5%～10% 葡萄糖注射液或低分子右旋糖酐注射液稀释后滴注。20 日为一疗程，可用 1～3 个疗程，每疗程间隔 3～7 天。

【不良反应】

1. 偶见胃肠道反应（恶心及便秘）、过敏反应（潮红、头痛）。

2. 有报道静脉滴注后偶可出现心血管系统反应（心律失常等）、肝脏毒性反应、急性脑水肿。

【禁忌】对本品过敏者禁用。

【注意事项】

1. 服药期间避免阳光直射、高温及过久站立。

2. 孕妇及哺乳期妇女用药安全性尚不明确。

3. 尚缺乏儿童用药的研究，不推荐使用。

【规格】片剂：60mg。颗粒剂：7g：3.5g。注射液：2ml：100mg；2ml：200mg。

依达拉奉
Edaravone

【药理作用】是一种脑保护剂，可清除自由基，抑制脂质过氧化，从而抑制脑细胞、血管内皮细胞、神经细胞的氧化损伤。N-乙酰门冬氨酸（NAA）是特异性的存活神经细胞的标志，脑梗死发病初期含量急剧减少。脑梗死急性期患者给予本品，可抑制梗死周围局部脑血流量的减少。临床前研究提示，本品可阻止脑水肿和脑梗死的进展，并缓解所伴随的神经症状，抑制迟发性神经元死亡。

【适应证】用于改善急性脑梗死所致的神经症状、日常生活活动能力和功能障碍。

【用法用量】一次 30mg，每日 2 次，加入适量生理盐水中稀释后静脉滴注，30 分钟内滴完，

尽可能在发病后 24 小时内开始给药。一个疗程不超过 14 天。

【不良反应】

1. 过敏反应：皮疹、潮红、肿胀、疱疹、瘙痒感。

2. 血液系统：红细胞减少，白细胞增多或减少，血细胞比容减少，血红蛋白减少，血小板增多或减少，弥漫性血管内凝血。

4. 肝脏（发生率 >5%）：AST、ALT、LDH、ALP、γ-GT 升高，总胆红素升高，尿胆原阳性，胆红素尿，黄疸。

5. 泌尿生殖系统：尿素氮升高，血清尿酸升高或下降，蛋白尿，血尿，肌酐升高，严重的可出现急性肾衰竭。

6. 消化系统：嗳气。

7. 其他：发热，热感，血压升高，血清胆固醇升高或降低，甘油三酯升高，血清总蛋白减少，CPK 升高或降低，血清钾下降，血清钙下降。

【禁忌】

1. 重度肾衰竭的患者禁用。有致肾衰竭加重的可能。

2. 对本品过敏者禁用。

3. 孕妇或有妊娠可能的妇女禁用本品。

4. 哺乳期患者禁用。

【注意事项】

1. 轻、中度肾功能损害、肝功能损害、心脏疾病、高龄患者慎用。

2. 在本品给药过程中应进行多次肾功能检测，同时在给药结束后继续密切观察，出现肾功能下降的表现或少尿时，立即停止给药，进行适当处理，尤其是高龄患者。

3. 尚不能确定关于妊娠期给药的安全性。

4. 动物实验中有向乳汁中分布的报告，哺乳期的妇女禁用。必须应用时，在给予本药期间应停止哺乳。

5. 儿童用药的安全性尚不明确，不应使用本品。

6. 老年患者应慎用。

7. 与各种含有糖分的输液混合时，可使本品的浓度降低。

8. 不可和高能量输液、氨基酸制剂混合或由同一通道静滴，混合后可致本品的浓度降低。

9. 勿与抗癫痫药（地西泮、苯妥英钠等）、坎利酸钾混合，可产生混浊。

【药物相互作用】与头孢唑啉钠、哌拉西林钠、

头孢替安钠等抗生素合用时，有致肾衰竭的可能。

【规格】注射液：5ml：10mg。

1.12.2 脑代谢及促智药

多奈哌齐
Donepezil

【药理作用】目前认为阿尔茨海默病痴呆症状的发病机制部分与胆碱能神经传递功能的低下有关。盐酸多奈哌齐可能通过增强胆碱能神经的功能发挥治疗作用。它可逆性地抑制乙酰胆碱酯酶对乙酰胆碱的水解，从而提高乙酰胆碱的浓度。

【适应证】用于轻度或中度阿尔茨海默病症状的治疗。

【用法用量】口服。初始治疗用量一日 1 次，一次 5mg，睡前服，至少维持 1 个月，做出临床评估后，可以将剂量增加到一日 1 次，一次 10mg。3~6 个月为一个疗程。

【不良反应】

1. 常见：普通感冒、厌食、呕吐、皮疹、瘙痒、幻觉、易激惹、攻击行为、昏厥、眩晕、失眠、胃肠功能紊乱、肌肉痉挛、尿失禁、乏力、疼痛、意外伤害。

2. 少见：癫痫、心动过缓、胃肠道出血、胃及十二指肠溃疡、血肌酸激酶浓度轻微升高。

3. 罕见：锥体外系症状、窦房传导阻滞、房室传导阻滞、肝功能异常（包括肝炎）。

【禁忌】对本品、哌啶衍生物过敏者禁用。

【注意事项】

1. 有哮喘史或阻塞性肺疾病史、病窦综合征或其他室上性心脏传导疾病、癫痫患者应慎用。

2. 以约 80 倍人用剂量在妊娠大鼠和 50 倍人用剂量在家兔中做的致畸实验未发现有致畸性。但以 50 倍人用剂量在妊娠大鼠所做的实验中，从孕 17 天至产后 20 天给药，死产轻微增多，并且产后 4 天仔鼠存活率轻度下降。但在约 15 倍人用剂量的下一个低剂量实验时，未发现异常作用。孕妇用药应权衡利弊。FDA 对本药的妊娠安全性分级为 C 级。

3. 尚无哺乳期妇女用药的安全有效性研究资料。服用本品妇女应暂停哺乳。

4. 不推荐用于儿童。

5. 可能会影响驾驶车辆或操作机器的能力。

6. 对于患溃疡病危险性增大的病人，例如有溃疡病史或合用非甾体类抗炎药的患者，应密切观察其症状。

7. 如果出现不能解释的肝功能异常，应当考虑停用。

【药物相互作用】

1. 酮康唑、奎尼丁、伊曲康唑、红霉素等可抑制本品的代谢，增加本品血药浓度。

2. 酶诱导剂，如利福平、苯妥英钠、卡马西平和酒精，可能降低多奈哌齐的浓度。

3. 与抗胆碱能药物有拮抗作用，不能合用。

4. 与琥珀胆碱、其他神经肌肉阻滞剂或胆碱能激动剂或 β 受体阻滞剂等有协同作用。

【规格】片剂：5mg。胶囊剂：5mg。

利斯的明
Rivastigmine

【其他名称】卡巴拉汀。

【药理作用】氨基甲酸类选择性作用于脑内的乙酰胆碱酯酶抑制剂，通过延缓功能完整的胆碱能神经元所释放的乙酰胆碱的降解而促进胆碱能神经传导。动物实验表明，本品能增加脑皮质和海马区域可利用的乙酰胆碱，可以改善胆碱能介导的认知功能障碍。

【适应证】用于治疗轻、中度阿尔茨海默病痴呆的症状。

【用法用量】起始剂量一次 1.5mg，一日 2 次。根据个体差异，至少每隔 2 周增加药量，以达到最大可耐受剂量，可逐渐增至一次 6mg，一日 2 次，但每日不应超过 12mg。

重新开始治疗：通常不良反应的发生率和严重程度在较高剂量水平上会增加。如果治疗中断超过 3 天，应该以最低日剂量重新开始，然后按照如上所述进行剂量递增。

【不良反应】

1. 胃肠道：恶心、呕吐、食欲减退、腹泻、腹痛、体重下降。女性较男性敏感。

2. 精神神经系统：常见眩晕、头痛、困倦、疲劳、无力、惊厥、震颤、激动、失眠、精神紊乱、抑郁等。

3. 心血管系统：罕见高血压、心房颤动、房室传导阻滞。

4. 泌尿生殖系统：常见尿路感染，偶见尿失禁。

5. 呼吸系统：常见上呼吸道感染。

【禁忌】对本品及其他氨基甲酸衍生物过敏患者禁用。

【注意事项】

1. 严重心律失常、病态窦房结综合征或其他心脏传导阻滞、消化性溃疡或胃肠道出血、有哮喘病史或其他阻塞性肺疾病史、尿路梗阻、癫痫患者慎用。

2. 本品能引起眩晕和疲劳，驾驶车辆或操作机器患者慎用。

3. 动物实验表明本品无致畸作用，尚缺乏人妊娠时服用本品的安全性资料，孕妇服用本品应权衡利弊。

4. 本品是否从人乳汁中分泌，目前尚不清楚。在动物中，本品能从乳汁中分泌。服用本品的患者应停止哺乳喂养。

5. 不推荐儿童服用本品。

【药物相互作用】

1. 与其他拟胆碱能作用的药物、神经肌肉阻断药（琥珀酰胆碱）合用，可能出现协同效应。

2. 与抗胆碱药合用，本品可干扰其疗效。

【规格】胶囊剂：1.5mg；3mg；4.5mg；6mg。

美金刚
Memantine

【药理作用】为电压依赖性、中等程度亲和力的非竞争性 NMDA 受体拮抗剂。它可以阻断谷氨酸浓度病理性升高导致的神经元损伤。在谷氨酸释放减少的情况下，可改善神经传递，并激活神经元；在谷氨酸突触前释放增多的病理下，阻止神经元发生钙离子内流过度。

【适应证】治疗中至重度阿尔茨海默病痴呆。

【用法用量】口服。治疗第一周的剂量为每日 5mg，晨服；第二周一次 5mg，每日 2 次；第三周上午 10mg，下午服 5mg；第四周以后服用推荐的维持剂量每次 10mg，每日 2 次。

肾功能轻度损害（血清肌酐水平不超过 130μmol/L），无需调整剂量。中度肾功能损害〔肌酐清除率 40～60ml/（min·1.73m²）〕，应将本品剂量减至每日 10mg。

65 岁以上患者的推荐剂量为每日 20mg（每次 10mg，每日 2 次）。

【不良反应】

1. 常见幻觉、意识混乱、头晕、头痛和疲倦。

2. 少见焦虑、肌张力增高、呕吐、膀胱炎和性欲增加。

3. 尚有口干、坐立不安、兴奋过度、癫痫发作的报告。

【禁忌】对本品过敏者、严重肝功能不全者禁用。

【注意事项】

1. 严重肾功能损害、癫痫患者、有惊厥病史、或癫痫易感体质的患者慎用。

2. 尿液 pH 值升高的患者服用本品时必须进行密切监测。

3. 心肌梗死、失代偿性充血性心力衰竭和未有效控制的高血压患者应用时应密切观察。

4. 本品可能改变患者的反应能力，服用本品的患者在驾车或操作机械时要特别小心。

5. 目前尚无本品用于妊娠患者的临床资料。动物实验显示在给予相当于或略高于人体用药剂量时可能导致胎儿宫内发育迟缓。对人体的潜在危险性尚不清楚。除非明确需要，在妊娠期不应服用本品。

6. 尚不明确本品是否能够从母乳中泌出，但是考虑到本品的亲脂性，这种可能存在。哺乳期妇女服用本品时应停止哺乳。

7. 尚无本品用于儿童和青少年的疗效和安全性资料。

【药物相互作用】

1. 合并使用 NMDA 拮抗剂时，左旋多巴、多巴胺受体激动剂和抗胆碱能药物的作用可能会增强，巴比妥类和神经阻滞剂的作用有可能减弱。

2. 与抗痉挛药物（如丹曲林或巴氯芬）合用时可以改变这些药物的作用效果，需要进行剂量调整。

3. 与金刚烷胺避免合用，以免发生药物中毒性精神病，也不应与氯胺酮或右美沙芬合用。

4. 西咪替丁、雷尼替丁、普鲁卡因胺、奎尼丁、奎宁以及尼古丁与金刚烷胺共用相同的肾脏阳离子转运系统，因此也有可能与美金刚产生相互作用，导致血浆水平升高的潜在风险。

5. 与氢氯噻嗪合用时有可能使氢氯噻嗪的血清水平降低。

6. 碱化尿液的药物可降低本品肾清除率，导致本品蓄积。

【规格】片剂：5mg；10mg。

4g。

吡拉西坦
Piracetam

【其他名称】脑复康。

【药理作用】γ–氨基丁酸的环形衍生物。有抗物理因素、化学因素所致的脑功能损伤的作用；可以增强记忆，提高学习能力；对缺氧所致的逆行性健忘有改进作用。能促进脑内 ADP 转化为 ATP，改善脑内能量供应；可促进乙酰胆碱合成，增强神经兴奋的传导。

【适应证】

1. 用于急慢性脑血管病、脑外伤、各种中毒性脑病等多种原因所致的记忆减退及轻中度脑功能障碍。

2. 用于儿童智能发育迟缓。

【用法用量】

1. 口服：每次 0.8 ~ 1.6g，每日 3 次，4 ~ 8 周为一疗程。儿童用量减半。

2. 肌肉注射：每次 1g，一日 2 ~ 3 次。

3. 静脉注射：每次 4 ~ 6g，一日 2 次。7 ~ 14 日为一疗程。

4. 静脉滴注：每次 4 ~ 8g，一日 1 次，用 5% 或 10% 葡萄糖注射液或氯化钠注射液稀释至 250ml 后使用。

【不良反应】

1. 消化道：常见有恶心、腹部不适、纳差、腹胀、腹痛等，症状的轻重与服药剂量直接相关。

2. 中枢神经系统：兴奋、易激动、头晕、头痛和失眠等，但症状轻微，且与服用剂量大小无关。停药后以上症状消失。

3. 偶见轻度肝功能损害，表现为轻度转氨酶升高，但与药物剂量无关。

【禁忌】

1. 锥体外系疾病、Huntington 舞蹈症者禁用。

2. 孕妇禁用。

3. 新生儿禁用。

【注意事项】

1. 肝肾功能障碍者慎用。

2. 本品易通过胎盘屏障。哺乳期妇女用药指征尚不明确。

【药物相互作用】与华法林联合应用时，可延长凝血酶原时间，可诱导血小板聚集的抑制。

【规格】片剂：0.4g。注射液：5ml∶1g；20ml∶

茴拉西坦
Aniracetam

【其他名称】阿尼西坦。

【药理作用】γ–氨基丁酸的环化衍生物。本品通过血脑屏障选择性作用于中枢神经系统，对脑细胞代谢具有激活作用，并对神经细胞有保护作用。可通过影响谷氨酸受体系统产生促智作用。可提高皮层抗缺氧能力，对抗缺氧引起的记忆减退，有效改善某些原因引起的记忆障碍。

【适应证】适用于中老年记忆减退和脑血管病后的记忆减退。

【用法用量】口服，每次 0.2g，每日 3 次，疗程 1 ~ 2 个月。根据病情和药后反应，用量和疗程可酌情增减。

【不良反应】

1. 偶见口干、食欲减退、便秘、头昏、嗜睡，停药后消失。

2. 长期用药者有轻度白细胞、血小板计数和血红蛋白的改变，但无临床意义。

【禁忌】对本品过敏或对其他吡咯烷酮类药物不能耐受者禁用。

【注意事项】

1. 严重肝肾功能障碍、Huntington 舞蹈病者慎用。

2. 孕妇及哺乳期妇女用药的安全性尚不明确。

【规格】胶囊剂：0.1g；0.2g。片剂：0.05g。

单唾液酸四己糖神经节苷脂
Monosialotetrahexosylganglioside

【药理作用】本品能促进由于各种原因引起的中枢神经系统损伤后神经功能的恢复，作用机理是促进神经重塑（包括神经细胞的生存、轴突生长和突触生成）。对损伤后继发性神经退化有保护作用，可改善脑血流动力学参数和减轻损伤后脑水肿，还可改善帕金森病所致的行为障碍。

【适应证】血管性或外伤性中枢神经系统损伤。

【用法用量】每日 20 ~ 40mg，一次或分次肌注或缓慢静脉滴注。在病变急性期（尤其急性创伤）每日 100mg，静脉滴注，2~3 周后改为维持量，每日 20~40mg，一般 6 周。

【不良反应】少数病人可能出现皮疹样反应。

【禁忌】对本品过敏者、遗传性糖脂代谢异常（神经节苷脂累积病）者、肝肾功能严重障碍者禁用。

【注意事项】各种动物进行的实验未显示在妊娠期和哺乳期使用本品有任何不良效应，但缺乏人体研究资料，使用时仍需权衡利弊。

【药物相互作用】迄今未发现本品与其他药物之间发生的相互作用。

【规格】注射液：2ml：20mg；5ml：100mg。

小牛血去蛋白提取物
Deproteinized Calf Blood Extractives

【药理作用】本品能促进细胞对葡萄糖和氧的摄取与利用。在低血氧以及能量需增加等情况下，本品可以促进能量代谢，改善细胞功能，增加供血量。本品软膏能激发皮肤毛细血管形成，改善微循环及患处的营养，促进组织细胞再生和患处的肉芽组织生长，加速上皮愈合；还能激发胶原纤维的形成，使胶原纤维重组，减少或避免瘢痕形成。

【适应证】

1. 改善脑部血液循环和营养障碍性疾病（缺血性损害、颅脑外伤）所引起的神经功能缺损。

2. 末梢动脉、静脉循环障碍及其引起的动脉血管病、腿部溃疡。

3. 皮肤移植术；皮肤烧伤、糜烂；创伤、褥疮；放射线所致的皮肤、黏膜损伤。

【用法用量】

1. 注射给药

（1）脑部缺血性损害：一次 20~30ml，静脉滴注，一日 1 次，连续 2~3 周。

（2）动脉血管病：一次 20~50ml，静脉滴注，一日 1 次，或一次 20~50ml，动脉或静脉注射，每周数次，4 周一个疗程。

（3）腿部或其他慢性溃疡、烧伤：每次 10ml静注或 5ml 肌注，一日 1 次或每周数次，按愈合情况可加用本品局部治疗。

（4）放射线引起的皮肤、黏膜损伤的预防和治疗：在放疗期间，平均一日 5ml 静注。

2. 尿道给药：放射性膀胱炎，一日 10ml，联合抗生素治疗。

3. 外用：先清洗伤口或溃疡面，然后外敷软膏。轻症一日 1 次，重症一日 2~6 次。

【不良反应】

1. 过敏反应（如荨麻疹、皮肤潮红、药物热、休克等）极为罕见。

2. 较大剂量使用可引起胃部不适。

3. 软膏初用时患处偶有烧灼感及分泌物增多。

【禁忌】对本品过敏者、严重肾功能不全者禁用。

【注意事项】

1. 糖尿病患者慎用。

2. 本品不宜与其他药物混合输注。

3. 本品为高渗溶液，肌肉注射时要缓慢，注射量不超过 5ml。静脉输注时必须加等渗溶液。

4. 孕妇及哺乳期妇女慎用。

5. 儿童用药安全性尚不明确。

【药物相互作用】尚不明确。

【规格】注射液：5ml：0.2g；10ml：0.4g。软膏：10%（20g：2g）。

脑蛋白水解物
Cerebroprotein Hydrolysate

【药理作用】本品为大脑所特有的肽能神经营养药物。能以多种方式作用于中枢神经，调节和改善神经元的代谢，促进突触的形成，诱导神经元的分化，并进一步保护神经细胞免受各种缺血和神经毒素的损害。本品可通过血脑屏障，促进脑内蛋白质的合成，可抗缺氧，改善脑内能量代谢。激活腺苷酸环化酶和催化其他激素系统，提供神经递质、肽类激素及辅酶前体。

【适应证】用于颅脑外伤、脑血管病后遗症伴有记忆减退及注意力集中障碍的症状改善。

【用法用量】每一疗程最好连续注射，参考病人年龄、病情以决定疗程长短及剂量。皮下注射不超过 2ml，肌肉注射不超过 5ml。一般使用 10ml，稀释于 0.9% 氯化钠注射液 250ml 中缓慢滴注，60~120 分钟滴完，每日 1 次，连续使用 10~14 天为一疗程。

【不良反应】

1. 体内及体外试验、毒理实验均显示无任何潜在的致畸、致敏或致癌作用。

2. 注射过快会有轻度灼热感。

3. 偶可引起过敏反应（如寒战、高热、皮疹等），诱发癫痫发作，引起血尿素氮升高，还可见呕吐、腹泻、过敏性休克。

【禁忌】

1. 对本品过敏者禁用。

2. 癫痫持续状态、癫痫大发作、严重肾功能不全者禁用。

3. 孕妇禁用。

【注意事项】

1. 哺乳期妇女慎用。

2. 儿童用药安全性尚不明确。

【药物相互作用】

1. 蛋白水解物注射液不能与氨基酸注射液在同一瓶中输注，因可能出现氨基酸不平衡。

2. 与抗抑郁药合用，可导致精神紧张，建议减少抗抑郁药剂量。

3. 与单胺氧化酶抑制药合用，具有相加作用，应避免合用。

【规格】注射液：2ml；5ml；10ml。

二氢麦角胺
Ergoloid Mesylate

【其他名称】双氢麦角碱。

【药理作用】本品能抑制 ATP 酶和腺苷酸环化酶的活性，减少 ATP 的分解，改善脑细胞的能量平衡，改善葡萄糖的利用，使神经元的能量增加，电位活力和微循环改善。能直接作用于中枢神经系统多巴胺和 5 - 羟色胺受体，增强突触前神经末梢释放递质和突触后受体的刺激作用，改善神经传递功能。能阻断 α 受体，缓解血管痉挛，降低血管阻力，从而增加脑组织的血液供应和对氧的利用。能使脑电图的 α 波频率加快，振幅加大，改善老年人的脑电图异常。

【适应证】

1. 用于下述疾病而产生的各种临床症状：脑动脉硬化、脑外伤后遗症、脑梗死后遗症、脑出血后遗症。

2. 用于以下疾病导致的微循环障碍：阻塞性血栓静脉炎（Burger's 病）、阻塞性动脉硬化、动脉血栓栓塞、雷诺病及现象、手足发绀、冻疮、间歇性跛行。

3. 此药的抗高血压作用轻微，仅适用于老年病人、脑动脉硬化和脑卒中后后遗症的病人、服用

利尿剂无降血压作用的病人，可联合服用本品。

4. 用于老年痴呆症。

【用法用量】

1. 口服：片剂，一次 1～2mg，一日 3 次，12 周为一疗程。缓释胶囊，一次 2.5mg，一日 2 次，早晚餐时服用。

2. 肌注或皮下注射：一次 0.3mg，一日 2 次。

3. 静滴或静注：一次 0.3mg，一日 1～2 次。

【不良反应】

1. 可出现心动过缓、低血压、脑缺血、面红、过激和心悸。

2. 可出现药疹，罕见瘙痒。发生上述反应时，应停药。

3. 可出现头痛、头重感、眩晕、失眠、嗜睡、肢端麻痒和攻击反应。

4. 可出现恶心、呕吐、便秘、腹痛、厌食、口干、胃灼热、腹泻和口腔炎。

5. AST 和 ALT 值可能增高。

6. 有时会出现感觉异常，如舌刺痛感、舌僵直感、舌扭曲感、胸部不适、乏力，罕见心前区疼痛、出汗障碍、鼻道狭窄、耳鸣。

【禁忌】

1. 对本品或麦角碱类药物过敏者禁用。

2. 严重心动过缓、严重低血压、严重肝肾功能障碍、精神病患者禁用。

【注意事项】

1. 不建议怀孕和将要怀孕的妇女服用，因安全性尚未确定。

2. 可能会抑制乳汁分泌，不建议哺乳期妇女服用。

3. 不建议儿童服用此药，因没有在儿童中应用的安全性临床经验。

4. 在药代动力学研究中老年人血药浓度偏高，建议调整老年人的服用剂量。

5. 服药期间避免驾驶车辆和操作机械。

【药物相互作用】

1. 与西咪替丁合用，可使本品血药浓度升高，导致外周血管收缩，应避免合用。

2. 大环内酯类、茚地那韦、沙奎那韦、氟康唑、伊曲康唑、酮康唑、伏立康唑、甲硝唑、氟西汀、氟伏沙明等可抑制本品代谢，增加本品中毒的风险，不得联用。

3. 与多巴胺类药物合用，可诱导周围血管痉挛，应避免合用。

4. 与环孢素合用，可改变后者的药动学。

【规格】片剂：1mg。缓释胶囊剂：2.5mg。注射液：1ml：0.3mg。

利鲁唑
Riluzole

【药理作用】本品通过抑制脑内神经递质谷氨酸及天冬氨酸的释放，抑制兴奋性氨基酸的活性及稳定电压依赖性钠通道的失活状态起到神经保护作用。

【适应证】用于肌萎缩侧索硬化症患者的治疗。

【用法用量】口服，一次50mg，一日2次。

【不良反应】

1. 常见疲劳、胃部不适及血浆转氨酶水平升高。

2. 较少见胃痛、头痛、呕吐、心跳增加、头晕、嗜睡、过敏反应或胰腺炎症（胰腺炎）。

3. 偶见嗜中性粒白细胞减少症。

【禁忌】

1. 对本品过敏者禁用。

2. 转氨酶水平高于正常值3倍及以上者禁用。

3. 孕妇及哺乳期妇女禁用。

【注意事项】

1. 肾功能不全、中性粒细胞减少、高血压患者慎用。

2. 应在餐前1小时或餐后2小时服药，以降低食物对利鲁唑生物利用度的影响。

3. 服药期间应定期检查肝功能。

4. 服用后可出现眩晕或头晕，不应驾驶车辆或操作机器。

5. 尚无儿童应用本品的研究资料，不推荐使用。

6. 增加每日给药剂量不会增加药效，但增加不良反应。如漏服一次，按原计划服用下一次剂量。

【药物相互作用】

1. CYP1A2抑制剂（咖啡因、非那西丁、茶碱、阿米替林及喹诺酮类药物）可能减少本药的清除。

2. CYP1A2诱导剂（利福平、奥美拉唑）可能增加本药的清除。

【规格】片剂：50mg。

2　主要作用于自主神经系统的药物

2.1　拟胆碱药

毛果芸香碱
Pilocarpine

【其他名称】匹鲁卡品。

【药理作用】拟胆碱药物，通过直接刺激位于瞳孔括约肌、睫状体及分泌腺上的胆碱受体而起作用。毛果芸香碱通过收缩瞳孔括约肌，使周边虹膜离开房角前壁，开放房角，增加房水排出。同时本品还通过收缩睫状肌的纵行纤维，增加巩膜突的张力，使小梁网间隙开放，房水引流阻力减小，增加房水排出，降低眼压。此外，对平滑肌和各种腺体有直接兴奋作用，对唾液腺和汗腺作用尤为显著；对心血管系统有抑制作用。

【适应证】用于急性闭角型青光眼、慢性闭角型青光眼、开角型青光眼、继发性青光眼等。本品可与其他缩瞳剂、β受体阻滞剂、碳酸酐酶抑制剂、拟交感神经药物或高渗脱水剂联合用于治疗青光眼。散瞳后可用本品滴眼缩瞳以抵消睫状肌麻痹剂或扩瞳药的作用。

【用法用量】

1. 滴眼液：①慢性青光眼：0.5%~4%溶液一次1滴，一日1~4次。②急性闭角型青光眼急性发作期：1%~2%溶液一次1滴，每5~10分钟滴眼1次，3~6次后每1~3小时滴眼1次，直至眼压下降（注意：对侧眼每6~8小时滴眼1次，以防对侧眼闭角型青光的发作）。③缩瞳：对抗散瞳作用，1%溶液滴眼每次1滴，用2~3次；先天性青光眼房角切开或外路小梁切开术前，1%溶液滴眼，一般用1~2次；虹膜切除术前，2%溶液滴眼，一次1滴，共4次。

2. 眼膏：一日1次，在临睡时涂入结膜囊内。

【不良反应】

1. 眼刺痛，烧灼感，结膜充血引起睫状体痉挛，浅表角膜炎，颞侧或眼周头痛，诱发近视。眼部反应通常发生在治疗初期，并在治疗过程中消失。

2. 老年人和晶状体混浊的病人在照明不足的情况下会有视力减退。

3. 有使用缩瞳剂后视网膜脱离的罕见报告。

4. 长期使用本品可出现晶状体混浊、强直性瞳孔缩小、虹膜后粘连、虹膜囊肿及近视程度加深。

5. 局部用药后出现全身不良反应的情况罕见，但偶见特别敏感的患者，局部常规用药后出现流涎、出汗、胃肠道反应和支气管痉挛。

【禁忌】对本药过敏者、支气管哮喘者、急性角膜炎及虹膜睫状体炎等不应缩瞳的眼病患者禁用。

【注意事项】

1. 定期检查眼压。如出现视力改变，需查视力、视野、眼压描记及房角等，根据病情变化改变用药及治疗方案。

2. 心血管疾病患者应监测本药诱导的心律改变或血流动力学改变。

3. 为避免吸收过多引起全身不良反应，滴眼后需用手指压迫泪囊部 1～2 分钟。

4. 瞳孔缩小常引起暗适应困难，应告知需在夜间开车或从事照明不好的危险职业的患者。

5. 以下情况慎用本药：胆石症或胆道疾病，慢性阻塞性肺疾病，甲状腺功能亢进，帕金森病，消化性溃疡或胃肠道痉挛，尿路梗阻，急性结膜炎、角膜炎。

6. 孕妇及哺乳期妇女用药的安全性尚未确定，故应慎用。FDA 对本药的妊娠安全性分级为 C 级。

7. 儿童要慎用本品，因患儿体重轻，易用药过量引起全身中毒。

【药物相互作用】

1. 本品与 β 受体阻滞药、碳酸酐酶抑制剂、高渗脱水剂联合使用有协同作用。

2. 本品与拉坦前列素合用可降低葡萄膜巩膜途径房水流出的量，减低降眼压作用。

3. 与局部抗胆碱药合用将干扰本品的降眼压作用。与适量的全身抗胆碱药物合用，因全身用药到达眼部的浓度很低，通常不影响本品的降眼压作用。

【规格】滴眼液：10ml：50mg；10ml：100mg；10ml：200mg。眼膏：1%；2%；4%。

卡巴胆碱
Carbachol

【其他名称】氨甲酰胆碱、卡巴克。

【药理作用】人工合成的拟胆碱药，能直接作用于瞳孔括约肌产生缩瞳作用，同时还有抗胆碱酯酶间接作用，故缩瞳时间较长。

此外，本药还可增加胃肠道张力及收缩蠕动的作用，可加强膀胱逼尿肌的收缩，可扩张几乎所有的血管床，有负性肌力和负性变时作用，可导致支气管收缩。

【适应证】用于人工晶体植入、白内障摘除、角膜移植等需要缩瞳的眼科手术。

【用法用量】前房内注射，一次 0.02mg。

【不良反应】

1. 可引起较强的调节痉挛及由此引起的暂时性视力下降和头痛等不良反应，还可见结膜充血、泪腺分泌增多以及眼睑瘙痒、抽动，并可增加虹膜及睫状体的血流。另外尚有引起白内障的报道。

2. 较少引起全身不良反应，偶可出现皮肤潮红、出汗、上腹部不适、腹部绞痛、呃逆、膀胱紧缩感、头痛和流涎等。

【禁忌】对本品过敏、甲状腺功能亢进、低血压、消化性溃疡、支气管哮喘、心律失常、癫痫、震颤麻痹、闭角型青光眼、机械性肠梗阻、尿路阻塞或痉挛等患者禁用。

【注意事项】

1. 尚不清楚是否对胎儿有害，妊娠期间使用应权衡利弊。FDA 对本药的妊娠安全性分级为 C 级。

2. 尚不清楚本药是否分泌入乳汁，哺乳期妇女慎用。

3. 禁用于静脉或肌肉注射。

【药物相互作用】局部（眼部）使用非甾体类抗炎药时，本品可失效。

【规格】注射液：1ml：0.1mg。

新斯的明
Neostigmine

【药理作用】本品通过抑制胆碱酯酶活性而发挥完全拟胆碱作用，还能直接激动骨骼肌运动终板上烟碱样受体（N_2 受体）。其作用特点为对腺体、眼、心血管及支气管平滑肌作用较弱，能促进胃收缩和增加胃酸分泌，并促进小肠、大肠，尤其是结肠的蠕动，从而防止肠道弛缓，促进肠内容物向下推进。本品对骨骼肌兴奋作用较强，但对中枢作用较弱。

【适应证】用于手术结束时拮抗非去极化肌肉

松弛药的残留肌松作用，用于重症肌无力、手术后功能性肠胀气及尿潴留等。

【用法用量】皮下注射或肌肉注射。①重症肌无力：一次 0.25～1mg，一日 1～3 次。②术后尿潴留：一次 0.25mg，每 4～6 小时 1 次，持续 2～3 天。③术后腹胀：一次 0.5mg，可重复给药。极量，一次 1mg，一日 5mg。

【不良反应】

1. 可致药疹，常见不良反应包括恶心、呕吐、腹泻、流泪、流涎等，严重时可出现共济失调、惊厥、昏迷、语言不清、焦虑不安、恐惧甚至心脏停搏。

2. 少见肌纤维自发性收缩，随之出现随意肌麻痹。

【禁忌】

1. 对本品过敏者禁用。

2. 癫痫、心绞痛、室性心动过速、机械性肠梗阻或泌尿道阻塞及哮喘患者禁用。

3. 心律失常、窦性心动过缓、血压下降、迷走神经张力升高者禁用。

【注意事项】

1. 甲状腺功能亢进症和帕金森症等慎用。

2. 孕妇用药后，由于子宫收缩，可引起早产。FDA 对本药的妊娠安全性分级为 C 级。

3. 尚不清楚本药是否分泌入乳汁，哺乳期妇女慎用。

【药物相互作用】

1. 氨基糖苷类抗生素、卷曲霉素、林可霉素、多黏菌素、利多卡因静脉注射或奎宁肌肉注射，均能作用于神经肌接头，使骨骼肌张力减弱，故对本药作用可产生不同程度的拮抗。

2. 阻断交感神经节的降压药（如胍乙啶、美加明和咪芬），可减弱本药的效应。

3. 能抑制血浆中胆碱酯酶的活性，使酯族局麻药在体内水解缓慢，易致中毒反应。故在使用本药期间宜采用酰胺族局麻药。

4. 可减弱乙醚、恩氟烷、异氟烷、甲氧氟烷、环丙烷等吸入全麻药的肌松作用。

5. 阿托品作用于 M 胆碱受体，能减少胆碱酯酶抑制剂过量时的不良反应，故当本药用于拮抗非去极化肌松药时，可与阿托品合用。

6. 即使是微弱的抗毒蕈碱样作用的药物（如普鲁卡因胺、奎尼丁等），也可减弱本药对重症肌无力的疗效，故不宜合用。

【规格】注射液：1ml：0.5mg；1ml：1mg。

溴吡斯的明
Pyridostigmine Bromide

【其他名称】溴吡啶斯的明。

【药理作用】可逆性的抗胆碱酯酶药，能抑制胆碱酯酶的活性，使胆碱能神经末梢释放的乙酰胆碱破坏减少，突触间隙中乙酰胆碱积聚，出现毒蕈碱样（M）和烟碱样（N）胆碱受体兴奋作用。此外，对运动终板上的烟碱样胆碱受体（N_2 受体）有直接兴奋作用，并能促进运动神经末梢释放乙酰胆碱，从而提高胃肠道、支气管平滑肌和全身骨骼肌的肌张力。

【适应证】用于重症肌无力、手术后功能性肠胀气及尿潴留等。

【用法用量】口服。一般成人为 60～120mg，每 3～4 小时 1 次。

【不良反应】

1. 可出现轻度的抗胆碱酯酶的毒性反应，如腹痛、腹泻、唾液增多、气管内黏液分泌增加、出汗、缩瞳、血压下降和心动过缓等，一般能自行消失。

2. 可出现溴化物的反应，如皮疹、乏力、恶心和呕吐等。

【禁忌】

1. 对本药过敏者禁用。

2. 心绞痛、支气管哮喘、机械性肠梗阻及尿路梗塞患者禁用。

【注意事项】

1. 心律失常（尤其是房室传导阻滞）、术后肺不张或肺炎者慎用。

2. 本品吸收、代谢、排泄存在明显的个体差异，其药量和用药时间应根据服药后效应而定。

3. 孕妇用药后，由于子宫收缩，可引起早产。FDA 对本药的妊娠安全性分级为 C 级。

4. 本药可少量分泌入乳汁中。常规剂量时，婴儿通过乳汁摄入的药物量极少，乳母可安全用药。

【药物相互作用】

1. 能抑制血浆中胆碱酯酶的活性，使酯族局麻药在体内水解缓慢，易致中毒反应。故在使用本药期间宜采用酰胺族局麻药。

2. 氨基糖苷类抗生素、卷曲霉素、林可霉素、多黏菌素、利多卡因静脉注射或奎宁肌肉注射，均能作用于神经肌接头，使骨骼肌张力减弱，故对本药作用可产生不同程度的拮抗。

3. 可减弱乙醚、恩氟烷、异氟烷、甲氧氟烷、环丙烷等吸入全麻药的肌松作用。

4. 阻断交感神经节的降压药（如胍乙啶、美加明和咪芬），可减弱本药的效应。

5. 即使是微弱的抗毒蕈碱样作用的药物（如普鲁卡因胺、奎尼丁等），也可减弱本药对重症肌无力的疗效，故不宜合用。

6. 阿托品作用于 M 胆碱受体，能减少胆碱酯酶抑制药过量时的不良反应，故当本药用于拮抗非去极化肌松药时，可与阿托品合用。

【规格】片剂：60mg。

石杉碱甲
Huperzine A

【药理作用】胆碱酯酶抑制剂，对乙酰胆碱酯酶具有选择性抑制作用，具有促进记忆再现、增强记忆、保持和加强肌肉收缩强度的作用。

【适应证】

1. 用于良性记忆障碍，提高患者指向记忆、联想学习、图像回忆、无意义图形再认及人像回忆等能力。

2. 对多型痴呆和脑器质性病变引起的记忆、认知功能及情绪行为障碍亦有改善作用。

3. 亦可用于重症肌无力。

【用法用量】口服。一次 0.1~0.2mg，一日 2 次，可酌情调整剂量，一日量最多不超过 0.45mg。1~2 月为一疗程。

【不良反应】少数患者给药后可出现头晕、耳鸣、恶心、多汗、乏力、腹痛、肌束颤动等。个别患者有瞳孔缩小、呕吐、视物模糊、心率改变、流涎、嗜睡等。大剂量可出现胃肠道不适、乏力、出汗等。

【禁忌】对本药过敏、癫痫、肾功能不全、机械性肠梗阻、尿路梗阻及心绞痛等患者禁用。

【注意事项】

1. 心动过缓、支气管哮喘者慎用。

2. 本品用量有个体差异，一般应从小剂量开始给药。

3. 尚无资料证实孕妇用药的安全性，孕妇应慎用本药。

4. 尚不清楚哺乳期间用药的安全性。

【规格】片剂：0.05mg。胶囊剂：0.05mg。

依酚氯铵
Edrophonium Chloride

【药理作用】抗胆碱酯酶药物，类似新斯的明，对骨骼肌的作用特别突出。还有类似兴奋迷走神经作用，能延长心房肌的有效不应期，阻抑房室结传导，纠正阵发性室上性或房性心动过速。

【适应证】用于诊断重症肌无力和鉴别肌无力危象及胆碱能危象。也用作筒箭毒碱等非去极化肌松药的拮抗剂。

【用法用量】

1. 用于重症肌无力的诊断

（1）肌肉注射：①成人一次 10mg，重症肌无力患者此时应出现肌力改善，约可维持 5 分钟。②婴儿一次 0.5~1mg。③体重 34kg 以下儿童一次 2mg，34kg 以上儿童一次 5mg。

（2）静脉注射：①成人先静脉注射 2mg，如 15~30 秒无效，再静脉注射 8mg。重症肌无力患者此时应出现肌力改善，约可维持 5 分钟。②婴儿一次 0.5mg。③体重 34kg 以下儿童先注射 1mg，如 30~45 秒无效，再重复 1mg，直到总量达 5mg。体重 34kg 以上儿童先注射 2mg，如 30~45 秒无效，再重复 1mg，直到总量达 10mg。

2. 用于肌无力危象和胆碱能危象的鉴别：成人注射 1~2mg，密切注意患者反应，出现肌力改善者属于重症肌无力危象，进一步肌力减退者为胆碱能危象。

3. 用于筒箭毒碱等非去极化肌松弛药的拮抗剂：成人先静脉注射 10mg，如 30~45 秒无效，再重复。

【不良反应】

1. 可见唾液增加、支气管痉挛、心动徐缓、心律失常等反应。

2. 偶见室性期前收缩、腹痛、流涎、恶心、视物模糊和腿痛。

【禁忌】心脏病患者、手术后腹胀或尿潴留以及正在使用洋地黄类药物患者禁用。

【注意事项】

1. 术后肺不张或肺炎、房室传导阻滞、支气管哮喘患者慎用。

2. 孕妇用药后，由于子宫收缩，可引起早产。FDA 对本药的妊娠安全性分级为 C 级。

3. 尚不清楚本药是否分泌入乳汁，哺乳期妇女慎用。

【药物相互作用】

1. 能抑制血浆中胆碱酯酶的活性，使酯族局麻药在体内水解缓慢，易致中毒反应。故在使用本药期间宜采用酰胺族局麻药。

2. 与地高辛等洋地黄类药物联用，会导致房室传导阻滞、心动过缓和心脏停搏。

3. 氨基糖苷类抗生素、卷曲霉素、林可霉素、多黏菌素、利多卡因静脉注射或奎宁肌肉注射，均能作用于神经肌接头，使骨骼肌张力减弱，故对本药作用可产生不同程度的拮抗。

4. 可减弱乙醚、恩氟烷、异氟烷、甲氧氟烷、环丙烷等吸入全麻药的肌松作用。

5. 乙酰唑胺作为利尿药静脉给药，与本药合用可能导致患者的肌无力症状加重。

6. 阻断交感神经节的降压药（如胍乙啶、美加明和咪芬），可减弱本药的效应。

7. 即使是微弱的抗毒蕈碱样作用的药物（如普鲁卡因胺、奎尼丁等），也可减弱本药对重症肌无力的疗效，故不宜合用。

8. 阿托品作用于M胆碱受体，能减少胆碱酯酶抑制药过量时的不良反应，故当本药用于拮抗非去极化肌松药时，可与阿托品合用。

【规格】注射液：1ml：10mg；20ml：20mg；10ml：100mg。

加兰他敏
Galanthamine

【药理作用】可逆性抗胆碱酯酶药。作用与新斯的明相似，可透过血脑屏障，对抗非去极化肌松药。对运动终板上的 N_2 胆碱受体也有直接兴奋作用，可改善神经肌肉传导，并有一定的中枢拟胆碱作用。

【适应证】用于重症肌无力、脊髓灰质炎后遗症以及拮抗氯化筒箭毒碱及类似药物的非去极化肌松作用。静脉注射可迅速逆转注射氢溴酸东莨菪碱所致的中枢抗胆碱作用。

【用法用量】

1. 肌肉或皮下注射：①重症肌无力：成人一次 2.5~10mg，一日1次，2~6周为一疗程。小儿按体重一次 0.05~0.1mg/kg，一日1次，2~6周为一疗程。②抗筒箭毒碱非去极化肌松作用：成人肌肉注射起始剂量5~10mg，5~10分钟后按

需要可逐渐增加至10~20mg。

2. 静脉注射：逆转注射氢溴酸东莨菪碱所致的中枢抗胆碱作用，一次 0.5mg/kg。

【不良反应】

1. 神经系统：常见发热、疲劳、眩晕、头痛、发抖、失眠、嗜睡、抑郁、梦幻、意识错乱及晕厥。罕见有张力亢进、感觉异常、失语症和运动机能亢进、震颤、腿痛性痉挛、一过性缺血发作或脑血管意外等。

2. 胃肠系统：可见口干、恶心、呕吐、腹胀、反胃、腹痛、腹泻、厌食、消化不良、吞咽困难、消化道出血。

3. 心血管系统：可见心动过缓、心律不齐、房室传导阻滞、房性心律失常、心悸、心肌缺血或梗死，低血压罕见。

4. 血液系统：贫血可见，偶见血小板减少。

5. 内分泌和代谢系统：可见体重下降、脱水、低钾血症，偶见血糖增高。

【禁忌】癫痫、机械性肠梗阻、支气管哮喘、心绞痛和心动过缓者禁用。

【注意事项】

1. 有消化性溃疡病史或同时使用非甾体类抗炎药、中度肝肾功能不全、病窦综合征及其他室上性心脏传导阻滞患者慎用。

2. 孕妇用药的安全性尚未确定，孕妇使用应权衡利弊。FDA对本药的妊娠安全性分级为B级。

3. 尚不清楚本药是否分泌入乳汁，哺乳期妇女不推荐使用。

【药物相互作用】

1. 与CYP2D6酶抑制药（阿米替林、氟西汀、氟伏沙明、帕罗西汀及奎尼丁）合用，可使本药的清除减少，不良反应发生率增加。

2. 肾上腺素 β 受体阻断药可明显减慢心率，与本药合用可致严重心动过缓。

3. 本药能加强麻醉过程中琥珀酰胆碱类药物的肌松作用。

4. 能抑制血浆中胆碱酯酶的活性，使酯族局麻药在体内水解缓慢，易致中毒反应。故在使用本药期间宜采用酰胺族局麻药。

5. 抗毒蕈碱样作用的药物（如普鲁卡因胺、奎尼丁等），可减弱本药对重症肌无力的疗效，不宜合用。

6. 红霉素可降低本药的疗效。

7. 阻断交感神经节的降压药（如胍乙啶、美加明和咪芬），可减弱本药的效应。

8. 与地高辛等洋地黄类药物联用，会导致房室传导阻滞、心动过缓和心脏停搏。

9. 可拮抗氨基糖苷类抗生素、卷曲霉素、林可霉素、多黏菌素、利多卡因静脉注射或奎宁肌肉注射产生的肌松作用。

10. 可减弱乙醚、恩氟烷、异氟烷、甲氧氟烷、环丙烷等吸入全麻药的肌松作用。

【规格】注射液：1ml：1mg；1ml：2.5mg；1ml：5mg。

2.2 抗胆碱药

阿托品
Atropine

【其他名称】颠茄碱。

【药理作用】M胆碱受体阻滞剂。具有松弛内脏平滑肌的作用，从而解除平滑肌痉挛，缓解或消除胃肠平滑肌痉挛所致的绞痛，对膀胱逼尿肌、胆管、输尿管、支气管都有解痉作用，但对子宫平滑肌的影响较少。治疗剂量时，对正常活动的平滑肌影响较小，但对过度活动或痉挛的内脏平滑肌则有显著的解痉作用。大剂量可抑制胃酸分泌，但对胃酸浓度、胃蛋白酶和黏液的分泌影响很小。随用药剂量增加可依次出现如下反应：腺体分泌较少、瞳孔扩大和调节麻痹、心率加快、膀胱和胃肠道平滑肌的兴奋性降低、胃液分泌抑制。中毒剂量则出现中枢症状。本品对心脏、肠和支气管平滑肌作用比其他颠茄生物碱更强而持久。麻醉前用药可减少麻醉过程中支气管黏液分泌，预防术后引起肺炎，并消除吗啡对呼吸的抑制。经眼部给药，可阻断眼部M胆碱受体，从而使瞳孔括约肌和睫状肌松弛，形成扩瞳效应。

【适应证】

1. 用于各种内脏绞痛，对胃肠绞痛及膀胱刺激症状疗效较好，但对胆绞痛、肾绞痛的疗效较差。

2. 用于迷走神经过度兴奋所致的窦房传导阻滞、房室传导阻滞等缓慢型心律失常，也可用于继发于窦房结功能低下而出现的室性异位节律。

3. 用于锑剂中毒引起的阿-斯综合征、有机磷农药中毒、氨基甲酸酯类农药中毒、急性毒蕈碱中毒、乌头中毒、钙通道阻滞药过量引起的心动过缓。

4. 用于抗休克。

5. 用于麻醉前给药，以抑制腺体分泌，特别是呼吸道黏液分泌。

6. 眼用制剂可用于葡萄膜炎、散瞳。

【用法用量】

1. 口服：成人一次 0.3 ~ 0.6mg，一日 3 次，极量每次 1mg，一日 3 次。儿童一次 0.01mg/kg，每 4 ~ 6 小时 1 次。

2. 静脉注射：①成人一般情况：一次 0.3 ~ 0.5mg，一日 0.5 ~ 3mg。极量：一次 2mg。②抗休克：成人一次 0.02 ~ 0.05mg/kg，用 50% 葡萄糖注射液稀释后于 5 ~ 10 分钟注射，每 15 ~ 30 分钟一次，2 ~ 3 次后如情况未好转可逐渐增加用量，直到患者面色潮红、四肢温暖、瞳孔中度散大、收缩压在 75 mmHg 以上时，逐渐减量至停药。儿童 0.03 ~ 0.05mg/kg，每 15 ~ 30 分钟一次，2 ~ 3 次后如情况未好转可逐渐增加用量，至情况好转后可逐渐减量至停药。③抗心律失常：成人一次 0.5 ~ 1mg，按需可 1 ~ 2 小时 1 次，最大用量为 2mg。儿童一次0.01 ~ 0.03mg/kg。④解毒：锑剂引起的阿-斯综合征一次 1 ~ 2mg，15 ~ 30 分钟后再注射 1mg，如患者无发作，按需每 3 ~ 4 小时皮下或肌肉注射 1mg。有机磷农药中毒一次 1 ~ 2mg（严重有机磷农药中毒时可加大 5 ~ 10 倍），每 10 ~ 20 分钟重复，直到紫绀消失，继续用药至病情稳定，然后用维持量，有时需连用 2 ~ 3 天。

3. 静脉滴注：抗休克，一次 0.02 ~ 0.05mg/kg，用葡萄糖注射液稀释后滴注。

4. 肌肉注射：①一般情况：剂量同静脉注射。②麻醉前用药：术前 0.5 ~ 1 小时给予，单次 0.5mg。③解毒：锑剂引起的阿-斯综合征剂量同静脉注射。有机磷农药中毒剂量同静脉注射。乌头中毒、钙通道阻滞药过量，一次 0.5 ~ 1mg，每 1 ~ 4 小时 1 次，至中毒症状缓解。

5. 皮下注射：①一般情况：剂量同静脉注射。②缓解内脏绞痛：一次 0.5mg。③麻醉前用药：成人单次 0.5mg。儿童体重 3kg 以下者，单次 0.1mg；7 ~ 9kg，单次 0.2mg；12 ~ 16kg，单次 0.3mg；20 ~ 27kg，单次 0.4mg；32kg 以上，单次 0.5mg。④解毒：剂量同静脉注射。

6. 经眼用药：①眼用凝胶：滴入结膜囊，一次 1 滴，一日 3 次。②滴眼液：滴入结膜囊，一次 1 滴，一日 1 ~ 2 次。③眼膏：涂少许在下穹隆，一日 1 ~ 3 次。

【不良反应】本药具多种药理作用，临床应用其中一种作用时，其他作用则成为不良反应。

1. 常见便秘、出汗减少、口鼻咽喉干燥、视物模糊、皮肤潮红、排尿困难、胃肠动力低下、胃－食管反流。

2. 少见眼压升高，过敏性皮疹或疱疹。

3. 眼部用药可出现皮肤黏膜干燥发热、面部潮红、心动过速、视物模糊、短暂的眼部烧灼感和刺痛、畏光、眼睑肿胀等；少数患者眼睑出现瘙痒、红肿、结膜充血等过敏反应。

【禁忌】青光眼及前列腺肥大者、高热者禁用。

【注意事项】

1. 对其他颠茄生物碱不耐受者，对本品也不耐受。

2. 下列情况应慎用：①脑损害，尤其是儿童。②心脏病，特别是心律失常、充血性心力衰竭、冠心病、二尖瓣狭窄等。③反流性食管炎、食管与胃的运动减弱、下食管括约肌松弛。④20岁以上患者存在潜隐性青光眼时，有诱发的危险。⑤溃疡性结肠炎。⑥前列腺肥大引起的尿路感染及尿路阻塞性疾病。

3. 孕妇静脉注射阿托品可使胎儿心动过速，孕妇使用需考虑用药的利弊。FDA对本药的妊娠安全性分级为C级。

4. 本品可分泌至乳汁，并有抑制泌乳作用，哺乳期妇女慎用。

5. 婴幼儿对本品的毒性反应极敏感，特别是痉挛性麻痹与脑损伤的小儿，反应更强。环境温度较高时，因闭汗有体温急骤升高的危险，应用时要严密观察。

6. 老年人容易发生抗M胆碱样副作用，如排尿困难、便秘、口干（特别是男性），也易诱发未经诊断的青光眼，一经发现，应即停药。本品对老年人尤易致汗液分泌减少，影响散热，故夏天慎用。

7. 酚磺酞试验时本品可减少酚磺酞的排出量。

【药物相互作用】

1. 与尿碱化药包括含镁或钙的制酸药、碳酸酐酶抑制药、碳酸氢钠、枸橼酸盐等合用时，本药排泄延迟，作用时间和（或）毒性增加。

2. 与金刚烷胺、吩噻嗪类药、其他抗胆碱药、扑米酮、普鲁卡因胺、三环类抗抑郁药合用，本药的毒副反应可加剧。

3. 与单胺氧化酶抑制剂（包括呋喃唑酮、丙卡巴肼等）伍用时，可加强抗M胆碱作用的副作用。

4. 与甲氧氯普胺并用时，后者的促进肠胃运动作用可被拮抗。

5. 本药可加重胺碘酮所致的心动过缓。

6. 与奎尼丁合用，可增强本药对迷走神经的抑制作用。

7. 与异烟肼合用，本药抗胆碱作用增强。

8. 与哌替啶合用，有协同解痉和止痛作用。

9. 胆碱酯酶复活药与本药合用可减少本药用量和不良反应，增强治疗有机磷农药中毒的疗效。

10. 抗组胺药可增强本药的外周和中枢效应，也可加重口干、尿潴留及眼压增高等不良反应。

【规格】片剂：0.3mg。注射液：1ml：0.5mg；1ml：1mg；1ml：5mg。滴眼液：10ml：50mg。眼膏：0.5%；1%；2%。眼用凝胶：5g：50mg。

东莨菪碱
Scopolamine

【药理作用】外周作用较强的抗胆碱药，阻断M胆碱受体。本品的外周作用较阿托品强而维持时间短，能抑制腺体分泌，解除毛细血管痉挛，改善微循环，扩张支气管，解除平滑肌痉挛；对大脑皮质有明显抑制作用，对呼吸中枢有兴奋作用。

【适应证】用于麻醉前给药，震颤麻痹，晕动病，躁狂性精神病，胃、肠、胆、肾平滑肌痉挛，胃酸分泌过多，感染性休克，有机磷农药中毒。

【用法用量】皮下或肌肉注射，一次0.3～0.5mg，极量一次0.5mg，一日1.5mg。

【不良反应】常有口干、眩晕，严重时瞳孔散大，皮肤潮红、灼热，兴奋，烦躁，谵语，惊厥，心跳加快。

【禁忌】

1. 对本品过敏者禁用。

2. 青光眼患者禁用。

3. 严重心脏病、器质性幽门狭窄或麻痹性肠梗阻者禁用。

【注意事项】

1. 前列腺肥大者慎用。

2. 皮下或肌肉注射时要注意避开神经与血管。如需反复注射，不要在同一部位，应左右交替注射。

3. 孕妇及哺乳期妇女用药的安全性尚不明确。

4. 老年患者用药需注意呼吸和意识情况。

【药物相互作用】

1. 不能与抗抑郁、治疗精神病和帕金森病的药物合用。

2. 其他参见阿托品。

【规格】 氢溴酸东莨菪碱注射液：1ml：0.3mg；1ml：0.5mg。

山莨菪碱
Anisodamine

【其他名称】654－2。

【药理作用】M 胆碱受体阻断药，作用与阿托品相似或稍弱，有明显外周抗胆碱作用，能松弛平滑肌，解除微血管痉挛，故有解痉止痛和改善微循环作用。其扩瞳和抑制腺体分泌的作用是阿托品的 1/20～1/10。因不能通过血脑屏障，故中枢作用较弱。

【适应证】用于感染中毒性休克、有机磷农药中毒、平滑肌痉挛、眩晕症。

【用法用量】

1. 口服：一次 5～10mg，一日 3 次。用于缓解疼痛时一次 5mg，疼痛时服，必要时 4 小时后可重复一次。

2. 肌注：一次 5～10mg，每日 1～2 次。

3. 静脉用药：①感染中毒性休克：依病情决定剂量，成人一次 10～40mg，儿童一次 0.3～2mg/kg，稀释后静脉注射，也可将本品 5～10mg 加于 5% 葡萄糖液 200ml 中静脉滴注，每隔 10～30 分钟重复给药，随病情好转延长给药间隔，直至停药，情况无好转可酌情加量。②有机磷农药中毒的解救用量视病情而定。

【不良反应】与阿托品相似，但毒性较低。可有口干、面红、轻度扩瞳、视近物模糊等，用量较大时可有心率加快及排尿困难，多在 1～3 小时内消失。

【禁忌】

1. 颅内压增高、脑出血急性期、前列腺增生、尿潴留及青光眼患者禁用。

2. 哺乳期妇女禁用。

【注意事项】

1. 严重肺功能不全、严重心力衰竭慎用。

2. 可延长胃排空时间，能增加很多药物的吸收，使发生不良反应的危险性增加。

3. 孕妇慎用。

【药物相互作用】

1. 与甲氧氯普胺、多潘立酮等合用，各自效用降低。

2. 与哌替啶合用，有协同解痉和止痛作用。

3. 可拮抗去甲肾上腺素所致的血管痉挛。

4. 可拮抗毛果芸香碱的促分泌作用，但抑制强度低于阿托品。

【规格】注射液：5mg。片剂 5mg。

托品卡胺
Tropicamide

【其他名称】托品酰胺。

【药理作用】为 M 胆碱受体阻断药，作用类似阿托品。能阻滞乙酰胆碱引起的瞳孔括约肌及睫状肌的兴奋作用，使瞳孔括约肌及睫状肌松弛，出现扩瞳和调节麻痹。其 0.5% 溶液可引起瞳孔散大，1% 溶液还可引起睫状肌麻痹。

【适应证】用于散瞳和调节麻痹。

【用法用量】0.5%～1% 溶液滴眼，一次 1 滴，间隔 5 分钟滴第 2 次。

【不良反应】

1. 有类似阿托品样作用，可使闭角型青光眼眼压急剧升高，也可能激发未被诊断的闭角型青光眼。

2. 本药 1% 溶液可能产生暂时的刺激症状。若溶液浓度过高或滴药次数过多，可引起口干、便秘、排尿困难、心动过速等不良反应。

3. 偶有报道可导致过敏性休克。

【禁忌】

1. 闭角型青光眼者禁用。

2. 婴幼儿有脑损伤、痉挛性麻痹及先天愚型综合征者禁用。

【注意事项】

1. 前列腺增生患者慎用。

2. 为避免药物经鼻黏膜吸收，滴眼后应压迫泪囊部 2～3 分钟。

3. 婴幼儿对本药极为敏感，药物吸收后可引起眼周局部皮肤潮红、口干等。

4. 高龄患者易产生阿托品样毒性反应，也可能激发未被诊断的闭角型青光眼，一经发现应立即停药。

5. FDA 对本药的妊娠安全性分级为 C 级。

6. 药物对哺乳的影响尚不明确。

7. 如出现口干、颜面潮红等阿托品样毒性反应，应立即停用，必要时予拟胆碱类药物解毒。

8. 如出现过敏症状或眼压升高应停用。

【药物相互作用】尚不明确。

【规格】滴眼液：6ml：15mg；6ml：30mg。

樟柳碱
Anisodine

【药理作用】本品具有明显的中枢抗胆碱作用，它和乙酰胆碱在 M 胆碱受体部位竞争，阻止乙酰胆碱与 M 胆碱受体结合，从而阻断神经冲动传递，达到干扰由胆碱能神经传递引起的生理功能。能解除血管痉挛，改善微循环，有抗震颤、解痉、平喘、抑制腺体分泌、散瞳及对抗有机磷酸酯类农药中毒的作用。作用强度较阿托品为弱，而毒性小。

【适应证】用于偏头痛、血管性头痛、视网膜血管痉挛、缺血性视神经病变、神经系统炎症及脑血管所引起的急性瘫痪、震颤麻痹等，亦可用于有机磷酸酯类农药中毒的解毒。

【用法用量】口服。常用量：一次 1～4mg，一日 1～10mg。

【不良反应】

1. 可有口干、头昏、面红、瞳孔散大、尿失禁、疲乏等。

2. 偶见暂时性黄疸、意识模糊，减药或停药后可自行消失。

【禁忌】青光眼、出血性疾病、脑出血急性期患者禁用。

【注意事项】

1. 心脏病、严重心衰、心律失常患者及儿童慎用。

2. 孕妇及哺乳期妇女用药的安全性尚不明确。

【规格】片剂：1mg；3mg。

颠茄
Belladonna

【药理作用】①抗 M 胆碱作用：能抑制乙酰胆碱的毒蕈碱样作用，主要抑制节后胆碱能神经支配的自主性效应器部位乙酰胆碱的活动，无胆碱能神经供应但受乙酰胆碱支配的平滑肌的活动也被抑制。节后胆碱能神经支配的胆碱受体位于平滑肌、心肌、窦房结和房室结以及外分泌腺等处。较大量的颠茄也能减少胃肠道的运动和分泌，降低输尿管和膀胱的张力，对胆总管和胆囊仅略为松弛。②止呕吐：主要在于能降低迷路中受体的应激性，以及抑制前庭与小脑间神经通道的传导。③抗晕眩：可能作用于大脑皮层或在皮层外围的球囊筛区和椭圆囊筛区。

【适应证】用于胃及十二指肠溃疡，胃肠道、肾、胆绞痛等。

【用法用量】口服，常用量，一次 0.3～1ml，一日 1～3ml；极量，一次 1.5ml，一日 4.5ml。

【不良反应】

1. 较常见便秘、出汗减少、口鼻咽喉及皮肤干燥、视力模糊、排尿困难（尤其老年人）。

2. 少见眼睛痛、眼压升高、过敏性皮疹或疱疹。

【注意事项】

1. 对阿托品或其他颠茄生物碱不耐受，对颠茄也可不耐受。

2. 幼儿及儿童对颠茄的阿托品样毒性反应极为敏感。痉挛性麻痹与脑损害的幼儿及儿童，对颠茄的反应增强，应用时要严密观察。环境温度较高时，可有体温急骤升高的危险，原因是汗腺分泌活动受抑制，多见于婴幼儿。脸红反应则系皮下血管扩张所致。

3. 老年病患者应用一般常用量即可出现烦躁、震颤、昏睡或谵妄等症状。老年人特别容易发生抗毒蕈碱样不良反应，如便秘、口干和尿潴留（尤其是男性）。也易诱发未经诊断的青光眼。一经发现，应即停药。

4. 下述疾病应慎用：①脑损害，尤其是儿童，颠茄的中枢神经作用可加强。②心脏病特别是心律失常、充血性心力衰竭、冠心病、二尖瓣狭窄等。③先天愚型，可出现瞳孔散大及心率加快。④反流性食管炎，食管与胃的运动减弱，下食管括约肌松弛，可使胃排空延迟，从而促成胃潴留，并增加胃－食管的反流。⑤胃肠道阻塞性疾患，如贲门失弛缓症和幽门梗阻等，可因肌运动和张力的削弱而引起梗阻及胃潴留。⑥青光眼（闭角型或潜在型），颠茄可诱发闭角型青光眼的急性发作，20 岁以上患者青光眼潜在，有诱发的危险。⑦急性出血伴有心血管功能不全者，心率加速可能对病情不利。⑧肝功能中度损害，可减少减慢颠茄的代谢。⑨膈疝合并反流性食管炎，颠茄可使症状加重。⑩高血压，可因用药而加重。⑪甲状腺功能亢进，心动过速更甚。⑫老年衰弱患者，肠道松弛无力，或已有麻痹性肠梗阻先兆，有导致完全性肠梗阻的危险。⑬肺部疾患，特别是婴幼儿及衰弱患者，支气管分泌减少，痰浓缩后有支气管栓子形成。⑭重症肌无力者，乙酰胆碱的生理作用被抑制后的病情可加重。⑮自主神经疾病等患者，尿潴留和睫状肌麻痹可加重。⑯前列腺肥大、非阻塞性（膀胱张力减低）及尿路阻塞性疾病，可能导致完全性尿潴留。⑰中度肾功能损害，颠茄排泄减少而发生不良反应。⑱小儿痉挛性麻痹，对颠茄的效应可增加。⑲可加重心动过速。⑳溃疡性结肠炎，用药量大时肠能动度降低，可导致麻痹性肠梗阻，且可诱发及加重中毒性巨结肠症。

【药物相互作用】

1. 与尿碱化药伍用时，包括碳酸酐酶抑制药等，颠茄排泄延迟，疗效、毒性都可因此而加强。

2. 与金刚烷胺、美克洛嗪、吩噻嗪类药、其他抗胆碱药、扑米酮、普鲁卡因胺、三环类抗抑郁药等伍用时，颠茄的毒副反应可加剧。

3. 与制酸药、吸附性止泻药等伍用时，颠茄吸收减少，疗效削弱，二者服用的时间应隔开 1 小时以上。

4. 与可待因或美沙酮等伍用时可发生严重便秘，导致麻痹性肠梗阻或（和）尿潴留。

5. 与甲氧氯普胺伍用时，其促进胃肠运动的作用可被颠茄所拮抗。

6. 与单胺氧化酶抑制剂（包括呋喃唑酮、丙卡巴肼等）伍用时，颠茄在肝脏的解毒被阻断，因而可加强其抗 M 胆碱作用的不良反应，另外，这种抑制剂本身也有抗 M 胆碱作用。

【规格】酊剂：500ml。

曲司氯铵
Trospium Chloride

【药理作用】人工合成的具有四个铵基结构的托品酸衍生物，属副交感神经阻滞药，作用类似于阿托品，主要通过与内源性神经递质乙酰胆碱竞争性结合突触后膜 M 受体而起作用，对有副交感神经支配的器官起着降低副交感神经张力、去除因副交感神经引起的平滑肌痉挛的作用，对胃肠、胆道和泌尿道也有一定作用。本品脂溶性低而不易通过血脑屏障，不会产生中枢神经系统副作用。

【适应证】用于治疗由于逼尿肌不稳定或逼尿肌反射亢进引起的尿频、尿急和急迫性尿失禁等症。

【用法用量】口服，饭前空腹用水整片冲服。每日 2 次，每次 20mg。

严重肾功能不全〔肌酐清除率在 10 ~ 30ml/（min・1.73m²）〕患者的推荐剂量为每日或隔日 20mg。

【不良反应】在服用曲司氯铵治疗期间可出现抗胆碱能样副作用，如口干、消化不良和便秘等。

【禁忌】以下情况时禁用：对曲司氯铵活性成分和其他成分过敏；尿潴留，前列腺增生伴尿潴留；闭角型青光眼（高眼压）；心动过速（心率快，有时心律不规则）；重症肌无力（表现为劳累状况下肌肉快速疲劳）；严重的溃疡性结肠炎；毒性巨结肠；需透析的肾功能不全〔肌酐清除率小于 10ml/（min・1.73 m²）〕。

【注意事项】

1. 慎用于以下患者：幽门梗阻等有胃肠道梗阻的患者；尿流梗阻有形成尿潴留危险者；自主神经功能障碍者；食道裂孔疝伴反流性食道炎者；甲状腺功能亢进、冠心病及充血性心力衰竭等非正常性的心率快速的患者。

2. 由于本品尚无肝损害患者使用的有效资料，因此不推荐在此类患者应用该药。

3. 本品主要通过肾脏而被清除，在肾功能不全患者使用时可导致本品血浆浓度的急剧升高，因此肾功能轻度和中度受损患者应慎用本品。

4. 在开始服用本品前，应排除以下疾病：心血管疾病、肾脏疾病、烦渴症和泌尿系感染及肿瘤等可导致尿频、尿急和急迫性尿失禁的器质性疾患。

5. 因本品中含有小麦淀粉赋形剂，有腹腔疾患的患者在使用本药前应咨询医生。

6. 原则上讲，存在眼调节障碍的患者会降低处理道路交通和使用机器的能力。但是本品的实验结果并未显示存在影响和驾驶能力关联的身体机能的作用（视觉定位、一般反应能力、压力反应能力、集中能力和运动协调能力）。

【药物相互作用】

1. 加强药物的抗胆碱能作用，如金刚烷胺、三环类抗抑郁药、奎尼丁、抗组胺和维拉帕米；加强拟交感药物的心动加速作用；降低如甲氧氯普胺和西沙比利等药物的正性动力作用。

2. 由于本品可影响胃肠道的动力和分泌，因此不能排除本品会影响同时服用的其他药物的吸收。

3. 由于不能排除瓜耳胶、消胆胺等药物抑制本品的吸收，因此不推荐这些药物与本品同用。

4. 体外试验显示，本品可影响与药物代谢有关的细胞色素酶 P450 的代谢（CYP1A2、2A6、2C9、2C19、2D19、2D6、2E1、3A4）。对其他的代谢无影响。

【规格】片剂：20mg。

双环胺
Dicyclomine

【药理作用】本品为抗胆碱药，其作用与阿托品相似而较弱，并有局部麻醉作用。

【适应证】用于胃及十二指肠溃疡，胃酸过多，及胆、胃肠道、尿道痉挛等。

【用法用量】口服：每次 10~20mg，每日 3~4 次或睡前服。

【禁忌】青光眼、前列腺肥大及幽门梗阻患者忌用

【注意事项】参见阿托品。

【规格】片剂：10mg。

2.3　拟肾上腺素药

萘甲唑啉
Naphazoline

【药理作用】拟肾上腺素药，有收缩血管作用。

【适应证】

1. 滴眼液用于过敏性结膜炎。

2. 滴鼻液用于过敏性及炎症性鼻充血、急慢性鼻炎等。

【用法用量】

1. 滴眼：一次 1~2 滴，一日 2~3 次。

2. 治鼻充血：用其 0.05~0.1% 溶液，每侧鼻孔滴 2~3 滴。

【不良反应】

1. 偶有眼部疼痛、流泪等轻度刺激作用。

2. 连续长期使用易引起反跳性充血。

【禁忌】对本品过敏者、青光眼或其他严重眼

病患者、萎缩性鼻炎患者禁用。

【注意事项】

1. 高血压和甲状腺功能亢进患者慎用。

2. 儿童、老年人、孕妇及哺乳期妇女慎用。

3. 滴眼液在使用过程中，如发现眼红、疼痛等症状应停药。

4. 滴鼻液过浓，滴药过多，或误吞药液，均可引起中毒，对小儿尤须小心。

5. 滴鼻液滴药的间隔时间，最好不少于 4 小时。

6. 滴鼻液不宜长期使用，否则可能引起萎缩性鼻炎。

【药物相互作用】单胺氧化酶抑制剂或拟交感药物不能与本品同用。

【规格】滴眼液：0.012%。滴鼻液：0.05%；0.1%。

米多君
Midodrine

【药理作用】本品在体内形成活性代谢物脱甘氨酸米多君，后者为肾上腺素 α_1 受体激动剂，可通过兴奋动脉和静脉 α 受体而使血管收缩，进而升高血压。本品能增加各种原因导致的体位性低血压患者立位、坐位和卧位的收缩压和舒张压。改善循环容量不足引起的症状（如晨起精神不振、乏力、头晕、眼花等）。

本品不会激动心脏肾上腺素 β 受体，且基本不能透过血脑屏障，因而不会影响中枢神经系统的功能，但用药后由于反馈作用，心率可能下降。可使膀胱内括约肌张力增高，导致排尿延迟。

【适应证】用于治疗各种原因引起的低血压症，尤其是血液循环失调引起的体位性低血压。还可用于压力性尿失禁的辅助治疗。

【用法用量】成人和 12 岁以上儿童口服。

1. 低血压：开始剂量一次 2.5mg，一日 2~3次。必要时可逐渐增至一次 10mg，一日 3 次。

2. 血液循环失调：一次 2.5mg，一日 2 次，早、晚服用。必要时一次 2.5mg，一日 3 次。个别患者可减至一次 1.25mg，一日 2 次。

3. 尿失禁：开始剂量一次 2.5mg，一日 2 次。必要时可逐渐增至一次 5mg，一日 2~3 次。

【不良反应】

1. 常见的不良反应：卧位和坐位时的高血压，

主要发生于头皮的感觉异常和瘙痒，皮肤竖毛反应（鸡皮疙瘩），寒战，尿失禁，尿潴留和尿频。

2. 少见的不良反应：头痛，头胀，面部血管扩张，脸红，思维错乱，口干，神经质或焦虑及皮疹。

3. 偶发的不良反应：视野缺损，眩晕，皮肤过敏，失眠，嗜睡，多形性红斑，口疮，皮肤干燥，排尿障碍，乏力，背痛，心口灼热，恶心，胃肠不适，胃肠胀气及腿痛性痉挛。

【禁忌】禁用于严重器质性心脏病、急性肾脏疾病、嗜铬细胞瘤或甲状腺功能亢进的患者。

【注意事项】

1. 尿潴留、有眼内压增高危险、使用可引起心率减慢的药物的患者应慎用本品。

2. 动物实验中，本品可使家兔胚胎的存活率降低。妊娠期应用本品时，须充分权衡利弊。FDA 对本药的妊娠安全性分级为 C 级。

3. 尚不清楚本品是否可分泌到母乳中，哺乳期妇女应谨慎使用本品。

4. 12 岁以下儿童不宜使用本品。

5. 体位性低血压患者应监测卧位和立位的收缩压、舒张压以及心率。

【药物相互作用】

1. 强心苷类与本品同时使用时，可能导致心动过缓、房室传导阻滞或心律失常。

2. 与阿托品、保钠的糖皮质激素、血管收缩药（如伪麻黄碱、麻黄碱等）可能增强本品的升压效应。

3. 肾上腺素 α 受体阻滞剂，如哌唑嗪、特拉唑嗪和多沙唑嗪，能拮抗本品的作用，也可使心动过缓加重。

4. 与三环类抗抑郁药、抗组胺药、甲状腺激素及单胺氧化酶抑制药合用，可引起高血压、心律失常和心动过速。

【规格】片剂：2.5mg。

2.4　抗肾上腺素药

2.4.1　α、β 受体阻断药

拉贝洛尔

Labetalol

【药理作用】本品具有选择性 α_1 受体和非选择性 β 受体拮抗作用，两种作用均有降压效应，对 β 受体的作用比 α 受体强。通过抑制心肌及血管平滑肌的收缩反应发挥降压作用。在降压同时伴有心率减慢、冠脉流量增加、外周血管阻力下降。大剂量时具有膜稳定作用，内源性拟交感活性甚微。本品降压强度与剂量及体位有关，立位血压下降较卧位明显，不伴反射性心动过速和心动过缓。

【适应证】

1. 用于治疗各种类型高血压，尤其是高血压危象。也适用于伴有冠心病的高血压。

2. 用于外科手术前控制血压。

3. 用于嗜铬细胞瘤的降压治疗。

4. 用于妊娠高血压。

【用法用量】

1. 静脉注射：一次 25～50mg，加 10% 葡萄糖注射液 20ml，于 5～10 分钟内缓慢推注，如降压效果不理想可于 15 分钟后重复一次，直至产生理想的降压效果。总剂量不超过 200mg。

2. 静脉滴注：本品 100mg 加 5% 葡萄糖注射液或 0.9% 氯化钠注射液 250ml，静脉滴注速度为 1～4mg/min，直至取得较好效果，然后停止滴注。有效剂量为 50～200mg，但对嗜铬细胞瘤患者可能需 300mg 以上。

3. 口服：一次 100mg，一日 2～3 次，2～3 天后根据需要加量。饭后服。极量为每日 2400mg。

【不良反应】患者偶有头昏、胃肠道不适、疲乏、感觉异常、哮喘加重等症。个别患者有体位性低血压。

【禁忌】

1. 支气管哮喘患者禁用。

2. 心源性休克、心脏传导阻滞（Ⅱ～Ⅲ度房室传导阻滞）禁用。

3. 重度或急性心力衰竭、窦性心动过缓等患者禁用。

【注意事项】

1. 有下列情况应慎用：过敏史、充血性心力衰竭、糖尿病、肺气肿或非过敏性支气管炎、肝功能不全、甲状腺功能低下、雷诺综合征或其他周围血管疾病、肾功能减退。

2. 静脉用药时患者应卧位，滴注切勿过速，以防降压过快。注射毕应静卧 10～30 分钟。

3. 本品尿中代谢产物可造成尿儿茶酚胺和香草基杏仁酸（VMA）假性升高；本品可使尿中苯异丙胺试验呈假阳性。

4. 孕妇（妊娠高血压除外）慎用。FDA 对本药的妊娠安全性分级为 C 级。

5. 本药少量可自乳汁分泌，哺乳期妇女慎用。

6. 儿童用药的安全性和有效性尚不明确。

【药物相互作用】

1. 本药与三环抗抑郁药同时应用可产生震颤。

2. 本品可减弱硝酸甘油的反射性心动过速，但降压作用可协同。

3. 本品可增强氟烷对血压的作用。

【规格】注射液：5ml：50mg；20ml：200mg。片剂：100mg。

卡维地洛
Carvedilol

【药理作用】本品具有选择性 α_1 受体和非选择性 β 受体阻滞作用。通过阻断突触后膜 α_1 受体，从而扩张血管、降低外周血管阻力；阻滞 β 受体，抑制肾素分泌，阻断肾素 - 血管紧张素 - 醛固酮系统，产生降压作用。无内在拟交感活性，具有膜稳定特性。对心排血量及心率影响不大，极少产生水钠潴留。

【适应证】

1. 用于轻、中度原发性高血压：可单独用药，也可和其他降压药合用，尤其是噻嗪类利尿剂。

2. 治疗有症状的充血性心力衰竭：可降低死亡率和心血管事件的住院率，改善病人一般情况并减慢疾病进展。卡维地洛可做标准治疗的附加治疗，也可用于不耐受 ACEI 或没有使用洋地黄、肼屈嗪、硝酸盐类药物治疗的病人。

3. 用于心绞痛。

【用法用量】口服。

1. 高血压：推荐起始剂量一次 6.25mg，一日 2 次，如果可耐受，以服药后 1 小时的立位收缩压作为指导，维持该剂量 7 ~ 14 天，然后根据谷浓度时的血压，在需要的情况下增至一次 12.5mg，一日 2 次，甚至可一次 25mg，一日 2 次。一般在 7 ~ 14 天内达到完全的降压作用。总量不超过 50mg/d。

2. 有症状的充血性心力衰竭：接受洋地黄类药物、利尿剂和 ACEI 治疗患者必须先用这些药物稳定病情后再使用本药。推荐起始剂量一次 3.125mg，一日 2 次，口服 2 周，如果可耐受，可增至一次 6.25mg，一日 2 次。此后可每隔 2 周剂量加倍至患者可耐受的最大剂量。最大推荐剂量：

<85kg 者，一次 25mg，一日 2 次；≥85kg 者，一次 50mg，一日 2 次。每次剂量增加前，需评估患者有无心力衰竭加重或血管扩张的症状。一过性心力衰竭加重或水钠潴溜须用增加利尿剂剂量处理，有时需减少卡维地洛剂量或暂时中止卡维地洛治疗。卡维地洛停药超过两周时，再次用药应从一次 3.125mg、每日 2 次开始，然后以上述推荐方法增加剂量。血管扩张的症状，开始可通过降低利尿剂剂量处理。若症状持续，需降低 ACEI（如使用）剂量，然后如需要再降低卡维地洛剂量，在这些情况下，卡维地洛不能增加剂量，直到心力衰竭加重或血管扩张的症状稳定。

【不良反应】

1. 中枢神经系统：偶尔发生轻度头晕、头痛、乏力，特别是在治疗早期；抑郁、睡眠紊乱、感觉异常罕见。

2. 心血管系统：治疗早期偶尔有心动过缓、体位性低血压，很少有晕厥；外周循环障碍（四肢发凉）不常见，可使原有间歇性跛行或有雷诺现象的病人症状加重；水肿和心绞痛不常见；个别病人可出现房室传导阻滞和心衰加重。

3. 呼吸系统：可诱导有痉挛或呼吸困难倾向的患者发病；罕见鼻塞。

4. 消化系统：偶有恶心、腹泻、腹痛和呕吐，便秘少见。

5. 皮肤：少见变态反应性皮疹，个别患者可出现荨麻疹、瘙痒、扁平苔藓样皮肤反应。可能发生银屑样皮肤损害或使原有的病情加重。

6. 血液：偶见血清转氨酶改变，血小板减少，白细胞减少等。

7. 代谢：由于本药具有 β 受体阻断剂的特性，因此不能排除以下可能：潜伏的糖尿病变成临床糖尿病，临床糖尿病恶化，或者血糖反向调节受抑制。心力衰竭患者偶尔出现体重增加和高胆固醇血症。

8. 其他：偶见四肢疼痛，罕见口干。

【禁忌】

1. 严重心衰，NYHA 分级 IV 级失代偿性心功能不全，需要静脉使用正性肌力药物患者。

2. 哮喘、伴有支气管痉挛的慢性阻塞性肺疾病的患者。

3. II 度或 III 度房室传导阻滞患者。

4. 病态窦房结综合征。

5. 心源性休克。

6. 严重心动过缓。

7. 严重肝功能不全患者。

8. 对本品过敏者。

9. 糖尿病酮症酸中毒、代谢性酸中毒。

【注意事项】

1. 下列情况慎用：甲状腺功能亢进者，外周血管疾病患者，嗜铬细胞瘤患者，不稳定或继发性高血压患者，变异性心绞痛患者，糖尿病患者，已用洋地黄、利尿剂及 ACEI 控制病情的充血性心力衰竭患者，伴有低血压（收缩压＜100mmHg）、缺血性心脏病和弥漫性血管疾病和（或）肾功能不全的充血性心力衰竭患者，手术患者。

2. 妊娠妇女用药研究尚不充分，只有卡维地洛对胎儿的有益性大于危险性时，方可使用。FDA 对本药的妊娠安全性分级为 C 级。

3. 是否分泌入人类的乳汁尚不清楚。使用前应权衡利弊，用药期间暂停哺乳。

4. 18 岁以下患者的安全性和疗效尚不明确。

5. 用于伴有低血压（收缩压＜100mmHg）、缺血性心脏病和弥漫性血管疾病和（或）肾功能不全的充血性心力衰竭患者，可引起可逆性肾功能障碍。此类患者在加量时建议监测肾功能，如肾功能恶化，需停药或减量。

6. 伴有糖尿病的充血性心力衰竭患者使用时，可能会使血糖难以控制。在开始使用阶段，应定期监测血糖并相应调整降糖药的用量。

7. 嗜铬细胞瘤患者在使用 β 受体阻滞剂之前应先使用 α 受体阻滞剂。

8. 有支气管痉挛倾向的患者可能会发生呼吸道阻力增加，从而导致呼吸窘迫，在开始使用阶段及增加剂量期间应密切观察。

9. 可能掩盖甲状腺功能亢进的症状，不能突然停用，应逐渐减量，并密切观察。

10. 可能影响驾驶车辆和操作机器的能力，在开始用药、剂量改变时更为明显。

11. 应避免突然停药，尤其是缺血性心脏病患者。必须 1～2 周以上逐渐停药。

【药物相互作用】

1. 可加强其他降压药物（如利血平、甲基多巴、可乐定、钙拮抗剂、肾上腺素 α 受体阻滞药）及有降压副作用的药物（巴比妥酸盐、吩噻嗪、三环抗抑郁药）的降压作用，加重不良反应。

2. 西咪替丁等肝药酶抑制药可使本品在体内分解作用减弱，可能会导致本品血药浓度增高。

3. 与胺碘酮合用，对心脏的效应增强，可出现低血压、心动过缓或心脏停搏。

4. 可能增强胰岛素或口服降糖药降低血糖的作用，而低血糖的症状和体征（尤其是心动过速）可能被掩盖或减弱而不易被发现。

5. 能抑制环孢素的代谢，使后者的毒性增加。

6. 与洋地黄类药物合用，可增加后者血药浓度，可出现房室传导阻滞等毒性症状。

7. 非甾体类抗炎药能减弱本品的降压作用。

8. 利福平等肝药酶诱导剂可诱导本药的代谢，从而减弱本品的作用。

9. 与麻醉药有协同作用，可导致负性肌力和低血压等。

10. 能阻滞肾上腺素 β 受体，从而引起心动徐缓并拮抗肾上腺素的作用。

【规格】片剂：20mg。胶囊剂：10mg。

阿罗洛尔
Arotinolol

【药理作用】本药具有 α 及 β 受体阻断作用，其作用比值约为 1∶8。通过适宜的 α 受体阻断作用，在不使末梢血管阻力升高的情况下，通过 β 受体阻断作用产生降压效果；通过 β 受体阻断作用抑制亢进的心功能，减少心肌耗氧量，同时通过 α 受体阻断作用减少冠状动脉阻力，发挥抗心绞痛作用；具抗心律失常作用；通过对骨骼肌 β2 受体阻断作用，呈现抗震颤作用。

【适应证】

1. 原发性高血压（轻度～中度）。

2. 心绞痛。

3. 心动过速性心律失常。

4. 原发性震颤。

【用法用量】口服。

1. 原发性高血压（轻度～中度）、心绞痛、心动过速性心律失常：一次 10mg，每日 2 次。根据病人年龄、症状等适当增减剂量，疗效不明显时，可增至每日 30mg。

2. 原发性震颤：一次 5mg，每日 2 次。疗效不明显时，可采用一次 10mg，每日 2 次的维持量。根据病人年龄、症状等适当增减，但一日不得超过 30mg。

【不良反应】

1. 少见乏力、胸痛、头晕、稀便、腹痛、转氨酶升高等。

2. 罕见心悸、心动过缓、气促、心衰加重、周围循环障碍、抑郁、失眠、食欲缺乏、消化不良、支气管痉挛、皮疹、荨麻疹等。

【禁忌】

1. 严重心动过缓（明显窦性心动过缓）、房室传导阻滞（Ⅱ、Ⅲ度）、窦房传导阻滞者。

2. 糖尿病酮症酸中毒及代谢性酸中毒者。

3. 有可能出现支气管哮喘、支气管痉挛的患者。

4. 心源性休克的患者。

5. 充血性心力衰竭的患者。

6. 孕妇或有怀孕可能的妇女。

【注意事项】

1. 下列患者应慎用：①有充血性心力衰竭可能的病人。②特发性低血糖症，控制不充分的糖尿病，长时间禁食状态的病人。③低血压患者。④肝功能、肾功能不全的患者。⑤周围循环障碍的患者。

2. 长期给药时，须定期进行心功能检查，注意肝功能、肾功能、血象等。

3. 本品可分泌入乳汁，不宜用于哺乳期妇女。

4. 尚未确立本药对早产儿、新生儿、乳儿及婴幼儿的安全性，不宜应用。

5. 手术前 48 小时内不宜给药。

6. 服药期间应避免驾驶车辆及机械作业。

7. 嗜铬细胞瘤患者单独应用本药时，可引起血压急剧升高，应同时给予用 α 受体阻断剂。

8. 不宜突然停药，须逐步减量，尤其对心绞痛患者。

【药物相互作用】

1. 与降糖药合用，可增强降血糖作用。

2. 与钙拮抗剂合用，可相互增强作用。

3. 与抑制交感神经系统作用的药物合用，可致过度抑制。

4. 与丙吡胺、普鲁卡因胺、阿义马林合用，可致心功能过度抑制。

5. 本品可增强可乐定停药后的反跳现象。

【规格】 片剂：5mg；10mg。

2.4.2　α 受体阻断药

酚妥拉明
Phentolamine

【药理作用】 短效的非选择性 α 受体阻滞剂，对 α_1、α_2 受体均有作用，能拮抗血液循环中肾上腺素和去甲肾上腺素的作用，使血管扩张而降低周围血管阻力；拮抗儿茶酚胺效应，用于诊治嗜铬细胞瘤，但对正常人或原发性高血压患者的血压影响甚少；能降低外周血管阻力，使心脏后负荷降低，左心室舒张末压和肺动脉压下降，心搏出量增加，可用于治疗心力衰竭。

【适应证】

1. 预防和治疗嗜铬细胞瘤所致的高血压发作，包括手术切除时出现的阵发性高血压，也用于协助诊断嗜铬细胞瘤。

2. 预防和治疗因去甲肾上腺素静脉给药外溢而引起的皮肤坏死。

3. 心力衰竭时减轻心脏负荷。

4. 用于血管痉挛性疾病，如雷诺综合征、手足紫绀等。

5. 用于感染性休克。

【用法用量】

1. 成人

（1）静脉注射：①酚妥拉明试验：静脉注射 5mg，也可先注入 2.5mg，若反应阴性，再给 5mg，如此则出现假阳性的机会可以减少，也减少血压剧降的危险性。②嗜铬细胞瘤手术：术前 1～2 小时静脉注射 5mg，术时静脉注射 5mg 或滴注 0.5～1mg/min，以防手术时肾上腺素大量释出。③血管痉挛性疾病：一次 5～10mg，20～30 分钟后可按需要重复给药。

（2）静脉滴注：①防止皮肤坏死：在每 1000ml 含去甲肾上腺素溶液中加入本品 10mg 静脉滴注，作为预防之用。②心力衰竭时减轻心脏负荷：0.17～0.4mg/min。③抗休克：0.3mg/min。

（3）肌肉注射：血管痉挛性疾病，一次 5～10mg，20～30 分钟后可按需要重复给药。

（4）局部浸润：用于防止皮肤坏死。已发生去甲肾上腺素外溢，用本品 5～10mg 加 10ml0.9% 氯化钠注射液作局部浸润，此法在外溢后 12 小时内有效。

2. 儿童：①酚妥拉明试验：一次 1mg，亦可按体重 0.1mg/kg 或体表面积 $3mg/m^2$，静脉注射。②嗜铬细胞瘤手术：术前 1－2 小时静脉注射或肌肉注射 1mg，亦可按体重 0.1mg/kg 或体表面积 $3mg/m^2$，必要时可重复；术时静脉注射 1mg，亦可按体重 0.1mg/kg 或体表面积 $3mg/m^2$。

【不良反应】

1. 心血管系统：常见的有体位性低血压、心动过速、心律失常、面色潮红，极少见突发胸痛（心肌梗死）。

2. 呼吸系统：鼻塞、胸闷。

3. 消化系统：常见恶心、呕吐、消化不良、腹泻。

4. 精神神经系统：晕倒和乏力较少见；神志模糊、头痛、共济失调、言语含糊等极少见。

5. 皮肤：常见皮疹、瘙痒。

【禁忌】

1. 严重动脉粥样硬化者。

2. 严重肝、肾功能不全者。

3. 胃炎、胃及十二指肠溃疡者。

4. 对本品过敏者。

【注意事项】

1. 心绞痛、心肌梗死、冠状动脉供血不足患者慎用，存在心力衰竭时可考虑使用。

2. 老年人对其降压作用敏感，肾功能较差，应用本品时需慎重。

3. 尚缺乏妊娠妇女用药的研究，只有在必须使用时，确定对胎儿利大于弊后，方可在妊娠期使用。FDA 对本药的妊娠安全性分级为 C 级。

4. 尚不知本品是否经乳汁分泌，但为慎重起见，哺乳期妇女应停药或者暂停哺乳。

6. 进行酚妥拉明试验时，在给药前、静脉注射给药后 3 分钟内每 30 秒、以后 7 分钟内每分钟测一次血压，或在肌肉注射后 30~45 分钟内每 5 分钟测一次血压。

7. 进行酚妥拉明试验时应平卧于安静和略暗的室内，静脉注射速度应快，一旦静脉穿刺对血压的影响过去，即予注入。表现为阵发性高血压或分泌儿茶酚胺不太多的嗜铬细胞瘤的患者，可能出现假阴性；尿毒症或使用了降压药、巴比妥类、阿片类镇痛药、镇静药都可造成酚妥拉明试验假阳性，故试验前 24 小时应停用；用降压药者必须待血压回升至治疗前水平方可给药。

【药物相互作用】

1. 与拟交感胺类药物合用，可抵消或减弱后者的周围血管收缩作用。

2. 与胍乙啶合用，体位性低血压或心动过缓的发生率增高。

3. 与二氮嗪合用，使二氮嗪抑制胰岛素释放的作用受抑制。

4. 与纳洛酮合用，可及时改善呼吸衰竭导致的心脑功能低下，减少并发症，提高治愈率。

5. 与多巴胺合用治疗伴有强烈血管收缩的休克患者，可以提高疗效。

6. 抗高血压药（利血平、降压灵等）、镇静催眠药（苯巴比妥、格鲁米特、甲喹酮等）可加强本药的降压作用，酚妥拉明试验前 2 周应停用利血平等抗高血压药，试验前 24 小时停用镇静催眠药，以免出现假阳性。

7. 抗组胺药与本品有协同作用。

8. 东莨菪碱与本品有协同作用，合用时可增强 α 受体阻断作用。

9. 与强心苷合用时，可使其毒性反应增强。

10. 普萘洛尔可阻滞本品降压和增强心率的效应。

【规格】注射液：1ml：10mg。

妥拉唑林
Tolazoline

【药理作用】短效 α 受体阻滞剂。对 α 受体的阻断作用比酚妥拉明弱，通过阻断 α 受体以及直接舒张血管而具有降压作用，但降压作用不稳定，通常降低肺动脉压及血管阻力；具有拟交感活性，使心脏兴奋，心肌收缩力加强，心率加快，心排血量增加；还有胆碱能样作用，能增强消化器官的蠕动，增进唾液和胆汁分泌，及组胺样促进胃液分泌作用。

【适应证】

1. 用于治疗经给氧和（或）机械呼吸系统动脉血氧浓度仍达不到理想水平的新生儿持续性肺动脉高压症。

2. 用于外周血管痉挛性疾病（如雷诺病），也可用于血栓闭塞性脉管炎。

3. 用于肾上腺嗜铬细胞瘤的诊断以及此病骤发高血压危险的治疗。

4. 用于治疗感染性休克和心源性休克，在补充血容量的基础上使用本药能解除微循环障碍。

5. 用于治疗视网膜中央动脉痉挛或栓塞、视网膜色素变性、黄斑变性、视网膜脉络炎、视神经炎等，亦可用于青光眼的激发试验。

6. 局部浸润注射用于因静脉滴注去甲肾上腺素发生的血管外漏，以拮抗其收缩血管作用，防止组织坏死。

【用法用量】

1. 静脉给药：①肺动脉高压的新生儿：初始剂量为 1~2mg/kg，10 分钟内静脉推注。通过头皮静脉或回流至上腔静脉的其他静脉注射，使本品最大量到达肺动脉。维持剂量为 0.2mg/（kg·h），静脉滴注。动脉血气稳定后逐渐减量，必要时在维持输注中可重复初始剂量。负荷量为 1mg/kg。对肾功能不全和少尿患儿应适当减低维持量且减慢输液速度。②诊断肾上腺嗜铬细胞瘤：静脉注射 5mg，每 30 秒测血压一次，2～4 分钟内血压下降 35/25mmHg 以上者为阳性。肾功能不全者应减量。做此诊断试验曾有致死报道，故应特别谨慎。

2. 肌肉注射：一次 25mg。肾功能不全者应减量。

3. 皮下注射：①一般用法：一次 25mg。②因静脉滴注去甲肾上腺素发生的血管外漏：5～10mg 溶于 10～20ml 生理盐水中皮下浸润注射。

4. 结膜下注射：一次 10mg，每 1～2 日 1 次。肾功能不全者应减量。

5. 球后注射：一次 10～25mg，每 1～2 日 1 次。肾功能不全者应减量。

【不良反应】

1. 常见的不良反应：①胃肠道出血：严重者可能致命。②低氯性碱中毒。③直立性低血压：新生儿中常见。④急性肾功能不全。⑤血小板减少。⑥心动过速。

2. 较少见的不良反应：①恶心、呕吐、腹泻和上腹痛。②竖毛活动增加，引起鸡皮现象。③周围血管扩张，皮肤潮红。④反射性心动过速，曾有发生心律失常和心肌梗死的报道。

3. 罕见瞳孔扩大。

4. 动脉内注射时，注射肢体有烧灼感。

【禁忌】缺血性心脏病、低血压、脑血管意外以及对本品过敏者禁用。

【注意事项】

1. 慎用于二尖瓣狭窄、酸中毒、消化性溃疡的患者。

2. 由于本品主要通过肾脏排泄，肾功能障碍时应减量。

3. FDA 对本药的妊娠安全性分级为 C 级。哺乳期妇女用药尚不明确。

4. 继发于胃的高分泌状态而致低氯性碱中毒时应停用，并补充氯化钾。

5. 预先使用抗酸剂可防止胃肠道出血的发生。

6. 新生儿出现直立性低血压时，患儿应取头低位及静脉补液。不宜用肾上腺素或去甲肾上腺素，以免血压过度下降引起随后血压过度反跳。

如果扩容不能维持血压，给予多巴胺（可能需要大剂量）与本品同时静脉滴注。

7. 对新生儿不应使用含有苯甲醇的稀释液，因一种致命的中毒综合征包括代谢性酸中毒、中枢性神经系统抑制、呼吸障碍、肾衰竭、低血压、癫痫及颅内出血，与苯甲醇的使用有关。

8. 使用本品期间需随访全血细胞计数、动脉血气分析、血压、心电图、血电解质、胃抽吸物的潜血试验、肾功能（包括尿量）。

9. 为理想地控制用量，应使用微量泵输入。

【药物相互作用】

1. 本品可拮抗大剂量多巴胺所致的外周血管收缩作用。

2. 本品可降低麻黄碱的升压作用。

3. 大剂量的本品与肾上腺素或去甲肾上腺素合用可导致反常性的血压下降随后发生反跳性的剧烈升高。

4. 与间羟胺合用，降低其升压作用。

5. 应用本品后，再应用甲氧明或去甲肾上腺素将阻滞后者的升压作用，可能出现严重的低血压。

【规格】注射液：1ml：25mg。

酚苄明
Phenoxybenzamine

【药理作用】为作用时间长的 α 受体阻滞剂（α_1、α_2）。作用于节后肾上腺素 α 受体，使周围血管扩张，血流量增加。还可选择性地松弛前列腺组织及膀胱颈平滑肌，而不影响膀胱逼尿肌的收缩，从而缓解梗阻。

【适应证】

1. 嗜铬细胞瘤的治疗、诊断和术前准备。

2. 周围血管痉挛性疾病。

3. 前列腺增生引起的尿潴留。

4. 休克。

【用法用量】

1. 口服给药

（1）成人：①周围血管痉挛性疾病，嗜铬细胞瘤的治疗、诊断和术前准备：开始时一次 10mg，一日 2 次，隔日增加 10mg，直至获得预期临床疗效，或出现轻微 α 受体阻断效应。维持量一次 20～40mg，每日 2 次。②前列腺增生引起的尿潴留：开始 1～3 日，一次 5mg，一日 1 次，以后改为一次 5mg，一日 2 次。

（2）儿童：开始时一次 0.2mg/kg，一日 2 次，或一次 6～10mg/m²，一日 1 次，以后每隔 4 日增量 1 次，直至取得疗效。维持量一日 0.4～1.2mg/kg 或 12～36mg/m²，分 3～4 次口服。

2. 静脉注射：一日 0.5～1mg/kg。

3. 静脉滴注：成人：①用于心力衰竭和休克：0.5～1mg/kg，加入 5% 葡萄糖注射液 250～500ml 中静滴（2 小时滴完），一日总量不超过 2mg/kg。②用于嗜铬细胞瘤术前：0.5～1mg/kg，加入 5% 葡萄糖注射液 250～500ml 中静滴（2 小时滴完），术前应用 3 天，必要时麻醉诱导时给药 1 次。一日总量不宜超过 2mg/kg。

【不良反应】常见体位性低血压、鼻塞、口干、瞳孔缩小、反射性心跳加快和胃肠刺激。少见神志模糊、倦怠、头痛、阳痿、嗜睡，偶可引起心绞痛和心肌梗死。

【禁忌】

1. 低血压患者禁用。

2. 心绞痛、心肌梗死患者禁用。

3. 对本品过敏者禁用。

【注意事项】

1. 脑供血不足者、代偿性心力衰竭者、冠状动脉功能不全者、肾功能不全者、上呼吸道感染者慎用。

2. 老年人对其降压作用敏感，且肾功能较差，应用时需慎重。

3. 本品对妊娠的影响尚未做充分研究，对孕妇只有非常必要时才能使用本品。FDA 对本药的妊娠安全性分级为 C 级。

4. 尚不知本品是否经乳汁分泌，但为慎重起见，哺乳期妇女不宜应用或者停止哺乳。

5. 用药期间需定时测血压。

6. 开始治疗嗜铬细胞瘤时，建议定时测定尿儿茶酚胺及其代谢物，以决定用药量。

7. 本品局部刺激性强，不应皮下或肌肉注射给药。

8. 给药须按个体化原则，根据临床反应和尿中儿茶酚胺及其代谢物含量调整剂量。

9. 反射性心率加快可加用 β 受体阻滞剂。

10. 与食物或牛奶同服可减少胃肠道刺激。

11. 酚苄明过量时，不能使用肾上腺素，否则会进一步加剧低血压。

【药物相互作用】

1. 与拟交感胺类合用，升压效应减弱或消失。

2. 与胍乙啶合用，易发生体位性低血压。

3. 与二氮嗪合用时拮抗后者抑制胰岛素释放的作用。

4. 本品可阻断左旋去甲肾上腺素引起的体温过高，亦可阻断利血平引起的体温过低。

5. β 受体阻滞剂可抑制 β 受体介导的代偿性心率加快，增强本品的首剂降压反应，两药合用，本品用量应减少。

6. 与甲基多巴合用，可导致完全尿失禁。

【规格】片剂：10mg。注射剂：1ml：10mg。

2.4.3 β 受体阻断药

普萘洛尔
Propranolol

【其他名称】心得安。

【药理作用】非选择性 β 受体阻滞剂，有膜稳定作用，无内在拟交感活性。

1. 抗高血压：阻断心脏的 β_1 受体，降低心排血量；抑制肾素释放，降低血浆肾素浓度；阻断中枢 β 受体，降低外周交感活性；减少去甲肾上腺素释放；促进前列环素生成。

2. 治疗心律失常：能阻止儿茶酚胺对窦房结、心房起搏点及普肯野纤维 4 期自发除极，从而降低自律性。还能通过增加 K^+ 外流、抑制 Na^+ 内流而发挥膜稳定作用，减慢房室结及浦肯野纤维的传导速度。

3. 治疗心绞痛：阻滞 β 受体，使心肌收缩力下降，收缩速度减慢；通过减慢传导速度，使心脏对运动或应激的反应减弱，从而降低心肌耗氧，增加患者运动耐量。

4. 治疗嗜铬细胞瘤及甲状腺功能亢进：拮抗儿茶酚胺的效应。

【适应证】

1. 作为二级预防，降低心肌梗死死亡率。

2. 高血压（单独或与其他抗高血压药合用）。

3. 心绞痛。

4. 控制室上性快速心律失常、室性心律失常，特别是与儿茶酚胺有关或洋地黄引起的心律失常。可用于洋地黄疗效不佳的房扑、房颤心室率的控制，也可用于顽固期前收缩，改善患者的症状。

5. 减低肥厚型心肌病流出道压差，减轻心绞痛、心悸与昏厥等症状。

6. 配合 α 受体阻滞剂用于嗜铬细胞瘤病人控制心动过速。

7. 用于控制甲状腺功能亢进症的心率过快，也可用于治疗甲状腺危象。

【用法用量】

1. 高血压：口服，初始剂量 5mg，每日 3 ~ 4 次，可单独使用或与利尿剂合用。剂量可逐渐增加，日最大剂量 200mg。

2. 心绞痛、心肌梗死：开始时 5 ~ 10mg，每日 3 ~ 4 次；每 3 日可增加 10 ~ 20mg，可渐增至每日 200mg，分次服。

3. 心律失常：每日 10 ~ 30mg，分 3 ~ 4 次服。饭前、睡前服用。

4. 肥厚型心肌病：每次 10 ~ 20mg，每日 3 ~ 4 次。按需要及耐受程度调整剂量。

5. 嗜铬细胞瘤：每次 10 ~ 20mg，每日 3 ~ 4 次。术前用 3 天，一般应先用 α 受体阻滞剂，待药效稳定后加用普萘洛尔。

6. 儿童一般每日 0.5 ~ 1mg/kg，分次口服。

【不良反应】应用本品可出现眩晕、神志模糊（尤见于老年人）、精神抑郁、反应迟钝等中枢神经系统不良反应；头昏（低血压所致）；心率过慢（< 50 次/分）。较少见的有支气管痉挛及呼吸困难、充血性心力衰竭。更少见的有发热和咽痛（粒细胞缺乏）、皮疹（过敏反应）、出血倾向（血小板减小）。不良反应持续存在时，须格外警惕雷诺综合征样四肢冰冷、腹泻、倦怠、眼口或皮肤干燥、恶心、指趾麻木、异常疲乏等。

【禁忌】

1. 支气管哮喘。

2. 心源性休克。

3. 心脏传导阻滞（Ⅱ ~ Ⅲ度房室传导阻滞）。

4. 重度或急性心力衰竭。

5. 窦性心动过缓。

【注意事项】

1. 本品口服可空腹或与食物共进，后者可延缓肝内代谢，提高生物利用度。

2. β 受体阻滞剂的耐受量个体差异大，用量必须个体化。首次用本品时需从小剂量开始，逐渐增加剂量并密切观察用药后反应以免发生意外。

3. 注意本品血药浓度不能完全预示药理效应，故还应根据心率及血压等临床征象指导临床用药。

4. 冠心病患者使用本品不宜骤停，否则可出现心绞痛、心肌梗死或室性心动过速。

5. 甲亢病人用本品也不可骤停，否则使甲亢症状加重。

6. 长期用本品者撤药须逐渐递减剂量，至少经过 3 天，一般为 2 周。

7. 长期应用本品可在少数病人出现心力衰竭，倘若出现，可用洋地黄类和（或）利尿剂纠正，并逐渐递减剂量，最后停用。

8. 本品可引起血糖变化，应定期检查血糖。

9. 服用本品期间应定期检查血常规、血压、心功能、肝肾功能等。

10. 下列情况慎用本品：有过敏史、充血性心力衰竭、糖尿病、肺气肿或非过敏性支气管哮喘、肝功能不全、甲状腺功能低下、雷诺综合征或其他周围血管疾病、肾功能衰退等。

11. 本品可通过胎盘进入胎儿体内，有报道妊娠高血压者用后可导致宫内胎儿发育迟缓，分娩时无力造成难产，新生儿可产生低血压、低血糖、呼吸抑制及心率减慢，尽管有报道对母亲及胎儿均无影响，但必须慎用，不宜作为孕妇第一线治疗用药。FDA 对本药的妊娠安全性分级为 C 级，如在妊娠中、晚期为 D 级。本品可少量从乳汁中分泌，故哺乳期妇女慎用。

12. 因老年患者对药物代谢与排泄能力差，使用本品时应适当调节剂量。

【药物相互作用】

1. 与利血平合用，可导致体位性低血压、心动过缓、头晕、晕厥。

2. 与单胺氧化酶抑制剂合用，可致极度低血压。

3. 与钙拮抗剂合用，特别是静脉注射维拉帕米，要十分警惕本品对心肌和传导系统的抑制。

4. 与肾上腺素或拟交感胺类合用，可引起显著高血压、心率过慢，也可出现房室传导阻滞。

5. 与异丙肾上腺素、茶碱、黄嘌呤合用，可使后者疗效减弱。

6. 与氟哌啶醇合用，可导致低血压及心脏停搏。

7. 与洋地黄合用，可发生房室传导阻滞而使心率减慢，需严密观察。

8. 与苯妥英钠、苯巴比妥和利福平合用可加速本品清除。

9. 与氯丙嗪合用可增加两者的血药浓度。

10. 可降低安替比林、利多卡因的清除率，使后者血药浓度增加。

11. 与甲状腺素合用导致 T_3 浓度降低。

13. 与西咪替丁合用可降低本品肝代谢，延缓消除，增加本品血药浓度。

14. 可影响血糖水平，故与降糖药同用时，需调整后者的剂量。

15. 可使去极化肌松药药效增强，作用时间延长。

【规格】片剂：10mg。

噻吗洛尔
Timolol

【其他名称】噻吗心安。

【药理作用】非选择性 β 受体阻滞剂，没有明显的内源性拟交感活性和局麻作用，对心肌无直接抑制作用。其降血压机制与普萘洛尔相同，作用强度为后者 8 倍。对高眼压患者和正常人均有降低眼内压作用。其降低眼内压的确切机理尚不清楚，眼压描记和房水荧光光度研究提示本品的降眼压作用与减少房水生成有关。

【适应证】

1. 原发性高血压病。

2. 心绞痛或心肌梗死后的治疗。

3. 预防偏头痛。

4. 对原发性开角型青光眼具有良好的降低眼内压疗效。对于某些继发性青光眼、高眼压症、部分原发性闭角型青光眼以及其他药物及手术无效的青光眼，加用本品滴眼可进一步增强降眼压效果。

【用法用量】

1. 口服：①高血压：开始剂量一次 2.5 ~ 5mg，一日 2 ~ 3 次，根据心率及血压变化可增减量。维持量通常为 20 ~ 40mg。最大量一日 60mg。增加药物的间期至少为 7 天。②心肌梗死：开始一次 2.5mg，一日 2 次，可渐增至每日总量 20mg。③偏头痛：一次 10mg，一日 2 次。根据临床反应及耐受性可逐渐增至一日总量 30mg，6 ~ 8 周无效则应停用。

2. 滴眼：用于治疗青光眼。0.25% 滴眼液一次 1 滴，一日 1 ~ 2 次。如疗效不佳，可改用 0.5% 滴眼液一次 1 滴，一日 1 ~ 2 次。如眼压已控制，可改为一日 1 次。

【不良反应】

1. 滴眼液最常见的不良反应是眼烧灼感及刺痛。

2. 心血管系统：心动过缓，心律失常。

3. 神经系统：头晕，加重重症肌无力的症状，感觉异常，嗜睡，失眠，噩梦，抑郁，精神错乱，

幻觉。

4. 呼吸系统：支气管痉挛，呼吸衰竭，呼吸困难，鼻腔充血，咳嗽，上呼吸道感染。

5. 内分泌系统：掩盖糖尿病患者应用胰岛素或降糖药后的低血糖症状。

【禁忌】

1. 支气管哮喘或有支气管哮喘病史者、严重慢性阻塞性肺疾病患者禁用。

2. 窦性心动过缓、Ⅱ度或Ⅲ度房室传导阻滞、明显心衰、心源性休克患者禁用。

3. 对本品过敏者禁用。

【注意事项】

1. 下列情况慎用：有过敏史、充血性心力衰竭、糖尿病、肺气肿或非过敏性支气管哮喘、肝功能不全、甲状腺功能低下、雷诺综合征或其他周围血管疾病、肾功能衰退等。

2. 当出现呼吸急促、脉搏明显减慢、过敏等症状时，应立即停用本品。

3. 使用中若出现脑供血不足症状时应立即停药。

4. 注意本品血药浓度不能完全预示药理效应，故还应根据心率及血压等临床征象指导临床用药。

5. 正在服用儿茶酚胺耗竭药（如利血平）者，使用本品时应严密观察。

6. 本品不宜单独用于治疗闭角型青光眼。

7. 与其他滴眼液联合使用时，需间隔 10 分钟以上。

8. 使用滴眼液，定期复查眼压，根据眼压变化调整用药方案。

9. 停药时应在大约 2 周的时间内逐渐减量，避免高血压反弹或心绞痛复发及发生其他严重心血管事件。

10. 孕妇用药的安全性尚未确定。FDA 对本药的妊娠安全性分级为 C 级。

11. 可在哺乳期妇女乳汁中检测到本品，因对授乳婴儿具有多种潜在不良反应，需根据使用的重要性决定终止哺乳或终止用药。

12. 儿童用药的安全性和疗效尚未确定。

【药物相互作用】

1. 与苯妥英钠、苯巴比妥和利福平合用可加速本品清除。

2. 与氯丙嗪合用可增加两者的血药浓度。

3. 与儿茶酚胺耗竭药（如利血平）同用，可引起低血压和明显的心动过缓。

4. 本品与洋地黄类和钙通道拮抗剂合用可进

一步延长房室传导时间。

5. 可降低安替比林、利多卡因的清除率，使后者血药浓度增加。

6. 与肾上腺素或拟交感胺类合用，可引起显著高血压、心率过慢，也可出现房室传导阻滞。

7. 可影响血糖水平，与降糖药合用需调整后者剂量。

【规格】片剂：2.5mg；5mg。滴眼液：5ml：12.5mg；5ml：25mg。

索他洛尔
Sotalol

【药理作用】非选择性 β 受体阻滞剂，没有内在拟交感活性和膜稳定作用。可抑制肾素释放，减慢心率（负性频率效应），减弱收缩力（负性肌力效应），减少心肌耗氧和做功。通过延长复极相而均一延长心脏组织动作电位时程，延长心房、心室和旁路的有效不应期，在心电图上可出现 PR、QT 和 QTc 间隔延长，QRS 时间无明显改变。还可抗心肌缺血，降低收缩压和舒张压。

【适应证】用于心律失常、心绞痛、心肌梗死和高血压。

【用法用量】首剂为一日 160mg，分 2 次口服，间隔约 12 小时，如有必要，经评估可增至一日 240～320mg。大多数患者一日 160～320mg，分 2 次口服。某些伴有危及生命的顽固性室性心律失常，一日 480～640mg，但需权衡利弊才能使用。

【不良反应】

1. 暂时的呼吸困难，疲劳，眩晕，头痛，发热，心动过缓和（或）低血压，通常药量减少后会消失。

2. 最严重的不良反应是致心律失常作用，可表现为原有心律失常加重或出现新的心律失常，严重时可出现扭转性室性心动过速、心室颤动，多与剂量大、低钾、QT 延长、严重心脏病变等有关。

3. 可出现胸痛，心悸，水肿，晕厥，晕厥前症候群，心衰；皮疹；恶心或呕吐，腹泻，消化不良，腹痛，胃肠胀气；肌肉痉挛；睡眠障碍，抑郁，感觉异常，情绪改变，焦虑，性功能紊乱；视力障碍，味觉异常，听力障碍。

【禁忌】

1. 对本品过敏者禁用。

2. 支气管哮喘或慢性阻塞性肺疾病、心源性休克、使用产生心肌抑制的麻醉剂、窦性心动过缓、病窦综合征、Ⅱ 度和Ⅲ 度房室阻滞（除非装有起搏器）、未控制的充血性心衰、肾衰、QT 间期延长综合征患者禁用。

【注意事项】

1. 用洋地黄控制的心力衰竭、肾功能不全、糖尿病或有自发性低血糖发生史的患者慎用。

2. 避免与能延长 QT 间期的药（吩噻嗪、三环类抗抑郁药、特非那定和阿司咪唑）合用。

3. 应用本品前应做电解质检查，低血钾和低血镁患者应在纠正后再用本品，对于长期腹泻或同时用利尿剂的患者尤需注意。与排钾利尿剂合用时应注意补钾。

4. 用药过程需注意心率及血压变化。

5. 应监测心电图 QT 间期变化，超过 450ms 应停药。

6. FDA 对本药的妊娠安全性分级为 B 级，如在妊娠中、晚期为 D 级。分别给予大鼠和兔人最大推荐剂量的 100 倍和 22 倍的本品，未见胎儿受损的迹象，但尚未对孕妇进行充分有效的研究，孕妇只有当利大于弊时才能使用。本品在乳汁中有分泌，哺乳期妇女慎用。

7. 18 岁以下患者用药的安全有效性尚未确定。

【药物相互作用】

1. 与其他 Ⅰa、Ⅱ、Ⅲ 类抗心律失常药同用时有协同作用。

2. 与钙拮抗剂同用时可加重传导障碍，进一步抑制心室功能，降低血压。

3. 与儿茶酚胺类药（如利血平、胍乙啶）同用可产生低血压和严重心动过缓。

4. 可引起血糖增高，需调整胰岛素和口服降糖药的剂量。

5. 与排钾利尿剂合用，可发生低钾血症或低镁血症，增加尖端扭转型室速发生的可能。

6. 对地高辛血清浓度无明显影响，但两者合用常引起致心律失常。

【规格】片剂：40mg。

左布诺洛尔
Levobunolol

【药理作用】非选择性 β 受体阻滞剂，无内在拟交感作用。降眼压机制主要通过减少房水生成，对房水经葡萄膜巩膜外流、房水流出易度及巩膜上静脉压无影响。

【适应证】对原发性开角型青光眼具有良好的降低眼内压疗效。对于某些继发性青光眼、高眼压症、手术后未完全控制的闭角型青光眼以及其他药物及手术无效的青光眼，加用本品滴眼可进一步增强降眼压效果。

【用法用量】滴眼，一次1滴，一日1~2次。滴于结膜囊内，滴后用手指压迫内眦角泪囊部3~5分钟。

【不良反应】

1. 约1/3的患者出现暂时性眼烧灼及眼刺痛。5%的患者出现结膜炎。一些患者出现心率减慢及血压下降。

2. 少见不良反应：心律变化，呼吸困难，虹膜睫状体炎，头痛，头晕，一过性共济失调，嗜睡，瘙痒及荨麻疹。

3. 罕见不良反应：①全身症状：无力，胸痛。②心血管系统：心动过缓，心律失常，低血压，晕厥，心脏传导阻滞，脑血管意外，心衰，心绞痛，心悸，心搏停止。③消化系统：恶心，腹泻。④神经系统：抑郁，精神错乱，加重重症肌无力的症状，感觉异常。⑤皮肤：过敏反应，包括局部和全身皮疹，脱发，Steven - Johnson 综合征。⑥呼吸系统：支气管痉挛，呼吸衰竭，呼吸困难，鼻腔充血。⑦内分泌系统：掩盖糖尿病患者应用胰岛素或降糖药后的低血糖症状。⑧泌尿生殖器系统：阳痿。

【禁忌】

1. 支气管哮喘或有支气管哮喘史者、严重慢性阻塞性肺疾病患者禁用。

2. 窦性心动过缓、Ⅱ及Ⅲ度房室传导阻滞、明显心衰、心源性休克患者禁用。

3. 对本品过敏者禁用。

【注意事项】

1. 慎用于已知有全身β受体阻滞剂禁忌的患者，包括异常心动过缓、Ⅰ度以上房室传导阻滞。先天性心衰应得到适当控制后，才能使用本品。

2. 有明显心脏疾病患者应用本品应监测脉搏。

3. 慎用于对其他β受体阻滞剂过敏者。

4. 已有肺功能低下的患者慎用。

5. 慎用于自发性低血糖患者及接受胰岛素或降糖药治疗的患者，因β受体阻滞剂可掩盖低血糖症状。

6. 不易单独用于治疗闭角型青光眼。

7. 与其他滴眼液联合使用时，需间隔10分钟以上。

8. 本制剂含氯化苯烷胺，戴软性角膜接触镜者不宜使用。

9. 使用中若出现脑供血不足症状时应立即停药。

10. 重症肌无力患者，用本品滴眼时需遵医嘱。

11. 定期复查眼压，根据眼压变化调整用药方案。

12. 孕妇用药的安全性尚未确立，应慎用。尚不清楚本品是否通过乳汁分泌，哺乳期妇女使用应权衡利弊。

13. 儿童用药的安全性和疗效尚未确立。

【药物相互作用】

1. 与肾上腺素合用可引起瞳孔扩大。

2. 正在服用儿茶酚胺耗竭药（如利血平）者，使用本品时应严密观察，因可引起低血压和明显的心动过缓，后者可引起头晕、晕厥或直立性低血压。

3. 不主张两种局部β受体阻滞剂同时应用。

4. 与钙通道拮抗剂合用可引起房室传导阻滞，左心室衰竭及低血压。

5. 与洋地黄类和钙通道拮抗剂合用可进一步延长房室传导时间。

6. 吩噻嗪类药物可增加β受体阻滞剂的降血压作用。

【规格】滴眼液：5ml：25mg；10ml：50mg。

卡替洛尔
Carteolol

【药理作用】非选择性β肾上腺受体阻滞剂，具有内在拟交感活性，无膜稳定作用。降眼压主要通过减少房水生成，对房水经葡萄膜巩膜外流、房水流出易度及巩膜上静脉压无影响。

【适应证】青光眼、高眼压症。

【用法用量】滴眼，一日2次，一次1滴。滴于结膜囊内，滴后用手指压迫内眦角泪囊部3~5分钟。效果不明显时，改用2%制剂，每日2次，每次1滴。

【不良反应】

1. 约1/4的患者出现暂时性眼烧灼感、眼刺痛感及流泪、结膜充血水肿。

2. 一些患者出现下列不良反应：视物模糊、畏光、上睑下垂、结膜炎、角膜着色及中度角膜麻醉。

3. 长期连续用于无晶体眼或有眼底疾患者时，偶在眼底黄斑部出现浮肿、混浊，故需定期测定视力，进行眼底检查。

4. 一些患者出现心率减慢及血压下降。

5. 偶见心律失常、心悸、呼吸困难、无力、头痛、头晕、失眠、鼻窦炎。

6. 罕见不良反应：晕厥，心脏传导阻滞，脑血管意外，心衰；恶心；抑郁；过敏反应，包括局部和全身皮疹，脱发；支气管痉挛，呼吸衰竭。

【禁忌】

1. 支气管哮喘或有支气管哮喘病史者、严重慢性阻塞性肺疾病患者禁用。

2. 窦性心动过缓、Ⅱ及Ⅲ度房室传导阻滞、明显心衰、心源性休克患者禁用。

3. 对本品过敏者禁用。

【注意事项】

1. 慎用于已知有全身β受体阻滞剂禁忌证的患者，包括异常心动过缓、Ⅰ度以上房室传导阻滞。

2. 有明显心脏疾病患者应用本品应监测心率。

3. 慎用于对其他β受体阻滞剂过敏者。

4. 已有肺功能低下的患者慎用。

5. 慎用于自发性低血糖患者及接受胰岛素或降糖药治疗的患者，因β受体阻滞剂可掩盖低血糖症状。

6. 不宜单独用于治疗闭角型青光眼。

7. 与其他滴眼液联合使用时，需间隔10分钟以上。

8. 本制剂含氯化苯烷铵，戴软性角膜接触镜者不宜使用。

9. 定期复查眼压，根据眼压变化调整用药方案。

10. 孕妇用药的安全性尚未确立，应慎用。FDA对本药的妊娠安全性分级为C级。尚不清楚本品是否通过乳汁分泌，哺乳期妇女使用应权衡利弊。

11. 儿童用药的安全性和疗效尚未确立，慎用。

【药物相互作用】

1. 与肾上腺素合用可引起瞳孔扩大。

2. 正在服用儿茶酚胺耗竭药（如利血平）者，使用本品时应严密观察，因可引起低血压和明显的心动过缓。

3. 不主张两种局部β受体阻滞剂同时应用。

4. 与钙通道拮抗剂合用可引起房室传导阻滞、左心室衰竭及低血压。

5. 与洋地黄类和钙通道拮抗剂合用可进一步延长房室传导时间。

6. 吩噻嗪类药物可增加β受体阻滞剂的降血压作用。

【规格】滴眼液：5ml：50mg；5ml：100mg。

阿替洛尔
Atenolol

【药理作用】选择性 β_1 受体阻滞剂，不具有膜稳定作用和内源性拟交感活性。不抑制异丙肾上腺素的支气管扩张作用。具有降血压、治疗心绞痛和抗心律失常作用，机制同普萘洛尔。

【适应证】主要用于治疗高血压、心绞痛、心肌梗死，也可用于心律失常、甲状腺功能亢进、嗜铬细胞瘤。

【用法用量】口服。

1. 一般常用量：开始每次6.25～12.5mg，一日2次，按需要及耐受性逐渐增至每日50～200mg。

2. 心绞痛：每次12.5～25mg，一日2次，按需要及耐受性逐渐增至每日50～200mg。

3. 高血压：每次25mg，一日2次，按需要及耐受性逐渐增至每日100mg。

4. 肾功能损害时，肌酐清除率小于15ml/（min·1.73m²）者，每日25mg；15～35ml/（min·1.73m²）者，每日最多50mg。

5. 儿童应从小剂量开始，0.25～0.5mg/kg，每日2次。

【不良反应】

1. 在心肌梗死病人中，最常见的不良反应为低血压和心动过缓。

2. 其他不良反应有头晕、四肢冰冷、疲劳、乏力、肠胃不适、精神抑郁、脱发、血小板减少症、银屑病样皮肤反应、银屑病恶化、皮疹及干眼等。

3. 罕见引起敏感病人的心脏传导阻滞。

【禁忌】

1. Ⅱ～Ⅲ度心脏房室传导阻滞患者禁用。

2. 心源性休克患者禁用。

3. 病窦综合征及严重窦性心动过缓患者禁用。

【注意事项】

1. 本品的临床效应与血药浓度可不完全平行，剂量调节以临床效应为准。

2. 肾功能损害时剂量须减少。

3. 有心力衰竭症状的患者用本品时，与洋地黄或利尿药合用，如心力衰竭症状仍存在，应逐渐减量使用。

4. 停药过程至少 3 天，常为 2 周，如有撤药症状，如心绞痛发作，则暂时处理，待稳定后渐停用。

5. 与饮食共进不影响其生物利用度。

6. 可改变因血糖降低而引起的心动过速。

7. 患有慢性阻塞性肺疾病的高血压病人慎用。

8. 本药可使末梢动脉血液循环失调，患者可能对用于治疗过敏反应常规剂量的肾上腺素无反应。

9. 本品可通过胎盘屏障并出现在脐带血液中，缺乏妊娠头 3 个月使用本药的研究资料，不除外胎儿受损的可能。妊娠妇女较长时间服用本药，与胎儿宫内生长迟缓有关。妊娠期妇女慎用。FDA 对本药的妊娠安全性分级为 D 级。本药在乳汁中有明显泌出，哺乳期妇女服用时应谨慎小心。

10. 老年患者所需剂量可以减少，尤其是肾功能衰退的患者。

【药物相互作用】

1. 与利血平合用，可导致体位性低血压、心动过缓、头晕、晕厥。

2. 与肾上腺素或拟交感胺类合用，可引起显著高血压、心率过慢，也可出现房室传导阻滞。

3. 与异丙肾上腺素、茶碱、黄嘌呤合用，可使后者疗效减弱。

4. 与洋地黄合用，可发生房室传导阻滞而使心率减慢，需严密观察。

5. 与其他抗高血压药物及利尿剂并用，能加强其降压效果。

6. β 受体阻滞剂会加剧停用可乐定引起的高血压反跳，如两药联合使用，本药应在停用可乐定前几天停用，如果用本药取代可乐定，应在停止服用可乐定数天后才开始本药的疗程。

7. 可使去极化肌松药药效增强，作用时间延长。

【规格】片剂：12.5mg；25mg；50mg；100mg。

美托洛尔
Metoprolol

【药理作用】β₁ 受体阻滞药，无膜稳定作用。其阻滞 β 受体的作用约与普萘洛尔相等，对 β₁ 受体的选择性稍逊于阿替洛尔。本品对心脏的作用如减慢心率、抑制心收缩力、降低自律性和延缓房室传导时间等与普萘洛尔、阿替洛尔相似，其降低运动试验时升高的血压和心率的作用也与普萘洛尔、阿替洛尔相似。其对血管和支气管平滑肌的收缩作用较普萘洛尔弱，因此对呼吸道的影响也较小，但仍强于阿替洛尔。本品也能降低血浆肾素活性。

【适应证】用于治疗高血压、心绞痛、心肌梗死、肥厚型心肌病、心律失常、甲状腺功能亢进等。近年来尚用于心力衰竭的治疗，此时应在有经验的医师指导下使用。

【用法用量】

1. 口服

（1）高血压、心绞痛、心律失常、肥厚型心肌病、甲状腺功能亢进：一般一次 25～50mg，一日 2～3 次。

（2）急性心肌梗死：主张在早期即最初的几小时内使用，即刻使用在未能溶栓的患者中可减小梗死范围、降低短期（15 天）死亡率（此作用在用药后 24 小时既出现）。在已经溶栓的患者中可降低再梗死率与再缺血率，若在 2 小时内用药还可以降低死亡率。一般用法：先静脉注射本品一次 2.5～5mg（2 分钟内），每 5 分钟 1 次，共 3 次，总剂量为 10～15mg。之后 15 分钟开始口服 25～50mg，每 6～12 小时 1 次，共 24～48 小时，然后口服一次 50～100mg，一日 2 次。

心肌梗死后若无禁忌应长期使用（一次 50～100mg，一日 2 次），可以降低心源性死亡率，包括猝死。

（3）不稳定性心绞痛：主张早期使用，用法与用量可参照急性心肌梗死。

（4）心力衰竭：应在使用洋地黄和（或）利尿剂等抗心力衰竭的治疗基础上使用本药。起初一次 6.25mg，一日 2～3 次，以后视临床情况每数日至一周一次增加 6.25～12.5mg，一日 2～3 次，最大剂量可用至一次 50～100mg，一日 2 次。最大剂量一日不超过 300mg。

2. 静脉注射：用于室上性快速型心律失常。开始时以 1~2mg/min 的速度静脉给药，用量可达 5mg；如病情需要，可间隔 5 分钟重复注射，总剂量 10~15mg（静脉注射后 4~6 小时，心律失常已经控制，用口服制剂维持，一日 2~3 次，每次剂量不超过 50mg）。

【不良反应】

1. 循环系统：肢端发冷，心动过缓，雷诺现象，心力衰竭，房室传导时间延长，心律失常，水肿，晕厥。

2. 胃肠系统：腹痛，恶心，呕吐，腹泻，便秘，转氨酶升高。

3. 神经系统：疲劳，头痛，头晕，睡眠障碍，感觉异常，梦魇，抑郁，记忆力损害，精神错乱，神经质，焦虑，幻觉。

4. 呼吸系统：气急，支气管哮喘或有气喘症状者可发生支气管痉挛。

5. 血液系统：血小板减少。

6. 皮肤：皮肤过敏反应，银屑病加重，光过敏。

7. 眼：视觉损害，眼干和（或）眼刺激。

8. 耳：耳鸣。

9. 其他：胸痛，体重增加，多汗，脱发，味觉改变，可逆性性功能异常。

【禁忌】下列情况患者禁用：心源性休克；病态窦房结综合征；Ⅱ、Ⅲ度房室传导阻滞；不稳定性、失代偿性心力衰竭患者（肺水肿、低灌注或低血压），持续地或间歇地接受 β 受体激动剂治疗的患者；有症状的心动过缓或低血压；心率 < 45 次/分、P－Q 间期 > 0.24 秒或收缩压 < 100mmHg 的怀疑急性心肌梗死的患者；伴有坏疽危险的严重外周血管疾病患者；对本品中任何成分或其他 β 受体阻滞剂过敏者。

【注意事项】

1. 突然停药可能会使慢性心力衰竭病情恶化并增加心肌梗死和猝死的危险，应尽可能逐步撤药，整个撤药过程至少用 2 周时间，每次剂量减半，直至最后减至 25mg，停药前最后的剂量至少给 4 天。若出现症状，建议更缓慢地撤药。

2. 大手术之前是否停用 β 受体阻滞剂意见尚不一致，β 受体阻滞后心脏对反射性交感神经兴奋的反应降低使全麻和手术的危险性增加，但可用多巴酚丁胺或异丙肾上腺素逆转。尽管如此，对于要进行全身麻醉的患者最好停止使用本药，如有可能应在麻醉前 48 小时停用，除非有特殊情况，如甲状腺毒症和嗜铬细胞瘤。

3. 在治疗过程中可能会发生眩晕和疲劳，驾驶车辆和操作机械时应慎用。

4. 妊娠期使用 β 受体阻滞剂可引起各种胎儿问题，包括胎儿发育迟缓。β 受体阻滞剂对胎儿和新生儿可产生不利影响，尤其是心动过缓，在妊娠或分娩期间不宜使用。FDA 对本药的妊娠安全性分级为 C 级，如在妊娠中晚期给药为 D 级。

【药物相互作用】

1. 巴比妥类药物（对戊巴比妥做过研究）可通过酶诱导作用使本品的代谢增加。

2. 普罗帕酮可增加本品血药浓度，引起血压下降。

3. 奎尼丁可使本品清除率下降，不良反应增加。

4. 与维拉帕米合用时有相加的负性肌力作用，可引起心动过缓、血压下降、充血性心力衰竭和传导阻滞。

5. 与胺碘酮合用有可能发生明显的窦性心动过缓。

6. 与非甾体类抗炎药合用，可使血压升高。

7. 苯海拉明、羟氯喹可改变本品药动学参数，增强药效，增加不良反应。

8. 与钙离子拮抗剂合用，对房室传导和窦房结功能有相加的抑制作用。

9. 与肾上腺素合用，可引起高血压和心动过缓。

10. 与可乐定合用，有可能加重可乐定突然停用时所发生的反跳性高血压。

11. 利福平可诱导本品的代谢，导致血药浓度降低。

12. 与西咪替丁、肼屈嗪、帕罗西汀、氟西汀和舍曲林合用，本品的血浆浓度会增加。

13. 与单胺氧化酶抑制剂合用，可致极度低血压。

14. 与地高辛合用可导致房室传导时间延长，且本品可使后者血药浓度升高。

15. 可使去极化肌松药药效增强，作用时间延长。

【规格】片剂：25mg；50mg。注射液：5ml：5mg。

倍他洛尔
Betaxolol

【药理作用】肾上腺素 β 受体阻滞剂，无细胞膜稳定作用和内源性拟交感活性。通过抑制房水产生以及增加房水流出而降低眼压，可降低青光眼或其他眼病引起的眼压升高。可使具有 β 受体的视盘和视网膜血管保持内源性舒张，从而增加灌注压，改善微循环，保护视野。

【适应证】用于慢性开角型青光眼和（或）高眼压症患者的治疗。

【用法用量】滴患眼，每次 1～2 滴，每天 2 次。

【不良反应】

1. 眼部：可能出现一过性的不适感。偶有视物模糊、点状角膜炎、异物感、畏光、流泪、痒、干燥、红斑、炎症、分泌物增多、灼痛、视力敏锐度降低、过敏反应、水肿、角膜敏感性降低及瞳孔大小不一。

2. 心血管系统：偶有心动过缓、心脏传导阻滞及充血性心力衰竭。

3. 呼吸系统：偶有呼吸困难、支气管痉挛。

4. 中枢神经系统：偶有失眠、眩晕、头昏、头痛、抑郁、嗜睡。

5. 其他：偶有荨麻疹、中毒性表皮坏死、脱毛、舌炎、肌无力。

【禁忌】

1. 对本品过敏者、窦性心动过缓、Ⅰ度以上房室传导阻滞、有心源性休克或心衰史患者禁用。

2. 孕妇禁用。

【注意事项】

1. 糖尿病、肝肾疾病、周围血管疾病、甲状腺功能低下、肺功能异常患者慎用。

2. 进行全身麻醉的患者最好停止使用本药，如有可能应在麻醉前 48 小时停用。

3. FDA 对本药的妊娠安全性分级为 C 级，如在妊娠中、晚期为 D 级。本品可经乳汁排泌，哺乳期妇女慎用。

4. 儿童用药安全性尚不明确，慎用。

【药物相互作用】

1. 若同时口服其他肾上腺素受体阻滞剂可能产生药物相加反应。

2. 若正在服用促进儿茶酚胺代谢药物（如利血平），则肾上腺素受体阻滞剂有造成相加反应的可能性，因而出现低血压或心动过缓。

3. 与非甾体类抗炎药合用，本品降压作用减弱。

4. 与缩瞳药和碳酸酐酶抑制药合用对降低眼压有相加作用。

【规格】滴眼液：5ml：12.5mg（以倍他洛尔计）。

比索洛尔
Bisoprolol

【药理作用】选择性肾上腺素 β_1 受体阻滞剂，无内在拟交感活性和膜稳定作用。与 β_1 受体的亲和力比 β_2 受体大 11～34 倍。对支气管 β_2 受体也有一定程度的阻滞作用，但仅在大剂量时可能出现，一般无临床意义。具有抗高血压、抗心绞痛作用，机制与普萘洛尔相似。

【适应证】用于原发性高血压、心绞痛的治疗。

【用法用量】口服。

1. 高血压：起始剂量 5mg，一日 1 次，某些患者（支气管哮喘）起始剂量 2.5mg。疗效不佳可增至 10mg。

2. 心绞痛：起始剂量 2.5mg，一日 1 次，最大一日剂量 10mg。

【不良反应】

1. 神经系统：头晕、头痛、感觉异常、迟钝、嗜睡、焦虑、注意力不集中、记忆力减退、口干、多梦、失眠、压抑。

2. 心血管系统：心悸或其他心律失常、肢体冰冷、跛行、低血压、胸痛、心功能不全、憋气。

3. 消化系统：腹痛、消化不良、恶心、呕吐、腹泻。

4. 呼吸系统：支气管痉挛、呼吸困难。

5. 运动系统：关节痛、背颈部痛、肌肉痉挛、抽动或震颤。

6. 皮肤黏膜：痤疮、湿疹、皮肤刺激、瘙痒、脸红、出汗、脱发、血管水肿、剥脱性皮炎、皮肤血管炎。

7. 特殊感觉：视觉紊乱、眼痛、流泪异常、耳鸣、耳痛、味觉异常。

8. 其他：疲乏、无力、胸痛、水肿、体重增加。

【禁忌】心源性休克、房室传导障碍（Ⅱ度和Ⅲ度房室传导阻滞）、病窦综合征、窦房阻滞、严重窦性心动过缓、血压过低、支气管哮喘患者禁用。

【注意事项】

1. 血糖浓度波动较大的糖尿病人及酸中毒病人宜慎服。

2. 肺功能不全、严重肝肾功能不全患者慎用。

3. 中断治疗时应逐日递减剂量，与其他降压药合用时常需减量。

4. 本品的降压作用可能减弱病人驾车或操纵机器能力，尤其在初服时或转换药物时以及与酒精同服时为甚，但不致直接影响人的反应能力。

5. 孕妇不宜使用本品。必须使用时，为防止新生儿心动过缓、低血压、低血糖，应在预产期72小时前停用本品。若需继续服用，新生儿在娩出后72小时内应密切监护。FDA对本药的妊娠安全性分级为C级，如在妊娠中、晚期用药为D级。尚不明确是否随乳汁分泌，哺乳期妇女慎用。

6. 儿童用药安全性尚不明确，不宜服用。

【药物相互作用】

1. 本品与利血平、甲基多巴、可乐定或氯苯醋胺咪联用可减慢心率。

2. 与非甾体类抗炎药合用，可使血压升高。

3. 与地高辛合用时，地高辛血药浓度可升高，可导致房室传导时间延长。

4. 与胺碘酮合用有可能发生明显的窦性心动过缓。

5. 与钙离子拮抗剂合用，对房室传导和窦房结功能有相加的抑制作用。

6. 与维拉帕米合用时有相加的负性肌力作用，可引起心动过缓、血压下降、充血性心力衰竭和传导阻滞。

【规格】 片剂：5mg。胶囊剂：5mg。

美替洛尔
Metipranolol

【药理作用】 非选择性肾上腺素 β 受体阻滞剂，无内在拟交感活性和膜稳定作用。降眼压作用主要是通过特异的 β 受体阻滞作用，减少房水生成，亦可轻微增加房水的排出。

【适应证】 治疗开角型青光眼、手术后未完全控制的闭角型青光眼和高眼压症。

【用法用量】 每日滴眼 2 次，每次 1 滴。开始治疗时，先用低剂量治疗，如未能达到疗效可改用较高剂量。

【不良反应】

1. 眼部：轻微而短暂的烧灼感、刺痛感，结膜炎，过敏性眼睑炎，视物模糊，畏光，流泪，角膜敏感性降低，可逆性葡萄膜炎。

2. 心血管系统：可出现心动过缓、心功能不全加重、血压下降、周围循环障碍、心绞痛加剧。

3. 呼吸系统：可使呼吸道阻力增加。

4. 胃肠道：可出现胃肠不适、恶心、呕吐、便秘、口干。

5. 肌肉骨骼：可出现肌痉挛和肌无力。

6. 皮肤：少数患者可出现皮疹、接触性皮炎、皮肤刺激等反应。

【禁忌】 房室传导障碍（Ⅱ度和Ⅲ度房室传导阻滞）、严重窦性心动过缓、支气管哮喘、阻塞性肺气肿、充血性心力衰竭患者禁用。

【注意事项】

1. 糖尿病、甲状腺功能亢进、重症肌无力、脑血管功能障碍或周围血管疾病患者慎用。

2. 可透过胎盘，孕妇使用应权衡利弊。可经乳汁分泌，哺乳期妇女使用应权衡利弊。

3. 儿童用药的安全性尚不明确。

4. 避免突然停药，至少用 1 ~ 2 周的时间逐渐撤药。

【药物相互作用】

1. 含肾上腺素或毛果芸香碱的滴眼剂可增强本品的降眼压作用。

2. 与含肾上腺素的药物合用，可引起瞳孔散大。

3. 同时口服其他肾上腺素受体阻滞剂可能产生药物相加反应。

4. 与钙拮抗剂或消耗儿茶酚胺的药物合用，可引起低血压、心动过缓。

【规格】 滴眼液：0.1%；0.3%；0.6%。

艾司洛尔
Esmolol

【药理作用】 快速起效的作用时间短的选择性肾上腺素 β_1 受体阻滞剂。其主要作用于心肌的 β_1 受体，大剂量时对气管和血管平滑肌的 β_2 受体也有阻滞作用。在治疗剂量无内在拟交感作用或膜稳定作用。抗心律失常主要通过抑制肾上腺素对心脏起搏点的刺激以及减慢房室结传导而发挥作用，其主要作用部位是窦房结与房室结传导系统。抗高血压的机制未完全明确，与普萘洛尔相似，但在产生同等 β 受体阻滞作用时，比美托洛尔、普萘洛尔等其他选择性和非选择性 β 受体阻滞药更能降低血压。

【适应证】

1. 控制心房颤动、心房扑动时心室率。

2. 围术期高血压。

3. 窦性心动过速。

【用法用量】

1. 控制心房颤动、心房扑动时心室率：先静脉注射负荷量 0.5mg/（kg·min），约 1 分钟，随后静脉点滴维持量，自 0.05mg/（kg·min）开始，4 分钟后若疗效理想则继续维持，若疗效不佳可重复给予负荷量并将维持量以 0.05mg/（kg·min）的幅度递增。维持量最大可加至 0.3mg/（kg·min），但 0.2mg/（kg·min）以上的剂量未显示能带来明显的好处。

2. 围术期高血压或心动过速：①即刻控制剂量为 1mg/kg，于 30 秒内静注，继续予 0.15mg/（kg·min）静脉点滴，最大维持量为 0.3mg/（kg·min）。②逐渐控制剂量同室上性心动过速治疗。③治疗高血压的用量通常较治疗心律失常用量大。

【不良反应】大多数不良反应为轻度、一过性。最重要的不良反应是低血压。有报道使用艾司洛尔单纯控制心室率发生死亡。

1. 心血管系统：低血压（无症状性低血压、症状性低血压），偶见心动过缓、胸痛、心脏传导阻滞。

2. 精神神经系统：可见头晕、头痛、嗜睡、注意力不集中、易激惹等，偶见乏力、感觉异常、焦虑或抑郁、幻想等。

3. 呼吸系统：气管痉挛、呼吸困难、鼻充血。

4. 胃肠道：可见恶心、呕吐，偶见口干、便秘、腹部不适或味觉倒错。

5. 皮肤：潮红、注射部位水肿、红斑、硬结，偶见血栓性静脉炎。

6. 其他：偶见尿潴留、言语障碍、视力异常、肩背痛、寒战、发热等。

【禁忌】支气管哮喘或有支气管哮喘病史、严重慢性阻塞性肺疾病、窦性心动过缓、Ⅱ～Ⅲ度房室传导阻滞、难治性心功能不全、心源性休克、对本品过敏者禁用。

【注意事项】

1. 高浓度给药（＞10mg/ml）会造成严重的静脉反应，包括血栓性静脉炎，20mg/ml 的浓度在血管外可造成严重的局部反应甚至坏死，故应尽量经大静脉给药。

2. 本品酸性代谢产物经肾消除，半衰期约 3.7 小时，肾病患者约为正常人的 10 倍，故肾衰患者使用本品需注意监测。

3. 糖尿病患者应用时应小心，因本品可掩盖低血糖反应。

4. 用药期间需监测血压、心率、心功能变化。

5. 曾做过本品对大鼠的致畸研究，给予 3mg/（kg·min）的剂量静脉点滴，每天持续 30 分钟，未发现对孕兔、胎鼠的毒性及致畸作用。但 10mg/（kg·min）的剂量对孕鼠产生毒性，并致死。对兔子的致畸研究发现，给予 1mg/（kg·min）的剂量静脉点滴，每天持续 30 分钟，未发现对孕兔、胎兔的毒性及致畸作用，但 2.5mg/（kg·min）的剂量对孕兔产生毒性，并致胎兔死亡率增加。尚无合适的人类的有关此问题的研究，孕妇慎用。尚不知本品是否经乳汁分泌，哺乳期妇女应慎用。

6. 本品在小儿应用未经充分研究。

7. 本品在老年人应用未经充分研究。但老年人对降压、降心率作用敏感，肾功能较差，应用本品时需慎重。

【药物相互作用】

1. 与非甾体类抗炎药合用，可使血压升高。

2. 与华法林合用，本品的血药浓度似会升高，但临床意义不大。

3. 与地高辛合用时，地高辛血药浓度可升高，可导致房室传导时间延长。

4. 与吗啡合用时，本品的稳态血药浓度会升高。

5. 与琥珀胆碱合用可延长琥珀胆碱的神经肌肉阻滞作用。

6. 本品会降低肾上腺素的药效。

7. 本品与维拉帕米合用于心功能不良患者会导致心脏停搏。

8. 与胺碘酮合用有可能发生明显的窦性心动过缓。

9. 与维拉帕米合用时有相加的负性肌力作用，可引起心动过缓、血压下降、充血性心力衰竭和传导阻滞。

10. 与钙离子拮抗剂合用，对房室传导和窦房结功能有相加的抑制作用。

【规格】注射液：2ml：200mg。

第四章　麻醉药及其辅助药物

1　全身麻醉药

1.1　吸入麻醉药

恩氟烷
Enflurane

【其他名称】安氟醚、易使宁、安利醚、Ethrane。

【药理作用】恩氟烷诱导麻醉和从麻醉中恢复都是快速的。恩氟烷可引起微弱的刺激流涎或支气管分泌。咽喉反射迅速变得迟钝。可以通过改变吸入的恩氟烷浓度来迅速地改变麻醉的水平。恩氟烷在麻醉深度增加时可以减少换气。如果不能支持换气，那么在麻醉较深的水平下，将会得到较高水平的二氧化碳分压。恩氟烷激发用乙醚曾见过的记忆反应。在麻醉诱导时会发生血压的降低，手术刺激后又恢复到几乎正常。麻醉深度的进一步增加将产生对应的低血压的增加。心率保持相对稳定，没有明显的心搏徐缓现象。心电图监测和记录表明心律保持稳定。人体研究表明在恩氟烷麻醉时含肾上腺素溶液给药时有相当大的安全范围。恩氟烷麻醉已用于人体中嗜铬细胞瘤的切除手术而没有发生室性心律失常现象。

在麻醉的正常水平下进行腹内手术时肌肉应当有足够的松弛，肌肉松弛药可以用来获得较大的松弛状态，并且所有肌肉松弛药物都可以和恩氟烷相兼容，非去极化肌肉松弛剂都有效。当用于产科痛觉消失时，恩氟烷的止痛浓度达到约1%，在生产和分娩时不会显著地抑制子宫收缩的速率和力量。

【适应证】适用于全身麻醉的诱导和维持。也适用于剖宫产，但没有足够数据支持本品在其他产科手术中的应用。

【用法用量】恩氟烷应使用专用的有准确刻度的蒸发器。

术前药：术前用药应根据患者的具体情况而定，需考虑到使用恩氟烷后患者分泌物会轻度增加，心脏节律仍保持稳定。抗胆碱药物的使用没有禁忌。

诱导：通过吸入恩氟烷和纯氧，或恩氟烷与氧气/氧化亚氮混合物进行诱导。为使患者丧失意识也可合用催眠剂量的短效巴比妥类药物。建议使用恩氟烷诱导的初始浓度为0.5%，在呼吸抑制后逐渐增加0.5%，直至达到手术所需的麻醉深度。此时恩氟烷的浓度应小于4%。

维持：浓度0.5%～2%的恩氟烷可维持一定的麻醉深度。该浓度恩氟烷下，肌松剂作用增强。为维持 $PaCO_2$ 于35～45mmHg水平，宜采用正常通气而非过度或过低通气，以便降低心房超常传导的发生率。在没有其他并发症的情况下，患者的动脉压与恩氟烷的浓度呈负相关。动脉压过低（低血容量除外）可能是由于麻醉过深，可通过降低麻醉深度来纠正。

苏醒：手术操作快结束时可将恩氟烷浓度降低至0.5%，也可在开始缝合切口时停药。停药后可用纯氧"清洗"患者的呼吸通路数次，直至患者完全清醒。

【不良反应】

1. 使用恩氟烷麻醉过深时，尤其伴有过度通气时，可引起以肌张力过高为特点的强直性肌痉挛。

2. 以恩氟烷进行诱导时，报道过有低血压和呼吸抑制的发生，在开始手术刺激后自行消失。

3. 清醒时恶心呕吐的发生率与恩氟烷之间的相关性比与其他大多数麻醉药的相关性均弱。偶见呃逆和呕吐的发生。

4. 极少病例出现一过性心律失常。

5. 有些患者在使用恩氟烷后偶见血糖轻度增高，所以将恩氟烷用于糖尿病患者应慎重。

【禁忌】

1. 禁用于对氟烷类麻醉药高敏、或在使用氟烷类麻醉药或化学结构类似的物质后产生不明原因的发热症状者。

2. 孕妇、哺乳期妇女和有惊厥史的患者一般禁止使用恩氟烷。

【注意事项】

1. 由于恩氟烷的麻醉深度改变迅速，应该使用有准确计量的蒸发器。

2. 在获得明确结果之前，对于使用恩氟烷后发生不明原因的发热或伴有黄疸者最好不使用恩氟烷麻醉。

3. 对恩氟烷敏感的患者可能出现骨骼－肌肉高代谢状态以及恶性高热。其治疗方法包括终止麻醉、给予丹曲林及支持治疗。可能继发肾衰竭，条件允许时应该导尿。

4. 恩氟烷对脑电图的影响与其他吸入性麻醉药物类似。使用超过推荐剂量的恩氟烷来加深麻醉时，可产生特异性脑电图改变，其特点为在电静息过程中产生高电压和高频率的棘形复合波。

5. 恩氟烷不宜用于有痉挛性疾患的病人。

6. FDA 对本药的妊娠安全性分级为 B 级。

【药物相互作用】

1. 恩氟烷可加强非去极化肌松剂的作用，所以合用时肌松剂的剂量应减小。

2. 在使用恩氟烷的同时，经皮下、表面浸润或注射肾上腺素可导致心律失常，所以这种情况下应尽量避免静脉使用肾上腺素。

3. 避免同时合用恩氟烷和三环类抗抑郁药，尤其是患者有惊厥史、需要过度通气或需要使用大剂量麻醉药时。

【规格】 100ml；150ml；250ml。

异氟烷
Isoflurane

【其他名称】异氟醚、活宁、宁芬、Forane。

【药理作用】使用异氟烷诱导、恢复十分迅速。虽然异氟烷的轻微刺激性可能影响诱导速度，但并不刺激唾液和气管支气管的分泌。吸入异氟烷后咽、喉反射迅速减弱。异氟烷麻醉深度改变迅速，其过程中心脏节律保持稳定，随着麻醉的加深，自主呼吸将被抑制，应进行严密监护。

异氟烷诱导期间可发生血压下降，随手术刺激的开始而恢复正常。

麻醉维持期间，随麻醉深度加深，血压有下降趋势，其原因是外周血管的扩张，此时心脏节律维持稳定。

轻度异氟烷麻醉下脑血流量不变，但随麻醉的加深而增加。通过麻醉前或麻醉中对患者过度通气，可以防止或纠正脑脊液压力过高。

异氟烷可引起心肌对肾上腺素的敏感度增加，但程度比安氟醚弱。

【适应证】用于普通手术麻醉的诱导、维持。

【用法用量】应使用异氟烷专用带刻度的蒸发器，以便准确调节麻醉剂浓度。

术前用药：根据患者具体情况选择术前用药，应考虑到异氟烷的呼吸抑制作用，可选用抗胆碱药物，对于采用异氟烷进行吸入诱导的儿科患者尤应使用抗胆碱药。

诱导：静脉给予短效的巴比妥类或其他静脉诱导药物后再吸入异氟烷气体混合物。可吸入异氟烷与纯氧混合气，或异氟烷与氧气/氧化亚氮混合气。以异氟烷诱导时建议从 0.5% 浓度开始，在 7～10 分钟内浓度逐渐提高到 1.5%～3%，可达到外科手术所需的麻醉深度。

维持：使用 1%～2.5% 异氟烷与氧气/氧化亚氮混合气体可以维持手术所需的麻醉深度。如果不用氧化亚氮，需增加异氟烷浓度 0.5%～1%。

剖宫产手术适合使用 0.5%～0.75% 异氟烷与氧气或氧化亚氮混合气体进行麻醉。

【不良反应】

1. 偶有心律不齐的报道。

2. 曾发现在未行手术情况下，白细胞计数增加。

3. 由于异氟烷的生物降解作用，使用异氟烷中及使用异氟烷后，发生血清有机氟浓度轻度增加的情况。这种轻微的有机氟浓度增加（据某研究报道平均为 4.4mmol/L）不太可能引起肾脏毒性，因为该浓度远远低于引起肾脏毒性的阈值。

4. 麻醉复苏期时轻度不适反应（如寒战、恶心和呕吐），与其他麻醉药的反应类似。

5. 曾报道可发生恶性高热。

6. 异氟烷引起脑电图改变和伴发的惊厥十分罕见。

7. 临床研究表明，异氟烷极少引起肝功能损害。

【禁忌】

1. 已知对异氟烷或其他卤素麻醉剂过敏的患者。

2. 已知或怀疑患有遗传性的易感恶性高热的患者。

【注意事项】

1. 由于需要根据麻醉深度迅速调节异氟烷浓度，所以应使用有精确刻度的专用蒸发器，或在可监测吸入和呼出麻醉药浓度的条件下用药。低血压和呼吸抑制的表现均一定程度上反映了麻醉深度。

2. 异氟烷应慎用于颅内压升高者。该种情况下应进行过度通气。

3. 正常异氟烷麻醉浓度下可满足腹部手术所需的肌松程度，但如果需要更高的肌松程度则可静脉加用小剂量的肌松剂。

【药物相互作用】

1. 异氟烷可显著加强所有常用的肌松剂的肌松作用，该作用在非去极化肌松剂尤为显著。

2. 新斯的明可拮抗非去极化肌松剂的肌松作用，但无法纠正异氟烷本身的肌松作用。

3. 所有常用的肌松剂均可与异氟烷配伍使用。

【规格】100ml；250ml。

七氟烷
Sevoflurane

【其他名称】七氟醚、奇弗美、凯特立、七氟异丙甲醚、Sevofrane、Travenol。

【药理作用】

1. 麻醉作用：本品气管刺激性较小，麻醉诱导和觉醒平稳而迅速，麻醉深度容易调节。

2. 对神经系统的影响：麻醉中的脑波变化为：当快速诱导时，急速形成慢波类型，接着出现大而慢的波，其后变为以纺锤波为主混杂有慢波的脑波图像。缓慢诱导时，随着麻醉加深而出现快波，其后从纺锤波群为主的脑波图像转变为混杂慢波，与快速诱导时的最终类型相同。另外，未发现棘波和发作波等异常脑波。

3. 对呼吸系统和循环系统的影响：呼吸频率随麻醉诱导而增加，通气量减少，每分通气量基本上不变，随麻醉加深呈现呼吸抑制倾向，可通过辅助呼吸保持必要的通气量，麻醉后的呼吸抑制比氟烷轻。心律不变或有下降趋势。诱导期间收缩压可呈下降趋势，以后趋于平稳，很少出现心律不齐。在狗的实验中，七氟烷使心肌对肾上腺素的敏感性增加，但比氟烷轻，而且对房室传导几乎无影响。

【适应证】用于全身麻醉。

【用法用量】

1. 诱导：以七氟烷和氧气或氧气/氧化亚氮混合诱导。另外也可以在给予睡眠量静脉麻醉剂后，以七氟烷和氧气或氧气/氧化亚氮混合诱导。本品诱导浓度为0.5%～5.0%。

2. 维持：通常并用氧气或氧气/氧化亚氮混合气，根据患者的情况，采用最小的有效浓度维持麻醉状态，通常浓度为4%以下。

【不良反应】

1. 主要是血压下降、肝功能异常、心律不齐、血压上升、恶心呕吐。

2. 重大不良反应：恶性高热；横纹肌溶解症；休克、类过敏症状。

【禁忌】

1. 以前因使用卤素麻醉剂而发生黄疸或无名发热的患者。

2. 对本品的成分有过敏史的患者。

【注意事项】

1. 慎重给药：①肝、胆疾患的患者。②肾功能障碍的患者。③高龄者。④静脉注射琥珀酰胆碱后出现肌强直者。⑤恶性高热家族史。

2. 重要的基本注意事项：①麻醉前禁食禁水。②原则上需术前用药。③麻醉中保持呼吸道通畅，注意呼吸及循环变化。④麻醉深度须控制在手术或检查所需的最低限度。

3. 使用中的注意事项：①由麻醉技术熟练的麻醉师使用。②本品在封闭麻醉系统回路中接触碱石灰时会分解，予以注意。③七氟烷的指示色为黄色。④最好使用能够供给正确浓度的专用七氟烷蒸发器。⑤包装瓶颈部装有注入装置的接口。

【药物相互作用】

1. 与肾上腺素、去甲肾上腺素同用可出现心律不齐。

2. 由于本品可增强非去极化肌松剂的作用，故在七氟烷麻醉中，使用非去极化肌松剂应减量。

【规格】120ml；250ml。

地氟烷
Desflurane

【其他名称】地氟醚、去氟烷、优宁、Suparne。

【药理作用】本品是挥发性卤化麻醉药，它比其他卤化的挥发性麻醉药更迅速地进入人体。但是本品的刺激味及其呼吸道应激性减慢了本品的吸入。

用本品麻醉后的恢复较其他卤化挥发性麻醉药快；与其他卤化挥发性麻醉药一样，同其他辅助麻醉药如一氧化二氮、芬太尼和咪达唑仑合用后最低有效浓度值减小。

本品有与异氟醚相似的抑制神经肌肉功能，可减少肌松剂琥珀胆碱、阿曲库铵、维库溴铵和泮库溴铵的需用量；与异氟醚一样产生相似的心血管作用，包括与剂量成比例地降低血压、增加右心充盈压和心率。本品抑制呼吸。

【适应证】适用于成年人手术时的诱导和维持麻醉；婴儿和儿童只可作维持麻醉，不可作为诱导麻醉。

【用法用量】本品必须通过专用的雾化吸入器使用。做全身麻醉时必须视病人反应而给药。

本品成年人剂量为 2.5% ~ 8.5%，儿童剂量为 5.2% ~ 10%，单用或加用一氧化二氮均可达到维持进行手术的麻醉深度。维持麻醉时应控制本品吸入量，以免过深发生血压过低。与阿片类或苯并二氮杂合用应减少本品的麻醉用量。

【不良反应】

1. 本品用于诱导麻醉时，可能引起咳嗽、窒息、呼吸困难、增加分泌物、喉痉挛和咽炎。

2. 本品用于维持麻醉时，可见头痛、心动过缓、高血压、窦性心律失常、心动过速、恶心、呕吐、增加流涎、窒息、呼吸困难、咳嗽增多、喉痉挛和结膜炎。

本品的不良反应多数是轻度和暂时一过性的。

【禁忌】对可能产生恶性高热者禁用。

【注意事项】

1. 因本品在怀孕或分娩时的安全性未确定，故孕妇慎用。

2. 本品对婴儿和儿童不宜通过面罩作全身诱导麻醉，因为中重度不良反应发生率较高。

3. 本品可能增加对卤化麻醉药敏感者的危险。

4. 已知或疑有脑脊液压增加者，本品的浓度应为 <0.8MAC（最低有效浓度），并密切注意维持脑脊液压。

【药物相互作用】

1. 本品与常用的麻醉前药物或麻醉中的药物，例如肌肉松弛剂、静脉和局部麻醉药没有临床明显的不良相互作用。

2. 苯并二氮杂䓬和阿片类镇痛药可减少本品的 MAC。

3. 与其他麻醉药合用时可能暂时性升高血糖

和白细胞数。

【规格】240ml。

1.2　静脉麻醉药

硫喷妥钠
Thiopental Sodium

【其他名称】戊酸巴比妥钠、Sodium Pentothal、Pentothal。

【药理作用】本品为超短时作用的巴比妥类药物，脂溶性高，静脉注射后迅速通过血－脑脊液屏障，对中枢系统产生抑制作用，依所用剂量大小，出现镇静、安眠及意识消失等不同的作用。本品可降低脑耗氧量及脑血流量，在脑缺氧时对脑起到保护作用。有抑制交感神经、兴奋迷走神经的作用，如有严重刺激时可引起喉痉挛及气管痉挛；对循环和呼吸系统的抑制，与给药剂量及注入速度相关，大量快速注射，因直接抑制心肌和左心室功能及呼吸中枢，可使血压明显下降，呼吸微弱或停止；对肝、肾功能无明显影响，大剂量时对肝功能有一过性轻微抑制；术中低血压可使尿量减少，药物排泄时间延长；可降低眼压，但不影响糖代谢；可通过胎盘影响胎儿，使出生后的新生儿四肢无力，反应迟钝。

【适应证】静脉全麻药。用于全麻诱导、复合全麻及小儿基础麻醉。

【用法用量】临用前，用灭菌注射用水溶解成 2.5% 溶液后应用。

1. 静脉麻醉：一般多用 5% 或 2.5% 溶液，缓慢注入。成人，一次 4 ~ 8mg/kg，经 30 秒左右即进入麻醉，神志完全消失，但肌肉松弛不完全，也不能随意调节麻醉浓度，故多用于小手术。如病人有呼吸快、发声、移动等现象，即为苏醒的表现，可再注射少量以持续麻醉。极量：一次 1g（即 5% 溶液 20ml）。

2. 基础麻醉：用于小儿、甲状腺功能亢进症及精神紧张病人，每次灌肠 30mg/kg（多用于小儿）；或肌注，每次成人 0.5g，小儿 15 ~ 20mg/kg，以 2.5% 溶液，作深部肌注。

3. 诱导麻醉：一般用 2.5% 溶液缓慢静注，一次 0.3g（不超过 0.5g），继以乙醚吸入。

4. 抗惊厥：每次静注 0.05 ~ 0.1g。

【不良反应】

1. 本品易致呼吸抑制，静注时速度宜缓慢。

2. 可引起咳嗽、喉与支气管痉挛。

3. 麻醉后胃贲门括约肌松弛，易致误吸和反流。

4. 剂量过大或注射速度过快，易导致严重低血压和呼吸抑制；较大剂量可出现长时间延迟性睡眠。

5. 少数病例会出现异常反应，如神志持久不清、兴奋乱动、幻觉、皮肤及面部红晕、口唇或眼睑肿胀、瘙痒或皮疹、腹痛、全身发抖或局部肌肉震颤、呼吸不规则或困难甚至出现心律失常，应立即做有效的对症治疗。

6. 苏醒中常出现寒战发抖，一般可自行消失，如长时间昏睡不够清醒、头痛以及恶心呕吐时，应引起重视，需加强监护，以防出现意外。

【禁忌】休克低血压未纠正前、心力衰竭以及卟啉症患者等禁用。

【注意事项】

1. 本品水溶液不稳定，应临用前配制，如发现沉淀、浑浊或变色即不能应用。

2. 本品呈强碱性，2.5%的溶液 pH 值在 10 以上，静脉注射可引起组织坏死；误入动脉可出现血管痉挛、血栓形成，重者者可出现肢端坏死；肌肉注射易致深层肌肉无菌性坏死，无特殊情况不要应用。

3. 用于血容量不足或脑外伤患者，易出现低血压和呼吸抑制危象，甚至心搏骤停。

4. 用药时注意监测呼吸深度和频率、血压、脉搏、心律等。

5. 黏液水肿、阿狄森病、重症肌无力患者等应慎用。

6. 严重肝、肾、甲状腺功能不全及新生儿慎用。

7. FDA 对本药的妊娠安全性分级为 C 级。

【药物相互作用】

1. 与巴比妥药物间存在交叉过敏反应。

2. 本品与酸性药物配伍即出现沉淀。

3. 因有明显抑制呼吸作用，与吗啡等中枢神经抑制药合用作用加强，应适当减量。

4. 与降压药并用，应适当减少本品用量并减慢注射速度，以免血压剧降。

5. 与大量的氯胺酮同时并用，常出现呼吸慢而浅，两药均应减量。

6. 与静脉注射硫酸镁并用，中枢抑制加深。

7. 与吩噻嗪类药物尤其是异丙嗪并用时，在血压下降的过程中，中枢神经可先出现兴奋，而后进入抑制。

8. 与下列药物存在配伍禁忌：阿米卡星、青霉素 G、甲氧西林、头孢匹林、克林霉素、氯霉素、葡萄糖、茶苯海拉明、苯海拉明、麻黄碱、胰岛素、转化糖、果糖、间羟胺、去甲肾上腺素、纤溶酶、喷他佐辛、普鲁卡因、丙氯拉嗪、丙嗪、碳酸氢钠、磺胺异噁唑、琥珀酰胆碱、红霉素葡庚糖酸盐、红霉素乳糖醛酸盐、四环素。

【规格】注射剂：0.5g；1g（含无水碳酸钠6%）。

氯胺酮
Ketamin

【其他名称】凯他敏、Ketalar、Cl-18。

【药理作用】本品主要选择性抑制丘脑的内侧核，阻滞脊髓至网状结构的上行传导，兴奋边缘系统，并对中枢神经和脊髓中的阿片受体有亲和力。产生麻醉作用，主要是抑制兴奋性神经递质（乙酰胆碱、L-谷氨酸）及 N-甲基-D-天门冬酸受体的结果；镇痛作用，主要由于阻滞脊髓至网状结构对痛觉传入的信号及与阿片受体的结合，而对脊髓丘脑传导无影响，故对内脏疼痛改善有限。静脉注射 1～2mg/kg 或肌注 4～6mg/kg，分别于 30 秒钟及 3～5 分钟意识消失。麻醉后出现睁眼凝视及眼球震颤，肢体肌力增强，呈木僵状态；眼泪、唾液分泌增多，术前用抗胆碱药可避免或减少发生。对交感神经和循环有兴奋作用，表现为血压升高、心率加快、眼内压和颅内压均升高、肺动脉压及心排出量皆高。但它对心肌有直接抑制作用，在循环衰竭病人更为突出。大剂量应用时，可出现呼吸抑制和呼吸暂停。对肝肾功能无明显影响。在麻醉恢复期常有恶心、呕吐发生。可使儿茶酚胺增高、血糖上升、内分泌亢进。不影响子宫收缩，但在剖宫产时应用本品，因血压升高而致出血量较多。

【适应证】本品适用于各种表浅而短小手术麻醉、不合作小儿的诊断性检查麻醉及全身复合麻醉。

【用法用量】

1. 全麻诱导：成人按体重静注 1～2mg/kg，维持可采用连续静滴。加用苯二氮䓬类药，可减少其用量。

2. 镇痛：成人先静注 0.2 ~ 0.75mg/kg，2 ~ 3 分钟注完，而后连续静滴。

3. 基础麻醉：临床个体间差异大，小儿肌注 4 ~ 5mg/kg，必要时追加 1/2 ~ 1/3 量。

【不良反应】

1. 麻醉恢复期可出现幻觉、躁动不安、噩梦及谵语等，青壮年多见且严重。

2. 术中常有泪液、唾液分泌增多，血压、颅压及眼压升高。不能自控的肌肉收缩偶见。

3. 偶有呼吸抑制或暂停、喉痉挛及气管痉挛，多半是在用量较大、分泌物增多时发生。

【禁忌】顽固难治性高血压、严重的心血管疾病及甲亢病人禁用。

【注意事项】

1. 颅内压增高、脑出血、青光眼患者不宜单独使用。

2. 静脉注射切忌过快，否则易致一过性呼吸暂停。

3. 苏醒期间可出现噩梦、幻觉，预先应用镇静药，如苯二氮䓬类，可减少此反应。

4. 完全清醒后心理恢复正常需一定时间，24 小时内不得驾驶车辆和操作机械。

5. 失代偿的休克病人或心功能不全病人可引起血压剧降，甚至心搏骤停。

6. FDA 对本药的妊娠安全性分级为 B 级。

【药物相互作用】

1. 氯胺酮与苯二氮䓬类及阿片类药物并用时，可延长作用时间并减少不良反应的发生，剂量应酌情减少。

2. 与氟烷等含卤全麻药同用时，氯胺酮的作用延长，苏醒迟延。

3. 与抗高血压药或中枢神经抑制药合用时，尤其是氯胺酮用量偏大、静注过快时，可导致血压剧降或（和）呼吸抑制。

4. 服用甲状腺素的病人，氯胺酮有可能引起血压过高和心动过速。

【规格】注射剂：2ml：0.1g；10ml：0.1g；20ml：0.2g。

依托咪酯
Etomidate

【其他名称】甲苄咪唑、福尔利、宜利妥。

【药理作用】本品为快速催眠性静脉全身麻醉药，其催眠效应较硫喷妥钠强 12 倍，具有类似 GABA 样作用。与巴比妥类药不同，本品在催眠作用开始时导致新皮层睡眠，降低皮质下抑制。本品对心血管和呼吸系统影响较小，可用于休克或创伤患者的全麻诱导，单次静脉注射量大可引起短期呼吸暂停。不增加组胺释放，可降低脑内压、脑血流和眼内压。诱导剂量静脉注射（0.3mg/kg）依托咪酯可降低血浆皮质激素浓度，且可持续 6 ~ 8 小时，使肾上腺皮质对促肾上腺皮质激素（ACTH）失去正常反应。

【适应证】用于静脉全麻诱导或麻醉辅助。

【用法用量】本品仅供静脉注射，剂量必须个体化。

用作静脉全麻诱导，成人静脉注射 0.3mg/kg（范围 0.2 ~ 0.6mg/kg），于 30 ~ 60 秒内注完。合用琥珀酰胆碱或非去极化肌松药，便于气管内插管。术前给以镇静药，或在全麻诱导 1 ~ 2 分钟注射芬太尼 0.1mg，应酌减本品用量。

10 岁以上儿童用量可参照成人。

【不良反应】

1. 本品可阻碍肾上腺皮质产生可的松和其他皮质激素，引起暂时的肾上腺功能不全而出现水盐失衡、低血压甚至休克。术后或危重病人由于应用此药已有需要补充肾皮质激素的报道。

2. 本品用后常见恶心、呕吐、呃逆。

3. 本品可使肌肉发生阵挛，肌颤发生率约为 6%，不自主的肌肉活动发生率可达 32%。

4. 注射部位疼痛可达 20%，但若在肘部较大静脉内注射或用乳剂则发生率较低。

【禁忌】

1. 癫痫病人及肝肾功能严重不全者禁用。

2. 有免疫抑制、脓毒血症及进行器官移植的病人禁用。

【注意事项】

1. 使用本品须备有复苏设备，并能供氧。

2. 给药后有时可发生恶心呕吐，麻醉前给予东莨菪碱或阿托品可以预防误吸。

3. 与任何中枢性抑制剂并用，用量应酌减。

4. 麻醉前应用氟哌利多或芬太尼可减少肌阵挛的发生。

5. 如将本品作为氟烷的诱导麻醉剂，宜将氟烷用量减少。

6. FDA 对本药的妊娠安全性分级为 C 级。

【药物相互作用】

1. 与任何降压药合用，均可导致血压剧降，应避免伍用。

2. 长期大剂量静脉滴注依托咪酯可抑制肾上腺皮质对促肾上腺素的反应，导致血浆皮质激素低于正常，如遇中毒性休克、多发性创伤或肾上腺皮质功能低下的病人，可同时给适当氢化可的松。

【规格】注射剂：10ml：20mg。

羟丁酸钠
Sodium Hydroxybutyrate

【其他名称】γ-羟基丁酸钠、Sodium Oxybate。

【药理作用】本品静脉注射后 3~5 分钟出现嗜睡，10~15 分钟进入深睡，作用持续 90~120 分钟，有时可持续数小时不等。

1. 中枢神经系统：本品对中枢神经活动的抑制主要是由于兴奋 GABA 受体所致。一般剂量作用于大脑皮质，大剂量也影响脑干及中脑，产生催眠作用，但不抑制网状激活系统，易出现肌肉抽搐、不随意运动及锥体外系症状。本品无镇痛作用。

2. 循环系统：对循环系统有兴奋作用，使血压稍高、脉搏慢而有力，对心排血量无影响，不引起颅内压增高。促使 K^+ 进入细胞内，心电图可显示 T 波低平、倒置，或出现 U 波。

3. 呼吸系统：一般剂量可使呼吸频率稍减慢，潮气量略增，但大剂量快速注射后能产生呼吸抑制。

4. 能使咽喉反射迟钝、抑制，下颌松弛，表面麻醉后能施行气管内插管。

【适应证】静脉全麻药。常与全麻药或麻醉辅助药合用，用于复合全麻的诱导和维持。

【用法用量】

1. 常用量：①全麻诱导：静脉注射，一次 60~80mg/kg，注射速度每分钟约 1g。小儿最大剂量 100mg/kg。成人诱导量 2~5g，手术时间长者每隔 1~2 小时追加 1~2g。②全麻维持：静脉注射，一次 12~80mg/kg。③基础麻醉：成人用量为按体重 50~60mg/kg，小儿为 60~80mg/kg。

2. 极量：成人一次总量 300mg/kg。

【不良反应】

1. 麻醉诱导与苏醒过程中可引起锥体外系症状。

2. 用药后呼吸道分泌物增加。

3. 本品能抑制呼吸，出现呼吸频率减慢。

【禁忌】严重低钾血症、严重高血压、酸血症、心脏房室传导阻滞以及癫痫患者禁用。

【注意事项】

1. 注射 15 分钟后可出现血清钾一过性下降，对于低血钾病人应纠正后方能使用，在术中应监测心电图，如有 U 波出现，应及时处理。

2. 快速、大剂量静脉注射可引起心率减慢，有传导阻滞病人及心率低于 50 次/分钟患者慎用。

【药物相互作用】

1. 与阿托品并用可减少本品对副交感神经兴奋作用，防止心率减慢发生。

2. 与肌松药并用时，可增强肌松作用。

3. 与巴比妥类及安定类药物并用时可减少锥体外系症状。

【规格】注射剂：10ml：2.5g。

丙泊酚
Propofol

【其他名称】丙扑佛、普罗佛尔、异丙酚、二异丙酚、普鲁泊福、Disoprofol、Diprivan。

【药理作用】本品通过激活 GABA 受体-氯离子复合物，发挥镇静催眠作用。临床剂量时，丙泊酚增加氯离子传导，大剂量时使 GABA 受体脱敏感，从而抑制中枢神经系统，产生镇静、催眠效应，其麻醉效价是硫喷妥钠的 1.8 倍。起效快，作用时间短，苏醒迅速。能抑制咽喉反射，有利于插管，很少发生喉痉挛。对循环系统有抑制作用，本品作全麻诱导时，可引起血压下降，心肌血液灌注及氧耗量下降，外周血管阻力降低，心率无明显变化。丙泊酚可抑制二氧化碳的通气反应，表现为潮气量减少，清醒状态时可使呼吸频率增加。静脉注射常发生呼吸暂停，对支气管平滑肌无明显影响。丙泊酚能降低颅内压及眼压，减少脑耗氧量和脑血流量，镇痛作用很微弱。与其他中枢神经抑制药并用时有协同作用。应用丙泊酚可使血浆皮质激素浓度下降，但肾上腺皮质对外源性皮质激素反应正常。

【适应证】用于静脉全麻诱导、"全静脉麻醉"的组成部分或麻醉辅助。

【用法用量】使用丙泊酚通常需要配合使用止痛药。丙泊酚可辅助用于脊髓和硬膜外麻醉。并与常用的术前用药、神经肌肉阻断药、吸入麻醉药和止痛药配合使用。作为全身麻醉以辅助区域麻醉技术，所需的剂量较低。

1. 麻醉给药：建议应在给药时（一般健康成年人每 10 秒约给药 40mg）调节剂量，观察病人反应直至临床体征表明麻醉起效。大多数年龄小于 55 岁的成年病人，需要 2 ~ 2.5mg/kg 的丙泊酚；超过该年龄需要量一般要减少；ASA Ⅲ 级和 Ⅳ 级病人的给药速率应更低，每 10 秒约 20mg。

2. 麻醉维持：通过持续输注或重复单次注射给予丙泊酚都能够较好地达到维持麻醉所需要的浓度。持续输注所需的给药速率在个体之间有明显的不同，通常每小时 4 ~ 12mg/kg 的速率范围能保持令人满意的麻醉。用重复单次注射给药，应根据临床需要，每次给予 25 ~ 50mg 的量。

3. ICU 镇静：当作为对正在强化监护而接受人工通气病人的镇静药物使用时，建议持续输注丙泊酚。输注速率应根据所需要的镇静深度进行调节，通常每小时 0.3 ~ 0.4mg/kg 的输注速率范围，应能获得令人满意的镇静效果。

4. 人工流产手术：术前以 2.0mg/kg 剂量实行麻醉诱导，术中若因疼痛病人有肢体动时，以 0.5mg/kg 剂量追加，应能获得满意的效果。

年龄超过 55 岁的病人应在给药时观察病人的反应，通常麻醉诱导所需的剂量可能较低。

儿童不建议使用丙泊酚注射液。不推荐丙泊酚作为小儿镇静药物使用。

5. 给药方式：未稀释的丙泊酚注射液能直接用于输注。当使用未稀释的丙泊酚注射液直接输注时，建议使用微量泵或输液泵，以便控制输注速率。

丙泊酚注射液也可以稀释后使用，但只能用 5% 葡萄糖注射液稀释，存放于 PVC 输液袋或输液瓶中。稀释度不超过 1 : 5（2mg/ml）。用于麻醉诱导部分的丙泊酚注射液，可以以小于 20 : 1 的比例与 0.5% 或 1% 的利多卡因注射液混合使用。稀释液应无菌制备，给药前配制。该稀释液在 6 小时内是稳定的。

【不良反应】

1. 可能出现低血压和短暂的呼吸暂停，这与药物剂量、术前用药或使用其他药物有关。偶尔发生低血压时，需要减慢给药速度和（或）进行液体治疗，必要时用血管收缩药进行治疗。有发生心动过缓和心脏停搏的病例报告。

2. 丙泊酚麻醉诱导时可能出现轻微躁动。个别病例出现肺水肿。

3. 麻醉维持期间偶尔出现咳嗽。

4. 在麻醉恢复期间，极少数病例可能发生恶心、呕吐、头痛、寒战或发冷、欣快感及性欲亢进。

5. 有报告极少数病例使用丙泊酚出现癫痫样活动，如惊厥和角弓反张，个别病例迟迟延数小时到数天后发生。癫痫患者使用丙泊酚时，个别病例出现惊厥。

6. 有报告长期应用丙泊酚，极少数病例出现术后发热及尿颜色改变。

7. 极少数病例使用丙泊酚后发生过敏反应，包括 Quincke 水肿、支气管痉挛、红斑和低血压。

8. 应用丙泊酚后，报告有发生胰腺炎的罕见病例，但没有明显的因果关系。

9. 在罕见的病例中，当丙泊酚在 ICU 用于镇静超过每小时 4mg/kg 的剂量时，有发生横纹肌溶解、代谢性酸中毒、高钾血症或心脏衰竭的报告，有时甚至死亡，极少发生血栓症与静脉炎。

10. 本品可引起注射部位的局部疼痛，故可与利多卡因合用或选择前臂大静脉或肘静脉穿刺以减轻。与利多卡因合用时，可能出现以下不良反应：头晕、呕吐、困倦、惊厥、心动过缓、心律不齐和休克。

11. 当发生静脉处渗漏时，个别病例可能出现严重组织反应。

【禁忌】对丙泊酚或其中的乳化剂成分过敏者禁用。

【注意事项】

1. 丙泊酚注射液应该由受过训练的麻醉医师或加强监护病房医生来给药。用药期间应保持呼吸道畅通，备有人工通气和供氧设备。丙泊酚注射液不应由外科医师或诊断性手术医师给药。病人全身麻醉后必须保证完全苏醒后方能出院。

2. 癫痫病人使用丙泊酚可能有惊厥的危险。

3. 对于心脏病、呼吸系统疾病、循环血量减少者及衰弱病人，使用丙泊酚注射液与其他麻醉药一样应该谨慎。

4. 丙泊酚注射液若与其他可能会引起心动过缓的药物合用时应该考虑静脉给予抗胆碱能药物。

5. 脂肪代谢紊乱或必须谨慎使用脂肪乳剂的病人使用丙泊酚注射液应谨慎。

6. 使用丙泊酚注射液前应该摇匀。输注过程不得使用串联有终端过滤器的输液装置。一次使用后的丙泊酚注射液所余无论多少，均应该丢弃，不得留作下次重用。

7. FDA 对本药的妊娠安全性分级为 B 级。

【药物相互作用】

1. 丙泊酚与吸入麻醉药、肌松药伍用，相互间无相关作用。

2. 与地西泮、咪达唑仑合用时延长睡眠时间。

3. 阿片类药物可增强其呼吸抑制作用。

【规格】注射剂：20ml：0.2g；50ml：0.5g；100ml：1g。

咪达唑仑
Midazolam

【其他名称】速眠安、力月西、Dormicum。

【药理作用】本品为苯二氮䓬类的一种，通过和苯二氮䓬受体（BZ 受体）结合发挥作用，BZ 受体位于神经元突触膜上，与 GABA 受体相邻，偶合于共同的氯离子通道，在 BZ 受体水平存在着 GABA 调控蛋白，它能阻止 GABA 与其受体结合，而本品与 BZ 受体结合时就阻止调控蛋白发生作用，从而增强 GABA 与其受体的结合，由此一系列作用，并依据和 BZ 受体结合的多少，依次产生抗焦虑、镇静、催眠甚至意识消失。动物实验结果表明，本品具有明显的镇静、肌松、抗惊厥、抗焦虑药理作用。

【适应证】

1. 麻醉前给药。

2. 全麻醉诱导和维持。

3. 椎管内麻醉及局部麻醉时辅助用药。

4. 诊断或治疗性操作（如心血管造影、心律转复、支气管镜检查、消化道内镜检查等）时病人镇静。

5. ICU 病人镇静。

【用法用量】本品为强镇静药，注射速度宜缓慢，剂量应根据临床需要、病人生理状态、年龄和伍用药物情况而定。

1. 肌肉注射：用 0.9% 氯化钠注射液稀释。

2. 静脉给药：用 0.9% 氯化钠注射液、5% 或 10% 葡萄糖注射液、5% 果糖注射液、林格液稀释。

3. 麻醉前给药：在麻醉诱导前 20～60 分钟使用，剂量为 0.05～0.075mg/kg，肌肉注射。老年患者剂量酌减。全麻诱导常用 5～10mg（0.1～0.15mg/kg）。

4. 局部麻醉或椎管内麻醉辅助用药：分次静脉注射 0.03～0.04mg/kg。

5. ICU 病人镇静：先静注 2～3mg，继之以 0.05mg/（kg·h）静脉滴注维持。

【不良反应】

1. 较常见的不良反应为嗜睡、镇静过度、头痛、幻觉、共济失调、呃逆和喉痉挛。

2. 静脉注射还可发生呼吸抑制及血压下降，极少数可发生呼吸暂停、停止或心跳骤停，有时可发生血栓性静脉炎。

3. 直肠给药，一些病人可有欣快感。

【禁忌】对苯二氮䓬类过敏患者、重症肌无力患者、精神分裂症患者、严重抑郁状态患者禁用。

【注意事项】

1. 用作全麻诱导术后常有较长时间再睡眠现象，应注意保持病人气道通畅。

2. 本品不能用 6% 葡聚糖注射液或碱性注射液稀释或混合。

3. 长期静脉注射咪达唑仑，突然撤药可引起戒断综合征，推荐逐渐减少用量。

4. 肌肉或静脉注射咪达唑仑后至少 3 个小时不能离开医院或诊室，之后应有人伴随才能离开。至少 12 个小时内不得驾驶车辆或操作机器等。

5. 慎用于体质衰弱者或慢性阻塞性肺疾病、慢性肾衰、肝功能损害或充血性心衰病人，若使用咪达唑仑应减小剂量并进行生命体征的监测。

6. FDA 对本药的妊娠安全性分级为 D 级。

【药物相互作用】

1. 咪达唑仑可增强催眠药、镇静药、抗焦虑药、抗抑郁药、抗癫痫药、麻醉药和镇静性抗组胺药的中枢抑制作用。

2. 一些肝药酶抑制药，特别是 CYP3A 抑制药物，可影响咪达唑仑的药代动力学，使其镇静作用延长。

3. 酒精可增强咪达唑仑的镇静作用。

【规格】注射剂：1ml：5mg；2ml：10mg；3ml：15mg。

2 局部麻醉药

普鲁卡因
Procaine

【其他名称】奴佛卡因、凯宁。

【药理作用】本品为酯类局麻药，能暂时阻断神经纤维的传导而具有麻醉作用。本品对皮肤、黏膜穿透力弱，不适于表面麻醉。本品对中枢神经系统常量抑制，过量兴奋。首先引起镇静、头昏，痛阈提高，继而引起眩晕、定向障碍、共济失调，中枢抑制继续加深，出现知觉迟钝、意识模糊，进而进入昏迷状态。剂量继续加大，可出现肌肉震颤、烦躁不安和惊厥等中枢兴奋的中毒症状。本品小剂量有兴奋交感神经的作用，使心率加快、血压上升，剂量加大，由于心肌抑制、外周血管扩张、神经节轻度阻断而血压下降，心率增快。本品抑制突触前膜乙酰胆碱释放，产生一定的神经肌肉阻断，可增强非去极化肌松药的作用，并直接抑制平滑肌，可解除平滑肌痉挛。

【适应证】用于浸润麻醉、阻滞麻醉、腰椎麻醉、硬膜外麻醉及封闭疗法等。

【用法用量】浸润麻醉：0.25% ~ 0.5%水溶液，每小时不得超过1.5g。阻滞麻醉：1% ~ 2%水溶液，每小时不得超过1.0g。硬膜外麻醉：2%水溶液，每小时不得超过0.75g。

【不良反应】

1. 本品可有高敏反应和过敏反应，个别病人可出现高铁血红蛋白症。

2. 剂量过大，吸收速度过快或误入血管可致中毒反应。

【禁忌】

1. 心、肾功能不全，重症肌无力等患者禁用。

2. 对本品过敏者禁用。

【注意事项】

1. 给药前必须做皮内敏感试验，遇周围有较大红晕时应谨慎。

2. 除有特殊原因外，一般不必加肾上腺素，如确要加入，应在临用时加，且高血压患者应谨慎。

3. 药液不得注入血管内，给药时应反复抽吸，不得有回血。

4. 本品的毒性与给药途径、注速、药液浓度、注射部位、是否加入肾上腺素等有关。营养不良、饥饿状态更易出现毒性反应，应予减量。

5. 给予最大剂量后应休息1小时以上方准行动。

6. 脊椎麻醉时尤其需调节阻滞平面，随时观察血压和脉搏的变化。

7. 注射器械不可用碱性物质如肥皂、煤酚皂溶液等洗涤消毒。注射部位应避免接触碘。

【药物相互作用】

1. 可加强肌松药的作用，使肌松药作用时间延长，与肌松药合用宜减少肌松药的量。

2. 与其他局部麻醉药合用时应减量。

3. 本品可减弱磺胺类药物的药效，不宜同时应用磺胺类药物。

4. 本品可增强洋地黄类药物的作用，合用可导致其毒性反应。

5. 新斯的明等抗胆碱酯酶药物可干扰本品代谢，使本品毒性增强，忌联合应用。

6. 本品可加深麻醉性镇痛药对呼吸的抑制及致低血压的作用。

7. 本品忌与下列药品配伍：碳酸氢钠、巴比妥类、氨茶碱、硫酸镁、肝素、硝普钠、甘露醇、甲基硫酸新斯的明、氢化可的松、地塞米松等。

【规格】注射剂：2ml：40mg；10ml：100mg；20ml：50mg；20ml：100mg。普鲁卡因维生素C注射剂：20ml（普鲁卡因50mg，维生素C 100mg）。

丁卡因
Tetracaine

【其他名称】地卡因、潘托卡因、四卡因。

【药理作用】临床常用其盐酸盐。作用于外周神经，稳定神经组织细胞膜，减少钠离子内流，使正常的极化与去极化交替受阻，神经冲动传递无法进行，起到止痛作用。

【适应证】用于硬膜外阻滞、蛛网膜下腔阻滞、神经传导阻滞、黏膜表面麻醉。

【用法用量】

1. 硬膜外阻滞：常用浓度为0.15% ~ 0.3%溶液，与盐酸利多卡因合用，最大浓度为0.3%，一次常用量为40 ~ 50mg，极量为80mg。

2. 蛛网膜下腔阻滞：常用其混合液（1%盐酸丁卡因1ml与10%葡萄糖注射液1ml、3%盐酸麻黄碱1ml混合使用），一次常用量为10mg，15mg为限量，20mg为极量。

3. 神经传导阻滞：常用浓度为0.1% ~ 0.2%，一次常用量为40 ~ 50mg，极量为100mg。

4. 黏膜表面麻醉：常用浓度为1%，眼科用1%等渗溶液，耳鼻喉科用1% ~ 2%溶液，一次限量为40mg。

【不良反应】

1. 毒性反应：本品药效强度为普鲁卡因的10倍，毒性也比普鲁卡因大10倍，毒性反应发生率也比普鲁卡因高，常由于剂量大、吸收快或操作不当引起，如误注入血管使血药浓度过高等。用药过量的中毒症状表现为：头昏、目眩，继之寒战、震颤、恐慌，最后可致惊厥和昏迷，并出现呼吸衰竭和血压下降，需及时抢救。

2. 变态反应：对过敏患者可引起猝死，即使表面麻醉时也需注意。

3. 可产生皮疹或荨麻疹，颜面、口或（和）舌咽区水肿等。

【禁忌】

1. 对本品过敏者禁用。

2. 严重过敏体质者禁用。

3. 心肾功能不全、重症肌无力等患者禁用。

【注意事项】

1. 本品为酯类局麻药，与普鲁卡因可能有交叉过敏反应，故对普鲁卡因或具有对氨基苯甲酸结构的药物过敏者慎用。

2. 与其他局麻药合用时，本品应减量。

3. 大剂量可致心脏传导系统和中枢神经系统出现抑制。

4. 本品可与肾上腺素合用，一般浓度为1∶200000，即20ml药液中加0.1%肾上腺素0.1ml。其作用使血管收缩、血流量减少、药物吸收减慢、作用持续时间延长等。但这种合用不适用于心脏病、高血压、甲亢、周围血管疾病等患者。

5. 药液不得注入血管内，注射时需反复抽吸，不可有回血。

6. 注射部位不能遇碘，以防引起本品沉淀。

7. 年老体弱、营养不良、饥饿状态易出现毒性反应，应减量。

8. 肝功能不全、血浆胆碱酯酶活动减弱时应减量。

9. 皮肤或黏膜表面损伤、感染严重的部位需慎用。

10. 椎管内麻醉时尤其需调节阻滞平面，并随时观察血压和脉搏的变化。

11. 神经传导阻滞、硬膜外阻滞以及蛛网膜下腔阻滞，由于使用不当致死者屡见。为了防止中毒、死亡，在用药期间即使表面黏膜麻醉也应监测呼吸与循环系统的功能状态，包括心血管情况、中枢神经活动情况、胎儿心率。同时对呼吸和循环等方面的意外，应做到有预见，觉察及时，防治和抢救得法，时间上没有延误。

12. 本品的毒性与给药途径、给药速度、药液浓度、注射部位、是否加入肾上腺素等有关，必须严格操作和管理，控制单位时间内的用量。

13. 给予最大用量后应休息3小时以上方准行动。

14. 注射器械不可用碱性物质如肥皂、煤酚皂溶液等洗涤消毒。

15. 禁用于浸润局麻、静脉注射和静脉滴注。

16. FDA对本药的妊娠安全性分级为C级。

【药物相互作用】

1. 不得与碱性药液合用。

2. 如合用某些酸性药液，由于pH值不同，也可影响本品的解离，以致局麻减效或起效时间延迟。

3. 不宜同时服用磺胺类药物。

【规格】注射剂：5ml：50mg；胶浆剂：5g：0.05g；滴眼液：0.5%～1%；溶液：0.5%～20%。

丙美卡因
Proxymetacaine

【其他名称】丙对卡因、爱尔凯因。

【药理作用】本品为表面麻醉药，作用强度略大于同浓度的丁卡因，作用开始迅速。因毒性较大，不作注射用。

【适应证】眼科表面麻醉，如眼压计测量眼内压、手术缝合及取异物、结膜及角膜刮片，前房角膜检查、三面镜检查以及其他需表面麻醉的操作。

【用法用量】

1. 短时间麻醉：操作前1～2滴，必要时可追加1滴。

2. 取异物或缝线拆除等小手术：每5～10分钟1～2滴，1～3次。

3. 长时间麻醉如白内障摘除术等：每5～10分钟1～2滴，3～5次。

【不良反应】偶有过敏现象发生。

【禁忌】对丙美卡因过敏者禁用。

【注意事项】

1. 甲状腺功能亢进或心脏病患者使用本品应特别慎重。

2. 表面麻醉剂不宜长期使用，长期使用可能引起角膜损伤、视力减退或伤口愈合延迟。

3. 使用本品时应防止异物进入眼内并禁止揉

擦眼睛。

【规格】滴眼剂：15ml：75mg。

奥布卡因
Oxybuprocaine

【其他名称】丁氧普鲁卡因、倍诺喜。

【药理作用】本品为苯甲酸酯类局部麻醉药，通过阻断作用位点附近的感觉神经末梢神经冲动的传播和传导而发挥局部麻醉作用。本品滴眼，部分动物只引起短暂的结膜刺激或充血，对瞳孔直径、调节机能、光觉、眼压等功能及角膜上皮无影响。

【适应证】用于各科检查、处置、小手术的表面麻醉和润滑止痛。

【用法用量】

1. 滴眼剂：滴入眼结膜囊内，成人一次 1~4 滴，可根据年龄、体质适当增减。

2. 凝胶剂：①胃镜检查或食管扩张：可将本品 10~20ml 含在咽喉部位，大约 5 分钟后咽下，或滴于患者舌根部，令患者做吞咽动作，立即起麻醉作用。同时将本品涂于胃镜管或扩张器的表面（起润滑作用）即可操作。作咽喉或声带检查时，可用上述方法进行。②拔牙：拔牙后将本品滴于拔除处，即可起止痛作用。如牙痛难忍又不能马上拔除时，可用本品暂时止痛。③男性尿道插管：先将尿道口洗净消毒，将软管插入尿道，将本品挤入（10~20ml），用阴茎夹住 2 分钟后即可插入膀胱镜等器械进行镜检或检查、处置。导尿方法同上。用于女性尿道时基本方法同上。④妇科阴道检查：基本方法同上，同时可在阴道镜或其他器械上涂本品适量，以增加润滑减少阴道损伤。用于人工流产时，可将本品涂在宫颈上，2 分钟左右宫颈即可松弛。⑤肛裂：直接将本品涂于肛门上即可。

【不良反应】

1. 可出现眼部刺激症状，偶尔会出现角膜糜烂等，也可能发生过敏反应，均应立即停止使用。

2. 严重不良反应为休克，一旦出现恶心、面色苍白等症状时应立即停止使用并采取适当的救治措施。

【禁忌】对本品及苯甲酸酯类局麻药（可卡因除外）过敏者禁用。

【注意事项】

1. 本品不含防腐剂，采用单剂量无菌塑料瓶包装，为一次性使用产品。

2. 忌作为镇痛剂使用。

3. 忌注射使用。

4. 勿将本品交患者自行使用。

5. 滴眼时，请勿使容器前端触及眼睛及睫毛，避免污染瓶内药水。

6. 滴入药水后，应密切观察患者的全身状态，并尽可能用最小量的药物。

7. 滴入药水时可能会出现一过性刺激，一般仍可继续使用。

8. 频繁使用可能会引起角膜损伤。

9. FDA 对本药的妊娠安全性分级为 C 级。

【药物相互作用】

1. 高血压、动脉硬化、心功能不全、甲状腺功能亢进、糖尿病、血管痉挛等疾病的患者使用本品时同用血管收缩药如肾上腺素、去甲肾上腺素等，可能会引起上述症状的加剧，应禁用。

2. 含卤素的吸入麻醉药（如环丙烷、氟烷等）与血管收缩药同用的情况下使用本品，可能会增大发生心律不齐的可能性，应慎用。

3. 三环类抗精神病药与血管收缩药同用的情况下使用本品，可能会引起急性血压升高，应慎用。

【规格】滴眼剂：0.5ml：2mg；20ml：80mg；凝胶剂：10ml：30mg。

利多卡因
Lidocaine

【其他名称】塞罗卡因。

【药理作用】为酰胺类局麻药。从血液吸收后或静脉给药，对中枢神经系统有明显的兴奋和抑制双相作用，且可无先驱的兴奋，血药浓度较低时，出现镇痛和思睡、痛阈提高；随着剂量加大，作用或毒性增强，亚中毒血药浓度时有抗惊厥作用；当血药浓度超过 5mg/ml 时可发生惊厥。本品在低剂量时，可促进心肌细胞内 K^+ 外流，降低心肌的自律性，而具有抗室性心律失常作用；在治疗剂量时，对心肌细胞的电活动、房室传导和心肌的收缩无明显影响；血药浓度进一步升高，可引起心脏传导速度减慢，房室传导阻滞，抑制心肌收缩力，使心排血量下降。

【适应证】本品为局麻药及抗心律失常药。主要用于浸润麻醉、硬膜外麻醉、表面麻醉（包括在胸腔镜检查或腹腔手术时作黏膜麻醉用）及神经传导阻滞。本品也可用于急性心肌梗死后室性早搏和室性心动过速，亦可用于洋地黄类中毒、心脏外科手术及心导管引起的室性心律失常。本品对室上性心律失常通常无效。

【用法用量】

1. 注射剂

（1）麻醉用

1）成人常用量：①表面麻醉：2%～4%溶液，一次不超过100mg。注射给药时一次量不超过4.5mg/kg（不用肾上腺素）或每7mg/kg（用1：200000浓度的肾上腺素）。②骶管阻滞用于分娩镇痛：用1%溶液，以200mg为限。③硬脊膜外阻滞：胸腰段用1.5%～2%溶液，250～300mg。④浸润麻醉或静注区域阻滞：用0.25%～0.5%溶液，50～300mg。⑤外周神经阻滞：臂丛（单侧）用1.5%溶液，250～300mg；牙科用2%溶液，20～100mg；肋间神经（每支）用1%溶液，30mg，300mg为限；宫颈旁浸润用0.5%～1%溶液，左右侧各100mg；椎旁脊神经阻滞（每支）用1%溶液，30～50mg，300mg为限；阴部神经用0.5%～1%溶液，左右侧各100mg。⑥交感神经节阻滞：颈星状神经用1%溶液，50mg；腰麻用1%溶液，50～100mg。⑦一次限量，不加肾上腺素为200mg（4mg/kg），加肾上腺素为300～350mg（6mg/kg）；静注区域阻滞，极量4mg/kg；治疗用静注，第一次初量1～2mg/kg，极量4mg/kg，成人静滴每分钟以1mg为限；反复多次给药，间隔时间不得短于45～60分钟。

2）小儿常用量：随个体而异，一次给药总量不得超过4mg/kg，常用0.25%～0.5%溶液，特殊情况才用1%溶液。

（2）抗心律失常

1）常用量：①静脉注射：1～1.5mg/kg（一般用50～100mg）作首次负荷量，静注2～3分钟，必要时每5分钟后重复静脉注射1～2次，但1小时之内的总量不得超过300mg。②静脉滴注：一般以5%葡萄糖注射液配成1～4mg/ml药液滴注或用输液泵给药。在用负荷量后可继续每分钟1～4mg速度静滴维持，或以每分钟0.015～0.03mg/kg速度静脉滴注。老年人、心力衰竭、心源性休克、肝血流量减少、肝或肾功能障碍时应减少用量。

2）极量：静脉注射1小时内最大负荷量为4.5mg/kg（或300mg），最大维持量为每分钟4mg。

2. 胶浆剂：成人常用来涂抹于导管的外壁；妇女做阴道检查时可用棉签蘸5～7ml涂于局部。

3. 气雾剂或喷雾剂：可供做内镜用，每次10～30ml，限量3mg/kg。

【不良反应】

1. 本品可作用于中枢神经系统，引起嗜睡、感觉异常、肌肉震颤、惊厥、昏迷及呼吸抑制等不良反应。

2. 可引起低血压及心动过缓。血药浓度过高，可引起心房传导速度减慢、房室传导阻滞以及抑制心肌收缩力和心输出量下降。

【禁忌】

1. 对局部麻醉药过敏者禁用。

2. 阿-斯综合征、预激综合征、严重心脏传导阻滞（包括窦房、房室及心室内传导阻滞）患者静脉禁用。

【注意事项】

1. 防止误入血管，注意局麻药中毒症状的观察。

2. 肝肾功能障碍、肝血流量减低、充血性心力衰竭、严重心肌受损、低血容量及休克等患者慎用。

3. 对其他局麻药过敏者，可能对本品也过敏，但利多卡因与普鲁卡因胺、奎尼丁间尚无交叉过敏反应的报道。

4. 要严格掌握浓度和用药总量，超量可引起惊厥及心跳骤停。

5. 其体内代谢较普鲁卡因慢，有蓄积作用，可引起中毒而发生惊厥。

6. 用药期间应注意检查血压、监测心电图，并备有抢救设备。心电图PR间期延长或QRS波增宽，出现其他心律失常或原有心律失常加重者应立即停药。

【药物相互作用】

1. 与西咪替丁以及β受体阻滞剂如普萘洛尔、美托洛尔、纳多洛尔合用，利多卡因经肝脏代谢受抑制，利多卡因血药浓度增加，可发生心脏和神经系统不良反应。应调整利多卡因剂量，并应心电图监护及监测利多卡因血药浓度。

2. 巴比妥类药物可促进利多卡因代谢，两药合用可引起心动过缓、窦性停搏。

3. 与普鲁卡因胺合用，可产生一过性谵妄及幻觉，但不影响本品血药浓度。

4. 异丙肾上腺素因增加肝血流量，可使本品的总清除率升高；去甲肾上腺素因减少肝血流量，可使本品总清除率下降。

5. 与下列药品有配伍禁忌：苯巴比妥、硫喷妥钠、硝普钠、甘露醇、两性霉素 B、氨苄西林、美索比妥、磺胺嘧啶钠。

【规格】 注射剂：5ml：50mg；5ml：100mg；10ml：200mg；20ml：400mg。气雾剂：2%；4%。胶浆剂：2%。

布比卡因
Bupivacaine

【其他名称】 丁吡卡因、麻卡因、Marcaine。

【药理作用】 本品为酰胺类长效局部麻醉药，其麻醉时间比利多卡因长 2~3 倍，弥散度与利多卡因相仿。对循环和呼吸的影响较小，对组织无刺激性，不产生高铁血红蛋白，常用量对心血管功能无影响，用量大时可致血压下降，心率减慢。对 β 受体有明显的阻断作用。无明显的快速耐受性。母体的药物血浓度为胎儿药物血浓度的 4 倍。

【适应证】 用于局部浸润麻醉、外周神经阻滞和椎管内阻滞。

【用法用量】

1. 臂丛神经阻滞：0.25% 溶液，20~30ml，或 0.375% 溶液，20ml。

2. 骶管阻滞：0.25% 溶液，15~30ml，或 0.5% 溶液，15~20ml。

3. 硬脊膜外阻滞：0.25%~0.375% 溶液可以镇痛，0.5% 溶液可用于一般的腹部手术等。

4. 局部浸润：总用量一般以 175~200mg（0.25% 溶液，70~80ml）为限，24 小时内分次给药，一日极量 400mg。

5. 交感神经节阻滞：总用量 50~125mg（0.25% 溶液，20~50ml）。

6. 蛛网膜下腔阻滞：常用量 5~15mg，并加 10% 葡萄糖成高密度液或用脑脊液稀释成近似等密度液。

【不良反应】

1. 少数患者可出现头痛、恶心、呕吐、尿潴留及心率减慢等。如果出现严重副反应，可静脉注射麻黄碱或阿托品。

2. 过量或误入血管可产生严重的毒性反应，一旦发生心肌毒性几无复苏希望。

【禁忌】 本品过敏者禁用。

【注意事项】

1. 本品毒性较利多卡因大 4 倍，心脏毒性尤应注意，心脏毒性症状出现较早，往往循环衰竭与惊厥同时发生，一旦心脏停搏，复苏甚为困难。

2. 局部浸润麻醉儿童用 0.1% 浓度。

3. FDA 对本药的妊娠安全性分级为 C 级。

【药物相互作用】

1. 本品与碱性药物配伍会产生沉淀失去作用。

2. 本品常与利多卡因合用，以达到起效快，时效长的目的。

【规格】 注射剂：5ml：12.5mg；5ml：25mg；5ml：37.5mg。

左布比卡因
Levobupivacaine

【其他名称】 奥迪圣、速卡、伊捷卡、左旋布比卡因、Chirocaine。

【药理作用】 本品为酰胺类局部麻醉药。局部麻醉药通过增加神经电刺激的阈值、减慢神经刺激的传播和减少动作电位的升高率来阻滞神经刺激的产生和传导。通常，麻醉的进行与神经纤维的直径、髓鞘形成和传导速度有关。临床上，神经功能的丧失顺序为痛觉、温觉、触觉、本体感受和位置觉。

【适应证】 主要用于外科硬膜外阻滞麻醉。

【用法用量】 成人用于神经阻滞或浸润麻醉，一次最大剂量 150mg。

【不良反应】 常见低血压、恶心、术后疼痛、发热、呕吐、贫血、瘙痒、疼痛、头痛、便秘、眩晕、胎儿窘迫等，偶见哮喘、水肿、少动症、不随意肌收缩、痉挛、震颤、晕厥、心律失常、心搏停止、肠梗阻、胆红素升高、意识模糊、窒息、支气管痉挛、呼吸困难、肺水肿、呼吸功能不全、多汗、皮肤变色等。

【禁忌】

1. 肝肾功能严重不全、低蛋白血症、对本品过敏患者或对酰胺类局麻药过敏者禁用。

2. 本品与盐酸肾上腺素混合使用时，禁用于毒性甲状腺肿、严重心脏病或服用三环抗抑郁药等患者。

3. 本品不用于蛛网膜下腔阻滞，因迄今无临床应用资料。

4. 本品不用于 12 岁以下小儿，其安全性有待证实。

5. 左布比卡因注射液的溶液不用于产科子宫旁组织的阻滞麻醉。因为迄今没有资料支持这种用法，并且有胎儿心动过缓或致死的危险。

【注意事项】

1. 使用时不得过量，过量可导致低血压、抽搐、心搏骤停、呼吸抑制及惊厥。

2. 如果出现严重低血压或心动过缓，可静脉注射麻黄碱或阿托品。

3. 如出现肌肉震颤、痉挛可给予巴比妥类药。

4. 给予局部麻醉药注射液后须密切观察心血管、呼吸的变化和病人的意识状态，病人出现下列症状可能是中毒迹象：躁动不安、焦虑、语无伦次、口唇麻木与麻刺感、口腔金属异味、耳鸣、头晕、视力模糊、肌肉震颤、抑郁或嗜睡。

5. 本品由肝脏代谢，因此，大剂量给药时，对有肝脏疾病病人须谨慎。

6. 本品不宜静脉内注射用药。

7. FDA 对本药的妊娠安全性分级为 B 级。

【药物相互作用】体外试验表明吗啡、芬太尼、可乐定、舒芬太尼对左布比卡因的氧化代谢无抑制作用。然而，这些药物中没有一个是 CYP3A4 或 CYP1A2 同型物的抑制剂，虽然还未进行临床研究，但有可能左布比卡因的代谢机制受已知的 CYP3A4 诱导剂（如苯妥因、苯巴比妥、利福平等）、CYP3A4 抑制剂、CYP1A2 诱导剂（奥美拉唑等）和 CYP1A2 抑制剂的影响。

【规格】注射剂：5ml: 37.5mg；100ml: 50mg。

罗哌卡因
Ropivacaine

【其他名称】耐乐品、卓坦、乐盼、Naporin。

【药理作用】本品是一新型长效酰胺类局麻药，为 S - 旋光体，具有麻醉和镇痛的双重作用，大剂量可产生外科麻醉，小剂量时则产生感觉阻滞（镇痛）。加用肾上腺素不改变罗哌卡因的阻滞强度和持续时间。罗哌卡因像其他局麻药一样，通过阻断钠离子流入神经纤维细胞膜内，对沿神经纤维的冲动传导产生可逆性的阻滞。局麻药也可能对诸如脑细胞和心肌细胞等易兴奋的细胞膜产生同样效应，如果过量的药物快速地进入体循环，中枢神经系统和心血管系统将产生中毒症状和体征。中枢神经系统毒性的产生要早于心血管系统，因为它在较低血浆浓度时出现。在活体动物上测得的心血管系统的效应一致显示对罗哌卡因耐受较好。局麻药直接作用于心脏，表现出传导减慢、负性肌力作用以及最终导致心律失常和心力衰竭。健康志愿者静脉注射罗哌卡因后耐受良好，此药临床经验提示具有良好的安全范围。

【适应证】

1. 外科手术麻醉：①硬膜外麻醉，包括剖宫产术。②区域阻滞。

2. 急性疼痛控制：①持续硬膜外输注或间歇性单次用药，如术后或分娩疼痛。②区域阻滞。

【用法用量】本品仅供有区域麻醉经验的临床医生或在其指导下使用。区域阻滞麻醉和硬膜外麻醉，用 0.5% ~ 1% 溶液，一次最大剂量为 200mg。区域阻滞镇痛用 0.2% 溶液。

【不良反应】本品的不良反应和其他长效酰胺类的局麻药类似。在临床研究治疗中病人低血压发生率为 39%，恶心的发生率为 25%。一般临床报道不良反应（＞1%）是低血压、恶心、心动过缓、焦虑、感觉减退。

【禁忌】对酰胺类局麻药过敏者禁用。

【注意事项】

1. 区域麻醉的实施必须在人员和设备完善的基础上进行。用于监测和紧急复苏的药物和设备应随手可得。

2. 严重肝病患者慎用。

3. 低血压和心动过缓患者慎用。

4. 慢性肾功能不全伴有酸中毒及低血浆蛋白患者慎用。

5. 年老或伴其他严重疾患即需施用区域麻醉的患者，在施行麻醉前应尽力改善患者状况并适当调整剂量。

【药物相互作用】接受其他局麻药或与酰胺类结构相关的药物治疗的病人如同时使用罗哌卡因注射液应小心谨慎，因为毒性作用是可以累加的。

【规格】注射剂：10ml: 20mg；20ml: 40mg；10ml: 75mg；20ml: 150mg；10ml: 100mg；20ml: 200mg。

3 骨骼肌松弛药

筒箭毒碱
Tubocurarine

【其他名称】管箭毒碱、狄沙林、可拉灵。

【药理毒理】本品为竞争性烟碱样受体阻断剂，能与运动终板上的烟碱样受体结合，阻止乙酰胆碱对运动终板膜所起的除极作用，使骨骼肌松弛。作用由眼部开始，继之肢体、颈部、躯干，最后肋间肌松弛，出现腹式呼吸，剂量过大则抑制膈肌，使膈肌全部麻痹而死亡。对神经节及肾上腺髓质有一定的阻断作用，而引起血压下降和心率减慢。静脉注射过快，可引起组胺释放，产生血压下降、支气管痉挛、支气管腺体及唾液腺分泌增多。本品可使凝血功能减退。

【适应证】

1. 用于麻醉中维持较长时间（＞30分钟）的肌松。

2. 用于电休克的对症处理。

3. 小剂量用于确诊重症肌无力。

【用法用量】

1. 成人常用量

（1）手术中维持肌松：先静注 10～15mg（0.2～0.3mg/kg），药效持续 60～100 分钟，以后每隔 60～90 分钟追加 5～10mg。

（2）电休克：0.15mg/kg，30～90 秒钟内静注，即可控制肌强直。一般先静注 3mg，观察反应后，再决定进一步用量。

2. 小儿用量：静脉注射 0.25～0.5mg/kg，维持量为初量的 1/5～1/6。

【不良反应】主要为心率加快、支气管痉挛。大剂量可引起血压下降和循环虚脱。

【禁忌】禁用于重症肌无力。

【注意事项】

1. 有过敏史者慎用。

2. 应静脉缓慢注射。

3. 支气管哮喘患者应避免使用。

【药物相互作用】

1. 卤化吸入麻醉药和多种抗生素（氨基糖苷类、林可霉素类）可以增加氯化筒箭毒碱的肌松作用。

2. 本品可增加肉毒碱作用的危险，不宜合用。

【规格】注射剂：1ml：10mg。

泮库溴铵
Pancuronium Bromide

【其他名称】潘可罗宁、本可松、巴活朗、Pavulon、Myoblock。

【药理作用】本品为类固醇铵类中长效非去极化型肌肉松弛药，能与递质乙酰胆碱竞争神经肌肉接头的胆碱受体，从而产生骨骼肌的松弛，强度为氯化筒箭毒碱的 5～7 倍，时效较之为短或与之近似。由于抗迷走神经作用及儿茶酚胺释放作用，用药后轻度心率加快，外周阻力增加，血压升高。临床剂量无神经节阻断作用，组胺释放作用较弱，不引起低血压。能解除肌肉成束收缩、强直、阵挛或惊厥，便于机械通气管理。

【适应证】用于气管插管、术中肌肉松弛维持。

【用法用量】静脉注射，成人常用量 40～100μg/kg。

【不良反应】

1. 可产生心血管作用，如心率略增快，平均动脉血压和心输出量略增加。

2. 极少数患者可出现过敏反应和组胺释放。

3. 在麻醉过程中有时出现流涎，特别是术前未使用抗胆碱能药物时。

4. 可使正常及升高之眼压明显下降数分钟之久，也会产生缩瞳。

【禁忌】

1. 对本品及溴离子过敏史者、严重肝肾功能不全和重症肌无力患者禁用。

2. 高血压、心动过速及心肌缺血时应避免使用。

【注意事项】

1. 本品必须在有经验的医师监护下使用。

2. 本品可引起呼吸肌松弛，应给病人使用机械呼吸，直至自主呼吸恢复为止。

3. 本品使用过程中过敏反应的发生率不高，但应密切注意，并采用相应的防范准备和措施。

4. 妊娠毒血症患者用硫酸镁治疗时，可加强神经肌肉阻断作用，此时使用该药，用量要减少。

5. 梗阻性黄疸病人、神经肌肉性疾病（肌病、脊髓灰质炎史者等）患者应慎用。

6. 具有高血压倾向者如嗜铬细胞瘤患者或肾脏疾病引起的高血压应慎用。

7. 电解质紊乱（低血钾、高血镁、低血钙等）、pH 值改变以及脱水时慎用，上述情况的出现要求在必要时预先加以纠正。

8. 采取低温技术实施手术时，神经肌肉阻断作用下降。相反，当恢复正常体温时，神经肌肉阻断作用恢复正常。

9. 本品不能与其他药物或溶液混合使用。

10. 泮库溴铵注射液仅供静脉注射用；可用 0.9% 氯化钠注射液、5% 葡萄糖注射液、乳酸盐林格液稀释或混合。

11. 本品用量与个体差异、麻醉方法、手术持续时间及同其他药物的相互作用有关；为控制神经肌肉阻断作用和恢复，建议使用外周神经刺激器。

12. 肥胖患者应考虑身体净重而酌减剂量。

13. 由于吸入性麻醉剂会增强本品作用，当使用这类麻醉剂时，应减少本品用量。

14. 泮库溴铵注射液打开后应及时使用，使用后之剩余药液应该丢弃。

15. FDA 对本药的妊娠安全性分级为 C 级。

【药物相互作用】影响泮库溴铵非去极化神经肌肉阻断作用的药物如下：

1. 增效作用的药物：吸入麻醉剂（如氟烷、乙醚、安氟醚、异氟醚）、硫喷妥钠、氯胺酮、芬太尼、甲苯咪唑等，尤以安氟醚和异氟醚作用更为强大。

其他非去极化神经肌肉松弛剂，如琥珀酰胆碱、氨基苷类抗生素、多肽类抗生素、利尿剂、肾上腺素受体阻断剂、维生素 B_1、单胺氧化酶抑制剂、奎尼丁、鱼精蛋白、苯妥英、咪唑安定、甲硝唑、镁盐等都能增强其作用，应予充分注意。

2. 减效作用药物：新斯的明、腾喜龙、吡啶斯的明、去甲肾上腺素、硫唑嘌呤、茶碱、氯化钾、氯化钙。

【规　格】注射剂：2ml：4mg；5ml：10mg；10ml：10mg。

罗库溴铵
Rocuronium Bromide

【其他名称】万可松、爱可松、Esmeron、Zemuron。

【药理作用】本品是一起效迅速、中等时效的非去极化肌松药，具有该类药物所有的药理作用特性（箭毒样作用）。通过与运动终板处 N 型乙酰胆碱受体竞争性结合产生作用。其作用可被乙酰胆碱酯酶抑制剂如新斯的明、依酚氯铵和吡啶斯的明拮抗。

【适应证】作为全身麻醉的辅助剂，适用于全身麻醉、使骨骼肌松弛和气管内插管。

【用法用量】成人气管插管，0.6 mg/kg。维持剂量：0.15 mg/kg，长时间吸入麻醉时可适当减少至 0.075 ~ 0.1 mg/kg，维持量最好在颤搐恢复至对照值的 25% 时给予。

【不良反应】

1. 过敏反应：对神经肌肉阻断药的过敏反应已有报道，虽然这种情形在本品极为罕见，但也应时刻提防这种可能发生的反应，并作好治疗准备。尤其以往对肌松药有过敏反应史者，更须特别小心。

2. 当使用该类药物时，应时时考虑到可能在注射部位发生瘙痒和红斑和（或）发生全身类组胺（类过敏）反应，如支气管痉挛及心血管变化。尽管快速静注罗库溴铵 0.3 ~ 0.9 mg/kg 后，平均血浆组胺水平可见轻微增高，但给本药后，临床未见有明显心动过速、低血压或其他有关组胺释放临床征象的报道。

【禁忌】既往对本品或溴离子有过敏反应者禁用。

【注意事项】

1. 在临床试验中，本品耐受性极好，只有少于 1% 的病人出现了不良反应。然而，和其他神经肌肉阻断剂一样，在使用时必须注意。

2. 本品可能会引起肺高压，心脏瓣膜病的病人要谨慎。

3. 本品主要在肝脏排泄，因此有肝脏疾病的病人要慎用。肾脏对本品的排泄作用很小，因此肾功能不全病人用药可按常规量。

4. 如果使用过量，病人须进行人工呼吸直至正常的神经肌肉功能恢复。新斯的明、腾喜龙可加速恢复。

5. FDA 对本药的妊娠安全性分级为 C 级。

【药物相互作用】

1. 增强作用：①麻醉药：氟烷、乙醚、安氟醚、异氟醚、甲氧氟醚、环丙烷；大剂量硫喷妥钠、甲乙炔巴比妥钠、氯胺酮、芬太尼、γ－羟基丁酸钠、依托醚酯及异丙酚等。②其他非去极化肌松药；预先给予琥珀酰胆碱。③抗生素：氨基苷类和多肽类抗生素、青霉素族抗生素、大剂量甲硝唑。④其他：利尿药、β 受体阻断药、硫胺、单胺氧化酶抑制剂、奎尼丁、鱼精蛋白、α 受体阻断剂、镁盐等。

2. 减弱作用：新斯的明、依酚氯铵、吡啶斯的明、氨基吡啶衍生物；长期应用类固醇激素、苯妥英钠或酰胺咪嗪；去甲肾上腺素、硫唑嘌呤（仅短暂和有限的作用）、茶碱、氯化钙等。

3. 本品在加入含有下列药物的液体时，有物理学上的配伍禁忌：两性霉素、硫唑嘌呤、头孢唑啉、邻氯青霉素、地塞米松、地西泮、依诺昔酮、红霉素、法莫替丁、呋塞米、加拉碘铵、琥珀酸钠氢化可的松、胰岛素、甲乙炔巴比妥、甲基强的松龙、琥珀酸钠强的松龙、硫喷妥钠、三甲氧苄氨嘧啶及万古霉素。本品也与英脱利匹特有配伍禁忌。

本品在 0.5mg/ml 和 2mg/ml 浓度下，可与下列液体配伍：0.9% 生理盐水、5% 葡萄糖生理盐水、无菌注射用水、乳酸林格溶液，并在 24 小时内用完，未用完的液体应予以丢弃。本品可通过含有下列药物的输注液体管道内静脉注射：肾上腺素、阿库氯铵、阿芬太尼、氨茶碱、阿莫西林、阿曲库铵、阿托品、头孢他啶、头孢呋辛、西咪替丁、氯马斯汀、氯林可霉素、氯甲噻唑、氯硝安定、可乐定、danaparoid、多巴酚丁胺、多巴胺、dehydro-benzperidol、麻黄碱、麦角素、麦角胺、艾司洛尔、依托醚酯、芬太尼、5－氟尿嘧啶、庆大霉素、格隆溴铵、肝素、异丙肾上腺素、氯胺酮、拉贝洛尔、利多卡因、20% 甘露醇、甲氧氯普胺等。

【规格】注射剂：5ml：50mg；10ml：100mg。

维库溴铵
Vecuronium Bromide

【其他名称】维库罗宁、诺科隆、Necuronium、Norcuron。

【药理作用】本品为单季铵类固醇类中效非去极化肌松药，结构与泮库溴铵相似，通过与乙酰胆碱竞争位于横纹肌运动终板的烟碱样受体而阻断神经末梢与横纹肌之间的传导。与去极化神经肌肉阻断药如琥珀酰胆碱不同，本品不引起肌纤维成束颤动。静脉注射 0.08～0.1mg/kg 1 分钟内显效，3～5 分钟达高峰，维持时间 30～90 分钟。肌松效能较氯化筒箭毒碱强 3 倍。无阻断迷走神经作用，由于维库溴铵不引起心率增快，故适用于心肌缺血及心脏病人，但应用兴奋迷走神经药及 β 受体阻断剂容易产生心动过缓。本品组胺释放作用弱，也有支气管痉挛及过敏反应，但很少见。本品不通过胎盘。

【适应证】主要作为全麻辅助用药，用于全麻时的气管插管及手术中的肌肉松弛。

【用法用量】本品仅供静脉注射或静脉滴注，不可肌注。本品可用下列注射液溶解成 1mg/ml 浓度供用：灭菌注射用水、5% 葡萄糖注射液、0.9% 氯化钠注射液、乳酸林格液、葡萄糖氯化钠注射液。本品灭菌注射用水溶解后，可用下列注射液混合稀释至 40mg/L 浓度供用：0.9% 氯化钠注射液、5% 葡萄糖注射液、林格液、葡萄糖林格液。

1. 成人常用量：①气管插管：0.08～0.12mg/kg，3 分钟内达插管状态。②肌肉松弛维持：在神经安定镇痛麻醉时为 0.05mg/kg，吸入麻醉时为 0.03mg/kg。最好在颤搐恢复到对照值的 25% 时再追加维持剂量。

2. 1 岁以下婴儿：对本品较敏感，应用小量，肌张力恢复所需时间比成人长 1.5 倍。特别是对 4 个月以内婴儿，首次剂量 0.01～0.02mg/kg 即可。如颤搐反应未抑制到 90%～95%，可再追加剂量。5 个月至 1 岁的婴幼儿所需剂量与成人相似，但由于作用和恢复时间较成人和儿童长，维持剂量应酌减。与成人类似，在小儿患者中，当颤搐度恢复至对照值的 25% 时，重复追加初始剂量的 1/4 作为维持用药，不会有蓄积作用发生。

3. 其他：肥胖病人用量酌减；剖宫产和新生儿手术不应超过 0.1mg/kg。

【不良反应】

1. 过敏反应：①神经肌肉阻断药过敏反应已有报道，本品虽罕见，但应引起注意。②神经肌肉阻断药之间可发生交叉过敏反应，故对曾有过敏史者使用维库溴铵应特别慎重。

2. 组胺释放与类组胺反应：临床可偶发局部或全身的类组胺反应。

【禁忌】对维库溴铵或溴离子有过敏史者、重症肌无力者禁用。

【注意事项】

1. 须在有使用本品经验的医师监护下使用。

2. 本品可致呼吸肌肉松弛，使用时应给病人机械通气，直至自主呼吸恢复。

3. 与吸入麻醉药同用时，本品应减量 15%。

4. 在可能发生迷走神经反射的手术中（如使用刺激迷走神经的麻醉药、眼科手术、腹部手术、肛门直肠手术等），麻醉前或诱导时，应用迷走神经阻断药，如阿托品等有一定意义。

5. ICU 中重症病人长时间使用维库溴铵，会导致神经肌肉阻滞时间延长。在持续神经阻滞时，应给予病人足够的镇静和镇痛剂，连续监测神经肌肉的传导，调节本品的用量，以维持不完全阻滞。

6. 脊髓灰质炎病人、重症肌无力或肌无力综合征患者，对神经肌肉阻断药反应均敏感，使用本品应慎重。

7. 脓毒症、肾衰的患者慎用。

8. 肝硬化、胆汁淤积或严重肾功能不全者，持续时间及恢复时间均延长。

9. 本品在低温下手术时，其神经肌肉阻断作用会延长。

10. 下列情况可使本品作用增强：①低钾血症、高镁、低钙血症。②低蛋白血症、脱水、酸中毒、高碳酸血症、恶病质。

11. 对严重电解质失衡、血液的 pH 值改变和脱水均应尽力纠正。

12. 使用本品完全恢复后的 24 小时内，不可进行有潜在危险的机器操作或驾驶车辆。

13. FDA 对本药的妊娠安全性分级为 C 级。

【药物相互作用】

1. 下列药物可增强本品效应：①吸入麻醉药如，氟烷、安氟醚、异氟醚等。②大剂量硫喷妥钠、氯胺酮、芬太尼、γ - 羟基丁酸、伊托咪酯、异丙酚。③其他非去极化类肌肉松弛剂以及琥珀酰胆碱。④抗生素，如氨基糖苷类、多肽类、酰脲青霉素类以及大剂量甲硝唑。⑤其他：如利尿剂、肾上腺素 β 受体阻滞剂、硫胺、单胺氧化酶抑制剂、奎尼丁、鱼精蛋白、肾上腺素 α 受体阻滞剂、镁盐等。

2. 下列药物可使本品作用减弱：①新斯的明、依酚氯胺、吡啶斯的明、氨基吡啶衍生物。②长期使用皮质甾醇类药物或酰胺咪嗪后。③去甲肾上腺素、硫唑嘌呤（仅有短暂、有限的作用）、茶碱、氯化钙。

3. 下列药物可使本品作用变异：使用维库溴铵后，再给以去极化肌肉松弛药，如琥珀酰胆碱，可能加强或减弱其神经肌肉阻断作用。

【规格】注射剂：2mg；4mg；10mg。

阿曲库铵
Atracurium

【其他名称】阿曲可宁、安特寇林、卡肌宁、Relatrac、Tracrium。

【药理作用】本品为非去极化型肌松药，起效快。静脉注射后 1 ~ 2 分钟显效，3 ~ 5 分钟肌松作用达高峰，作用时间可维持 15 分钟。常用剂量不影响心、肝、肾功能，亦无明显的神经节阻断作用，不产生心动过缓等迷走神经兴奋的症状，组胺释放的作用较小。临床剂量引起低血压机会少。大剂量快速注射（1mg/kg）可引起心动过速，组胺释放引起低血压，还可引起支气管痉挛。

【适应证】本品可代替琥珀酰胆碱进行气管内插管术，作为肌松维持以便于机械通气。本品最适用于肝肾功能不全、黄疸患者、嗜铬细胞瘤手术和门诊手术。

【用法用量】静脉注射，气管插管剂量，0.4 ~ 0.5mg/kg，术中肌肉松弛维持剂量 0.07 ~ 0.1mg/kg。

【不良反应】

1. 大剂量快速静脉注射，可引起低血压、心动过速以及支气管痉挛。

2. 某些过敏体质的病人可能有组胺释放，引起一过性皮肤潮红。

【禁忌】对本品过敏病人禁用。

【注意事项】

1. 本品只可静脉注射，肌肉注射可引起肌肉组织坏死。

2. 一次剂量不宜太大，因可致肌张力增高。

3. 用于危重病人抢救，保持轻度肌松，配合呼吸机治疗，但持续时间不宜超过 1 周。

4. 神经肌肉疾病、严重电解质紊乱患者慎用。

5. 本品须冷藏，以免发生 Hofmann 降解。

6. FDA 对本药的妊娠安全性分级为 C 级。

【药物相互作用】

1. 本品不宜与硫喷妥钠等碱性药物混合应用。

2. 阿曲库铵的肌松效应可被胆碱酯酶抑制药新斯的明拮抗。

3. 本品与吸入麻醉药、氨基糖苷类及多肽类抗生素合用,可增强其肌松作用。

【规格】注射剂:2.5ml:25mg;5ml:50mg。

哌库溴铵
Pipecuronium Bromide

【其他名称】溴化吡哌尼、阿端、必可松、Abduan。

【药理作用】本品是非去极化型神经肌肉阻断剂。通过与递质乙酰胆碱竞争性结合横纹肌运动终板区的烟碱样受体,阻断运动神经和横纹肌间的信号传递过程。与去极化神经肌肉阻断剂如琥珀酰胆碱不同,本品不会引起肌颤。哌库溴铵无激素活性。应用胆碱酯酶抑制剂如新斯的明、吡啶斯的明或腾喜龙,可消除哌库溴铵的神经肌肉阻断作用。哌库溴铵的神经肌肉阻断作用对横纹肌具有高度选择性。本品既无神经节阻断作用,也无抗迷走神经作用和拟交感神经活性。

【适应证】主要用于全身麻醉过程中肌肉松弛,多用于时间较长的手术(30分钟以上)的麻醉。

【用法用量】在平稳麻醉条件下,无论气管内插管是否用哌库溴铵,均能保证中、长时间手术过程中适当的肌肉松弛作用。对于需要中度或较长时间手术的成年病人,可采用静脉给药方式,如果需要达到诱导插管的肌肉松弛状态,一般剂量为0.06～0.08mg/kg;在与琥珀酰胆碱合用时,哌库溴铵用量为0.04～0.06mg/kg。肾功能不全病人,哌库溴铵的剂量一般推荐不超过0.04mg/kg。在重复给药时,重复剂量为最初剂量的1/4～1/3。剂量增大,肌松时间延长。

【不良反应】

1. 有报道可见对神经肌肉阻断剂的全身过敏反应和组胺释放反应。尽管关于哌库溴铵的此种不良反应未见报道,但应始终保持警惕治疗此种不良反应。特别是对已知先前对神经肌肉阻断剂有过敏反应者,应用哌库溴铵时要特别谨慎。因为有报道说神经肌肉阻断剂间有交叉过敏反应。

2. 剂量达到0.1mg/kg时,并不引起神经结阻断或抗迷走神经作用,只观察到对心血管系统、血压或心率有轻微的影响。对于在诱导麻醉时使用氟烷或芬太尼的病人,可以出现心动过缓和血压下降。

【禁忌】

1. 重症肌无力及对哌库溴铵或溴离子过敏者禁用。

2. 孕妇禁用。

【注意事项】

1. 由于哌库溴铵可引起呼吸肌松弛,用药者需要人工呼吸支持直至自主呼吸恢复。哌库溴铵应在具有专业医疗队伍、气管插管、人工呼吸、氧疗和能立即应用拮抗剂的条件下使用。

2. 下列疾病状态可以影响哌库溴铵的药物代谢动力学和(或)神经肌肉阻断作用:①肾衰竭:对于肾衰竭病人,哌库溴铵神经肌肉阻断作用的持续时间和恢复时间可能会延长。②神经肌肉疾病:对于患有神经肌肉疾病的病人,应慎用哌库溴铵,因为这些病人用药后神经肌肉阻断作用增强或减弱均有可能出现。③肝脏疾病:只有当利大于弊时,哌库溴铵才可用于肝病患者。④其他:与其他神经肌肉阻断剂一样,应当尽可能纠正电解质紊乱、血pH值改变或脱水。

3. 体温过低可以延长作用时间。

4. 低血钾、洋地黄中毒、利尿治疗、高镁血症、低钙血症(输血)、低蛋白血症、脱水、酸中毒、高碳酸血症和恶病质可以加强或延长其作用。

5. 与其他非去极化肌肉松弛剂一样,哌库溴铵可以缩短部分凝血活酶时间和凝血酶原时间。

6. 经麻醉科医生和外科医生同意,病人可以驾驶或操作机器。

7. FDA对本药的妊娠安全性分级为C级。

【药物相互作用】下列药物可影响非去极化神经肌肉阻断药物的作用强度和(或)作用时间:

1. 加强和(或)延长作用:吸入麻醉药(氟烷、甲氧氟烷、乙醚、安氟醚、异氟烷、环丙烷);静脉麻醉药(氯胺酮、芬太尼、丙泮尼地、巴比妥盐、嘧羟脂);大剂量局麻药;其他非去极化肌肉松弛剂,预先给予琥珀酰胆碱;某些抗生素(氨基糖苷类和多肽类抗生素、咪唑类、甲硝唑等);利尿药、肾上腺素β受体阻滞剂、维生素B₁、单胺氧化酶抑制剂、胍类、鱼精蛋白、肾上腺素α受体阻滞剂、钙拮抗剂、镁盐;大多数抗心律失常药物,包括奎尼丁和静脉注射的利多卡因。

2. 不确定的反应:应用哌库溴铵后再予去极化肌松药可以引起神经肌肉阻断作用的增强或减

弱（取决于剂量、应用时间和个体敏感性）。

【规格】注射剂：4mg（附有溶剂）。

琥珀胆碱
Suxamethonium

【其他名称】琥胆、司可林、Succinylcholine Chloride、Scoline、Midarine。

【药理作用】本品与烟碱样受体结合后，产生稳定的除极作用，引起骨骼肌松弛。本品进入体内能迅速被血中假性胆碱酯酶水解，其中间代谢物琥珀酰单胆碱肌松作用很弱。本品静注后先引起短暂的肌束震颤，从眉际和上眼睑等小肌开始，向肩胛和胸大肌、上下肢延伸，肌松作用 60～90 秒起效，维持 10 分钟左右。重复静注或持续滴注可使作用延长。

大剂量可致心率减慢，也可出现如节性心律和期前收缩等心律失常。组胺释放出现支气管痉挛或过敏性休克。剂量超过 1g，易发生脱敏感阻滞，使肌张力恢复延迟。

本品可引起脑血管扩张，颅内压升高，眼眶平滑肌收缩，眼内压暂时升高，术后肌肉痛，肌球蛋白尿等；长时间去极化可导致肌细胞内 K^+ 外流，血钾升高。此外本品可诱发恶性高热。

【适应证】用于全身麻醉时气管插管和术中维持肌松。

【用法用量】本品必须在具备辅助或控制呼吸的条件下使用。

1. 气管插管时，1～1.5mg/kg，最大 2mg/kg，小儿 1～2mg/kg，用 0.9% 氯化钠注射液稀释到每毫升含 10mg，静脉或深部肌肉注射。肌肉注射一次不可超过 150mg。

2. 维持肌松：一次 150～300mg，溶于 500ml 5%～10% 葡萄糖注射液或 1% 盐酸普鲁卡因注射液混合溶液中静脉滴注。

【不良反应】

1. 高血钾症：本品引起肌纤维去极化时使细胞内 K^+ 迅速流至细胞外。正常人血钾上升 0.2～0.5mmol/L；严重烧伤、软组织损伤、腹腔内感染、破伤风、截瘫及偏瘫等，在本品作用下引起异常的大量 K^+ 外流致高血钾症，产生严重室性心律失常甚至心搏停止。

2. 心脏作用：本品的拟乙酰胆碱作用可引起心动过缓、结性心律失常和心搏骤停，尤其是重复大剂量给药最易发生。

3. 眼内压升高：本品对眼外肌引起痉挛性收缩以致眼压升高。

4. 胃内压升高：最大可达 40cmH_2O，并可引起饱胃病人胃内容反流致误吸。

5. 恶性高热：多见于本品与氟烷合用的病人，也多发生于小儿。

6. 术后肌痛：给药后卧床休息者肌痛轻而少，1～2 天内即起床活动者肌痛剧而多。

7. 可能导致肌张力增强：以胸大肌最为明显，其次是腹肌，严重时波及肱二头肌和股四头肌等。这时不仅机体总的氧耗量加大，足以引起胃内压甚至颅内压升高。

【禁忌】脑出血、青光眼、视网膜剥离、白内障摘除术、低血浆胆碱酯酶、严重创伤、大面积烧伤、上运动神经元损伤的病人及高钾血症患者禁用。

【注意事项】

1. 不具备控制或辅助呼吸条件时，严禁使用。

2. 忌在病人清醒下给药。

3. 严重肝功能不全、营养不良、晚期癌症、严重贫血、年老体弱、严重电解质紊乱等患者慎用。

4. 接触有机磷农药患者，已证明无血浆胆碱酯酶减少或抑制者，方能使用至足量。

5. 为了解除本品肌松作用引起的短暂纤维颤动，可预先静脉注射小剂量非去极化肌松药（维库溴铵 0.5mg）。

6. 预先给予阿托品可防止本品对心脏的作用。

7. 出现长时间呼吸停止，必须用人工呼吸，亦可输血、注射干血浆或其他拟胆碱酯酶药，但不可用新斯的明。

8. 使用抗胆碱酯酶药者慎用。

【药物相互作用】

1. 本品在碱性溶液中分解，故不宜与硫喷妥钠混合注射。

2. 下列药物可降低假性胆碱酯酶活性，而增强本品的作用：①抗胆碱酯酶药。②环磷酰胺、氮芥、塞替哌等抗肿瘤药。③普鲁卡因等局麻药。④单胺氧化酶抑制药。⑤雌激素等。

3. 与下列药物合用也须谨慎，如吩噻嗪类、普鲁卡因胺、奎尼丁、卡那霉素、多黏菌素 B、新霉素等，因能增强本品作用。

【规格】注射剂：1ml：50mg；2ml：100mg。

米库氯铵
Mivacurium Chloride

【其他名称】美维松、Mivacurin。

【药理作用】本品为非去极化型肌松药，属苄异喹啉类化合物。静注后肌松起效快（2分钟），持续时间短（15分钟），随剂量增加而起效迅速。常用量时对心血管系统无影响。促使组胺释放作用较小，对颅内压和眼内压无影响。

【适应证】

1. 作为全麻辅助药，便于气管插管，在手术或机械通气时使骨骼肌松弛。

2. 儿童、成人短时间手术。

【用法用量】气管插管时，静注 0.15～0.2mg/kg。短小手术时，在应用了上述剂量后，1次注射 0.1mg/kg，1～3次即可顺利完成手术。

【不良反应】心血管不良反应与阿曲库铵相似；约1/3病人因组胺释放而引起一过性低血压及面部红斑。

【禁忌】对米库氯铵过敏者禁用。

【注意事项】

1. 肾衰及肝损伤的病人，在使用此药后，将导致血浆胆碱酯酶活性的降低而使阻滞作用延缓与增强。

2. 老年病人、慢性肝肾疾病患者和非典型血浆胆碱酯酶基因纯合子病人，插管用推荐剂量不必要降低，但稳态滴注速度宜适当减慢。

【药物相互作用】

1. 合并用某些抗生素，特别是氨基糖苷类，将增强其作用。

2. 其作用可为乙酰胆碱酯酶抑制剂（如新斯的明）拮抗。

【规格】注射剂：10ml：20mg。

替扎尼定
Tizanidine

【其他名称】畅邦、凯莱通。

【药理作用】本品为中枢性肾上腺素 α_2 受体激动剂，可能是通过增强运动神经元的突触前抑制作用而降低强直性痉挛状态。动物实验显示，替扎尼定对骨骼肌纤维和神经肌肉接头没有直接作用，对单突触脊髓反射的作用弱。替扎尼定对多突触通路的作用最强，这些作用被认为与脊髓运动神经元的易化性降低有关。

【适应证】用于降低因脑和脊髓外伤、脑出血、脑炎以及多发性硬化病等所致的骨骼肌张力增高、肌痉挛和肌强直。

【用法用量】用于疼痛性痉挛时每次 2mg，每天3次。用于中枢性肌强直时，初始剂量不超过每天6mg，分3次服用，并可每隔半周或1周逐渐增加 2～4mg，每天总量不能超过36mg。

【不良反应】用于疼痛性肌痉挛的小剂量时，仅见轻微的一过性嗜睡、疲劳、头晕、口干、恶心和血压轻微下降等。用于痉挛性麻痹时，因剂量较大，上述不良反应较常见且较明显，但不必停药。

【禁忌】对本药过敏者禁用。

【注意事项】

1. 以下患者慎用：①肝功能障碍患者：本品主要通过肝脏代谢，曾有致肝功能恶化的报道。②肾功能不全患者：有服用本药经肾脏排泄缓慢，易维持较高的血药浓度的报道。

2. 使用初期可能引起急剧的血压下降。

3. 本药会引起反射运动能力降低和困倦，因此服药期间不宜从事驾驶或操纵机械等工作。

4. 不同剂型的替扎尼定其药物代谢动力学存在差异，食物对该药的药物代谢动力学也有着复杂的作用。

【药物相互作用】

1. 用人肝微粒体细胞色素 P450 同工酶体外实验研究表明，替扎尼定及其代谢产物不影响该酶对其他药物的代谢。

2. 替扎尼定使对乙酰氨基酚的达峰时间推迟16分钟，而扑热息痛对替扎尼定的药动学参数没有影响。

3. 乙醇使替扎尼定的曲线下面积增加约20%，使最大峰浓度增加15%，同时替扎尼定的不良反应增加。乙醇和替扎尼定的中枢神经系统抑制作用有相加作用。

4. 4mg替扎尼定单次或多次给予的回顾性研究表明，与没有同时服用口服避孕药的病人相比，同时服用口服避孕药使盐酸替扎尼定的清除率下降50%。

5. 与降压药、利尿药合用时，可致低血压及心动过缓。

6. 禁止替扎尼定与氟伏沙明或环丙沙星（细

胞色素氧化酶 CYP1A2 抑制剂）同时使用。临床研究显示替扎尼定与氟伏沙明或环丙沙星同时使用时药物代谢动力学参数（曲线下面积、消除半衰期、血药最大浓度、口服生物利用度）有所升高，而血浆清除率有所减低。这种药物代谢动力学相互作用可能导致严重的不良事件。

【规格】片剂：2mg；4mg。

第五章　主要作用于循环系统的药物

1　钙拮抗剂

维拉帕米
Verapamil

【其他名称】异搏定、戊脉安、凡拉帕米、异搏停、Iproveratril。

【药理作用】本品为钙离子拮抗剂，通过调节心肌传导细胞、心肌收缩细胞以及动脉血管平滑肌细胞细胞膜上的钙离子内流，发挥其药理学作用，但不改变血清钙浓度。

1. 维拉帕米扩张心脏正常部位和缺血部位的冠状动脉主干和小动脉，拮抗自发的或麦角新碱诱发的冠状动脉痉挛，增加冠状动脉痉挛病人心肌氧的递送，解除和预防冠状动脉痉挛；维拉帕米减少总外周阻力，降低心肌耗氧量。可用于治疗变异型心绞痛和不稳定型心绞痛。

2. 维拉帕米减少钙离子内流，延长房室结的有效不应期，减慢传导，可降低慢性心房颤动和心房扑动病人的心室率，减少阵发性室上性心动过速发作的频率。通常维拉帕米不影响正常的窦性心律，但可导致病窦综合征病人窦性停搏或窦房阻滞；维拉帕米不改变正常心房的动作电位或室内传导时间，但它降低被抑制的心房纤维去极化的振幅、速度以及传导的速度，可能缩短附加旁路通道的前向有效不应期，加速房室旁路合并心房扑动或心房颤动病人的心室率，甚至会诱发心室颤动。

3. 维拉帕米通过降低体循环的血管阻力产生降低血压作用，一般不引起体位性低血压或反射性心动过速。

4. 维拉帕米减轻后负荷，抑制心肌收缩，可改善左室舒张功能。在心肌等长或动力性运动中，维拉帕米不改变心室功能正常病人的心脏收缩功能。器质性心脏疾病的病人，维拉帕米的负性肌力作用可被降低后负荷的作用抵消，心脏指数无下降。但在严重左室功能不全的病人（例如肺楔嵌压大于20mmHg或射血分数小于30%），或服用β受体阻滞剂或其他心肌抑制药物的病人，可能出现心功能恶化。

5. 动物实验提示维拉帕米的局部麻醉作用，是普鲁卡因等摩尔的1.6倍。在人体该作用及剂量尚不清楚。

【适应证】

1. 固体制剂

（1）心绞痛：用于变异型心绞痛、不稳定性心绞痛、慢性稳定性心绞痛。

（2）心律失常：与地高辛合用控制慢性心房颤动和（或）心房扑动时的心室率，预防阵发性室上性心动过速的反复发作。

（3）原发性高血压。

2. 注射剂

（1）快速阵发性室上性心动过速的转复：应用维拉帕米之前应首选抑制迷走神经的手法治疗（如 Valsalva 法）。

（2）心房扑动或心房颤动心室率的暂时控制：心房扑动或心房颤动合并房室旁路通道（预激综合征和 LGL 综合征）时除外。

【用法用量】

1. 口服：通过调整剂量达到个体化治疗。安全有效的剂量为不超过480mg/d。

（1）心绞痛：一般剂量为口服维拉帕米每次80～120mg，一日3次。肝功能不全者及老年人的安全剂量为每次40mg，一日3次，口服。在药后8小时根据疗效和安全评估决定是否增量。

（2）心律失常：慢性心房颤动服用洋地黄治疗的病人，每日总量为240～320mg，分3～4次口服。预防阵发性室上性心动过速（未服用洋地黄的病人）成人的每日总量为240～480mg，分3次或4次口服。年龄1～5岁：每日量4～8mg/kg，一日分3次口服；或每隔8小时口服40～80mg。超过5岁：每隔6～8小时口服80mg。

（3）原发性高血压：一般起始剂量为80mg，口服，一日3次。使用剂量可达每日360～480mg。对低剂量即有反应的老年人或体型瘦小者，应考虑起始剂量为40mg，口服，一日3次。

2. 注射：必须在持续心电监测和血压监测下，缓慢静脉注射至少2分钟。本品注射液与林格液、5%葡萄糖注射液或氯化钠注射液均无配伍禁忌。无法确定重复静脉给药的最佳给药间隔，必须个体化治疗。

一般起始剂量为5～10mg（或按0.075～0.15mg/kg给药），稀释后缓慢静脉推注至少2分钟。如果初反应不令人满意，首剂15～30分钟后再给一次5～10mg或0.15mg/kg。静脉滴注给药，每小时5～10mg，加入氯化钠注射液或5%葡萄糖注射液中静滴，一日总量不超过50～100mg。

【不良反应】以推荐的单剂量和每日总量为起始剂量并逐渐向上调整剂量用药，严重不良反应少见。

发生率在1%～10%的不良反应：便秘（7.3%）；眩晕、轻度头痛（3.5%）；恶心（2.7%）；低血压（2.5%）；头痛（2.2%）；外周水肿（2.1%）；充血性心力衰竭（1.8%）；窦性心动过缓；Ⅰ度、Ⅱ度或Ⅲ度房室阻滞；皮疹（1.2%）；乏力；心悸；转氨酶升高，伴或不伴碱性磷酸酶和胆红素的升高，这种升高有时是一过性的，甚至继续使用维拉帕米仍可消失。

发生率小于1%的不良反应：低血压、心动过速、潮红、溢乳、牙龈增生、非梗阻性麻痹性肠梗阻等。

【禁忌】

1. 严重左心室功能不全禁用。

2. 低血压（收缩压小于90mmHg）或心源性休克禁用。

3. 病窦综合征（已安装并行使功能的心脏起搏器病人除外）禁用。

4. Ⅱ或Ⅲ度房室阻滞（已安装并行使功能的心脏起搏器病人除外）禁用。

5. 心房扑动或心房颤动病人合并房室旁路通道禁用。

6. 已知对本品过敏的病人禁用。

【注意事项】

1. 心力衰竭：维拉帕米的负性肌力作用可因其减轻后负荷（降低循环血管阻力）而代偿，净效应不损害心室功能。但是严重左心室功能不全（肺楔嵌压大于20mmHg或射血分数小于30%）、中重度心力衰竭的病人、已接受β受体阻滞剂治疗的任何程度的心室功能障碍的病人，避免使用维拉帕米。必须使用维拉帕米的轻度心功能不全的病人，治疗之前需已有洋地黄类或利尿剂控制

临床症状。

2. 预激综合征：维拉帕米会加速房室旁路前向传导。房室旁路通道合并心房扑动或心房颤动病人静脉用维拉帕米治疗，会通过加速房室旁路的前向传导，引起心室率加快，甚至诱发心室颤动。虽然口服维拉帕米未见上述报道，但这种病人接受口服维拉帕米可能有危险，因此禁止使用。

3. 传导阻滞：维拉帕米可能导致房室结和窦房结传导阻滞，与血浆浓度增高相关，尤其是在治疗早期的增量期。引起Ⅰ度房室阻滞、一过性窦性心动过缓，有时伴有结性逸搏。高度房室传导阻滞不常见（0.8%）。当出现显著的Ⅰ度房室传导阻滞或逐渐发展成Ⅱ或Ⅲ度房室传导阻滞时，需要减量或停药。

4. 肝功能损害：因维拉帕米在肝内广泛代谢，肝功能损害的病人慎用维拉帕米。严重肝功能不全时维拉帕米的清除半衰期延长至14～16小时，该类病人只能服用正常剂量的30%。

5. 肾功能损害：肾功能损害的病人慎用维拉帕米。血液透析不能清除维拉帕米。

6. 神经肌肉传导减弱：有报道维拉帕米减弱肌肉萎缩病人的神经肌肉传导，该类病人可能需要减量。

7. 血清钙：维拉帕米不改变血清钙浓度，但也有高于正常范围的血钙水平可能影响维拉帕米疗效的报道。

8. 因维拉帕米可引起转氨酶增高，为慎重起见，接受维拉帕米治疗的患者应定期监测肝功能。

9. 低血压：静脉注射维拉帕米引起的血压下降一般是一过性和无症状的，但也可能发生眩晕。静脉注射维拉帕米之前静脉给予钙剂可预防该血流动力学反应。

10. FDA对本药的妊娠安全性分级为C级。

【药物相互作用】

1. 环磷酰胺、长春新碱、甲基苄肼、强的松、长春碱酰胺、阿霉素、顺铂等细胞毒性药物可减少维拉帕米的吸收。

2. 苯巴比妥、乙内酰脲、维生素D、苯磺唑酮和雷米封通过增加肝脏代谢降低维拉帕米的血浆浓度。

3. 西咪替丁可能提高维拉帕米的生物利用度。

4. 维拉帕米抑制乙醇的消除，导致血中乙醇浓度增加，可能延长酒精的毒性作用。

5. 有少数病例报道，维拉帕米和阿司匹林合用，出血时间较单独使用阿司匹林时延长。

6. 与 β 受体阻滞剂联合使用，可增强对房室传导的抑制作用。

7. 长期服用维拉帕米，可使地高辛血药浓度增加 50% ~75%。维拉帕米明显影响肝硬化病人地高辛的药代动力学，使地高辛的总清除率和肾外清除率分别减少 27% 和 29%。因此服用维拉帕米时，须减少地高辛的剂量。

8. 与血管扩张剂、血管紧张素转化酶抑制剂、利尿剂等抗高血压药合用时，降压作用叠加，应适当监测联合降压治疗的病人。

9. 与胺碘酮合用可能增加心脏毒性。

10. 肥厚性心肌病主动脉瓣狭窄的病人，最好避免联合用药。

11. 维拉帕米与氟卡尼合用，可使负性肌力作用叠加，房室传导延长。

12. 维拉帕米可增加卡马西平、环孢素、阿霉素、茶碱的血药浓度。

13. 有报道维拉帕米增加病人对锂的敏感性（神经毒性）。

14. 动物实验提示吸入性麻醉剂与维拉帕米同时使用时，需仔细调整两药剂量，避免过度抑制心脏。

15. 避免维拉帕米与丙吡胺同时使用。

【规格】 片剂：40mg。缓释片：120mg。注射剂：2ml：5mg。

硝苯地平
Nifedipine

【其他名称】硝苯吡啶、心痛定、利心平、欣然、纳欣同、欣乐平、拜新同、Adalat、Unidipine。

【药理作用】本品为二氢吡啶类钙拮抗剂，可选择性抑制钙离子进入心肌细胞和平滑肌细胞的跨膜转运，并抑制钙离子从细胞内释放，而不改变血浆钙离子浓度。

本品能同时舒张正常供血区和缺血区的冠状动脉，拮抗自发的或麦角新碱诱发的冠状动脉痉挛，增加冠状动脉痉挛病人心肌氧的递送，解除和预防冠状动脉痉挛。并可抑制心肌收缩，降低心肌代谢，减少心肌耗氧量。另一方面能舒张外周阻力血管，降低外周阻力，使收缩压和舒张压降低，减轻心脏后负荷。

本品可延缓离体心脏的窦房结功能和房室传导；整体动物和人的电生理研究未发现本品有延缓房室传导、延长窦房结恢复时间和减慢窦房结率的作用。

【适应证】

1. 固体制剂：高血压（单独或与其他降压药合用）；心绞痛，尤其是变异型心绞痛。

2. 注射剂：高血压危象。

【用法用量】

1. 口服

（1）空腹整粒吞服，不得嚼碎或掰开服用。

（2）从小剂量开始服用。初始剂量为每次 20mg，最大剂量为每次 60mg，一日 1 次。日服最大剂量不超过 120mg。

（3）硝苯地平的剂量应视患者的耐受性和对心绞痛的控制情况逐步调整。增加剂量前需监测患者血压。如患者症状明显，可根据患者对药物的反应，缩短剂量调整期。

（4）停药时未观察到"反跳"症状，但是仍需逐步减量，并严密观察患者情况。

（5）普通制剂的剂量可安全地替换成缓释制剂的剂量。例如：普通制剂每次 30mg，一日 3 次，可替换为缓释制剂每次 90mg，一日 1 次。

2. 注射：遮光、静脉滴注。每次 2.5 ~5mg，加 5% 葡萄糖注射液 250ml 稀释后在 4 ~8 小时内缓慢滴入，根据病情调整滴速及用量，最大剂量 15 ~30mg/24h，可重复使用 3 天，不宜超越。以后治疗建议使用口服制剂。

【不良反应】

1. 常见服药后出现外周水肿（外周水肿与剂量相关，服用 60mg/d 时的发生率为 4%，服用 120mg/d 则为 12.5%）；头晕；头痛；恶心；乏力和面部潮红（10%）。一过性低血压（5%），多不需要停药（一过性低血压与剂量相关，在剂量 <60mg/d 时的发生率为 2%，而 120mg/d 的发生率为 5%）。个别患者发生心绞痛，可能与低血压反应有关。还可见心悸、鼻塞、胸闷、气短、便秘、腹泻、胃肠痉挛、腹胀、骨骼肌发炎、关节僵硬、肌肉痉挛、精神紧张、颤抖、神经过敏、睡眠紊乱、视力模糊、平衡失调等。

2. 少见贫血、白细胞减少、血小板减少、紫癜、过敏性肝炎、齿龈增生、抑郁、偏执、血药浓度峰值时瞬间失明、红斑性肢痛、抗核抗体阳性关节炎等。

3. 可能产生的严重不良反应有心肌梗死和充血性心力衰竭（发生率 4%）、肺水肿（发生率

2%）、心律失常和传导阻滞（发生率各小于0.5%）。

4. 本品过敏者可出现过敏性肝炎、皮疹甚至剥脱性皮炎等。

【禁忌】

1. 对硝苯地平过敏者禁用。

2. 孕妇禁用。

3. 心源性休克及严重主动脉狭窄患者禁用。

【注意事项】

1. 低血压：绝大多数患者服用硝苯地平后仅有轻度低血压反应，个别患者出现严重的低血压症状。这种反应常发生在剂量调整期或加量时，特别是合用β受体阻滞剂时。在此期间需监测血压，尤其合用其他降压药时。

2. 外周水肿：患者发生轻中度外周水肿与服用剂量成正比，与动脉扩张有关。水肿多初发于下肢末端，可用利尿剂治疗。对于伴充血性心力衰竭的患者，需分辨水肿是否由于左室功能进一步恶化所致。

3. 对诊断的干扰：应用本品时偶见碱性磷酸酶、肌酸磷酸激酶、乳酸脱氢酶、门冬氨酸氨基转移酶和丙氨酸氨基转移酶升高，一般无临床症状，但曾有报道胆汁淤积和黄疸；血小板聚集度降低，出血时间延长；直接Coomb试验阳性伴或不伴溶血性贫血。

4. 肝肾功能不全、正在服用α受体阻滞剂者应慎用，宜从小剂量开始，以防诱发或加重低血压，增加心绞痛、心力衰竭甚至心肌梗死的发生率。慢性肾衰患者应用本品时偶有可逆性血尿素氮和肌酐升高，与硝苯地平的关系不够明确。

5. FDA对本药的妊娠安全性分级为C级。

【药物相互作用】

1. 与硝酸酯类合用，控制心绞痛发作，有较好的耐受性。

2. 与β受体阻滞剂合用，绝大多数患者对本品有较好的耐受性和疗效，但个别患者可能诱发和加重低血压、心力衰竭和心绞痛。

3. 与洋地黄合用，可能增加血地高辛浓度，提示在初次使用、调整剂量或停用本品时应监测地高辛的血药浓度。

4. 与血清蛋白结合率高的药物合用，如双香豆素类、苯妥英钠、奎尼丁、奎宁、华法林等，这些药的游离浓度常发生改变。

5. 与西咪替丁合用，本品的血浆峰浓度增加，注意调整剂量。

6. 葡萄柚汁与本品同服时，本品的C_{max}及AUC增加。

【规格】普通片剂、胶囊剂：5mg；10mg。缓释片：30mg。胶丸剂：5mg。注射剂：5ml：2.5mg。

尼卡地平
Nicardipine

【其他名称】硝苯苄胺啶、佩尔地平、硝苯苄啶、Perdipine。

【药理作用】本品为钙离子拮抗剂，通过抑制钙离子流入血管平滑肌细胞内而发挥血管扩张作用，从而使血压下降。本品具有高度的血管选择性，对血管平滑肌的钙离子拮抗作用强于心肌作用的30000倍。在狗和大白鼠实验中显示了排钠利尿作用；在麻醉狗还显示扩张椎动脉、冠状动脉、股动脉、肾动脉作用。本品可增加脑、心、肾等主要脏器的血流量，降压作用确切、持久，长期用药不会产生耐药性，并可抑制因高血压引起的心肌肥大的进展和预防脑中风的发生。

【适应证】

1. 固体制剂：用于原发性高血压。

2. 注射剂：用于手术时异常高血压的急救处置及高血压性急症。

【用法用量】

1. 固体制剂：成人口服，每次10~20mg，每日3次。

2. 注射剂

（1）手术时异常高血压的急救处置：本品用生理盐水或5%葡萄糖注射液稀释成0.01%~0.02%（1ml中的含量为0.1~0.2mg）的溶液静脉滴注，以每分钟2~10μg/kg的滴注速度开始给予，将血压降到目的值后，边监测血压边调节滴注速度。如有必要迅速降低血压时，则本品以10~30μg/kg的剂量进行静脉给予。

（2）高血压性紧急症：本品用生理盐水或5%葡萄糖注射稀释成0.01~0.02%（1ml中的含量为0.1~0.2mg）的溶液静脉滴注，以每分钟0.5~6μg/kg的滴注速度给予，从每分钟0.5μg/kg开始，将血压降到目的值后，边监测血压边调节滴注速度。

【不良反应】

1. 常见者有足踝部水肿、头晕、头痛、面部潮红等。

2. 有时出现 GOT、GPT、γ‑GTP 升高，偶有胆红素升高。

3. 较少见心悸、乏力、心动过速。

4. 有时出现便秘、腹痛，偶有食欲不振、腹泻、恶心、呕吐。

5. 其他：偶有 LDH、胆固醇、尿素氮、肌酐升高，偶见粒细胞减少。

【禁忌】

1. 对本品过敏者禁用。

2. 颅内出血尚未完全止血的患者禁用。

3. 中风急性期颅内压增高的患者禁用。

4. 重度主动脉瓣狭窄患者禁用。

【注意事项】

1. 肝肾功能障碍、低血压、心力衰竭、青光眼患者，孕妇，哺乳期妇女，儿童慎用本品。肝功能不全者宜从低剂量开始。

2. 脑梗死和脑缺血患者应慎用，以防发生低血压。

3. 应用本药时需观察血压、心率。

4. 停用本品时应逐渐减少剂量，并密切观察病情。

5. 为了使静脉刺激的危险降低到最小，建议每 12 个小时改变一次注射部位。

6. FDA 对本药的妊娠安全性分级为 C 级。

【药物相互作用】

1. 本品与 β 受体阻滞剂同用，耐受性良好。

2. 本品与西咪替丁合用，本品血药浓度增高。

3. 本剂与其他降压药联合用药时，有可能产生相加作用，使用时应多加注意。

4. 本剂与地高辛联合用药时，应监测地高辛血药浓度。

5. 本品与环孢素合用时环孢素血浓度增高。

6. 在体外，治疗浓度的呋塞米、普萘洛尔、双嘧达莫、华法林、奎尼丁等加于人体血浆中不改变本品的蛋白结合率。

【规格】片剂：10mg；20mg；40mg。注射剂：2ml：2mg；10ml：10mg。

尼群地平
Nitrendipine

【其他名称】硝苯甲乙吡啶、洛普思。

【药理作用】本品为钙离子通道阻滞剂，选择性作用于血管平滑肌，可降低总外周阻力，使血压下降。并能降低心肌耗氧量，对缺血性心肌有保护作用。

【适应证】用于治疗高血压。

【用法用量】成人常用量，口服，开始一次 10mg，每日 1 次，以后可随反应调整为每次 10mg，每日 2～3 次。

【不良反应】较少见的反应有头痛、脸红。少见的反应有头晕、恶心、低血压、脚肿、心绞痛发作。上述反应多为血管扩张的结果，在降压时可有反射性心动过速，由此诱发心绞痛。多数不良反应轻微，不影响治疗。

【禁忌】对本品过敏者和严重主动脉瓣狭窄者禁用。

【注意事项】

1. 少数病例可能出现血碱性磷酸酶增高。

2. 肝功能不全时血药浓度可增高，肾功能不全时对药代动力学影响小，以上情况慎用本品。

3. 绝大多数患者服用此药后仅有可以耐受的轻度低血压反应，但个别患者可出现严重的体循环低血压症状。这种反应常发生在初期调整药量期间或者增加药物用量的时候，特别是合用 β 受体阻滞剂时。故服用本品期间须定期测量血压。

4. 已经证明，极少数的患者，特别是严重冠状动脉狭窄的患者，在服用此药或者增加剂量期间，心绞痛或心肌梗死的发生率增加，其机制尚不明了。故服用本品期间须定期做心电图检查。

5. 少数接受 β 受体阻滞剂的患者在开始服用此药后可发生心力衰竭，有主动脉狭窄的患者这种危险性更大。

【药物相互作用】

1. β 受体阻滞剂：绝大多数患者合用此药可加强降压作用，并可减轻本品降压后发生的心动过速；然而，个别患者有可能诱发和加重体循环低血压、心力衰竭和心绞痛。

2. 血管紧张素转化酶抑制剂：合用耐受性较好，降压作用加强。

3. 长效硝酸盐类：合用有较好的耐受性，但尚缺乏评价这种合用控制心绞痛的有效性文献。

4. 洋地黄：部分研究提示，服用此药，能够增加合用的地高辛血浆浓度，平均增加45%。部分研究认为，不增加地高辛血浆浓度和毒性。提示在初次使用、调整剂量或停用尼群地平时应监测地高辛的血药浓度，以防地高辛过量或不足。

5. 香豆素类抗凝药：尚无报告表明合用尼群地平能够增加香豆素类抗凝药物的凝血酶原时间。

目前，还不能肯定它们之间的相互作用。

6. 西咪替丁：由于西咪替丁可介导抑制肝脏细胞色素 P450 酶，使尼群地平的首过效应发生改变，建议对正在服用西咪替丁治疗的患者合用尼群地平时，注意药物剂量的调整。

【规格】片剂：10mg。

尼莫地平
Nimodipine

【其他名称】硝苯甲氧乙基异丙啶、尼膜同。

【药理作用】本品是一种钙离子通道阻滞剂。正常情况下，平滑肌的收缩依赖于钙离子进入细胞内，引起跨膜电流的去极化。尼莫地平通过有效地阻止钙离子进入细胞内抑制平滑肌收缩，达到解除血管痉挛之目的。动物实验证明，尼莫地平对脑动脉的作用远较全身其他部位动脉的作用强许多，并且由于它具有很高的嗜脂性特点，易透过血脑屏障。当用于蛛网膜下腔出血的治疗时，脑脊液中的浓度可达 12.5ng/ml。由此推论，临床上可用于预防蛛网膜下腔出血后的血管痉挛，然而在人体应用该药的作用机制仍不清楚。此外尚具有保护和促进记忆、促进智力恢复的作用。所以可选择性地作用于脑血管平滑肌，扩张脑血管，增加脑血流量，显著减少血管痉挛引起的缺血性脑损伤。

【适应证】适用于各种原因的蛛网膜下腔出血后的脑血管痉挛和急性脑血管病恢复期的血液循环改善。

【用法用量】

1. 普通片：口服：急性脑血管病恢复期，一次 30～40mg，一日 4 次。

2. 缓释片：口服：一次 60～120mg，一日 2 次。

3. 注射剂：蛛网膜下腔出血，应尽早开始静脉滴注本品，每剂 25mg，速度 0.5μg/（kg·min），监测血压，以血压不下降或略有下降为宜，以后改口服，每次 30～60mg，一日 3 次。

急性脑缺血应尽早用药，用量、速度同上，以后改口服。

【不良反应】大量临床实践证明，蛛网膜下腔出血者应用尼莫地平治疗时约有 11.2% 的病者出现不良反应。最常见的不良反应有：①血压下降，血压下降的程度与药物剂量有关。②肝炎。③皮肤刺痛。④胃肠道出血。⑤血小板减少。⑥偶见一过性头晕、头痛、面潮红、呕吐、胃肠不适等。此外，口服尼莫地平以后，个别病人可发生碱性磷酸酶、乳酸脱氢酶、血糖升高以及血小板数升高。

【禁忌】严重肝功能损害的患者禁用。

【注意事项】

1. 脑水肿及颅内压增高患者须慎用。

2. 尼莫地平的代谢产物具有毒性反应，肝功能损害者应慎用。

3. 本品可引起血压降低。在高血压合并蛛网膜下腔出血或脑卒中患者中，应注意减少或暂时停用降血压药物，或减少本品的用药剂量。

4. 可产生假性肠梗阻，表现为腹胀、肠鸣音减弱。当出现上述症状时应当减少用药剂量并密切观察。

5. 避免与 β 受体阻断剂或其他钙拮抗剂合用。

6. FDA 对本药的妊娠安全性分级为 C 级。

【药物相互作用】

1. 与其他作用于心血管的钙离子通道阻滞剂联合应用时可增加其他钙离子通道阻滞剂的效用。

2. 尼莫地平 90mg/d 与西咪替丁 1000mg/d 联合应用 1 周以上者，尼莫地平血药浓度可增加 50%，这可能与肝内细胞色素 P450 被西咪替丁抑制影响尼莫地平代谢有关。

3. 精神镇静剂和抗抑郁药：合并应用抗抑郁药氟西汀可使尼莫地平的稳态血浆浓度提高 50%，氟西汀浓度显著降低，而其活性代谢产物去甲氟西汀则不受影响。去甲替林与尼莫地平同时给药，将使尼莫地平稍有增加，而去甲替林的血浆浓度不受影响。长期定量服用尼莫地平与氟哌啶醇，并不出现相互作用。

4. 不推荐尼莫地平与抗癫痫药物同时服用。

【规格】普通片：30mg。缓释片：60mg。注射液：50ml：10mg；50ml：25mg；100ml：20mg。

非洛地平
Felodipine

【其他名称】费乐地平、二氯苯吡啶、压喜定、波依定。

【药理作用】本品为二氢吡啶类钙通道阻滞剂，可逆性竞争二氢吡啶结合位点，可阻断血管平滑肌和人工培养的兔心房细胞的电压依赖性

Ca^{2+}电流，并阻断K^+诱导的鼠门静脉挛缩。

体外研究表明，本品对血管平滑肌选择性抑制作用强于对心肌作用；在体外可检测到负性肌力作用，但是在整体动物中未观察到此作用。

本品可使外周血管阻力下降而致血压降低，该药理作用与用药剂量相关，并有伴随反射性心率增加。在动物和人体内观察到本品因降低外周血管阻力而有轻度利尿作用。

【适应证】用于轻、中度原发性高血压的治疗（可单独使用或与其他抗高血压药物合并使用）。

【用法用量】

1. 普通片：口服，起始剂量 2.5mg，一日 2 次。常用维持剂量为每日 5mg 或 10mg，必要时剂量可进一步增加，或加用其他降压药。

2. 缓释片：最初剂量一次 5mg，一日 1 次，可根据患者反应将剂量减少至每日 2.5mg 或增加至每日 10mg。剂量调整间隔一般不少于 2 周。建议剂量范围为每日 2.5～10mg。

【不良反应】

1. 本品与其他钙离子通道阻滞剂相同，在某些病人身上会导致面色潮红、头痛、头晕、心悸和疲劳，这些反应大部分具有剂量依赖性，而且是在剂量增加后开始的短时间内出现，是暂时的，应用时间延长后消失。

2. 本品与其他二氢吡啶类药物相同，可引起与剂量有关的踝肿，牙龈炎或牙周炎患者用药后可能会引起轻微的牙龈肿大。

3. 也可见皮疹、瘙痒。

4. 在极少数病人中可能会引起显著的低血压伴心动过速，这在易感个体可能会引起心肌缺氧。

【禁忌】对本品过敏者禁用。

【注意事项】

1. 本品可引发严重低血压和晕厥，产生反射性心动过速，在敏感人群中可能引发心绞痛，低血压患者慎用。

2. 本品慎用于心力衰竭和心功能不全患者，须注意本品的负性肌力作用，特别是在与 β 受体阻滞剂合用时。

3. 本品慎用于孕妇、哺乳期妇女和儿童。老年人（65 岁以上）或肝功能不全者宜从低剂量（一次 2.5mg，一日 1 次）开始治疗，并在调整剂量过程中密切监测血压。FDA 对本药的妊娠安全性分级为 C 级。

4. 临床试验表明，剂量超过每日 10mg 可增加降压作用，但同时增加周围性水肿和其他血管扩张不良事件的发生率。肾功能不全患者一般不需要调整建议剂量。

5. 本品应空腹口服或食用少量清淡饮食后口服，应整片吞服，勿咬碎或咀嚼。保持良好的口腔卫生可减少牙龈增生的发生率和严重性。

【药物相互作用】

1. 本品与 β 阻滞剂合用时耐受性良好，但有报道本品与美托洛尔合用时可使美托洛尔的药时曲线下面积和峰浓度分别增加 31% 和 38%。

2. 本品与西咪替丁合用可使本品的药时曲线下面积和峰浓度增加 50%，故与西咪替丁合用时应调整本品剂量。

3. 本品与地高辛合用未见到心衰病人的地高辛药动学发生显著改变。

4. 抗癫痫药物苯妥因、卡马西平或苯巴比妥可使本品在癫痫患者体内的血药峰浓度降低，药时曲线下面积降低 6%，因此应调整在这些患者中的治疗方案。

5. 其他药物如吲哚美辛或螺内酯与本品无明显相互作用。

【规格】普通片：5mg；10mg。缓释片：2.5mg；5mg；10mg。

氨氯地平
Amlodipine

【其他名称】阿莫洛地平、安洛地平、丽珠优可、络活喜、Istin、Norvasc。

【药理作用】本品是二氢吡啶类钙离子通道阻滞剂。心肌和平滑肌的收缩依赖于细胞外钙离子通过特异性离子通道进入细胞。本品选择性抑制钙离子跨膜进入平滑肌细胞和心肌细胞，对平滑肌的作用大于心肌。其与钙通道的相互作用决定于它受体位点结合和解离的渐进性速率，因此药理作用逐渐产生。本品是外周动脉扩张剂，直接作用于血管平滑肌，降低外周血管阻力，从而降低血压。治疗剂量下，体外试验可观察到负性肌力作用，但在整体动物实验中未见。本品不影响血浆钙浓度。轻中度高血压患者每日服药一次，可以 24 小时降低卧位和立位血压，长期使用不引起心率或血浆儿茶酚胺显著改变。降压效果平稳。降压效果和剂量相关，降压幅度与治疗前血压相关，中度高血压者（舒张压 105～114mmHg）的疗效比轻度高血压者（舒张压 90～104mmHg）

高，血压正常者服药后没有明显作用。本品降低舒张压的作用在老年人和年轻人中相似，降低收缩压的作用对老年人更强。

本品缓解心绞痛的准确机制尚不明确，但可能在运动时，本品通过降低外周阻力（后负荷）减少心脏做功和心率血压乘积，减少心肌氧需，治疗劳力型心绞痛；通过抑制钙离子、肾上腺素、5-羟色胺和血栓素 A_2 引起的冠状动脉和小动脉收缩，恢复缺血区血供治疗自发性心绞痛。8 项临床试验中 5 项显示，本品显著延长运动诱发劳力型心绞痛的时间；部分研究显示本品延长 ST 段下降 1mm 的时间，并减少心绞痛发作频率。该作用具有持续性，并且不显著影响血压和心率。在一项 50 例自发性心绞痛患者中进行临床试验显示，本品每周可以减少 4 次心绞痛发作（安慰剂每周减少 1 次）。

本品不影响窦房结功能和房室传导。高血压或心绞痛患者合用本品和 β 受体阻滞剂，未发现心电图异常。本品不改变心绞痛患者的心电图，不加重房室传导阻滞。

肾功能正常的高血压患者用药后，肾血管阻力降低，肾小球滤过率和肾血流增加，但滤过分数或尿蛋白不变。

【适应证】

1. 高血压（单独或与其他药物合并使用）。

2. 心绞痛，尤其是自发性心绞痛（单独或与其他药物合并使用）。

3. 经血管造影证实的冠心病。

【用法用量】通常口服起始剂量为 5mg，最大不超过 10mg，每日 1 次。瘦小者、体质虚弱者、老年患者或肝功能受损者从每次 2.5mg，每日 1 次开始用药；合用其他抗高血压药者也从此剂量开始用药。

用药剂量根据个体需要进行调整，调整期应不少于 7～14 天，以便医生充分评估者对该剂量的反应。但在临床有保障的前提下，可以加快调整速度。

治疗心绞痛的推荐剂量是 5～10mg，老年患者或肝功能受损者需减量。

【不良反应】本品在 10mg/d 的剂量范围内有良好的耐受性，大多数不良反应是轻中度的。本品因不良反应而停药的仅有 1.5%，与安慰剂没有明显差别（约 1%）。最常见的不良反应是头痛和水肿。

发生率超过 1% 的剂量相关性不良反应有水肿、头晕、潮红和心悸。

与剂量关系不明确，但发生率超过 1% 的不良反应有头痛、疲倦、恶心、腹痛和嗜睡。

以上不良反应中，水肿、潮红、心悸和嗜睡在女性中的发生率超过男性。

【禁忌】对二氢吡啶类钙离子通道阻滞剂过敏者禁用。

【注意事项】

1. 心绞痛和（或）心肌梗死：罕见。有严重的阻塞性冠状动脉疾病的患者，在开始应用钙离子通道阻滞剂治疗或加量时，会出现心绞痛发作频率、时程和（或）严重性增加，或发展为急性心肌梗死，机制不明。

2. 低血压：由于本品逐渐产生扩血管作用，口服一般很少出现急性低血压。但本品与其他外周扩血管药物合用时仍需谨慎，特别是对于有严重主动脉瓣狭窄的病人。

3. 心力衰竭：钙离子通道阻滞剂应慎用于心衰患者。

4. 肝功能不全：严重肝功能不全患者应慎用本品。

5. 肾衰竭：肾衰竭患者的起始剂量可以不变。

6. 本品对突然停用 β 受体阻滞剂所产生的反跳症状没有保护作用，因此，停用 β 受体阻滞剂需逐渐减量。

7. 孕妇和哺乳妇女慎用。哺乳妇女如服本品，应停止哺乳。FDA 对本药的妊娠安全性分级为 C 级。

【药物相互作用】

1. 与西咪替丁、葡萄柚汁、制酸剂合用时不改变本品的药代动力学。

2. 本品不影响阿托伐他汀、地高辛、乙醇的药代动力学。

3. 原发性高血压患者单剂服用昔多芬对本品的药代动力学没有影响。两药合用时独立产生降压效应。

4. 本品不改变华法林的凝血酶原作用时间。

5. 地高辛、苯妥英钠和华法林与本品合用对血浆蛋白结合率没有影响。

6. 吸入烃类麻醉药与本品合用可引起低血压。

7. 非甾体类抗炎药，尤其是吲哚美辛可减弱本品的降压作用。

8. β 受体阻滞剂与本品合用耐受性良好，但可引起过度低血压，罕见加重心力衰竭。

9. 与雌激素合用可引起体液潴留而增高血压。

10. 与磺吡酮合用可增加本品的蛋白结合率，产生血药浓度变化。

11. 与锂剂合用可引起神经中毒，出现恶心、呕吐、腹泻、共济失调、震颤和（或）麻木，需慎重。

12. 拟交感胺可减弱本品降压作用。

13. 硝酸甘油和长效硝酸酯制剂与本品合用可加强抗心绞痛效应。虽未报告有反跳作用，但停药时应在医生指导下逐渐减量。

【规格】片剂：2.5mg；5mg；10mg。

左氨氯地平
Levamlodipine

【其他名称】施慧达。

【药理作用】药理作用同氨氯地平。

【适应证】高血压（单独或与其他药物合并使用）；心绞痛，尤其是自发性心绞痛（单独或与其他药物合并使用）。

【用法用量】通常口服起始剂量为 2.5mg，每日 1 次，最大不超过 5mg，每日 1 次。瘦小者、体质虚弱者、老年患者或肝功能受损者从每次 2.5mg，每日 1 次开始用药，合用其他抗高血压药者也从此剂量开始用药。

【不良反应】不良反应同氨氯地平，但不良反应较轻。

【禁忌】同氨氯地平。

【注意事项】同氨氯地平。

【药物相互作用】同氨氯地平。

【规格】片剂：2.5mg；5mg。

乐卡地平
Lercanidipine

【其他名称】再宁平、Masnidipine、Zanedip。

【药理作用】本品是新一代的二氢吡啶类钙离子通道阻滞剂，具有较强的血管选择性，起效平缓，降压作用强，作用时间长，负性肌力作用少。体外研究发现，乐卡地平对血管平滑肌有直接的舒张作用，因而在体内具有较强的降压作用，但对心率和心输出量的影响较小。由于具有较大的疏水基因，脂溶性强，乐卡地平进入体内后迅速分布至组织器官中，与血管平滑肌细胞膜结合紧密，释放缓慢，所以，虽然该药血清消除半衰期短，但作用持久。

【适应证】治疗轻、中度原发性高血压。

【用法用量】推荐剂量为每次 10mg，每天 1 次，餐前 15 分钟口服，必要时 2 周以后增至每次 20mg，每天 1 次。

【不良反应】本品耐受性良好。可能出现的不良反应同其扩血管作用有关，如面部潮红、踝部水肿、心悸、心动过速、头痛、眩晕。偶见胃肠道反应、皮疹、疲劳、嗜睡、肌肉痛，极偶然可能出现低血压。

【禁忌】对二氢吡啶类过敏、左心室传出通道阻滞、未经治疗的充血性心力衰竭、不稳定型心绞痛、有严重肾脏或肝脏疾病以及在 1 个月内发生过心肌梗死的患者禁用。

【注意事项】对患有轻度至中度肝脏或肾脏疾病，正在进行透析治疗者，患有其他心脏病或需安装起搏器者，需适当调整剂量。

【药物相互作用】

1. 本品可安全地与 β 受体阻断剂、利尿剂或 ACE 抑制剂同时服用。但值得注意的是，乐卡地平与 β 受体阻断剂同在肝脏代谢，有协同作用

2. 同时服用地高辛或西咪替丁（高于 800 mg/d）需注意观察。

3. 同其他二氢吡啶类钙离子通道阻滞一样，应慎与酮康唑、伊曲康唑、红霉素、氟西汀、利福平、特非那定、阿司咪唑、环孢素、胺碘酮、奎尼丁、某些苯二氮䓬类（如地西泮和咪达唑仑）、普萘洛尔和美托洛尔同时服用。

4. 同时服用抗惊厥药，如苯妥英或卡马西平，需要谨慎。

5. 西柚汁可增强本品的作用，应避免同时使用。

6. 乙醇可能强化其抗高血压药的作用，建议服用本品时严格限制含酒精饮料的摄入。

【规格】片剂：10mg。

拉西地平
Lacidipine

【其他名称】司乐平、乐息平、Lacidil。

【药理作用】本品为二氢吡啶类钙离子通道阻滞剂，高度选择性作用于平滑肌的钙离子通道，主要扩张周围动脉，减少外周阻力，降压作用强

而持久。对心脏传导系统和心肌收缩功能无明显影响。可改善受损肥厚左室的舒张功能，及具抗动脉粥样硬化作用。使肾血流量增加而不影响肾小球滤过率，产生一过性但不明显的利尿和促尿钠排泄作用，因此能防止移植患者出现环孢素 A 诱发的肾脏灌注不足。本品为高度脂溶性，它在脂质部分沉积并在清除阶段不断释放到结合部位。这一特点使本品明显不同于其他钙离子通道阻滞药，其他钙离子通道阻滞药脂溶性低因而作用时间短。

【适应证】高血压。

【用法用量】

1. 成人　起始剂量每次 4mg，每日 1 次，应在每天的同一时间服用，在早晨服用较好。饭前饭后均可。如需要 3 ~ 4 周可增加至每次 6 ~ 8mg，一日 1 次。除非临床需要更急时超前投药。

2. 肝病患者初始剂量为每次 2mg，每日 1 次。

【不良反应】

1. 最常见的有头痛、皮肤潮红、水肿、眩晕和心悸。

2. 少见无力、皮疹（包括红斑和瘙痒）、胃纳不佳、恶心、多尿。

3. 极少数有胸痛和齿龈增生。

【禁忌】对本品成分过敏者禁用。

【注意事项】

1. 肝功能不全者需减量或慎用，因其生物利用度可能增加，而加强降血压作用。

2. 本品不经肾脏排泄，肾病患者无需调整剂量。

3. 一般不明显影响实验室检查，但曾有一例可逆性碱性磷酸酶增加的报告。

4. 虽然本品不影响传导系统和心肌收缩，但理论上钙离子通道阻滞剂影响窦房结活动及心肌储备，应予注意。窦房结活动不正常者尤应关注，有心脏储备较弱患者亦应谨慎。

5. 本品有引起子宫肌肉松弛的可能性，临娩妇女应慎用。

【药物相互作用】

1. 与 β 受体阻滞剂、利尿药合用，降压作用可加强。

2. 与西咪替丁合用，可使本品血药浓度增高。

3. 与地高辛合用，地高辛峰值水平可增加 17%，对 24 小时平均地高辛水平无影响。

4. 与普萘洛尔合用，可轻度增加两者药时曲线下面积（AUC）。

5. 与华法林、甲苯磺丁脲、双氯芬酸、环孢素、安替比林等无特殊交叉反应。

【规格】片剂：2mg；4mg。

法舒地尔
Fasudil

【其他名称】川威。

【药理作用】本品是一种蛋白激酶抑制剂即细胞内钙离子拮抗剂。血管平滑肌的收缩是由于平滑肌细胞内钙离子浓度显著增高激活了关键酶的缘故。当钙离子达到一定浓度时，与钙离子结合蛋白钙调素结合，激活肌球蛋白轻链磷酸化酶，将肌球蛋白轻链磷酸化，引起肌肉收缩。蛛网膜下腔出血时，血管中释放出的各种血管收缩物质参与血管痉挛，最终通过肌球蛋白轻链磷酸化造成血管收缩。盐酸法舒地尔通过阻断血管收缩过程的最终阶段即肌球蛋白轻链磷酸化，扩张血管，抑制血管痉挛。

【适应证】蛛网膜下腔出血后脑血管痉挛等引起的缺血性脑血管疾病症状的改善。

【用法用量】成人一日 2 ~ 3 次，每次 30mg，以适量的电解质液稀释后静脉点滴，每次需 30 分钟。本品给药应在蛛网膜下腔出血术后早期开始，连用 2 周。

【不良反应】

1. 由于本品使血管扩张，可引起低血压、颜面潮红、反射性心动过速及出血。

2. 应用本品有时发生 GOT、GPT 升高，有时出现皮疹、排尿困难或多尿、嗳气、呕吐，并可出现头痛、发热、意识水平下降和呼吸抑制等不良反应。

【禁忌】正在出血的患者尤其是颅内出血的患者和低血压患者禁用。

【注意事项】

1. 本品使用时，应密切注意临床症状及 CT 改变，若发现颅内出血，应立即停药并进行适当处理。

2. 本品可引起低血压，应注意血压变化及给药剂量和速度。

3. 下列情况使用本品应慎重：严重意识障碍患者，蛛网膜下腔出血合并重症脑血管损害者，如脑底异常血管网或巨大脑动脉瘤等患者。

4. 老年患者应注意减量。

5. 本品只可静脉点滴使用，不可脊髓腔内注入。

【药物相互作用】

1. aleviatin 注射液、bitashimin（Vc）注射液，静注用 puremarin、arepiati（苯妥英钠）与本品配伍时，立即变色或变浑浊，严禁使用。

2. 与本品配伍后需迅速使用的药品有静注用头孢替安、buroakuto、fulumarin。因为以上药物与本品配伍时，经常出现变色或透光率低下，因此，配伍后应迅速使用。

【规格】 注射剂：2ml：30mg。

地尔硫䓬
Diltiazem

【其他名称】硫氮䓬酮、哈氮䓬、合心爽、奥的镇、CRD401、Odizem。

【药理作用】本品为钙离子通道阻滞剂，其作用与心肌及血管平滑肌除极时抑制钙离子内流有关。本品可以有效地扩张心外膜和心内膜下的冠状动脉，缓解自发性心绞痛或由麦角新碱诱发冠状动脉痉挛所致心绞痛；通过减慢心率和降低血压，减少心肌需氧量，增加运动耐量并缓解劳力型心绞痛。本品可以使血管平滑肌松弛，周围血管阻力下降，血压降低。其降压的幅度与高血压的程度有关，血压正常者仅使血压轻度下降。本品有负性肌力作用，并可减慢窦房结和房室结的传导。

【适应证】

1. 冠状动脉痉挛引起的心绞痛和劳力型心绞痛。

2. 高血压。

【用法用量】

1. 固体制剂：口服，起始剂量每次 60 ~ 120mg，每日 2 次，平均剂量范围为每天240 ~ 360mg。

2. 注射剂：成人用量，初次为 10mg，临用前用氯化钠注射液或葡萄糖注射液溶解、稀释成1%浓度，在 3 分钟内缓慢注射，或按体重 0.15 ~ 0.25mg/kg 计算剂量，15 分钟后可重复，也可按体重每分钟 5 ~ 15μg/kg 静脉滴注。

【不良反应】

1. 常见不良反应有浮肿、头痛、恶心、眩晕、皮疹、无力。

2. 少见的不良反应（ <1% ）

（1）心血管系统：心绞痛、心律失常、房室传导阻滞、心动过缓、束支传导阻滞、充血性心衰、心电图异常、低血压、心悸、晕厥、心动过速、室性早搏。

（2）神经系统：多梦、遗忘、抑郁、步态异常、幻觉、失眠、神经质、感觉异常、性格改变、嗜睡、震颤。

（3）消化系统：厌食、便秘、腹泻、味觉障碍、消化不良、口渴、呕吐、体重增加及碱性磷酸酶、乳酸脱氢酶、谷草转氨酶、谷丙转氨酶轻度升高。

（4）皮肤：瘀点、光敏感、瘙痒、荨麻疹。

（5）其他：弱视、口干、呼吸困难、鼻出血、易激惹、高血糖、高尿酸血症、阳痿、肌痉挛、鼻充血、多尿、夜尿增多、耳鸣、骨关节痛、脱发、多形性红斑、锥体外系综合征、齿龈增生、溶血性贫血、出血时间延长、白细胞减少、紫癜、视网膜病变、血小板减少、剥脱性皮炎。

【禁忌】

1. 病态窦房结综合征未安装起搏器者禁用。

2. Ⅱ 或 Ⅲ 度房室传导阻滞未安装起搏器者禁用。

3. 收缩压低于 12kPa（90mmHg）者禁用。

4. 对本品过敏者禁用。

5. 急性心肌梗死或肺淤血者禁用。

【注意事项】

1. 本品可延长房室结不应期，除病态窦房结综合征外不明显延长窦房结恢复时间。罕见情况下此作用可异常减慢心率（特别在病态窦房结综合征患者）或致 Ⅱ 或 Ⅲ 度房室传导阻滞。本品与 β 受体阻滞剂或洋地黄合用可导致对心脏传导减缓的协同作用。

2. 本品有负性肌力作用，在心室功能受损的患者单用或与 β 受体阻滞剂合用的经验有限，因而这些患者应用本品须谨慎。

3. 本品最大降压效果常在 14 天后达到，使用本品偶可致症状性低血压。

4. 应用本品罕见出现急性肝损害，表现为碱性磷酸酶、乳酸脱氢酶、谷草转氨酶、谷丙转氨酶明显增高及其他急性肝损害征象，停药可恢复。

5. 本品在肝脏代谢，由肾脏和胆汁排泄，长期给药应定期监测肝肾功能。肝肾功能受损者应用本品应谨慎。

6. 皮肤反应多为暂时性的，继续应用本品也可消失。有少数报道皮肤反应可进展为多形性红斑和（或）剥脱性皮炎。如果皮肤反应为持续性应停药。

7. 本品由于可能与其他药物有协同作用，同时使用对心脏收缩和（或）传导有影响的药物时应谨慎，并仔细调整所用剂量。

8. 本品在体内经细胞色素 P450 酶进行生物转化，与经同一途径进行生物转化的其他药物合用时可导致代谢的竞争抑制。故在开始或停止同时使用本品时，对相同代谢途径的药物剂量，特别是治疗指数低的药物或有肝肾功能受损的患者，须加以调整以维持合理的血药浓度。

9. 使用注射剂治疗室上性心动过速，须心电图监测。

10. FDA 对本药的妊娠安全性分级为 C 级。

【药物相互作用】

1. 本品与 β 受体阻滞剂合用耐受性良好，但在左心室功能不全及传导功能障碍患者中资料尚不充分。本品可增加普萘洛尔生物利用度近 50%，因而在开始或停止两药合用时需调整普萘洛尔剂量。

2. 西咪替丁抑制细胞色素 P450 氧化酶影响本品首过代谢，可明显增加本品血药浓度峰值及药时曲线下面积。雷尼替丁仅使本品血药浓度升高，但不明显。

3. 有报告本品可使地高辛血药浓度增加 20%，但也有不影响的报告，虽然结果矛盾，但在开始、调整和停止本品治疗时应监测地高辛血药浓度，以免地高辛过量或不足。

4. 麻醉药对心肌收缩、传导、自律性都有抑制，并有血管扩张作用，可与本品产生协同作用，因此，两药合用时须调整剂量。

5. 本品可明显增加三唑仑和咪达唑仑血浆峰浓度及延长其消除半衰期。

6. 本品与卡马西平合用后，一些病例中可使卡马西平的血药浓度增高 40%~72% 而导致毒性。

7. 在心、肾移植患者中发现，本品与环孢素合用时，环孢素的剂量应降低 15%~48% 以保证环孢素的药物浓度与合用本品前相同。二者合用时应监测环孢素血浆药物浓度，特别在开始、调整剂量和停止使用本品时。环孢素对本品血浆药物浓度的影响尚未知。

8. 本品与利福平合用后可以明显降低本品血浆药物浓度及疗效。

【规格】 片剂：30mg。缓释片：30mg。注射剂：10mg；50mg。

氟桂利嗪
Flunarizine

【其他名称】 氟脑嗪、西比灵、脑灵、Sibelium。

【药理作用】 本品是一种钙离子通道阻断剂，能防止因缺血等原因导致的细胞内病理性钙超载而造成的细胞损害。本品具有以下药理作用：①缓解血管痉挛：对血管收缩物质引起的持续性血管痉挛有持久的抑制作用，尤其对基底动脉和颈内动脉明显，其作用比桂利嗪强 15 倍。②前庭抑制作用：能增加耳蜗小动脉血流量，改善前庭器官循环。③抗癫痫作用：本品可阻断神经细胞的病理性钙超载而防止阵发性去极化，神经细胞放电，从而避免癫痫发作。④保护心肌：明显减轻缺血性心肌损害。⑤本品尚有改善肾功能之作用，可用于慢性肾衰竭。⑥抗组织胺作用。

【适应证】

1. 脑血供不足、椎动脉性缺血、脑血栓形成后等。

2. 耳鸣、眩晕。

3. 偏头痛预防。

4. 癫痫辅助治疗。

【用法用量】

1. 包括椎基底动脉供血不全在内的中枢性眩晕及外周性眩晕，每日 10~20mg，2~8 周为一个疗程。

2. 特发性耳鸣者，每次 10mg，每晚 1 次，10 天为一个疗程。

3. 间歇性跛行，每日 10~20mg。

4. 偏头痛预防，每次 5~10mg，每日 2 次。

5. 脑动脉硬化、脑梗死恢复期，每日 5~10mg。

【不良反应】

1. 中枢神经系统：①嗜睡和疲惫感为最常见。②长期服用者可以出现抑郁症，以女性病人较常见。③锥体外系症状，表现为不自主运动、下颌运动障碍、强直等。多数用药 3 周后出现，停药后消失。老年人中容易发生。④少数病人可出现失眠、焦虑等症状。

2. 消化道症状：胃部烧灼感，胃纳亢进，进食量增加，体重增加。

3. 其他：少数病人可出现皮疹、口干、溢乳、肌肉酸痛等症状。但多为短暂性，停药可以缓解。

【禁忌】

1. 对本药过敏者禁用。

2. 有抑郁症病史者禁用。

3. 急性脑出血性疾病禁用。

【注意事项】

1. 用药后疲惫症状逐步加重者应减量或停药。

2. 严格控制药物应用剂量，当应用维持剂量达不到治疗效果或长期应用出现锥体外系症状时，应减量或停药。

3. 患有帕金森病等锥体外系疾病时，应慎用本品。

4. 由于本品可随乳汁分泌，虽然尚无致畸和对胚胎发育有影响的研究报告，但原则上孕妇和哺乳期妇女不用此药。

5. 驾驶员和机械操作者慎用，以免发生意外。

【药物相互作用】

1. 与酒精、催眠药或镇静药合用时，加重镇静作用。

2. 与苯妥英钠、卡马西平联合应用时，氟桂利嗪的血药浓度降低。

3. 放射治疗病人合用氟桂利嗪，可提高对肿瘤细胞的杀伤力。

4. 在应用抗癫痫药物治疗的基础上加用氟桂利嗪可以提高抗癫痫效果。

【规格】片剂：5mg。

2　治疗慢性心功能不全的药物

地高辛
Digoxin

【其他名称】狄戈辛、强心素、拉诺辛、可力、Lanoxin。

【药理作用】

1. 正性肌力作用：本品选择性与心肌细胞膜 $Na^+ - K^+ - ATP$ 酶结合而抑制该酶活性，使心肌细胞膜内外 $Na^+ - K^+$ 主动偶联转运受损，心肌细胞内 Na^+ 浓度升高，从而使肌膜上 Na^+、Ca^{2+} 交换趋于活跃，使细胞质内 Ca^{2+} 增多，肌浆网内 Ca^{2+} 储量亦增多，心肌兴奋时，有较多的 Ca^{2+} 释放。心肌细胞内 Ca^{2+} 浓度增高，激动心肌收缩蛋白，从而增加心肌收缩力。

2. 负性频率作用：由于其正性肌力作用，使衰竭心脏心输出量增加，血流动力学状态改善，消除交感神经张力的反射性增高，并增强迷走神经张力，因而减慢心率。此外，小剂量时提高窦房结对迷走神经冲动的敏感性，可增强其减慢心率作用。大剂量（通常接近中毒量）则可直接抑制窦房结、房室结和希氏束而呈现窦性心动过缓和不同程度的房室传导阻滞。

3. 心脏电生理作用：通过对心肌电活动的直接作用和对迷走神经的间接作用，降低窦房结自律性；提高浦氏纤维自律性；减慢房室结传导速度，延长其有效不应期，导致房室结隐匿性传导增加，可减慢心房纤颤或心房扑动的心室率；由于本药缩短心房有效不应期，当用于房性心动过速和房扑时，可能导致心房率的加速和心房扑动转为心房纤颤；缩短浦氏纤维有效不应期。

【适应证】

1. 用于高血压、瓣膜性心脏病、先天性心脏病等所致的急性和慢性心功能不全，尤其适用于伴有快速心室率的心房颤动的心功能不全。对于肺源性心脏病、心肌严重缺血、活动性心肌炎及心外因素如严重贫血、甲状腺功能低下及维生素 B_1 缺乏症的心功能不全疗效差。

2. 用于控制伴有快速心室率的心房颤动、心房扑动患者的心室率及室上性心动过速。

【用法用量】

1. 片剂

（1）成人：常用 0.125 ~ 0.5mg，每日 1 次，7 天可达稳态血药浓度；若达快速负荷量，可每 6 ~ 8 小时给药 0.25mg，总剂量 0.75 ~ 1.25mg/d；维持量，0.125 ~ 0.5mg，每日 1 次。

（2）小儿：本品总量，早产儿，0.02 ~ 0.03mg/kg；1 月以下新生儿，0.03 ~ 0.04mg/kg；1 月 ~ 2 岁，0.05 ~ 0.06mg/kg；2 ~ 5 岁，0.03 ~ 0.04mg/kg；5 ~ 10 岁，0.02 ~ 0.035/kg；10 岁或 10 岁以上，按照成人常用量。本品总量分 3 次或每 6 ~ 8 小时给予。维持量为总量的 1/5 ~ 1/3，分 2 次（每 12 小时 1 次）或每日 1 次。在小婴幼儿（尤其是早产儿）需密切监测血药浓度和心电图。近年通过研究证明，地高辛逐日给予一定剂量，经 6 ~ 7 天能在体内达到稳定的浓度而发挥全效作用，因此，病情不急而又易中毒者，可逐日按 5.5μg/kg 给药，也能获得满意的治疗效果，并能减少中毒发生率。

2. 注射剂

（1）成人：静脉注射，0.25～0.5mg，用5%葡萄糖注射液稀释后缓慢注射，以后可用0.25mg，每隔4～6小时按需注射，但每日总量不超过1mg。维持量，0.125～0.5mg，每日1次。

（2）小儿：静脉注射，按下列剂量分3次或每6～8小时给予。早产新生儿，0.015～0.025mg/kg；足月新生儿，0.02～0.03mg/kg；1月～2岁，0.04～0.05mg/kg；2～5岁，0.025～0.035mg/kg；5～10岁，0.015～0.03mg/kg；10岁或10岁以上，按照成人常用量。维持量：洋地黄化后24小时内开始。早产新生儿为洋地黄化总量的20%～30%，分2～3次等分给予；足月新生儿、婴儿和10岁以下小儿，为洋地黄化总量的25%～35%，分2～3次等分给予；10岁或10岁以上，为洋地黄化总量的25%～35%，每日1次。在小婴幼儿（尤其早产儿）需密切监测血药浓度和心电图。

【不良反应】

1. 常见的不良反应包括促心律失常作用、胃纳不佳或恶心、呕吐（刺激延髓中枢）、下腹痛、异常的无力、软弱。

2. 少见的反应包括视力模糊或色视（如黄视、绿视）、腹泻、中枢神经系统反应（如精神抑郁或错乱）。

3. 罕见的反应包括嗜睡、头痛、皮疹、荨麻疹（过敏反应）。

4. 在洋地黄的中毒表现中，促心律失常最重要，最常见者为室性早搏，约占促心律失常不良反应的33%。其次为房室传导阻滞、阵发性或加速性交界性心动过速、阵发性房性心动过速伴房室传导阻滞、室性心动过速、窦性停搏、心室颤动等。儿童中心律失常比其他反应多见，但室性心律失常比成人少见。新生儿可有PR间期延长。

【禁忌】

1. 任何洋地黄类制剂中毒者禁用。

2. 室性心动过速、心室颤动禁用。

3. 梗阻性肥厚型心肌病（若伴收缩功能不全或心房颤动仍可考虑）禁用。

4. 预激综合征伴心房颤动或扑动禁用。

【注意事项】

1. 不宜与酸、碱类配伍。禁与钙盐注射剂合用。

2. 慎用：①低钾血症。②不完全性房室传导阻滞。③高钙血症。④甲状腺功能低下。⑤缺血

性心脏病。⑥心肌梗死。⑦心肌炎。⑧肾功能损害。

3. 用药期间应注意随访检查：①血压、心率及心律。②心电图。③心功能监测。④电解质尤其钾、钙、镁。⑤肾功能。⑥疑有本品中毒时，应做血药浓度测定。过量时，由于蓄积性小，一般于停药后1～2天中毒表现可以消退。

4. 应用时注意监测地高辛血药浓度。

5. 应用本品剂量应个体化。

6. FDA对本药的妊娠安全性分级为C级。

【药物相互作用】

1. 与两性霉素B、皮质激素或失钾利尿剂如布美他尼、依他尼酸等同用时，可引起低血钾而致洋地黄中毒。

2. 与制酸药（尤其三硅酸镁）或止泻吸附药如白陶土、果胶、考来烯胺和其他阴离子交换树脂、柳氮磺吡啶、新霉素、对氨水杨酸同用时，可抑制强心苷吸收而导致强心苷作用减弱。

3. 与抗心律失常药、钙盐注射剂、可卡因、泮库溴铵、萝芙木碱、琥珀胆碱及拟肾上腺素类药同用时，可因作用相加而导致心律失常。

4. 严重或完全性房室传导阻滞且正常血钾的洋地黄化患者不应同时应用钾盐，但噻嗪类利尿剂与本品同用时，常须给予钾盐，以防止低钾血症。

5. β受体阻滞剂与本品同用，有导致房室传导阻滞发生严重心动过缓的可能，应重视。但并不排除β受体阻滞剂用于洋地黄不能控制心室率的室上性快速心律失常。

6. 与奎尼丁同用，可使本品血药浓度提高约1倍，提高程度与奎尼丁用量相关，甚至可达到中毒浓度，即使停用地高辛，其血药浓度仍继续上升，这是奎尼丁从组织结合处置换出地高辛，减少其分布容积之故。两药合用时应酌减地高辛用量1/2～1/3。

7. 与维拉帕米、地尔硫䓬、胺碘酮合用，由于降低肾及全身对地高辛的清除率而提高其血药浓度，可引起严重心动过缓。

8. 螺内酯可延长本品半衰期，需调整剂量，或给药间期监测本品的血药浓度。

9. 血管紧张素转化酶抑制剂及其受体拮抗剂可使本品血药浓度增高。

10. 依酚氯铵与本品合用可致明显心动过缓。

11. 吲哚美辛可减少本品的肾清除，使本品半衰期延长，有中毒危险，需监测血药浓度及心

电图。

12. 与肝素同用，由于本品可能部分抵消肝素的抗凝作用，需调整肝素用量。

13. 洋地黄化时静脉用硫酸镁应极其谨慎，尤其是也静注钙盐时，可发生心脏传导阻滞。

14. 红霉素由于改变胃肠道菌群，可增加本品在胃肠道的吸收。

15. 甲氧氯普胺因促进肠道运动而减少地高辛的生物利用度约25%。普鲁本辛因抑制肠道蠕动而提高地高辛生物利用约25%。

【规格】片剂：0.25mg。注射剂：2ml：0.5mg。

去乙酰毛花苷
Deslanoside

【其他名称】毛花强心丙、西地兰 D。

【药理作用】同地高辛。

【适应证】

1. 主要用于心力衰竭。由于其作用较快，适用于急性心功能不全或慢性心功能不全急性加重的患者。

2. 用于控制伴快速心室率的心房颤动、心房扑动患者的心室率。

3. 用于终止室上性心动过速（已少用）。

【用法与用量】静脉注射。

1. 成人：用5%葡萄糖注射液稀释后缓慢注射，首剂0.4~0.6mg，以后每2~4小时可再给0.2~0.4mg，总量1~1.6mg。

2. 小儿：按下列剂量分2~3次间隔3~4小时给予：早产儿和足月新生儿或肾功能减退、心肌炎患儿，0.022mg/kg；2周~3岁，0.025mg/kg。本品静脉注射获满意疗效后，可改用地高辛常用维持量以保持疗效。

【不良反应】同地高辛。

【禁忌】同地高辛。

【注意事项】

1. 过量时，由于蓄积性小，一般于停药后1~2天中毒表现可以消退。

2. 以下情况慎用：①低钾血症。②不完全性房室传导阻滞。③高钙血症。④甲状腺功能低下。⑤缺血性心脏病。⑥急性心肌梗死早期。⑦心肌炎活动期。⑧肾功能损害。

3. 用药期间应注意随访检查：①血压、心率及心律。②心电图。③心功能监测。④电解质尤

其钾、钙、镁。⑤肾功能。⑥疑有洋地黄中毒时，应做地高辛血药浓度测定。

【药物相互作用】同地高辛。

【规格】注射剂：1ml：0.2mg；2ml：0.4mg。

毒毛花苷 K
Strophanthin K

【其他名称】毒毛旋花子苷 K、毒毛苷 K、Strophatin K、Strofan K。

【药理作用】本品系从康吡毒毛旋花种子中提取的强心苷，其化学极性高，脂溶性低，为常用的高效、速效、短效强心苷。

1. 正性肌力作用：本品选择性地与心肌细胞膜 Na^+-K^+-ATP 酶结合而抑制该酶活性，使心肌细胞膜内外 Na^+-K^+ 主动偶联转运受损，心肌细胞内 Na^+ 浓度升高，从而使肌膜上 Na^+、Ca^{2+} 交换趋于活跃，使细胞质内 Ca^{2+} 增多，肌浆网内 Ca^{2+} 储量亦增多，心肌兴奋时，有较多的 Ca^{2+} 释放。心肌细胞内 Ca^{2+} 浓度增高，激动心肌收缩蛋白，从而增加心肌收缩力。

2. 负性频率作用：由于其正性肌力作用，血流动力学状态改善，消除交感神经张力反射性增高，增强迷走神经张力，因而减慢心率，延缓房室传导。

3. 心脏电生理作用：降低窦房结自律性；提高浦氏纤维自律性；减慢房室结传导速度，延长其有效不应期，导致房室结隐匿性传导增加，可减慢心房纤颤或心房扑动的心室率；由于本药缩短心房有效不应期，当用于房性心动过速和房扑时，可能导致心房率的加速和心房扑动转为心房纤颤；缩短浦氏纤维有效不应期。

4. 心外作用：中毒量的强心苷可致中枢神经兴奋，出现头痛、头晕、疲倦和嗜睡，有时可出现神经痛，面部下 1/3 区痛，表现类似三叉神经痛。因兴奋延脑极后区催吐化学感受区而致呕吐，严重者甚至引发行为异常和精神症状，尤其易发生于动脉硬化症的老人，如定向困难、失语、幻觉和谵妄等。由于强心苷影响视神经功能，甚至引发球后视神经炎而发生视神经障碍，如视力模糊、复视及色视（黄视或绿视症）。中毒量强心苷对中枢交感神经的兴奋致使交感神经张力过高，是强心苷诱发心律失常的神经性因素。强心苷对人的动脉和静脉有直接收缩作用。

5. 中毒浓度强心苷的电生理影响：强心苷明显抑制心肌细胞膜 $Na^+ - K^+ - ATP$ 酶，使 Na^+ 浓度急骤增高，K^+ 浓度明显降低，致使心肌细胞膜最大舒张电位降低，自律性增高，心肌、浦氏纤维兴奋下降，房室结、浦氏纤维以及心肌传导速度延缓，呈现不同程度的房室传导阻滞。中毒量强心苷还可使心肌细胞内 Ca^{2+} 浓度过高，Ca^{2+} 呈超负荷状态，使细胞内 Ca^{2+} 贮库振荡性地释出和再摄取 Ca^{2+}，同时细胞膜对 Na^+ 通透性增高，激发短暂的内向电流，心肌细胞膜出现滞后去极化，引起心肌触发活动，这是中毒量强心苷诱发心律失常的机制之一。

【适应证】本品适用于急性充血性心力衰竭，特别适用于洋地黄无效的患者，亦可用于心率正常或心率缓慢的心房颤动的急性心力衰竭患者。

【用法用量】静脉注射。

1. 成人：首剂 0.125～0.25mg，加入 10% 葡萄糖注射液 20～40ml 内缓慢注入（时间不少于 5 分钟），2 小时后按需要重复再给一次 0.125～0.25mg，总量每天 0.25～0.5mg。极量：静脉注射一次 0.5mg，一日 1mg。病情好转后，可改用洋地黄口服制剂。成人致死量为 10mg。

2. 小儿：按体重 0.007～0.01mg/kg 或按体表面积 0.3mg/m²，首剂给予一半剂量，其余分成几个相等部分，间隔 0.5～2 小时给予。

【不良反应】参见地高辛。

【禁忌】

1. 急性心肌炎、感染性心内膜炎、晚期心肌硬化等患者禁用。

2. 其余同"地高辛"。

【注意事项】本品毒性剧烈，过量时可引起严重心律失常。

1. 近 1 周内用过洋地黄制剂者，不宜应用，以免发生中毒危险。

2. 已用全效量洋地黄者禁用，停药 7 天后慎用。

3. 不宜与碱性溶液配伍。

4. 本品慎用于：①低钾血症。②不完全性房室传导阻滞。③高钙血症。④甲状腺功能低下。⑤缺血性心脏病。⑥急性心肌梗死早期。⑦活动心肌炎。⑧肾功能损害。⑨房性或室性早搏者。

5. 皮下注射或肌注可以引起局部炎症反应，一般仅用于静脉注射。

6. 强心苷中毒，一般会有恶心、呕吐、厌食、头痛、眩晕等，首先应鉴别是由于心功能不全加重，还是强心苷过量所致，因前者需调整剂量，后者则宜停药。

7. 用药期间忌用钙剂。

8. 用药期间应注意随访检查：①血压、心率及心律。②心电图。③心功能监测。④电解质尤其钾、钙、镁。⑤肾功能。⑥疑有本品中毒时，应做血药浓度测定。

【药物相互作用】

1. 与两性霉素 B、皮质激素或失钾利尿剂如布美他尼、依他尼酸等同用时，可引起低血钾而致洋地黄中毒。

2. 与抗心律失常药、钙盐注射剂、可卡因、泮库溴胺、萝芙木碱、琥珀胆碱及拟肾上腺素类药同用时，可因作用相加而导致心律失常。

3. 血钾正常的严重或完全性房室传导阻滞的洋地黄化患者不应同时应用钾盐，噻嗪类利尿剂与本品同用时，常须给予钾盐，以防止低钾血症

4. β 受体阻滞剂与本品同用，有导致房室传导阻滞发生严重心动过缓的可能。但并不排除洋地黄不能控制心室率的室上性快速心律失常时应用 β 受体阻滞剂。

5. 与奎尼丁同用，可使本品血药浓度提高约 1 倍，提高程度与奎尼丁用量相关，甚至可达到中毒浓度。

6. 与维拉帕米、地尔硫䓬、胺碘酮合用，由于降低肾及全身对强心苷的清除率而提高其血药浓度，可引起严重心动过缓。

7. 螺内酯可延长本品半衰期，需调整剂量，或给药间期监测本品的血药浓度。

8. 血管紧张素转化酶抑制剂及其受体拮抗剂可使本品血药浓度增高。

9. 依酚氯铵与本品合用可致明显心动过缓。

10. 吲哚美辛可减少本品的肾清除，使本品半衰期延长，有中毒危险，需监测血药浓度及心电图。

11. 与肝素同用，由于本品可能部分抵消肝素的抗凝作用，需调整肝素用量。

12. 应用本品时静脉注射硫酸镁应极其谨慎，尤其是静注钙盐时，可发生心脏传导阻滞。

【规格】注射剂：1ml：0.25mg；2ml：0.5mg。

氨力农
Amrinone

【其他名称】氨双吡酮、氨吡酮、氨利酮、Inocor、Wincoram。

【药理作用】本品为磷酸二酯酶抑制剂，其作用机制尚未完全阐明，试验证明本品具有正性肌力作用和血管扩张作用。正性肌力作用主要是通过抑制磷酸二酯酶，使心肌细胞内环磷酸腺苷（cAMP）浓度增高，细胞内钙增加，心肌收缩力加强，心排血量增加，与肾上腺素 β_1 受体或心肌细胞 $Na^+ - K^+ - ATP$ 酶无关。其血管扩张作用可能是直接作用于小动脉，或心功能改善后交感神经的兴奋减轻而降低心脏前、后负荷，降低左心室充盈压，改善左室功能，增加心脏指数，但对平均动脉压和心率无明显影响。

【适应证】适用于对洋地黄、利尿剂、血管扩张剂治疗无效或效果欠佳的各种原因引起的急慢性顽固性充血性心力衰竭。

【用法用量】粉针剂每支加注射用氨力农溶剂1支温热，振摇，完全溶解后，再用适量的生理盐水稀释后使用。负荷量 0.5~1.0mg/kg，5~10 分钟缓慢静脉注射，继续以 5~10μg/(kg·min) 静脉滴注，单次剂量最大不超过 2.5mg/kg，每日最大量小于 10mg/kg，疗程不超过 2 周。

【不良反应】可有胃肠反应、血小板减少（用药后 2~4 周）、室性心律失常、低血压及肝肾功能损害。偶可致过敏反应，出现发热、皮疹，偶有胸痛、呕血、肌痛、精神症状、静脉炎及注射局部有刺激。长期口服副作用大，甚至导致死亡率增加。口服制剂已不再应用。

【禁忌】严重低血压者禁用。

【注意事项】

1. 氨力农在溶媒中成盐速度较慢，需 40℃~60℃温热、振摇，溶解完全后方可稀释使用。静脉注射用生理盐水稀释成 1~3mg/ml 溶液。

2. 用药期间应监测心率、心律、血压，必要时调整剂量。

3. 不宜用于严重瓣膜狭窄病变及肥厚梗阻性心肌病患者。

4. 合用强利尿剂时，可使左室充盈压过度下降，并需注意水、电解质平衡。

5. 对房扑、房颤患者，因可增加房室传导作用导致心室率增快，宜先用洋地黄制剂控制心室率。

6. 肝肾功能损害者慎用。

7. 尚无用于心肌梗死、孕妇、哺乳妇女及儿童的经验，使用时应慎重。FDA 对本药的妊娠安全性分级为 C 级。

8. 本品必须先用注射氨力农溶剂溶解，再以生理盐水稀释后使用，不能含右旋糖酐或葡萄糖的溶液稀释。

9. 与呋塞米混用立即产生沉淀。

【药物相互作用】

1. 与丙吡胺同用可导致血压过低。

2. 与常用强心、利尿、扩血管药合用，尚未见不良相互作用。

3. 与硝酸酯类合用有相加效应。

4. 应用期间不增加洋地黄的毒性，不增加心肌耗氧量，未见对缺血性心脏病增加心肌缺血的征象，故不必停用洋地黄、利尿剂及血管扩张剂。

【规格】注射剂：2ml：50mg；2ml：100mg。粉针剂：50mg。

米力农
Milrinone

【其他名称】甲氰吡酮、米利酮、Corotrope、Primacor。

【药理作用】本品是磷酸二酯酶抑制剂，为氨力农的同类药物，作用机理与氨力农相同。口服和静注均有效，兼有正性肌力作用和血管扩张作用。其作用较氨力农强 10~30 倍。耐受性较好。本品正性肌力作用主要是通过抑制磷酸二酯酶，使心肌细胞内环磷酸腺苷（cAMP）浓度增高，细胞内钙增加，心肌收缩力加强，心排血量增加，而与肾上腺素 β_1 受体或心肌细胞 $Na^+ - K^+ - ATP$ 酶无关。其血管扩张作用可能是直接作用于小动脉所致，可降低心脏前、后负荷，降低左心室充盈压，改善左室功能，增加心脏指数，但对平均动脉压和心率无明显影响。米力农的心血管效应与剂量有关，小剂量时主要表现为正性肌力作用，当剂量加大，逐渐达到稳态的最大正性肌力效应时，其扩张血管作用也可随剂量的增加而逐渐加强。本品对伴有传导阻滞的患者较安全。

【适应证】适用于对洋地黄、利尿剂、血管扩张剂治疗无效或效果欠佳的各种原因引起的急慢性顽固性充血性心力衰竭。

【用法用量】静脉注射，负荷量 25 ~ 75μg/kg，5 ~ 10 分钟缓慢静注，以后每分钟 0.25 ~ 1.0μg/kg 静滴维持。每日最大剂量不超过 1.13mg/kg。

【不良反应】较氨力农少见。少数有头痛、室性心律失常、无力、血小板计数减少等。过量时可有低血压、心动过速。长期口服因副作用大，可导致远期死亡率升高，已不再应用。

【禁忌】尚未明确。

【注意事项】

1. 用药期间应监测心率、心律、血压，必要时调整剂量。

2. 不宜用于严重瓣膜狭窄病变及梗阻性肥厚型心肌病患者。急性缺血性心脏病患者慎用。

3. 合用强利尿剂时，可使左室充盈压过度下降，且易引起水、电解质失衡。

4. 对房扑、房颤患者，因可增加房室传导作用导致心室率增快，宜先用洋地黄制剂控制心室率。

5. 肝肾功能损害者慎用。

6. 尚无用于心肌梗死、孕妇及哺乳妇女、儿童资料，应慎重。FDA 对本药的妊娠安全性分级为 C 级。

【药物相互作用】

1. 与丙吡胺同用可导致血压过低。

2. 与常用强心、利尿、扩血管药合用，尚未见不良相互作用。

3. 与硝酸酯类合用有相加效应。

4. 本品有加强洋地黄的正性肌力作用，故应用期间不必停用洋地黄。

5. 呋塞米混合立即产生沉淀。

【规格】注射剂：5ml：5mg。

3　抗心律失常药

奎尼丁
Quinidine

【药理作用】本品为 Ia 类抗心律失常药，对细胞膜有直接作用，主要抑制钠离子的跨膜运动，影响动作电位 0 相。抑制心肌的自律性，特别是异位兴奋点的自律性，降低传导速度，延长有效不应期，减低兴奋性，对心房不应期的延长较心室明显，缩短房室交界区的不应期，提高心房、心室肌的颤动阈。其次抑制钙离子内流，降低心肌收缩力。通过抗胆碱能作用间接对心脏产生影响。大剂量可阻断 β 受体，产生扩血管作用及低血压。奎尼丁的有效血药浓度是 3 ~ 6mg/L，8mg/L 以上可发生严重不良反应。肌注及静注已不再使用。

【适应证】主要适用于心房颤动或心房扑动经电转复后的维持治疗。

【用法用量】成人应先试服 0.2g，观察有无过敏及特异质反应。成人常用量：一次 0.2 ~ 0.3g，每日 3 ~ 4 次。用于转复心房颤动或心房扑动，第一日 0.2g，每 2 小时 1 次，连续 5 次。如无不良反应，第二日增至每次 0.3g，第三日每次 0.4g，每 2 小时 1 次，连续 5 次。每日总量不宜超过 2.4g。恢复窦性心律后改为维持量，一次 0.2 ~ 0.3g，每日 3 ~ 4 次。成人处方极量：每日 3g（一般每日不宜超过 2.4g），应分次给予。

【不良反应】本品治疗指数低，约 1/3 的患者发生不良反应。

1. 心血管系统：本品有促心律失常作用，产生心脏停搏及传导阻滞，较多见于原有心脏病患者，也可发生室性早搏、室性心动过速及室颤。心电图可出现 PR 间期延长、QRS 波增宽，一般与剂量有关。可使心电图 QT 间期明显延长，诱发室性心动过速（扭转性室性心动过速）或室颤，可反复自发自停，发作时伴晕厥现象，此作用与剂量无关，可发生于血药浓度尚在治疗范围内或以下时。本品可使血管扩张产生低血压，个别可发生脉管炎。

2. 消化系统：很常见。包括恶心、呕吐、痛性痉挛、腹泻、食欲下降、小叶性肝炎及食道炎。

3. 金鸡纳反应：可产生耳鸣、胃肠道障碍、心悸、惊厥、头痛及面红。视力障碍如视物模糊、畏光、复视、色觉障碍、瞳孔散大、暗点及夜盲。其他如听力障碍、发热、局部水肿、眩晕、震颤、兴奋、昏迷、忧虑甚至死亡。一般与剂量有关。

4. 特异质反应：头晕、恶心、呕吐、冷汗、休克、青紫、呼吸抑制或停止。与剂量无关。

5. 过敏反应：各种皮疹，尤以荨麻疹、瘙痒多见，尚可见发热、哮喘、肝炎及虚脱。与剂量无关。

6. 肌肉：使重症肌无力加重，使碱性磷酸酶增高。

7. 血液系统：血小板减少、急性溶血性贫血、粒细胞减少、白细胞核左移、中性粒细胞减少。

【禁忌】

1. 对该药过敏者或曾应用该药引起血小板减少性紫癜者禁用。

2. 心源性休克、严重肝或肾功能损害、洋地黄中毒者禁用。

3. 没有起搏器保护的Ⅱ度或Ⅲ度房室传导阻滞者禁用。

【注意事项】

1. 对于可能发生完全性房室传导阻滞（如地高辛中毒、Ⅱ度房室传导阻滞、严重室内传导障碍等）而无起搏器保护的病人，要慎用。

2. 饭后 2 小时或饭前 1 小时服药并多次饮水可加快吸收，血药浓度峰值的出现提早、升高。与食物或牛奶同服可减少对胃肠道的刺激，不影响生物利用度。

3. 当每日口服量超过 1.5g 时，或给有不良反应的高危病人用药，应住院，监测心电图及血药浓度。每天超过 2g 时应特别注意心脏毒性。

4. 转复心房扑动或心房颤动时，为了防止房室间隐匿性传导减轻而导致 1:1 下传，应先用洋地黄制剂或 β 受体阻滞剂，以免室率过快。

5. 长期用药需监测肝肾功能，若出现严重电解质紊乱或肝肾功能异常时需立即停药。

6. 加强心电图检测，QRS 间期超过药前 20% 应停药。

7. FDA 对本药的妊娠安全性分级为 C 级。

【药物相互作用】

1. 与其他抗心律失常药合用时可致作用相加，维拉帕米、胺碘酮可使本品血药浓度上升。

2. 与口服抗凝药合用可使凝血酶原进一步减少，也可减少本品与蛋白的结合，故需注意调整合用时及停药后的剂量。

3. 苯巴比妥及苯妥英钠可以增加本品的肝内代谢，使血浆半衰期缩短，应酌情调整剂量。

4. 本品可使地高辛血清浓度增高以致达中毒水平，也可使洋地黄毒苷血清浓度升高，故应监测血药浓度及调整剂量。在洋地黄过量时本品可加重心律失常。

5. 与抗胆碱药合用，可增加抗胆碱能效应。

6. 可减弱拟胆碱药的效应，应按需调整剂量。

7. 本品可使神经肌肉阻滞药尤其是筒箭毒碱、琥珀胆碱及泮库溴铵的呼吸抑制作用增强及延长。

8. 尿液的碱化药如乙酰唑胺、大量柠檬汁、抗酸药或碳酸氢盐等，可增加肾小管对本品的重吸收，以至常用量就出现毒性反应。

9. 与降压药、扩血管药及 β 受体阻滞剂合用，本品可加剧降压及扩血管作用；与 β 受体阻滞剂合用时还可加重对窦房结及房室结的抑制作用。

10. 利福平可增加本品的代谢，使血药浓度降低。

11. 异丙肾上腺素可能加重本品过量所致的心律失常，但对 QT 间期延长致的扭转性室速有利。

【规格】片剂：0.2g。

丙吡胺
Disopyramide

【其他名称】双异丙吡胺、吡二丙胺、异搏停、达舒平、诺佩斯、Norpace。

【药理作用】本品属Ⅰa类抗心律失常药。其电生理及血流动力学类似奎尼丁，具有抑制钠离子快内流作用，延长动作电位及有效不应期，减低心房和附加束的传导速度，降低心肌传导纤维的自律性，抑制心房及心室肌的兴奋性，减低心肌收缩力。此外有较明显的抗胆碱作用，故可能使窦房结频率及房室交界区传导速度加快，但原有病态窦房结综合征或房室传导障碍者病情仍可加重。

【适应证】本品曾用于治疗各种心律失常，但由于其促心律失常作用，现仅推荐用于其他药物无效的危及生命的室性心律失常。

【用法用量】

1. 普通片：口服，成人常用量，首次 0.2g，以后每次 0.1 ~ 0.15g，每 6 小时 1 次。应根据需要及耐受程度调整用量，每日最大剂量不超过 0.8g。

2. 缓释片：一次 0.2g，一日 2 次。

3. 注射液：静脉注射，按体重 1 ~ 2mg/kg，最大量不宜超过 0.15g。可以氯化钠注射液、5% 葡萄糖注射液或乳酸钠注射液稀释，静注 5 分钟，必要时给药后 20 分钟重复一次，最大总量不应超过 0.3g，再加上口服药量，每日最大量不应超过 0.8g。

【不良反应】

1. 心血管系统：①过量可致呼吸暂停，神志丧失，心脏停搏，传导阻滞及室性心律失常，心电图出现 PR 间期延长、QRS 波增宽及 QT 延长，扭转性室速及室颤。②负性肌力作用是本品最重要的副作用，可使 50% 患者心力衰竭复发或加重，无心力衰竭史者发生心力衰竭的机会少于 5%，可致低血压，甚至休克。③已有报道静注可产生明显的冠状动脉收缩。

2. 抗胆碱作用：是本品最常见的副作用，有口干、尿潴留、尿频、尿急、便秘、视力模糊、青光眼加重等。

3. 胃肠道：恶心、呕吐、厌食、腹泻。

4. 肝脏：肝脏胆汁淤积或肝功能不正常。

5. 血液系统：粒细胞减少。

6. 神经系统：失眠、精神抑郁或失常。

7. 其他：低血糖、阳痿、水潴留、静注时血压升高、过敏性皮疹、光敏性皮炎、潮红及紫癜也偶有发生。

【禁忌】

1. Ⅱ度或Ⅲ度房室传导阻滞及双束支传导阻滞者禁用（除非已有起搏器）。

2. 病态窦房结综合征患者禁用。

3. 心源性休克患者禁用。

4. 青光眼患者禁用。

5. 尿潴留患者禁用。

6. 重症肌无力患者禁用。

【注意事项】

1. 首次服 0.3g 后 0.5～3 小时可达治疗作用，但不良反应也相应增加。

2. 心肌病或可能产生心功能不全者不宜用负荷量，并应严密监测血压及心功能情况。

3. 剂量应根据疗效及耐受性个体化给药，并逐渐增量。肝、肾功能不全者及体重轻者应适当减量。

4. 服用硫酸奎尼丁或盐酸普鲁卡因胺者如需换用本品，应先停服硫酸奎尼丁 6～12 小时或盐酸普鲁卡因胺 3～6 小时。

5. 血液透析可清除本品，故透析后可能需加一次药。

6. 肾功能受损者应依据肾功能适当减量。

7. 对诊断的干扰：①血糖减低（原因不明）。②心电图 QRS 波增宽，PR 及 QT 间期延长。

8. 下列情况应慎用：①对本品过敏者；②Ⅰ度房室或室内传导阻滞。③肾衰竭。④未经治疗控制的充血性心力衰竭或有心力衰竭史者。⑤广泛心肌损害，如心肌病等。⑥低血压。⑦肝功能受损者。⑧低钾血症。

9. 用药期间应注意随访检查：①血压。②心电图：QRS 增宽超过 25% 时应停药。③心功能监测。④肝、肾功能。⑤眼压。⑥血清钾（治疗前及治疗中定期测定）。

10. 治疗房颤或房扑时，宜先行洋地黄化，以免心室率增快。

11. 避免与负性肌力作用药物（β 受体阻滞剂、钙离子通道阻滞剂）或抑制窦房结功能药物并用。

12. FDA 对本药的妊娠安全性分级为 C 级。

【药物相互作用】

1. 与其他抗心律失常药合用时，可进一步延长传导时间，抑制心功能。

2. 中至大量乙醇与之合用由于协同作用，低血糖及低血压发生机会增多。

3. 与华法林合用时，抗凝作用可更明显。

4. 与药酶诱导剂如苯巴比妥、苯妥英钠及利福平同用，可诱导本品的代谢。在某些患者中本品可诱导自身的代谢。

【规格】普通片：0.1g。缓释片：0.1g。注射液：2ml：50mg；2ml：100mg。

阿普林定
Aprindine

【其他名称】安博律定、茚满丙二胺、茚丙胺、Amidonal。

【药理作用】本品属 I_b 类抗心律失常药物，其局部麻醉作用约为利多卡因的 24 倍。主要抑制细胞膜对 Na^+ 的通透性，但不促进 K^+ 外流，能减慢心脏传导系统各部分的传导，降低膜反应性，提高兴奋阈值，延长心房、房室结、希氏－浦顷野系统和心室的有效不应期，阻滞旁路的前向和逆向传导。

【适应证】用于频发的室性和房性期前收缩，阵发性室性、房性心动过速，预激综合征合并室上性心动过速等。

【用法用量】

1. 口服：首次一般为 100mg，其后 6～8 小时 50～100mg，当日不超过 300mg，2～3 日内每日各 100～150mg，分 2～3 次服，此后逐渐减至维持量，维持量为每日 50～100mg。

2. 静脉滴注：首次 100～200mg，用 5%～10% 葡萄糖注射液 100～200ml 稀释，滴速 2～5ml/min，30 分钟滴完，每日不超过 300mg。

3. 静脉推注：每次 25～50mg。

儿童及老弱者用量酌减。

【不良反应】个别病人可有眩晕、共济失调、感觉异常、幻视、复视、记忆障碍、手颤。严重的可发生癫痫样抽搐，亦可见恶心、呕吐、腹泻。偶见 ALT 升高、胆汁淤积性黄疸和粒细胞缺乏症等特异质反应。

【禁忌】

1. 中、重度房室传导阻滞及重度室内传导阻滞患者禁用。

2. 有癫痫样发作史患者禁用。

3. 黄疸或血象异常患者禁用。

4. 严重心功能不全患者禁用。

5. 对本品过敏者禁用。

【注意事项】

1. 本品必须在医生的指导下使用。对于有器质性心脏病的患者，特别是有心肌缺血和心功能不全者应慎用。

2. 个别病人如有眩晕、感觉异常、恶心、手颤等不良反应，减量或停药即可消失。

3. 肝肾功能不全、老年患者、帕金森病、有精神病史者慎用。

4. 给药过程中定期进行血常规检查（白细胞）、肝肾功能检查，心电图出现异常应停药。

5. 服药期间应同时口服地西泮与维生素 B_6，以防止癫痫样抽搐发作。如有癫痫样抽搐发作，立即肌注地西泮，同时减量服用。

【药物相互作用】同时应用普鲁卡因或利多卡因作浸润麻醉时，应停药或减量治疗 2 ~ 3 天，不得与其他抗心律失常药并用。

【规格】片剂: 25 mg; 50mg。注射液: 10ml : 100mg。

美西律
Mexiletine

【其他名称】慢心律、脉律定、脉舒律、Mexitil。

【药理作用】本品属 I_b 类抗心律失常药，可以抑制心肌细胞钠内流，降低动作电位 0 相除极速度，缩短浦氏纤维的有效不应期。在心脏传导系统正常的病人中，本品对心脏冲动的产生和传导作用不大，临床试验中未发现本品引起 Ⅱ 度或 Ⅲ 度房室传导阻滞。本品不延长心室除极和复极时程，因此可用于 QT 间期延长的室性心律失常。该药具有抗心律失常、抗惊厥及局部麻醉作用。

对心肌的抑制作用较小。美西律的有效血药浓度为 0.5 ~ 2μg/ml，中毒血药浓度与有效血药浓度相近，少数患者在有效血药浓度时即可出现严重不良反应。

【适应证】主要用于慢性室性心律失常，如室性早搏、室性心动过速。

【用法用量】

1. 口服：首次 200 ~ 300mg，必要时 2 小时后再服 100 ~ 200mg。一般维持量每日 400 ~ 800mg，分 2 ~ 3 次服。成人极量为每日 1200mg，分次口服。

2. 注射：静脉注射，开始量 100mg，加入 5% 葡萄糖注射液 20ml 中，缓慢静注 3 ~ 5 分钟。如无效，可在 5 ~ 10 分钟后再给 50 ~ 100mg。然后以 1.5 ~ 2mg/min 的速度静滴 3 ~ 4 小时后滴速减至 0.75 ~ 1mg/min，并维持 24 ~ 48 小时。

【不良反应】20% ~ 30% 患者口服发生不良反应。

1. 消化系统反应：最常见。包括恶心、呕吐等，有肝功能异常的报道，包括 GOT 增高。

2. 神经系统反应：为第二位常见不良反应。包括头晕、震颤（最先出现手细颤）、共济失调、眼球震颤、嗜睡、昏迷及惊厥、复视、视物模糊、精神失常、失眠。

3. 心血管系统反应：窦性心动过缓及窦性停搏一般较少发生。偶见胸痛、室性心动过速、低血压及心力衰竭加剧。治疗包括停药、用阿托品、升压药、起搏器等。

4. 过敏反应：皮疹。

5. 极个别有白细胞及血小板减少。

【禁忌】心源性休克、Ⅱ 或 Ⅲ 度房室传导阻滞、病窦综合征者禁用。

【注意事项】

1. 本品在危及生命的心律失常患者中有使心律失常恶化的可能。在程序刺激试验中，此种情况见于 10% 的患者，但不比其他抗心律失常药高。

2. 本品可用于已安装起搏器的 Ⅱ 度和 Ⅲ 度房室传导阻滞病人，有临床试验表明在 Ⅰ 度房室传导阻滞的病人中应用较安全，但要慎用。

3. 本品可引起严重心律失常，多发生于恶性心律失常患者。

4. 在低血压和严重充血性心力衰竭病人中慎用。

5. 肝功能异常者慎用。

6. 室内传导阻滞或严重窦性心动过缓者慎用。

7. 用药期间注意随访检查血压、心电图、血药浓度。

8. FDA 对本药的妊娠安全性分级为 C 级。

【药物相互作用】

1. 本品与常用的抗心绞痛、抗高血压和抗纤溶药物合用未见相互影响。

2. 本品与奎尼丁、普萘洛尔或胺碘酮合用治疗效果更好，可用于单用一种药物无效的顽固室性心律失常，但不宜与 I_b 类药物合用。

3. 如果苯妥英钠或其他肝酶诱导剂如利福平和苯巴比妥等与美西律合用，可以降低本品的血药浓度。

4. 苯二氮䓬类药物不影响本品的血药浓度。

5. 本品与地高辛、利尿剂、普萘洛尔合用不影响心电图 PR、QRS 和 QT 间期。

6. 在急性心肌梗死早期，吗啡使本品吸收延迟并减少，可能与胃排空延迟有关。

7. 制酸药可减低口服本品时的血药浓度，但也可因尿 pH 值增高，血药浓度升高。

【规格】 片剂：50mg；100mg；250mg。胶囊剂：50mg；100mg；400mg。注射剂：2ml：100mg。

莫雷西嗪
Moracizine

【其他名称】吗拉西嗪、乙吗噻嗪、安脉静、Aetmozine、Ethmozine。

【药理作用】本品属 I 类抗心律失常药，具体分类尚有不同意见。它可抑制 Na^+ 快内流，具有膜稳定作用，缩短 2 相和 3 相复极及动作电位时间，缩短有效不应期。对窦房结自律性影响很小，但可延长房室及希－浦系统的传导。本品血流动力学作用轻微，在严重器质性心脏病患者可使心衰加重。

【适应证】适用于室性心律失常，包括室性早搏及室性心动过速。对冠心病、心绞痛、高血压等患者的心律失常具有显著疗效。

【用法用量】

1. 口服：剂量应个体化，在应用本品前，应停用其他抗心律失常药物 1～2 个半衰期。成人常用量 150～300mg，每 8 小时 1 次，极量为每日 900mg。

2. 注射：肌肉注射或静脉注射。以 2.5% 溶液 2ml，加于 1～2ml 0.5% 普鲁卡因中肌肉注射，

或加于 10ml 0.9% 氯化钠注射液或 5% 葡萄糖注射液中于 2～5ml 分钟内缓慢静脉注射，每日 2 次。对阵发性心动过速，可缓慢静脉注射 2.5% 溶液 4ml。

【不良反应】有头晕、恶心、头痛、乏力、嗜睡、腹痛、消化不良、呕吐、出汗、感觉异常、口干、复视等。致心律失常作用的发生率约 3.7%。

【禁忌】

1. II 或 III 度房室传导阻滞及双束支传导阻滞且无起搏器者应禁用。

2. 心源性休克与过敏者禁用。

【注意事项】

1. 试验证实，本品在心肌梗死后无症状的非致命性室性心律失常病人中可增加两周内的死亡率，长期应用也未见到对改善生存有益，故应慎用于此类病人。

2. 注意促心律失常作用与原有心律失常加重的鉴别，用药早期最好能进行监测。

3. 下列情况应慎用：① I 度房室传导阻滞和室内传导阻滞。②肝或肾功能不全。③严重心衰。

4. 用药期间应注意随访检查血压、心电图及肝功能。

【药物相互作用】

1. 西咪替丁可使本品血药浓度增加 1.4 倍，同时应用时本品应减少剂量。

2. 本品可使茶碱类药物清除增加，半衰期缩短。

3. 本品与华法林共用时可改变后者对凝血酶原时间的作用。在华法林抗凝的病人开始用本品或停用本品时应进行监测。

【规格】 片剂：50mg。注射液：2ml：50mg。

普罗帕酮
Propafenone

【其他名称】丙胺苯丙酮、心律平、利他月疗、Fenopraine、Rytmonorm。

【药理作用】

1. 本品属于 I c 类抗心律失常药。离体动物心肌的实验结果表明，0.5～1μg/min 时可降低收缩期的去极化作用，因而延长传导时间，动作电位的持续时间及有效不应期也稍有延长，并可提高心肌细胞阈电位，明显减少心肌的自发兴奋性。

它既作用于心房、心室（主要影响浦氏纤维，对心肌的影响较小），也作用于兴奋的形成及传导。临床资料表明，治疗剂量（口服 300mg 及静注 30mg）时可降低心肌的应激性，作用持久，PQ 间期及 QRS 时间均增加，延长心房及房室结的有效不应期，它对各种类型的实验性心律失常均有对抗作用。

抗心律失常作用与其膜稳定作用及竞争性 β 受体阻断作用有关。它有微弱的钙离子通道阻滞作用（比维拉帕米弱 100 倍），尚有轻度的抑制心肌作用，增加末期舒张压，减少搏出量，其作用均与用药的剂量成正比。它还有轻度的降压和减慢心率作用。

2. 离体实验表明普罗帕酮能松弛冠状动脉及支气管平滑肌。

3. 它具有与普鲁卡因相似的局部麻醉作用。

【适应证】用于阵发性室性心动过速及室上性心动过速（包括伴预激综合征者）。

【用法用量】

1. 口服：一次 100～200mg，一日 3～4 次。由于其局部麻醉作用，宜在饭后与饮料或食物同时吞服，不得嚼碎。

2. 静脉注射：成人常用量，1～1.5mg/kg，或以 70mg 加 5% 葡萄糖注射液稀释，于 10 分钟内缓慢注射，必要时 10～20 分钟重复一次，总量不超过 210mg。静注起效后改为静滴，滴速 0.5～1mg/min，或口服维持。

【不良反应】不良反应较少，主要者为口干、舌唇麻木，可能是由于其局部麻醉作用所致。此外，早期的不良反应还有头痛、头晕、闪耀，其后可出现胃肠道障碍，如恶心、呕吐、便秘等。也可出现房室传导阻断症状。有 2 例在连续服用两周后出现胆汁淤积性肝损伤的报道，停药后 2～4 周各酶的活性均恢复正常。据认为这一病理变化属于过敏反应及个体因素性。

【禁忌】无起搏器保护的窦房结功能障碍、严重房室传导阻滞、双束支传导阻滞患者，严重充血性心力衰竭、心源性休克、严重低血压及对该药过敏者禁用。

【注意事项】

1. 心肌严重损害者慎用。

2. 严重的心动过缓、肝肾功能不全、明显低血压患者慎用。

3. 如出现窦房性或房室性传导高度阻滞时，可静注乳酸钠、阿托品、异丙肾上腺素或间羟肾上腺素等解救。

4. FDA 对本药的妊娠安全性分级为 C 级。

【药物相互作用】

1. 与奎尼丁合用可以减慢代谢过程。

2. 与局麻药合用可增加中枢神经系统副作用的发生。

3. 本品可以增加血清地高辛浓度，并呈剂量依赖型。

4. 与普萘洛尔、美托洛尔合用可以显著增加其血浆浓度和清除半衰期，而对普罗帕酮没有影响。

5. 与华法林合用时可增加华法林血药浓度和凝血酶原时间。

6. 与西咪替丁合用可使普罗帕酮血药稳态水平提高，但对其电生理参数没有影响。

【规格】片剂：50mg；100mg；150mg。注射液：5ml：17.5mg；10ml：35mg。

胺碘酮
Amiodarone

【其他名称】乙胺碘呋酮、安律酮、可达龙、Atlansil、Cordarone。

【药理作用】本品属Ⅲ类抗心律失常药。主要电生理效应是延长各部心肌组织的动作电位及有效不应期，有利于消除折返激动。同时具有轻度非竞争性的肾上腺素 α 及 β 受体阻滞和轻度Ⅰ及Ⅳ类抗心律失常药性质。减低窦房结自律性。对静息膜电位及动作电位高度无影响。对房室旁路前向传导的抑制大于逆向。由于复极过度延长，口服后心电图有 QT 间期延长及 T 波改变，可以减慢心率 15%～20%，使 PR 和 QT 间期延长 10% 左右。对冠状动脉及周围血管有直接扩张作用。可影响甲状腺素代谢。本品特点为半衰期长，故服药次数少，治疗指数大，抗心律失常谱广。

【适应证】口服适用于危及生命的阵发性室性心动过速及室颤的预防，也可用于其他药物无效的阵发性室上性心动过速、阵发性心房扑动、心房颤动，包括合并预激综合征者及持续心房颤动、心房扑动电转复后的维持治疗。可用于持续房颤、房扑时室率的控制。除有明确指征外，一般不宜用于治疗房性、室性早搏。

注射适用于利多卡因无效的室性心动过速和急诊控制房颤、房扑的心室率。

【用法用量】

1. 口服：治疗室上性心律失常，每日 0.4 ~ 0.6g，分 2 ~ 3 次服，1 ~ 2 周后根据需要改为每日 0.2 ~ 0.4g 维持，部分病人可减至 0.2g，每周 5 天或更小剂量维持。治疗严重室性心律失常，每日 0.6 ~ 1.2g，分 3 次服，1 ~ 2 周后根据需要逐渐改为每日 0.2 ~ 0.4g 维持。

2. 静脉滴注：负荷量按体重 3mg/kg，然后以 1 ~ 1.5mg/min 维持，6 小时后减至 0.5 ~ 1mg/min，一日总量 1200mg，以后逐渐减量。静脉滴注胺碘酮最好不超过 3 天。

【不良反应】

1. 心血管系统：较其他抗心律失常药不良反应要少。①窦性心动过缓、窦性停搏或窦房阻滞，阿托品不能对抗此反应。②房室传导阻滞。③偶有 QT 间期延长伴扭转性室性心动过速，主要见于低血钾和并用其他延长 QT 间期的药物时。以上不良反应主要见于长期大剂量应用和伴有低血钾时。以上情况均应停药，可用升压药、异丙肾上腺素、碳酸氢钠（或乳酸钠）或起搏器治疗；注意纠正电解质紊乱；扭转性室性心动过速发展成室颤时可用直流电转复。由于本品半衰期长，故治疗不良反应需持续 5 ~ 10 天。

2. 甲状腺：①甲状腺功能亢进，可发生在用药期间或停药后，除突眼征以外可出现典型的甲亢征象，也可出现新的心律失常，检测 T_3、T_4 均增高，TSH 下降。发病率约 2%。停药数周至数月可完全消失，少数需用抗甲状腺药、普萘洛尔或肾上腺皮质激素治疗。②甲状腺机能低下，发生率 1% ~ 4%，老年人较多见，可出现典型的甲状腺机能低下征象，检测 TSH 增高，停药后数月可消退，但黏液性水肿可遗留不消，必要时可用甲状腺素治疗。

3. 胃肠道：便秘，少数人有恶心、呕吐、食欲下降，负荷量时明显。

4. 眼部：服药 3 个月以上者在角膜基底层下 1/3 有黄棕色色素沉着，与疗程及剂量有关，儿童发生较少。这种沉着物偶可影响视力，但无永久性损害。少数人可有光晕，极少因眼部副作用停药。

5. 神经系统：不多见，与剂量及疗程有关，可出现震颤、共济失调、近端肌无力、锥体外体征，服药 1 年以上者可有周围神经病，减药或停药后可逐渐消退。

6. 皮肤：光敏感与疗程及剂量有关，皮肤石板蓝样色素沉着，停药后经较长时间（1 ~ 2 年）才渐退。其他过敏性皮疹，停药后消退较快。

7. 肝脏：肝炎或脂肪浸润，氨基转移酶增高，与疗程及剂量有关。

8. 肺脏：肺部不良反应多发生在长期大量服药者（一日 0.8 ~ 1.2g）。主要产生过敏性肺炎，肺间质或肺泡纤维性肺炎，肺泡及间质有泡沫样巨噬细胞及 2 型肺细胞增生，并有纤维化，小支气管腔闭塞。

9. 其他：偶可发生低血钙及血清肌酐升高。静脉用药时局部刺激产生静脉炎，宜用氯化钠注射液或注射用水稀释，或采用中心静脉给药。

10. FDA 对本药的妊娠安全性分级为 D 级。

【禁忌】

1. 严重窦房结功能异常者禁用。

2. Ⅱ度或Ⅲ度房室传导阻滞者禁用。

3. 心动过缓引起晕厥者禁用。

4. 对本品过敏者禁用。

【注意事项】

1. 过敏反应：对碘过敏者对本品可能过敏。

2. 对诊断的干扰：①心电图变化：例如 PR 及 QT 间期延长，服药后多数患者有 T 波减低伴增宽及双向，出现 U 波，此并非停药指征。②极少数有 AST、ALT 及碱性磷酸酶增高。③甲状腺功能变化：本品抑制周围 T_4 转化为 T_3，导致 T_4 及 rT_3 增高和血清 T_3 轻度下降，甲状腺功能检查通常不正常，但临床并无甲状腺功能障碍。甲状腺功能检查不正常可持续至停药后数周或数月。

3. 下列情况应慎用：①窦性心动过缓。②QT 延长综合征。③低血压。④肝功能不全。⑤肺功能不全。⑥严重充血性心力衰竭。

4. 多数不良反应与剂量有关，故需长期服药者尽可能用最小有效维持量，并应定期随诊，用药期间应注意随访检查：①血压。②心电图，口服时应特别注意 QT 间期。③肝功能。④甲状腺功能，包括 T_3、T_4 及促甲状腺激素，每 3 ~ 6 个月 1 次。⑤肺功能、肺部 X 光片，每 6 ~ 12 个月 1 次。⑥眼科检查。

5. 本品口服作用的发生及消除均缓慢，临床应用根据病情而异。对危及生命的心律失常宜用短期较大负荷量，必要时静脉负荷。而对于非致命性心律失常，应用小量缓慢负荷。

6. 本品半衰期长，故停药后换用其他抗心律失常药时应注意相互作用。

【药物相互作用】

1. 本药可增加华法林的抗凝作用，该作用可自加用本品后4~6天持续至停药后数周或数月。合用时应密切监测凝血酶原时间，调整抗凝药的剂量。

2. 增强其他抗心律失常药对心脏的作用。本品可增高血浆中奎尼丁、普鲁卡因胺、氟卡尼及苯妥英的浓度。与Ⅰa类药合用可加重QT间期延长，极少数可致扭转型室速，故应特别小心。从加用本品起，原抗心律失常药应减少30%~50%剂量，并逐渐停药，如必须合用则通常推荐剂量减少一半。

3. 与β受体阻滞剂或钙离子通道阻滞剂合用可加重窦性心动过缓、窦性停搏及房室传导阻滞。如果发生则本品或前两类药应减量。

4. 增加血清地高辛浓度，亦可能增高其他洋地黄制剂的浓度达中毒水平，当开始用本品时洋地黄类药应停药或减少50%，如合用应仔细监测其血清中药物浓度。本品有加强洋地黄类药对窦房结及房室结的抑制作用。

5. 与排钾利尿药合用，可增加低血钾所致的心律失常。

6. 增加日光敏感性药物作用。

7. 可抑制甲状腺摄取^{131}I及^{99m}Tc。

【规格】 片剂：0.2g。胶囊剂：0.1g；0.2g。注射液：2ml：150mg。

安他唑啉
Antazoline

【其他名称】 安他心、Antistine。

【药理作用】 本品具有抗心律失常作用，其作用机制是干扰心肌细胞膜对钠、钾离子的渗透，减慢心肌的传导，同时有轻度的交感神经阻滞作用，从而增加周围血管的阻力及降低心排血量，对血压和心率无影响，作用时间可维持4~6小时。

【适应证】 临床主要用于房性和室性早搏、室性心动过速、房颤等心律失常及过敏性疾病。

【用法用量】 口服。一次100~200mg，一日3~4次，饭后服用。

【不良反应】 恶心、呕吐、嗜睡、白细胞减少。长期服用可致免疫性血小板减少性紫癜。

【注意事项】 器质性心脏病及心输出量不足的病人慎用。

【规格】 片剂：100mg；200mg。

门冬氨酸钾镁
Potassium Magnesium Aspartate

【其他名称】 脉安定、潘南金、Aspara、Panangin。

【药理作用】 本品是门冬氨酸钾盐和镁盐的混合物，为电解质补充剂。镁和钾是细胞内的重要阳离子，在多种酶反应和肌肉收缩过程中扮演着重要角色，细胞内外钾离子、钙离子、钠离子、镁离子浓度的比例影响心肌收缩性。门冬氨酸是体内草酰乙酸的前体，在三羧酸循环中起重要作用。同时，门冬氨酸也参加鸟氨酸循环，促进氨和二氧化碳的代谢，使之生成尿素，降低血中氨和二氧化碳的含量。门冬氨酸与细胞有很强的亲和力，可作为钾、镁离子进入细胞的载体，使钾离子重返细胞内，促进细胞除极化和细胞代谢，维持其正常功能；镁离子是生成糖原及高能磷酸酯不可缺少的物质，可增强门冬氨酸钾盐的治疗作用。

【适应证】 电解质补充药。可用于低钾血症、洋地黄中毒引起的心律失常（主要是室性心律失常）以及心肌炎后遗症、充血性心力衰竭、心肌梗死、病毒性肝炎、肝硬化和肝性脑病的治疗。

【用法用量】

1. 口服：餐后服用，每次0.14~0.28g，每日3次，根据具体情况剂量可增加至每次0.42g，每日3次。儿童及老弱者用量酌减。

2. 注射：仅供静脉使用。将10~20ml注射液溶于5%葡萄糖注射液500ml中缓慢滴注。如有需要可在4~6小时后重复此剂量。

【不良反应】

1. 口服大剂量可能引致腹泻。

2. 滴注太快时可能引起高钾血症和高镁血症，还可出现恶心、呕吐、血管疼痛、面色潮红、血压下降，偶见血管刺激性疼痛。

【禁忌】 高钾血症、急性和慢性肾衰竭、Addison病、Ⅲ度房室传导阻滞、心源性休克（血压低于90mmHg）患者禁用。

【注意事项】

1. 肾功能损害、房室传导阻滞患者慎用。

2. 有电解质紊乱的患者应常规性检测血钾、镁离子浓度。

3. 由于胃酸能够影响其疗效，因此本品应餐后服用。

4. 因本品能够抑制四环素、铁盐和氟化钠的吸收，故服用本品与上述药物时应间隔 3 小时以上。

【药物相互作用】

1. 本品能够抑制四环素、铁盐、氟化钠的吸收。

2. 本品与保钾性利尿剂和（或）血管紧张素转化酶抑制剂（ACEI）伍用时，可能会发生高钾血症。

【规格】片剂：每片含有无水门冬氨酸镁 0.140g（相当于 11.8mg 镁离子）和无水门冬氨酸钾 0.158g（相当于 36.2 mg 钾离子）。注射液：10ml（每支含 L－门冬氨酸 0.85g、钾 0.114g、镁 0.042g）。

4　防治心绞痛药

硝酸甘油
Nitroglycerin

【其他名称】三硝酸甘油酯、疗保心灵、疗通脉、Nitroglycerol、Glyceryl Trinitrate。

【药理作用】本品的主要药理作用是松弛血管平滑肌。硝酸甘油释放氧化亚氮（NO），激活鸟苷酸环化酶，使平滑肌和其他组织内的环鸟苷酸（cGMP）增多，导致肌球蛋白轻链去磷酸化，调节平滑肌收缩状态，引起血管扩张。

本品扩张动静脉血管床，以扩张静脉为主，其作用强度呈剂量相关性。外周静脉扩张，使血液潴留在外周，回心血量减少，左室舒张末压（前负荷）降低。扩张动脉使外周阻力（后负荷）降低。动静脉扩张使心肌耗氧量减少，缓解心绞痛。对心外膜冠状动脉分支也有扩张作用。

治疗剂量可降低收缩压、舒张压和平均动脉压，有效冠状动脉灌注压常能维持，但血压过度降低或心率增快使舒张期充盈时间缩短时，有效冠状动脉灌注压则降低。

本品使增高的中心静脉压与肺毛细血管楔嵌压、肺血管阻力与体循环血管阻力降低。心率通常稍增快，估计是血压下降的反射性作用。心脏指数可增加、降低或不变。左室充盈压和外周阻力增高伴心脏指数低的患者，心脏指数可能会有增高。相反，左室充盈压和心脏指数正常者，静脉注射用药可使心脏指数稍有降低。

【适应证】用于冠心病心绞痛的治疗及预防，也可用于降低血压或治疗充血性心力衰竭。

【用法用量】

1. 片剂：成人一次用 0.25～0.5mg，舌下含服。每 5 分钟可重复 1 片，直至疼痛缓解。在活动或大便之前 5～10 分钟预防性使用，可避免诱发心绞痛。

2. 缓释片：成人每次 2.5mg，每 12 小时 1 片，作用可延续 8～10 小时。

3. 气雾剂：心绞痛发作时，向口腔舌下黏膜喷射 1～2 次，相当于硝酸甘油 0.5～1mg。使用时先将喷雾帽取下，将罩壳套在喷雾头上，瓶身倒置，把罩壳对准口腔舌下黏膜撳压阀门，药液即呈雾状喷入口腔内。

4. 甘油膜：每次 1 格，舌下含服。

5. 注射液：用 5% 葡萄糖注射液或 0.9% 氯化钠注射液稀释后静脉滴注，开始剂量为 5μg/min，最好用输液泵恒速输入。用于降低血压或治疗心力衰竭，可每 3～5 分钟增加 5μg/min，如在 20μg/min 时无效可以 10μg/min 递增，以后可 20μg/min。患者对本药的个体差异很大，静脉滴注无固定适合剂量，应根据个体的血压、心率和其他血流动力学参数调整用量。

【不良反应】

1. 头痛：可于用药后立即发生，可为剧痛和呈持续性。

2. 偶可发生眩晕、虚弱、心悸，也可有体位性低血压的表现，尤其在直立、制动的患者。

3. 治疗剂量可发生明显的低血压反应，表现为恶心、呕吐、虚弱、出汗、苍白和虚脱。

4. 晕厥、面红、药疹和剥脱性皮炎均有报告。

【禁忌】急性循环衰竭、严重低血压（收缩压 <90 mmHg）、急性心肌梗死伴低充盈压、肥厚性梗阻型心肌病、缩窄性心包炎、心包填塞、严重贫血、青光眼、颅内压增高、硝基化合物过敏、脑出血或头颅外伤、严重肝肾功能损害患者禁用。

【注意事项】

1. 应使用能有效缓解急性心绞痛的最小剂量，过量可能导致耐受现象。

2. 小剂量可能发生严重低血压，尤其在直立位时。

3. 应慎用于血容量不足或收缩压低的患者。

4. 发生低血压时可合并心动过缓，加重心绞痛。

5. 可加重肥厚性梗阻型心肌病引起的心绞痛。

6. 易出现药物耐受性。

7. 如果出现视力模糊或口干，应停药。

8. 剂量过大可引起剧烈头痛。

9. 静脉滴注本品时，由于许多塑料输液器可吸附硝酸甘油，因此应采用不吸附本品的输液装置，如玻璃输液瓶等。

10. 静脉使用本品时须采用避光措施。

11. FDA 对本药的妊娠安全性分级为 C 级。

【药物相互作用】

1. 中度或过量饮酒时，使用本药可致低血压。

2. 与降压药或血管扩张药合用可增强本品的致体位性低血压作用。

3. 阿司匹林可减少舌下含服硝酸甘油的清除，并增强其血流动力学效应。

4. 使用长效硝酸甘油可降低舌下用药的治疗作用。

5. 枸橼酸西地那非（万艾可）可加强本品的降压作用。

6. 与乙酰胆碱、组胺及拟交感胺类药合用时，疗效可能减弱。

【规格】 片剂：0.3mg；0.5mg；0.6mg。缓释片：2.5mg。气雾剂：15g（含硝酸甘油 0.1g）。甘油膜剂：每格含硝酸甘油 0.5mg。注射液：1ml：1mg；1ml：2mg；1ml：5mg；1ml：10mg。

硝酸异山梨酯
Isosorbide Dinitrate

【其他名称】畅欣达、硝异梨醇、硝酸脱水山梨醇酯、异舒吉、消心痛。

【药理作用】本品主要药理作用是松弛血管平滑肌。它在体内代谢生成单硝酸异山梨酯，后者释放氧化氮（NO），NO 与内皮舒张因子相同，激活鸟苷酸环化酶，使平滑肌细胞内的环鸟苷酸（cGMP）增多，从而松弛血管平滑肌，使外周动脉和静脉扩张，对静脉的扩张作用更强。静脉扩张使血液潴留在外周，回心血量减少，左室舒张末压和肺毛细血管楔嵌压（前负荷）减低。动脉扩张使外周血管阻力、收缩期动脉压和平均动脉压（后负荷）减低。冠状动脉扩张，使冠脉灌注量增加。总的效应是使心肌耗氧量减少，供氧量增多，心绞痛得以缓解。

【适应证】冠心病的长期治疗；心绞痛的预防；心肌梗死后持续心绞痛的治疗；与洋地黄和（或）利尿剂联合应用，治疗慢性充血性心力衰竭；肺动脉高压的治疗。

【用法用量】

1. 普通片：预防心绞痛，口服，一次 5 ~ 10mg，一日 2 ~ 3 次，一日总量 10 ~ 30mg。由于个体反应不同，需个体化调整剂量。舌下给药，一次 5mg。

2. 缓释片：一次 20 ~ 40mg，一日 2 次。由于个体反应不同，需个体化调整剂量。

3. 气雾剂：使用时，先揭开药瓶盖帽，使喷射阀门处于上方，药瓶垂直，按压喷射阀门数次至喷雾均匀后则可使用。但若停用时间较长，则需再按压阀门至喷雾均匀后方可使用。使用时将喷雾嘴对准口腔，按压 4 揿，可达到有效剂量 2.5mg。

4. 乳膏剂：宜自小剂量开始，逐渐增量。将乳膏按刻度挤出所需长度，均匀涂布于所给印有刻度的纸上，每格相当于硝酸异山梨酯 0.2g，将纸面涂药区全部涂满，即 5cm×5cm 面积，贴在左胸前区（可用胶布固定），一日 1 次（必要时 8 小时一次），可睡前贴用。

5. 注射液：静脉滴注，以 0.9% 氯化钠注射液或 5% 葡萄糖注射液稀释至 50 ~ 100μg/ml 的浓度。药物剂量可根据病人的反应调整，静脉滴注开始剂量 30μg/min，观察 0.5 ~ 1 小时，如无不良反应可加倍。一日 1 次。

【不良反应】用药初期可能会出现硝酸酯引起的血管扩张性头痛，还可能出现面部潮红、眩晕、直立性低血压和反射性心动过速。偶见血压明显降低、心动过缓和心绞痛加重，罕见虚脱及晕厥。

【禁忌】急性循环衰竭（休克、循环性虚脱）、严重低血压（收缩压 < 90 mmHg）、急性心肌梗死伴低充盈压（除非在有持续血流动力学监测的条件下）、肥厚性梗阻型心肌病、缩窄性心包炎或心包填塞、严重贫血、青光眼、颅内压增高、原发性肺动脉高压、对硝基化合物过敏者禁用。

【注意事项】

1. 低充盈压的急性心肌梗死、主动脉和（或）二尖瓣狭窄、体位性低血压、颅内压增高者慎用。

2. 不应突然停止用药，以避免反跳现象。

3. FDA 对本药的妊娠安全性分级为 C 级。

【药物相互作用】

1. 与其他血管扩张剂、钙离子通道阻滞剂、

β 受体阻滞剂、降压药、三环类抗抑郁药及酒精合用，可增强本类药物的降血压效应。

2. 可加强双氢麦角碱的升压作用。

3. 同时使用类固醇抗炎药可降低本药的疗效。

【规格】普通片：2.5mg；5mg；10mg。缓释片：20mg。气雾剂：每瓶药液重量 9.1g，含硝酸异山梨酯 0.125g，每瓶喷量 200 揿。乳膏剂：10g：1.5g。注射剂：5ml：5mg；10ml：10mg；100ml：10mg；200ml：20mg。

单硝酸异山梨酯
Isosorbide Mononitrate

【其他名称】异乐定、安心迈、长效心痛治 - 20、欣康、可利新。

【药理作用】参见硝酸异山梨酯。

【适应证】冠心病的长期治疗；心绞痛的预防；心肌梗死后持续心绞痛的治疗；与洋地黄和（或）利尿剂联合应用，治疗慢性充血性心力衰竭。

【用法用量】

1. 片剂：口服，一次 10～20mg，1 日 2～3 次，严重病例可用 40 mg，一日 2～3 次。

2. 缓释片：每日清晨服 1 片，病情严重者，可服 2 片，若出现头痛，最初剂量可减至每日半片。整片或半片服用前应保持完整，用半杯水吞服，不可咀嚼或碾碎服用。

3. 缓释胶囊：每次 50mg，每日早饭后服 1 次。

4. 胶丸：口服，一次 10～20mg，一日 2 次。

5. 注射液：用 5% 葡萄糖注射液稀释后从 1～2 mg/h 开始静滴，根据患者的反应调整剂量，最大剂量为 8～10mg，用药期间须密切观察患者的心率及血压。由于个体反应不同，需个体化调整剂量。

【不良反应】同硝酸异山梨酯。

【禁忌】同硝酸异山梨酯。

【注意事项】

1. 低充盈压的急性心急梗死患者，应避免收缩压低于 90mmHg。

2. 主动脉和（或）二尖瓣狭窄、体位性低血压及肾功能不全者慎用。

3. FDA 对本药的妊娠安全性分级为 C 级。

【药物相互作用】与其他血管扩张剂、钙离子通道阻滞抗剂、β 受体阻滞剂、抗高血压药、三环类抗抑郁药及酒精合用，可强化本类药物的降血压效应。

【规格】普通片剂：10mg；20mg；40mg。缓释片剂：40mg；50mg；60mg。缓释胶囊剂：50mg。胶丸剂：10mg；20mg。注射剂：2ml：25mg。

曲美他嗪
Trimetazidine

【其他名称】冠脉舒、心康宁、万爽力、三甲氧苄嗪。

【药理作用】本品为作用较强的抗心绞痛药，其起效较硝酸甘油慢，但作用持续时间较长。具有对抗肾上腺素、去甲肾上腺素及加压素的作用，能降低血管阻力，增加冠脉血流量及周围循环血流量，促进心肌代谢及心肌能量的产生。同时能减低心脏工作负荷，降低心肌耗氧量及心肌能量的消耗，从而改善心肌氧的供需平衡。尚能增加对强心苷的耐受性。

【适应证】冠脉功能不全、心绞痛、陈旧性心肌梗死等。对伴有严重心功能不全者可与洋地黄并用。

【用法用量】

1. 口服：每次 20～60mg，一日 3 次，饭后服，总剂量每日不超过 180mg。常用维持量为每次 10mg，一日 3 次。

2. 静脉注射：8～20mg，加于 25% 葡萄糖注射液 20ml 中。

3. 静脉滴注：8～20mg，加于 5% 葡萄糖注射液 500ml 中。

【不良反应】罕见胃肠道不适（恶心、呕吐）。由于辅料日落黄 FCFS（E110）及胭脂红 A（E124）的存在，有产生过敏反应的危险。

【禁忌】新近心肌梗死病人禁用。

【注意事项】

1. 动物实验没有提示致畸作用，但是由于缺乏临床资料，致畸的危险不能排除。因此，从安全的角度考虑，最好避免在妊娠期间服用该药物。

2. 由于缺乏通过乳汁分泌的资料，建议治疗期间不要哺乳。

【规格】片剂：20mg；30mg。注射剂：2mg；4mg。

双嘧达莫
Dipyridamole

【其他名称】潘生丁、双嘧哌胺醇、哌醇定。

【药理作用】本品具有抗血栓形成作用。本品抑制血小板聚集，高浓度（50μg/ml）可抑制血小板释放。作用机制可能为：①抑制血小板、上皮细胞和红细胞摄取腺苷。治疗浓度（0.5～1.9μg/dl）时该抑制作用成剂量依赖性。局部腺苷浓度增高，作用于血小板的 A_2 受体，刺激腺苷酸环化酶，使血小板内环磷酸腺苷（cAMP）增多。通过这一途径，血小板活化因子（PAF）、胶原和二磷酸腺苷（ADP）等刺激引起的血小板聚集受到抑制。②抑制各种组织中的磷酸二酯酶（PDE）。治疗浓度抑制环磷酸鸟苷磷酸二酯酶（cGMP - PDE），对 cAMP - PDE 的抑制作用弱，因而强化内皮舒张因子（EDRF）引起的 cGMP 浓度增高。③抑制血栓烷素 A_2（TXA_2）形成。TXA_2 是血小板活性的强力激动剂。④增强内源性前列腺素 I_2（PGI_2）的作用。

本品对血管有扩张作用。犬经十二指肠给予双嘧达莫 0.5～4mg/kg 产生剂量相关性体循环和冠状血管阻力降低，体循环血压降低和冠脉血流增加。给药后 24 分钟起效，作用持续约 3 小时。

在人观察到相同的血流动力学效应。但急性静脉给药可使狭窄冠脉远端局部心肌灌注减少。

【适应证】片剂适用于血栓栓塞性疾病预防和治疗，单用或与阿司匹林合用。注射液用于诊断心肌缺血的药物试验。

【用法用量】

1. 口服：一次 25～50mg，一日 3 次，饭前服。

2. 注射液：①深部肌肉注射或静脉注射：每次 10～20mg，一日 1～3 次。②静脉滴注：每日 30mg。

【不良反应】治疗剂量时不良反应轻而短暂，长期服用最初的副作用多消失。常见的不良反应有头晕、头痛、呕吐、腹泻、脸红、皮疹和瘙痒，罕见心绞痛和肝功能不全。不良反应持续或不能耐受者少见，停药后可消除。

【禁忌】对本品过敏者禁用。

【注意事项】

1. 严重冠脉病变患者使用本品后缺血可能加重。

2. 可引起外周血管扩张，故低血压患者应慎用。

3. 有出血倾向患者慎用。

4. 有报告本品可能引起肝酶升高。

5. 不宜与葡萄糖以外的其他药物混合注射。

6. FDA 对本药的妊娠安全性分级为 B 级。

【药物相互作用】

1. 与阿司匹林有协同作用，可与阿司匹林组成复方制剂。

2. 与肝素合用可引起出血倾向。

3. 与香豆素类抗凝药同用时出血并不增多或增剧。

【规格】片剂：25mg。注射剂：2ml：10mg。

丹参酮 II_A 磺酸钠
Sodium Tanshinon II_A Silate

【药理作用】本品能增加冠脉流量，改善缺血区心肌的侧支循环及局部供血，改善缺氧心肌的代谢紊乱，提高心肌耐缺氧能力，抑制血小板聚集，抗血栓形成，缩小实验动物缺血心肌梗死面积。在一定剂量下亦能增强心肌收缩力。

【适应证】用于冠心病、心绞痛、心肌梗死，也可用于室性早搏。

【用法用量】

1. 肌肉注射：每次 40～80mg，一日 1 次。

2. 静脉注射：每次 40～80mg，以 25% 葡萄糖注射液 20ml 稀释。

3. 静脉滴注：40～80mg，以 5% 葡萄糖注射液 250～500ml 稀释，一日 1 次。

【禁忌】对本品过敏者禁用。

【注意事项】

1. 部分病人肌肉注射后有疼痛。个别有皮疹反应，停药后即可消失。

2. 当药品性状发生改变时禁止使用。

【规格】注射剂：2ml：10mg。

川芎嗪
Ligustrazine

【其他名称】四甲基吡嗪、Tetramethylpyrazine。

【药理作用】本品有抗血小板聚集、扩张小动脉、改善微循环、活血化瘀作用，并对已聚集的血小板有解聚作用。

【适应证】用于闭塞性脑血管疾病如脑供血不全、脑血栓形成、脑栓塞及其他缺血性血管疾病如冠心病、脉管炎等。

【用法用量】

1. 口服：每次 100mg，每天 3 次，1 个月为一疗程。

2. 肌肉注射：盐酸盐注射液每次 2ml，每日 1～2 次。磷酸盐注射液每次 2～4ml，每日 1～2 次，15 天为一疗程。

3. 静脉滴注：缺血性脑血管病急性期及其他缺血性血管疾病，一般静脉滴注。盐酸盐每日 40～80mg，或磷酸盐每日 100～150mg，稀释于 5% 葡萄糖注射液或 0.9% 氯化钠注射液 250～500ml 中静脉滴注。速度不宜过快。10～15 日为一疗程，一般使用 1～2 个疗程。

4. 穴位注射：缺血性脑血管疾病恢复期及后遗症一般穴位注射。每次选三四个穴位，每穴注射盐酸盐 10～20mg，隔日 1 次，15 次为一疗程，一般使用 1～2 个疗程，在给药间隔日可配合头皮针治疗。

【不良反应】

1. 口服偶有胃部不适、口干、嗜睡等，饭后服用可避免或减少副反应。

2. 注射液酸性较强，穴位注射刺激性较强。

3. 极少数妇女经期提前，经量增多。

【禁忌】脑出血及有出血倾向的患者禁用。

【注意事项】

1. 不适于肌肉大量注射。

2. 静脉滴注速度不宜过快。

3. 儿童及老年患者用药应按儿童及老年剂量使用。

【药物相互作用】不宜与碱性注射剂一起配伍。

【规格】片剂：50mg（磷酸盐）。注射剂：2ml：40mg（盐酸盐）；2ml：50mg（磷酸盐）。

辅酶 A
Coenzyme A

【药理作用】本品为体内乙酰化反应的辅酶。参与体内乙酰化反应，对糖、脂肪和蛋白质的代谢起着重要的作用，如三羧酸循环、肝糖原积存、乙酰胆碱合成等，均与本品有密切关系。

【适应证】辅酶类。用于白细胞减少症、原发性血小板减少性紫癜、功能性低热、心肌梗死、脂肪肝、糖尿病、酸中毒的辅助治疗。

【用法用量】

1. 静脉滴注：一次 50～200U，一日 50～400U，临用前用 5% 葡萄糖注射液 500ml 溶解后静脉滴注。

2. 肌肉注射：一次 50～200U，一日 50～400U，临用前用 0.9% 氯化钠注射液 2ml 溶解后注射，一般 7～14 日为一疗程。

【禁忌】

1. 急性心肌梗死病人禁用。

2. 对本品过敏者禁用。

【药物相互作用】与三磷腺苷、细胞色素 C 等合用，效果更好。

【规格】注射剂：50U；100U；200U。

辅酶 Q_{10}
Coenzyme Q_{10}

【其他名称】泛癸利酮、癸烯醌。

【药理作用】本品是生物体内广泛存在的脂溶性醌类化合物，在人体呼吸链中质子移位及电子传递中起重要作用，可作为细胞代谢和细胞呼吸激活剂，还是重要的抗氧化剂和非特异性免疫增强剂，可促进氧化磷酸化反应，保护生物膜结构完整性。具有下列作用：

1. 抗心肌缺血作用：可减轻急性缺血时的心肌收缩力减弱及磷酸肌酸与三磷腺苷的含量减少，有助于保持缺血心肌细胞线粒体的形态结构，同时使实验性心肌梗死范围缩小，对缺血心肌有一定保护作用。

2. 增加心输出量，降低外周阻力，有助于抗心衰作用。对醛固酮的合成与分泌有抑制作用并干扰其对肾小管的效应。

3. 抗心律失常作用：在缺氧条件下灌流离体动物心室肌时，可使动作电位持续时间缩短，电刺激测定其产生室性心律失常阈值较对照组小，冠状动脉开放后，阈值恢复亦较快。

4. 使外周血管阻力下降。

5. 有抗阿霉素的心脏毒性作用及保肝等作用。

【适应证】用于下列疾病的辅助治疗：

1. 心血管疾病：如病毒性心肌炎、慢性心功能不全。

2. 肝炎：如病毒性肝炎、亚急性重型肝炎、慢性活动性肝炎。

3. 癌症：能减轻放疗、化疗等引起的某些不良反应。

【用法用量】

1. 口服：一次 5～15mg，一日 3 次，饭后服用。

2. 肌肉或静脉注射：每日 5～10mg，2～4 周为一疗程。

【不良反应】可出现恶心、胃部不适、食欲减退，但不必停药。偶见皮疹。

【禁忌】对本品过敏者禁用。

【注意事项】静注宜缓慢，以免引起头晕、头胀、胸闷及低血压等。

【规格】片剂：5mg。胶囊剂：5mg；10mg；15mg。注射液：2ml：5mg。

银杏达莫
Ginkgo Leaf Extract and Dipyridamole

【药理作用】本品中银杏总黄酮具有扩张冠脉血管、脑血管，改善脑缺血产生的症状和记忆功能。双嘧达莫抑制血小板聚集，高浓度（50μg/ml）可抑制血小板释放。

【适应证】适用于预防和治疗冠心病、血栓栓塞性疾病。

【用法用量】静脉滴注。成人一次 10～25ml，加入 0.9% 氯化钠注射液或 5%～10% 葡萄糖注射液 500ml 中，一日 2 次。

【不良反应】

1. 偶有恶心、呕吐、头晕、皮肤过敏反应发生。

2. 罕见心绞痛加重，一旦停药，症状立即消失。

【注意事项】有出血倾向者慎用。

【药物相互作用】与肝素、香豆素等抗凝药同用时，易引起出血倾向。

【规格】注射剂：5ml；10ml。

环磷腺苷
Adenosine Cyclophosphate

【其他名称】环化腺苷酸、cAMP。

【药理作用】本品为蛋白激酶致活剂，系核苷

酸的衍生物。它是在人体内广泛存在的一种具有生理活性的重要物质，由三磷腺苷在腺苷环化酶催化下生成，能调节细胞的多种功能活动。作为激素的第二信使，在细胞内发挥激素调节生理机能和物质代谢作用，能改变细胞膜的功能，促使网织肌浆质内的钙离子进入肌纤维，从而增强心肌收缩，并可促进呼吸链氧化酶的活性，改善心肌缺氧，缓解冠心病症状及改善心电图。此外，对糖、脂肪代谢及核酸、蛋白质的合成等起着重要的调节作用。

【适应证】

1. 用于心绞痛、心肌梗死、心肌炎及心源性休克。

2. 对改善风湿性心脏病的心悸、气急、胸闷等症状有一定的作用。

3. 对急性白血病结合化疗可提高疗效，亦可用于急性白血病的诱导缓解。

4. 对老年慢性支气管炎、各种肝炎和银屑病也有一定疗效。

【用法用量】

1. 肌肉注射：一次 20mg，溶于 2ml 0.9% 氯化钠注射液中，一日 2 次。

2. 静脉注射：一次 20mg，溶于 20ml 0.9% 氯化钠注射液中推注，一日 2 次。

3. 静脉滴注：本品 40mg 溶于 250～500ml 5% 葡萄糖注射液中，一日 1 次。冠心病以 15 日为一疗程，可连续应用 2～3 疗程；白血病以一个月为一疗程；银屑病以 2～3 周为一疗程，可延长使用到 4～7 周，每日用量可增加至 60～80mg。

【不良反应】

1. 偶见发热和皮疹。

2. 大剂量静脉注射（按体重每分钟达 0.5mg/kg）时，可引起腹痛、头痛、肌痛、睾丸痛、背痛、四肢无力、恶心、手脚麻木、高热等。

【规格】注射剂：20mg。

5　周围血管扩张药

烟酸
Nicotinic Acid

【其他名称】维生素 B_3、维生素 PP、尼古丁酸、Niacin。

【药理作用】本品为维生素类药。在组织呼吸

过程中，烟酸作为催化重要的氧化还原反应的多种酶的辅酶发挥作用。它可以成为基质脱下来的氧离子的受体被还原，然后经黄素蛋白的作用被再氧化，恢复到原来的状态。烟酸具有扩张血管、降低血脂、减少胆固醇合成、溶解纤维蛋白、防止血栓形成等作用。

【适应证】

1. 用于烟酸缺乏症的预防和治疗。

2. 扩张小血管。烟酸可缓解血管痉挛症状，改善局部供血。

3. 缺血性心脏病。采用烟酸治疗心肌梗死和心绞痛，多数病人的心绞痛症状得到缓解。

4. 降血脂。应用大剂量烟酸可降低血脂。

【用法用量】

1. 推荐膳食每日摄入量：0～3 岁为 5～9mg，4～6 岁为 12mg，7～10 岁为 13mg，男性青少年及成人为 15～20mg，女性青少年及成人为 13～15mg，孕妇为 17mg，乳母为 20mg。

2. 口服

（1）成人：①糙皮病：每次 50～100mg，每日 500mg，如有胃部不适，宜与牛奶同服或进餐时服，一般同时服用维生素 B_1、B_2、B_6 各 5mg。②抗高血脂：开始口服 100mg，一日 3 次，4～7 日后可增加至每次 1～2g，一日 3 次。

（2）儿童：糙皮病，每次 25～50mg，一日 2～3 次。

3. 注射：成人肌肉注射，一次 50～100mg，一日 5 次；静脉缓慢注射，一次 25～100mg，一日 2 次或多次。小儿静脉缓慢注射，一次 25～100mg，一日 2 次。

【不良反应】

1. 烟酸在肾功能正常时几乎不会发生毒性反应。

2. 烟酸的一般反应有感觉温热，皮肤发红，特别在脸面和颈部，头痛。

3. 大量烟酸可导致腹泻、头晕、乏力、皮肤干燥、瘙痒、眼干燥、恶心、呕吐、胃痛、轻度肝功能减退等。

4. 偶尔大量应用烟酸可致高血糖、高尿酸、心律失常、肝毒性反应。

5. 一般服用烟酸 2 周后，血管扩张及胃肠道不适可逐渐适应，逐渐增加用量可避免上述反应。如有严重皮肤潮红、瘙痒、胃肠道不适，应减小剂量。

【禁忌】溃疡病患者禁用。

【注意事项】

1. 下列情况应慎用：①动脉出血；②糖尿病（烟酸用量大可影响糖耐量）；③青光眼；④痛风；⑤高尿酸血症；⑥肝病；⑦低血压。

2. 对诊断的干扰：荧光测定尿中儿茶酚胺浓度呈假阳性，尿糖班氏试剂测定呈假阳性，血尿酸测定可增高（仅在应用大剂量烟酸时发生）。

3. 给药过程中应注意检查肝功能、血糖。

【药物相互作用】

1. 异烟肼可阻止烟酸与辅酶Ⅰ结合，而致烟酸缺少。

2. 烟酸与胍乙啶等肾上腺素受体阻滞型抗高血压药合用，其血管扩张作用协同增强，并可产生直立性低血压。

【规格】片剂：50mg；100mg。注射液：2ml：20mg；1ml：50mg；2ml：100mg；5ml：50mg。

烟酸肌醇酯
Inositol Nicotinate

【其他名称】烟肌酯。

【药理作用】本品为一温和的周围血管扩张剂，在体内逐渐水解为烟酸和肌醇，故具有烟酸和肌醇二者的药理作用。具降脂作用。其血管扩张作用较烟酸缓和而持久，没有服用烟酸后的潮红和胃部不适等副作用。本品可选择性地使病变部位和受寒冷刺激的敏感部位的血管扩张，而对正常血管的扩张作用则较弱。此外并有溶解血栓、抗凝、抗脂肪肝、降低毛细血管脆性等作用。

【适应证】本品用于高脂血症、动脉粥样硬化、各种末梢血管障碍性疾病（如闭塞性动脉硬化症、肢端动脉痉挛症、冻伤、血管性偏头痛等）的辅助治疗。

【用法用量】

1. 片剂：口服，一次 0.2～0.6g，每日 3 次，连续服用 1～3 个月。

2. 软膏：涂于患处，一日 1～2 次。

【不良反应】服药后可有轻度恶心、发汗、瘙痒感等反应。

【禁忌】

1. 对本品或其他烟酸类药物过敏者禁用。

2. 患活动性肝病、不明原因氨基转移酶升高等肝功能异常者禁用。

3. 活动性溃疡病、有出血倾向者禁用。

【注意事项】胃酸缺乏者应同时服用稀盐酸或柠檬汁以减少不良反应。

【规格】片剂：0.2g。软膏剂：10g：100mg。

己酮可可碱
Pentoxifylline

【其他名称】己酮可可豆碱、见通。

【药理作用】本品为二甲基黄嘌呤类衍生物，为非特异性外周血管扩张药，可降低血液黏稠度，从而改善血液的流动性，促进缺血组织的微循环，增加特殊器官的氧供。己酮可可碱通过抑制磷酸二酯酶，升高细胞内三磷腺苷，从而改善红细胞的变形能力。还能降低纤维蛋白原，抑制红细胞以及血小板的聚集。

【适应证】

1. 脑部血液循环障碍，如暂短性脑缺血发作、中风后遗症、脑缺血引起的脑功能障碍。

2. 外周血液循环障碍性疾病，如血栓栓塞性脉管炎、腹部动脉血液循环障碍、间歇性跛行或静息痛。

3. 内耳血液循环障碍，如突发性耳聋、老年性耳鸣及耳聋。

4. 眼部血液循环障碍，如糖尿病性视网膜动脉栓塞。

【用法用量】

1. 片剂：口服。成人或体重超过 50 千克的青少年，每次 400mg，每日 3 次。餐后服用，用适量水整片送服，不可嚼碎。

2. 注射液：静脉滴注。用时患者应处于平卧位。初次剂量 100mg，于 2～3 小时内输入，最大滴速不超过 100mg/h。根据患者耐受性可每次增加 50mg，但每次用药量不超过 200mg，每日 1～2 次。最大剂量不应超过 400mg/24h。

【不良反应】

1. 常见的不良反应有恶心、头晕、头痛、厌食、腹胀、呕吐等，其发生率在 5% 以上。

2. 较少见的不良反应有血压降低、呼吸不规则、水肿、焦虑、抑郁、抽搐、厌食、便秘、口干、口渴、血管性水肿、皮疹、指甲发亮、视力模糊、结膜炎、中央盲点扩大、味觉减退、唾液增多、白细胞减少、肌肉酸痛、体重改变等。

3. 偶见的不良反应有心绞痛、心律不齐、黄疸、肝炎、肝功能异常、血液纤维蛋白原降低、再生障碍性贫血等。

【禁忌】

1. 对本品过敏者禁用。

2. 脑出血、广泛视网膜出血、急性心肌梗死、严重冠状动脉及脑动脉硬化伴高血压、严重的心律失常及糖尿病患者禁用。

3. 妊娠期妇女禁用。

【注意事项】

1. 低血压、血压不稳患者慎用本品。

2. 对严重肾功能不全患者（肌酐清除率 < 10ml/min），需降低本品剂量至正常用量的 50%～70%，并进行严密的用药后监测。

3. 用药期间出现视网膜出血、严重低血压、过敏反应者应立即停药。

4. 驾驶车辆及从事机器操作的患者，使用本品时要注意。

【药物相互作用】

1. 与抗血小板或抗凝药合用时，凝血时间延长。在应用华法林的病人中合用此药时应当减少剂量。

2. 与茶碱类药物合用时有协同作用，将增加茶碱的药效与毒性反应，因此必须调整茶碱和己酮可可碱的剂量。

3. 与抗高血压药、β 受体阻滞剂、洋地黄、利尿剂、抗糖尿病及抗心律失常药物合用时没有明显的交叉反应，但可轻度加重血压下降，应当注意。

【规格】片剂：400mg。注射液：5ml：100mg。

长春西汀
Vinpocetine

【其他名称】长春乙酯、康维脑、阿普长春胺酸乙酯。

【药理作用】本品为脑血管扩张药，能抑制磷酸二酯酶活性，增加血管平滑肌松弛信使 cGMP 的作用，选择性地增加脑血流量。此外还能抑制血小板凝集，降低人体血液黏度，增强红细胞变形力，改善血液流动性和微循环，促进脑组织摄取葡萄糖，增加脑耗氧量，改善脑代谢。

【适应证】适用于脑梗死后遗症、脑出血后遗症、脑动脉硬化症等。

【用法用量】

1. 片剂：口服，成人一次 5mg，每日 3 次。

2. 注射：静脉滴注。开始剂量每天 20mg，加入适量的 5% 葡萄糖或 0.9% 氯化钠注射液中缓慢滴注，以后可根据病情增加至每天 30mg。

【不良反应】

1. 过敏症状：有时可出现皮疹，偶有荨麻疹、瘙痒等过敏症状，若出现此症状应停药。

2. 精神神经系统：有时头痛、眩晕，偶尔出现困倦感，侧肢麻木感，脱力感加重。

3. 消化道：有时恶心、呕吐，也偶然出现食欲不振、腹痛、腹泻等症状。

4. 循环器官：偶见颜面潮红、头昏、血压轻度下降、心动过速等。

5. 血液：有时可出现白细胞减少。

6. 肝脏：有时可出现 GOT、GPT、γ－GTP、LDH、ALP 升高，偶尔出现黄疸等。

7. 肾脏：偶尔可出现血尿素氮升高。

8. 其他：偶会有倦怠感。

【禁忌】

1. 对本品中任何成分过敏者禁用。

2. 颅内出血后尚未完全止血者禁用。

3. 孕妇或可能妊娠的妇女禁用。

4. 严重缺血性心脏病、严重心律失常者禁用。

【注意事项】

1. 本品应在医生指导下使用。

2. 出现过敏症状时，应立即停药就医。

3. 哺乳期妇女应避免使用本品，不得不使用时应停止哺乳。

4. 长期使用应注意血象变化。

5. 注射液不可静脉推注或肌肉注射。

6. 输液中长春西汀含量不得超过 0.06mg/ml，否则有溶血的可能。

7. 注射液中含山梨醇，糖尿病病人应用时注意。

【药物相互作用】本品不可与肝素同用。

【规格】片剂：5mg。注射液：2ml：10mg。

尼麦角林
Nicergoline

【其他名称】麦角溴烟酯、乐喜林、思尔明。

【药理作用】本品为半合成麦角碱衍生物。具有 α 受体阻滞作用和扩血管作用。可加强脑细胞能量的新陈代谢，增加氧和葡萄糖的利用。促进神经递质多巴胺的转换而增加神经的传导，加强脑部蛋白质的合成，改善脑功能。

【适应证】

1. 改善脑动脉硬化及脑中风后遗症引起的意识低下和情感障碍（反应迟钝、注意力不集中、记忆力衰退、缺乏意念、忧郁、不安等）。

2. 急性和慢性周围循环障碍（肢体血管闭塞性疾病、雷诺综合征、其他末梢循环不良症状）。

3. 用于血管性痴呆，尤其在早期治疗时，对认知、记忆等有改善，并能减轻疾病严重程度。

【用法用量】

1. 片剂：口服，勿咀嚼。每日 20～60mg，分 2～3 次服用。连续给药至少 6 个月。

2. 注射液：肌注：每次 2～4mg，每天 2 次。静脉滴注：每次 4～8mg，溶于 100ml 生理盐水或葡萄糖注射液中缓慢滴注，每日 1 次。动脉注射：每次 4mg，溶于 10ml 生理盐水，缓慢注射。

【不良反应】未见严重不良反应的报道。可有低血压、头晕、胃痛、潮热、面部潮红、嗜睡、失眠等。临床试验中，可观察到血液中尿酸浓度升高，但是这种现象与给药量和给药时间无相关性。

【禁忌】近期心肌梗死、急性出血、严重的心动过缓、直立性调节功能障碍、出血倾向和对尼麦角林过敏者禁用。

【注意事项】

1. 通常本品在治疗剂量时对血压无影响，但对敏感患者可能会逐渐降低血压。

2. 慎用于高尿酸血症的患者或有痛风史的患者。

3. 肾功能不全者应减量。

4. 孕妇一般不宜使用，必需使用时应权衡利弊。

5. 服药期间禁止饮酒。

【药物相互作用】

1. 尼麦角林片可能会增强降血压药的作用。

2. 由于尼麦角林是通过 CYP 2D6 代谢，不排除与通过相同代谢途径的药物有相互作用。

【规格】片剂：5mg；10mg；30mg。注射剂：4mg；8mg。

地奥司明
Diosmin

【其他名称】爱脉朗。

【药理作用】本品为增强静脉张力性药物和血管保护剂。药物以下列方式对静脉血管系统发挥其活性作用：①降低静脉扩张性，减轻静脉血淤滞。②在微循环系统，使毛细血管壁渗透能力正常化并增强其抵抗性。③增强静脉张力。④改善毛细血管脆性。

【适应证】

1. 治疗静脉淋巴功能不全相关的各种症状（腿部沉重、疼痛、晨起酸胀不适感）。

2. 治疗急性痔发作有关的各种症状。

【用法用量】每日1000mg。用于急性痔发作时，前4天每日3000mg，以后3天，每日2000mg。

【不良反应】有少数轻微胃肠反应和自主神经紊乱的报告，但未致必须中断治疗。

【禁忌】对本品任何成分过敏者禁用。

【注意事项】用本药治疗急性痔发作不能替代处理其他肛门疾病所需的特殊治疗。本治疗方法必须是短期的。如果症状不能迅速消除，应进行肛肠病学检查并对本治疗方案进行重新审查。

【规格】片剂：500mg。

6 降血压药

可乐定
Clonidine

【其他名称】氯压定、可乐宁、血压得平、110降压平、Catapres、Catapresan。

【药理作用】α受体激动剂。

1. 本品直接激动下丘脑及延脑的中枢突触后膜α_2受体，使抑制性神经元激动，减少中枢交感神经冲动传出，从而抑制外周交感神经活动。可乐定还激动外周交感神经突触前膜α_2受体，增强其负反馈作用，减少末梢神经释放去甲肾上腺素，降低外周血管和肾血管阻力，减慢心率，降低血压。肾血流和肾小球滤过率基本保持不变。直立性症状较轻或较少见，很少发生体位性低血压。

2. 本品使卧位心输出量中度（15%～20%）减少，而不改变周围血管阻力；45°倾斜时轻度减少心输出量和周围血管阻力。长期治疗后心输出量趋于正常，但周围血管阻力持续降低。使用可乐定的患者大部分有心率减慢，但药物对血流动力学无影响。

3. 临床研究证实，本品可降低血浆肾素活性，减少醛固酮及儿茶酚胺分泌，但这些药理作用与抗高血压作用的确切关系并不完全清楚。

4. 短期使用本品可刺激儿童和成人的生长激素释放，但长期使用不引起生长激素水平持续增高。

5. 本品可以治疗偏头痛、痛经及绝经期潮热，但其治疗机制不明，可能通过稳定周围血管发挥作用。

6. 可能通过抑制脑内α受体活性戒除阿片瘾。

【适应证】

1. 高血压（不作为第一线用药）。

2. 高血压急症。

3. 偏头痛、绝经期潮热、痛经。

4. 戒除阿片瘾。

【用法用量】

1. 片剂

（1）降低血压：口服，起始剂量0.1mg，一日2次；需要时隔2～4天递增，每日0.1～0.2mg。常用维持剂量为0.3～0.9mg/d，分2～4次口服。严重高血压需紧急治疗时开始口服0.2mg，继以每小时0.1mg，直到舒张压控制或总量达0.7mg，然后用维持剂量。

（2）绝经期潮热：一次0.025～0.075mg，每日2次。

（3）严重痛经：一次0.025mg，每日2次，在月经前及月经时服，共服14日。

（4）偏头痛：一次0.025mg，每日2～4次。

（5）极量：一次0.6mg，一日2.4mg。

2. 注射液：一次0.15mg，加入葡萄糖注射液缓慢注射，24小时内总量不超过0.75mg。

3. 贴片：取本品，揭去保护膜，贴于耳后无发干燥皮肤。成年患者首次使用1片（2.5cm²），然后根据血压下降幅度调整每次贴用面积（减少或增加），如已增至3片（7.5cm²），且不良反应明显，应考虑停药。贴片3天后换用新贴。

【不良反应】大部分不良反应轻微，并随用药过程而减轻。

1. 常见不良反应：口干（与剂量有关），昏睡，头晕，精神抑郁，便秘和镇静，性功能降低和夜尿多，瘙痒，恶心，呕吐，失眠，荨麻疹，血管神经性水肿和风疹，疲劳，直立性低血压，紧张和焦躁，脱发，皮疹，厌食和全身不适，体重增加，头痛，乏力，戒断综合征，短暂肝功能异常。

2. 少见不良反应：肌肉关节痛，心悸，心动过速，心动过缓，下肢痉挛，排尿困难，男性乳房发育，尿潴留，多梦，夜游症，烦躁不安，兴奋，幻视幻听，谵妄，雷诺现象，心力衰竭，心电图异常，乙醇过敏，发烧，短暂血糖升高，血清肌酸磷酸激酶升高，肝炎和腮腺炎等。

【禁忌】对本品过敏者禁用。

【注意事项】

1. 长期用药由于液体潴留及血容量扩充，可产生耐药性，降压作用减弱，但加利尿剂可纠正。

2. 治疗时突然停药，可发生血压反跳性增高。多于 12～48 小时出现，可持续数天，其中 5%～20% 的病人伴有神经紧张、胸痛、失眠、脸红、头痛、恶心、唾液增多、呕吐、手指颤动等症状。日剂量超过 1.2mg 或与 β 受体阻滞剂合用时，突然停药后发生反跳性高血压的机会增多。因此，停药必须在 1～2 周内逐渐减量，同时加用其他降压治疗。血压过高时可给二氮嗪或 α 受体阻滞剂，或再用本品。若手术必须停药，应在术前 4～6 小时停药，术中静滴降压药，术后复用本品。

3. 下列情况慎用：脑血管病、冠状动脉供血不足、精神抑郁史、近期心肌梗死、雷诺病、慢性肾功能障碍、窦房结或房室结功能低下、血栓闭塞性脉管炎等。

4. 对诊断的干扰：应用本品时可使直接抗球蛋白（Coombs）试验弱阳性，尿儿茶酚胺和香草杏仁酸（VMA）排出减少。

5. FDA 对本药的妊娠安全性分级为 C 级。

【药物相互作用】

1. 与乙醇、巴比妥类或镇静药等中枢神经抑制药合用，可加强中枢抑制作用。

2. 与其他降压药合用可加强降压作用。

3. 与 β 受体阻滞剂合用后停药，可增加可乐定的撤药综合征危象，故宜先停用 β 受体阻滞剂，再停可乐定。

4. 与三环类抗抑郁药合用，减弱可乐定的降压作用，可乐定须加量。

5. 与非甾体类抗炎药合用，减弱可乐定的降压作用。

【规格】片剂：0.075mg；0.15mg。注射剂：1ml：0.15mg。贴片：2.5mg。

哌唑嗪
Prazosin

【其他名称】脉宁平、Furazosin、Hypovase、Minipress。

【药理作用】

1. 本品为选择性突触后 α_1 受体阻滞剂，是喹唑啉衍生物，本品可松弛血管平滑肌，扩张周围血管，降低周围血管阻力，降低血压。

2. 本品扩张动脉和静脉，降低心脏前负荷与后负荷，使左心室舒张末压下降，改善心功能，治疗心力衰竭起效快，1 小时达高峰，持续 6 小时。

3. 本品对肾血流量与肾小球滤过率影响小，可通过阻滞膀胱颈、前列腺包膜和腺体、尿道的 α_1 受体减轻前列腺增生病人排尿困难。

4. 动物实验显示，大部分药物与 α_1 酸性糖蛋白相结合，仅 5% 药物以游离形式存在于血液中，肺、心脏、血管等部位的浓度较高，而在脑中较低。

5. 本品不影响 α_2 受体，降压时很少发生反射性心动过速，对心排出量影响较小，也不增加肾素分泌。长期应用对脂质代谢无影响。

【适应证】用于治疗轻、中度高血压。常与 β 受体阻滞剂或利尿剂合用。

【用法用量】口服，一次 0.5～1mg，每日 2～3 次（首剂为 0.5mg，睡前服）。逐渐按疗效调整为一日 6～15mg，分 2～3 次服。每日剂量超过 20mg 后，疗效不进一步增加。

【不良反应】

1. 本品可引起晕厥，大多数由体位性低血压引起，偶发生在心室率为 100～160 次/分的情况下，通常在首次给药后 30～90 分钟或与其他降压药合用时出现。低钠饮食与合用 β 受体阻滞剂的患者较易发生。如果将首次剂量改为 0.5mg，临睡前服用，可防止或减轻这种不良反应；在给本药前一天停止使用利尿药，也可减轻"首次现象"。这种副作用有自限性，多数情况下不会再发生。

2. 眩晕和嗜睡可发生在首次服药后，在首次服药或加量后第一日应避免驾车和危险的工作。目眩可发生于体位由卧位变为立位时，缓慢起床可避免。此外，目眩在饮酒、长时间站立、运动或天气较热时也可出现，故在上述情况下应慎用本品。

3. 不良反应发生率依次为眩晕（10.3%）、头痛（7.8%）、嗜睡（7.6%）、精神差（6.9%）、心悸（5.3%）、恶心（4.9%）。不良反应多发生在服药初期，可以耐受。

其他不良反应可见呕吐、腹泻、便秘、水肿、体位性低血压、晕厥、头晕、抑郁、易激动、皮疹、瘙痒、尿频、视物模糊、巩膜充血、鼻塞、鼻出血。

【禁忌】对本品过敏者禁用。

【注意事项】

1. 剂量必须按个体化原则，以降低血压反应为准。

2. 与其他抗高血压药合用时，降压作用加强，较易产生低血压，而水钠潴留可能减轻。合用时应调节剂量以求每一种药物的最小有效剂量。为避免这些副作用的产生可将本品减为 1～2mg，每日 3 次。

3. 首次给药及以后加大剂量时，均建议在卧床时给药，不做快速起立动作，以免发生体位性低血压反应。

4. 肾功能不全时应减小剂量，起始剂量每次 1mg，每日 2 次为宜。肝病患者也相应减小剂量。

5. 在治疗心力衰竭时可以出现耐药性，早期是由于降压后反射性交感兴奋，后期是由于水钠潴留。前者可暂停给药或增加剂量，后者则宜暂停给药，改用其他血管扩张药。

6. FDA 对本药的妊娠安全性分级为 C 级。

【药物相互作用】

1. 与钙拮抗药同用，降压作用加强，剂量须适当调整。与其他降压药或利尿药同用，也须同样注意。

2. 与噻嗪类利尿药或 β 受体阻滞剂合用，使降压作用加强而水钠潴留可能减轻，合用时应调节剂量以求每一种药物的最小有效剂量。

3. 与非甾体类抗炎镇痛药同用，尤其与吲哚美辛同用，可使本品的降压作用减弱。

4. 与拟交感类药物同用，本品的降压作用减弱。

5. 本药与以下药物合用时无不良作用发生：地高辛；胰岛素；磺脲类降糖药：包括苯乙双胍、甲磺丁脲、氯磺丙脲、妥拉磺脲；镇静剂：包括利眠宁、安定；丙磺舒；抗心律失常药：包括普鲁卡因胺、氨酰心安、奎尼丁；止痛、退热及抗炎药：包括丙氧芬、阿司匹林、消炎痛、保泰松。

【规格】片剂：0.5mg；1mg；2mg；5mg。

乌拉地尔
Urapidil

【其他名称】优匹敌、压宁定、利喜定、Eupressyl、Ebrantil。

【药理作用】本品为苯唑嗪取代的尿嘧啶，具有外周和中枢双重降压作用。外周主要阻断突触后 α_1 受体，使血管扩张显著降低外周阻力。同时也有较弱的突触前 α_2 受体阻滞作用，阻断儿茶酚胺的收缩血管作用（不同于哌唑嗪的外周作用）；中枢作用主要通过激动 5-羟色胺 1A 受体，降低延髓心血管中枢的交感反馈调节而降压（不同于可乐定的中枢作用）。在降血压同时，本品一般不会引起反射性心动过速。

【适应证】

1. 高血压危象（如血压急骤升高）。

2. 重度和极重度高血压。

3. 难治性高血压。

4. 控制围术期高血压。

【用法与用量】

1. 缓释片（胶囊）：口服，成人，每次 30～60mg，每日 2 次，维持剂量 30～180mg/d。

2. 注射液：静脉注射或静脉滴注，病人须取卧位。单次和重复静脉注射及长时间静脉点滴均可。亦可在静脉注射后持续静脉点滴。

（1）静脉注射：缓慢静注 10～50mg，监测血压变化，降压效果应在 5 分钟内即可显示。若效果不够满意，可重复用药。

（2）持续静脉点滴或使用输液泵：本品在静脉注射后，为了维持其降压效果，可持续静脉点滴，液体按下述方法配制：通常将 250mg 乌拉地尔加入到合适的液体中，如生理盐水、5% 或 10% 的葡萄糖注射液。静脉输液的最大药物浓度为 4mg/ml。输入速度根据病人的血压酌情调整。推荐初始速度为每分钟 2mg，维持速度为每小时 9mg。静脉滴注或用输液泵输入应当在静脉注射后使用，以维持血压稳定。血压下降的程度由前 15 分钟内输入的药物剂量决定，然后用低剂量维持。

【不良反应】

1. 使用本品后，个别病例可能出现头痛、头晕、恶心、呕吐、出汗、烦躁、乏力、心悸、心律失常、上脸部压迫感或呼吸困难等症状，其原因多为血压降得太快所致，通常在数分钟内即可消失，病人无需停药。血压过度降低，可抬高下肢，补充血容量即可改善。

2. 过敏反应（如瘙痒、皮肤发红、皮疹等）少见。

3. 极个别病例在口服本药时出现血小板计数减少，但血清免疫学研究尚未证实其因果关系。

【禁忌】

1. 主动脉狭窄或动静脉分流患者（血流动力学无效的透析分流除外）禁用。

2. 哺乳期妇女禁用。

【注意事项】

1. 如果联合其他降压药使用本品，应间隔一定的时间，必要时调整本药的剂量。

2. 血压骤然下降可能引起心动过缓甚至心脏停搏。

3. 对本品过敏者，表现为皮肤瘙痒、潮红，出现皮疹，应停药。

4. 开车或操纵机器者应谨慎，可能影响其驾驶或操纵能力。

5. 逾量可致低血压，可抬高下肢及增加血容量，必要时加升压药。

6. 老年人及肝功能受损者可增强本品作用，应予注意。

7. 本品治疗期限一般不超过7天。

【药物相互作用】

1. 本品注射剂不能与碱性液体混合，因其酸性性质可能引起溶液混浊或絮状物形成。

2. 与降压药同用或饮酒可增强本品降压作用。

3. 与西咪替丁同用可增加本品血药浓度15%。

4. 目前无足够资料说明本品可与血管紧张素转化酶抑制剂同用，故暂不提倡与血管转化酶抑制剂合用。

5. 若同时使用其他抗高血压药物、饮酒或病人存在血容量不足的情况，如腹泻、呕吐，可增强乌拉地尔针剂的降压作用。

【规格】缓释片（胶囊）：30mg。注射剂：5ml：25mg；10ml：50mg。

利血平
Reserpine

【其他名称】血安平、蛇根碱、Serpasil。

【药理作用】本品是肾上腺素能神经元阻断性抗高血压药。本品通过耗竭周围交感神经末梢的肾上腺素，心、脑及其他组织中的儿茶酚胺和5-羟色胺达到抗高血压、减慢心率和抑制中枢神经系统的作用。降压作用主要通过减少心输出量和降低外周阻力、部分抑制心血管反射实现。减慢心率的作用对正常心率者不明显，但对于窦性心动过速者则明显。本品作用于下丘脑部位产生镇静作用，但无致嗜睡和麻醉作用，不改变睡眠时脑电图，可缓解高血压病人焦虑、紧张和头痛。

【适应证】用于轻中度早期高血压。对严重和晚期病例单用本品效果较差，常与其他抗高血压药同用。

【用法用量】

1. 片剂：口服，初始剂量每次0.1~0.25mg，每日1次，经过7~14天的剂量调整期，以最小有效剂量确定维持量。极量不超过一次0.5mg。儿童每日按体重0.005~0.02mg/kg或体表面积0.15~0.6mg/m²给药，分1~2次口服。

2. 注射液：初始肌肉注射0.5~1mg，以后按需要每4~6小时肌注0.4~0.6mg。

【不良反应】

1. 常见的不良反应有倦怠、晕厥、头痛、阳痿、性欲减退、乏力、精神抑郁、注意力不集中、神经紧张、焦虑、多梦、梦呓或清晨失眠。

2. 较少见的有柏油样黑色大便、呕血、腹痛、心律失常、支气管痉挛、手指强硬颤动等。

3. 停药后仍可以出现的中枢或心血管反应有眩晕、倦怠、晕倒、阳痿、性欲减退、心动过缓、乏力、精神抑郁、注意力不集中、神经紧张、焦虑、多梦、梦呓或清晨失眠。精神抑郁的发生较隐袭，可致自杀，且可出现于停药后数月。

【禁忌】抑郁症尤其是有自杀倾向的抑郁症、活动性胃溃疡、溃疡性结肠炎患者禁用。

【注意事项】

1. 对萝芙木制剂过敏者对本品也可能过敏。

2. 本品可以增加胃酸分泌和胃肠动力，慎用于有胃肠功能失调等病史者。

3. 本品慎用于胆结石患者以防发生胆绞痛，慎用于过敏患者以防发生支气管哮喘。

4. 本品慎用于体弱和老年患者、肾功能不全、帕金森病、癫痫、心律失常和心肌梗死患者。

5. 本品可能导致低血压，包括体位性低血压。

6. 治疗期间，可能发生焦虑、抑郁以及精神病。在服药剂量不大于0.25mg/d时，少见抑郁症发生；若之前就有抑郁症，用药可加重病情。一旦有抑郁症状出现立即停药。有抑郁症史的病人用药需非常慎重，并警惕自杀的可能性。

7. 当两种或两种以上抗高血压药合用时，需减少每种药物的用量以防止血压过度下降，这对有冠心病的高血压病人尤为重要。

8. 正在服用利血平的患者不能同时进行电休克治疗，小的惊厥性电休克剂量即可引起严重的甚至是致命的反应。停用利血平至少 7 天后方可开始电休克治疗。

9. 需周期性检查血电解质以防电解质失衡。

10. 麻醉期间用利血平可能加重中枢镇静，导致严重低血压和心动过缓，必须告诉麻醉师，事先给予阿托品防止心动过缓，用肾上腺素纠正低血压。

11. 利血平对诊断的影响：以改良的 Glenn - Nelson 法或 Holtroff Koch 改良的 Zimmerman 反应作尿类固醇测定，可致结果假性低值；使血清催乳素浓度升高；短期大量注射使尿中儿茶酚胺排出增多，长期使用则减少；肌肉注射后尿中香草杏仁酸最初排出增加 40%，第二天减少，长期给药排出锐减。

12. 如用药久不见效，则宜与其他降压药如氢氯噻嗪、肼屈嗪等合用，而不可增加本品剂量。

13. FDA 对本药的妊娠安全性分级为 C 级。

【药物相互作用】

1. 与乙醇或中枢神经抑制剂合用可加重中枢抑制作用。

2. 与其他降压药或利尿药合用可加强降压作用，需进行剂量调整。与 β 受体阻滞剂合用可使后者作用增强。

3. 与洋地黄或奎尼丁合用，大剂量时可引起心律失常。

4. 与左旋多巴合用可使多巴胺耗竭，导致帕金森综合征。

5. 与间接性拟肾上腺素药如麻黄碱、苯丙胺等合用，可使儿茶酚胺贮存耗竭，抑制拟肾上腺素药的作用。

6. 与直接性拟肾上腺素药如肾上腺素、异丙肾上腺素、去甲肾上腺素、间羟胺、去氧肾上腺素等合用，可使之作用延长。

7. 与三环类抗抑郁药合用，利血平和抗抑郁药作用均减弱。

8. 巴比妥类可加强利血平的中枢镇静作用。

【规格】片剂：0.1mg；0.25mg。注射剂：1ml：1mg；1ml：2.5mg。

地巴唑
Bendazol

【其他名称】Dibazol。

【药理作用】对血管平滑肌有直接松弛作用，使外周阻力降低而使血压下降。对胃肠平滑肌有解痉作用。

【适应证】用于轻度高血压、脑血管痉挛、胃肠平滑肌痉挛、脊髓灰质炎后遗症、外周颜面神经麻痹。也可用于妊娠后高血压综合征。

【用法用量】

1. 高血压、胃肠痉挛：口服一次 10～20mg，每日 3 次；或皮下注射 10～20mg。

2. 神经疾患：口服一次 5～10mg，每日 3 次。

3. 脑血管痉挛：一次静脉注射 10～20mg。

【禁忌】血管硬化者禁用。

【不良反应】大剂量时可引起多汗、面部潮红、轻度头痛、头晕、恶心、血压下降。

【规格】片剂：20 mg；30mg。注射液：1ml：10mg。

米诺地尔
Minoxidil

【其他名称】长压定、敏乐啶、蔓迪、Loniten。

【药理作用】本品直接扩张小动脉，因而降压，但具体机制未明。本品不扩张小静脉。周围血管阻力减低后引起反射性心率加快、心排血量增加。降压后肾素活性增高，引起水钠潴留。本品不干扰血管运动反射，故不发生直立性低血压。

【适应证】用于治疗高血压，为第二或第三线用药。溶液剂、酊剂用于治疗男性型脱发和斑秃。

【用法用量】

1. 片剂

(1) 成人：口服，开始一次 2.5mg，一日 2 次，以后每 3 日将剂量加倍，逐渐增至出现疗效，维持量每日 10～40 mg，单次或分次服用。最多一日不能超过 100 mg。

(2) 小儿：口服按体重每日 0.2mg/kg，一日 1 次给药，以后每 3 日调整剂量，每次每日按体重增加 0.1mg/kg，12 岁以下一日最多为 50mg。维持量按体重一日 0.25～1mg/kg，每日单次或分次服用。

2. 酊剂：每次 1ml（米诺地尔 50mg，约 7 喷），涂于头部患处，从患处的中心开始涂抹，并用手按摩 3~5 分钟，不管患处的大小如何，均使用该剂量。每天总量不得超过 2ml。

【不良反应】

1. 反射性交感兴奋可引起心率加快、心律失常、皮肤潮红。

2. 水钠潴留引起体重增加、下肢水肿。

3. 毛发增生，以脸、臂及背部较著，常在用药后 3~6 周内出现，停药 1~6 月后消退。为减少这些不良反应宜与利尿药或 β 受体阻滞药合用。

【禁忌】嗜铬细胞瘤患者禁用。

【注意事项】

1. 肺源性心脏病、心绞痛、慢性充血性心力衰竭及严重肝功能不全者慎用。

2. 使用本品治疗后初期血尿素氮及肌酐增高，但继续治疗后下降至用药前水平。

3. 血浆肾素活性、血清碱性磷酸酶、血钠可能增高。

4. 血细胞计数及血红蛋白可能因血液稀释而减低。

5. 应用本品时应定时测量血压、体重。

6. 突然停药可致血压反跳，故宜逐渐撤药。

7. 酊剂应在头发和头皮完全干燥时使用，使用本品后，应清洗双手。

8. FDA 对本药的妊娠安全性分级为 C 级。

【药物相互作用】

1. 本品与其他降压药、硝酸盐类同用可使降压作用加强。

2. 非甾体消炎镇痛药、拟交感胺类与本品同用可使降压作用减弱。

【规格】片剂：2.5mg。酊剂：5%（60ml：3g）。

硝普钠
Sodium Nitroprusside

【其他名称】Sodium Nitroferricyanide。

【药理作用】本品为速效和短时作用的血管扩张药。对动脉和静脉平滑肌均有直接扩张作用，但不影响子宫、十二指肠或心肌的收缩。血管扩张使周围血管阻力减低，因而有降压作用。血管扩张使心脏前、后负荷均减低，心排血量改善，故对心力衰竭有益。后负荷减低可减少瓣膜关闭不全时主动脉和左心室的阻抗而减轻反流。

【适应证】

1. 用于高血压急症，如高血压危象、高血压脑病、恶性高血压、嗜铬细胞瘤手术前后阵发性高血压等的紧急降压，也可用于外科麻醉期间进行控制性降压。

2. 用于急性心力衰竭，包括急性肺水肿。

【用法用量】用前将本品 50mg 溶解于 5% 葡萄糖注射液 5ml 中，再稀释于 5% 葡萄糖注射液 250~1000ml 中，在避光输液瓶中静脉滴注。

1. 成人：开始每分钟 0.5μg/kg，根据治疗反应以每分钟 0.5μg/kg 递增，逐渐调整剂量，常用剂量为每分钟 3μg/kg，极量为每分钟 10μg/kg。总量为 3.5mg/kg。

2. 小儿：每分钟 1.4μg/kg，按效应逐渐调整用量。

【不良反应】短期应用适量不致发生不良反应。

1. 本品毒性反应来自其代谢产物氰化物和硫氰酸盐，氰化物是中间代谢物，硫氰酸盐为最终代谢产物，如氰化物不能正常转换为硫氰酸盐，则硫氰酸盐血浓度虽正常也可发生中毒。

2. 麻醉中控制降压时突然停用本品，尤其血药浓度较高而突然停药时，可能发生反跳性血压升高。

3. 以下三种情况出现不良反应：

（1）血压降低过快过剧，出现眩晕、大汗、头痛、肌肉颤搐、神经紧张或焦虑、烦躁、胃痛、反射性心动过速或心律不齐，症状的发生与静脉给药速度有关，与总量关系不大。

（2）硫氰酸盐中毒或逾量时，可出现运动失调、视力模糊、谵妄、眩晕、头痛、意识丧失、恶心、呕吐、耳鸣、气短。

（3）氰化物中毒或超量时，可出现反射消失、昏迷、心音遥远、低血压、脉搏消失、皮肤粉红色、呼吸表浅、瞳孔散大。

4. 皮肤光敏感与疗程及剂量有关。皮肤石板蓝样色素沉着，停药后经较长时间（1~2 年）才渐退。其他过敏性皮疹，停药后消退较快。

【禁忌】

1. 代偿性高血压如动静脉分流或主动脉缩窄时禁用。

2. 妊娠期妇女禁用。

【注意事项】

1. 本品对光敏感，溶液稳定性较差，滴注溶液应新鲜配制并注意避光。新配溶液为淡棕色，如变为暗棕色、橙色或蓝色，应弃去。溶液的保存与应用不应超过24小时。溶液内不宜加入其他药品。

2. 对诊断的干扰：用本品时血二氧化碳分压、pH值、碳酸氢盐浓度可能降低；血浆氰化物、硫氰酸盐浓度可能因本品代谢后产生而增高；本品逾量时动脉血乳酸盐浓度可增高，提示代谢性酸中毒。

3. 下列情况慎用：①脑血管或冠状动脉供血不足时，对低血压的耐受性降低。②麻醉中控制性降压时，如有贫血或低血容量应先予纠正再给药。③脑病或其他颅内压增高时，扩张脑血管可进一步增高颅内压。④肝功能损害时，本品可能加重肝损害。⑤甲状腺功能过低时，本品的代谢产物硫氰酸盐可抑制碘的摄取和结合，因而可能加重病情。⑥肺功能不全时，本品可能加重低氧血症。⑦维生素 B_{12} 缺乏时使用本品，可能使病情加重。

4. 应用本品过程中，应经常测血压，最好在监护室内进行；肾功能不全而本品应用超过48～72小时者，每天须测定血浆中氰化物或硫氰酸盐，保持硫氰酸盐不超过 $100\mu g/ml$，氰化物不超过 $3\mu mol/ml$；急性心肌梗死患者使用本品时须测定肺动脉舒张压或肺毛细管楔嵌压。

5. 药液有局部刺激性，谨防外渗，推荐自中心静脉给药。

6. 少壮男性患者麻醉期间用本品作控制性降压时，需要用大量，甚至接近极量。老年人用本品须注意肾功能减退对本品排泄的影响。老年人对降压反应比较敏感，用量宜酌减。

7. 如静滴已达每分钟 $10\mu g/kg$，经10分钟而降压仍不满意，应考虑停用本品，改用或加用其他降压药。

8. 左心衰竭时应用本品可恢复心脏的泵血功能，但伴有低血压时，须同时加用正性肌力药如多巴胺或多巴酚丁胺。

9. 用本品过程中，偶可出现明显耐药性，此应视为中毒的先兆征象，此时减慢滴速，即可消失。

10. FDA对本药的妊娠安全性分级为C级。

【药物相互作用】

1. 与其他降压药同用可使血压剧降。

2. 与多巴酚丁胺同用，可使心排血量增多而肺毛细血管楔嵌压降低。

3. 与拟交感胺类药同用，本品降压作用减弱。

【规格】注射剂：50mg。

卡托普利
Captopril

【其他名称】甲巯丙脯酸、巯甲丙脯酸、开福林、开博通、刻甫定、Tensiomin。

【药理作用】本品为竞争性血管紧张素转化酶抑制剂，使血管紧张素 I 不能转化为血管紧张素 II，从而降低外周血管阻力，并通过抑制醛固酮分泌，减少水钠潴留。本品还可通过干扰缓激肽的降解扩张外周血管。对心力衰竭患者，本品也可降低肺毛细血管楔嵌压及肺血管阻力，改善心排出量及运动耐受时间。

【适应证】

1. 用于治疗高血压，可单独应用或与其他降压药合用。

2. 用于治疗心力衰竭，可单独应用或与强心利尿药合用。

【用法用量】视病情或个体差异而定。

1. 片剂

（1）成人：①高血压，口服一次 12.5～25mg，每日2～3次（饭前服用），按需要1～2周内增至50mg，每日2～3次，疗效仍不满意时可加用其他降压药。②心力衰竭，开始一次口服 12.5～25mg，每日2～3次，必要时逐渐增至50mg，每日2～3次，若需进一步加量，宜观察疗效2周后再考虑。对近期大量服用利尿剂，处于低钠或低血容量状态，而血压正常或偏低的患者，初始剂量宜用 6.25～12.5mg，每日3次，以后通过观察逐步增加至常用量。

（2）小儿：降压与治疗心力衰竭，开始每次 0.3mg/kg，每日3次，必要时，每隔8～24小时增加 0.3mg/kg，应用最低有效量。

2. 注射液：成人一次25mg，溶于10%葡萄糖注射液20ml，缓慢静脉注射（10分钟），随后用50mg溶于10%葡萄糖注射液500ml，静脉注射（1小时）。

【不良反应】

1. 较常见的有：皮疹，可能伴有瘙痒和发热，常发生于治疗4周内，呈斑丘疹或荨麻疹，减量、停药或给抗组胺药后消失，7%～10%伴嗜酸性细胞增多或抗核抗体阳性；心悸，心动过速，胸痛；

咳嗽；味觉迟钝。

2. 较少见的有：蛋白尿，常发生于治疗开始8个月内，其中 1/4 出现肾病综合征，但蛋白尿在6个月内渐减少，疗程不受影响；眩晕、头痛、昏厥，由低血压引起，尤其在缺钠或血容量不足时；血管性水肿，见于面部及手脚；心率快而不齐；面部潮红或苍白。

3. 少见的有：白细胞与粒细胞减少，有发热、寒战，白细胞减少与剂量相关，治疗开始后 3～12 周出现，以 10～30 天最显著，停药后持续 2 周。

【禁忌】对本品或其他血管紧张素转化酶抑制剂过敏者禁用。

【注意事项】

1. 胃中食物可使片剂吸收减少 30%～40%，故宜在餐前 1 小时服药。

2. 本品可使血尿素氮、肌酐浓度增高，常为暂时性，在肾病或长期严重高血压而血压迅速下降后易出现，偶有血清肝脏酶增高；可能增高血钾，与保钾利尿剂合用时尤应注意检查血钾。

3. 下列情况应慎用：①自身免疫性疾病如严重系统性红斑狼疮，此时白细胞或粒细胞减少的机会增多。②骨髓抑制。③脑动脉或冠状动脉供血不足，可因血压降低而缺血加剧。④血钾过高。⑤肾功能障碍而致血钾增高，白细胞及粒细胞减少，并使本品潴留。⑥主动脉瓣狭窄，此时可能使冠状动脉灌注减少。⑦严格饮食限制钠盐或进行透析者，首剂本品可能发生突然而严重的低血压。

4. 肾功能差者应采用小剂量或减少给药次数，缓慢递增；若须同时用利尿药，建议用呋塞米而不用噻嗪类，血尿素氮和肌酐增高时，将本品减量或同时停用利尿剂。

5. 用本品时蛋白尿若渐增多，暂停本品或减少用量。

6. 用本品时若白细胞计数过低，停用本品，可以恢复。

7. 用本品时出现血管神经水肿，应停用本品，迅速皮下注射 1∶1000 肾上腺素 0.3～0.5ml。

8. 本品可引起尿丙酮检查假阳性。

9. FDA 对本药的妊娠安全性分级为 C 级，如在妊娠中晚期为 D 级。

【药物相互作用】

1. 与利尿药同用使降压作用增高，但应避免引起严重低血压，故原用利尿药者宜停药或减量。本品开始宜用小剂量，逐渐调整剂量。

2. 与其他扩血管药同用可能致低血压，如拟合用，应从小剂量开始。

3. 与潴钾药物如螺内酯、氨苯蝶啶、阿米洛利同用可能引起血钾过高。

4. 与内源性前列腺素合成抑制剂如吲哚美辛同用，将使本品降压作用减弱。

5. 与其他降压药合用，降压作用加强；与引起肾素释出或影响交感活性的药物同用呈相加作用；与 β 受体阻滞剂同用呈小于相加的作用。

【规格】片剂：12.5mg；25mg。注射液：1ml∶25mg；2ml∶50mg。

依那普利
Enalapril

【其他名称】恩那普利、苯丁酯脯酸、苯酯丙脯酸、益压利、悦宁定、Innovace、Inovoril。

【药理作用】临床常用马来酸盐。本品为血管紧张素转化酶抑制剂。口服后在体内水解成依那普利拉，后者强烈抑制血管紧张素转化酶，降低血管紧张素 II 含量，造成全身血管舒张，引起降压。

【适应证】用于治疗原发性高血压。

【用法用量】口服。开始剂量为一日 5～10mg，分 1～2 次服，肾功能严重受损病人（肌酐清除率低于 30ml/min）一日 2.5mg。根据血压水平，可逐渐增加剂量。一般有效剂量为一日 10～20mg，每日最大剂量不宜超过 40mg。

【不良反应】可有头昏、头痛、嗜睡、口干、疲劳、上腹不适、恶心、胸闷、咳嗽、蛋白尿、皮疹、面红等，必要时减量。如出现白细胞减少，需停药。

【禁忌】对本品过敏者或双侧性肾动脉狭窄患者禁用。

【注意事项】

1. 个别病人，尤其是在应用利尿剂或血容量减少者，可能会引起血压过度下降，故首次剂量宜从 2.5mg 开始。

2. 定期做白细胞计数、肾功能及血钾测定。

3. 儿童、肾功能严重受损者慎用。

4. FDA 对本药的妊娠安全性分级为 C 级，如在妊娠中晚期用药为 D 级。

【药物相互作用】与其他降压药特别是利尿剂合用，降压作用明显增强，但不宜与潴钾利尿剂合用。

【规格】片剂：5mg；10mg；20mg。

贝那普利
Benazepril

【其他名称】苯那普利、洛丁新、Clbacene、Lotensin。

【药理作用】

1. 降压：本品在肝内水解为贝那普利拉，成为一种竞争性的血管紧张素转化酶抑制剂，阻止血管紧张素Ⅰ转换为血管紧张素Ⅱ，使血管阻力降低，醛固酮分泌减少，血浆肾素活性增高。贝那普利拉还抑制缓激肽的降解，也使血管阻力降低，产生降压作用。

2. 减低心脏负荷：本品扩张动脉与静脉，降低周围血管阻力或心脏后负荷，降低肺毛细血管楔嵌压或心脏前负荷，也降低肺血管阻力，从而改善心排血量，使运动耐量和时间延长。

【适应证】

1. 高血压，可单独应用或与其他降压药如利尿药合用。

2. 心功能不全，可单独应用或与强心药利尿药同用。

【用法用量】

1. 降压：未服用利尿药者，开始推荐剂量为口服 10mg，每天 1 次；已服用利尿药者（严重和恶性高血压除外），用本品前应停用利尿药 2～3 天，小剂量给药，在观察下小心增加剂量。如每天给药 1 次不能满意控制血压，可增加剂量或分 2 次给药，维持量每天可达 20～40mg。肾功能不良或有水、钠缺失者开始用 5mg，每天 1 次。

2. 心功能不全：开始推荐剂量为口服 5mg，每天 1 次，首次服药需监测血压。维持量可用 5～10mg，每天 1 次。严重心功能不全者较轻中度心功能不全需更小的剂量。

【不良反应】

1. 常见的有头痛、头晕、疲乏、嗜睡、恶心、咳嗽。最常见的为头痛和咳嗽。

2. 少见的有症状性低血压、体位性低血压、晕厥、心悸、周围性水肿、皮疹、皮炎、便秘、胃炎、焦虑、失眠、感觉异常、关节痛、肌痛、哮喘等。血管神经性水肿罕见。

【禁忌】

1. 对贝那普利或其他血管紧张素转化酶抑制剂过敏者禁用。

2. 有血管神经性水肿史者禁用。

3. 孤立肾、移植肾、双侧肾动脉狭窄而肾功能减退者禁用。

【注意事项】

1. 服用本品曾发生过唇或面部水肿，如出现该症状，应立即停药，监护患者，直到水肿消失。声门、舌、喉部水肿可能引起气道阻塞，应停药，并立即进行适当治疗，如皮下注射 1∶1000 肾上腺素溶液 0.3～0.5ml。

2. 严重缺钠的血容量不足者服用本品时可能发生低血压（如接受大量利尿药或透析治疗者）。开始服用本品前数天应停用利尿药或采取其他措施补充体液。对有可能发生严重低血压者（如心功能不全病人），服用首剂后应严密监护，直到血压稳定。如果发生低血压，应采取卧位，必要时静脉滴注生理盐水。

3. 自身免疫性疾病及肾功能不全者出现白细胞或粒细胞减少机会增多。对肾功能不全或有白细胞减少者，最初 3 个月内每 2 周检查白细胞计数及分类 1 次，以后定期检查。

4. 少数患者服用本品后可出现暂时性血尿素氮、肌酐升高，停用本品和（或）利尿药，即可恢复。对肾功能不全者，在治疗前几周要密切监测肾功能，以后应定期检查肾功能。用本品时如肌酐清除率 <30ml/min 或血尿素氮、肌酐升高，须减低本品的剂量和（或）停用利尿药。

5. 其他：偶见血钾升高，尤其在肾功能不全和并用治疗低血钾的药物时。偶见氨基转移酶升高。脑或冠状动脉供血不足，可因血压降低而加重。肝功能障碍时本品在肝内的代谢降低。

6. FDA 对本药的妊娠安全性分级为 C 级，在妊娠中晚期为 D 级。

【药物相互作用】

1. 与利尿药合用降压作用增强，可能引起严重低血压，故原用利尿药应停药或减量。本品开始用小剂量，逐渐调整剂量。

2. 与其他扩血管药合用可能导致低血压。如合用，应从小剂量开始。

3. 与潴钾利尿药（如螺内酯、氨苯喋啶、阿米洛利）合用可引起血钾过高。

4. 与非甾体类消炎止痛药合用可通过抑制前列腺素合成及水钠潴留，使本品降压作用减弱。

5. 与其他降压药合用，降压作用加强。其中与引起肾素释出或影响交感活性的药物合用呈较大的相加作用，与β受体阻滞剂合用呈小于相加的作用。

【规格】片剂：5mg；10mg；20mg。

培哚普利
Perindopril

【其他名称】派林多普利、普吲哚酸、雅施达、Acertil、Coversyl、Conversum。

【药理作用】本品为血管紧张转化酶抑制剂（ACEI）。血管紧张素转化酶可将血管紧张素Ⅰ转化为血管紧张素Ⅱ，血管紧张素Ⅱ具有明显的缩血管作用，并可刺激肾上腺皮质分泌醛固酮。本品以其活性成分培哚普利拉发生作用，其他代谢产物无活性。

长期服用本品，总外周动脉阻力降低，且优先作用于肌肉和肾脏血流，不伴有钠和液体潴留或反射性心动过速。与所有的转化酶抑制剂相同，培哚普利抑制强烈肽类血管扩张物质 - 缓激肽降解为无活性的肽类。对于低肾素水平或正常肾素水平的患者，本品均能降低血压。

本品有血管扩张作用，恢复大动脉弹性并降低左室肥厚。与其他同类药物比较，培哚普利降低血压更为缓和，极少发生突然性血压下降。

【适应证】高血压与充血性心力衰竭。

【用法用量】饭前服用，因为食物改变其活性代谢产物培哚普利拉的生物利用度。每天服用1次。

1. 原发性高血压

（1）正常情况下，有效剂量为4mg/d，早晨1次服用。根据疗效，剂量可于3~4周内逐渐增至最大剂量8mg/d。如果必要，可合并使用排钾利尿药以进一步降低血压。

（2）已使用利尿剂治疗的高血压患者，开始治疗之前3天，停止服用利尿剂。如果必要，以后可以再次加用利尿剂。或由2mg开始治疗，并根据降压效果调整剂量。在治疗之前和治疗开始的最初15天内，建议监测血肌酐和血钾水平。

（3）老年人由小剂量（2mg/d，早晨服药）开始治疗，如果必要，一个月之后，增加至4mg/d。

2. 充血性心力衰竭：建议由每天早晨2mg开始治疗，同时监测血压。必要时增加至常规治疗剂量，即每天2~4mg，一次服用。选择的每天治疗剂量应当使立位缩压不低于90mmHg。高危心衰患者（严重心衰，患者接受利尿剂治疗）用药后可能发生症状性低血压，这类病人的起始剂量应减半（即1mg/d）。每次增加剂量时应检测血钾和血肌酐，并且按照心功能分级，每隔3~6个月进行一次检测，以便评估治疗的安全性。

【不良反应】

1. 头痛，疲倦，眩晕，情绪或睡眠紊乱，痛性痉挛。

2. 体位性或非体位性血压。

3. 少数病例出现皮疹。

4. 胃痛，厌食，恶心，腹痛，味觉障碍。

5. 已报道干咳与服用ACE抑制剂有关，其特点为持续性，但停药后干咳消失。如有上述情况，应考虑这种症状可能是由药物引起的。

6. 血尿素和血肌酐中度升高，停止治疗后可恢复。这种升高多见于合并肾动脉狭窄、应用利尿剂治疗的高血压和肾衰患者。

7. 在肾小球肾病患者，ACE抑制剂可引起蛋白尿。

8. 可出现高钾血症，通常为一过性的。

【禁忌】

1. 对培哚普利过敏者禁用。

2. 有与使用ACE抑制剂有关的血管神经性水肿病史者禁用。

3. 妊娠4~9个月者禁用。

4. 哺乳期妇女禁用。

【注意事项】

1. 由于该药含有乳糖，故禁用于先天性半乳糖血症患者。

2. 在免疫抑制病人，有引起中性粒细胞减少或粒细胞缺乏的危险。

3. 大剂量服用ACE抑制剂时，罕见病例出现粒细胞缺乏和（或）骨髓抑制。

4. 在心衰、水钠丢失的病例有引起低血压和（或）肾衰的危险性。

5. 老年人开始治疗之前，应检查肾功能和血钾。起始剂量应根据血压变化进行调整，在有水钠丢失的病例则更应谨慎，以免引起血压突然下降。

6. 在肾衰病人（肌酐清除率<60ml/min）应

降低给药剂量。在这类病人和患有肾小球肾病的病人，常规的处理是定期检测血钾和血肌酐水平。

7. 手术、麻醉者应小心调整剂量。

8. FDA 对本药的妊娠安全性分级为 C 级，如在妊娠中晚期为 D 级。

【药物相互作用】

1. 禁忌配伍：①锂：ACE 抑制剂升高血锂浓度甚至达到毒性水平（减少锂的肾排泄）。如果必须使用 ACE 抑制剂，必须严密监测血锂水平并调整剂量。②雌二醇氮芥：可使血管神经性水肿的危险性增加。③利尿剂（螺内酯、氨苯喋啶，单独或联合）：治疗心力衰竭时除外。降低血钾的患者，不要将补钾制剂或保钾利尿剂与 ACE 抑制剂合用。

2. 谨慎配伍：①非甾体类抗炎药：在老年和（或）脱水患者，ACE 抑制剂与非甾体类抗炎药合用，通过降低肾小球滤过、抑制扩血管前列腺素合成，可引起急性肾衰竭，而降血压作用减弱。故治疗开始时应适当补液，并监测肾功能。②抗糖尿病制剂（胰岛素、磺脲类）：接受胰岛素和磺脲类降糖药治疗的患者，ACE 抑制剂可以增强降低血糖的作用，但极少出现低血糖症状，应加强血糖的自我监测。

3. 可以考虑的配伍：①氨磷汀：可增强降血压作用。②非甾体类抗炎药：可减弱抗高血压作用。③三环类抗抑郁药、精神安定药。

【规格】片剂：2mg；4mg。

氯沙坦钾
Losartan Potassium

【其他名称】洛沙坦、科素亚、DuP753、MK－945、Cozzar。

【药理作用】本品为血管紧张素 Ⅱ 受体（AT₁ 型）拮抗剂，可以阻断内源性及外源性血管紧张素 Ⅱ 所产生的各种药理作用（包括促使血管收缩、醛固酮释放等作用）。本品可选择性地作用于 AT₁ 受体，不影响其他激素受体或心血管中重要的离子通道的功能，也不抑制降解缓激肽的血管紧张素转化酶（激肽酶 Ⅱ），不影响血管紧张素 Ⅱ 及缓激肽的代谢过程。

【适应证】用于治疗原发性高血压。

【用法用量】对大多数病人，通常起始和维持剂量为每天一次 50mg，治疗 3～6 周可达到最大降压效果。在部分病人中，剂量增加到每天一次 100mg 可产生进一步的降压作用。

对血管容量不足的病人（例如应用大剂量利尿剂治疗的病人），可考虑采用每天一次 25mg 的起始剂量。

对老年病人或肾损害病人包括做血液透析的病人，不必调整起始剂量。对有肝功能损害病史的病人应考虑使用较低剂量。

【不良反应】本品耐受性良好，不良反应轻微且短暂，尚未发生因药物不良反应而需终止治疗病例。应用本品时总的不良反应发生率与安慰剂类似。

1. 在对原发性高血压的临床对照研究中，1% 及以上用本品治疗的病人中，与药物有关、发生率比安慰剂高的唯一不良反应是头晕。另外，不足 1% 的病人发生与剂量有关的体位性低血压。

2. 过敏反应：血管性水肿（包括导致气道阻塞的喉及声门肿胀，面、唇、咽、舌肿胀）在极少数服用氯沙坦钾治疗的病人中有报道。其中部分病人以前曾因服用包括 ACE 抑制剂在内的其他药物而发生过血管性水肿。脉管炎，包括过敏性紫癜，有极少报道。

3. 消化系统：肝炎，肝功能异常。

4. 血液系统：贫血。

5. 肌肉骨骼系统：肌痛。

【禁忌】对本品任何成分过敏者禁用。

【注意事项】

1. 血管容量不足的病人（例如应用大剂量利尿药治疗的病人），可发生症状性低血压。在使用本品治疗前应该纠正这些情况，或使用较低的起始剂量。

2. 药代动力学资料表明，肝硬化病人氯沙坦钾的血浆浓度明显增加，故对有肝功能损害病史的病人应该考虑使用较低剂量。

3. 由于抑制了肾－血管紧张素系统，已有关于敏感个体出现包括肾衰在内的肾功能变化的报道。停止治疗后，这些肾功能的变化可以恢复。

对于双侧肾动脉狭窄或只有单侧肾脏而肾动脉狭窄的病人，影响肾－血管紧张素系统的其他药物可增加其血尿素和血清肌酐含量。使用本品也有类似的报道。停止治疗后，这些肾功能的变化可以恢复。

4. FDA 对本药的妊娠安全性分级为 C 级，如用于妊娠高血压患者为 D 级。

【药物相互作用】

1. 在临床药动学的研究中，已确认和氢氯噻嗪、地高辛、华法林、西咪替丁、苯巴比妥、酮康唑和红霉素不具有临床意义上的药物相互作用。已有报道利福平和氟康唑可降低活性代谢产物水平。这些相互作用的临床结果还没有得到评价。

2. 与其他抑制血管紧张素Ⅱ及其作用的药物一样，本品与保钾利尿药（如螺内酯、氨苯喋啶、阿米洛利）、补钾剂或含钾的药品合用时，可导致血钾升高。

3. 与其他抗高血压药物一样，非甾体抗炎药吲哚美辛可降低本品的抗高血压作用。

【规格】片剂：50mg；70mg。氯沙坦钾氢氯噻嗪片：每片含氯沙坦钾 50mg 和氢氯噻嗪 12.5mg。

缬沙坦
Valsartan

【其他名称】达乐、代文、Diovan。

【药理作用】本品是一种口服有效的特异性血管紧张素Ⅱ（AT）受体拮抗剂，它选择性作用于 AT_1 受体亚型，产生所有已知的效应。AT_2 受体亚型与心血管效应无关。缬沙坦对 AT_1 受体没有任何部分激动剂的活性。缬沙坦与 AT_1 受体的亲和力比 AT_2 受体强 20000 倍。ACE 将血管紧张素Ⅰ转化为血管紧张素Ⅱ，并降解缓激肽。缬沙坦对 ACE 没有抑制作用，不引起缓激肽或 P 物质的潴留，所以不会引起咳嗽。

本品降低升高的血压，同时不影响心率。对大多数患者，单剂口服 2 小时内产生降压效果，4~6小时达作用高峰，降压效果维持至服药后 24 小时以上。治疗 2~4 周后达最大降压疗效，并在长期治疗期间保持疗效。与噻嗪类利尿剂合用可进一步显著增强降压效果。突然终止缬沙坦治疗，不引起高血压"反跳"或其他副作用。缬沙坦不影响高血压患者的总胆固醇、甘油三酯、血糖和尿酸水平。

【适应证】治疗轻、中度原发性高血压，尤其适用于对 ACE 抑制剂不耐受的患者。可以与其他抗高血压药物联合应用。

【用法用量】口服，每次 80mg，每天 1 次。可以在进餐时或空腹服用。建议每天在同一时间用药（如早晨）。降压效果不满意时，每日剂量可增加至 160mg，或加用利尿剂。肾功能不全（严

重肾衰者禁忌）及非胆管源性、无淤胆的肝功能不全患者无需调整剂量。

【不良反应】

1. 常见的有头痛、头晕、上呼吸道感染、咳嗽、腹泻等。

2. 少见的有水肿、无力、失眠、皮疹、性欲降低。

这些不良反应是否与缬沙坦治疗有因果关系尚不知晓。

【禁忌】

1. 对本品任何成分过敏者禁用。

2. 妊娠期妇女禁用。

3. 严重肾衰竭（肌苷清除率 <10ml/mim）患者禁用。

【注意事项】

1. 极少数情况下，严重缺钠和（或）血容量不足患者（如大剂量应用利尿剂），应用本品治疗开始时，可能出现症状性低血压。应该在用药之前，纠正低钠和（或）血容量不足，或将利尿剂减量。如果发生低血压，应该让患者平卧，必要时静脉输注生理盐水。血压稳定后恢复本品治疗。

2. 因单侧肾动脉狭窄导致的肾血管性高血压患者短期服用缬沙坦，未发现肾血流动力学、肌酐、尿素氮有统计学的变化。由于其他作用于 RAAS 的药物可能使单侧或双侧肾单动脉狭窄患者的尿素氮和肌酐升高，建议进行监测，确保安全。

3. 肾功能不全患者不需要调整剂量。

4. 轻至中度肝功能不全患者缬沙坦剂量不应超过 80mg/d。

5. 本品主要以原形从胆汁排泄，胆道梗阻患者排泄减少，对这类患者使用缬沙坦应特别小心。

6. 与其他抗高血压药一样，服药患者在驾驶车辆、操纵机器时应小心。

7. FDA 对本药的妊娠安全性分级为 C 级，如在妊娠中晚期为 D 级。

【药物相互作用】

1. 临床没有发现明显的药物相互作用。已对以下药物进行了研究：西咪替丁、华法林、呋塞米、地高辛、阿替洛尔、吲哚美辛、氢氯噻嗪、氨氯地平和格列本脲。

2. 由于缬沙坦几乎不经过代谢，临床没有发现与诱导或抑制细胞色素 P450 系统的药物发生相互影响。

3. 虽然缬沙坦大部分与血浆蛋白结合，但是体外试验没有发现它在这一水平与其他血浆蛋白

结合药物（如双氯芬酸、呋塞米、华法林）发生相互作用。

4. 与保钾利尿剂（如螺内脂、氨苯喋啶、阿米洛利）联合应用、补钾或使用含钾制剂可导致血钾浓度升高，因此，联合用药时需要注意。

【规　格】片剂：40mg；80mg。胶囊剂：40mg；80mg。

吲哒帕胺
Indapamide

【其他名称】纳催离、吲达胺、寿比山、Indammol、Lozide、Natrilix。

【药理作用】本品是一种磺胺类利尿剂，通过抑制远端肾小管皮质稀释段的再吸收水与电解质而发挥作用。降压作用未明，其利尿作用不能解释降压作用，因降压作用出现的剂量远小于利尿作用的剂量，可能的机制包括以下几个方面：调节血管平滑肌细胞的钙内流；刺激前列腺素 PGE_2 和前列腺素 PGI_2 的合成；减低血管对血管加压胺的超敏感性，从而抑制血管收缩。本品降压时对心排血量、心率及心律影响小或无。长期用本品很少影响肾小球滤过率或肾血流量。本药不影响血脂及碳水化合物的代谢。

【适应证】用于治疗高血压。

【用法用量】

1. 降血压：口服，一次 2.5mg，每日 1 次。可在 4 周后增至每次 5mg，每日 1 次。维持量有每次 2.5mg，隔日 1 次。

2. 水钠潴留：每次 2.5mg，每日 1 次，可在 1 周后增至每次 5mg，每日 1 次。

【不良反应】比较轻而短暂，呈剂量相关。较少见的有腹泻、头痛、食欲减低、失眠、反胃、直立性低血压。少见的有皮疹、瘙痒等过敏反应，及低血钠、低血钾、低氯性碱中毒。

【禁忌】

1. 对磺胺过敏者禁用。

2. 严重肾功能不全、肝性脑病或严重肝功能不全、低钾血症患者禁用。

【注意事项】

1. 为减少电解质平衡失调出现的可能，宜用较小的有效剂量，并应定期监测血钾、钠、钙、血糖及尿酸等，注意维持水与电解质平衡，尤其是老年人等高危人群，注意及时补钾。

2. 作利尿用时，最好每晨给药一次，以免夜间起床排尿。

3. 无尿或严重肾功能不全，可诱致氮质血症。

4. 糖尿病时可使糖耐量更低。

5. 痛风或高尿酸血症时血尿酸可进一步增高。

6. 肝功能不全者利尿后可促发肝性脑病。

7. 交感神经切除术后服用本品降压作用会加强。

8. 应用本品而需做手术时，不必停用本品，但须告知麻醉医师。

9. FDA 对本药的妊娠安全性分级为 B 级，如用于妊娠高血压患者为 D 级。

【药物相互作用】

1. 本品与肾上腺皮质激素同用时利尿利钠作用减弱。

2. 本品与胺碘酮同用时由于血钾低而易致心律失常。

3. 本品与口服抗凝药同用时抗凝效应减弱。

4. 与非甾体抗炎镇痛药同用时本品的利钠作用减弱。

5. 本品与多巴胺同用时利尿作用增强。

6. 本品与其他种类降压药同用时降压作用增强。

7. 本品与拟交感药同用时降压作用减弱。

8. 本品与锂剂合用时可增加血锂浓度并出现过量的征象。

9. 本品与大剂量水杨酸盐合用时，已脱水的患者可能发生急性肾衰竭。

10. 本品与二甲双胍合用易出现乳酸酸中毒。

【规格】片剂：2.5mg。

甲基多巴
Methyldopa

【其他名称】爱道美、甲多巴、2 - 甲基多巴、阿道美、Aldomet。

【药理作用】本品为芳香氨酸脱羧酶抑制剂。仅 α - 甲基多巴的左旋异构体对人有抗高血压活性，消旋体（DL - α - 甲基多巴）需要 2 倍剂量方可达到相同的降压作用。其抗高血压作用可能是通过其活性代谢产物 β - 甲基去甲肾上腺素刺激中枢的抑制性 β 受体和假性神经递质，减少血浆肾素活性，从而降低动脉血压。甲基多巴可以降低组织中 5 - 羟色胺、多巴胺、去甲基肾上腺素、甲基肾上腺素浓度。对心脏功能没有直接影响，通常也不减少肾小球滤过率、肾血流量和滤过分数。心输出量在正常心率时保持不变，部分病人出现心率减慢。治疗过程中血浆肾素活性降低。

甲基多巴可降低卧位和立位血压，很少出现体位性低血压。罕见日间运动时低血压。

【适应证】用于中度、重度或恶性高血压，尤其适用于肾性高血压或伴有肾功能不良的高血压。

【用法用量】

1. 成人：口服，一次 0.25g，一日 2～3 次。每 2 天调整剂量一次，至达预期疗效。一般晚上加量以减少药物的过度镇静作用。若与噻嗪类利尿药合用需减量，起始剂量控制在 0.5g/d，但利尿药剂量可不变。维持量 0.5～2g/d，分 2～4 次口服，最大剂量不宜超过 3g/d。因甲基多巴作用时间较短，停药后 48 小时内需给予其他降压治疗。用药 2～3 个月后可产生耐药性，给予利尿剂可恢复疗效。

2. 儿童：口服，每日 10mg/kg，或按体表面积 300mg/m² 给药，分 2～4 次口服。每 2 天调整剂量一次，至达到要求疗效。最大剂量不超过 65mg/kg 或 3g/d。

【不良反应】

1. 镇静、头痛和乏力多于开始用药和加量时出现，通常为一过性。

2. 较常见的有水钠潴留所致的下肢浮肿，口干。

3. 较少见的有药物热或嗜酸性粒细胞增多，肝功能变化（可能属免疫性或过敏性），精神改变（抑郁或焦虑、梦呓、失眠），性功能减低，腹泻，乳房增大，恶心，呕吐，晕倒。

4. 偶可加重心绞痛和心力衰竭。

5. 少见的有延长颈动脉窦敏感性和体位性低血压时间，体重增加，窦性心动过缓，肝功能损害，胰腺炎，结肠炎，唾液腺炎，舌痛或舌黑，便秘，腹胀，排气，高泌乳素血症，骨髓抑制，血小板减少，溶血性贫血，白细胞减少，抗核抗体、狼疮细胞、类风湿因子阳性，直接抗球蛋白（Coombs）试验阳性，心肌炎，心包炎，血管炎，狼疮样综合征，帕金森综合征，震颤麻痹，反应迟钝，不自觉舞蹈症，脑血管供血不足症状，精神错乱如多梦、镇静、衰弱、感觉异常，尿素氮升高，关节痛（可伴关节肿胀），肌肉痛，鼻塞，表皮坏死，皮疹，闭经，男性乳腺发育，泌乳。

6. 粒细胞减少症罕见，停药后即恢复正常。致命性肝细胞坏死罕见。

【禁忌】

1. 活动性肝脏疾病，如急性肝炎、活动性肝硬化患者禁用。

2. 直接抗球蛋白（Coombs）试验阳性患者禁用。

3. 有精神抑郁史者及孕妇禁用。

【注意事项】

1. 直接抗球蛋白（Coombs）试验阳性、溶血性贫血、肝功能异常可能与服用甲基多巴密切相关，偶可致死亡。因此，用药前和用药过程中应定期检查血常规、Coombs 试验和肝功能。若发生溶血性贫血应立即停药，通常贫血很快好转，否则应使用皮质类固醇激素治疗。该类病人不能再次使用甲基多巴。直接抗球蛋白（Coombs）试验阳性在停用甲基多巴数周或数月后可转为正常。

2. 如果直接和间接抗球蛋白（Coombs）试验均阳性，主侧交叉配血将出现问题，应请教血液学或输血专家解决。

3. 由于甲基多巴主要通过肾脏排除，肾功能不全者慎用。

4. 须定期检查肝功能，尤其在用药的头 2～3 个月内。发现问题立即停药者体温和肝功能可恢复。该类病人不能再次使用甲基多巴。甲基多巴慎用于有肝脏疾病和肝功能不全的病人。

5. 服用甲基多巴出现水肿或体重增加的病人，可用利尿剂治疗。一旦水肿进行性加重或有心衰迹象应停服本品。

6. 透析过程中甲基多巴被排出体外，将偶有血压回升现象。

7. 患有严重双侧脑血管病者，若服药过程中发生不自主性舞蹈症，须立即停药。

8. 甲基多巴可以影响下列实验室的检查值：磷酸钨酸盐法测尿酸；苦味酸盐法测肌酐；比色法测 SGOT。

9. 甲基多巴可使荧光法测定尿样本中的儿茶酚胺值假性升高，干扰嗜铬细胞瘤的诊断。

10. 嗜铬细胞瘤患者慎用。

11. FDA 对本药的妊娠安全性分级为 B 级。

【药物相互作用】

1. 本品可增加口服抗凝药的作用。

2. 本品可加强中枢神经抑制剂的作用。

3. 三环类抗抑郁药、拟交感胺类药和非甾体抗炎止痛药可减弱本品的降压作用。

4. 本品可使血泌乳激素浓度增高并干扰溴隐亭的作用。

5. 与其他抗高血压药合用有协同作用。

6. 与左旋多巴合用可加强中枢神经毒性作用。

7. 与麻醉药合用须减少麻醉药的剂量。

8. 与锂剂合用时须防备锂剂的毒性作用。

【规格】 片剂：0.125g；0.25g。

胍乙啶
Guanethidine

【其他名称】 依斯迈林、Ismelin。

【药理作用】 本品选择性作用于交感神经节后肾上腺素能神经末梢，促使在神经末梢储藏的去甲肾上腺素缓慢地被本品取代而释出，神经末梢和组织中应有的去甲肾上腺素耗竭缺失。本品还能阻止神经刺激引起的去甲肾上腺素释放，结果为血管收缩作用减弱，尤其在体位改变时交感神经反应迟钝，应有的兴奋减弱，因而降低血压。

【适应证】 用于治疗高血压。不用作第一线药，常在其他降压药治疗疗效不满意时采用或与其他药物合用。

【用法用量】

1. 成人：①门诊患者起始口服一次 10 ~ 12.5mg，每日 1 次，以后每 5 ~ 7 天递增 10 ~ 12.5mg，直到血压控制，维持量为 25 ~ 50mg，每日 1 次。②住院患者起始口服 25 ~ 50mg，每日 1 次，以后逐日或隔日递增 25 ~ 50mg，直至血压控制。

2. 小儿：口服按体重 0.2mg/kg 或按体表面积 6mg/m²，每日 1 次，以后每隔 7 ~ 10 日按体重递增 0.2mg/kg 或按表面递增 6mg/m²，直至血压控制。

【不良反应】

1. 较多的是由体液潴留所致的下肢浮肿，较少见的有心绞痛、气短。

2. 下列反应持久存在应加注意，腹泻、眩晕、头昏、昏厥（体位性低血压）、鼻塞、乏力、心跳缓慢较多见，视力模糊、口干、睑下垂、头痛、脱发、肌痛、震颤、恶心、呕吐、夜尿、皮疹等较少见。

【禁忌】 充血性心力衰竭、高血压危象及嗜铬细胞瘤患者禁用。

【注意事项】

1. 患者对本品的反应个体差异大，剂量应随人而定。

2. 由于本品半衰期较长，长期应用有蓄积作用。初量宜小，逐渐加大，门诊患者递增剂量至少隔 5 ~ 7 天一次。

3. 本品的降压作用在立位时更显著，故应在仰卧位、起立后 10 分钟及运动后测血压各一次，剂量逐渐增至立位时舒张压不再降低为止。

4. 长期应用本品，因体液潴留血容量增加而发生耐药性，降压作用减弱，此时宜加用利尿药。

5. 体位性低血压及腹泻时应减量。

6. 下列情况慎用：①有哮喘史者，可能因儿茶酚胺耗失而致发病或加重。②脑血管供血不全者，可因血压低而致脑缺血加重。③非高血压所致的心力衰竭，可因液体潴留而加重。④冠状动脉供血不足以及新近发生心肌梗死者，可因血压降低而致心肌缺血加重。⑤糖尿病，本品增强降血糖药的作用。⑥肝功能不全，本品代谢减慢，易致体内蓄积。⑦消化性溃疡，可因本品使副交感神经张力相对增加而加重病情。⑧肾功能不全，本品减低肾小球滤过率及肾血流减少，由于本品积蓄而致血压过低，也可引起暂时性尿潴留。⑨本品可能加重窦性心动过缓。

7. FDA 对本药的妊娠安全性分级为 C 级。

【药物相互作用】

1. 与乙醇、巴比妥类、安眠药同用，可加重体位性低血压。

2. 与苯丙胺或其他食欲抑制药、吩噻嗪类、三环类抗忧郁药等同用，体位性降压作用减弱。

3. 与降糖药同用，可强化降血糖作用，剂量须调整。

4. 与非甾体抗炎镇痛药同用，本品的降压作用减弱，由于前者可能抑制肾合成前列腺素，并使水钠潴留。

5. 与其他降压药如利血平、α 或 β 受体阻滞剂同用可使体位性低血压增加，一般不推荐与米诺地尔同用。

6. 与拟交感类药同用可使本品的降压作用减弱，也可使拟交感类药的升压作用增强。间羟胺与本品同用可致高血压危象。

【规格】 片剂：10mg；25mg。

西拉普利
Gilazapril

【其他名称】 一平苏、抑平苏、Inhibace、

Vascace。

【药理作用】本品为一种特定的长效血管紧张素转化酶抑制剂，口服吸收转化为药理活性的西拉普利拉，它使血管紧张素 I 不能转化为血管紧张素 II，并使血浆肾素活性增高，醛固酮分泌减少，从而使血管舒张、血管阻力降低而产生降压作用。

【适应证】用于治疗各种程度原发性高血压和肾性高血压，也可与洋地黄和（或）利尿剂合用作为治疗慢性心力衰竭的辅助药物。

【用法用量】口服，每日 1 次，餐前或餐后服药均可。应在每天的同一时间内服药。

1. 原发性高血压：通常剂量为 2.5～5mg，每日 1 次。如每日 1 次 5mg 仍不能控制血压时，则可加用非潴钾利尿药以增强其降压效果。

2. 肾性高血压：起始剂量为 0.5mg 或 0.25mg，每日 1 次。维持剂量应按个体调整。

3. 服用利尿剂的高血压病人：在用本品治疗前 2～3 天，应停用利尿剂以减少可能发生的症状性低血压。但如需要，以后可再恢复使用。这类病人的推荐起始剂量为 0.5mg，每日 1 次。

4. 慢性心力衰竭：起始剂量为 0.5mg，每日 1 次，可根据耐受情况及临床状况将剂量增加至每日 1mg 的最大维持剂量。

5. 老年人：以每日 0.5mg 作为起始剂量进行治疗，并根据不同病人的耐受性、疗效及临床状况以每日 1～2.5mg 的维持剂量用药。

6. 儿童：尚无法推荐儿童服用方案。

【不良反应】

1. 最常报道的不良反应是头痛与头晕。

2. 其他发生率少于 2% 的不良反应包括乏力、低血压、消化不良、恶心、皮疹和干咳。大多数不良反应是短暂性的，轻度或中度，无需中止用药。

3. 慢性心力衰竭病人最常报道的不良反应是头晕及咳嗽。

4. 与其他血管紧张素转化酶抑制剂一样，罕有血管神经性水肿的报道。但由于此症可能伴有喉头水肿，故一旦波及面部、口唇、舌、声带和（或）喉头时，必须立刻停用并进行适当治疗。

5. 某些病人中有血红蛋白、血细胞比容和（或）白细胞计数降低的报道，但尚无病例证明与本品有明确关系。

【禁忌】

1. 对本药或其他血管紧张素转化酶抑制剂过敏或患有腹水的患者禁用。

2. 主动脉瓣狭窄或心脏流出道阻塞患者禁用。

3. 妊娠期妇女禁用。

【注意事项】

1. 用血管紧张素转化酶抑制剂治疗偶见症状性低血压的报告，特别是因呕吐、腹泻、先已服用利尿剂、低钠饮食、血透后及低血容量的患者。急性低血压病人必须平卧休息，必要时静脉滴注生理盐水或扩容剂。血容量恢复后，也可以继续治疗，但如低血压持续存在，则应减少剂量或中止用药。慢性心力衰竭患者应用本品可能会导致血压显著降低，但在以 0.5mg 的起始剂量的临床试验中，用药后未发现症状性低血压。

2. 肾功能不全病人使用时，可根据病人的肌酐清除率而减少剂量。与其他血管紧张素转化酶抑制剂一样，用于单侧或双侧肾动脉狭窄病人时，可能会使尿素氮和血肌酐增加，这些改变通常能随着中止用药和（或）给予利尿剂治疗而恢复。

3. 血管紧张素转化酶抑制剂与具有降压作用的外科麻醉剂合用时，能导致动脉性低血压，发生这种情况时，则应以静脉输液法扩大血容量。无效时，应静脉滴注血管紧张素 II。

4. 虽然过敏样反应机理尚未确立，但已有临床显示，病人在服用血管紧张素转化酶抑制剂期间（包括西拉普利），若使用高流量多丙烯腈膜继续血液透析、血液过滤或 LDL 分离性输血，可导致过敏性反应或过敏样反应，包括危及生命的休克。故正在接受血管紧张素转化酶抑制剂的病人一定要避免以上各种治疗。

5. 若病人在服用血管紧张素转化酶抑制剂期间，同时接受黄蜂或蜜蜂毒液作脱敏治疗，可能发生过敏性反应。因此，在接受脱敏治疗前一定要停止服用西拉普利，在这种情况下，不可用 β 受体阻滞剂来代替西拉普利。

6. FDA 对本药的妊娠安全性分级为 C 级，如在妊娠中晚期用药为 D 级。

【药物相互作用】

1. 本品已与地高辛、硝酸盐类、呋塞米、噻嗪类、口服抗糖尿病药物以及 H_2 受体阻滞剂等合用过，未见有地高辛浓度增高及其他具有临床意义的药物相互作用。但当本品与其他降压药物合用时可能会引起相加作用。

2. 本品与潴钾利尿剂合用，可引起血钾增高，特别是在肾功能不全者。

3. 和其他血管紧张素转化酶抑制剂一样，与非甾体抗炎药物合用时，可能会降低本品的降压作用。在使用非甾体抗炎药物之前使用本品的病人则不发生以上情况。

【规格】片剂：2.5mg；5mg。

雷米普利
Ramipril

【其他名称】泰瑞、瑞素坦、Altace、Ruisrtan、Tritace。

【药理作用】本品是一个前体药物，从胃肠道吸收后在肝脏水解生成有活性的血管紧张素转化酶（ACE）抑制剂雷米普利拉，是强效和长时间作用的ACE抑制剂。服用雷米普利会导致血浆肾素活性升高，血管紧张素Ⅱ及醛固酮血浆浓度下降。因为血管紧张素Ⅱ的减少，ACE抑制剂可导致外周血管扩张和血管阻力下降，从而产生有益的血流动力学效应。有证据显示，组织ACE，尤其是血管系统而不是循环中的ACE，是决定血流动力学效应的主要因素。

同激肽酶Ⅱ一样，血管紧张素转化酶也能降解缓激肽。有证据显示，雷米普利拉引起的ACE抑制，对激肽释放酶－激肽－前列腺素系统能产生某些效应。有人推测这一机制参与了雷米普利的降压和代谢作用。

高血压患者服用雷米普利后导致卧位和立位血压的下降。在服药后的1~2小时内就产生明显的降压效应，峰值效应出现在服药后的3~6小时。治疗剂量的降压效应至少可以维持24小时。

【适应证】

1. 原发性高血压。

2. 充血性心力衰竭。

3. 急性心肌梗死后（2~9天）出现的轻到中度心力衰竭。

【用法用量】

1. 高血压：开始时每次2.5mg，每日口服1次，根据病人的反应，如有必要，间隔2~3周后药量加倍。一般维持量为每日2.5~5mg，最大服用量为10mg/d。

2. 充血性心力衰竭：最初用药量为每日1次，每次1.25mg。根据病人的反应，药量可以增加。如增加药量，建议间隔1~2周后将药量加倍，如果每日需服2.5mg或更大剂量，可以1次服用或分2次服用。最大服用量为10mg/d。

3. 肝肾功能不全患者：肾功能不全患者［肌酐清除率为50~20ml/（min·1.73 m²）］的最初用药量通常减为1.25mg，每日最大服用量为5mg。

肝功能损害的患者对本药的反应性可能升高或降低，所以在治疗初始阶段对这些患者应进行密切的监护。这类患者的每日允许最大服用量为2.5 mg。

【不良反应】

1. 心血管系统：偶尔发生，尤其是在使用雷米普利治疗的初始阶段和伴有盐和（或）体液流失的患者（如已采用利尿治疗）、心衰患者（尤其是急性心肌梗死后）和严重高血压患者，当本品和（或）利尿剂的用量增加时，可能会出现血压过度降低（低血压、直立性低血压），表现为头晕、头重脚轻（一些患者注意力丧失）、出汗、虚弱、视觉障碍等，罕见意识丧失（晕厥）等症状。

2. 肾脏：偶尔可发生肾损害或者肾损害加重，个别病例可出现急性肾衰竭。罕见蛋白尿，蛋白尿伴肾功能恶化。

3. 呼吸系统：常见干咳无痰，少见支气管痉挛、呼吸困难、支气管炎、鼻窦炎或鼻炎及血管神经性水肿所致喉、咽和（或）舌水肿。

4. 消化系统：可见胃痛、恶心、呕吐、上腹部不适（某些病例胰酶升高）和消化系统紊乱。少见呕吐，腹泻，便秘，食欲丧失，口腔黏膜、舌或消化道炎症，口腔发干，口渴，肝功能异常（包括急性肝功能不全），肝炎，胰腺炎和肠梗阻（不全梗阻）。罕见致命性肝坏死。如果出现黄疸或显著的肝功能异常，必须停药并进行监护治疗。

5. 皮肤、血管：可见皮肤或黏膜反应，如皮疹（个别病例为斑丘疹或苔藓样疹或黏膜疹）、风疹、瘙痒，或者累及唇、面部和（或）肢体的血管神经性水肿，此时需停药。也可能发生较轻微的非血管神经性的水肿，如踝关节周围水肿。

6. 神经系统：少见头痛和疲劳。罕见困倦和嗜睡、忧郁、睡眠紊乱、软弱无力、性欲下降、感觉异常、平衡失调、神志迷乱、焦虑、神经质、疲乏、颤抖、听力障碍（如耳鸣）、视力模糊和味觉紊乱或者短暂丧失。

【禁忌】

1. 对本品或任何一种赋形剂过敏的患者禁用。

2. 有血管神经性水肿病史的患者禁用（具有突发危及生命的血管神经性水肿的危险）。

3. 双侧肾动脉血流减低性狭窄或单肾患者单侧肾动脉狭窄患者禁用（具有致命的血压下降和

肾衰竭的危险）。

4. 左心室血液输入或输出减少患者禁用（具有致命的血压下降和肾衰竭的危险）。

5. 低血压患者或循环状况不稳定的患者禁用（具有致命的血压下降和肾衰竭的危险）。

6. 在使用某些高流量膜（如聚丙烯腈膜）透析过程中，已有报道使用 ACE 抑制剂疗法出现致命、速发及过敏样的超敏反应，有时会发展为循环性休克。因此，在紧急透析或血液滤过时，一定要避免同时使用本药和此种膜，可改用其他类型的膜或改成不含 ACE 抑制剂的治疗方案。在使用硫酸葡萄聚糖进行低密度脂蛋白分离性输血的过程中也观察到了类似的反应，所以这种疗法一定不能用于使用 ACE 抑制剂治疗的患者。

7. 妊娠及哺育妇女禁用。FDA 对本药的妊娠安全性分级为 C 级，如在妊娠晚期为 D 级。

【注意事项】

1. 使用本药治疗，需要进行定期的医疗监测。通常在开始治疗时，应该先纠正脱水、血容量减少（低血容量）及盐缺乏症（对伴有心力衰竭的患者，一定要仔细权衡容量负荷过重的危险）。当病人情况已适合临床治疗时，就应该开始或持续使用本药治疗。

2. 在使用本药治疗的过程中，下列患者必须进行特别监测，因为这些患者很有可能出现预料之外的血压过度降低以及可能随后出现的肾功能恶化：严重的，尤其是恶性高血压患者；伴有心力衰竭患者，尤其是严重病例；已有或可能发展为液体或盐缺乏的患者；已使用促液体排泄药物（利尿剂）的患者；患有血流动力学相关性肾动脉狭窄的患者。

【药物相互作用】

1. 别嘌呤醇、免疫抑制、皮质类固醇、普鲁卡因胺、细胞生长抑制剂以及其他一些可能改变血象的物质，均可增加血象变化的可能性。当与抗糖尿病药物（如胰岛素及磺脲类衍生物）同时使用时，应注意血糖过度降低的可能。

2. 当降压药物（如利尿剂）或其他具有潜在降压作用的药物（如硝酸盐、三环类抗抑郁药、麻醉剂）与本药同时服用时，应该预期到其潜在的降压效果。

3. 当与钾盐、保钾利尿剂或肝素同时使用时，应预期到血清钾浓度的上升。钾盐不应与本药同时服用。

4. 本药可减少锂盐的排泄，这可能会导致血清锂浓度的升高，所以增加了锂的心脏毒性和神经毒性。

5. 与其他消炎镇痛药（非类固醇消炎药，如阿司匹林和消炎痛）同时使用时，必须注意到其降压效果的减弱及急性肾衰竭的发生。

6. 本药可能会加强酒精的效应。从饮食中摄取过量的盐可能会减弱本药的降压效果。

【规格】片剂：2.5mg；5mg；10mg。

咪达普利
Imidapril

【其他名称】依达普利、达爽、Tanapril。

【药理作用】本品为血管紧张素转化酶（ACE）抑制剂。口服后，在体内转换成活性代谢物咪达普利拉，后者可抑制 ACE 的活性，阻止血管紧张素Ⅰ转换成血管紧张素Ⅱ，使外周血管舒张，降低血管阻力，产生降压作用。

【适应证】

1. 治疗原发性高血压。

2. 肾实质性病变所致继发性高血压。

【用法和用量】口服，成人一次 5～10mg，一日 1 次，8 周为一疗程。重症高血压或肾实质性病变继发性高血压患者每日起始剂量为 2.5mg。

【不良反应】

1. 本品不良反应大多轻微，主要有咳嗽、咽部不适、头晕、体位性低血压、皮疹等。

2. 偶有伴呼吸困难的面、舌、咽喉部血管神经性水肿，严重血小板减少，肾功能不全恶化，肝氨基转移酶升高。

3. 有报道血管紧张素转化酶抑制剂可引起各种血细胞减少。

【禁忌】

1. 对本品过敏的患者禁用。

2. 用其他血管紧张素转化酶抑制剂引起血管神经性水肿的患者禁用。

3. 用葡萄糖硫酸纤维素吸附器进行治疗的患者禁用。

4. 用丙烯腈甲烯丙基磺酸钠膜进行血液透析的患者禁用。

【注意事项】

1. 严重肾功能障碍患者、两侧肾动脉狭窄患者、脑血管障碍患者及高龄患者慎用本品。

2. 重症高血压患者、进行血液透析的患者、服用利尿药的患者（尤其是服药初期）、进行低盐疗法的较严重患者须从小剂量开始用药。

3. 偶尔可因降压作用引起眩晕、蹒跚等，因此，危险作业时应注意。

4. 手术前 24 小时内最好不用本药。

【药物相互作用】

1. 本品与保钾利尿剂（螺内酯、氨苯喋啶等）或补钾制剂（氯化钾等）合用可使血清钾浓度升高。

2. 本品与锂制剂（碳酸锂）合用可能引起锂中毒。

3. 使用利尿剂（三氯甲噻嗪、氢氯噻嗪等）治疗的患者，初次服用本品会使降压效果增强。

4. 与非甾体抗炎药物（吲哚美辛）合用则使本品降压作用减弱。

5. 其他有降压作用的药物（降压药、硝酸类制剂等）可增强本品的降压作用。

【规格】　片剂：5mg；10mg。

赖诺普利
Lisinopril

【其他名称】苯丁赖脯酸、捷赐瑞、帝益洛、Carace、Liprene。

【药理作用】本品为竞争性的血管紧张素转化酶抑制剂，使血管紧张素 I 不能转换为血管紧张素 II，减少醛固酮分泌，提高血浆肾素活性，同时还抑制缓激肽的降解，降低血管阻力。临床试验表明非洲裔高血压患者（通常为低肾素性）单独用本品时降压疗效较其他患者低。本品降压的同时不引起反射性的心动过速。

本品扩张动脉与静脉，降低周围血管阻力或后负荷，减低肺毛细血管楔嵌压或前负荷，也降低肺血管阻力，从而改善心功能不全患者的心排血量，延长运动耐量和时间。大规模临床试验证实急性心肌梗死患者早期应用本品可降低死亡率。

【适应证】高血压（可单独应用或与其他降压药如利尿药合用）；慢性心功能不全同时合并高血压；急性心肌梗死。

【用法用量】

1. 降血压：初始剂量通常为每次 10mg，维持剂量每次 10mg，最大剂量每次 80mg。正服利尿剂的患者，开始本品治疗前 3 日应停服利尿剂，不能停用利尿剂者，初始剂量降为 5mg，随后根据血压调整。利尿剂若需要，可以再次使用。肌酐清除率 10～30ml/min 的肾衰患者，初始剂量2.5～5mg/d；肌酐清除率低于 10ml/min 者，初始剂量2.5mg/d。

2. 慢性心功能不全同时合并高血压患者：初始剂量 2.5mg/d，常用有效量 5～20mg，每日 1 次。对于有症状性低血压倾向的患者、伴或不伴低钠血症者、血容量减少或接受强利尿剂的患者，使用本品前应尽可能予以纠正，同时仔细观察每次用药对血压的影响。

3. 急性心肌梗死：首剂口服 5mg，24 小时及 48 小时后再分别给予 5mg 和 10mg，随后每天 10mg，应持续 6 周。低收缩压的病人（收缩压（120mmHg）或梗死后 3 天内的病人应给予较低剂量 2.5mg。如果发生低血压（收缩压低于 100 mmHg），维持量可临时降至 2.5mg；如果低血压持续存在（收缩压低于 90mmHg 持续 ≥1 小时）应停用本药。本药可作为心肌梗死的二级预防用药。

【不良反应】

1. 大多数患者对本品的耐受性良好，较常见轻微且短暂的头痛、眩晕、疲乏、嗜睡、恶心、咳嗽。最常见的停药原因为头痛和咳嗽。

2. 少见的不良反应有体位性低血压、晕厥、红斑、乏力、血管神经性水肿（偶尔发生于面部、四肢、唇舌、声门和喉部）。如出现神经性水肿应停药。

3. 偶见下列不良反应：①心血管系统：缺血性心脏病或脑血管病（患者于血压过度下降时，导致心肌梗死或脑血管意外、心悸、心动过速）。②消化系统：腹痛、口干、肝细胞性或胆汁淤积性肝炎、肝硬化。③神经系统：情感变化、神志不清。④皮肤：风疹、皮疹、出汗、对光敏感或其他皮肤症状。⑤泌尿生殖系统：尿毒症、尿量减少、无尿、肾功能不全、急性肾衰竭、性无能。⑥其他：发热、血管炎、肌痛、关节神经痛、关节炎。⑦实验室检查：血尿素和血清肌酐升高、血红蛋白和血细胞比容轻度减少、抗核抗体阳性、血沉加快、嗜伊红血细胞及白细胞增多、高钾血症。

【禁忌】

1. 对本品任何成分过敏者禁用。

2. 使用血管紧张素转化酶抑制剂曾引起血管神经性水肿者禁用。

3. 孤立肾、移植肾、双侧肾动脉狭窄肾功能减退者禁用。

4. 高钾血症患者禁用。

【注意事项】

1. 面部及唇部发生血管神经性水肿，立即停药，并用抗过敏剂减轻症状。喉部血管神经性水肿可因气道阻塞致命，应立即皮下注射1∶1000肾上腺素溶液0.3~0.5ml，并有确保气道通畅的措施。

2. 下列情况慎用本品：①自身免疫性疾病（如严重系统性红斑狼疮）：此时白细胞或粒细胞减少的机会增多。②骨髓抑制。③脑或冠状动脉供血不足：可因血压降低而缺血加重。④肾功能障碍：可致血钾升高，白细胞及粒细胞减少，并使本品蓄留。⑤严格限制食盐、血容量不足或进行透析治疗者：首剂应用本品可能发生严重的低血压。

3. 用本品期间，肾功能障碍或白细胞缺乏的病人最初3个月内每2周检查白细胞计数及分类计数1次，以后定期检查。

4. FDA对本药的妊娠安全性分级为C级，如在妊娠中、晚期用药为D级。

【药物相互作用】

1. 用强心苷与利尿剂的心功能不全病人已有水、钠缺失者，开始用本品时应采用小剂量。

2. 与保钾利尿药如螺内酯、氨苯喋啶、阿米洛利合用可能引起血钾过高，尤其是肾功能不全的病人。

3. 非甾体类抗炎止痛药尤其是吲哚美辛可抑制肾前列腺素合成，并引起水、钠潴留，减弱本品的降压作用。

4. 与其他降压药合用时有协同降压作用，其中与引起肾素释出或影响交感神经活性的药物呈较大的相加作用。

5. 与锂盐合用可降低锂盐的排泄，须监测锂盐的浓度。

【规格】片剂：5mg；10mg；20mg。

福辛普利
Fosinopril

【其他名称】蒙诺、磷诺普利、Monopril、Staril。

【药理作用】本品为长效、强效血管紧张素转化酶抑制剂，作用较卡托普利强3倍。本品在肝内水解为福辛普利拉，福辛普利拉是一种竞争性的血管紧张素转化酶抑制剂，使血管紧张素Ⅰ不能转化为血管紧张素Ⅱ，结果使血管阻力降低，醛固酮分泌减少，血浆肾素活性增高。福辛普利拉还抑制缓激肽的降解，也使血管阻力降低。本品扩张动脉与静脉，降低周围血管阻力或后负荷，减低肺毛细血管楔嵌压或前负荷，也降低血管阻力，从而改善心排血量。

【适应证】用于治疗高血压或心力衰竭，可单独应用或与其他药物（如利尿药）合用。

【用法用量】

1. 高血压：成人和大于12岁的儿童10~40mg/d，每天1次。初始剂量通常为10mg，每日1次。约4周后，根据血压的反应适当调整剂量。剂量超过40mg/d不增强降压作用。如单独使用不能完全控制血压，可加服利尿药。

同时服用利尿药的病人，在开始用福辛普利治疗前，利尿药最好停服几天以减少血压过分下降的危险，如4周后血压不能被充分控制，可以恢复利尿药的治疗。如果不能终止服用利尿药，则在给予本品初始剂量10mg时，严密观察病人几个小时，直至血压稳定为止。

2. 心力衰竭：药物初始剂量为10mg，每日1次，严密医学监护，如病人耐受良好，可逐渐增至40mg，每日1次。即使在初始剂量后出现低血压，也应谨慎增加剂量，并有效处理低血压症状。本品应与利尿剂合用。心衰高危病人，应在医院内开始治疗。

老年人、肝或肾功能减退病人不需降低剂量。

【不良反应】同赖诺普利。

【禁忌】

1. 对本品或其他血管紧张素转化酶抑制剂过敏者禁用。

2. 孤立肾、移植肾、双侧肾动脉狭窄而肾功能减退者禁用。

【注意事项】

1. 下列情况慎用本品：①自身免疫性疾病（如严重系统性红斑狼疮）：此时发生白细胞或粒细胞减少的机会增多。②骨髓抑制。③脑或冠状动脉供血不足：可因血压降低而加重缺血。④血钾过高。⑤肾功能障碍：使血钾升高，白细胞及粒细胞减少，并使本品潴留。⑥肝功能障碍：使本品在肝内的代谢减低。⑦严格饮食限制钠盐或进行透析治疗者：首剂应用本品可能发生突然而严重的低血压。

2. 用本品时可有如下情况：①血尿素氮、肌酐浓度增高，常为暂时性，在有肾病或严重高血压而血压迅速下降时易出现。②偶有血清肝脏酶增高。③血钾轻度增高，尤其在有肾功能障碍者。

3. 用本品期间随访检查：①对有肾功能障碍或有白细胞缺乏的病人，最初 3 个月内每 2 周检查白细胞计数及分类计数 1 次，此后定期检查。②尿蛋白检查，每月 1 次。

4. 本品的降压作用在立位与卧位相同。

5. 对原用利尿药治疗者，开始用本品前停用利尿药 2～3 天，但严重或恶性高血压例外，此时用本品小剂量，在严密观察下小心增加剂量。

6. 用药期间发生血管性水肿时应停药，并皮下注射肾上腺素，静脉注射氢化可的松。

7. FDA 对本药的妊娠安全性分级为 C 级，如在妊娠中、晚期用药为 D 级。

【药物相互作用】

1. 与利尿药同用时降压作用增大，可能引起严重低血压，故原用利尿药者应停药或减量，本品开始用小剂量，逐渐调整剂量。

2. 与其他扩血管药同用可能致低血压，如打算合用，应从小剂量开始。

3. 与潴钾利尿药如螺内酯、氨苯喋啶、阿米洛利同用可能引起血钾过高。

4. 非甾体类抗炎止痛药（尤其是吲哚美辛）可抑制肾前列腺素合成并引起水、钠潴留，与本品同用时可使本品的降压作用减弱。

5. 与其他降压药同用时降压作用加强，其中与引起肾素释出或影响交感神经活性的药物呈较大的相加作用，与 β 受体阻滞药呈较小的相加作用。

【规格】片剂：10mg；20mg。

厄贝沙坦
Irbesartan

【其他名称】依贝沙坦、安博维、科苏、Greats。

【药理作用】本品为血管紧张素 Ⅱ（Angiotensin Ⅱ，Ang Ⅱ）受体抑制剂，能抑制 Ang Ⅰ 转化为 Ang Ⅱ，特异性地拮抗血管紧张素转化酶 1 受体（AT_1），对 AT_1 的拮抗作用大于 AT_2 8500 倍，通过选择性地阻断 Ang Ⅱ 与 AT_1 受体的结合，抑制血管收缩和醛固酮的释放，产生降压作用。

本品不抑制血管紧张素转化酶、肾素、其他激素受体，也不抑制与血压调节和钠平衡有关的离子通道。

【适应证】原发性高血压病。

【用法用量】口服。推荐起始剂量为 0.15g，一日 1 次。进行血液透析和年龄超过 75 岁的患者，初始剂量可考虑给予 75mg，一日 1 次。根据病情可增至 0.3g，一日 1 次。可单独使用，也可与其他抗高血压药物合用。对重度高血压及药物增量后血压下降仍不满意时，可加用小剂量的利尿药（如噻嗪类）或其他降压药物。

【不良反应】常见不良反应为头痛、眩晕、心悸等，偶有咳嗽，一般程度都是轻微的，呈一过性，多数患者继续服药都能耐受。罕有荨麻疹及血管神经性水肿发生。

文献报道，本品不良反应发生率大于 1% 的有消化不良、胃灼热感、腹泻、骨骼肌疼痛、疲劳和上呼吸道感染，但与空白对照组比没有显著性差异。大于 1% 但低于对照组发生率的有腹痛、焦虑、神经质、胸痛、咽炎、恶心呕吐、皮疹、心动过速等。低血压和直立性低血压发生率约为 0.4%。

【禁忌】

1. 对本品过敏者禁用。

2. 怀孕的第 4 个月至第 9 个月及哺乳期禁用。

【注意事项】

1. 开始治疗前应纠正血容量不足和（或）钠的缺失。

2. 肾功能不全的患者可能需要减少本品的剂量，并且要注意血尿素氮、血清肌酐和血钾的变化。作为肾素 - 血管紧张素 - 醛固酮抑制的结果，个别敏感的患者可能产生肾功能变化。

3. 肝功能不全、老年患者使用本品时不需调节剂量。

4. 厄贝沙坦不能通过血液透析被排出体外。

5. FDA 对本药的妊娠安全性分级为 C 级，如在妊娠中、晚期用药为 D 级。

【药物相互作用】

1. 本品与利尿剂合用时应注意血容量不足或因低钠可引起低血压。与保钾利尿剂（如氨苯喋啶等）合用时，应避免血钾升高。

2. 本品与华法林之间无明显的相互作用。

3. 本品与洋地黄类药如地高辛、β 受体阻滞剂如阿替洛尔、钙拮抗剂如硝苯吡啶等合用不影响相互的药代动力学。

【规格】片剂：75mg；150mg。厄贝沙坦氢氯噻嗪片：含厄贝沙坦 150mg 和氢氯噻嗪 12.5mg。

替米沙坦
Telmisartan

【其他名称】尚尔宁、美卡素、欧美宁、Micardis。

【药理作用】本品是一种特异性血管紧张素Ⅱ受体（AT$_1$型）拮抗剂，能替代血管紧张素Ⅱ受体与AT$_1$受体亚型高亲和性结合，且无任何部位激动剂效应，结合作用持久。替米沙坦对其他受体（包括AT$_2$和其他特征更少的AT受体）无亲和力。替米沙坦不抑制人体血浆肾素，亦不阻断离子通道。在人体给予80mg替米沙坦几乎可完全抑制血管紧张素Ⅱ引起的血压升高，抑制效应持续24小时，在48小时仍可测到。首剂替米沙坦后3小时内降压效应逐渐明显。在治疗开始后4周可获得最大降压效果，并可在长期治疗中维持。替米沙坦治疗如突然中断，数天后血压逐渐恢复到治疗前水平，而不出现反弹性高血压。

【适应证】治疗原发性高血压。

【用法和用量】口服，常用初始剂量为每次40mg，每日1次。在20~80mg的剂量范围内，替米沙坦的降压疗效与剂量有关。若用药后未达到理想血压可加大剂量，最大剂量为80mg，每日1次。

本品可与噻嗪类利尿药如氢氯噻嗪合用，此类利尿药与本品有协同降压作用。因本品在疗程开始后4~8周才能发挥最大药效，因此若欲加大药物剂量时，应对此予以考虑。

【不良反应】常见腹泻和血管性水肿，大多轻微且为时短暂，一般不需停止治疗。其发生与剂量无相关性。

【禁忌】

1. 对本品活性成分及任一种赋形剂成分过敏者禁用。

2. 妊娠及哺乳期患者。

3. 胆道阻塞性疾病患者禁用。

4. 严重肝或肾功能不全患者禁用。

5. 儿童禁用。

【注意事项】

1. 本品不得用于胆汁淤积、胆道阻塞性疾病或严重肝功障碍的患者，因为替米沙坦绝大部分通过胆汁排泄，而这些患者对本品的清除率可能降低。本品应慎用于轻中度肝功能不全患者，如

应用，每天不应超过40mg。

2. 对于双侧肾动脉狭窄或单侧功能肾肾动脉狭窄的患者，使用可影响肾素-血管紧张素-醛固酮系统的药物其导致严重的低血压和肾功能不全的危险性增高。

3. 对于肾功能不全的患者，使用本品期间，应定期检测血钾水平及血肌酐值。尚无新近进行肾移植后短期内的患者使用本品的资料。

4. 因使用强利尿剂治疗、限盐饮食、恶心或呕吐引起血容量不足或血钠水平过低的患者服用本品，特别是初次服用后，可导致症状性低血压。因而，在使用本品之前，应先纠正血钠及血容量水平。

5. 抑制肾素-血管紧张素-醛固酮系统的抗高血压药物通常对原发性醛固酮增多症的患者无效，因此本品不推荐用于该类患者。

6. 与使用其他血管扩张剂相同，主动脉瓣或二尖瓣狭窄、阻塞性肥厚性心肌病患者使用本品应特别注意。

7. 使用可影响肾素-血管紧张素-醛固酮系统的药物，可能引起高钾血症，尤其对于肾功能不良和（或）心衰及糖尿病患者。但对于有此危险性的患者，服用本品期间，应严密监测血钾水平。

【药物相互作用】

1. 本品与噻嗪类利尿药如氢氯噻嗪合用，有协同降压作用。

2. 当本品与地高辛合用时，地高辛血浆峰浓度平均增高49%，谷浓度增高20%。因此，当开始使用、调整剂量和停止使用替米沙坦时应监测地高辛水平。

3. 本品与华法林合用10天后可轻微影响华法林平均血浆浓度，但不改变INR。

4. 当与本品合用时，辛伐他汀代谢物的C_{max}有轻度升高且代谢加速。

【规格】片剂：40mg；80mg。

坎地沙坦酯
Candesartan Cilexetil

【其他名称】必洛斯、维尔亚、Blopress。

【药理作用】本品在体内迅速被水解成活性代谢物坎地沙坦。坎地沙坦为血管紧张素Ⅱ（AT$_1$）受体拮抗剂，通过与血管平滑肌AT$_1$受体结合而拮抗血管紧张素Ⅱ的血管收缩作用，从而降低末

梢血管阻力。坎地沙坦亦可通过抑制肾上腺分泌醛固酮而发挥一定的降压作用。

在高血压患者进行的试验显示：患者多次服用本品可致血浆肾素活性、血管紧张素Ⅰ浓度及血管紧张素Ⅱ浓度升高；本品每日1次2~8mg连续用药，可使收缩压、舒张压下降，左室心肌重量、末梢血管阻力减少，而对心排出量、射血分数、肾血管阻力、肾血流量、肾小球滤过率无明显影响；对有脑血管障碍的原发性高血压患者，对脑血流量无影响。

【适应证】用于治疗原发性高血压，可单独使用，也可与其他抗高血压药物联用。

【用法用量】口服，一般成人每次4~8mg，一日1次，必要时可增加剂量至12mg。

【不良反应】

1. 严重的不良作用（发生率不明）

（1）血管性水肿：有时出现面部、口唇、舌、咽、喉头等部位的血管性水肿，用药时应进行仔细观察，见到异常时，停止用药，并进行适当处理。

（2）晕厥和失去意识：过度的降压可能引起晕厥和暂时性失去意识。在这种情况下，应停止服药，并进行适当处理。特别是正进行血液透析的患者、严格进行限盐疗法的患者、最近开始服用利尿降压药的患者，可能会出现血压的迅速降低。因此，这些患者使用本药治疗应从较低的剂量开始服用。如有必要增加剂量，应密切观察患者情况，缓慢进行。

（3）急性肾衰竭：可能会出现急性肾衰竭，应密切观察患者情况。

（4）高钾血症：可能会出现高钾血症，应密切观察患者情况。

（5）肝功能恶化或黄疸：可能会出现AST、ALT、γ-GTP等值升高的肝功能障碍或黄疸，应密切观察患者情况。

（6）粒细胞缺乏症：可能会出现粒细胞缺乏症，应密切观察患者情况。

（7）横纹肌溶解：可能会出现肌痛、虚弱、CK增加、血中和尿中有肌球蛋白。如出现上述情况，应停止服药，并进行适当处理。

（8）间质性肺炎：可能会出现伴有发热、咳嗽、呼吸困难、胸部X线检查异常等表现的间质性肺炎。如出现上述情况，应停止服药，并进行适当处理，如用肾上腺皮质激素治疗。

2. 其他：循环系统、精神神经系统、消化系统等症状。

【禁忌】

1. 对本制剂任何成分过敏的患者禁用。

2. 妊娠或可能妊娠的妇女禁用。

3. 严重肝、肾功能不全或胆汁淤积患者禁用。

【注意事项】

1. 有双侧或单侧肾动脉狭窄的患者，服用肾素-血管紧张素-醛固酮系统药物时，由于肾血流和滤过压降低可能会使肾功能减退危险性增加，除非被认为治疗必需，应尽量避免服用本药。

2. 由于可能加重高钾血症，除非被认为治疗必需，有高钾血症的患者，尽量避免服用本药。另外，肾功能障碍和不可控制的糖尿病患者易发展为高钾血症，应密切注意血钾水平。

3. 肝功能障碍患者应用本药有可能使肝功能恶化。并且活性代谢物坎地沙坦的清除率降低，因此应从小剂量开始服用，慎重用药。

4. 有肾功能障碍的患者应用本药，由于过度降压，有可能使肾功能恶化，因此应从小剂量开始服用，慎重用药。

5. 有药物过敏史的患者慎用。

6. 由于服用本制剂，有时会引起血压急剧下降，特别是下列患者服用时，应从小剂量开始，增加剂量时，应仔细观察患者的状况，缓慢进行。①进行血液透析的患者。②严格进行限盐疗法的患者。③服用利尿降压药的患者（特别是最近开始服用利尿降压药的患者）。

7. 因降压作用，有时出现头晕、蹒跚，故进行高空作业、驾驶车辆等操纵时应注意。

8. 手术前24小时最好停止服用。

9. FDA对本药的妊娠安全性分级为C级，如在妊娠中、晚期用药为D级。

【药物相互作用】

1. 与螺内酯、氨苯喋啶等药物合用可出现血清钾浓度升高。

2. 与利尿降压药呋塞米、三氯甲噻嗪等药合用，有可能增强降压作用。

【规格】片剂：4mg；8mg。

阿利吉仑
Aliskiren

【其他名称】锐思力、Rasilez。

【药理作用】本品是一种口服有效、非肽类、高选择性的肾素直接抑制剂。本品通过结合肾素作用于肾素 – 血管紧张素系统，阻止血管紧张素原转化为血管紧张素I，从而降低血浆肾素活性（PRA），降低血管紧张素I及血管紧张素II的水平。

高血压患者使用本品治疗可降低 PRA50% ~ 80%，相反，其他抑制肾素 – 血管紧张素系统的药物（血管紧张素转化酶抑制剂和血管紧张素 II 受体拮抗剂）导致血浆肾素活性代偿性升高。当阿利吉仑与其他降压药物联合应用时，PRA 的降低程度与单用本品治疗相似。

【适应证】治疗原发性高血压。

【用法用量】本品可以单独使用，亦可联合其他降压药物使用。

通常推荐的起始剂量为 150mg，每日 1 次，对于血压仍不能完全控制的患者，剂量可以增加至 300 mg，每日 1 次。300 mg 以上的剂量并不能进一步降低血压，反而会增加腹泻的发生率。在治疗 2 周后达到药物的确切降压效果（85% ~90%）。

本品可在进食或不伴进食时服用。最好在每天同一时间服用。

老年患者（65 岁以上）、轻度至重度肾功能损伤者、轻度至重度肝功能损伤患者无需调整初始剂量。对本品在儿童和青少年（18 岁以下）中用药的安全性和有效性尚未进行研究，因此不建议在此类患者人群中使用。

【不良反应】

1. 服用本品可发生剂量相关的胃肠道不良反应，最常见的不良反应为腹泻。腹泻和其他胃肠道症状大多较轻微，很少导致停药。

2. 其他不良反应包括皮疹、尿酸升高、痛风和肾结石、血管性水肿、急性肾衰竭。

【禁忌】

1. 对本品活性成分或者赋形剂过敏者禁用。

2. 有阿利吉仑引起血管性水肿病史的患者禁用。

3. 妊娠中、晚期（中间 3 个月和妊娠末 3 个月）禁用。

【注意事项】

1. 本品在严重充血性心力衰竭（NYHA 心功能分级 III ~ IV 级）的患者中用药需谨慎。

2. 如发生严重和持续的腹泻，需停用本品。

【药物相互作用】

1. 本品与常用的高血压或糖尿病的治疗药物之间没有临床相关的相互作用。

2. 在临床药代动力学研究中对以下化合物进行了研究，没有发现药物相互作用：醋硝香豆素、阿替洛尔、塞来昔布、非诺贝特、吡格列酮、别嘌醇、5 – 单硝酸异山梨醇酯、厄贝沙坦、地高辛、雷米普利和氢氯噻嗪。

3. 当本品与以下药物联合使用时，可见阿利吉仑的 C_{max} 或 AUC 出现 20% ~30% 的改变：缬沙坦（降低 28%）、二甲双胍（降低 28%）、氨氯地平（升高 29%）和西咪替丁（升高 19%）。

4. 与阿托伐他汀联合应用，本品稳态 AUC 和 C_{max} 升高 50%。

5. 本品与阿托伐他汀、缬沙坦、二甲双胍或氨氯地平联合应用时，对这些药物的药代动力学无显著影响。因此当与这些药物联合用药时，无需调整本品的剂量。

6. 本品略微降低地高辛的生物利用度。

7. 厄贝沙坦可能会降低本品的 AUC 和 C_{max}。

8. 本品对 P450 同工酶（CYP 1A2、2C8、2C9、2C19、2D6、2E1、3A）无抑制作用，因此不会影响抑制、诱导或经这些酶代谢的药物的系统暴露。

9. 本品禁止与环孢霉素 A〔强效 P 糖蛋白（P – gp）抑制剂〕和其他强效 P – gp 抑制剂（奎尼丁、维拉帕米）联合使用。慎与酮康唑，其他中效 P – gp 抑制剂（伊曲康唑、克拉霉素）、保钾利尿药、补钾制剂、西柚汁合用。

10. 如果出现血管性水肿症状，如脸部、眼、唇、手或脚肿胀，或出现呼吸困难，吞咽困难，应及时停药并就诊。

11. 使用本品的老年患者或存在肾功能障碍风险因素的患者，如果联合使用非甾体抗炎药可能导致严重肾损害。

【规格】片剂：150mg；300mg。

7　抗休克的血管活性药

去甲肾上腺素
Noradrenaline

【其他名称】Levarterenol、Norepinephrine。

【药理作用】临床常用其重酒石酸盐。本品为强烈的肾上腺素 α 受体激动药，同时也激动 β 受体。通过激动 α 受体，可引起血管极度收缩，使血压升高，冠状动脉血流增加；通过激动 β 受体，使心肌收缩加强，心排出量增加。用量为每分钟 0.4μg/kg 时，以 β 受体激动为主；用较大剂量时，以 α 受体激动为主。

【适应证】

1. 用于治疗急性心肌梗死、体外循环等引起的低血压。

2. 对血容量不足所致的休克、低血压或嗜铬细胞瘤切除术后的低血压，本品作为急救时补充血容量的辅助治疗，以使血压回升，暂时维持脑与冠状动脉灌注，直到补充血容量治疗发生作用。

3. 用于椎管内阻滞时的低血压及心跳骤停复苏后血压维持。

【用法用量】

1. 注射：用5%葡萄糖注射液或葡萄糖氯化钠注射液稀释后静滴。

(1) 成人：开始以每分钟8～12μg速度滴注，调整滴速以达到血压升到理想水平。维持量为每分钟2～4μg。

(2) 小儿：开始以每分钟0.02～0.1μg/kg速度滴注，按需要调节滴速。

2. 口服：治疗上消化道出血，每次服注射液1～3ml（2～6mg），每日3次，加入适量冷盐水服下。

【不良反应】

1. 注射时药液外漏可引起局部组织坏死。

2. 本品强烈的血管收缩作用可使重要器官血流减少，肾血流锐减后尿量减少，组织供血不足导致缺氧和酸中毒；持久或大量使用时，可使回心血流量减少，外周血管阻力升高，心排血量减少，后果严重。

3. 静脉输注时沿静脉径路皮肤发白，注射局部皮肤破溃，皮肤紫绀、发红，严重眩晕，上述反应虽属少见，但后果严重。

4. 个别病人因过敏而有皮疹、面部水肿。

5. 在缺氧、电解质平衡失调、器质性心脏病病人中使用或逾量使用时，可出现心律失常；血压升高后可出现反射性心率减慢。

6. 以下反应如持续出现应注意：焦虑不安、眩晕、头痛、皮肤苍白、心悸、失眠等。

7. 逾量时可出现严重头痛及高血压、心率缓慢、呕吐、抽搐。

【禁忌】可卡因中毒及心动过速患者禁用。

【注意事项】

1. 缺氧、高血压、动脉硬化、甲状腺功能亢进症、糖尿病、闭塞性血管炎、血栓病患者慎用。

2. 用药过程中必须监测动脉压、中心静脉压、尿量、心电图。

3. FDA对本药的妊娠安全性分级为C级。

【药物相互作用】

1. 与β受体阻滞剂同用，各自的疗效降低，β受体阻滞后α受体作用突出，可发生高血压、心动过缓。

2. 与降压药同用可抵消或减弱降压药的作用，与甲基多巴同用还使本品升压作用增强。

3. 与洋地黄类同用，易致心律失常，需严密注意心电监测。

4. 与其他拟交感胺类同用，心血管作用增强。

5. 与麦角制剂如麦角胺、麦角新碱或缩宫素同用，使血管收缩作用加强，可引起严重高血压、心动过缓。

6. 与三环类抗抑郁药合用，可加强本品的心血管作用，引起心律失常、心动过速、高血压或高热，如必须合用，则开始本品用量需小，并监测心血管作用。

7. 与甲状腺激素同用使二者作用均加强。

8. 与妥拉唑林同用可引起血压下降，继而血压过度反跳上升，故妥拉唑林逾量时不宜用本品。

9. 与全麻药如氯仿、环丙烷、氟烷等同用，可使心肌对拟交感胺类药反应更敏感，容易发生室性心律失常，不宜同用，必须同用时应减量给药。

10. 禁止与含卤素的麻醉剂和其他儿茶酚胺类药合并使用。

【规格】注射剂：1ml：2mg（以酒石酸盐计）；2ml：10mg（以酒石酸盐计）。

去氧肾上腺素
Phenylephrine

【其他名称】新福林、新辛内福林、新交感酚、苯肾上腺素。

【药理作用】临床常用盐酸去氧肾上腺素。本品为肾上腺素α受体激动药，为直接作用于受体的拟交感胺类药，但同时也间接通过促进去甲肾上腺素自贮存部位释放而生效。作用于α受体（尤其皮肤、黏膜、内脏等处），引起血管收缩，外周阻力增加，使收缩压及舒张压均升高。随血压升高可激发迷走神经反射，使心率减慢，由此可治疗室上性心动过速。本品收缩血管的作用比肾上腺激素或麻黄碱长，在治疗剂量，很少引起中枢神经系统兴奋作用；本品可使肾、内脏、皮肤及肢体血流减少，但冠状动脉血流增加。作为血管收缩剂加入局麻药液可减慢后者的吸收，从而局限局麻的范围并延长其时效。

【适应证】用于治疗休克及麻醉时维持血压，也用于治疗室上性心动过速。

【用法用量】

1. 血管收缩：局麻药液中每20ml可加本品1mg，达到1∶20000浓度；蛛网膜下腔阻滞麻醉时，达到1∶1000浓度。

2. 升高血压：轻或中度低血压，肌肉注射2～5mg，再次给药间隔不短于10～15分钟，静脉注射一次0.2mg，按需每隔10～15分钟给药1次。

3. 阵发性室上性心动过速：初量静脉注射0.5mg，20～30秒注入，以后用量递增，每次加药量不超过0.1～0.2mg，一次量以1mg为限。

4. 严重低血压和休克（包括与药物有关的低血压）：可静脉给药，5%葡萄糖注射液或氯化钠注射液每500ml中加本品10mg（1∶50000浓度），开始时滴速为每分钟100～180滴，血压稳定后递减至每分钟40～60滴，必要时浓度可加倍，滴速则根据血压而调节。

5. 为了预防蛛网膜下腔阻滞麻醉期间低血压，可在阻滞麻醉前3～4分钟肌肉注射本品2～3mg。

【不良反应】

1. 胸部不适或疼痛、眩晕、易激怒、震颤、呼吸困难、虚弱等，一般少见，但持续存在时需注意。

2. 持续头痛以及异常心率缓慢、呕吐、头胀或手足麻刺痛感，提示血压过高而愈量，应立即重视，调整用药量。反射性心动过缓可用阿托品纠正，其他愈量表现可用α受体阻滞剂如酚妥拉明治疗。

3. 静注给药治疗阵发性心动过速时常出现心率加快或不规则，提示过量。

【禁忌】

1. 高血压、冠状动脉硬化、甲亢、糖尿病、心肌梗死者禁用。

2. 近两周内用过单胺氧化酶抑制剂者禁用。

【注意事项】

1. 交叉过敏反应：对其他拟交感胺类药如苯丙胺、麻黄碱、肾上腺素、异丙肾上腺素、去甲肾上腺素、奥西那林、间羟异丙肾上腺素过敏者，可能对本品也异常敏感。

2. 下列情况慎用：严重动脉粥样硬化、心动过缓、心肌病、心脏传导阻滞、室性心动过速、周围或肠系膜动脉血栓形成等患者。

3. 治疗期间除应经常测量血压外，须根据不同情况作其他必要的检查和监测。

4. 防止药液漏出血管，以免出现缺血性坏死。

【药物相互作用】

1. 先用α受体阻滞药如酚妥拉明、酚苄明、妥拉唑林、吩噻嗪类等后再给药时，可减弱本品的升压作用。

2. 与全麻药（尤其环丙烷或卤代碳氢化合物）同用，易引起室性心律失常；也不宜将本品加入局麻药液中用于指趾末端，以避免末梢血管极度收缩，引起组织坏死溃疡。

3. 与降压药同用，可使降压作用减弱。

4. 与胍乙啶同用，可降低胍乙啶的作用，并使本品的升压作用增效。

5. 与催产药同用，可引起严重的高血压。

6. 与单胺氧化酶（MAO）抑制剂同用，可使本品的升压作用增强，在使用MAO抑制剂后14天内禁用本品。

7. 与拟交感胺类药同用，可使这类药潜在的不良反应容易显现。

8. 与甲状腺激素同用，二者的作用均加强。

9. 同用三环类抗抑郁药，本品升压作用增强。

10. 与硝酸盐类同用，可使本品的升压作用与硝酸盐类的抗心绞痛作用均减弱。

【规格】注射剂：1ml∶10mg。

肾上腺素
Adrenaline

【其他名称】副肾素、副肾碱、Epinephrine、Suprarenaline。

【药理作用】临床常用盐酸肾上腺素。本品兼有α受体和β受体激动作用。α受体激动引起皮肤、黏膜、内脏血管收缩。β受体激动引起冠状血管扩张，骨骼肌、心肌兴奋，心率增快，支气管平滑肌、胃肠道平滑肌松弛。对血压的影响与剂量有关，常用剂量使收缩压上升而舒张压不升或略降，大剂量使收缩压、舒张压均升高。

【适应证】主要适用于因支气管痉挛所致严重呼吸困难，可迅速缓解药物等引起的过敏性休克，亦可用于延长浸润麻醉用药的作用时间，为各种原因引起的心脏骤停进行心肺复苏的主要抢救用药。

【用法用量】皮下注射，1次0.25～1mg；极量：皮下注射，1 次 1mg。

1. 抢救过敏性休克：如青霉素等引起的过敏性休克。由于本品具有兴奋心肌、升高血压、松弛支气管等作用，故可缓解过敏性休克的心跳微弱、血压下降、呼吸困难等症状。皮下注射或肌注 0.5 ~ 1mg，也可用 0.1 ~ 0.5mg 缓慢静注（以 0.9% 氯化钠注射液稀释到 10ml），如疗效不好，可改用 4 ~ 8mg 静滴（溶于 5% 葡萄糖注射液 500 ~ 1000ml）。

2. 抢救心脏骤停：可用于麻醉和手术中的意外、药物中毒或心脏传导阻滞等原因引起的心脏骤停，以 0.25 ~ 0.5mg 以 10ml 生理盐水稀释后静脉注射（或心内注射），同时进行心脏按压、人工呼吸、纠正酸中毒。对电击引起的心脏骤停，亦可用本品配合电除颤仪或利多卡因等进行抢救。

3. 治疗支气管哮喘：效果迅速但不持久。皮下注射 0.25 ~ 0.5mg，3 ~ 5 分钟见效，但仅能维持 1 小时。必要时每 4 小时可重复注射一次。

4. 与局麻药合用：加少量（1：200000 ~ 1：500000）于局麻药中（如普鲁卡因），可减少局麻药的吸收而延长其药效，并减少其毒副作用，亦可减少手术部位的出血。在混合药液中，本品浓度为 2 ~ 5μg/ml，总量不超过 0.3mg。

5. 制止鼻黏膜和齿龈出血：将浸有 1：20000 ~ 1：1000 溶液的纱布填塞出血处。

6. 治疗荨麻疹、花粉症、血清反应等：皮下注射 1：1000 溶液 0.2 ~ 0.5ml，必要时再以上述剂量注射一次。

【不良反应】

1. 常见心悸、头痛、血压升高、震颤、无力、眩晕、呕吐、四肢发凉。

2. 有时可有心律失常，严重者可由于心室颤动而致死。

3. 用药局部可有水肿、充血、炎症。

【注意事项】

1. 下列情况慎用：器质性脑病、心血管病、青光眼、帕金森病、噻嗪类引起的循环虚脱及低血压、精神神经疾病。

2. 用量过大或皮下注射时误入血管后，可引起血压突然上升而导致脑出血。

3. 每次局麻使用剂量不可超过 0.3mg，否则可引起心悸、头痛、血压升高等。

4. 与其他拟交感胺类药有交叉过敏反应。

5. 可透过胎盘。

6. 抗过敏性休克时，须补充血容量。

7. FDA 对本药的妊娠安全性分级为 C 级。

【禁忌】高血压、器质性心脏病、冠状动脉疾病、糖尿病、甲状腺功能亢进、洋地黄中毒、外伤性及出血性休克、心源性哮喘等患者禁用。

【药物相互作用】

1. α 受体阻滞剂以及各种血管扩张药可对抗本品的加压作用。

2. 与全麻药合用，易产生心律失常甚至室颤。用于指（趾）部局麻时，药液中不宜加用本品，以免肢端供血不足而坏死。

3. 与洋地黄、三环类抗抑郁药合用，可致心律失常。

4. 与麦角制剂合用，可致严重高血压和组织缺血。

5. 与利血平、胍乙啶合用，可致高血压和心动过速。

6. 与 β 受体阻滞剂合用，两者的 β 受体效应互相抵消，可出现血压异常升高、心动过缓和支气管收缩。

7. 与其他拟交感胺类药物合用，心血管作用加剧，易出现副作用。

8. 与硝酸酯类合用，本品的升压作用被抵消，硝酸酯类的抗心绞痛作用减弱。

【规格】注射剂：0.5ml：0.5mg；1ml：1mg。

多巴胺
Dopamine

【其他名称】3 - 羟酪胺、儿茶酚乙胺、阿斯克丁。

【药理作用】临床常用其盐酸盐。本品激动交感神经系统肾上腺素受体和位于肾、肠系膜、冠状动脉、脑动脉的多巴胺受体，其效应为剂量依赖性。

小剂量时（每分钟 0.5 ~ 2μg/kg），主要作用于多巴胺受体，使肾及肠系膜血管扩张，肾血流量及肾小球滤过率增加，尿量及钠排泄量增加。

小到中等剂量（每分钟 2 ~ 10μg/kg），能直接激动 β_1 受体及间接促使甲肾上腺素自贮藏部位释放，对心肌产生正性肌力作用，使心肌收缩力及心搏量增加，最终使心排血量增加，收缩压升高，脉压可能增大，舒张压无变化或有轻度升高，外周总阻力常无改变，冠脉血流及耗氧改善。

大剂量时（每分钟大于 10μg/kg），激动 α 受体，导致周围血管阻力增加，肾血管收缩，肾血流量及尿量反而减少。由于心排血量及周围血管阻力增加，致使收缩压及舒张压均增高。

总之，多巴胺对于伴有心肌收缩力减弱、尿量减少而血容量已补足的休克患者尤为适用。

【适应证】适用于心肌梗死、创伤、内毒素败血症、心脏手术、肾衰竭、充血性心力衰竭等引起的休克综合征；补充血容量后休克仍不能纠正者，尤其有少尿及周围血管阻力正常或较低的休克。由于本品可增加心排血量，也用于洋地黄和利尿剂无效的心功能不全。

【用法用量】成人常用量，静脉注射，开始时每分钟 $1 \sim 5 \mu g/kg$，10 分钟内以每分钟 $1 \sim 4 \mu g/kg$ 速度递增，以达到最大疗效。

慢性顽固性心力衰竭，静滴开始时，按每分钟 $0.5 \sim 2 \mu g/kg$ 速度逐渐递增。多数病人按每分钟 $1 \sim 3 \mu g/kg$ 给予即可生效。

闭塞性血管病变患者，静滴开始时按每分钟 $1 \mu g/kg$，逐渐增至每分钟 $5 \sim 10 \mu g/kg$，直到每分钟 $20 \mu g/kg$，以达到最满意效应。

如危重病例，先按每分钟 $5 \mu g/kg$ 滴注，然后以每分钟 $5 \sim 10 \mu g/kg$ 速度递增至每分钟 $20 \sim 50 \mu g/kg$，以达到满意效应。或本品 20mg 加入 5% 葡萄糖注射液 200 ~ 300ml 中静滴，开始时按 75 ~ 100μg/min 滴入，以后根据血压情况，可加快速度和加大浓度，但最大剂量不超过每分钟 $500 \mu g$。

【不良反应】

1. 常见的有胸痛、呼吸困难、心悸、心律失常（尤其用大剂量）、全身软弱无力感；心跳缓慢、头痛、恶心呕吐者少见。

2. 长期应用大剂量或小剂量用于外周血管病患者，出现的反应有手足疼痛或手足发凉；外周血管长时期收缩，可能导致局部坏死或坏疽。

3. 过量时可出现血压升高，此时应停药，必要时给予 α 受体阻滞剂。

【注意事项】

1. 对其他拟交感胺类药高度敏感的病人，可能对本品也异常敏感。

2. 对人体研究尚不充分，动物实验未见有致畸性。给妊娠鼠有导致新生仔鼠存活率降低，而且存活者潜在形成白内障的报道。孕妇应用时必须权衡利弊。

3. 本品是否排入乳汁未确定，但在乳母应用未发生问题。

4. 本品在小儿应用没有充分研究。

5. 本品在老年人应用没有充分研究，但未见报告发生问题。

6. 下列情况应慎用：①嗜铬细胞瘤患者。②闭塞性血管病（或有既往史者），包括动脉栓塞、动脉粥样硬化、血栓闭塞性脉管炎、冻伤（如冻疮）、糖尿病性动脉内膜炎、雷诺病等。③肢端循环不良的病人。④频繁的室性心律失常。

7. 在滴注本品时须进行血压、心排血量、心电图及尿量的监测。

8. 给药说明：①应用多巴胺治疗前必须先纠正低血容量。②在滴注前必须稀释，稀释液的浓度取决于剂量及个体需要的液量，若不需要扩容，可用 0.8mg/ml 溶液，如有液体潴留，可用 1.6 ~ 3.2mg/ml 溶液。中、小剂量对周围血管阻力无作用，用于处理低心排血量引起的低血压；较大剂量则用于提高周围血管阻力以纠正低血压。③选用粗大的静脉作静注或静滴，以防药液外溢及产生组织坏死；如确已发生液体外溢，可用 5 ~ 10mg 酚妥拉明稀释溶液在注射部位浸润注射。④静滴时应控制每分钟滴速，滴注的速度和时间需根据血压、心率、尿量、外周血管灌流情况、异位搏动出现与否等而定，可能时应做心排血量测定。⑤休克纠正时即减慢滴速。⑥遇有血管过度收缩引起舒张压不成比例升高和脉压减小、尿量减少、心率增快或出现心律失常，滴速必须减慢或暂停滴注。⑦如在滴注多巴胺时血压继续下降或经调整剂量仍持续低血压，应停用多巴胺，改用更强的血管收缩药。⑧突然停药可产生严重低血压，故停用时应逐渐递减。

9. FDA 对本药的妊娠安全性分级为 C 级。

【药物相互作用】

1. 与硝普钠、异丙肾上腺素、多巴酚丁胺合用，注意心排血量的改变，与单用本品时反应不同。

2. 大剂量多巴胺与 α 受体阻滞剂如酚苄明、酚妥拉明、妥拉唑林等同用，后者的扩血管效应可被本品的外周血管的收缩作用拮抗。

3. 与全麻药（尤其是环丙烷或卤代碳氢化合物）合用，由于后者可使心肌对多巴胺异常敏感，可引起室性心律失常。

4. 与 β 受体阻滞剂同用，可拮抗多巴胺对心脏的 β_1 受体作用。

5. 与硝酸酯类同用，可减弱硝酸酯的抗心绞痛及多巴胺的升压效应。

6. 与利尿药同用，一方面由于本品作用于多巴胺受体扩张肾血管，使肾血流量增加，可增加利尿作用，另一方面本品自身还有直接的利尿作用，因此利尿作用增强。

7. 与胍乙啶同用时，可增强多巴胺的加压效应，使胍乙啶的降压作用减弱，导致高血压及心律失常。

8. 与三环类抗抑郁药同时应用，可能增加多巴胺的心血管作用，引起心律失常、心动过速、高血压。

9. 与单胺氧化酶抑制剂同用，可延长及加强多巴胺的效应。已知本品是通过单胺氧化酶代谢，在给多巴胺前 2~3 周曾接受单胺氧化酶抑制剂的病人，初量至少减到常用剂量的 1/10。

10. 与苯妥英钠同时静注可产生低血压与心动过缓。在用多巴胺时，如必须用苯妥英钠抗惊厥治疗时，则须考虑两药交替使用。

【规格】注射剂：2ml：20mg。

间羟胺
Metaraminol

【其他名称】阿拉明。

【药理作用】临床常用重酒石酸间羟胺。本品主要作用于 α 受体，直接兴奋 α 受体，较去甲肾上腺素作用为弱但较持久，对心血管的作用与去甲肾上腺素相似。能收缩血管，持续地升高收缩压和舒张压，也可增强心肌收缩力，正常人心输出量变化不大，但能使休克患者的心输出量增加。对心率的增加不很显著，很少引起心律失常，无中枢神经兴奋作用。其升压作用可靠，维持时间较长，较少引起心悸或尿量减少等反应。连续给药时，因本品间接在肾上腺素神经囊泡中取代递质，可使递质减少，内在效应减弱，故不能突然停药，以免发生低血压反跳。

【适应证】

1. 防治椎管内阻滞麻醉时发生的急性低血压。

2. 由于出血、药物过敏、手术并发症及脑外伤或脑肿瘤合并休克而发生的低血压本品可用于辅助性对症治疗。

3. 用于心源性休克或败血症所致的低血压。

【用法用量】

1. 成人：①肌肉或皮下注射：每次 2~10mg（以间羟胺计），由于最大效应不是立即显现，在重复用药前对初始量效应至少应观察 10 分钟。②

静脉注射：初量 0.5~5mg，继而静滴，用于重症休克。③静脉滴注：将间羟胺 15~100mg 加入 5% 葡萄糖注射液或 0.9% 氯化钠注射液 500ml 中滴注，调节滴速以维持合适的血压。成人极量一次 100mg（每分钟 0.3~0.4mg）。

2. 小儿：①肌肉或皮下注射：0.1mg/kg，用于严重休克。②静脉滴注：0.4mg/kg 或 12mg/m^2，用 0.9% 氯化钠注射液稀释至每 25ml 中含间羟胺 1mg 的溶液，滴速以维持合适的血压水平为度。配制后应于 24 小时内用完，滴注液中不得加入其他药物。

【不良反应】

1. 心律失常，发生率随用量及病人的敏感性而异。

2. 升压反应过快过猛可致急性肺水肿、心律失常、心跳停顿。

3. 过量的表现为抽搐、严重高血压、严重心律失常，此时应立即停药观察，血压过高者可用 5~10mg 酚妥拉明静脉注射，必要时可重复。

4. 静脉用药时药液外溢，可引起局部血管严重收缩，导致组织坏死或红肿硬结。

5. 长期使用骤然停药时可能发生低血压。

【注意事项】

1. 甲状腺功能亢进、高血压、冠心病、充血性心力衰竭、糖尿病患者和有疟疾病史者慎用。

2. 血容量不足者应先纠正后再用本品。

3. 本品有蓄积作用，如用药后血压上升不明显，须观察 10 分钟以上再决定是否增加剂量，以免贸然增量致使血压上升过高。

4. 给药时应选用较粗大静脉注射，并避免药液外溢。

5. 短期内连续应用，可出现快速耐受性，作用会逐渐减弱。

【药物相互作用】

1. 与环丙烷、氟烷或其他卤化羟类麻醉药合用，易致心律失常。

2. 与单胺氧化酶抑制剂并用，可使升压作用增强，引起严重高血压。

3. 与洋地黄或其他拟肾上腺素药并用，可致异位心律。

4. 不宜与碱性药物共同滴注，因可引起本品分解。

【规格】注射剂：1ml：10mg 间羟胺（相当于重酒石酸间羟胺 19mg）；5ml：50mg 间羟胺（相当于重酒石酸间羟胺 95mg）。

多巴酚丁胺
Dobutamine

【其他名称】杜丁胺、奥万源。

【药理作用】

1. 对心肌产生正性肌力作用，主要作用于 β_1 受体，对 β_2 及 α 受体作用相对较小。

2. 能直接激动心脏 β_1 受体以增强心肌收缩和增加搏出量，使心排血量增加。

3. 可降低外周血管阻力（后负荷减少），但收缩压和脉压一般保持不变，或仅因心排血量增加而有所增加。

4. 能降低心室充盈压，促进房室结传导。

5. 可使心肌收缩力有所增强，冠状动脉血流及心肌耗氧量常增加。

6. 由于心排血量增加，肾血流量及尿量常增加。

7. 本品与多巴胺不同，多巴酚丁胺并不间接通过内源性去甲肾上腺素的释放，而是直接作用于心脏。

【适应证】用于器质性心脏病时心肌收缩力下降引起的心力衰竭，包括心脏直视手术后所致的低排血量综合征，作为短期支持治疗。

【用法用量】将本品加于 5% 葡萄糖注射液或 0.9% 氯化钠注射液中稀释后，以滴速每分钟 2.5~10μg/kg 给予，在每分钟 15μg/kg 以下的剂量时，心率和外周血管阻力基本无变化；偶用每分钟 >15μg/kg，但需注意过大剂量有可能加速心率并产生心律失常。儿童用量宜减。

【不良反应】可有心悸、恶心、头痛、胸痛、气短等。如出现收缩压增加〔多数增高 1.33~2.67kPa（10~20mmHg），少数升高 6.67kPa（50mmHg）或更多〕，心率增快（多数在原来基础上每分钟增加 5~10 次，少数可增加 30 次以上），一般与剂量有关，应减量或暂停用药。

【禁忌】以往对本品有过敏表现的病人禁用。

【注意事项】

1. 对其他拟交感胺类药过敏者，可能对本品也敏感。

2. 未发现对妊娠有影响。FDA 对本药的妊娠安全性分级为 B 级。

3. 本品是否排入乳汁未确定，但应用未发生问题。

4. 梗阻性肥厚型心肌病不宜使用，以免加重梗阻。

5. 下列情况应慎用：①心房颤动：本品能加快房室传导，使心室率加速，如必须用本品，应先给予洋地黄类药。②高血压：可能加重。③严重的机械梗阻，如重度主动脉瓣狭窄：多巴酚丁胺可能无效。④低血容量时：应用本品可加重，故用前须先加以纠正。⑤室性心律失常：可能加重。⑥心肌梗死后：使用大量本品可能使心肌耗氧量增加而加重缺血。

6. 用药期间应定时或连续监测心电图、血压、心排血量，必要或可能时监测肺楔嵌压。

7. 由于本品半衰期短，所以必须以连续静脉输注的方式给药。滴速过快可引起血压下降。长期滴注可产生耐药性。

【药物相互作用】

1. 与全麻药尤其环丙烷、氟烷等同用，室性心律失常发生的可能性增加。

2. 与 β 受体阻滞剂同用，可拮抗本品对 β_1 受体的作用，导致 α 受体作用占优势，外周血管的总阻力加大。

3. 与硝普钠同用，可导致心排血量微增，肺楔嵌压略降。

4. 本品不得与碳酸氢钠等碱性药物混合使用。

【规格】注射剂：2ml：20mg；5ml：250mg。

前列地尔
Alprostadil

【其他名称】前列腺素 E_1、普康喜、凯时。

【药理作用】本品有抑制血小板聚集、血栓素 A_2 生成、动脉粥样脂质斑块及免疫复合物形成的作用，并能扩张外周和冠脉血管。临床常用以脂微球为药物载体的静脉注射用前列地尔制剂，脂微球的包裹，可使前列地尔不易失活。另外，本品具有易于分布到受损血管部位的靶向特性，从而发挥本品的扩张血管、抑制血小板凝集的作用。

【适应证】

1. 治疗慢性动脉闭塞症（血栓闭塞性脉管炎、闭塞性动脉硬化症）引起的四肢溃疡及微小血管循环障碍引起的四肢静息疼痛，改善心脑血管微循环障碍。

2. 脏器移植术后抗栓治疗，用以抑制移植血管内的血栓形成。

3. 小儿先天性心脏病动脉导管未闭，用以缓解低氧血症，保持导管血流以等待时机手术治疗。

【用法用量】成人每次 5～10μg，一日 1 次，用 10ml 生理盐水（或 5% 葡萄糖注射液）溶解，静注，或直接入小壶。

【不良反应】

1. 偶见休克，要注意观察，发现异常现象时，立刻停药，并采取适当的措施。

2. 注射部位有时出现血管疼痛、发红，偶见发硬、瘙痒等。

3. 有时出现心衰、肺水肿、胸部发紧感、血压下降等症状，一旦出现应立即停药。另外，有时出现血管炎，偶见脸面潮红、心悸。

4. 有时出现腹泻、腹胀、不愉快感，偶见腹痛、食欲不振、呕吐、便秘。

5. 偶见 GOT、GPT 上升等肝功能异常。

6. 有时出现头晕、头痛、发热、疲劳感，偶见发麻。

7. 有时出疹或瘙痒感，偶见荨麻疹。

8. 偶见嗜酸性粒细胞增多，白细胞减少。

9. 偶见视力下降、口腔肿胀感、脱发、四肢疼痛、浮肿及不适感。

【禁忌】

1. 严重心衰（心功能不全）患者禁用。

2. 妊娠或可能妊娠的妇女禁用。

3. 既往对本制剂有过敏史的患者禁用。

【注意事项】

1. 下述患者慎用本品：①严重心衰（心功能不全）患者：有报告可加重心功能不全的倾向。②青光眼或眼压增高的患者：有报告可使眼压增高。③既往有胃溃疡合并症的患者：有报告可使胃出血。④间质性肺炎患者：有报告可使病情恶化。

2. 用于治疗慢性动脉闭塞症、微小血管循环障碍的患者，由于本药的治疗是对症治疗，停止给药后，有再复发的可能性。

3. 给药时若出现不良反应，应采取变更给药速度、停止给药等适当措施。

4. 本制剂与输液混合后在 2 小时内使用。残液不能再使用。

5. 不能使用冻结的药品。

【药物相互作用】本制剂不能与输液以外的药品混合使用，避免与血浆增溶剂（右旋糖酐、明胶制剂等）混合。

【规格】注射剂：1ml：5μg；2ml：10μg。

果糖二磷酸钠
Fructose Sodium Diphosphate

【药理作用】右旋 1，6 - 二磷酸果糖（FDP）是糖酵解中间产物，在细胞中通过激活磷酸果糖激酶、丙酮酸激酶及乳酸脱氢酶来调节几个酶促反应。

体内外生化学研究显示药理剂量的 FDP 可作用于细胞膜，促进细胞对循环中钾的摄取及刺激细胞内高能磷酸和 2，3 - 二磷酸甘油的产生。另外，FDP 可减少机械创伤引起的红细胞溶血，抑制化学刺激引起的氧自由基的产生。

【适应证】

1. 用于低磷酸血症。

2. 用于心肌缺血、休克、缺氧、组织损伤的辅助治疗。

【用法用量】

1. 注射剂：一次 50～100ml，一日 1～2 次，最大量一日 200ml，静脉滴注速度为每分钟 4～7ml。

2. 粉针剂：将本品以注射用水配成 2.5～10% 的溶液静脉滴注，一次 0.1～0.25g/kg，5g 本品于 5～10 分钟内滴完。病人伴有心力衰竭时，剂量减半。

【不良反应】

1. 静脉输入速度超过 10ml/min 时，病人可出现脸红、心悸、手足蚁行感。

2. 过敏反应及过敏性休克的报道很少。如发生过敏反应立即停药，予抗过敏治疗。

【禁忌】

1. 遗传性果糖不耐受症患者禁用。

2. 高磷酸血症及肾衰患者禁用。

3. 对果糖过敏者禁用。

【注意事项】

1. 给药前应肉眼观察一下有无特殊情况，轻微发黄并不影响药效。

2. 注射过程中药液外渗到皮下时会造成疼痛和局部刺激。

3. 肌酐清除率小于 50ml/min 的病人应监测血液磷酸盐水平。幼儿只在必要时并需在医生的严密观察下使用。

【药物相互作用】本品不能与 pH 值在 3.5～5.8 之间不溶解的药物共用，也不能与钙盐碱性溶液共用。

【规格】注射剂：50ml：5g；100ml：10g。粉针剂：0.5g。

三磷腺苷
Adenosine Triphosphate

【其他名称】腺三磷、ATP。

【药理作用】临床常用三磷腺苷二钠。本品为一种辅酶，有改善机体代谢的作用，参与体内脂肪、蛋白质、糖、核酸以及核苷酸的代谢。同时又是体内能量的主要来源，当体内吸收、分泌、肌肉收缩及进行生化合成反应等需要能量时，三磷腺苷即分解成二磷酸腺苷及磷酸基，同时释放出能量。动物实验可抑制慢反应纤维的慢钙离子内流，阻滞或延缓房室结折返途径中的前向传导，大剂量还可能阻断或延缓旁路的前向和逆向传导；另外还具有短暂强的增强迷走神经的作用，因而能终止房室结折返和旁路折返机制引起的心律失常。

【适应证】辅酶类药。用于进行性肌萎缩、脑出血后遗症、心功能不全、心肌疾患及肝炎等的辅助治疗。静脉注射用于治疗折返机制引起的快速型室上性心律失常。

【用法用量】

1. 片剂：口服，一次 20～40mg，一日 3 次。

2. 注射液：临用前，加氯化钠注射液溶解。肌肉注射或静脉注射，一次 10～20mg，一日 10～40mg。

【不良反应】不良反应少见。口服可有恶心、食欲不振、胃肠功能紊乱。静脉注射可有过敏反应，个别甚至发生过敏性休克。其他尚有头痛、一过性心悸等。

【禁忌】尚不明确。

【注意事项】

1. 静注宜缓慢，以免引起头晕、头胀、胸闷及低血压等。

2. 心肌梗死和脑出血在发病期患者慎用。

3. 本药对窦房结有明显抑制作用，因此对病窦综合征或窦房结功能不全或老年人慎用或不用。

4. 本品受热后易降低效价，应在低温、干燥处保存。

【规格】片剂：20mg。注射剂：10mg；20mg。

8　调节血脂药及抗动脉粥样硬化药

阿昔莫司
Acipimox

【其他名称】吡莫酸、氧甲吡嗪、乐知平、乐脂平、Olbemox。

【药理作用】本品为烟酸的衍生物，能抑制脂肪组织的分解，减少游离脂肪酸自脂肪组织释放，从而降低甘油三酯在肝中合成；抑制 LDL 及 VLDL 的合成，减少它们在血浆中浓度。本品还可抑制肝脏脂肪酶的活性，减少 HDL 的分解。

【适应证】用于治疗高甘油三酯血症（Ⅳ型）、高胆固醇血症（Ⅱa 型）、高甘油三酯合并高胆固醇血症（Ⅱb 型）。

【用法用量】推荐剂量为，一次 250mg，一日 2～3 次，进餐时或餐后服用，较低剂量用于Ⅳ型高甘油三酯血症，较高剂量用于Ⅱa 及Ⅱb 型高胆固醇血症。通常在服药治疗 1 个月内，血脂状况即有改善。国外文献报告，长期服用的每日安全剂量可达 1200mg。

【不良反应】

1. 本品在治疗初期可引起皮肤血管扩张，提高对热的敏感性，如面部潮热或肢体瘙痒，这些症状通常在治疗后几天内消失，不需停药。

2. 偶有中度胃肠道反应（胃灼热感、上腹隐痛、恶心、腹泻）、眼干、荨麻疹及头痛的报道。

3. 极少数病人有局部或全身过敏反应（如皮疹、荨麻疹、斑丘疹、唇水肿、哮喘样呼吸困难、低血压等），应立即停药并对症处理。

【禁忌】

1. 对本品过敏者禁用。

2. 消化道溃疡者、严重肾功能不全者、孕妇、哺乳期妇女、儿童禁用。

【注意事项】

1. 在使用本品治疗之前，应先采取低胆固醇饮食、低脂肪饮食和停止酗酒的治疗措施。

2. 肾功能不全患者根据肌酐清除率减小剂量。可按下述方案给药：肌酐清除率 80～40ml/min，每日 250mg；40～20ml/min，隔日 250mg。

3. 同服考来烯胺时，不会影响本品的吸收。

4. 对需长期服用本品者，应定期做血脂及肝肾功能检查。

【规格】胶囊剂：250mg。

氯贝丁酯
Clofibrate

【其他名称】氯苯丁酯、安妥明、降脂乙酯、祛脂乙酯、冠心平、ATROMID－S。

【药理作用】本品为氯贝丁酸衍生物类血脂调节药，通过降低极低密度脂蛋白，达到降血脂的目的，但其降血脂作用的机制并未完全明了，可能涉及抑制肝脏脂蛋白（特别是极低密度脂蛋白）的释放和胆固醇合成，改变肝脏甘油三酯合成，加强脂蛋白酯酶的作用，增加胆固醇类分泌并从粪便中排出，以及增加循环中甘油三酯（极低密度脂蛋白）的清除。

【适应证】

1. 高脂血症。其降甘油三酯作用较降胆固醇作用明显。

2. 亦可用于治疗尿崩症。

【用法用量】成人常用量，口服，一次0.25～0.5g，一日3～4次。为减少胃肠道反应，本品宜与饮食同进，开始时宜采用小剂量，以后逐渐增量，但在治疗的第一个月内应达到规定剂量，停药时最好也采取递减方式。有时在开始服药的第一个月内疗效不显著，继续服用可见效，需长期服用。停药后，血清胆固醇和甘油三酯可能回升甚至超过原有水平，故应采用饮食控制疗法并监测血脂至稳定。治疗3个月无效即应停药，但治疗结节性黄色瘤可能需时一年。肝肾功能不全的患者，用药需减量。

【不良反应】

1. 长期用本品可使胆石症等胆囊疾患加剧。

2. 有增加周围血管病、肺栓塞、血栓性静脉炎、心绞痛、心律失常和间歇性跛行发生的危险。

3. 临床上偶见胸痛、气短、心绞痛及血肌酸磷酸激酶和血清氨基转移酶增加，但并非由于心肌梗死。

4. 临床上常见的不良反应有腹泻与恶心；较少见的不良反应有：①心律失常。②白细胞减少或贫血而有发热、寒战、音哑、背痛、排尿困难。③因肾脏毒性作用而见血尿、尿少、脚与下肢浮肿。

5. 临床上少见但持续存在时须加注意的不良反应有：流感样综合征（肌痛、乏力，常见于肾

病患者，并常伴有肌酸磷酸激酶和血氨基转移酶增高）、头痛、胃痛、性功能减退、呕吐等。

6. 用本品治疗高脂血症，可降低非致命性心肌梗死发生率，但并不一定减少心血管病的死亡率和致命性心肌梗死的发生。本品有增加非心血管原因引起死亡的危险。

7. 动物实验表明，长期大量使用本品可导致良性或恶性肿瘤的发生。如将人用最大剂量的1～2倍长期用于小鼠和大鼠，与对照组比较，可导致肝脏良恶性肿瘤的发生率增加。

【禁忌】

1. 对本品过敏者禁用。

2. 原发性胆汁性肝硬化的患者禁用。因本品可促进胆固醇排泄增多，使原已较高的胆固醇水平增加。

3. 严重肝肾功能不全的患者禁用。因为肾功能不全的患者服用本品有可能导致横纹肌溶解和严重高血钾。

【注意事项】

1. 下列情况慎用：①胆石症：本品可使胆道并发症增多。②肝功能不全：此时蛋白结合率减少但半衰期不变。③甲状腺功能亢进：本品可激发肌病。④溃疡病：可能促使其再活动。⑤肾功能不全：清除率降低使不良反应发生率增加，尤其是肌病。

2. 用药期间定期检查：①全血细胞计数，尤其治疗前有贫血或白细胞计数减少者。②血肌酸磷酸激酶，尤其在尿毒症患者。③肝功能试验，包括血清氨基转移酶。④血脂水平。

3. 在使用本品过程中，如有血清淀粉酶增高，肝功能异常，血胆固醇、低密度脂蛋白增高，须停药。

4. 对诊断的干扰：①血肌酸磷酸激酶可能升高，尤其在肾衰竭或低白蛋白血症时。②血浆β脂蛋白可能升高，此时血极低密度脂蛋白极低，但血低密度脂蛋白反而增高。③血浆纤维蛋白原可能降低。④血清门冬氨酸氨基转移酶和丙氨酸氨基转移酶可能增高。

5. 本品可导致肌痛、肌炎、肌病及横纹肌溶解，有时可合并血肌酸磷酸激酶升高，因此对于那些具有某些危险因素可导致继发于横纹肌溶解的肾衰竭的患者，应考虑停药，如急性严重感染、低血压、大型手术、创伤、严重的代谢及内分泌或电解质失调、癫痫活动等。如血肌酸磷酸激酶显著升高或肌炎诊断成立，则应停药。

6. 在治疗血脂异常的同时，还需关注和治疗可引起血脂异常的各种原发病，如甲状腺机能减退、糖尿病等。

7. 某些药物也可能引起血甘油三酯升高，如雌激素、噻嗪类利尿药和 β 受体阻滞剂等，停药后，则不再需要相应的调脂治疗。

8. 鉴于本品可导致肿瘤发生，加重胆囊疾病等方面的不良反应，应严格限制其适应证在适当的范围内。在没有显著疗效的情况下，应予以停药。

9. FDA 对本药的妊娠安全性分级为 C 级。

【药物相互作用】

1. 本品与抗凝药同时使用时，可明显增加其抗凝作用，故须经常测定凝血酶原时间以调整抗凝药剂量，使之维持在理想的范围内，预防出血并发症的出现。

2. 本品与呋塞米同时使用，可增加两者各自的效果，可引起肌病、肌僵直和利尿，尤其对于低蛋白血症者。

3. 本品可竞争酸性药物如苯妥英钠或甲苯磺丁脲的蛋白结合位点，因此当与上述药物或其他高蛋白结合率的药物合用时，应注意可使后者的药效增加，如与口服降糖甲苯磺丁脲合用，使其降糖作用加强。

4. 本品有可能引起肌病或横纹肌溶解，因此应尽量避免与 HMG – CoA 还原酶抑制剂，如普伐他汀、辛伐他汀等合用，以减少两者严重肌肉毒性发生的危险。

【规格】胶囊剂：0.25g；0.5g。

非诺贝特
Fenofibrate

【其他名称】苯酰降脂丙脂、普鲁脂芬、立脂平、Procetofeme、Lipantil、Lipidex。

【药理作用】本品为氯贝丁酸衍生物类血脂调节药，通过抑制极低密度脂蛋白和甘油三酯的生成并同时使其分解代谢增多，降低血低密度脂蛋白、胆固醇和甘油三酯；还使载脂蛋白 A_1 和 A_{11} 生成增加，从而增高高密度脂蛋白。本品尚有降低正常人及高尿酸血症患者的血尿酸作用。

【适应证】治疗成人饮食控制疗法效果不理想的高脂血症，其降甘油三酯及混合型高脂血症作用较胆固醇作用明显。

【用法用量】成人常用量，口服，一次 0.1g，每日 3 次，维持量每次 0.1g，每日 1～2 次。减少胃部不适，可与饮食同服；肾功不全及老年患者用药应减量；治疗 2 个月后无效应停药。

【不良反应】发生率 2%～15%。

1. 胃肠道反应（包括腹部不适、腹泻、便秘）最常见；皮疹。

2. 神经系统不良反应包括乏力、头痛、性欲丧失、阳痿、眩晕、失眠。

3. 本品属氯贝丁酸衍生物，有可能引起肌炎、肌病和横纹肌溶解综合征，导致血肌酸磷酸激酶升高。发生横纹肌溶解综合征，主要表现为肌痛合并血肌酸磷酸激酶升高、肌红蛋白尿，并可导致肾衰，但较罕见。在患有肾病综合征及其他肾损害而导致血白蛋白减少的患者或甲状腺功能亢进的患者，发生肌病的危险性增加。

4. 有使胆石病发生率增加的趋向，可引起胆囊疾病。

5. 在治疗初期可引起轻度至中度的血液学改变，如血红蛋白、血细胞比容和白细胞降低等。偶有血氨基转移酶增高，包括丙氨酸及门冬氨酸氨基转移酶。

【禁忌】

1. 对本品过敏者禁用。

2. 有胆囊疾病史、患胆石症的患者禁用。本品可增加胆固醇向胆汁的排泌，从而引起胆结石。

3. 严重肾功能不全、肝功能不全、原发性胆汁性肝硬化或不明原因的肝功能持续异常的患者禁用。

【注意事项】

1. 服用本品时血小板计数、血尿素氮、氨基转移酶、血钙可能增高；血碱性磷酸酶、γ谷氨酰转肽酶及胆红素可能降低。

2. 用药期间应定期检查：①血象及血小板计数。②肝功能试验。③血胆固醇、甘油三酯及低密度脂蛋白。④血肌酸磷酸激酶。

3. 如果临床有可疑的肌病的症状（如肌痛、触痛、乏力等）或血肌酸磷酸激酶显著升高，则应停药。

4. 在治疗高血脂的同时，还需关注和治疗可引起高血脂的各种原发病，如甲状腺机能减退、糖尿病等。

5. 某些药物也可引起高血脂，如雌激素、噻嗪类利尿药和 β 受体阻滞剂等，停药后，则不再需要相应的抗高血脂治疗。

【药物相互作用】

1. 本品有增强香豆素类抗凝剂疗效的作用，同时使用可使凝血酶原时间延长，故合用时应减少口服抗凝药剂量，以后再按检查结果调整用量。

2. 本品与胆汁酸结合树脂如考来烯胺等合用，则至少应在服用这些药物之前 1 小时或 4～6 小时之后再服用非诺贝特。因胆汁酸结合药物还可结合同时服用的其他药物，进而影响其他药的吸收。

3. 本品应慎与 HMG－CoA 还原酶抑制剂如普伐他汀、氟伐他汀、辛伐他汀等合用，可引起肌痛、横纹肌溶解、血肌酸磷酸激酶增高等肌病，严重时应停药。

4. 本品主要经肾排泄，在与免疫抑制剂如环孢素或其他具肾毒性的药物合用时，可能有导致肾功能恶化的危险，应减量或停药。

5. 本品与其他高蛋白结合率的药物合用时，可使它们的游离型增加，药效增强，如甲苯磺丁脲及其他磺脲类降糖药、苯妥英、呋塞米等，在降血脂治疗期间服用上述药物，则应调整降糖药及其他药的剂量。

【规格】胶囊剂、片剂：0.1g；0.2g；0.3g。

吉非罗齐
Gemfibrozil

【其他名称】二甲苯氧戊酸、吉非洛奇、吉非贝齐、博利脂、Gevilen、Lpolipid。

【药理作用】本品为氯贝丁酸衍生物类血脂调节药，其降血脂的作用机制尚未完全明了，可能涉及周围脂肪分解，减少肝脏摄取游离脂肪酸而减少肝内甘油三酯形成，抑制极低密度脂蛋白载脂蛋白的合成而减少极低密度脂蛋白的生成。本品降低血甘油三酯而增高血高密度脂蛋白浓度，虽可轻度降低血低密度脂蛋白胆固醇浓度，但在 Ⅳ 型高脂蛋白血症可能使低密度脂蛋白有所增高。5 年安慰剂对照研究显示，本品能减少严重冠心病猝死、心肌梗死的发生。

【适应证】用于高脂血症。适用于严重 Ⅳ 或 Ⅴ 型高脂蛋白血症，冠心病危险性大而饮食控制、减轻体重等治疗无效者。也适用于 Ⅱb 型高脂蛋白血症，冠心病危险性大而饮食控制、减轻体重、其他血脂调节药物治疗无效者。

【用法用量】成人常用量，口服，一次 300～600mg，一日 2 次，早餐及晚餐前 30 分钟服用。血脂水平下降后可减少剂量，每日 300～600mg 维持。

【不良反应】

1. 最常见的不良反应为胃肠道不适，如消化不良、厌食、恶心、呕吐、饱胀感、胃部不适等，其他较少见的不良反应还有头痛、头晕、乏力、皮疹、瘙痒、阳痿等。

2. 偶有胆石症或肌炎（肌痛、乏力）。本品属氯贝丁酸衍生物，有可能引起肌炎、肌病和横纹肌溶解综合征，导致血肌酸磷酸激酶升高。发生横纹肌溶解综合征，主要表现为肌痛合并血肌酸磷酸激酶升高、肌红蛋白尿，并可导致肾衰，但较罕见。在患有肾病综合征及其他肾损害而导致血白蛋白减少的患者或甲状腺功能亢进的患者，发生肌病的危险性增加。

3. 偶有肝功能试验（血氨基转移酶、乳酸脱氢酶、胆红素、碱性磷酸酶增高）异常，但停药后可恢复正常。

4. 偶有轻度贫血及白细胞计数减少，但长期应用又可稳定，个别有严重贫血、白细胞减少、血小板减少和骨髓抑制。

【禁忌】

1. 对本品过敏者禁用。

2. 患胆囊疾病、胆石症者禁用。本品有可能使胆囊疾患症状加剧。

3. 肝功能不全或原发性胆汁性肝硬化的患者禁用。本品可促进胆固醇排泄增多，使原已较高的胆固醇水平增加。

4. 严重肾功能不全患者禁用。因为肾功不全的患者服用本品有可能导致横纹肌溶解和严重高血钾。

5. 肾病综合征引起血清蛋白减少的患者禁用。因其发生肌病的危险性增加。

【注意事项】

1. 本品对诊断有干扰，可致：①血红蛋白、血细胞压积、白细胞计数减低。②血肌酸磷酸激酶、碱性磷酸酶、氨基转移酶、乳酸脱氢酶增高。

2. 用药期间应定期检查：①血象及血小板计数。②肝功能试验。③血脂。④血肌酸磷酸激酶。

3. 治疗 3 个月后如无效即应停药。如用药后临床上出现胆石症、肝功能显著异常、可疑的肌病的症状（如肌痛、触痛、乏力等）或血肌酸磷酸激酶显著升高，也应停药。

4. 本品停用后血胆固醇和甘油三酯可能反跳超过原来水平，故宜给低脂饮食并监测血脂至正常。

5. 在治疗高血脂的同时，还需关注和治疗可引起高血脂的各种原发病，如甲状腺机能减退、糖尿病等。某些药物也可引起高血脂，如雌激素、噻嗪类利尿药和 β 受体阻滞剂等，停药后，则不再需要相应的抗高血脂治疗。

6. FDA 对本药的妊娠安全性分级为 C 级。

7. 鉴于本品对人类有潜在致癌的危险性，使用时应严格限制在指定的适应证范围内，且疗效不明显时应及时停药。

【药物相互作用】

1. 本品可明显增强口服抗凝药的作用，与其同时应注意降低口服抗凝药的剂量，经常监测凝血酶原时间以调整抗凝药剂量。其作用机理尚不确定，可能是因为本品能将华法林等从其蛋白结合位点上替换出来，从而使其作用加强。

2. 本品与其他高蛋白结合率的药物合用时，也可将它们从蛋白结合位点上替换下来，导致其作用加强，如甲苯磺丁脲及其他磺脲类降糖药、苯妥英、呋塞米等，在降血脂治疗期间服用上述药物，则应调整降糖药及其他药的剂量。

3. 氯贝丁酸衍生物与 HMG – CoA 还原酶抑制剂如洛伐他汀等合用治疗高脂血症，将增加两者严重肌肉毒性发生的危险，可引起肌痛、横纹肌溶解、血肌酸磷酸激酶增高等肌病，应尽量避免联合使用。

4. 本品与胆汁酸结合树脂如考来替泊等合用，则至少应在服用这些药物之前 2 小时或 2 小时之后再服用吉非罗齐。因胆汁酸结合药物可结合同时服用的其他药物，进而影响其他药的吸收。

5. 本品主要经肾排泄，在与免疫抑制剂如环孢素合用时，可增加后者的血药浓度和肾毒性，有导致肾功能恶化的危险，应减量或停药。本品与其他有肾毒性的药物合用时也应注意。

【规格】片剂：600mg。胶囊剂：300mg。

洛伐他汀
Lovastatin

【其他名称】美维诺林、美降脂、乐瓦停、脉温宁、Mevinolin、Mevinacor。

【药理作用】本品在体内竞争性地抑制胆固醇合成过程中的限速酶羟甲戊二酰辅酶 A 还原酶，使胆固醇的合成减少，也使低密度脂蛋白受体合成增加，主要作用部位在肝脏，结果使血胆固醇和低密度脂蛋白胆固醇水平降低，由此对动脉粥样硬化和冠心病的防治产生作用。本品还降低血清甘油三酯水平和增高血高密度脂蛋白水平。

【适应证】用于治疗原发性高胆固醇血症（Ⅱa 及 Ⅱb 型）和混合型高脂血症。

【用法用量】成人常用量，口服 10～20mg，每日 1 次，晚餐时服用。剂量可按需要调整，但最大剂量不超过每天 80mg，分 1～2 次服。

【不良反应】

1. 本品最常见的不良反应为胃肠道不适、腹泻、胀气，其他还有头痛、皮疹、头晕、视觉模糊和味觉障碍等。

2. 偶可引起血氨基转移酶可逆性升高，因此需监测肝功能。

3. 少见的不良反应有阳痿、失眠。

4. 罕见的不良反应有肌炎、肌痛、横纹肌溶解，表现为肌肉疼痛、乏力、发热，并伴有血肌酸磷酸激酶升高、肌红蛋白尿等。横纹肌溶解可导致肾衰竭，但较罕见。

5. 有报道发生过肝炎、胰腺炎及过敏反应如血管神经性水肿等。

【禁忌】

1. 对本品过敏者禁用。

2. 有活动性肝病或不明原因血氨基转移酶持续升高的患者禁用。

【注意事项】

1. 对其他 HMG – CoA 还原酶抑制剂过敏者慎用。

2. 用药期间应定期检查血胆固醇和血肌酸磷酸激酶。应用本品时血氨基转移酶可能增高，有肝病史者服用本品还应定期监测肝功能试验。

3. 在本品治疗过程中如发生血氨基转移酶增高达正常高限的 3 倍，或血肌酸磷酸激酶显著增高，或有肌炎、胰腺炎表现时，应停用本品。

4. 应用本品时如有低血压、严重急性感染、创伤、代谢紊乱等情况，须注意可能出现的继发于肌溶解后的肾衰竭。

5. 肾功能不全时，本品剂量应减少。

6. 本品宜与饮食共进，以利吸收。

7. FDA 对本药的妊娠安全性分级为 X 级。

【药物相互作用】

1. 本品与口服抗凝药合用可使凝血酶原时间

延长，使出血的危险性增加。

2. 本品与环孢素、阿奇霉素、克拉霉素、红霉素、达那唑、伊曲康唑、吉非罗齐、烟酸等合用可增加肌溶解和急性肾衰竭发生的危险。

3. 考来替泊、考来烯胺可使本品的生物利用度降低，故应在服用前者 4 小时后服用本品。

【规格】片剂：10mg；20mg；40mg。

辛伐他汀
Simvastatin

【其他名称】新伐他汀、塞瓦停、斯伐他汀、舒降之、舒降脂、Synvinolin、Sinvacor。

【药理作用】本品本身无活性，口服吸收后的水解产物在体内竞争性地抑制胆固醇合成过程中的限速酶羟甲戊二酰辅酶 A 还原酶，使胆固醇的合成减少，也使低密度脂蛋白受体合成增加，主要作用部位在肝脏，结果使血胆固醇和低密度脂蛋白胆固醇水平降低，中度降低血清甘油三酯水平和增高血高密度脂蛋白水平，由此对动脉粥样硬化和冠心病的防治产生作用。

【适应证】

1. 高脂血症：①对于原发性高胆固醇血症、杂合子家族性高胆固醇血症或混合性高胆固醇血症的患者，当饮食控制及其他非药物治疗不理想时，辛伐他汀可用于降低升高的总胆固醇、低密度脂蛋白胆固醇、载脂蛋白 B 和三酰甘油。且辛伐他汀升高高密度脂蛋白胆固醇，从而降低低密度脂蛋白/高密度脂蛋白和总胆固醇/高密度脂蛋白的比率。②对于纯合子家族性高胆固醇血症患者，当饮食控制及非饮食疗法不理想时，辛伐他汀可用于降低升高的总胆固醇、低密度脂蛋白胆固醇和载脂蛋白 B。

2. 冠心病：对冠心病患者，本品用于：①减少死亡的危险性。②减少非致死性心肌梗死的危险性。③减少脑卒中和短暂性脑缺血的危险性。④减少心肌血管再通手术（冠状动脉搭桥术及经皮气囊冠状动脉成形术）的危险性。⑤延缓动脉粥样硬化的进展，包括新病灶及全堵塞的发生。

【用法用量】口服。如需要可掰开服用。

1. 高胆固醇血症：一般始服剂量为每天10mg，晚间顿服。对于胆固醇水平轻至中度升高的患者，始服剂量为每天 5mg。若需调整剂量则应间隔 4 周以上，最大剂量为每天 40mg，晚间顿服。当低密度脂蛋白胆固醇水平降至 75mg/dl（1.94mmol/L）或总胆固醇水平降至 140mg/dl（3.6mmol/L）以下时，应减低辛伐他汀的服用剂量。

2. 纯合子家族性高胆固醇血症：根据对照临床研究结果，对纯合子家族性高胆固醇血症病人，建议 40mg/d 晚间顿服，或 80mg/d 分早晨 20mg、午间 20mg 和晚间 40mg 三次服用。辛伐他汀应与其他降脂疗法联合应用（如低密度脂蛋白提取法），当无法使用这些方法时，也可单独应用辛伐他汀。

3. 冠心病：冠心病患者可以每天晚上服用20mg 作为起始剂量，如需要剂量调整，可参考高胆固醇血症用法与用量。

4. 协同治疗：本品单独应用或与胆酸螯合剂协同应用时均有效。对于已同时服用免疫抑制剂类药物的患者，辛伐他汀的推荐剂量为每天 10mg。

5. 肾功能不全：由于本品由肾脏排泄不明显，故中度肾功能不全病人不必调整剂量。对于严重肾功能不全的患者（肌酐清除率小于 30ml/min），如使用剂量超过每天 10mg 时应慎重考虑，并小心使用。

【不良反应】本品一般耐受性良好，大部分不良反应轻微且为一过性。在临床对照试验中只有少于 2% 的病人因不良反应而中途停药。在已有对照组的临床试验中，不良反应（分为可能、可疑或肯定）与药物有关的发生率大于或等于 1% 的有腹痛、便秘、胃肠胀气。发生率在 0.5% ~ 0.9% 的不良反应有疲乏、无力、头痛。发现肌病的报告很罕见。

【禁忌】

1. 对本药制剂任何成分过敏者禁用。

2. 活动性肝炎或无法解释的持续血清氨基转移酶升高者禁用。

3. 妊娠或哺乳期妇女禁用。

【注意事项】

1. 病人接受本品治疗以前应接受标准胆固醇饮食并在治疗过程中继续使用。

2. 本药应慎用在大量饮酒和（或）有肝病史的病人。

3. 应用本品治疗的患者普遍有肌酸激酶轻微的一过性升高，但这些并无任何临床意义。

4. 长期临床研究资料显示，本品对人体晶状体无不良作用。

5. 由于纯合子家族性高胆固醇血症的患者低密度脂蛋白受体完全缺乏的缘故，本品对此类病人的治疗效果不大理想。

6. 本品只有中等程度降低三酰甘油的效果，而不适合治疗以三酰甘油升高为主的异常情况（如Ⅰ、Ⅳ及Ⅴ型高脂血症）。

7. 对酒精饮用量过大和（或）有既往肝脏病史的患者，应谨慎使用本品。

8. FDA 对本药的妊娠安全性分级为 X 级。

【药物相互作用】

1. 当本品与其他在治疗剂量下对 CYP 3A4 有明显抑制作用的药物（如环孢素、米贝地尔、伊曲康唑、酮康唑、红霉素、克拉霉素和奈法唑酮）或纤维酸类衍生物或烟酸合用时，导致横纹肌溶解的危险性增高。

2. 本品与甲基羟戊二酰辅酶 A 还原酶抑制剂合并用药会增加肌病的发生率和严重程度，这些药物包括吉非罗齐和其他贝特类，以及降脂剂量的烟酸（大于等于 1g/d）。此外，血浆中高水平的甲基羟戊二酰辅酶 A 还原酶抑制剂的活性增高也会增加肌病的危险。

3. 临床研究发现，本品能中度提高香豆类抗凝剂的抗凝效果。故成人早期应用抗凝血治疗及并用辛伐他汀时应多次检查凝血酶原时间，借此确定凝血酶原时间没有显著改变。当服用香豆类衍生物的病人，已有一个稳定的凝血酶原时间后，仍推荐在固定的期间内继续作凝血酶原时间的监测。如果辛伐他汀的剂量有变动，应同样执行以上的程序。在未服用抗凝血剂的病人中，辛伐他汀治疗从未有报道对出血或凝血酶原时间有影响。

【规格】　片剂：5mg；10mg；20mg。

普伐他汀
Provastatin

【其他名称】　帕瓦停、普拉司丁、蔡维太定、帕伐他丁、美百乐镇、Elisor。

【药理作用】　作用及机制与洛伐他汀同，但作用较强，对降低胆固醇作用较明显，对甘油三酯几无降低作用。

【适应证】　用于饮食限制仍不能控制的原发性高胆固醇血症或合并有高三酰甘油血症患者（Ⅱa 和Ⅱb 型）。

【用法用量】　成人开始剂量为 10 ~ 20mg，一日 1 次，临睡前服用，一日最大剂量为 40mg。

【不良反应】　可见轻度氨基转氨酶升高、皮疹、肌痛、头痛、胸痛、恶心、呕吐、腹泻及疲乏等。

【禁忌】

1. 对本品过敏者禁用。

2. 活动性肝炎或肝功能持续异常者禁用。

3. 妊娠及哺乳期妇女禁用。

【注意事项】

1. 对纯合子家族性高胆固醇血症疗效差。

2. 治疗期间，应定期检查肝功能，如 SGPT 和 SGOT 增高等于或超过正常上限 3 倍且为持续性时，应停止治疗。

3. 有肝脏病史或饮酒史的病人应慎用本品。

4. 使用 HMG – CoA 还原酶抑制剂类降血脂药偶可引起肌酸磷酸激酶升高，如升高值为正常上限的 10 倍应停止使用。使用过程中，病人如出现不明原因的肌痛、触痛、无力，特别是伴有不适和发热者，应引起重视。

5. 其他 HMG – CoA 还原酶抑制剂类降血脂药与环孢素、纤维酸衍生物、烟酸等同时服用，可增加肌炎和肌病的发生率，但本品与上述药物同时使用，临床试验表明并不增加肌炎和肌病的发生率。

6. FDA 对本药的妊娠安全性分级为 X 级。

【药物相互作用】

1. 在服用考来烯胺前 1 小时或后 4 小时给予本品或在服用考来替泊和标准膳食前 1 小时给予本品，其生物利用度和治疗作用在临床上都没有明显的下降，若同时服用上述两药中任一种，则本品生物利用度下降 40% ~ 50%。

2. 与安替比林联合应用时，并不影响细胞色素 P450 系统对安替比林的清除，由于本品无诱导肝脏药物代谢酶作用，所以不会与其他由细胞色素 P450 系统代谢的药物（如苯妥英钠，奎尼丁）产生明显的相互作用。

3. 与华法林合用，本品稳态时的生物利用度参数不改变。本品不改变华法林与血浆蛋白的结合，较长期服用该二药，对华法令的抗凝作用不产生任何改变。

4. 与阿司匹林、制酸剂（在服用本品前 1 小时给予）、西咪替丁、吉非贝齐、烟酸或普罗布考相互作用的研究表明，本品的生物利用度未见显著差异，服用制酸剂及西咪替丁后可改变本品的血药浓度，但并不影响疗效。

5. 与利尿剂、抗高血压药、洋地黄、钙离子通道阻滞剂、β受体阻滞剂或硝酸甘油等药物合用未见明显的相互作用。

【规格】片剂：5mg；10mg。

氟伐他汀
Fluvastatin

【其他名称】来适可、Lescol。

【药理作用】作用及机制同洛伐他汀，同时具有直接抑制动脉平滑肌细胞增殖、延缓内膜增厚的作用。

【适应证】饮食治疗未能完全控制的原发性高胆固醇血症和原发性混合型血脂异常（Ⅱa和Ⅱb型）。

【用法用量】在开始本品治疗前及治疗期间，患者必须坚持低胆固醇饮食。

推荐剂量为每次20～40mg，每日1次，晚餐时或睡前吞服。

由于本品由肝脏清除，仅有不到6%的药物进入尿液，因此对轻至中度肾功能不全的患者不必调整剂量。

【不良反应】在安慰剂对照试验中，以下不良反应的发生率高于安慰剂组1%以上：消化不良、失眠、恶心、腹痛、头痛。消化不良与剂量有关，并且多见于剂量为80mg/d的患者。发生率为0.5%～0.9%的不良反应为胃窦炎、胀气、感觉减退、牙病、尿路感染和转氨酶升高。

自从本品上市以来，有关于过敏反应的个别报告，特别是皮疹和荨麻疹。极罕见的病例包括其他皮肤反应、血小板减少症、血管性水肿、面部水肿、血管炎和红斑狼疮样反应。

【禁忌】

1. 已知对本品或药物的其他任何成分过敏的患者禁用。

2. 活动性肝病或持续性不能解释的转氨酶升高者禁用。

3. FDA对本药的妊娠安全性分级为X级。怀孕和哺乳期妇女以及未采取可靠避孕措施的育龄妇女。

4. 严重肾功能不全（肌酐大于260μmol/L，肌酐清除率小于30ml/min）的患者禁用。

【注意事项】

1. 像其他降低胆固醇的药物一样要在开始服用本品之前及治疗期间定期检查肝功能。如果谷丙转氨酶（AST）或谷草转氨酶（ALT）持续升高大于正常高限的3倍或以上，必须停药。有个别可能是药物引起肝炎的报告。要慎用于有肝病史或大量饮酒的患者。

2. 服用其他HMG－CoA还原酶抑制剂的患者有发生肌病（包括肌炎和横纹肌溶解症）的报告。罕见与氟伐他汀有关的这类症状。如出现不明原因的肌肉疼痛、触痛或无力合并肌酸磷酸激酶水平显著升高（大于正常上限的10倍），特别是伴有发热或全身不适时，要考虑为肌病，必须停用本品。

3. 包括本品在内的HMG－CoA还原酶抑制剂对纯合子家族性高胆固醇血症的疗效尚无报告。

【药物相互作用】

1. 晚餐时或晚餐后4小时服用本品，其降血脂作用无明显差异。

2. 在服用考来烯胺后4小时再服本品与两药单用相比，会产生临床显著的累加作用。为了避免相互作用造成氟伐他汀和树脂结合，因此服用离子交换树脂（如考来烯胺）后至少4时才能给予本品。

3. 本品和苯扎贝特合用可使氟伐他汀的生物利用度增加约50%。

4. 免疫抑制剂（包括环孢素）、吉非罗齐、烟酸和红霉素与本品合用的临床研究表明对耐受性无影响，但发生肌病的危险性增加，需密切观察。肾移植的患者使用环孢素可使氟伐他汀的AUC增加94%，C_{max}增加30%。服用环孢素的肾移植患者，氟伐他汀钠剂量不要超过40mg/d。

5. HMG－CoA还原酶抑制剂在不同环节抑制胆固醇的生物合成。同时合用环孢素和氟伐他汀的患者，则要密切监测环孢素浓度。对于合并真菌感染的患者应尽量不用与氟伐他汀发生相互作用的药物。

6. 健康志愿者服用伊曲康唑后对氟伐他汀（单剂）的AUC或C_{max}无显著影响。特比萘芬和氟伐他汀之间的相互作用未见报告。

7. 本品对非那宗的代谢或排泄无影响。

8. 烟酸、普萘洛尔、氯沙坦等不影响本品的生物利用度。

9. 西咪替丁、雷尼替丁、奥美拉唑等会造成氟伐他汀的生物利用度增加，但无临床意义。

10. 利福平与本品合用会使氟伐他汀的生物利用度降低约50%。

11. 健康志愿者服用单剂本品对华法林血浆浓度或凝血酶原时间无影响。但是，有同时服用本品和香豆素类衍生物的患者发生出血和（或）凝血酶原时间延长的个案报告。

12. 与血管紧张素转化酶抑制剂、β受体阻断剂、钙通道拮抗剂、口服硫脲类药物、乙酰水杨酸、H₂受体阻断剂或非类固醇类抗炎药合用的临床研究中，未发现与临床相关的相互作用。

【规格】片剂：20mg；40mg。

阿托伐他汀
Atorvastatin

【其他名称】阿乐、立普妥、Ale。

【药理作用】药物作用及机制同洛伐他汀。

【适应证】原发性高胆固醇血症患者，包括家族性高胆固醇血症（杂合子型）或混合性高脂血症（Ⅱa和Ⅱb型）患者，如果饮食治疗和其他非药物治疗疗效不满意，应用本品可治疗其总胆固醇升高、低密度脂蛋白胆固醇升高、载脂蛋白B升高和甘油三酯升高。在纯合子家族性高胆固醇血症患者，阿托伐他汀钙可与其他降脂疗法合用或单独使用（当无其他治疗手段时），以降低总胆固醇和低密度脂蛋白胆固醇。

【用法用量】成人常用量，口服，每次10～20mg，每日1次，晚餐时服用。剂量可按需要调整，但最大剂量不超过每日80mg。

【不良反应】

1. 本品最常见的不良反应为胃肠道不适，其他还有头痛、皮疹、头晕、视觉模糊和味觉障碍。

2. 偶可引起血氨基转移酶可逆性升高。

3. 少见的不良反应有阳痿、失眠。

4. 罕见的不良反应有肌炎、肌痛、横纹肌溶解，表现为肌肉疼痛、乏力、发热，并伴有血肌酸磷酸激酶升高、肌红蛋白尿等。横纹肌溶解可导致肾衰竭，但较罕见。

5. 有报道发生过肝炎、胰腺炎及过敏反应如血管神经性水肿。

【禁忌】

1. 对本品过敏者禁用。

2. 有活动性肝病或不明原因血氨基转移酶持续升高的患者禁用。

3. 妊娠期及哺乳期妇女禁用。

【注意事项】

1. 对其他HMG－CoA还原酶抑制剂过敏者慎用。

2. 用药期间应定期检查血胆固醇和血肌酸磷酸激酶。应用本品时血氨基转移酶可能增高，有肝病史者服用本品还应定期监测肝功能。

3. 在本品治疗过程中如发生血氨基转移酶增高达正常高限的3倍，或血肌酸磷酸激酶显著增高，或有肌炎、胰腺炎表现时，应停用本品。

4. 应用本品时如有低血压、严重急性感染、创伤、代谢紊乱等情况，须注意可能出现的继发于肌溶解后的肾衰竭。

5. 肾功能不全时应减少本品剂量。

6. 本品宜与饮食共进，以利吸收。

7. FDA对本药的妊娠安全性分级为X级。

【药物相互作用】

1. 本品与口服抗凝药合用可使凝血酶原时间延长，使出血的危险性增加。

2. 本品与免疫抑制剂（包括环孢素）、红霉素、吉非罗齐、烟酸等合用可增加肌溶解和急性肾衰竭发生的危险。与环孢素并用，阿托伐他汀剂量不得超过10mg。与克拉霉素并用，阿托伐他汀剂量不得超过20mg。与伊曲康唑并用，剂量不得超过40mg。

3. 考来替泊、考来烯胺可使本品的生物利用度降低，故应在服用前者4小时后服用本品。

【规格】片剂：10mg；20mg；40mg。

普罗布考
Probucol

【其他名称】丙丁酚、之乐、Lorelco。

【药理作用】本品为血脂调节药，并具有抗动脉粥样硬化作用。其降脂作用是通过降低胆固醇合成与促进胆固醇分解使血胆固醇和低密度脂蛋白降低，还改变高密度脂蛋白亚型的性质和功能，使血高密度脂蛋白胆固醇减低。其降血高密度脂蛋白胆固醇的临床意义未明。本品对血甘油三酯的影响小。本品有显著的抗氧化作用，能抑制泡沫细胞的形成，延缓动脉粥样硬化斑块的形成，消退已形成的动脉粥样硬化斑块。

【适应证】用于Ⅱa型高脂蛋白血症，与其他降脂药物合用可用于Ⅱb和Ⅲ、Ⅳ型高脂蛋白血症

【用法用量】成人常用量，每次0.5g，每日2次，早、晚餐时服用。

【不良反应】

1. 本品最常见的不良反应为胃肠道不适，腹泻的发生率大约为10%，还有胀气、腹痛、恶心和呕吐。

2. 少见的反应有头痛、头晕、感觉异常、失眠、耳鸣、皮疹、皮肤瘙痒等。

3. 有报道发生出血管神经性水肿的过敏反应。

4. 罕见的严重的不良反应有心电图 QT 间期延长、室性心动过速、血小板减少等。

【禁忌】

1. 对本品过敏者禁用。

2. 由于本品可引起心电图 QT 间期延长和严重室性心律失常，故在下列情况禁用：①近期心肌损害，如新近心肌梗死者。②严重室性心律失常，如心动过缓者。③有心源性晕厥或有不明原因晕厥者。④有 QT 间期延长者。⑤正在应用延长 QT 间期的药物者。⑥血钾或血镁过低者。

【注意事项】

1. 服用本品可使血氨基转移酶、胆红素、肌酸磷酸激酶、尿酸、尿素氮短暂升高。

2. 服用本品期间应定期检查心电图 QT 间期。

3. 用药期间应配合低脂、低胆固醇饮食。

4. FDA 对本药的妊娠安全性分级为 B 级。

【药物相互作用】

1. 本品与可导致心律失常的药物，如三环类抗抑郁药、Ⅰ类及Ⅲ类抗心律失常药和吩噻嗪类药物合用时，应注意不良反应发生的危险性增加。

2. 本品能加强香豆素类药物的抗凝血作用。

3. 本品能加强降糖药的作用。

4. 本品与环孢素合用时，可明降低后者的血药浓度。

【规格】 片剂：0.5g。

藻酸双酯钠
Alginic Sodium Diester

【其他名称】 破栓开塞、多糖硫酸酯、PSS、Paskins。

【药理作用】 本品为酸性多糖类药物，是以藻酸为基础原料，用化学方法引入有效基团合成而得。

1. 本品具有强分散乳化性能，且不易受外界因素影响，因其具有阴离子聚电解质纤维结构的特点，沿链电荷集中，在其电斥力的作用下，能使富含负电荷的细胞表面增强相互间的排斥力，故能阻抗红细胞之间和红细胞与血管壁之间的黏附，具有改善血液流变学的黏弹性的作用。

2. 本品能使凝血酶失活，其抗凝血效力相当于肝素的 1/3 ~ 1/2。能阻止血小板对胶原蛋白的黏附，抑制由于血管内膜受损、腺苷二磷酸凝血酶激活以及释放反应等所致的血小板聚集，因而具有抗血栓、降血黏度、解痉微动静脉、解聚红细胞及血小板等前列腺环素（PGI_2）样作用。

3. 本品还有明显降低血脂的作用，应用后不仅能使血浆中胆固醇、甘油三酯、低密度脂蛋白、极低密度脂蛋白等迅速下降，同时又能升高血清高密度脂蛋白的水平，能抑制动脉粥样硬化病变的发生和发展。

4. 本品对外周血管有明显的扩张作用，能有效地改善微循环，抑制动静脉内血栓的形成，不仅具有治疗作用，同时有可靠的预防作用。

5. 本品还有降血糖和降血压等多种作用。

【适应证】 主要用于缺血性脑血管病如脑血栓形成、脑栓塞、短暂性脑缺血发作及心血管疾病如高血压、高脂蛋白血症、冠心病、心绞痛等疾病的防治。也可用于治疗弥漫性血管内凝血、慢性肾小球肾炎及出血热等。

【用法用量】

1. 口服：一次 50 ~ 100mg，一日 2 ~ 3 次。

2. 静脉滴注：成人一次 1 ~ 3mg/kg（50 ~ 100mg），最大不超过 150mg，临用前溶于输液（生理盐水或 5% 葡萄糖、6% 羟乙基淀粉等）500 ~ 1000ml 中，缓慢滴注，一日 1 次，10 ~ 14 日为一疗程。

【不良反应】 不良反应的发生率为 5% ~ 23%，可有发热、白细胞及血小板减少、血压降低、肝功能及心电图异常、子宫或眼结膜下出血、过敏反应、头痛、心悸、烦躁、乏力、嗜睡等。

【禁忌】 有出血病史、血友病、脑出血及严重肝肾功能不全者禁用。

【注意事项】 下列情况慎用：①低血压、低血容量者。②血小板减少症。③非高黏滞血症、非血小板聚集亢进。④过敏性体质。

【规格】 片剂：50mg。注射剂：1ml：50mg；2ml：100mg。

益多酯
Etofylline Clofibrate

【其他名称】 羟乙茶碱安妥明、羟乙茶碱氯贝丁酯、多利平脂。

【药理作用】本品属氯贝丁酸衍生物类血脂调节药，其降血脂作用机理尚未完全明了，可能通过降低肝微粒体中的 cAMP 含量，提高脂蛋白酯酶活性，使脂蛋白中脂质分解。实验与临床研究证明本品降低血胆固醇及甘油三酯，增加血高密度脂蛋白。此外，本品尚有抗血小板聚集、抗血栓及降低血尿酸作用。

【适应证】用于治疗高胆固醇血症及高尿酸血症。

【用法用量】本品宜在餐后或餐时口服。服用本品 3 个月后，如无效，应停用本品。

成人常用量口服一次 250mg，一日 2 次，随治疗反应可增加至一次 250mg，一日 3 次。如合并高尿酸血症，可开始时一次 250mg，每日 3 次。治疗后血脂正常，可改用一次 250mg，每日 2 次维持。

【不良反应】

1. 最常见的不良反应为胃肠道不适，如消化不良、恶心、饱胀感、胃部不适等，其他较少见的不良反应还有头痛、头晕、乏力、皮疹、瘙痒、阳痿、贫血及白细胞减少等。个别病例有血氨基转移酶升高。

2. 本品属氯贝丁酸衍生物，有可能引起肌炎、肌病和横纹肌溶解综合征，导致血肌酸磷酸激酶升高。

3. 本品有增加患胆石症的危险。氯贝丁酸衍生物类可从三方面影响类固醇的代谢，它们可抑制胆固醇的合成，抑制胆汁酸的合成，加强胆固醇从胆汁中的排泌，后两个因素可使胆汁中的胆固醇饱和度增加，因此可能导致某些患者形成胆结石。

【禁忌】

1. 对本品过敏者禁用。

2. 肝功能不全或原发性胆汁性肝硬化的患者禁用。本品可促进胆固醇排泄增多，使原已较高的胆固醇水平增加。

3. 严重肾功能不全患者禁用。因为肾功能不全的患者服用本品有可能导致横纹肌溶解和严重高血钾。

4. 肾病综合征引起血白蛋白减少的患者禁用。因其发生肌病的危险性增加。

5. 患胆囊疾病、胆石症者禁用。本品可使胆囊疾患症状加剧。

6. 近期有心肌梗死或患癫痫病的患者禁用。

【注意事项】

1. 本品治疗期间应定期检查血脂、肝肾功能、血细胞计数、血肌酸磷酸激酶。

2. 如果临床有可疑的肌病症状（如肌痛、触痛、乏力等）或血肌酸磷酸激酶显著升高，则应停药。

3. 在服用本品之前，应尽量先采用饮食疗法、锻炼和减肥，以及控制糖尿病和甲状腺机能减退等方法来控制血脂水平，无效时再使用药物治疗。

【药物相互作用】

1. 本品可增强口服抗凝药的作用，与其同用时应注意降低口服抗凝药的剂量。其作用机理尚不确定，可能是因为本品能将华法林等从其蛋白结合位点上替换出来，从而使其作用加强。

2. 本品与其他高蛋白结合率的药物合用时，也可将它们从蛋白结合位点上替换下来，导致其作用加强，如甲苯磺丁脲及其他磺脲类降糖药、苯妥英、呋塞米等，在降血脂治疗期间服用上述药物，则应调整降糖药及其他药的剂量。

3. 氯贝丁酸衍生物与 HMG－CoA 还原酶抑制剂如普伐他汀、辛伐他汀等合用治疗高血脂，将增加两者严重肌肉毒性发生的危险，应尽量避免联合使用。

4. 本品与免疫抑制剂如环孢素合用时，可增加后者的血药浓度和肾毒性。本品与其他有肾毒性的药物合用时也应注意。

5. 本品含茶碱，与茶碱同用时应注意反应。

【规格】片剂：0.25g。

苯扎贝特
Benzafibrate

【其他名称】必降脂、降脂苯酰、阿贝他、Bezalif。

【药理作用】本品为氯贝丁酸衍生物类血脂调节药。其降血脂作用有两种机制，一是本品增高脂蛋白脂酶和肝脂酶活性，促进极低密度脂蛋白的分解代谢，使血甘油三酯的水平降低。其次是本品使极低密度脂蛋白的分泌减少。本品降低血低密度脂蛋白和胆固醇，可能通过加强对受体结合的低密度脂蛋白的清除。本品降低血甘油三酯的作用比降低血胆固醇作用强，也使高密度脂蛋白升高。此外本品尚可降低血纤维蛋白原。

【适应证】用于治疗高甘油三酯血症、高胆固醇血症、混合型高脂血症。

【用法用量】

1. 片剂：每日 3 次，每次 200 ~ 400mg。可在饭后或与饭同服。疗效佳者维持量可为每日 2 次，每次 400mg。

肾功能障碍时按肌酐清除率调整剂量：40 ~ 60ml/min 时，每日 2 次，每次 400mg；15 ~ 40ml/min 时，每日或隔日 1 次，每次 400mg；低于 15ml/min 时，每 3 日 1 次，每次 400mg。

2. 缓释片：每日 1 次，每次 400mg，肾功能障碍时减为每日或隔日 200mg。

【不良反应】同益多酯。

【禁忌】

1. 对本品过敏者禁用。

2. 患胆囊疾病、胆石症者禁用。本品有可能使胆囊疾患症状加剧。

3. 肝功能不全或原发性胆汁性肝硬化的患者禁用。

4. 严重肾功能不全患者禁用。因为肾功能不全的患者服用本品有可能导致横纹肌溶解和严重高血钾。

5. 肾病综合征引起血白蛋白减少的患者禁用。因其发生肌病的危险性增加。

【注意事项】

1. 服用本品可能致血红蛋白、白细胞计数减低，血氨基转移酶、血肌酐升高。

2. 用药期间应定期检查血象及血小板计数、肝肾功能、血脂及血肌酸磷酸激酶。

3. 如用药后临床上出现胆石症、肝功能显著异常、可疑的肌病的症状（如肌痛、触痛、乏力等）或血肌酸磷酸激酶显著升高，则应停药。

4. 在治疗高血脂的同时，还需关注和治疗可引起高血脂的各种原发病，如甲状腺机能减退、糖尿病等。某些药物也可引起高血脂，如雌激素、噻嗪类利尿药和 β 受体阻滞剂等，停药后，则不再需要相应的抗高血脂治疗。

【药物相互作用】本品能增加降糖药的作用，其余同益多酯。

【规格】片剂：200mg。缓释片：400mg。

多烯酸乙酯
Ethyl Polyenoate

【药理作用】本品主要成分为二十碳五烯酸乙酯和二十二碳六烯酸乙酯，二者含不饱和键较多，有较强的调整血脂作用，尚有扩张血管及抗血栓形成作用。作用机制为促进中性或酸性胆固醇自粪排出，抑制肝内脂质及脂蛋白合成，能降低血浆中胆固醇、甘油三酯、低密度脂蛋白、极低密度脂蛋白，增加高密度脂蛋白。

【适应证】具有降低血清甘油三酯和总胆固醇的作用，用于高脂血症。

【用法用量】口服，一次 250 ~ 500mg，一日 3 次。

【不良反应】不良反应较少。大剂量时可有消化道不适等。

【禁忌】有出血性疾患者禁用。

【规格】胶丸剂：含二十碳五烯酸乙酯和二十二碳六烯酸乙酯总和为 250mg。

血脂康

【药理作用】本品有调节异常血脂的作用，可降低血胆固醇、甘油三酯、低密度脂蛋白和升高高密度脂蛋白；抑制动脉粥样硬化斑块的形成，保护血管内皮细胞；抑制脂质在肝脏沉积。

【适应证】用于脾虚痰瘀阻滞证的气短、乏力、头晕、头痛、胸闷、腹胀、食少纳呆等；也可用于由高脂血症及动脉粥样硬化引起的心脑血管疾病的辅助治疗。

【用法用量】口服，一次 600mg，一日 2 次，早晚饭后服用。轻中度患者一日 600mg，晚饭后服用。

【不良反应】

1. 一般耐受性良好，大部分副作用轻微而短暂。

2. 本品常见不良反应为肠胃道不适，如胃痛、腹胀、胃部灼热等。

3. 偶可引起血清氨基转移酶和肌酸磷酸激酶可逆性升高。

4. 罕见乏力、口干、头晕、头痛、肌痛、皮疹、胆囊疼痛、结膜充血和泌尿道刺激症状。

【禁忌】

1. 对本品过敏者禁用。

2. 活动性肝炎或无法解释的血清氨基转移酶升高者禁用。

【注意事项】

1. 用药期间应定期检查血脂、血清氨基转移酶和肌酸磷酸激酶。有肝病史者服用本品尤其要注意肝功能的监测。

2. 在本品治疗过程中，如发生血清氨基转移酶增高达正常高限 3 倍，或血清肌酸磷酸激酶显著增高时，应停用本品。

3. 不推荐孕妇及乳母使用。

4. 儿童用药的安全性和有效性尚未确定。

【规格】片剂：300mg。

依折麦布
Ezetimibe

【其他名称】益适纯、Ezetrol。

【药理作用】本品是一种口服、强效的降脂药物，其作用机制与其他降脂药物不同。

本品附着于小肠绒毛刷状缘，抑制胆固醇的吸收，从而降低小肠中的胆固醇向肝脏中的转运，使得肝脏胆固醇贮量降低，从而增加血液中胆固醇的清除。本品不增加胆汁分泌，也不抑制胆固醇在肝脏中的合成。

与安慰剂比较，本品抑制小肠对胆固醇吸收的 54%。他汀类减少肝脏合成胆固醇。两种药物合用可以进一步降低胆固醇水平，优于两种药物的单独应用。

本品选择性抑制胆固醇吸收的同时并不影响小肠对甘油三酯、脂肪酸、胆汁酸、黄体酮、乙炔雌二醇及脂溶性维生素 A、D 的吸收。本品和 HMG-CoA 还原酶抑制剂联合使用与任何一种药物单独治疗相比能有效改善血清中 TC、LDL-C、ApoB、TG 及 HDL-C 水平。依折麦布单独使用或与 HMG-CoA 还原酶抑制剂联合使用对心血管疾病发病率与死亡率的效果还未建立。

【适应证】用于原发性高胆固醇血症、纯合子家族性高胆固醇血症、纯合子谷甾醇血症（或植物甾醇血症）。

【用法用量】患者在接受本品治疗的过程中，应坚持适当的低脂饮食。

本品推荐剂量为每天 1 次，每次 10mg，可单独服用或与他汀类联合应用。本品可在一天之内任何时间服用，可空腹或与食物同时服用。

老年患者不需要调整剂量；年龄大于等于 10 岁的儿童及青少年不需要调整剂量。小于 10 岁儿童不推荐应用本品。轻度肝功能受损患者不需要调整剂量。

【不良反应】

1. 单独应用本品可出现头痛、腹痛、腹泻等。

2. 与他汀类联合应用可出现头痛、乏力、腹

痛、便秘、腹泻、腹胀、恶心、ALT 升高、AST 升高、肌痛。

【禁忌】

1. 对本品任何成分过敏者禁用。

2. 活动性肝病，或原因不明的血清转氨酶持续升高的患者禁用。

3. 孕妇及哺乳期妇女禁用。

【注意事项】

1. 在临床研究中，与对照组相比（安慰剂或单独使用他汀类药物），未发现本品引起的肌病与横纹肌溶解症。

2. 鉴于依折麦布长期应用对中度或重度肝功能不全患者的影响尚未明确，故此类患者不推荐应用本品。

【药物相互作用】

1. 临床前研究表明，本品无诱导细胞色素 P450 药物代谢酶的作用。未发现本品与已知的可被 CYP 1A2、2D6、2C8、2C9、3A4 或转 N-乙酰酶代谢的药物之间有临床意义的药代动力学相互作用。

2. 本品与氨苯砜、右美沙芬、地高辛、口服避孕药（乙炔雌二醇和左炔诺孕酮）、格列吡嗪、甲苯磺丁脲或咪达唑仑等药物联合应用时，未发现本品影响上述药物的药代动力学。

3. 西咪替丁与本品联合应用时，西咪替丁不影响本品的生物利用度。

4. 同时服用抗酸药可降低本品的吸收速度但并不影响其生物利用度。此吸收速率的降低无临床意义。

5. 同时服用消胆胺可降低总依折麦布（依折麦布 + 依折麦布葡萄糖醛酸苷）平均 AUC 约 55%。在消胆胺基础上加用本品来增强降低 LDL-C 的作用时，其增强效果可能会因为上述相互作用而降低。

6. 8 名经过肾移植的患者其肌酐清除 >50ml/min 并在稳定服用环孢素，单次服用 10mg 依折麦布后，总依折麦布的平均 AUC 值与另一研究中（n=17）健康人群相比增加了 3.4 倍（从 2.3 到 7.9 倍）。

7. 同时服用非诺贝特或吉非罗齐可分别增加总依折麦布浓度 1.5 倍和 1.7 倍，但这种相互影响并无临床意义。依折麦布与贝特类药物联合应用的安全性和有效性尚未确立。贝特类可增加胆汁中胆固醇的浓度，造成胆石症发生。在狗的临床前研究中，发现本品可增加胆汁中胆固醇的含量。尽管该

临床前发现与人类的关联性尚不可知，在进行相关研究前暂不推荐本品与贝特类药物的联用。

8. 本品与阿托伐他汀、辛伐他汀、普法他汀、洛伐他汀、氟伐他汀、瑞舒伐他汀联用未见有临床意义的药代动力学的相互作用。

9. 在 12 个健康男性中的研究表明，本品（10mg/d）与华法林或氟茚二酮联合给药并未显著影响华法林的生物利用度及凝血时间。本品上市后，在与华法林联合使用的病人中，有国际标准化比值（INR）增加的报告。这些病人中大多数也正在接受其他药物治疗。

【规格】片剂：10mg。

环丙贝特
Ciprofibrate

【其他名称】卡比瑞克、Modalim。

【药理作用】本品作用类似氯贝丁酯，降血脂作用较非诺贝特强，可降低低密度脂蛋白及极低密度脂蛋白，升高高密度脂蛋白。此外，尚有抗血小板聚集和溶解纤维蛋白作用。

【适应证】用于治疗成人内源性高胆固醇血症及高甘油三酯血症，可单用或与其他药物合用。对于饮食疗法疗效不佳、血中胆固醇水平高或有出现并发症危险的患者效果更为明显。

【用法用量】成人，每次 100mg，一天 1 次。中度肾功能损伤的患者，每次 100mg，隔日给药。

【不良反应】食欲减退，恶心，胃部不适，头痛，头昏，眩晕，疲劳，皮肤反应，脱发，阳痿，贫血，白细胞减少症，肌肉毒性，血小板减少。

【禁忌】严重肝肾功能损伤、低白蛋白血症、原发性胆汁性肝硬化、胆囊疾病、孕妇和哺乳期妇女禁用。

【注意事项】

1. 肾功损伤者慎用。

2. 若出现可疑的肌肉毒性或肌酸磷酸激酶浓度明显升高则停止用药。

【药物相互作用】

1. 与抗凝药合用可增强抗凝血作用，应减少抗凝血药 1/3 剂量。

2. 与哌克昔林、单胺氧化酶抑制剂等有肝毒性药物合用，可增加或加重肝毒性，不应合用。

【规格】胶囊剂：100mg。

泛硫乙胺
Pantethine

【其他名称】潘特生、潘托新。

【药理作用】本品可降低血中胆固醇，改善脂质代谢，且具有促进肾上腺皮质激素的生成及提高胆碱乙酰化的作用。此外还有抑制血小板减少、促进血小板恢复作用。

【适应证】

1. 具有降血脂作用，可用于高脂血症、动脉粥样硬化和高血压病等。

2. 促进肠蠕动，用于治疗弛缓性便秘及术后肠道麻痹。

【用法用量】

1. 颗粒剂、片剂：成人口服，一次 30 ~ 60mg，一日 3 次。

2. 胶囊剂：口服，一次 200mg，一日 3 次。

3. 注射剂：皮下注射或静脉注射用于术后肠麻痹，每次 100 ~ 200mg。

【不良反应】有时出现腹泻、食欲不振、腹痛、转氨酶升高等。

【注意事项】动物实验表明本品有明显胚胎毒作用，孕妇慎用。

【规格】片剂：30mg。颗粒剂：30mg。胶囊剂：100mg。注射剂：2ml：200mg；2ml：100mg。

9 降低肺动脉高压药物

安立生坦
Ambrisentan

【其他名称】凡瑞克、Volibris。

【药理作用】内皮素 - 1（ET - 1）是一种有效的自分泌和旁分泌肽。两种受体亚型（ETA 和 ETB）共同调节 ET - 1 在血管平滑肌和内皮细胞中的作用。ETA 的主要作用是血管收缩和细胞增殖，而 ETB 的主要作用是舒张血管、抑制增殖、以及清除 ET - 1。

本品是一种与 ETA 高度结合的受体拮抗剂，与 ETB 相比对，ETA 有高选择性（ > 4000 倍），有关对 ETA 高选择性的临床影响还未知。

【适应证】治疗 WHO Ⅱ级或Ⅲ级症状的肺动

脉高压，用以改善运动能力和延缓临床恶化。

【用法用量】起始剂量为空腹或进餐后口服5mg，每日1次；如果耐受则可考虑调整为每次10mg，每日1次。药片可在空腹或进餐后服用。不能对药片进行掰开、压碎或咀嚼。

不推荐在中重度肝功能损害的患者中应用本药。

【不良反应】大多数不良反应为轻至中度，仅有鼻充血呈剂量依赖性。可见液体潴留、心衰（与液体潴留相关）、超敏反应（如血管性水肿、皮疹）以及贫血。

【禁忌】妊娠期妇女禁用。

【注意事项】

1. 在应用其他内皮素受体拮抗剂后会出现血红蛋白浓度及血细胞比容的下降，此类现象在本药的临床试验中也有出现。

2. 外周性水肿是内皮素受体拮抗剂类药物的一种已知效应，同时它也是肺动脉高压和肺动脉高压恶化的临床结果。在安慰剂对照研究中，与安慰剂组相比，接受5或10mg本药治疗的患者外周性水肿的发生率更高。大部分水肿的严重性为轻至中度，且在老年患者中的发生率和严重度更高。

3. 使用本药治疗3或6个月后，有25%的患者精子计数下降了至少50%。其中1名患者在3个月时发生了明显的精子减少，并且在随后6周的2次随访中所检测的精子计数仍然很低。停止该药治疗后2个月，精子计数恢复到基线水平。

4. 如果患者在起始使用本药期间出现急性肺水肿，需考虑肺静脉闭塞症的可能性，如果确诊则应停用本药。

【药物相互作用】

1. 体外研究：用人类肝脏组织进行的研究表明，本品由 CYP 3A、CYP 2C19、5′-二磷酸葡萄糖基转移酶（UGTs）、CYP1A9S、CYP2B7S 以及 CYP1A3S 进行代谢。体外试验提示，安立生坦是器官阴离子转运蛋白（OATP）的底物，同时也是 P-gp 的底物（而非抑制剂）。

2. 体内研究：本品与下述药物联合应用不会导致有临床意义的安立生坦暴露量改变：酮康唑、奥美拉唑、昔多芬、他达拉非。

3. 联合应用本品不会导致下述药物暴露量的改变：华法林、地高辛、昔多芬、他达拉非、乙炔雌二醇或炔诺酮。

【规格】片剂：5mg；10mg。

波生坦
Bosentan

【其他名称】全可利。

【药理作用】本品是特异性内皮素受体拮抗剂。本品与 ETA 和 ETB 受体竞争结合，与 ETA 受体的亲和力比与 ETB 受体的亲和力稍高。在动物肺动脉高压模型中，长期口服波生坦能减少肺血管阻力，逆转肺血管和右心室肥大。在动物肺纤维化模型中，波生坦能减少胶原沉积。

【适应证】治疗 WHO Ⅲ 期和 Ⅳ 期原发性肺动脉高压病人的肺动脉高压，或者硬皮病引起的肺动脉高压。

【用法用量】本品初始剂量为一天2次，每次62.5mg，持续4周，随后增加至维持剂量125mg，一天2次。可在早、晚进食前或后服用本品。

肾功能受损对本品药代动力学的影响很小，不需作剂量调整。

没有在推荐剂量下肺动脉高压病人突然中止使用本品的经验。为了避免临床突然恶化，应紧密监视病人，在停药前的3~7天应将剂量减至一半。

【不良反应】在本品治疗病人中发生率低于1%的不良事件为：碱性磷酸酶增加、过敏性休克、厌食、腹水、哮喘、房室传导阻滞、血尿素增加、支气管痉挛、心跳停止、中枢神经系统阻抑、脑血管病、胸痛（非心脏）、凝血时间延长、凝血时间缩短、结膜炎、膀胱炎、脱水、皮炎、注意力失调、皮肤干燥、十二指肠溃疡、排尿困难、瘀斑、湿疹等。

【禁忌】

1. 对本品任何组分过敏者禁用。

2. 孕妇禁用。

3. 中度或严重肝功能损害者禁用。

4. 同时使用环孢素 A 者禁用。

5. 同时使用格列本脲者禁用。

【注意事项】

1. 如果病人系统收缩压低于85mmHg，须慎用本品。

2. 用本品治疗可出现剂量相关的血红蛋白浓度降低（平均0.9 g/dl），可能是由于血液的稀释。多数在本品治疗开始的数周内观察到，治疗4~12周后稳定，一般不需要输血。建议在开始治疗前、治疗后第 1 个月和第 3 个月检测血红蛋白浓度，随后每 3 个月检查一次。如果出现血红蛋白显著降低，须进一步评估来确定原因以及是否需要特殊治疗。

3. 严重慢性心脏衰竭的病人用本品治疗伴随住院率升高，因为在本品治疗的前 4 ~ 8 周慢性心脏衰竭恶化，可能是体液潴留的结果。建议监测病人体液潴留的症状（例如体重增加）。出现症状后，建议开始用利尿剂或者增加正在使用利尿剂的剂量。建议在开始本品治疗前，对有体液潴留症状的病人用利尿剂治疗。

4. 本品治疗可出现可逆性、剂量相关的天门冬氨酸转氨酶（AST）和丙氨酸转氨酶（ALT）增加，在某些病例中还伴随有胆红素升高。肝酶升高通常在开始治疗前 16 周内出现，然后在数天至 9 周内恢复到治疗前水平，或者减少剂量或者停药后自动恢复。在治疗前需检测肝脏转氨酶水平，随后最初 12 个月内每个月检测一次，以后 4 个月一次。

【药物相互作用】

1. 本品对细胞色素 P450 同工酶 CYP1A2、CYP3A4、CYP2C9、CYP2C19 和 CYP2D6 没有相关的抑制作用。本品不会增加这些酶所代谢药物的血浆浓度。波生坦是 CYP3A4 和 CYP2C9 的轻微至中度的诱导剂。伴随使用本品时，被这两种酶代谢的药物血浆浓度可能降低。

2. 同时使用本品，每次 500mg，每日 2 次，可使 S - 华法林和 R - 华法林的血浆浓度降低大约 30%。长期接受华法林治疗的肺动脉高压病人服用本品每次 125mg，每日 2 次，对凝血时间或 INR 没有显著的临床影响，对华法林无须调整剂量，但建议进行常规 INR 监测。

3. 同时使用本品时，会使辛伐他汀和它的主要活性代谢物的血浆浓度降低大约 50%，本品的血浆浓度不受影响。本品也降低其他主要经 CYP3A4 代谢的他汀类的血浆浓度。对于这些他汀类，须考虑他汀功效下降。

4. 在接受格列本脲伴随治疗的病人中观察到转氨酶升高的风险，因此，禁止本品和格列本脲联合使用，应考虑用其他替代的降血糖药物。联用本品可使格列本脲的血浆浓度降低约 40%，本品的血浆浓度也降低 30%。本品也可能降低其他主要由 CYP2C9 和 CYP3A4 代谢的降血糖药物的血浆浓度。使用这些药物病人，须考虑血糖失控的可能性。

5. 本品和酮康唑同时使用可使本品的血浆浓度增加大约 2 倍。无需剂量调整，但应考虑本品作用增加。

6. 本品与地高辛和尼莫地平之间没有药代动力学的相互作用。氯沙坦对本品血浆水平没有影响。

7. 环孢素 A 与本品同时使用，可使血液中环孢素 A 的浓度降低大约 50%，本品的初始谷浓度比单独使用时高大约 30 倍，但在稳态时，本品的血浆浓度仅仅高出 3 ~ 4 倍。禁止本品和环孢素 A 联用。没有进行他克莫司的药物相互作用的研究，但可预计有相似的相互作用，建议避免将本品和他克莫司伴随使用。

8. 没有进行与口服、注射或者植入避孕药的特殊相互作用研究。许多这类药物被 CYP3A4 代谢，当与本品联用时有避孕失败的可能性，因此应采用另外或者替代的避孕方法。

【规格】片剂：125mg。

伊洛前列素
Iloprost

【其他名称】万他维、Ventavis。

【药理作用】本药是依前列醇的同类物，为血小板活化的强抑制剂，能抑制血小板凝集而使血栓形成受到削弱。

1. 本药可通过血小板受体激活腺苷酸环化酶，影响磷酯酶的活性和细胞液钙浓度，降低外周血管阻力、平均动脉压以及增加心率、心脏指数和肾血流量，促进尿钠排泄。另外，本药还具有保护细胞、心功能以及抗心律失常作用。据国外资料报道，本药与前列环素比较，化学和生物学稳定性更高，可产生相似或更强的抗血小板效应。

2. 对于伴有周围动脉闭塞的 2 型糖尿病患者，输入本药可降低其血浆内的纤溶酶原激活剂抑制因子 1（PAI - 1）的活性。PAI - 1 可使组织型纤维蛋白溶酶原激活剂和尿激酶型血浆素原激活剂失活，是一种有力的纤维蛋白溶解酶抑制剂。

【适应证】

1. 用于防治周围血管血栓形成和栓塞，如心肌梗死、闭塞性血栓性脉管炎等。

2. 用于肝素诱导性血小板减少症。

3. 用于动力性肺动脉高压。

【用法用量】

1. 静脉滴注

（1）常用量：1～2ng/（kg·min），静脉滴注。

（2）周围血管疾病：以小于或等于2ng/（kg·min）的速度间歇滴注，每次持续滴注5～12小时，连续3～6天，或持续滴注14～48小时。雷诺综合征患者严重缺血时，可连续用药14～28天。

（3）肝肾功能不全时剂量：开始剂量为0.5ng/（kg·min），然后以0.5ng/（kg·min）逐渐增量，直至出现轻微头痛和发热为止。

2. 吸入：成人每次吸入应从2.5μg开始（吸入装置中口含器所提供的剂量），可根据不同患者的需要和耐受性逐渐增加伊洛前列素剂量至5μg，每天吸入6～9次，每次吸入时间为5～10分钟。肾功能或肝功能不全患者应减少用药剂量。

【不良反应】常有发热和头痛，其次为胃肠道反应，如恶心、呕吐、腹痛和腹泻。这些不良反应的个体差异很大，但都与剂量相关。停药后，不良反应即迅速缓解。

【禁忌】

1. 对本药过敏者禁用。

2. 孕妇禁用。

【注意事项】

1. 肝功能障碍、低血压及老年人慎用。

2. 药物对哺乳的影响尚不明确。

3. 用药期间密切监测血压、心率。

4. 为避免或减少不良反应的发生，用药开始时宜以较低速度输入，然后逐渐增大速度。

【药物相互作用】

1. 与吗多明合用，可增强抑制血小板聚集的作用。

2. 长期每天输入本药对地高辛的曲线下面积、清除率或谷浓度无显著影响。

【规格】注射液：0.1mg。吸入溶液：2ml：2μg。

第六章　作用于呼吸系统的药物

1　祛痰药

氯化铵
Ammonium Chloride

【其他名称】氯化钚、硇砂。

【药理作用】口服后刺激胃黏膜的迷走神经末梢，引起轻度的恶心，反射性地引起气管、支气管腺体分泌增加。部分氯化铵吸收入血后，经呼吸道排出，由于盐类的渗透压作用而带出水分，使痰液稀释，易于咳出。能增加肾小管氯离子浓度，因而增加钠和水的排出，具利尿作用。口服吸收完全，其氯离子吸收入血后可酸化体液和尿液，并可纠正代谢性碱中毒。

【适应证】

1. 用于急性呼吸道炎症时痰黏稠不易咳出的病例。常与其他止咳祛痰药配成复方制剂应用。

2. 用于泌尿系感染需酸化尿液时。

3. 用于重度代谢性碱中毒，应用足量氯化钠注射液不能满意纠正者。

4. 氯化铵负荷试验可了解肾小管酸化功能，也用于远端肾小管性酸中毒的鉴别诊断。

【用法用量】成人常规剂量如下：

1. 口服给药：①祛痰：一次 0.3 ~ 0.6g，一日 3 次。②酸化尿液：一日 0.6 ~ 2g，一日 3 次。③重度代谢性碱中毒：一次 1 ~ 2g，一日 3 次。

2. 静脉滴注：本品用于重度代谢性碱中毒时，必要时需静脉滴注，按 1mg/kg 氯化铵能降低二氧化碳结合率（CO_2CP）0.45mmol/L 计算出应给氯化铵的剂量，以 5% 葡萄糖注射液将其稀释成 0.9%（等渗）的浓度，分 2 ~ 3 次静脉滴入。

【不良反应】

1. 吞服片剂或剂量过大可引起恶心、呕吐、胃痛等胃刺激症状。

2. 少见口渴、头痛、进行性嗜睡、精神错乱、定向力障碍、焦虑、面色苍白、出汗等。

3. 偶见心动过速、局部和全身性抽搐、暂时

性多尿和酸中毒。

4. 静脉给药，注射部位可产生疼痛，给药过快偶可出现惊厥和呼吸停止。

【禁忌】

1. 肝肾功能严重损害，尤其是肝性脑病、肾衰竭患者。

2. 代谢性酸中毒患者。

【注意事项】

1. 为减少对胃黏膜刺激，本药宜溶于水中，饭后服用。

2. 静脉给药速度应缓慢，以减轻局部刺激。

3. 过量可致高氯性酸中毒、低钾及低钠血症。

4. 用于远端肾小管性酸中毒的鉴别诊断时，已有酸中毒者不需再做氯化铵负荷试验，以免加重酸中毒。

5. 以下情况应慎用：①肝、肾功能不全者。②溃疡病。③镰状细胞贫血患者，可引起缺氧和（或）酸中毒。

【药物相互作用】

1. 本品与桔梗、远志等恶心性祛痰中药可制成各种制剂（如敌咳糖浆、小儿止咳糖浆、咳停片等），既能产生协同增效作用，又可减少不良反应。

2. 与阿司匹林合用，可减慢阿司匹林排泄而增加其疗效。

2. 本品可增强四环素和青霉素的抗菌作用。

3. 本品不宜与碱、碱土金属碳酸盐、银盐、铅盐、金霉素、新霉素、磺胺嘧啶、呋喃妥因、华法林及排钾性利尿剂等合用。

4. 本品可增强汞剂的利尿作用。

5. 与口服降糖药氯磺丙脲合用，可使后者作用明显增强，造成血糖过低。

6. 本品可使尿液呈酸性，可促进某些弱碱性药物（如哌替啶、苯丙胺、普鲁卡因）的排泄，使其血药浓度下降加快、显效时间缩短。

7. 本品可增加哌氟酰胺的肾脏排泄作用，从而降低后者的疗效。

8. 本品可加快美沙酮的体内清除，从而降低美沙酮的疗效。

9. 与伪麻黄碱合用，由于尿液酸化和肾脏重吸收率的降低，可使后者的临床疗效降低。

【规格】片剂：0.3g。注射剂：5g（500ml）。

溴己新
Bromhexine

【其他名称】傲群、赛维、溴己铵、必嗽平、必消痰、溴苄环己铵。

【药理作用】本品是从鸭嘴花碱中得到的半成品，有减少和断裂痰液中黏多糖纤维的作用，从而使痰液黏度降低，痰液变薄，易于咳出。本品还能抑制黏液腺和杯状细胞中酸性糖蛋白的合成，从而使痰液中的唾液酸（酸性黏多糖成分之一）含量减少，痰液黏度降低，有利于痰液咳出。此外，本品的祛痰作用尚与其促进呼吸道黏膜的纤毛运动及具有恶心性祛痰作用有关。

【适应证】用于慢性支气管炎、哮喘、支气管扩张、矽肺等有白色黏痰又不易咳出的患者。脓性痰患者需加用抗生素控制感染。

【用法用量】

1. 成人常规剂量：①口服给药：一次 8 ~ 16mg，一日 3 次。②肌肉注射：一次 4mg，一日 8 ~ 12mg，粉针剂需先用注射用水 2ml 溶解。③静脉注射：一次 4mg，一日 8 ~ 12mg，用 0.9% 氯化钠注射液或 5% 葡萄糖注射液稀释后使用。④静脉滴注：一次 4mg，一日 8 ~ 12mg，用 0.9% 氯化钠注射液或 5% 葡萄糖注射液稀释后静脉使用。⑤气雾吸入：0.2% 溶液，一次 0.2ml，一日 1 ~ 3 次。

2. 儿童常规剂量：口服给药，一次 4 ~ 8mg，一日 3 次。

【不良反应】

1. 轻微的不良反应：头痛、头晕、恶心、呕吐、胃部不适、腹痛、腹泻，减量或停药后可消失。可见血清转氨酶一过性升高。

2. 严重的不良反应：皮疹、遗尿。

3. 其他：本品对胃黏膜有刺激性，还可见本品注射液致肌张力增高的个案报道。

【禁忌】对本品过敏者。

【注意事项】

1. 本品宜在餐后服用。

2. 以下情况应慎用：①过敏体质者。②胃炎或胃溃疡患者。③肝功能不全患者。④孕妇及哺乳期妇女。

【药物相互作用】本品可增加四环素类抗生素、阿莫西林在支气管的分布浓度，故合用可增强抗菌疗效。

【规格】片剂：4mg；8mg。注射剂：2mg（1ml）；4mg（2ml）。气雾剂：0.2% 溶液。

氨溴索
Ambroxol

【其他名称】溴环己胺醇、贝莱、沐舒坦、美舒咳、安步索、百沐舒、平坦、瑞艾乐、润津、维可莱。

【药理作用】本品为溴己新在体内的活性代谢产物，为黏液溶解药，作用较溴己新强。能促进呼吸道黏膜浆液腺的分泌，减少黏液腺分泌，减少和断裂痰液中的黏多糖纤维，使痰液黏度降低，痰液变薄，易于咳出。本品还可激活肺泡上皮Ⅱ型细胞合成表面活性物质，降低黏液的附着力，改善纤毛与无纤毛区的黏液在呼吸道中的输送，以利痰液排出，达到廓清呼吸道黏膜的作用，直接保护肺功能。此外，本品具有一定的镇咳作用，其作用相当于可待因的1/2。

【适应证】

1. 用于急慢性支气管炎、支气管哮喘、支气管扩张、肺气肿、肺结核、肺尘埃沉着病、手术后的咳痰困难等。

2. 本品注射剂可用于术后肺部并发症的预发性治疗及婴儿呼吸窘迫综合征的治疗。

【用法用量】

1. 成人常规剂量

（1）口服给药：①片剂、胶囊剂、口服溶液、分散片、糖浆：一次 30mg，一日 3 次，餐后服用。长期服用可减为一日 2 次。②口腔崩解片：一次 30mg，一日 3 次。餐后服用，将口腔崩解片置于舌面（无需咀嚼，也无需用水），可迅速崩解，然后随唾液吞服。③缓释胶囊：一次 75mg，一日 1 次，餐后服用。

（2）雾化吸入：一次 15 ~ 30mg，一日 3 次。

（3）皮下注射：一次 15mg/kg，一日 2 次。

（4）肌肉注射：同皮下注射。

（5）静脉注射：用于术后肺部并发症的预防性治疗，一次 15mg，一日 2 ~ 3 次，严重者可增至一次 30mg。

（6）静脉滴注：同静脉注射。

肾功能不全时应减量或延长两次用药的时间间隔。

2. 儿童常规剂量

（1）口服给药：①口服溶液、糖浆：12 岁以上儿童，一次 30mg，一日 3 次；5～12 岁，一次 15mg，一日 3 次；2～5 岁，一次 7.5mg，一日 3 次；2 岁以下儿童，一次 7.5mg，一日 2 次。餐后服用，长期服用者可减为一日 2 次。②缓释胶囊：一日 1.2～1.6mg/kg。

（2）静脉注射：①术后肺部并发症的预防性治疗：12 岁以上，同成人用法用量；6～12 岁，一次 15mg，一日 2～3 次；2～6 岁，一次 7.5mg，一日 3 次；2 岁以下，一次 7.5mg，一日 2 次。注射时均应缓慢。②婴儿呼吸窘迫综合征（IRDS）：一日 30mg/kg，分 4 次给药，应使用注射泵给药。静脉注射时间至少 5 分钟。

（3）静脉滴注：用于术后肺部并发症的预防性治疗，同静脉注射。

【不良反应】

1. 中枢神经系统：罕见头痛及眩晕。

2. 胃肠道：偶见恶心、呕吐、食欲缺乏、消化不良、腹痛、腹泻、便秘、胃部不适、胃痛、胃部灼热。

3. 过敏反应：①极少出现过敏反应，主要为皮疹，还可见皮肤肿胀、瘙痒、红斑，偶见过敏性休克，罕见血管神经性水肿。②有出现接触性皮炎的个案报道。

4. 呼吸系统：少数患者可出现呼吸困难。

5. 其他：①少数患者可出现面部肿胀、发热伴寒战、口腔及气道干燥、唾液分泌增加、鼻分泌物增加、排尿困难。②有报道，快速静脉注射可引起腰部疼痛和疲乏无力感。

【禁忌】对本品过敏者。

【注意事项】

1. 本品注射液不宜与碱性溶液混合，在 pH 大于 6.3 的溶液中，可能会导致氨溴索游离碱沉淀。本品应避免与阿托品类药物联用。

2. 本品的祛痰作用可因补液而增强。

3. 如遗漏服药一次或较少剂量，只需在适当的时间用下一次剂量。

4. 糖尿病患者及遗传性果糖不耐受者服用口服溶液时应注意选择无糖型。

5. 用药后如出现过敏反应须立即停药，并根据反应的严重程度给予对症治疗。如出现过敏性休克应给予急救。

6. 用药过量尚未发现中毒现象，偶有短时间坐立不安及腹泻的报道。胃肠道外给药一日剂量 15mg/kg，口服给药一日剂量 25mg/kg，本品仍具有较好的耐受性。根据临床前研究推测，用药极度过量时，可出现流涎、恶心、呕吐、低血压。如出现用药过量，建议给予对症治疗。除极度过量时，一般不考虑催吐、洗胃等急救措施。

7. 使用本品粉针剂时，每 15mg 应用 5ml 无菌注射用水溶解后缓慢注射，也可与葡萄糖注射液、0.9% 氯化钠注射液或林格注射液混合后静脉滴注。采用静脉滴注给药时，可将本品用 5% 葡萄糖注射液（或生理盐水）100～150ml 稀释后，于 30 分钟内缓慢滴注。

8. 以下情况应慎用：①肝、肾功能不全者。②胃溃疡患者。③支气管纤毛运动功能受阻及呼吸道出现大量分泌物的患者（恶性纤毛综合征患者等，可能有出现分泌物阻塞气道的危险）。④青光眼患者。⑤建议妊娠早期妇女不要应用，妊娠中晚期妇女及哺乳期妇女慎用。

【药物相互作用】

1. 与 β₂ 肾上腺素受体激动剂、茶碱等支气管扩张药合用，具有协同作用。

2. 与抗生素（如阿莫西林、阿莫西林克拉维酸钾、氨苄西林、头孢呋辛、红霉素、强力霉素等）合用，可使抗生素在肺组织的分布浓度升高，具有协同作用。

3. 与镇咳药合用（如中枢镇咳药右美沙芬），因咳嗽反射受抑制有出现分泌物阻塞气道的危险，故本药应避免与镇咳药联用。

【规格】片剂：15mg；30mg。分散片、口腔崩解片：30mg。胶囊剂：30mg；75mg。缓释胶囊：25mg；75mg。控释胶囊：75mg。口服溶液：1ml：3mg；5ml：15mg；5ml：30mg；10ml：30mg；60ml：180mg。糖浆：100ml：0.6g。注射液：2ml：15mg；4ml：30mg。气雾剂：2ml：15mg。

乙酰半胱氨酸
Acetylcysteine

【其他名称】痰易净、易咳净、阿思欣泰、光安、赫舒、康益坦、麦可舒、莫咳、美可舒、富露施、易维适。

【药理作用】本品为黏液溶解剂，具有较强的黏痰溶解作用。其分子中所含的巯基能使痰液中糖蛋白多肽链中的二硫键断裂，从而降低痰液的黏滞性，并使痰液化而易咳出。本品还能使脓性痰液中的 DNA 纤维断裂，因此不仅能溶解白色黏痰，也能溶解脓性痰。对于一般祛痰药无效的患者，使用本品仍可有效。

【适应证】

1. 用于大量黏痰阻塞而引起的呼吸困难，如急性和慢性支气管炎、支气管扩张、肺结核、肺炎、肺气肿以及手术等引起的痰液黏稠、咳痰困难。

2. 用于对乙酰氨基酚中毒的解救。

3. 用于环磷酰胺引起的出血性膀胱炎的治疗。

【用法用量】

1. 成人常规剂量

（1）喷雾吸入：用于黏痰阻塞的非急救情况下，以 0.9% 氯化钠溶液配成 10% 溶液喷雾吸入，一次 1~3ml，一日 2~3 次。

（2）气管滴入：用于黏痰阻塞的急救情况下，以 5% 溶液经气管插管或气管套管直接滴入气管内，一次 1~2ml，一日 2~6 次。

（3）气管注入：用于黏痰阻塞的急救情况下，以 5% 溶液用注射器自气管的环甲膜处注入气管腔内，一次 2ml。

（4）口服给药：①祛痰：一次 200~400mg，一日 2~3 次。②对乙酰氨基酚中毒：应尽早用药，在中毒后 10~12 小时内服用最有效。开始 140mg/kg，每 4 小时 1 次，共用 17 次。

（5）静脉给药：对乙酰氨基酚中毒病情严重时，可将药物溶于 5% 葡萄糖注射液 200ml 中静脉给药。

2. 儿童常规剂量

（1）喷雾吸入：同成人用法用量。

（2）气管滴入：同成人用法用量。

（3）气管注入：用于祛痰的急救情况下，以 5% 溶液用注射器自气管的环甲膜处注入气管腔内，婴儿一次 0.5ml，儿童一次 1ml。

（4）口服给药：用于祛痰，一次 100mg，一日 2~4 次，依年龄酌情增减。

【不良反应】

1. 本品水溶液有硫化氢臭味，部分患者可引起呛咳、支气管痉挛、恶心、呕吐、胃炎、皮疹等不良反应，一般减量即可缓解。

2. 本品直接滴入呼吸道可产生大量痰液，必要时需用吸痰器吸引排痰。

【禁忌】

1. 对本品过敏者。

2. 支气管哮喘患者。

3. 严重呼吸道阻塞患者。

4. 严重呼吸功能不全的老年患者。

【注意事项】

1. 本品与碘化油、糜蛋白酶、胰蛋白酶有配伍禁忌。

2. 本品水溶液在空气中易氧化变质，因此应临用前配制。剩余溶液应密封并贮于冰箱中，48 小时内使用。

3. 避免同时服用强力镇咳药。

4. 本品颗粒剂，可加少量温开水（禁用 80℃ 以上热水）或果汁溶解后混匀服用，也可直接口服。

5. 不宜与金属、橡胶、氧化剂、氧气接触，故喷雾器须用玻璃或塑料制作。

6. 用药后如遇恶心、呕吐可暂停给药，支气管痉挛可用异丙肾上腺素缓解。

7. FDA 对本药的妊娠安全性分级为 B 级。

【药物相互作用】

1. 与异丙肾上腺素合用或交替使用时可提高本药疗效，减少不良反应。

2. 与硝酸甘油合用，可增加低血压和头痛的发生。

3. 酸性药物可降低本品的作用。

4. 本品能明显增加金制剂的排泄。

5. 本品能减弱青霉素、四环素、头孢菌素类药物的抗菌活性，故不宜与这些药物合用，必要时可间隔 4 小时交替使用。

6. 本品对强力霉素、红霉素、羟氨苄青霉素的吸收无影响。

【规格】片剂：200mg；500mg。喷雾剂：0.5g；1.0g。颗粒剂：100mg。泡腾片：600mg。

羧甲司坦
Carbocisteine

【其他名称】百越、费立、卡立宁、康普利、美咳、木苏坦、强利灵、羧甲半胱氨酸。

【药理作用】本品为黏液稀化剂，作用与溴己新相似，主要在细胞水平影响支气管腺体的分泌，可使黏液中黏蛋白的双硫键断裂，使低黏度的涎黏蛋白分泌增加，而高黏度的岩藻黏蛋白产生减少，从而使痰液的黏滞性降低，有利于痰液排出。

【适应证】

1. 用于慢性支气管炎、支气管哮喘等疾病引起的痰液黏稠，咳痰困难和痰阻气管等。亦可用于防治手术后咳痰困难和肺炎合并症。

2. 用于小儿非化脓性中耳炎，有预防耳聋效果。

【用法用量】

1. 成人常规剂量：①片剂：一次 250～750mg，一日 3 次。②糖浆：一次 500～600mg，一日 3 次。③泡腾散：首日一次 750mg，一日 3 次，以后一次 500mg，一日 3 次。④口服液：一次 250～750mg，一日 3 次。⑤泡腾片：一次 500mg，一日 3 次。用药时间最长 10 日。

2. 儿童常规剂量：①片剂：一次 10mg/kg，一日 3 次。②片剂（小儿用）：2～4 岁，一次 100mg，一日 3 次。5～8 岁，一次 200mg，一日 3 次。③泡腾散：2～7 岁，一次 62.5～125mg，一日 4 次。8～12 岁，一次 250mg，一日 3 次。④口服液：一日 30mg/kg。

【不良反应】偶有轻度头晕、食欲缺乏、恶心、腹泻、胃痛、胃部不适、胃肠道出血和皮疹等。

【禁忌】

1. 对本品过敏者禁用。

2. 消化性溃疡活动期患者禁用。

【注意事项】

1. 本品是一种黏液调节剂，仅对咳痰症状有一定作用，在使用时还应注意咳嗽、咳痰的病因。

2. 本品泡腾散或泡腾片宜用温开水溶解后服用。

3. 妇女用药应权衡利弊。

4. 以下情况应慎用：①有消化性溃疡病史患者。②哺乳期妇女。③2 岁以下儿童安全性尚未确定，应慎用。

【药物相互作用】

1. 与强镇咳药合用，会导致稀化的痰液堵塞气道。

2. 本品与氨基糖苷类、β-内酰胺类等抗生素同用，对其药效没有影响。

【规　格】口服液：0.2g（10ml）；0.5g（10ml）。糖浆剂：2%（20mg/ml）。片剂：0.25g。泡腾剂：每包 0.25g。

厄多司坦
Erdosteine

【其他名称】阿多停、好舒丹、和坦、露畅、坦通。

【药理作用】本品为黏痰溶解剂，具有以下药理作用：①溶解黏痰作用：本品分子中含有封闭的巯基，在肝脏经生物转化成含有游离巯基的活性代谢产物，后者可使支气管分泌物中糖蛋白二硫键断裂而降低痰液黏稠度，从而有利于痰液排出。②抗氧化作用：肺泡组织中的 α_1 抗胰蛋白酶可抑制弹性蛋白酶水解弹性蛋白。本品可以保护 α_1 抗胰蛋白酶，以避免其因自由基氧化作用而失活。另外，本品还具有增强抗生素的穿透性、增加黏膜纤毛运动等功能。

【适应证】用于急慢性支气管炎及阻塞性肺气肿等疾病的咳嗽、咳痰，尤其适用于痰液黏稠不易咳出者。

【用法用量】成人常规剂量，口服给药，一次 300mg，一日 2 次。

【不良反应】偶有轻微的头痛和胃肠道反应，如上腹隐痛、恶心、呕吐、腹泻、口干等。

【禁忌】

1. 对本品过敏者禁用。

2. 严重肝、肾功能不全者禁用。

3. 15 岁以下儿童禁用。

4. 孕妇及哺乳期妇女禁用。

【注意事项】

1. 应避免与可待因、复方桔梗片等强效镇咳药同时应用。

2. 虽大剂量给药未发现药物蓄积和中毒现象，但仍应避免过量服用本品。

3. 胃、十二指肠溃疡患者慎用。

【药物相互作用】本药与茶碱合用不影响各自的药动学。

【规　格】片剂：150mg。胶囊剂：100mg；300mg。

标准桃金娘油
Myrtol Standardized

【其他名称】吉诺通、强力稀化黏素、桃金娘油、稀化黏素、稀化黏质。

【药理作用】本品为桃金娘科树叶的标准提取物，是一种脂溶性挥发油，具有溶解黏液、刺激腺体分泌、促进呼吸道黏膜纤毛摆动、加速痰液流动、促进分泌物排出等作用。可改善鼻黏膜的酸碱环境，促进鼻黏膜上皮组织结构重建和功能的恢复。

此外，本品还具有消炎作用，能通过减轻支气管黏膜肿胀而舒张支气管，亦有抗菌和杀菌作用。

【适应证】治疗急慢性鼻窦炎、急慢性支气管炎。也用于支气管扩张、慢性阻塞性肺疾病、肺部真菌感染、肺结核、矽肺等。还可用于支气管造影术后，有助于造影剂的排出。

【用法用量】

1. 成人：①急性炎症性疾病：一次 300mg，一日 3 ~ 4 次。②慢性炎症性疾病：一次 300mg，一日 2 次。③支气管造影术后：服用 240 ~ 360mg 有助于造影剂的排出。

2. 4 ~ 10 岁儿童：①急性炎症性疾病：一次 120mg，一日 3 ~ 4 次。②慢性炎症性疾病：一次 120mg，一日 2 次。

【不良反应】

1. 偶有恶心、胃部不适等。

2. 肾结石和胆管结石患者服药后可引起结石移动。

【禁忌】对本品过敏者。

【注意事项】

1. 本药不可用热水送服，应用温凉水于餐前半小时空腹服用。最后一次剂量宜于晚上临睡前服用，以利于夜间休息。

2. 孕妇应慎用，尚无哺乳期妇女用药的资料报道。

【药物相互作用】尚不明确。

【规格】胶囊剂：120mg；300mg。

糜蛋白酶
Chymotrypsin

【其他名称】α-糜蛋白酶、胰凝乳蛋白酶。

【药理作用】本品是由牛胰中分离制得的一种蛋白分解酶类药，作用与胰蛋白酶相似，能促进血凝块、脓性分泌物和坏死组织等液化清除。本品具有肽链内切酶及脂酶的作用，可将蛋白质大分子的肽链切断，成为分子量较小的肽，或在蛋白分子肽链端上作用，使氨基酸分离，并可将某些脂类水解。通过此作用能使痰中纤维蛋白和黏蛋白等水解为多肽或氨基酸，使黏稠痰液液化，便于咳出，对脓性或非脓性痰都有效。此外，本品尚能松弛睫状韧带及溶解眼内某些组织的蛋白结构。

本品和胰蛋白酶都是强力蛋白水解酶，仅水解部位有差异。蛇毒神经毒含碱性氨基酸，易被本品和胰蛋白酶分解为无毒蛋白质，从而阻断毒素进入血流产生中毒作用。本品对蝮亚科蛇伤疗效优于胰蛋白酶，两种酶制剂联合应用效果更佳。

本品还有促进抗生素、化疗药物向病灶渗透的作用。

【适应证】

1. 用于眼科手术以松弛睫状韧带，减轻创伤性虹膜睫状体炎。

2. 用于创口或手术后伤口愈合、抗炎及防止局部水肿、积血、扭伤血肿、乳房手术后浮肿、中耳炎、鼻炎等。

3. 用于慢性支气管炎、支气管扩张和肺脓肿等的治疗，可使痰液液化而易于咳出。

【用法用量】

1. 肌肉注射：通常一次 4000U，用前将本品以氯化钠注射液 5ml 溶解。

2. 经眼给药：用于眼科酶性分解晶体悬韧带，可局部采用 0.05% 的生理盐水酶溶液 1 ~ 2ml 灌洗后房。用前将本品以氯化钠注射液适量溶解，一次 800U，3 分钟后用氯化钠注射液冲洗前房中遗留的药物。

3. 喷雾吸入：用于液化痰液，可制成 0.05% 溶液雾化吸入。

4. 局部用药：①在处理软组织炎症或创伤时，可用本品 800U（1mg）溶于 1ml 的生理盐水中局部注射于创面。②毒蛇咬伤：本品 10 ~ 20mg，每支用注射用水 4ml 稀释后，以蛇牙痕为中心向周围做浸润注射，并在伤口中心区域注射 2 针，再在肿胀上方约 3cm 做环状封闭 1 ~ 2 层，根据不同部位每针 0.3 ~ 0.7ml，至少 10 针，最多 26 针。

5. 外用：①寻常痤疮：局部涂搽，一日 2 次。②慢性皮肤溃疡：400μg/ml 水溶液，湿敷创面，每次 1 ~ 2 小时。

【不良反应】

1. 血液：可造成凝血功能障碍。

2. 眼：眼科局部用药一般不引起全身不良反

应，但可引起短期性的眼内压增高，导致眼痛、眼色素膜炎和角膜水肿，这种青光眼症状可持续 1 周；还可导致角膜线状混浊、玻璃体疝、虹膜色素脱落、葡萄膜炎及创口裂开或延迟愈合等。

3. 其他：肌肉注射偶可致过敏性休克。可引起组胺释放，导致局部注射部位疼痛、肿胀。

【禁忌】

1. 对本品过敏者禁用。

2. 20 岁以下的患者，由于晶状体囊膜与玻璃体韧带相连牢固，眼球较小，巩膜弹性大，应用本品可使玻璃体脱出，故禁用。

3. 眼压高或伴有角膜变性的白内障患者，以及玻璃体有液化倾向者禁用。

4. 严重肝肾疾病、凝血功能异常及正在应用抗凝者禁用。

【注意事项】

1. 本品不可静脉注射，肌肉注射前需做皮肤过敏试验。

2. 本品遇血液迅速失活，因此在用药部位不得有未凝固的血液。

3. 如引起过敏反应，应立即停止使用，并用抗组胺类药物治疗。

4. 本品对视网膜有较强的毒性，由于可造成晶体损坏，应用时勿使药液透入玻璃体。

5. 本品在固体状态时比较稳定，但溶解后不稳定，室温放置 9 天可损失 50% 活性，故应临用前配制。

【规格】注射用糜蛋白酶：800U；4000U（每 1mg 相当于 800U）。

2 镇咳药

可待因
Codeine

【其他名称】甲基吗啡、尼柯康。

【药理作用】本品可选择性地抑制延髓的咳嗽中枢，镇咳作用迅速而强大。本品对咳嗽中枢的抑制作用为吗啡的 1/4，其呼吸抑制、便秘、耐受性及成瘾性等作用均比吗啡弱。本品可抑制支气管腺体的分泌，使痰液黏稠，难以咳出，故不宜用于痰多、痰液黏稠的患者。此外，本品尚具有中枢性镇痛、镇静作用，其镇痛作用为吗啡的 1/10～1/7，但强于一般解热镇痛药。

【适应证】

1. 用于各种原因引起的剧烈干咳和刺激性咳嗽（尤适用于伴有胸痛的剧烈干咳）。

2. 用于中度以上疼痛时的镇痛。

3. 局部麻醉或全身麻醉时的辅助用药，具有镇静作用。

【用法用量】

1. 成人

（1）口服给药：一次 15～30mg，一日 30～90mg；极量：一次 100mg，一日 250mg。缓释片一次 45mg，一日 2 次，须整片吞服。

（2）皮下注射：一次 15～30mg，一日 30～90mg。

2. 儿童：口服给药，镇痛时一次 0.5～1mg/kg，一日 3 次；镇咳时用量为镇痛剂量的 1/3～1/2。

【不良反应】

1. 较多见的不良反应：①心理变态或幻想。②呼吸微弱、缓慢或不规则。③心律失常。

2. 少见的不良反应：①惊厥、耳鸣、震颤或不能自控的肌肉运动等。②瘙痒、皮疹或颜面肿胀等过敏反应。③精神抑郁和肌肉强直等。

3. 长期应用可引起药物依赖性。常用量引起的药物依赖性倾向比其他吗啡类药弱，典型的戒断症状为食欲减退、腹泻、牙痛、恶心、呕吐、流涕、寒战、睡眠障碍、胃痉挛、多汗、衰弱无力、心率增加、情绪激动或原因不明的发热等。

【禁忌】

1. 对本品或其他阿片衍生物类药物过敏者。

2. 呼吸困难者。

3. 昏迷患者。

4. 痰多患者。

【注意事项】

1. 本品属麻醉药，使用应严格遵守国家麻醉药品管理条例。

2. 本品不能静脉给药。口服给药宜与食物或牛奶同服，以避免胃肠道反应。

3. 由于本品能抑制呼吸道腺体分泌和纤毛运动，故对有少量痰液的剧烈咳嗽，宜合用祛痰药。

4. 长期应用可引起便秘。单次口服剂量超过 60mg 时，一些患者可出现兴奋及烦躁不安。

5. FDA 对本药的妊娠安全性分级为 C 级，如在分娩时长期大量使用为 D 级。本品可透过胎盘，使胎儿成瘾，引起新生儿的戒断症状（如过度啼哭、打喷嚏、打哈欠、腹泻、呕吐等）。分娩期应用本品还可引起新生儿呼吸抑制。

6. 以下情况应慎用：①支气管哮喘者。②诊断未明确的急腹症患者。③胆结石患者。④原因不明的腹泻患者。⑤颅脑外伤或颅内病变者。⑥前列腺肥大患者。⑦癫痫患者。⑧慢性阻塞性肺疾病患者。⑨严重肝、肾功能不全者。⑩甲状腺功能减退者。⑪肾上腺皮质功能减退者。⑫新生儿、婴儿。⑬低血容量者。⑭哺乳期妇女。

【药物相互作用】

1. 与甲喹酮合用，可增加本品的镇咳及镇痛作用，对疼痛引起的失眠也有协同疗效。

2. 与解热镇痛药合用有协同镇痛作用，可增强止痛效果。

3. 与抗胆碱药合用时，可加重便秘或尿潴留等不良反应。

4. 与美沙酮或其他吗啡类药合用时，可加重中枢性呼吸抑制作用。

5. 与肌松药合用，呼吸抑制更为显著。

6. 在服用本品 14 日内，若同时给予单胺氧化酶抑制剂，可导致不可预见的、严重的不良反应。

7. 与其他巴比妥类药物合用，可加重中枢抑制作用。

8. 与西咪替丁合用，能诱发精神错乱、定向力障碍和呼吸急促。

9. 与阿片受体激动剂合用，可出现戒断综合征。

10. 酒精可增强本品的镇静作用。

11. 尼古丁可降低本品的止痛作用。

【规格】 片剂：15mg；30mg。缓释片：45mg。糖浆剂：10ml；100ml。注射剂：1ml：15mg；1ml：30mg。

喷托维林
Pentoxyverine

【其他名称】维静宁、咳必清、托可拉斯。

【药理作用】本品为人工合成的非成瘾性中枢性镇咳药，对咳嗽中枢有选择性抑制作用。除对延髓的呼吸中枢有直接的抑制作用外，还有微弱的阿托品样作用，吸收后可轻度抑制支气管内感受器，减弱咳嗽反射，并可使痉挛的支气管平滑肌松弛，降低气道阻力，故兼有末梢镇咳作用。其镇咳作用强度约为可待因的1/3。

【适应证】适用于具有无痰干咳症状的疾病，急性支气管炎、慢性支气管炎及各种原因引起的咳嗽可应用。

【用法用量】

1. 成人：口服，一次 25mg，一日 3~4 次。

2. 儿童：口服，5 岁以上，一次 6.25~12.5mg，一日 2~3 次。

【不良反应】本品的阿托品样作用偶可导致轻度头晕、眩晕、头痛、嗜睡、口干、恶心、腹胀、腹泻、便秘及皮肤过敏等不良反应。

【禁忌】

1. 呼吸功能不全者。

2. 心力衰竭患者。

3. 因尿道疾病而致尿潴留者。

4. 孕妇及哺乳期妇女。

【注意事项】

1. 痰多者使用本品宜与祛痰药合用。

2. 使用本品后可能出现嗜睡，故驾驶及操作机械者工作期间禁用本品。

3. 以下情况应慎用：①青光眼患者。②心功能不全者（包括心功能不全伴肺淤血者）。③痰量多者。④大咯血者。

【药物相互作用】与马来酸醋奋乃静、阿伐斯汀、阿吡坦、异戊巴比妥、安他唑啉、阿普比妥、阿扎他定、巴氯芬、溴哌利多、溴苯那敏、布克力嗪、丁苯诺啡、丁螺环酮、水合氯醛合用，可使本品的中枢神经系统和呼吸系统抑制作用增强。

【规格】 片剂：25mg。滴丸：25mg。冲剂：10g。糖浆剂：0.145%；0.2%；0.25%。

苯丙哌林
Benproperine

【其他名称】苯哌丙烷、法思特、杰克哌、科福乐、科特、咳速清、可立停、利福科。

【药理作用】本品为新型的非麻醉性中枢镇咳药，具有较强的镇咳作用。药理研究证明，实验犬口服或静注本品 2mg/kg 可完全抑制多种刺激引起的咳嗽，其作用较可待因强 2~4 倍。本品除抑制咳嗽中枢外，也可阻断肺-胸膜的牵张感受器产生的肺迷走神经反射，并具有罂粟碱样平滑肌解痉作用，故其镇咳作用兼具中枢性和末梢性双重机制。

本品不抑制呼吸，不引起胆道及十二指肠痉挛或收缩，不引起便秘，未发现耐受性及成瘾性。

【适应证】用于治疗感染（包括急、慢性支气管炎)、吸烟、刺激物、过敏等原因引起的咳嗽,对刺激性干咳效佳。

【用法用量】成人口服给药,一次 20 ～ 40mg(以苯丙哌林计),一日 3 次。缓释片一次 40mg(以苯丙哌林计),一日 2 次。儿童用药时酌情减量。

【不良反应】用药后可出现一过性口、咽部发麻感觉,偶有口干、头晕、嗜睡、食欲不振、胃部烧灼感、全身疲乏、胸闷、腹部不适、皮疹等。

【禁忌】对本品过敏者。

【注意事项】

1. 因本品对口腔黏膜有麻醉作用,故服用时宜吞服或用温开水溶后口服,切勿嚼碎。

2. 用药期间若出现皮疹,应停药。

3. 以下情况应慎用:①严重肺功能不全患者。②痰液过多且黏稠的患者。③大咯血者。④妊娠期及哺乳期妇女。

【药物相互作用】尚不明确。

【规格】片(胶囊)剂:20mg。分散片:20mg。泡腾片:10mg。缓释片:40mg。口服液:10ml:10mg;10ml:20mg。冲剂:20mg。

二氧丙嗪
Dioxopromethazine

【其他名称】双氧异丙嗪、克咳敏。

【药理作用】本品是异丙嗪的衍生物,为抗组胺药,其抗组胺作用较异丙嗪强,作用机制与异丙嗪相同。动物体内外试验证明,本品对组胺引起的离体平滑肌痉挛有缓解作用。此外,本品还具有一定的中枢镇静、镇咳以及平喘、黏膜表面局麻等作用。研究表明,本品对血压、心率、呼吸、肝肾功能及血常规检查均无明显影响。用药 3 个月以上,未发现耐药性或成瘾性。

【适应证】

1. 用于慢性支气管炎,其镇咳疗效较好。

2. 用于哮喘、过敏性鼻炎、荨麻疹、皮肤瘙痒症等。

【用法用量】

1. 成人:①口服给药:每次 5 ～ 10mg,每日 3 次。极量:每次 10mg,每日 30mg。②直肠给药:每次 10mg,每日 2 次。

2. 儿童:口服给药用量酌减。

【不良反应】常见困倦、乏力等,部分患者可有嗜睡。

【禁忌】尚不明确。

【注意事项】

1. 用药期间,不应从事高空作业及驾驶、操作机器等。

2. 本品治疗量与中毒量接近,不得超过极量使用。

3. 以下情况应慎用:①癫痫患者。②肝功能不全者。

【药物相互作用】

1. 与降压药合用时有协同作用。

2. 与三环类抗抑郁药合用,可使两者的血药浓度均增加。

【规格】片剂:5mg。栓剂:2.5mg;10mg。

右美沙芬
Dextromethorphan

【其他名称】贝泰、德可思、福喜通、佳通、剑可、降克、科宁、可乐尔、洛顺、迈生、普西兰、美沙芬、瑞凯平、瑞科平、舍得、圣太宝、舒得、双红灵、先罗可、消克、信力、右甲吗喃。

【药理作用】本品为中枢性镇咳药,是吗啡类左吗喃甲基醚的右旋异构体,同时也是 N－甲基－D－天门冬氨酸受体拮抗剂。它通过抑制延髓咳嗽中枢而发挥中枢性镇咳作用,其镇咳强度与可待因相等或略强。本品无镇痛作用,长期应用未见耐受性和成瘾性。治疗剂量不抑制呼吸。

【适应证】主要用于上呼吸道感染、急性或慢性支气管炎、支气管哮喘、支气管扩张症、肺炎、肺结核等引起的咳嗽,也可用于胸膜腔穿刺术、支气管造影术及支气管镜检查时引起的咳嗽,尤其适用于干咳(如吸入刺激性物质引起的干咳)及手术后无法进食的咳嗽患者。

【用法用量】

1. 成人

(1) 口服给药:①片剂:一次 10 ～ 20mg,一日 3 ～ 4 次。②胶囊:一次 15mg,一日 3 ～ 4 次。③分散片:一次 15 ～ 30mg,一日 3 ～ 4 次。④缓释片:一次 30mg,一日 2 次。⑤颗粒剂:一次 15 ～ 30mg,一日 3 ～ 4 次。⑥口服液:一次 15mg,一日 3 ～ 4 次。⑦咀嚼片:一次 15 ～ 30mg,一日 3 ～ 4 次。⑧糖浆剂:一次 15ml,一日 3 次。⑨缓释混悬液:一次 10ml,一日 2 次。

（2）肌肉注射：一次 5 ~ 10mg，一日 1 ~ 2 次。

（3）皮下注射：一次 5 ~ 10mg，一日 1 ~ 2 次。

（4）经鼻给药：一次 3 ~ 5 滴（轻症 3 滴，重症 5 滴），一日 3 ~ 4 次。

2. 老年人：剂量酌减。

3. 儿童：口服给药。①一般用法：2 岁以下：剂量未定；2 ~ 6 岁：一次 2.5 ~ 5mg，一日 3 ~ 4 次；6 ~ 12 岁：一次 5 ~ 10mg，一日 3 ~ 4 次。②咀嚼片：一日 1mg/kg，分 3 ~ 4 次服用。③分散片：2 ~ 6 岁：一次 2.5 ~ 5mg，每 4 小时 1 次，或一次 7.5mg，每 6 ~ 8 小时 1 次，24 小时不超过 30mg。6 ~ 12 岁：一次 5 ~ 15mg，每 4 ~ 8 小时 1 次，24 小时不超过 60mg。④糖浆剂见下表：

糖浆剂用量调整表

年龄（岁）	标准体重（kg）	每次用量（ml）	次数
2 ~ 3	12 ~ 14	4.5 ~ 5.25	一日 3 次
4 ~ 6	16 ~ 20	6 ~ 7.5	一日 3 次
7 ~ 9	22 ~ 26	7.5 ~ 9	一日 3 次
10 ~ 12	28 ~ 30	10.5 ~ 12	一日 3 次

⑤缓释混悬液：2 ~ 6 周岁：一次 2.5ml，一日 2 次。6 ~ 12 岁：一次 5ml，一日 2 次。12 岁以上：一次 10ml，一日 2 次。

【不良反应】

1. 中枢神经系统：常见亢奋，有时出现头痛、头晕、失眠，偶见轻度嗜睡。

2. 呼吸系统：偶见抑制呼吸现象。本品滴鼻偶有鼻腔刺激症状。

3. 消化系统：常见胃肠紊乱，少见恶心、呕吐、便秘、口渴，偶见丙氨酸氨基转移酶轻微升高。

4. 过敏反应：偶见皮疹。

5. 其他：局部注射可有红肿、疼痛症状。

【禁忌】

1. 对本品过敏者。

2. 有精神病史者。

3. 妊娠早期妇女。

【注意事项】

1. 本品缓释片不要掰碎服用，缓释混悬液服用前充分摇匀。

2. 应避免在神经分布丰富部位注射，也应避免在同一部位反复注射。

3. 用药后的患者应避免从事高空作业和驾驶等操作。

4. 一旦出现呼吸抑制或过敏症状，应立即停药，并给予相应治疗措施。

5. 以下情况应慎用：①心、肺功能不全者。②肝、肾功能不全者。③痰多咳嗽及哮喘患者。④鼻炎患者慎用本品滴鼻剂。⑤糖尿病患者慎用本品糖浆剂。⑥妊娠中、晚期孕妇及哺乳期妇女慎用。

6. FDA 对本药的妊娠安全性分级为 C 级。

【药物相互作用】

1. 胺碘酮可提高本品的血药浓度。

2. 奎尼丁可明显提高本品的血药浓度，合用可出现中毒反应。

3. 与氟西汀、帕罗西汀合用，可加重本品的不良反应。

4. 与其他中枢神经系统抑制药物合用，可增强中枢抑制作用。

5. 与单胺氧化酶抑制剂合用时，可出现痉挛、反射亢进、异常发热、昏睡等症状。正在使用单胺氧化酶抑制剂的患者禁用本品。

6. 与阿片受体拮抗剂合用，可出现戒断综合征。

7. 乙醇可增强本品的镇静及中枢抑制作用。

【规格】片剂：10mg；15mg。咀嚼片：5mg；15mg。咀嚼片（儿童型）：5mg。分散片：5mg；15mg。缓释片：15mg；30mg。胶囊剂：15mg。颗粒剂：5g；7.5mg；5g；15mg。糖浆剂：10mg；15mg；20ml：15mg；100ml：150mg。粉针剂：5mg。注射剂：1ml：5mg。滴鼻剂：5ml：75mg。

3 平喘药

3.1 β 受体激动剂

沙丁胺醇
Salbutamol

【其他名称】阿布叔醇、爱纳乐、爱纳灵、喘乐宁、喘宁蝶、达芬科闯、惠百适、康尔贝宁、优尔纾宁、舒喘灵、柳氨醇、律克、品川、其苏、全宁碟、全特宁、萨姆、赛比舒、沙博特、舒布托、舒喘宁、万托林。

【药理作用】本品为选择性肾上腺素 β_2 受体

激动剂，能选择性地激动支气管平滑肌上的肾上腺素 β_2 受体，有较强的支气管扩张作用，其作用机制部分是通过激活腺苷酸环化酶，增强细胞内环磷腺苷的合成，从而松弛平滑肌，并可通过抑制肥大细胞等致敏细胞释放过敏反应介质，解除支气管痉挛。本品用于支气管哮喘患者时，其支气管扩张作用与异丙肾上腺素相等。本品对心脏的肾上腺 β_1 受体的激动作用较弱，其增加心率作用仅为异丙肾上腺素的 1/10。

此外，本品可松弛一些其他器官（如子宫、血管等）的平滑肌，可降低子宫肌肉对刺激的应激性，抑制子宫收缩，有利于妊娠，还可降低眼内压。

【适应证】

1. 用于防治支气管哮喘、喘息性支气管炎和肺气肿患者的支气管痉挛等。

2. 本品雾化吸入溶液还可用于运动性支气管痉挛及常规疗法无效的慢性支气管痉挛。

3. 还用于改善充血性心力衰竭。

4. 亦用于预防高危妊娠早产、先兆流产、胎儿宫内生长迟缓。

【用法用量】

1. 成人

（1）口服给药：一次 2～4mg，一日 3 次。缓释及控释制剂，一次 8mg，一日 2 次，早、晚服用。

（2）气雾吸入：每 4～6 小时 200～500μg，1 次或分 2 次吸入，2 次吸入时间隔 1 分钟。

（3）喷雾吸入：①间歇性治疗：一次 2.5～5mg，一日 4 次，从低剂量开始，以注射用生理盐水稀释至 2ml 或 2.5ml，喷雾可持续约 10 分钟。部分患者可能需要 10mg 的较大剂量，可不经稀释，取 10mg 直接置入喷雾装置中，雾化吸入，直至支气管得到扩张为止，通常需要 3～5 分钟。②连续性治疗：以注射用生理盐水稀释成 50～100mg/ml 的溶液，给药速率通常为 1mg/h，最大可增至 2mg/h。

（3）粉雾吸入：一次 0.2～0.4mg，一日 4 次。

（4）肌肉注射：一次 0.4mg，必要时 4 小时可重复注射。

（5）静脉注射：一次 0.4mg，用 5% 葡萄糖注射液或生理盐水 20ml 稀释后缓慢注射。

（6）静脉滴注：一次 0.4mg，用 5% 葡萄糖注射液 100ml 稀释后滴注。

2. 老人剂量：老年人使用时从小剂量开始，逐渐加大剂量。

3. 儿童

（1）口服给药：一次 0.6mg，一日 3～4 次。缓释及控释制剂，一次 4mg，一日 2 次，早、晚服用。

（2）喷雾吸入：间歇性治疗，1.5～12 岁以下儿童，一次 2.5mg，一日 4 次，从低剂量开始，以注射用生理盐水稀释至 2ml 或 2.5ml。部分儿童可能需要增至 5mg，由于可能发生短暂的低氧血症，可考虑辅以氧气治疗。

（3）粉雾吸入：一次 0.2mg，一日 4 次。

【不良反应】

1. 较常见的不良反应有震颤、恶心、心悸、头痛、失眠、心率增快或心搏异常强烈。

2. 较少见的不良反应有头晕、目眩、口咽发干。

3. 罕见肌肉痉挛、过敏反应（表现为异常支气管痉挛、血管神经性水肿、荨麻疹、低血压和晕厥）。

4. 还可见低钾血症（剂量过大时）及口咽刺激感。长期用药亦可形成耐受性，不仅疗效降低，且可能使哮喘加重。

【禁忌】

1. 对本品或其他肾上腺素受体激动药过敏者。

2. 对氟利昂过敏的患者禁用本品气雾剂。

【注意事项】

1. 通常预防用药时口服给药，控制发作时用气雾或粉雾吸入。

2. 本品缓释及控释制剂应用温水整片吞服，不得咀嚼。

3. 本品雾化吸入溶液一般剂量无效时，不能随意增加药物剂量或使用次数，反复过量使用可导致支气管痉挛，如有发生应立即停药，更改治疗方案。

4. 增加使用吸入的 β_2 受体激动剂可能是哮喘恶化的征象，若出现此情况，需重新评估对患者的治疗方法，考虑合用糖皮质激素治疗。

5. 用药期间应监测血钾浓度。

6. 使用本品预防早产的妇女，有患肺水肿的危险，应密切监测心肺功能。

7. 以下情况应慎用：①高血压患者。②糖尿病患者。③冠状动脉供血不足患者。④甲状腺功能亢进患者。⑤老年人。⑥孕妇及哺乳期妇女，FDA 对本药的妊娠安全性分级为 C 级。⑦惊厥患者慎用本品雾化吸入溶液。

【药物相互作用】

1. 与其他肾上腺素受体激动剂或茶碱类药物合用时，可增强对支气管平滑肌的松弛作用，但也可增加不良反应。

2. 可增强泮库溴铵、维库溴铵所引起的神经肌肉阻滞的程度。

3. 单胺氧化酶抑制剂、三环类抗抑郁药、抗组胺药、甲状腺素等可增加本品的不良反应。

4. 与磺胺类药物合用时，可降低磺胺类药物的吸收。

5. 肾上腺素β受体阻滞药（如普萘洛尔）能拮抗本品的支气管扩张作用，故两者不宜合用。

6. 与氟烷在产科手术中合用时，可加重子宫收缩无力，导致大出血。

7. 与洋地黄类药合用时，可增加洋地黄类药物诱发心律失常的危险性。

8. 与皮质类固醇、利尿剂等合用时，可加重血钾浓度降低的程度。

9. 与甲基多巴合用时，可出现严重的急性低血压反应。

【规格】片剂：2mg。胶囊剂：2mg；4mg；8mg。缓释片（胶囊）：4mg；8mg。控释片（胶囊）：4mg；8mg。糖浆剂：10ml：4mg。气雾剂：0.1mg×200喷。粉雾剂（胶囊）：0.2mg；0.4mg。雾化吸入溶液：20ml：100mg。注射剂：2ml：0.4mg。

特布他林
Terbutaline

【其他名称】比艾、别力康纳、博利康尼、博力康尼都保、布瑞平、川婷、喘康速、菲科坦、慧邦、间羟舒丁肾上腺素、间羟舒喘灵、间羟嗽必妥、叔丁喘宁、苏顺、特林、伊坦宁。

【药理作用】本品是选择性肾上腺素β₂受体激动剂，与肾上腺素β₂受体结合后，可使细胞内环磷腺苷（cAMP）升高，从而舒张支气管平滑肌。并能抑制内源性致痉挛物质的释放及内源性介质引起的水肿，提高支气管黏膜纤毛廓清能力。对于哮喘患者，本品2.5mg的平喘作用与25mg麻黄碱相当。

试验证明，本品对心脏肾上腺素β₁受体的作用极小，对心脏的兴奋作用仅及异丙肾上腺素的

1/100、硫酸沙丁胺醇（喘乐宁）的1/10。但临床应用时（特别是大量或注射给药）仍有明显心血管系统不良反应，因本品尚能激动血管平滑肌肾上腺素β₂受体，舒张血管，使血流量增加，通过压力感受器反射地兴奋心脏。

此外，连续静滴本品可激动子宫平滑肌肾上腺素β₂受体，抑制自发性子宫收缩和催产素引起的子宫收缩。

【适应证】

1. 用于治疗支气管哮喘、慢性喘息性支气管炎、阻塞性肺气肿和其他伴有支气管痉挛的肺部疾病。

2. 静脉滴注可用于预防早产及胎儿窒息。

【用法用量】

1. 成人

（1）口服给药：①平喘：片剂：一次2.5～5mg，一日3次。一日最大量不超过15mg。胶囊剂、颗粒剂：一次1.25mg，一日2～3次，1～2周后可加至一次2.5mg，一日3次。口服溶液：一次1.5～3mg，一日3次。②预防早产及胎儿窒息：用于静脉滴注后维持治疗。在停止静脉滴注前30分钟给予5mg，以后每4小时口服1次。一日极量为30mg。

（2）静脉注射：必要时每15～30分钟注射0.25mg，4小时内总剂量不能超过0.5mg。

（3）静脉滴注：①平喘：一日0.5～0.75mg，分2～3次给药。使用本品注射液时，需先将注射液0.25mg或0.5mg用生理盐水100ml稀释后缓慢（2.5μg/min）滴注。②预防早产及胎儿窒息：开始时滴速为2.5μg/min，以后每20分钟增加2.5μg/min，直至宫缩停止或滴速达到17.5μg/min，以后可每20分钟减2.5μg/min，直至最低有效滴速，维持12小时。若再出现宫缩，可再按上述方法增加滴速控制。

（4）皮下注射：一次0.25mg，如15～30分钟无明显临床改善，可重复注射1次，但4小时内总量不能超过0.5mg。一日最大剂量为1mg。

（5）气雾吸入：每4～6小时0.25～0.5mg，可1次或分2次吸入，2次吸入间隔时间为1分钟。

（6）雾化吸入：一次5mg（2ml）加入雾化器中，24小时内最多给药4次。如雾化器中药液未一次用完，可在24小时内使用。

（7）粉雾吸入：一次0.25～0.5mg，每4～6小时1次，严重者可增至一次1.5mg，一日最大量

不超过 6mg。需要多次吸入时，每吸间隔时间 2 ～ 3 分钟。

2. 老年人：老年患者应从小剂量开始用药。

3. 儿童

（1）口服给药：12 岁以上儿童：一日 65μg/kg，分 3 次服用。

（2）雾化吸入：①体重大于 20kg 者：雾化溶液，一次 5mg（2ml）加入雾化器中，24 小时内最多给药 4 次。如雾化器中药液未一次用完，可在 24 小时内使用。②体重小于 20kg 者：雾化溶液，一次 2.5mg（1ml），24 小时内最多给药 4 次。如雾化器中药液未一次用完，可在 24 小时内使用。

（3）粉雾吸入：5 ～ 12 岁，一次 0.25 ～ 0.5mg，每 4 ～ 6 小时 1 次，严重者可增至一次 1mg，一日最大量不超过 4mg。需要多次吸入时，每吸间隔时间 2 ～ 3 分钟。

4. 肾功能不全者：中度肾功能不全患儿用量为常规用量的 1/2。轻度肾功能不全者不必调整剂量。

【不良反应】本品引起的不良反应发生率低，多为轻度，可耐受，不影响继续治疗。

1. 中枢神经系统：可见震颤（连续用药数日后自行消失）、神经质、情绪变化、失眠、头晕、头痛，偶见嗜睡。

2. 心血管系统：可见心悸（减量后会好转）、心动过速。

3. 代谢及内分泌系统：偶见高血糖和乳酸过多，并可能使血钾浓度降低。大剂量用药可使有癫痫病史者发生酮症酸中毒。大剂量静脉给药可使糖尿病和酮症酸中毒加重。

4. 呼吸系统：可见鼻塞、胸部不适，少见呼吸困难，偶有超敏反应及支气管痉挛发作的报道。

5. 肌肉骨骼系统：可见肌肉痉挛，偶见肌张力增高。

6. 肝脏：偶见氨基转移酶升高。

7. 胃肠道：可见口干、恶心、呕吐等。

8. 过敏反应：偶见皮疹、荨麻疹、过敏性脉管炎。

9. 其他：可见疲乏、面部潮红、出汗及注射局部疼痛。长期应用可形成耐药，使疗效降低。

【禁忌】

1. 对本品过敏者。

2. 对其他拟交感胺类药过敏者。

【注意事项】

1. 用于治疗哮喘时推荐短期间断应用，以吸入为主，只在重症哮喘发作时才考虑静脉给药。使用本品的同时应注意使用肾上腺皮质激素等抗炎药。

2. 以下情况应慎用：①心血管疾病患者（包括冠心病、原发性高血压、心律失常）。②糖尿病患者。③癫痫患者。④对拟交感胺类药物敏感性增加者（如未经适当控制的甲亢患者）。⑤老年患者慎用本品粉雾剂和气雾剂。⑥孕妇及哺乳期妇女。FDA 对本药的妊娠安全性分级为 C 级。⑦12 岁以下儿童不推荐使用除吸入粉雾剂外的其他制剂。

【药物相互作用】

1. 与其他肾上腺素受体激动剂合用，可使疗效增加，但不良反应也可能加重。

2. 单胺氧化酶抑制药、三环类抗抑郁药、抗组胺药、甲状腺素等可增加本品的不良反应。正使用单胺氧化酶抑制药及三环类抗抑郁药或停用 2 周以内的患者应慎用本品。

3. 与拟交感胺类药合用，对心血管系统会产生有害影响，故不推荐两者联用。

4. 与咖啡因或解充血药合用，可能增加心脏的不良反应。

5. 与琥珀酰胆碱合用，可增强后者的肌松作用。

6. 肾上腺素 β 受体阻断药（如醋丁洛尔、阿替洛尔、拉贝洛尔、美托洛尔、纳多洛尔、吲哚洛尔、普萘洛尔、噻吗洛尔等）能拮抗本品的作用，使疗效降低，还可能使哮喘患者产生严重的支气管痉挛。

7. 与茶碱合用时，可降低茶碱的血药浓度，增强舒张支气管平滑肌作用，但可能加重心悸等不良反应。

8. 使用非保钾利尿药（如噻嗪类利尿药）能引起心电图改变和低钾血症，服用（尤其是超剂量服用）肾上腺素 β 受体激动药可使症状急性恶化，其结果的临床意义尚不明确，本品与非保钾利尿药联用时需谨慎。

【规格】片剂：2.5mg；5mg。胶囊剂：1.25mg；2.5mg。颗粒剂：1.25mg。口服溶液：100ml：30mg。注射液：1ml：0.25mg；2ml：0.5mg。硫酸特布他林氯化钠注射液：100ml（硫酸特布他林 0.25mg、氯化钠 900mg）。注射用硫酸特布他林：0.25mg；1mg。气雾剂：2.5ml：25mg；2.5ml：50mg；10ml：100mg。吸入粉雾剂：0.5mg（每吸）。雾化溶液：2ml：5mg。

班布特罗
Bambuterol

【其他名称】奥多利、邦尼、帮备、贝合健、啡爽、孚美特、汇杰、罗利。

【药理作用】本品为支气管扩张药，在体内转化为特布他林，可提高药物的吸水性以及在首过效应中水解代谢时的稳定性，从而延长作用维持时间。特布他林通过激动肾上腺素 β_2 受体，使支气管产生松弛作用；并抑制内源性致痉挛物质释放，抑制由内源性介质引起的水肿；还可提升支气管纤毛的廓清能力。

【适应证】用于治疗支气管哮喘、哮喘性支气管炎、阻塞性肺气肿及其他伴有支气管痉挛的肺部疾病。

【用法用量】成人口服给药，推荐起始剂量为 10mg，每晚睡前服用。根据临床疗效，在 1～2 周后可增加到 20mg。肾小球滤过率（GFR）小于 50ml/min 的患者，建议初始剂量用 5mg。老年患者应减小初始剂量。

【不良反应】本药不良反应较其他同类药物为轻，可见有震颤、头痛、精神紧张、强直性肌肉痉挛、心悸和心动过速等，其严重程度与剂量正相关，大部分在治疗 1～2 周后会自然消失。极少数患者可能出现氨基转移酶轻度升高以及口干、头晕和胃部不适等。

【禁忌】

1. 对本品、特布他林及其他拟交感胺类药过敏者。

2. 特发性肥厚性主动脉瓣下狭窄患者。

3. 快速型心律失常患者。

4. 肝硬化或肝功能不全者。

【注意事项】

1. 肝硬化患者或严重肝功能不全者本品转化为特布他林时有严重阻碍，应直接给予特布他林或其他肾上腺素 β_2 受体激动药。

2. 下列情况应慎用：①新近发生过心肌梗死者。②高血压患者。③糖尿病患者。④甲状腺功能亢进者。⑤对拟交感胺类药敏感性增加者。⑥孕妇及哺乳期妇女。

【药物相互作用】

1. 本品可能延长琥珀胆碱对肌肉的松弛作用。

2. 与皮质激素、利尿药合用，可加重血钾降低的程度。

3. 肾上腺素 β_2 受体激动药会增加血糖浓度，从而降低降糖药物作用，因此患有糖尿病者，服用本品时应调整降糖药物剂量。

4. 肾上腺素 β 受体阻滞剂（醋丁洛尔、阿替洛尔、拉贝洛尔、美托洛尔、纳多洛尔、吲哚洛尔、普萘洛尔、噻吗洛尔）能拮抗本品的作用，使其疗效降低。

5. 单胺氧化酶抑制剂、三环类抗抑郁药、抗组胺药、甲状腺素等可能增加本品的不良反应。

6. 与其他支气管扩张药合用时，可增加不良反应。

【规格】片剂：10mg；20mg。胶囊剂：10mg。颗粒剂：2g：100mg。口服液：100ml：100mg。

丙卡特罗
Procaterol

【其他名称】川迪、曼普特、美喘清、美普清、普鲁卡地鲁、普鲁喹醇、异丙喹喘宁、希思宁。

【药理作用】本品为肾上腺素 β_2 受体激动剂，对支气管的 β_2 受体具有高度选择性，其支气管扩张作用强而持久。同时具有较强的抗过敏作用，抑制速发型的气道阻力增加，抑制迟发型的气道反应性增高。豚鼠肺切片试验显示，本品对用白蛋白诱发组胺释放的抑制作用比异丙肾上腺素强 10 倍，比舒喘灵强 100 倍。人体试验表明，本品能抑制哮喘病人以乙酰胆碱喷雾剂诱发的支气管收缩反应，并有轻微增加支气管纤毛运动的作用。

【适应证】适用于支气管哮喘、哮喘性支气管炎、伴有支气管反应性增高的急性支气管炎和慢性阻塞性肺疾病所致的喘息症状。

【用法用量】

1. 成人

（1）口服给药：一次 50μg，一日 1 次，临睡前服用，或一次 50μg，一日 2 次，早晨及临睡前口服。

（2）气雾吸入：一次吸入 10～20μg，一日 3 次，10 日为一疗程，可连续 3 个疗程或视病情需要而定。

（3）直肠给药：以栓剂 100μg 塞肛，每晚 1 次或早晚各 1 次。

2. 老年人：一般高龄者生理功能降低，注意减量。

3. 儿童

（1）口服给药：6 岁以上儿童：每晚睡前 1 次服 25μg，或一次 25μg，早晚（睡前）各服 1 次。6 岁以下儿童：一次 1.25μg/kg，一日 2 次。可依据年龄和症状的严重程度调整剂量。

（2）气雾吸入：一次 10μg。

【不良反应】本品引起的不良反应较少。

1. 心血管系统：可引起面部潮红、血压升高、室性心律不齐、心动过速。偶有心电图改变。

2. 精神神经系统：可引起紧张、头痛、震颤、嗜睡、眩晕、失眠、肌肉颤动、耳鸣等。

3. 呼吸系统：有时出现气管、咽喉异常感，偶见鼻塞，较少发生呼吸困难。

4. 胃肠道：可引起恶心、胃部不适、口渴等。

5. 血液：偶见血小板减少。

6. 过敏反应：偶见皮疹。

7. 其他：可见一过性血钾降低。长期应用可形成耐药性，疗效降低。

【禁忌】对本品及肾上腺素受体激动药过敏者禁用。

【注意事项】

1. 本品对变应原引起的皮肤反应有抑制作用，故进行皮肤试验时，应提前 12 小时终止服用本品。

2. 下列情况应慎用：①甲状腺功能亢进。②高血压患者。③冠心病等心脏病患者。④糖尿病患者。⑤孕妇及哺乳期妇女。

【药物相互作用】

1. 本药与肾上腺素及异丙肾上腺素等儿茶酚胺类合用时会引起心律失常、心率增加，故应避免与上述药物合用。

2. 合用茶碱类药时，可增加舒张支气管平滑肌作用，但不良反应也增加。

3. 与单胺氧化酶抑制剂及三环类抗抑郁药合用，可增加本品的不良反应。

4. 与黄嘌呤衍生物、甾体激素及利尿药合用时有增加肾上腺素 $β_2$ 受体激动剂降低血钾的作用，对重症哮喘患者应特别注意。低氧血症在血钾低下时增加了对心率的作用，在这种情况下要对血清钾进行监测。

5. 非选择性肾上腺素 $β_2$ 受体阻断药可部分或全部拮抗本品的作用。

【规格】片剂：25μg；50μg。胶囊剂：25μg。口服溶液：500ml：2.5mg。气雾剂：2mg（每揿）。

沙美特罗
Salmeterol

【其他名称】喘必灵、祺泰、强力安喘通、司多米、施立碟、施立稳。

【药理作用】本品为长效选择性肾上腺素 $β_2$ 受体激动剂。其作用机理是通过刺激细胞内的腺苷酸环化酶提高 cAMP 水平，从而使支气管平滑肌松弛，并抑制细胞（特别是肥大细胞）的速发型超敏反应介质释放。本品能够持续停留在作用部位，可产生 12 小时的支气管扩张作用。吸入本品 25μg 引起的支气管扩张程度与吸入沙丁胺醇 200μg 相当。作用特点：①直接作用于呼吸道平滑肌受体，使平滑肌扩张，并增强其纤毛的黏液清除功能。②作用于炎症细胞表面的 $β_2$ 受体，如肺泡巨噬细胞、肥大细胞、嗜酸性粒细胞、中性粒细胞和淋巴细胞，对该类炎症细胞的激活具有抑制作用。且有阻止肺组织释放组胺和白介素的作用，从而抑制炎症递质。③抑制哮喘患者吸入抗原诱发的气道反应性增高，和 IgE 引起的皮肤红斑反应。

【适应证】

1. 慢性支气管哮喘（包括夜间哮喘和运动型哮喘）的预防和维持治疗，特别适于防治夜间哮喘发作。

2. 慢性阻塞性肺疾病（包括肺气肿和慢性支气管炎）伴气道痉挛时的治疗。

【用法用量】

1. 成人

（1）气雾吸入：一次 50μg，一日 2 次；严重病例一次 100μg，一日 2 次；甚至可用至一次 200μg，一日 2 次。

（2）粉雾吸入：一次 50μg，一日 2 次。

2. 儿童

（1）气雾吸入：一次 25μg，一日 2 次。

（2）粉雾吸入：一次 25μg，一日 2 次。

【不良反应】本品耐受性好，不良反应轻微。

1. 最常见恶心、呕吐、倦怠、不适、肌痉挛、颤抖。

2. 还可见血钾过低、心动过速、速发型过敏反应（如皮疹、气道痉挛）、异常的支气管痉挛（这时须改用其他治疗方法）。

3. 较少见头痛、心悸。

4. 极少见震颤反应（常是暂时性的，与剂量有关，经定期使用后即可减弱），极少数患者在吸入本品后可发生咽喉痉挛、刺激或肿胀，表现为喘鸣和窒息等。

【禁忌】对本品过敏者、主动脉瓣狭窄者、心动过速者、严重甲状腺功能亢进者禁用。

【注意事项】

1. 由于起效相对较慢，故不适用于急性哮喘发作患者，不适用于重度或危重哮喘发作患者。

2. 不适用于冠心病、高血压、心律失常、惊厥、甲状腺毒症的哮喘患者及对所有拟交感神经药物高度敏感的哮喘患者。

3. 虽然本品具有抗炎作用，但不能取代糖皮质激素口服及吸入制剂的使用，临床常需与糖皮质激素类抗炎药物合用，以增强疗效。

4. 同其他吸入性药物相同，使用本品治疗后可出现异常的支气管痉挛反应，使喘鸣加剧，须立即停药，并使用短效肾上腺素 β_2 受体激动药（如沙丁胺醇）。

5. FDA 对本药的妊娠安全性分级为 C 级。

【药物相互作用】

1. 本品与茶碱类等支气管扩张药合用可产生协同作用，合用时应注意调整剂量。

2. 与黄嘌呤衍生物、激素、利尿药合用，可加重血钾降低。

3. 与单胺氧化酶抑制药合用，可增加心悸、激动或躁狂发生的危险性，两者不宜合用。

4. 与三环类抗抑郁药合用可增强心血管兴奋性，两者不宜合用。

5. 与非选择性肾上腺素 β 受体阻滞药合用，可降低本药疗效，两者不宜合用。

6. 与保钾利尿剂合用，尤其本品超剂量时，可使患者心电图异常或低血钾加重，合用时须慎重。

【规格】羟萘酸沙美特罗气雾剂：$25\mu g \times 200$ 揿。沙美特罗气雾剂：$25\mu g \times 60$ 揿；$25\mu g \times 120$ 揿。蝶式吸入剂：每个药泡含本药 $50\mu g$。粉雾剂胶囊：$50\mu g$。

福莫特罗
Formoterol

【其他名称】安通克、安咳通、奥克斯都保、福莫待若。

【药理作用】本品结构类似延胡索素，为长效选择性肾上腺素 β_2 受体激动药，具有强力而持续的支气管扩张作用，且呈剂量依赖关系。能使第 1 秒用力呼气量（FEV$_1$）、用力肺活量（FVC）和呼气峰流速（PER）增加。并在吸入数分钟后可扩张支气管，减少气道阻力，此作用明显比同等剂量的沙丁胺醇和特布他林强。本品还有抗过敏及抑制毛细血管通透性作用，能抑制肺肥大细胞释放组胺，其作用与组胺 H$_1$ 受体拮抗药、肥大细胞稳定药酮替芬类似。

【适应证】用于缓解支气管哮喘、急性支气管炎、喘息性支气管炎或肺气肿等气道阻塞性疾病所引起的呼吸困难。尤其适用于需要长期服用肾上腺素 β_2 受体激动药的患者和夜间发作的哮喘患者。

【用法用量】

1. 成人

（1）吸入给药：吸入给药剂量应个体化，常规剂量为一次 $4.5 \sim 9\mu g$，一日 $1 \sim 2$ 次。严重患者，一次 $9 \sim 18\mu g$，一日 $1 \sim 2$ 次。早晨或（和）晚间给药，哮喘夜间发作可于晚间给药 1 次。一日最大剂量为 $36\mu g$。

（2）口服给药：一次 $40 \sim 80\mu g$，一日 2 次。也可根据年龄、症状的不同适当增减。

2. 老年人：高龄患者通常伴有生理功能性低下，应适当减量。

3. 儿童：口服给药，一日 $4\mu g/kg$，分 $2 \sim 3$ 次口服。

【不良反应】

1. 心血管系统：常见心悸，偶见心动过速、室性期前收缩、面部潮红、胸部压迫感等。

2. 神经系统：常见头痛，偶见震颤、兴奋、发热、嗜睡、盗汗等，罕见耳鸣、麻木感、不安、头昏、眩晕等。

3. 消化系统：偶见恶心、呕吐、嗳气、腹痛、胃酸过多等。

4. 肌肉骨骼系统：常见震颤，偶见肌肉痉挛。

5. 呼吸道：罕见支气管痉挛。

6. 过敏反应：偶见瘙痒，罕见皮疹，出现时应停药。

7. 其他：偶见口渴、疲劳、倦怠感等，罕见低钾（或高钾）血症。

【禁忌】

1. 对本品过敏者。

2. 对吸入乳糖过敏者禁用本品干粉吸入剂。

【注意事项】

1. 本品不宜用于治疗急性支气管痉挛。

2. 正确使用本品无效时应停药。

3. 以下情况应慎用：①肝功能不全者。②肾功能不全者。③低钾血症患者。④糖尿病患者。⑤嗜铬细胞瘤患者。⑥甲状腺功能亢进症患者。⑦肥厚性梗阻性心脏病、特发性主动脉瓣狭窄、高血压、颈内动脉 - 后交通动脉动脉瘤或其他严重心血管疾病（如心肌缺血、心动过速、严重心衰、QT 间期延长等）患者。

4. FDA 对本药的妊娠安全性分级为 C 级。

【药物相互作用】

1. 与皮质类固醇类药、利尿药合用可能因低钾血症而导致心律不齐，应监测血钾值。

2. 与肾上腺素及异丙肾上腺素等儿茶酚胺类药物合用时，容易引起心律不齐，甚至可能导致心脏停搏，应通过减量等方法慎重给药。

3. 可增强由泮库溴铵、维库溴铵产生的神经肌肉阻滞作用。

4. 与黄嘌呤衍生物（茶碱、氨茶碱等）合用，可能因低钾血症而导致心律不齐，应监测血钾值。

5. 与单胺氧化酶抑制药合用，可增加出现室性心律失常、轻度躁动的危险，并可加重高血压反应。

6. 与洋地黄类药物合用可增加后者诱导的心律失常的易患性，合用应谨慎。

7. 与呋喃唑酮、甲基苄肼合用可加重高血压反应。

8. 与抗组胺药（特非那定）、三环类抗抑郁药合用可延长 QT 间期，增加出现室性心律失常的危险。

9. 与左旋多巴、甲状腺素、缩宫素合用，可降低心脏对 β_2 拟交感神经药物的耐受性。

10. 乙醇可降低心脏对 β_2 拟交感神经药物的耐受性。

【规格】干粉吸入剂：1g：10mg（4.5μg × 60 吸）；1g：20mg（9.0μg × 60 吸）。片剂：20μg；40μg。干糖浆：500mg：20μg；500mg：40μg。

妥洛特罗
Tulobuterol

【其他名称】喘舒、阿米迪、丁氯喘、氯丁喘胺、叔丁氯喘通、妥布特罗、息克平。

【药理作用】本品为选择性肾上腺素 β_2 受体激动剂，对支气管平滑肌具有较强而持久的扩张作用。对心脏兴奋作用较弱。离体动物实验表明，其松弛气管平滑肌作用是氯丙那林的 2 ~ 10 倍，作用维持时间较异丙肾上腺素长 10 倍多，而对心脏的兴奋作用是异丙肾上腺素的 1/1000。临床试验表明，本品除有明显平喘作用外，还有一定的止咳、祛痰作用。

【适应证】主要用于防治支气管哮喘及喘息型支气管炎等。

【用法用量】成人口服给药，一次 0.5 ~ 2mg，一日 3 次。

【不良反应】

1. 偶有心悸、手指震颤、心动过速、头晕、恶心、胃部不适等反应，一般停药后即可消失。

2. 偶有过敏反应，表现为皮疹，发现后须立即停药。

【禁忌】对本品过敏者禁用。

【注意事项】以下情况应慎用：①肝功能不全者。②肾功能不全者。③甲状腺功能亢进者。④心血管疾病如高血压、心律失常、冠状动脉病变及特发性肥厚性主动脉瓣狭窄患者。⑤糖尿病患者。⑥使用洋地黄者。⑦低钾血症患者。⑧嗜铬细胞瘤患者。⑨孕妇。

【药物相互作用】

1. 与肾上腺素、异丙肾上腺素合用，可加强本品心脏兴奋作用，易致心律失常，故应避免合用。

2. 与单胺氧化酶抑制药合用，可出现心动过速、躁狂等不良反应，应避免同用。

【规格】片剂：0.5mg；1mg。

甲氧那明
Methoxyphenamine

【其他名称】克之、阿斯美、奥索克新、喘咳宁、甲氧苯丙胺、甲氧非那明、哮喘宁。

【药理作用】本品为肾上腺素 β 受体激动药，作用类似于麻黄碱，主要激动肾上腺素 β 受体，对肾上腺素 α 受体作用极弱，能舒张支气管平滑肌，平喘作用较麻黄碱强，对心血管系统和中枢神经系统的影响较弱。此外尚具有轻度抗组胺、镇静和抑制咳嗽中枢的作用。

【适应证】

1. 用于咳嗽以及支气管哮喘，适于不能耐受麻黄碱者。

2. 用于过敏性鼻炎和荨麻疹。

【用法用量】

1. 成人：①口服给药：一次 50～100mg，一日 3 次。②肌肉注射：一次 20～40mg。③灌肠给药：一次 20mg。

2. 儿童：①口服给药：5 岁以上儿童，一次 25～50mg，一日 3 次。②灌肠给药：一次 5～10mg。

【不良反应】偶有口干、恶心、眩晕、头痛、失眠、心悸等。

【禁忌】尚不明确。

【注意事项】甲状腺功能亢进、糖尿病、高血压、冠心病患者慎用。

【药物相互作用】

1. 本品与可待因、茶碱、水合氯醛等药物合用，有协同作用，可增强疗效。

2. 本品与单胺氧化酶抑制药合用，可引起血压过度升高，甚至产生高血压危象，应禁止合用。

【规格】片剂：50mg。注射液：2ml：40mg。

氯丙那林
Clorprenaline

【其他名称】喘通、氯喘、氯喘通。

【药理作用】本品为肾上腺素 β_2 受体激动剂，对支气管有明显的扩张作用，平喘效果比异丙肾上腺素略弱，但对心脏毒性明显降低，对心脏的兴奋作用仅为异丙肾上腺素的 1/10～1/3。

【适应证】用于缓解支气管哮喘、喘息型支气管炎、慢性支气管炎合并肺气肿患者的支气管痉挛，起到平喘并改善肺功能的作用。

【用法用量】成人常规剂量：①口服给药：一次 5～10mg，一日 3 次。预防哮喘夜间发作可于睡前加服 5～10mg。②气雾吸入：一次 6～10mg。

【不良反应】少数患者可见口干、轻度心悸、手指震颤、头晕等。

【禁忌】对本品过敏者。

【注意事项】

1. 用药初期 1～3 天，个别患者可见心悸、手指震颤、头痛及胃肠道反应，继续服药，多能自行消失。

2. 避免与单胺氧化酶抑制剂及三环类抗抑郁药同时应用。

3. 本品有抑制过敏引起的皮肤反应作用，故评估皮肤试验反应时，应考虑到本药对反应的影响。

4. 以下情况应慎用：①心律失常者。②高血压患者。③甲状腺功能亢进者。④心、肾功能不全者。⑤老年患者。

【药物相互作用】

1. 本品与肾上腺素及异丙肾上腺素等儿茶酚胺类并用时会引起心律失常、心率增加，故应避免与上述药物并用。

2. 并用茶碱类药时，可增加舒张支气管平滑肌作用，但不良反应也增加。

【规格】片剂：5mg。气雾剂：2%。

3.2 M 胆碱受体拮抗剂

异丙托溴铵
Ipratropium Bromide

【其他名称】异丙阿托品、爱喘乐定量喷雾剂、溴化异丙托品、异丙托品、爱喘乐。

【药理作用】本品为抗胆碱类药，具有较强的支气管平滑肌松弛作用，对慢性阻塞性肺疾病有平喘作用，其作用较明显，起效快，持续时间较长。本品还具有控制黏液腺体的分泌及改善纤毛运动的作用，从而减少痰液阻塞以改善通气，同时痰液的减少也减轻对支气管的刺激所引起的支气管痉挛。与肾上腺素 β 受体兴奋剂（如异丙基肾上腺素）相比，本品对心血管的副作用小，与 β_2 受体兴奋剂（如舒喘灵）相比，本品对痰量的调节作用较强。

【适应证】

1. 用于缓解慢性阻塞性肺疾病（如慢性支气管炎、肺气肿等）引起的支气管痉挛、喘息症状，并可作为维持用药。

2. 用于防治支气管哮喘，尤其适用于因不能耐受肾上腺素 β 受体激动药所致肌肉震颤、心动过速的患者。

【用法用量】

1. 成人

（1）气雾吸入：①一般用法：一次 40μg，一日 3～4 次，或每隔 4～6 小时 1 次。②严重发作：一次 40～60μg，每 2 小时可重复 1 次。

（2）雾化吸入：一次 100～500μg，用生理盐水稀释至 3～4ml，置雾化器中吸入，至症状缓解，剩余的药液应废弃。

2. 儿童

（1）气雾吸入：14 岁以上儿童同成人。

（2）雾化吸入：应用本品溶液剂。14 岁以下者：一次 50 ~ 250μg，用生理盐水稀释至 3 ~ 4ml，置雾化器中吸入，一般一日 3 ~ 4 次，必要时每隔 2 小时重复 1 次。14 岁以上者：同成人。

【不良反应】

1. 心血管系统：少见心动过速、心悸。

2. 中枢神经系统：常见头痛，可有头晕、神经质。

3. 呼吸系统：可见咳嗽、局部刺激，极少见支气管痉挛。

4. 肌肉骨骼系统：可有震颤。

5. 泌尿生殖系统：少见尿潴留（已有尿道梗阻的患者发生率增加）。

6. 胃肠道：常见口干，可有恶心、呕吐，少见口苦、胃肠动力障碍（尤其对于纤维囊泡症的患者，停药后可恢复正常）。

7. 眼：可有视物模糊，少见眼部调节障碍。

8. 过敏反应：极少见过敏反应，表现为恶心、头晕、皮疹、荨麻疹、皮肤或黏膜肿胀、喉痉挛、血压下降、舌唇和面部神经血管性水肿及过敏症等，大多数患者对其他药物或食物尤其是大豆有既往过敏史。

【禁忌】

1. 对本品及阿托品和其衍生物过敏者。

2. 幽门梗阻者。

【注意事项】

1. 本品雾化溶液不能与含有防腐剂苯扎氯铵的色苷酸钠雾化吸入液在同一个雾化器中使用，可以与祛痰药盐酸氨溴索雾化吸入液、盐酸溴己新雾化吸入液和非诺特罗雾化吸入液共同使用。

2. 有青光眼易患性的患者应用本品时应使用眼罩保护眼睛。与眼结膜充血和角膜水肿相关的眼痛或不适、视物模糊、虹视或有色成像等可能是急性闭角型青光眼的征象，若上述症状加重，需用缩瞳药。

3. 气雾剂含有大豆卵磷脂，故对上述物质过敏者不能使用本品气雾剂。

4. 本品误入眼内时，会出现瞳孔散大和轻度、可逆的视力调节紊乱，一旦出现此症状以及其他严重的眼部并发症发生，可予以缩瞳治疗。

5. 以下情况应慎用：①闭角型青光眼患者。②前列腺增生者。③膀胱颈梗阻者。

6. FDA 对本药的妊娠安全性分级为 B 级。

【药物相互作用】

1. 本品与非诺特罗、色苷酸钠、茶碱、沙丁胺醇等合用，可相互增强疗效。

2. 金刚烷胺、吩噻嗪类抗精神病药、三环类抗抑郁药、单胺氧化酶抑制药以及某些抗组胺药可增强本品的作用。

3. 肾上腺素 β 受体激动药或黄嘌呤制剂可增强本品的支气管扩张作用。有闭角型青光眼病史的患者合用本品与 β 受体激动药时，可增加急性青光眼发作的危险。

4. 本品与其他治疗慢性阻塞性肺疾病的常用药物包括拟交感神经性支气管扩张药、甲基黄嘌呤、类固醇、色苷酸钠等合用，药物间无不良相互作用。

【规格】气雾剂：10ml（20μg × 200 喷）。雾化溶液剂：2ml：0.5mg；2ml：0.5mg；20ml：5mg（0.025%）。

3.3 磷酸二酯酶抑制剂

氨茶碱
Aminophylline

【其他名称】胺非林、茶碱乙二胺盐、茶碱乙烯双胺、乙二氨茶碱、乙二胺茶碱。

【药理作用】为茶碱与二乙胺的复盐，其药理作用主要来自茶碱，乙二胺使其水溶性增强。①松弛支气管平滑肌，也能松弛肠道、胆道等多种平滑肌，对支气管黏膜的充血、水肿有缓解作用。②增加心排出量，扩张输出和输入肾小动脉，增加肾小球滤过率和肾血流量，抑制远端肾小管重吸收钠和氯离子。③增加离体骨骼肌的收缩力；在慢性阻塞性肺疾病情况下，改善肌收缩力。

【适应证】

1. 用于支气管哮喘、慢性喘息型支气管炎、慢性阻塞性肺气肿等缓解喘息症状。

2. 用于心源性哮喘。

【用法用量】

1. 成人

（1）口服给药：一次 100 ~ 200mg，一日 300 ~ 600mg；极量为一次 500mg，一日 1g。

（2）肌肉注射：一次 250 ~ 500mg；极量为一次 500mg，一日 1g。

（3）静脉注射：一次 125 ~ 250mg，一日 500 ~ 1000mg，每 125 ~ 250mg 用 50% 葡萄糖注射液稀释至 20 ~ 40ml，注射时间不得少于 10 分钟；

极量为一次 500mg，一日 1g。

（4）静脉滴注：一次 250 ~ 500mg，一日 500 ~ 1000mg，用 5% 或 10% 葡萄糖注射液稀释后缓慢滴注；极量为一次 500mg，一日 1g。

（5）直肠给药：一次 250 ~ 500mg，一日 1 ~ 2 次。宜于睡前或便后使用。

2. 老年人：55 岁以上者应酌情减量。

3. 儿童

（1）口服给药：一次 3 ~ 5mg/kg，一日 3 次。

（2）静脉注射：一次 2 ~ 4mg/kg，用 5% 或 25% 葡萄糖注射液稀释后缓慢注射。

（3）静脉滴注：①一般用量：一次 2 ~ 3mg/kg，用 5% 葡萄糖注射液 500ml 稀释后滴注。②新生儿呼吸暂停：负荷量为 4 ~ 6mg/kg，12 小时后给予维持量，一次 1.5 ~ 2mg/kg，一日 2 ~ 3 次。

【不良反应】

1. 常见恶心、呕吐、胃部不适、食欲减退等。也可见头痛、烦躁、易激动、失眠等。

2. 少数患者可出现过敏反应，表现为接触性皮炎、湿疹或脱皮。少数患者由于胃肠道刺激，可见血性呕吐物或柏油样便。

3. 可导致心律失常和（或）使原有心律失常加重。

4. 肌肉注射可引起局部红肿、疼痛。

【禁忌】对本品过敏的患者、活动性消化性溃疡患者和未经控制的惊厥性疾病患者禁用。

【注意事项】

1. 本品严禁与下列药物配伍静脉使用：葡萄糖酸钙、异戊巴比妥钠、维生素 B_6、氨苄西林、泛酸钙、盐酸氯酯醒、琥珀酸钠、氯霉素、庆大霉素、溴化钙、盐酸氯丙嗪、头孢噻吩、青霉素、苯巴比妥钠、毒毛花苷 K、四环素及其盐酸盐、肾上腺素、去甲肾上腺素、促皮质激素、毛花苷 C、万古霉素、水解蛋白、盐酸羟嗪、维生素 C、酒石酸吉他霉素、酚磺乙胺。

2. 本品的有效血药浓度范围窄，个体差异大，应根据血药浓度调整剂量或延长用药间隔时间。长期使用本品者的用量常须大于一般患者用量。具体用量应根据标准体重计算，因茶碱不分布于体内脂肪组织，理论上给予茶碱 0.5mg/kg，即可使茶碱血药浓度升高 $1\mu g/ml$。用于慢性病的治疗，测定用药 3 日的血茶碱浓度以 10 ~ 20$\mu g/ml$ 为宜。

3. 使用影响茶碱代谢的药或茶碱清除率降低者用药时应谨慎。长期高热可使茶碱排出减少减慢。

4. 不同制剂给药时注意：①肠溶片：吸收延缓，生物利用度极不规则，不宜使用。②栓剂：经直肠给药后，吸收缓慢，生物利用度尚不确定，且可引起局部刺激，故仅偶用于短期非急症的治疗。给药后 6 ~ 8 小时内应避免再次使用。如给药后 12 小时内再口服或注射本品，须注意观察患者的反应，因栓剂经直肠给药后吸收速度的快慢不一致。

5. 不同给药途径时注意：①口服给药：空腹时（餐前半小时至 1 小时，或餐后 2 小时）服药，吸收较快；如在进餐时或餐后服用，可减少对胃肠道的刺激，但吸收较慢。②保留灌肠：吸收迅速，生物利用度确定，但可引起局部刺激。多次给药可致药物在体内蓄积，从而引起毒性反应，尤其是婴幼儿和老年人。③肌肉注射：因可刺激局部引起疼痛，目前已少用。必须肌肉注射时，须与 2% 盐酸普鲁卡因合用。④静脉注射：需稀释至浓度低于 25mg/ml。注射速度一般以不高于 10mg/min 为宜，或再次稀释后改用静脉滴注。

6. 使用常规剂量时，如发生急性不良反应，应立即停止给药 5 ~ 10 分钟或减慢给药速度。

7. FDA 对本药的妊娠安全性分级为 C 级。

【药物相互作用】

1. 与其他茶碱类药或其他黄嘌呤类药合用，可使本品作用增强，不良反应增多。

2. 与美西律合用，可使茶碱清除率减低，血药浓度升高，需调整剂量。

3. 与地尔硫䓬、维拉帕米合用，可干扰茶碱在肝内的代谢，使本品血药浓度升高，毒性增强。

4. 与某些抗菌药（大环内酯类的红霉素、罗红霉素、克拉霉素；喹诺酮类的依诺沙星、环丙沙星、氧氟沙星、左氧氟沙星；克林霉素、林可霉素等）合用，可使茶碱清除率降低，血药浓度升高，甚至出现毒性反应，其中尤以与红霉素、依诺沙星合用作用更显著。故与以上药物合用时，本品应适当减量或监测其血药浓度。

5. 与西咪替丁合用，可使本品在肝脏的清除率降低，血药浓度升高，甚至出现毒性反应。

6. 与别嘌醇合用，可使本品血药浓度升高，并引起恶心、呕吐、心悸等不良反应。

7. 普罗帕酮对本品代谢有竞争性抑制作用，可使茶碱血药浓度升高，甚至引起中毒，必要时适当调整本品用量。

8. 妥卡尼对本品代谢有轻度抑制作用，可使其清除率降低，半衰期延长。

9. 与咖啡因合用，可使本品的半衰期延长，其作用与毒性增强。

10. 与大蒜新素合用，可使茶碱代谢减慢，半衰期延长，合用时本品应减量。

11. 与口服避孕药合用，可使本品血浆清除率降低。

12. 与麻黄碱及其他拟交感胺类支气管扩张药合用，具有协同作用，但毒性也增加。

13. 与普萘洛尔等非选择性肾上腺素β受体阻断药合用，药理作用相互拮抗，本品的支气管扩张作用可能受到抑制，同时可使本品清除率降低，血药浓度升高。

14. 本品可提高心肌对洋地黄类药物的敏感性，合用时洋地黄毒性增强。

15. 与氟烷合用，易导致心律失常。

16. 硫酸镁可拮抗本品所致的室性心律失常。

17. 与碱性药物合用，可使本品排泄减少。

18. 与酸性药物合用，可使本品排泄增加。

19. 与稀盐酸合用，可使本品在小肠的吸收减少。

20. 活性炭可吸附肠道内的本品及其代谢物，从而使茶碱血药浓度降低。

21. 与泼尼松合用，可使本品的生物利用度降低。

22. 与巴比妥类、利福平、卡马西平及其他肝微粒体酶诱导药合用，可使茶碱的代谢和清除加速，血药浓度降低。

23. 与异丙肾上腺素、异烟肼、呋塞米合用，可使本品的血药浓度降低。

24. 与苯妥英钠合用，可使本品代谢加速，两者血药浓度均降低，合用时本品用量应酌情增加，并监测血药浓度。

25. 与锂盐合用时，可加速肾脏对锂的排出，使锂剂疗效降低。

26. 本品可使青霉素灭活、失效。

27. 与氯胺酮合用，可降低机体的惊厥阈值，从而促发惊厥。

【规格】片剂：50mg；100mg；200mg。缓释片：100mg。肠溶片：50mg；100mg；200mg。注射剂（肌肉注射用）：2ml：125mg；2ml：250mg；2ml：500mg。注射剂（静脉注射用）：2ml：250mg；2ml：500mg；10ml：250mg。氯化钠注射液：100ml（无水茶碱200mg、氯化钠900mg）。注射用氨茶碱：250mg；500mg。栓剂：250mg；360mg。

茶碱
Theophylline

【其他名称】埃斯马隆、舒弗美、二氧二甲基嘌呤、葆乐去辉、长效茶碱、希而文、优舒特。

【药理作用】本品对呼吸道平滑肌有直接松弛作用。其作用机理比较复杂，过去认为通过抑制磷酸二酯酶，使细胞内 cAMP 含量增加所致。近来认为茶碱的支气管扩张作用部分是由于内源性肾上腺素与去甲肾上腺素释放的结果，此外，茶碱是嘌呤受体阻滞剂，能对抗腺嘌呤等对呼吸道的收缩作用。茶碱能增强膈肌收缩力，尤其在膈肌收缩无力时作用更显著，因此有益于改善呼吸功能。

【适应证】

1. 适用于支气管哮喘、急性支气管炎、喘息型支气管炎、阻塞性肺气肿等，以缓解喘息症状。也适用于慢性支气管炎和肺气肿伴有的支气管痉挛的症状。

2. 可用于心源性哮喘、心源性水肿。

3. 还可用于胆绞痛。

【用法用量】

1. 成人

（1）口服给药：①片剂：一次 100～200mg，一日 300～600mg；极量：一次 300mg，一日 1g。②缓释片：病情稳定或非急性哮喘状态的患者，起始剂量为一次 400mg，一日 1 次，晚间用 100ml 开水送服。根据疗效、血药浓度及患者对药物耐受情况调整剂量，可以每隔 3 日增加 200mg，但最大剂量一日不超过 900mg，分 2 次服用。③控释片：一次 100～200mg，一日 200～400mg。④缓释胶囊：一般一日 200mg，病情较重者或慢性患者加服 200mg（上午 8～9 点），但需根据个体差异，从小剂量开始，逐渐增加用量。最大用量不宜超过一日 600mg。剂量较大时，可每日早晚 2 次分服，并尽量根据血药浓度调整剂量。⑤控释胶囊：一次 200～300mg，每 12 小时 1 次。

（2）静脉滴注：使用本品葡萄糖注射液，一次 200mg，一日 1～2 次，每次滴注时间不得小于 30 分钟。

2. 儿童：口服给药。①缓释片：12 岁以下儿童，一日 10～16 mg/kg，分 2 次服。12 岁以上儿童，用法用量同成人。②缓释胶囊：3 岁以上儿童可按 100mg 开始治疗，一日最大剂量不应超过 10mg/kg。③控释胶囊：1～9 岁一次 100mg，9～12 岁一次 200mg，12～16 岁一次 200mg，均为每 12 小时 1 次。

【不良反应】

1. 口服可致胃灼热、恶心、呕吐、心律失常、食欲缺乏、腹胀，还可见血清尿酸测定值增高；长期服用可致头痛、失眠及心悸。

2. 局部刺激性大，肌注可引起局部疼痛、红肿，治疗量时可致失眠或不安。

【禁忌】

1. 对本品及其衍生物过敏者。

2. 活动性消化性溃疡患者。

3. 未经控制的惊厥性疾病患者。

4. 急性心肌梗死伴血压下降者。

5. 未治愈的潜在癫痫患者。

【注意事项】

1. 静脉滴注时，应避免与维生素 C、促皮质素、去甲肾上腺素、四环素类盐酸盐配伍。

2. 使用本品时应避免饮用含大量咖啡因的饮料，避免大量食用巧克力，以避免增加本品的不良反应。

3. 本品缓释制剂不适用于哮喘持续状态或急性支气管痉挛发作的患者。

4. 控释片的药片结构特殊，勿碎嚼，否则会破坏其疗效；控释胶囊应整个吞服，或将胶囊中的小丸倒入温水中吞服。

5. 本品代谢慢，用药剂量应个体化。

6. 餐后服用肠溶片可改善胃部不适。

7. 本品可致心律失常，或使原有的心律失常恶化，对心律异常者或心律有任何显著变化者均应进行监测。

8. 治疗量的本品导致失眠不安时，可用镇静药对抗。

9. 以下情况应慎用：①高血压患者。②心律失常患者。③急性心肌损伤患者。④心肌梗死患者。⑤心力衰竭患者。⑥冠状动脉硬化患者。⑦肺源性心脏病患者。⑧甲状腺功能亢进者。⑨低氧血症患者。⑩持续高热者。⑪有癫痫病史者。⑫有消化性溃疡病史者。⑬胃炎患者。⑭肝、肾疾病患者。⑮酒精中毒者。⑯本药清除率降低者。⑰肥胖者。

10. FDA 对本药的妊娠安全性分级为 C 级。

【药物相互作用】

1. 某些抗菌药物（如大环内酯类的红霉素、

罗红霉素、克拉霉素、醋竹桃霉素；喹诺酮类的依诺沙星、环丙沙星、氧氟沙星；克林霉素、林可霉素等）、美西律、西咪替丁、雷尼替丁、别嘌醇（大剂量）、卡介苗、流感病毒疫苗可降低本品清除率，增高其血药浓度，甚至出现毒性，其中尤以依诺沙星最为显著。当与上述药物合用时，本品应适当减量。

2. 地尔硫䓬、维拉帕米、咖啡因、己酮可可碱、氟康唑、他克林、噻苯咪唑、噻氯匹定、维洛沙嗪、双硫仑、羟乙桂胺、普萘洛尔、口服避孕药、黄嘌呤类药等可增强本品的作用和毒性。

3. 本品与沙丁胺醇合用有协同作用，同时也增加不良反应。

4. 与麻黄碱及其他拟交感胺类支气管扩张药合用可使毒性增强。

5. 阿糖腺苷可升高本品的血药浓度。

6. 抗甲状腺药可减慢机体对本品的代谢，从而使本品血药浓度升高，作用增强。

7. 干扰素可降低本品的清除率。

8. 本品能增强呋塞米的利尿作用。

9. 本品与利舍平合用，可使心率加快。

10. 本品与非选择性肾上腺素 β 受体阻断药有拮抗作用，此外，合用时本品的清除率会降低。

11. 稀盐酸、硫糖铝可减少本品的吸收。

12. 氨鲁米特可增加本品的清除率。

13. 巴比妥类（如苯巴比妥、戊巴比妥）、苯妥英、卡马西平及其他肝微粒体酶诱导剂，可增加本品的肝脏代谢，加快其清除；同时，本品也干扰苯妥英的吸收，导致两者血药浓度均下降，合用时应调整剂量。

14. 活性炭、磺吡酮、利福平、甲状腺激素、异丙肾上腺素（静注）可降低本品的血药浓度。

15. 与锂盐合用，可使锂盐的肾排泄增加，影响锂盐的作用。

【规格】片剂：100mg；250mg；400mg。控释片：100mg；250mg；400mg。缓释胶囊（以无水茶碱计）：50mg；100mg；200mg；300mg。控释胶囊：50mg；100mg；200mg；300mg。葡萄糖注射液：100ml（茶碱 200mg、葡萄糖 5g）。

二羟丙茶碱
Diprophyllin

【其他名称】阿圣诺奇、胺羟丙茶碱、奥苏

芬、澳苏芬、喘定、甘油茶碱、济民克定、舒也、双羟丙茶碱、天泉息宁、新赛林。

【药理作用】本品平喘作用比茶碱稍弱，心脏兴奋作用仅为氨茶碱的 $1/20 \sim 1/10$，对心脏和神经系统的影响较小，尤适用于伴心动过速的哮喘患者。本品对呼吸道平滑肌有直接松弛作用，其作用机制与茶碱相同。过去认为通过抑制磷酸二酯酶，使细胞内 cAMP 含量提高所致。近年认为茶碱的支气管扩张作用部分是由于内源性肾上腺素与去甲肾上腺素释放的结果。此外，茶碱是嘌呤受体阻滞剂，能对抗腺嘌呤等对呼吸道的收缩作用。茶碱能增强膈肌收缩力，尤其在膈肌收缩无力时作用更显著，因此有助于改善呼吸功能。

【适应证】用于支气管哮喘、喘息型支气管炎、阻塞性肺气肿等喘息症状的缓解。也可用于心源性哮喘，尤适用于伴有心动过速以及不能耐受茶碱的哮喘患者。

【用法用量】

1. 成人

（1）口服给药：一次 $100 \sim 200mg$，一日 3 次。一次最大量为 500mg。

（2）肌肉注射：一次 $250 \sim 500mg$，一日 3 ~ 4 次。

（3）静脉注射：一次 $250 \sim 500mg$，一日 3 ~ 4 次。注射时应加入25%（或50%）葡萄糖注射液 $20 \sim 40ml$ 中，于 $15 \sim 20$ 分钟徐缓注入。

（4）静脉滴注：一次 $250 \sim 750mg$，加入5%（或10%）葡萄糖注射液或生理盐水中静滴，一日总量小于 2g。

（5）直肠给药：一次 $250 \sim 500mg$，一日 2 ~ 3 次。

肌酐清除率（Ccr）为 50ml/min 的患者，用药剂量为肾功能正常者的 75 %；Ccr 为 $10 \sim 50ml/min$ 的患者，用药剂量为肾功能正常者的 50%；Ccr 为 10ml/min 以下的患者，用药剂量为肾功能正常者的 25%。血液透析时的剂量为常规剂量的 1/3。

2. 儿童：使用本品氯化钠注射液时，一次 2 ~ 4mg/kg，缓慢静脉滴注。

【不良反应】

1. 心血管系统：可引起心悸、心动过速、期前收缩、显著的低血压、面部潮红、室性心律失常等，严重者可出现心力衰竭。

2. 中枢神经系统：可引起头痛、烦躁、易激动、失眠、兴奋过度等，甚至导致阵挛性的、全身性的癫痫发作。

3. 代谢及内分泌系统：可导致高血糖。

4. 泌尿生殖系统：可引起蛋白尿、肉眼或镜下血尿以及多尿症状。

5. 胃肠道：可引起口干、恶心、呕吐、上腹疼痛、呕血、腹泻、食欲减退等。

【禁忌】

1. 对本品或其他茶碱类药过敏者。

2. 活动性消化性溃疡患者。

3. 未经控制的惊厥性疾病患者。

【注意事项】

1. 哮喘急性严重发作的患者不宜首选本品。

2. 茶碱类药物可致心律失常和（或）使原有的心律失常恶化；若患者心率过快和（或）有其他心律的任何异常改变均应密切注意。

3. 正使用其他黄嘌呤衍生物的患者慎用本品。

4. 用量需根据患者的症状和反应进行调整。

5. 静滴太快可引起一过性低血压和周围循环衰竭。

6. 以下情况应慎用：①严重心脏病（包括充血性心力衰竭、急性心肌损害、肺源性心脏病等）患者。②高血压患者。③严重低氧血症患者。④青光眼患者。⑤甲状腺功能亢进者。⑥持续发热患者。⑦有消化性溃疡病史者。⑧肝脏疾病患者。⑨肾脏疾病患者。⑩酒精中毒者。

【药物相互作用】

1. 本品与麻黄碱或其他拟交感胺类支气管扩张药合用会产生协同作用。

2. 与苯妥英钠、卡马西平、西咪替丁、咖啡因或其他黄嘌呤类药等合用，可增加本品作用和毒性。

3. 与克林霉素、林可霉素及某些大环内酯类、喹诺酮类抗生素合用时，可降低本品在肝脏的清除率，使血药浓度升高，甚至出现毒性反应，应在给药前后调整本品的用量。

4. 丙磺舒能升高本品的血药浓度，有导致过量中毒的危险，还会与本品竞争肾小管分泌，使本品半衰期延长。

5. 与普萘洛尔合用时，本品的支气管扩张作用可能受到抑制。

6. 碳酸锂可加速本品清除，使本品疗效降低。本品还可使锂的肾排泄增加，影响锂盐的作用。

【规格】片剂：100mg；150mg；200mg；250mg。糖浆剂：5ml：100mg。栓剂：250mg；500mg；750mg。注射用二羟丙茶碱：250mg；

500mg；750mg。注射液：1ml：250mg；2ml：250mg；1ml：500mg。氯化钠注射液：100ml（二羟丙茶碱250mg、氯化钠900mg）。葡萄糖注射液：100ml（二羟丙茶碱250mg、葡萄糖5g）；250ml（二羟丙茶碱250mg、葡萄糖12.5g）。

多索茶碱
Doxofylline

【其他名称】安铭、安赛玛、达复啉、多速舒、菲乐欣、菲特艾斯、福路康、健方能、绿萌、迈平希、纳德来、宁彤欣、枢维新、舒志、帅安、索利安、西索欣、喜思诺、新茜平、新西平、奕利、益索。

【药理作用】本品是甲基黄嘌呤的衍生物，为支气管扩张药，可通过抑制平滑肌细胞内的磷酸二酯酶发挥松弛支气管平滑肌、抑制哮喘的作用。其松弛支气管平滑肌痉挛的作用较氨茶碱强 10～15 倍，并具有茶碱所没有的镇咳作用。本品无腺苷受体阻断作用，故与茶碱相比，较少引起中枢、胃肠道及心血管等肺外系统的不良反应，但大剂量给药仍可引起血压下降等。另外，体内外研究证实本品还具有抑制血小板活化因子（PAF）诱导的支气管收缩以及继发的血栓素 A_2 生成的作用。在大鼠体内研究中发现本药可抑制 PAF 诱导的胸膜炎及渗出，还可抑制白三烯 C_4 的生成。

【适应证】用于支气管哮喘、喘息型支气管炎及其他支气管痉挛引起的呼吸困难。

【用法用量】成人常规剂量如下：

1. 口服给药：①片剂：一次 200～400mg，一日 2 次，餐前或餐后 3 小时服用。②胶囊剂：一次 300～400mg，一日 2 次。③颗粒剂：一次 200～400mg，一日 2 次。④口服溶液：一次 200～400mg，一日 2 次。

2. 静脉注射：一次 200mg，每 12 小时 1 次，以25%或50%葡萄糖注射液稀释至40ml缓慢静脉注射，时间应在 20 分钟以上，5～10 日为一疗程。

3. 静脉滴注：将本品 300mg 加入 5% 葡萄糖注射液或生理盐水注射液 100ml 中，缓慢静脉滴注，滴注时间不少于 30 分钟，一日 1 次，5～10 日为一疗程。

【不良反应】少数患者服药后有心悸、窦性心动过速、上腹不适、纳差、恶心、呕吐、兴奋、失眠等症状。如过量服用可出现严重心律不齐、

阵发性痉挛危象。

【禁忌】

1. 对本品或黄嘌呤衍生物类药过敏者。

2. 急性心肌梗死患者。

3. 哺乳期妇女。

【注意事项】

1. 茶碱类药物个体差异较大，应根据患者病情变化确定给药剂量及方法，必要时应监测血药浓度（如在增大使用剂量时，应注意监测血药浓度，20μg/ml 及以上浓度为中毒浓度）。

2. 本品不应与其他黄嘌呤类药物合用；与麻黄碱或其他肾上腺素类药物合用时须谨慎；与氟喹酮类药物（如依诺沙星、环丙沙星）合用时宜减量。建议用药时避免饮用含咖啡因的饮料或食品。

3. 用药时应避免滥用乙醇类制品。

4. 以下情况应慎用：①胃、十二指肠溃疡等消化性溃疡患者。②慢性肺心病患者。③严重低氧血症者。④高血压患者。⑤甲状腺功能亢进患者。⑥肝病患者。⑦肾功能不全或合并感染的患者。

【药物相互作用】巴比妥类、大环内酯类药（如红霉素）对本品代谢的影响不明显。

【规格】片剂：200mg；300mg；400mg。胶囊剂：200mg。散剂：200mg。颗粒剂：5g：200mg。口服溶液：10ml：200mg；100ml：200mg。注射用多索茶碱：100mg；200mg。注射液：10ml：100mg。氯化钠注射液：100ml（多索茶碱300mg、氯化钠900mg）。葡萄糖注射液：100ml（多索茶碱300mg、葡萄糖5g）；250ml（多索茶碱300mg、葡萄糖12.5g）。

3.4 过敏介质阻释剂

色甘酸钠
Sodium Cromoglicate

【其他名称】色羟丙钠、咳乐钠、色甘酸二钠、色苷酸钠、咽泰、色苷酸二钠、喘可平。

【药理作用】稳定肥大细胞膜，阻止细胞膜裂解和脱颗粒，从而抑制组胺、5 – HT 及慢反应物质的释放。主要用于预防季节性哮喘发作，但本药奏效慢，数日甚至数周后才收到防治效果，对正在发作哮喘者无效。本药用于过敏性鼻炎和季

节性花粉症，能迅速控制症状。外用于湿疹及某些皮肤瘙痒也有显著疗效。对运动性哮喘的疗效较好。

【适应证】

1. 可用于预防各型哮喘发作。

2. 可用于过敏性鼻炎、季节性花粉症、春季角膜炎、结膜炎、过敏性湿疹及某些皮肤瘙痒症。

3. 可用于溃疡性结肠炎和直肠炎。

【用法用量】

1. 成人

（1）吸入给药：①支气管哮喘：干粉吸入：一次 20mg，一日 4 次；症状减轻后，一日 40～60mg；维持量，一日 20mg。气雾吸入：一次 3.5～7mg，一日 3～4 次，一日最大剂量 32mg。②过敏性鼻炎：每侧一次 10mg，一日 4～6 次。

（2）经眼给药：季节性花粉症和春季过敏性角膜结膜炎：2% 滴眼液，每侧一次 2 滴，一日 4 次，重症可增加到一日 6 次。在好发季节提前 2～3 周使用。

（3）外用：过敏性湿疹及皮肤瘙痒症：5%～10% 软膏涂患处。

（4）直肠给药：溃疡性结肠炎、直肠炎：灌肠，一次 200mg。

2. 儿童

（1）吸入给药：①支气管哮喘：干粉吸入：5 岁以上儿童用成人量，不能吸粉剂的幼儿避免使用。气雾吸入：6 岁以上儿童：一日吸 2 次，剂量同成人。6 岁以下儿童：很难做到使患儿协调吸药，故较少选用本品。②过敏性鼻炎：干粉吸入：6 岁以上儿童，每侧一次 10mg，一日 2～3 次。

（2）经眼给药：4 岁及 4 岁以上儿童结膜炎，4% 溶液，一次 1～2 滴，一日 4～6 次。

【不良反应】

1. 偶见排尿困难、尿急、尿痛、头晕、严重或持续性头痛、喘鸣加重、关节或肿胀、肌痛或肌无力、恶心或呕吐、皮疹或皮肤瘙痒、口唇与眼睑肿胀、胸部紧束感、呼吸或吞咽困难等。

2. 少数患者喷雾吸入干粉可出现腭及咽喉干痒、呛咳、胸部紧迫感、鼻腔充血、支气管痉挛，甚至诱发哮喘。

3. 对少数用滴鼻液、滴眼液的患者，初用时有局部刺激感。

【禁忌】对本品过敏者禁用。

【注意事项】

1. 由于本品系预防性地阻断肥大细胞脱颗粒，

而非直接舒张支气管，因此对于季节性外源性过敏原引起的支气管哮喘病例应在支气管哮喘好发时期前 2～3 周使用本品。运动性哮喘可在运动前 15 分钟给药。

2. 极少数人在开始用药时出现哮喘加重，此时可先吸入少许扩张支气管的气雾剂，如异丙肾上腺素、沙丁胺醇。

3. 原来用肾上腺皮质激素或其他平喘药治疗者，用本品后应继续用原药至少 1 周或至症状改善后，才能逐渐减量或停用原用药物。

4. 获明显疗效后，可减少给药次数。如需停药，亦应逐步减量后再停，不能突然停药，以防哮喘复发。

5. 本品对伴有肺气肿或慢性支气管炎的患者，疗效有限。对急性哮喘和哮喘持续状态无效。故如遇急性发作，应立即以常规方法治疗，并停用本药。

6. 哮喘持续发作及严重呼吸困难者，色甘酸钠吸入不属首选治疗，应先用解痉药物或皮质激素以控制症状。

7. FDA 对本药的妊娠安全性分级为 B 级。

【药物相互作用】

1. 与异丙肾上腺素合用可提高疗效。

2. 与糖皮质激素合用可增强治疗支气管哮喘的疗效。

3. 与氨茶碱合用可减少茶碱用量，并提高止喘疗效。

【规格】吸入用色甘酸钠胶囊剂：20mg。气雾剂：14g：700mg（每揿含色甘酸钠 3.5mg）；19.97g：700mg（每揿含色甘酸钠 5mg）。软膏剂：5%～10%。滴眼剂：8ml：160mg。胶囊剂：20mg。滴鼻剂：2%～4%。

酮替芬
Ketotifen

【其他名称】甲哌噻庚酮、克脱盼、噻苯酮、噻喘酮、噻地酮、酮替酚、噻哌酮、萨地酮、甲哌庚酮。

【药理作用】本品属于致敏活性肥大细胞或嗜碱性粒细胞的过敏介质释放抑制剂。具有保护肥大细胞或嗜碱性粒细胞的细胞膜，使之在变应原攻击下，减少膜变构，减少释放过敏活性介质的作用，故亦有肥大细胞膜保护剂之称。此药兼具变态反应病的预防及治疗双重功能。并有较强的 H₁ 受体拮抗作用，故亦可将之看作抗组胺药，它的 H₁ 受体拮抗作用为氯苯那敏的 10 倍，且作用时间较长。还有抑制白三烯的功能，故除对皮肤、胃肠、鼻部变态反应有效外，对于支气管哮喘亦有较好的作用。但本药亦有一定的中枢抑制作用及抗胆碱能作用。

【适应证】

1. 本品可用于由 IgE 介导的多种变态反应性疾病，如多种（外源性、内源性和混合型）支气管哮喘（尤其适用于过敏性哮喘，混合型次之，感染型约半数以上有效）、喘息型支气管炎、过敏性咳嗽、过敏性鼻炎、花粉症、过敏性结膜炎、急性或慢性荨麻疹、异位性皮炎、接触性皮炎、光敏性皮炎、食物变态反应、药物变态反应、昆虫变态反应等。对由免疫复合物引起的血管炎性病变（如过敏性紫癜等）也有一定疗效。

2. 本品鼻腔喷雾剂及滴鼻液仅用于过敏性鼻炎。

3. 本品滴眼液仅用于过敏性结膜炎。

【用法用量】

1. 成人

（1）口服给药：一次 1mg，早晚各 1 次。对嗜睡明显者，可仅于晚上睡前服 1mg。一日最大剂量为 4mg。

（2）经眼给药：过敏性结膜炎：本品滴眼液滴眼，一次 1~2 滴，一日 4 次（早、中、晚及睡前各 1 次）。

（3）经鼻给药：①滴鼻液：一次 1~2 滴，一日 1~3 次。②鼻腔喷雾剂：一次 0.15~0.3mg，一日 1~3 次。

2. 儿童：口服给药。不同年龄患者分别为：4~6 岁，一次 0.4mg；6~9 岁，一次 0.5mg；9~14 岁，一次 0.6mg。均为一日 1~2 次。

【不良反应】

1. 本品有与抗组胺药物相类似的中枢抑制作用，服后可出现困倦感、乏力感等，但在程度上比大多数传统的抗组胺药为轻。一般出现于用药初期，不必停药，持续用药一段时间后，中枢抑制作用即逐步减轻乃至消失。

2. 少数病人于服药后有口干、恶心、胃肠不适等反应，但随着用药时间延长，症状亦可逐渐缓解。

3. 个别病人于服药后可出现过敏症状，主要表现为皮疹瘙痒、局部皮肤水肿等。如遇此情况应及时停药。

【禁忌】

1. 对本品过敏者禁用。

2. 3 岁以下儿童禁用。

【注意事项】

1. 本品起效缓慢，不能用于哮喘急性发作以及哮喘持续状态。治疗支气管哮喘时，一般需连续用药 2~4 周才出现缓解作用。

2. 用药期间应避免驾驶、高空作业或操作精密仪器等需要精力高度集中的工作。

3. 用于预防哮喘发作时，在使用本品治疗的同时不应中断原来的抗哮喘治疗。治疗过程中，如出现严重支气管感染，必须给予抗生素治疗。

4. 出现严重不良反应时，可暂将剂量减半，待不良反应消失后再恢复原剂量。

5. 经眼给药后，如出现过敏及角膜糜烂等现象，应中止用药。

6. FDA 对本药的妊娠安全性分级为 C 级。

【药物相互作用】

1. 本品与抗组胺药物合用有一定协同作用，当用抗组胺药效果不满意时，可考虑合用本品。

2. 本品可增加阿托品类药物的阿托品样不良反应。

3. 与镇静催眠药合用时，可增强困倦、乏力等症状，应避免合用。

4. 与激素配伍给药时，可明显减少激素的用量。

5. 与口服降血糖药合用时，少数糖尿病患者可见血小板减少，应避免合用。

【规格】片剂：0.5mg；1mg。胶囊剂：0.5mg；1mg。口服溶液：5ml：1mg。滴眼液：5ml：2.5mg。滴鼻液：10ml：15mg。气雾剂：24.5mg。鼻腔喷雾剂：15ml：16.7mg。

3.5 肾上腺皮质激素

倍氯米松
Beclomethasone

【其他名称】倍氯美松、倍氯松、必咳松、氯倍他美松二丙酸酯、诺可松、倍乐松、安得欣。

【药理作用】本品是一种合成的作用较强的肾上腺皮质激素，具有抗炎、抗过敏及止痒等作用，能抑制支气管分泌，消除支气管黏膜肿胀，解除支气管痉挛。药理研究表明，本品局部收缩微血管作用为氢化可的松的 5000 倍，局部抗炎作用是氟氢松和去炎松的 5 倍，其潴钠作用很弱，也无雄激素、雌激素及蛋白同化激素样作用，对体温和排尿也无明显影响。因此，局部应用不会抑制人体肾上腺皮质功能，也不会导致皮质功能紊乱而产生不良反应。

【适应证】

1. 本品气雾剂、粉雾剂或鼻喷雾剂适用于过敏性鼻炎、支气管哮喘等过敏性疾病。

2. 本品乳膏及软膏适用于过敏性与炎症性皮肤病和相关疾病，如湿疹、过敏性皮炎、接触性皮炎、神经性皮炎、扁平苔藓、盘状红斑狼疮、掌跖脓疱病、皮肤瘙痒、银屑病等。

【用法用量】

1. 成人

（1）气雾吸入：一般一次 50～250μg，一日 3～4 次，一日最大量一般不超过 1mg。重症用全身性皮质激素控制后再用本品治疗，一日最大量不超过 1mg。

（2）粉雾吸入：一次 200μg，一日 3～4 次。

（3）鼻腔喷雾：一次一侧 100μg，一日 2 次；也可一次一侧 50μg，一日 3～4 次。一日最大量一般不超过 400μg。

（4）外用：一日涂患处 2～3 次，必要时予以包扎。

2. 儿童

（1）气雾吸入：用量按年龄酌减，一日最大量一般不超过 400μg，症状缓解后逐渐减量。

（2）粉雾吸入：一次 100μg，一日 3～4 次。

（3）鼻腔喷雾：6 岁以上儿童用法用量同成人。

【不良反应】

1. 少数患者使用气雾剂可有刺激感，口腔、咽喉部念珠菌感染，还可因变态反应引起皮疹。此外，偶见口干及声音嘶哑。

2. 少数患者使用鼻喷雾剂有鼻咽部干燥或烧灼感、喷嚏或轻微出血，极个别患者可见鼻中隔穿孔、眼压升高或青光眼。

3. 使用软膏易引起局部红斑、灼热、丘疹、痂皮等。长期用药可出现皮肤萎缩、毛细血管扩张、多毛、毛囊炎等。

【禁忌】

1. 对本品过敏者以及对其他皮质激素有过敏史者禁用。

2. 本品乳膏及软膏禁止经眼给药，也禁用于细菌、真菌及病毒感染性疾病患者。

【注意事项】

1. 本品气雾剂仅用于慢性哮喘，哮喘急性发作时应首先使用水溶性皮质激素或支气管扩张药和抗组胺药，待急性症状控制后再改用本品维持治疗。

2. 用药后应在哮喘控制良好的情况下逐渐停用口服皮质激素，一般在本品气雾剂治疗 4～5 日后才缓慢减量停用。

3. 本品气雾剂用药后漱口可减轻刺激感，长期吸入出现口腔、咽喉部白色念珠菌感染时，可局部给予抗真菌治疗。

4. 鼻腔和鼻窦伴有细菌感染时，应给予适当的抗菌治疗。

5. 虽然本品鼻喷雾剂可控制季节性鼻炎的大多数症状，但当受到夏季异常的变应原诱发时（尤其是有眼部症状时），应同时采用其他治疗措施。

6. 肺结核患者慎用。

7. FDA 对本药的妊娠安全性分级为 C 级。

【药物相互作用】

1. 本品可能影响人甲状腺对碘的摄取、清除和转化。

2. 胰岛素能与本品产生拮抗作用，糖尿病患者应注意调整用药剂量。

【规格】气雾剂：50μg×200 揿；250μg×200 揿。粉雾剂：100μg；200μg。软膏剂：10g：2.5mg。霜剂：0.025%；0.05%。

布地奈德
Budesonide

【其他名称】布德松、丁地去炎松、布地缩松、布地奈德、英福明、吉舒、拉埃诺考特、乐冰、雷诺考特、泼米考特得宝、普米克、普米克都保、普米克令舒、英福美。

【药理作用】本品为局部应用的不含卤素的肾上腺皮质激素类药物，具有抗炎、抗过敏、止痒及抗渗出的作用。本品能缓解速发及迟发过敏反应所引起的支气管阻塞，对高反应性患者能降低气道对组胺和乙酰甲胆碱的反应，还可有效地预防运动性哮喘的发作。吸入本品具有与倍氯米松相似的局部抗炎作用。本品的糖皮质激素作用较强，而盐皮质激素作用较弱。动物实验证明，本品对糖皮质激素受体的亲和力为可的松的 200 倍，局部应用时抗炎作用为可的松的 1000 倍，而皮下用药和口服的抗炎作用只比可的松分别强 40 倍和 25 倍。同口服糖皮质激素相比，在达到抗哮喘的等效剂量时，吸入型糖皮质激素的全身性作用较低。

【适应证】

1. 适用于糖皮质激素依赖性或非依赖性的支气管哮喘和喘息型支气管炎，可减少口服肾上腺皮质激素的用量，有助于减轻肾上腺皮质激素的不良反应。

2. 适用于慢性阻塞性肺疾病患者，减缓第一秒用力呼气量（FEV_1）的加速下降。

3. 可用于治疗季节性或常年发生的过敏性鼻炎、血管运动性鼻炎，对症治疗鼻息肉，鼻息肉切除后预防息肉再生。

【用法用量】

1. 成人

（1）气雾吸入：严重支气管哮喘和停用（或减量使用）口服糖皮质激素的患者，剂量应个体化。开始剂量：较轻微的患者，一次 0.1 ~ 0.4mg，早晚各 1 次。较严重的患者，一次 0.2 ~ 0.4mg，一日 4 次。维持剂量：一次 0.2 ~ 0.4mg，一日 2 次。

（2）粉雾吸入：①支气管哮喘：治疗哮喘时剂量应个体化。根据患者原先的治疗情况酌用。②慢性阻塞性肺疾病：一次 0.4mg，一日 2 次。

（3）鼻喷吸入：鼻炎及鼻息肉的预防和治疗，一日 256μg，可于早晨一次喷入（每侧 128μg），或早晚分 2 次喷入。在获得预期的临床效果后，减少用量至控制症状所需的最小剂量，以此作为维持剂量。

（4）雾化吸入：将本品雾化混悬液经雾化器给药，起始剂量（或严重哮喘期或减少口服糖皮质激素时剂量）为一次 1 ~ 2mg，一日 2 次。维持剂量应个体化，推荐剂量为一次 0.5 ~ 1mg，一日 2 次。雾化时间和剂量取决于流速、雾化器容积和药液容量。本品雾化混悬液可与生理盐水、特布他林、沙丁胺醇、色甘酸钠或溴化异丙托品溶液混合使用。

2. 儿童

（1）气雾吸入：在严重支气管哮喘和停用（或减量使用）口服糖皮质激素的患者，剂量应个体化。开始剂量：2 ~ 7 岁，一日 0.2 ~ 0.4mg，分成 2 ~ 4 次使用。7 岁以上，一日 0.2 ~ 0.8mg，分成 2 ~ 4 次使用。维持剂量：减至最低剂量又能控制症状为准。

（2）粉雾吸入：治疗支气管哮喘时剂量应个

体化，根据患儿原先的治疗情况酌用。

（3）鼻喷吸入：鼻炎的治疗，6 岁以上儿童用法与用量同成人。

（4）雾化吸入：将本品雾化混悬液经雾化器给药，起始剂量（或严重哮喘期或减少口服糖皮质激素时剂量）为一次 0.5 ~ 1mg，一日 2 次。维持剂量应个体化，推荐剂量为一次 0.25 ~ 0.5mg，一日 2 次。

【不良反应】

1. 偶见速发或迟发的过敏反应，表现为皮疹、荨麻疹、接触性皮炎、血管神经性水肿和支气管痉挛等。

2. 喉部有轻微刺激，喷吸后若不漱口腔和咽部，偶见咳嗽或声嘶，甚至可有口腔咽喉部白色念珠菌感染。

3. 偶可出现异常精神症状，表现为紧张、不安、抑郁、行为障碍等。

4. 偶见头痛、头晕、疲劳、味觉减弱、恶心、腹泻、体重增加等。

5. 原来使用口服皮质激素改用本品者，有可能发生下丘脑 - 垂体 - 肾上腺轴的功能失调。

6. 极少数患者使用鼻喷雾剂后，偶见鼻中隔穿孔和黏膜溃疡。

【禁忌】

1. 对本品过敏者禁用。

2. 中度及重度支气管扩张症患者禁用。

【注意事项】

1. 本品禁用于需更强效的治疗时的支气管痉挛初始阶段及需更强效的治疗时的哮喘急性发作。哮喘急性加重或重症患者不宜单用本品控制急性症状。

2. 本品见效慢，喷吸后其药效需待 2 ~ 3 日达到充分发挥，因此，口服皮质激素患者换为本品时，需要有数日过渡。转化期间如患者出现鼻炎、湿疹、肌肉及关节痛等症状时，可增加口服皮质激素的剂量。

3. 吸入本品之后应以净水漱洗口腔和咽部，以防感染真菌。

4. 极少数患者出现疲劳、头痛、恶心、呕吐时，可能是全身性激素缺乏的表现。

5. 以下情况应慎用：①气道有真菌、病毒或结核菌感染的患者。②孕妇及哺乳期妇女。FDA对本药的妊娠安全性分级为：口服、直肠给药为C 级；吸入为 B 级。

【药物相互作用】

1. 酮康唑能提高本品的血药浓度，其作用机制可能是抑制了细胞色素 P450 介导的布地奈德的代谢。

2. 西咪替丁可轻度影响口服本品的药代动力学，但无明显临床意义。

3. 与其他常用治疗哮喘的药物合用，未见不良反应发生率增高，也未见有临床意义的相互作用的报道。

【规格】气雾剂：5ml：20mg（0.2mg×100喷）；10ml：10mg（0.05mg×200喷）；20ml：20mg（0.1mg×200喷）。鼻喷雾剂：32μg×120喷；64μg×120喷。雾化混悬液：2ml：0.5mg；2ml：1mg。吸入剂：0.1mg×200吸。

曲安奈德
Triamcinolone Acetonide

【其他名称】丙酮去炎松、丙酮缩去炎松、丙炎松、氟羟氢化泼尼缩丙酮、康纳可－A、曲安舒松、曲安缩松、去炎舒松、去炎松－A、去炎松缩酮、确炎舒松－A、曲安奈德、曲安缩酮、醋酸曲安奈德、丙酮酸去炎松、氟羟氢化泼尼松龙、新亚富龙、康宁克通、艾福达、氟羟氢化泼尼松缩丙酮、确炎松－A、丙酮氟羟泼尼松龙、丙酮缩去炎舒松、颐静。

【药理作用】本品为中效糖皮质激素，作用与曲安西龙相似，具有抗炎、抗过敏等作用。本品能增强内皮细胞、平滑肌细胞、溶酶体膜的稳定性，抑制免疫反应，降低抗体合成，减少组胺的释放，降低抗原抗体结合时所激发的酶促反应。其水钠潴留作用微弱，而抗炎作用较强而持久。本品效力为曲安西龙的 4～8 倍，本品 4mg 的抗炎活性约相当于泼尼松龙 5mg 或氢化可的松 2mg。

【适应证】适用于各种过敏性及炎症性疾病。

1. 外用于过敏性皮炎、神经性皮炎、湿疹、银屑病及脂溢性皮炎等皮质激素治疗有效的疾病。

2. 注射剂可用于支气管哮喘、过敏性鼻炎、肩周炎、腱鞘炎、急性扭伤、类风湿关节炎等，也可用于瘢痕疙瘩、囊肿性痤疮、盘状红斑狼疮、斑秃等小面积损害的局部注射。

3. 鼻喷雾剂可用于预防和治疗常年性、季节性过敏性鼻炎和血管舒缩性鼻炎。

【用法用量】

1. 成人

（1）肌肉注射：①一般症状：一次 20～100mg，一周 1 次。②支气管哮喘：一次 40mg，每 3 周注射 1 次，5 次为一疗程，症状较重者可用 80mg。③过敏性鼻炎：一次 40mg，每 3 周注射 1 次，5 次为一疗程。

（2）皮下注射：用量酌情决定，一般为 2.5～5mg。对皮肤病，可于皮损部位或分数个部位注射，每处剂量为 0.2～0.3mg，一日剂量不超过 30mg，一周总量不超过 75 mg。

（3）关节腔内注射：用量酌情决定，一般为 2.5～5mg。

（4）下鼻甲注射：用于过敏性鼻炎，鼻腔先喷 1% 利多卡因液表面麻醉后，在双下鼻甲前端各注入 20mg，一周 1 次，4～5 次为一疗程。

（5）扁桃体穴或颈前甲状软骨旁注射：用于支气管哮喘，一周 1 次，5 次为一疗程，注射前先用少量普鲁卡因局麻。

（6）局部外用：用本品软膏涂于患处，并轻揉片刻，一日 2～3 次。

（7）经眼给药：一日 1～4 次。

（8）经鼻给药：①鼻喷雾剂：一次每侧鼻孔 0.12mg（1 揿），一日 1 次，症状得到控制时，可降至每侧鼻孔 0.055mg，一日 1 次。②醋酸盐鼻喷雾剂：建议用量为一日 1 次，一次每鼻孔 0.12mg（1 揿）。一日总量不超过 0.48mg（4 揿）。

2. 儿童

（1）肌肉注射：用于支气管哮喘时，6～12 岁儿童用成人剂量的 1/2，3～6 岁儿童用成人剂量的 1/3。

（2）经鼻给药：①鼻喷雾剂：6～12 岁儿童，一次每侧鼻孔 0.055mg，一日 1 次，一日最大剂量为一次每侧鼻孔 0.11mg，一日 1 次。12 岁以上儿童同成人。②醋酸盐鼻喷雾剂：12 岁以上儿童同成人。

【不良反应】

1. 长期、大面积使用本品可出现库欣综合征，表现为皮肤萎缩、毛细血管扩张、多毛、毛囊炎、痤疮、满月脸、高血压、骨质疏松、精神抑郁、伤口愈合不良以及增加对感染的易患性等。偶尔还可引起变态反应性接触性皮炎。

2. 注射时常见的不良反应有全身性荨麻疹、支气管痉挛、月经紊乱、视力障碍，少数患者出现双颊潮红现象。在皮损内局部注射可引起皮肤萎缩、出血或溃疡，并易吸收而引起全身性作用。在关节腔内注射可能引起关节损害。

3. 本品鼻喷雾剂可见鼻咽部干燥或烧灼感、

喷嚏或鼻出血、咳嗽、咽炎、鼻炎、头痛等，极少数患者可能发生鼻中隔穿孔，罕见鼻咽部白色念珠菌感染（一旦发生应给予适当治疗并停药）。

4. 长期用于眼部可引起眼内压升高。

【禁忌】

1. 对本品成分及其他糖皮质激素过敏者禁用。

2. 全身或局部细菌或病毒感染（如病毒性、结核性或急性化脓性眼病，病毒性皮肤病）者禁用。

3. 以下情况均不宜使用：严重的精神病或有既往史者；癫痫；活动性消化性溃疡；新近接受胃肠吻合术；骨折；角膜溃疡；肾上腺皮质功能亢进；高血压；糖尿病；较重的骨质疏松。

【注意事项】

1. 不宜静脉注射，局部注射时不应太浅，每次用药总量不要过多。

2. 长期外用，可致耐药性。

3. 对并发细菌或真菌感染的皮肤病，应与相应的抗细菌或抗真菌药合用。鼻腔和鼻窦伴有细菌感染者使用本品鼻喷雾剂时，应同时进行抗菌治疗。

4. 对严重过敏性鼻炎患者，尤其是伴有过敏性眼部症状者使用本品鼻喷雾剂时应同时接受其他药物治疗。

5. 本品潴钠作用微弱，不宜用于肾上腺皮质功能减退的替代治疗。

6. 全身性用药改为局部用药可能伴随肾上腺功能衰竭症状，如关节及肌肉疼痛、疲劳和抑郁。以前长期使用激素治疗者改为局部用药时应特别注意控制急性肾上腺功能衰竭的发生。对患有哮喘以及别的需长期使用皮质激素药物的患者，系统皮质激素过快的降低，可能引起症状的恶化。

7. 以下情况应慎用：①肾功能不全。②青光眼。③呼吸道活动性结核病。④未治疗的真菌病。⑤鼻中隔溃疡、鼻部手术或创伤后慎用本品喷雾剂。

【药物相互作用】

1. 与避孕药或雌激素制剂合用，可增强本品疗效，同时也增加不良反应。

2. 与两性霉素 B 或碳酸酐酶抑制剂合用，可加重低钾血症。长期与碳酸酐酶抑制剂合用，易发生低血钙和骨质疏松。

3. 与强心苷合用，可增加洋地黄毒性及心律失常的发生率。

4. 与排钾利尿药合用，可致严重低血钾，并由于水钠潴留而减弱利尿药的排钠利尿效应。

5. 非甾体类抗炎镇痛药可加重本品的致溃疡作用。本品可增加对乙酰氨基酚的肝毒性。与水杨酸盐合用，可降低水杨酸盐的血药浓度。

6. 与蛋白质同化激素合用，可增加水肿的发生率，使痤疮加重。

7. 与抗胆碱能药（如阿托品）长期合用，可致眼压增高。

8. 三环类抗抑郁药可加重本品所致的精神症状。

9. 因本品可使糖尿病患者血糖升高，与降糖药（如胰岛素）合用时，应适当调整降糖药剂量。

10. 与免疫抑制药合用，可增加感染的危险性，并可能诱发淋巴瘤或其他淋巴细胞增生性疾病。

11. 本品鼻喷雾剂与其他皮质激素如去炎松同用时，可能增加对下丘脑－垂体－肾上腺的抑制作用，因此对正接受或最近接受去炎松或其他皮质激素治疗的患者，喷雾剂治疗时应谨慎。

12. 甲状腺激素可使本品代谢清除率增加，故与甲状腺激素或抗甲状腺药合用时，应适当调整本品剂量。

13. 本品可增加异烟肼在肝脏的代谢和排泄，降低其血药浓度和疗效。

14. 本品可促进美西律在体内代谢，降低其血药浓度。

15. 与生长激素合用，可抑制其促生长作用。

16. 与麻黄碱合用，可增强其代谢清除。

【规格】注射液：1ml：5mg；1ml：10mg；5ml：50mg；5ml：200mg。软膏剂：0.025%；0.1%；0.5%。醋酸曲安奈德软膏：10g：2.5mg（0.025%）。霜剂：5g：5mg；15g：15mg。滴眼剂：0.025%；0.1%；0.5%。洗剂：0.025%；0.1%。气雾剂：每克含曲安奈德 0.147mg。鼻喷雾剂：6ml：6.6mg（每揿 0.055mg）。醋酸曲安奈德鼻喷雾剂：10g：14mg（每揿 0.12mg）。

丙酸氟替卡松
Fluticasone Propionate

【其他名称】氟替卡松、辅舒碟、辅舒良、辅舒良滴顺、辅舒酮、辅舒酮滴顺、辅舒酮纳顺、克廷肤。

【药理作用】本品为糖皮质激素类药，具有较强的抗炎和抗过敏作用，能减轻哮喘症状及控制病情进展。其特点是与糖皮质激素受体的亲和力较高，局部抗炎作用较强。其局部抗炎作用机制尚不清楚，可能是通过抑制磷脂酶 A_2 而影响前列腺素、白三烯等炎性介质的合成，从而发挥抗炎作用。与其他糖皮质激素相比，本品具有较高的亲脂性，易在肺组织中摄取及储存，同时在肺部的作用时间更持久。

【适应证】

1. 本品气雾剂或干粉吸入剂用于哮喘的预防性治疗。

2. 本品鼻喷雾剂用于预防和治疗季节性过敏性鼻炎（包括花粉症）及常年性过敏性鼻炎。

3. 本品乳膏或软膏用于对糖皮质激素敏感的炎症性和瘙痒性皮肤病，如银屑病（泛发斑块型除外）、湿疹（包括特异性湿疹和盘状湿疹）、特应性皮炎、神经性皮炎等。

【用法用量】

1. 成人

（1）吸入给药：①经口腔吸入：根据病情的严重程度采用的起始剂量不同，一次 $100 \sim 1000\mu g$，一日 2 次。通常初始剂量为：轻度哮喘，一次 $100\mu g$，一日 2 次。中度至较严重哮喘，一次 $250 \sim 500\mu g$，一日 2 次。随后应将剂量逐渐减少至可有效控制哮喘的最低剂量。②经鼻喷雾吸入：每侧一次 $100\mu g$，一日 1 次，早晨用药为好，部分患者一日需用 2 次（早晚各 1 次）。每侧一日最大剂量不超过 $200\mu g$。症状控制后，维持剂量为每侧一次 $50\mu g$，一日 1 次。

（2）局部外用：于患处涂一薄层乳膏，一日 1 次。

2. 老年人：老年患者使用本品不需作特殊的剂量调整。

3. 儿童

（1）吸入给药：①经口腔吸入：16 岁以上患儿：应用同成人。4 ~ 16 岁患儿：大部分患儿给予一次 $50 \sim 100\mu g$，一日 2 次，可良好控制哮喘；对未良好控制的患儿，可将剂量增加至一次 $200\mu g$，一日 2 次。随后应将剂量逐渐减少至可有效控制哮喘的最低剂量。②经鼻喷雾吸入：12 岁以上儿童：应用同成人。4 ~ 11 岁儿童：每侧一次 $50\mu g$，一日 1 ~ 2 次。每侧一日最大剂量不超过 $100\mu g$。

（2）局部外用：1 岁及以上患儿，于患处涂一薄层乳膏，一日 1 次。症状控制（通常于 7 ~ 14 日内）后需减少用药频率至最低有效剂量。用药

疗程应尽可能短，建议连续用药不超过 4 周。

【不良反应】

1. 可能引起反常性的支气管痉挛伴哮喘加重。

2. 可使发生严重或致死性水痘及麻疹病毒感染的危险性增加。

3. 部分患者可发生口腔及咽部白色念珠菌感染（鹅口疮）、声音嘶哑等。

4. 极少数患者出现潜在的嗜酸性粒细胞增加。

5. 罕见外周水肿、面部水肿、口咽部水肿以及局部过敏（包括皮肤过敏，如皮疹等）的报道。

6. 极罕见消化不良和关节痛的报道，但与本品的因果关系尚未建立。

7. 用吸入激素替代全身激素治疗时，可出现以前全身用药可控制的变态反应（如过敏性鼻炎、结膜炎、湿疹及关节炎等）。

8. 喷鼻剂常致头痛、鼻及喉部黏膜干燥、鼻出血，罕见鼻中隔穿孔。

9. 临床试验显示，成人外用后常见皮肤感染、感染性湿疹、病毒疣、单纯疱疹、脓疱疮、湿疹恶化、红斑、烧灼感、刺痛、皮肤刺激、瘙痒（或瘙痒恶化）、毛囊炎、水疱、手指麻痹、皮肤干燥等。儿童外用后常见烧灼感、暗黑色红斑、红斑疹、毛细血管扩张、风疹等，少见毛囊炎、痤疮样皮疹、色素减退、口周皮炎、接触性皮炎、继发感染、皮肤萎缩、皮纹等。

10. 外用本品治疗银屑病时，可出现耐药、诱发脓疱型银屑病、皮肤防御功能受损所致局部或全身毒性、停药后反跳（或复发）等不良反应，治疗期间应进行监测。

11. 局部用药的全身吸收患者可见库欣综合征、高血糖症或糖尿病。吸入型皮质激素可引起全身反应（尤其是大剂量长期给药时），包括肾上腺皮质功能减退、生长延迟、骨质密度降低、白内障及青光眼等。

【禁忌】

1. 对本品过敏者禁用。

2. 外用制剂禁用于玫瑰痤疮、寻常痤疮、酒糟鼻、口周皮炎、肛周及外阴瘙痒、原发性皮肤病毒感染（如单纯疱疹、水痘等）及细菌（或真菌）感染等患者。

3. 外用制剂禁用于 1 岁以下婴儿。

【注意事项】

1. 本品不适用于哮喘急性发作的治疗，而应作为哮喘的长期预防性治疗。用于预防性治疗哮喘时应强调本品与支气管扩张药不同，治疗初期

患者自觉症状的改善可不明显，即使无症状时也应定期应用。用药期间不应骤然停药。

2. 治疗哮喘期间，如发生反常性支气管痉挛伴哮喘加重时应停药，并立即吸入速效支气管扩张药（如沙丁胺醇）缓解。如用于症状控制的短效 β_2 受体激动药（如沙丁胺醇）用量增加，提示哮喘恶化，此时应调整治疗方案。

3. 在哮喘控制情况下，应停用或减量使用其他的糖皮质激素。突发和进行性的哮喘恶化有潜在的致命危险，应增加本品剂量。必要时可采用全身激素治疗。

4. 本品鼻喷剂不宜用于酒糟鼻、鼻部手术及外伤后患者。

5. 局部使用本品不应采用封包疗法，也不应用于面部、腋下、腹股沟和尿布包裹处。治疗对糖皮质激素敏感的皮肤病时，不宜用于皮肤萎缩患者。若出现刺激，应立即停药并采取适当的治疗措施。局部用药后如发生反馈性肾上腺抑制或HPA轴抑制，可采用延长给药间隔、应用低效力的其他糖皮质激素药替代及停药等措施。

6. 应用本品喷雾剂前应轻摇药瓶，同时注意按压喷嘴应与吸气同步，以使药物能有效吸入至肺部。年幼儿童可借助带有面罩的气雾剂吸入辅助装置给药。

7. 吸入本品之后应以净水漱洗口腔和咽部，以减少因吸入本品出现的口腔和咽部的念珠菌病、声音嘶哑。

8. 使用本品治疗期间如发生感染，则应给予抗生素或抗真菌治疗。如感染持续，应停药。

9. 以下情况应慎用：①肺结核（包括活动性肺结核及稳定期肺结核）患者。②全身性感染者（如真菌、细菌、病毒、寄生虫引起的全身感染）。③糖尿病患者。④过敏体质者。

【药物相互作用】强效细胞色素 P450 酶抑制药（如酮康唑、利托那韦等）可抑制本品代谢，使其生物利用度及血药浓度增加，从而增加本品导致全身不良反应的危险性，如库欣综合征或反馈性 HPA 轴抑制。

【规格】气雾剂：$50\mu g \times 60$ 揿；$50\mu g \times 120$ 揿；$125\mu g \times 60$ 揿；$125\mu g \times 120$ 揿。干粉吸入剂：$250\mu g$。鼻喷雾剂：0.05%（1 喷：$50\mu g$）。乳膏剂：0.05%（15g：7.5mg）；0.05%（30g：15mg）。软膏剂：0.005%（15g：0.75mg）；0.005%（30g：1.5mg）。

糠酸莫米松
Mometasone Furoate

【其他名称】艾洛松、艾戎松、爱洛松、芙美松、糠洛松、糠酸莫美松、摩弥齐、莫美达松、莫米松、内舒拿。

【药理作用】本品是合成的中强效局部用糖皮质激素，其发挥局部抗炎作用的剂量不会引起全身作用。药物经皮肤（或鼻黏膜）吸收后，与细胞质中的糖皮质激素受体蛋白结合，发挥较强的抗炎、抗过敏、收缩血管、降低血管通透性、减少渗出、抑制细胞分裂和止痒等作用。本品具有作用强度增加而不良反应不成比例增加的特点。国外资料提示，与其他局部用糖皮质激素相比，本品具有较高的疗效，且不易引起皮肤（或鼻黏膜）萎缩或肾上腺皮质功能抑制等不良反应。

【适应证】

1. 鼻喷雾剂用于预防及治疗季节性或常年性过敏性鼻炎。

2. 鼻喷雾剂用于治疗鼻息肉。

3. 霜剂、软（乳）膏用于对糖皮质激素外用治疗有效的皮肤病，如接触性皮炎、特应性皮炎、脂溢性皮炎、湿疹、神经性皮炎、银屑病、扁平苔藓、盘状红斑狼疮等瘙痒性及非感染性炎性皮肤病。

4. 口腔干粉吸入剂用于预防性治疗哮喘。

【用法用量】

1. 成人

（1）局部给药：取适量均匀涂搽于皮肤患处，一日 1 次。

（2）经鼻给药：季节性或常年性过敏性鼻炎，常用推荐剂量为每侧鼻孔一次 0.1mg（2 喷），一日 1 次，如症状未控制，可增至每侧鼻孔一次 0.2mg（4 喷），待症状控制后，减量至每侧鼻孔一次 0.05mg（1 喷）维持治疗。

2. 儿童：经鼻给药治疗季节性或常年性过敏性鼻炎，3～11 岁患儿，常用推荐剂量为每侧鼻孔一次 0.05mg（1 喷），一日 1 次。

【不良反应】

1. 本品耐受性良好，皮肤局部用药偶见烧灼感、瘙痒、刺痛等局部刺激反应。长期大量局部用药，可发生皮肤萎缩、毛细血管扩张、痤疮样皮炎、口周皮炎、多毛症、皮肤条纹状色素沉着或减退以及增加对感染的易患性。长期大面积用药还可致肾上腺皮质功能抑制。

2. 经鼻喷给药后，与本品有关的不良反应有：①成人及青少年患者：鼻出血（包括明显出血、带血黏液、血斑，8%）、鼻灼热感（2%）、鼻刺激感（2%）、咽炎（4%）等。这些不良反应常见于使用皮质激素类鼻喷雾剂时。其中鼻出血通常具有自限性，且程度较轻，发生率较安慰剂（5%）高，但与阳性对照的鼻腔用皮质激素（15%）相比发生率接近或较低。其他不良反应症状发生率均与安慰剂相当。②小儿患者：头痛（3%）、鼻出血（6%）、鼻刺激感（2%）、流涕（2%）等。其发生率均与安慰剂相当。

3. 经鼻喷给药后，罕见发生过敏反应及血管神经性水肿的报道；经鼻腔内气雾吸入皮质激素后，罕见发生鼻中隔穿孔或眼内压升高的报道。

【禁忌】对本品或其他糖皮质激素过敏者禁用。

【注意事项】

1. 本品不可用于眼部治疗。局部给药时不能用于皮肤破损处。对于新近接受鼻腔手术、鼻腔创伤或鼻腔溃疡患者，在伤口愈合前不应使用鼻腔用皮质激素，以避免对伤口愈合抑制。

2. 对于曾有中至重度季节性过敏性鼻炎患者，建议在花粉季节前2～4周使用本品鼻喷雾剂作预防性治疗。当鼻黏膜伴有局部感染时，未经处理前不应使用。

3. 使用本品鼻喷雾剂达数月或更长时间者，应定期检查鼻黏膜，如果鼻咽部发生局部真菌感染，则应停药或需给予适当处理。持续存在鼻咽部刺激可能是停药的一项指征。

4. 局部用药过程中若发生刺激或过敏反应，应停药并给予适当治疗。如皮肤伴有感染，必须同时使用抗感染药物，如临床症状没有及时改善，应停药直至感染得到控制。

5. 局部用药时，如长期大面积给药，或采用封包方式给药，药物的全身吸收量将增加，进而增加致肾上腺皮质功能抑制的危险性，故应避免封包疗法或大面积给药。

6. 本品口腔吸入剂不适宜用于哮喘急性发作或持续状态的治疗。

7. 接受糖皮质激素治疗的患者，免疫功能可能受到抑制，故用药时应警惕伴发水痘、麻疹等感染。使用全身糖皮质激素的患者换用本品鼻喷雾剂时，某些患者在鼻部症状得以缓解的同时，

可发生全身用糖皮质激素的停用症状（如肌肉关节疼痛、乏力及抑郁），也可暴露出原有的过敏性疾病（过敏性结膜炎和湿疹）症状，但这类情况仍可以继续使用本品鼻喷雾剂。

8. 以下情况应慎用：①活动期或静止期结核病患者。②未经治疗的真菌、细菌或全身性病毒感染患者。③眼部单纯疱疹患者。④妊娠及哺乳期妇女。

【药物相互作用】

1. 酮康唑与本品合用，可增加本品的血药浓度。

2. 氯雷他定与本品合用，对氯雷他定及其主要代谢物的血浆浓度未见明显影响。

【规格】软膏剂：5g：5mg。乳膏剂：5g：5mg。鼻喷雾剂（0.05%）：50μg×60喷；50μg×120喷；50μg×140喷。干粉吸入剂：每吸220μg。

3.6 抗白三烯类药物

扎鲁司特
Zafirlukast

【其他名称】安可来。

【药理作用】本品为过敏介质阻滞药，能特异性地拮抗白三烯受体。可有效地预防白三烯所引起的血管通透性增加、气道水肿和支气管平滑肌的收缩，抑制嗜酸性粒细胞、淋巴细胞和组织细胞的浸润，减少因肺泡巨噬细胞刺激所产生的过氧化物，但不影响前列腺素、血栓素、胆碱和组胺受体。治疗后可达到减轻气管收缩、气道炎症的作用，从而缓解哮喘症状，减少哮喘发作、夜间憋醒次数，减少肾上腺素 β_2 受体激动药的使用，并能改善肺功能。

本品还能抑制多种刺激（如二氧化硫、运动和冷空气）引起的支气管痉挛，降低多种抗原（如花粉、猫毛屑、豚草和混合抗原）引起的速发型及迟发型反应，能预防运动和过敏原引起的哮喘发作。对使用肾上腺素 β 受体激动药治疗但未获得理想疗效的哮喘患者，本品可作为一线维持治疗用药。

【适应证】

1. 适用于慢性轻至中度哮喘的预防和治疗，尤其适于阿司匹林哮喘或伴有上呼吸道疾病（如鼻息肉、过敏性鼻炎）者。

2. 适用于激素抵抗型哮喘或拒绝使用激素的哮喘患者。

3. 用于严重哮喘时以控制哮喘发作或减少激素用量。

【用法用量】口服给药，起始剂量及一般维持剂量均为一次20mg，一日2次。为达到最佳疗效，也可逐步增加至最大量（一次40mg，一日2次）。用于预防哮喘时，应持续用药。

肾功能不全时不必调整剂量。酒精性肝硬化稳定期患者，起始剂量为一次20mg，一日2次，以后根据临床反应而调整。12岁及12岁以上儿童，用量同成人。

【不良反应】

1. 本品耐受性良好，最常见的不良反应有轻微头痛、胃肠道反应、咽炎、鼻炎、老年患者感染的发生率增加，少见氨基转移酶升高、皮疹（包括水疱）、挫伤后凝血障碍、粒细胞缺乏症，罕见过敏反应（包括荨麻疹和血管神经性水肿）、轻微的肢体水肿、肝炎（有的伴高胆红素血症）、肝功能衰竭、高胆红素血症、非特异性关节痛和非特异性肌痛。

2. 较大剂量给药时，导致继发肿瘤的危险性增加，如肝细胞癌、膀胱癌等。

【禁忌】对本品过敏者禁用。

【注意事项】

1. 本品应于餐前1小时或餐后2小时服用，避免进食时服用。

2. 本品不能解除哮喘急性发作时的支气管痉挛，故在急性发作期间，常需与其他治疗哮喘的药物合用。

3. 本品不可突然替代糖皮质激素的治疗（吸入或口服）。重度哮喘治疗中，减少激素用量时应谨慎。少数服用本品的激素依赖型哮喘患者，在撤除激素治疗时可出现嗜酸性粒细胞增多、心肌病、肺浸润和以全身血管炎为特点的Churg-Strauss综合征（变形性脉管炎和肉芽肿病）。

4. 本品发生不良反应一般无需中止治疗，在停药后症状即可消失，但出现肝功能不全的症状及体征如畏食、恶心、呕吐、右上腹疼痛、疲乏、嗜睡、流感样症状、肝大、瘙痒及黄疸等，应立即停药并测量血清氨基转移酶。

5. FDA对本药的妊娠安全性分级为B级。

【药物相互作用】

1. 阿司匹林可使本品的血药浓度升高约45%。

2. 与华法林合用时，可导致凝血酶原时间延长约35%，合用时应密切监测凝血酶原时间。

3. 红霉素、茶碱、特非那定可降低本品的血药浓度。

4. 本品可与其他治疗哮喘和抗过敏的常规药物联用。与吸入性糖皮质激素、支气管扩张药、抗生素、抗组胺药和口服避孕药等合用时未见不良相互作用。

【规格】片剂：20mg；40mg。

孟鲁司特
Montelukast

【其他名称】蒙泰路特、顺尔宁。

【药理作用】本品是一种选择性白三烯受体拮抗剂。与其他有药理学重要意义的呼吸道受体如类前列腺素受体、胆碱受体和肾上腺素β受体相比，本品对Ⅰ型半胱氨酰白三烯（$CysLT_1$）受体有高度的亲和性和选择性，能有效地抑制LTC_4、LTD_4和LTE_4与$CysLT_1$受体结合所产生的生理学效应而无任何受体激动活性。近年来的研究表明，体内诸多自体活性物质（如白三烯等）对炎症、过敏反应和哮喘的病因学有一定的作用，本品能拮抗白三烯受体，因而对哮喘有效，尤其是对阿司匹林敏感的哮喘，能减少发作次数和症状，减少对激素的依赖。本品对激素已耐药的患者亦有效。

【适应证】

1. 用于哮喘的预防和长期治疗，包括预防白天和夜间的哮喘症状。也用于预防和维持治疗阿司匹林哮喘、过敏性哮喘及预防运动性哮喘。

2. 用于季节性过敏性鼻炎以减轻症状。

【用法用量】

1. 成人：口服给药，哮喘和（或）季节性过敏性鼻炎的患者，一次10mg，一日1次。哮喘患者应在睡前服用。同时患有哮喘和季节性过敏性鼻炎的患者应每晚用药1次。轻至中度肝功能损害的患者无需调整剂量。尚无严重肝功能不全患者使用本品的临床资料。肾功能不全的患者无需调整剂量。老年人无需调整剂量。

2. 儿童：口服给药，哮喘和（或）季节性过敏性鼻炎的患者：2～5岁，一次4mg（咀嚼片），一日1次；6～14岁，一次5mg（咀嚼片），一日1次；15岁及15岁以上，用法用量同成人。哮喘患者应在睡前服用。同时患有哮喘和季节性过敏性鼻炎的患者应每晚用药 1 次。

【不良反应】

1. 一般耐受性良好，不良反应轻微，通常不需要终止治疗。

2. 有以下不良反应报道：超敏反应（包括过敏反应、血管神经性水肿、皮疹、瘙痒、荨麻疹和罕见的肝脏嗜酸性粒细胞浸润）、头痛、夜梦异常和幻觉、嗜睡、兴奋、易激惹（包括攻击性行为）、烦躁不安、失眠、感觉异常或触觉障碍、癫痫发作、恶心、呕吐、消化不良、腹痛、腹泻、氨基转移酶升高、胆汁淤积性肝炎、关节痛、肌痛（包括肌肉痉挛）、出血倾向增加、心悸和水肿等。

3. 动物实验未发现有致突变作用和致癌性。

【禁忌】对本品中的任何成分过敏者禁用。

【注意事项】

1. 口服本品治疗急性哮喘发作的疗效尚未确定，故本品不应用于治疗急性哮喘发作。

2. 本品可与其他常规用于预防和长期治疗哮喘的药物及治疗季节性过敏性鼻炎的药物合用。

3. 本品不得与特非那定、阿司咪唑、西沙必利、咪达唑仑、三唑仑或沙奎那韦合用。与茚地那韦联用时，应增加茚地那韦的剂量至 1g，每 8 小时 1 次；与克拉霉素联用时，应考虑调整克拉霉素的剂量；与利托那韦联用时，建议监测肝脏酶类。

4. 本品不能阻断对阿司匹林过敏的哮喘患者对阿司匹林和其他非甾体类抗炎药的支气管收缩反应。这些患者应当避免使用阿司匹林和其他非甾体类抗炎药。

5. 建议患者无论在哮喘控制阶段还是恶化阶段都应坚持服用本品，治疗效果应以哮喘控制指标来评价。

6. 对哮喘患者而言，本品可加入现有的治疗方案中，并可减少合用药物的剂量：①支气管扩张剂：单用支气管扩张剂不能有效控制哮喘的患者，可在治疗方案中加入本品，一旦有临床治疗反应（一般出现在首剂用药后），则可根据患者的耐受情况，将支气管扩张剂的剂量减少。②吸入皮质激素：接受吸入皮质激素治疗的哮喘患者加用本品后，可根据患者耐受情况适当减少皮质激素的剂量。应在医生指导下逐渐减量。某些患者可逐渐减量直至完全停用吸入皮质激素。但不应骤然使用本品取代吸入或口服皮质激素。

7. 接受包括白三烯受体拮抗剂在内的抗哮喘药物治疗的患者，在减少全身皮质激素剂量时，极少发生以下一项或多项情况：嗜酸性粒细胞增多、血管性皮疹、肺部症状恶化、心脏并发症和（或）神经病变（有时诊断为 Churg – Strauss 综合征）。虽然尚未确定这些情况与白三烯受体拮抗剂的因果关系，但在接受本品治疗的患者减少全身用皮质激素剂量时，建议应加以注意并作适当的临床监护。

8. FDA 对本药的妊娠安全性分级为 B 级。妊娠及哺乳期妇女慎用。

【药物相互作用】

1. 利福平可减少本品的生物利用度。

2. 与苯巴比妥合用时，本药 AUC 减少大约 40%，但是不推荐调整本品的使用剂量。

3. 与依非韦伦合用，本品的血浆浓度可能降低。

4. 本品在推荐剂量下不对下列药物的药代动力学产生有临床意义的影响：茶碱、泼尼松、泼尼松龙、口服避孕药（炔雌醇/炔诺酮）、特非那定、地高辛和华法林。

【规格】片剂：20mg；50mg。

3.7 其他

猪肺磷脂
Poractant

【其他名称】固尔苏。

【药理作用】本品由猪的肺表面活性物质制得，主要含有磷脂和 1%～2% 的特异疏水性低分子蛋白 SP – B 和 SP – C。肺表面活性物质能降低肺泡表面张力，保持呼气末肺泡扩张而不致塌陷。当早产婴儿缺乏肺表面活性物质时，肺泡表面张力增加，并出现肺泡逐渐萎缩、通气降低、通气与血流比失调，造成肺组织缺氧、毛细血管通透性增高、细胞外液漏出、纤维蛋白沉着于肺泡表面形成透明膜，从而严重妨碍气体交换，最终导致呼吸衰竭，形成婴儿呼吸窘迫综合征（RDS）或称肺透明膜病。本品是外源性肺表面活性物质的天然制剂，进入气道下部后，能部分替代患儿所缺乏的内源性肺表面活性物质，并均匀分布在肺泡的气液界面上，发挥内源性肺表面活性物质的作用。动物实验中，新生兔在接受本药 48 小时后，只有不到总量 0.6% 的药物出现在血浆、肝、肾和脑中。早产新生儿给予本品单剂量（200mg/kg）治疗后，能显示出快速、显著的氧合作用，减少了呼吸窘迫综合征的病死率和肺部并发症的发生。

【适应证】用于预防和治疗早产婴儿呼吸窘迫综合征。

【用法用量】气管内给药。

1. 预防 RDS：应出生后（15 分钟内）尽早给药，一次 100 ~ 200mg/kg。第一次给药后 6 ~ 12 小时可以再给 100mg/kg，如发生 RDS 需机械通气，则可每隔 12 小时给药 1 次，最大总剂量 300 ~ 400mg/kg。

2. 治疗 RDS：初始剂量推荐为 100 ~ 200mg/kg。然后根据临床情况，尤其是不能脱离机械通气以及仍需高浓度吸氧患儿，应重复给药 1 ~ 2 次，每次剂量约为 100mg/kg，每次给药间隔不少于 12 小时，总量（初始剂量和两次重复剂量之和）为 300 ~ 400mg/kg。

【不良反应】罕见肺出血（发育越不成熟的早产儿发病率越高），但尚无证据表明此不良反应是由本品直接导致。

【禁忌】尚不明确。

【注意事项】

1. 用药前，应先将本品药瓶置于 37℃ 水浴中加热，并转动（勿振摇）药瓶使药液混合均匀。

2. 给药时，应以无菌注射器将药液直接滴入气管下部（或分成 2 份分别滴注到左右主支气管）。给药后应行 1 分钟机械通气，氧浓度须与给药前机械通气时的氧浓度一致。

3. 给药后，患儿继续进行机械通气，各项机械通气指标应与给药前一致，然后再根据患儿的临床表现，尤其是胸廓扩张情况和血气分析指标，及时调节呼吸机设置通气参数。由于给药后患儿的血氧分压、饱和度迅速提高，因此应密切动态观察动脉血气参数的变化。

4. 据国外资料报道，如果给药后，患儿的胸廓扩张已大大改善，应立即减小呼吸机的最大吸气压力和潮气量，不必等到血气分析指标证实呼吸状况已得到改善（以预防肺的过度膨胀以及气胸）。

5. 为防止高氧饱和度，本品只可在医院内由经验丰富的临床医师使用，病房内必须备有用于婴儿的机械通气及监测的设施。

6. 建议妊娠小于 28 周的新生儿给予常规预防用药；妊娠在 28 ~ 32 周之间，至少有以下三项危险因素的 RDS 高危新生儿应有选择性地预防用药：出生前未使用皮质激素预防或用量不足、出生时窒息、出生后需气管插管、母亲糖尿病、多胎妊娠、男婴、家族易患性、剖宫产。

【药物相互作用】尚不明确。

【规格】注射液：1.5ml：120mg；3ml：240mg。

第七章 作用于消化系统的药物

1 治疗消化性溃疡病药物

1.1 抗酸药

氢氧化铝
Aluminium Hydroxide

【其他名称】水合氢氧化铝。

【药理作用】对胃酸的分泌无直接影响，对胃内已存在的胃酸起中和或缓冲的化学反应，可导致胃内 pH 值升高，从而使胃酸过多的症状得以缓解。其中和酸的能力比含镁制剂和碳酸钙为低，而比碳酸铝、碳酸双羟铝钠为高。另外，铝离子在肠内与磷酸盐结合成不溶解的磷酸铝自粪便排出。

【适应证】

1. 能缓解胃酸过多而合并的反酸等症状，适用于胃及十二指肠溃疡病、反流性食管炎、上消化道出血等的治疗。

2. 与钙剂和维生素 D 合用时可治疗新生儿低钙血症。

3. 大剂量可用于尿毒症患者，以减少磷酸盐的吸收，减轻酸血症。

【用法用量】口服给药。

1. 凝胶剂：一次 0.2 ~ 0.32g，一日 3 次，一般于餐前 1 小时服。病情严重时剂量可加倍。

2. 片剂：一次 0.6 ~ 0.9g，一日 3 次，一般于餐前 1 小时服用。

【不良反应】

1. 可引起恶心、呕吐、便秘等症状，长期大剂量服用，可致严重便秘，甚至粪结块引起肠梗阻。

2. 老年人长期服用，可影响肠道吸收磷酸盐，可导致骨质疏松；铝盐吸收后沉积于脑，可引起老年性痴呆。

3. 肾衰竭患者长期服用可引起骨软化、痴呆及小细胞性贫血等，特别是对接受血液透析的患者，可产生透析性痴呆，表现为肌肉疼痛抽搐、神经质或烦躁不安、味觉异常、呼吸变慢以及极度疲乏无力等症状。

【禁忌】

1. 对本品过敏者禁用。

2. 骨折患者不宜服用（由于本品可导致血清磷酸盐浓度降低及磷自骨内移出）。

3. 低磷血症（如吸收不良综合征）患者不宜服用（否则会导致骨软化、骨质疏松症甚至骨折）。

4. 有胆汁、胰液等强碱性消化液分泌不足或排泄障碍者不宜使用。

【注意事项】

1. 阑尾炎或急腹症时，服用氢氧化铝可使病情加重，可增加阑尾穿孔的危险。

2. 有便秘作用，甚至形成粪结块，故常与镁盐制剂合用。

3. 溃疡大出血时，氢氧化铝可与血液结成胶块，有阻塞肠腔引起肠梗阻的报道。

4. 长期服用时可导致血清磷酸盐浓度下降，磷自骨内移出，影响骨质的形成，应在饮食中酌加磷酸盐。

5. 氢氧化铝用量大时可吸附胆盐，因而减少脂溶性维生素的吸收，特别是维生素 A。

6. 肾功能不全者慎用。

【药物相互作用】

1. 服药 1 ~ 2 小时内应避免摄入其他药物，因可能与氢氧化铝结合而降低吸收率，影响疗效。

2. 与西咪替丁、雷尼替丁同用，可使后者吸收减少，一般不提倡两药在 1 小时内同用。

3. 本品含多价铝离子，可与四环素类形成络合物而影响其吸收，故不宜合用。

4. 可通过多种机制干扰地高辛、华法林、双香豆素、奎宁、奎尼丁、氯丙嗪、普萘洛尔、吲哚美辛、异烟肼、维生素及巴比妥类的吸收或消除，使上述药物的疗效受到影响，应尽量避免同时使用。

5. 与肠溶片同用，可使肠溶衣加快溶解，对胃和十二指肠有刺激作用。

【规格】片剂：0.3g；0.5g。凝胶剂：100ml：4g。

碳酸氢钠
Sodium Bicarbonate

【其他名称】莎波立、酸式碳酸钠、酸性碳酸钠、小苏打、重曹、重碳酸钠。

【药理作用】

1. 治疗代谢性酸中毒：本品能直接增加机体的碱储备，其解离度大，可提供较多碳酸氢根离子（HCO_3^-）以中和氢离子（H^+），使血中 pH 值较快上升。

2. 碱化尿液：本品能使尿中 HCO_3^- 浓度升高，尿液 pH 值升高，从而使尿酸、血红蛋白等不易在尿中形成结晶或聚集，使尿酸结石或磺胺类药物得以溶解。

3. 制酸作用：本品口服后能迅速中和或缓冲胃酸，缓解胃酸过多引起的症状。对胃酸分泌无直接作用。

【适应证】

1. 用于治疗代谢性酸中毒。

2. 用于碱化尿液，以预防尿酸性肾结石、减少磺胺类药物的肾毒性及防止急性溶血时血红蛋白的肾小管沉积。

3. 作为制酸药，可治疗胃酸过多引起的症状。

4. 静脉滴注本品可治疗某些药物中毒（如甲醇、巴比妥类及水杨酸类药等）。

5. 静脉用药也可用于高钾血症、早期脑栓塞、多种原因引起的休克（伴有酸中毒症状）、严重哮喘持续状态经其他药物治疗无效者。

6. 用作全静脉内营养要素之一，也用于配制腹膜透析液或血液透析液。

7. 外用可治疗真菌性阴道炎。

8. 滴耳可用于软化耵聍、冲洗耳道。

【用法用量】

1. 成人

（1）口服给药：①制酸：一次 0.3 ~ 1g，一日 3 次。②碱化尿液：首剂量 4g，以后每 4 小时 1 ~ 2g。③代谢性酸中毒：一次 0.5 ~ 2g，一日 3 次。

（2）静脉滴注：①代谢性酸中毒：所需剂量按以下两个公式之一计算：补碱量（mmol） = （ - 2.3 - 实际测得的 BE 值）× 0.25 × 体重（kg）；补碱量（mmol） = （正常 CO_2CP - 实际测得的 CO_2CP）（mmol）× 0.25 × 体重（kg）。如有

体内丢失碳酸氢盐，则一般先给计算剂量的 1/3 ~ 1/2，于 4 ~ 8 小时内滴注完毕，以后根据血气分析结果等调整用量。②严重酸中毒：直接于本品 5% 注射液静脉滴注，2 小时内可使用 200 ~ 300ml，必要时于 4 ~ 5 小时后重复上述剂量的 1/2。③心肺复苏抢救：首剂量 1mmol/kg，以后根据血气分析结果等调整用量。④碱化尿液：单剂 2 ~ 5mmol/kg，滴注时间为 4 ~ 8 小时。⑤早期脑栓塞、休克（伴有水、电解质紊乱及酸碱平衡失调）：予本品 5% 注射液滴注（无须稀释），一次 100 ~ 200ml。

（3）阴道给药：予本品 4% 溶液阴道冲洗或坐浴，一次 500 ~ 1000ml，每晚 1 次，连用 7 日。

（4）经耳给药：予本品 5% 溶液滴耳，一日 3 ~ 4 次。

2. 儿童

（1）口服给药：①制酸：6 ~ 12 岁儿童，单次 0.5g，半小时后可重复给药 1 次。6 岁以下儿童尚无推荐剂量。②碱化尿液：一日 1 ~ 10mmol/kg。

（2）静脉滴注：①代谢性酸中毒：参见成人"静脉滴注"项下相关内容。②严重酸中毒：直接用本品 5% 注射液 5 ~ 10ml/kg 滴注，必要时于 4 ~ 5 小时后重复上述剂量的 1/2。③心肺复苏抢救：首剂量 1mmol/kg，以后根据血气分析结果等调整用量。④早期脑栓塞、休克（伴有水、电解质紊乱及酸碱平衡失调）：予本品 5% 注射液滴注（无须稀释），一次 5ml/kg。

【不良反应】

1. 心血管系统：大剂量静脉注射时可出现心律失常。

2. 消化系统：本品口服后在胃内产生大量二氧化碳，可引起呃逆、嗳气、胃胀等，并刺激溃疡面，对严重溃疡病患者有致胃、十二指肠溃疡穿孔的危险。胃内压和 pH 值的升高还可刺激胃幽门部，反射性地引起胃泌素释放，继发胃酸分泌增加。较少见胃痉挛、口渴。长期应用可出现食欲减退、恶心、呕吐等碱中毒症状。

3. 泌尿系统：长期应用本品可有尿频、尿急等。

4. 其他：大剂量静脉注射时可出现肌肉痉挛性疼痛，或引起低钾血症而致疲乏无力。长期应用可引起头痛。肾功能不全者或用量偏大时，可引起水肿、精神症状、肌肉疼痛或抽搐、口腔异味、呼吸缓慢等，主要由代谢性碱中毒所致。

【禁忌】限制钠摄入的患者禁用。

【注意事项】

1. 本品不宜与重酒石酸间羟胺、四环素、庆大霉素、肾上腺素、多巴酚丁胺、苯妥英钠、钙盐等药物配伍。

2. 治疗强酸中毒时，不宜使用本品洗胃，因本品与强酸反应产生大量二氧化碳，可导致急性胃扩张，甚至引起胃破裂。

3. 口服本品后 1~2 小时内不宜服用其他药物。

4. 本品疗程不宜过长，以免发生代谢性碱中毒和钠大量潴留。用药 2 周以上无效或复发者不宜再使用本品。

5. 治疗轻至中度代谢性酸中毒时，宜口服给药；治疗重度代谢性酸中毒（如严重肾脏疾病、循环衰竭、心肺复苏、体外循环及严重的原发性乳酸性酸中毒、糖尿病酮症酸中毒等）时，则应静脉给药。

6. 在治疗溃疡病时，本品常与其他碱性药物及解痉药合用。

7. 口服用药应注意下列问题：①本品制酸作用迅速、强烈而短暂。②成人每日最大用量，60 岁以下者为 16.6g（200mmol 钠），60 岁以上者为 8.3g（100mmol 钠）。③用作制酸药并使用最大剂量时疗程一般不应超过 2 周。④用作制酸药，应于餐后 1~3 小时及睡前服用。

8. 因本品所致的腹胀、腹痛可影响疾病诊断，故有原因不明的消化道出血、疑为阑尾炎或其他类似疾病时不宜口服本品。

9. 静脉用药应注意下列问题：①静脉给药的浓度范围为 1.5%（等渗）~8.4%。②应从小剂量开始，根据血 pH 值 HCO_3^- 浓度变化决定追加剂量。③短期大量静脉滴注可致严重碱中毒、低钾血症和低钙血症。当高渗溶液用量每分钟超过 10ml 时，可导致高钠血症、脑脊液压力降低甚至颅内出血，新生儿及 2 岁以下小儿更易发生。因此，滴注本品 5% 注射液时，速度每分钟不能超过 8mmol（以钠计算）。在心肺复苏时，因存在致命的酸中毒，则应快速静脉滴注。

10. 下列情况时不能静脉给药：①代谢性或呼吸性碱中毒。②呕吐或持续胃肠引流。③低钙血症。

11. 本品经耳给药时，应大剂量使用，使耳内充满药液。

12. 以下情况应慎用：①少尿或无尿患者，因本品会增加钠负荷。②钠潴留并有水肿的患者，如肝硬化、充血性心力衰竭、肾功能不全者。③

高血压患者，因钠负荷增加可能加重原发性高血压。

13. FDA 对本药的妊娠安全性分级为 C 级。

【药物相互作用】

1. 本品可增加左旋多巴的口服吸收率。

2. 本品可升高尿 pH 值而增强氨基糖苷类药物的疗效。

3. 与肾上腺皮质激素（尤其是具有较强的盐皮质激素作用者）、促肾上腺皮质激素、雄激素合用时，易致高钠血症和水肿。

4. 本品能显著提高磺胺类药及乙酰化代谢产物的溶解度，避免或减少磺胺结晶的形成。

5. 本品可减少苯丙胺、奎尼丁的肾脏排泄。可因碱化尿液而影响肾脏对麻黄碱的排泄。

6. 本品与胃蛋白酶合剂、维生素 C 等酸性药物合用，疗效均降低，故不宜合用。

7. 本品碱化尿液后能抑制乌洛托品转化成甲醛，从而降低其疗效，故不宜与乌洛托品合用。

8. 本品可增加肾脏对弱酸性药物（如苯巴比妥、水杨酸制剂等）的排泄，从而可降低后者的血药浓度。

9. 本品可减少抗凝药（如华法林）、H_2 受体拮抗剂（如西咪替丁、雷尼替丁等）、抗毒蕈碱药、四环素、口服铁剂的吸收。

10. 与锂制剂合用时，因钠负荷增加可增加锂的肾脏排泄，故锂制剂的用量应酌情调整。

11. 与排钾利尿药合用，导致低氯性碱中毒的危险性增加。

12. 与含钙药物、乳及乳制品合用，可致乳-碱综合征。

【规格】片剂：0.25g；0.3g；0.5g。注射液：10ml：0.5g；100ml：5g；250ml：12.5g。

铝碳酸镁
Hydrotalcite

【其他名称】达喜、海地特、碱式碳酸铝镁、水化碳酸氢氧化镁铝、他尔特、泰德、泰尔赛克、威地镁、唯泰、胃达喜。

【药理作用】本品药理作用包括：①中和胃酸。本品可维持胃液 pH 值在 3~5 之间，中和 99% 的胃酸，使 80% 的胃蛋白酶失活，且抗酸作用迅速、温和、持久。②保护胃黏膜。本品可增加前列腺素 E_2 的合成，增强胃黏膜屏障作用。还可促使胃黏膜内表皮生长因子释放，增加黏液下层疏水层内磷脂的含量，防止 H^+ 反渗所引起的胃黏膜损害。③本品可吸附和结合胃蛋白酶，直接抑制其活性，有利于溃疡面的修复，还可结合胆汁酸和吸附溶血磷脂酰胆碱，防止这些物质损伤和破坏胃黏膜。动物实验表明，本品可抑制组胺、胆汁酸和盐酸诱导的胃溃疡；还因本品所含的铝、镁两种金属离子，抵消便秘和腹泻的不良反应。

【适应证】
1. 用于急慢性胃炎、十二指肠球炎、胃溃疡、十二指肠溃疡，可缓解胃酸过多引起的胃灼痛、反酸、恶心、呕吐、腹胀等症状。
2. 用于反流性食管炎及胆汁反流。
3. 用于预防非甾体类药物的胃黏膜损伤。

【用法用量】口服给药，一般一次 0.5～1g，一日3次，于两餐之间及睡前服，十二指肠球部溃疡6周为一个疗程，胃溃疡8周为一个疗程。儿童用量减半，用法同成人。

【不良反应】本品不良反应少而轻微，仅少数患者有胃肠道不适、消化不良、呕吐、大便次数增多或糊状便，偶有口渴、食欲缺乏、腹泻。

【禁忌】
1. 对本品过敏者禁用。
2. 高镁血症患者禁用。

【注意事项】
1. 服药期间应避免同服酸性饮料（如果汁、葡萄酒等）。
2. 若患者血铝浓度过高，应停用本品。

【药物相互作用】
1. 本品可影响或干扰抗凝药、H_2 受体阻断药、四环素类、鹅去氧胆酸等的吸收量，故两者合用必须间隔1～2小时。
2. 含铝和镁的抗酸药可能降低阿奇霉素、头孢泊肟匹酯、头孢托仑匹酯、酮康唑、阿扎那韦、喹诺酮类、吩噻嗪类、阿替洛尔、地高辛、氯喹、异烟肼、伊班膦酸等药物的吸收量，与这些药合用时应间隔1～4小时服药。
3. 含铝和镁的抗酸药应避免与霉酚酸、氯法齐明、左甲状腺素等药合用，因可使这些药血药浓度降低。
4. 抗酸药可增高胃内 pH 值，阻碍兰索拉唑颗粒溶解，导致其生物利用度下降，故抗酸药的服用时间应早于兰索拉唑至少1小时。
5. 抗酸药（尤其是含镁者）可降低米索前列醇的生物利用度，同时增加后者的不良反应。合用时注意监测米索前列醇引起的腹泻症状，严重者需停用抗酸药和（或）减少米索前列醇用量。
6. 含镁的抗酸药可促进格列本脲的吸收，引发低血糖，故不宜合用。
7. 含镁的抗酸药与骨化三醇合用，可导致高镁血症，故不宜合用。
8. 含铝的抗酸药与维生素 D_3 合用时，可导致铝的吸收增加、血药浓度升高，引起铝中毒，故不宜合用两药（尤其对于肾功能受损者）。
9. 含铝、钙或镁的抗酸药与聚磺苯乙烯合用，可导致血清二氧化碳浓度增高，易引发代谢性碱中毒，故应尽可能间隔两药的服用时间，或考虑经直肠给予聚磺苯乙烯。
10. 含镁的抗酸药在足量的情况下可导致尿液 pH 值显著增高而促进奎尼丁的重吸收，可能引发毒性反应（室性心律失常、低血压、心衰加重），故不宜合用。
11. 含铝、钙或镁的抗酸药可显著增高尿液的 pH 值，导致水杨酸盐类（如阿司匹林）的肾清除率增加、疗效下降。合用时需监测水杨酸盐类的治疗效果；停用抗酸药后，则需监测水杨酸盐类的毒性反应，酌情调整其用量。
12. 去羟肌苷咀嚼片或分散片与儿科用口服溶液因含有升高胃肠 pH 值的缓冲剂，故与含铝或镁的抗酸药合用时，抗酸作用引发的不良反应将增加，应避免合用。

【规格】片剂：0.5g。混悬液：200ml：20g。咀嚼片：0.5g。颗粒剂：2g；0.5g。

1.2 胃酸分泌抑制剂

1.2.1 H_2 受体拮抗剂

西咪替丁
Cimetidine

【其他名称】阿立维、长富优舒、海扶鑫、甲氰咪胺、甲氰咪胍、君悦、迈纬希、泰为美、唐丰、卫咪丁、胃泰美、希卫宁、盐酸甲氰咪胍、英曲、尤尼丁。

【药理作用】本品为组胺 H_2 受体拮抗药，具有抑制胃酸分泌的作用。组胺通过兴奋性受体激活腺苷酸环化酶，增加胃壁细胞内 cAMP 的生成，cAMP 通过蛋白激酶激活碳酸酐酶，催化 CO_2 和

H_2O 生成 H_2CO_3，并进一步解离而释放出 H^+，使胃酸分泌增加。本品则主要作用于壁细胞上的 H_2 受体，能竞争性抑制组胺，从而抑制胃酸分泌。其抑酸作用强，能有效地抑制基础胃酸分泌和多种原因（如食物、组胺、胃泌素、咖啡因与胰岛素等）刺激所引起的胃酸分泌，使分泌的量和酸度均降低，并能防止或减轻胆盐、酒精、阿司匹林及其他非甾体类抗炎药等所致的胃黏膜腐蚀性损伤，对应激性溃疡和上消化道出血也有明显疗效。此外，本品有抗雄激素作用，在治疗多毛症方面有一定价值。还能减弱免疫抑制细胞的活性，增强免疫反应，从而阻抑肿瘤转移，延长肿瘤患者存活期。

【适应证】

1. 用于胃及十二指肠溃疡。

2. 用于十二指肠溃疡短期治疗后复发。

3. 用于持久性胃食管反流性疾病，对抗反流措施和单一药物治疗（如抗酸药）无效的患者。

4. 用于预防危急患者发生应激性溃疡及出血。

5. 用于胃泌素瘤。

【用法用量】

1. 成人

（1）口服给药：①一般用法：一次 200～400mg，一日 500～1600mg。缓释片一次 300mg，一日 1 次。②十二指肠溃疡或病理性高分泌状态：一次 300mg，一日 4 次，餐后及睡前服（或单次 800mg，睡前服用）。疗程一般为 4～6 周。③预防溃疡复发：单次 400mg，睡前服用。④胃食管反流性疾病：一次 400mg，一日 2 次，于早晚各服 1 次；或单次 800mg，睡前服用。连服 4～6 周，也有用至 6～8 周者。⑤胃泌素瘤：一次 400mg，一日 4 次，一日用量可达 2g。

（2）肌肉注射：一次 200mg，每 6 小时 1 次。粉针剂用 5% 葡萄糖注射液或 0.9% 氯化钠注射液或葡萄糖氯化钠注射液 4ml 溶解后使用。

（3）静脉注射：一次 200mg，每 6 小时 1 次。用 5% 葡萄糖注射液或 0.9% 氯化钠注射液或葡萄糖氯化钠注射液 20ml 稀释后静脉注射（不应少于 5 分钟）。

（4）静脉滴注：一次 200～600mg，用 5% 葡萄糖注射液或 0.9% 氯化钠注射液或葡萄糖氯化钠注射液稀释至 250～500ml 静脉滴注，滴速为每小时 1～4mg/kg。

肾功能不全患者用量应减为一次 200mg，每 12 小时 1 次。老年患者用药时间间隔延长，用量

酌减。

2. 儿童

（1）口服给药：一次 5～10mg/kg，一日 2～4 次，餐后服，重症者睡前加服 1 次。

（2）肌肉注射：剂量同口服给药。

（3）静脉注射：1 岁以上患儿，一日 20～25mg/kg，分 2～3 次给药。1～12 个月婴儿，一日 20mg/kg，分 2～3 次给药。新生儿：一日 10～15mg/kg，分 2～3 次给药。

（4）静脉滴注：剂量同静脉注射。

【不良反应】

1. 消化系统：较常见的有腹泻、腹胀、口苦、口干、恶心、呕吐、便秘、血清氨基转移酶轻度升高等，偶见严重肝炎、肝坏死、肝脂肪变等。对肝硬化患者，可能诱发肝性脑病。突然停药，可能引起慢性消化性溃疡穿孔，估计为停用后回跳的胃酸浓度所致。另有报道本品可致急性胰腺炎。

2. 血液系统：本品对骨髓有一定的抑制作用，可出现中性粒细胞减少、血小板减少及全血细胞减少等。仅有个案报道可出现自身免疫性溶血性贫血、再生障碍性贫血、嗜酸性粒细胞增多。

血液系统不良反应多见于有严重并发症者、接受烃基类抗代谢药物或其他可致粒细胞减少的治疗者。

3. 精神神经系统：①头晕、头痛、疲乏、嗜睡等较常见，少数患者可出现可逆性的意识混乱、定向力障碍、不安、感觉迟钝、语言含糊不清、局部抽搐或癫痫样发作、谵妄、抑郁、幻觉及锥体外系反应等。出现神经毒性症状后，一般只需适当减量即可消失，也可用拟胆碱药毒扁豆碱治疗。②在治疗酗酒的胃肠道并发症时，可出现震颤性谵妄，酷似戒酒综合征，应注意区分。③本品的神经精神不良反应主要见于肝肾功能不全者、重症患者、老年患者、幼儿、有精神病史者及有脑部疾病者，大剂量用药时也易发生。另外，假性甲状旁腺功能低下者可能对本品的神经毒作用更敏感。

4. 代谢与内分泌系统：由于本品的轻度抗雄激素作用，可导致患者脂质代谢异常、高催乳素血症、血浆睾酮水平下降和促性腺素水平增高、男性乳房发育和乳房胀痛以及女性溢乳等。血甲状旁腺素水平可能降低。

5. 心血管系统：可出现心动过缓、面部潮红等。静脉注射时偶见血压骤降、房性期前收缩、

心跳呼吸骤停。

6. 泌尿生殖系统：①可引起一过性血肌酐水平上升和肌酐清除率下降，其机制为西咪替丁与肌酐竞争肾小管分泌。②急性间质性肾炎，甚至导致急性肾衰竭，但停药后可恢复。③性功能障碍，用药剂量较大（一日在 1.6g 以上）时可引起阳痿、性欲减退、精子计数减低等，但停药后可恢复正常。④接受肾脏异体移植的患者应用本品后可导致急性移植体坏死。

7. 眼：可出现视神经病变。推测系本品具有锌螯合作用，使体内锌含量不足，从而引起视神经病变。另有出现眼肌麻痹的报道。

8. 皮肤：本品可抑制皮脂分泌，诱发剥脱性皮炎、皮肤干燥、脱发等；也可发生过敏反应（如皮疹、荨麻疹等）、Stevens - Johnson 综合征及中毒性表皮坏死溶解等。

9. 肌肉骨骼系统：长期用药后可出现肌痉挛或肌痛。

10. 致癌性：对鼠应用本品的长期毒性研究发现，良性 Leydig 细胞瘤的发生率较对照组高，但临床上未见此不良反应。

11. 其他：有嗅觉减退的个案报道。

【禁忌】

1. 对本品过敏者禁用。

2. 孕妇及哺乳期妇女禁用。

3. 急性胰腺炎患者不宜使用。

【注意事项】

1. 应用本品前应排除胃癌的可能性。

2. 应按时服用，坚持疗程，一般在进餐时与睡前服药效果最好。

3. 用药后十二指肠球部溃疡症状可较快缓解或消失，溃疡愈合需经 X 线或内镜检查来确定，以后可服维持量，以预防溃疡病复发。

4. 需要手术治疗的患者，以及因并发症而不能手术的患者，应另行确定用药范围及疗程，因本品长期治疗（达 1 年以上），后果尚不能预测。

5. 本品应用于病理性高分泌状态，如胃泌素瘤、肥大细胞增多症、多发性内分泌腺瘤等时，可根据临床指征，长期持续使用。一日剂量一般不超过 2.4g。治疗胃泌素瘤时，宜缓慢调整剂量直至基础胃酸分泌小于 10mmol/h。

6. 治疗上消化道出血时，通常先用注射剂，一般可在 1 周内奏效，可内服时改为口服给药。

7. 用药期间出现精神症状或严重的窦性心动过速时应停药。

8. 停药后复发率很高，6 个月复发率为 24%，1 年复发率可高达 85%。目前认为采用长期服药或一日 400～800mg 或反复足量短期疗法可显著降低复发率。

9. 下列情况应慎用：①严重心脏及呼吸系统疾病患者。②系统性红斑狼疮患者。③器质性脑病患者。④肝肾功能不全者。

【药物相互作用】

1. 本品与普萘洛尔合用时，可使后者血药浓度升高，休息时心率减慢。与苯妥英钠或其他乙内酰脲类合用时，可使后者的血药浓度升高，可能导致苯妥英钠中毒，必须合用时，应在 5 日后测定苯妥英钠的血药浓度以便调整剂量。

2. 与环孢素合用时，导致环孢素毒性的风险增加，合用时应监测环孢素的血药浓度，必要时调整环孢素剂量。

3. 与吗氯贝胺合用时，可使后者的毒性增加，合用时应减少吗氯贝胺用量。

4. 本品可使茶碱、氨茶碱等黄嘌呤类药物的去甲基代谢清除率降低 20%～30%，导致其血药浓度升高。

5. 本品可使胃液 pH 值升高，使阿司匹林的溶解度增高，吸收增加，作用增强。

6. 本品可使卡马西平、美沙酮、他克林的血药浓度升高，有导致药物过量的危险。

7. 本品可降低维拉帕米的肝代谢，提高其生物利用度，导致维拉帕米血药浓度升高，毒性增加，合用时应监测心血管不良反应。

8. 与华法林、双香豆素抗凝药合用时，可使后者自体内排出率下降，凝血酶原时间进一步延长，从而导致出血倾向。合用时须密切注意病情变化，并调整抗凝药用量。

9. 与利多卡因（胃肠外给药）合用时，可使后者的血药浓度升高，导致神经系统及心脏不良反应的风险增加。合用时需调整利多卡因剂量，并加强临床监护。

10. 本品可延缓咖啡因的代谢，增强其作用，易出现毒性反应。服用本品时禁用咖啡因及含咖啡因的饮料。

11. 本品可抑制苯二氮䓬类药物（如地西泮、硝西泮、氟硝西泮、氯氮䓬、咪达唑仑、三唑仑等）的肝代谢，升高其血药浓度，加重镇静等中枢神经抑制症状，并可发展为呼吸循环衰竭。劳拉西泮、奥沙西泮与替马西泮似乎不受影响。

12. 本品可降低奎尼丁的代谢，导致奎尼丁毒性增加，合用时应监测奎尼丁血药浓度并调整剂量。已同时服用地高辛和奎尼丁的患者不宜再合用本品。

13. 本品可使苯巴比妥、三环类抗抑郁药、甲硝唑等药物的血药浓度升高，易发生中毒反应，应避免同服。

14. 与抗酸药（如氢氧化铝、氧化镁）合用时，可缓解十二指肠溃疡疼痛，但本品的吸收可能减少，故一般不提倡两者合用。如必须合用，两者服用时间应至少间隔1小时。

15. 与甲氧氯普胺合用时，本品的血药浓度可降低。两者如需合用，应适当增加本品剂量。

16. 由于硫糖铝需经胃酸水解后才能发挥作用，而本品抑制胃酸分泌，故两者合用时，硫糖铝的疗效可能降低，故应避免同服。

17. 本品可干扰酮康唑的吸收，降低其抗真菌活性，给予酮康唑后至少2小时才可服用本品，或者同时饮用酸性饮料。

18. 与卡托普利合用时，有可能引起精神病症状。

19. 由于本品有与氨基糖苷类药物相似的神经肌肉阻断作用，与氨基糖苷类抗生素合用时，可能导致呼吸抑制或呼吸停止。该反应只能用氯化钙对抗，使用新斯的明无效。

20. 应避免中枢抗胆碱药与本品同时使用，以防加重中枢神经毒性反应。

21. 与卡莫司汀合用时，可引起骨髓抑制，两者应避免合用。

22. 与阿片类药物合用时，在慢性肾衰竭患者中有出现呼吸抑制、精神错乱、定向力障碍等不良反应的报道。对此类患者应减少阿片类药物的用量。

23. 本品可使四环素的溶解速率降低，吸收减少，作用减弱；但本品的肝药酶抑制作用却可能增加四环素的血药浓度。

【规格】 片剂：200mg；400mg；800mg。咀嚼片：100mg；200mg。缓释片：150mg。胶囊剂：200mg。口服乳剂：10ml：100mg；250ml：2.5g。注射用西咪替丁：200mg；400mg。注射液：2ml：200mg。氯化钠注射液：100ml（西咪替丁0.2g、氯化钠0.9g）。

雷尼替丁
Ranitidine

【其他名称】 艾可谓、艾克汀、德特利尔、东

易、呋硫硝胺、孚卫、甲硝呋胍、津卫和、九奥、可奥斯、兰百幸、欧化达、普而太、奇迪、善得康、善卫得、太尼尔、胃安太定、西斯塔。

【药理作用】 本品为选择性 H_2 受体拮抗药，能竞争性阻断组胺与胃黏膜壁细胞上的 H_2 受体结合，有效地抑制基础胃酸分泌及由组胺、五肽胃泌素和食物刺激引起的胃酸分泌，降低胃酶的活性。还能抑制胃蛋白酶的分泌，但对胃泌素及性激素的分泌无影响。

本品抑制胃酸的作用为西咪替丁的 5～12 倍（以摩尔计），对胃及十二指肠溃疡的疗效较高，具有速效和长效的特点；对肝药酶的抑制作用较西咪替丁轻（与细胞色素 P450 的亲和力较后者低10 倍）。使用抗凝药或抗癫痫药的患者需要合用 H_2 受体拮抗药时，本品比西咪替丁更为安全。

【适应证】

1. 主要用于治疗胃及十二指肠溃疡、手术后溃疡、反流性食管炎、胃泌素瘤及其他高胃酸分泌性疾病（如胃痛、胃灼热、反酸），也可用于预防应激性溃疡。

2. 静脉给药尚适用于：①消化性溃疡出血、弥漫性胃黏膜病变出血、吻合口溃疡出血，以及胃手术后预防再出血等。②急性胃黏膜病变（应激或阿司匹林引起），也常用于预防重症疾病（如脑出血、严重创伤等）患者发生应激性溃疡大出血。③全身麻醉或大手术后以及衰弱昏迷患者，防止胃酸反流合并吸入性肺炎。

【用法用量】

1. 成人

（1）口服给药：①十二指肠溃疡和良性胃溃疡：一次150mg，一日2次，清晨及睡前服用。或一日300mg，睡前顿服。有报道，单次服用比分次服用的疗效好。十二指肠溃疡疗程4周，胃溃疡疗程6～8周。维持剂量为一日150mg，于晚餐前顿服。对急性十二指肠溃疡愈后患者，应进行1年以上的维持治疗，以避免溃疡复发。②非甾体类抗炎药引起的胃黏膜损伤：急性期治疗：一次150mg，一日2次（或夜间顿服300mg），疗程为8～12周。预防：在非甾体类抗炎药治疗的同时，一次150mg，一日2次，或夜间顿服300mg。③反流性食管炎：一次150mg，一日2次，共8周。④胃泌素瘤：宜用大量，即一日600～1200mg。⑤预防应激性溃疡出血或消化性溃疡引起的反复出血：一旦患者恢复进食，可一次150mg，一日2次，以代替注射给药。⑥预防 Mendelson's 综合征：于麻

醉前2小时服150mg（最好麻醉前晚服用150mg），也可注射给药。产妇可一次150mg，每6小时1次。如需要全身麻醉，应另外给予非颗粒的抗酸剂（如枸橼酸钠）。

（2）静脉给药：①消化性溃疡出血：将本品稀释后缓慢静滴（1～2小时）或静注（超过10分钟），一次50mg，一日2次，或每6～8小时1次。②防止全身麻醉或大手术后胃酸反流合并吸入性肺炎：全身麻醉或大手术前60～90分钟缓慢静脉注射50～100mg，或用5%葡萄糖注射液200ml稀释后缓慢滴注（1～2小时）。

（3）肌肉注射：一次50mg，一日2次，或每6～8小时1次。

肌酐清除率低于50ml/min的患者，给药时剂量应减半。长期非卧床腹膜透析或长期血液透析的患者，于透析后应立即口服150mg。

2. 儿童

（1）口服给药：一次2～4mg/kg，一日2次，一日最大剂量为300mg。

（2）静脉注射：一次1～2mg/kg，每8～12小时1次。

（3）静脉滴注：一次2～4mg/kg，24小时连续滴注。

【不良反应】与西咪替丁相比，本品损害肾功能、性腺功能和中枢神经系统的不良反应较轻。

1. 心血管系统：可出现突发性的心律失常、心动过缓、心源性休克及轻度的房室传导阻滞。另有静脉注射本品发生心脏停搏的个案报道。

2. 精神神经系统：常见头痛、头晕、乏力，有发生严重头痛的报道。也可出现可逆性的意识模糊、精神异常、行为异常、幻觉、激动、失眠等。肝、肾功能不全者或老年患者，偶见定向障碍、嗜睡、焦虑、精神错乱、兴奋、抑郁。

3. 血液系统：偶见白细胞减少、血小板计数减少、嗜酸性粒细胞增多，停药后即可恢复；罕见粒细胞缺乏或全血细胞减少的报道，有时可并发骨髓发育不全或形成不良。

4. 消化系统：①可出现恶心、呕吐、便秘、腹泻、腹部不适或疼痛，偶有胰腺炎的报道。②少数患者服药后可引起轻度肝功能损害（曾怀疑可能系药物过敏反应，与药物的用量无关），但偶有致死的情况发生。罕有导致肝衰竭的报道。③本品长期服用可持续降低胃液酸度，有利于细菌在胃内繁殖，从而使食物内硝酸盐还原为亚硝酸盐，形成 N - 亚硝基化合物。

5. 代谢及内分泌系统：①偶有男子乳腺发育，其发生率随年龄的增加而升高，停药后可恢复，也偶见阳痿与性欲降低。②有极少的报道提示本品可能导致急性血卟啉病发作。

6. 过敏反应：罕见过敏反应，表现为皮疹、血管神经性水肿、发热、支气管痉挛、低血压、过敏性休克等。减量或停药后症状可好转或消失。

7. 眼：有少数发生视物模糊的报道，可能与眼球调节改变有关。

8. 皮肤：可出现皮肤瘙痒等，但多不严重，停药后可消失。另有极少数发生多形性红斑的报道。偶有脱发。

9. 肌肉骨骼系统：罕见关节痛、肌痛的报道。

10. 泌尿生殖系统：可出现肾功能损害等，减量或停药后症状可好转或消失。

11. 局部反应：静脉注射时局部可有灼烧感或瘙痒感。

【禁忌】对本品过敏者禁用。

【注意事项】

1. 胃溃疡患者用药前应排除胃癌的可能性。

2. 在胃溃疡愈合、根除幽门螺杆菌以及减少溃疡复发等方面，本品与铋制剂合用优于单用本品。另外，为减少溃疡复发，本品可与抗幽门螺杆菌的抗生素合用。

3. 对于肝肾功能不全者、老年患者应予以特殊的监护，出现精神症状或明显的窦性心动过缓时应停药。

4. 病情严重患者或预防消化道出血，可连续注射给药，直至患者可口服为止。

5. 曾有部分口服本品过量的报道，口服剂量达18g时会产生类似于一般临床应用时的短暂不良反应，另有步态异常与低血压的报道。

6. FDA 对本药的妊娠安全性分级为 B 级。

【药物相互作用】

1. 含有氢氧化铝和氢氧化镁的复方抗酸药，可使本品的血药峰浓度下降，曲线下面积减少，但本品的清除无改变。

2. 本品可使苯妥英钠的血药浓度升高，停用本品后，苯妥英钠的血药浓度可迅速下降。

3. 与普鲁卡因胺合用时，可使后者的清除率降低。

4. 有研究表明，本品可增加糖尿病患者口服磺酰脲类降糖药（如格列吡嗪和格列本脲）的降血糖作用，有引起严重低血糖的危险。也有报道，本品可使格列本脲作用减弱。故合用时应警惕可能发生低血糖或高血糖，同时建议糖尿病患者最好避免同时应用本品与磺酰脲类降糖药。

5. 本品能减少肝血流量，当与某些经肝代谢、受肝血流影响较大的药物（如华法林、利多卡因、地西泮、环孢素、普萘洛尔）合用时，可升高这些药物的血药浓度，延长其作用时间和强度，有可能增强这些药物的毒性，值得注意。

6. 本品可减少氨苯喋啶在肠道的吸收，抑制其肝代谢，并降低其肾脏清除率，但以减少肠道吸收为主，故总的结果是使氨苯喋啶的血药浓度降低。

7. 同时口服本品与三唑仑，后者的血浆浓度会升高。可能由于本品减少胃酸分泌，导致三唑仑的生物利用度增加，该相互作用的临床意义不明。

8. 同时口服本品和依诺沙星，由于胃 pH 值降低，依诺沙星的吸收减少，血药浓度降低 26% ~40%，而静脉给予依诺沙星不受影响。本品对环丙沙星的血药浓度无影响。

9. 本品可降低维生素 B_{12} 的吸收，长期使用可致维生素 B_{12} 缺乏。

【规格】片剂：150mg；300mg。咀嚼片：25mg。胶囊剂：150mg。泡腾颗粒：1.5g：150mg。泡腾片：150mg。糖浆剂：100ml：1.5g。口服溶液：10ml：150mg。注射液：2ml：50mg；2ml：150mg；2ml：300mg；5ml：50mg。氯化钠注射液：100ml（雷尼替丁 100mg、氯化钠 0.9g）；250ml（雷尼替丁 100mg、氯化钠 2.25g）。注射用盐酸雷尼替丁：50mg；100mg。

法莫替丁
Famotidine

【其他名称】保维坚、保胃健、法莫丁、磺胺替定、甲磺噻脒、胃舒达、愈疡宁、法马替丁。

【药理作用】本品为高效、长效的呱基噻唑类 H_2 受体阻滞药，具有对 H_2 受体亲和力大的特点，其作用机制与西咪替丁相似。可有效抑制基础胃酸、夜间胃酸和食物刺激引起的胃酸分泌，亦可抑制组胺和五肽胃泌素等所刺激引起的胃酸分泌。其抑制 H_2 受体的强度比西咪替丁强 20 倍，比雷尼替丁强 7.5 倍。此外，本品还可抑制胃蛋白酶的分泌。本品无抗雄激素与干扰药物代谢酶的作用。

【适应证】
1. 用于消化性溃疡（胃、十二指肠溃疡）。
2. 用于急性胃黏膜病变、胃泌素瘤、反流性食管炎及上消化道出血。

【用法用量】
1. 成人
（1）口服给药：①消化性溃疡、上消化道出血、反流性食管炎、胃泌素瘤：一次 20mg，一日 2 次，早、晚餐后或睡前服用，或睡前一次服用 40mg。可根据年龄、症状适当增减用量。②改善急慢性胃炎急性发作时的胃黏膜病变：一日 20mg，睡前服用。可根据年龄、症状适当增减用量。
（2）静脉注射或滴注：不能口服的患者，可用静脉制剂。一次 20mg，每 12 小时 1 次，静脉注射（不少于 3 分钟）或滴注（不少于 30 分钟），疗程 5 日，一旦病情许可，应改为口服给药。

肾功能不全时应根据肌酐清除率调整用药剂量。老年人剂量酌减。透析时剂量一次 20mg，透析后使用。

2. 儿童
（1）静脉注射：一次 0.4mg/kg，一日 2 次，用法同成人。
（2）静脉滴注：参见"静脉注射"。

【不良反应】
1. 过敏反应：少数患者可出现皮疹、荨麻疹。
2. 精神神经系统：常见头痛（4.7%）、头晕（1.3%），也可出现乏力、幻觉等。
3. 消化系统：少数患者有口干、恶心、呕吐、便秘（1.2%）和腹泻（1.7%），偶有轻度氨基转移酶增高，罕见腹部胀满感及食欲减退。
4. 血液系统：偶见白细胞减少。
5. 心血管系统：罕见心率增快、血压上升等。
6. 其他：罕见耳鸣、颜面潮红、月经不调等。

【禁忌】
1. 对本品过敏者禁用。
2. 严重肾功能不全者禁用。
3. 孕妇及哺乳期妇女禁用。

【注意事项】
1. 胃溃疡者应先排除胃癌后才能使用本品。
2. 用药期间如发生过敏反应（如荨麻疹）应停药。
3. 饮酒、溃疡大小、溃疡数目、有无出血症状、既往十二指肠溃疡病史以及水杨酸类药物或非甾体类抗炎药的用药史均能影响溃疡的愈合。
4. 以下情况应慎用：①有药物过敏史者。②肝肾功能不全者。③老年患者。

【药物相互作用】

1. 丙磺舒可抑制本品从肾小管排泄，降低其清除率，提高其血药浓度。

2. 本品可提高头孢布烯的生物利用度，使其血药浓度升高。

3. 与咪达唑仑合用时，可能会因升高胃内 pH 值而导致咪达唑仑的脂溶度提高，从而增加后者的胃肠道吸收。

4. 本品可降低茶碱的代谢和清除，增加茶碱的毒性（如恶心、呕吐、心悸、癫痫发作等）。

5. 抗酸药（如氢氧化镁、氢氧化铝等）与本品合用，可减少本品的吸收。

6. 在服用本品之后立即服用地红霉素，可使后者的吸收略有增加。此相互作用的临床意义尚不清楚。

7. 本品可减少头孢泊肟、地拉韦定、伊曲康唑、酮康唑等药物的吸收，降低其药效。

8. 本品可减少环孢素的吸收，降低环孢素的血药浓度。

9. 与妥拉唑林合用时有拮抗作用，可降低妥拉唑林的药效。

10. 本品可逆转硝苯地平的正性肌力作用，其机制可能为本品降低了心排血量和每搏量。

11. 由于本品不抑制肝脏细胞色素 P450 酶，故不影响茶碱、苯妥英钠、华法林及地西泮等药物的代谢，也不影响普鲁卡因胺等的体内分布。

【规格】片剂：10mg；20mg；40mg。分散片：20mg。咀嚼片：20mg。口腔崩解片：20mg。胶囊剂：20mg。散剂：1g：10mg；1g：20mg。颗粒剂：1g：20mg。滴丸剂：5mg。注射液：2ml：20mg。注射用法莫替丁：20mg。氯化钠注射液：100ml（法莫替丁 20mg、氯化钠 0.9g）；250ml（法莫替丁 20mg、氯化钠 2.25g）。葡萄糖注射液：100ml（法莫替丁 20mg、葡萄糖 5g）。氯化钠注射液：250ml（法莫替丁 20mg、氯化钠 2.25g）。

1.2.2 质子泵抑制剂

奥美拉唑
Omeprazole

【其他名称】爱尼、奥克、奥立雅、奥美、奥美真、奥斯加、奥韦康、奥西康、彼司克、长谓安、多力奥、金奥康、金洛克、克迪圣、坤丽雨、丽奥佳、利韦廷、罗姆、洛凯、洛赛克、赛奥、绅丽雨、双鲸吉立、维依、正美康。

【药理作用】本品为具有脂溶性的质子泵抑制药，呈弱碱性，易浓集于酸性环境中，能特异性地作用于胃壁细胞质子泵所在部位，并转化为亚磺酰胺的活性形式，然后通过二硫键与质子泵的巯基呈不可逆结合，生成亚磺酰胺与质子泵（$H^+ - K^+ - ATP$ 酶）的复合物，从而抑制该酶活性，使壁细胞内的 H^+ 不能转运到胃腔中，阻断胃酸分泌的最后步骤，可使胃液中的胃酸量大为减少。故本品对多种原因引起的胃酸分泌具有强而持久的抑制作用（如基础胃酸分泌以及由组胺、五肽胃泌素及刺激迷走神经引起的胃酸分泌，包括对 H_2 受体阻断药不能抑制的由二丁基环腺苷酸引起的胃酸分泌）。这与本品对质子泵的抑制作用具有不可逆性有一定关系，只有待新的质子泵形成后，泌酸作用才能恢复。健康志愿者单次口服本品，其抗酸作用可维持 24 小时；多次口服（1 周）可使基础胃酸和五肽胃泌素刺激引起的胃酸分泌抑制 70% ~ 80%。随着胃酸分泌量的明显下降，胃内 pH 值迅速升高，一般停药后 3 ~ 4 日胃酸分泌可恢复到原有水平。但本品抑制胃酸分泌，使胃内 pH 值升高时，会反馈性地使胃黏膜中的 G 细胞分泌胃泌素，从而使血中胃泌素水平升高。此外，本品对胃蛋白酶的分泌也有抑制作用，改良的应激性溃疡动物模型实验表明，本品可增加胃黏膜血流量。

【适应证】

1. 用于胃及十二指肠溃疡、应激性溃疡等。

2. 用于反流性食管炎、胃泌素瘤。

3. 本品注射剂还可用于：①消化道出血，如消化性溃疡出血、吻合口溃疡出血等，以及预防重症疾病（如脑出血、严重创伤等）和胃手术后引起的上消化道出血。②应激状态时并发或由非甾体类抗炎药引起的急性胃黏膜损伤。③全身麻醉或大手术后以及昏迷患者，以防止胃酸反流及吸入性肺炎。

4. 与阿莫西林和克拉霉素，或与甲硝唑和克拉霉素合用，可有效杀灭幽门螺杆菌（Hp）。

【用法用量】成人用法用量如下：

1. 口服给药：①胃、十二指肠溃疡：一次 20mg，一日 1 ~ 2 次，晨起顿服或早晚各 1 次。十二指肠溃疡疗程通常为 2 ~ 4 周，胃溃疡的疗程为 4 ~ 8 周。对难治性溃疡患者可一次 40mg，一日 1 次，疗程 4 ~ 8 周。②反流性食管炎：一日 20 ~ 60mg，一日 1 ~ 2 次，晨起顿服或早晚各 1 次，疗

程通常为 4~8 周。③胃泌素瘤：初始剂量为一日
60mg，晨起顿服，以后酌情调整为一日 20~
120mg，其疗程视临床情况而定。日剂量高于
80mg 时分 2 次给药。

2. 静脉注射：①通常一次 40mg，一日 1~2
次。②消化性溃疡出血：一次 40mg，每 12 小时 1
次，连用 3 日。③胃泌素瘤：初始剂量为一次
60mg，一日 1 次。一日剂量可更高，剂量应个体
化。当一日剂量超过 60mg 时，分 2 次给药。

3. 静脉滴注：①胃、十二指肠溃疡：一次
40mg，一日 1 次。②反流性食管炎：一次 40mg，
一日 1 次。③胃泌素瘤：初始剂量为一次 60mg，
一日 1 次。剂量应个体化，可酌情增量。日剂量
高于 60mg 时分 2 次给药。④消化道出血：出血量
大时首剂可给予 80mg，之后给予每小时 8mg 的维
持剂量，至出血停止。

肾功能不全者无需调整剂量。严重肝功能不
全者必要时剂量减半，日剂量不超过 20mg。老年
患者无需调整剂量。

【不良反应】本品的耐受性良好，不良反应多
为轻度和可逆。

1. 心血管系统：可见胸痛、心悸、心动过速
或过缓、血压升高、外周水肿。

2. 精神神经系统：可见头痛、头晕、衰弱、
乏力、感觉异常、抑郁、焦虑、冷漠、意识模糊、
嗜睡、幻觉、激动、失眠、神经质、攻击行为、
震颤、外周神经炎等。

3. 代谢及分泌系统：罕见出汗增多、低钠血
症、男子乳腺发育。长期应用可导致维生素 B_{12} 缺
乏、胃泌素血症。

4. 肌肉骨骼系统：罕见关节痛、肌痛、肌力
减弱。

5. 泌尿生殖系统：可见镜下脓尿、蛋白尿、
血尿、尿频、泌尿系统感染、间质性肾炎、尿糖、
睾丸痛。

6. 胃肠道：可见口干、畏食、恶心、呕吐、
反酸、腹胀、腹痛、腹泻、便秘等。罕见口炎、
味觉失常、胃肠道念珠菌感染。有患者服用本品
14 日后胃内活菌浓度明显增多的报道（停药后 3
日恢复正常）。长期应用本品患者，有报道可出现
萎缩性胃炎。

7. 肝脏：罕见肝炎或黄疸性肝炎、肝坏死、
肝功能衰竭和肝性脑病。偶见轻度丙氨酸氨基转
移酶、天门冬氨酸氨基转移酶、γ-谷氨酰转移
酶、碱性磷酸酶、血胆红素升高。

8. 血液系统：可见溶血性贫血。罕见白细胞
减少、血小板减少、粒细胞缺乏症和各类血细胞
减少。

9. 皮肤：可见皮肤潮红、干燥。罕见光敏性
皮炎、多形性红斑、Stevens-Johnson 综合征、毒
性上皮坏死溶解、脱发。

10. 过敏反应：可见发热、皮疹、荨麻疹、瘙
痒、紫斑、瘀斑、血管神经性水肿、支气管痉挛、
过敏性休克。

11. 眼：罕见视物模糊。个例重症患者接受大
剂量奥美拉唑静脉注射后出现不可逆性视觉损伤。

12. 其他：动物实验表明本品可引起胃底部和
胃体部主要内分泌细胞（肠嗜铬细胞）增生，长
期用药还可发生胃部类癌。

【禁忌】

1. 对本品过敏者禁用。

2. 严重肾功能不全者禁用。

3. 婴幼儿禁用。

4. 孕妇禁用。

【注意事项】

1. 本品静脉滴注给药时禁止用除 0.9% 氯化
钠注射液或 5% 葡萄糖注射液以外的其他溶剂溶解
或稀释，也禁止与其他药物配伍。

2. 胃溃疡患者使用本品时，应排除胃癌的可
能性，因本品可使患者症状缓解，从而延误诊断。

3. 注意足疗程治疗，不可因症状缓解而停药。

4. 本品不宜长期大剂量使用（胃泌素瘤除
外），以防抑酸过度。

5. 本品注射剂每 40mg 用专用溶剂 100ml 溶解
后静脉推注，推注时间为 2.5~4 分钟，溶液配制
后应于 2 小时内使用；或用 0.9% 氯化钠注射液或
5% 葡萄糖注射液 100ml 稀释后静脉滴注，滴注时
间应在 20~30 分钟或更长。

6. 本品不影响驾驶和操作机器。

7. 肝、肾功能不全者慎用。

8. FDA 对本药的妊娠安全性分级为 C 级。

【药物相互作用】

1. 甲硝唑、对 Hp 敏感的药物（如阿莫西林
等）与本品联用有协同作用，可提高清除 Hp 的
疗效。

2. 与克拉霉素合用时，两者的血药浓度都上
升，可增加中枢神经系统及胃肠道不良反应的发
生率。

3. 本品可提高胰酶的生物利用度，增强其疗
效；两者合用对胰腺囊性纤维化引起的顽固性脂

肪泻及小肠广泛切除术后功能性腹泻有较好疗效。

4. 本品与钙拮抗药合用时，两药体内清除均有所减慢，但无临床意义。

5. 本品在肝脏中通过 CYP2C19 代谢，会延长其他酶解物如地西泮、华法林（R－华法林）、苯妥英、双香豆素、硝苯地平、安替比林、双硫仑等的清除。

6. 本品可造成低酸环境，使地高辛较少转化为活性物，减弱其疗效。使用本品期间及停药后短时间内应调整地高辛剂量。

7. 与三唑仑、劳拉西泮或氟西泮合用，可致步态紊乱，停用一种药即可恢复正常。

8. 本品可抑制泼尼松转化为活性形式，减弱其药效。

9. 本品的抑酸作用可影响铁盐的吸收。

10. 本品可使四环素、氨苄西林、酮康唑、伊曲康唑等吸收减少，血药浓度降低，这与本品造成的胃内碱性环境有关。

11. 本品抑制胃酸使胃内细菌总数增加，致使亚硝酸盐转化为致癌性亚硝酸；联用维生素 C 或维生素 E，可能限制亚硝酸化合物形成。

12. 本品与其他抗酸药合用无相互作用，但不宜同时服用。

13. 本品可影响环孢素的血药浓度（升高或降低），机制不明。

14. 本品与下列酶底物无代谢性相互作用，如咖啡因、非那西丁、茶碱（CYP 1A2），S－华法林、吡罗昔康、双氯芬酸和萘普生（CYP 2C9），美托洛尔、普萘洛尔（CYP 2D6），乙醇（CYP 2E1），利多卡因、奎尼丁、雌二醇、红霉素、布地奈德（CYP 3A）。

【规格】胶囊剂：10mg；20mg。肠溶片：10mg；20mg。镁肠溶片：10mg（奥美拉唑）；20mg（奥美拉唑）。钠肠溶片：10mg（奥美拉唑）；20mg（奥美拉唑）。注射用奥美拉唑钠：20mg（奥美拉唑）；40mg（奥美拉唑）。

兰索拉唑
Lansoprazole

【其他名称】达克普隆、拉索脱、兰悉多、朗索拉唑、南索拉唑、普托平、新达克

【药理作用】本品是继奥美拉唑之后的又一种新的质子泵抑制剂，两者的化学结构很相似，均为苯并咪唑衍生物，不同之处为本品在吡啶环上多一个氟。这两种质子泵抑制剂均具有亲脂性，容易穿透细胞壁；又因为它们的分子结构中都含有吡啶环，故呈弱碱性，对胃黏膜壁细胞的酸性环境具有亲和力。

本品可在胃黏膜壁细胞微管的酸性环境中形成活性亚磺酰胺代谢物，这些活性代谢物可将质子泵的巯基氧化而使其失去活性，从而抑制胃酸分泌的最后一个步骤，阻断 H^+ 分泌入胃内。

本品对胃酸分泌的抑制具备以下三个特点：①对基础胃酸分泌和所有刺激物（如组胺、氨甲酰胆碱等）所致的胃酸分泌均有显著抑制作用，抑制程度与本品浓度有明显的依赖关系。②抑酸作用强，明显优于 H_2 受体阻滞剂。③抑酸作用维持时间长，这是由于质子泵一旦失活后即不能恢复，需等新的质子泵形成后，才能恢复其泌酸作用。

本品除能抑制胃酸分泌外，对胃蛋白酶也有轻到中度的抑制作用。本品及其代谢产物均对幽门螺杆菌有抑制作用，但单用本品对幽门螺杆菌无根除作用，与抗生素联合应用则可明显提高幽门螺杆菌的根除率。

此外，由于本品使胃内 pH 值明显增高，对胃内 G 细胞的反馈抑制减弱，因而使胃泌素的分泌增加。停药 1～12 周之后血清胃泌素可恢复正常。

【适应证】主要用于胃溃疡、十二指肠溃疡、吻合口溃疡、幽门螺杆菌感染及反流性食管炎、胃泌素瘤等。

【用法用量】成人常规剂量如下：

1. 口服给药

（1）十二指肠溃疡：通常一次 15～30mg，一日 1 次，清晨口服，连续服用 4～6 周。

（2）胃溃疡、反流性食管炎、胃泌素瘤、吻合口溃疡：一次 30mg，一日 1 次，清晨口服，连续服用 6～8 周。

（3）合并幽门螺杆菌感染的胃或十二指肠溃疡：可一次 30mg，一日 1～2 次，与 1～2 种抗生素联合应用，1～2 周为一疗程。

2. 静脉滴注：一次 30mg，一日 2 次。用 0.9% 氯化钠注射液 100ml 溶解后静脉滴注（不少于 30 分钟），疗程不超过 7 日。

肾功能不全时一次 15mg，一日 1 次。肝功能不全时一次 15mg，一日 1 次。老年人一次 15mg，一日 1 次。

【不良反应】本品安全性较好，一般能较好耐

受，不良反应发生率为2%～4%。

1. 消化系统：可见口干、恶心、纳差、腹胀、腹泻、便秘、便血等症状，偶见丙氨酸氨基转移酶、天门冬氨酸氨基转移酶、碱性磷酸酶、乳酸脱氢酶及γ-谷氨酰转移酶升高。口服本品可致胃黏膜轻度肠嗜铬细胞增生，停药后可恢复正常。

2. 中枢神经系统：常见头痛、头晕、嗜睡；偶见焦虑、失眠、抑郁等。

3. 泌尿生殖系统：可见阳痿、尿频、蛋白尿、尿酸值升高等。

4. 血液系统：偶见贫血、白细胞减少、嗜酸性粒细胞增多、血小板减少等。

5. 过敏反应：可见皮疹及皮肤瘙痒等。

6. 其他：①少见乏力，偶见发热、肌痛、总胆固醇升高等。②致癌性：有报道对大白鼠经口给药（剂量约为临床用量的100倍）的试验中，发生了1例胃部类癌。

【禁忌】对本品过敏者禁用。

【注意事项】

1. 使用本品有可能掩盖胃癌症状，故应在排除胃癌可能性的基础上使用本品。

2. 在喷出性或涌出性大量出血、血管暴露等危险性大的情况下，应先采用内镜下止血措施。

3. 由于本品在酸性条件下不稳定，所以必须以肠溶制剂给药。口服时应将本品片剂或胶囊整片或整粒吞服，不应压碎或咀嚼。

4. 本品粉针剂仅用于静脉滴注，且避免与0.9%氯化钠注射液以外的液体和其他药物混合静滴。

5. 本品粉针剂治疗3日内达到止血效果后，应改用口服用药，不可无限制静脉给药。本药长期使用经验不足，故国内不推荐用于维持治疗。

6. 治疗胃泌素瘤的目标为基础胃酸分泌量在无胃部手术史的患者为10mmol/h以下，在有胃部手术史的患者为5mmol/h以下。

7. 在本品的治疗过程中，轻度不良反应不影响继续用药，但如发生过敏反应、肝功能异常或较为严重的不良反应时应及时停药或采取适当措施。

8. FDA对本药的妊娠安全性分级为B级。

【药物相互作用】

1. 与对乙酰氨基酚合用，可使后者的血药峰浓度升高，达峰时间缩短。

2. 与地西泮或苯妥英钠合用，有报道可延迟地西泮或苯妥英钠的代谢与排泄。故合用时应调整本品剂量并仔细观察其反应。

3. 与罗红霉素合用，后者在胃中的局部浓度增加，两者用于治疗幽门螺杆菌感染时具有协同作用。

4. 与地高辛、甲地高辛合用时，由于本品的胃酸分泌抑制作用，可抑制地高辛水解，有使其血药浓度升高的可能性。

5. 本品可竞争性阻断肝脏药物代谢酶对他克莫司的代谢，使其血药浓度升高。

6. 与抗酸药合用，能降低本品的生物利用度。其机制可能为胃内pH值升高妨碍了本品溶解。故两者如需合用，应在服用抗酸药后1小时再给予本品。

7. 与硫糖铝合用，可干扰本品的吸收，降低其生物利用度，故应在服用硫糖铝前至少30分钟服用本品。

8. 与茶碱合用，可轻度降低茶碱的血药浓度。

9. 本品的胃酸分泌抑制作用可降低阿扎那韦的溶解度，使其血药浓度下降，有可能减弱其药效，故本品禁与阿扎那韦合用。

10. 与伊曲康唑、酮康唑合用，可使后两者的吸收减少。其机制为本品显著而持久地抑制胃酸分泌所致，故应避免与伊曲康唑、酮康唑同时使用。

11. 与克拉霉素合用，有发生舌炎、口腔炎或舌头变黑的报道。其确切机制不清。两者合用时，应监测口腔黏膜的变化，必要时停用克拉霉素，同时减少本品剂量。

【规格】肠溶片：15mg；30mg。口腔崩解片：15mg；30mg。肠溶胶囊：15mg；30mg。注射用兰索拉唑：30mg。

雷贝拉唑
Rabeprazole

【其他名称】安斯菲、贝众捷、波利特、得宁、丁齐尔、济诺、拉贝拉唑钠、雷贝拉唑、雷众捷、瑞波特、信卫安、雨田青。

【药理作用】本品为苯并咪唑类质子泵抑制药，可特异性地抑制三磷腺苷酶的作用，对基础胃酸和由刺激引起的胃酸分泌均有抑制作用。对多种大鼠实验性溃疡及实验性胃黏膜病变（寒冷束缚应激性反应、水浸束缚应激反应、幽门结扎、半胱胺及盐酸-乙醇刺激），本品均显示很强的抗溃疡及改善胃黏膜病变的作用。具体作用包括：①胃酸分泌抑制作用：家兔胃腺体外研究表明，本品可抑制二丁酰环磷酸腺苷引起的胃酸分泌；对出组胺、五肽胃泌素引起犬的胃酸分泌，大鼠的基础胃酸分泌及组胺引起的胃酸分泌均有较强的抑制作用；相对于其他质子泵抑制药（如奥美拉唑）而言，本品能更快、更彻底地与 $H^+ - K^+ - ATP$ 酶分离，从而可更快实现胃酸分泌抑制作用的恢复。②抗幽门螺杆菌作用：体外试验显示本品比奥美拉唑和兰索拉唑有更强的抗幽门螺杆菌活性，其可在几个位点直接攻击抗幽门螺杆菌，并可非竞争性、不可逆地抑制抗幽门螺杆菌的脲酶。此外，本品对胆碱受体和组胺 H_2 受体无拮抗作用。

【适应证】

1. 用于良性活动性胃溃疡、活动性十二指肠溃疡。

2. 用于减轻侵蚀性或溃疡性胃食管反流病症状及其维持期的治疗。

3. 与适当的抗生素（如阿莫西林和克拉霉素）合用可有效杀灭幽门螺杆菌。

【用法用量】成人口服给药。

1. 活动性十二指肠溃疡：一次 20mg（部分患者一次 10mg 即有反应），一日 1 次，早晨服用，连服 4 周，但有 2% 的患者还需继续用药 4 周。

2. 活动性胃溃疡：一次 20mg，一日 1 次，早晨服用，连服 6 周，但有 9% 的患者还需继续用药 6 周。

3. 侵蚀性或溃疡性胃食管反流病：一次 20mg，一日 1 次，早晨服用，连服 4~8 周。其维持治疗方案为：一次 10mg 或 20mg（部分患者一次 10mg 即有反应），一日 1 次，疗程为 12 个月。

肾功能不全患者无需调整剂量。重症肝炎患者应慎用本品，必须使用时应从小剂量开始并监测肝功能。肝功能正常的老年人无需调整剂量。

【不良反应】本品耐受性良好，不良反应与其他质子泵抑制药相似。

1. 心血管系统：罕见心悸、心动过缓、胸痛。

2. 精神神经系统：可见眩晕、四肢乏力、感觉迟钝，偶见头痛，罕见失眠、困倦、握力低下、口齿不清、步态蹒跚。据国外资料个案报道，既往有肝性脑病的肝硬化患者用药后出现精神错乱、识辨力丧失和嗜睡。

3. 泌尿生殖系统：偶见血尿素氮升高、蛋白尿。

4. 消化系统：可见口干、腹胀、腹痛，偶见恶心、呕吐、便秘、腹泻以及丙氨酸氨基转移酶、天门冬氨酸氨基转移酶、碱性磷酸酶、γ-谷氨酰转移酶、乳酸脱氢酶、总胆红素、总胆固醇升高，罕见消化不良。

5. 血液系统：偶见红细胞、淋巴细胞减少，白细胞减少或增多，嗜酸性粒细胞、中性粒细胞增多，罕见溶血性贫血（出现此类状况时，应停药并采取适当措施）。

6. 其他：可见光敏反应、皮疹、荨麻疹、瘙痒、水肿、休克、视力障碍、肌痛、鼻炎（出现此类状况时，应停药并采取适当措施）。此外，动物实验发现本品有致癌性。

【禁忌】对本品及苯并咪唑类药物过敏者禁用。

【注意事项】

1. 本品治疗可能掩盖由胃癌引起的症状，故应在排除恶性肿瘤的前提下再行给药。

2. 肠溶片剂不能咀嚼或压碎服用，须整片吞服。

3. 与抗生素合用杀灭幽门螺杆菌时应在早晨、餐前服药。

4. 以下情况应慎用：①肝功能损伤患者。②孕妇及哺乳期妇女。FDA 对本药的妊娠安全性分级为 B 级。

【药物相互作用】

1. 由于本品可升高胃内 pH 值，与地高辛合用时，会使地高辛的 AUC 和 C_{max} 值分别增加 19% 和 29%，故合用时应监测地高辛的浓度。

2. 本品与含氢氧化铝、氢氧化镁的制酸剂同时服用，或在服用制酸剂 1 小时后再服用本品时，本品的平均血药浓度和 AUC 分别下降 8% 和 6%。

3. 本品可减少酮康唑、伊曲康唑的胃肠道吸收，使其疗效降低。

4. 本品对通过细胞色素 P450 途径代谢的药物（如地西泮、茶碱、华法林、苯妥英等）无影响。

【规格】肠溶胶囊剂：10mg；20mg。肠溶片：10mg；20mg。

泮托拉唑
Pantoprazole

【其他名称】富诗坦、健朗晨、诺森、潘美路、潘妥洛克、潘信、泮立苏、思达美克、泰美尼克、韦迪、卫可安、誉衡。

【药理作用】泮托拉唑为第三代质子泵抑制剂，可选择性地作用于胃黏膜壁细胞，抑制壁细胞中 $H^+ - K^+ - ATP$ 酶的活性，使壁细胞内的 H^+ 不能转运到胃中，从而抑制胃酸的分泌。泮托拉唑呈弱碱性，在弱酸环境中比同类药物更为稳定，被激活后仅与质子泵上活化部位两个位点结合（而奥美拉唑、兰索拉唑则显示更多的与活化无关的结合位点），从分子水平上体现出与质子泵结合的高度选择性。同时，还能减少胃液分泌量并抑制胃蛋白酶的分泌及活性。此外，本品可抑制幽门螺杆菌生长，与抗菌药联用能彻底根除幽门螺杆菌。由于本品对细胞色素 P450 酶系的亲和力较低，并有二期代谢途径，故其他通过该酶系代谢的药物与本品间相互作用较小。

泮托拉唑与奥美拉唑疗效类似，但止痛效果优于奥美拉唑。本品静脉滴注治疗消化性溃疡及急性胃黏膜病变、复合性溃疡（止痛、止血）疗效显著，总有效率约为98.04%。同时，泮托拉唑能治愈常规或大剂量 H_2 受体拮抗药治疗无效的消化性溃疡。有资料表明，106 例雷尼替丁治疗无效的溃疡患者，泮托拉唑治疗 2～8 周，愈合率为97%，愈合后继续维持治疗，90% 的患者病情稳定未复发。

【适应证】

1. 主要用于消化性溃疡（胃溃疡、十二指肠溃疡、吻合口溃疡等）及其出血，包括非甾体类抗炎药引起的急性胃黏膜损伤和应激性溃疡出血。

2. 用于反流性食管炎，也用于全身麻醉或大手术后以及衰弱昏迷患者，以防止胃酸反流合并吸入性肺炎。

3. 用于卓艾综合征。

4. 与其他抗菌药物（如克拉霉素、阿莫西林和甲硝唑）联用，治疗幽门螺杆菌感染，减少十二指肠溃疡和胃溃疡复发。

【用法用量】

1. 口服给药

（1）一般用法：一次 40mg，一日 1 次，个别对其他药物无反应的患者可一日服 2 次，最好于早餐前服用。十二指肠溃疡一般疗程 2～4 周，胃溃疡及反流性食管炎疗程 4～8 周。

（2）伴幽门螺杆菌感染者需联合用药，以下方案可供选择：①泮托拉唑（一次 40mg，一日 2 次）+ 阿莫西林（一次 1g，一日 2 次）+ 克拉霉素（一次 500mg，一日 2 次）。②泮托拉唑（一次 40mg，一日 2 次）+ 甲硝唑（一次 500mg，一日 2 次）+ 克拉霉素（一次 500mg，一日 2 次）。③泮托拉唑（一次 40mg，一日 2 次）+ 阿莫西林（一次 1g，一日 2 次）+ 甲硝唑（一次 50mg，一日 2 次）。联合疗法一般持续 7 日，此后如症状持续存在，需继续服用本品以保证溃疡的完全愈合，维持用量为一日 40mg。

2. 静脉滴注：一次 40～80mg，一日 1～2 次，使用前将 0.9% 氯化钠注射液 10ml 注入冻干粉小瓶内，将上述溶解后的药液加入 0.9% 氯化钠注射液 100～250ml 中稀释后供静脉滴注。静脉滴注，要求 15～60 分钟内滴完。

肾功能不全时剂量不宜超过一日 40mg。严重肝功能衰竭的患者，剂量应减少至隔日 40mg。老年人剂量不宜超过一日 40mg。但在采用根除幽门螺杆菌感染的联合疗法时，老年患者在 1 周的治疗中也可使用常规剂量，即一次 40mg，一日 2 次。

【不良反应】本药不良反应较少。偶有头痛、头晕、失眠、嗜睡、恶心、腹泻、便秘、皮肤瘙痒、皮疹、肌肉疼痛等症状，极少有上腹痛、腹胀，个别患者可出现水肿、发热和一过性视力障碍（视物模糊）。大剂量使用时可出现心律不齐、氨基转移酶增高、肾功能改变、白细胞及血小板降低等。

【禁忌】

1. 对本品过敏者禁用。

2. 妊娠早期及哺乳期妇女禁用。

3. 婴幼儿禁用。

【注意事项】

1. 神经性消化不良等轻微胃肠疾患不推荐使用本品，用药前须排除胃与食管的恶性病变，以免因症状缓解而延误诊断。

2. 本品肠溶制剂服用时切勿咀嚼。本品缓释混悬剂用于不能吞咽片剂的成人患者，可与苹果酱或苹果汁一起服用，或通过鼻胃管给药。

3. 注射液的配制：本品注射剂只能用氯化钠注射液或专用溶剂溶解、稀释，禁止用其他溶剂或药物溶解、稀释。药物溶解、稀释后必须在 4 小时内用完。

4. 本品抑制胃酸分泌的作用强，时间长，故应用本品注射剂时不宜同时再服用其他抗酸药或抑酸药。治疗一般消化性溃疡等病时，应避免大剂量长期应用（卓艾综合征例外）。

5. 肾功能受损者不需调整剂量，肝功能受损者需要酌情减量。

【药物相互作用】

1. 本品可降低伊曲康唑、酮康唑等的胃肠道吸收，降低其药效。

2. 本品的活性成分在肝脏内通过细胞色素 P450 酶系代谢，因此凡通过该酶系代谢的其他药物均不能排除与之有相互作用的可能性。但检测这类药物（如卡马西平、咖啡因、地西泮、双氯芬酸、地高辛、乙醇、格列本脲、美托洛尔、硝苯地平、苯丙香豆素、苯妥英、茶碱、华法林和口服避孕药），却未观察到本品与它们之间有明显临床意义的相互作用。与奥美拉唑相比，本品对细胞色素 P450 系统作用较小。

【规格】肠溶片：20mg；40mg。肠溶胶囊：40mg。注射用泮托拉唑钠：40mg；60mg；80mg。

埃索美拉唑
Esomeprazole

【其他名称】埃索美拉唑镁、埃索美拉唑钠、埃索他拉唑、耐信、左旋奥美拉唑。

【药理作用】本品为质子泵抑制药，是奥美拉唑 S 异构体，呈弱碱性，能在壁细胞泌酸微管的高酸环境中浓集并转化为活性形式，特异性抑制该部位的 $H^+ - K^+ - ATP$ 酶（质子泵），从而抑制基础胃酸及刺激所致的胃酸分泌。

【适应证】

1. 用于胃食管反流性疾病（GERD）：①治疗糜烂性反流性食管炎。②已经治愈的食管炎患者长期维持治疗，以防止复发。③GERD 的症状控制。

2. 联合适当的抗菌疗法，用于根除幽门螺杆菌，使幽门螺杆菌感染相关的消化性溃疡愈合，并防止其复发。

3. 用于持续接受非甾体类抗炎药治疗的患者降低胃溃疡发生的风险。

【用法用量】

1. 口服给药

（1）糜烂性反流性食管炎的治疗：一次 40mg，一日 1 次，连服 4 周。对于食管炎未治愈或症状持续的患者建议再治疗 4 周。

（2）已治愈的食管炎患者防止复发的长期维持治疗：一次 20mg，一日 1 次。

（3）GERD 的症状控制：无食管炎的患者一次 20mg，一日 1 次。如用药 4 周后症状未得到控制，应对患者作进一步检查。症状消除后，可采用即时疗法（即需要时口服 20mg，一日 1 次）。

（4）联合抗菌疗法根除幽门螺杆菌：采用联合用药方案，本品一次 20mg，阿莫西林一次 1g，克拉霉素一次 500mg，均为一日 2 次，共用 7 日。

2. 静脉注射：对于不能口服用药的患者，一次 20～40mg，一日 1 次。反流性食管炎：一次 40mg，一日 1 次；GERD 的症状控制：一次 20mg，一日 1 次。将粉针剂用 0.9% 氯化钠注射液 5ml 溶解，注射时间至少 3 分钟以上。

3. 静脉滴注：用量参见"静脉注射"项。将粉针剂 40mg 用 0.9% 氯化钠注射液溶解至 100 ml，注射时间 10～30 分钟。

肾功能损害者无需调整剂量。轻、中度肝功能损害者无需调整剂量。严重肝功能损害者，本品一日用量为 20mg。老年人无需调整剂量。

【不良反应】

1. 代谢及内分泌系统：少见外周水肿；罕见低钠血症。

2. 呼吸系统：罕见支气管痉挛。

3. 肌肉骨骼系统：罕见关节痛、肌痛，非常罕见肌无力。

4. 泌尿生殖系统：非常罕见间质性肾炎、男子乳腺发育。

5. 神经系统：常见头痛；少见眩晕、头晕、感觉异常、嗜睡；罕见味觉障碍。

6. 精神表现：少见失眠；罕见激动、精神错乱、抑郁；非常罕见攻击、幻觉。

7. 肝脏：少见肝酶升高，罕见伴或不伴黄疸的肝炎，非常罕见肝衰竭、先前有肝病的患者出现脑病。

8. 胃肠道表现：常见腹痛、便秘、腹泻、腹胀、恶心、呕吐；少见口干；罕见口腔炎、胃肠道念珠菌病。

9. 血液系统：罕见白细胞减少、血小板减少；非常罕见粒细胞缺乏、全血细胞减少。

10. 皮肤表现：少见皮炎、瘙痒、皮疹、荨麻疹，罕见脱发、光过敏、多汗，非常罕见多形性红斑、Stevens – Johnson 综合征、中毒性表皮坏死溶解。

11. 眼部表现：罕见视物模糊。

12. 过敏反应：罕见发热、血管神经性水肿、过敏性休克。

13. 其他：①使用抗酸药期间，胃酸分泌减少可导致血清胃泌素增高。②据报道，长期使用抑制胃酸分泌药，胃腺囊肿的发生率可呈一定程度的增高。这是胃酸分泌显著受抑后的生理性反应，性质为良性，视为可逆性。

【禁忌】对本品、奥美拉唑或其他苯并咪唑类化合物过敏者禁用。

【注意事项】

1. 当患者出现以下任何一种症状，如体重显著下降、反复呕吐、吞咽困难、呕血或黑便，怀疑发生胃溃疡或已存在胃溃疡时，应首先排除恶性肿瘤，再使用本品。因使用本品可减轻胃癌症状，延误诊断。

2. 本品对酸不稳定，口服制剂均为肠溶制剂，服用时应整片吞服，不应嚼碎或压碎，且应于餐前至少 1 小时服用。

3. 本品注射剂只能用 0.9% 氯化钠注射液溶解。配制的溶液不应与其他药物混合或在同一输液瓶中合用。

4. 本品注射剂通常应短期用药（不超过 7 日），一旦可能，应转为口服治疗。

5. FDA 对本药的妊娠安全性分级为 B 级。

【药物相互作用】

1. 与克拉霉素（一次 500mg，一日 2 次）合用时，本品的 AUC 加倍，但无需调整其剂量。

2. 本品可使经 CYP2C19 代谢的药物（如地西泮、西酞普兰、丙米嗪、氯米帕明、苯妥英等）的血药浓度升高，故可能需减少后者的用量。本品 30mg 与地西泮合用时，地西泮的清除率下降 45%。癫痫患者合用本品 40mg 和苯妥英时，苯妥英的血药谷浓度上升 13%，故建议监测苯妥英的血药浓度。

3. 本品与西沙必利合用时，可使后者 AUC 增加 32%，消除半衰期延长 31%，但血药峰浓度无显著增高。这种相互作用不改变西沙必利对心脏电生理的影响。

4. 与华法林合用，个别患者有显著性的国际标准化比值（INR）升高，故当开始合用或停用本品时，建议监测华法林的血药浓度。

5. 使用本品治疗期间，因胃酸分泌减少，可改变某些吸收过程受胃酸影响的药物的吸收量（如可使酮康唑、伊曲康唑、铁的吸收减少）。

6. 与阿扎那韦合用可能会降低阿扎那韦的血药浓度。

7. 与避孕药（如炔诺酮、炔诺孕酮、乙炔基雌二醇、美雌醇）合用时，本品的药动学过程无明显改变。

8. 本品对阿莫西林、奎尼丁药动学的影响不具临床意义。

【规格】埃索美拉唑镁肠溶片：20mg（以埃索美拉唑计）；40mg（以埃索美拉唑计）。注射用埃索美拉唑钠：40mg（以埃索美拉唑计）。

1.2.3 选择性抗胆碱药

哌仑西平
Pirenzepine

【其他名称】吡疡平、必舒胃、盖全平、哌吡氮平、胃见痊、胃兄痊、胃之痊。

【药理作用】本品为选择性抗 M 胆碱药，在 M 受体部位有竞争性抑制乙酰胆碱的作用。对胃黏膜（特别是壁细胞）的 M_1 受体有高度亲和力，可使基础胃酸分泌及外源性五肽促胃泌素引起的胃酸分泌均受到抑制。单次口服本品 50mg 和 100mg，分别使胃酸分泌减少 32% 和 41%。但对胃液的 pH 值影响不大。此外，本品尚可抑制胃液（包括胃蛋白酶原和胃蛋白酶）分泌，从而使胃最大酸分泌和最高酸分泌下降，并能明显降低空腹、试餐或 L - 氨基酸刺激后血清促胃泌素水平，对胃黏膜细胞也有直接的保护作用。

本品对平滑肌、心肌和涎腺的 M_2 受体亲和力较低。一般剂量时，仅抑制胃酸分泌，而很少发生瞳孔、心脏、涎腺、膀胱逼尿肌、胃肠道平滑肌等部位的抗胆碱样不良反应，剂量增加可抑制涎腺分泌，只有大剂量才抑制胃肠平滑肌和引起心动过速。本品不能透过血 - 脑脊液屏障，故不影响中枢神经系统。

【适应证】用于胃和十二指肠溃疡、应激性溃疡、急性胃黏膜出血、高酸性胃炎、胃食管反流病、胃泌素瘤等，也用于缓解胃痉挛所致的疼痛。

【用法用量】

1. 口服：一次 50mg，一日 2 次，于早、晚饭前半小时（或更长时间）服用。疗程以 4~6 周为宜。症状严重者，一日剂量可增至 150mg，分 3 次服用。需长期治疗的患者，可连续服用 3 个月。

2. 静脉注射：一次 10mg，一日 2 次，好转后改口服。

3. 肌肉注射：同静脉注射。

【不良反应】本品不良反应较轻且可逆，抗 M 胆碱样不良反应与剂量有关。

1. 可见轻度口干、眼干、视力调节障碍、恶心、便秘、腹泻、排尿困难、精神紊乱、头痛、嗜睡、头晕、震颤等。

2. 个别患者可出现虚弱、疲劳、胃灼热、饥饿感、食欲缺乏、呕吐、瘙痒、皮疹等。

【禁忌】

1. 对本品过敏者禁用。

2. 青光眼患者禁用。

3. 前列腺增生患者禁用。

4. 孕妇禁用。

【注意事项】

1. 因本品不良反应的出现与用量有关，故用药过程中根据患者的不同反应，可酌情增减剂量。

2. 如出现皮疹，应停药。

3. 肝肾功能不全者慎用。

【药物相互作用】

1. H_2受体拮抗药可增强本品的作用，两者合用可明显减少胃酸分泌。

2. 本品与普鲁卡因胺合用时可对房室结传导产生相加的抗迷走神经作用，用药中应监测心率和心电图。

3. 本品与西沙必利相互拮抗，合用时可使后者的疗效明显下降。

【规格】片剂：25mg；50mg。注射液：2ml：10mg。

1.2.4　胃泌素受体拮抗剂

丙谷胺
Proglumide

【其他名称】二丙谷酰胺、疡得平。

【药理作用】本品为胆囊收缩素受体和胃泌素受体拮抗药，其分子结构与胃泌素（G-17）及胆囊收缩素（CCK）两种肠激肽的终末端分子结构相似，故功能基团酰胺基能特异性与G-17竞争壁细胞上G-17受体，明显抑制G-17引起的胃酸和胃蛋白酶的分泌，增加胃黏膜氨基己糖的含量，促进糖蛋白合成，保护胃黏膜，从而改善消化性溃疡的症状和促进溃疡的愈合。本品对因组胺和迷走神经刺激引起胃酸分泌的抑制作用不明显，治疗消化性溃疡和胃炎不发生胃酸分泌的反跳现象，终止治疗后仍可使胃酸分泌处于正常水平达半年。因本品抑制胃酸分泌的作用较H_2受体拮抗药弱，临床已不再单独用于治疗溃疡病，但近来其利胆作用较受重视。

【适应证】用于胃和十二指肠溃疡、胃炎（如慢性浅表性胃炎）及十二指肠球炎。

【用法用量】

1. 成人：口服给药，一次400mg，一日3~4次，餐前15分钟服用，连用30~60日，亦可根据胃镜或X线检查结果调整用药时间。

2. 儿童：口服给药，一次10~15mg/kg，一日3次，餐前15分钟服用，疗程视病情而定。

【不良反应】偶有失眠、瘙痒、口干、便秘、腹胀、下肢酸胀等，亦有短暂性白细胞减少和轻度氨基转移酶升高的报道。

【禁忌】

1. 对本品过敏者禁用。

2. 胆囊管及胆道完全梗阻的患者禁用。

【注意事项】

1. 经本品治疗后症状缓解的患者，并不能排除胃癌的可能，故用药前应先排除胃癌。

2. 用药期间应避免烟、酒、刺激性食物和精神创伤。

【药物相互作用】

1. 与其他抗溃疡药（如H_2受体拮抗药）合用，可增强抑制胃酸分泌的作用而加速溃疡的愈合。

2. 与吗啡合用，可增强吗啡的止痛作用和延长其作用持续时间。

3. 本品可拮抗氟哌啶醇的作用使运动障碍加重，故治疗亨廷顿舞蹈病时两者不能合用。

【规格】胶囊剂：200mg。片剂：200mg。

1.3　胃黏膜保护剂

1.3.1　胶体铋剂

枸橼酸铋钾
Bismuth Potassium Citrate

【其他名称】秘诺、次枸橼酸秘、德诺、迪乐、碱式柠檬酸铋钾、丽科得诺、卫特灵、仙乐、先瑞。

【药理作用】本品为抗溃疡药，作用方式独特，既不中和胃酸，也不抑制胃酸分泌，而通过以下几个方面起作用：①在胃液pH值条件下，本品可在溃疡表面或溃疡基底肉芽组织形成一种坚固的氧化铋胶体沉淀，形成保护性薄膜，从而隔绝胃酸、酶及食物对溃疡黏膜的侵蚀作用，促进溃疡组织的修复和愈合。体外试验证明，本品在酸性条件下能与蛋白质及氨基酸发生络合作用而凝结，而溃疡部位的氨基酸残基较正常黏膜丰富得多，因此本品更易沉积在溃疡黏膜上。②抗胃蛋白酶作用，本品能与胃蛋白酶发生络合而使其失活。③改变胃黏液成分，促进碳酸氢盐和黏液分泌，防止黏液糖蛋白被分解，增强胃黏膜屏障功能。④防止氢离子逆弥散。⑤刺激内源性前列腺素的释放，提高胃及十二指肠黏膜中前列腺素 E_2 浓度，并使唾液腺分泌的上皮生长因子富集于溃疡部位并保护其不受胃酸灭活，从而起到保护胃黏膜、促进溃疡组织修复和愈合的作用。⑥改善胃黏膜血流，杀灭幽门螺杆菌，延缓幽门螺杆菌对抗菌药耐药性的产生，这对治疗消化性溃疡和胃炎均有益。临床研究和应用证明本品对治疗胃、十二指肠溃疡，促进溃疡的愈合有较好的效果；对西咪替丁耐药的患者，使用本品治疗仍有 80% 以上的愈合率。

【适应证】用于慢性胃炎及缓解胃酸过多引起的胃痛、胃烧灼感和反酸。

【用法用量】口服给药，一次 0.3g，一日 4 次，餐前半小时及睡前服用。用于缓解胃酸过多引起的胃痛、胃烧灼感及反酸时，连续使用不得超过 7 日；用于胃、十二指肠溃疡及慢性胃炎时，4~8 周为一疗程，然后停药 4~8 周，如有必要可再继续服用 4~8 周。

【不良反应】

1. 神经系统：少数患者可有轻微头痛、头晕、失眠等，但可耐受。当血铋浓度大于 $0.1\mu g/ml$ 时，有发生神经毒性的危险，可能导致铋性脑病，但目前尚未发现服用本品的患者血铋浓度超过 $0.05\mu g/ml$ 者。

2. 消化系统：服用本品期间，口中可能带有氨味，且舌、粪便可被染成黑色，易与黑粪症相混淆；个别患者服用时可出现恶心、呕吐、便秘、食欲减退、腹泻等消化道症状。以上表现停药后均可消失。

3. 泌尿系统：本品长期大剂量服用可能引起肾脏毒性，导致可逆性肾衰，并于 10 日内发作。

4. 骨骼肌肉：骨骼的不良反应常发生在不同的部位，与骨内铋的浓度过高有关。较常见的是与铋性脑病相关的骨性关节炎，常以单侧或双侧肩疼痛为先兆症状。

5. 其他：个别患者可出现皮疹。

【禁忌】

1. 对本品过敏者禁用。

2. 严重肾功能不全者禁用。

3. 孕妇禁用。

【注意事项】

1. 服药期间不得服用其他含铋制剂。

2. 正处于急性胃黏膜病变时的患者，不推荐使用本品。

3. 服药前后半小时须禁食，不得饮用牛奶、其他饮料（如含乙醇或含碳酸的饮料）及服用药物，否则会干扰本品治疗溃疡的作用。

4. 本品与阿莫西林或甲硝唑或奥美拉唑联合应用时，可增加对幽门螺杆菌的根除率。

5. 本品不宜大剂量长期服用，连续用药不宜超过 2 个月。长期使用本品的患者，应注意体内铋的蓄积。

【药物相互作用】

1. 本品和四环素同时服用会影响四环素的吸收。

2. 制酸药可干扰本品的作用，不宜同时进服。

【规格】颗粒剂：1g：110mg（以铋计）；1.2g：110mg（以铋计）；1.2g：300mg（以铋计）。胶囊剂：300mg：110mg（以铋计）。片剂：300mg：110mg（以铋计）。

阿尔维林
Alverine

【其他名称】斯莫纳、使疼乐、乐健素。

【药理作用】本品在胃的酸性环境中形成弥散性的保护层覆盖于溃疡面上，阻止胃酸、酶及食物对溃疡的侵袭。本品还可降低胃蛋白酶活性，增加黏蛋白分泌，促进黏膜释放前列腺素，从而保护胃黏膜。另外，本品对幽门螺杆菌具有杀灭作用，因而可促进胃炎的愈合。

【适应证】各种原因所致的胃、肠功能紊乱，肠易激综合征。

【用法用量】

1. 普通胶囊：成人 1~2 粒，每日 3 次；6~12 岁儿童 1 粒，每日 3 次。

2. 复方软胶囊：每次 1 粒，每日 2~3 次，饭前服。

【不良反应】服用本品可能发生如下不良反应：

1. 荨麻疹，有时伴有咽喉肿痛甚至发生休克。

2. 有时发生肝部病变，一旦停止服用本品，症状即可消失。

3. 过量服用可能会出现中枢神经系统兴奋的症状和低血压。

【禁忌】患者对枸橼酸阿尔维林或药物中其他成分过敏者禁止使用。

【注意事项】妊娠头 3 个月慎用。

【药物相互作用】三环类抗抑郁药及类似药、普鲁卡因胺或衍生物、组胺 H_1 受体拮抗药可加强本药的作用。全身性胆碱能药物可降低本药的作用。

【规格】普通胶囊剂：60mg。复方软胶囊：60mg（以阿尔维林计）。

胶体果胶铋
Colloidal Bismuth Pectin

【其他名称】U 比乐、华纳比乐、碱式果胶酸铋钾、唯舒敏、维敏。

【药理作用】本品是一种新型的胶体铋制剂，通过应用生物大分子果胶酸代替现有铋制剂中的小分子酸根（如碳酸根、硝酸根及枸橼酸根等），从而增强了本品的胶体特性，使其在酸性介质中能形成高黏度溶胶。该溶胶与溃疡面及炎症表面有强亲和力，可在胃黏膜表面形成一层牢固的保护膜，增强胃黏膜的屏障作用，故对消化性溃疡和慢性胃炎有较好的治疗作用。研究表明，与其他胶体铋制剂比较，本品的胶体特性好，特性黏数为胶体碱式枸橼酸铋钾的 7.4 倍，此外，本品对受损黏膜具有高度选择性，胶体碱式枸橼酸铋钾在受损组织中的铋浓度为正常组织中的 3.1 倍，而本品为 4.34 倍。

另一方面，本品可沉积于幽门螺杆菌的细胞壁，使菌体内出现不同程度的空泡，导致细胞壁破裂，并抑制细菌酶的活性，干扰细菌的代谢，使细菌对人体的正常防御功能变得更敏感，从而起到杀灭幽门螺杆菌、提高消化性溃疡的愈合率和降低复发率的作用。

此外，本品还可刺激胃肠黏膜上皮细胞分泌黏液，促进上皮细胞的自身修复，以及直接刺激前列腺素和表皮生长因子的产生，使溃疡面和糜烂面快速愈合而止血。另有文献报道，果胶本身也具有止血作用。

【适应证】用于治疗消化性溃疡（特别是幽门螺杆菌相关性溃疡），也可用于治疗慢性浅表性胃炎、慢性萎缩性胃炎及消化道出血。

【用法用量】口服给药。

1. 成人：①消化性溃疡和慢性胃炎：一次 150mg，一日 4 次，分别于三餐前 1 小时及临睡时服用。疗程一般为 4 周。②并发消化道出血：将日服剂量 1 次服用。方法为：将胶囊内药物取出，用水冲开搅匀后服用。

2. 儿童：口服给药，用量酌减。

【不良反应】偶见恶心、便秘等消化道症状。

【禁忌】

1. 对本品过敏者禁用。

2. 肾功能不全者禁用。

3. 孕妇禁用。

【注意事项】

1. 本品不宜与其他铋制剂同时服用，且不宜大剂量长期（7 日以上）服用本品。

2. 本品宜在餐前 1 小时左右服用，以达最佳药效。

3. 服药期间，可出现大便呈无光泽的黑褐色，如无其他不适，当属正常现象，停药后 1～2 日内粪便色泽可转为正常。

【药物相互作用】与强力制酸药及 H_2 受体阻滞药同时服用，会降低本品疗效。

【规格】胶囊剂（以铋计）：40mg；50mg；100mg；300mg。

1.3.2 前列腺素及其衍生物

米索前列醇
Misoprostol

【其他名称】米索、米索普鲁斯托尔、米索普特、喜克溃。

【药理作用】本品为前列腺素 E_1 衍生物，具有较强的抑制胃酸分泌的作用。能引起基础胃酸分泌和组胺、五肽胃泌素等引起的胃酸分泌，但机制尚未阐明，目前认为与影响腺苷酸环化酶的活性从而降低胃壁细胞环磷酸腺苷（cAMP）的水平有关。同时，本品还能抑制胃蛋白酶的分泌，刺激胃黏液及碳酸氢盐的分泌，促进磷脂合成，增加胃黏膜的血流量，加强胃黏膜屏障，从而具有保护胃黏膜的作用。此外，本品具有 E 类前列腺素的药理活性，可软化宫颈、增强子宫张力和宫内压。与米非司酮序贯应用，可显著增高和诱发早孕子宫自发收缩的频率和幅度，用于终止早孕。

大量动物实验证明，本品有防止溃疡形成的作用，可防止阿司匹林或吲哚美辛所致的胃出血或溃疡形成，其作用呈剂量依赖性。本品也可防止许多致坏死物质（如无水乙醇、25% 氯化钠溶液、沸水、酸、碱等）引起的胃肠黏膜坏死，且所需剂量仅为抑制胃酸分泌剂量的 1/10 ~ 1/100。

本品能促进吸烟者的溃疡愈合，且本品不升高血清胃泌素水平，对防止溃疡复发效果较好。

【适应证】

1. 用于治疗胃、十二指肠溃疡和预防非甾体类抗炎药引起的出血性消化性溃疡。

2. 与抗孕激素药物米非司酮序贯应用，用于终止停经 49 日以内的早期妊娠。

【用法用量】口服给药。

1. 胃溃疡和十二指肠溃疡：一次 0.2mg，一日 4 次，于餐前和睡前口服；4 ~ 8 周为一个疗程。

2. 预防非甾体类抗炎药所致的消化性溃疡：一次 0.2mg，一日 2 ~ 4 次，剂量应根据个体差异、临床情况不同而定。

3. 终止早期妊娠：停经小于或等于 49 日的健康早孕妇女要求药物流产时，给予米非司酮 150mg，分次服用（一次 25mg，一日 2 次，连服 3 日）；或一次口服米非司酮 200mg。服药前后应禁食 2 小时。服用米非司酮 36 ~ 48 小时后，再空腹顿服本品 0.6mg，门诊观察 6 小时。

【不良反应】

1. 常见胃肠道不良反应，并呈剂量相关性。主要表现为稀便或腹泻，大多数不影响治疗，偶有较严重且持续时间长的情况，需停药。其他尚有轻度恶心、呕吐、腹部不适、腹痛、消化不良等。

2. 部分患者可出现眩晕、乏力。

3. 极个别妇女可出现皮疹、面部潮红、手掌瘙痒、寒战、一过性发热甚至过敏性休克。

【禁忌】

1. 对前列腺素类药物过敏者。

2. 有使用前列腺素类药物禁忌者（如青光眼、哮喘、过敏性结肠炎及过敏体质等）。

3. 有心、肝、肾疾病患者和肾上腺皮质功能

不全者。

4. 有脑血管或冠状动脉疾病患者。

5. 带宫内节育器妊娠和怀疑宫外孕者。

6. 孕妇。

【注意事项】

1. 采用不超过 0.2mg 的单量，并与食物同服，可减少腹泻的发生率。

2. 本品用于终止早孕时，必须与米非司酮序贯配伍应用，且必须按药物流产常规的要求进行观察和随访。应用本品终止妊娠失败者，必须用人工流产终止妊娠。

3. 服用本品时必须在医院观察 4 ~ 6 小时。服药后，一般会较早出现少量阴道出血，部分妇女流产后出血时间较长。少数早孕妇女服用米非司酮后，即可自然流产，但仍然必须按常规服完本品。约 80% 的孕妇在使用本品后，6 小时内排出绒毛胎囊。约 10% 孕妇在服药后 1 周内排出妊娠物。

4. 本品用于消化性溃疡时，治疗是否成功不应以症状学进行判断。

5. 老年人可用常规剂量。

6. 低血压患者慎用。

7. FDA 对本药的妊娠安全性分级为 X 级。

【药物相互作用】

1. 抗酸药（尤其是含镁抗酸药）与本品合用时会加重本品所致的腹泻、腹痛等不良反应。

2. 有联用保泰松和本品后发生神经系统不良反应的报道，症状包括头痛、眩晕、潮热、兴奋、一过性复视和共济失调。

3. 与环孢素及泼尼松联用可降低肾移植排斥反应的发生率。

【规格】片剂：0.2mg。

1.3.3 其他治疗消化性溃疡药

硫糖铝
Sucralfate

【其他名称】迪光克、迪索、迪先、华迪、舒可捷、舒克菲、素得、速顺、维宁、胃溃宁、胃笑、渭依、蔗糖硫酸酯铝。

【药理作用】本品为蔗糖硫酸酯的碱式铝盐，是一种胃黏膜保护药，具有保护溃疡面、促进溃疡愈合的作用。其机制如下：①在酸性环境下，

本品可离解为带负电荷的八硫酸蔗糖，并聚合成不溶性胶体，保护胃黏膜；能与溃疡或炎症处的带正电荷的渗出蛋白质结合，在溃疡面或炎症处形成一层薄膜，保护溃疡或炎症黏膜抵御胃酸的侵袭，促进溃疡愈合。且与溃疡病灶有较高的亲和力，约为正常黏膜的 6～7 倍。②能吸附胃蛋白酶，抑制该酶分解蛋白质。治疗剂量时，胃蛋白酶活性可下降约 30%。③有弱的中和胃酸作用。④吸附唾液中的表皮生长因子，并将其浓聚于溃疡处，促进溃疡愈合。⑤刺激内源性前列腺素 E 的合成，刺激表面上皮分泌碳酸氢根，从而起到细胞保护作用。另有学者报道，硫糖铝对食管黏膜亦有保护作用，故也可用于反流性食管炎。

在治疗消化性溃疡时，本品与 H_2 受体拮抗药的疗效无显著差异，但前者可降低溃疡病的复发率。另外，两者均可有效地预防上消化道出血的发生，且效果相当。

【适应证】用于治疗胃炎、胃及十二指肠溃疡。

【用法用量】口服给药，一次 1g，一日 3～4 次。也可根据不同剂型给药：①片剂、颗粒、胶囊：一次 1g，一日 3～4 次。4～6 周为一个疗程。②混悬液：一次 1g，一日 3～4 次，餐前 1 小时或空腹服用。③混悬凝胶：一次 1g，一日 2 次，于晨起、餐前 1 小时及睡前空腹服用。

【不良反应】

1. 可见口干、便秘；偶见眩晕、昏睡、腹泻、恶心、胃痛、消化不良、皮疹、瘙痒等。

2. 长期及大剂量使用本品可引起低磷血症，可能出现骨软化。

【禁忌】习惯性便秘者禁用。

【注意事项】

1. 本品对严重十二指肠溃疡效果较差。用药之前应检查胃溃疡的良恶性。

2. 本品在酸性环境中起保护胃、十二指肠黏膜作用，故不宜与碱性药合用。

3. 须空腹摄入，餐前 1 小时与睡前服用效果最好。嚼碎或研成粉末后服下能发挥最大效应。

4. 本品短期治疗即可使溃疡完全愈合，但愈合后仍可能复发。故治疗收效后，应继续服药数日，以免复发。

5. 连续应用不宜超过 8 周。

6. 甲状腺功能亢进、营养不良性佝偻病、低磷血症患者，不宜长期服用本品。

7. 出现便秘时可加服少量镁乳等轻泻药，胃痛剧烈的患者可与适量抗胆碱药（如溴丙胺太林等）合用。

8. 以下情况应慎用：①肝功能不全者。②肾功能不全者。③妊娠早期及哺乳期妇女。FDA 对本药的妊娠安全性分级为 B 级。

【药物相互作用】

1. 本品可干扰脂溶性维生素（维生素 A、D、E 和 K）的吸收。

2. 本品可降低口服抗凝药（如华法林）、地高辛、喹诺酮类药（如环丙沙星、洛美沙星、诺氟沙星、司氟沙星）、苯妥英、布洛芬、吲哚美辛、氨茶碱、甲状腺素等药物的消化道吸收。

3. 本品可影响四环素的胃肠道吸收，其机制可能与四环素和铝离子形成相对不溶的螯合物有关，故应避免同时应用。如必须合用，应至少在服用四环素后 2 小时给予硫糖铝，而避免在服用四环素前给予硫糖铝。

4. 本品可明显影响阿米替林的吸收，但确切机制还不清楚。如需两药合用，应尽量延长两药间隔时间，并注意监测阿米替林的疗效，必要时增加阿米替林的剂量。

5. 与多酶片合用时，两者疗效均降低，这是由于本品可与多酶片中胃蛋白酶络合，降低多酶片的疗效；且多酶片中所含消化酶特别是胃蛋白酶可影响本品的疗效，故两者不宜合用。

6. 制酸药（如西咪替丁、H_2 受体拮抗药）可干扰本品的药理作用，本品也可减少西咪替丁的吸收，通常不主张两者合用。但临床为缓解溃疡疼痛也可合并应用制酸药，后者须在服用本药前半小时或服后 1 小时给予。

7. 抗胆碱药可缓解本品所致的便秘和胃部不适等不良反应。

【规格】片剂：0.25g；0.5g。胶囊剂：0.25g。颗粒剂：0.25g；1g。分散片：0.25g；0.5g。咀嚼片：0.5g；1g。混悬液：5ml：1g；10ml：1g；20ml：20g；200ml：40g。混悬凝胶剂：5ml：1g。

甘草锌
Licorzine

【其他名称】依甘锌。

【药理作用】本品系豆科植物甘草根中提取物与锌结合的有机锌制剂，为补锌抗溃疡药。甘草的抗溃疡成分能增加胃黏膜细胞的己糖胺成分，提高胃黏膜的防御能力，延长胃黏膜上皮细胞的寿命，加速溃疡愈合；锌参与纤维细胞的分裂及胶原合成，能促进胃黏膜分泌黏液，加强黏膜屏障功能，促进黏膜再生，加速溃疡愈合，有类似前列腺素的细胞保护作用。两者结合对抗溃疡可能有协同或相加作用。

【适应证】

1. 用于口腔、胃、十二指肠及其他部位的溃疡症。

2. 用于促进创伤及烧伤的愈合。

3. 用于儿童厌食、异食癖、生长发育不良、肠病肢端性皮炎及其他儿童锌缺乏症。成人锌缺乏症也可用本品治疗。

4. 用于寻常型痤疮。

【用法用量】

1. 成人：口服给药。①消化性溃疡：片剂一次 0.5g，颗粒剂一次 10g，一日 3 次，疗程 4～6 周。必要时可减半再服一个疗程以巩固疗效。②保健营养性补锌：片剂一日 0.25g，分 1～2 次服用；颗粒剂一次 1.5g，一日 2～3 次。③青春期痤疮、口腔溃疡及其他病症：片剂一次 0.25g，一日 3 次；颗粒剂一次 5g，一日 2～3 次。治疗青春期痤疮疗程为 4～6 周，愈后可给予片剂一次 0.25g，或颗粒剂一次 5g，一日 1 次，再服用 4～6 周，以减少复发。

2. 儿童：口服给药，一日按体重 0.5～1.5mg/kg 元素锌计算，分 3 次餐后服用。或按以下方法服药：①片剂：小于 1 岁一次 0.04g，一日 2 次；1～5 岁，一次 0.75g，一日 2～3 次；6～10 岁，一次 1.5g，一日 2～3 次；11～15 岁，一次 2.5g，一日 2～3 次。②颗粒：大于 1 岁的儿童用法用量参见片剂。

【不良反应】成人治疗消化性溃疡时，由于用量较大，疗程较长，个别患者可出现排钾潴钠和轻度水肿等不良反应，停药后可自行消失。治疗其他疾病时由于用量较小，较少出现不良反应。

【禁忌】尚不明确。

【注意事项】

1. 可通过限制钠盐摄入、加服氢氯噻嗪和枸橼酸钾等对症处理，减轻本品所致的排钾潴钠等不良反应。

2. 以下情况应慎用：①心功能不全者。②肾功能不全者。③重度高血压患者。

【药物相互作用】本药可降低四环素、诺氟沙星、环丙沙星等药物的活性，故不宜同服。

【规格】片剂：0.08g（相当于元素锌 4mg）；0.25g（相当于元素锌 12.5mg）。颗粒剂：1.5g；5g。胶囊剂：0.125g；0.25g。

替普瑞酮
Teprenone

【其他名称】施维舒、戊四烯酮。

【药理作用】本品为萜烯类化合物，具有组织修复作用，能强化抗溃疡作用。本品对盐酸、阿司匹林及酒精等所致溃疡具有细胞保护作用，而 H_2 受体拮抗药和抗胆碱药则无此作用。本品的具体作用如下：①促进高分子糖蛋白及磷脂的生物合成：本品可促进胃黏膜微粒体中糖脂质中间体的生物合成，加速胃黏膜及胃黏液层中主要的黏膜修复因子即高分子糖蛋白的合成，提高黏液中的磷脂质浓度，从而提高黏膜的防御功能。②促进内源性前列腺素的合成：本品可通过改变磷脂的流动性而激活磷脂酶 A_2，使花生四烯酸的合成加快，从而促进内源性前列腺素的合成。③胃黏膜保护作用：通过促进胃黏液的分泌，维持黏液和疏水层的正常结构和功能，促进黏膜上皮细胞的复制能力，从而减轻胃黏膜的受损，并可保护已受损胃黏膜及溃疡组织，同时又通过增加前列腺素合成的间接保护作用，发挥对黏膜的全面保护作用。本品与 H_2 受体阻滞药合用可促进胃溃疡的愈合。

【适应证】用于胃溃疡，也可用于急性胃炎及慢性胃炎的急性加重期。

【用法用量】口服给药，一次 50mg，一日 3 次，餐后 30 分钟内服用。老年人的生理代谢功能有所降低，故需减量给药。

【不良反应】本品不良反应的发生率约为 2.22%，一般停药后即可消失。

1. 中枢神经系统：可见头痛等症状。

2. 消化系统：可见便秘、腹胀、腹泻、口渴、恶心、腹痛等症状，也可见天门冬氨酸氨基转移酶及丙氨酸氨基转移酶轻度升高。

3. 皮肤：可见皮疹等。

4. 其他：可见血清总胆固醇升高等。

【禁忌】尚不明确。

【注意事项】出现皮疹、全身瘙痒等皮肤症状时，应停药。

【药物相互作用】尚不明确。

【规格】片剂：50mg。胶囊剂：50mg。颗粒剂：1g：100mg。

吉法酯
Gefarnate

【其他名称】合欢香叶酯、惠加强 G。

【药理作用】本品系合成的异戊间二烯化合物，是一种胃黏膜保护药，具有促进溃疡修复愈合、调节胃肠功能和胃酸分泌、保护胃肠黏膜等作用。本品的作用机制不详，目前认为可能是直接作用于胃黏膜上皮细胞，增强其抗溃疡因子的能力。

【适应证】用于治疗胃、十二指肠溃疡及急慢性胃炎，也可用于空肠溃疡、结肠炎及胃痉挛等。

【用法用量】

1. 成人：口服给药。①预防消化性溃疡及急、慢性胃炎等：一次 50mg，一日 3 次。②治疗消化性溃疡及急慢性胃炎等：一次 100mg，一日 3 次，一般疗程为 1 个月，病情严重者需 2 ~ 3 个月。病情好转后可服用维持剂量：一次 50 ~ 100mg，一日 3 次。

2. 儿童：口服给药，一次 50 ~ 100mg，一日 3 次。

【不良反应】本品耐受性较好，偶见心悸、胃肠道反应（如口干、恶心、便秘等），一般无需停药。

【禁忌】尚不明确。

【注意事项】

1. 治疗期间应按时用药，不可提前中断疗程。

2. 服用本品后不良反应严重者应立即停药。

3. 有前列腺素类药物禁忌者（如青光眼患者）、孕妇及哺乳期妇女慎用。

【药物相互作用】

1. 螺内酯可降低本品的吸收。

2. 阿米洛利可延缓本品的代谢和降低本品的疗效。

【规格】片剂：400mg；50mg。胶囊剂：50mg。

瑞巴派特
Rebamipide

【其他名称】惠宁、膜固思达、瑞巴匹特。

【药理作用】本品为胃黏膜保护药，具有保护胃黏膜及促进溃疡愈合的作用。具体包括：①抑制幽门螺杆菌作用：本品不具有细胞毒活性，而是通过阻止幽门螺杆菌黏附至胃上皮细胞、减少氧化应激、降低幽门螺杆菌产生的细胞因子浓度等而用于治疗幽门螺杆菌感染。②清除羟基自由基的作用：通过降低脂质过氧化等作用保护因自由基所致的胃黏膜损伤。③抑制炎性细胞浸润。此外，动物实验显示本品可增加大鼠的胃黏液量、胃黏膜血流量及胃黏膜前列腺素含量，并可促进大鼠胃黏膜细胞再生、使胃碱性物质分泌增多等。但对基础胃液分泌几乎不起作用，对刺激胃酸分泌也未显示出抑制作用。

【适应证】

1. 用于胃溃疡。

2. 用于改善急性胃炎及慢性胃炎急性加重期的胃黏膜病变（如糜烂、出血、充血、水肿等）。

【用法用量】口服给药。

1. 胃溃疡：一次 0.1g，一日 3 次，早、晚及睡前服用。

2. 急性胃炎及慢性胃炎急性加重期胃黏膜病变（糜烂、出血、充血、水肿）的改善：一次 0.1g，一日 3 次。

【不良反应】

1. 血液系统：可引起白细胞减少（不足 0.1%），也有血小板减少的报道。

2. 精神神经系统：有导致麻木、眩晕、嗜睡的报道。

3. 胃肠道：发生率不足 0.1% 的有味觉异常、嗳气、呃逆、呕吐、胃灼热、腹痛、腹胀、便秘、腹泻等。另有引起口渴的报道。

4. 肝脏：可引起丙氨酸氨基转移酶、天门冬氨酸氨基转移酶、γ - 谷氨酰转肽酶、碱性磷酸酶值升高等肝功能异常（不足 0.1%）。另有出现黄疸的报道。

5. 代谢及内分泌系统：有引起乳腺肿胀、乳房疼痛、男性乳房肿大、诱发乳汁分泌的报道。

6. 呼吸系统：有引起咳嗽、呼吸困难的报道。

7. 过敏反应：发生率不足 0.1% 的表现可有皮疹（如荨麻疹、药疹样湿疹）及瘙痒等。

8. 其他：本品所致的月经异常、血尿素氮升高、水肿等的发生率不足 0.1%。另有引起心悸、发热、颜面潮红的报道。

【禁忌】对本品过敏者禁用。

【注意事项】

1. 不推荐本品单独用于幽门螺杆菌感染。

2. 用药期间若出现瘙痒、皮疹或湿疹等过敏反应，或出现氨基转移酶显著升高或白细胞减少、血小板减少时应立即停药，并进行适当治疗。

3. 孕妇或计划妊娠妇女及哺乳期妇女慎用。

【药物相互作用】尚不清楚。

【规格】片剂：0.1g。

伊索拉定
Irsogladine

【其他名称】科玛诺。

【药理作用】本品为胃黏膜保护剂，通过强化胃黏膜上皮细胞间的结合，抑制上皮细胞的剥离、脱落和细胞间隙的扩大，增强黏膜细胞本身的稳定性，以发挥黏膜防御作用，抑制有害物质透过黏膜。其作用作用机制与提高胃黏膜细胞内cAMP、前列腺素、还原型谷胱甘肽及黏液糖蛋白含量有关。实验表明，本品可抑制盐酸和乙醇所致的胃黏膜细胞障碍，尚有增加胃黏膜血流量的作用。作用有剂量依赖性。

【适应证】治疗胃溃疡，也可用于改善急性胃炎、慢性胃炎急性发作期的胃黏膜病变（糜烂、出血、充血、水肿）。

【用法用量】口服，一日4mg，分1～2次服。随年龄、症状适当增减剂量。

【不良反应】偶有头晕、恶心、呕吐、便秘、腹泻、皮疹、食欲减退、上腹部不适，偶见氨基转移酶轻度可逆性升高。

【注意事项】

1. 出现皮疹不良反应时应停药。

2. 老年患者应从小剂量（2mg/d）开始，根据反应情况适当调整剂量。

【规格】片剂：2mg。

2　胃肠解痉药

东莨菪碱
Scopolamine

【其他名称】东莨菪胺、亥俄辛、金玛特、可弥特、使保定。

【药理作用】本品为外周作用较强的抗胆碱药，阻断M胆碱受体。本品的外周作用较阿托品强而维持时间短，对呼吸中枢具兴奋作用，对相应皮质具抑制作用，能抑制腺体分泌，解除毛细血管痉挛，改善微循环，扩张支气管，解除平滑肌痉挛。

【适应证】

1. 用于全身麻醉前给药、晕动病、震颤麻痹、狂躁性精神病、有机磷农药中毒等。

2. 用于抢救极重型流行性乙型脑炎呼吸衰竭（常伴有剧烈频繁的抽搐）。

3. 眼部用药主要用于对阿托品过敏或仅需较短时间麻痹睫状肌的患者。

【用法用量】

1. 口服给药：每次0.2～0.6mg，每日0.6～1mg；极量：每次0.6mg，每日2mg。

2. 皮下注射：每次0.2～0.5mg；极量：每次0.5mg，每日1.5mg。

3. 静脉滴注：抢救乙型脑炎呼吸衰竭：用10%葡萄糖注射液30ml稀释后静脉滴注，常用量为0.02～0.04mg/kg，用药间歇时间一般为20～30分钟，用药总量最大达6.3mg。

4. 静脉注射：抢救乙型脑炎呼吸衰竭：以1ml含药0.3mg的注射液直接静脉注射，常用量为0.02～0.04mg/kg，用药间歇时间一般为20～30分钟，用药总量最大达6.3mg。

5. 经眼给药：0.5%滴眼液滴眼，次数酌情增减。

【不良反应】

1. 心血管系统：心动过速是常见的不良反应，尤其用量较大时。还有引起低血压的报道。

2. 中枢神经系统：大剂量使用时，可引起眩晕、坐立不安、震颤、疲乏和运动困难。经皮肤给药也可引起嗜睡、坐立不安、记忆障碍、幻觉。儿童出现定向力障碍、易激惹、幻觉和震颤的概率比成人高。有引起昏迷、高热、惊厥的报道。还有经皮肤给药后导致精神病的报道。

3. 消化系统：口干是最常见的不良反应，还可发生便秘。

4. 泌尿生殖系统：可引起排尿困难和尿潴留，老年患者尤应注意。

5. 眼：长时间用眼部制剂可引起局部刺激，即结膜炎、血管充血、水肿和湿疹性皮炎。此外，也可发生幻视。本品有散瞳作用，可引起视物模糊和畏光。较大剂量时，还可发生睫状体麻痹。经皮肤给药可发生眼睛干涩、发红或瘙痒，还可导致急性闭角型青光眼。有引起瞳孔大小不等及内斜视的报道。

6. 皮肤：皮肤贴片外用可引起皮疹、红斑、接触性皮炎等。

7. 戒断症状：某些患者停用东莨菪碱皮肤贴片后出现戒断症状，包括眩晕、恶心、呕吐、头痛和平衡障碍。用药超过 3 日者，这些戒断症状较常见。

【禁忌】

1. 对本品有过敏史者禁用。

2. 青光眼患者禁用。

3. 前列腺肥大者禁用。

【注意事项】

1. 为避免经眼给药时引起全身吸收，可在滴眼后用手指在泪囊上加压 2 ~ 3 分钟。

2. 用药前应估计前房深度，避免诱发闭角型青光眼。

3. 用于眼科时，本品的毒性反应发生率较其他抗胆碱药高，故不宜作为首选药物。

4. 用药期间避免驾驶或从事有危险的活动。

5. 以下情况应慎用：①儿童和老年患者。②充血性心力衰竭、冠心病、高血压、心动过速患者。③甲状腺功能亢进患者。④回肠造口术后或结肠造口术后。⑤轻度肝脏或肾脏疾病。

6. FDA 对本药的妊娠安全性分级为 C 级。

【药物相互作用】

1. 普鲁卡因胺与本品同用，可能对房室结传导产生相加的抗迷走神经作用。

2. 对于晕动病，预防性用药效果好，与苯海拉明合用可增加疗效。

3. 本品与西沙必利同用时，会抵消西沙必利的胃肠动力作用，使西沙必利失效。

【规格】片剂：0.2mg；0.3mg。注射液：1ml：0.3mg；1ml：0.5mg。滴眼液：0.5%。眼膏：0.15%；0.5%；1%。贴片：每贴含 1.5mg。

山莨菪碱
Anisodamine

【其他名称】京通泰、氢溴酸山莨菪碱、盐酸山莨菪碱。

【药理作用】本品是我国从茄科植物山莨菪中分离出的生物碱，现临床常用制剂为人工合成的山莨菪碱氢溴酸盐。本品是作用于 M 胆碱受体的抗胆碱药，有明显外周抗胆碱作用，作用与阿托品相似或稍弱，能松弛平滑肌，解除微血管痉挛，故有镇痛和改善微循环作用。其扩瞳和抑制腺体分泌的作用是阿托品的 1/20 ~ 1/10。因不能通过血脑屏障，故中枢作用较弱。与阿托品相比，具有选择性较高、毒副作用较低的优点。

【适应证】

1. 用于缓解胃肠道、胆管、胰管、输尿管等痉挛引起的绞痛。

2. 用于感染中毒性休克（如暴发型流行性脑脊髓膜炎、中毒性痢疾等）。

3. 用于血管痉挛和栓塞引起的循环障碍（如脑血栓、脑栓塞、脑血管痉挛、血管神经性头痛、血栓闭塞性脉管炎等）。

4. 用于抢救有机磷农药中毒。

5. 用于各种神经痛（如三叉神经痛、坐骨神经痛等）。

6. 用于眩晕症。

7. 用于眼底疾病（如中心性视网膜炎、视网膜色素变性、视网膜动脉血栓等）。

8. 用于突发性耳聋。

【用法用量】

1. 成人

（1）口服给药：①一般用法：一次 5 ~ 10mg，一日 3 次。②胃肠道痉挛绞痛：服用本品氢溴酸盐，一次 5mg，疼痛时服，必要时 4 小时后可重复 1 次。

（2）肌肉注射：①一般慢性疾病：一次 5 ~ 10mg，一日 1 ~ 2 次，可连用 1 个月以上。②严重三叉神经痛：必要时可加大剂量至一次 5 ~ 20mg。

（3）静脉注射：①抢救感染中毒性休克：根据病情决定剂量。一次 10 ~ 40mg，需要时每隔 10 ~ 30 分钟重复给药，随病情好转逐渐延长给药间隔时间，直至停药。如病情无好转可加量。②血栓闭塞性脉管炎：一次 10 ~ 15mg，一日 1 次。

（4）静脉滴注：治疗脑血栓，一日 30 ~ 40mg，加入 5% 葡萄糖注射液中滴注。

2. 儿童：静脉注射用于抢救感染中毒性休克，一次 0.3 ~ 2mg/kg。其余参见成人"静脉注射"项下内容。

【不良反应】

1. 常见口干、面红、轻度扩瞳、视近物模糊等。

2. 少见有心率加快及排尿困难，多在 1 ~ 3 小时消失，长期应用无蓄积中毒。

3. 用量过大时可出现阿托品样中毒症状。

【禁忌】

1. 对本品过敏者。

2. 颅内压增高者。

3. 出血性疾病（如脑出血急性期等）患者。

4. 青光眼患者。

5. 前列腺增生者。

6. 尿潴留者。

7. 哺乳期妇女。

【注意事项】

1. 本品不宜与地西泮在同一注射器中应用，为配伍禁忌。

2. 皮肤或黏膜局部使用本品，无刺激性。

3. 本品可延长胃排空时间，故能增加很多药物的吸收率，使发生不良反应的危险性增加。

4. 治疗感染性休克时，在应用本品的同时，其他治疗措施（如与抗菌药合用）不能减少。

5. 若口干明显时可口含酸梅或维生素 C 缓解。静脉滴注过程中，若排尿困难，可肌肉注射新斯的明 0.5 ~ 1mg 或氢溴酸加兰他敏 2.5 ~ 5mg 以解除症状。

6. 以下情况应慎用：①严重心力衰竭者。②心律失常患者。③严重肺功能不全者。

【药物相互作用】

1. 盐酸哌替啶与本品合用可增强抗胆碱作用。

2. 维生素 K 与本品合用治疗黄疸型肝炎，在降低氨基转移酶、消退黄疸方面优于常规治疗。

3. 本品可拮抗西沙必利对胃肠道的动力作用。

4. 因为本品阻断 M 受体，减少唾液分泌，可使舌下含化的硝酸甘油、戊四硝酯、硝酸异山梨酯的崩解减慢，从而影响吸收，作用减弱。

5. 与甲氧氯普胺、多潘立酮等合用，各自的效用降低。

6. 本品可拮抗去甲肾上腺素所致的血管痉挛。

7. 本品可拮抗毛果芸香碱的促分泌作用，但抑制强度低于阿托品。

8. 本品可减少抗结核药的肝损害。

【规格】 片剂：5mg；10mg。注射液：1ml：5mg；1ml：10mg；1ml：20mg。氢溴酸山莨菪碱片：5mg。氢溴酸山莨菪碱注射液：5mg。

阿托品
Atropine

【其他名称】迪善、颠茄碱。

【药理作用】本品为抗 M 胆碱受体药，具有松弛内脏平滑肌的作用，从而解除平滑肌痉挛，缓解或消除胃肠平滑肌痉挛所致的绞痛，对膀胱逼尿肌、胆管、输尿管、支气管都有解痉作用，但对子宫平滑肌的影响较少。虽然可透过胎盘屏障，但对胎儿无明显影响，也不抑制新生儿呼吸。治疗剂量时，对正常活动的平滑肌影响较小，但对过度活动或痉挛的内脏平滑肌则有显著的解痉作用。大剂量可抑制胃酸分泌，但对胃酸浓度、胃蛋白酶和黏液的分泌影响很小。随用药剂量增加可依次出现如下反应：腺体分泌减少、瞳孔扩大和调节麻痹、心率加快、膀胱和胃肠道平滑肌的兴奋性降低、胃液分泌抑制；中毒剂量则出现中枢症状。本品对心脏、肠和支气管平滑肌的作用比其他颠茄生物碱更强、更持久。麻醉前用药可减少麻醉过程中支气管黏液分泌，预防术后引起肺炎，并可消除吗啡对呼吸的抑制。经眼给药时，可阻断眼部 M 胆碱受体，从而使瞳孔括约肌和睫状肌松弛，形成扩瞳。

【适应证】

1. 用于多种内脏绞痛。对胃肠绞痛、膀胱刺激症状（如尿频、尿急等）疗效较好，但对胆绞痛或肾绞痛疗效较差。

2. 用于迷走神经过度兴奋所致的窦房传导阻滞、房室传导阻滞等缓慢性心律失常，也可用于继发于窦房结功能低下而出现的室性异位节律。

3. 用于抗休克：①改善微循环，治疗严重心动过缓、晕厥合并颈动脉窦反射亢进以及Ⅰ度房室传导阻滞。②治疗革兰阴性杆菌引起的感染中毒性休克（中毒性痢疾休克、肺炎休克等）。

4. 作为解毒剂，可用于锑剂中毒引起的阿 – 斯综合征、有机磷农药中毒、氨基甲酸酯类农药中毒、急性毒蕈碱中毒、乌头中毒、钙通道阻滞药过量引起的心动过缓。

5. 用于麻醉前以抑制腺体分泌，特别是呼吸道黏液分泌。

6. 可减轻帕金森病患者的强直及震颤症状，并能控制其流涎及出汗过多。

7. 眼用制剂可用于：①葡萄膜炎（包括虹膜睫状体炎）。②检查眼底前、儿童验光配镜屈光度检查前及白内障手术前后的散瞳。③弱视和斜视的压抑疗法。

【用法用量】

1. 成人

（1）口服给药：一次 0.3 ~ 0.6mg，一日 3 次。极量：一次 1mg，一日 3 次。

（2）静脉注射：①一般情况：一次 0.3 ~
0.5mg，一日 0.5 ~ 3mg。一次用药的极量为 2mg。
②抗休克：一次 1 ~ 2mg，或 0.02 ~ 0.05mg/kg，
用 50% 葡萄糖注射液稀释后于 5 ~ 10 分钟注射，
每 15 ~ 30 分钟 1 次，2 ~ 3 次后如情况未好转可逐
渐增加用量，直到患者面色潮红、四肢温暖、瞳
孔中度散大，收缩压在 10kPa（75mmHg）以上
时，逐渐减量至停药。③抗心律失常：一次 0.5 ~
1mg，按需可每 1 ~ 2 小时 1 次，最大用量为 2mg。
④解毒：锑剂引起的阿 - 斯综合征：一次 1 ~
2mg，15 ~ 30 分钟后再注射 1mg，如患者未再发
作，按需每 3 ~ 4 小时皮下或肌肉注射 1mg。有机
磷农药中毒：一次 1 ~ 2mg（严重有机磷农药中毒
时可加大 5 ~ 10 倍），每 10 ~ 20 分钟重复 1 次，至
紫绀消失，继续用药至病情稳定后用维持量，有
时需连用 2 ~ 3 日。

（3）静脉滴注：抗休克改善微循环：一次
0.02 ~ 0.05mg/kg，用葡萄糖注射液稀释后滴注。

（4）肌肉注射：①一般情况：参见"静脉注
射"项下相关内容。②麻醉前用药：术前 0.5 ~ 1
小时给予，单次 0.5mg。③解毒：锑剂引起的阿 -
斯综合征：参见"静脉注射"项下相关内容。有
机磷农药中毒：参见"静脉注射"项下相关内容。
乌头中毒及钙通道阻滞药过量中毒：一次 0.5 ~
1mg，每 1 ~ 4 小时 1 次，至中毒症状缓解。

（5）皮下注射：①一般情况：参见"静脉注
射"项下相关内容。②缓解内脏绞痛：一次
0.5mg。③麻醉前用药：单次 0.5mg。④解毒：参
见"静脉注射"项下相关内容。

（6）经眼给药：①眼用凝胶：滴入结膜囊，
一次 1 滴，一日 3 次。②滴眼液：滴入结膜囊，
一次 1 滴，一日 1 ~ 2 次。③眼膏：用细玻璃棒涂
少许在下穹隆，一日 1 ~ 2 次。

2. 儿童

（1）口服给药：一次 0.01mg/kg，每 4 ~ 6 小
时 1 次。

（2）静脉注射：①抗心律失常：一次 0.01 ~
0.03mg/kg。②抗休克：改善微循环：一次 0.03 ~
0.05mg/kg。抢救感染中毒性休克：一次 0.03 ~
0.05mg/kg，每 15 ~ 30 分钟 1 次，2 ~ 3 次后如情
况未好转可逐渐增加用量，至情况好转后即减量
或停药。

（3）皮下注射：麻醉前用药：体重 3kg 以下，
单次 0.1mg；7 ~ 9kg，单次 0.2mg；12 ~ 16kg，单
次 0.3mg；20 ~ 27kg，单次 0.4mg；32kg 以上，单

次 0.5mg。

（4）经眼给药：①滴眼液：验光，检查前 1 ~
3 日给予，一次 1 滴，一日 2 次。②眼膏：葡萄膜
炎：用细玻璃棒涂少许在下穹隆，一日 1 ~ 3 次。
验光：检查前 1 ~ 3 日给予，用细玻璃棒涂少许在
下穹隆，一日 3 次。

【不良反应】

1. 常见便秘、出汗减少（排汗受阻可致高
热）、口鼻咽喉干燥、视物模糊、皮肤潮红、排尿
困难（尤其是老年患者有发生急性尿潴留的危
险）、胃肠动力低下、胃 - 食管反流。

2. 少见眼压升高、过敏性皮疹或疱疹。

3. 眼部用药后可出现皮肤黏膜干燥发热、面
部潮红、心动过速、视物模糊、短暂的眼部烧灼
感和刺痛、畏光、眼睑肿胀等，少数患者眼睑出
现瘙痒、红肿、结膜充血等过敏反应。

【禁忌】

1. 对本品或其他抗胆碱药过敏者。

2. 青光眼患者。

3. 前列腺增生患者。

4. 高热患者。

5. 急性五氯酚钠中毒者。

【注意事项】

1. 20 岁以上患者存在潜隐性青光眼时，使用
本品有诱发的危险。

2. 本品对正常眼压无明显影响，但对眼压异
常或闭角、浅前房眼患者，应用后可使眼压明显
升高而有激发青光眼急性发作的危险。角膜穿孔
或有穿孔倾向的角膜溃疡患者慎用本品眼用制剂。

3. 前列腺增生引起的尿路感染（膀胱张力减
低）及尿路阻塞性疾病的患者，使用本品后可导
致完全性尿潴留。

4. 本品静脉注射宜缓慢。小量反复多次给药，
虽可提高对部分不良反应的耐受，但同时疗效也
随之减弱。

5. 由于用本品治疗儿童屈光不正时可出现毒
性反应，故儿童用药宜选用眼膏，或浓度较低的
滴眼液（如选 0.5% 的溶液而不用 1% 的溶液），
以减少全身性吸收。用药后立即将过多的药液或
药膏拭去。滴眼时压迫泪囊部以防吸收中毒。

6. 本品用于验光时因其作用持续过长，扩瞳
可维持 1 ~ 2 周，调节麻痹也可维持 2 ~ 3 日，故
现已被作用持续时间较短的合成代用品取代。只
有儿童验光配眼镜时仍用，因儿童的睫状肌调节
功能较强，须发挥充分的调节麻痹作用。

7. 本品用于幼儿、先天愚型患者、脑损害或痉挛状态患者时，应经常按需调整用量。

8. 用于缓慢性心律失常时，需谨慎调整本品剂量。剂量过大则引起心率加快，增加心肌耗氧量，并有引起室颤的危险。

9. 用药后可出现视物模糊（尤其是看近物体时），此时应避免驾驶、操作机器和进行其他任何有危险的活动。

10. 使用眼用制剂后瞳孔散大畏光，可在阳光和强烈灯光下戴太阳眼镜。

11. 本品长期滴眼引起局部过敏反应时，应立即停药，改用后马托品或东莨菪碱等。

12. 一般情况下，本品口服极量为一次 1mg；皮下或静脉注射极量为一次 2mg。用于抢救感染性中毒性休克、治疗锑引起的阿－斯综合征和有机磷农药中毒时，往往需用至接近中毒的大剂量，使之达到有效阿托品化，此时即出现瞳孔中度散大、面颊潮红、口干、心率加快、轻度不安等症状，此为正常的治疗反应。治疗有机磷农药中毒所需阿托品化剂量、维持量及总量与毒物种类、中毒程度、染毒途径、急救时机、合用的胆碱酯酶复活药、并发症、年龄及个体差异有关，用药期间须密切观察病情变化，及时调整剂量。

13. 治疗有机磷农药中毒时初量宜大，2～10mg 静脉小壶给入，每隔 10~20 分钟 1 次。出现阿托品化现象时（即上述轻度阿托品中毒表现）即减量维持，不可突然停药，以免症状反跳。

14. FDA 对本药的妊娠安全性分级为 C 级。

【药物相互作用】

1. 与异烟肼合用，本品的抗胆碱作用增强。

2. 与盐酸哌替啶合用，有协同解痉和止痛作用。

3. 与奎尼丁合用，可增强本品对迷走神经的抑制作用。

4. 胆碱酯酶复活药（碘解磷定、氯解磷定等）与本品有互补作用，合用时可减少本品用量和不良反应，增强治疗有机磷农药中毒的疗效。

5. 抗组胺药可增强本品的外周和中枢效应，也可加重口干或一过性声音嘶哑、尿潴留及眼压增高等不良反应。

6. 氯丙嗪可增强本品致口干、视物模糊、尿潴留及促发青光眼等不良反应。

7. 与金刚烷胺、吩噻嗪类药、扑米酮、普鲁卡因胺、三环类抗抑郁药合用，可增强本品的不良反应。

8. 与碱化尿液的药物（包括含镁或钙的制酸药、碳酸酐酶抑制药、碳酸氢钠、枸橼酸盐等）合用时，本品排泄延迟，作用时间和（或）毒性增加。

9. 与单胺氧化酶抑制药（包括呋喃唑酮、丙卡巴肼等）合用时，可发生兴奋、震颤或心悸等不良反应，必须合用时本品应减量。

10. 本品可增加地高辛、维生素 B_2、镁离子的吸收。本品中毒忌用硫酸镁导泻。

11. 本品可加重胺碘酮所致心动过缓。

12. 普萘洛尔可拮抗本品所致心动过速。

13. 地西泮、苯巴比妥钠可拮抗本品的中枢兴奋作用。

14. 含重金属离子的药物与本品合用易产生沉淀或变色反应，从而减弱药效。

15. 本品可拮抗丹参、人参的降压作用，且可部分拮抗罗布麻的降压作用。

16. 本品可解除槟榔中毒所致的毒蕈碱反应。

17. 本品可抑制麻黄的升压和发汗作用。

18. 本品可拮抗巴豆致肠痉挛的作用。

19. 本品可缓解大黄致腹痛和腹泻的作用。

20. 本品可使左旋多巴吸收量减少。

21. 在使用本品的情况下，舌下含化硝酸甘油、戊四硝酯、硝酸异山梨酯的作用可减弱。因本品阻断了 M 受体，减少唾液分泌，使舌下含化的硝酸甘油等崩解减慢，从而影响其吸收。

22. 甲氧氯普胺对食管下端括约肌的影响与本品相反，本品可逆转甲氧氯普胺引起的食管下端张力升高；反之，甲氧氯普胺可逆转本品引起的食管下端张力降低。

23. 抗酸药能干扰本品的吸收，故两者合用时宜分开服用。

【规格】 片剂：0.3mg。注射液：1ml：0.5mg；1ml：1mg；1ml：2mg；1ml：5mg；2ml：1mg；2ml：5mg；2ml：10mg；2ml：20mg。滴眼液：10ml：50mg；10ml：100mg。眼膏：0.5%；1%；2%；3%。眼用凝胶：5g：50mg。

匹维溴铵
Pinaverium Bromide

【其他名称】 吡喹利乌、溴藜蒎吗啉。

【药理作用】 匹维溴铵是作用于胃肠道的解痉剂，它是一种钙离子通道拮抗剂，通过抑制钙离子流入肠道平滑肌细胞发挥作用。动物实验中观察到，匹维溴铵可以直接或间接地减低致敏性传入的刺激作用。匹维溴铵没有抗胆碱能作用，也没有对心血管系统的副作用。

【适应证】

1. 用于肠易激综合征相关症状（如腹痛、排便紊乱和肠道不适）的对症治疗。

2. 用于与胆道功能障碍有关的疼痛及胆囊运动障碍。

3. 用于钡剂灌肠前准备。

【用法用量】口服给药。

1. 一般剂量：一次 50mg，一日 3 次，进餐时服用。必要时，一次剂量可达 100mg，一日可达 300mg。

2. 用于钡灌肠准备时：检查前 3 日起一次 100mg，一日 2 次，在检查当日清晨再口服 100mg。

【不良反应】本药耐受性良好，少数患者有腹部不适、腹痛、腹泻或便秘，偶见皮疹或瘙痒。

【禁忌】孕妇及儿童禁用。

【注意事项】

1. 本品应整片吞服，切勿掰碎、咀嚼或含化药片，同时宜进餐时服用，不宜睡前吞服。

2. 本品无明显的抗胆碱能不良反应，故可用于前列腺增生、尿潴留和青光眼患者的肠易激综合征。

【药物相互作用】体外研究表明，本品对氯化钡、乙酰胆碱、去甲肾上腺素和卡巴胆碱引起的平滑肌收缩有剂量依赖性的抑制作用。

【规格】片剂：50mg。

奥替溴铵
Otilonium Bromide

【其他名称】施巴敏、斯巴敏、屋替罗龙。

【药理作用】本品系胃肠解痉药，对于消化道平滑肌具有选择性和强烈的解痉挛作用，因此适用于所有的运动功能亢进、不同原因和不同部位以及由于平滑肌纤维病理性萎缩引起的痉挛反应。

【适应证】用于肠易激综合征、胃肠痉挛性疼痛。

【用法用量】口服，一次 40mg，一日 2 ~ 3 次。

【不良反应】临床剂量下尚未发现不良反应。

【禁忌】对本品过敏者禁用。

【注意事项】以下情况应慎用：①青光眼患者。②前列腺增生者。③幽门狭窄患者。

【药物相互作用】尚不明确。

【规格】片剂：40mg。

美贝维林
Mebeverine

【其他名称】杜适林、麦皮凡林、Duopatdin。

【药理作用】本品是一亲肌性解痉药，直接作用于胃肠道平滑肌解除痉挛症状，同时不影响正常肠运动。该作用不通过自主神经系统，因此，无抗胆碱作用，因而本品也适用于前列腺肥大和青光眼患者。

【适应证】对症治疗由肠易激综合征引起的腹痛痉挛、肠功能紊乱和肠部不适，治疗由于器质性疾病继发引起的肠痉挛。

【用法用量】

1. 成人口服：片剂，每次 135mg，每日 3 次；混悬液，每次 150mg，每日 3 次。

2. 儿童口服：10 岁以上同成人；9 ~ 10 岁者，混悬液每次 100mg，每日 3 次；4 ~ 8 岁者，混悬液每次 50mg，每日 3 次；3 岁者，混悬液每次 25mg，每日 3 次。

【不良反应】偶有过敏反应的报道，主要表现为皮疹和荨麻疹。

【禁忌】

1. 对本品过敏者禁用。

2. 肠梗阻患者禁用。

3. 粪便嵌塞和结肠弛缓（如老年巨结肠症）患者禁用。

4. 严重肝功能不全者禁用。

【注意事项】

1. 片剂宜于餐前 20 分钟服用，并应整片吞服，勿咀嚼。

2. 应注意对驾驶及操作机械者精神运动能力的影响。

3. 轻中度肝肾功能不全者慎用。囊性纤维化者及心脏疾病患者慎用。

4. 动物实验未显示胚胎毒性，尚无孕妇用药安全性资料，孕妇慎用。

5. 本品混悬液中含有苯甲酸，故勿接触眼、皮肤及其他黏膜。

6. 药物过量可引起中枢神经系统应激反应，无特异性解救药，建议洗胃及对症处理。

【规格】片剂：135mg。

曲美布汀
Trimebutine

【其他名称】三甲氧苯丁氨酯、马来酸曲美布丁、马来酸三甲氧苯丁氯酯、舒丽启能、双迪。

【药理作用】本品为不同于胆碱能药物和抗多巴胺类药物的胃肠道功能调节药，具有对胃肠道平滑肌的双向调节作用。在胃肠道功能低下时，本品能作用于肾上腺素能受体，抑制去甲肾上腺素释放，从而增加运动节律；而在胃肠道功能亢进时，本品主要作用于 K 受体，从而改善运动亢进状态。其作用特点如下：

（1）对消化道运动的作用：①胃运动调节作用：当给切断胸部迷走神经的麻醉犬静脉注射 3mg/kg 后，可使胃的不规则运动趋于规律化。胃幽门部运动功能亢进时使其受抑制，运动功能低下时使其活动增强。②对消化系统推进性运动诱发作用：对人空肠内用药 4～6mg/kg 后发现，本品可诱发成人消化系统生理性消化道推进运动。③对胃排空功能的改善：本品不但可使胃排空功能的减弱得到改善，还可使胃排空功能亢进得到抑制。④肠运动调节作用：离体豚鼠结肠标本的实验证实，10^{-5}g/ml 本品对肌肉紧张度有调节作用，当其紧张度低下（低负荷时）时，本品可使其增强，当其紧张度亢进（高负荷时）时，本品可使其减弱。此外，300mg 本品可抑制肠易激综合征的心理劳累负荷引起的大肠运动亢进；对于新斯的明负荷引起的运动亢进患者，静脉给药 50mg 后，可使回肠、上行结肠、S 状结肠运动减至负荷前水平。⑤食管下端括约压（LESP）的调节作用：对麻醉犬的食管下端括约压实验证实，静脉给予本品 0.6mg/kg 能降低四肽促胃泌素负荷引起的内压上升，同时也能使胃促胰液素引起的内压降低得到回升。⑥对消化道平滑肌的直接作用：应用阿托品、酚妥拉明、心得安及河豚毒素后，本品仍能直接作用于胃平滑肌。对乙酰胆碱引起的豚鼠离体回肠的作用，本品可产生非竞争性抑制作用。

（2）末梢性镇吐作用：对犬的实验发现，尽管本品对阿扑吗啡诱发的呕吐抑制作用较弱，但对因硫酸铜诱发的呕吐，在静脉注射 3mg/kg 或口服 60mg/kg 后，可以明显延长诱发呕吐所需时间。

【适应证】

1. 用于胃肠运动功能紊乱引起的食欲缺乏、恶心、呕吐、嗳气、腹胀、腹鸣、腹痛、腹泻、便秘等症状的改善。

2. 用于肠易激综合征。

【用法用量】口服给药。

1. 慢性胃炎：一次 0.1g，一日 3 次。可根据年龄、症状适当增减。

2. 肠道易激惹综合征：一次 0.1～0.2g，一日 3 次。

老年人宜减量给药。

【不良反应】偶有口渴、口内麻木、心动过速、困倦、眩晕、头痛、皮疹、丙氨酸氨基转移酶及门冬氨酸氨基转移酶升高等。

【禁忌】对本品过敏者禁用。

【注意事项】

1. 出现皮疹患者应停药观察。

2. 孕妇、哺乳期妇女及儿童慎用。

【药物相互作用】

1. 与普鲁卡因胺合用可对窦房结传导产生相加性的抗迷走神经作用。两者合用时，应监测心率和心电图。

2. 与西沙必利合用可发生药理拮抗作用，减弱西沙必利的胃肠蠕动作用。

【规格】片剂：0.1g；0.2g。胶囊剂：0.1g。

屈他维林
Drotaverine

【其他名称】羟戊丁氨酯、诺仕帕、定痉灵、氢喹维林、氢乙罂粟碱。

【药理作用】本品为异喹啉类衍生物，是直接作用于平滑肌细胞的亲肌性解痉药。它通过抑制磷酸二酯酶，增加细胞内环磷酸腺苷的水平，抑制肌球蛋白轻链激酶，使平滑肌舒张，从而解除痉挛，其作用不影响自主神经系统。

【适应证】

1. 用于胃肠道平滑肌痉挛、肠易激综合征等，也用于减轻痢疾患者的里急后重症状。

2. 用于胆绞痛和胆道痉挛、胆囊炎、胆囊结石、胆道炎等。

3. 用于肾绞痛和泌尿道痉挛、肾结石、输尿管结石、肾盂肾炎、膀胱炎。

4. 用于子宫疼挛、痛经、先兆流产、子宫强直。

5. 用于冠状动脉功能不全、闭塞性动脉内膜炎、心绞痛。

【用法用量】

1. 成人：①口服给药：一次 40 ～ 80mg，一日 120 ～ 240mg。②皮下注射：一次 40 ～ 80mg，一日 3 次。③肌肉注射：同皮下注射。④静脉注射：用于急性结石绞痛，可用 40 ～ 80mg（以葡萄糖注射液稀释）缓慢给药。

2. 儿童：口服给药。1 ～ 6 岁：一次 20 ～ 40mg，一日 80 ～ 120mg。6 岁以上：一次 40mg，一日 80 ～ 200mg。

【不良反应】偶有头晕、恶心。

【禁忌】

1. 对本品过敏者禁用。

2. 严重心功能不全（如严重房室传导阻滞）者禁用。

3. 严重肝、肾功能不全者禁用。

4. 孕妇及哺乳期妇女禁用。

【药物相互作用】本品可能使左旋多巴的抗帕金森病作用减弱。

【规格】片剂：40mg。注射液：2ml：40mg。

3　助消化药

胃蛋白酶
Pepsin

【其他名称】百布圣、蛋白酵素、胃酶、胃液素、酸腈酶、胃蛋白酵素。

【药理作用】本品为一种蛋白水解酶，能在胃酸参与下使凝固的蛋白质分解成腖、胨和少量多肽。

【适应证】用于胃蛋白酶缺乏或消化机能减退引起的消化不良症。

【用法用量】口服，一次 240 ～ 480U，一日 3 次。

【不良反应】未见不良反应。

【禁忌】对本品过敏者禁用。

【注意事项】本品应在餐前服用。

【药物相互作用】

1. 不宜与抗酸药同服。

2. 在碱性环境中活性降低。

3. 本品与铝制剂相拮抗，不宜合用。

【规格】片剂：120U；240U。颗粒剂；480U。

胰酶
Pancreatin

【其他名称】胰酵素、胰腺酶、胰液素、消得良、胰酶素。

【药理作用】本品为助消化药。胰蛋白酶能使蛋白转化为蛋白胨，胰淀粉酶使淀粉转化为糊精与糖，胰脂肪酶则使脂肪分解为甘油和脂肪酸。本品在中性或弱碱性条件下活性较强，在肠液中可消化淀粉、蛋白质及脂肪，从而起到促进消化和增进食欲的作用。

【适应证】用于各种原因引起的胰腺外分泌功能不足的替代治疗，以缓解消化不良或食欲减退等症状。

【用法用量】口服给药。成人一次 0.3 ～ 1g，一日 3 次，餐前服用。5 岁以上的儿童一次 0.3g，一日 3 次。

【不良反应】

1. 本品可引起颊部及肛周疼痛、消化道的任何部位出血、过敏或刺激引起呼吸道症状（如喷嚏、流泪、皮疹、鼻炎甚至哮喘）。

2. 囊性纤维化的患者应用本品治疗时，可见尿中尿酸增多，且与剂量相关。

3. 偶见腹泻、便秘、胃不适感、恶心及皮疹。

【禁忌】

1. 对本药过敏者。

2. 急性胰腺炎早期患者。

【注意事项】

1. 胰酶有微臭但无腐败臭气，煮沸或遇酸即失去活力。

2. 本品口服常用肠溶制剂，以避免被酸灭活，但肠衣可能会影响胰酶在十二指肠和空肠上段的生物利用度。

3. 服用时不可嚼碎，以免药粉残留于口腔内，导致严重的口腔溃疡。

4. 胰腺外分泌功能测定前应至少停用本品 3 日。

5. 孕妇及哺乳期妇女慎用。

【药物相互作用】

1. 与等量碳酸氢钠同服可增强疗效。

2. 西咪替丁能抑制胃酸分泌，增加胃和十二指肠内的 pH 值，故能防止胰酶失活，增强口服胰酶的疗效。因为所有的 H_2 受体拮抗药均可降低胃内酸度，故推测雷尼替丁、法莫替丁、尼扎替丁等与胰酶也存在此相互作用。合用时可能需要减少胰酶剂量。

3. 本品在酸性溶液中活性减弱，甚至被分解灭活，故忌与酸性药物同服。

4. 本品与阿卡波糖或米格列醇合用时，后者的药效降低，故应避免同时使用。

5. 胰酶可干扰叶酸的吸收，故服用胰酶的患者可能需要补充叶酸。

【规格】肠溶片：0.3g；0.5g。胶囊剂：0.15g。

4 促胃肠动力药及止吐药和催吐药

4.1 促胃肠动力药

甲氧氯普胺
Metoclopramide

【其他名称】灭吐灵、灭吐宁、胃复安、呕感平、扑息吐。

【药理作用】本品为多巴胺受体阻断药，其结构类似普鲁卡因胺，但无麻醉和心脏作用，具有较强的中枢性镇吐和胃肠道兴奋作用。本品主要通过抑制中枢催吐化学感受区（CTZ）中的多巴胺受体而提高 CTZ 的阈值，从而呈现较强的中枢性镇吐作用。同时，本品可抑制胃平滑肌松弛，使胃肠平滑肌对胆碱能的反应增加，胃排空加快，增加胃窦部时相活性。同时促使上段小肠松弛，因而促使胃窦、胃体与上段小肠间的功能协调。食管反流减少则由于本品使下食管括约肌静止压升高，食管蠕动收缩幅度增加，因而使食管内容物廓清能力增强所致。此外，本品尚有刺激催乳素释放的作用。

【适应证】

1. 用于多种原因（如胃肠疾患、放化疗、手术、颅脑损伤、海空作业以及药物等）所致恶心、呕吐、嗳气、消化不良、胃部胀满、胃酸过多等症状的对症治疗。

2. 用于胃食管反流性疾病（如反流性食管炎、胆汁反流性胃炎、功能性胃滞留、胃下垂

等）。

3. 用于残胃排空延迟症、迷走神经切除后胃排空延缓。

4. 用于糖尿病性胃轻瘫、尿毒症以及硬皮病等胶原疾患所致的胃排空障碍。

5. 用于幽门梗阻及对常规治疗无效的十二指肠溃疡。

6. 可用于胆道疾病和慢性胰腺炎的辅助治疗。

7. 用于十二指肠插管、胃肠钡剂 X 线检查。

8. 可试用于乳量严重不足的产妇。

【用法用量】

1. 成人

（1）口服：①一般性治疗：一次 5～10mg，一日 3 次，餐前 30 分钟服用。②糖尿病性胃排空功能障碍：于症状出现前 30 分钟服 10mg；或一次 5～10mg，一日 4 次，于三餐前及睡前服用。

（2）肌肉注射：用于不能口服或急性呕吐者，一次 10～20mg。

（3）静脉滴注：同肌肉注射。

严重肾功能不全患者剂量至少需减少 60%，因为这类患者容易出现锥体外系症状。

2. 儿童

（1）口服：5～14 岁一次 2.5～5mg，一日 3 次，餐前 30 分钟服用。

（2）肌肉注射：6 岁以下，一次 0.1mg/kg，6～14 岁，一次 2.5～5mg。

（3）静脉注射：同肌肉注射。

【不良反应】

1. 较常见的不良反应：昏睡、烦躁不安、疲乏无力。

2. 少见的反应：乳腺肿痛、恶心、便秘、皮疹、腹泻、睡眠障碍、眩晕、严重口渴、头痛、容易激动。

3. 大剂量长期应用可能因阻断多巴胺受体，使胆碱能受体相对亢进而导致锥体外系反应（特别是年轻人），可出现肌震颤、发音困难、共济失调等。

【禁忌】

1. 对普鲁卡因或普鲁卡因胺过敏者。

2. 癫痫患者（因癫痫发作的频率与严重性均可因用药而增加）。

3. 胃肠道出血、机械性肠梗阻或穿孔患者（本品可使胃肠道的动力增加，病情加重）。

4. 嗜铬细胞瘤患者（可因用药出现高血压危象）。

5. 因行化疗或放疗而致呕吐的乳腺癌患者。

6. 有抗精神病药致迟发性运动功能障碍患者。

7. 孕妇。

【注意事项】

1. 本品对晕动病所致呕吐无效。

2. 用于十二指肠插管、胃肠钡剂 X 线检查时，本品可减轻检查时的恶心、呕吐反应，促进钡剂通过，并有助于顺利插管。可增加食管括约肌压力，从而减少全身麻醉时胃肠道反流所致吸入性肺炎的发生率。

3. 本品具有中枢镇静作用，并能促进胃排空，故对胃溃疡胃窦潴留者或十二指肠球部溃疡合并胃窦部炎症者有益。但对一般消化性溃疡的治疗效果不明显，不宜用于一般的十二指肠溃疡。

4. 用药期间可出现乳汁增多，这是由于催乳素的刺激所致。

5. 静脉注射本品时速度须慢，于 1~2 分钟注完，快速给药可出现躁动不安，随即进入昏睡状态。

6. 本品遇光变成黄色或黄棕色后，毒性可增高。

7. 由于其可释放儿茶酚胺，正在使用单胺氧化酶抑制药的原发性高血压患者，使用时应注意监控。

8. 无论成人还是儿童，本品的一日剂量不宜超过 0.5mg/kg，否则易引起锥体外系反应。

9. 以下情况应慎用：①肝功能衰竭者。②肾衰患者（因重症慢性肾衰竭使本品发生锥体外系反应的危险性增加）。

【药物相互作用】

1. 与对乙酰氨基酚、左旋多巴、锂化物、四环素、氨苄西林、乙醇和安定等同用时，胃排空增快，使后者在小肠内吸收增加。

2. 与乙醇或中枢抑制药等同时并用，镇静作用均增强。

3. 与抗胆碱能药物和麻醉止痛药物合用有拮抗作用。

4. 与抗毒蕈碱麻醉性镇静药并用，甲氧氯普胺对胃肠道的能动性效能可被抵消。

5. 与扑热息痛、四环素、左旋多巴、乙醇、环孢素合用时，可增加其在小肠内的吸收。

6. 与阿扑吗啡并用，后者的中枢性与周围性效应均可被抑制。

7. 与西咪替丁、慢溶剂型地高辛同用，后者的胃肠道吸收减少，如间隔 2 小时服用可以减少这种影响。本品还可增加地高辛的胆汁排出，从而改变其血药浓度。

8. 与能导致锥体外系反应的药物，如吩噻嗪类药等合用，锥体外系反应发生率与严重性均可有所增加。

【规格】 片剂：5mg；10mg；20mg。注射剂：1ml：10mg；1ml：20mg。

多潘立酮
Domperidone

【其他名称】吗丁啉、哌双咪酮、吗西咛、岛姆吡唑、咪哌酮、胃得灵、路得啉、丙哌双苯醚酮、丙哌双酮。

【药理作用】本品为外周多巴胺受体阻滞剂，直接作用于胃肠壁，可增加食道下部括约肌张力，防止胃食道反流，增强胃蠕动，促进胃排空，协调胃与十二指肠运动，抑制恶心、呕吐，并能有效地防止胆汁反流，不影响胃液分泌。

本品不易透过血脑屏障。动物实验结果表明，多潘立酮在脑内的浓度很低，同时显示出多潘立酮对外周多巴胺受体有极强的作用。在使用者（尤其成人）中罕见椎体外系反应，但多潘立酮会促进脑垂体催乳素的释放。

【适应证】

1. 由胃排空延缓、胃食管反流、慢性胃炎、食管炎引起的消化不良症状（如上腹部胀闷感、腹胀、上腹疼痛、嗳气、肠胃胀气、恶心、呕吐、口中带有或不带有反流胃内容物的胃烧灼感等）。

2. 各种原因引起的恶心、呕吐：①外科、妇科手术后的恶心、呕吐。②抗帕金森综合征药物（如苯海索、莨菪碱等）引起的胃肠道症状及多巴胺受体激动药（如左旋多巴、溴隐亭）所致的不良反应。③细胞毒性药物（如抗癌药）引起的呕吐。但对氮芥等强效致吐药引起的呕吐，只在不太严重时有效。④消化系统疾病（如胃炎、肝炎、胰腺炎等）引起的呕吐。⑤其他疾病（如偏头痛、痛经、颅脑外伤、尿毒症等）、检查（如胃镜检查）和治疗措施（如血液透析、放射治疗）引起的恶心、呕吐。⑥儿童因各种原因（如感染等）引起的急性和持续性呕吐。

【用法用量】

1. 成人

（1）口服给药：一次 10mg（片剂、滴剂或混悬液），一日 2~3 次，餐前 15~30 分钟服用。临床也有下列用法：①胃动力低下和消化不良，一次 10mg，一日 3 ~ 4 次。②呕吐及其他药物所致的胃肠道反应，一次 20mg，一日 3 ~ 4 次。

（2）直肠给药：一次 60mg，一日 2 ~ 4 次。

2. 儿童

（1）口服给药：①片剂：一次 0.3mg/kg，一日 3 ~ 4 次，餐前 15 ~ 30 分钟服用。②混悬液：用法用量如下：

儿童口服混悬液用法用量表

年龄（岁）	体重（kg）	每次用量（mg）	每日次数
1 ~ 3	10 ~ 14	3	2 ~ 3
4 ~ 6	16 ~ 20	5	2 ~ 3
7 ~ 9	22 ~ 26	6	2 ~ 3
10 ~ 12	28 ~ 32	8	2 ~ 3

③滴剂：用法用量如下：

儿童口服滴剂用法用量表

年龄（岁）	体重（kg）	每次用量（mg）	每日次数
1 ~ 3	10 ~ 15	3 ~ 4	一日 3 次，餐前 15 ~ 30 分钟服用。
4 ~ 6	16 ~ 21	5 ~ 6	
7 ~ 9	22 ~ 27	7 ~ 8	
10 ~ 12	28 ~ 32	9 ~ 10	

（2）直肠给药：2 岁以下儿童，一次 10mg，一日 2 ~ 4 次；2 岁以上儿童，一次 30mg，一日 2 ~ 4 次。

【不良反应】

1. 中枢神经系统：偶见头痛、头晕、嗜睡、倦怠、神经过敏等。在常用剂量时本品极少出现中枢神经系统症状，罕见出现张力障碍性反应的报道。

2. 代谢与内分泌系统：临床上如使用较大剂量可引起非哺乳期泌乳，并在一些更年期后的妇女及男性患者中出现乳房胀痛的现象，也有致月经失调的报道。

3. 消化系统：偶见口干、便秘、腹泻、短时的腹部痉挛性疼痛等。

4. 心血管系统：可能导致 QT 间期延长和扭转型室性心动过速。

5. 皮肤：偶见一过性皮疹或瘙痒。

【禁忌】

1. 对本品过敏者禁用。

2. 胃肠道出血患者禁用。

3. 乳腺癌患者禁用。

4. 机械性肠梗阻患者禁用。

5. 嗜铬细胞瘤患者禁用。

6. 孕妇禁用。

【注意事项】

1. 本品不宜用作预防手术后呕吐的常规用药。

2. 慢性消化不良者，以口服本品为佳。用于对抗急性或亚急性症状时，可用本品栓剂。儿童患者口服给药时，建议使用本品混悬液。

3. 儿童使用未稀释的本品注射液时，可导致注射部位疼痛，应予生理盐水稀释后注射。

【药物相互作用】

1. 本品主要经 CYP 3A4 酶代谢。体内试验的资料表明，与显著抑制 CYP 3A4 酶的药物（如唑类抗真菌药物、大环内酯类抗生素、HIV 蛋白酶抑制药、奈法唑酮、选择性5 - 羟色胺再摄取抑制药）合用，会导致本品的血药浓度升高及 QT 间期轻度延长。

2. 与甘露醇合用，有协同作用，可提高疗效。

3. 本品可增加对乙酰氨基酚、氨苄西林、左旋多巴、四环素等药物的吸收速度。对服用对乙酰氨基酚的患者，本品不影响其血药浓度。

4. 与多种引起 QT 间期延长的药物合用，可增加发生扭转型室性心动过速的风险。

5. 胃肠解痉药（如痛痉平、溴丙胺太林、颠茄片、山莨菪碱、阿托品等抗胆碱药）与本品合用时，可发生药理拮抗作用，减弱本品作用，故两者不宜联用。

6. 与 H_2 受体拮抗药（如西咪替丁、雷尼替丁、法莫替丁、尼扎替丁等）合用，可能由于 H_2 受体拮抗药改变了胃内 pH 值，从而可减少本品在胃肠道的吸收，两者亦不宜合用。

7. 维生素 B_6 可抑制催乳素分泌，减轻本品泌乳反应。

8. 制酸药会降低本品的口服生物利用度，不宜合用。

9. 由于本品具有胃动力作用，因此理论上会影响合并使用的口服药品的吸收，尤其是缓释或肠衣制剂。

10. 含铝盐、铋盐的药物（如硫糖铝、胶体枸橼酸铋钾、复方碳酸铋、乐得胃等），口服后能与胃黏膜蛋白结合形成络合物，保护胃壁，而本品能增强胃蠕动，促进胃排空，缩短上述药物在胃内的作用时间，降低这些药物的疗效。

11. 与氨茶碱合用时，氨茶碱血药浓度第一峰出现提前约 2 小时，第二峰出现却延后 2 小时，氨茶碱的血药浓度峰值下降，维持有效血药浓度的时间却延长，类似缓释作用。两药联用时需调整氨茶碱的剂量和服药间隔时间。

12. 助消化药（如胃酶合剂、多酶片等消化酶类制剂）在胃内酸性环境中作用较强，由于本品加速胃排空，使助消化药迅速到达肠腔的碱性环境中而减低疗效，故两者不宜联用。

13. 本品可使胃膜素在胃内停留时间缩短，难以形成保护膜，故两者不宜联用。

14. 本品可减少多巴胺受体激动剂（如溴隐亭、左旋多巴）的外周不良反应，如消化道症状、恶心及呕吐，但不影响其中枢作用。

15. 本品可使普鲁卡因、链霉素的疗效降低，两者不宜合用。

16. 本品可减少地高辛的吸收。

17. 锂剂和地西泮类药与本品合用时，可引起锥体外系症状（如运动障碍等）。

18. 甲氧氯普胺也为多巴胺受体拮抗药，与本品作用基本相似，两者不宜合用。

【规格】片剂：10mg。分散片：10mg。栓剂：10mg；30mg；60mg。滴剂：1ml：10mg。混悬液：1ml：1mg。

西沙必利
Cisapride

【其他名称】优尼比利、西沙普雷特、优尼必利、西沙比利、普瑞博斯、西沙比得。

【药理作用】本品为全胃肠促动力药。可加强并协调胃肠运动，防止食物滞留与反流。其作用机制主要为通过选择性促进肠肌间神经丛节后神经乙酰胆碱释放，从而增强胃肠运动。动物实验证实，本品能加速胃蠕动，增强胃窦－十二指肠的消化活性，协调胃窦－十二指肠、小肠和大肠的运动，缩短肠运动时间。在人体，本品能增强食管蠕动，增加食管下端括约肌的张力，防止胃内容物反流入食管并改善食管的清除率；能加强胃和十二指肠的收缩，改善胃窦－十二指肠的协调功能，防止十二指肠－胃反流，促进胃和十二指肠的排空；能促进小肠和大肠蠕动。

本品不影响胃肠黏膜下神经丛，因此不改变胃肠黏膜的分泌。同时由于本品不抑制乙酰胆碱酯酶的活性，也无多巴胺受体阻断作用，因此不增加胃酸分泌，也不影响血浆催乳素的水平，基本上无中枢抑制作用。

【适应证】

1. 主要用于功能性消化不良，缓解上腹饱胀、早饱、恶心、呕吐、嗳气、上腹灼痛等症状。对采取体位和饮食措施仍不能控制的幼儿慢性、过多性反胃及呕吐也可试用本品治疗。

2. 用于胃食管反流性疾病，包括食管炎的治疗及维持。

3. 用于由神经损伤、迷走神经切断术、部分胃切除术引起的胃轻瘫。

4. 可恢复结肠的推进性运动，用于慢性便秘的长期治疗。

5. 可用于与运动功能失调有关的假性肠梗阻导致的推进性蠕动不足和胃肠内容物滞留。

【用法用量】

1. 成人

（1）口服给药：根据病情的程度，一日总量为15～40mg，分2～4次给药。①一般病情：一次5mg（剂量可加倍），一日3次。②病情严重者（如胃轻瘫、食管炎、顽固性便秘）：一次10mg，一日3～4次，于三餐前及睡前服用，或一次20mg，一日2次，于早餐前及睡前服用。③食管炎的维持治疗：一次10mg，一日2次，早餐前和睡前服用，或一次20mg，一日1次，睡前服用。病情严重者剂量可加倍。④上消化道功能紊乱的治疗：于餐前至少15分钟及睡前与饮料同时服用。⑤便秘的治疗：一日总量宜分为2次服用，个体差异较大（如用药剂量、一日服用次数、疗程、是否需要维持治疗等）。常于治疗1周内可改善症状，但对严重便秘者要达到理想的疗效，疗程可能需2～3个月。

肝肾功能不全者初始剂量可减半，以后可根据临床反应及时调整剂量。老年人应酌情减少用量。

2. 儿童：口服给药，体重为25～50kg的儿童，一次最大剂量为5mg，一日4次。体重不足25kg的儿童，一次0.2mg/kg，一日3～4次，宜使用混悬液。

【不良反应】

1. 少数患者可发生瞬时性腹部痉挛、腹鸣和腹泻，减量可消失。

2. 偶有过敏反应（如红疹、荨麻疹、瘙痒、支气管痉挛）、轻度短暂的头痛或头晕、与剂量相关的尿频的报道。

3. 罕见：①有极少心律失常（包括室性心动

过速、室颤、尖端扭转型室性心动过速、QT 间期延长）的报道，多数患者常同时服用其他药物（包括 CYP 3A4 酶抑制药），或已患有心脏病，或已有心律失常的危险因素存在。②罕见可逆性肝功能异常（可能伴有胆汁淤积）的报道。③也有男子乳腺发育和乳溢的报道（与本品的关系尚不明确）。个别报道，本品可影响中枢神经系统，导致癫痫、锥体外系反应等。

【禁忌】

1. 对本药过敏者。

2. 心动过缓者。

3. QT 间期延长（包括先天性 QT 间期延长）或有先天性 QT 间期延长综合征家族史的患者。

4. 肺、肝、肾功能不全者。

5. 婴幼儿。

【注意事项】

1. 对体位和饮食措施仍不能控制溢乳（反胃）、呕吐的幼儿可服用本品混悬液。

2. 需确定与本品相关的药物的剂量时，宜监测这些药物的血药浓度。

3. 用药期间如出现晕厥、心率加快或心律不齐，或心电图 QT 间期超过 0.45 秒，应立即停用本品。

4. 用药后如出现腹部痉挛，可将剂量减半。

5. 以下情况应慎用：①胃肠道功能增加可引起危险的患者。②有猝死家族史者。

6. FDA 对本药的妊娠安全性分级为 C 级。

【药物相互作用】

1. 与可使 QT 间期延长的药物如Ⅰa类抗心律失常药（如奎尼丁、丙吡胺、普鲁卡因胺）、Ⅲ类抗心律失常药（如胺碘酮、索他洛尔）、三环类抗抑郁药（如阿米替林）、四环类抗抑郁药（如马普替林）、抗精神病药（如吩噻嗪、匹莫齐特）、抗组胺药（如阿司咪唑、特非那定）、苄普地尔、卤泛群合用，可增加心脏毒性，故本品禁止与这些药物联用。

2. 抑制 CYP 3A4 酶的药物如奈法唑酮、唑类抗真菌药（如酮康唑、伊曲康唑、咪康唑、氟康唑）、大环内酯类抗生素（如红霉素、克拉霉素、醋竹桃霉素）、蛋白酶抑制药（如茚地那韦、利托那韦、安普那韦）可抑制本品的代谢，升高血药浓度，从而引起心脏毒性（如 QT 间期延长、尖端扭转型室性心动过速、室颤、心脏停搏等），故接受本品治疗期间，应禁止服用这些药物。

3. 西咪替丁可使本品血药浓度升高，但无临床意义。

4. 与溴哌利多、氟哌啶醇合用时，可促进后者的吸收，抑制其代谢，使精神症状加重。

5. 与环孢素合用，可增加后者的吸收率，增强其毒性（如肾功能障碍、胆汁淤积等）。

6. 本品可加速中枢神经抑制药（如巴比妥类药物）的吸收。

7. 本品可减少他克莫司的代谢，使其发生不良反应（如中毒性肾损害、高血糖、高钾血症）的危险性增加。

8. 与左旋多巴合用，有增加后者不良反应（如不随意运动、震颤、恶心和呕吐、心血管刺激作用）的危险。

9. 本品可加速胃排空，从而降低需经胃吸收药物的吸收速率，相反，可能增加需经小肠吸收的药物（如苯二氮䓬类、抗凝药、对乙酰氨基酚、H_2 受体拮抗药等）的吸收速率。与抗凝药合用时，可延长凝血时间，两者合用时应注意检查凝血时间，以确定适宜的抗凝药剂量。

10. 本品系通过促进肠壁肌层节后神经释放乙酰胆碱而发挥胃肠动力作用，因此抗胆碱药（如阿托品、苯扎托品、颠茄制剂）可降低本品疗效。

11. 本品可减少地高辛的吸收，但无临床意义。

【规格】片剂：5mg；10mg。胶囊剂：5mg；10mg。混悬液：10ml：10mg。干混悬剂：100mg。

莫沙必利
Mosapride

【其他名称】贝络纳、枸橼酸莫沙必利、加斯清、快力、立维宁、瑞琪、新络纳、盐酸莫沙必利。

【药理作用】本品为选择性 5 - 羟色胺 4（5 - HT_4）受体激动剂，能促进乙酰胆碱的释放，刺激胃肠道而发挥促动力作用，从而改善功能性消化不良患者的胃肠道症状，但不影响胃酸的分泌。本品与大脑神经细胞突触膜上的多巴胺 D_2 受体、肾上腺素 α_1 受体、5 - HT_1 及 5 - HT_2 受体无亲和力，故不会引起锥体外系症状及心血管不良反应。

【适应证】

1. 用于功能性消化不良、慢性胃炎伴有胃灼热、嗳气、恶心、呕吐、早饱、上腹胀、上腹痛等消化道症状。

2. 也可用于胃食管反流性疾病、糖尿病性胃轻瘫及胃部分切除患者的胃功能障碍。

【用法用量】口服，一次 5mg，一日 3 次，餐前服用。

【不良反应】主要表现为腹泻、腹痛、口干、皮疹及倦怠、头晕等。偶见嗜酸性粒细胞增多、甘油三酯升高及丙氨酸氨基转移酶、天门冬氨酸氨基转移酶、碱性磷酸酶、γ - 谷氨酰转肽酶升高。

【禁忌】

1. 对本品过敏者。

2. 胃肠道出血、穿孔及其他刺激胃肠道可能引起危险的疾病患者。

3. 肠梗阻患者。

【注意事项】

1. 服用本品一段时间（通常为 2 周）后，如功能性消化道症状无改善，应停药。

2. 老年患者出现不良反应时，应减量并采取相应措施。

3. 由于可能出现肝功能障碍、黄疸，因此应对患者密切观察，如发现异常应停药并采取相应措施。

4. 孕妇及哺乳期妇女慎用。

【药物相互作用】

1. 与红霉素合用，可使本品血药浓度升高、半衰期延长、曲线下面积增大。

2. 与可引起低钾血症的药物和可延长 QT 间期的药物（如普鲁卡因、奎尼丁、氟卡尼、索他洛尔、三环类抗抑郁药等）合用，可增加心律失常的危险，应谨慎。

3. 与抗胆碱药（如硫酸阿托品、溴化丁基东莨菪碱等）合用，可能会减弱本品的作用，因为本品的消化道促进作用取决于胆碱能神经的活化，因此与抗胆碱药并用时应分开间隔使用。

【规格】片剂：5mg。分散片：5mg。口服溶液：10ml：5mg。颗粒剂：100g：1g（以无水枸橼酸莫沙必利计）。胶囊剂：5mg。

替加色罗
Tegaserod

【其他名称】开乐宁、马来酸替加色罗、泽马可。

【药理作用】本品是吲哚类选择性 5 - HT₄ 受体部分激动剂，通过激动胃肠道 5 - HT₄ 受体刺激胃肠蠕动反射和肠道分泌，并抑制内脏的敏感性。本品与人体 5 - HT₄ 受体有高亲和力，但与 5 - HT₃ 受体或多巴胺受体没有明显亲和力。马来酸替加色罗作为神经元 5 - HT₄ 受体的部分激动剂，激发神经递质如降钙素基因相关肽从感觉神经元的进一步释放。体内试验显示本品可以增强胃肠道基础运动，纠正整个胃肠道的异常动力，减轻结肠、直肠膨胀时内脏的敏感性。

【适应证】用于 55 岁以下女性便秘型肠易激惹综合征患者缓解症状的短期治疗。

【用法用量】口服，一次 6mg，一日 2 次，4 ~ 6 周为一疗程，必要时可加服一个疗程。轻、中度肾功能不全患者不需调整剂量。轻度肝功能不全患者不需调整剂量。尚缺乏中、重度肝功能不全患者使用本品的安全性资料。老年患者不需调整剂量。

【不良反应】

1. 本品主要不良反应为腹泻。有报道，腹泻者多为单次发作，于治疗的第一周内出现腹泻。

2. 其他不良反应包括恶心、呕吐、腹痛、腹胀、头痛、头晕、眩晕、失眠、偏头痛、心绞痛、心律失常、束支传导阻滞、室上性心动过速、低血压、卵巢囊肿、哮喘、蛋白尿、尿频、皮疹、关节病、背痛、流感样症状和腿部疼痛及意外损伤等。

3. 尚有用药后出现心慌、缺血性结肠炎、肠系膜缺血、肠坏死、直肠出血、昏厥、可疑肝胰壶腹括约肌痉挛、胆管结石、伴氨基转移酶升高的胆囊炎的报道。

【禁忌】

1. 对本药过敏者。

2. 严重肾功能不全者。

3. 中重度肝功能不全者。

4. 肠梗阻患者。

5. 症状性胆囊疾病患者。

6. 可疑肝胰壶腹括约肌功能障碍者。

7. 有肠粘连史者。

8. 缺血性心血管疾病患者及可增加心血管缺血事件发生危险的患者。

9. 有经常腹泻症状者。

【注意事项】

1. 因本品可导致心脏病发作、心肌梗死和心前区疼痛加重等严重心脏疾病的不良反应（甚至有少数患者因此而丧命），FDA 于 2007 年 3 月 30 日宣布将本品撤市。并给出以下参考信息：①如用药期间患者出现突发虚弱、头晕、严重胸部疼痛、呼吸短促、行走或言语困难以及心脏病发作或脑卒中症状，应立即予急诊救治。②建议停用本品，采用其他替代治疗方法。

2. 腹泻随着治疗而消失，但如出现直肠出血、血性腹泻、腹痛或腹痛加剧，应停药。有报道，如出现腹泻并发症（低血容量、低血压和昏厥）时需补液治疗，并停药。

3. 以下情况应慎用：①胃肠道出血或穿孔患者。②腹泻或与肠易激综合征相关的复发性腹泻患者。③增加胃肠道动力可能导致不良影响的患者。④轻中度肾功能不全及轻度肝功能不全者。

4. FDA 对本药的妊娠安全性分级为 B 级。

【药物相互作用】目前尚未发现本品与其他药物的相互作用。现有资料表明，本品与其他药物合用，两者均无需调整剂量。

【规格】片剂：2mg；6mg。胶囊剂：6mg。

4.2　止吐药和催吐药

昂丹司琼
Ondansetron

【其他名称】安美舒、安斯欣、奥丹色创、奥丹色子、奥丹西龙、奥丹西酮、奥一麦、恩丹西酮、恩复德、恩诺平、富米汀、康达立特、欧贝、欧吉克、欧可亭、时泰、枢丹、枢复宁、斯欣、维泽。

【药理作用】本药是一种强效、高度选择性的 5 - 羟色胺 3（5 - HT$_3$）受体拮抗剂，其控制恶心、呕吐的确切作用方式尚未清楚。化疗药和放射治疗可引起小肠的 5 - 羟色胺释放，通过 5 - HT$_3$ 受体引起迷走传入神经兴奋而导致呕吐反射。本药的作用是阻断这种反射的发生。迷走传入神经的兴奋也可引起位于第四脑室的后支区释放 5 - 羟色胺，这也可以通过中枢机制触发呕吐。故此本药控制由细胞毒性化疗药和放射治疗引起的恶心呕吐的机理可能是由于拮抗外周和中枢的神经元（5 - HT$_3$）受体。控制手术后的恶心呕吐作用机制不详。

【适应证】用于放疗和化疗引起的恶心和呕吐，也可用于防治手术引起的恶心呕吐。

【用法用量】

1. 成人

（1）口服给药：①由化疗和放疗引起的恶心呕吐：对于化疗药引起的呕吐，一次 8mg，每 8 ~ 12 小时 1 次，连用 5 日。对于放疗引起的呕吐，一次 8 mg，每 8 小时 1 次，首次需于放疗前 1 ~ 2 小时给药，疗程视放疗的程度而定。②预防手术后呕吐：一次 8mg，于麻醉前 1 小时及麻醉后 8 小时各服用 1 次。

（2）静脉注射：用于化疗和放疗引起的恶心呕吐。对于高度催吐的化疗药引起的呕吐，在化疗前 15 分钟、化疗后 4 小时及 8 小时各注射 8mg，停止化疗后改为口服给药。对于催吐程度一般的化疗药引起的呕吐，化疗前 15 分钟注射 8mg，此后改为口服。

（3）静脉滴注：用于防治手术后呕吐，于麻醉诱导的同时静脉滴注 4mg 预防呕吐，已出现呕吐时，可缓慢静脉滴注 4mg 进行治疗。

肾功能不全时不需要调整剂量。中度或重度肝功能不全者，一日剂量不应超过 8mg。65 岁以上老人用药时无须调整剂量及给药途径。

2. 儿童

（1）口服给药：用于化疗和放疗引起的恶心呕吐。化疗前静脉注射，12 小时后再口服 4mg；化疗后口服，一次 4mg，一日 2 次，连服 5 日。

（2）静脉注射：用于化疗和放疗引起的恶心呕吐。化疗前静脉注射 5mg/m^2。对于 3 ~ 12 岁儿童，体重超过 40kg 者，单次给予 4mg，低于 40kg 者，单次给予 0.1mg/kg，静脉注射时间不低于 2 ~ 5 分钟。

【不良反应】可有头痛、发热、呃逆，偶有短暂性无症状的转氨酶增加副作用。偶见便秘。罕见服药后立即出现过敏性休克。其他如心律失常、低血压、心动过缓、不随意运动失调、癫痫发作。

【禁忌】

1. 对本品过敏者禁用。

2. 胃肠道梗阻患者禁用。

3. 腹部手术后禁用。

4. 心功能不全者禁用。

【注意事项】

1. 使用何种给药途径和剂量应视病情因人而异。

2. 本品经稀释液（0.9% 氯化钠注射液、5% 葡萄糖注射液、复方氯化钠注射液或 10% 甘露醇注射液）稀释后，在室温下或冰箱中可保持稳定

1周。

3. 本品注射剂不宜与其他药物配伍。

4. 可用一般的解热止痛药（如对乙酰氨基酚）治疗本品所引起的头痛。

5. 如用药过程中出现便秘，可增加食物纤维的摄入（食用水果、蔬菜、全麦面包等），增加运动和多饮水，或给予新斯的明治疗。

6. 治疗腹部手术后或化疗引起的恶心、呕吐时，本品可能掩盖进行性肠梗阻和（或）肠胀气的发生。

【药物相互作用】

1. 本品与地塞米松或甲氧氯普胺合用，可显著增强止吐效果。

2. 本品与其他降压药并用时，降压作用也有增强的可能，故用药时应注意。

3. 与细胞色素 P450 酶（包括 CYP1 A2、CYP 2D6、CYP 3A4）诱导剂或抑制剂合用，可能改变本品的半衰期和清除率，因为本品通过该酶系统代谢。但根据目前获得的有限数据，与此类药合用时无须调整剂量。

4. 尚没有证据表明本品会诱导或抑制其他同时服用药物的代谢。研究表明，本品与替马西泮、呋塞米、曲马朵及丙泊酚无相互作用。卡莫司汀、依托泊苷及顺铂不影响本品的药代动力学。

5. 对司巴丁及异喹胍代谢差的患者，对本品的消除半衰期无影响。对这类患者重复给药后，药物的血药浓度与正常人无差异，故用药剂量和用药次数无须改变。

【规格】片剂（以昂丹司琼计）：4mg；8mg。胶囊剂（以昂丹司琼计）：8mg。注射液（以昂丹司琼计）：1ml：4mg；2ml：4mg；2ml：8mg；4ml：8mg。注射用盐酸昂丹司琼（以昂丹司琼计）：8mg。氯化钠注射液：50ml（昂丹司琼 8mg、氯化钠 0.45g）；100ml（昂丹司琼 8mg、氯化钠 0.9g）。葡萄糖注射液：50ml（昂丹司琼 8mg、葡萄糖 2.5g）；50ml（昂丹司琼 32mg、葡萄糖 2.5g）；100ml（昂丹司琼 8mg、葡萄糖 5g）。

托烷司琼
Tropisetron

【其他名称】托品西隆、曲匹西龙、托普西龙、博迪琼、博康宁、迪欧平、盖格恩、广迪、和太、吉力泰、罗亭、耐诺、尼泰美、欧力司宁、欧宁、晋洛林、瑞齐泰、赛格恩、司坦美、维瑞特、欣贝、欣顺尔。

【药理作用】托烷司琼是一种外周神经元及中枢神经系统 $5-HT_3$ 受体的高效、高选择性竞争拮抗剂。某些常用癌症化疗药物可引起肠黏膜嗜铬细胞释放出 5-羟色胺（5-HT），从而诱发伴恶心的呕吐反射。

托烷司琼能选择性地阻断外周神经元突触前 $5-HT_3$ 受体的兴奋；在中枢神经系统内，本品对调节传入最后区的迷走神经活动的 $5-HT_3$ 受体可能有直接作用。本品的作用时限为 24 小时，故只需每天给药 1 次。本药的临床研究表明，在 2～3 个癌症化疗周期中连续使用本品也不会减低疗效。临床研究表明不引起锥体外系副作用。

【适应证】主要用于预防和治疗肿瘤化疗引起的恶心和呕吐。

【用法用量】

1. 成人

（1）静脉给药：防治肿瘤化疗引起的恶心和呕吐，疗程第 1 日，在化疗前将本品 5mg 溶于 100ml 常用的注射液中静脉滴注（不少于 15 分钟）或缓慢静脉注射（注射速度不超过 2mg/min）。疗程第 2～6 日，一次 5mg，于早餐前至少 1 小时服用，一日 1 次。轻症者可适当缩短疗程。

（2）口服给药：参见“静脉给药”。

肝肾功能不全时，如果采用一日 5mg，共用 6 日的给药方案，则不必减量。

2. 儿童

（1）静脉给药：防治肿瘤化疗引起的恶心和呕吐，2 岁以上儿童，必须用药时，推荐一日 0.1mg/kg（最大可达一日 5mg）。在疗程的第 1 日，化疗前将本品溶于 100ml 常用的注射液中静脉滴注或静脉注射；疗程第 2～6 日改为口服，将本品稀释于橘子汁或可乐中，晨起时（至少于早餐前 1 小时）服用。

（2）口服给药：防治肿瘤化疗引起的恶心和呕吐，参见“静脉给药”。

【不良反应】最常见的不良反应为应用 2mg 时的头痛（22%）和应用 5mg 时的便秘（11%）。这些反应在代谢不良者中的发生率更高。偶有关于头晕、疲劳和腹痛、腹泻等胃肠功能紊乱的报道（0.1%～5%）。与其他 $5-HT_3$ 受体拮抗剂相似，个别病例出现虚脱、晕厥、心血管意外，但未明确本药与这些不良反应的关系，有可能是由于细胞毒药物或原有疾病所引起。

【禁忌】

1. 对本品或其他 5 - HT₃ 受体拮抗剂过敏者禁用。

2. 严重肝肾功能不全者禁用。

3. 孕妇禁用。

【注意事项】

1. 可用生理盐水、林格液或 5% 葡萄糖注射液稀释本品注射剂。

2. 对司巴丁或异喹胍代谢不良者用药后，本品消除半衰期延长，但使用推荐剂量时未见有药物引起毒性反应的报道，故不需减量。

3. 高血压未控制者使用本品的日剂量不宜超过 10mg。

4. 单用本品效果不佳时，可合用地塞米松，不需要增加本品剂量。

5. 用药后驾驶或操纵机器时须谨慎。

【药物相互作用】

1. 托烷司琼胶囊与食物同时摄入可能延缓吸收，绝对生物利用度有轻度增加（从约 60% 至约 80%），但无相应的临床表现。

2. 与利福平或其他肝酶诱导药物（如苯巴比妥和保泰松）合用，可使托烷司琼的血浆浓度降低。

3. 细胞色素 P450 抑制剂如西咪替丁对托烷司琼的血浆浓度影响极微，无需调整剂量。

【规格】 注射液：1ml：5mg；5ml：5mg。胶囊剂：5mg。

格拉司琼
Granisetron

【其他名称】爱奇、巴泰、百宏、邦可舒、比立、达芬可泉、迪康立舒、尔通、格雷西隆、格奈雅、格瑞同、古迪、欧立平、润丹、舒尔止、斯诺康欣、盐酸格雷西龙、佐坦。

【药理作用】本品是一种高选择性的 5 - 羟色胺 3（5 - HT₃）受体拮抗药，与"盐酸托烷司琼"相似，也具有双重作用机制。

本品与 5 - HT₃ 受体的亲和力比与其他受体（包括 5 - HT₁、5 - HT₂、多巴胺 D₂、组胺 H₁、苯二氮䓬和阿片受体等）的亲和力高 13000 倍。与盐酸昂丹司琼比较，治疗中等致吐的抗肿瘤化疗时，两者的疗效相同；治疗由顺铂引起的强烈呕吐时，本品疗效优于盐酸昂丹司琼。

【适应证】主要用于防治因化疗、放疗引起的恶心和呕吐。也用于防治术后恶心、呕吐。

【用法用量】

1. 成人

（1）口服给药：一次 1mg，一日 2 次，于化疗前 1 小时（首次）及首次给药后 12 小时服用（第 2 次）。

（2）静脉注射：常用量为一次 3mg（或 40µg/kg），稀释于 20～50ml 注射液中，在化疗、放疗前静脉注射（注射时间不少于 5 分钟）。大多数患者只需单次给药，必要时可增加 1～2 次。24 小时内最大剂量不超过 9mg，每一疗程可连续使用 5 日。

2. 儿童：静脉注射，2～16 岁儿童，推荐一次 10µg/kg。

【不良反应】人体研究显示，本品具有良好的耐受性。与其他同类药物一样，常见的不良反应仅为头痛和便秘，但多数为轻至中度。偶有过敏反应，个别较重（如过敏性休克）。其他过敏反应还包括出现轻微皮疹。临床试验中还发现肝转氨酶一过性升高，但仍在正常范围。

【禁忌】

1. 对本品过敏者。

2. 胃肠道梗阻患者。

【注意事项】

1. 本品注射制剂可用生理盐水、5% 葡萄糖注射液稀释，宜现配现用，稀释后的注射液在避光和室温条件下贮存不得超过 24 小时。

2. 本品注射液不宜与其他药物混合后给药。

3. 高血压未控制者使用本品的一日剂量不宜超过 10mg，以免引起血压进一步升高。

【药物相互作用】

1. 地塞米松可增强本品的药效。

2. 体外研究表明，酮康唑可能通过作用于 CYP 3A 同工酶系而抑制本品的代谢，但其临床意义尚不清楚。

【规格】片剂（以格拉司琼计）：1mg。分散片（以格拉司琼计）：1mg。胶囊剂（以格拉司琼计）：1mg。注射液（以格拉司琼计）：1ml：1mg；3ml：3mg。葡萄糖注射液：50ml（格拉司琼 3mg、葡萄糖 2.5g）；100ml（格拉司琼 3mg、葡萄糖 5g）。氯化钠注射液：50ml（格拉司琼 3mg、氯化钠 0.45g）；100ml（格拉司琼 3mg、氯化钠 0.9g）。

雷莫司琼
Ramosetron

【其他名称】艾可安、艾生素、必廷、辰佑、恒凯艾、奈西雅、善成、维意舒、悦丹、正良。

【药理作用】本品为选择性5-羟色胺3（5-HT$_3$）受体拮抗剂，具有强力、持久的5-HT$_3$受体拮抗作用，能有效地抑制化疗药物（如顺铂）诱发的呕吐。其作用机制为：顺铂等抗恶性肿瘤药物可使5-HT$_3$从消化道的嗜铬细胞中游离出来，与存在于消化道黏膜的迷走神经传入末梢中的5-HT$_3$受体结合，进而刺激呕吐中枢，诱发呕吐。一般认为，本品是通过阻断此处的5-HT$_3$受体而发挥止吐作用，本品对外周5-HT$_3$受体的抑制作用强于中枢5-HT$_3$受体。动物实验表明，本药拮抗5-HT$_3$受体作用较格拉司琼和昂丹司琼强，与5-HT$_3$受体有高度亲和力（较昂丹司琼强40倍），而对多巴胺D$_2$受体及5-HT$_3$受体以外的受体无拮抗作用。本品对顺铂、多柔比星及丝裂霉素的抗肿瘤作用无影响。静脉注射100μg/kg对中枢神经系统、呼吸系统、循环系统、非自主神经系统、消化系统及泌尿系统均未见不良反应，也未见其代谢产物的不良反应。

【适应证】用于预防抗恶性肿瘤治疗时出现的恶心、呕吐等消化道症状。

【用法用量】

1. 口服给药：一次0.1mg，一日1次，于化疗药物给药前1小时服用。必要时可根据年龄、症状酌情增减。

2. 静脉注射：一次0.3mg，一日1次。可根据年龄、症状不同适当增减用量。效果不明显时，可以追加相同剂量，但一日总量不能超过0.6mg。

【不良反应】主要的不良反应是头昏、头痛、潮热、舌麻木、腹泻等。也可出现丙氨酸氨基转移酶、天门冬氨酸氨基转移酶、胆红素升高。

【禁忌】对本品有过敏史者。

【注意事项】

1. 本品与甘露醇、布美他尼、呋塞米等呈配伍禁忌。

2. 本品仅限用于抗癌药（顺铂等）引起的恶心、呕吐。

3. 本品口腔崩解片主要用于预防恶心、呕吐，可在口腔内崩解，但不会经口腔黏膜吸收。可用水送服。

4. 建议在抗恶性肿瘤治疗前给药，已出现恶心、呕吐等症状的患者只能注射给药。

【药物相互作用】尚不明确。

【规格】口腔崩解片：0.1mg。注射液：2ml：0.3mg。

阿扑吗啡
Apomorphine

【其他名称】丽科吉、去水吗啡、盐酸去水吗啡、盐酸缩水吗啡、意森、尤立玛。

【药理作用】本品系吗啡衍生物，是一种半合成的中枢性催吐药，其结构与多巴胺相似，能直接刺激延脑的催吐化学感受区，反射性兴奋呕吐中枢，产生强烈的催吐作用。运动可增加本品的催吐作用。此外，本品尚保留有吗啡的某些药理性质，如有轻微的镇痛作用和呼吸抑制作用。

【适应证】

1. 用于抢救意外中毒及不能洗胃的患者。

2. 用于治疗石油蒸馏液（如煤油、汽油、煤焦油、燃料油或清洁液等）吸入者，以防止严重的吸入性肺炎。

【用法用量】皮下注射，一次2~5mg，一次最大剂量5mg。儿童一次按体重0.07~0.1mg/kg，一次最大剂量为5mg。

【不良反应】

1. 中枢抑制的呼吸短促、呼吸困难或心动过缓。

2. 用量过大可引起持续性呕吐。

3. 昏睡、晕厥和直立性低血压等。

4. 快速或不规则的呼吸、疲倦无力、颤抖或心率加快以及中枢神经刺激反应。

【禁忌】

1. 心力衰竭或有心衰先兆者禁用。

2. 腐蚀性中毒者禁用。

3. 张口反射抑制患者禁用。

4. 醉酒状态明显者禁用。

5. 已有昏迷或有严重呼吸抑制者禁用。

6. 阿片、巴比妥类或其他中枢神经抑制药所导致的麻痹状态者禁用。

7. 癫痫发作先兆者禁用。

8. 休克前期者禁用。

9. 士的宁中毒者禁用。

10. 开放型肺结核患者禁用。

11. 胃及十二指肠溃疡患者禁用。

12. 有中枢神经系统器质性病变者禁用。

【注意事项】

1. 本品注射剂的安瓿中不应含有空气，应充氮气或其他惰性气体；溶液应采用无菌过滤消毒而不可热压消毒。

2. 本品注射剂遇光氧化分解变色，变为浅绿、绿色或析出沉淀，氧化产生的醌式有色化合物无催吐作用，此时不能再使用。

3. 一般药物过量或吞服毒物，首选洗胃及导泻，只有在禁忌洗胃情况下才用催吐剂。

4. 本品在胃饱满时催吐效果较好，故在皮下给药前，宜先饮水 200～300ml。

5. 对麻醉药物中毒的患者，由于中枢已被抑制，本品常难奏效，甚至可能加重其抑制作用，故不适用。

6. 本品不应重复给药，一般若首次剂量无催吐效果，重复给药也无效。

7. 以下情况应慎用：①过度疲劳的患者。②有恶心和呕吐倾向的患者。

【药物相互作用】

1. 恩他卡朋为儿茶酚－氧位－甲基转移酶（COMT）抑制药，而本品已知由 COMT 代谢，两者合用时可使发生心动过速、高血压和心律不齐的风险增加，故联用时应谨慎，并应监测心律和血压。

2. 与吩噻嗪类镇吐药合用，可导致严重的呼吸和循环抑制，产生不良反应或延长睡眠。两者不能合用。

3. 本品的化学结构与多巴胺相似，与左旋多巴合用时可提高抗震颤麻痹作用。

4. 纳洛酮可对抗本品的催吐作用及其对中枢神经系统与呼吸系统等的抑制作用。

5. 如先期服用止吐药，可降低本品的催吐效应。

6. 口服避孕药可减弱本品的镇痛作用。

【规格】注射液：1ml：5mg。

5 泻药与止泻药

5.1 泻药

硫酸镁
Magnesium Sulfate

【其他名称】干燥硫酸镁、苦盐、硫苦、泻利盐、泻盐、药用硫酸镁、硫酸镁晶胃、麻苦乐儿。

【药理作用】

1. 镁离子可抑制中枢神经的活动，抑制运动神经－肌肉接头乙酰胆碱的释放，阻断神经肌肉连接处的传导，降低或解除肌肉收缩作用，同时对血管平滑肌有舒张作用，使痉挛的外周血管扩张，降低血压，因而对子痫有预防和治疗作用。对子宫平滑肌收缩也有抑制作用，可用于治疗早产。

2. 导泻作用：本品口服吸收少，在肠内形成一定的渗透压，使肠内保有大量的水分，刺激肠蠕动而起导泻作用。

3. 利胆作用：小剂量硫酸镁可刺激十二指肠黏膜，反射性地引起胆总管括约肌松弛，胆囊收缩，加强胆汁引流，促进胆囊排空，起利胆作用。

4. 对心血管系统的作用：注射给药，过量镁离子可直接舒张外周血管平滑肌及引起交感神经节冲动传递障碍，从而使血管扩张，血压下降。此外，静脉用药能延长心脏传导系统的有效不应期，提高室颤阈值，并使心肌复极均匀，减少或消除折返激动，有利于快速型室性心律失常的控制。

5. 消炎消肿：本品 50% 溶液外用热敷患处，有消炎消肿的作用。

【适应证】

1. 主要作为抗惊厥药，用于妊娠高血压综合征。降低血压，治疗先兆子痫和子痫。也用于治疗早产。

2. 用于低镁血症的预防与治疗，尤其是急性低镁血症伴肌肉痉挛、手足抽搐等症状。也用于全静脉内营养，预防镁缺乏。

3. 作为容积性泻药，口服用于治疗便秘、肠内异常发酵、食物或药物中毒（与活性炭合用）。也可用于驱虫前肠道准备。

4. 作为利胆解痉药，用于十二指肠引流，可治疗阻塞性黄疸及慢性胆囊炎，也可用于治疗胆绞痛。

5. 用于室性心动过速，包括尖端扭转型室性心动过速及室颤的预防，对洋地黄、奎尼丁中毒引起的室性心动过速也有效。

6. 用于发作频繁且其他治疗效果不好的心绞痛患者，对伴有高血压的患者效果较好。

7. 用于尿毒症、破伤风、高血压脑病、急性肾性高血压危象。

8. 外用热敷可消炎消肿。

【用法用量】

1. 成人

（1）肌肉注射：①抗惊厥：一次 1g。②轻度妊娠高血压综合征：一次 5g，根据病情一日 4 次或每 4 小时 1 次。③先兆子痫和子痫：将本品 1～2.5g 配成 25%～50% 注射液，根据病情决定剂量，最多一日肌肉注射 6 次，并监测心电图、肌腱反射、呼吸和血压。④防治低镁血症：轻度镁缺乏，一次 1g，一日总量为 2g。重度镁缺乏，一次 0.03g/kg。

（2）静脉注射：静脉注射应缓慢，严格掌握剂量。①中重度妊娠高血压综合征、先兆子痫、子痫：首次剂量为 2.5～4g，以 25% 葡萄糖注射液 20ml 稀释，缓慢注入（时间不少于 5 分钟），极量为 4g。以后用静脉滴注维持，滴速约为 2g/h 或 0.03g/（kg·h），一日总量不超过 30g。用于先兆子痫和子痫，也可将 1～2g 硫酸镁配成 10%～20% 注射液，推注速度不超过 0.15g/min。②早产：首次负荷量为 4g，以 25% 葡萄糖注射液 20ml 稀释后，5 分钟内缓慢静脉注射，此后用 25% 硫酸镁注射液 60ml，加于 5% 葡萄糖注射液 1000ml 中静脉滴注，速度为 2g/h，直到宫缩停止后 2 小时。③心律失常：首次注射 2g，给药时间不少于 2 分钟，以后以 0.003～0.02g/min 静脉滴注。

（3）静脉滴注：①抗惊厥：一次 1～2.5g，以 5% 葡萄糖注射液稀释至浓度为 1% 的溶液后缓慢滴注。②轻度妊娠高血压综合征：以 1.5～2g/h 的速度静脉滴注，一日 15g。③重度妊娠高血压综合征：参见"静脉注射"项下相关内容。④治疗先兆子痫和子痫：4g 硫酸镁加入 5% 葡萄糖注射液（或生理盐水）250ml 内，滴注速度不超过 4ml/min。也可参照静脉注射项相关内容。⑤早产：参见"静脉注射"项下相关内容。⑥防治低镁血症：将 2.5g 硫酸镁溶于 5% 葡萄糖注射液（或生理盐水）中，缓慢滴注 3 小时。⑦心律失常：参见"静脉注射"项下相关内容。⑧全静脉内营养：一日 0.03～0.06g/kg。

（4）口服给药：①导泻：一次 5～20g，清晨空腹服用，同时饮 100～400ml 水，也可用水溶解后服用。②利胆：一次 2～5g，一日 3 次，饭前或两餐间服。也可配制成 33% 或 50% 的溶液服用。

镁主要经肾脏排泄，肾功能不全者应酌情减量。老年患者宜减量使用。

2. 儿童

（1）肌肉注射：用于抗惊厥，一次 0.02～

0.04g/kg，25% 溶液可作深层肌肉注射。

（2）静脉滴注：全静脉内营养，一日 0.03g/kg。

【不良反应】

1. 静脉注射硫酸镁常引起潮红、出汗、口干等症状，快速静脉注射时可引起恶心、呕吐、心慌、头晕，个别出现眼球震颤，减慢注射速度症状可消失。

2. 肾功能不全，用药剂量大，可发生血镁积聚，血镁浓度达 5mmol/L 时，可出现肌肉兴奋性受抑制，感觉反应迟钝，膝腱反射消失，呼吸开始受抑制，血镁浓度达 6mmol/L 时可发生呼吸停止和心律失常、心脏传导阻滞，浓度进一步升高，可使心跳停止。

3. 连续使用硫酸镁可引起便秘，部分病人可出现麻痹性肠梗阻，停药后好转。

4. 极少数血钙降低，再现低钙血症。

5. 镁离子可自由透过胎盘，造成新生儿高血镁症，表现为肌张力低、吸吮力差、不活跃、哭声不响亮等，少数有呼吸抑制现象。

6. 少数孕妇出现肺水肿。

【禁忌】

1. 对本品过敏者禁用本品注射液。

2. 严重心功能不全者（心脏传导阻滞、心肌损害等）禁用本品注射液。

3. 严重肾功能不全者（肌酐清除率低于 20ml/min）禁用本品注射液。

4. 肠道出血患者禁用本品导泻。

5. 经期妇女及孕妇禁用本品导泻。

6. 急腹症患者禁用本品导泻。

7. 哺乳期妇女禁用。

【注意事项】

1. 与硫酸镁配伍禁忌的药物有硫酸多黏菌素 B、硫酸链霉素、葡萄糖酸钙、盐酸多巴酚丁胺、盐酸普鲁卡因、四环素、青霉素和萘夫西林。

2. 应用硫酸镁注射液前须查肾功能，如肾功能不全应慎用，用药量应减少。

3. 有心肌损害、心脏传导阻滞时应慎用或不用。

4. 每次用药前和用药过程中，定时做膝腱反射检查，测定呼吸次数，观察排尿量，抽血查血镁浓度值。出现膝腱反射明显减弱或消失，或呼吸次数每分钟少于 14～16 次，每小时尿量少于 25～30ml 或 24 小时少于 600ml，应及时停药。

5. 用药过程中突然出现胸闷、胸痛、呼吸急促，应及时听诊，必要时行胸部 X 线摄片检查，以便及早发现肺水肿。

6. 如出现急性镁中毒现象，可用钙剂静注解救，常用的为 10% 葡萄糖酸钙注射液 10ml 缓慢注射。

【药物相互作用】

1. 本品与多克钙化醇（多舍骨化醇）合用易致高镁血症。

2. 保钾利尿药可增加血清、淋巴细胞和肌肉中的镁和钾，合用时易致高镁血症和高钾血症。

3. 保胎治疗时，本品与肾上腺素 β 受体激动药利托君同时使用，心血管不良反应增加。

4. 有与拉贝洛尔合用时发生明显的心动过缓，停用本品后症状能得到缓解的报道。

5. 本品可促进甲芬那酸的吸收。

6. 与活性炭配制口服吸附解毒剂，可减少毒物吸收并加速排泄。

7. 本品可与氯化钡形成不溶性无毒硫酸钡排出，可用于口服氯化钡中毒的治疗。

8. 本品可提高尿激酶的溶栓疗效，缩小梗死面积，减少并发症，并有益于缺血再灌注损伤的防治。

9. 与双氢吡啶类钙通道阻滞药（如硝苯地平、非洛地平等）合用，可导致降压作用和神经肌肉阻滞效应增强。

10. 本品可增强顺阿曲库铵的神经肌肉阻滞作用。

11. 本品可加强氯氮䓬、氯丙嗪的中枢抑制作用。

12. 与氨基糖苷类抗生素（如庆大霉素）合用可增加神经肌肉阻滞作用，应避免两者合用。如必须应用，应考虑到其相互影响可能导致呼吸抑制，并备好人工呼吸设施。

13. 已洋地黄化的患者应用本品时可发生严重的心脏传导阻滞甚至心脏停搏。

14. 本品可降低奎尼丁经肾的排泄，其机制可能与尿液碱化有关。

15. 与土霉素、加替沙星和诺氟沙星等合用，可形成不吸收性复合物，降低后者的吸收水平，使后者血药浓度降低。

16. 本品可使灰黄霉素吸收减少，血药浓度降低。

17. 本品可降低双香豆素、地高辛或异烟肼等药的作用。

18. 同时静脉注射钙剂，可拮抗本品对抗抽搐的疗效。

19. 本品可降低缩宫素刺激子宫作用。

【规格】注射用硫酸镁：2.5g。注射液：10ml：1g；10ml：2.5g；20ml：2g。葡萄糖注射液：100ml（硫酸镁 1g、葡萄糖 5g）；250ml（硫酸镁 2.5g、葡萄糖 12.5g）。结晶粉：500g。溶液：10ml：3.3g。

比沙可啶
Bisacodyl

【其他名称】必洒可敌、鞣酸双醋苯啶、双吡甲胺、双醋苯啶、比沙可定、吡啶亚甲双酚酯、比沙可淀、变爽、通秘、便塞停。

【药理作用】本品为接触性缓泻药，通过与肠黏膜的直接接触，刺激其感觉神经末梢，引起肠反射性蠕动增加而导致排便。

【适应证】

1. 用于急慢性便秘和习惯性便秘的治疗。

2. 用于腹部 X 线检查或内镜检查前清洁和排空肠道。

3. 用于手术前后清洁肠道。

【用法用量】

1. 成人

（1）口服给药：一次 5～10mg，一日 1 次。

（2）直肠给药：一次 10mg，一日 1 次。

2. 儿童

（1）口服给药：6 岁以上儿童剂量为成人的一半。

（2）直肠给药：6～12 岁儿童一次 5mg，一日 1 次。

【不良反应】

1. 偶可引起明显的腹部绞痛，停药后即消失。

2. 直肠给药有时有刺激性。

3. 有报道可引起过度腹泻。

【禁忌】

1. 对本品过敏者禁用。

2. 急腹症（如阑尾炎、胃肠炎、直肠出血、肠梗阻等）患者（尤其是粪块阻塞所致）禁用。

3. 炎症性肠病患者禁用。

4. 严重水电解质紊乱者禁用。

5. 肛门破裂或痔疮溃疡患者禁用。

6. 孕妇禁用。

7. 6 岁以下儿童禁用本品片剂。

【注意事项】

1. 应避免将本品粉末吸入或与眼睛、皮肤黏膜接触。

2. 为避免对胃的刺激，服用本品片剂时应整片吞服，不得咀嚼或压碎。

3. 进食 1 小时内不能服用本品，服用本品前后 2 小时不得服牛奶或制酸药。

4. 不宜长期用药。长期用药可能引起结肠功能紊乱、电解质紊乱、对泻药的依赖性及结肠黑变病。

5. 用于儿童时应考虑到可能影响正常的排便反射功能。

【药物相互作用】

1. 低血钾可诱发尖端扭转性心律失常，故不宜与可产生尖端扭转性心律失常药物合用，如抗心律失常药胺碘酮、溴苄胺、丙吡胺、奎尼丁类、索他洛尔等和非抗心律失常药阿司咪唑、苄普地尔、舒托必利、特非那定、长春胺等。

2. 由于低血钾可诱发洋地黄类药物的毒性作用，故本品与洋地黄类药物合用时，应监测血钾。

【规格】片剂：5mg；10mg。栓剂：5mg；10mg。泡腾散剂：5mg。

酚酞
Phenolphthalein

【其他名称】非诺夫他林、酚夫、果导、酚酞。

【药理作用】主要作用于结肠，口服后在小肠碱性肠液的作用下慢慢分解，形成可溶性钠盐，从而刺激肠壁内神经丛，直接作用于肠平滑肌，使肠蠕动增加，同时又能抑制肠道内水分的吸收，使水和电解质在结肠蓄积，产生缓泻作用。其作用缓和，很少引起肠道痉挛。

【适应证】

1. 用于治疗习惯性顽固性便秘。

2. 在结肠镜、直肠镜检查或 X 线检查时，用于清洁肠道。

【用法用量】

1. 成人

(1) 口服给药：一次 50 ~ 200mg，重症患者一次 200mg，可根据患者的具体情况增减剂量。极量为一次 500mg，一日 1g。

(2) 直肠给药：本品栓剂，一次 100mg，一

日 1 ~ 2 次。

2. 儿童：口服给药，2 ~ 5 岁儿童，一次 15 ~ 20mg；6 岁以上儿童，一次 25 ~ 50mg。可根据患者的具体情况增减剂量。

【不良反应】由酚酞引起的过敏反应临床上罕见，偶能引起皮炎、药疹、瘙痒、灼痛及肠炎、出血倾向等。

【禁忌】

1. 充血性心力衰竭患者。

2. 高血压患者。

3. 阑尾炎患者。

4. 直肠出血未明确诊断者。

5. 粪块阻塞、肠梗阻患者。

6. 心、肾功能不全者。

7. 婴儿。

8. 哺乳期妇女。

【注意事项】

1. 酚酞可干扰酚磺酞排泄试验（PSP），使尿色变成品红或橘红色，同时酚磺酞排泄加快。

2. 长期应用可使血糖升高、血钾降低。

3. 长期应用可引起对药物的依赖性。

4. 幼儿应慎用。

【药物相互作用】与碳酸氢钠、氧化镁等碱性药物合用，可引起粪便变色。

【规格】片剂：50mg；100mg。栓剂：100mg。

甘油
Glycerol

【其他名称】丙三醇。

【药理作用】甘油是一种天然生成的三价醇，具有以下三方面的作用：①软化、润滑大便，使易于排出。另外，甘油还可刺激直肠收缩，引起排便反射。②脱水：甘油溶液为强力高渗性溶液。静脉注射给药后，甘油可升高血浆渗透压，渗透作用使水从血管外流向血浆，故可降低颅内压。同样，甘油升高血浆渗透压也可引起眼内压降低。③吸湿作用：甘油外用能使局部组织软化，可用于湿润皮肤，增加皮肤柔韧性，防治手足皲裂。

【适应证】

1. 栓剂用于便秘，尤其适用于小儿及年老体弱者便秘的治疗。

2. 注射液用于降低颅内压和眼压。

3. 外用可防治冬季皮肤干燥皲裂。

【用法用量】

1. 成人

（1）口服给药：降低眼压和颅内压：口服 50% 甘油溶液（含 0.9% 氯化钠），一次 200ml，一日 1 次。必要时一日 2 次，但要间隔 6~8 小时。

（2）直肠给药：用于便秘，使用栓剂，一次 1 粒（大号栓）塞入肛门，也可用 50% 甘油溶液灌肠。

（3）外用：涂于皮肤表面或患处。

2. 儿童：直肠给药，用于便秘，使用栓剂，一次 1 粒（小号栓）塞入肛门。

【不良反应】口服有轻微不良反应，如头痛、咽部不适、口渴、恶心、呕吐、腹泻及血压轻微下降等。空腹服用较明显。本品高浓度（30% 以上）静滴可引起溶血和血红蛋白尿，浓度不超过 10% 不会引起此种不良反应。

【禁忌】

1. 糖尿病患者禁用。

2. 颅内活动性出血患者禁用。

3. 头痛、恶心、呕吐患者禁用。

【注意事项】

1. 严禁同氧化剂配伍。

2. 可在溶液中加入柠檬汁或速溶咖啡以改善其口味；亦可加入碎冰块，用吸管吸食，以减轻恶心、呕吐等胃肠道症状。

3. 心、肝、肾病患者慎用。

【规格】栓剂：大号 2.67g；小号 1.33g。稀甘油：5ml；10ml。溶液：10% 甘油生理盐水溶液；10% 甘油葡萄糖溶液；10% 甘油、10% 甘露醇复方溶液；50% 甘油溶液。

聚乙二醇 4000
Macrogol 4000

【其他名称】长松、福松、开噻特、秘通宝、润可隆、优塞乐。

【药理作用】大分子聚乙二醇 4000 是线性长链聚合物，通过氢键固定水分子，使水分保留在结肠内，增加粪便含水量并软化粪便，恢复粪便体积和重量至正常，促进排便的最终完成，从而改善便秘症状。

【适应证】用于便秘。

【用法用量】口服给药，一次 10g，一日 1~2 次；或一日 20g，一次顿服。将药物溶于水中后服用。亦可根据患者情况适当增减剂量。

【不良反应】

1. 当大剂量服用时，有出现腹泻的可能，停药后 24~48 小时内即可消失，随后可减少剂量继续治疗。

2. 对肠功能紊乱患者，有出现腹痛的可能。

3. 罕有过敏性反应，如皮疹、荨麻疹和水肿。

【禁忌】

1. 对本品过敏者禁用。

2. 炎症性肠病（如溃疡性结肠炎、克罗恩病）患者禁用。

3. 肠梗阻患者禁用。

4. 诊断未明确的腹痛患者禁用。

【注意事项】

1. 本品既不含糖也不含多元醇，可以用于糖尿病或需要无乳糖饮食的患者。

2. 本品与其他药物需合用时，至少应间隔 2 小时以上。

3. 老人、高血压患者及心功能不佳的患者皆可使用本品。

【药物相互作用】尚不明确。

【规格】散剂：10g。

蓖麻油
Castor Oil

【其他名称】药用蓖麻油、Oleum Ricini。

【药理作用】本品系刺激性缓泻药。口服后在小肠上部被脂肪水解酶水解成蓖麻油酸和甘油。蓖麻油酸可抑制水和电解质的吸收，并刺激小肠，增加蠕动而呈现导泻作用。

【适应证】

1. 用于便秘。

2. 用于术前或诊断检查前清洁肠道。

3. 用于器械润滑。

【用法用量】口服给药，成人一次 10~20ml，总量不超过 60ml。小于 2 岁的婴儿，一次 1~5ml；2 岁以上，一次 5~15ml。

【不良反应】常见恶心、呕吐，可见短时便秘、腹痛、脱水、电解质失衡。

【禁忌】妇女及经期妇女。

【注意事项】

1. 本品油剂宜早餐前加温后服用。

2. 本品乳剂冷冻后可增强药效，且应空腹服用。作为缓泻药时服后应喝下一整杯水。

3. 本品不宜用于清除肠道内脂溶性毒物，如磷、苯等。

4. 本品与果汁或碳酸饮料同服可增加无味蓖麻油的适口性。

【药物相互作用】

1. 缓泻药与甘草合用可增加低钾血症发生的概率。

2. 缓泻药与左醋美沙朵合用可增加延长 QT 间期的风险。

3. 缓泻药与氟哌利多合用可增加心脏毒性（QT 间期延长、心脏停搏等）。

4. 本品能促进驱肠虫药在肠内的吸收，驱虫时忌用本品导泻。

5.2 止泻药

地芬诺酯
Diphenoxylate

【其他名称】苯乙哌啶、氰苯哌酸乙酯、氰苯哌酯、苯乙派啶。

【药理作用】本品是人工合成的具有止泻作用的阿片生物碱，具有较弱的阿片样作用，无镇痛作用，现已代替阿片制剂成为应用广泛而有效的非特异性止泻药。对肠道作用类似吗啡，直接作用于肠平滑肌，通过抑制肠黏膜感受器，降低局部黏膜的蠕动反射，从而减弱肠蠕动。同时增加肠道节段性收缩，使肠内容物通过延迟，从而促进肠内水分的回收。

【适应证】适用于急慢性功能性腹泻及慢性肠炎等。

【用法用量】口服给药，成人一次 2.5～5mg，一日 2～4 次，腹泻得到控制时即应减少剂量。2～5 岁一次用溶液 4ml，一日 3 次；5～8 岁一次用溶液 4ml，一日 4 次；8～12 岁一次用溶液 4ml，一日 5 次。

【不良反应】偶见口干、恶心、呕吐、头晕、头痛、嗜睡、失眠、抑郁、烦躁、皮疹、腹胀、大肠扩张及肠梗阻等，减量或停药后即消失。儿童对本品比较敏感，可能出现呼吸抑制等不良反应。

【禁忌】2 岁以下儿童禁用。

【注意事项】

1. 本品不能用作细菌性痢疾的基本治疗药物。

可与抗菌药物合用于菌痢，以帮助控制腹泻症状。

2. 本品长期大量服用可产生欣快感，也可能出现药物依赖性。

3. FDA 对本药的妊娠安全性分级为 C 级。

【药物相互作用】

1. 本品可以增强巴比妥类、阿片类和其他中枢抑制药的作用。

2. 本品可以减慢肠蠕动，可影响其他药物的吸收，使呋喃坦啶的吸收增加一倍。

【规格】复方地芬诺酯片：每片含盐酸地芬诺酯 1.5mg，硫酸阿托品 0.025mg。复方地芬诺酯溶液：每 5ml 含盐酸地芬诺酯 1.5mg，硫酸阿托品 0.025mg。

洛哌丁胺
Loperamide

【其他名称】苯丁哌胺、氯苯哌酰胺、若卜那密得、氯哌拉米、洛哌胺、盐酸洛哌胺、易蒙停。

【药理作用】本品化学结构类似氟哌啶醇和哌替啶，但治疗量对中枢神经系统无任何作用。对肠道平滑肌的作用与阿片类相似。可抑制肠道平滑肌的收缩，减少肠蠕动。还可减少肠壁神经末梢释放乙酰胆碱，通过胆碱能和非胆碱能神经元局部的相互作用，直接抑制蠕动反射。本品可延长食物在小肠的停留时间，促进水、电解质及葡萄糖的吸收，抑制前列腺素、霍乱毒素和其他肠毒素引起的肠过度分泌。此外，本品还可增加肛门括约肌的张力，可抑制大便失禁或便急。

【适应证】

1. 用于各种原因引起的非感染性急慢性腹泻的对症治疗（如溃疡性结肠炎、克罗恩病、非特异性结肠炎、肠易激综合征、短肠综合征等）。尤其适用于临床上其他止泻药效果不显著的慢性功能性腹泻。对胃、肠部分切除术后和甲状腺功能亢进引起的腹泻也有较好疗效。

2. 用于回肠造瘘术患者，可增加粪便稠度以减少排便次数和排便量。也可用于肛门直肠手术后的病人，以抑制大便失禁。

【用法用量】

1. 成人：口服给药。①急性腹泻：初始剂量为一次 4mg，以后每次腹泻后口服 2mg，直到腹泻停止。一日总量不超过 16mg。如连服 5 日无效则停药。②慢性腹泻：初始剂量为一次 4mg，以后逐渐调整剂量至粪便正常，一日可服 2 ~ 12mg（显效后每日给予 4 ~ 8mg 维持）。

肝功能减退者用量应酌减。

2. 儿童：口服给药。急性腹泻：5 ~ 8 岁一次 2mg，一日 2 次；8 ~ 12 岁一次 2mg，一日 3 次。小儿一日极量为 6mg/20kg。

【不良反应】不良反应轻，可出现过敏如皮疹等，消化道症状如口干、腹胀、食欲不振、胃肠痉挛、恶心、呕吐、便秘，以及头晕、头痛、乏力等。

【禁忌】

1. 对本品过敏者禁用。

2. 肠梗阻、胃肠胀气或便秘等患者禁用。

3. 严重脱水者禁用。

4. 溃疡性结肠炎的急性发作期患者禁用。

5. 假膜性肠炎患者禁用。

6. 5 岁以下儿童禁用。

7. 伴有高热和脓血便的急性菌痢患者禁用。

【注意事项】

1. 对于伴有肠道感染的腹泻，必须同时应用有效的抗生素治疗。

2. 腹泻患者常发生水和电解质丧失，应适当补充水和电解质。

3. 用药过程中出现便秘或 48 小时仍无效者应停药。

4. 本品全部由肝脏代谢，肝功能障碍者，可导致体内药物相对过量，应注意中枢神经系统中毒反应。

5. 以下情况应慎用：①严重中毒性腹泻患者。②溃疡性结肠炎患者。③严重肝功能损害者。

6. FDA 对本药的妊娠安全性分级为 B 级。

【药物相互作用】尚未发现本品与其他药物同时服用时有相互作用。

【规格】颗粒剂：1g：1mg。胶囊剂：1mg；2mg。溶液：1ml：0.2mg。

蒙脱石
Smectite

【其他名称】必奇、封泻宁、复合硅铝酸盐、司迈特、思克特、思密达。

【药理作用】本品具有层纹状结构及非均匀性电荷分布，对消化道内的病毒、病菌及其产生的毒素有固定、抑制作用；对消化道黏膜有覆盖能力，并通过与黏液糖蛋白相互结合，从质和量两方面修复、提高黏膜屏障对攻击因子的防御功能。

【适应证】

1. 用于急慢性腹泻，尤其对儿童急性腹泻治疗效果较好。

2. 用于胃食管反流、食管炎、胃炎和结肠炎。

3. 胃肠道疾病（如食管、胃、十二指肠、结肠疾病）所致疼痛的辅助治疗。

4. 肠易激综合征。

5. 肠道菌群失调。

【用法用量】

1. 成人

（1）口服给药：一次 3g，一日 3 次。用于慢性腹泻时，剂量酌减。

（2）保留灌肠：结肠炎和肠易激综合征，一次 3 ~ 9g，倒入 50 ~ 100ml 温水中充分稀释，一日 1 ~ 3 次。

2. 儿童：口服给药。1 岁以下，一日 3g，分 3 次服用；1 ~ 2 岁，一日 3 ~ 6g，分 3 次服用；2 岁以上，一日 6 ~ 9g，分 3 次服用。

【不良反应】偶见便秘，大便干结。

【注意事项】

1. 将本品倒入 50ml 温水中充分稀释，摇匀服用。

2. 服用时间：①胃炎、结肠炎、肠易激综合征患者宜餐前服用。②腹泻患者宜两餐间服用。③胃食管反流、食管炎患者宜餐后服用。

3. 治疗急性腹泻，应注意纠正脱水。

4. 除相互作用中提及的药物外，当本品与其他药物合用时，应在服用本品前 1 小时服用其他药物。

【药物相互作用】

1. 与诺氟沙星合用可提高对致病性细菌感染的疗效。

2. 本品可减轻红霉素的胃肠道反应，提高红霉素的疗效。

3. 本品不影响地高辛、阿司匹林、保泰松、氨苄西林及氟哌酸等药物的生物利用度。

【规格】散剂：3g。

消旋卡多曲
Racecadotril

【其他名称】杜拉宝。

【药理作用】消旋卡多曲是脑啡肽酶抑制剂。

脑啡肽酶可降解脑啡肽，本品可选择性、可逆性的抑制脑啡肽酶，从而保护内源性脑啡肽免受降解，延长消化道内源性脑啡肽的生理活性，减少水和电解质的过度分泌。口服消旋卡多曲作用于外周脑啡肽酶，不影响中枢神经系统的脑啡肽酶活性，且对胃肠道蠕动和肠道基础分泌无明显影响。

【适应证】作为口服补液或静脉补液的辅助治疗，用于 1 月以上婴儿和儿童的急性腹泻。

【用法用量】口服，每日 3 次，每次按体重服用 1.5mg/kg。单日总剂量不超过 6mg/kg。连续服用不得超过 7 天。必要时给予口服补液或静脉补液。

婴儿服用剂量：1～9 月龄（体重＜9kg），每次 10mg，每日 3 次；9～30 月龄（体重 9～13kg），每次 20mg，每日 3 次。

【不良反应】偶见嗜睡、皮疹、便秘、恶心和腹痛等。

【禁忌】

1. 肝肾功能不全者禁用。

2. 不能摄入果糖，对葡萄糖或半乳糖吸收不良，缺少蔗糖酶、麦芽糖酶的患者禁用。

3. 对消旋卡多曲过敏的患者禁用。

【注意事项】

1. 连续服用本品 5 天后，腹泻症状仍持续者应采用其他治疗方案。

2. 本品可以和食物、水或母乳一起服用，注意溶解混合均匀。

3. 本品请勿一次服用双倍剂量。

【药物相互作用】

1. 红霉素、酮康唑等 CYP 3A4 抑制剂可能减少消旋卡多曲的代谢，增加毒性。

2. 利福平等 CYP 3A4 诱导剂可能降低消旋卡多曲的抗腹泻作用。

【规格】颗粒剂：10mg。口腔崩解片：6mg。

6 微生态药物

地衣芽孢杆菌
Bacillus Licheniformis

【其他名称】整肠生。

【药理作用】本品为地衣芽孢杆菌活菌制剂，主要作用机理是以菌治菌。服用本品后，地衣芽孢杆菌在肠道内迅速生长繁殖，造成肠道低氧环境。对肠道内的双歧杆菌、乳酸杆菌、拟杆菌、消化链球菌等有益健康的厌氧菌的生长繁殖有促进作用，对葡萄球菌、白色念珠菌、酵母样菌等致病菌则有拮抗作用，通过这种双重作用可以调整肠道菌群失调，维持人体肠道微生态平衡，从而对肠道疾病达到治疗和预防的目的。

【适应证】

1. 用于细菌与真菌引起的急慢性腹泻。

2. 用于肠道菌群失调症。

3. 用于急慢性肠炎。

【用法用量】口服给药，一次 0.5g，一日 3 次，首剂倍量。儿童剂量酌情减半；婴幼儿服用时，可倒出药粉加入少量温开水或奶液服用。

【不良反应】偶见大便干结、腹胀，未见特殊不良反应，大剂量服用可发生便秘。

【注意事项】服用本品时应停用其他抗菌药。

【药物相互作用】本品活菌对三代头孢菌素、庆大霉素、氧哌嗪青霉素等药不敏感。对环丙沙星、泰能等药高度敏感，故服用本品时应停用此类抗菌药物。

【规格】活菌胶囊：0.25g（含活菌 2.5 亿个）。活菌颗粒：5g（含活菌 5 亿个）。

乳酸菌素
Lacidophilin

【其他名称】复合乳酸菌、聚克、延华。

【药理作用】口服后生成的乳酸可增加胃内酸度，促使主细胞分泌的胃蛋白酶原转变为胃蛋白酶，还能提高胃蛋白酶活性；在肠内分解糖产生乳酸，使肠内酸度增高，从而肠内抑制腐败菌的繁殖，防止蛋白质发酵，减少肠内产气。

【适应证】用于消化不良、肠内异常发酵、肠炎、腹泻、痢疾等。

【用法用量】

1. 成人：口服给药。①片剂、颗粒剂：一次 1.2～2.4g，一日 3 次，片剂嚼服，颗粒剂冲服。必要时可酌情增量。②散剂：一次 0.4～0.8g，一日 3 次。

2. 儿童：口服给药。片剂、颗粒剂，一次 0.4～0.8g，一日 3 次，余同成人。

【不良反应】未见明显不良反应。

【药物相互作用】铋剂、鞣酸、药用炭、酊剂等能吸附本品，不宜合用。

【规格】片剂：0.2g；0.4g；1.2g。颗粒剂：1g；2g；6g。散剂：1.2g；2.4g；4.8g。

双歧杆菌、嗜酸乳杆菌、肠球菌三联活菌
Live Combined Bifidobacterium, Lactobacillus and Enterococcus

【其他名称】贝飞达、培菲康。

【药理作用】本品可直接补充人体正常生理细菌，调整肠道菌群平衡，抑制并清除肠道中致病菌，减少肠源性毒素的产生，促进机体对营养物的消化，合成机体所需的维生素，激发机体免疫力。

【适应证】

1. 主要用于肠道菌群失调引起的腹泻、腹胀等，也用于慢性腹泻和轻中型急性腹泻，以调节肠道功能。

2. 对缓解便秘有较好疗效。

3. 作为肝硬化、急慢性肝炎及肿瘤化疗等的辅助用药。

【用法用量】口服给药，一次 420～630mg，一日 2～3 次，餐后服用。小于 1 岁，一次 105mg；1～6 岁，一次 210mg；6～13 岁，一次 210～420mg。以上均为一日 2～3 次。婴幼儿可取胶囊内药粉用温开水调服。

【不良反应】尚未见不良反应。

【注意事项】尚不明确。

【药物相互作用】因抗生素可抑制活菌的生长繁殖，故本品应避免与抗生素同用。

【规格】胶囊剂：210mg。

乳酶生
Lactasinum

【其他名称】表飞明、表飞鸣、加康特。

【药理作用】本品为活肠球菌的干燥制剂，在肠内分解糖类生成乳酸，使肠内酸度增高，从而抑制腐败菌的生长繁殖，并防止肠内发酵，减少产气，因而有促进消化和止泻作用。另外，本品也可提高阴道酸度，故可用于菌群失调所致的细菌性阴道感染。

【适应证】

1. 用于消化不良、肠道菌群失调或肠内异常发酵引起的腹胀、腹泻，小儿饮食不当引起的腹泻、绿便等。

2. 本品胶囊外用于因菌群失调引起的细菌性阴道感染。

【用法用量】

1. 成人：①口服给药：一次 0.3～0.9g，一日 3 次。②阴道给药：一次 0.5g，每晚 1 次，清洗阴道后，将本品胶囊放入阴道深部，连用 7 日为一疗程。

2. 儿童：口服给药。用量见下表：

乳酶生的儿童用法用量

年龄（岁）	体重（kg）	一次用量（g）	一日次数
1～3	10～14	0.15～0.3	
4～6	16～20	0.3～0.45	均 3 次
7～9	22～26	0.3～0.6	
10～12	28～32	0.45～0.6	

【不良反应】未见不良反应。

【禁忌】对本品过敏者禁用。

【注意事项】

1. 本品胶囊禁用于由滴虫、真菌、淋球菌、衣原体等引起的非细菌性阴道疾病。

2. 口服制剂宜餐前服用。

3. 治疗期间不可冲洗阴道、使用其他阴道用药及抗生素类药物，同时应避免进行性生活。

【药物相互作用】

1. 制酸药、磺胺类或抗生素与本品合用时，可减弱其疗效，故应分开服用（间隔 2～3 小时）。

2. 铋剂、鞣酸、药用炭、酊剂等能抑制、吸附或杀灭活肠球菌，故不能合用。

【规格】片剂：0.1g；0.15g；0.3g。胶囊剂：0.25g（按重量计）。

双歧杆菌
Bifidobacterium

【其他名称】回春生、科达双歧、丽珠肠乐、双歧尔寿、双歧因子。

【药理作用】本品为双歧杆菌活菌制剂。双歧杆菌与其他厌氧菌一起共同占据肠黏膜的表面，形成一个生物屏障，阻止病菌的定植与入侵，产

生乳酸与醋酸，降低肠道内 pH 值，抑制致病菌的生长。人体患病或长期服用抗菌药物后，常引起菌群失调，有害细菌大量繁殖而引起腹泻，本品可重建人体肠道内正常微生态系统而调整肠道菌群以止泻。

【适应证】

1. 用于肠道菌群失调引起的急慢性腹泻、便秘。

2. 用于急慢性肠炎、肠易激综合征等。

3. 作为肠道菌群失调所致的内毒素血症的辅助用药。

【用法用量】口服给药，一次 0.35～0.7g，早晚餐后各服 1 次。儿童剂量酌减。

【不良反应】尚未发现不良反应。

【禁忌】对本品过敏者禁用。

【注意事项】婴幼儿服药时，可将胶囊内药粉溶于温开水中，餐后服用。

【药物相互作用】

1. 抗酸药、抗菌药与本品合用时可减弱其疗效，应分开服用。

2. 铋剂、鞣酸、药用炭、酊剂等能抑制、吸附或杀灭活菌，故不能合用。

【规格】活菌胶囊：0.35g（含活菌不低于 $0.35×10^6$ CFU）。

7　肝胆疾病辅助用药

7.1　治疗肝性脑病药

乳果糖
Lactulose

【其他名称】半乳糖苷果糖、半乳糖苷果糖、乳果糠、半乳糖苷果糖、利秘乐、杜秘克、利维。

【药理作用】

1. 乳果糖系人工合成的不吸收性双糖，在肠道内不被吸收，可被结肠细菌分解成乳酸和醋酸，使肠道 pH 值降至 6 以下，从而可阻断氨的吸收，减少内毒素的蓄积和吸收，使患者血氨恢复正常，并由昏迷转为清醒。

2. 乳果糖还具有双糖的渗透活性，可使水、电解质保留在肠腔而产生高渗效果，故又是一种渗透性泻药，因为无肠道刺激性，亦可用于治疗慢性功能性便秘。

3. 具有抗内毒素的作用。

【适应证】

1. 用于防治高血氨症及血氨增高所致的肝性脑病。

2. 作为缓泻剂，用于慢性功能性便秘。

3. 用于当临床需要保持软便的情况：如痔疮、肛门或直肠术后。

4. 可作为促生素，使肠腔内的 pH 值降低，改变肠腔内的菌群，利于正常菌群生存。

5. 作为治疗内毒素血症和炎性肠病的辅助用药。

【用法用量】

1. 成人：口服给药。

（1）肝性脑病：起始剂量为一次 20～33.4g，一日 3 次，维持剂量应调至一日最多 2～3 次软便，大便 pH 值 5～5.5。

（2）便秘：起始剂量为一日 10～30g，维持剂量为一日 6.7～16.7g，宜在早餐时顿服。治疗几日后，可根据患者情况酌情减小剂量。根据本品的作用机制，1～2 日内取得临床效果，如 2 日后仍未见明显效果，可考虑增加剂量。

（3）临床需要维持软便的情况：同便秘治疗。

2. 儿童：口服给药。

（1）肝性脑病：初始剂量为 1.7～6.7g，分次给予；年龄较大的儿童和青少年可一日用 27～60g，然后调整剂量到一日 2～3 次软便为宜。

（2）便秘：婴儿，起始剂量与维持剂量皆为一日 3.3g。3～6 岁，一日 3.3～6.7g。7～14 岁，起始剂量为一日 10g，维持剂量为一日 6.7g。宜在早餐时顿服。治疗几日后，可酌情减量。根据本品的作用机制，1～2 日内可取得临床效果。如 2 日后仍未有明显效果，可考虑加量。

【不良反应】乳果糖不被吸收，剂量过大可引起腹部不适、胃肠胀气、厌食、恶心、呕吐及腹泻等。治疗初期容易发生。

【禁忌】

1. 对本品过敏者。

2. 阑尾炎、肠梗阻、不明原因的腹痛者。

3. 对乳糖或半乳糖不能耐受者。

4. 半乳糖血症患者。

5. 尿毒症患者。

【注意事项】

1. 本品可导致结肠 pH 值下降，故可能引致结肠 pH 值依赖性药物的失活（如 5 - ASA），故本品与此类药物属配伍禁忌。

2. 本品疗效有个体差异性，故剂量应个体化。

3. 本品可随意加在水、果汁及患者喜爱的冷热饮料中冲饮或混于食物中服用。也可制成灌肠液使用。

4. 治疗期间不能用其他轻泻药，尤其是在肝性脑病治疗的最初阶段，因为轻泻药可使大便变稀而造成乳果糖用量已足够的假象。

5. 如果初始剂量造成腹泻，应立即减少剂量。如果腹泻持续，则应停药。

6. 妊娠早期妇女慎用。FDA 对本药的妊娠安全性分级为 B 级。

【药物相互作用】

1. 与新霉素合用时，可提高对肝性脑病的疗效。

2. 与抗酸药（如碳酸氢钠等）合用时，可使肠内 pH 值升高，降低本品的疗效，两者不宜合用。

【规格】 粉剂：5g；100g；500g。颗粒剂：10g。口服溶液：10ml：5g；100ml：50g；100ml：66.7g。糖浆剂：60%。

谷氨酸
Glutamic Acid

【其他名称】 L - 谷氨酸、麸氨酸、左旋谷氨酸。

【药理作用】 本品为氨基酸类药。重症肝炎或肝功能不全时，肝脏对由氨转化为尿素的环节发生障碍，导致血氨增高，出现脑病症状。谷氨酸的摄入有利于降低及消除血氨，从而改善脑病症状。

【适应证】

1. 用作肝性脑病治疗的辅助用药。

2. 用作某些精神神经系统疾病（如精神分裂症和癫痫小发作）治疗的辅助用药。

3. 用于胃酸不足和胃酸过少症。

【用法用量】 口服给药。①预防肝性脑病：一次 2.5~5g，一日 4 次。②癫痫小发作：一次 2~3g，一日 3~4 次。③胃酸不足：一次 0.3g，一日 3 次。

【不良反应】 服药后约 20 分钟可出现面部潮红等症状。

【注意事项】

1. 肾功能不全或无尿病人慎用。

2. 不宜与碱性药物合用；与抗胆碱药合用有可能减弱后者的药理作用。

【药物相互作用】

1. 与常用的抗癫痫药联合，可提高对癫痫小发作及精神运动性发作的疗效。

2. 本品可减弱长春新碱、抗胆碱药的药效。

【规格】 片剂：0.3g；0.5g。

精氨酸
Arginine

【其他名称】 L - 精氨酸、阿及宁、蛋白氨基酸、胍氨基戊酸、左旋精氨酸。

【药理作用】 本品在人体内参与鸟氨酸循环，促进尿素的形成，使人体内产生的氨经鸟氨酸循环变成无毒的尿素，并通过尿液排出，从而降低血氨浓度。本品有较高浓度的氢离子，有助于纠正肝性脑病时的酸碱平衡。

【适应证】

1. 用于肝性脑病。适用于忌钠患者，也可用于其他原因引起的血氨增高所致的精神症状治疗。

2. 用于代谢性碱中毒。

3. 用于辅助测定脑垂体功能。

4. 口服用于精液分泌不足和精子缺乏引起的男性不育症。

5. 用于婴幼儿补充精氨酸。

【用法用量】 静脉滴注。用于肝性脑病时，一次 15~20g，以 5% 葡萄糖注射液 500~1000ml 稀释后缓慢滴注，至少滴注 4 小时。

【不良反应】

1. 可引起高氯性酸中毒，以及血中尿素、肌酸、肌酐浓度升高。

2. 静脉滴注速度过快会引起呕吐、流涎、皮肤潮红等。

【禁忌】

1. 对本品过敏者。

2. 肾功能不全者。

3. 无尿患者。

4. 有酸中毒者（特别是高氯性酸中毒者）。

5. 暴发型肝功能衰竭者。

【注意事项】

1. 如发生过敏反应，可给予抗组胺药和肾上腺素。

2. 如本品溶液未置于真空容器中或者已变混

浊，则不应使用。

【药物相互作用】

1. 与谷氨酸钠、谷氨酸钾合用，可增加疗效。

2. 本品可使细胞内钾移至细胞外，而螺内酯可减少肾脏的钾排泄，两者联用时可引起高钾血症。

3. 由于雌激素可诱导生长激素升高，故使用雌激素补充治疗或口服含雌激素避孕药的患者，应用本品进行垂体功能测定时，可出现生长激素水平假性升高，从而干扰垂体功能的判断。

【规格】注射液：20ml：5g。葡萄糖注射液：250ml：10g 盐酸精氨酸、12.5g 葡萄糖。

氨酪酸
Aminobutyric Acid

【其他名称】γ-氨基丁酸、4-氨基丁酸、γ-氨酪酸、γ-氨基丁酸、氨基丁酸、加敏珑、加敏隆、莫优茨。

【药理作用】本品为氨基酸类药物，在体内与血氨结合生成尿素排出，有降低血氨及促进大脑新陈代谢的作用。近年来，因有其他新的抗肝性脑病药物出现，本品已少用。此外，本品可能为一种中枢介质，能增强葡萄糖磷酸酯酶的活性，恢复脑细胞的功能。本品尚能作用于延髓的血压调节中枢，有一定的降压作用，可缓解高血压引起的头痛、失眠、头晕目眩等。

【适应证】

1. 用于各种类型的肝性脑病，一般认为对肝性脑病的抽搐、躁动有效。

2. 用作尿毒症、催眠药及煤气中毒等所致昏迷的苏醒剂。

3. 口服可用于脑血管障碍引起的偏瘫、记忆障碍、语言障碍、儿童智力发育迟缓及精神幼稚症等。

【用法用量】

1. 口服给药：一次 1g，一日 3 次。

2. 静脉滴注：一次 1~4g，以 5%~10% 葡萄糖注射液 250~500ml 稀释后，于 2~3 小时内滴完。

【不良反应】用药后偶见灼热感、恶心、头晕、失眠、便秘、腹泻。大剂量时可出现肌无力、运动失调、血压降低及呼吸抑制。

【禁忌】对本品过敏者。

【注意事项】

1. 静脉滴注必须充分稀释后缓慢进行，以免引起血压急剧下降而导致休克。

2. 静脉滴注过程中如出现胸闷、气急、头昏、恶心等症状，应立即停药。

3. 当药品性状发生改变时禁止使用。

【药物相互作用】尚不明确。

【规格】片剂：0.25g。注射液：5ml：1g。

7.2　治疗肝炎辅助用药

联苯双酯
Bifendate

【其他名称】合三、联苯双脂、联苯酯。

【药理作用】本品为治疗肝炎的降酶药物，是合成五味子丙素时的中间体。小鼠口服本品 150~200mg/kg，可减轻四氯化碳所致的肝脏损害和丙氨酸氨基转移酶（ALT）升高。对四氯化碳所致的肝脏微粒体脂质过氧化、四氯化碳代谢转化为一氧化碳有抑制作用，并降低四氯化碳代谢过程中还原型辅酶Ⅱ及氧的消耗，从而保护肝细胞生物膜的结构和功能。本品亦可降低泼尼松诱导的肝脏 ALT 升高，能促进部分肝切除小鼠的肝脏再生。本品的降酶作用并非直接抑制血清及肝脏 ALT 活性，也不加速血液中 ALT 的失活，可能是肝组织损害减轻的反映。本品对细胞色素 P450 酶活性有明显诱导作用，从而加强对四氯化碳及某些致癌物的解毒能力。对部分肝炎病人有改善蛋白代谢作用，使白蛋白升高，球蛋白降低。对 HBsAg 及 HBeAg 无阴转作用，也不能使肿大的肝脾缩小。

【适应证】

1. 用于慢性迁延性肝炎丙氨酸氨基转移酶长期增高者。

2. 用于单项丙氨酸氨基转移酶升高，无其他肝功能异常者。

3. 用于化学药物引起的丙氨酸氨基转移酶升高。

【用法用量】口服给药，一次 25~50mg，一日 3 次。

【不良反应】个别病例可出现口干、轻度恶心，偶有皮疹发生，一般加用抗变态反应药物后即可消失。

【禁忌】

1. 肝硬化患者。

2. 孕妇及哺乳期妇女。

【注意事项】

1. 少数病人用药过程中 ALT 可回升，加大剂量可使之降低。停药后部分患者 ALT 反跳，但继续服药仍有效。

2. 个别患者于服药过程中可出现黄疸及病情恶化，应停药。

3. 慢性肝炎患者及老年患者慎用。

【药物相互作用】肌苷可减少本品的降酶反跳现象。

【规格】 片剂：25mg；50mg。口服混悬液：10ml：25mg。滴丸：1.5mg；25mg。

门冬氨酸钾镁
Potassium Magnesium Aspartate

【其他名称】 L-天门冬氨酸钾镁盐、脉安定、门冬酸钾镁、天冬钾镁、朴佳美、久安天冬、天冬氨酸钾镁。

【药理作用】门冬氨酸分子中含有两个羧基和一个氨基，属酸性氨基酸，广泛存在于所有蛋白质中。门冬氨酸是草酰乙酸前体，在三羧酸循环、鸟氨酸循环及核苷酸合成中都起重要作用。它对细胞亲和力很强，可作为载体使钾离子、镁离子易于进入胞浆和线粒体内，以维持神经组织、心肌、平滑肌等细胞的正常兴奋性和内环境的稳定。向心肌输送电解质，促进肌细胞去极化，维持心肌收缩能力，同时可降低心肌耗氧量，在冠状动脉循环障碍引起缺氧时，对心肌有保护作用。门冬氨酸参与鸟氨酸循环，促进尿素生成，降低血液中氨和二氧化碳含量，增强肝脏功能。

【适应证】本品为电解质补充药，用于下列疾病的辅助治疗：

1. 急慢性肝炎及肝硬化、肝性脑病、药物性肝损害（包括肿瘤化疗引起的）等各种肝病。

2. 各种原因引起的成人及儿童心律不齐、低钾血症及洋地黄中毒引起的心律失常（主要是室性心律失常）、期前收缩、阵发性心动过速、充血性心力衰竭、冠心病（如心绞痛、心肌梗死）、高血压、肿瘤化疗引起的心肌损害等心血管系统疾病。

3. 支气管哮喘、慢性阻塞性肺疾病及慢性肺心病等呼吸系统疾病。

4. 神经系统疾病：脑卒中、缺血性脑血管病、乙型脑炎、急性颅脑损伤、周围神经麻痹等。

5. 代谢性疾病：低钾血症、低镁血症、糖尿病及外科手术患者代谢紊乱等。

6. 妊娠呕吐、妊娠高血压综合征、免疫功能低下、心脏手术体外循环以及疲劳、听力减退等。

【用法用量】

1. 口服给药

（1）片剂：一次 1~2 片，一日 3 次，餐后服用。根据具体情况可增加至一次 3 片，一日 3 次。

（2）口服液：一次 5~10ml，一日 3 次。

2. 静脉滴注：注射用门冬氨酸钾镁，一次 10~20ml，用 5% 葡萄糖注射液 250~500ml 稀释后缓慢静脉滴注，一日 1 次。对重症黄疸及低血钾患者，根据具体情况可酌情增加剂量。

【不良反应】

1. 本品注射液静脉滴注速度过快时，可引起高钾血症和高镁血症，出现恶心、呕吐、面部潮红、胸闷、血压下降等，偶见血管刺激性疼痛。极少数患者出现心率稍减慢，停药后可恢复正常。

2. 口服给药偶见恶心，停药后可恢复正常。

3. 大剂量用药可致腹泻。

【禁忌】

1. 高钾血症患者禁用。

2. 急慢性肾衰竭禁用。

3. 艾迪生病患者禁用。

4. Ⅲ度房室传导阻滞患者禁用。

5. 心源性休克者禁用。

【注意事项】

1. 有电解质紊乱的患者应常规性检测血钾、镁离子浓度。

2. 不宜与保钾利尿药合用。

3. 以下情况应慎用：①房室传导阻滞者（除洋地黄中毒所致者）。②肾功能损害者。③老年患者。④孕妇及哺乳期妇女。

【药物相互作用】

1. 本品能够抑制四环素、铁盐、氟化钠的吸收，故本品与这些药物联用时应间隔 3 小时以上。

2. 本品与保钾性利尿剂和（或）血管紧张素转化酶抑制剂（ACEI）伍用时，可能会发生高钾血症。

【规格】 片剂：含门冬氨酸 252mg、钾 36.2mg、镁 11.8mg。口服液：含无水 L-门冬氨酸钾 452mg、无水 L-门冬氨酸镁 403.6mg，按 L-门冬氨酸计为 723mg。5ml；10ml。注射液：

10ml（每 1ml 中含门冬氨酸 85.0mg、钾 11.4mg、镁 4.2mg）。

水飞蓟宾
Silibinin

【药理作用】水飞蓟宾能够稳定肝细胞膜，保护细胞的酶系统，清除肝细胞内的活性氧自由基，从而提高肝脏的解毒能力，避免肝细胞长期接触毒物。

【适应证】用于急慢性肝炎。

【用法用量】

1. 片剂：口服，一次 77mg（以水飞蓟宾计），一日 3 次。

2. 分散片：加水分散后口服，或含服，或吞服，一次 2 片，一日 3 次。

3. 胶囊：口服，一次 2 粒，一日 3 次。3 个月为一疗程。

4. 软胶囊：口服，一次 2 粒，一日 3 次。

5. 滴丸：口服，一次 12 丸，一日 3 次。

【不良反应】偶见轻微腹泻。

【禁忌】对本品过敏者禁用。

【注意事项】

1. 用药期间慎食辛辣、肥腻之物。

2. 用药期间忌酒。

3. 过敏性体质者及孕妇慎用。

【药物相互作用】尚无相关资料。

【规格】片剂：38.5mg（以水飞蓟宾计）；77.0mg（以水飞蓟宾计）。分散片：0.3g（含水飞蓟宾 38.5mg）。胶囊剂：0.126g（含水飞蓟宾 38.5mg）。软胶囊：0.192g（含水飞蓟宾 38.5mg）。滴丸：40mg（含水飞蓟宾 6.42mg）。

促肝细胞生长素
Hepatocyte Growth – Promoting Factors

【其他名称】肝复肽、促肝细胞生长因子、肝细胞生长促进因子、肝细胞水解物、西诺宁、苷津。

【药理作用】本品能刺激正常肝细胞 DNA 合成，促进肝细胞再生。对四氯化碳诱导的肝细胞损伤有较好的保护作用，促进病变细胞恢复。

【适应证】用于各型重型病毒性肝炎（急性、亚急性、慢性重型肝炎的早期或中期）及肝硬化的辅助治疗。

【用法用量】

1. 口服给药：一次 100～150mg，一日 3 次，3 个月为一个疗程，可服用 2～4 个疗程。

2. 肌肉注射：一次 40mg，一日 2 次，用生理盐水稀释后使用。孕妇及哺乳期妇女为一日 20～40mg。

3. 静脉滴注

（1）重型病毒性肝炎：将本品 80～100mg 加入 10% 葡萄糖注射液 500ml 中静滴，一日 1 次。疗程视病情而定，一般为 4～6 周，慢性重型肝炎疗程为 8～12 周。

（2）肝硬化：将本品 40～80mg 加入 10% 葡萄糖注射液 500ml 中滴注，一日 1 次，疗程 8～12 周。

【不良反应】

1. 可见低热和皮疹，停药后即可消失。

2. 注射部位偶见疼痛和皮肤潮红。

3. 可有过敏反应。

【禁忌】对本品过敏者禁用。

【注意事项】

1. 本品使用应以周身支持疗法和综合治疗为基础。

2. 本品粉针剂为乳白色或微黄色冻干制品，使用前如变为棕黄色则不可使用。

3. 过敏体质者慎用。

【药物相互作用】尚不明确。

【规格】注射用促肝细胞生长素：20mg；60mg。注射液：2ml：30μg。颗粒剂：5g：50mg。

托尼萘酸
Tolynicate and Naphthylacetic Acid

【其他名称】肝胆能、加诺。

【药理作用】托尼萘酸片复方制剂，即 α–萘乙酸与 α，4–二甲基苯甲醇烟酸酯以 2:1 相配伍。α，4–二甲基苯甲醇是从姜黄科植物中提取的主要活性物质，可促进肝细胞生成和分泌含所有活性物质的生理性胆汁；与烟酸酯化可缓解伴有炎症过程的胆道痉挛所致的疼痛，并可使对甲基苯甲醇在水相和脂相之间分布更佳。α–萘乙酸为有机弱酸，它除了能促进生理性胆汁分泌作用外，尚有极强的抗炎作用，能有效消除胆道的炎性水肿，保持胆道通畅。托尼萘酸片可明显增强胆囊造影的显影效果，促进肝脏对造影剂的清除。

【适应证】

1. 用于整个胆管系统的急性、亚急性和慢性炎症性疾病，以及多种阻断肝脏胆汁分泌的疾病，如肝炎、胆管炎、胆囊炎、胆石症、胆汁淤积及黄疸等。

2. 预防性治疗胆汁分泌不良患者进食脂肪或饱食后引起消化不良性疼痛。

3. 用于 X 线造影检查时提高胆囊和胆管的显影率。

【用法用量】口服给药。

1. 一般情况：一次 112.5 ~ 225mg，一日 3 次，餐前半小时服用。

2. 胆道静脉造影：在注射造影剂前 20 分钟及后 50 分钟各服 562.5mg。

3. 胆道口服造影：按每次服用造影剂的间隔时间与造影剂同服，一次 225mg，总量为 1350 ~ 1575mg。

【不良反应】耐受性良好，不良反应轻微，少数敏感者可能发生轻微的胃肠道不适或皮肤过敏现象（如稀便、恶心、皮疹等），停药后可消退。

【禁忌】

1. 对本品中任一成分过敏者禁用。

2. 胆道梗阻性疾病患者禁用。

3. 胆囊气肿患者禁用。

4. 肝性脑病患者禁用。

5. 严重肝功能不全者禁用。

6. 肝胆系统晚期恶性肿瘤患者禁用。

【注意事项】

1. 出现过敏症状时应停药；若出现其他不良反应，可减量或暂停给药。

2. 本品对单纯慢性肝炎患者的症状缓解率低，一般不予服用。

3. 以下情况应慎用：①肾功能不良者。②肝功能不全者。③孕妇及哺乳期妇女。

【药物相互作用】与抗生素合用，可使胆汁内抗生素的浓度增加。

【规格】片剂：112.5mg（α，4 - 二甲基苯甲醇烟酸酯 37.5mg、α - 萘乙酸 75mg）。

多烯磷脂酰胆碱
Polyene Phosphatidylcholine

【其他名称】派纳特、易善复。

【药理作用】当患肝脏疾病时，肝脏的代谢活力受到严重损伤。多烯磷脂酰胆碱可提供大剂量容易吸收利用的高能多烯磷脂酰胆碱，这些多烯磷脂酰胆碱在化学结构上与重要的内源性磷脂一致。它们主要进入肝细胞，并以完整的分子与肝细胞膜及细胞器膜相结合，另外，可分泌入胆汁。因此多烯磷脂酰胆碱具有下列生理功能：①使受损的肝功能和酶活力恢复正常。②调节肝脏的能量平衡。③促进肝组织再生。④将中性脂肪和胆固醇转化成容易代谢的形式。⑤稳定胆汁。

【适应证】用于脂肪肝、肝硬化、肝中毒、急慢性肝炎。

【用法用量】

1. 口服给药：初始剂量：开始时一次 0.6g，一日 3 次。一日剂量不超过 1.8g。维持剂量：一次 0.3g，一日 3 次。

2. 静脉给药：一般一日缓慢注入 0.25 ~ 0.5g；严重病例一日注射 0.5 ~ 1g。重症肝炎患者可酌情增加剂量。缓解期一日静脉滴注 0.25 ~ 0.5g。

【不良反应】

1. 增加口服剂量时偶可见胃肠不适、腹泻等。

2. 极少数患者可对本品注射液中的苯甲醇产生过敏反应。

【禁忌】

1. 对本品任一成分过敏者。

2. 新生儿和早产儿禁用本品注射液。

【注意事项】

1. 本品胶囊剂应于餐后用大量液体整粒送服。

2. 静脉注射时，只可使用澄清的溶液。不可与其他任何注射液混合注射。

3. 静脉注射时，严禁用电解质溶液（如 0.9% 氯化钠溶液、林格液等）稀释。

4. 在进行静脉注射或静脉滴注治疗时，如病情允许应尽量让患者同时口服本品，以加强疗效。

5. 如患者少服用一次剂量，可在下次服药时补服；如少服一日剂量，则无须补服。

6. 视病情的严重程度疗程可长达 1 年。

【药物相互作用】尚不明确。

【规格】胶囊剂：0.3g。注射液：5ml：0.25g。

二氯醋酸二异丙胺
Diisopropylamini Dichlorocacetas

【其他名称】肝乐、DADA。

【药理作用】本品能抑制及降低脂肪在肝内沉积，抑制脂肪肝的形成，促进损伤肝再生。另外本品还能改善脑组织对氧的利用率，增加脑组织的血流量，从而加强脑组织代谢，增加脑组织的呼吸及促进糖需氧酵解过程。

【适应证】护肝药，用于脂肪肝、肝内胆汁淤积、一般肝脏机能障碍。

【用法用量】

1. 口服：每次 40mg，小儿每次 20mg，每日 3 次。服药剂量应随患者年龄和症状适当调整。

2. 肌注或静注：每次 40 ~ 80mg，小儿 1 次 20 ~ 40mg，每日 1 次。20 天为一疗程。

【不良反应】本品不良反应发生率低，停药后均可消失。其不良反应主要表现为以下几个方面：

1. 精神神经系统：有时出现头痛、眩晕、困倦、嗜睡等，发生率为 0.1% ~ 5%。

2. 消化道：有时出现腹痛、口渴，发生率为 0.1% ~ 5%；偶见食欲不振、恶心、呕吐等。

3. 其他：偶见皮肤干燥、牙龈肿胀等。

【禁忌】对本品过敏者、严重肾功能损害者禁用。

【注意事项】

1. 低血压者应慎用本品。肾功能损害患者服用本品时应调整剂量。

2. 应用初期偶有嗜睡感，可自行消失。注射时个别病人有暂时性的不适，如眩晕、恶心、呕吐等。

【规格】片剂：20mg。注射剂：2ml：40mg。

谷胱甘肽
Glutathione

【其他名称】L－谷胱甘肽、谷光甘肽、还原型谷胱甘肽、巯基三肽、L－谷胱甘肽还原型、阿拓莫兰、古拉定、泰特、天亿、依士安、松泰斯。

【药理作用】谷胱甘肽是由谷氨酸、半胱氨酸及甘氨酸组成的一种三肽，它是甘油醛磷酸脱氢酶的辅基，又是乙二醛酶及磷酸丙糖脱氢酶的辅酶，参与体内三羧酸循环和糖代谢，促进体内产生高能量。谷胱甘肽能激活多种酶，如体内的巯基酶、辅酶等，从而促进糖类、脂肪及蛋白质代谢，并能影响细胞的代谢过程，是一种细胞内重要的调节代谢物质。此外，谷胱甘肽在体内以还原型谷胱甘肽（GSH）和氧化型谷胱甘肽

（GSSG）两种形式存在，其活性成分为还原型谷胱甘肽，能参与体内氧化还原过程。在谷胱甘肽转移酶的作用下，还原型谷胱甘肽能和过氧化物及自由基相结合，以对抗氧化剂对巯基的破坏，保护细胞膜中含巯基的蛋白质和含巯基的酶不被破坏，同时还可对抗自由基对重要脏器的损害。

【适应证】

1. 用于保护肝脏。本品可抑制脂肪肝的形成，对于酒精中毒性肝炎、药物中毒性肝炎（包括抗癌药、抗结核药、精神神经药物、抗抑郁药、对乙酰氨基酚和中药等）、慢性活动型病毒性肝炎（乙型、丙型）及感染性肝病等多种肝脏疾病亦有改善症状、体征和恢复肝功能的作用。

2. 用于接受放射治疗及化疗（包括用顺铂、环磷酰胺、阿霉素、柔红霉素、博来霉素化疗）的患者。

3. 用于治疗低氧血症，如急性贫血、成人呼吸窘迫综合征、败血症等。

4. 用于有机磷、胺基或硝基化合物、一氧化碳、重金属及有机溶剂等中毒的辅助治疗。

5. 用于防止皮肤色素沉着。

6. 用于治疗因乙酰胆碱与胆碱酯酶不平衡所致的过敏症状。

7. 本品滴眼液可用于早期老年性白内障，还可用于角膜溃疡、角膜上皮剥离、角膜炎等。

【用法用量】

1. 静脉给药

（1）化疗患者：①一般用法：首次给药 1.5g/m^2，溶于 100ml 生理盐水中静脉滴注，于给化疗药物前 15 分钟内滴注完。第 2 ~ 5 日每天肌注本品 600mg。②应用环磷酰胺（CTX）化疗：为预防泌尿系统损害，建议在 CTX 注射完后立即静脉注射本品，于 15 分钟内注完。③应用顺氯铵铂化疗：建议本品的用量与顺铂用量之比不宜超过 35：1，以免影响化疗效果。

（2）其他疾病：如低氧血症，可将 1.5g/m^2 本品溶解于 100ml 生理盐水中静脉输注，病情好转后每日肌肉注射 300 ~ 600mg 维持。

2. 肌肉注射

（1）肝脏疾病：一日肌肉注射 300mg 或 600mg。一般 30 日为一疗程。

（2）其他疾病：参见"静脉给药"项。

3. 口服给药：一次 50 ~ 100mg，一日 1 ~ 3 次。

4. 经眼给药：将 100mg 谷胱甘肽溶解于 5ml

溶解液中或用2%的滴眼液滴眼，一次1~2滴，一日3~5次。

【不良反应】

1. 用药后可有皮疹、胃痛、恶心、呕吐等，注射局部可有轻度疼痛。

2. 少数患者使用本品滴眼剂后可能出现瘙痒感、刺激感、眼部充血、一过性视物模糊等症状，停药后即消失。

【禁忌】对本品过敏者禁用。

【注意事项】

1. 本品与维生素 B_{12}、甲萘醌、泛酸钙、乳清酸及抗组胺制剂呈配伍禁忌。

2. 溶解后须立即使用，剩余溶液不再使用。

3. 本品滴眼剂仅用于滴眼。

【药物相互作用】

1. 本品不宜与磺胺类、四环素类药合用。

2. 本品可减轻丝裂霉素的毒副作用。

【规格】注射用谷胱甘肽：50mg；300mg；600mg。片剂：50mg；100mg。滴眼液：5ml：100mg。

门冬氨酸鸟氨酸
Ornithine Aspartate

【其他名称】L-鸟氨酸-L-门冬氨酸、门鸟氨酸、甘安敏、鸟氨酰门冬氨酸。

【药理作用】本药为两个氨基酸盐的复合体，主要成分为L-鸟氨酸-L-天冬氨酸。主要作用如下：①解毒作用：鸟氨酸是尿素循环中的起始底物，它与血液循环中有毒的氨结合，将后者转化为对人体无毒的物质。本药通过加速鸟氨酸循环来加强肝脏细胞的解毒功能，能在数小时内迅速降低过高的血氨，纠正氨基酸的失代偿，改善脑部症状及功能。②增加肝细胞的能量合成：门冬氨酸能参与肝细胞内核酸的合成，有利于修复被损伤的肝细胞。此外，由于门冬氨酸对肝细胞内三羧酸循环代谢过程的间接促进作用，促进了肝细胞内的能量生成，使得被损伤的肝细胞的各项功能得以迅速恢复。

【适应证】用于急慢性肝疾病（包括脂肪肝、肝炎及肝硬化等）所致的高氨血症，尤其适用于肝性脑病昏迷前期及昏迷期。

【用法用量】

1. 口服给药：一次3g，一日1~3次。必要时可增加剂量，或隔周与注射制剂交替使用。

2. 静脉滴注：①急性肝炎：一日5~10g。②慢性肝炎、肝硬化：一日10~20g。病情严重者可酌情增加用量，但一日剂量不应超过40g。③肝性脑病：第1日的第1个6小时内用20g，第2个6小时内分2次给药，每次10g。

儿童用量应酌减。

【不良反应】本品服用无明显的不良反应。少数病患者可能出现恶心、呕吐或腹胀等，停药后自动消失。

【禁忌】

1. 肾衰竭者（血清肌酐>30mg/L）。

2. 乳酸或甲醇中毒者。

3. 果糖-山梨醇不耐受和果糖-1，6-二磷酸酶缺乏者。

4. 对氨基酸类药物过敏者。

【注意事项】本品不良反应发生率低。大剂量静脉滴注可出现轻中度胃肠道反应，如恶心、呕吐；减少用量或减慢滴速时，上述症状可减轻。

【规格】咀嚼片：3g。颗粒剂：1g；3g；5g。注射液：5ml：0.5g；10ml：5g。注射用门冬氨酸鸟氨酸：0.5g；2.5g。

双环醇
Bicyclol

【其他名称】百赛诺。

【药理作用】本品结构与联苯双酯类似，具有保肝作用，并有一定的抗肝炎病毒效果。药效学试验结果表明：本品对四氯化碳、D-氨基半乳糖胺、扑热息痛引起的小鼠急性肝损伤的氨基转移酶升高、小鼠免疫性肝炎的氨基转移酶升高有降低作用，肝脏组织病理形态学损害有不同程度的减轻。此外，对大鼠慢性四氯化碳肝损伤模型，本品能降低血清氨基转移酶，改善血清白蛋白/球蛋白比值及肝脏脯氨酸含量，从而有减轻肝纤维化的作用。

【适应证】用于慢性乙型、丙型肝炎及所致的氨基转移酶升高。

【用法用量】口服，一次25mg，必要时可增至50mg，一日3次，最少服用6个月后方可逐渐减量。

【不良反应】患者对本品有很好的耐受性，极个别患者有皮疹发生。在本品临床研究中，个别患者出现头晕。

【禁忌】对本品过敏者。

【注意事项】

1. 皮疹明显者可停药观察，必要时服用抗过敏药。

2. 如误服大量药物出现不良反应，应对症处理。

3. 14 岁以下儿童及 70 岁以上老年患者的最适剂量尚待确定。

4. 以下情况应慎用：①肝功能失代偿者，如胆红素明显升高、低白蛋白血症、肝硬化腹水、食管静脉曲张出血、肝性脑病。②肝肾综合征患者。③孕妇及哺乳期妇女。

【药物相互作用】尚不明确。

【规格】片剂：12.5mg；25mg。

甘草酸二铵
Diammonium Glycyrrhizinate

【其他名称】安欣福宁、奥尔欣、代特、丹薇、甘扶新、甘立舒、海康欣、开希莱、明择、宁克、天晴甘平、同洲、卓宁。

【药理作用】本品是中药甘草有效成分的第三代提取物，具有较强的抗炎、保护肝细胞膜及改善肝功能的作用。该药在化学结构上与醛固酮的类固醇环相似，可阻碍可的松与醛固酮的灭活，从而发挥类固醇样作用，但无皮质激素的不良反应。

【适应证】用于伴有丙氨酸氨基转移酶升高的慢性迁延性肝炎和慢性活动性肝炎。

【用法用量】

1. 口服给药：一次 150mg，一日 3 次。

2. 静脉滴注：一次 150mg，一日 1 次。用 10% 葡萄糖注射液 250ml 稀释后缓慢滴注。

【不良反应】主要有纳差、恶心、呕吐、腹胀，以及皮肤瘙痒、荨麻疹、口干和浮肿，心脑血管系统有头痛、头晕、胸闷、心悸及血压升高，以上症状一般较轻，不必停药。

【禁忌】对本品过敏者禁用；严重低钾血症、高钠血症、高血压、心衰、肾衰竭患者禁用。

【注意事项】治疗过程中应定期测血压和血清钾、钠浓度，如出现高血压、血钠潴留、低钾血症等情况应停药或适当减量。

【药物相互作用】与利尿药（如利尿酸、速尿、乙噻嗪、三氯甲噻嗪等）合用时，其利尿作用可增强本品的排钾作用，导致血清钾下降。应注意观察血清钾值的测定。

【规格】胶囊剂：50mg。注射液：10ml：50mg。葡萄糖注射液：250ml（甘草酸二铵 150mg、葡萄糖 25g）。氯化钠注射液：250ml（甘草酸二铵 150mg、氯化钠 2.25g）。

硫普罗宁
Tiopronin

【其他名称】α–巯基丙酰甘氨酸、奇奥不志宁、奇奥不治宁、巯丙甘、治尔乐、巯基丙酰甘氨酸。

【药理作用】硫普罗宁是一种与青霉胺性质相似的含巯基药物，具有保护肝脏组织及细胞的作用。动物实验显示，硫普罗宁能够通过提供巯基防止四氯化碳、乙硫氨酸、对乙酰氨基酚等造成的肝脏损害，并对慢性肝损伤的甘油三酯的蓄积有抑制作用。硫普罗宁可以使肝细胞线粒体中 ATP 酶的活性降低，从而保护肝线粒体结构，改善肝功能。此外，硫普罗宁还可以通过巯基与自由基的可逆结合，清除自由基。

【适应证】

1. 用于改善各类急、慢性肝炎患者的肝功能。

2. 用于脂肪肝、酒精肝、药物性肝损害的治疗及重金属的解毒。

3. 用于减少放疗、化疗的毒副反应，并可预防放疗、化疗所致的外周血白细胞减少。

4. 对老年性早期白内障和玻璃体浑浊有较好的疗效。

【用法用量】

1. 口服：①肝病患者：一次 100～200mg，一日 3 次，餐后服，连服 12 周，停药 3 个月后继续下个疗程。急性病毒性肝炎患者，一次 200～400mg，一日 3 次，连用 1～3 周。②放化疗后的白细胞减少：化疗前 1 周开始服用，一次 200～400mg，一日 2 次，餐后服，连服 3 周。③重金属中毒：一次 100～200mg，一日 2 次。

2. 注射

（1）需使用溶媒的注射用硫普罗宁及硫普罗宁注射液：①静脉滴注，一次 0.2g，一日 1 次，连续 4 周。②配制方法：临用前每 0.1g 注射用硫普罗宁先用 5% 的碳酸氢钠注射液（pH = 8.5）2ml 溶解，再扩容至 5%～10% 的葡萄糖注射液或

0.9% 氯化钠注射液 250～500ml 中，按常规静脉滴注。

（2）不需使用溶媒的注射用硫普罗宁及硫普罗宁注射液：①静脉滴注，一次 0.2g，一日 1 次，连续 4 周。②配制方法：临用前溶于 5%～10% 的葡萄糖注射液或生理盐水 250～500ml 中，按常规静脉滴注。

（3）硫普罗宁葡萄糖或氯化钠注射液：静脉滴注，一次 0.2g，一日 1 次，连续 4 周。

【不良反应】

1. 过敏反应：偶有皮疹、瘙痒、皮肤发红等，还可能引起过敏性休克，严重者可导致死亡。

2. 心血管系统：可见头晕、心慌、胸闷等症状。

3. 泌尿生殖系统：长期、大量服用本品罕见蛋白尿或肾病综合征。

4. 胃肠道：偶有恶心、呕吐、腹痛、腹泻、食欲减退等胃肠道反应，罕见味觉异常。

5. 呼吸系统：可出现喉水肿、呼吸困难等症状。

6. 免疫系统：罕见胰岛素性自体免疫综合征。

7. 代谢与内分泌系统：可见颌下腺、腮腺肿大。

8. 其他：可见疲劳感、肢体麻木、发热、寒战等。

【禁忌】

1. 对本品有过敏史者。

2. 重症肝炎病伴有高度黄疸、顽固性腹水、消化道出血等并发症的肝病患者。

3. 肾功能不全合并糖尿病患者。

4. 孕妇、哺乳期妇女。

5. 儿童。

6. 急性重症铅、汞中毒患者。

【注意事项】

1. 出现过敏反应的患者应停用本药。

2. 用药前后及用药时应定期进行下列检查以监测本药的毒性作用：外周血细胞计数、血小板计数、血红蛋白、血浆白蛋白、肝功能、24 小时尿蛋白。此外，治疗中每 3 个月或每 6 个月应检查一次尿常规。

3. 以下情况应慎用：①老年患者。②有哮喘病史的患者。

4. FDA 对本药的妊娠安全性分级为 C 级。

【药物相互作用】不得与具有氧化作用的药物合并使用。

【规格】片剂：100mg。肠溶片：100mg。注射用硫普罗宁：2ml：100mg。

葡醛内酯
Glucurolactone

【其他名称】葡萄糖醛酸内酯、肝太乐、克劳酸、葡醛酯、葡萄糖醛酸钠、葡萄糖醛钠、肝泰乐、葡酸内酯。

【药理作用】本品进入机体后可与含有羟基或羧基的毒物结合，形成低毒或无毒结合物由尿排出，有保护肝脏及解毒作用。另外，葡萄糖醛酸可使肝糖原含量增加，脂肪储量减少。

【适应证】

1. 用于急慢性肝炎、肝硬化等肝脏疾病。

2. 用于食物或药物中毒。

3. 用于关节炎、风湿病等的辅助治疗。

【用法用量】

1. 成人

（1）口服给药：一次 0.1～0.2g，一日 3 次。

（2）肌肉注射：一次 0.1～0.2g，一日 1～2 次。

（3）静脉注射：用量同肌肉注射。

（4）静脉滴注：一日 0.2～0.4g，加入葡萄糖注射液中滴注。

2. 儿童：口服给药，小于 5 岁的儿童，一次 0.05g，一日 3 次；大于 5 岁的儿童，一次 0.1g，一日 3 次。

【不良反应】偶有面红、轻度胃肠不适，减量或停药后即消失。

【禁忌】对本品过敏者禁用。

【注意事项】

1. 本品可与肌苷、维生素 C 等配伍于葡萄糖注射液中进行静脉滴注。

2. 当出现不良反应时，减量或停药后症状即可消失。

【药物相互作用】尚不明确。

【规格】片剂：0.05g；0.1g；0.2g。注射液：2ml：0.1g；2ml：0.2g。

苦参碱
Matrine

【其他名称】奥诺生、巴乐、复欣、甘比新、甘舒、甘缘、谷苏生、今威、母菊碱、宁甘欣、天晴顺欣、择明、斯巴特康。

【药理作用】本品能抑制乙型肝炎病毒复制，改善病理性肝炎症状与体征。另外，本品还具有抗癌作用，可抑制肿瘤细胞恶病质素的产生，亦可抑制其对正常细胞的影响，从而预防肿瘤患者恶病质。

本品外用有抗菌消炎作用。动物实验证明，本品能升高正常兔的白细胞总数，增强机体免疫力，抑制痢疾杆菌、皮肤真菌、阿米巴原虫、阴道滴虫等生长。

【适应证】

1. 用于使慢性活动性和慢性迁延性肝炎患者的丙氨酸氨基转移酶及胆红素恢复正常。

2. 可作为抗肿瘤辅助药，用于预防肿瘤患者出现恶病质。

3. 本品栓剂可用于滴虫或念珠菌性阴道炎、慢性宫颈炎、老年性阴道炎、盆腔炎等。

【用法用量】

1. 静脉滴注：一日 1 次，一次 150mg，2 个月为一个疗程。用于辅助抗肿瘤，一次 80mg，一日 1 次。

2. 肌肉注射：注射用苦参碱用灭菌用水 2ml 溶解，一次 0.4 ~ 0.6g，一日 1 次。

3. 阴道给药：塞入阴道深部，一日 1 粒，睡前给药。

高龄患者用量应酌减。

【不良反应】偶有轻度恶心、腹胀、头痛、眩晕等不良反应。

【禁忌】对本品过敏者禁用。

【注意事项】

1. 本品静脉滴注速度每分钟不超过 60 滴，滴注时间不应少于 40 分钟。

2. 如药液混浊变色禁用。

3. 用药后出现药疹者应停药。

4. 避免长期在一个部位注射而造成血管及局部组织损伤。

5. 本品葡萄糖制剂不可用于糖耐量降低患者。

6. 以下情况应慎用：①严重肾功能不全者。②严重肝功能不全者。③孕妇及哺乳期妇女。

【药物相互作用】

1. 本品与水合氯醛等中枢抑制剂有协同作用。

2. 本品与苯丙胺等中枢兴奋剂有拮抗作用。

3. 可易化士的宁的惊厥效应。

【规格】注射用苦参碱：50mg；150mg；

200mg。注射液：5ml：50mg。氯化钠注射液：250ml：150mg；100ml：80mg。葡萄糖注射液：500ml：150mg；500ml：500mg；250ml：150mg；250ml：75mg；100ml：50mg。栓剂：50mg。

辅酶 A
Coenzyme A

【其他名称】辅酶甲、磷酸烟苷。

【药理作用】本品为体内乙酰化反应的辅酶。参与体内乙酰化反应，对糖、脂肪和蛋白质的代谢起着重要的作用，如三羧酸循环、肝糖原积存、乙酰胆碱合成、降低胆固醇量、调节血脂含量及合成甾体物质等，均与本品有密切关系。

【适应证】

1. 主要用于白细胞减少症、原发性血小板减少性紫癜、功能性低热等。

2. 也可用于脂肪肝、肝性脑病、急慢性肝炎、冠状动脉硬化、慢性动脉炎、慢性肾功能减退引起的肾病综合征、尿毒症等的辅助治疗。但目前对其治疗作用存在争议，认为疗效可疑。

【用法用量】

1. 静脉滴注：一次 50 ~ 200U，一日 50 ~ 400U，用 5% 葡萄糖注射液 500ml 溶解后静脉滴注。

2. 肌肉注射：一次 50 ~ 200U，一日 50 ~ 400U，用 0.9% 氯化钠注射液 2ml 溶解后肌肉注射。

【不良反应】尚无本品发生不良反应的报道。

【禁忌】

1. 对本品过敏者。

2. 急性心肌梗死患者。

【药物相互作用】本品与三磷腺苷、细胞色素 C 等合用可增加疗效。

【规格】注射用辅酶 A：50U；100U；200U。

7.3 利胆药

苯丙醇
Phenylpropanol

【其他名称】利胆醇。

【药理作用】本品为利胆药，具有较强的促进胆汁分泌作用，能增加肝脏血流量。同时本品有轻度解痉作用，能松弛 Oddi 括约肌，促使胆汁及胆道小结石排出。口服后能促进脂肪消化，减轻腹胀、腹泻、厌油、恶心等症状，并能增加食欲。此外，本品还能加速胆固醇转变为胆酸的过程，故可降低血胆固醇。对降低氨基转移酶、促进肝细胞的再生也有一定作用。

【适应证】

1. 用于胆囊炎、胆石症、胆道感染、胆道运动功能障碍、胆道术后综合征。

2. 用于高胆固醇血症和脂肪肝、慢性肝炎。

3. 用于消化不良综合征，尤与肝胆疾病有关者。

【用法用量】口服，一次 0.1 ~ 0.2g，一日 3 次，餐后服用。急性病例，可酌情递增至一次 0.2g，一日 4 次。如治疗超过 3 周，一日剂量不宜超过 0.1 ~ 0.2g。

肝肾功能不全时及老年人剂量酌减。

【不良反应】偶有胃部不适，减量或停药后消失。

【禁忌】

1. 对本品过敏者禁用。

2. 肝性脑病患者禁用。

3. 胆道阻塞性黄疸患者禁用。

4. 胆囊积脓者禁用。

5. 严重肝功能减退者禁用。

6. 高胆红素血症患者禁用。

7. 急性肝炎患者禁用。

【注意事项】妊娠早期慎用本品。

【药物相互作用】尚不明确。

【规格】胶丸：0.1g；0.2g。

曲匹布通
Trepibutone

【其他名称】胆灵、舒胆通、乙氧苯酮酸、胆舒、胆舒通、利胆康、三醚丁酮酸、三乙氧苯酰丙酸、三乙丁酮、胆胰宁、三丁乙酮。

【药理作用】本品具有选择性松弛胆道平滑肌并直接抑制胆道 Oddi 括约肌的作用，可使胆道括约肌松弛，降低胆总管与十二指肠汇合部位的通过阻力。本品能降低胆囊、胆管内压，促进胆汁和胰液的排出，而改善食欲、消除腹胀。本品还具有解痉镇痛及利胆的作用。

【适应证】适用于胆石症、胆囊炎、胆道运动障碍、胆囊术后综合征及慢性胰腺炎等。

【用法用量】口服，一次 40mg，一日 3 次，餐后服用。疗程 2 ~ 4 周。

【不良反应】

1. 消化系统：偶见恶心、呕吐、食欲缺乏、唾液分泌过多、胃部不适、腹胀、腹泻和便秘等症状。

2. 过敏：偶见皮疹、瘙痒等。

3. 其他：偶见眩晕、头重感、倦怠。

【禁忌】

1. 对本品过敏者禁用。

2. 孕妇禁用。

3. 严重肝、肾功能不全者禁用。

【注意事项】完全性胆道梗阻者、急性胰腺炎患者及哺乳期妇女慎用。

【药物相互作用】尚不明确。

【规格】片剂：40mg。颗粒剂：1g：100mg。

羟甲烟胺
Nicotinylmethylamide

【其他名称】羟甲基烟酰胺、利胆素、肝胆胺、羟甲烟酰胺、氧甲基烟酰胺、氧甲烟酰胺、利胆胺、肝胆安。

【药理作用】利胆消炎药。本品进入体内后分解为烟酰胺和甲醛，前者有保肝作用，后者有抗菌作用，对胆道及肠道中的双球菌、脓球菌、肠球菌及大肠杆菌等的感染均有抑制作用。

【适应证】

1. 用于胆囊炎、胆管炎、胆石症、胆囊术后综合征。

2. 用于肝功能障碍、肝源性黄疸、急性肝炎恢复期。

3. 用于胃及十二指肠炎、急性肠炎、结肠炎、胃溃疡等。

【用法用量】

1. 成人

(1) 口服给药：①一般用法：一次 0.5 ~ 1g，一日 3 次，餐前服用。连服 2 ~ 4 天后改为一次 0.5g，一日 3 ~ 4 次。②严重患者：一次 0.5g，每 2 小时 1 次。

(2) 静脉注射：用于严重慢性患者，缓慢注射，初始时一日 0.4 ~ 0.8g，以后隔日 0.4g。

2. 儿童：口服，一次 0.25 ~ 0.5g，一日 3 次。

【不良反应】本品不良反应少，对肝脏碱性磷酸酶和三磷腺苷酶无影响。偶见胃部不适、腹胀、头晕、胸闷、皮疹等，但不影响治疗，且停药可自行消失。

【禁忌】

1. 对本品过敏者。

2. 肝性脑病患者。

3. 胆道阻塞者。

【注意事项】孕妇（尤其是妊娠早期）慎用本品。

【药物相互作用】尚不明确。

【规格】片剂：0.5g。注射液：10ml：0.4g。

去氢胆酸
Dehydrocholic Acid

【其他名称】脱氢胆酸。

【药理作用】本品有利胆作用，可促进胆汁分泌，增加胆汁容量，使胆道畅通，对消化脂肪也有一定的促进作用。

【适应证】用于胆囊及胆道功能失调、胆囊切除后综合征、慢性胆囊炎、胆石症及某些肝脏疾病（如慢性肝炎）。

【用法用量】

1. 口服给药：一次 0.25 ~ 0.5g，一日 3 次，餐后服用。

2. 静脉注射：使用本品钠盐，一日 0.5g，以后可据病情逐渐增加至一日 2g。

【不良反应】

1. 可有嗳气、腹泻、恶心、肌痉挛、直肠区周围皮肤刺激等，如持续存在，应对症处理。

2. 长期滥用或一时用量过多，可导致电解质失衡，甚至可出现呼吸困难、心跳骤停、心律失常、肌痉挛、极度疲乏无力。

【禁忌】

1. 对本品过敏者禁用。

2. 严重肝功能减退者禁用。

3. 严重肾功能减退者禁用。

4. 充血性心力衰竭患者禁用。

5. 原因不明的直肠出血者禁用。

6. 胆道完全阻塞者禁用。

【注意事项】

1. 本品可与右旋糖酐 70、普鲁卡因配伍。

2. 以下情况应慎用：①妊娠早期妇女。②儿童。

【药物相互作用】尚不明确。

【规格】片剂：0.25g。注射液：10ml：0.5g；5ml：1g；10ml：2g。

熊去氧胆酸
Ursodeoxycholic Acid

【其他名称】护肝素、脱氧熊胆酸、乌索脱氧胆酸、熊脱氧胆酸。

【药理作用】本品可增加胆汁酸的分泌，同时导致胆汁酸成分的变化，使本品在胆汁中的含量增加。本品还能显著降低人胆汁中胆固醇及胆固醇酯的摩尔浓度和胆固醇的饱和指数，从而有利于结石中胆固醇逐渐溶解。

【适应证】

1. 主要用于不宜手术治疗的胆固醇型胆结石：适用于胆囊功能正常、透光、直径 10 ~ 15mm 的结石。

2. 用于预防胆结石形成：适用于需长期服用易形成胆固醇结石的药物（如雄激素、氯贝丁酯及其衍生物、考来烯胺）的患者、长期进食高胆固醇饮食者或有易感遗传因素者，以预防胆结石形成。

3. 用于治疗胆囊炎、胆管炎、胆汁性消化不良、黄疸等。

4. 用于治疗回肠切除术后脂肪泻、高三酰甘油血症、肝大、慢性肝炎等，亦可用于胆汁反流性胃炎。

【用法用量】口服给药。①利胆：一次 50mg，一日 3 次。②溶解胆结石：一日 450 ~ 600mg（8 ~ 10mg/kg），分早晚 2 次服。当胆结石清除后，每晚口服 50mg，以防止复发。③肝大、慢性肝炎：一日 8 ~ 13mg/kg，疗程为 6 ~ 24 个月。④胆汁反流性胃炎：一日 1000mg，分 2 次服。

【不良反应】本品的毒性和副作用比鹅去氧胆酸小，一般不引起腹泻，其他偶见的不良反应有便秘、过敏、头痛、头晕、胰腺炎和心动过速等。

【禁忌】

1. 严重肝功能减退者禁用。

2. 胆道完全阻塞者禁用。

3. 孕妇禁用。

【注意事项】

1. 长期使用本品可增加外周血小板的数量。

2. 如治疗胆固醇结石中出现反复胆绞痛发作，症状无改善甚至加重，或出现明显结石钙化时，则宜中止治疗，并进行外科手术。

3. 本品不能溶解胆色素结石、混合结石及不透 X 线的结石。

4. 以下情况应慎用：①老年患者。②哺乳期妇女。

【药物相互作用】

1. 避孕药可增加胆汁饱和度，用本品治疗时应尽量采取其他节育措施以免影响疗效。

2. 考来烯胺、考来替泊和含铝制酸剂都能与鹅去氧胆酸结合，减少其吸收，不宜同用。

【规格】 片剂：50mg；150mg。胶囊剂：250mg。

腺苷蛋氨酸
Ademetionine

【其他名称】S - 腺苷 - L - 蛋氨酸、S - 腺苷 - L - 甲硫氨酸。

【药理作用】腺苷蛋氨酸是存在于人体所有组织和体液中的一种生理活性分子。它作为甲基供体（转甲基作用）和生理性巯基化合物（如半胱氨酸、牛磺酸、谷胱甘肽和辅酶 A 等）的前体（转硫基作用）参与体内重要的生化反应。在肝内，通过使质膜磷脂甲基化而调节肝脏细胞膜的流动性，而且通过转硫基反应可以促进解毒过程中硫化产物的合成。只要肝内腺苷蛋氨酸的生物利用度在正常范围内，这些反应就有助于防止肝内胆汁淤积。

【适应证】

1. 用于肝硬化前和肝硬化所致肝内胆汁淤积。

2. 用于妊娠期肝内胆汁淤积。

【用法用量】

1. 肌肉注射：初始剂量：一日 0.5 ~ 1g，分 2 次肌肉注射。持续 2 周。

2. 静脉注射：同肌肉注射。

3. 静脉滴注：初始剂量：一日 0.5 ~ 1g，静脉滴注 1 次，持续 2 ~ 4 周。

4. 口服给药：用于肝内胆汁淤积的维持治疗，一日 1 ~ 2g。

【不良反应】即使长期大量应用亦未见与本品相关的不良反应。改变用药习惯或增加用药剂量

同样未见不良反应的报告。对本品特别敏感的个体，偶可引起昼夜节律紊乱，睡前服用催眠药可减轻此症状。保持片剂活性成分稳定的酸性环境使有些患者服用本品后会出现烧心感觉和腹部坠胀。以上症状均表现轻微，不需中断治疗。

【禁忌】对本品过敏者禁用。

【注意事项】

1. 本品肠溶片剂在十二指肠内崩解，必须整片吞服，不得嚼碎。为使本品更好地吸收和发挥疗效，建议在两餐之间服用。

2. 有血氨增高的肝硬化前及肝硬化患者必须在医生指导下服用本品，并注意血氨水平。

3. 不要使用过期药品。本品应远离热源。若口服片包装铝箔出现微小裂口，片剂由白色变为其他颜色时，不应服用。

4. 对驾驶或操作机械的能力无影响。

【药物相互作用】尚不明确。

【规格】注射用丁二磺酸腺苷蛋氨酸：0.5g。丁二磺酸腺苷蛋氨酸肠溶片：0.5g。

二羟二丁基醚
Dihydroxydibutylether

【其他名称】保胆健素、二羟基二丁醚、双羟二丁醚。

【药理作用】本品具有利胆、消炎、解痉、护肝、排石和降脂的作用，具体作用如下：①利胆作用：本品可促进胆汁迅速、强烈、持久地分泌。其不仅可使胆汁量增加，而且可使胆固醇胆盐、磷脂、胆红素等有形成分在一定范围内随着剂量的增加呈比例地增加。②消炎作用：本品能有效地减轻胆道的炎性水肿及其所致的胆汁反流，从而恢复胆道的通畅，起到消炎利胆、祛黄的作用，并改善由此而引起的一系列临床症状。③解痉作用：本品的解痉作用并不影响胆道动力学。其可松弛 Oddi 括约肌，有助于胆汁排入小肠，但无胆囊收缩的作用。④护肝作用：动物实验显示本品可明显减轻酒精中毒时肝脏组织的损伤。⑤排石作用：由于本品的高效泌胆作用，胆道系统内胆汁不断更新，使结石不易形成，且胆酸的增加使胆固醇酯化增加，减少了胆固醇结石的产生。此外，本品促进胆汁分泌，还可对胆道系统进行机械冲刷，从而促进泥沙样结石及术后残留结石的排出。⑥降脂作用：可促进血清胆固醇分解代谢

及排出，使胆固醇血症患者的血胆固醇水平恢复正常。

【适应证】

1. 用于胆道系统炎症性淤滞性疾病，如胆囊炎、胆管炎、胆石症、胆汁性肝硬化、肝炎、肝炎后综合征及胆道手术后综合征。

2. 用于伴有胃炎的脂肪消化不良、餐后嗜睡和胆源性偏头痛。

3. 用于高脂血症，尤其是高胆固醇血症。

4. 用于自主神经性肌张力障碍所致的胆囊运动障碍（高张性或低张性）、胆囊憩室、畸形等。本品虽无胆囊收缩作用，但通过利胆消炎作用能使右上腹疼痛不适、饱胀、恶心、呕吐、食欲缺乏等症状改善。

5. 本品对肝源性或胆源性的血清胆红素、丙氨酸氨基转移酶、血清磷酸酶等升高有降低作用。

【用法用量】口服，一次0.5g，一日3次，餐前服用，可酌情增加至一日2～3g。一般服药6～10日即显效，疗程可根据病情具体确定。

【不良反应】本品耐受性好，适合长期服用。对心电图、心率、血压等影响极轻；偶见尿频、尿量增多及尿色加深，这与胆红素或尿胆素的增多有关；对呼吸频率、肺通气量基本无影响，对肝功能无损害。

【禁忌】

1. 严重肝功能不全者禁用。

2. 肝性脑病患者禁用。

3. 完全性胆道梗阻者禁用。

4. 胆囊气肿患者禁用。

【注意事项】青光眼及严重前列腺增生者慎用。

【药物相互作用】本品可提高胆汁内抗生素的浓度，故合用抗生素治疗胆道炎可提高疗效。

【规格】胶囊剂：0.5g。

茴三硫
Anethol Trithione

【其他名称】环戊硫酮、茴香脑三硫酮、国嘉胆维他。

【药理作用】本品为促胆汁分泌药，具有以下作用特点：①能促进胆汁的排出，使胆酸、胆色素及胆固醇等固体成分的分泌量显著增加，特别

是增加胆色素分泌。②能增强肝脏谷胱甘肽（GSH）水平，增强谷氨酰半胱氨酸合成酶（GCS）、谷胱甘肽还原酶（GSSG-R）和谷胱甘肽硫转移酶（GSH-S-TX）活性，降低谷胱甘肽过氧化酶（GSH-PX）活性，从而增强肝细胞活力，使胆汁分泌增多。且能消除肝炎病灶的肝充血等症状，促进肝细胞活化，有利于肝功能恢复正常。③有催涎促消化作用：能促进唾液分泌，对抗精神病药物引起的唾液减少；能促进胃肠蠕动和肠道内气体排出，可迅速消除腹胀、便秘、口臭、恶心、腹痛等症状。④分解胆固醇和解毒作用：能促进体内醇类物质快速代谢而消除，降低血中胆固醇含量并防止其沉着或附着于血管内壁；对酒精、药物、食物等引起的中毒具有较好的解毒和抗过敏作用。⑤能促进尿素的生产和排泄，有明显的利尿作用。

【适应证】

1. 用于胆囊炎、胆结石。

2. 用于伴有胆汁分泌障碍的慢性肝炎的辅助治疗。

【用法用量】口服，一次25mg，一日3次。

本品主要经肝脏代谢，老年人因肝功能低下可导致血药浓度较高，故老年患者用药应酌情减量，如一日37.5mg。

【不良反应】

1. 过敏反应：偶有发生荨麻疹样红斑，停药即消失，可致发热、头痛等过敏反应。

2. 消化系统：可发生腹胀、腹泻、腹痛、恶心、肠鸣等胃肠反应。

3. 泌尿系统：可引起尿液变色。

4. 内分泌系统：长期服用可致甲状腺功能亢进。

【禁忌】

1. 对本品过敏者。

2. 胆道完全梗阻者。

3. 急性期的肝脏及胆道疾病患者（可能增加肝细胞及胆道负荷，使病情恶化）。

4. 严重肝功能障碍者。

【注意事项】

1. 使用本品可导致尿液呈深黄色。故临床上还需同时注意因疾病本身引起黄疸而导致的尿色加深。

2. 甲状腺功能亢进患者慎用。

【药物相互作用】尚不明确。

【规格】片剂：12.5mg；25mg。

8 其他消化系统用药

奥曲肽
Octreotide

【其他名称】善得定、生长抑素八肽、辛肽。

【药理作用】奥曲肽是人工合成的天然生长抑素的八肽衍生物，其药理作用与生长抑素相似但作用持续时间更长。它抑制生长激素（GH）和胃肠胰（GEP）内分泌系统肽的病理性分泌增加。

奥曲肽对健康受试者表现出如下的抑制作用：①抑制精氨酸、运动或胰岛素诱发的低血糖症引起的生长激素的释放。②抑制餐后胰岛素、胰高糖素、胃泌素和GEP系统其他肽类的释放以及精氨酸引起的胰岛素和胰高糖素的释放。③抑制由促甲状腺素释放激素（TRH）引起的促甲状腺素（TSH）的释放。

与生长抑素相比，奥曲肽对生长激素分泌的抑制比对胰岛素分泌的抑制更强，而且不引起激素的反弹性高分泌（例如：肢端肥大症中的生长激素）。对肢端肥大症患者，奥曲肽可以降低血浆生长激素和胰岛素样生长因子 -1（IGF -1）的浓度。几乎 90% 的病人的血浆水平下降 50% 或更多，且半数病例生长激素降至 5 ng/ml 以下。

此外，奥曲肽可使垂体大腺瘤病人的瘤体缩小。

对功能性 GEP 内分泌肿瘤的患者，奥曲肽通过其广泛的活性使多种临床症状得到改善。对曾接受过手术、肝动脉栓塞、化疗（链脲霉素或 5 - 氟尿嘧啶等）后仍有与肿瘤相关的严重症状者，奥曲肽可起到良好的改善作用。

奥曲肽对不同肿瘤的作用如下：

（1）类癌综合征：奥曲肽可改善潮红和腹泻等症状，并使一些患者血浆 5 - 羟色胺浓度下降以及尿中 5 - 羟吲哚乙酸排出减少。

（2）血管活性肠肽瘤（VIP 瘤）：在大多数病例中，奥曲肽会缓解症状，进而改善病人的生活质量。同时伴随的水电解质失衡（如低钾血症）也会得到缓解，从而可以停止胃肠或胃肠外的替代治疗。一些病人用药后经计算机断层扫描显示肿瘤生长减慢或停止，甚至缩小，特别是某些肝转移患者更为明显。临床好转通常伴有血浆 VIP浓度的降低，甚至正常。

（3）胰高糖素瘤（Glucagonoma）：该病的特征为坏死松解性游走性皮疹，奥曲肽可使大多数患者的该类病症得到明显改善。奥曲肽对该类患者易合并的轻度糖尿病的影响甚微，故通常无需减少胰岛素或口服降糖药用量。本品使那些受影响患者的腹泻减少因而造成相应体重增加。多数情况下奥曲肽会使血浆胰高糖素浓度立即下降，但这种作用并不持久，尽管如此，患者的症状却能继续改善。

（4）胃泌素瘤（Zollinger - Ellison 综合征）：奥曲肽与质子泵抑制剂或 H₂受体阻断剂合用，可抑制胃酸的过多分泌，使半数此类病人临床症状（包括腹泻）得到改善。并可能缓解其他可能由肿瘤产生的肽类造成的症状（如潮红）。

（5）胰岛素瘤（Insulinoma）：奥曲肽可使循环系统中免疫反应性胰岛素水平降低。但这种作用一般比较短暂（约 2 小时）。对可以手术的肿瘤患者，术前使用奥曲肽有助于获得并维持正常的血糖。某些无法手术的良性或恶性肿瘤患者，即使不伴有血胰岛素浓度的持续降低，奥曲肽也会改善血糖调节。

预防胰腺手术后并发症：进行胰腺手术的患者，围术期和术后使用奥曲肽会减少典型的术后并发症的发生（如胰瘘、脓肿继发脓毒症、急性术后胰腺炎等）。

食管 - 胃静脉曲张出血：临床研究结果表明，奥曲肽合并硬化剂治疗肝硬化所致的食管 - 胃静脉曲张出血，会加强对出血的控制并预防早期再出血的发生，从而减少输血量，提高 5 天存活率。奥曲肽此种作用的确切机制尚不清楚，但有提示认为它通过防止血管活性激素如 VIP 和胰高糖素等的分泌而减少内脏血流。

【适应证】

1. 用于肝硬化所致食管 - 胃底静脉曲张出血的紧急治疗，与特殊治疗（如内镜硬化剂治疗）合用。

2. 用于预防胰腺手术后并发症。

3. 用于缓解与胃肠胰内分泌肿瘤（如血管活性肠肽瘤、胰高糖素瘤、胃泌素瘤、胰岛素瘤、生长激素释放因子腺瘤等）有关的症状和体征。

4. 用于经手术、放射治疗或多巴胺受体激动剂治疗失败的肢端肥大症患者。可控制症状，降低生长激素（GH）及生长素介质 C 的浓度。也适用于不能或不愿接受手术的肢端肥大症患者，以及放射治疗尚未生效的间歇期患者。

【用法用量】

1. 皮下注射

（1）胰腺疾病：预防胰腺手术后并发症，一次 0.1mg，一日 3 次，持续治疗 7 日。首次注射应在手术前至少 1 小时进行。

（2）胃肠胰内分泌肿瘤：初始剂量为 0.05mg，一日 1~2 次，然后根据耐受性和疗效可逐渐增加剂量至 0.2mg，一日 3 次。个别患者可能需要更高剂量。维持剂量因个体差异而定。如用药后临床症状和实验室检查无改善，则用药不应超过 1 周。

（3）肢端肥大症：初始量为 0.05~0.1mg，每 8 小时 1 次，然后根据血清 GH、胰岛素生长因子（IGF-1）水平、临床症状及耐受性调整剂量（GH 应小于 2.5ng/ml；IGF-1 维持正常范围）。多数病人的一日最适剂量为 0.2~0.3mg，一日最大量不能超过 1.5mg。根据血浆 GH 水平，治疗数月后可酌情减量。一个月后，若 GH 浓度无下降、临床症状无改善，则应停药。

2. 静脉给药：食管-胃静脉曲张出血，持续静脉滴注 0.025mg/h。最多治疗 5 日，可用生理盐水或葡萄糖注射液稀释。

3. 肌肉注射

（1）肢端肥大症：使用本品微球。初始剂量为 20mg，每 4 周 1 次，共 3 个月。应根据血清 GH、胰岛素生长因子（IGF-1）水平、临床症状及体征调整剂量。如 3 个月后临床症状、体征尚未完全控制（GH>2.5μg/L），应增至一次 30mg。

（2）胃肠胰内分泌肿瘤：使用本品微球。对于正使用皮下注射治疗，且症状得到控制的患者，初始剂量为 20mg，每 4 周 1 次，同时继续维持原有皮下注射的有效剂量至第 1 次肌肉注射后至少 2 周（有的患者则需维持 3~4 周）；对于从未使用本品皮下注射治疗的患者，应先接受短期（约 2 周）的皮下治疗，评估本品治疗反应和全身耐受性后再进行肌肉注射治疗。用药 3 个月后，对于症状和指标已完全控制的患者，剂量可减至一次 10mg；对于症状仅部分控制的患者，剂量可增至一次 30mg。

皮下注射本品，肾功能损害不会影响本品的曲线下面积（AUC），因此剂量不必调整。皮下和静脉给予本品，肝硬化患者的清除力可能下降。鉴于本品较宽的治疗窗，肝硬化患者的剂量不需调整。

尚无证据表明，老年患者对本品的耐受性有所下降，故使用本品不需减量。

【不良反应】奥曲肽的主要不良反应包括局部和胃肠道反应。

1. 局部反应：奥曲肽的局部反应包括疼痛或注射部位的针刺、麻刺或烧灼感，可伴有红肿。这些作用极少持续 15 分钟以上，而且可以采取注射前让药液达到室温或减少溶剂用量提高药物浓度的方法来减轻局部不适。

2. 全身反应

（1）罕见反应：皮肤过敏反应、暂时性脱发。

（2）心血管系统：心动过缓偶有发生。

（3）胃肠道系统：食欲不振、恶心、呕吐、痉挛性腹痛、腹胀、胀气、稀便、腹泻和脂肪痢等。虽然大便中脂肪排出会增多，但并无证据表明长期使用奥曲肽会造成吸收不良而导致营养不良。罕见病例中，胃肠道副作用可类似急性肠梗阻伴进行性严重上腹痛、腹部触痛、肌紧张和腹胀。尽量延长用药和吃饭的时间间隔，即在两餐之间或睡觉前用药，会减轻胃肠道副反应的发生。

（4）胆囊：长期使用奥曲肽可能引起胆石形成。

（5）胰腺：由于奥曲肽对生长激素、胰高血糖素和胰岛素分泌的抑制作用，故可能造成血糖调节的紊乱。由于餐后糖耐量受影响，某些长期治疗的病人会导致持续的高血糖症。

（6）低血糖也有发生。

（7）个别病例发生急性胰腺炎。通常在奥曲肽开始治疗的几个小时或几天内出现，但会随着停药而逐渐消失。长期应用本品且发生胆结石的病人也可能出现胰腺炎。

（8）肝脏：已有与奥曲肽治疗相关的肝功能不全的个别报道，包括：无胆汁淤积的急性肝炎，停药后转氨酶恢复正常；缓慢发生的高胆红素血症伴碱性磷酸酶、γ-谷氨酰转移酶增高和转氨酶轻度增高。

【禁忌】对本品过敏者禁用。

【注意事项】

1. 本品微球仅能单独使用，不能用其他物质稀释或混合，且仅能通过臀部肌肉深部注射给药。

2. 注射前使药液达到室温，并避免短期内在同一部位重复多次注射，可减少用药后的局部不适。

3. 在两餐之间或卧床休息时注射本品，可减少胃肠道不良反应的发生。

4. 在治疗胃、肠、胰内分泌肿瘤时，有症状突然加重的报道。

5. 对胰岛素瘤患者，由于本品对 GH 和高血糖素分泌的抑制大于对胰岛素分泌的抑制，且抑制后者的作用时间较短，故本品可能加重低血糖程度，并延长其持续时间，应注意观察。较频繁的小剂量给药，可减少血糖的明显波动。

6. 本品用于接受胰岛素治疗的糖尿病患者时，其胰岛素用量可能减少。

7. 由于分泌 GH 的垂体瘤有时可能扩散而引起严重的并发症（如视野受限），治疗中有发现肿瘤扩散时应更换其他治疗措施。

8. 对于控制急性静脉曲张性出血，本品与特利加压素同样有效；对于促甲状腺素垂体瘤的患者，有学者建议，本品可用于当肿瘤不能切除时。

9. FDA 对本药的妊娠安全性分级为 B 级。

【药物相互作用】

1. 奥曲肽与溴隐亭合用会增加溴隐亭的生物利用度。

2. 有报道称生长抑素类似物可能会减慢通过细胞色素 P450 酶代谢的物质清除。虽然尚不能确定本品具有这样的作用，但对于主要通过 CYP 3A4 代谢且治疗指数窄的药物（如奎尼丁和特非那定等）合用时应谨慎。

3. 奥曲肽可减少环孢素的吸收，延缓西咪替丁的吸收。

4. 与酮康唑合用产生协同作用，可降低泌尿系统的皮质醇分泌。

5. 以下情况应慎用：①肾功能异常者。②胰腺功能异常者。③胆石症患者。④胰岛素瘤患者（因本品可能增加低血糖症的严重程度并延长其持续时间）。⑤老年患者。⑥高尿酸血症患者。⑦全身感染者。⑧糖尿病患者（应调整抗糖尿病药物的剂量）。

【规格】注射液：1ml：0.05mg；1ml：0.1mg（以奥曲肽计）。注射用醋酸奥曲肽：0.1mg（以奥曲肽计）。注射用醋酸奥曲肽微球：10mg；20mg。

生长抑素
Somatostatin

【其他名称】生长激素释放抑制激素、施他宁、益达生、生长激素释放抑制因子。

【药理作用】生长抑素是人工合成的环状十四氨基酸肽，其与天然生长抑素在化学结构和作用机理上完全相同。生理性生长抑素主要存在于下丘脑和胃肠道。

通过静脉注射生长抑素可抑制生长激素、甲状腺刺激激素、胰岛素和胰高血糖素的分泌，并抑制胃酸的分泌。它还影响胃肠道的吸收及动力、内脏血液和营养功能。

生长抑素可抑制胃泌素和胃酸及胃蛋白酶的分泌，从而治疗上消化道出血，可以明显减少内脏器官的血流量，而又不引起体循环动脉血压的显著变化，因而在治疗食道静脉曲张出血方面有一定的价值。

生长抑素可减少胰腺的内分泌和外分泌，用以预防和治疗胰腺外科手术后并发症。

生长抑素还可以抑制胰高血糖素的分泌，从而有效地治疗糖尿病酮症酸中毒。

【适应证】

1. 用于严重急性食道静脉曲张出血。

2. 用于严重急性胃或十二指肠溃疡出血，或并发急性糜烂性胃炎或出血性胃炎。

3. 用于急性胰腺炎及胰腺手术后并发症的防治。

4. 用于胰瘘、胆瘘和肠瘘的辅助治疗。

5. 用于糖尿病酮症酸中毒的辅助治疗。

6. 用于肢端肥大症、胃泌素瘤、胰岛素瘤、血管活性肠肽瘤的治疗。

【用法用量】静脉给药，通过慢速冲击注射（3～5 分钟）250μg 或以 250μg/h 的速度连续静脉滴注给药［一般用药量为 3.5μg/（kg·h）］。对于连续静脉滴注给药，须用本品 3000μg 配制能够使用 12 小时的药液（溶剂可为生理盐水或 5% 葡萄糖注射液）。

1. 严重上消化道出血（包括食道静脉曲张出血）：首先以 250μg 缓慢静脉注射（用 1ml 生理盐水配制）作为负荷量，而后立即以 250μg/h 的速度持续静脉滴注。出血停止后（一般在 12～24 小时内），继续用药 48～72 小时，以防再次出血。通常的治疗时间是 5 日（120 小时）。

2. 胰瘘、胆瘘、肠瘘的辅助治疗：持续静脉滴注 250μg/h，直到瘘管闭合后（2～20 天），闭合后继续用药 1～3 天，而后逐渐停药，以防反跳作用。这种治疗可以用作全胃肠外营养的辅助措施。

3. 急性胰腺炎：应尽早用药。静脉滴注 250μg/h，连续用药 72～120 小时。为预防手术患者发生外周和手术后的胰腺炎，以及防止内镜逆行胰胆管造影（ERCP）或括约肌成形术所引起的胰腺并发症，应于术前 2～3 小时开始用药，连续静脉滴注 250μg/h 至手术后 24 小时。

4. 胰腺炎手术后并发症的防治：手术开始时静脉滴注 250μg/h，手术后持续 5 天。

5. 糖尿病酮症酸中毒的辅助治疗：以 100～500μg/h 的速度连续静脉滴注，作为胰岛素治疗（10U 冲击后 1～4.8U/h 静脉滴注）的辅助措施。一般在 3 小时之内缓解酮症酸中毒，4 小时内可以使血糖恢复正常。

【不良反应】少数病例用药后出现恶心、眩晕、面部潮红。当注射速度超过每分钟 0.05 mg 时，病人会发生恶心和呕吐现象。

【禁忌】

1. 对本品过敏者禁用。

2. 孕妇及哺乳期妇女禁用。

【注意事项】

1. 由于本品抑制胰岛素及胰高血糖素的分泌，在治疗初期会导致血糖水平短暂的下降。

2. 胰岛素依赖型糖尿病患者使用本品后，每隔 3～4 小时应测试一次血糖浓度，同时给药中尽可能避免用葡萄糖。必要的情况下应同时使用胰岛素。

3. 在连续给药过程中，应不间断地注入，换药间隔最好不超过 3 分钟。有可能时，可通过输液泵给药。

【药物相互作用】

1. 本品可延长环己烯巴比妥导致的睡眠时间，而且加剧戊烯四唑的作用，所以不应与这类药物或产生同样作用的药物同时使用。

2. 由于生长抑素与其他药物的相互作用尚未明确，所以建议应单独给药。

【规格】注射用生长抑素：250μg；750μg；3000μg。

抑肽酶
Aprotinin

【其他名称】赫素林、屈来赛多、胰蛋白酶抑制剂、抑肽酸、抑胰肽酶、特血乐、特斯乐。

【药理作用】抑肽酶是一种广谱蛋白酶抑制剂，对多种激肽酶原、胰蛋白酶、糜蛋白酶、纤维蛋白溶酶、胃蛋白酶等均有抑制作用。并能拮抗纤溶酶原的活化，也可直接抑制凝血因子Ⅻ（F

Ⅻ）和 Ⅺ（FⅪ）的活化。本品的止血作用与抑制纤维蛋白溶酶和激肽酶原的性能相关。此外，本品还能阻止纤维蛋白溶解过程中激肽的产生，保护血小板功能。

对于宫内死胎继发 DIC 的患者，本品可中和过度生成的激肽，能加强子宫收缩，并使凝血因子消耗减少。

本品不以原形从尿中排出，不干扰尿激酶清除尿路纤维蛋白血凝块，故可用于术后伴尿路出血者。

此外，本品可作为纤维蛋白封口胶的组成部分，可局部应用，使用前应立即与钙和凝血酶混合。

【适应证】

1. 用于创伤或手术后局部或全身纤溶亢进出血，如冠状动脉旁路移植术、换瓣术、肝移植、外周血管手术、溶栓药过量等所致的出血，还可用于术后伴尿路出血及前列腺术后渗血。

2. 预防术后肠粘连。

3. 弥散性血管内凝血引起的继发性纤溶亢进症。

4. 用于宫内死胎继发 DIC 时子宫收缩无力症。此外，宫腔滴注本品浓缩剂或合并应用氨甲环酸，可治疗因宫腔置避孕器所致的出血。

5. 用于防治多型胰腺炎，如休克型胰腺炎。本品常与生长抑素合用治疗坏死性胰腺炎，能抑制激肽释放酶，因而用于严重休克状态。

6. 用于血管通透性增加所致的血压下降或其他休克状态。

【用法用量】

1. 成人

（1）静脉注射

①预防出血：于手术前 1 日开始，一日 2 万 KIU（2.8mg 或 11.12 抑肽酶单位），共 3 日。治疗肠瘘及连续渗血也可局部给药。

②由纤维蛋白溶解引起的急性出血：立即静脉注射 5 万～10 万 KIU（7～14mg 或 27.8～55.6 抑肽酶单位），维持量为每 2 小时 1 万 KIU（1.4mg 或 5.56 抑肽酶单位）。

③预防和减少冠状动脉旁路移植术体外循环患者术中出血：使用抑肽酶氯化钠注射液［可制成每 1ml 含本品 5.56 抑肽酶单位（或 1.4mg）的药液］，必须注入中心静脉，且不能与其他药物输入同一静脉。于使用首剂量前 10 分钟，先静脉注射测试量，如无过敏反应继续治疗；再在胸骨切开术前，作麻醉诱导，使患者处于平卧位，将首

剂量缓慢注射，注射时间不少于 20 ~ 30 分钟；然后输入常规量，并维持至手术结束。具体剂量见下表：

预防和减少冠状动脉旁路移植术体外循环患者术中出血时剂量调整表

	方案 A	方案 B
测试量	1ml（1.4mg 或 5.56 抑肽酶单位）	1ml（1.4mg 或 5.56 抑肽酶单位）
首剂量	200ml（280mg 或 1111.1 抑肽酶单位）	100ml（140mg 或 556.6 抑肽酶单位）
"预充液"剂量	200ml（280mg 或 1111.1 抑肽酶单位）	100ml（140mg 或 556.6 抑肽酶单位）
常规量	50ml/h（70mg/h 或 277.8 抑肽酶单位/h）	50ml/h（70mg/h 或 277.8 抑肽酶单位/h）

注：方案 A 和方案 B 的疗效无显著差别，可根据具体情况选择。"预充液"剂量是加入心肺分流术的循环液中的剂量。

④多型胰腺炎：发病第 1、2 日，一日 40 万 ~ 60 万 KIU（56 ~ 84mg 或 222.4 ~ 333.6 抑肽酶单位），首剂用量应较大，缓慢推注，每分钟不超过 2ml。维持剂量一日 10 万 ~ 20 万 KIU（14 ~ 28mg 或 55.6 ~ 111.2 抑肽酶单位），一日 4 次，静脉滴注。

⑤创伤性或失血性休克：首剂 50 万 KIU（70mg 或 278 抑肽酶单位），于 10 分钟内注射，以后每 6 小时补充注射 1 次，一次 40 万 ~ 60 万 KIU（56 ~ 84mg 或 222.4 ~ 333.6 抑肽酶单位），于 6 分钟内注射，连续用药 48 ~ 96 小时。

（2）预充液混入：体外循环心脏直视手术中及术后减少渗血：一次 300 万 ~ 500 万 KIU（420 ~ 700mg 或 1668 ~ 2780 抑肽酶单位），用 5% 葡萄糖注射液稀释后，在体外循环前全量一次性加入预充液中。

（3）静脉泵入：用于止血。患者仰卧（因偶有全身性过敏反应），给药 50 万 ~ 100 万 KIU（70 ~ 140mg 或 278 ~ 556 抑肽酶单位），最大速率为每分钟 5 万 KIU（7mg 或 27.8 抑肽酶单位），继之在 1 ~ 4 小时内泵入 20 万 KIU（28mg 或 111.2 抑肽酶单位），直到出血控制。

（4）宫腔滴注：一次 2 万 KIU（2.8mg 或 11.12 抑肽酶单位）。

（5）腹腔注射：防止术后肠粘连，可在手术切口闭合前，直接注入腹腔 2 万 ~ 4 万 KIU（2.8 ~ 5.6mg 或 11.12 ~ 22.24 抑肽酶单位），注意勿与创口接触。

2. 儿童

（1）预充液混入：体外循环心脏直视手术中及术后减少渗血：一次 150 万 ~ 200 万 KIU（210 ~ 280mg 或 834 ~ 1112 抑肽酶单位），用 5% 葡萄糖注射液稀释后，在体外循环前全量一次性加入预充液中。

（2）静脉泵入：用于止血。患者仰卧（因偶有全身性过敏反应），一日 2 万 KIU（2.8mg 或 11.12 抑肽酶单位）/kg。

【不良反应】一般使用本品有很好的耐受性，有关不良事件的报道常与心脏手术有关，已报道的发生率在 1% ~ 2% 的不良反应有：

1. 全身：败血症、死亡、多个系统器管衰竭、免疫系统紊乱、腹腔积血。

2. 心血管系统：充血性心力衰竭、束支传导阻滞、心肌缺血、心脏传导阻滞、心包积液、室性心律失常（包括室速及室颤）、休克、肺动脉高压、动脉血栓（包括肺动脉、冠状动脉）、肺栓塞、血栓性静脉炎、脑血管意外事件。

3. 消化系统：消化不良、胃肠道出血、黄疸、肝衰竭。

4. 血管淋巴：血液系统白细胞增多、凝血障碍（弥散性血管内凝血）、凝血酶原减少。

5. 代谢和营养：高血糖症、低血钾症、血容量过多、酸中毒。

6. 肌肉骨骼：关节痛。

7. 神经：紧张不安、眩晕、焦虑、惊厥。

8. 呼吸：肺炎、窒息、咳嗽、肺水肿。

9. 皮肤：皮肤变色。

10. 泌尿生殖：少尿、肾衰竭、肾小管坏死。

【禁忌】

1. 对本品过敏者禁用。

2. DIC 患者（有明显的反应性纤维蛋白溶解除外）禁用。

【注意事项】

1. 警告：使用本品后可能发生过敏反应或类过敏反应，在未使用过抑肽酶的患者中过敏反应比较罕见。过敏反应表现为皮疹、瘙痒、呼吸困难、恶心、心动过速到伴随循环衰竭的致命过敏性休克。如果在使用本品的过程中发生过敏反应，应立即停止用药并进行急救。应注意，预试验剂量也可导致严重（甚至致命）的过敏或类过敏反应。即使对第二次使用抑肽酶耐受无症状的患者，此后用药也有可能导致过敏或类过敏反应。

2. 预试验剂量：所有患者在使用本品之前都应进行预试验以评估发生过敏反应的可能性，在使用首剂量前 10 分钟应静注本品 1ml。但是，即使在使用了 1ml 的试验剂量后无不良反应发生，治疗剂量还是有可能引起过敏反应。过敏反应一旦发生，应立即停止注射并施行常规的抗过敏反应急救措施。需注意：发生过敏或类过敏反应可能与预试剂量有关。

3. 过敏反应：有药物或其他试剂过敏史的患者在使用本品时，发生过敏或类过敏反应的风险更大。初次使用本品过敏反应发生率 <0.1%，再次使用本品过敏反应发生率为 5.0%。

4. 首剂量：在患者处于仰卧位时，首剂量本品应于 20~30 分钟时间内静脉注射。给药过快会引起一过性血压下降。

【药物相互作用】

1. 本品可抑制血管紧张素转化酶抑制剂（如卡托普利）的降压作用。

2. 本品有拮抗纤维蛋白溶酶（如阿替普酶、阿尼普酶、链激酶、尿激酶等）的作用，可用于抑制这些药品所引起的出血。

3. 本品可干扰下列检验：出凝血时间、血清肌酸激酶（CK）、血清肌酐、氨基转移酶等。

4. 过敏体质者慎用。

【规格】注射液：5ml：5 万 KIU；5ml：10 万 KIU；5ml：50 万 KIU；10ml：10 万 KIU；10ml：20 万 KIU；50ml：50 万 KIU。注射用抑肽酶：5 万 KIU；10 万 KIU；20 万 KIU；50 万 KIU。抑肽酶氯化钠注射液：20ml（抑肽酶 139 抑肽酶单位、氯化钠 0.18g）；20ml（抑肽酶 278 抑肽酶单位、氯化钠 0.18g）；50ml（抑肽酶 278 抑肽酶单位、氯化钠 0.45g）；100ml（抑肽酶 556 抑肽酶单位、氯化钠 0.9g）；200ml（抑肽酶 1112 抑肽酶单位、氯化钠 1.8g）。

甲磺酸加贝酯
Gabexate Mesilate

【其他名称】加贝酯。

【药理作用】加贝酯是一种非肽类蛋白酶的抑制剂，可抑制胰蛋白酶、激肽释放酶、纤维蛋白溶酶、凝血酶等蛋白酶的活性，从而制止这些酶所造成的病理生理变化。

【适应证】

1. 用于急性轻型（水肿型）胰腺炎的治疗。

2. 用于急性出血坏死型胰腺炎的辅助治疗。

【用法用量】静脉滴注。治疗开始 3 日，一次 100mg，一日 300mg。症状减轻后改为一日 100mg。疗程 6~10 日。先将本品用 5ml 注射用水溶解，再用 5% 葡萄糖注射液或林格注射液 500ml 稀释后滴注。滴速不宜过快，应控制在 1mg/（kg·h）以内，不宜超过 2.5mg/（kg·h）。

【不良反应】少数病例滴注本品后可能出现注射血管局部疼痛、皮肤发红等刺激症状及轻度浅表静脉炎。偶有皮疹、颜面潮红及过敏症状，极个别病例可能发生胸闷、呼吸困难和血压下降等过敏性休克现象。

【禁忌】

1. 对多种药物有过敏史者禁用。

2. 孕妇禁用。

3. 儿童禁用。

【注意事项】

1. 本品使用过程中，应注意观察，谨防过敏，一旦发现应及时停药或抢救。

2. 勿将药液注入血管外。

3. 多次使用应更换注射部位。

4. 药液应新鲜配制，随配使用。

5. 以下情况应慎用：①胃肠道、泌尿道及肺出血患者。②轻至中度高血压患者。③近期手术患者。④亚急性细菌性心内膜炎患者。⑤肝功能不全者。

【药物相互作用】尚不明确。

【规格】注射用甲磺酸加贝酯：0.1g。

美沙拉秦
Mesalazine

【其他名称】5-氨基水杨酸、氨水杨酸、美少胺、美沙胺、美沙拉嗪。

【药理作用】本品为抗溃疡药，通过作用于肠道炎症黏膜，抑制引起炎症的前列腺素合成和炎症介质白三烯的形成，对肠壁炎症有显著的消炎作用，对发炎的肠壁结缔组织效用尤佳。

【适应证】

1. 口服制剂用于治疗溃疡性结肠炎和克罗恩病。

2. 栓剂用于治疗溃疡性直肠炎和溃疡性结肠炎。

【用法用量】

1. 成人

（1）口服给药：①溃疡性结肠炎：急性发作，一次 1g，一日 4 次。维持治疗，一次 0.5g，一日 3～4 次。②克罗恩病：一次 1g，一日 4 次。控释片：一次 2.4g，一日 1 次。

（2）直肠给药：①溃疡性直肠炎：一次 1g，一日 1～2 次。②溃疡性结肠炎：同上。

老年患者口服用药应酌减，直肠给药无需调整剂量。

2. 儿童：口服，2 岁以上儿童，一日 20～30mg/kg，分次给药。

【不良反应】与少数不能耐受柳氮磺胺吡啶的病人类似，主要副作用有恶心、腹泻、腹痛、胃烧灼感、纳差、腹胀、腰痛、便秘、月经不调和个别报道的头痛。以往服用柳氮磺胺吡啶使结肠炎病情加重者亦应在使用本品前予考虑。罕有报道出现白细胞减少、血小板减少、中性粒细胞减少、胰腺炎、肝炎、心包炎、心肌炎、牙槽炎、急性间质性肾炎、肾病综合征及肾衰，停药后各种症状即消失。治疗期间出现肾衰迹象，应考虑药物导致肾中毒的可能性。本品未发现在服用柳氮磺胺吡啶时出现的骨髓抑制、精子量减少及活动度抑制的情况。

【禁忌】

1. 对本品或水杨酸类药物过敏者。

2. 胃和十二指肠溃疡患者。

3. 严重肝、肾功能不全者。

【注意事项】

1. 本品不能与降低肠道 pH 值的药物联用。

2. 片剂宜整粒或掰开用水冲服，但不可嚼碎或压碎。

3. 若栓剂在 20 分钟内流泻，需重新塞入另一栓剂。为方便塞入，可用水、凡士林及其他润滑物润湿。若因故漏用一剂或多剂时，应按原剂量继续使用。

4. 用药期间如出现胸痛、气短、胸膜或心包摩擦音，以及急性不耐受综合征（主要表现为肠道痉挛、急性腹痛、血行腹泻，有时可有发热、头痛和皮疹）或溃疡性结肠炎的病情恶化，应立即停药。

5. 对于有柳氮磺胺吡啶过敏史的患者，如使用本品过程中出现皮肤过敏应停用。

6. 若出现药物过量，应对症治疗，密切监测肾功能。

7. FDA 对本药的妊娠安全性分级为 B 级。

【药物相互作用】本品与下列药物同时使用，可能发生相互作用。

1. 抗凝血药：可能加强抗凝血药的作用（增加胃肠道的出血倾向）。

2. 糖皮质激素：可能增加胃的不良反应。

3. 磺脲类药物：可能加剧低血糖效应。

4. 甲氨蝶呤：可能增加甲氨蝶呤的毒性。

5. 丙磺舒和苯磺唑酮：可能降低排尿酸作用。

6. 安体舒通和速尿：可能减弱利尿作用。

7. 利福平：可能减弱抗结核作用。

【规格】肠溶片：0.5g。缓释片：0.5g。控释片：1.2g。缓释颗粒：0.5g。栓剂：1g。

二甲硅油
Dimethicone

【其他名称】二甲硅氧烷、二甲基硅油、二甲基聚硅氧烷、聚二甲基硅醚、聚二甲硅氧烷、滴乐、瓦斯康。

【药理作用】由于本品表面张力小，能改变气泡表面张力，使其破裂，因此能消除胃肠道中的泡沫，使被泡沫贮留的气体得以排除，从而缓解胀气，亦可提高胃镜检查和放射检查的清晰度。在急性肺水肿时，可消除深部呼吸道和肺泡内的泡沫，有利于改善气体交换。此外，本品还有抗幽门螺杆菌的作用，最小抑菌浓度为 64～128mg/L。

【适应证】

1. 用于多种原因（包括腹部手术）引起的胃肠道胀气。

2. 用于胃镜检查时，除去胃内泡性黏液。

3. 用于 X 光腹部检查时，驱除肠内气体。

4. 本品气雾剂可用于治疗急性肺水肿。

5. 本品的高黏度医用级制品可用于治疗面部及其他部位脂营养不良及手部外伤。

6. 作为制药辅料，可用作抗水剂、抗黏结剂、润滑剂、脱模（膜）剂、消泡剂，是乳剂或乳膏基质的组成成分。

【用法用量】

1. 口服给药

（1）胃肠道胀气：①片剂：一次 50mg，一日 3～4 次，餐前和睡前服用。②乳剂：一次 40～80mg，一日 3 次，餐后或两餐前服用，可根据患者的年龄、症状的轻重进行适量增减。

（2）胃镜检查：①乳剂：于检查前 15 ~ 40 分钟，取 40 ~ 80mg 加水 10ml 混合后服用，可根据患者的年龄、症状的轻重进行适量增减。②散剂：使用 0.5% ~ 1% 水混悬液 30 ~ 50ml，半小时内完成镜检。

（3）X 光腹部检查：乳剂，于检查前 3 ~ 4 日开始服用，一次 40 ~ 80mg，一日 3 次，餐后或两餐间服用，可根据患者的年龄、症状的轻重进行适量增减。

（4）胃气钡对比检查：服用产气粉后，服用含本品 0.2% ~ 0.4% 的硫酸钡混悬液，服用后 2 ~ 5 分钟完成摄片。

（5）结肠气钡对比灌肠：在硫酸钡混悬液中按 0.2% ~ 0.4% 加入本品，当气钡充盈全结肠后摄片。

2. 皮下注射：用于面部脂营养不良，一次 1 ~ 2ml，3 ~ 4 周 1 次，一次治疗时在多处注射总量不超过 4ml，疗程数月至 1 年。

3. 气雾吸入：用于急性肺水肿，将气雾剂瓶倒置于患者口鼻前约 10cm 处，在深吸气过程，特别是开始吸气揿压瓶帽，药液呈雾状喷出，由患者吸入。可连续吸入或给氧同时进行，直至泡沫减少，呼吸改善，必要时可反复使用。

【不良反应】发生率在 0.1% ~ 5% 的不良反应有软便、胃部不适、腹泻、腹痛、呕吐，而恶心、胃胀、食欲缺乏、头痛的发生率低于 0.1%。

【禁忌】对本品过敏者。

【注意事项】

1. 本品对非气体性胃肠膨胀感（如消化不良等）无效。

2. 本品乳剂应摇匀后再使用。

3. 本品气雾剂高于 42℃ 时易胀裂。温度过低不能喷雾时，应微热加温后使用。

【药物相互作用】本品与磷苯妥英、苯妥英钠合用可能降低后者的生物利用度，合用时应谨慎。

【规格】片剂：25mg；50mg。乳剂：300ml；6g。散剂：6%。气雾剂：18g：0.15g。

乌司他丁
Ulinastatin

【其他名称】尿抑制素、美拉可利地、天普洛安、乌他司丁、雁来红。

【药理作用】本品系从人尿提取精制的糖蛋白，属蛋白酶抑制剂。具有抑制胰蛋白酶等各种胰酶活性的作用，常用于胰腺炎的治疗。此外，本品尚有稳定溶酶体膜、抑制溶酶体酶的释放和抑制心肌抑制因子产生等作用，故而可用于急性循环衰竭的抢救治疗。

【适应证】

1. 用于急性胰腺炎、慢性复发性胰腺炎。

2. 作为抢救急性循环衰竭的辅助用药。

【用法用量】静脉给药。

1. 急性胰腺炎、慢性复发性胰腺炎：初始剂量为一次 10 万 U，滴注 1 ~ 2 小时，一日 1 ~ 3 次。随症状消退而减量。

2. 急性循环衰竭：一次 10 万 U，一日 1 ~ 3 次，静脉滴注或缓慢推注，静脉滴注一次持续 1 ~ 2 小时。可根据年龄、症状适当增减。

高龄患者应适当减量。

【不良反应】

1. 血液系统：偶见白细胞减少或嗜酸性粒细胞增多。

2. 消化系统：偶见恶心、呕吐、腹泻，偶有丙氨酸氨基转移酶、门冬氨酸氨基转移酶上升。

3. 注射部位：偶见血管痛、发红、瘙痒感、皮疹等。

4. 偶见过敏，出现过敏症状应立即停药，并适当处理。

【禁忌】对本品过敏者。

【注意事项】

1. 有药物过敏史、对食品过敏者或过敏体质患者慎用。

2. 本品用于急性循环衰竭时，应注意不能代替一般的抗休克疗法（输液、吸氧、外科处理、抗生素等），休克症状改善后即终止给药。

3. 使用时须注意，本品溶解后应迅速使用。

【药物相互作用】本品避免与加贝酯或 gelobulin 制剂混合使用。

【规格】注射用乌司他丁：2.5 万 U；5 万 U；10 万 U。

海藻酸铝镁
Aluminium Hydroxide

【其他名称】盖卫平、海藻酸 - 氢氧化铝 - 三硅酸镁。

【药理作用】本品能中和胃酸，并能保护胃黏膜，作用时间长。

【适应证】

1. 用于胃食管反流病（包括反流性食管炎）、胆汁反流性胃炎、食管裂孔疝等。

2. 用于缓解呕吐、胃食管反流等引起的腹部及胸骨后疼痛等症状。

【用法用量】口服，本品片剂一次 3～6 片，颗粒剂一次 1/2～1 包，于餐后、睡前或症状发作时服用。年龄在 12 岁以上者同成人；年龄为 12 岁以下儿童，本品片剂一次 1～2 片，颗粒剂一次 1/4～1/2 包。

【不良反应】

1. 长期服用本品，偶见发生肾硅酸盐结石者。

2. 肾功能不全患者长期大剂量服用时可出现眩晕、昏厥、心律失常或精神症状，以及异常疲乏无力（高镁血症或其他电解质失调）。

【禁忌】严重肾功能不全、阑尾炎、急腹症或肠梗阻、溃疡性结肠炎、慢性腹泻者禁用。

【注意事项】

1. 本品能与磷酸根结合而阻碍磷酸盐的吸收，故低磷血症患者（如吸收不良综合征），不宜服用本品。

2. 妊娠期头 3 个月慎用。

【药物相互作用】

1. 本品与阿托品类药物合用时，后者吸收可能降低而影响疗效。

2. 本品与地高辛伍用时，后者吸收可被抑制，血药浓度降低。

3. 本品与地西泮类药物（安定）合用时，吸收率降低。

4. 与异烟肼伍用时，异烟肼的吸收可能延迟与减少。

5. 与左旋多巴伍用时，吸收可能增加，胃排空缓慢者尤其明显。

6. 本品应避免与氯丙嗪伍用，因本品可抑制后者的吸收。

【规格】片剂：每包含海藻酸 0.25g、氢氧化铝 0.05g、三硅酸镁 0.0125g。颗粒剂：每包含海藻酸 1g、氢氧化铝 0.2g、三硅酸镁 0.05g。

维酶素
Vitacoenayme

【药理作用】本品作用机制之一可能是通过大量补充人体内的维生素 B_2，防止出现胃癌、食管癌的前期症状，并阻止其癌变。

【适应证】

1. 用于萎缩性胃炎、浅表性胃炎、食管上皮细胞增生以及预防由此引起的癌变。

2. 用于肝炎、消化性溃疡的辅助治疗和维生素 B_2 缺乏症。

【用法用量】口服，一次 0.8～1g，一日 3 次。

【不良反应】尚未发现有关不良反应报道。

【禁忌】对本品过敏者禁用。

【注意事项】

1. 服用 30 分钟后，尿液呈荧光黄绿色，属正常药物颜色。

2. 当药品性状发生改变时禁止使用。

【药物相互作用】尚不明确。

【规格】片剂：0.2g。胶囊剂：0.5g。

柳氮磺吡啶
Sulfasalazine

【其他名称】柳氮吡啶、柳氮磺胺吡啶、水杨酸偶氮磺胺吡啶、柳酸偶氮磺胺吡啶、水杨酰偶氮磺胺吡啶、硫氮磺胺吡啶。

【药理作用】本品为磺胺类抗菌药。属口服不易吸收的磺胺药，吸收部分在肠微生物作用下分解成 5-氨基水杨酸和磺胺吡啶。5-氨基水杨酸与肠壁结缔组织络合后较长时间停留在肠壁组织中起到抗菌消炎和免疫抑制作用，如减少大肠埃希菌和梭状芽孢杆菌，同时抑制前列腺素的合成以及其他炎症介质白三烯的合成。因此，目前认为本品对炎症性肠病产生疗效的主要成分是 5-氨基水杨酸。由本品分解产生的磺胺吡啶对肠道菌群显示微弱的抗菌作用。

【适应证】

1. 溃疡性结肠炎。用于治疗轻至中度的溃疡性结肠炎，在重度溃疡性结肠炎中可作为辅助疗法；亦可用于溃疡性结肠炎缓解期的维持治疗。

2. 克罗恩病。用于治疗活动期的克罗恩病，特别是累及结肠的患者。

3. 类风湿关节炎。用于对水杨酸类或其他非甾体类抗炎药疗效不显著的类风湿关节炎和幼年类风湿关节炎（多关节型）。

4. 强直性脊柱炎。

5. 用于肠道手术前预防感染。

【用法用量】

1. 成人

（1）口服给药：①炎性肠病（主要为溃疡性结肠炎）：一日 3 ~ 4g，分次口服，用药间隔不宜超过 8 小时，为防止胃肠道不能耐受，初始以一日 1 ~ 2g 的小剂量开始，如果一日超过 4g，应警惕毒性增加。缓解期：建议给予维持剂量以防止症状重现，一般一次 1g，一日 2 ~ 3 次。轻度及中度发作：一次 1g，一日 3 ~ 4 次。严重发作：一次 1 ~ 2g，一日 3 ~ 4 次，可与类固醇药物合用，组成强化治疗方案。防止复发：按一日 0.02 ~ 0.03g/kg 的剂量，分 3 ~ 6 次服。②类风湿关节炎：一次 1g，一日 2 次，并按下表逐渐增加日剂量：

类风湿关节炎患者日剂量增加表

	第1周	第2周	第3周	第4周及以后
早晨		0.25g	0.25g	0.5g
晚上	0.25g	0.25g	0.5g	0.5g

若治疗两月后未出现反应，可将剂量增至一日 3g。当日剂量超过 2g 时，应进行监测。

（2）直肠给药：①重症患者，一次 0.5g，每日早、中、晚各 1 次。②中或轻症者，早、晚排便后各用 0.5g。③症状明显改善后，改用维持量，即每晚或隔日睡前用 0.5g。

（3）灌肠：一日 2g，混悬于生理盐水 20 ~ 50ml 中，作保留灌肠，也可添加白及粉以增加药液的黏滞度。

2. 儿童：口服给药。①炎性肠病（主要为溃疡性结肠炎）：一日 40 ~ 60mg/kg，分 3 ~ 6 次服用。防止复发时，一日 20 ~ 30mg/kg，分 3 ~ 6 次服用。②类风湿关节炎：目前不主张对青少年慢性关节炎使用柳氮磺吡啶肠溶片。必须使用时参照如下用法用量：6 岁以上一日 30 ~ 50mg/kg，分 2 次服用，最大剂量为一日 2g。

肾功能损害者应减小剂量。

【不良反应】血清磺胺吡啶及其代谢产物的浓度（20 ~ 40mg/ml）与毒性有关。浓度超过 50mg/ml 时具毒性，故应减少剂量，避免毒性反应。

1. 过敏反应较为常见，可表现为药疹，严重者可发生渗出性多形红斑、剥脱性皮炎和大疱表皮松解萎缩性皮炎等；也有表现为光敏反应、药物热、关节及肌肉疼痛、发热等血清病样反应。

2. 中性粒细胞减少或缺乏症、血小板减少症及再生障碍性贫血。患者可表现为咽痛、发热、苍白和出血倾向。

3. 溶血性贫血及血红蛋白尿。缺乏葡萄糖 - 6 - 磷酸脱氢酶患者使用后易发生，在新生儿和小儿中较成人为多见。

4. 高胆红素血症和新生儿核黄疸。由于可与胆红素竞争蛋白结合部位，致游离胆红素增高。新生儿肝功能不完善，故较易发生高胆红素血症和新生儿黄疸。偶可发生核黄疸。

5. 肝脏损害，可发生黄疸、肝功能减退，严重者可发生急性重型肝炎。

6. 肾脏损害，可发生结晶尿、血尿和管型尿。偶有患者发生间质性肾炎或肾小管坏死的严重不良反应。

7. 恶心、呕吐、胃纳减退、腹泻、头痛、乏力等。一般症状轻微，不影响继续用药。偶有患者发生艰难梭菌肠炎，此时需停药。

8. 甲状腺肿大及功能减退偶有发生。

9. 中枢神经系统毒性反应偶可发生，表现为精神错乱、定向力障碍、幻觉、欣快感或抑郁感。一旦出现均需立即停药。

10. 罕见有胰腺炎、男性精子减少或不育症。

【禁忌】

1. 对本品、磺胺类药物或水杨酸盐过敏者禁用。

2. 肠梗阻患者禁用。

3. 泌尿系统梗阻者禁用。

4. 急性间歇性卟啉病患者禁用。

5. 孕妇及哺乳期妇女禁用。

6. 2 岁以下小儿禁用。

【注意事项】

1. 缺乏葡萄糖 - 6 - 磷酸脱氢酶患者、肝功能损害、肾功能损害、血卟啉症、血小板、粒细胞减少、血紫质症、肠道或尿路阻塞患者应慎用。

2. 应用磺胺药期间多饮水，保持高尿流量，以防结晶尿的发生，必要时亦可服碱化尿液的药物。如应用本品疗程长，剂量大时宜同服碳酸氢钠并多饮水，以防止此不良反应。治疗中至少每周检查尿常规 2 ~ 3 次，如发现结晶尿或血尿时给予碳酸氢钠及饮用大量水，直至结晶尿和血尿消失。失水、休克和老年患者应用本品易致肾损害，应慎用或避免应用本品。

3. 对呋塞米、砜类、噻嗪类利尿药、磺脲类、碳酸酐酶抑制药及其他磺胺类药物呈现过敏的患者，对本品亦可能过敏。

4. 治疗中须注意检查以下几项：①血象检查，

对接受较长疗程的患者尤为重要。②直肠镜与乙状结肠镜检查，观察用药效果及调整剂量。③治疗中定期尿液检查（每2～3日查尿常规一次）以发现长疗程或大剂量治疗时可能发生的结晶尿。④肝、肾功能检查。

5. 遇有胃肠道刺激症状，除强调餐后服药外，也可分成小量多次服用，甚至每小时1次，使症状减轻。

6. 根据患者的反应与耐药性，随时调整剂量，部分患者可采用间歇治疗（用药2周，停药1周）。

7. 腹泻症状无改善时，可加大剂量。

8. 夜间停药间隔不得超过8小时。

9. 肾功能损害者应减小剂量。

10. 以下情况应慎用：①血小板、粒细胞减少者。②葡萄糖 - 6 - 磷酸脱氢酶缺乏者。③血卟啉病患者（除急性间歇性卟啉病外）。④肝功能损害者。⑤肾功能不全者。⑥哮喘患者。⑦失水、休克患者（因服用本品易导致肾损害）。

11. FDA对本药的妊娠安全性分级为B级，临近分娩时使用为D级。

【药物相互作用】

1. 与尿碱化药合用可增强磺胺药在碱性尿中的溶解度，使排泄增多。

2. 对氨基苯甲酸可代替磺胺被细菌摄取，对磺胺药的抑菌作用发生拮抗，因而两者不宜合用。

3. 下列药物与磺胺药合用时，后者可取代这些药物的蛋白结合部位，或抑制其代谢，以致药物作用时间延长或毒性发生，因此当这些药物与磺胺药合用，或在应用磺胺药之后使用时需调整其剂量。此类药物包括口服抗凝药、口服降血糖药、甲氨蝶呤、苯妥英钠和硫喷妥钠。

4. 骨髓抑制药与磺胺药合用时可能增强此类药物对造血系统的不良反应。如有指征需两类药物合用时，应严密观察可能发生的毒性反应。

5. 避孕药（雌激素类）长时间与磺胺药合用可导致避孕的可靠性减小，并增加经期外出血的机会。

6. 溶栓药物与磺胺药合用时，可能增大其潜在的毒性作用。

7. 肝毒性药物与磺胺药合用，可能引起肝毒性发生率的增高。对此类患者尤其是用药时间较长及以往有肝病史者应监测肝功能。

8. 光敏药物与磺胺药合用可能发生光敏的相加作用。

9. 接受磺胺药治疗者对维生素K的需要量增加。

10. 乌洛托品在酸性尿中可分解产生甲醛，后者可与磺胺形成不溶性沉淀物，使发生结晶尿的危险性增加，因此不宜两药合用。

11. 磺胺药可取代保泰松的血浆蛋白结合部位，当两者合用时可增强保泰松的作用。

12. 磺吡酮与磺胺类药物同用时可减少后者自肾小管的分泌，其血药浓度升高且持久，从而产生毒性，因此在应用磺吡酮期间或在应用其治疗后可能需要调整磺胺药的剂量。当磺吡酮疗程较长时，对磺胺药的血药浓度宜进行监测，有助于剂量的调整，保证安全用药。

13. 与洋地黄类或叶酸合用时，后者吸收减少，血药浓度降低，因此须随时观察洋地黄类的作用和疗效。

14. 与丙磺舒合用，会降低肾小管磺胺排泌量，致磺胺的血药浓度上升，作用延长，容易中毒。

15. 与新霉素合用，新霉素抑制肠道菌群，影响本品在肠道内分解，使作用降低。

【规格】 片剂：0.125g；0.25g；0.5g。肠溶片：0.25g。栓剂：0.5g。

兰瑞肽
Lanreotide

【其他名称】 索马杜林、Somatuline。

【药理作用】 如天然生长抑素一样，兰瑞肽是许多内分泌、外分泌和旁分泌机能的肽抑制剂。它对外周生长抑素受体具有很好的亲和力，而对中枢受体的亲和力较弱，这一特点使之在生长激素分泌和消化道激素分泌方面具有良好的特异作用。兰瑞肽比天然生长抑素更具活性，而且作用时间更长。其对生长激素分泌的抑制作用较对胰岛素分泌的抑制作用具有明显的选择性，使该药品适于治疗肢端肥大症。另一方面，兰瑞肽对肠道外分泌、消化道激素和细胞增殖机制的抑制作用，使之对消化道内分泌瘤，尤其是类癌的症状治疗非常有益。

【适应证】

1. 肢端肥大症：外科手术和（或）放射治疗之后生长激素分泌异常时。

2. 类癌临床症状的治疗：试验性注射之后。

【用法用量】 治疗应在专门的地方进行（比如

医院）。由于病人敏感性不一，应在正规治疗前做一次试验性注射，然后观察生长激素的分泌情况、类癌的相关症状以及瘤分泌情况。如果反应不敏感，应考虑是否要实施这种治疗。①肢端肥大症：缓释剂型给药方法，最初可定为每14天肌肉注射1次，每次40mg。经对生长激素和IGF-1水平进行评估（在下一次注射前进行测定），如果认为治疗反应不显著，可增至每10天注射1次。②类癌：缓释剂型给药方法，最初可定为每14天肌肉注射1次，每次40mg。经对临床症状（面部潮红、软便）进行评价，如果认为治疗反应不显著，可增至每10天注射1次。

【不良反应】注射部位轻度、暂时的疼痛，有时伴有局部红斑。可见腹泻或软便、腹痛、胃肠胀气、厌食、恶心和呕吐。罕有血糖调节紊乱。有报道某些患者在长期治疗时出现无症状性胆结石。

【禁忌】孕妇和哺乳期妇女禁用。

【注意事项】

1. 肢端肥大的患者用药期间需对垂体瘤体积进行监视。

2. 类癌综合征在排除阻塞性肠道肿瘤前，不应当用兰瑞肽。

3. 长期治疗时，应进行胆囊超声波检查，定期监测肝、肾功能。

4. 糖尿病患者，必须严格监测血糖，用胰岛素治疗者，最初的胰岛素剂量应降低25%，然后适当调整用量。

5. 持续出现脂肪泻者，应用胰腺提取物补充治疗。

6. 建议在用药期间至停药后3个月内恰当地使用避孕药。

【药物相互作用】联合用药需注意：

1. 环孢素（口服）：降低环孢素的血浆水平（降低环孢霉素在小肠的吸收）。在控制循环血浆水平的同时，增加环孢素的剂量，并在停止使用兰瑞肽后降低环孢素的剂量。

2. 胰岛素：有低血糖的危险。伴随着内源胰高血糖素分泌降低，对胰岛素的需要量降低。患者必须被告知有患低血糖的危险。必须强调血糖和尿糖的自我监控，并在使用兰瑞肽期间调节胰岛素的剂量。

【规格】注射剂：40mg。

第八章　作用于泌尿系统的药物

1 利尿药及脱水药

1.1 利尿药

1.1.1 高效能利尿药

呋塞米
Furosemide

【其他名称】阿西亚、呋喃苯胺酸、腹安酸、乐晓、利尿磺胺、利尿灵、美朗宁、速尿、速尿灵。

【药理作用】本品为强效利尿剂，其作用机制如下：

1. 对水和电解质排泄的作用：能增加水、钠、氯、钾、钙、镁、磷等的排泄。与噻嗪类利尿药不同，呋塞米等袢利尿药存在明显的剂量－效应关系。随着剂量加大，利尿效果明显增强，且药物剂量范围较大。本类药物主要抑制肾小管髓袢厚壁段对氯化钠的主动重吸收，管腔液 Na^+、Cl^- 浓度升高，而髓质间液 Na^+、Cl^- 浓度降低，使渗透压梯度差降低，肾小管浓缩功能下降，从而导致水、Na^+、Cl^- 排泄增多。由于 Na^+ 重吸收减少，远端小管 Na^+ 浓度升高，促进 $Na^+ - K^+$ 和 $Na^+ - H^+$ 交换增加，K^+ 和 H^+ 排出增多。至于呋塞米抑制肾小管髓袢升支厚壁段重吸收 Cl^- 的机制，过去曾认为该部位存在氯泵，目前研究表明该部位基底膜外侧存在与 $Na^+ - K^+ - ATP$ 酶有关的 Na^+、Cl^- 配对转运系统，呋塞米通过抑制该系统功能而减少 Na^+、Cl^- 的重吸收。另外，呋塞米尚能抑制近端小管和远端小管对 Na^+、Cl^- 的重吸收，促进远端小管分泌 K^+。呋塞米通过抑制亨氏袢对 Ca^{2+}、Mg^{2+} 的重吸收而增加 Ca^{2+}、Mg^{2+} 排泄。短期用药能增加尿酸排泄，而长期用药则可引起高尿酸血症。

2. 对血流动力学的影响：呋塞米能抑制前列腺素分解酶的活性，使前列腺素 E_2 含量升高，从而具有扩张血管作用。扩张肾血管，降低肾血管阻力，使肾血流量尤其是肾皮质深部血流量增加，在呋塞米的利尿作用中具有重要意义，也是其用于预防急性肾衰竭的理论基础。另外，与其他利尿药不同，袢利尿药在肾小管液流量增加的同时肾小球滤过率不下降，可能与流经致密斑的氯减少，从而减弱或阻断了球－管平衡有关。呋塞米能扩张肺部容量静脉，降低肺毛细血管通透性，加上其利尿作用，使回心血量减少，左心室舒张末期压力降低，有助于急性左心衰竭的治疗。由于呋塞米可降低肺毛细血管通透性，为其治疗成人呼吸窘迫综合征提供了理论依据。

【适应证】

1. 用于水肿性疾病，包括充血性心力衰竭、肝硬化、肾脏疾病（肾炎、肾病及各种原因所致的急慢性肾衰竭），尤其是在其他利尿药效果不佳时，应用本品仍可能有效。本品也可与其他药物合用于治疗急性肺水肿和急性脑水肿等。

2. 治疗高血压。本品不作为治疗原发性高血压的首选药物，但当噻嗪类药物疗效不佳，尤其当伴有肾功能不全或出现高血压危象时，本品尤为适用。

3. 预防急性肾衰竭。用于多种原因（休克、中毒、麻醉意外以及循环功能不全等）导致肾血流灌注不足时，在纠正血容量不足的同时及时应用本品，可减少急性肾小管坏死的机会。

4. 用于高钾血症及高钙血症。

5. 用于稀释性低钠血症，尤其是当血钠浓度低于 120mmol/L 时。

6. 用于抗利尿激素分泌调节综合征（SIADH）。

7. 用于急性药物、毒物中毒，如巴比妥类药物中毒等。

【用法用量】

1. 成人

（1）口服给药：①水肿性疾病：起始剂量为一次 20~40mg，一日 1 次，必要时 6~8 小时后追加 20~40mg，直至出现满意利尿效果。一日最大剂量可达 600mg，但一般应控制在 100mg 以内，分2~3次服用。部分患者可减少至20~40mg，隔日1次，或一日20~40mg，每周连续服药2~4日。②高血压：起始剂量为一日40~80mg，分2次服用，并酌情调整剂量。③高钙血症：一日80~120mg，分1~3次服。

（2）静脉注射：①水肿性疾病：一般剂量：开始剂量为20~40mg，必要时每2小时追加剂量，直至出现满意疗效。维持用药阶段可分次给药。急性左心衰竭：起始剂量40mg，必要时每小时追加80mg，直至出现满意疗效。②慢性肾功能不全：一日剂量一般为40~120mg。③高血压危象：起始剂量为40~80mg，伴急性左心衰竭或急性肾衰竭时，可酌情增加剂量。④高钙血症：一次20~80mg。

（3）静脉滴注：用于急性肾衰竭，以本品200~400mg加入氯化钠注射液100ml中，滴注速度不超过4mg/min。有效者可按原剂量重复应用或酌情调整剂量，一日总剂量不超过1g。利尿效果差时不宜再增加剂量，以免出现肾毒性，对急性肾衰功能恢复不利。

2. 儿童

（1）口服给药：用于水肿性疾病，起始剂量为2mg/kg，必要时每4~6小时追加1~2mg/kg。

（2）静脉注射：用于水肿性疾病，起始剂量为1mg/kg，必要时每隔2小时追加1mg/kg。一日最大剂量不超过6mg/kg。

【不良反应】

1. 常见者：与水、电解质紊乱有关，尤其是大剂量或长期应用时，如体位性低血压、休克、低钾血症、低氯血症、低氯性碱中毒、低钠血症、低钙血症以及与此有关的口渴、乏力、肌肉酸痛、心律失常等。

2. 少见者：有过敏反应（包括皮疹、间质性肾炎甚至心脏骤停）、视觉模糊、黄视症、光敏感、头晕、头痛、纳差、恶心、呕吐、腹痛、腹泻、胰腺炎、肌肉强直等，骨髓抑制导致粒细胞减少、血小板减少性紫癜和再生障碍性贫血、肝功能损害、指（趾）感觉异常、高糖血症、尿糖阳性、原有糖尿病加重、高尿酸血症。

3. 耳鸣、听力障碍多见于大剂量静脉快速注射时（每分钟剂量大于4~15mg），多为暂时性，少数为不可逆性，尤其当与其他有耳毒性的药物同时应用时。

4. 在高钙血症时，可引起肾结石。

5. 尚有报道本药可加重特发性水肿。

【禁忌】

1. 低钾血症患者。

2. 肝性脑病患者。

【注意事项】

1. 交叉过敏：对磺胺药和噻嗪类利尿药过敏者，对本药可能亦过敏。

2. 对诊断的干扰：可致血糖升高、尿糖阳性，尤其是糖尿病或糖尿病前期患者，过度脱水可使血尿酸和尿素氮水平暂时性升高，血Na^+、Cl^-、K^+、Ca^{2+}和Mg^{2+}浓度下降。

3. 药物剂量应从最小有效剂量开始，然后根据利尿反应调整剂量，以减少水、电解质紊乱等副作用的发生。

4. 存在低钾血症或低钾血症倾向时，应注意补充钾盐。

5. 与降压药合用时，后者剂量应酌情调整。

6. 少尿或无尿患者应用最大剂量后24小时仍无效时应停药。

7. 随访检查：①血电解质，尤其是合用洋地黄类药物或皮质激素类药物、肝肾功能损害者。②血压，尤其是用于降压、大剂量应用或用于老年人。③肾功能。④肝功能。⑤血糖。⑥血尿酸。⑦酸碱平衡情况。⑧听力。

8. 下列情况应慎用：①无尿或严重肾功能损害者。②糖尿病患者。③高尿酸血症或有痛风病史者。④严重肝功能损害者（因水、电解质紊乱可诱发肝性脑病）。⑤急性心肌梗死（过度利尿可促发休克）。⑥胰腺炎或有此病史者。⑦有低钾血症倾向者（尤其是应用洋地黄类药物或有室性心律失常者）。⑧红斑狼疮患者（本药可加重病情或诱发狼疮活动）。⑨前列腺增生者。

9. FDA对本药的妊娠安全性分级为C级，如用于妊娠高血压患者为D级。

【药物相互作用】

1. 肾上腺皮质激素、促肾上腺皮质激素及雌激素能降低本药的利尿作用，并增加电解质紊乱尤其是低钾血症的发生机会。

2. 非甾体类消炎镇痛药能降低本药的利尿作用，肾损害机会也增加，这与前者抑制前列腺素合成、减少肾血流量有关。

3. 与拟交感神经药物及抗惊厥药物合用，利尿作用减弱。

4. 与氯贝丁酯合用，两药的作用均增强，并可出现肌肉酸痛、强直。

5. 与多巴胺合用，利尿作用加强。

6. 饮酒及含酒精制剂和可引起血压下降的药物能增强本药的利尿和降压作用；与巴比妥类药物、麻醉药合用，易引起体位性低血压。

7. 本药可使尿酸排泄减少，血尿酸升高，故与治疗痛风的药物合用时，后者的剂量应适当调整。

8. 可降低降血糖药的疗效。

9. 可降低抗凝药物和抗纤溶药物的作用，主要由于利尿后血容量下降，致血中凝血因子浓度升高，以及利尿使肝血液供应改善、肝脏合成凝血因子增多有关。

10. 本药加强非去极化肌松药的作用，与血钾下降有关。

11. 与两性霉素、头孢菌素、氨基糖苷类等抗生素合用，肾毒性和耳毒性增加，尤其是原有肾损害时。

12. 与抗组胺药物合用时耳毒性增加，易出现耳鸣、头晕、眩晕。

13. 与锂合用肾毒性明显增加，应尽量避免。

14. 服用水合氯醛后静注本药可致出汗、面色潮红和血压升高，此与甲状腺素由结合状态转为游离状态增多，导致分解代谢加强有关。

15. 与碳酸氢钠合用发生低氯性碱中毒机会增加。

【规格】片剂：20mg；40mg。注射液：2ml：20mg。

布美他尼
Bumetanide

【其他名称】丁胺速尿、丁苯氧酸、丁尿胺、丁脲胺、便多、丁氧苯酸、利了。

【药理作用】对水和电解质的排泄作用基本同呋塞米，其利尿作用为呋塞米的 20～60 倍。主要抑制肾小管髓袢升支厚壁段对氯化钠的主动重吸收，对近端小管重吸收 Na^+ 也有抑制作用，但对远端肾小管无作用，故排钾作用小于呋塞米。

能抑制前列腺素分解酶的活性，使前列腺素 E_2 含量升高，从而具有扩张血管的作用。扩张肾血管，降低肾血管阻力，使肾血管血流量尤其是肾皮质深部血流量增加，在布美他尼的利尿作用中具有重要意义，也是其用于预防急性肾衰竭的理论基础。另外，与其他利尿药不同，袢利尿药在肾小管液流量增加的同时肾小球滤过率不下降，可能与流经致密斑的氯减少，从而减弱或阻断了

球－管平衡有关。布美他尼能扩张肺部容量静脉，降低肺毛细血管通透性，加上其利尿作用，使回心血量减少，左心室舒张末期压力降低，有助于急性左心衰竭的治疗。由于布美他尼可降低肺毛细血管通透性，为其治疗成人呼吸窘迫综合征提供了理论依据。

【适应证】临床主要作为呋塞米的代用品，对某些呋塞米无效的患者可能有效。

1. 用于治疗水肿性疾病，包括充血性心力衰竭、肝硬化、肾脏疾病（肾炎、肾病及各种原因所致的急慢性肾衰竭），尤其是应用其他利尿药效果不佳时，应用本类药物仍可能有效。与其他药物合用治疗急性肺水肿和急性脑水肿等。

2. 用于高血压。在使用利尿药治疗高血压时，本品不作为治疗原发性高血压的首选药物，但当噻嗪类药物疗效不佳，尤其当伴有肾功能不全或出现高血压危象时，本品尤为适用。

3. 预防急性肾衰竭。用于多种原因导致的肾血流灌注不足，如休克、中毒、麻醉意外以及循环功能不全等，在纠正血容量不足的同时及时应用本品，可减少急性肾小管坏死的机会。

4. 用于高钾血症及高钙血症。

5. 用于稀释性低钠血症，尤其是当血钠浓度低于 120mmol/L 时。

6. 用于血管升压素分泌失调综合征（SI-ADH）。

7. 用于急性药物、毒物中毒，如巴比妥类药物中毒等。

【用法用量】

1. 成人

（1）口服给药：治疗水肿性疾病或高血压，起始剂量为 0.5～2mg，必要时每 4～5 小时重复 1 次；也可间隔用药，即每隔 1～2 日用药 1 日。一日最大剂量可达 10mg。

（2）静脉注射：①治疗水肿性疾病或高血压：起始剂量为 0.5～1mg，必要时每 2～3 小时重复 1 次。一日最大剂量为 10mg。②治疗急性肺水肿及左心衰：一次 0.5～1mg，必要时 30 分钟重复 1 次。

（3）静脉滴注：治疗急性肺水肿及左心衰，将本品 2～5mg 加入 5% 葡萄糖注射液 500ml 中静脉滴注，30～60 分钟滴完。

（4）肌肉注射：同静脉注射。

2. 儿童

（1）口服给药：一次 0.01～0.02mg/kg，必

要时每 4~6 小时给药 1 次。

（2）静脉注射：一次 0.01~0.02mg/kg，必要时每 4~6 小时给药 1 次。

（3）肌肉注射：同静脉注射。

【不良反应】

1. 常见者：与水、电解质紊乱有关，尤其是大剂量或长期应用时，如体位性低血压、休克、低钾血症、低氯血症、低氯性碱中毒、低钠血症、低钙血症以及与此有关的口渴、乏力、肌肉酸痛、心律失常等。

2. 少见者：有过敏反应（包括皮疹、甚至心脏骤停）、头晕、头痛、纳差、恶心、呕吐、腹痛、腹泻、胰腺炎、肌肉强直等，骨髓抑制导致粒细胞减少、血小板减少性紫癜和再生障碍性贫血，肝功能损害，指（趾）感觉异常，高糖血症，尿糖阳性，原有糖尿病加重，高尿酸血症。

3. 耳鸣、听力障碍多见于大剂量静脉快速注射时（每分钟剂量大于 4~15mg），多为暂时性，少数为不可逆性，尤其当与其他有耳毒性的药物同时应用时。

4. 在高钙血症时，可引起肾结石。

5. 尚有报道本药可加重特发性水肿。

6. 偶见未婚男性遗精和阴茎勃起困难。

7. 大剂量时可发生肌肉酸痛、胸痛。

8. 对糖代谢的影响可能小于呋塞米。

【禁忌】对本品或磺胺类药物过敏者。

【注意事项】

1. 对诊断的干扰：可致血糖升高，尿糖阳性，尤其是糖尿病或糖尿病前期患者，过度脱水可使血尿酸和尿素氮水平暂时性升高，血 Na^+、Cl^-、K^+、Ca^{2+} 和 Mg^{2+} 浓度下降。

2. 随访检查：①血电解质，尤其是合用洋地黄类药物或皮质激素类药物、肝肾功能损害者。②血压，尤其是用于降压、大剂量应用或用于老年人。③肾功能。④肝功能。⑤血糖。⑥血尿酸。⑦酸碱平衡情况。⑧听力。

3. 动物实验提示本药能延缓胎儿生长和骨化。对新生儿和乳母的情况尚不清楚。能增加尿磷的排泄量，可干扰尿磷的测定。

4. 下列情况应慎用：①严重肾功能不全者。②糖尿病患者。③高尿酸血症或有痛风病史者。④严重肝功能不全者（因水、电解质紊乱可诱发肝性脑病）。⑤急性心肌梗死（过度利尿可促发休克）。⑥胰腺炎或有胰腺炎病史者。⑦有低钾血症或有低钾血症倾向者（尤其是应用洋地黄类药物

或有室性心律失常者）。⑧前列腺增生者。

5. FDA 对本药的妊娠安全性分级为 C 级。

【药物相互作用】

1. 肾上腺皮质激素、促肾上腺皮质激素及雌激素能降低本药的利尿作用，并增加电解质紊乱尤其是低钾血症的发生机会。

2. 非甾体类消炎镇痛药能降低本药的利尿作用，肾损害机会也增加，与前者抑制前列腺素合成，减少肾血流量有关。

3. 与拟交感神经药物及抗惊厥药物合用，利尿作用减弱。

4. 与氯贝丁酯合用，两药的作用均增强，并可出现肌肉酸痛、强直。

5. 与多巴胺合用，利尿作用加强。

6. 饮酒及含酒精制剂和可引起血压下降的药物能增强本药的利尿和降压作用；与巴比妥类药物、麻醉药合用，易引起体位性低血压。

7. 本药可使尿酸排泄减少，血尿酸升高，故与治疗痛风的药物合用时，后者的剂量应适当调整。

8. 可降低降血糖药的疗效。

9. 可降低抗凝药物和抗纤溶药物的作用，主要由于利尿后血容量下降，致血中凝血因子浓度升高，以及利尿使肝血液供应改善、肝脏合成凝血因子增多。

10. 本药加强非去极化肌松药的作用，与血钾下降有关。

11. 与两性霉素、头孢菌素、氨基糖苷类等抗生素合用，肾毒性和耳毒性增加，尤其是原有肾损害时。

12. 与抗组胺药物合用时耳毒性增加，易出现耳鸣、头晕、眩晕。

13. 与锂合用肾毒性明显增加，应尽量避免。

14. 服用水合氯醛后静注本药可致出汗、面色潮红和血压升高，此与甲状腺素由结合状态转为游离状态增多，导致分解代谢加强有关。

15. 与碳酸氢钠合用发生低氯性碱中毒机会增加。

【规格】片剂：1mg。注射液：2ml：0.5mg。

托拉塞米
Torasemide

【其他名称】托拉沙得、托拉噻米、特苏平、

维达通、优利德。

【药理作用】本品为磺酰脲吡啶衍生物，系袢利尿药。主要作用于髓袢升支粗段，抑制 $Na^+ - K^+ - 2Cl^-$ 转运系统，可增加钠、氯和水在尿中的排泄量。本品对肾小球滤过率、肾血流量、体内酸碱平衡无显著影响。此外，本品可加速毒物和药物的排泄、保护肾脏功能（减轻有毒物质对近曲小管上皮细胞的损害）。

【适应证】

1. 用于治疗水肿性疾病。可用于充血性心力衰竭、肝硬化、肾脏疾病所致水肿。本品也可与其他药物合用治疗急性脑水肿。

2. 用于治疗原发性或继发性高血压。

【用法用量】

1. 口服给药

（1）充血性心力衰竭所致水肿：起始剂量为一次 10mg，每日 1 次，根据需要可将剂量增至一次 20mg，一日 1 次。

（2）肝硬化所致水肿：起始剂量一次 5 ~ 10mg，一日 1 次，后可逐渐增量，但不超过一日 40mg。

（3）急性或慢性肾衰竭所致水肿：起始剂量 5mg，单剂 20mg 可产生明显效果。

（4）原发性高血压：起始剂量一次 5mg，一日 1 次。若用药 4~6 周内疗效不佳，剂量可增至一次 10mg，一日 1 次。若一日 10mg 的剂量仍未取得足够的降压作用，可考虑合用其他降压药。

2. 静脉给药

（1）充血性心力衰竭及肝硬化所致水肿：初始剂量一次 5mg 或 10mg，一日 1 次，缓慢静脉注射，也可用 5% 葡萄糖注射液或生理盐水稀释后静脉输注；如疗效不满意可增至一次 20mg，一日 1 次，一日最大剂量为 40mg，疗程不超过 1 周。

（2）肾脏疾病所致水肿：初始剂量一次 20mg，一日 1 次，以后根据需要可逐渐增至最大剂量一日 100mg，疗程不超过 1 周。

【不良反应】

1. 常见不良反应有头痛、眩晕、疲乏、食欲减退、肌肉痉挛、恶心呕吐、高血糖、高尿酸血症、便秘和腹泻；长期大量使用可能发生水和电解质平衡失调。

2. 治疗初期和年龄较大的患者常发生多尿，个别患者由于血液浓缩而引起低血压，精神紊乱，血栓性并发症，及心或脑缺血引起心律失常、心绞痛、急性心肌梗死或昏厥等，低血钾可发生在

低钾饮食、呕吐、腹泻、过多使用泻药和肝功能异常的患者。

3. 个别患者可出现皮肤过敏，偶见瘙痒、皮疹、光敏反应，罕见口干、肢体感觉异常、视觉障碍。

【禁忌】

1. 对本品或磺酰脲类过敏患者禁用。

2. 无尿患者禁用。

3. 肝性脑病前期或肝性脑病患者禁用。

4. 低血容量、低钾或低钠血症患者禁用。

5. 严重排尿困难（如前列腺肥大）患者禁用（尿量增多可导致尿潴留和膀胱扩张）。

【注意事项】

1. 使用本品者应定期检查电解质（特别是血钾）、血糖、尿酸、肌酐、血脂等。

2. 本品开始治疗前排尿障碍必须被纠正，特别对老年病人。治疗刚开始时要仔细观察电解质失衡、血容量的不足和血液浓缩的有关症状。

3. 肝硬化腹水患者应用本品进行利尿时，应住院进行治疗，这些病人如利尿过快，可造成严重的电解质紊乱和肝性脑病。

4. 本品与醛固酮拮抗剂或与保钾药物一起使用可防止低钾血症和代谢性碱中毒。

5. 前列腺肥大的患者排尿困难，使用本品尿量增多可导致尿潴留和膀胱扩张。

6. 在刚开始用本品治疗或由其他药物转为使用本品治疗或开始一种新的辅助药物治疗时，个别患者警觉状态受到影响（如在驾驶车辆或操作机器时）。

7. 本品必须缓慢静脉注射。本品不应与其他药物混合后静脉注射，但可根据需要用生理盐水或 5% 葡萄糖溶液稀释。

8. 如需长期用药建议尽早从静脉给药转为口服用药，静脉给药疗程限于 1 周。

9. FDA 对本药的妊娠安全性分级为 B 级。

【药物相互作用】

1. 本品引起的低钾可加重强心苷类的不良反应。

2. 本品可加强皮质类固醇和轻泻剂的钾消耗作用。

3. 非甾体类抗炎药（如消炎痛）和丙磺舒可降低本品的利尿和降压作用。

4. 本品可加强抗高血压药物的作用。

5. 本品连续用药或开始与一种血管紧张素转化酶抑制剂合并用药可能会使血压过度降低。

6. 本品可降低抗糖尿病药物的作用。

7. 在大剂量使用时可能会加重氨基糖苷类抗生素（如卡那霉素、庆大霉素、妥布霉素）、顺铂类制剂和头孢类的耳毒性与肾毒性。

8. 本品可加强箭毒样肌松药和茶碱类药物的作用。

9. 本品可减弱去甲肾上腺素和肾上腺素的作用。

10. 当病人使用大剂量水杨酸盐类时本品可增加水杨酸盐类的毒性。

【规格】片剂：2.5mg；5mg；10mg；20mg。胶囊剂：10mg。注射液：1ml：10mg；2ml：20mg；5ml：50mg。注射用托拉塞米：10mg；20mg。

1.1.2　中效能利尿药

氢氯噻嗪
Hydrochlorothiazide

【其他名称】双氢氯噻嗪、氢氯苯噻、双氢氯散疾、双氢氯消疾、双氢氯消、双氢克尿噻。

【药理作用】

1. 对水、电解质排泄的影响

（1）利尿作用：尿钠、钾、氯、磷和镁等离子排泄增加，而尿钙排泄减少。本类药物作用机制主要抑制远端小管前段和近端小管（作用较轻）对氯化钠的重吸收，从而增加远端小管和集合管的 $Na^+ - K^+$ 交换，K^+ 分泌增多。本类药物都能不同程度地抑制碳酸酐酶活性，故能解释其对近端小管的作用。本类药还能抑制磷酸二酯酶活性，减少肾小管对脂肪酸的摄取和线粒体氧耗，从而抑制肾小管对 Na^+、Cl^- 的主动重吸收。

（2）降压作用：除利尿排钠作用外，可能还有肾外作用机制参与降压，可能是增加胃肠道对 Na^+ 的排泄。

2. 对肾血流动力学和肾小球滤过功能的影响：由于肾小管对水、Na^+ 重吸收减少，肾小管内压力升高，以及流经远曲小管的水和 Na^+ 增多，刺激致密斑通过管－球反射，使肾内肾素、血管紧张素分泌增加，引起肾血管收缩，肾血流量下降，肾小球入球和出球小动脉收缩，肾小球滤过率也下降。肾血流量和肾小球滤过率下降，以及对亨氏袢无作用，是本类药物利尿作用远不如袢利尿药的主要原因。

【适应证】

1. 用于水肿性疾病（如充血性心力衰竭、肝硬化、肾病综合征、急慢性肾炎、慢性肾衰竭早期、肾上腺皮质激素和雌激素治疗所致的钠、水潴留），可排泄体内过多的钠和水，减少细胞外液容量，消除水肿。

2. 用于原发性高血压，可单独应用于轻度高血压，或作为基础降压药与其他降压药配合使用。

3. 用于中枢性或肾性尿崩症。

4. 用于肾石症，主要预防含钙盐成分形成的结石。

【用法用量】口服给药。

1. 成人

（1）水肿性疾病：①一般用量：一日 25 ~ 100mg，分 1 ~ 3 次服用，需要时可增至一日 100 ~ 200mg，分 2 ~ 3 次服用。为预防电解质紊乱及血容量骤降，宜从小剂量（一日 12.5 ~ 25mg）开始，以后根据利尿情况逐步加量。近年多主张间歇用药，即隔日用药或每周 1 ~ 2 次用药，或连续服用 3 ~ 4 日，停药 3 ~ 4 日，以减少不良反应。②心源性水肿：开始用小剂量，一日 12.5 ~ 25mg，以免因盐及水分排泄过快而引起循环障碍或其他症状；同时注意调整洋地黄用量，以免钾的丢失而导致洋地黄中毒。

（2）高血压：单用本品时，一日 25 ~ 100mg，分 1 ~ 2 次服用，并按降压效果调整剂量；与其他抗高血压药合用时，一次 10mg，一日 1 ~ 2 次。

老年人可从一次 12.5mg，一日 1 次开始，并按降压效果调整剂量。

2. 儿童：一日 1 ~ 2mg/kg 或 30 ~ 60mg/m²，分 1 ~ 2 次服用，并按疗效调整剂量。小于 6 个月的婴儿剂量可达一日 3mg/kg。

【不良反应】大多不良反应与剂量和疗程有关。

1. 水、电解质紊乱：较为常见。①低钾血症：较易发生，与噻嗪类利尿药排钾作用有关，长期缺钾可损伤肾小管，严重失钾可引起肾小管上皮的空泡变化，以及引起严重快速性心律失常等。②低氯性碱中毒或低氯低钾性碱中毒：噻嗪类特别是氢氯噻嗪常明显增加氯化物的排泄。③低钠血症：亦不罕见，导致中枢神经系统症状及加重肾损害。④脱水造成血容量和肾血流量减少亦可引起肾小球滤过率降低。上述水、电解质紊乱的临床常见反应有口干、烦渴、肌肉痉挛、恶心、呕吐和极度疲乏无力等。

2. 高糖血症：本药可使糖耐量降低，血糖升高，此可能与抑制胰岛素释放有关。

3. 高尿酸血症：干扰肾小管排泄尿酸，少数可诱发痛风发作。由于通常无关节疼痛，故高尿酸血症易被忽视。

4. 过敏反应：如皮疹、荨麻疹等，但较为少见。

5. 血白细胞减少或缺乏症、血小板减少性紫癜等亦少见。

6. 其他：如胆囊炎、胰腺炎、性功能减退、光敏感、色觉障碍等，但较罕见。

【禁忌】对本品、磺胺类药物过敏者禁用。

【注意事项】

1. 交叉过敏：与磺胺类药物、呋塞米、布美他尼、碳酸酐酶抑制剂有交叉过敏反应。

2. 对诊断的干扰：可致糖耐量降低，血糖、尿糖、血胆红素、血钙、血尿酸、血胆固醇、甘油三酯、低密度脂蛋白浓度升高，血镁、钾、钠及尿钙降低。

3. 应从最小有效剂量开始用药，以减少副作用的发生，减少反射性肾素和醛固酮分泌。

4. 有低钾血症倾向的患者，应酌情补钾或与保钾利尿药合用。

5. 随访检查：①血电解质。②血糖。③血尿酸。④血肌酐、尿素氮。⑤血压。

6. 下列情况应慎用：①无尿或严重肾功能减退者（因本类药效果差，应用大剂量时可致药物蓄积，毒性增加）。②糖尿病患者。③高尿酸血症或有痛风病史者。④严重肝功能损害者（因本品可导致水、电解质紊乱，从而诱发肝性脑病）。⑤高钙血症患者。⑥低钠血症患者。⑦红斑狼疮患者（因本品可加重病情或诱发狼疮活动）。⑧胰腺炎患者。⑨交感神经切除者（因本品可致降压作用加强）。⑩有黄疸的婴儿。⑪孕妇及哺乳期妇女。FDA对本药的妊娠安全性分级为 B 级，如用于妊娠高血压患者为 D 级。

【药物相互作用】

1. 肾上腺皮质激素、促肾上腺皮质激素、雌激素、两性霉素 B（静脉用药）能降低本药的利尿作用，增加发生电解质紊乱的机会，尤其是低钾血症。

2. 非甾体类消炎镇痛药尤其是吲哚美辛，能降低本药的利尿作用，与前者抑制前列腺素合成有关。

3. 与拟交感胺类药物合用，利尿作用减弱。

4. 考来烯胺能减少胃肠道对本药的吸收，故应在口服考来烯胺 1 小时前或 4 小时后服用本药。

5. 与多巴胺合用，利尿作用加强。

6. 与降压药合用时，利尿、降压作用均加强。

7. 与抗痛风药合用时，后者应调整剂量。

8. 使抗凝药作用减弱，主要是由于利尿后机体血浆容量下降，血中凝血因子水平升高，加上利尿使肝脏血液供应改善，合成凝血因子增多。

9. 降低降糖药的作用。

10. 洋地黄类药物、胺碘酮等与本药合用时，应慎防因低钾血症引起的副作用。

11. 与锂制剂合用，因本药可减少肾脏对锂的清除，增加锂的肾毒性。

12. 乌洛托品与本药合用，其转化为甲醛受抑制，疗效下降。

13. 增强非去极化肌松药的作用，与血钾下降有关。

14. 与碳酸氢钠合用，发生低氯性碱中毒机会增加。

【规格】片剂：10mg；25mg；50mg。

吲哒帕胺
Indapamide

【其他名称】长效降压片、磺胺酰胺吲哚、钠催离、寿比山、吲哒胺、吲达胺、吲满胺、吲满速尿、茚磺苯酰胺、吲满帕胺。

【药理作用】是一种磺胺类利尿剂，通过抑制远端肾小管皮质稀释段的再吸收水与电解质而发挥作用。降压作用未明，其利尿作用不能解释降压作用，因降压作用出现的剂量远小于利尿作用的剂量，可能的机制包括以下几个方面：调节血管平滑肌细胞的钙内流；刺激前列腺素 PGE_2 和前列腺素 PGI_2 的合成；减低血管对血管加压胺的超敏感性，从而抑制血管收缩。本品降压时对心排血量、心率及心律影响小或无。长期用本品很少影响肾小球滤过率或肾血流量。本药不影响血脂及碳水化合物的代谢。

【适应证】

1. 用于治疗高血压。对轻、中度原发性高血压效果良好，可单独服用，也可与其他降压药合用。

2. 治疗充血性心力衰竭时的水钠潴留。

【用法用量】口服给药。

1. 高血压：①片剂、胶囊剂：一次 2.5mg，一日 1 次，早晨服用。一日不应超过 2.5mg。维持量为一次 2.5mg，隔日 1 次。②缓释片：一次 1.5mg，一日 1 次。

2. 水钠潴留：一次 2.5mg，一日 1 次。可在 1 周后增至一次 5mg，一日 1 次。

老年人用量酌减。高尿酸血症患者服药后，痛风发作可能增加，应根据血液中尿酸含量调整给药剂量。

【不良反应】本品大部分不良反应为剂量依赖性。

1. 低钠血症伴低血容量引起脱水和直立性低血压。伴发的氯离子缺失可导致继发性代偿性代谢性碱中毒，这种情况发生率很低，程度亦轻。

2. 治疗期间，血浆中尿酸和血糖增加：在痛风和糖尿病的病人中应用这些利尿剂时，必须非常慎重地考虑其适应证。

3. 血液学方面的病症，非常罕见，包括血小板减少症、白细胞减少症、粒细胞缺乏症、营养不良性贫血、溶血性贫血。

4. 高钙血症十分罕见。

5. 过敏反应主要是皮肤过敏，见于以往过敏或哮喘病人。

6. 斑丘疹、紫癜，可能加重原有的急性系统性红斑狼疮。

7. 恶心、便秘、口干、眩晕、疲乏、感觉异常、头痛等症状很少发生，而且大多随药物减量而缓解。

【禁忌】

1. 对本品及磺胺类药过敏者禁用。

2. 严重肾功能不全者禁用。

3. 肝性脑病或严重肝功能不全者禁用。

4. 低钾血症患者禁用。

【注意事项】

1. 为减少电解质平衡失调出现的可能，宜用较小的有效剂量，并应定期监测血钾、钠、钙及尿酸等，注意维持水与电解质平衡，尤其是老年人等高危人群，注意及时补钾。

2. 作利尿用时，最好每晨给药一次，以免夜间起床排尿。

3. 无尿或严重肾功能不全，可诱致氮质血症。

4. 糖尿病时可使糖耐量更差。

5. 痛风或高尿酸血症，此时血尿酸可进一步增高。

6. 肝功能不全，利尿后可促发肝性脑病。

7. 交感神经切除术后，此时降压作用会加强。

8. 应用本品而需做手术时，不必停用本品，但须告知麻醉医师。

9. 以下情况应慎用：①糖尿病患者。②肝功能不全者。③痛风或高尿酸血症患者。

10. FDA 对本药的妊娠安全性分级为 B 级，如用于妊娠高血压患者为 D 级。

【药物相互作用】

1. 本品与肾上腺皮质激素同用时利尿利钠作用减弱。

2. 本品与胺碘酮同用时由于血钾低而易致心律失常。

3. 本品与口服抗凝药同用时抗凝效应减弱。

4. 本品与非甾体抗炎镇痛药同用时本品的利钠作用减弱。

5. 本品与多巴胺同用时利尿作用增强。

6. 本品与其他种类降压药同用时降压作用增强。

7. 本品与拟交感药同用时降压作用减弱。

8. 本品与锂剂合用时可增加血锂浓度并出现过量的征象。

9. 与大剂量水杨酸盐合用时，已脱水的患者可能发生急性肾衰竭。

10. 与二甲双胍合用易出现乳酸酸中毒。

【规格】片剂：2.5mg。胶囊剂：2.5mg。缓释片：1.5mg。

1.1.3　低效能利尿药

螺内酯
Spironolactone

【其他名称】螺内脂、螺旋内脂、螺旋内酯固醇、螺旋内酯甾醇、螺旋内酯甾酮、安体舒通。

【药理作用】本药结构与醛固酮相似，为醛固酮的竞争性抑制剂。作用于远曲小管和集合管，阻断 $Na^+ - K^+$ 和 $Na^+ - H^+$ 交换，结果 Na^+、Cl^- 和水排泄增多，K^+、Mg^{2+} 和 H^+ 排泄减少，对 Ca^{2+} 和 P^{3+} 的作用不定。由于本药仅作用于远曲小管和集合管，对肾小管其他各段无作用，故利尿作用较弱。另外，本药对肾小管以外的醛固酮靶器官也有作用。

【适应证】

1. 与其他利尿药合用，治疗充血性水肿、肝硬化腹水、肾性水肿等水肿性疾病（其目的在于纠正上述疾病时伴发的继发性醛固酮分泌增多）。也用于特发性水肿的治疗。

2. 用于原发性醛固酮增多症的诊断和治疗。

3. 抗高血压的辅助药物。

4. 与噻嗪类利尿药合用，增强利尿效应，预防低钾血症。

【用法用量】口服给药。

1. 成人

（1）水肿性疾病：开始时，一日 40～120mg，分 2～4 次服用，至少连服 5 日，以后酌情调整剂量。

（2）高血压：开始时，一日 40～80mg，分次服用，至少用药 2 周，以后酌情调整剂量（但不宜与血管紧张素转化酶抑制剂合用，以免增加高钾血症的发生率）。

（3）原发性醛固酮增多症：手术前患者，一日用量 100～400mg，分 2～4 次服用。不宜手术的患者，则选用较小剂量维持。

（4）诊断原发性醛固酮增多症：长期试验，一日 400mg，分 2～4 次，连续 3～4 周。短期试验，一日 400mg，分 2～4 次服用，连续 4 日。

老年人对本品较敏感，开始用量宜偏小。

2. 儿童：用于治疗水肿性疾病，开始时，一日 1～3mg/kg 或 30～90mg/m²，单次或分 2～4 次服用，连服 5 日后酌情调整剂量。一日最大剂量为 3～9mg/kg 或 90～270mg/m²。

【不良反应】

1. 常见者：①高钾血症：最为常见，尤其是单独用药、进食高钾饮食、与钾剂或含钾药物如青霉素钾等同用以及存在肾功能损害、少尿、无尿时；即使与噻嗪类利尿药合用，高钾血症的发生率仍可达 8.6%～26%，且常以心律失常为首发表现，故用药期间必须密切随访血钾和心电图。②胃肠道反应：如恶心、呕吐、胃痉挛和腹泻；尚有报道可致消化性溃疡。

2. 少见者：①低钠血症：单独应用时少见，与其他利尿药合用时发生率增高。②抗雄激素样作用或对其他内分泌系统的影响：长期服用本药在男性可致男性乳房发育、阳痿、性功能低下，在女性可致乳房胀痛、声音变粗、毛发增多、月经失调、性机能下降。③中枢神经系统表现：长期或大剂量服用本药可发生行走不协调、头痛等。

3. 罕见者：①过敏反应：出现皮疹甚至呼吸困难。②暂时性血浆肌酐、尿素氮升高：主要与过度利尿、有效血容量不足引起肾小球滤过率下降有关。③轻度高氯性酸中毒。④肿瘤：有报道 5 例患者长期服用本药和氢氯噻嗪发生乳腺癌。

【禁忌】

1. 高钾血症患者禁用。

2. 肾衰竭患者禁用。

【注意事项】

1. 给药应个体化，从最小有效剂量开始使用，以减少电解质紊乱等副作用的发生。如每日服药一次，应于早晨服药，以免夜间排尿次数增多。

2. 用药前应了解患者血钾浓度，但在某些情况血钾浓度并不能代表机体内总钾量，如酸中毒时钾从细胞内转移至细胞外而易出现高钾血症，酸中毒纠正后血钾即可下降。

3. 本药起作用较慢，而维持时间较长，故首日剂量可增加至常规剂量的 2～3 倍，以后酌情调整剂量。与其他利尿药合用时，可先于其他利尿药 2～3 日服用。在已应用其他利尿药再加用本药时，其他利尿药剂量在最初 2～3 日可减量 50%，以后酌情调整剂量。在停药时，本药应先于其他利尿药 2～3 日停药。

4. 用药期间如出现高钾血症，应立即停药。

5. 应于进食时或餐后服药，以减少胃肠道反应，并可能提高本药的生物利用度。

6. 对诊断的干扰：①使荧光法测定血浆皮质醇浓度升高，故取血前 4～7 日应停用本药或改用其他测定方法。②使血浆肌酐、尿素氮（尤其是原有肾功能损害时）、肾素、血清镁、钾测定值升高。③尿钙排泄可能增多，而尿钠排泄减少。

7. 下列情况应慎用：①无尿或肾功能不全者。②肝功能不全。因本药引起电解质紊乱，可诱发肝性脑病。③低钠血症。④酸中毒。一方面酸中毒可加重或促发本药所致的高钾血症，另一方面本药可加重酸中毒。⑤乳房增大或月经失调者。⑥孕妇及哺乳期妇女。FDA 对本药的妊娠安全性分级为 C 级，如用于妊娠高血压患者为 D 级。

【药物相互作用】

1. 肾上腺皮质激素（尤其是具有较强盐皮质激素作用者）、促肾上腺皮质激素能减弱本药的利尿作用，而拮抗本药的潴钾作用。

2. 雌激素能引起水钠潴留，从而减弱本药的利尿作用。

3. 非甾体类消炎镇痛药，尤其是吲哚美辛，能降低本药的利尿作用，且合用时肾毒性增加。

4. 拟交感神经药物可降低本药的降压作用。

5. 多巴胺可加强本药的利尿作用。

6. 与引起血压下降的药物合用，利尿和降压效果均加强。

7. 与下列药物合用时，发生高钾血症的机会增加：含钾药物、库存血、血管紧张素转化酶抑制剂、血管紧张素 Ⅱ 受体拮抗剂和环孢素等。

8. 与葡萄糖胰岛素液、碱剂、钠型降钾交换树脂合用，发生高钾血症的机会减少。

9. 本药可使地高辛半衰期延长。

10. 与氯化铵合用易发生代谢性酸中毒。

11. 与肾毒性药物合用，肾毒性增加。

12. 甘珀酸钠、甘草类制剂具有醛固酮样作用，可降低本药的利尿作用。

【规格】片剂：20mg。胶囊剂：20mg。

氨苯喋啶
Triamterene

【其他名称】三氨蝶呤、三氨喋啶、三氨喋呤、氨苯蝶呤。

【药理作用】本品直接抑制肾脏远曲小管和集合管的 $Na^+ - K^+$ 交换，从而使 Na^+、Cl^-、水排泄增多，而 K^+ 排泄减少。

【适应证】

1. 主要治疗水肿性疾病，包括充血性心力衰竭、肝硬化腹水、肾病综合征等，以及肾上腺糖皮质激素治疗过程中发生的水钠潴留，主要目的在于纠正上述情况时的继发性醛固酮分泌增多，并拮抗其他利尿药的排钾作用。常因患者对氢氯噻嗪疗效不明显时加用本品。

2. 用于治疗特发性水肿。

【用法用量】口服给药。

1. 成人：开始时，一日 25 ~ 100mg，分 2 次服。与其他利尿药合用时，剂量应减少。维持阶段可改为隔日疗法。一日最大剂量不超过 300mg。

2. 儿童：一日 2 ~ 4mg/kg 或 120mg/m² ，分 2 次服，每日或隔日服用，以后酌情调整剂量。一日最大剂量不超过 6mg/kg 或 300mg/m² 。

【不良反应】

1. 常见的主要是高钾血症。

2. 少见的有：①胃肠道反应，如恶心、呕吐、胃痉挛和腹泻等。②低钠血症。③头晕、头痛。④光敏感。

3. 罕见的有：①过敏，如皮疹、呼吸困难。

②血液系统损害，如粒细胞减少症甚至粒细胞缺乏症、血小板减少性紫癜、巨幼红细胞性贫血（干扰叶酸代谢）。③肾结石，有报道长期服用本药者肾结石的发生率为 1/1500。其机理可能是由于本药及其代谢产物在尿中浓度过饱和，析出结晶并与蛋白基质结合，从而形成肾结石。

【禁忌】

1. 高钾血症患者禁用。

2. 无尿者禁用。

3. 严重或进行性加重的肾脏疾病患者禁用。

4. 严重肝脏疾病患者禁用。

【注意事项】

1. 给药应个体化，从最小有效剂量开始使用，以减少电解质紊乱等副作用。

2. 如一日给药 1 次，则应于早晨给药，以免夜间排尿次数增多。

3. 服药期间如发生高钾血症，应立即停药，并做相应处理。

4. 应于进食时或餐后服药，以减少胃肠道反应，并可能提高本药的生物利用度。

5. 宜逐渐停药，防止反跳性钾丢失。

7. 下列情况应慎用：①肝肾功能不全者。②糖尿病患者。③低钠血症患者。④酸中毒患者。⑤高尿酸血症或有痛风病史者。⑥肾结石或有此病史者。

6. 多数患者可出现淡黄色荧光尿，此为用药后的正常反应。

8. FDA 对本药的妊娠安全性分级为 C 级，如用于妊娠高血压患者为 D 级。

【药物相互作用】

1. 肾上腺皮质激素（尤其是具有较强盐皮质激素作用者）、促肾上腺皮质激素能减弱本药的利尿作用，而拮抗本药的潴钾作用。

2. 雌激素能引起水钠潴留，从而减弱本药的利尿作用。

3. 非甾体类消炎镇痛药，尤其是吲哚美辛，能降低本药的利尿作用，且合用时肾毒性增加。

4. 拟交感神经药物可降低本药的降压作用。

5. 多巴胺可加强本药的利尿作用。

6. 与引起血压下降的药物合用，利尿和降压效果均加强。

7. 与下列药物合用时，发生高钾血症的机会增加：含钾药物、库存血、血管紧张素转化酶抑制剂、血管紧张素 Ⅱ 受体拮抗剂和环孢素等。

8. 与葡萄糖胰岛素液、碱剂、钠型降钾交换树脂合用，发生高钾血症的机会减少。

9. 本药可使地高辛半衰期延长。

10. 与氯化铵合用易发生代谢性酸中毒。

11. 与肾毒性药物合用，肾毒性增加。

12. 甘珀酸钠、甘草类制剂具有醛固酮样作用，可降低本药的利尿作用。

13. 因可使血尿酸升高，与噻嗪类和祥利尿剂合用时可使血尿酸进一步升高，故应与治疗痛风的药物合用。

14. 可使血糖升高，与降糖药合用时，后者剂量应适当加大。

【规格】片剂：50mg。

阿米洛利
Amiloride

【其他名称】氨氯吡咪、胍酰吡嗪、氨氯吡脒、脒氯嗪、必达通。

【药理作用】系保钾利尿药，作用于肾脏远曲小管，阻断钠－钾交换机制，促使钠、氯排泄而减少钾和氢离子分泌。作用不依赖于醛固酮。其本身促尿钠排泄和抗高血压活性减弱，但与噻嗪类或髓祥类利尿剂合用有协同作用。

【适应证】

1. 主要用于治疗水肿性疾病。

2. 用于难治性低钾血症的辅助治疗。

3. 用于肾上腺腺瘤或腺癌所致的原发性醛固酮增多症术前准备，或不愿手术者。

4. 用于原发性醛固酮增多症。

5. 防治低血钾型家族性周期性麻痹。

6. 配合低钠饮食，用于治疗遗传性假性醛固酮增多症。

【用法用量】口服，开始时一次 2.5～5mg，一日 1 次，以后酌情调整剂量。一日最大剂量为 20mg。

【不良反应】

1. 单独使用时高钾血症较常见。

2. 本品偶可引起低钠血症、高钙血症、轻度代谢性酸中毒。

3. 胃肠道反应可有口干、恶心、呕吐、腹胀等不良反应。

4. 还可见到头痛、头晕、胸闷、性功能下降等不良反应。

5. 过敏反应主要表现为皮疹甚至呼吸困难。

【禁忌】

1. 对本品过敏者禁用。

2. 高钾血症患者禁用。

3. 严重肾功能不全者禁用。

【注意事项】

1. 给药应个体化，从最小有效剂量开始使用，以减少电解质紊乱等副作用。

2. 如每日给药 1 次，应于早晨给药，以免夜间排尿数增多。

3. 应于进食时或餐后服药，以减少胃肠道反应。

4. 服药期间如发生高钾血症，应立即停药，并做相应处理。长期应用本品应定期检查血钾、钠、氯水平。

5. 本品的利尿作用、降压作用较轻，因此较少单独应用。常在应用其他利尿药考虑保钾时，才加用本品，常与氢氯噻嗪、呋塞米等合用。由于本品不经肝脏代谢，因此，可用于肝功能损害的患者，而不致于发生药物在体内蓄积（除非肝肾同时受损，如肝肾综合征患者）。

6. 多数患者可出现淡黄色荧光尿，此为用药后的正常反应。

7. 下列情况应慎用：①少尿患者。②肾功能不全患者。③糖尿病患者。④酸中毒和低钠血症患者。

8. FDA 对本药的妊娠安全性分级为 B 级，如用于妊娠高血压患者为 D 级。

【药物相互作用】

1. 肾上腺皮质激素（尤其是具有较强盐皮质激素作用者）、促肾上腺皮质激素能减弱本药的利尿作用，而拮抗本药的潴钾作用。

2. 雌激素能引起水钠潴留，从而减弱本药的利尿作用。

3. 非甾体类消炎镇痛药，尤其是吲哚美辛，能降低本药的利尿作用，且合用时肾毒性增加。

4. 拟交感神经药物可降低本药的降压作用。

5. 多巴胺可加强本药的利尿作用。

6. 与引起血压下降的药物合用，利尿和降压效果均加强。

7. 不宜与其他保钾利尿药或钾盐合用。与下列药物合用时，发生高钾血症的机会增加：含钾药物、库存血、血管紧张素转化酶抑制剂、血管紧张素Ⅱ受体拮抗剂和环孢素等。

8. 与葡萄糖胰岛素液、碱剂、钠型降钾交换树脂合用，发生高钾血症的机会减少。

9. 本药可使地高辛半衰期延长。

10. 与氯化铵合用易发生代谢性酸中毒。

11. 与肾毒性药物合用，肾毒性增加。

12. 甘珀酸钠、甘草类制剂具有醛固酮样作用，可降低本药的利尿作用。

【规格】片剂：2.5mg；5mg。

枸橼酸氢钾钠
Potassium Sodium Hydrogen Citrate

【其他名称】Uralyt-U、友来特。

【药理作用】口服本品增加尿液 pH 值和枸橼酸根的排泄，减少尿液的钙离子浓度。这种由本品诱发的变化使尿液中形成结石的盐易形成结晶。所致的钙离子浓度的减少能降低尿液中能形成结石的钙盐饱和度。pH 值的升高能增加尿酸和胱氨酸结石的可溶性。

【适应证】用于溶解尿酸结石和防止新结石的形成。作为胱氨酸结石和胱氨酸尿的维持治疗。

【用法用量】除另有说明，日剂量为 4 标准量匙（每量匙为 2.5g，共 10g 颗粒），分 3 次饭后服用，早晨、中午各 1 量匙，晚上服 2 量匙。颗粒可以用水冲服。

新鲜尿液 pH 值必须在下列范围内：尿酸结石和促尿酸尿治疗 pH 6.2~6.8，胱氨酸结石 pH 7~8。如果 pH 值低于推荐范围，晚上剂量需增加半量匙；如果 pH 高于推荐范围，晚上需减少半量匙；如果服用前测出新鲜尿液 pH 值保持在推荐范围内，则可以确信已经找到恰当剂量。

尿液 pH 值的测量：每次服用前，从试纸中取出一条试纸，用新鲜尿液润湿，然后将润湿的试纸与比色板比较，记下 pH 值。将测出的 pH 值和服用颗粒的量匙数记录在表格上，每次就诊随身带上。本品所附试纸，不用于测定治疗胱氨酸结石病人的尿液 pH 值，为此，医生会建议使用一种 pH 值范围在 7.2~9 的特殊试纸，并使用随同此种试纸的记录表格。

【不良反应】偶有轻度胃肠道不适。

【禁忌】

1. 急性或慢性肾衰竭病人，或当绝对禁用氯化钠时禁用。

2. 严重的酸碱平衡失调（碱代谢）或慢性泌尿道尿素分解菌感染患者禁用。

【注意事项】

1. 在第一次使用该药之前应检查肾功能和血清电解质。

2. 请将药物储放在儿童接触不到的地方。

【药物相互作用】

1. 任何细胞外钾浓度的增高都将降低心脏的糖代谢，而任何细胞外钾浓度的降低将增加心律失常的发生率。醛固酮的拮抗剂、保钾利尿剂、ACE 抑制剂、非甾体类抗炎药和外周止痛剂能够减少肾脏钾的排泄，请记住 1g 枸橼酸氢钾钠含有 0.172g 或 4.4mmol 钾。如果要求低钠饮食，请记住 1g 枸橼酸氢钾钠含有 0.1g 或 4.4mmol 钠（相当于 0.26g 氯化钠）。

2. 含有枸橼酸的药物与含铝的药物同时给药时会增加铝的吸收，如果必须使用这两种药物，两种药物的给药时间间隔至少需要 2 小时。

【规格】颗粒剂：100g：97.1g。

1.2 脱水药

甘露醇
Mannitol

【其他名称】甘露糖醇、己六醇、木蜜醇、六己醇、水蜜醇。

【药理作用】本品为组织脱水剂，为单糖，在体内不被代谢，经肾小球滤过后在肾小管内较少被重吸收，起到渗透利尿作用。

1. 组织脱水作用：提高血浆渗透压，导致组织内（包括眼、脑、脑脊液等）水分进入血管内，从而减轻组织水肿，降低眼内压、颅内压和脑脊液容量及其压力。

2. 利尿作用：甘露醇的利尿作用机制分两个方面。

（1）甘露醇增加血容量，并促进前列腺素 I_2 分泌，从而扩张肾血管，增加肾血流量（包括肾髓质血流量）。肾小球入球小动脉扩张，肾小球毛细血管压升高，皮质肾小球滤过率升高。

（2）本药自肾小球滤过后极少（<10%）由肾小管重吸收，故可提高肾小管内液渗透浓度，减少肾小管对水及 Na^+、Cl^-、K^+、Ca^{2+}、Mg^{2+} 和其他溶质的重吸收。过去认为本药主要作用于近曲小管，但经穿刺动物实验发现，应用大剂量甘露醇后，通过近端小管的水和 Na^+ 仅分别增多 10%~20% 和 4%~5%，而到达远曲小管的水和

Na+ 则分别增加 40% 和 25%，提示亨氏袢重吸收水和 Na+ 减少在甘露醇利尿作用中占重要地位。此可能是由于肾髓质血流量增加，髓质内尿素和 Na+ 流失增多，从而破坏了髓质渗透压梯度差。

由于输注甘露醇后肾小管液流量增加，当某些药物和毒物中毒时，这些物质在肾小管内浓度下降，对肾脏毒性减小，而且经肾脏排泄加快。

【适应证】

1. 用于治疗各种原因（如脑瘤、脑外伤、脑缺血、脑缺氧等）引起的脑水肿，降低颅内压，防止脑疝。

2. 用于降低眼内压，应用于其他降眼内压药无效时或眼内手术前准备。

3. 用于渗透性利尿，预防多种原因（如大面积烧伤、严重创伤、广泛外科手术等）引起的急性肾小管坏死，以及鉴别肾前性因素和肾性因素引起的少尿。

4. 作为辅助性利尿措施治疗肾病综合征、肝硬化腹水以及伴有低钠血症的顽固性水肿，尤其是当伴有低蛋白血症时。

5. 用于某些药物过量或毒物中毒（如巴比妥类药物、锂剂、水杨酸盐和溴化物等），本药可促进上述物质的排泄，并防止肾毒性。

6. 作为冲洗剂，用于经尿道前列腺切除术。

7. 用于术前肠道准备。

【用法用量】

1. 成人

（1）口服给药：用于肠道准备，在术前 4～8 小时，以 10% 溶液 1000ml 于 30 分钟内服完。

（2）静脉滴注：①利尿：一次 1～2g/kg，一般用 20% 溶液 250～500ml，并调整剂量使尿量维持在每小时 30～50ml。②治疗脑水肿、颅内高压和青光眼：一次 1.5～2g/kg，配制成 15%～25% 溶液，并于 30～60 分钟内滴完。衰弱者剂量应减至 0.5g/kg。注意检测肾功能。③减轻脊髓水肿和继发性损害：每次以 20% 溶液 250ml 滴注，一日 2 次，连用 5～7 天。④鉴别肾前性少尿和肾性少尿：一次 0.2g/kg，以 20% 溶液于 3～5 分钟内滴完，如用药后 2～3 小时每小时尿量仍低于 30～50ml，最多再试用一次，如仍无反应则应停药。⑤预防急性肾小管坏死：先给予 12.5～25g，10 分钟内滴完，若无特殊情况，再给 50g 于 1 小时内滴完，若尿量能维持在每小时 50ml 以上，则可继续应用，若无效则立即停药。⑥治疗药物、毒物中毒：本品 20% 注射液 250ml 静脉滴注，调整剂量

使尿量维持在每小时 100～500ml。

2. 儿童

（1）静脉滴注：①利尿：一次 0.25～2g/kg 或 60g/m²，以 15%～20% 溶液 2～6 小时内滴完。②治疗脑水肿、颅内高压和青光眼：一次 1～2g/kg 或 30～60g/m²，以 15%～20% 溶液于 30～60 分钟内滴完。衰弱者剂量减至 0.5g/kg。③鉴别肾前性少尿和肾性少尿：一次 0.2g/kg 或 6g/m²，以 15%～25% 溶液滴注 3～5 分钟，如用药后 2～3 小时尿量无明显增多，可再用一次，如仍无反应则停药。④治疗药物、毒物中毒：本品 2g/kg 或 60g/m²，以 5%～10% 溶液滴注。

（2）静脉注射：用于治疗脑水肿，首剂 0.5～0.75g/kg，以后一次可用 0.25～0.5g/kg，每 4～6 小时 1 次。

【不良反应】

1. 水和电解质紊乱最为常见。①快速大量静注甘露醇可引起体内甘露醇积聚，血容量迅速大量增多（尤其是急慢性肾衰竭时），导致心力衰竭（尤其有心功能损害时）、稀释性低钠血症，偶可致高钾血症。②不适当的过度利尿导致血容量减少，加重少尿。③大量细胞内液转移至细胞外可致组织脱水，并可引起中枢神经系统症状。

2. 寒战、发热。

3. 排尿困难。

4. 血栓性静脉炎。

5. 甘露醇外渗可致组织水肿、皮肤坏死。

6. 过敏引起皮疹、荨麻疹、呼吸困难、过敏性休克。

7. 头晕、视力模糊。

8. 高渗引起口渴。

9. 渗透性肾病（或称甘露醇肾病），主要见于大剂量快速静脉滴注时。其机理尚未完全阐明，可能与甘露醇引起肾小管液渗透压上升过高，导致肾小管上皮细胞损伤有关。病理表现为肾小管上皮细胞肿胀，空泡形成。临床上出现尿量减少，甚至急性肾衰竭。渗透性肾病常见于老年肾血流量减少及低钠、脱水患者。

【禁忌】

1. 已确诊为急性肾小管坏死的无尿患者，包括对试用甘露醇无反应者禁用（因甘露醇积聚引起血容量增多，加重心脏负担）。

2. 严重失水者禁用。

3. 颅内活动性出血者禁用，但颅内手术时除外。

4. 急性肺水肿者，或严重肺淤血者禁用。

【注意事项】

1. 除作肠道准备用，均应静脉内给药。

2. 甘露醇遇冷易结晶，故应用前应仔细检查，如有结晶，可置热水中或用力振荡待结晶完全溶解后再使用。当甘露醇浓度高于15%时，应使用有过滤器的输液器。

3. 根据病情选择合适的浓度，避免不必要地使用高浓度和大剂量。

4. 使用低浓度和含氯化钠溶液的甘露醇能降低过度脱水和电解质紊乱的发生机会。

5. 用于治疗水杨酸盐或巴妥类药物中毒时，应合用碳酸氢钠以碱化尿液。

6. 下列情况应慎用：①明显心肺功能损害者，因本药所致的突然血容量增多可引起充血性心力衰竭。②高钾血症或低钠血症。③低血容量，应用后可因利尿而加重病情，或使原来低血容量情况被暂时性扩容所掩盖。④严重肾衰竭而排泄减少者，使本药在体内积聚，引起血容量明显增加，加重心脏负荷，诱发或加重心力衰竭。⑤对甘露醇不能耐受者。

7. 给大剂量甘露醇不出现利尿反应，可使血浆渗透浓度显著升高，故应警惕血高渗状态发生。

8. 随访检查：血压；肾功能；血电解质浓度，尤其是 Na^+ 和 K^+；尿量。

9. FDA 对本药的妊娠安全性分级为 C 级。

【药物相互作用】

1. 可增加洋地黄毒性作用，与低钾血症有关。

2. 可增加利尿药及碳酸酐酶抑制剂的利尿和降眼内压作用，与这些药物合用时应调整剂量。

【规格】注射液：50ml：10g；100ml：20g；250ml：50g。

甘油果糖
Glycerol and Fructose

【其他名称】布瑞得、甘果糖、甘瑞宁、固利压、善君力。

【药理作用】本品是一种复方制剂，是高渗透性脱水药。甘油能参与脑代谢过程，改善脑代谢；果糖不需胰岛素即可被代谢利用；氯化钠能调节电解质平衡。本品作用机制为：静脉注射后能提高血浆渗透压，导致组织内（包括眼、脑、脑脊液等）的水分进入血管内，从而减轻组织水肿，降低颅内压、眼内压和脑脊液容量及其压力；通过促进组织中含有的水分向血液中移动，使血液得到稀释，降低毛细血管周围的水肿，改善微循环，使脑灌注压升高，脑血流量增大，增加缺血部位的供血量及供氧量；本品为高能量输液，在体内产生热量，增加脑组织耗氧量，促进脑代谢，增强细胞活力。

【适应证】

1. 主要用于多种原因所致的颅内压增高（如颅内肿瘤、脑血管病、脑外伤、颅内炎症及其他原因引起的急慢性颅内压增高、脑水肿等），适用于需长时间降低颅内压者，尤其适用于肾功能有损害而不能使用甘露醇的患者。

2. 改善脑梗死（脑栓塞、脑血栓）、脑内出血、蛛网膜下出血、头部外伤、脑脊髓膜炎等疾病导致的意识障碍、神经障碍和自觉症状。

3. 用于脑外伤手术后，也用于脑外伤手术时（以缩小脑容积）。

4. 用于青光眼患者，以降低眼压，以及眼外科手术时减小眼容积等。

【用法用量】静脉滴注。

1. 一般用法：一次 250～500ml，一日 1～2 次，250ml 需滴注 1～1.5 小时，500ml 需滴注 2～3 小时。用量可根据年龄、症状适当增减。一日总量 1000ml 为宜。

2. 减少脑容积：一次 500ml，30 分钟内滴完。

3. 降低眼压和减小眼容积：一次 250～500ml，45～90 分钟内滴完。

【不良反应】不良反应少而轻微，且耐受性良好。偶见瘙痒、皮疹、头痛、恶心、口渴、溶血、肾脏损害（如血尿），有时出现高钠血症、低钾血症，较少出现倦怠感。大量、快速输入时可产生乳酸中毒。

【禁忌】

1. 对本品任一成分过敏者禁用。

2. 遗传性果糖不耐受症患者禁用。

3. 尿闭症患者禁用。

4. 严重脱水者禁用。

5. 高钠血症患者禁用。

6. 心功能不全者禁用。

【注意事项】

1. 使用前必须认真检查，如发现容器渗漏、药液混浊变色切勿使用。

2. 本品含氯化钠0.9%，用药时须注意患者食盐摄入量。

3. 以下情况应慎用：①严重活动性颅内出血患者无手术条件时。②严重循环系统功能障碍者。③肾功能障碍者。④糖尿病患者。⑤溶血性贫血患者。

【药物相互作用】尚不明确。

【规格】注射液：250ml（甘油 25g、果糖 12.5g、氯化钠 2.25g）；500ml（甘油 50g、果糖 25g、氯化钠 4.5g）。

2　治疗尿崩症用药

加压素
Vasopressin

【其他名称】抗利尿激素、哈潘坦心、血管紧张肽、血管加压素、必压生。

【药理作用】本品对肾脏有直接的抗利尿作用，也能收缩周围血管，并引起肠道、胆囊及膀胱的收缩。本品几乎无催产作用。

【适应证】

1. 用于中枢性尿崩症的治疗。

2. 用于脑外科手术或头颅创伤后多尿的初期治疗。

3. 用于其他药物疗效不佳的腹部肌肉松弛。

【用法用量】肌肉注射，一次 4～10mg。初次剂量可自 2～4mg 开始，逐渐增加至有效量。中枢性尿崩症应视用药后多尿减轻情况以决定给药间隔时间。

【不良反应】剂量过大可发生水中毒及突发性严重多尿，少数病例发生严重过敏性皮疹、注射部位硬结。

【禁忌】

1. 高血压、冠状动脉疾病、动脉硬化、心力衰竭患者禁用。

2. 孕妇禁用。

【注意事项】

1. 注射前需振荡摇匀 5 分钟以上，使瓶底边缘无棕红色药粒沉淀。

2. 必须注射在肌肉内。

3. 上次注射的作用过后才可下一次用药。

4. 用药期间避免过量饮水。

【药物相互作用】尚不明确。

【规格】注射液：5ml：100mg。

去氨加压素
Desmopressin

【其他名称】安立停、的斯加压缩、弥凝、依他停。

【药理作用】该药含醋酸去氨加压素，与天然激素精氨酸加压素的结构类似。它与精氨酸加压素的区别，主要是对 1－半胱氨酸作脱氨基处理和以 8－D－精氨酸取代 8－L－精氨酸。这些结构改变后，使临床剂量的醋酸去氨加压素的作用时间延长，而不产生加压的副作用。

【适应证】

1. 主要用于治疗中枢性尿崩症。

2. 用于尿崩症的诊断和鉴别诊断。

3. 治疗 6 岁或以上患者的夜间遗尿症。

4. 用于肾脏浓缩功能试验。

5. 控制和预防轻度甲型血友病（FⅧ：C 缺乏症）、血管性血友病（vWD）患者在进行小型手术时的出血。

6. 用于先天性或药物诱发性血小板功能障碍、尿毒症、肝硬化等因素所致的出血时间延长，亦可使介入性治疗或诊断性手术前延长的出血时间缩短或恢复正常。

【用法用量】

1. 成人

（1）口服给药：①中枢性尿崩症：开始一次 100μg，一日 1～3 次，以后根据疗效调整剂量。多数患者的适宜剂量为一次 100～200μg，一日 3 次。②夜间遗尿症：首次用量为睡前 200μg，如疗效不显著可增至 400μg，连续使用 3 个月后停用此药至少 1 周，以便评估是否需要继续治疗。

（2）静脉给药：①中枢性尿崩症：一次 1～4μg，一日 1～2 次。②治疗和预防出血：一般用量：一次 0.3μg/kg，溶于生理盐水 50～100ml 在 15～30 分钟内静脉滴注。若效果显著，可间隔6～12 小时重复 1～2 次，若再多次重复此剂量，效果将会降低。甲型血友病：一次 16～32μg，溶于生理盐水 30ml 内快速滴入，每 12 小时 1 次。血管性血友病：按体重 0.4μg/kg，溶于生理盐水 30ml 内快速滴入，每 8～12 小时 1 次。

（3）皮下注射：①中枢性尿崩症：一日 2～4μg，通常早晚各 1 次。②甲型血友病：剂量同静脉给药。③血管性血友病：用于轻度出血者，剂量同"静脉给药"。④肾脏浓缩功能试验：4μg。

（3）经鼻给药：①中枢性尿崩症：鼻喷雾剂：开始时10μg，睡前喷鼻，以后根据尿量每晚递增2.5μg，直至获得良好睡眠。若全大尿量仍较大，可于早晨再加10μg喷鼻，并根据尿量调整用量，直至获得满意疗效。维持用药，一日10～40μg，分1～3次喷鼻。滴鼻液：开始每次10μg，逐渐调整到最适剂量，一日3～4次。②夜间遗尿症：开始时睡前每侧一次10μg，一日总量20μg。维持用药，根据患者反应调整用量，通常一日总量10～40μg。③甲型血友病：剂量同静脉给药。④血管性血友病：用于轻度出血者，剂量同"静脉给药"。⑤肾脏浓缩功能试验：40μg。

2. 儿童

（1）口服给药：用于治疗中枢性尿崩症，一次100μg，一日3次。

（2）静脉给药：用于治疗中枢性尿崩症，1岁以下，一次0.2～0.4μg，一日1～2次。建议首剂为0.05μg。1岁以上，一次0.4～1μg，一日1～2次。

（3）皮下注射：用于肾脏浓缩功能试验，1岁以下0.4μg，1岁以上1～2μg。

（4）肌肉注射：用于肾脏浓缩功能试验，同皮下注射。

（5）经鼻给药：①中枢性尿崩症：3个月以下婴儿的用药剂量目前尚无完整资料。3个月～12岁，开始时5μg，睡前喷鼻，以后根据尿量每晚递增2.5μg，直至获得良好睡眠。若全天尿量仍较大，可于早晨再加5μg喷鼻，并根据尿量调整剂量，直至获得满意疗效。维持用药，一日2～4μg/kg或一日5～30μg喷鼻（一日总量不超过30μg），一日1次或分2次给药。②夜间遗尿症：6岁以下儿童用药剂量目前尚无完整资料。6岁以上儿童，开始时睡前每侧一次10μg，一日总量为20μg。维持用药则根据患者反应调整用量，一日总量10～40μg。③肾脏浓缩功能试验：1岁以上儿童10～20μg。

【不良反应】

1. 使用醋酸去氨加压素时若不限制饮水可能会引起水潴留或低钠血症，伴随或不伴随以下迹象和症状：头痛、恶心、呕吐、血清钠降低、体重增加、抽搐。

2. 治疗夜间遗尿症和尿崩症时，常见的不良反应有头痛、腹痛和恶心；罕见皮肤过敏反应、低钠血症和情绪障碍；仅有个别全身过敏反应的报道。

【禁忌】

1. 对本品过敏者禁用。

2. ⅡB型血管性血友病患者禁用。

3. 习惯性或精神性烦渴症患者禁用。

4. 心功能不全患者禁用。

5. 不稳定性心绞痛患者禁用。

6. 中重度肾功能不全患者禁用。

7. 抗利尿激素分泌异常综合征（SIADH）患者禁用。

8. 低钠血症患者禁用。

9. 急迫性失禁患者禁用。

10. 糖尿病患者禁用。

11. 器官病变导致的尿频或多尿患者禁用，如良性前列腺增生、尿道感染、膀胱结石、膀胱癌等。

【注意事项】

1. 醋酸去氨加压素片用于治疗夜遗尿时，应在服药前1小时和服药后8小时限制饮水。若治疗时未严格控制饮水将出现水潴留和（或）低钠血症及其并发症状（头疼、恶心/呕吐和体重增加，更严重者可引起抽搐），此时应终止治疗直到患者完全缓解。

2. 老年人、血钠水平低和24小时尿量多（多于3L）的患者发生低钠血症危险性较高。

3. 在以下情况下，应严格控制饮水并监测患者血钠水平：①与已知可导致抗利尿激素分泌异常综合征（SIADH）的药物（如三环类抗抑郁剂、选择性血清素再摄取抑制剂、氯丙嗪、卡马西平）合用时。②与非甾体抗炎药（NSAIDs）合用时。

4. 治疗期间，出现体液和（或）电解质失衡急性并发症（如全身感染、发热和肠胃炎）时，应立即停止治疗。

5. 以下情况应慎用：①水电解质紊乱的患者。②有颅内压升高危险的患者。③儿童。④孕妇。

【药物相互作用】

1. 与已知可导致抗利尿激素分泌异常综合征（SIADH）的药物（如三环类抗抑郁剂、选择性血清素再摄取抑制剂、氯丙嗪、卡马西平）合用时，这类药物可加强抗利尿作用，引致体液潴留危险性升高。与非甾体抗炎药（NSAIDs）合用时，这类药物可能会引起水潴留或低钠血症。

2. 合用洛哌丁胺将导致醋酸去氨加压素的血浆浓度升高3倍，这将增加水潴留或低钠血症的危险。尽管尚未得到证实，但与其他减慢肠运动的药物合用时，可能也会有此作用。

3. 合用二甲硅油可能会降低醋酸去氨加压素的吸收。

4. 人体微粒体的体外研究已证实，醋酸去氨加压素不在肝脏中进行代谢。因此，醋酸去氨加压素与影响肝脏代谢的药物间相互作用的可能性不大。但没有进行过正式的体内药物相互作用的研究。

5. 醋酸去氨加压素的生物利用度在个体内和个体间均存在中度至高度的差异。用药同时或早于用药 1.5 小时食用脂肪摄入量为 27% 的标准餐，醋酸去氨加压素的吸收率会降低 40%。没有观察到食物对醋酸去氨加压素在药效学方面（尿量或渗透压）的影响。但不排除某些患者同时进食时影响药物作用的可能。

【规格】片剂：100μg；200μg。注射液：1ml：4μg；1ml：15μg；2ml：30μg。鼻喷雾剂：2.5ml：250μg（每喷 10μg）。滴鼻液：2.5ml：250μg。

垂体后叶素
Pituitrin

【其他名称】必妥生、垂体后叶激素、脑垂体后叶素、脑垂体后叶粉、垂体素。

【药理作用】本品是由动物脑腺垂体中提取的水溶性成分，含催产素和加压素（抗利尿素）。催产素小剂量可增强子宫的节律性收缩，大剂量能引起子宫强直性收缩，使子宫肌层血管受压迫而止血，作用较麦角碱类强而维持时间短，故常与麦角碱类合用（可使本品作用持续 1 小时以上）。加压素能直接收缩小动脉及毛细血管（尤其对内脏血管），可降低门静脉压和肺循环压力，有利于血管破裂处血栓形成而止血。还能使肾小管和集合管对水分的重吸收增加。

【适应证】

1. 因宫缩不良所致产后出血、产后子宫复旧不全。由于有升高血压作用，现产科已少用。

2. 肺出血。

3. 食管及胃底静脉曲张破裂出血。

4. 尿崩症。

【用法用量】

1. 肌肉注射

（1）一般应用：一次 5 ~ 10U。对产后出血，必须在胎儿和胎盘均已娩出后再肌肉注射 10U。

（2）尿崩症：一次 5U，一日 2 次。

2. 静脉注射：紧急情况下也可将本品 5 ~ 10U 加入 5% 葡萄糖注射液 20ml 缓慢推注，同时应严密观察是否有不良反应出现。胎儿未娩出前禁用静脉推注。

（1）肺出血：可用 5% 葡萄糖注射液 20ml 稀释后缓慢静脉注射，极量为一次 20U。大量咯血时，静脉注射 10U。

（2）产后出血：作预防性应用，可在胎儿前肩娩出后即予 10U。

3. 静脉滴注：一般一次 5 ~ 10U，加入 5% 葡萄糖注射液 500ml 内缓慢滴入，一次极量为 20U，一日给药次数酌情决定。

（1）肺出血：用生理盐水或 5% 葡萄糖注射液 500ml 稀释后缓慢滴注，极量为一次 20U。

（2）催产：临盆后子宫收缩无力，以 5 ~ 10U 本品加入 5% 葡萄糖注射液 500ml 稀释后缓慢滴注，严密观察宫缩情况，并根据宫缩情况调整滴速。

（3）胃肠道出血：加压素对食管静脉曲张出血及结肠憩室出血有效，对胃或小肠黏膜损伤出血效果较差。可用本品静滴，每分钟 0.1 ~ 0.5U。

【不良反应】用药后可引起血压升高、心悸、胸闷、心绞痛、尿量减少、尿急、面色苍白、出汗、恶心、腹痛等反应，还可引起血管神经性水肿、荨麻疹、支气管哮喘、过敏性休克，一旦出现过敏反应，应立即停药并对症处理。

【禁忌】

1. 对本品过敏者禁用。

2. 妊娠高血压综合征患者禁用。

3. 高血压患者禁用。

4. 冠状动脉疾病患者禁用。

5. 心力衰竭患者禁用。

6. 肺源性心脏病患者禁用。

7. 有骨盆过窄、胎位不正、产道阻碍及剖宫产史（可发生胎儿窒息或子宫破裂）者禁用本品引产。

【注意事项】

1. 因本品对子宫颈有强烈的兴奋作用，还有升压作用，故不宜用于引产或催产。

2. 静脉滴注时应注意药物浓度及滴速，一般为每分钟 20 滴。滴速过快或静脉推注均易引起腹痛或腹泻。

3. 用于产后子宫出血时，应在胎盘娩出后给药。

【药物相互作用】

1. 与麦角碱类合用，可延长本品的作用时间。

2. 与氯磺丙脲、氯贝丁酯或卡马西平合用，能加强加压素的效应。

【规格】注射液：1ml：5U；1ml：10U。

索利那新
Solifenacin

【其他名称】卫喜康。

【药理作用】索利那新是竞争性毒蕈碱受体拮抗剂，对膀胱的选择性高于唾液腺。毒蕈碱 M_3 受体在一些主要由胆碱介导的功能中起着重要作用，包括收缩膀胱平滑肌和刺激唾液分泌。琥珀酸索利那新通过阻滞膀胱平滑肌的毒蕈碱 M_3 受体来抑制逼尿肌的过度活动，从而缓解膀胱过度活动症伴随的急迫性尿失禁、尿急和尿频症状。

【适应证】膀胱过度活动症患者伴有的尿失禁和（或）尿频、尿急症状的治疗。

【用法用量】推荐剂量为每日 1 次，每次 5mg，必要时可增至每日 1 次，每次 10mg。必须整片用水送服，餐前或餐后均可服用。

【不良反应】由于索利那新的药理作用，可能引起轻（通常）、中度的抗胆碱副作用，其发生频率与剂量有关。报告最常见的不良反应是口干。其他不良反应包括嗜睡、味觉障碍、眩晕、头痛、视觉模糊、干眼、便秘、恶心、消化不良、腹痛等。

【禁忌】

1. 尿潴留、严重胃肠道疾病（包括中毒性巨结肠）、重症肌无力或狭角性青光眼的患者禁用。

2. 处于下述风险情况的患者禁止服用本品：对本品活性成分或辅料过敏的患者；进行血液透析的患者；严重肝功能障碍的患者；正在使用酮康唑等强力 CYP 3A4 抑制剂的重度肾功能障碍或中度肝功能障碍患者。

【注意事项】

1. 使用索利那新治疗前应确认引起尿频的其他原因。若存在尿道感染，应开始适当的抗菌治疗。

2. 下列患者应谨慎使用：明显的下尿道梗阻，有尿潴留的风险；胃肠道梗阻性疾病；有胃肠蠕动减弱的危险；严重肾功能障碍（肌酐清除率≤ 30ml/min）；中度肝功能障碍（Child - Pugh 评分 7~9 分），这些患者用药时剂量不超过每日 1 次 5mg。

3. 对驾驶和操作机械的影响：像其他抗胆碱能药物一样，索利那新可能引起视力模糊、嗜睡和疲劳（不太常见），可能对驾驶和机械操作有负面影响。

【药物相互作用】

1. 与其他抗胆碱药物合用可能引起更明显的治疗作用和副作用。在停止索利那新治疗开始使用其他抗胆碱药物之前，应设置约 1 周的间隔。同时使用胆碱能受体激动剂可能降低索利那新的疗效。

2. 索利那新能降低甲氧氯普胺和西沙必利等刺激胃肠蠕动的药品的作用。

3. 体外研究证明，治疗浓度时索利那新不抑制来源于人肝脏微粒体的 CYP 1A1/2、2C9、2C19、2D6 或 3A4，因此，索利那新不太可能影响通过这些 CYP 同工酶代谢的药物清除率。

4. 索利那新由 CYP 3A4 代谢。同时给酮康唑、利托那韦、奈非那韦和伊曲康唑等强力 CYP 3A4 抑制剂时，本品的最大剂量应限制在 5mg。

【规格】片剂：5mg。

3 前列腺疾病用药

阿夫唑嗪
Alfuzosin

【其他名称】诺嗪、诺舒安、瑞通、桑塔、桑塔前列泰、维平。

【药理作用】盐酸阿夫唑嗪是一种新型喹唑啉类衍生物，是神经突触后膜肾上腺素 α_1 受体的选择性拮抗药，对 α_1 受体的亲和力较 α_2 受体强 1000 倍。其作用特点为：①体外药理研究证实，本品可通过抑制膀胱三角区、尿道和前列腺的肾上腺素 α_1 受体，使膀胱颈部和前列腺部平滑肌舒张，降低尿道张力，减低尿流阻力，从而缓解排尿梗阻。其对生殖泌尿道的选择性高于哌唑嗪和特拉唑嗪。②具有类似哌唑嗪和罂粟碱的作用，既能阻滞 α_1 受体，又能直接舒张血管平滑肌，故有良好的降压效果。

【适应证】

1. 用于缓解良性前列腺增生症状。

2. 用于高血压。

【用法用量】

1. 治疗良性前列腺增生：一次 2.5mg，一日 3

次。一日最大剂量为 10mg。缓释片为一次 10mg，一日 1 次，餐后吞服，勿咀嚼或碾碎。

2. 治疗高血压：一日 7.5 ~ 10mg，分 3 次服用。

肾功能不全时，初始服用量一次 2.5mg，一日 2 次，随后按临床反应调整剂量。

轻度肝功能不全患者，起始剂量为一次 2.5mg，一日 1 次。可根据病情增至一次 2.5mg，一日 2 次。

老年患者早、晚各服 2.5mg，最多可增至一日 10mg。

【不良反应】

1. 消化系统：可见口干、恶心、呕吐、腹痛、腹泻、消化不良、便秘。

2. 心血管系统：原发性高血压患者可能发生心悸、直立性低血压；水肿；偶见潮热；有心动过速的报道。

3. 神经系统：常见眩晕、头痛，偶见晕厥、困倦。

4. 皮肤：偶见皮疹、瘙痒。

5. 泌尿生殖系统：可见上泌尿道感染、阴茎异常勃起、阳痿。

6. 呼吸系统：可见支气管炎、鼻窦炎、咽炎。

7. 其他：可见乏力、胸痛、全身疼痛。

【禁忌】

1. 对本品或其他肾上腺素 α 受体阻滞药过敏者禁用。

2. 血压过低或有直立性低血压病史者禁用。

3. 中度或重度肝功能不全患者禁用。

4. 孕妇、哺乳期妇女及儿童禁用。

【注意事项】

1. 首次使用本品存在首剂反应，睡前使用首剂可减少此危险。用药剂量大或高血压患者，用药后数小时可能出现直立性低血压，此时患者应平卧直到症状完全消失。

2. 患者在需要麻醉时，应于麻醉前停用本品，以免引起血压不稳定。

3. 冠状动脉疾病患者不应单独使用本品，必须合用治疗冠状动脉功能不全的药物；如心绞痛症状新近出现或加重，应停用本品。

4. 服用本品初期可能出现眩晕、虚弱等症状，驾驶车辆和操纵机器者应小心。

5. 以下情况应慎用：①有症状的低血压患者或对其他药物有低血压反应的患者。②重度肾功能不全患者。

【药物相互作用】

1. 与强效 CYP 3A4 抑制药（如酮康唑、伊曲康唑、利托那韦）合用，可使本品血药浓度升高，禁止合用。

2. 多次口服西咪替丁（一日 1g）可使本品的 C_{max} 和 AUC 增加 20%。

3. 有试验表明与奥洛福林合用时，本药 C_{max} 显著升高，而奥洛福林的生物利用度降低。

4. 本品与钙通道阻滞剂（如硝苯地平、苄普地平、地尔硫䓬、维拉帕米、尼卡地平、尼群地平等）合用，有发生严重低血压的危险，应避免合用。

5. 与阿替洛尔合用，平均血压和平均心率显著下降。

6. 与其他 $α_1$ 受体拮抗剂合同，可能导致伴有心动过缓的低血压或高血压，应避免合用。

【规格】片剂：2.5mg；5mg。缓释片剂：5mg。

非那雄胺
Finasteride

【其他名称】艾仕列、保法止、保列舒、保列治、必畅、达列克、合舒、吉优、卡波、普洛平。

【药理作用】本品为 4 - 氮杂甾体化合物，为特异性的 Ⅱ 型 5α - 还原酶抑制药，能抑制外周睾酮转化为二氢睾酮，降低血液、前列腺和皮肤等组织中二氢睾酮水平。前列腺的生长发育和良性增生依赖于二氢睾酮，本品通过降低血液和前列腺组织中的二氢睾酮水平而抑制前列腺增生，降低由此而发生的急性尿潴留和需进行前列腺切除术的危险性。本品可使增生的前列腺缩小，改善相关症状，对较大的前列腺（大于 40g）疗效较好。此外，对男性雄激素性脱发者，本品能促进头发生长并防止继续脱发。

【适应证】

1. 用于治疗和控制良性前列腺增生。

2. 用于治疗男性雄激素性脱发。

【用法用量】口服给药。①良性前列腺增生：一日 5mg。②男性雄激素性脱发：推荐剂量为一次 1mg，一日 1 次。

肾功能不全但未做透析者无需调整给药剂量。70 岁以上患者，清除半衰期略延长，清除率降低，但无实际临床意义，故老年人不必减量用药。

【不良反应】本品具有良好的耐受性，不良反应多轻微、短暂。

1. 泌尿生殖系统：可引起性欲减退、阳痿、射精障碍、射精量减少等。此外还有睾丸疼痛的报道。

2. 过敏反应：如瘙痒、风疹、皮疹、荨麻疹及口唇肿胀等。

3. 其他：可见乳腺增大、乳腺疼痛。

【禁忌】

1. 对本品过敏者禁用。

2. 怀孕和可能怀孕的妇女禁用。

3. 怀疑前列腺癌患者禁用。

【注意事项】

1. 本品不适用于妇女和儿童。

2. 使用本品前应排除与良性前列腺增生类似的其他疾病，如感染、前列腺癌、尿道狭窄、膀胱低张力、神经源性紊乱等。

3. 本品空腹服用或与食物同时服用均可。

4. 本品须在较长时间治疗后方可见效，良性前列腺增生患者用药 3 个月后才会达到满意疗效。

5. 对于有大量残留尿和（或）严重尿流减少的患者，应该密切监测其阻塞性尿路疾病。

6. 肝功能不全者慎用。

7. FDA 对本药的妊娠安全性分级为 X 级。

【药物相互作用】

1. 本品对细胞色素 P450 相关的药物代谢酶系统没有明显影响。在男性中已被检测的化合物有普萘洛尔、地高辛、格列本脲、华法林、茶碱和安替比林，均未发现它们与本品有临床意义的相互作用。

2. 与血管紧张素转化酶抑制剂、对乙酰氨基酚、乙酰水杨酸、α 受体阻滞剂、β 受体阻滞剂、钙通道阻滞剂、硝酸酯类、利尿剂、H_2 受体拮抗剂、HMG - CoA 还原酶抑制剂、非甾体抗炎药、喹诺酮类和苯二氮䓬类同时使用时，没有发现明显的临床不良相互作用。

【规格】片剂：1mg；5mg。胶囊剂：1mg；5mg。

萘哌地尔
Naftopidil

【其他名称】博帝、帝爽、格瑞佳、那妥、疏尔、金腺舒、司坦迪、再畅。

【药理作用】本品为选择性 α_1 受体拮抗剂，具有以下两方面的药理作用：①可抑制 α_1 受体引起的血压上升。②通过 α_1 受体阻断，可缓解该受体兴奋所致的前列腺和尿道的交感神经性紧张，降低尿道内压，改善良性前列腺增生症所致的排尿障碍等症状。

【适应证】

1. 用于治疗原发性高血压。

2. 用于缓解良性前列腺增生引起的尿路梗阻症状。

【用法用量】口服给药。

1. 原发性高血压：初始剂量为一次 25mg，一日 2 次，用药 2 周后可根据血压下降程度调整剂量。

2. 良性前列腺增生引起的尿路梗阻症状：初始剂量为一次 25mg，一日 1 次，剂量可根据临床疗效作适当调整（间隔 1 ~ 2 周），一日最大剂量不得超过 75mg。

老年患者应从低剂量（一日 12.5mg）开始用药。

【不良反应】

1. 心血管系统：可见心悸、直立性低血压。

2. 中枢神经系统：可见头晕、头痛。

3. 代谢及内分泌系统：可见浮肿、血清钾升高。

4. 泌尿生殖系统：可见尿酸升高。

5. 肝脏：可见丙氨酸氨基转移酶、门冬氨酸氨基转移酶、碱性磷酸酶升高。

6. 胃肠道：可见胃部不适、便秘。

7. 血液：可见嗜酸性粒细胞增多。

8. 耳：可见耳鸣。

9. 其他：可见发冷。

【禁忌】

1. 对本品过敏者禁用。

2. 低血压患者禁用。

【注意事项】

1. 本品宜睡前服用。

2. 本品使用初期及用量剧增时可引发直立性低血压，故从事高空作业、驾驶的患者应慎用。

3. 若出现血压降低应酌情减量或停药。

4. 以下情况应慎用：①肝功能不全者。②严重心脑血管疾病患者。③血压偏低者。

【药物相互作用】

1. 本品与利尿剂和降压药合用，具有协同降压作用，必须合用时本品应减量。

2. 进食对本品的吸收影响较小。

【规格】片剂：12.5mg；25mg。胶囊剂：

25mg。分散片：25mg。

坦洛新
Tamsulosin

【其他名称】坦索罗辛、他索罗辛。

【药理作用】本品属肾上腺素 α_1 受体亚型 α_1 A 受体的阻断剂，其对 α_1 受体的亲和力较 α_2 受体强 5400～24000 倍。由于尿道、膀胱颈部及前列腺存在的 α_1 受体主要为 α_1 A 受体，故本品对尿道、膀胱颈及前列腺平滑肌具有高选择性阻断作用。本品抑制尿道内压上升的能力是抑制血管舒张压上升能力的 13 倍，因此本品可减少服药后发生直立性低血压的几率。本品可改善排尿障碍，实践证明本品可降低尿道内压曲线中的前列腺部压力，而对节律性膀胱收缩和膀胱内压曲线则无影响。

【适应证】用于治疗前列腺增生所致的异常排尿症状，如尿频、夜尿增多、排尿困难等，适用于轻、中度患者及未导致严重排尿障碍者。

【用法用量】口服，一次 0.2mg，一日 1 次，饭后服用。根据年龄、症状的不同可适当调整。

【不良反应】一般无严重不良反应，偶可出现头晕及蹒跚感，多可自愈。极少数人偶可出现皮疹，需停药。少数人有胃肠道不适，饭后服药多可避免。

【禁忌】对本品过敏者禁用。

【注意事项】

1. 本品主要针对尿道、膀胱颈及前列腺平滑肌，并无缩小前列腺体积之作用，如前列腺体积过大，梗阻症状明显时，要与 5α - 还原酶抑制剂同时服用，待 3～6 个月前列腺体积明显缩小后，再根据症状决定服药与否。

2. 如治疗效果不明显时宜及时更换治疗方法。

3. 同用降压药时，须注意血压变化，以免发生低血压。

4. 以下情况应慎用：①直立性低血压患者。②冠心病患者。③肾功能不全者。

【药物相互作用】

1. 与西咪替丁合用，可抑制本品的代谢，增加本品的血药浓度，从而导致毒性反应。

2. 首次与肾上腺素 β 受体阻滞药合用，常可增加发生低血压的危险。

3. 食物可减少本品的吸收，从而降低本品的生物利用度。

【规格】缓释胶囊：0.1mg；0.2mg。

特拉唑嗪
Terazosin

【其他名称】四南唑嗪、四喃唑嗪、喹唑哌嗪甲磺酸盐、双水盐酸特拉唑嗪、曼欣琳。

【药理作用】虽然到目前为止还没有弄清盐酸特拉唑嗪降压作用的确切机理，但外周血管的松弛主要是由于突触后肾上腺素 α 受体的竞争拮抗作用引起的。特拉唑嗪开始时产生缓慢的降低血压作用，随后发挥持续抗高血压效应。

研究表明肾上腺素 α_1 受体的拮抗作用有益于改善慢性膀胱阻滞患者（如良性前列腺增生，BPH）的尿道功能。BPH 症状主要是由前列腺增生及尿道出口和前列腺平滑肌阈值增加（主要由肾上腺素 α_1 受体调节）引起。

体外试验表明盐酸特拉唑嗪可拮抗去氧肾上腺素诱导的人前列腺组织的收缩。在临床试验中还显示了盐酸特拉唑嗪可以改善 BPH 患者的尿道功能和症状。

【适应证】

1. 用于改善良性前列腺增生症患者的排尿症状（如尿频、尿急、尿线变细、排尿困难、夜尿增多、排尿不尽感等），适合于不具备前列腺手术指征等待手术期间的患者。

2. 用于抗高血压，可单用或与其他高血压药物联用。

【用法用量】口服给药。

1. 良性前列腺增生：初始剂量为一日 1mg，睡前服用，缓慢增量至达理想疗效，通常推荐量为一日 5～10mg。

2. 抗高血压：首剂 1mg，以后剂量逐渐增至一次 1～5mg，一日 1 次。一日最多不超过 20mg。临床用药期间，除首剂睡前服用外，其他剂量均在清晨服用。

【不良反应】

1. 最常见的有体虚无力、心悸、恶心、外周水肿、眩晕、嗜睡、鼻充血或鼻炎和视觉模糊或弱视。

2. 下列不良反应亦有报道：背痛、头痛、心动过速、体位性低血压、晕厥、水肿、体重增加、肢端疼痛、性欲降低、抑郁、神经质、感觉异常、呼吸困难、鼻窦炎、阳痿。

3. 临床试验中报道的其他不良反应及在市场反馈报道中与本品使用关系不太明确的不良反应：胸痛、面部水肿、发烧、腹痛、颈痛、肩痛、血管舒张、心律失常、便秘、腹泻、口干、消化不良、胃肠气胀、呕吐、痛风、关节痛、关节炎、关节失常、肌痛、焦虑、失眠、支气管炎、鼻出血、感冒症状、瘙痒、皮疹、咳嗽、出汗、视觉异常、结膜炎、耳鸣、尿频、尿道感染以及绝经后妇女早期尿失禁。

4. 使用本品至少报道了两类过敏反应。

5. 有报道使用本品有血小板减少症和阴茎异常勃起，还报道有出现心房纤维性颤动，但尚未建立起其因果关系。

6. 在临床对照试验中发现血细胞容积、血红蛋白、白细胞、总蛋白及白蛋白有少量减少，这些实验室结果表明存在血浆稀释的可能。连续使用本品治疗24个月以上对于前列腺特异性抗原（PSA）水平无显著性影响。

【禁忌】

1. 对本品过敏者禁用。

2. 严重肝肾功能不全患者禁用。

3. 肠梗阻患者禁用。

4. 胃肠道出血患者禁用。

5. 阻塞性尿道疾病患者禁用。

6. 12岁以下儿童禁用。

7. 孕妇及哺乳期妇女禁用。

【注意事项】

1. 肾功能损伤患者无需改变推荐剂量。

2. 加用噻嗪类利尿药或其他抗高血压药时应减少特拉唑嗪的用量，必要时应重新调整剂量。

3. 与其他肾上腺素α受体拮抗剂一样，建议特拉唑嗪不用于有排尿晕厥史的患者。直立性低血压在良性前列腺增生患者的发生率较高血压患者高，其中老年患者较年轻患者容易发生。

4. 如果用药中断数天，应当重新使用初始剂量方案进行治疗。

5. 首次用药或停止用药、停药后重新给药会发生眩晕、轻度头痛或瞌睡。建议在给予初始剂量12小时内或剂量增加时应当避免从事驾驶或危险工作。

6. 与其他肾上腺素α受体拮抗剂一样，特拉唑嗪也会引起眩晕。眩晕常发生在初始用药30～90分钟内，偶尔也会发生在剂量增加过快或加用另一种抗高血压药物时。如果发生眩晕，应当将患者放置横卧姿势，在必要时采用支持疗法。虽

然在昏厥前偶尔会出现心动过速（心率每分钟120～160次），但通常认为晕厥与过度的直立性低血压有关。

7. 当从卧位或坐位突然转向立位时可能会发生眩晕、轻度头痛甚至晕厥。出现这些症状时患者应躺下，在站立前稍坐片刻以防症状再度发生。大多数情况下，治疗初期后或连续用药阶段不会再发生该反应。

8. 前列腺癌与良性前列腺增生有许多相同的症状，且两者常可能伴生，故使用本品治疗良性前列腺增生前应排除存在前列腺癌的可能性。

9. 使用本品和其他相似的药物治疗均可能引起阴茎异常勃起，虽然该现象极少见，但医治不及时可导致永久性阳痿。

【药物相互作用】

1. 临床试验中，合用本品和血管紧张素（ACE）抑制剂或利尿剂治疗的患者中报道眩晕或其他相关不良反应的比例高于使用本品治疗的全体患者的比例。当本品与其他抗高血压药物合用时应当注意观察，以避免发生显著低血压。当在利尿剂或其他抗高血压药物中加入本品时，应当减少剂量并在必要时重新确定剂量。

2. 已知本品与镇痛剂或抗炎药物、强心苷、降糖药、抗心律失常药物、抗焦虑药物或镇静剂、抗细菌药、激素、甾体及治疗痛风药物不会产生相互作用。

【规格】片剂：0.5mg；1mg；2mg；5mg；10mg。胶囊剂：1mg；2mg；5mg；10mg。

托特罗定
Tolterodine

【其他名称】舍尼亭。

【药理作用】本品用于缓解膀胱过度活动所致的尿频、尿急和紧迫性尿失禁症状，为竞争性M胆碱受体阻滞剂。动物实验结果提示本品对膀胱的选择性高于唾液腺，但尚未得到临床的证实。本品口服后经肝脏代谢成起主要药理作用的活性代谢产物5-羟甲基衍生物，其抗胆碱活性与本品相近，两者对M胆碱受体均具有高选择性，对其他神经递质的受体和潜在的细胞靶点（如钙通道）的作用或亲和力很弱。

【适应证】本品适用于因膀胱过度兴奋引起的尿频、尿急或紧迫性尿失禁症状的治疗。

【用法用量】初始的推荐剂量为每次 2mg，每日 2 次。根据病人的反应和耐受程度，剂量可下调到每次 1mg，每日 2 次。对于肝功能不全或正在服用 CYP3A4 抑制剂的患者，推荐剂量是每次 1mg，每日 2 次。

【不良反应】本品的副作用一般可以耐受，停药后即可消失。本品可引起轻、中度抗胆碱能作用，如口干、消化不良和泪液减少。

【禁忌】

1. 尿潴留、胃滞纳、未经控制的闭角型青光眼患者禁用。

2. 已证实对本品有过敏反应的患者禁用。

3. 重症肌无力患者、严重的溃疡性结肠炎患者、中毒性巨结肠患者禁用。

【注意事项】

1. 服用本品可能引起视力模糊，用药期间驾驶车辆、操作机器和进行危险作业者应当注意。

2. 肝功能明显低下的患者，每次剂量不得超过 1mg。

3. 肾功能低下的患者、自主神经疾病患者、裂孔疝患者慎用本品。

4. 由于有尿潴留的风险，本品慎用于膀胱出口梗阻的病人；由于有胃滞纳的风险，也慎用于患胃肠道梗阻性疾病，如幽门狭窄的患者。

5. 尚无儿童用药经验，不推荐儿童使用。

6. 孕妇慎用本品，哺乳期间服用本品应停止哺乳。FDA 对本药的妊娠安全性分级为 C 级。

【药物相互作用】

1. 与其他具抗胆碱作用的药物合并给药时可增强治疗作用但也增强不良反应，反之毒蕈碱受体激动剂可降低本品的疗效。

2. 其他药物因需 CYP2D6 或 CYP3A4 进行代谢或能抑制细胞色素活性，所以可能与本品发生药代动力学上的相互作用。如与氟西汀（氟西汀是 CYP2D6 的强抑制剂，氟西汀被代谢成去甲基氟西汀是 CYP3A4 的抑制剂）合并给药可轻度增加非结合型托特罗定及其 5 - 羟甲基代谢产物量，但这并不引起明显临床意义的相互作用。如要合并使用较强作用的 CYP3A4 抑制剂，如大环素抗生素（红霉素和克拉霉素）、抗真菌药（酮康唑、咪康唑、依曲康唑）应十分谨慎。

3. 临床研究显示，本品与华法林或口服避孕药（左炔诺孕酮/炔雌醇）合并给药无相互作用。

【规格】片剂：2mg。

多沙唑嗪
Doxazosin

【其他名称】必亚欣、东港天乐、多喜林、今乐平、可多华、络欣平、仲维。

【药理作用】多沙唑嗪片是长效 α_1 受体阻滞剂。本品选择性作用于节后肾上腺素 α_1 受体，使周围血管扩张，周围血管阻力降低而降低血压，对心排出量影响不大。与其他的 α_1 受体阻滞剂一样，多沙唑嗪对立位血压和心率影响较大。

本品作用于前列腺和膀胱颈平滑肌的肾上腺素 α_1 受体，使膀胱颈、前列腺、前列腺包膜平滑肌松弛，尿道和膀胱阻力减低，从而减轻前列腺增生引起的尿道阻塞症状。

本品能轻度降低总胆固醇（2% ~ 3%）、低密度脂蛋白胆固醇（4%），并轻度升高高密度脂蛋白胆固醇（4%）。但这些变化的临床意义目前还不清楚。

【适应证】

1. 用于轻、中度原发性高血压。对于单独用药难以控制血压的患者，可与利尿药、肾上腺素 β 受体阻断药、钙拮抗剂或血管紧张素转化酶抑制药（ACEI）合用。

2. 用于良性前列腺增生的对症治疗。

【用法用量】口服给药。为减少直立性低血压反应，首剂及增量后的第一剂，都宜睡前服用。调整剂量的时间间隔以 1 ~ 2 周为宜。剂量超过 4mg 易引起过度体位性反应（包括晕厥、直立性头晕或眩晕和直立性低血压）。此外，如停药数日，应按初始治疗方案重新开始用药。

1. 高血压：初量 1mg，一日 1 次。根据患者的立位血压反应（基于服药后 2 ~ 6 小时和 24 小时的测定值），可增量至 2mg，一日 1 次。以后可根据需要增量至 4mg，一日 1 次，以获得理想的降压效果。国外研究提示本品最大日剂量为 16mg，国内目前尚无此临床经验。

2. 良性前列腺增生：初量 1mg，一日 1 次。根据患者的尿动力学和症状，可增量至 2mg，一日 1 次。以后可根据患者需要增至 4mg，一日 1 次。国外研究资料提示本品最大日剂量为 8mg，国内目前尚无此临床经验。

【不良反应】在有对照的临床试验中，最常见的反应为体位性的（很少伴有晕厥）或非特异性的，包括：①全身性反应：疲劳、不适、无力、口干、背痛、胸痛、流感样症状。②胃肠道反应：腹痛、恶心、胃肠炎、消化不良。③皮肤反应：瘙痒。④心血管系统反应：低血压、心悸、心动过速、水肿、周围性水肿。⑤呼吸系统反应：支气管炎、咳嗽、鼻炎、呼吸困难、呼吸道感染。⑥肌肉骨骼系统反应：肌痛。⑦中枢神经和外周神经系统反应：头晕、头痛、眩晕。⑧精神方面反应：嗜睡。⑨泌尿系统反应：小便失禁、膀胱炎及尿路感染。

在普通片剂上市后的临床应用中，还有下列不良事件的报告：①造血系统反应：血小板减少、紫癜、白细胞减少。②全身性反应：过敏反应、潮热、疼痛、体重增加。③内分泌系统反应：男子乳腺发育。④胃肠道反应：便秘、腹泻、呕吐、胃肠胀气。⑤心血管系统反应：体位性头晕、晕厥。⑥呼吸道反应：鼻衄、支气管痉挛加重、咳嗽。⑦肝脏及胆道系统反应：胆汁淤积、肝炎、黄疸、肝功检查异常。⑧肌肉骨骼系统反应：关节痛、肌肉痉挛、肌肉无力。⑨中枢神经和外周神经系统反应：震颤、感觉减退、感觉异常。⑩精神方面反应：激越、阳痿、厌食、抑郁、神经过敏、焦虑、失眠。⑪皮肤：皮疹、脱发、荨麻疹。⑫特殊感觉反应：视力模糊、耳鸣。⑬泌尿系统反应：阴茎异常勃起、血尿、排尿困难、排尿障碍、尿频、夜尿、多尿。

此外，在上市后报道有些高血压患者用药出现下列不良事件，但这些事件一般与未服用多沙唑嗪时出现的症状难以区分，包括心动过缓、心动过速、心悸、胸痛、心绞痛、心肌梗死、脑血管意外、心律失常。

高血压研究中，控释片的不良事件与普通片相似。良性前列腺增生试验中，控释片总的不良事件与安慰剂相似，但显著低于普通片的不良事件。4mg控释片首剂服用发生的不良事件与1mg普通片首剂后相似。

【禁忌】

1. 已知对喹唑啉类或本品的任何成分过敏者禁用。

2. 近期发生心肌梗死者禁用。已接受多沙唑嗪治疗者如发生心肌梗死，应针对个体情况决定其梗死后的治疗。

3. 有胃肠道梗阻、食道梗阻或任何程度胃肠道腔径缩窄病史者禁用。

【注意事项】

1. 服用本品时应将药片完整吞服，不应咀嚼、掰开或碾碎。在控释片中，多沙唑嗪被置入一个不能被吸收的外壳中缓慢释放药物。空壳被排出并可在大便中见到。

2. 体位性低血压或晕厥：与所有的α受体阻滞剂一样，小部分的患者在治疗初始阶段出现体位性低血压，表现为头晕和无力，极少出现意识丧失（晕厥）。在开始服用多沙唑嗪时，患者也应被告知在服用本品初始阶段如何防止因眩晕或无力而致的损伤。

3. 心绞痛患者在接受多沙唑嗪治疗之前应先采用可有效预防心绞痛发作的药物治疗。心绞痛患者从β受体阻滞剂转换为多沙唑嗪时，应充分注意β受体阻滞剂的撤药反应，直到患者血流动力学稳定后才开始服用多沙唑嗪。有症状的心衰患者，在服用多沙唑嗪之前应先接受针对心衰的治疗。接受过心衰治疗的患者，考虑到病情恶化的可能，在多沙唑嗪治疗早期应加强随访。

4. 与其他完全经肝脏代谢的药物一样，肝功能受损患者服用多沙唑嗪应谨慎。

5. 治疗良性前列腺增生应与泌尿科医生合作进行。开始治疗前及治疗过程中应定期检查以排除前列腺癌。

6. 阴茎异常勃起：α$_1$受体拮抗剂（包括多沙唑嗪）引起阴茎异常勃起（持续数小时，性生活和自淫均不能解决）极少见，但处理不及时可导致永久性阳痿，故应告知患者该不良反应的严重性。

7. 白细胞减少及中性粒细胞减少症：在高血压患者接受甲磺酸多沙唑嗪普通片治疗的对照临床试验中观察到使用多沙唑嗪组较安慰剂组白细胞和中性粒细胞分别减少2.4%和1%，此现象在其他α受体阻滞剂中也可见。

8. 对驾驶及操作能力的影响：通常情况下本品对驾车或操作机器能力没有影响。但应向患者说明本品可引起头晕和疲劳（特别是刚开始治疗时），可能导致反应能力下降。

9. FDA对本药的妊娠安全性分级为C级。

【药物相互作用】

1. 血浆中大部分（98%）多沙唑嗪与蛋白结合。人血浆体外数据表明，多沙唑嗪对地高辛、华法林、苯妥英、吲哚美辛的蛋白结合无影响。

2. 在临床用药中多沙唑嗪与噻嗪类利尿剂、呋喃苯胺酸、β受体阻滞剂、非甾体类抗炎药物、抗生素、口服降糖药、促尿酸药或抗凝剂合并使用未发现任何不良的药物相互作用。

【规格】　片剂：0.5mg；1mg；2mg；4mg；8mg。

普适泰
Prostat

【其他名称】舍尼通。

【药理作用】本品的作用特点是：①通过阻断 5α－二氢睾酮与前列腺雄激素受体的结合，阻断受体作为转录因子发挥作用，从而起到抑制前列腺增生、使已增生的前列腺组织萎缩的作用。②通过抑制环加氧酶，阻断白三烯、花生四烯酸代谢途径，从而起到抗炎作用。③通过松弛尿道平滑肌，增加膀胱逼尿肌的收缩力，从而解除或减轻前列腺增生所致的下尿路功能性梗阻，缓解前列腺增生的各种临床症状。④能抑制前列腺上皮细胞的增殖。

【适应证】
1. 良性前列腺增生。
2. 慢性或非细菌性前列腺炎、前列腺疼痛。

【用法用量】口服，一次1片，一日2次，疗程3~6个月。用药6个月可收到最佳疗效，如有必要可以继续服用。

【不良反应】绝大多数病人对本品高度耐受，仅极少数人有轻微的腹胀、胃灼热和恶心，停药后症状即会消失。

【禁忌】
1. 对本品过敏者禁用。
2. 儿童禁用。
3. 妇女禁用。

【注意事项】
1. 前列腺感染、尿道狭窄、前列腺结石、膀胱颈硬化、前列腺癌和其他前列腺疾病都会引起类似的前列腺增生的症状，所以在使用本品治疗之前应对上述疾病作出正确的判断。
2. 药品应妥善保存，避免儿童误取。
3. 不到服用时，请勿将铝箔撕开，以免药片吸潮变质。

【药物相互作用】尚不明确。

【规格】片剂：每片含 P5 70mg，EA10 4mg。

4　勃起功能障碍用药

伐地那非
Vardenafil

【其他名称】艾力达。

【药理作用】阴茎勃起是涉及阴茎海绵体及其相关小动脉血管平滑肌松弛的血流动力学过程。在性刺激过程中，阴茎海绵体内的神经元末梢释放氧化亚氮（NO），NO激活平滑肌细胞的鸟苷酸环化酶，使细胞内环鸟苷酸（cGMP）水平增加，最终导致平滑肌松弛，增加阴茎内的血流量。

伐地那非通过抑制人体阴茎海绵体内降解 cGMP 的磷酸二酯酶5型（PDE5），增加性刺激作用下海绵体局部内源性的氧化亚氮的释放，从而增强性刺激的自然反应。

【适应证】治疗男性阴茎勃起功能障碍。

【用法用量】口服。推荐开始剂量为 10mg，在性交前 25~60 分钟服用。在临床试验中，性交前 4~5 小时服用，仍显示药效。最大推荐剂量使用频率为一日1次。伐地那非和食物同服或单独服用均可。需要性刺激作为本能的反应进行治疗。

根据药效和耐受性，剂量可以增加到 20mg 或减少到 5mg。最大推荐剂量是每日 20mg。

轻度肝损害的患者（Child－Pugh A）不需调整剂量；中度肝损害患者（Child－Pugh B），由于伐地那非的清除率减少，建议起始剂量为 5mg，随后根据耐受性和药效逐渐增加到 10mg；重度肝损害患者（Child－Pugh C）的伐地那非的药代动力学研究尚未进行。

轻度、中度或重度肾损害的患者均无需进行剂量调整。透析患者的伐地那非药代动力学研究尚未进行。

【不良反应】不良事件通常是一过性、轻度到中度的。主要不良反应包括头痛、颜面潮红、消化不良、眩晕、恶心等。

【禁忌】
1. 对药物的任何成分（活性或非活性成分）过敏者禁用。
2. 与 PDE5 抑制剂在 NO/cGMP 通路的作用机制相同，PDE5 抑制剂可能增强硝酸盐类药物的降压效果。因此，服用硝酸盐类或氧化亚氮供体治疗的患者避免同时使用伐地那非。
3. 避免与 HIV 蛋白激酶抑制剂印地那韦、利托那韦和伐地那非同时使用，因为它们是强效 CYP3A4 抑制剂。

【注意事项】
1. 由于性活动伴有一定程度的心脏危险性，故医生对患者勃起障碍采取任何治疗之前，应首先考虑其心脏状况。
2. 对于阴茎具有解剖畸形（如成角、海绵体纤维化、Peyronie 病）或者阴茎勃起无法消退（如镰状细胞病、多发性骨髓瘤和白血病）的患者，治疗其勃起障碍时需谨慎用药。

3. 联合使用其他治疗勃起障碍方法时，伐地那非的安全性和疗效尚未研究，因此不推荐联合使用。

【药物相互作用】

1. CYP 抑制剂：伐地那非主要通过肝脏酶系经由 CYP3A4 代谢，CYP3A5 和 CYP2C 同工酶在其代谢中起一定的作用，因此，这些酶的抑制剂可以减少伐地那非的清除。

西咪替丁：健康志愿者中，联合使用伐地那非（20mg）和非特异性 CYP 抑制剂西咪替丁（400mg，一日 2 次），不影响伐地那非的 AUC 和 C_{max}。

红霉素：健康志愿者中，联合使用伐地那非（5mg）和 CYP3A4 抑制剂红霉素（500mg，一日 3 次），可使伐地那非的 AUC 和 C_{max} 分别增加 300% 和 200%。

酮康唑：健康志愿者中，联合使用伐地那非（5mg）和强 CYP3A4 抑制剂酮康唑（200mg），可使伐地那非的 AUC 和 Cmax 分别增加 900% 和 300%。

印地那韦：联合使用伐地那非（10mg）和 HIV 蛋白酶抑制剂印地那韦（800mg，一日 3 次），导致伐地那非 AUC 增加 1500%，C_{max} 增加 600%。联合用药 24 小时后，伐地那非的血浆浓度大约是其最大血药浓度的 4%。

其他：同时使用 CYP3A4 抑制剂酮康唑、伊曲康唑、印地那韦和利托那韦可显著增加伐地那非血浆水平。同时使用红霉素时，伐地那非的最大剂量不超过 5mg。

服用酮康唑、伊曲康唑时，伐地那非的最大剂量不得超过 5mg。当酮康唑、伊曲康唑的剂量超过 200mg 时，不能服用伐地那非。避免同时服用强效 CYP3A4 抑制剂印地那韦和利托那韦。

2. 硝酸盐类、氧化亚氮供体：一项对 18 名健康受试者的研究表明，舌下含服硝酸甘油（0.4mg）前在一定时间内（1～24 小时）合并服用伐地那非（10mg）时，未发现有强力的降血压作用。

健康中年受试者服用伐地那非 1～4 小时后，舌下含服硝酸甘油（0.4mg）降血压作用增强。服用硝酸甘油前 24 小时使用伐地那非 20mg 未观察到此作用。

伐地那非（20mg）与格列苯脲（3.5mg）联合使用时，不影响格列本脲的相对生物利用度。无资料显示合并应用格列本脲影响伐地那非的药代动力学。

伐地那非（20mg）与华法林（25mg）联合使用时，未发现药代动力学与药效学（凝血酶原时间和凝血因子 Ⅱ、Ⅶ 和 Ⅹ）的相互作用。联合使用华法林不影响伐地那非的药代动力学。

伐地那非（20mg）与硝苯地平（30mg 或 60mg）联合使用时，未发现其相关的药代动力学相互作用，也不会产生药效学相互作用（与安慰剂相比，伐地那非导致额外的血压降低，仰卧位收缩压和舒张压平均分别降低了 5.9mmHg 和 5.2mmHg）。

长期接受 α 受体阻滞剂治疗（坦洛新 0.4mg 或特拉唑嗪 5mg，10mg）的良性前列腺增生（BPH）患者服用伐地那非 5mg，立位收缩压和舒张压平均降低 6mmHg 和 3mmHg（不论服药间歇长短或何种 α 受体阻滞剂）。

当地高辛（0.375mg）达到稳态时，联合使用伐地那非（20mg），隔日 1 次，持续使用 14 天以上，尚无资料发现其相关的药代动力学相互作用。

单独或联合使用小剂量阿司匹林时，伐地那非（10mg 和 20mg）不影响出血时间。

【规格】片剂：5mg；10mg；20mg。

他达拉非
Tadalafil

【其他名称】希爱力。

【药理作用】他达拉非是环磷酸鸟苷（cGMP）特异性磷酸二酯酶 5（PDE5）的选择性、可逆性抑制剂。当性刺激导致局部释放氧化亚氮，PDE5 受到他达拉非抑制，使阴茎海绵体内 cGMP 水平提高。这导致平滑肌松弛，血液流入阴茎组织，产生勃起。如无性刺激，他达拉非不发生作用。

【适应证】勃起功能障碍。

【用法用量】本品的推荐剂量为 10mg，在进行性生活之前服用，不受进食的影响，如果服用 10mg 效果不显著，可以服用 20mg，可至少在性生活前 30 分钟服用。

最大服药频率为每日 1 次。

【不良反应】眼睑肿胀、眼痛和结膜充血是非常少见的副反应。由他达拉非所引起的副反应是短暂的、轻微的或者是中度的。

【禁忌】

1. 正在服用任何形式的硝酸盐类药物的患者禁用。

2. 以下患者禁用：①在最近 90 天内发生过心肌梗死的患者。②不稳定型心绞痛或在性交过程中发生过心绞痛的患者。③在过去 6 个月内达到纽约心脏病协会诊断标准 2 级或超过 2 级的心衰患者。④难治性心律失常、低血压（＜90/50mmHg），或难治性高血压患者。⑤最近 6 个月内发生过中风的患者。⑥已知对他达拉非及其处方中的成分过敏者。

【注意事项】

1. 在考虑给予药物治疗之前，应当先询问病史和对患者进行体检，以诊断是否患有男性勃起功能障碍和确定可能的未知病因。

2. 因为心血管病的发病几率与性行为有一定程度的相关性，所以在对男性勃起功能障碍患者进行治疗以前，应当考虑患者的心血管健康状况。

3. 关于重度肝功能不全（Child – Pugh C）患者使用本品的临床安全性信息有限；如果对此类患者开处方，应对每位患者进行认真的利益/风险评估。

4. 他达拉非的临床试验未报告发生异常勃起，但另一种 PDE5 抑制剂西地那非曾报告发生异常勃起，应告知患者勃起时间超过 4 小时或更长时间时须立即求治。

5. 以下患者应慎用他达拉非：容易发生异常勃起的患者（如镰状细胞贫血、多发性骨髓瘤或白血病），或阴茎解剖异常的患者（如阴茎成角、畸形阴茎、海绵体纤维化或 Peyronie 病）。

【药物相互作用】

1. 他达拉非主要通过 CYP3A4 代谢。与单用他达拉非的 AUC 值和 C_{max} 相比，CYP3A4 的选择性抑制剂酮康唑（每天 200mg）可使他达拉非（10mg）的暴露量（AUC）增加 2 倍，Cmax 增加 15%。酮康唑（每天 400mg）可使他达拉非（20mg）的暴露量（AUC）增加 4 倍，C_{max} 增加 22%。蛋白酶抑制剂利托那韦（200mg，每天 2 次）是 CYP3A4、CYP2C9、CYP2C19 和 CYP2D6 抑制剂，可使他达拉非（20mg）的暴露量（AUC）增加 2 倍，对 Cmax 没有影响。尽管尚未进行特殊的相互作用研究，其他的蛋白酶抑制剂如沙奎那韦，和其他 CYP3A4 抑制剂如红霉素、甲红霉素、伊曲康唑，以及柚子汁等都有可能增

加他达拉非在血浆中的浓度。所以无法预测的不良反应的发生率可能会增加。

与单用他达拉非（10mg 剂量）的 AUC 值相比，CYP3A4 的诱导剂利福平可降低他达拉非的 AUC 至 88%。据此推测，与其他 CYP3A4 的诱导剂如苯巴比妥、苯妥英、酰胺咪嗪联合应用也可以减少血浆中他达拉非的浓度。

2. 临床研究显示，他达拉非（10mg 和 20mg）可增强硝酸盐类药物的降压作用。因此，正在服用任何形式的硝酸盐类药物的患者禁止服用本品。

3. 他达拉非不会经 CYP450 异构体代谢清除而产生有临床意义的抑制和诱导。

4. 他达拉非（10mg 和 20mg）对 S – 华法林或 R – 华法林（CYP2C9 的底物）的分布（AUC）不会产生有临床意义的影响。他达拉非对华法令诱导的凝血酶原时间的变化也无影响。

5. 他达拉非（10mg 和 20mg）不增强乙酰水杨酸导致的出血时间延长。

6. 他达拉非可增强抗高血压药的降压作用的潜力。

7. 酒精浓度（平均最大血药浓度 0.08%）不受同时服用他达拉非（10mg 或 20mg）的影响。

8. 他达拉非已被证实可以导致口服乙炔基雌二醇后其生物利用度增加。可以推测他达拉非也能导致口服应用的叔丁喘宁生物利用度增加，但是这种临床效应目前尚不清楚。

9. 在临床药理学试验中，把他达拉非（10mg）与茶碱（一种非选择性的磷酸二酯酶抑制剂）一起应用，没有发现药代动力学上的相互作用。唯一的药代动力学的影响就是使心率轻微增加（3.5 次/分）。尽管这种效应很小并且在这个临床试验中没有显著意义，在联用时仍应予以考虑。

10. 尚未进行他达拉非与降糖药的联合应用时的相互作用的研究。

【规格】片剂：20mg。

西地那非
Sildenafil

【其他名称】万艾可。

【药理作用】西地那非是高度选择性磷酸二酯酶 5（PDE5）抑制剂，PDE5 在阴茎海绵体中高度表达，而在其他组织中（包括血小板、血管和内

脏平滑肌、骨骼肌）表达低下。西地那非通过选择性抑制 PDE5，增强氧化亚氮（NO）释放，升高 cGMP 水平而导致阴茎海绵体平滑肌松弛，使勃起功能障碍患者对性刺激产生自然的勃起反应。勃起反应一般随西地那非剂量和血浆浓度的增加而增强。试验显示，药效可持续至 4 小时，但反应较 2 小时时弱。

【适应证】治疗男性阴茎勃起功能障碍。

【用法用量】对大多数患者，推荐剂量为 50mg，在性活动前约 1 小时服用；但在性活动前 0.5～4 小时内的任何时候服用均可。基于药效和耐受性，剂量可增加至 100mg（最大推荐剂量）或降低至 25mg。每日最多服用 1 次。

下列因素与血浆西地那非水平（AUC）增加有关：年龄 65 岁以上（增加 40%）、肝脏受损（如肝硬化，增加 80%）、重度肾损害（肌酐清除率 < 30ml/min，增加 100%）、同时服用强效 CYP 3A4 抑制剂（酮康唑、伊曲康唑增加 200%，红霉素增加 182%，saquinavir 增加 210%）。由于血浆水平较高可能同时增加药效和不良事件发生率，故这些患者的起始剂量以 25mg 为宜。

【不良反应】

1. 常见的副作用是头痛、面部潮红、消化不良，但一般都不会很严重，很快消失。

2. 比较不常见的副作用包括暂时性视觉色彩改变（如无法区别蓝色和绿色物体或看这类物品有蓝色色晕）、眼睛对光敏感度增加、视物模糊。

【禁忌】

1. 应用任何形式的硝酸酯类药物的患者，无论是规律或间断应用，均为禁忌证。

2. 对西地那非中任何成分过敏的患者禁用。

【注意事项】

1. 如果西地那非与硝酸类药物混服，可能会使患者血压降低，导致生命危险。

2. 服用西地那非不应同时饮酒，饮酒会严重减轻西地那非的勃起功效。

3. 初次使用，半粒即可。

4. 西地那非为成人使用，未满 18 岁的非成人不得使用。

【药物相互作用】

1. 本品代谢主要通过 CYP 3A4（主要途径）和 2C9（次要途径），故这些同工酶的抑制剂会降低西地那非的清除。

当与 CYP 3A4 抑制剂（如酮康唑、红霉素、西咪替丁）合用时，西地那非的清除率降低。可

预测同时服用 CYP 3A4 的诱导剂（如利福平）将降低血浆西地那非水平。

2. 单剂抗酸药（氢氧化铝/氢氧化镁）对本品生物利用度没有影响；CYP 2C9 抑制剂（如甲苯磺丁脲、华法林）、CYP 2D6 抑制剂（如选择性 5-羟色胺再摄取抑制剂、三环抗抑郁药）、噻嗪类药物及噻嗪类利尿剂、血管紧张素转化酶抑制剂、钙通道阻滞剂等，对西地那非的药代动力学没有影响。

3. 袢利尿剂和保钾利尿剂可使西地那非活性代谢产物（N-去甲基西地那非）的 AUC 增加 62%，而非选择性 β 受体阻滞剂使其增加 102%。这些对西地那非代谢产物的影响不会引起临床变化。

4. 本品是 CYP 1A2、2C9、2C19、2D6、2E1 和 3A4（IC50 > 150μM）的弱抑制剂。由于服用推荐剂量西地那非后其血浆峰浓度约为 1μM，故西地那非不会改变这些同工酶作用底物的清除。

5. 高血压患者同时服用西地那非（100mg）和氨氯地平 5mg 或 10mg，仰卧位收缩压平均进一步降低 8mmHg，舒张压平均进一步降低 7mmHg。

6. 未发现经 CYP 2C9 代谢的甲苯磺丁脲（250mg）和华法林（40mg）与西地那非有明显的相互作用。

7. 西地那非（50mg）不增加阿司匹林（150mg）所致的出血时间延长。

8. 西地那非（100mg）不影响 HIV 蛋白酶抑制剂 saquinavir、ritonavir 稳态时的药代动力学，后二者都是 CYP 3A4 的底物。

【规格】片剂：25mg；50mg；100mg。

达泊西汀
Dapoxetine

【其他名称】必利劲。

【药理作用】达泊西汀是一种选择性 5-羟色胺再吸收抑制剂。早泄可能是大脑性欲中心反应性过高所致，导致男性过早地射精。而大脑性欲中心存在着 5-羟色胺和多巴胺之类的化学物质，它们能传导强烈的射精冲动，而达泊西汀能干扰上述化学物质，达到延迟射精时间的目的。

【适应证】治疗男性早泄和勃起功能障碍，98% 以上的人会自然提高勃起质量、勃起次数、勃起硬度，延长勃起时间，增加男女性爱高潮。

【用法用量】房事前 20～30 分钟口服，每次 1 粒，可不定日服用。空腹服用（尤其避免与高脂食物同服）效果更佳，使用前勿喝茶。使用者在具有性刺激状态下使用效果才显著。

【不良反应】其副作用主要是轻度头痛、恶心，不过这些副作用都是暂时的，很快会消失。

【禁忌】

1. 少年、儿童及孕妇禁用。

2. 对本品过敏者禁用。

【规格】片剂：30mg；60mg。

第九章　妇产科用药

子宫收缩药

麦角新碱
Ergometrine

【其他名称】马来酸麦角新碱。

【药理作用】本品直接作用于子宫平滑肌，增强子宫平滑肌收缩，对子宫体和子宫颈都有很强的收缩作用，作用强而持久。大剂量可使子宫肌强直收缩，能使胎盘种植处子宫肌内血管受到压迫而止血。妊娠子宫比未妊娠子宫对本品敏感，妊娠后期最为敏感。

【适应证】主要用于产后或流产后预防和治疗由于子宫收缩无力或缩复不良所致的子宫出血。可用于产后子宫复原不全，以加速子宫复原。

【用法用量】

1. 口服给药：一次 0.2～0.4mg，一日 2～4 次，至子宫收缩满意和流血明显减少为止。

2. 舌下含服：同口服给药。

3. 肌肉注射：一次 0.2mg，必要时可每隔 2～4 小时重复注射 1 次，最多 5 次。

4. 静脉注射：同肌肉注射。静脉注射时需稀释后缓慢注入，注射时间至少 1 分钟。

【不良反应】由于产后或流产后子宫出血的用药时间较短，药物的不良反应较其他麦角生物碱少见。静脉给药时可出现头痛、头晕、耳鸣、恶心、呕吐、腹痛、胸痛、心悸、呼吸困难、心动过缓；也有可能突然发生严重高血压，在静注较快时尤易出现。不能耐受其他麦角制剂的患者，同样也不能耐受本品。

【禁忌】

1. 在胎儿娩出前禁用本品（因可能发生子宫强直收缩，以致胎儿缺氧或颅内出血）。

2. 在胎盘未剥离娩出前不应用本品，否则可使胎盘嵌留宫腔内。

【注意事项】

1. 如患者存在低钙血症，应用本品时，其效应减弱，应谨慎静注钙盐，以恢复宫缩。

2. 以下情况应慎用：①冠心病患者（因血管痉挛时可造成心绞痛或心肌梗死）。②肝功能损害者。③肾功能损害者。④脓毒血症患者。⑤严重高血压患者，包括妊娠高血压综合征。⑥闭塞性周围血管病患者。⑦有感染者。

3. FDA 对本药的妊娠安全性分级为 X 级。

【药物相互作用】

1. 本品应避免与其他麦角碱同用。

2. 不应与血管收缩药（包括含血管收缩药的局麻药）同用。

3. 与升压药同用，有出现严重高血压甚至脑血管破裂的危险。

4. 应用本品时勿用洋地黄。

【规格】片剂：0.2mg；0.5mg。注射液：1ml：0.2mg；2ml：0.5mg；1ml：0.5mg。

缩宫素
Oxytocin

【其他名称】奥赛托星、催产素。

【药理作用】本品的药理作用与天然催产素相同，能直接兴奋子宫平滑肌，刺激其节律性收缩，增加频率并提高肌张力。

本品通过作用于子宫肌层中特殊的催产素受体，增加细胞内钙离子而促进子宫体平滑肌收缩，而对子宫颈的收缩作用较小。其收缩的强度和性质，取决于子宫的生理状态、用药剂量及个体差异。妊娠早期子宫对催产素不敏感，其敏感程度在妊娠过程中逐渐增加。自孕 30 周开始，由于胎盘所分泌的雌激素可促进子宫对催产素的敏感性以及催产素酶的含量逐渐减少，子宫对本品的反应逐渐增强，到孕 36 周以后，仅需少量本品即可引起强烈收缩，到临产时达最高峰，此时催产素受体浓度是非妊娠期子宫的 100 倍。但是孕妇对所用本品剂量的反应个体差异很大。

此外，本品还可通过作用于乳腺腺泡周围的平滑肌上皮细胞，刺激乳腺的平滑肌收缩，有助于乳汁自乳房排出，但并不增加乳腺的乳汁分泌量。值得注意的是，由于催产素与神经垂体的加压抗利尿素结构仅有两个氨基酸不同，所以大量应用本品时，可出现血压升高及抗利尿效应。

【适应证】

1. 用于引产、催产、产后及流产后因宫缩无力或缩复不良而引起的子宫出血。

2. 通过催产素激惹试验了解胎盘储备功能。

3. 经鼻给药可促使排乳（仅用于协助产后一周分泌的初乳排出）。

【用法用量】

1. 静脉滴注

（1）引产或催产：一次 2.5～5U，用氯化钠注射液稀释至每 1ml 中含有 0.01U。静脉滴注开始时每分钟不超过 0.001～0.002U，每 15～30 分钟增加 0.001～0.002U，直至宫缩与正常分娩时相似。最快每分钟 0.02U，通常为每分钟 0.002～0.005U。

（2）产后出血：每分钟静脉滴注 0.02～0.04U，胎盘排出后可肌肉注射 5～10U。

（3）不全流产或难免流产：参见"肌肉注射"项。

（4）催产素激惹试验：试验剂量同引产，用稀释后的缩宫素作静脉滴注，直到 10 分钟内出现 3 次有效的宫缩。此时注意胎心变化，若为阴性说明胎儿耐受力好，阳性者则应分析原因，尽早结束分娩。

2. 肌肉注射

（1）不全流产或难免流产：立即肌注 10U，必要时 30 分钟后重复，亦可静滴给药。

（2）子宫出血：一次 5～10U。极量为一次 20U。

（3）产后出血：参见"静脉滴注"项。

3. 经鼻给药

（1）滴鼻液：用于催乳，在哺乳前 2～3 分钟，用滴鼻液滴入一侧或两侧鼻孔内，一次 3 滴。

（2）鼻喷雾剂：用于催乳，在哺乳前 2～3 分钟，采用坐姿，向两侧鼻孔各喷入本品 1 次。

【不良反应】

1. 母体可出现下列不良反应：过敏、心率增快或心律失常（室性期前收缩）、恶心、呕吐。大剂量应用时可引起高血压或水滞留。骶管阻滞时应用本品，可发生严重的高血压，甚至脑血管破裂。

2. 胎儿可由于宫缩过强引起宫内缺氧、窒息，甚至死亡。

【禁忌】

1. 对本药过敏者禁用。

2. 明显头盆不称及胎位异常者禁用。

3. 脐带先露或脱垂者禁用。

4. 严重的妊娠高血压综合征患者禁用。

5. 出现胎儿窘迫者禁用。

6. 宫缩过强者禁用。

7. 产前出血（包括胎盘早剥）者禁用。

8. 子宫收缩乏力长期用药无效者禁用。

9. 产道受阻者禁用。

10. 多胎妊娠者禁用。

11. 子宫过大（包括羊水过多）者禁用。

12. 疤痕子宫或有剖宫产史、子宫肌瘤剔除术史者禁用。

13. 骨盆狭窄或畸形者禁用。

14. 完全性前置胎盘者禁用。

15. 前置血管者禁用。

16. 需要立即手术的产科急症患者禁用。

17. 孕妇禁用本品鼻喷雾剂禁用。

【注意事项】

1. 用于催产时必须指征明确，以免产妇和胎儿发生危险。

2. 本品用于引产或催产时，应在医院有适当监护条件下稀释后静脉滴注给药，不可肌肉注射。因肌肉注射时用量难以调节，可造成子宫收缩过强及胎儿窘迫。必须严密监护，并遵照正确使用方法。

3. 静脉滴注时可使用滴速调节器控制用量，滴速应根据患者的宫缩情况而定。

4. 当出现宫缩过强或胎儿窘迫时必须立即停药。

5. 静脉滴注时如出现胎儿心率明显下降，则表示子宫胎盘储备不足，应结束分娩。

6. 不能同时多途径给药及并用多种宫缩药。其他宫缩药与本品同时用时，可使子宫张力过高，有引起子宫破裂和（或）宫颈撕裂的危险。

7. 遇子宫收缩乏力时，给药时间不宜超过 6～8 小时。

8. 以下情况应慎用：①心脏病患者。②临界性头盆不称者。③有宫腔内感染史者。④宫颈曾经手术治疗者。⑤宫颈癌患者。⑥早产者。⑦胎头未衔接者。⑧超过 35 岁的孕妇。⑨有伴损伤的难产史者。⑩部分性前置胎盘者。⑪胎先露异常者。⑫多胎经产妇。⑬高渗盐水中止妊娠的流产者。

9. FDA 对本药的妊娠安全性分级为 X 级。

【药物相互作用】

1. 与麦角制剂、麦角新碱合用时，有增加子宫收缩作用。

2. 与肾上腺素、硫喷妥钠、乙醚、氟烷、吗啡等同用时，会减弱子宫收缩作用。恩氟烷浓度大于 1.5%、氟烷浓度大于 1% 吸入全麻时，子宫对本品的效应减弱。恩氟烷浓度大于 3% 可使本品的效应消失，并可导致子宫出血。

3. 环丙烷等碳氢化合物吸入全麻时，使用本品可导致产妇出现低血压、窦性心动过缓和（或）房室结性心律失常。

【规格】注射液：0.5ml：2.5U；1ml：5U；1ml：10U。滴鼻液：1ml：40U。鼻喷雾剂：5ml：200U（每喷 0.1ml，相当于 4U）。

卡前列甲酯
Carboprost Methylate

【其他名称】卡波前列甲酯、卡波前列素甲酯、卡前列素甲酯、卡孕。

【药理作用】本品是卡前列素的甲酯，阴道给药具有直接刺激子宫平滑肌收缩和扩张宫颈作用。

本品对子宫的兴奋作用与子宫的状态和激素水平等有关，妊娠中期和分娩时，子宫对本品敏感，兴奋作用强。因前列腺素（PG）可使胶原分解酶活性增加，使胶原纤维分解，胶原束间隙扩大，从而使宫颈松弛、软化而变短。基于上述兴奋子宫及软化宫颈的作用，使胎儿、胎盘受损，继发血中孕酮水平下降以及子宫内源性前列腺素合成增加，从而引起类似正常分娩时子宫的高频率、高幅度收缩，达流产和引产的目的。

【适应证】

1. 用于终止早期或中期妊娠，比较适合高危妊娠（如有多次人工流产史、子宫畸形、剖宫产后以及哺乳期妊娠）者或对手术流产有恐惧心理者。本品不宜单独使用，须与米非司酮等序贯用药。

2. 用于扩张宫颈，用于早期人工流产和终止 12～14 周妊娠钳刮术前。

3. 预防和治疗宫缩迟缓所引起的产后出血。

【用法用量】除产后出血外，一般将本品放置于阴道后穹隆处。

1. 抗早孕

（1）与米非司酮联合用药：在空腹或进食 2 小时后服米非司酮片，服药后禁食 2 小时，适用于停经 49 日内的健康早孕妇女。具体用法如下：①第 1 日服米非司酮片 200mg，第 3 日放置本品 1mg。②第 1 日开始服米非司酮片，一次 25～50mg，一日 2 次（每 12 小时 1 次），连服 2～3 日，总量 150mg，第 3～4 日放置本品 1mg。③首剂服米非司酮片 50mg，当晚再服 25mg，以后每隔 12 小时服 25mg，第 3 日晨服 25mg 米非司酮片后 1 小时放置本品 1mg。

（2）与丙酸睾酮联合用药：第 1 日开始肌肉注射丙酸睾酮 100mg，连用 3 日，总量为 300mg，第 4 日放置本品 1mg，2～3 小时后重复 1mg，直至流产（平均用量约为 4mg）。最多使用本品 5mg。

2. 中期引产

（1）单用本品：一次 1mg，2～3 小时重复 1mg，直至流产（平均用量约为 6mg）。

（2）与米非司酮联用：先口服米非司酮一日 100mg，连用 2 日，第 3 日开始放置本品 1mg，每 3 小时 1 次，当宫口已开大并建立规律宫缩，可停止给药。

3. 产后出血：于胎儿娩出后，立即带无菌手套，将本品 0.5～1mg 贴附于阴道前壁上 1/3 处，约 2 分钟。

【不良反应】

1. 主要为恶心、呕吐、腹泻、腹痛等胃肠反应，但较天然前列腺素轻。停药后上述反应即可消失。

2. 少数孕妇宫缩强，宫口扩张不良，可导致宫颈、阴道破裂伤。

【禁忌】

1. 对本药过敏者禁用。

2. 胎膜已破者禁用。

3. 前置胎盘者禁用。

4. 带宫内节育器妊娠者禁用。

5. 急性盆腔感染者禁用。

6. 严重哮喘或严重过敏体质者禁用。

7. 宫外孕者禁用。

8. 足月引产者禁用。

【注意事项】

1. 单独用本品抗早孕，完全流产率较低，用药量较大，胃肠道不良反应较重，因此目前本品多与抗孕激素米非司酮或丙酸睾酮联合序贯用药，可显著提高完全流产率，并减少用药量，减轻胃肠不良反应，但妊娠停经时间不能超过 49 日。

2. 用于抗早孕时，给药后须卧床休息 2 小时，门诊观察 6 小时。多数孕妇在用药后 6 小时内能排出绒毛膜和胚囊，少数在用药后 1 周内排出妊娠物。

3. 用药后应监测宫缩和产程进展，密切观察有无出血情况、妊娠物排出情况和不良反应。如同时使用其他宫缩药或缩宫素，可使宫缩过强或张力过大，使子宫破裂或宫颈撕裂，尤其当宫颈扩张不全时更易发生，须严密监护。

4. 使用本品时加用复方地芬诺酯片可明显减轻胃肠道不良反应。如发生不可耐受性呕吐、腹痛或阴道大出血，应立即停用。

5. 对用药后流产不全或继续妊娠者应及时处理。对不完全流产引起大出血或绒毛膜排出后阴道流血时间长者，应行刮宫术或做其他必要的处理。

6. 避免用手直接接触无包装的栓剂，以免通过皮肤吸收。

7. 以下情况应慎用：①有贫血史者。②有哮喘史者。③活动性肺病患者。④有癫痫病史者。⑤有心血管病史（尤其是高血压）者。⑥有糖尿病史者。⑦青光眼患者。⑧有肝、肾病史者。⑨胃溃疡或胃肠功能紊乱者。⑩宫颈硬化、子宫纤维瘤、宫颈炎、阴道炎等妇科疾病患者。⑪有子宫手术史者。

【规格】栓剂：0.5mg；1mg.

第十章 血液系统药物

1 促凝血药

氨甲苯酸
Aminomethylbenzoic Acid

【其他名称】对氨甲基苯甲酸、对羧基苄胺、抗血纤溶芳酸、止血芳酸、止血芬酸。

【药理作用】纤溶酶是一种肽链内切酶，在中性环境中能裂解纤维蛋白（原）的精氨酸和赖氨酸肽链，形成纤维蛋白降解产物，并引起凝血块溶解出血。纤溶酶原通过其分子结构中的赖氨酸结合部位而特异性地吸附在纤维蛋白上，赖氨酸则可以竞争性地阻抑这种吸附作用，减少纤溶酶原的吸附率，从而减少纤溶酶原的激活程度，以减少出血。本品的立体构型与赖氨酸（1，5－二氨基己酸）相似，能竞争性阻抑纤溶酶原吸附在纤维蛋白网上，从而防止其激活，保护纤维蛋白不被纤溶酶降解而达到止血作用。

【适应证】本品主要用于因原发性纤维蛋白溶解过度所引起的出血，包括急性和慢性、局限性或全身性的高纤溶出血，后者常见于癌肿、白血病、妇产科意外、严重肝病出血等。

【用法用量】

1. 成人：口服：一次 0.25～0.5g，一日 2～3 次，一日最大量为 2g。静脉注射或滴注：一次 0.1～0.3g，一日不超过 0.6g。

2. 儿童：静脉注射，一次 100mg，用 5% 葡萄糖注射液或 0.9% 氯化钠注射液 10～20ml 稀释后缓慢注射。

【不良反应】不良反应极少见，长期应用未见血栓形成，偶有头昏、头痛、腹部不适。

【注意事项】

1. 对应用本品患者要注意血栓形成并发症的可能性。对于有血栓形成倾向者（如急性心肌梗死）宜慎用。

2. 本品一般不单独用于弥散性血管内凝血所致的继发性纤溶性出血，以防进一步血栓形成，

影响脏器功能，特别是急性肾衰竭。如有必要，应在肝素化的基础上应用本品。

3. 如与其他凝血因子（如因子 IX）等合用，应警惕血栓形成。一般认为在凝血因子使用后 8 小时再用本品较为妥善。

4. 由于本品可导致继发肾盂和输尿管凝血块阻塞，血友病或肾盂实质病变发生大量血尿时要慎用。

5. 宫内死胎所致低纤维蛋白原血症出血，肝素治疗较本品安全。

6. 慢性肾功能不全时用量酌减，给药后尿液浓度常较高。治疗前列腺手术出血时，用量也应减少。

【药物相互作用】

1. 与青霉素或尿激酶等溶栓剂有配伍禁忌。

2. 口服避孕药、雌激素或凝血酶原复合物浓缩剂与本品合用，有增加血栓形成的危险。

【规格】片剂：0.125g；0.25g。注射剂：5ml：5mg；10ml：10mg；50ml：50mg；10ml：100mg。注射用氨甲苯酸：0.1g。

氨甲环酸
Tranexamic Acid

【其他名称】氨甲磺酸、抗血纤溶环酸、凝血酸、止血环酸。

【药理作用】纤溶酶是一种肽链内切酶，在中性环境中能裂解纤维蛋白（原）的精氨酸和赖氨酸肽链，形成纤维蛋白降解产物，并引起凝血块溶解出血。纤溶酶原通过其分子结构中的赖氨酸结合部位而特异性地吸附在纤维蛋白上，赖氨酸则可以竞争性地阻抑这种吸附作用，减少纤溶酶原的吸附率，从而减少纤溶酶原的激活程度，以减少出血。本品的化学结构与赖氨酸（1，5－二氨基己酸）相似，因此也能竞争性阻抑纤溶酶原在纤维蛋白上吸附，从而防止其激活，保护纤维蛋白不被纤溶酶所降解和溶解，最终达到止血效果。本品尚能直接抑制纤溶酶活力，减少纤溶

激活补体的作用，从而达到防止遗传性血管神经性水肿的发生。

【适应证】

1. 本品主要用于急性或慢性、局限性或全身性原发性纤维蛋白溶解亢进所致的各种出血。弥散性血管内凝血所致的继发性高纤溶状态，在未肝素化前，一般不用本品。

2. 用于前列腺、尿道、肺、脑、子宫、肾上腺、甲状腺等富有纤溶酶原激活物脏器的外伤或手术出血。

3. 用作组织型纤溶酶原激活物（t－PA）、链激酶及尿激酶的拮抗物。

4. 用于人工流产、胎盘早期剥落、死胎和羊水栓塞引起的纤溶性出血，以及病理性宫腔内局部纤溶性增高的月经过多症。

5. 中枢神经病变轻症出血，如蛛网膜下腔出血和颅内动脉瘤出血，应用本品止血优于其他抗纤溶药，但必须注意并发脑水肿或脑梗死的危险性，至于重症有手术指征患者，本品仅可作辅助用药。

6. 用于治疗遗传性血管神经性水肿，可减少其发作次数和严重程度。

7. 血友病患者发生活动性出血，可联合应用本药。

8. 用于防止或减轻因子Ⅷ或因子Ⅸ缺乏的血友病患者拔牙或口腔手术后的出血。

【用法用量】

1. 口服：一次 1～1.5g，一日 2～4 次。为防止手术前后出血，可参考上述剂量，为治疗原发性纤维蛋白溶解所致出血，剂量可酌情加大。

2. 静脉注射或滴注：一次 0.25～0.5g，一日 0.75～2g。静脉注射以 25% 葡萄糖注射液稀释，静脉滴注以 5%～10% 葡萄糖注射液稀释。为防止手术前后出血，可参考上述剂量。治疗原发性纤维蛋白溶解所致出血时，剂量可酌情加大。

【不良反应】本品不良反应较 6－氨基己酸为少。

1. 偶有药物过量所致颅内血栓形成和出血。

2. 可有腹泻、恶心及呕吐。

3. 较少见的有经期不适（经期血液凝固所致）。

4. 由于本品可进入脑脊液，注射后可有视力模糊、头痛、头晕、疲乏等中枢神经系统症状，特别与注射速度有关，但很少见。

【注意事项】

1. 以下情况需慎用：①有血栓形成倾向者（如急性心肌梗死）。②血友病或肾盂实质病变发生大量血尿者。

2. 本品与其他凝血因子（如因子Ⅸ）等合用，应警惕血栓形成。一般认为在凝血因子使用后 8 小时再用本品较为妥当。

3. 本品一般不单独用于弥散性血管内凝血所致的继发性纤溶性出血，以防进一步血栓形成，影响脏器功能，特别是急性肾衰竭时。如有必要，应在肝素化的基础上应用本品。

4. 宫内死胎所致的低纤维蛋白原血症出血，肝素治疗较本品安全。

5. 慢性肾功能不全时，本品用量应酌减，因给药后尿液中药物浓度常较高。

6. 治疗前列腺手术出血时，本品用量应减少。

7. 本品与青霉素或输注血液有配伍禁忌。

8. 必须持续应用本品较久者，应做眼科检查监护（例如视力测验、视觉、视野和眼底）。

9. FDA 对本药的妊娠安全性分级为 B 级。

【药物相互作用】口服避孕药、雌激素或凝血酶原复合物浓缩剂与本品合用，有增加血栓形成的危险。

【规　格】片剂：0.125g；0.25g。胶囊剂：0.25g。注射液：2ml：0.1g；2ml：0.2g；5ml：0.25g；5ml：0.5g。注射用氨甲环酸：0.2g；0.25g；0.4g；1g。

氨基己酸
Aminocaproic Acid

【其他名称】6－氨基己酸、ε－氨基己酸。

【药理作用】本品是抗纤维蛋白溶解药。纤维蛋白原通过其分子结构中的赖氨酸结合部位特异性地与纤维蛋白结合，然后在激活物作用下变为纤溶酶，该酶能裂解纤维蛋白中精氨酸和赖氨酸肽链，形成纤维蛋白降解产物，使血凝块溶解。本品能阻抑纤溶酶原与纤维蛋白结合，防止其激活，从而抑制纤维蛋白溶解，高浓度则直接抑制纤溶酶活力，达到止血效果。

【适应证】适用于预防及治疗血纤维蛋白溶解亢进引起的各种出血。

1. 用于前列腺、尿道、肺、肝、胰、脑、子宫、肾上腺、甲状腺等富有纤溶酶原激活物脏器的外伤或手术出血，组织纤溶酶原激活物（t－

PA)、链激酶或尿激酶过量引起的出血。

2. 用于弥漫性血管内凝血（DIC）晚期，以防继发性纤溶亢进症。

3. 可作为血友病患者拔牙或口腔手术后出血或月经过多的辅助治疗。

4. 可用于上消化道出血、咯血、原发性血小板减少性紫癜和白血病等各种出血的对症治疗，对一般慢性渗血效果显著；对凝血功能异常引起的出血疗效差；对严重出血、伤口大量出血及癌肿出血等无止血作用。

5. 局部应用：0.5% 溶液冲洗膀胱用于术后膀胱出血；拔牙后可用 10% 溶液漱口和蘸药的棉球填塞伤口；亦可用 5% ~ 10% 溶液纱布浸泡后敷贴伤口。

【用法用量】

1. 口服：每次 2g，每日 3 ~ 4 次，依病情用 7 ~ 10 日或更久。儿童：每次 0.1g/kg，每日 3 ~ 4 次，依病情服用 7 ~ 10 日或更久。

2. 静脉滴注：因本品排泄快，需持续给药才能维持有效浓度，故一般皆用静脉滴注法。本品在体内的有效抑制纤维蛋白溶解的浓度至少为 130mg/ml。对外科手术出血或内科大量出血者，迅速止血，要求迅速达到上述血药浓度。初量可取 4 ~ 6g（20% 溶液）溶于 100ml 生理盐水或 5% ~ 10% 葡萄糖注射液中，于 15 ~ 30 分钟滴完。持续剂量为每小时 1g，可口服也可注射。维持 12 ~ 24 小时或更久，依病情而定。

【不良反应】

1. 本药有一定的副作用，剂量增大，不良反应增多，症状加重，而且药效维持时间较短，现已逐渐少用。

2. 常见的不良反应为恶心、呕吐和腹泻，其次为眩晕、瘙痒、头晕、耳鸣、全身不适、鼻塞、皮疹、红斑、不泄精等。当每日剂量超过 16g 时，尤易发生。快速静注可出现低血压、心动过速、心律失常，少数人可发生惊厥及心脏或肝脏损害。大剂量或疗程超过 4 周可产生肌痛、软弱、疲劳、肌红蛋白尿甚至肾衰竭等，停药后可缓解恢复。

【禁忌】有血栓形成倾向或过去有血管栓塞史者禁用。

【注意事项】

1. 本品排泄快，需持续给药，否则难以维持稳定的有效血浓度。

2. 有报道认为本品与肝素并用可解决纤溶与弥漫性血管内凝血（DIC）同时存在的矛盾。相反的意见则认为两者并用有拮抗作用，疗效不如单独应用肝素者。近来认为，两者的使用应根据病情及化验检查结果决定。在 DIC 早期，血液呈高凝趋势，继发性纤溶尚未发生，不应使用抗纤溶药。DIC 进入低凝期并有继发性纤溶时，肝素与抗纤溶药可考虑并用。

3. 链激酶或尿激酶的作用可被氨基己酸对抗，故前者过量时亦可使用氨基己酸对抗。

4. 本品不能阻止小动脉出血，术中有活动性动脉出血，仍需结扎止血。

5. 使用避孕药或雌激素的妇女，服用氨基己酸时可增加血栓形成的倾向。

6. 本品静脉注射过快可引起明显血压降低、心动过速和心律失常。

7. 因本品易形成血栓和心、肝、肾功能损害，孕妇慎用。

8. 本品使用过量在机体组织中的浓度与毒理的关系不详。血液透析或腹膜透析可清除本品。

9. 本品即刻止血作用较差，对急性大出血宜与其他止血药物配伍应用。

10. 本品从尿排泄快，尿浓度高，能抑制尿激酶的纤溶作用，可形成血凝块，阻塞尿路。因此，泌尿科术后有血尿的患者应慎用。

【药物相互作用】本品不宜与止血敏混合注射。

【规格】片剂：0.5g。注射液：10ml：1g；10ml：2g；20ml：4g。氨基己酸氯化钠注射液：100ml（氨基己酸 4g、氯化钠 0.9g）。

亚硫酸氢钠甲萘醌
Menadione Sodium Bisulfite

【其他名称】甲萘醌亚硫酸氢钠、维生素 K_3。

【药理作用】本品为维生素类药。维生素 K 是肝脏合成因子 II、VII、IX、X 所必需的物质。维生素 K 缺乏可引起这些凝血因子合成障碍或异常，临床可见出血倾向和凝血酶原时间延长。

【适应证】用于维生素 K 缺乏所引起的出血性疾病，如新生儿出血、肠道吸收不良所致维生素 K 缺乏及低凝血酶原血症等。

【用法用量】

1. 口服：一次 2 ~ 4mg，一日 6 ~ 12mg。

2. 肌肉注射：①止血：一次 2 ~ 4mg，一日

4～8mg；防止新生儿出血可在产前 1 周给孕妇肌肉注射，一日 2 ～ 4mg。② 解痉止痛：一次 8～16mg。

【不良反应】

1. 注射时局部可见红肿和疼痛。

2. 较大剂量可致新生儿、早产儿溶血性贫血、高胆红素血症及黄疸。在红细胞葡萄糖－6－磷酸脱氢酶缺乏症患者可诱发急性溶血性贫血。

3. 大剂量使用可致肝损害。肝功不全患者可改用维生素 K_1。

【注意事项】

1. 维生素 K 有过敏反应的危险。

2. 当患者因维生素 K 依赖因子缺乏而发生严重出血时，短期应用常不足以即刻生效，可先静脉输注凝血酶原复合物、血浆或新鲜血。

3. 用于纠正口服抗凝剂引起的低凝血酶原血症时，应先试用最小有效剂量，通过凝血酶原时间测定再予以调整；过量的维生素 K 可给以后持续的抗凝治疗带来困难。

4. 肝硬化或晚期肝病患者出血以及肝素所至出血使用本品无效。

【药物相互作用】

1. 口服抗凝剂如双香豆素类可干扰维生素 K 代谢，两药同用，作用相互抵消。

2. 较大剂量水杨酸类、磺胺药、奎宁、奎尼丁等也可影响维生素 K 效应。

3. 肌肉注射给药时，如遇碱性药物或还原剂可使本药失效。

【规格】 片剂：2mg；4mg。注射液：1ml：2mg；1ml：4mg。

甲萘氢醌
Menadiol

【其他名称】凝血维生素四、维生素 K_4、乙酰甲萘醌、乙酰甲萘氢醌。

【药理作用】维生素 K 是肝脏合成凝血因子 Ⅱ、Ⅶ、Ⅸ和Ⅹ所必需的物质，维生素 K 缺乏可引起这些凝血因子合成障碍，临床可见出血倾向及凝血酶原时间延长。

【适应证】主要适用于维生素 K 缺乏所致的凝血障碍性疾病。

【用法用量】

1. 口服：一次 2～4mg，一日 3 次。

2. 肌肉或皮下注射：一次 5～15mg，一日 1～2 次。儿童一次 5～10mg，一日 1～2 次。

【不良反应】

1. 口服后可引起恶心、呕吐等胃肠道反应。

2. 静脉给药偶可出现过敏样反应，如皮疹、荨麻疹、面部潮红、注射部位疼痛或肿胀等。

3. 本药有引起肝毒性危险。新生儿或早产儿由于肝酶系统不成熟且排泄功能不良，使用本药剂量过大易出现高胆红素血症、胆红素脑病、溶血性贫血。

【注意事项】

1. 下列情况应用时应注意：①葡萄糖－6－磷酸脱氢酶缺陷者，补给维生素 K 时应特别谨慎。②肝功能损害时，维生素 K 的疗效不明显，凝血酶原时间极少恢复正常，如盲目使用大量维生素 K 治疗，反而加重肝脏损害。③肝素引起的出血倾向及凝血酶原时间延长，用维生素 K 治疗无效。

2. 用药期间应定期测定凝血酶原时间以调整维生素 K 的用量及给药次数。

3. 当患者因维生素 K 依赖因子缺乏而发生严重出血时，维生素 K 往往来不及在短时间即生效，可先静脉输注凝血酶原复合物、血浆或新鲜血。

4. 肠道吸收不良患者，以采用注射途径给药为宜。

【药物相互作用】口服抗凝剂如双香豆素类可干扰维生素 K 的代谢。两药同用，作用相互抵消。水杨酸类、磺胺类、奎尼丁等也均可影响维生素 K 的效应。

【规格】 片剂：2mg；4mg；5mg。注射液：1ml：5mg；1ml：10mg。

维生素 K_1
Vitamin K_1

【其他名称】凝血维生素一、维他命 K_1、叶绿醌、叶萘醌、植萘醌、植物甲萘醌。

【药理作用】本品为维生素类药。维生素 K 是肝脏合成因子 Ⅱ、Ⅶ、Ⅸ、Ⅹ 所必需的物质。维生素 K 缺乏可引起这些凝血因子合成障碍或异常，临床可见出血倾向和凝血酶原时间延长。

【适应证】用于维生素 K 缺乏引起的出血，如梗阻性黄疸、胆瘘、慢性腹泻等所致出血，香豆素类、水杨酸钠等所致的低凝血酶原血症，新生儿出血以及长期应用广谱抗生素所致的体内维生素 K 缺乏。

【用法用量】

1. 口服：一次 10mg，一日 3 次。

2. 注射

（1）低凝血酶原血症：肌肉或皮下注射，每次 10mg，每日 1～2 次，24 小时内总量不超过 40mg。

（2）新生儿出血：预防：可于分娩前 12～24 小时给母亲肌注或缓慢静注 2～5mg。也可在新生儿出生后肌肉或皮下注射 0.5～1mg，8 小时后可重复。治疗：肌肉或皮下注射，每次 1mg，8 小时后可重复给药。

【不良反应】

1. 偶见过敏反应。

2. 静注过快，超过 5mg/min，可引起面部潮红、出汗、支气管痉挛、心动过速、低血压等，曾有快速静脉注射致死的报道。

3. 肌注可引起局部红肿和疼痛。

4. 新生儿应用本品后可能出现高胆红素血症、黄疸和溶血性贫血。

【禁忌】严重肝脏疾患或肝功不良者禁用。

【注意事项】

1. 有肝功能损伤的患者，本品的疗效不明显，盲目加量可加重肝损伤。

2. 本品对肝素引起的出血倾向无效。外伤出血无必要使用本品。

3. 本品用于静脉注射宜缓慢，给药速度不应超过 1mg/min。

4. 本品应避免冻结，如有油滴析出或分层则不宜使用，但可在避光条件下加热至 70℃～80℃，振摇并使其自然冷却，如澄明度正常则仍可继续使用。

5. 本品可通过胎盘，故对临产孕妇应尽量避免使用。

6. 药物大剂量或超剂量应用可加重肝损害。

【药物相互作用】

1. 本品与苯妥英钠混合 2 小时后可出现颗粒沉淀，与维生素 C、维生素 B_{12}、右旋糖酐混合易出现混浊。

2. 与双香豆素类口服抗凝剂合用，作用相互抵消。水杨酸类、磺胺、奎宁、奎尼丁等也影响维生素 K_1 的效果。

【规格】片剂：10mg。注射液：1ml：2mg；1ml：10mg。

鱼精蛋白
Protamine

【其他名称】硫酸鱼精蛋白。

【药理作用】本品具有强碱性基团，在体内可与强酸性的肝素结合，形成稳定的复合物，这种直接拮抗作用使肝素失去抗凝活性。肝素与抗凝血酶Ⅲ结合，加强其对凝血酶的抑制作用。个别试验证实，本品可分解肝素与抗凝血酶Ⅲ的结合，从而消除其抗凝作用。本品尚具有轻度抗凝血酶原激酶作用，但临床一般不用于对抗非肝素所致抗凝作用。

【适应证】抗肝素药。用于因注射肝素过量所引起的出血。

【用法用量】

1. 成人：静注。抗肝素过量，用量与最后 1 次肝素使用量相当（1mg 硫酸鱼精蛋白可中和 100U 肝素）。每次不超过 5ml（50mg）。一般以每分钟 0.5ml 的速度静注，在 10 分钟内注入量以不超过 50mg 为度。由于本品自身具有抗凝作用，因此 2 小时内（即本品作用有效持续时间内）不宜超过 100mg。除非另有确凿依据，不得加大剂量。

2. 儿童：静滴：抗自发性出血，每日 5～8mg/kg，分 2 次，间隔 6 小时，每次以 300～500ml 灭菌生理盐水稀释后使用，3 日后改用半量。一次用量不超 25mg。静注：抗肝素过量，用量与最后 1 次肝素使用量相当。一般用其 1% 溶液，每次不超过 2.5ml（25mg），缓慢静注。

【不良反应】

1. 本品可引起心动过缓、胸闷、呼吸困难及血压降低，大多因静注过快所致，系药物直接作用于心肌或周围血管扩张引起；也有肺动脉高压或高血压的报道。

2. 注射后有恶心呕吐、面红潮热及倦怠，如作用短暂，无须治疗。

3. 偶有过敏。

【禁忌】对本品过敏者禁用。

【注意事项】

1. 本品易破坏，口服无效。禁与碱性物质接触。

2. 静脉注射速度过快可致热感、皮肤发红、低血压、心动过缓等。

3. 注射器具不能带有碱性。

4. 本品过敏反应少，但对鱼类过敏者应用时应注意。

5. 有关孕妇及哺乳期妇女用本品的资料少，孕妇及哺乳期妇女慎用。

6. 使用本品不可过量，在短时间内用量不超过 100mg，因本品是一弱抗凝剂，可抑制凝血酶形成及其功能，过量可引起再度出血及其他不良反应。

【药物相互作用】碱性药物可使其失去活性。

【规格】注射液：5ml：50mg；10ml：100mg。注射用硫酸鱼精蛋白：50mg。

酚磺乙胺
Etamsylate

【其他名称】羧苄磺乙胺、止血定、止血敏。

【药理作用】本品能增强毛细血管抵抗力，降低毛细血管通透性，并能增强血小板聚集性和黏附性，促进血小板释放凝血活性物质，缩短凝血时间，达到止血效果。

【适应证】用于防治各种手术前后的出血，也可用于血小板功能不良、血管脆性增加而引起的出血，亦可用于呕血、尿血等。

【用法用量】

1. 口服：治疗出血，一次 0.5～1.5g，一日 3 次。儿童一次 10mg/kg，一日 3 次。

2. 注射

（1）肌肉注射或静脉注射：一次 0.25～0.5g，一日 0.5～1.5g。

（2）静脉滴注：一次 0.25～0.75g，一日 2～3 次，稀释后滴注。

预防手术后出血，术前 15～30 分钟静滴或肌注 0.25～0.5g，必要时 2 小时后再注射 0.25g。

【不良反应】本品毒性低，可有恶心、头痛、皮疹、暂时性低血压等，偶有静脉注射后发生过敏性休克的报道。

【注意事项】本品可与维生素 K 注射液混合使用，但不可与氨基己酸注射液混合使用。

【药物相互作用】右旋糖酐抑制血小板聚集，延长出血及凝血时间，理论上与本品呈拮抗作用。

【规格】片剂：0.25g；0.5g。注射液：2ml：0.25g；2ml：0.5g；5ml：0.5g；5ml：1g。注射用酚磺乙胺：0.5g；1g。

凝血酶
Thrombin

【药理作用】凝血酶能直接使血液中的纤维蛋白原转化为纤维蛋白，从而导致血液凝固。使血液凝固的速度与凝血酶溶液的浓度有关。当凝血障碍的主要原因是纤维蛋白原本身缺乏时，可能不产生血液凝固。

【适应证】用于手术中不易结扎的小血管止血、消化道出血及外伤出血等。

【用法用量】

1. 局部止血：用灭菌氯化钠注射液溶解成 50～200U/ml 的溶液喷雾或用本品干粉喷洒于创面。

2. 消化道止血：用生理盐水或温开水（不超 37℃）溶解成 10～100U/ml 的溶液，口服或局部灌注，也可根据出血部位及程度增减浓度、次数。

【不良反应】

1. 偶可致过敏反应，应及时停药。

2. 外科止血中应用本品曾有致低热反应的报道。

【禁忌】对本品过敏者禁用。

【注意事项】

1. 本品严禁注射。如误入血管可导致血栓形成、局部坏死危及生命。

2. 本品必须直接与创面接触，才能起止血作用。

3. 本品应新鲜配制使用。

4. 孕妇只在具有明显指征，病情必需时才能使用。

【药物相互作用】

1. 本品遇酸、碱、重金属发生反应而降效。

2. 为提高上消化道出血的止血效果，宜先服一定量制酸剂中和胃酸后口服本品，或同时静脉给予抑酸剂。

3. 本品还可用磷酸盐缓冲液（pH7.6）或冷牛奶溶解。如用阿拉伯胶、明胶、果糖胶、蜂蜜等配制成乳胶状溶液，可提高凝血酶的止血效果，并可适当减少本品用量。

【规格】凝血酶冻干粉：100U；200U；500U；1000U；2000U；5000U；10000U。

凝血酶原复合物
Prothrombin Complex

【其他名称】血浆凝血因子。

【药理作用】本品含有维生素 K 依赖的在肝脏合成的四种凝血因子Ⅱ、Ⅶ、Ⅸ、Ⅹ。维生素 K 缺乏和严重肝脏疾患均可造成这四个因子的缺乏，而上述任何一个因子的缺乏都可导致凝血障碍。输注本品能提高血液中凝血因子Ⅱ、Ⅶ、Ⅸ、Ⅹ 的浓度。

【适应证】本品主要用于治疗先天性和获得性凝血因子Ⅱ、Ⅶ、Ⅸ、Ⅹ缺乏症。

【用法用量】

1. 用法

（1）本品专供静脉输注，应在临床医师的严格监督下使用。

（2）用前应先将本品及其溶解液预温至 20℃ ~25℃，按瓶签标示量注入预温的溶解液，轻轻转动直至本品完全溶解（注意勿使产生很多泡沫）。

（3）溶解后用带有滤网装置的输血器进行静脉滴注。滴注速度开始要缓慢，15 分钟后稍加快滴注速度，一般在 30 ~60 分钟滴完。

（4）滴注时，医师要随时注意病人情况，若发现弥散性血管内凝血或血栓的临床症状和体征，要立即终止使用，并用肝素拮抗。

2. 用量　应根据病情及临床检验结果包括凝血试验指标等来决定给药量。

（1）使用剂量随因子缺乏程度而异，一般每千克体重输注 10 ~20U，以后凝血因子Ⅶ缺乏者每隔 6 ~8 小时，凝血因子Ⅸ缺乏者每隔 24 小时，凝血因子Ⅱ和凝血因子Ⅹ缺乏者每隔 24 ~ 48 小时，可酌情减少剂量输用，一般历时 2 ~3 天。

（2）在出血量较大或大手术时可根据病情适当增加剂量。

（3）凝血酶原时间延长患者如拟作脾切除者要先于手术前用药，术中和术后根据病情决定。

【不良反应】

1. 快速滴注时可引起发热、潮红、头痛等副反应，减缓或停止滴注，上述症状即可消失。

2. 偶有报道因大量输注导致弥散性血管内凝血（DIC）、深静脉血栓、肺栓塞或手术后血栓形成等。

【禁忌】在严格控制适应证的情况下，无已知禁忌证。

【注意事项】

1. 除肝病出血患者外，一般在用药前应确诊患者是缺乏凝血因子Ⅱ、Ⅶ、Ⅸ、Ⅹ 方能对症下药。

2. 本品不得用于静脉外的注射途径。

3. 瓶子破裂、过有效期、溶解后出现摇不散沉淀等不可使用。

4. 制品一旦开瓶应立即使用（一般不得超过 3 小时），未用完部分不能保留再用。

5. 药物过量有引起血栓的危险性。

【药物相互作用】不可与其他药物合用。

【规格】注射用凝血酶原复合物：200U；400U；2.5 万 U。

血凝酶
Hemocoagulase

【其他名称】凝血酵素、蛇毒血凝酶、蛇凝血、蛇凝血素酶。

【药理作用】由巴西矛头蝮蛇的蛇毒中分离提纯的血凝酶，不含神经毒素及其他毒素，其作用机制主要是因本品内含两种使血液凝固的酶，即类凝血酶和类凝血激酶。前者能促进出血部位的血小板聚集形成白色栓子（血小板血栓），而产生止血效应。后者和血液中的凝血激酶均依靠血小板第Ⅲ因子（磷脂）激活，促使凝血酶原变成凝血酶。也可活化因子Ⅴ，并影响因子Ⅹ，因而对血液产生凝血和止血的双重作用。

【适应证】用于需减少流血或止血的各种医疗情况下，如外科、内科、妇产科、眼科、耳鼻喉科、口腔科等临床科室的出血及出血性疾病。

手术前用药，可减少出血倾向，避免或减少手术及手术后出血。

【用法用量】静脉注射、肌肉注射，也可局部使用。

1. 儿童：每次 0.3 ~1kU。

2. 成人：每次 1 ~2kU，紧急情况下，立即静脉注射 1kU，同时肌肉注射 1kU。

3. 各类外科手术：手术前 1 小时肌肉注射 1kU，或手术前 15 分钟静脉注射 1kU。手术后每日肌肉注射 1kU，连用 3 天。

在用药期间，应注意观察病人的出、凝血时

间。应防止用药过量，否则疗效会下降。

【不良反应】不良反应发生率极低，偶见过敏样反应。如出现以上情况，可按一般抗过敏处理方法，给予抗组胺药或（和）糖皮质激素及对症治疗。

【禁忌】

1. 有血栓病史者禁用。

2. 对本品中任何成分过敏者禁用。

【注意事项】

1. 大、中动脉及大静脉受损的出血，必须首先用外科手术处理；弥漫性血管内凝血（DIC）导致的出血时慎用；血液中缺乏血小板或某些凝血因子时，宜在补充血小板、凝血因子或输注新鲜血液的基础上应用。

2. 尚无关于怀孕期的用药研究，故除非紧急情况，一般不予使用。孕期未超过 3 个月的妇女不宜使用；儿童可应用本品；老年人无特殊要求。

【药物相互作用】

1. 不能与无水乙醇、乙氧乙醇直接混合注射，否则可降低止血疗效。

2. 结合钙成分的物质（如 EDTA）会减弱本品疗效。

【规格】注射剂：1kU。

人凝血因子Ⅷ
Human Coagulation Factor Ⅷ

【其他名称】抗甲种血友病因子、抗血友病球蛋白、抗血友病因子、凝血第Ⅷ因子、凝血因子Ⅷ、人抗血友病球蛋白。

【药理作用】在内源性血凝过程中，凝血因子Ⅷ作为一辅因子，在 Ca^{2+} 和磷脂存在下，与激活的凝血因子Ⅸ参与凝血因子Ⅹ激活凝血酶原，形成凝血酶，从而使凝血过程正常进行。输用每千克体重 1 个单位的人凝血因子Ⅷ，可使循环血液中的因子Ⅷ水平增加 2% ～2.5%。

【适应证】本品对缺乏人凝血因子Ⅷ所致的凝血机能障碍具有纠正作用，主要用于防治甲型血友病和获得性凝血因子Ⅷ缺乏而致的出血症状及这类病人的手术出血治疗。

【用法用量】

1. 用法：本品专供静脉输注，应在临床医师的严格监督下使用。用前应先以 25℃ ～37℃ 灭菌注射用水或 5% 葡萄糖注射液按瓶签的标示量注入瓶内（制品刚从冰箱取出或在冬季温度较低时应特别注意使制品温度升高到 25℃ ～37℃，然后进行溶解，否则易析出沉淀），轻轻摇动，使制品完全溶解（注意勿使产生泡沫），然后用带有滤网装置的输血器进行静脉滴注，滴注速度一般以每分钟 60 滴左右为宜。制品溶解后应立即使用，并在 1 小时内输完，不得放置。

2. 用量：给药剂量必须参照体重、是否存在抑制物、出血的严重程度等因素。下列公式可用于计算剂量：每次所需因子Ⅷ单位（IU）＝0.5×体重（kg）×需提升的因子Ⅷ活性水平（正常水平的百分比）。

一般推荐剂量如下：

（1）轻度至中度出血：单一剂量 10 ～15IU/kg，将因子Ⅷ水平提高到正常人水平的 20% ～30%。

（2）较严重出血或小手术：需将因子Ⅷ水平提高到正常人水平的 30% ～50%，通常首次剂量 15 ～25IU/kg。如需要，每隔 8 ～12 小时给予维持剂量（10 ～15IU/kg）。

（3）大出血：危及生命的出血如口腔、泌尿道及中枢神经系统出血，或重要器官如颈、喉、腹膜后、髂腰肌附近的出血，首次剂量 40IU/kg，然后每隔 8 ～12 小时给予维持剂量 20 ～25IU/kg。疗程需由医生决定。

（4）手术：只有当凝血因子Ⅷ抑制物水平无异常增高时，方可考虑择期手术。手术开始时血液中因子Ⅷ浓度需达到正常水平的 60 ～120%。通常在术前按 30 ～40IU/kg 给药。术后 4 天内因子Ⅷ最低应保持在正常人水平的 60%，接下去的 4 天减至 40%。

（5）获得性因子Ⅷ抑制物增多症：应给予大剂量的凝血因子Ⅷ，一般超过治疗血友病患者所需剂量 1 倍以上。

【不良反应】

1. 不良反应包括寒战、恶心、头晕或头痛，这些症状通常是暂时的。有可能发生过敏反应。

2. 注射局部可有灼热感或炎症反应。

【注意事项】

1. 大量反复输入本品时，应注意出现过敏反应、溶血反应及肺水肿的可能性，对有心脏病的患者尤应注意。

2. 本品溶解后，一般为澄清略带乳光的溶液，允许微量细小蛋白颗粒存在，为此用于输注的输血器必须带有滤网装置，但如发现有大块不溶物时，则不可使用。

3. 本品对于因缺乏因子Ⅸ所致的乙型血友病，或因缺乏因子Ⅺ所致的丙型血友病均无效，故在用前应确诊患者系属因子Ⅷ缺乏，方可使用本品。

4. 本品不得用于静脉外的注射途径。

5. 本品一旦被溶解后应立即使用，未用完部分必须弃去。

6. 孕妇及哺乳期妇女用药：目前尚无凝血因子Ⅷ对动物生殖影响的研究，也不清楚因子Ⅷ用于孕妇是否会对胎儿造成损害或影响生育能力。人凝血因子Ⅷ制剂仅在十分必须的情况下才给孕妇使用。儿童应慎重用药。老年人用药尚无可靠参考文献。

【药物相互作用】应单独输注，不可与其他药物合用。

【规格】注射用人凝血因子Ⅷ：50IU；100IU；200IU；250IU；300IU；400IU；500IU；750IU；1000IU。

卡巴克络
Carbazochrome

【其他名称】安络血、卡络柳钠、卡络磺钠、肾上腺色素缩氨脲、肾上腺色腙。

【药理作用】本品为肾上腺素氧化产物肾上腺色素的缩氨脲，常用其水杨酸盐（卡络柳钠）或磺酸钠盐（卡络磺钠）。本品能够降低毛细血管通透性，增进毛细血管断裂端的回缩作用，增加毛细血管对损伤的抵抗力，常用于毛细血管通透性增加而产生的多种出血。

【适应证】用于毛细血管通透性增加所致的出血，如特发性紫癜、视网膜出血、慢性肺出血、胃肠出血、鼻出血、咯血、血尿、痔出血、子宫出血、脑出血等。

【用法用量】

1. 成人

（1）口服：每次 2.5 ~ 5mg，一日 3 次。

（2）肌肉注射：卡络柳钠注射液，每次 5 ~ 10mg，一日 2 ~ 3 次。注射用卡络磺钠，每次 20mg，一日 2 次。

（3）静脉滴注：卡络磺钠每次 60 ~ 80mg，临用前加入适量灭菌注射用水或氯化钠注射液中溶解后静脉滴注。

2. 儿童

（1）口服：5 岁及 5 岁以下者一次 1.25 ~ 2.5mg，大于 5 岁者同成人。

（2）肌肉注射：5 岁及 5 岁以下者一次 2.5 ~ 5mg，大于 5 岁者一次 5 ~ 10mg。

【不良反应】个别患者出现恶心、眩晕及注射部位红、痛，未见严重不良反应。

【禁忌】对本品过敏者禁用。

【注意事项】

1. 用药过程中如观察到异常，应停止用药并进行适当处理。

2. 由于老年患者一般生理功能下降，使用本品时应格外注意，如考虑减量等。

3. 有癫痫及精神病患者慎用。本药可降低氟哌啶醇等抗精神病药物的效应，两者合用可使精神病病情恶化；另本药可降低抗癫痫药的疗效。

【规格】卡络柳钠片：2.5mg；5mg。卡络柳钠注射液：1ml：5mg；2ml：10mg。注射用卡络磺钠：20mg。

2 抗凝血药

肝素钠
Heparin Sodium

【其他名称】肝素、普通肝素钠。

【药理作用】本品能干扰血凝过程的许多环节，在体内外都有抗凝血作用。其作用机制比较复杂，主要通过与抗凝血酶Ⅲ（AT‑Ⅲ）结合，而增强后者对活化的Ⅱ、Ⅸ、Ⅹ、Ⅺ和Ⅻ凝血因子的抑制作用，其后果涉及阻止血小板凝集和破坏、妨碍凝血激活酶的形成、阻止凝血酶原变为凝血酶、抑制凝血酶，从而妨碍纤维蛋白原变成纤维蛋白。

【适应证】

1. 用于防治血栓形成或栓塞性疾病（如心肌梗死、血栓性静脉炎、肺栓塞等）。

2. 各种原因引起的弥漫性血管内凝血（DIC），如细菌脓毒血症、胎盘早期剥离、恶性肿瘤细胞溶解所致的 DIC，但对蛇咬伤所致的 DIC 无效。

3. 也用于血液透析、体外循环、导管术、微血管手术等操作中及某些血液标本或器械的抗凝处理。

【用法用量】

1. 成人

（1）皮下注射：①深部皮下注射：首次5000～10000U，以后每8小时8000～10000U或每12小时15000～20000U。每24小时总量30000～40000U，一般均能达到满意的效果。②预防性治疗：高危血栓形成病人，大多用于腹部手术之后，以防止深部静脉血栓。在外科手术前2小时先给5000U肝素皮下注射，但麻醉方式应避免硬膜外麻醉，然后每隔8～12小时5000U，共约7日。

（2）静脉给药：①静脉注射：一次5000～10000U，每4～6小时1次，或每4小时100U/kg，用氯化钠注射液稀释后应用。②静脉滴注：每日20000～40000U，加至氯化钠注射液1000ml中持续滴注。滴注前可先静脉注射5000U作为初始剂量。

2. 儿童

（1）静脉注射：首次50U/kg，以后每4小时给予50～100U/kg。

（2）静脉滴注：首次50U/kg，以后一日20000U/m^2，加入氯化钠注射液中缓慢滴注。

【不良反应】

1. 主要不良反应是用药过多可致自发性出血，故每次注射前应测定凝血时间。如注射后引起严重出血，可静注硫酸鱼精蛋白进行急救（1mg硫酸鱼精蛋白约可中和100U肝素）。

2. 常见寒战、发热、荨麻疹等过敏反应。少见气喘、鼻炎、流泪、头痛、恶心、呕吐、心前区紧迫感、呼吸短促甚至休克。可能出现瘙痒、发热感，特别是脚底部。

3. 注射局部可见局部刺激、红斑、轻微疼痛、血肿、溃疡症状。肌肉注射后以上症状更严重，因此不宜肌肉注射。

4. 有报道见短暂的血小板减少症，血小板减少常发生在用药初5～9天，故开始治疗1个月内应定期监测血小板计数。

5. 偶见一次性脱发和腹泻。

6. 尚可引起骨质疏松和自发性骨折。

7. 肝功能不良者长期使用可引起血栓形成倾向。

【禁忌】对肝素过敏、有自发出血倾向、血液凝固迟缓（如血友病、紫癜、血小板减少）、溃疡病、创伤、产后出血者及严重肝功能不全者禁用。

【注意事项】

1. 用药期间应定时测定凝血时间。

2. 有过敏性疾病及哮喘病史者慎用。

2. 妊娠后期和产后用药，有增加母体出血危险，须慎用。

3. 60岁以上老年人，尤其是老年妇女对该药较敏感，用药期间容易出血，应减量并加强用药随访。

【药物相互作用】

1. 本品与下列药物合用，可增加出血危险：①香豆素及其衍生物，可导致严重的因子Ⅸ缺乏而致出血。②阿司匹林及非甾体消炎镇痛药，包括甲芬那酸、水杨酸等，均能抑制血小板功能，并能诱发胃肠道溃疡出血。③双嘧达莫、右旋糖酐等，可能抑制血小板功能。④肾上腺皮质激素、促肾上腺皮质激素等，易诱发胃肠道溃疡出血。⑤其他尚有利尿酸、组织纤溶酶原激活物（t－PA）、尿激酶、链激酶等。

2. 肝素并用碳酸氢钠、乳酸钠等纠正酸中毒的药物可促进肝素的抗凝作用。

3. 肝素与透明质酸酶混合注射，既能减轻肌注痛，又可促进肝素吸收。但肝素可抑制透明质酸酶活性，故两者应临时配伍使用，药物混合后不宜久置。

4. 肝素可与胰岛素受体作用，从而改变胰岛素的结合和作用。已有肝素致低血糖的报道。

5. 下列药物与本品有配伍禁忌：卡那霉素、阿米卡星、柔红霉素、乳糖酸红霉素、硫酸庆大霉素、氢化可的松琥珀酸钠、多黏菌素B、阿霉素、妥布霉素、万古霉素、头孢孟多、头孢哌酮、头孢噻吩钠、氯喹、氯丙嗪、异丙嗪、麻醉性镇痛药。

6. 甲巯咪唑、丙硫氧嘧啶与本品有协同作用。

【规格】注射液：2ml：100U；2ml：500U；2ml：1000U；2ml：5000U；2ml：12500U。肝素钠乳膏：20g：5000U。

肝素钙
Heparin Calcium

【其他名称】肝素、普通肝素钙。

【药理作用】本品属抗凝血药，可影响凝血过程的许多环节。本品通过与抗凝血酶Ⅲ（AT－Ⅲ）结合形成复合物加速AT－Ⅲ对凝血因子的灭活作用，从而抑制凝血酶原激酶的形成，并能对抗已形成的凝血酶原激酶的作用。本品能阻抑血小板的黏附和聚集，阻止血小板崩解而释放血小板第3因子及5-羟色胺。肝素钙的抗凝作用与其分子中带有强阴电荷的硫酸根有关，如硫酸基团被水解或被带强阳电荷的鱼精蛋白中和后，迅即失去抗凝活性。

近年来的研究发现，肝素钙还有调血脂、抗炎、抗补体、抗过敏、免疫调节等多种非抗凝方面的药理作用。

【适应证】用于预防和治疗血栓栓塞性疾病以及血栓形成。本品具有较明显的抗醛固酮活性，故亦适于人工肾、人工肝和体外循环使用。

【用法用量】

1. 成人

（1）深部皮下注射：①一般用量：首次5000～10000U，以后每8小时5000～10000U或每12小时10000～20000U，或根据凝血试验监测结果调整。②血栓-栓塞意外：首剂83U/kg，5～7小时后以APTT检测评估是否合适，12小时1次，每次注射后5～7小时进行新的检查，连续3～4日。③内科预防：首剂42U/kg，5～7小时后根据APTT调整合适剂量。以后一次1666U，一日2～3次，或一次2500U，一日2次。④外科预防：术前1666U，术后每12小时1666U，至少持续10日。

（2）静脉给药：①静脉注射：首次5000～10000U，以后按体重每4小时50～100U/kg，或根据凝血试验监测结果确定。用前先以氯化钠注射液50～100ml稀释。②静脉滴注：每日20000～40000U，加至氯化钠注射液1000ml中24小时持续点滴，之前常先以5000U静脉注射作为初始剂量。

2. 儿童

（1）静脉注射：首次50U/kg，之后每4小时50～100U/kg，或根据凝血试验监测结果调整。

（2）静脉滴注：首次50U/kg，之后50～100U/kg，每4小时1次，或按体表面积10000～20000U/m²，24小时持续点滴，亦可根据部分凝血活酶时间（APTT或KPTT）试验结果确定。

对于心血管外科手术，其首次剂量及持续60分钟以内的手术用量同成人常用量。对于弥散性血管内凝血，每4小时25～50U/kg持续静脉点滴。若4～8小时后病情无好转即应停用。

【不良反应】基本同肝素钠，但皮下注射局部疼痛刺激较前者为轻。

【禁忌】对本品过敏者禁用。

【注意事项】参见肝素钠的注意事项。

【规　格】注射液：0.3ml：2500U；1ml：5000U；1ml：7500U；1ml：10000U。

低分子量肝素钠
Low Molecular Weight Heparin Sodium

【其他名称】低分子肝素钠、达肝素钠、依诺肝素钠。

【药理作用】低分子量肝素钠具有抗凝血酶Ⅲ（AT-Ⅲ）依赖性抗Xa因子活性。药效学研究表明，低分子量肝素钠对体内、外血栓，动、静脉血栓的形成有抑制作用，本品能刺激内皮细胞释放组织因子凝血途径抑制物和纤溶酶原活化物，分子量大于6000D制剂影响凝血功能，APTT略延长。本品不作为溶栓药，但对溶栓药有间接协同作用。产生抗栓作用时，出血可能性小。

【适应证】本品主要用于血液透析时预防血凝块形成，也可用于预防深部静脉血栓形成。亦用于易栓症或已有静脉血栓塞症的妊娠妇女证。

【用法用量】

1. 治疗急性深静脉血栓：①每日一次用法：每次200IU/kg，皮下注射，每日1次，每日总量不可超过18000IU。②每日二次用法：每次100IU/kg，皮下注射，每日2次，该剂量用于出血危险较高的患者。治疗至少需要5天。

2. 血液透析期间预防血凝块形成：血液透析不超过4小时，每次透析开始时，从血管通道动脉端注入本品5000IU，透析中不再增加剂量或遵医嘱。血液透析超过4小时，每个小时须追加上述剂量的四分之一或根据血透最初观察到的效果进行调整。

【不良反应】参见肝素钠。

【禁忌】

1. 严重出凝血疾患、组织器官损伤出血、细菌性心内膜炎、急性消化道出血和脑血管出血患者禁用。

2. 对本品过敏者禁用。

【注意事项】参见肝素钠。

【药物相互作用】参见肝素钠。

【规格】0.2ml：2500IU；0.2ml：5000IU；0.5ml：2500IU；0.5ml：5000IU；1ml：5000IU。

低分子量肝素钙
Low Molecular Weight Heparin Calcium

【其他名称】低分子肝素钙、那曲肝素。

【药理作用】本品是一种新型的抗凝血酶Ⅲ（AT－Ⅲ）依赖性抗血栓形成药，其药理作用与普通肝素钠基本相似。普通肝素可分离抗血栓活性和抗血凝活性，血浆中凝血酶（即因子Ⅱa）活性与血凝关系密切，因子Xa活性与血栓形成关系较密切。由于本品抗因子Xa活性与抗因子Ⅱa活性之比值为2.5~5，而普通肝素为1左右，因此，本品对体内、外血栓、动、静脉血栓的形成有抑制作用。本品能刺激内皮细胞释放组织因子凝血途径抑制物和纤溶酶原活化物，对血小板功能亦无明显影响。本品对血栓溶解有间接协同作用，可用于治疗已形成的深部静脉血栓。

【适应证】本品主要用于预防和治疗深部静脉血栓形成，也可用于血液透析时预防血液凝块形成。

【用法用量】腹壁皮下注射。

1. 血液透析时预防血凝块形成：应根据患者情况和血透技术条件选用最佳剂量。每次血透开始时应从血管通道动脉端注入本品单一剂量。对没有出血危险的患者，可根据其体重使用下列起始剂量：体重小于50kg、50~69kg、大于或等于70kg者分别给予0.3ml、0.4ml、0.6ml。对于有出血倾向的患者应适当减小上述推荐剂量。若血透时间超过4小时，应根据最初血透观察到的效果进行调整，再给予小剂量本品。

2. 预防血栓形成

（1）普通手术：每日0.3ml，皮下注射通常至少持续7天。首剂在术前2~4小时给予（但硬膜下麻醉方式者术前2~4小时慎用）。

（2）骨科手术（常规麻醉）：术前12小时、术后12小时及24小时各皮下注射给药40IU/kg。术后第2、3天每天给药40IU/kg，术后第4天起每天给药60IU/kg，至少持续10天。

（3）治疗用药：对深部静脉血栓治疗量应根据病人体重及血栓或出血的高危情况确定，一般每日用量为184~200IU/kg，分2次给予（即92~100IU/kg，每天2次），每12小时给药1次，持续10天。

【不良反应】参见肝素钠。

【禁忌】参见肝素钠。

【注意事项】参见肝素钠。

【药物相互作用】参见肝素钠。

【规格】注射液：0.2ml（无刻度）：2050IU；0.3ml（无刻度）：3075IU；0.4ml（无刻度）：4100IU；0.6ml（有刻度）：6150IU；0.8ml（有刻度）：8200IU；1ml（有刻度）：5000IU；1ml（有刻度）：10250IU。注射用低分子肝素钙：2500IU；5000IU。

阿加曲班
Argatroban

【药理作用】本品是一种凝血酶抑制剂，可逆地与凝血酶活性位点结合，通过抑制凝血酶催化或诱导的反应发挥其抗凝血作用。其抗血栓作用不需要辅助因子抗凝血酶Ⅲ。本药对凝血酶具有高度选择性，对游离的及与血凝块相连的凝血酶均具有抑制作用，治疗浓度时对相关的丝氨酸蛋白酶几乎没有影响。本药与肝素诱导的抗体间没有相互作用，无抗纤维蛋白溶解活性。

【适应证】用于对慢性动脉闭塞症（血栓闭塞性脉管炎、闭塞性动脉硬化症）患者的四肢溃疡、静息痛及冷感等的改善。

【用法用量】一次10mg，一日2次，每次用输液稀释后，进行2~3小时的静脉滴注。可依年龄、症状酌情增减药量。

因用药疗程超过4周的经验不足，故本品的用药疗程在4周以内。

【不良反应】

1. 严重不良反应：出血性脑梗死（用于脑血栓症急性期患者时，有时会出现出血性脑梗死的症状，因此，应密切观察。一旦发现异常情况，应停止用药，并采取适当措施）、脑出血、消化道出血、过敏性休克。

2. 其他不良反应：①血液：凝固时间的延长、出血、血尿、贫血（红细胞、血红蛋白、血细胞比容的减少）、白细胞增多、白细胞减少、血小板减少。②过敏症：皮疹（红斑性皮疹等）、瘙痒、荨麻疹。③血管：血管痛、血管炎。④肝脏：肝功能障碍（AST、ALT、ALP、LDH、TB、GGT升高）。⑤肾脏：尿素氮及肌酐升高、食欲不振、腹痛。⑥消化器官：呕吐、腹泻。⑦其他：头痛、四肢疼痛、四肢麻木、运动性眩晕、心律不齐、心悸、热感、潮红、恶寒、发烧、出汗、胸痛、过度换气综合征、呼吸困难、血压升高、血压降低、浮肿、肿胀、疲倦感、血清总蛋白减少。

【禁忌】

1. 颅内出血，出血性脑梗死，血小板减少性紫癜，由于血管障碍导致的出血现象，血友病及其他凝血障碍，月经期间，手术时，消化道出血，尿道出血，咯血，流产、早产及分娩后伴有生殖器出血的孕产妇等禁用。

2. 脑栓塞或有可能患脑栓塞症的患者禁用。

3. 伴有高度意识障碍的严重梗死患者禁用。

4. 对本药品成分过敏的患者禁用。

【注意事项】

1. 下列患者慎用：①有出血可能性的患者，包括消化道溃疡、内脏肿瘤、消化道憩室炎、大肠炎、亚急性感染性心内膜炎、有脑出血既往病史的患者、血小板减少患者、重症高血压病和严重糖尿病患者等。②正在使用抗凝血药、具有抑制血小板聚集作用的药物、血栓溶解剂或有降低血纤维蛋白原作用的酶制剂的患者。③患有严重肝功能障碍的患者。

2. 使用时应严格进行凝血功能检查。

3. 孕妇及哺乳期妇女用药：尚未确立怀孕期间用药的安全性，故对孕妇或有可能怀孕的妇女最好不用此药；动物实验（大鼠）报告表明，乳汁中有药物成分分布，因此在使用本品时应避免哺乳。FDA对本药的妊娠安全性分级为 B 级。

4. 小儿患者用药安全性尚未确立。

5. 通常老年人的生理机能下降，需减量用药。

【药物相互作用】

1. 本药与抗凝血药（肝素、华法林等）合用可导致凝固时间延长，从而加剧出血倾向。

2. 与具有抑制血小板聚集作用的药物（阿司匹林、奥扎格雷钠、盐酸噻氯匹定、双嘧啶氨醇等）合用，出血危险增加，合用应减少剂量。

3. 与血栓溶解药（尿激酶等）合用应减少剂量。

4. 与有降低血纤维蛋白原作用的酶制剂（巴曲酶等）合用应减少剂量。

【规格】注射液：2.5ml：250mg；20ml：10mg。注射用阿加曲班：10mg。

双香豆乙酯
Ethyl Biscoumacetate

【其他名称】双香豆素乙酯、香豆乙酯、新双香豆素。

【药理作用】本品为间接作用的抗凝剂，抑制维生素 K 在肝脏细胞内合成因子Ⅱ、Ⅶ、Ⅸ、Ⅹ。此外，本品尚能诱导肝脏产生维生素 K 依赖性凝血因子前体物质，并释放入血，其抗原性与有关凝血因子相同，但无凝血功能，相反有抗凝血作用，并能降低凝血酶诱导的血小板聚集反应。因此在本品作用下，因子Ⅱ、Ⅶ、Ⅸ、Ⅹ减少，而"假凝血因子"亦即"维生素 K 拮抗剂诱导蛋白质"增多，达到抗凝效应。

【适应证】能阻碍已形成血栓的扩展，但无溶栓作用。适用于预防和治疗血栓栓塞性疾病。仅口服有效，奏效慢而持久，对需长期维持抗凝者才选用本品。

【用法用量】口服。开始一日 600～900mg，分 2～3 次给药。维持量根据凝血酶原时间调整，一般每日 300～600mg，分 2～3 次给药。小儿常用量应按个体所需。

【不良反应】

1. 口服本品过量易引起出血。早期过量可表现为牙龈出血、伤口过量渗血、皮肤坏死或紫癜、鼻衄、月经过多等。内出血可表现为无症状的血尿或便血、麻痹性肠梗阻、咯血、呕血等。

2. 可引起胃肠道反应，如恶心、呕吐、食欲不振、腹胀、腹泻等。

3. 其他不良反应有头昏、严重持续性头痛、腹痛、背痛等。

【禁忌】

1. 有出血倾向，血友病，血小板减少性紫癜，严重肝肾疾患，活动性消化性溃疡，脑、脊髓及眼科手术患者禁用。

2. 孕妇及哺乳妇女应禁用。

3. 术后 3 日内禁用。

【注意事项】

1. 下列情况应慎用：酒精中毒、恶病质、结缔组织疾病、充血性心力衰竭、发热、病毒性肝炎、肝功能失代偿或肝硬化、高脂血症、甲状腺功能低下、重度营养不良、维生素 C 或 K 缺乏、胰腺疾病、口炎性腹泻、近期放射治疗后、严重糖尿病、高血压病、各种血液病、活动性消化性溃疡、溃疡性结肠炎、感染性心内膜炎、肾功能不全等。

2. 老年人应适当减少用量。

【药物相互作用】

1. 与本品合用能增强抗凝作用的药物

（1）与血浆蛋白的亲和力比本品强的药物合用时的竞争结果使血浆中游离的双香豆乙酯增多，如阿司匹林、保泰松、羟基保泰松、甲芬那酸、水合氯醛、氯贝丁酯、磺胺类药、丙磺舒等。

（2）抑制肝微粒体酶的药物，使本品代谢降低而增效，如氯霉素、别嘌醇、单胺氧化酶抑制药、甲硝唑、西咪替丁等。

（3）减少维生素 K 的吸收和影响凝血酶原合成的药物，如各种广谱抗生素、长期服用液状石蜡或考来烯胺等。

（4）能促使本品与受体结合的药物，如奎尼丁、甲状腺素、同化激素、苯乙双胍。

（5）干扰血小板功能的药物，合用促使抗凝作用更明显，如大剂量阿司匹林、水杨酸类、前列腺素合成酶抑制药、氯丙嗪、苯海拉明等。

（6）丙硫氧嘧啶、二氮嗪、丙吡胺、口服降糖药、磺吡酮（抗痛风药）等，机制尚不明确。

（7）肾上腺皮质激素和苯妥英钠既可增加，也可减弱抗凝的作用，有导致胃肠道出血的危险，一般不合用。

（8）不能与链激酶、尿激酶合用，否则易导致重危出血。

2. 与本品合用能减弱抗凝作用的药物

（1）抑制口服抗凝药的吸收，包括制酸药、轻泻药、灰黄霉素、利福平、格鲁米特、甲丙氨酯等。

（2）维生素 K、口服避孕药和雌激素等，竞争有关酶蛋白，促进因子 Ⅱ、Ⅶ、Ⅸ、Ⅹ 的合成。

【规格】片剂：50mg。

华法林
Warfarin

【其他名称】苄丙酮香豆素、华法令、酮苄香豆素。

【药理作用】本品作用机制为竞争性对抗维生素 K 的作用，抑制肝细胞中凝血因子的合成，还具有降低凝血酶诱导的血小板聚集反应的作用，因而具有抗凝和抗血小板聚集功能。

【适应证】适用于需长期持续抗凝的患者。

【用法用量】口服，成人常用量，第 1～3 天，每天 3～4mg（年老体弱及糖尿病患者半量即可），3 天后可给维持量一日 2.5～5mg（可参考凝血时间调整剂量使 INR 值达 2～3）。

【不良反应】

1. 过量易致各种出血。早期表现有瘀斑、紫癜、牙龈出血、鼻衄、伤口出血经久不愈、月经量过多等。出血可发生在任何部位，特别是泌尿道和消化道。肠壁血肿可致亚急性肠梗阻，也可见硬膜下颅内血肿和穿刺部位血肿。

2. 偶见不良反应有恶心、呕吐、腹泻、瘙痒性皮疹、过敏反应及皮肤坏死。

3. 大量口服甚至出现双侧乳房坏死、微血管病或溶血性贫血以及大范围皮肤坏疽。一次量过大的尤其危险。

4. 出现丙氨酸氨基转移酶、门冬氨酸氨基转移酶、碱性磷酸酶、胆红素升高等。

【禁忌】

1. 严重肝肾功能损害、严重高血压、凝血功能障碍伴有出血倾向、活动性溃疡、外伤、先兆流产、近期手术者禁用。

2. 妊娠期禁用。

【注意事项】

1. 严格掌握适应证，在无凝血酶原测定的条件时，切不可滥用本品。

2. 个体差异较大，治疗期间应严密观察病情，并依据凝血酶原时间 INR 值调整用量。治疗期间还应严密观察口腔黏膜、鼻腔、皮下出血及大便隐血、血尿等，用药期间应避免不必要的手术操作，择期手术者应停药 7 天，急诊手术者需纠正 INR 值≤1.6，避免过度劳累和易致损伤的活动。

3. 若发生轻度出血，或凝血酶原时间已显著延长至正常的 2.5 倍以上，应即减量或停药。严重出血可静注维生素 K_1 10～20mg，用以控制出血，必要时可输全血、血浆或凝血酶原复合物。

4. 由于本品系间接作用抗凝药，半衰期长，给药 5～7 日后疗效才可稳定，因此，维持量足够与否务必观察 5～7 天后方能定论。

5. 孕妇及哺乳期妇女用药：易通过胎盘并致畸胎。妊娠期使用本品可致"胎儿华法林综合征"，发生率可达 5%～30%。表现为骨骺分离、鼻发育不全、视神经萎缩、智力低下及心、肝、脾、胃肠道、头部等畸形。妊娠后期应用可致出血和死胎，故妊娠早期、后期禁用本品。遗传性易栓症孕妇应用本品治疗时可给予小剂量肝素并接受严密的实验室检查监控。少量华法林可由乳汁分泌，乳汁及婴儿血浆中药物浓度极低，对婴儿影响较小。FDA 对本药的妊娠安全性分级为 X 级。

6. 儿童用药：应按个体所需调整剂量。

7. 老年用药：老年人应慎用，且用量应适当减少并个体化。

【药物相互作用】

1. 增强本品抗凝作用的药物有阿司匹林、水杨酸钠、胰高血糖素、奎尼丁、吲哚美辛、保泰松、奎宁、利尿酸、甲磺丁脲、甲硝唑、别嘌呤醇、红霉素、氯霉素、某些氨基糖苷类抗生素、头孢菌素类、苯碘达隆、西咪替丁、氯贝丁酯、右旋甲状腺素、对乙酰氨基酚等。

2. 降低本品抗凝作用的药物有苯妥英钠、巴比妥类、口服避孕药、雌激素、考来烯胺、利福平、维生素 K 类、氯噻酮、螺内酯、扑痫酮、皮质激素等。

3. 不能与本品合用的药物有盐酸肾上腺素、阿米卡星、维生素 B_{12}、间羟胺、缩宫素、盐酸氯丙嗪、盐酸万古霉素等。

4. 本品与水合氯醛合用，其药效和毒性均增强，应减量慎用。维生素 K 的吸收障碍或合成下降也影响本品的抗凝作用。

【规格】 片剂：2.5mg；3mg；5mg。

蚓激酶
Lumbrokinase

【药理作用】蚓激酶是一种蛋白水解酶，可降低凝血因子 I 含量，缩短优球蛋白溶解时间，降低全血黏度，增加组织型纤溶酶原激活物（t-PA）活性，降低纤维蛋白溶血酶原激活物抑制活性，增加纤维蛋白降解产物等。

【适应证】本品适用于缺血性脑血管病中纤维蛋白原增高及血小板凝集率增高的患者。

【用法用量】

1. 口服给药：一次 2 粒（胶囊 8000U 或肠溶片 60 万 U），一日 3 次，3~4 周为一疗程。可连服 2~3 个疗程，也可连续服用至症状好转。

2. 静脉滴注：一次 2500~5000U，一日 1 次。

【不良反应】极少数病人出现轻度头痛、头晕、皮疹、便秘、恶心、呕吐等，不需特殊处理。

【注意事项】

1. 本品必须饭前服用。

2. 有出血倾向者慎用。

3. 孕妇及哺乳期妇女用药情况尚不明确，慎用。

4. 尚无本药用于儿童的安全性资料，故儿童慎用。

5. 本药耐受性较好，老年患者可按常规剂量给药。

【药物相互作用】尚不明确。

【规格】片剂：30 万 U。胶囊剂：4000U。注射用蚓激酶：5000U。

利伐沙班
Rivaroxaban

【药理作用】利伐沙班高度选择性和可竞争性抑制游离和结合的 Xa 因子以及凝血酶原活性，以剂量依赖方式延长活化部分凝血活酶时间（PT）和凝血酶原时间（aPTT）。利伐沙班与肝素的本质区别在于它不需要抗凝血酶Ⅲ参与，可直接拮抗游离和结合的 Xa 因子。

【适应证】用于择期髋关节或膝关节置换手术成年患者，以预防静脉血栓形成。

【用法用量】

1. 推荐剂量为口服利伐沙班 10mg，每日 1 次。如伤口已止血，首次用药时间应于手术后 6~10 小时之间进行。治疗疗程长短依据每个患者发生静脉血栓栓塞事件的风险而定，即由患者所接受的骨科手术类型而定。

2. 对于接受髋关节大手术的患者，推荐一个治疗疗程为服药 5 周。对于接受膝关节大手术的患者，推荐一个治疗疗程为服药 2 周。如果发生漏服 1 次用药，患者应立即服用利伐沙班，并于次日继续每天服药 1 次。患者可以在进餐时服用利伐沙班，也可以单独服用。

【不良反应】接受治疗的患者中，共计约 14% 发生了不良反应。分别有大约 3.3% 和 1% 的患者发生了出血和贫血。其他常见不良反应包括恶心、谷氨转肽酶升高和转氨酶升高。

【禁忌】

1. 对利伐沙班或片剂中任何辅料过敏的患者。

2. 有临床明显活动性出血的患者。

3. 具有凝血异常和临床相关出血风险的肝病患者。

4. 孕妇及哺乳期妇女禁用。

【注意事项】

1. 出血风险：与其他抗血栓药一样，伴有以下出血风险的患者应慎用利伐沙班：先天性或后天性出血障碍、没有控制的严重高血压、活动期胃肠溃疡性疾病、血管源性视网膜病、近期的颅内或脑内出血、脊柱内或脑内血管异常、近期接受脑、脊柱或眼科手术。

2. 肾损害：在重度肾损害（肌酐清除率 < 30ml/min）患者中，利伐沙班的血药浓度可能显著升高，进而导致出血风险升高。不建议将利伐沙班用于肌酐清除率 < 15ml/min 的患者。肌酐清除率为 15 ~ 29ml/min 的患者应慎用利伐沙班。当合并使用可以升高利伐沙班血药浓度的其他药物时，中度肾损害（肌酐清除率 30 ~ 49ml/min）患者也应该慎用利伐沙班。

3. 肝损害：在中度肝损害（Child Pugh B 类）的肝硬化患者中，利伐沙班血药浓度可能显著升高，进而导致出血风险升高。利伐沙班禁用于伴有凝血异常和临床相关出血风险的肝病患者。对于中度肝损害（Child Pugh B 类）的肝硬化患者，如果不伴有凝血异常，可以谨慎使用利伐沙班。

4. 硬膜外麻醉或脊柱穿刺：在采用硬膜外麻醉或脊柱外穿刺时，接受抗血栓药预防血栓形成并发症的患者有发生硬膜外或脊柱血肿的风险，这可能导致长期或永久性瘫痪。

【药物相互作用】

1. CYP3A4 和 P－gp 抑制剂：不建议将利伐沙班与吡咯类抗真菌剂（例如酮康唑、伊曲康唑、伏立康唑和泊沙康唑）或 HIV 蛋白酶抑制剂全身用药时合用。这些活性物质是 CYP3A4 和 P－gp 的强效抑制剂。预计氟康唑对于利伐沙班血药浓度的影响较小，可以谨慎地合用药。

2. 抗凝血药：合用依诺肝素（40mg，单次给药）和利伐沙班（10mg，单次给药），在抗因子 Xa 活性上有相加作用，而对凝血试验无任何相加作用。依诺肝素不影响利伐沙班的药代动力学。如果患者同时接受任何其他抗凝血药治疗，由于出血风险升高，应该特别谨慎。

3. 非甾体抗炎药/血小板聚集抑制剂：将利伐沙班和 500mg 萘普生合用，未观察到出血时间有临床意义的延长。尽管如此，某些个体可能产生更加明显的药效学作用。将利伐沙班与 500mg 乙酰水杨酸合用，并未观察到有临床显著性的药代动力学或药效学相互作用。

4. CYP3A4 诱导剂：合用利伐沙班与强效 CYP3A4 诱导剂利福平，使利伐沙班的平均 AUC 下降约 50%，同时药效也平行降低。将利伐沙班与其他强效 CYP3A4 诱导剂（例如苯妥英、卡马西平、苯巴比妥或圣约翰草）合用，也可能使利伐沙班血药浓度降低。因此合用强效 CYP3A4 诱

导剂时，应谨慎。

5. 其他合并用药：将利伐沙班与咪达唑仑（CYP3A4 底物）、地高辛（P－gp 底物）或阿托伐他汀（CYP3A4 和 P－gp 底物）合用时，未观察到有临床显著性的药代动力学或药效学相互作用。利伐沙班对于任何主要 CYP 亚型（例如 CYP3A4）既无抑制作用也无诱导作用。

【规格】 片剂：10mg。

多磺酸黏多糖
Mucopolysaccharide Polysulfate

【药理作用】 多磺酸黏多糖通过作用于血液凝固和纤维蛋白溶解系统而具有抗血栓形成作用。另外，它通过抑制各种参与分解代谢的酶以及影响前列腺素和补体系统而具有抗炎作用。多磺酸黏多糖还能通过促进间叶细胞的合成以及恢复细胞间物质保持水分的能力从而促进结缔组织的再生。因此，本药能防止浅表血栓的形成，促进它们的吸收，阻止局部炎症的发展和加速血肿的吸收。

【适应证】 浅表性静脉炎，静脉曲张性静脉炎，静脉曲张外科和硬化术后的辅助治疗，血肿、挫伤、肿胀和水肿，血栓性静脉炎，由静脉输液和注射引起的渗出，抑制疤痕的形成和软化疤痕。

【用法用量】

1. 每日 1 ~ 2 次，敷摩入皮。如有需要可适当增加剂量。

2. 用于声波和电离子渗透疗法。在应用于电离子渗透疗法时将乳膏涂于阴极。

【不良反应】 偶见局部皮肤反应及接触性皮炎。

【禁忌】

1. 对乳膏任何成分或肝素高度过敏者禁用。

2. 开放性伤口和破损的皮肤禁用。

【注意事项】

1. 不能直接涂抹于破损的皮肤和开放性伤口，避免接触眼睛或黏膜。

2. 由于含有对羟基苯甲酸，除非在医学监控下，不推荐在孕期或哺乳期应用。尚无多磺酸黏多糖局部应用于孕期或哺乳期妇女后对胎儿或婴儿造成危害的报道。

3. 尚未对儿童使用本品进行明确的研究。

4. 老年患者用药没有特殊注意事项。

5. 贮藏于30℃以下，但不能冷冻。

【药物相互作用】不应与其他乳膏、软膏或局部喷雾剂同时应用于同一部位。

【规格】乳膏：14g。

3　纤维蛋白溶解药

尿激酶
Urokinase

【其他名称】尿活素、威力尿激酶、雅激酶、人纤溶酶、人纤维蛋白溶酶

【药理作用】本品直接作用于内源性纤维蛋白溶解系统，能催化裂解纤溶酶原成纤溶酶，后者不仅能降解纤维蛋白凝块，亦能降解血液循环中的纤维蛋白原、凝血因子V和凝血因子Ⅷ等，从而发挥溶栓作用。本品对新形成的血栓起效快、效果好。本品还能提高血管ADP酶活性，抑制ADP诱导的血小板聚集，预防血栓形成。

【适应证】

1. 用于急性心肌梗死、急性脑血栓形成和脑血管栓塞、急性广泛性肺栓塞、肢体周围动静脉血栓、中央视网膜动静脉血栓及其他新鲜血栓闭塞性疾病。

2. 用于眼部炎症、外伤性组织水肿、血肿等。

3. 用于防治人工心瓣替换手术后血栓形成，以及保持血管插管、胸腔及心包腔引流管的通畅等。

【用法用量】本品临用前应以注射用灭菌生理盐水或5%葡萄糖注射液配制。

1. 肺栓塞：初次剂量4400U/kg，以生理盐水或5%葡萄糖注射液配制，以90ml/h速度在10分钟内滴完；其后以每小时4400U的给药速度，连续静脉滴注2小时或12小时。肺栓塞时，也可按每千克体重15000U药量用生理盐水配制后肺动脉内注入；必要时，可根据情况调整剂量，间隔24小时重复一次，最多使用3次。

2. 心肌梗死：建议以生理盐水配制后，按6000U/min速度冠状动脉内连续滴注2小时，滴注前应先行静脉给予肝素2500～10000U。也可将本品200万～300万U配制后静脉滴注，45～90分钟滴完。

3. 外周动脉血栓：以生理盐水配制本品（浓度2500U/ml），以4000U/min速度经导管注入血

凝块。每2小时夹闭导管1次。可调整滴入速度为1000U/min，直至血块溶解。

4. 防治心脏瓣膜替换术后的血栓形成：血栓形成是心脏瓣膜术后最常见的并发症之一。可用本品4400U/kg，生理盐水配制后10～15分钟滴完，然后以4400U/（kg·h）静脉滴注维持。当瓣膜功能正常后即停止用药。如用药24小时仍无效或发生严重出血倾向应停药。

5. 脓胸或心包积脓：常用抗生素和脓液引流术治疗。引流管常因纤维蛋白形成凝块而阻塞引流管，此时可胸腔或心包腔内注入灭菌注射用水配制（5000U/ml）的本品10000～250000U。这样既可保持引流管通畅，又可防止胸膜或心包粘连或形成心包缩窄。

6. 眼科应用：用于溶解眼内出血引起的前房血凝块，可使血块崩解，有利于手术取出。常用量为5000U，用2ml生理盐水配制冲洗前房。

【不良反应】本品临床最常见的不良反应是出血倾向。以注射或穿刺局部血肿最为常见。其次为组织内出血，发生率5%～11%，多轻微，严重者可致脑出血。本品用于冠状动脉再通溶栓时，常伴随血管再通后出现房性或室性心律失常，发生率高达70%以上，需严密进行心电监护。本品抗原性小，体外和皮内注射均未检测到诱导抗体生成，因此，过敏反应发生率极低。但有报告，曾用链激酶治疗的病人使用本品后少数人引发支气管痉挛、皮疹和发热。

【禁忌】下列情况的病人禁用本品：急性内脏出血、急性颅内出血、陈旧性脑梗死、近两月内进行过颅内或脊髓外科手术、颅内肿瘤、动静脉畸形或动脉瘤、出血素质、严重难控制的高血压患者。

相对禁忌证包括延长的心肺复苏术、严重高血压、近4周内的外伤、3周内手术或组织穿刺、妊娠、分娩后10天、活动性溃疡病。

【注意事项】

1. 应用本品前，应对病人进行血细胞比容、血小板计数、凝血酶时间（TT）、凝血酶原时间（PT）、激活的部分凝血致活酶时间（APTT）测定。TT和APTT应小于2倍延长的范围内。

2. 用药期间应密切观察病人反应，如脉率、体温、呼吸频率、血压、出血倾向等，至少每4小时记录1次。

3. 静脉给药时，要求穿刺一次成功，以避免局部出血或血肿。

4. 动脉穿刺给药时，给药毕，应在穿刺局部加压至少 30 分钟，并用无菌绷带和敷料加压包扎，以免出血。

5. 下述情况使用本品会使所冒风险增大，应权衡利弊后慎用本品：①近 10 天内分娩、进行过组织活检、静脉穿刺、大手术的病人及严重胃肠道出血病人。②极有可能出现左心血栓的病人，如二尖瓣狭窄伴心房纤颤。③亚急性细菌性心内膜炎患者。④继发于肝肾疾病而有出血倾向或凝血障碍的病人。⑤妊娠妇女、脑血管病患者和糖尿病性出血性视网膜病患者。

6. 孕妇及哺乳期妇女用药：动物实验显示，本品 1000 倍于人用量对雌性小鼠和大鼠生殖能力及胎儿均无损伤。长期用药无致癌性报道。尚未见有严格对照组的在妊娠妇女中用药的报道。因此，除非急需用本品，否则孕妇不用。本品能否从乳汁中排泄尚无报道，因此，哺乳期妇女慎用本品。

7. 本品在儿童中应用的安全性和有效性尚未见报道。

8. 本品在老年患者中应用的安全性和有效性尚未见确切报道。但年龄超过 70 岁者慎用。

【药物相互作用】本品与其他药物的相互作用尚无报道。鉴于本品为溶栓药，因此，影响血小板功能的药物，如阿司匹林、吲哚美辛、保太松等不宜与之合用。肝素和口服抗凝血药不宜与大剂量本品同时使用，以免出血危险增加。

【规格】注射用尿激酶：500U；1000U；5000U；1 万 U；2 万 U；5 万 U；10 万 U；20 万 U；25 万 U；50 万 U；150 万 U；250 万 U。

链激酶
Streptokinase

【其他名称】链球菌激酶、溶栓酶、重组链激酶。

【药理作用】本药为间接纤溶酶原激活药，能促进体内纤维蛋白溶解系统的活力，使纤维蛋白溶解酶原转变为有活性的纤维蛋白溶解酶，引起血栓内部崩解和血栓表面溶解。

本药与血浆纤溶酶原先结合为链激酶－纤溶酶原复合物，其后复合物本身及复合物中的纤溶酶原再转变为纤溶酶，两者都具有纤溶活性。部分纤溶酶自复合物释出后，产生全身性纤溶反应。

复合物不被 α_2 抗纤溶酶抑制，能到达血栓表面与凝血因子 I 结合，使血块降解，而复合物在纤溶酶作用下最终裂解为碎片。

【适应证】用于治疗血栓栓塞性疾病，如深静脉血栓形成、周围动脉栓塞、急性肺栓塞（如急性二叶以上完全栓塞、多发性梗死总面积相当于二叶以上、多发性梗死伴休克或血流动力学不稳定、中等栓塞伴慢性心肺疾病而血流动力学不稳定等）、血管外科手术后的血栓形成、导管给药所致血栓形成、新鲜心肌梗死、中央视网膜动静脉血栓形成等。

【用法与用量】

1. 肺栓塞：初始剂量为 25 万 U，在 30～45 分钟内滴完，然后以每小时 10 万 U 维持 24～48 小时。

2. 深静脉血栓：初始剂量为 25 万 U，在 30～45 分钟内滴完，然后以每小时 10 万 U 滴注 6 小时，一日 4 次，维持 48～72 小时。如血栓范围广而患者能耐受，可滴注 5～7 日；仍不能溶解者则代以肝素抗凝治疗。

3. 视网膜动脉闭塞：本药的溶栓效果较差，需在闭塞 1～2 小时内恢复血流才能使视网膜组织功能恢复。一般须用药 12～24 小时。

4. 心肌梗死：本药 150 万 U 于 30～60 分钟内滴完，之后每分钟给药 3000U，持续 15～150 分钟。溶栓后常以口服华法林预防再梗死。对急性心肌梗死的特殊患者（如体重明显过高或过低），应根据具体情况适当增减剂量（按 2 万 U/kg 计）。

儿童静脉滴注，初始剂量应根据抗链激酶值的高低而定。维持剂量根据血容量换算：每 1ml 血容量每小时给药 20U。

【不良反应】

1. 本药对纤维蛋白的溶解特异性低，易产生全身性溶栓并发症。表现为：①出血：可见穿刺部位出血，皮肤瘀斑，胃肠道、泌尿道或呼吸道出血，脑出血（于急性心肌梗死溶栓治疗时出现，发生率为 0.1%～0.3%），注射部位出现血肿，大量出血或致命的中枢神经系统出血。②变态反应：易发生发热、低血压、荨麻疹、皮疹、支气管哮喘，罕见过敏性休克。③血栓脱落：未完全溶解的血栓脱落并不常见。④再栓塞：溶栓治疗后可发生继发性栓塞（如肺栓塞、脑栓塞或胆固醇栓塞）。⑤经冠状动脉注射给药时，再灌注心律失常（也是冠状动脉再通的标志）的发生率较高，最常见快速性室性自主心律及频繁室性期前收缩，偶见缓慢心律失常、室颤等。

2. 少数患者用药后可能有发热、寒战、头痛、恶心、呕吐等，可给予解热镇痛药对症处理。偶可引起溶血性贫血、黄疸及丙氨酸氨基转移酶升高。

3. 静脉滴注时，可出现严重的肩背痛，滴注部位可见静脉炎。

【禁忌】

1. 对本药过敏者。

2. 任何部位的活动性出血者。

3. 中枢神经系统病灶或损伤（如 1～2 月内的梗死灶、出血、外伤、手术、原发或转移性肿瘤、2 周内有不能实施压迫止血的血管穿刺）患者。

4. 2 周内接受过心肺复苏的患者。

5. 近 2 周有溃疡出血病史、食管静脉曲张及出血性视网膜病变患者。

6. 不能排除主动脉夹层动脉瘤的患者。

7. 二尖瓣狭窄合并心房颤动伴左房血栓者（溶栓后可能发生脑栓塞）。

【注意事项】

1. 以下情况慎用：①10 日内曾做手术或有外伤者（包括创伤性活检、胸腔穿刺、心脏按压、动脉穿刺等）。②消化性溃疡、溃疡性结肠炎或憩室炎患者。③有凝血障碍（如凝血因子缺乏、非狼疮性抗凝物、严重血小板减少等）的患者。④心房颤动或心内血栓的患者。⑤严重高血压〔舒张压大于 14.67kPa（110mmHg）〕患者。⑥产后 10 日内的妇女。⑦进行性肺空洞性疾病患者。⑧急慢性肾功能不全者。⑨严重肝病伴出血倾向者。⑩急性皮肤溃疡或黏膜病灶患者。⑪链球菌感染者。⑫亚急性细菌性心内膜炎患者。

2. 原则上手术或外伤后 3 日内不应使用本药，但若产生急性栓塞必须紧急治疗时，亦可考虑使用本药，但应严密注意手术部位的出血。

3. 在治疗深静脉血栓时，滴注部位以患肢为宜。若治疗下肢，可选用踝或足背静脉。若上肢受累，可选用同侧前臂静脉。因上下肢静脉血流小，深静脉血栓溶栓治疗常不足以使血栓溶解，故本药经导管滴注或经导管插入血栓内滴注可提高成功率。

4. 用药后如出现背部疼痛，停药数分钟后可缓解，必要时可使用阿片类镇痛药。如血压下降应减慢滴注速度。

5. 孕妇及哺乳期妇女用药：孕妇慎用本药，FDA 对本药的妊娠安全性分级为 C 级。药物对哺乳的影响尚不明确。

6. 用药前后及用药时应当检查或监测：①须测定链激酶（即溶栓酶）抗体值。②须测定出血时间、部分凝血活酶生成时间、凝血酶原时间、凝血酶时间（TT）、血小板计数、血红蛋白、血细胞比容等，其中 TT 可作为治疗监测项目。

【药物相互作用】

1. 与阿司匹林合用，可使出血时间延长，加重发生出血的危险性，故缺血性脑卒中患者在血栓完全溶解以前，应避免使用阿司匹林。

2. 与吲哚美辛、双嘧达莫、保泰松及其他能显著影响血小板完整性的药物合用，有加重发生出血的危险性（因本药可改变血小板功能，增强抗凝血作用）。

3. 与依替贝肽、右旋糖酐、抗凝药（如华法林）合用，有加重出血的危险。

4. 与肝素合用，本药可部分拮抗肝素的抗凝作用，故两者联用时，需增加肝素用量，并随时调整本药用量。

【规格】注射用链激酶：10 万 U；15 万 U；20 万 U；25 万 U；30 万 U；50 万 U；75 万 U；150 万 U。

降纤酶
Defibrase

【其他名称】去纤酶。

【药理作用】本药系从长白山白眉蝮蛇或尖吻蝮蛇蛇毒中提取的丝氨酸蛋白酶单成分制剂。有降低血浆凝血因子 I、降低血液黏度和抗血小板聚集的作用。本药作用于凝血因子 I 的 α 链，使之释放出 A 肽（这与血液中的凝血酶相似），但不作用于 β 链，对凝血因子Ⅷ无作用，不会使纤维蛋白交联成不溶性凝块。这种纤维蛋白不稳定，极易被血管内皮细胞释放的蛋白水解酶降解，从循环系统中清除。所以，本药极其重要的特点是通过降低血浆凝血因子 I 浓度，从而起到抗凝的作用，用药后，血浆凝血因子 I 浓度随剂量的增加而减少，但对血小板计数和功能、出血时间几乎无影响。

本药还促使阿替普酶（t-PA）由内皮细胞释放，并增强其活性；减少纤维蛋白溶解酶原激活剂抑制因子（PAI）的数量，并降低其活性；使纤维蛋白溶解酶原转化为有活性的纤维蛋白溶解酶；

降低全血黏度，抑制红细胞凝集，使血管阻力下降，改善微循环，使红细胞通过时间缩短，起到疏通血管、溶解血栓的作用。

【适应证】

1. 用于四肢血管病（如血栓闭塞性脉管炎、雷诺综合征、股动脉栓塞）、脑血管病（如短暂性脑缺血发作、脑栓塞、脑梗死），还可用于肺栓塞。

2. 用于心肌梗死，还可用于预防心肌梗死及不稳定型心绞痛再复发。

3. 用于血液高黏状态、高凝状态、血栓前状态。

【用法用量】静脉滴注。

1. 急性发作期：一次 10U，一日 1 次，连用 3～4 日。

2. 非急性发作期：首剂量 10U，维持剂量 5～10U，一日或隔日 1 次，2 周为一疗程。

【不良反应】不良反应多为轻度，主要为注射部位出血、创面出血、头痛、头晕、耳鸣，偶有轻度皮下瘀斑、鼻衄、恶心、呕吐、上腹不适、皮疹、发热、血 AST、ALT、BUN、Cr 升高，尿潜血阳性，罕有引起休克的情况。故应仔细观察病情，发现异常时终止给药，并采取输血等妥当的措施。

【禁忌】

1. 对本药过敏者。

2. 正在使用其他纤维蛋白溶解药、抗凝药或抗血小板药的患者。

3. 严重肝、肾功能不全者。

4. 乳头肌断裂、心室中隔穿孔、心源性休克或其他多脏器功能衰竭者。

5. 有出血倾向或出血疾病史者。

6. 术后不久的患者。

【注意事项】

1. 以下情况慎用：①对本品过敏或过敏体质者。②有消化性溃疡病史者。③70 岁以上老年患者。④有脑血栓后遗症者。

2. 静脉滴注时，应注意控制滴速（如速度过快，患者可出现胸痛、心悸等不适症状），宜持续滴注 1 小时以上。

3. 动脉或深部静脉损伤患者用药后可能引起血肿，故临床应避免进行如星状神经节封闭、动脉或深部静脉等的穿刺检查或治疗。对浅表静脉穿刺部位有止血延缓现象发生时，应采用压迫止血法。

4. 孕妇及哺乳期妇女用药：妊娠或有妊娠可能性的妇女，应在治疗上的有益性大于危险性时才能使用。哺乳期一般应避免使用本品，如果必须使用本品时应停止哺乳。

5. 儿童用药：儿童用本药后的安全性尚未进行研究。

【药物相互作用】使用本品应避免与水杨酸类药物（如阿司匹林）合用。抗凝血药可加强本品作用，引起意外出血；抗纤溶药可抵消本品作用，禁止联用。

【规格】注射用降纤酶：5U；10U。

巴曲酶
Batroxobin

【其他名称】凝血酶样酶、去纤维蛋白酶。

【药理作用】本药是从巴西矛头蛇亚种的蛇毒中分离、精制的一种酶，主要为丝氨酸蛋白酶，称为巴曲酶。具有以下药理作用：①增强纤溶系统活性；②改善血液流变学作用；③改善血流动力学作用；④具有明显保护神经细胞的作用。

本药是一种纤维蛋白酶样蛋白分解酶，可选择性地分解凝血因子 I，而对纤维蛋白以外的凝血因子、血小板数量及功能、出血时间无影响，故对人体的危险性小。

【适应证】

1. 用于急性缺血性脑血管疾病（包括短暂性脑缺血发作）。

2. 用于慢性动脉闭塞症（如闭塞性血栓性脉管炎、闭塞性动脉硬化症）伴缺血症状。

3. 用于突发性耳聋。

4. 用于振动病患者的末梢循环障碍。

【用法用量】成人首次剂量通常为 10BU，维持量可视病人情况酌情给予，一般为 5BU，隔日 1 次，药液使用前用 100ml 以上的生理盐水稀释，静脉滴注 1 小时以上。

下列情况首次使用量应为 20BU，以后维持量可减为 5BU：①给药前血纤维蛋白原浓度达 400mg/dl 以上时。②突发性耳聋的重症患者。

急性脑梗死患者，首次剂量为 10BU，另二次各为 5 BU，隔日 1 次，共 3 次。使用前用 250ml 生理盐水稀释，静脉滴注 1 小时以上。此后应有其他治疗脑梗死药物继续治疗。

通常疗程为 1 周，必要时可增至 3 周；个别治疗可增至 6 周，但在延长期间内每次用量减至 5BU，隔日滴注。

【不良反应】

1. 血液：有时会出现嗜酸性粒细胞增高，白细胞增高或减少，红细胞减少，血红蛋白减少等。

2. 肝脏：AST、ALT 升高，时有碱性磷酸酶升高。

3. 肾脏：时有 BUN 升高，血肌酐升高，出现蛋白尿等。

4. 消化系统：时有恶心、呕吐、胃痛、食欲不振、胃部不适感等。

5. 精神神经：时有头晕、脚步蹒跚、头痛、头重、麻木感等。

6. 感觉器官：时有耳鸣、眼痛、视觉蒙眬感、眼振等。

7. 代谢异常：中性脂肪升高，时有总胆固醇升高等。

8. 过敏症：时有皮疹、荨麻疹等。

9. 注射部位：时有皮下出血、止血延迟、血管痛等。

10. 其他：时有胸痛、发热、冷感、不快感、无力感、心外膜炎、鼻塞等。罕有引起休克的情况。

故应仔细观察病情，发现异常时终止给药。

【禁忌】

1. 有出血患者（出凝血障碍性疾病、血管障碍所致出血倾向、活动性消化性溃疡、疑有颅内出血者、血小板减少性紫癜、血友病、月经期间、手术时、尿路出血、咯血，及伴有性器官出血的早产、流产、刚分娩后的妇女和产褥期妇女等）。

2. 新近手术患者。

3. 有出血可能的患者（内脏肿瘤、消化道憩室炎、大肠炎、亚急性细菌性心内膜炎、重症高血压、重症糖尿病者等）。

4. 正在使用具有抗凝作用及抑制血小板机能药物（如阿司匹林）者和正在使用抗纤溶性制剂者。

5. 用药前血纤维蛋白原浓度低于 100mg/dl 者。

6. 重度肝或肾功能障碍及其他（如乳头肌断裂、心室中隔穿孔、心源性休克、多脏器功能衰竭症者）。

7. 对本品过敏者。

【注意事项】

1. 本品具有降低纤维蛋白原的作用，用药后可能有出血或止血延缓现象。因此，治疗前及治疗期间应对患者进行血纤维蛋白原和血小板凝集情况检查，并密切注意临床症状。首次用药后血纤维蛋白原低于 100mg/dl 者，给药治疗期间出现出血或可疑出血时，应终止给药，并采取输血或其他措施。

2. 如患者有动脉或深部静脉损伤时，该药有可能引起血肿。因此，使用本品后，临床上应避免进行星状神经节封闭、动脉或深部静脉等的穿刺检查或治疗。对于浅表静脉穿刺部位有止血延缓现象发生时，应采用压迫止血法。

3. 为使患者理解使用本药后发生出血的可能，因此必须将以下事项告知患者注意：手术或拔牙时，使用本药前应和医生商讨；到其他医院或部门就诊时，应将使用本药的情况告知医生；用药期间应避免从事可能造成创伤的工作。

4. 下列患者慎用：有药物过敏史者；有消化道溃疡史者；患有脑血管病后遗症者。

5. 孕妇及哺乳期妇女用药：在妊娠妇女中使用的安全性尚未确定，妊娠或有妊娠可能性的妇女，应在治疗上的有益性大于危险性时才能使用。哺乳期一般应避免使用本制剂；如果必须使用本制剂时应停止哺乳。

6. 儿童用药：对儿童用本药后的安全性尚未进行研究。

7. 老年用药：70 岁以上高龄患者慎用，老年人生理功能低下，使用期间应密切观察。

【药物相互作用】

1. 与抗凝剂及血小板抑制剂（如阿司匹林等）合用可能会增加出血倾向或使止血时间延长。

2. 本品能生成 desA 纤维蛋白聚合物，可能引起血栓、栓塞症，所以与溶栓剂合用应特别注意。

【规格】东菱精纯抗栓酶注射液：0.5ml：5BU；1ml：10BU。

阿替普酶
Alteplase

【其他名称】阿太普酶、阿特普酶、重组人组织型纤溶酶原激活物、重组组织型纤溶酶原激活剂、组织纤溶酶原激活剂、组织纤维蛋白溶酶原激活剂、组织型纤维蛋白溶酶原激活剂、组织型纤维蛋白溶酶原激活药。

【药理作用】本药为血栓溶解药，主要成分是糖蛋白，含 526 个氨基酸。可通过赖氨酸残基与纤维蛋白结合，并激活与纤维蛋白结合的纤溶酶原，使之转变为纤溶酶，这一作用较其激活循环中的纤溶酶原更强。因本药选择性地激活血栓部位的纤溶酶原，故不产生应用链激酶时常见的出血并发症。此外，体外研究表明，本药可抑制血小板活性。静脉给药治疗急性心肌梗死时，可使阻塞的冠状动脉再通。

【适应证】

1. 主要用于急性心肌梗死。

2. 也可试用于肺栓塞。

3. 还可用于急性缺血性脑卒中、深静脉血栓及其他血管疾病。

【用法与用量】

1. 静脉注射：本药 50mg，用灭菌注射用水溶解成浓度为 1mg/ml 的药液静脉注射。

2. 静脉滴注：本药 100mg，于生理盐水 500ml 中溶解后，在 3 小时内按以下方式滴完：前 2 分钟先注入本药 10mg，以后 60 分钟内滴入 50mg，最后 120 分钟内滴完余下的 40mg。

【不良反应】

1. 最常见出血，与溶栓治疗相关的出血类型有：胃肠道、泌尿生殖道、腹膜后或颅内出血，浅层的或表面的出血主要出现在侵入性操作的部位（如静脉切口、注射给药部位、动脉穿刺部位、近期进行过外科手术的部位）。全身性纤维蛋白溶解比用链激酶时要少见。

2. 其他不良反应为心律失常（用于治疗急性心肌梗死时，血管再通期间可出现再灌注心律失常，如快速性室性自主心律、心动过缓或室性期前收缩等。心律失常的发生率和静脉滴注链激酶时相似）、血管再闭塞（有报道，用本药进行溶栓治疗后可发生胆固醇结晶栓塞）、膝部出血性滑膜囊炎、癫痫发作、过敏反应。

【禁忌】

1. 近 10 日内发生严重创伤或进行过大手术者。

2. 未能控制的严重原发性高血压。

3. 出血性疾病。

4. 近期有严重内出血者。

5. 脑出血或 2 个月内曾进行过颅脑手术者。

6. 颅内肿瘤、动静脉畸形或动脉瘤患者（国外资料）。

7. 有出血倾向者（包括正在使用华法林、脑卒中前 48 小时内使用过肝素、血小板计数小于 $100 \times 10^9/L$）（国外资料）。

8. 急性缺血性脑卒中可能伴有蛛网膜下腔出血或癫痫发作者（国外资料）。

【注意事项】

1. 以下情况慎用：①食管静脉曲张者。②口服抗凝药者。③70 岁以上患者。④产后 14 日内妇女。⑤细菌性心内膜炎患者。⑥急性胰腺炎患者。⑦急性心包炎患者（国外资料）。⑧脑血管疾病患者（国外资料）。⑨高血压患者（国外资料）。⑩活动性经期出血者（国外资料）。⑪感染性血栓性静脉炎患者（国外资料）。⑫严重肝功能障碍者（国外资料）。

2. 使用本药一日最大剂量不宜超过 150mg，否则可增加颅内出血的危险性。

3. 用药后，如出现心律失常，通过抗心律失常治疗可以控制，但可能引起再次心肌梗死或梗死面积扩大。

4. 孕妇及哺乳期妇女用药：孕妇慎用本药，FDA 对本药的妊娠安全性分级为 C 级。药物对哺乳的影响尚不明确。

5. 用药期间应监测激活的部分凝血活酶时间（APTT）、纤维蛋白降解产物（FDP）、D - 二聚体，还应监测心电图。

【药物相互作用】

1. 与其他影响凝血功能的药（包括香豆素类、肝素）合用，可显著增加出血的危险性。

2. 与依替贝肽合用，因具有协同的抗凝作用，从而可增加出血的危险性。

3. 与硝酸甘油合用，因后者可增加肝脏的血流量，从而增加本药的清除率，使本药的血浆浓度降低及冠状动脉的再灌注减少、再灌注时间延长、血管再闭塞的可能性增加。

【规格】注射用阿替普酶：20mg；50mg。

瑞替普酶
Reteplase

【药理作用】本药是一种重组纤溶酶原激活药。通过将纤维蛋白溶解酶原激活为纤溶蛋白溶解酶，降解血栓中的纤维蛋白，发挥溶栓作用。本药可降低心肌梗死后的死亡率。动物实验显示，与其他纤溶酶原激活药相比，本药具有迅速、完全和持久的溶栓作用。

【适应证】

1. 用于成人由冠状动脉梗塞引起的急性心肌梗死的溶栓治疗，能改善心肌梗死后的心室功能，并能改善早期再灌注，通畅冠状动脉。

2. 用于肺栓塞的溶栓治疗（国外资料）。

【用法与用量】成人静脉注射，一次 10MU，给药 2 次，每次缓慢推注 2 分钟以上，两次间隔为 30 分钟。

【不良反应】

1. 最常见出血，包括颅内、腹膜后、消化道、泌尿道、呼吸道、穿刺或破损部位出血。颅内出血发生率为 0.8%，其他各类型出血的总发生率约为 21.1%。

2. 可引起再灌注性心律失常。

3. 有出现恶心、呕吐、发热、呼吸困难及低血压（过敏反应）的报道。

4. 罕有引起胆固醇栓塞的报道。

5. 部分反应在心肌梗死患者中出现，与使用本药的因果关系不明，包括心源性休克、窦性心动过缓、室上性心动过速、快速性室性心律、早期复极综合征、期前收缩、室性心动过速、心室颤动、房室传导阻滞、肺水肿、心力衰竭、心脏停搏、再发性心绞痛、复发性心肌梗死、心脏穿孔、二尖瓣反流、心包渗出、心包炎、急性心脏压塞、静脉血栓形成及电机械分离。

【禁忌】

1. 对本药过敏者（国外资料）。

2. 活动性内脏出血患者。

3. 有脑血管意外史者。

4. 2 个月内曾有颅脑或脊柱手术或外伤者。

5. 颅内肿瘤、动静脉畸形或动脉瘤患者。

6. 有出血倾向者。

7. 未能控制的严重高血压患者。

【注意事项】

1. 以下情况慎用：①对其他纤溶酶原激活药过敏。②先前曾行非压缩性血管穿刺的患者。③近 10 日内接受过大手术者。④脑血管疾病患者。⑤近 10 日内消化道或泌尿道出血者。⑥近 10 日内外伤者。⑦收缩压高于 24kPa（180mmHg）或舒张压高于 14.7kPa（110mmHg）的高血压患者。⑧高度可能存在左心血栓（二尖瓣狭窄伴心房颤动）的患者。⑨急性心包炎患者。⑩亚急性细菌性心内膜炎患者。⑪止血功能障碍（包括继发于严重肝肾疾病的凝血功能障碍）患者。⑫糖尿病引起的出血性视网膜病变或其他出血性眼病患者。⑬败血症性栓塞性静脉炎或严重感染部位存在动静脉瘘患者。⑭严重肝肾功能不全者。

2. 由于纤维蛋白被溶解，可能引起新近的注射部位出血，所以溶栓治疗期间，必须仔细观察所有潜在出血点（包括导管插入部位、穿刺点、切开点及肌注部位），应尽量避免大血管不可压迫的穿刺（如颈静脉或锁骨下静脉）。

3. 在用药期间，如果必须进行动脉穿刺，最好采用上肢末端的血管，穿刺后，至少压迫 30 分钟，用敷料加压包扎，反复观察有无渗血。用药期间，病人的肌肉注射和非必须的搬动应尽量避免。静脉穿刺在必须进行时，操作应特别仔细。

4. 一旦发生严重出血（局部无法加压止血），必须立即停用抗栓治疗。另外，如果出血发生在第一次静注后，第二次静注应该停用。

5. 本药应在出现症状后尽早使用。给药后应备治疗心动过缓、室性兴奋性增高的抗心律失常药物。

6. 孕妇及哺乳期妇女用药：动物实验显示本药有致流产作用，妊娠期用药须权衡利弊。FDA 对本药的妊娠安全性分级为 C 级。本药可能随乳汁分泌，哺乳期妇女用药须权衡利弊。

7. 药物对儿童的影响：儿童用药的安全性和有效性尚不明确。

8. 药物对老人的影响：70 岁以上老人，尤其是收缩压高于 21.3kPa（160mmHg）者，用药应谨慎。

9. 药物对检验值或诊断的影响：本药可影响凝血试验、纤维蛋白溶解活性检测结果。

10. 用药前后及用药时应当检查或监测是否出现肌酸磷酸激酶（CPK）释放总量减少、心酶"冲洗现象"（早期 CPK 峰）。

【药物相互作用】没有研究讨论本药与其他心脏活性药物的相互作用。在治疗前及治疗后使用肝素、维生素 K 拮抗剂及抗血小板药（阿司匹林、潘生丁等）可能增加出血的危险。

【规格】注射用瑞替普酶：5MU。

4 血浆及血容量扩充药

右旋糖酐 40
Dextran-40

【其他名称】低分子右旋糖酐、低分子右旋糖酐 40、低右 40。

【药理作用】本品为血容量扩充剂，静注后能提高血浆胶体渗透压，吸收血管外水分进入体循环而增加血容量，升高和维持血压。其扩充血容量作用比右旋糖酐 70 弱且短暂，但改善微循环的作用比右旋糖酐 70 强。它可使已经聚集的红细胞和血小板解聚，降低血液黏滞性，改善微循环，防止血栓形成。此外，还具有渗透性利尿作用。

【适应证】

1. 用于抢救休克，用于失血、创伤、烧伤等各种原因引起的休克和中毒性休克。

2. 用于预防手术后静脉血栓形成，如肢体再植和血管外科手术等预防术后血栓形成。

3. 用于血管栓塞性疾病，如脑血栓形成、心绞痛、脑供血不足、血栓闭塞性脉管炎等。

4. 用于体外循环时，以代替部分血液预充入工心肺机，既节省血液又可改善循环。

【用法用量】

1. 静脉滴注，用量视病情而定，成人常用量一次 250 ~ 500ml，24 小时内不超过 1500ml。婴儿用量为 5ml/kg，儿童用量为 10ml/kg。

2. 休克病例：用量可较大，速度可快，滴注速度为 20 ~ 40ml/min，第一天最大剂量可用至 20ml/kg，在使用前必须纠正脱水。

3. 预防术后血栓形成：术中或术后给予 500ml，通常术后第一、二日给予 500ml/d，静滴 2 ~ 4 小时，高危患者，疗程可用至 10 天。

4. 血管栓塞性疾病：应缓慢静滴，一般每次 250 ~ 500ml，每日或隔日 1 次，7 ~ 10 次为一疗程。

【不良反应】

1. 过敏反应：少数患者可出现过敏反应，表现为皮肤瘙痒、荨麻疹、恶心、呕吐、哮喘，重者口唇发绀、虚脱、血压剧降、支气管痉挛，个别患者甚至出现过敏性休克。过敏体质者用前应做皮试。

2. 偶见发热、寒战、淋巴结肿大、关节炎等。

3. 出血倾向：可引起凝血障碍，使出血时间延长，该反应常与剂量有关。

【禁忌】下列情况禁用：充血性心力衰竭及其他血容量过多的患者，严重血小板减少、凝血障碍等出血患者，少尿患者，对本品过敏者。

【注意事项】

1. 首次输用本品，开始几毫升应缓慢静滴，并在注射开始后严密观察 5 ~ 10 分钟，出现所有不正常征象（寒战、皮疹）都应马上停药。

2. 对严重的肾功能不全，尿量减少病人，因本品可从肾脏快速排泄，增加尿黏度，可能导致少尿或肾衰竭，因此，本品禁用于少尿病人。一旦使用中出现少尿或无尿应停用。

3. 避免用量过大，尤其是老年人、动脉粥样硬化或补液不足者。

4. 重度休克时，如大量输注右旋糖酐，应同时给予一定数量的全血，以维持血液携氧功能。如未同时输血，由于血液在短时间内过度稀释，则携氧功能降低，组织供氧不足，影响血液凝固，出现低蛋白血症。

5. 某些手术创面渗血较多的患者，不应过多使用本品，以免增加渗血。

6. 伴有急性脉管炎者，不宜使用本品，以免炎症扩散。

7. 对于脱水病人，应同时纠正水电解质紊乱情况。

8. 每日用量不宜超过 1500ml，否则易引起出血倾向和低蛋白血症。

9. 本品不应与维生素 C、维生素 B_{12}、维生素 K、双嘧达莫、促皮质素、氢化可的松、琥珀酸钠在同一溶液中混合给药。

10. 本品能吸附于细胞表面，与红细胞形成假凝集，对血型鉴定和血交叉配血试验结果有一定干扰。输血患者的血型检查，交叉配血试验应在使用右旋糖酐前进行，以确保输血安全。

11. 孕妇及哺乳期妇女用药：不可在分娩时与止痛药或硬膜外麻醉一起作为预防或治疗之用。因产妇对右旋糖酐有过敏或发生类过敏性反应时可导致子宫张力过高使胎儿缺氧，有致死性危险或造成婴儿神经系统严重的后果。

12. 下列情况慎用：有过敏史者，心、肝、肾功能不良患者，活动性肺结核患者。

【药物相互作用】

1. 肝素合用时，由于有协同作用而增加出血可能。

2. 与卡那霉素、庆大霉素、巴龙霉素合用会增加肾毒性。

【规格】右旋糖酐 40 氯化钠注射液：6% 右旋糖酐 40 氯化钠注射液：100ml（6g 右旋糖酐 40 与 0.9g 氯化钠）；250ml（15g 右旋糖酐 40 与 2.25g 氯化钠）；500ml（30g 右旋糖酐 40 与 4.5g 氯化钠）。10% 右旋糖酐 40 氯化钠注射液：100ml（10g 右旋糖酐 40 与 0.9g 氯化钠）；250ml（25g 右旋糖酐 40 与 2.25g 氯化钠）；500ml（50g 右旋糖酐 40 与 4.5g 氯化钠）。

右旋糖酐 40 葡萄糖注射液：6% 右旋糖酐 40

葡萄糖注射液：100ml（6g 右旋糖酐 40 与 5g 葡萄糖）；250ml（15g 右旋糖酐 40 与 12.5g 葡萄糖）；500ml（30g 右旋糖酐 40 与 25g 葡萄糖）。10% 右旋糖酐 40 葡萄糖注射液：100ml（10g 右旋糖酐 40 与 5g 葡萄糖）；250ml（25g 右旋糖酐 40 与 12.5g 葡萄糖）；500ml（50g 右旋糖酐 40 与 25g 葡萄糖）。

右旋糖酐 70
Dextran – 70

【其他名称】多聚葡萄糖 70、葡聚精、中分子右旋糖酐、中分子右旋糖酐。

【药理作用】本品为血容量扩充剂，静注后能提高血浆胶体渗透压，吸收血管外水分而增加血容量，升高和维持血压。血浆容量的增加与右旋糖酐的输入量有关。其扩充血容量作用较右旋糖酐 40 强，几无改善微循环及渗透性利尿作用。此外，本品还可使某些凝血因子及血小板的活性降低，因而还有一定的抗血栓作用。

本药滴眼液是一种拟天然泪液的灭菌滴眼液，能与泪液结合，并可替代泪膜，消除因眼球干燥引起的灼热、刺激感等不适感。干眼症患者的角膜上皮细胞间联结遭到破坏，致使角膜上皮通透性增高，本药滴眼液可使角膜上皮得以修复，通透性降至正常值。

【适应证】

1. 主要用于防治各种低血容量休克，如出血性休克、手术中休克、烧伤性休克等。

2. 预防手术后静脉血栓形成和血栓性静脉炎。

3. 本品滴眼液用于减轻眼部干燥引起的灼热、刺激感等不适症状，保护眼球免受刺激，减轻由于暴露于风沙或阳光下造成的眼部不适。

【用法用量】

1. 静脉滴注：用量视病情而定，常用剂量每次 500ml。休克时，通常快速扩容的剂量为 500 ~ 1000ml，每分钟注入 20 ~ 40ml，推荐使用的最大剂量是每日 20ml/kg。为预防术后发生静脉栓塞，可在术中或术后给予 500ml，第 2 天继续给予 500ml，对于高危患者，疗程可达到 10 天。儿童静脉滴注，一次 10 ~ 15ml/kg。

2. 经眼给药：根据病情需要滴眼，每次 1 ~ 2 滴。

【不良反应】

1. 过敏反应：少数患者可出现过敏反应，表现为皮肤瘙痒、荨麻疹、恶心、呕吐、哮喘，重者口唇发绀、虚脱、血压剧降、支气管痉挛，个别患者甚至出现过敏性休克。过敏反应的发生率为 0.03% ~ 4.7%。

2. 偶见发热、寒战、淋巴结肿大、关节炎等。

3. 出血倾向：可引起凝血障碍，使出血时间延长，该反应常与剂量有关。

4. 红细胞聚集作用：随着右旋糖酐的分子量加大，红细胞聚集更多更明显。

5. 使用本药滴眼液后，可能会有暂时性的视物模糊现象。

【禁忌】充血性心力衰竭及其他血容量过多的患者，严重血小板减少、凝血障碍等出血患者，严重肝肾功能不全者禁用。

【注意事项】

1. 首次输用本品，开始几毫升应缓慢静滴，并在注射开始后严密观察 5 ~ 10 分钟，出现所有不正常征象（寒战、皮疹等）都应立即停药。

2. 对严重的肾功能不全，应降低剂量并严密监测尿量和肾功能。

3. 避免用量过大，尤其是老年人、动脉粥样硬化或补液不足者。

4. 重度休克时，如大量输注右旋糖酐，应同时给予一定数量的血液，以维持血液携氧功能。如未同时输血，由于血液在短时间内过度稀释，则携氧功能降低，组织供氧不足，影响血液凝固，出现低蛋白血症。

5. 对于脱水病人，应同时纠正水电解质紊乱情况。

6. 每日用量不宜超过 1500ml，否则易引起出血倾向和低蛋白血症。

7. 本品不应与维生素 C、维生素 B_{12}、维生素 K、双嘧达莫、促皮质素、氢化可的松、琥珀酸钠在同一溶液中混合给药。

8. 本品能吸附于细胞表面，与红细胞形成假凝集，干扰血型鉴定。输血患者的血型检查和交叉配血试验应在使用右旋糖酐前进行，以确保输血安全。

9. 孕妇及哺乳期妇女用药：不可在分娩时与止痛药或硬膜外麻醉一起作为预防或治疗之用。因产妇对右旋糖酐过敏或发生类过敏性反应时可导致子宫张力过高使胎儿缺氧，有致死性危险或造成婴儿神经系统严重的后果。

10. 有过敏史者慎用，心、肝、肾功能不良患者慎用。

【药物相互作用】

1. 与肝素合用时，由于有协同作用而增加出血可能。

2. 与卡那霉素、庆大霉素、巴龙霉素合用会增加肾毒性。

【规格】右旋糖酐 70 氯化钠注射液：500ml（30g 右旋糖酐 70 与 4.5g 氯化钠）。右旋糖酐 70 葡萄糖注射液：500ml（30g 右旋糖酐 70 与 25g 葡萄糖）。

聚明胶肽
Polygeline

【其他名称】多聚明胶、尿联明胶、血脉素。

【药理作用】本品为明胶多肽溶液，平均分子量为 27500 ~ 39500Da，其渗透压与血浆相等，可保持血管内液与组织间液的平衡，不引起组织脱水及肺水肿，具有维持血容量和提升血压作用。输注本品可导致血液稀释，降低血液黏度，从而改善微循环。本品对出凝血时间及血小板功能无明显影响，仅有血液稀释作用。

【适应证】用于外伤引起的失血性休克者，严重烧伤、败血症、胰腺炎等引起的失体液性休克者。本品并可用于预防较大手术前可能出现的低血压以及用于体外循环、血液透析时的容量补充。

【用法用量】静脉滴注，一次 500 ~ 1000ml，滴速为 500ml/60min。用量及输注速度根据病情决定，每日最大量可达 2500ml。小儿用量按体重计，每千克 10 ~ 20ml/kg。

【不良反应】

1. 输液中或输液后，偶可出现一过性皮肤反应（荨麻疹）、恶心呕吐、低血压、心动过速、心动过缓、呼吸困难、发热或寒战。休克等严重反应病例极少见。如出现上述情况，应立即停止输注，并给予对症处理。

2. 用药后短期内可出现血清钙浓度轻度升高（因本药含钙较多）。

【禁忌】

1. 严重肝肾功能损害、肾性或肾后性无尿者禁用。

2. 充血性心力衰竭、肺水肿、心源性休克者禁用。

3. 高血压、食道静脉曲张、出血性疾病患者禁用。

4. 已知对本药过敏或具有组胺释放高危因素病人禁用。

【注意事项】

1. 使用本品不受血型限制，如配合输血时，应先查好血型，以防出现红细胞假凝集现象。

2. 在体外循环或人工肾使用过程中，本品只能与加肝素的血液混合使用，不得直接与库血混合使用。

3. 如因温度较低，本品黏度加大，可稍加温后使用。

4. 输注本品可导致暂时性红细胞沉降率加快。

5. 孕妇及哺乳期妇女用药：妊娠期和产后妇女用药应密切观察。

6. 儿童用药：应注意可能存在的低蛋白血症，并注意用药剂量。

7. 老年用药：应注意可能存在的低蛋白血症，并密切注意心脏功能。

【药物相互作用】

1. 使用强心苷的病人，应考虑到钙剂与其有协同作用。

2. 不可配伍药液：氨苄青霉素、头孢曲松、甲基氢化泼尼松、丙咪嗪、阿昔洛韦。

3. 本品不可与含枸橼酸盐的血液混合使用，但含枸橼酸盐的血液可在输入本品之前或之后输注，或分通道同时输注。

【规格】注射液：250ml：1.6g（以含氮量计）；500ml：3.2g（以含氮量计）。

琥珀酰明胶
Succinylated Gelatin

【其他名称】琥珀明胶。

【药理作用】本品为胶体性血浆代用品，能增加血浆容量，使静脉回流量、动脉血压和外周灌注增加，其产生的渗透性利尿作用有助于维持休克病人的肾功能。

本品以下的综合作用有助于改善对组织的供氧：①本品的相对黏稠度与血浆相似，所产生的血液稀释作用降低血液相对黏稠度，改善循环，增加心输出量，加快血液流速。②输入本品可减少血细胞比容，影响血液供氧能力。然而，由于血液黏稠度降低，微循环改善，减少心脏负荷，使心输出量增加，心肌耗氧量不增加。因此输入本品所产生的总体效果是增加了氧气的运输（如血细胞比容不低于25%，年龄大者不低于30%）。③本品的胶体渗透压可防止和减少组织水肿，而后者往往限制组织的氧气利用。外周组织缺氧时，血红蛋白对氧的释放会增加，有利于对组织供氧。

【适应证】用于低血容量性休克、手术创伤、烧伤及感染的血容量补充，手术前后及手术间的稳定血液循环，体外循环（血液透析、人工心肺机）血液稀释，脊髓及硬膜外麻醉后的低血压的预防。

【用法用量】静脉给药。①血液或血浆丢失不严重，或术前或术中预防性治疗，一般1~3小时内输注500~1000ml。②低血容量休克容量补充和维持时，可在24小时内输注10~15L（但血细胞比容不应低于25%，年龄大者不应低于30%，同时避免血液稀释引起的凝血异常）。③严重急性失血致生命垂危时，可在5~10分钟内加压输注500ml，进一步输注量视缺乏程度而定。

【不良反应】偶见过敏反应，可出现轻微荨麻疹。本品引起严重不良反应的发生率在1/6000~1/13000之间，由血管活性物质释放引起。病人通常表现为变态反应。如病人已处于过敏状态，如哮喘，则出现反应的机会增加，程度也会加重，应慎用。

【禁忌】对明胶类药物有过敏反应的病人禁用。有循环超负荷、水潴留、严重肾衰竭、出血危险者、肺水肿的病人禁用。

【注意事项】

1. 心力衰竭可能伴有循环超负荷者，此时输液时应缓慢进行。

2. 对水分过多、肾衰、有出血倾向、肺水肿、钠或钾缺乏以及对输液成分过敏等病人要慎用。

3. 失血量超过总量25%时，应输全血或红细胞。

4. 使用本品不会干扰交叉配血。

5. 本品含钙量、含钾量低，可用于洋地黄化的病人或肾功能较差的病人。

6. 输注本品期间下列化验指标可能不稳定：血糖、血沉、尿液比重、蛋白、双缩脲、脂肪酸、胆固醇、果糖、山梨醇脱氢酶。

7. 本品一旦封口开启，应在4小时内使用，任何未用完之药液均不可再用。

8. 孕妇及哺乳期妇女用药：有关妊娠或哺乳期妇女应用本品的资料不多，不过迄今尚未观察到对胎儿有影响。但是仍存在很低的过敏反应危险，故应用时应权衡利弊。

【药物相互作用】尚不明确。

【规格】注射液：500ml：20g。

人血白蛋白
Human Albumin

【其他名称】人体血清白蛋白、人血清白蛋白、血清白蛋白。

【药理作用】

1. 增加血容量和维持血浆胶体渗透压：白蛋白占血浆胶体渗透压的70%~80%，主要调节组织与血管之间水分的动态平衡。由于白蛋白分子量较大，与盐类及水分相比，透过膜内速度较慢，使白蛋白的胶体渗透压与毛细管的静力压抗衡，以此维持正常与恒定的血容量；同时在血循环中，1g白蛋白可保留18ml水，每5g白蛋白保留循环中水分的能力约相当于100ml血浆或200ml全血的功能，从而起到增加循环血容量和维持血浆胶体渗透压的作用。

2. 运输及解毒：白蛋白既能结合阴离子又能结合阳离子，可以输送不同的物质，也可以将有毒物质输送到解毒器官。

3. 营养供给：组织蛋白和血浆蛋白可互相转化，在氮代谢障碍时，白蛋白可作为氮源为组织提供营养。

【适应证】

1. 失血、创伤、烧伤引起的休克。

2. 脑水肿及损伤引起的颅压升高。

3. 肝硬化及肾病引起的水肿或腹水。

4. 低蛋白血症的防治。

5. 新生儿高胆红素血症。

6. 用于心肺分流术、烧伤的辅助治疗，血液透析的辅助治疗和成人呼吸窘迫综合征。

【用法用量】本品通常供静脉滴注，也可以缓慢静脉推注。总的剂量因人而异。一日总量25~75g较适宜，平均一日用量为20~30g。建议首次输注量为20g，维持剂量根据临床治疗情况而定。在抢救大量失血的休克病人时，为改善临床状况和恢复正常血容量，有必要快速输注。

儿童用量须根据临床情况和体重而定，一般为成人剂量的1/4~1/2，或按体重0.4~0.44g/kg给予。输注速度亦控制在成人的1/4~1/2。平均一日用量，新生儿1~2g，婴儿2~8g，儿童

8 ~ 16g。

【不良反应】使用本品一般不会产生不良反应，偶可出现寒战、发热、颜面潮红、皮疹、恶心呕吐等症状，快速输注可引起血管超负荷导致肺水肿，偶有过敏反应。

【禁忌】对白蛋白严重过敏者禁用。

【注意事项】

1. 急性心脏病者、正常血容量及高血容量的心力衰竭患者、严重贫血患者、慢性肾功能不全者慎用。

2. 本品开启后，应一次输注完毕，不得分次或给第二人输用。

3. 输注过程中如发现病人有不适反应，应立即停止输用。

4. 有明显脱水者应同时补液。

5. 运输及贮存过程中严禁冻结。

6. 孕妇及哺乳期妇女用药：对孕妇或可能怀孕妇女的用药应慎重，如有必要应用时，应在严密观察下使用。

【药物相互作用】本品不宜与血管收缩药，蛋白水解酶或含酒精溶剂的注射液混合使用。

【规格】注射剂：2g；5g；10g；12.5g。

低分子羟乙基淀粉
Hydroxyethyl Starch of Low Molecular Weight

【其他名称】706代血浆、羟乙基淀粉20、羟乙基淀粉40。

【药理作用】本药为低分子量（平均分子量为2.5万~4.5万道尔顿）的羟乙基淀粉。羟乙基淀粉为血容量扩充药，是高分子胶体物质，经静脉滴注后，可较长时间停留于血液中，提高血浆渗透压，使组织液回流增多，迅速增加血容量，稀释血液，降低全血黏度，并增加细胞膜负电荷，使已聚集的细胞解聚，改善微循环。羟乙基淀粉的容量扩充效应及血液稀释效果取决于其分子量大小、取代度、取代方式和药物浓度以及给药剂量和速度。

【适应证】

1. 用于补充血容量及改善微循环障碍。临床用于手术、外伤等引起的血容量不足所致的低血压及休克，也可用于感染中毒性休克的抢救。但因无携氧功能，故对失血性休克只能作为应急之

用，不能代替输全血。

2. 用于血栓闭塞性脉管炎、冠状动脉功能不全及脑血栓形成等症。

3. 也可作为体外循环的补充液，或经稀释后与红细胞配成代浆全血。

【用法用量】静脉滴注。

1. 低血容量休克：为尽快增加血容量，可较快静脉滴注，滴速及用量视病情而定，一般为一日30~60g（500~1000ml）。出血少于500ml且原来血红蛋白及血压正常者，可只输注本药，不输全血。一日最大剂量不应超过1500ml或20ml/kg。

2. 在体外循环中作为预充液的主要成分之一：用量为0.66~1.16g/kg，平均0.9g/kg。

【不良反应】

1. 血液：本药可改变凝血机制，导致一过性凝血酶原时间、激活的部分凝血活酶时间及凝血时间延长。大量应用时亦可引起一过性出血时间延长。

2. 肝脏：多次输注本药的患者中，有间接胆红素升高的报道，并于末次注射后96小时恢复正常。

3. 肾脏：可导致肾功能损害（出现少尿、蛋白尿等）。

4. 过敏反应：少数患者使用本药可出现过敏反应，表现为眼睑水肿、荨麻疹、瘙痒及哮喘等。

5. 其他：亦可出现发热、寒战及流感样症状。尚可见呕吐、颌下腺及腮腺肿大、下肢水肿等。

【禁忌】

1. 对淀粉过敏者禁用。

2. 严重凝血功能障碍者禁用。

【注意事项】

1. 以下情况慎用：①有出血倾向或有出血性疾病史者。②心力衰竭患者。③肾清除率下降者（应警惕循环负担过重）。④需预防颅内出血的神经外科手术患者。⑤肝病患者（国外资料）。⑥肺水肿患者（国外资料）。

2. 药物对妊娠的影响：本药对孕妇的影响尚未进行研究，孕妇（尤其妊娠早期）不宜使用。FDA对本药的妊娠安全性分级为C级。

3. 药物对哺乳的影响：尚不明确。

4. 曾有肝病史的患者在多次输注本药时，应注意监测肝功能。

5. 使用时保持溶液温度在37℃左右。注射液应一次用完，如未用完，应将余液弃去，不可贮存再用。

6. 本药仅供静脉给药，其用量及输液速度根据患者失血情况及血容量而定。对失血性休克患者，输注速度宜快，但对烧伤或感染性休克等宜缓慢滴入。

7. 一次用量不能过大，以免发生自发性出血。

8. 大量输入本药可致钾排泄增多，应适当补钾。

9. 本药虽无抗原性，但已有用药后出现过敏反应的报道。遇此情况应立即停药，必要时给予抗组胺药。

【药物相互作用】

1. 本药与卡那霉素、庆大霉素、巴龙霉素等合用，可增加肾毒性。

2. 与双嘧达莫、维生素 B_{12} 混用时，药液会发生变化。

【规格】羟乙基淀粉 20 氯化钠注射液：250ml（15g 的羟乙基淀粉 20 与氯化钠 2.25g）；500ml（30g 的羟乙基淀粉 20 与氯化钠 4.5g）。羟乙基淀粉 40 氯化钠注射液：250ml（15g 的羟乙基淀粉 40 与氯化钠 2.25g）；500ml（30g 的羟乙基淀粉 40 与氯化钠 4.5g）。

中分子羟乙基淀粉 130/0.4
Hydroxyethyl Starch 130/0.4

【药理作用】本药为中分子量（分子量为 130000 道尔顿）的羟乙基淀粉。羟乙基淀粉为血容量扩充药，经静脉滴注后，可较长时间停留于血液中，提高血浆渗透压，使组织液回流增多，迅速增加血容量。同时稀释血液，有一定的降低全血黏度，改善微循环作用。羟乙基淀粉的容量扩充效应及血液稀释效果取决于其分子量大小、取代度、取代方式和药物浓度以及给药剂量和速度。

【适应证】用于治疗和预防血容量不足，也可用于急性等容血液稀释（ANH）。

【用法用量】静脉滴注，一般用量为 500~1000ml，一日最大剂量为 33ml/kg。可根据患者需要在数日内持续使用本药。治疗持续时间取决于低血容量持续的时间和程度以及血流动力学参数和稀释效果。

【不良反应】

1. 血液：本药可改变凝血机制，导致一过性凝血酶原时间、激活的部分凝血活酶时间及凝血时间延长。大量应用时亦可引起一过性出血时间延长。

2. 肝脏：多次输注本药的患者中，有间接胆红素升高的报道，并于末次注射后 96 小时恢复正常。

3. 过敏反应：少数患者使用本药可出现过敏反应，表现为眼睑水肿、荨麻疹及哮喘等。也可见类似中度流感的症状、心动过缓或心动过速、支气管痉挛、非心源性肺水肿。

4. 其他：尚可见呕吐、颌下腺及腮腺肿大、下肢水肿等。大剂量使用时，由于稀释效应，可能引起血液成分如凝血因子、血浆蛋白稀释及血细胞比容下降。长期大剂量使用本药，患者可出现皮肤瘙痒。

【禁忌】

1. 对羟乙基淀粉或其他成分过敏者禁用。

2. 体液负荷过重（包括肺水肿）者禁用。

3. 少尿或无尿的肾功能不全者禁用。

4. 颅内出血者禁用。

5. 严重高钠血症或高氯血症禁用。

6. 接受透析治疗者禁用。

7. 严重心功能不全患者禁用。

8. 严重凝血功能异常患者禁用。

【注意事项】

1. 以下情况慎用：①严重肝脏疾病。②有出血性疾病史者。③肾清除率下降者（应警惕循环负担过重）。④需预防颅内出血的神经外科手术患者。

2. 药物对儿童的影响：目前尚无儿童使用本药的研究资料，用药时应权衡利弊。

3. 药物对妊娠的影响：动物实验表明，本药对受孕、胚胎发育、分娩或产后的幼仔发育均无直接或间接的影响，也无致畸作用。但目前尚无孕妇使用本药的研究资料，孕妇用药需权衡利弊。FDA 对本药的妊娠安全性分级为 C 级。

4. 药物对哺乳的影响：目前尚无哺乳妇女使用本药的研究资料。

5. 药物对检验值或诊断的影响：使用本药时血清淀粉酶浓度可能会升高，可干扰胰腺炎的诊断。

6. 用药前后及用药时应当检查或监测：①定期监测肾功能和液体平衡状态。②密切监测血清电解质水平。③曾有肝病史的患者在多次输注本药时，应注意监测肝功能。

7. 使用时保持药液温度在 37℃ 左右。剩余药液不宜再用（因有空气进入）。

8. 应避免与其他药物混合。如果在特别情况下需要与其他药物混合，应注意相容性（无絮状或沉淀）、无菌及均匀混合。

9. 本药仅供静脉给药，其用量及输液速度根据患者失血情况、血液浓缩程度及其血液稀释效应而定。静脉滴注时，开始的 10～20ml 应缓慢输入，并密切观察患者反应（因可能发生过敏反应）。对失血性休克患者，输注速度宜快，但对烧伤或感染性休克等宜缓慢滴入。避免过量使用本药引起体液负荷过重，特别是心功能不全和严重肾功能不全的患者（体液负荷过重的危险增加），对这类患者应调整剂量。

10. 心、肺功能正常的患者使用胶体扩容剂时，血细胞比容应不低于 30%。

11. 为防止重度脱水，使用本药前应先给予晶体溶液。

12. 在静脉滴注过程中，若患者发生不可耐受的反应，应立即终止给药，并给予适当的治疗处理。同其他容量替代品一样，如使用过量，可能引起循环系统负荷过重（如肺水肿），此时应立即停药，必要时给予利尿药。

【药物相互作用】

1. 本药与卡那霉素、庆大霉素、巴龙霉素等合用，可增加肾毒性。

2. 与双嘧达莫、维生素 B_{12} 混用时，药液会发生变化。

【规格】 注射液：250ml（15g 羟乙基淀粉 130/0.4 与氯化钠 2.25g）；500ml（30g 羟乙基淀粉 130/0.4 与氯化钠 4.5g）。

中分子羟乙基淀粉 200/0.5
Hydroxyethyl Starch 200/0.5

【药理作用】 本药为中分子量（分子量为 200000 道尔顿）的羟乙基淀粉。羟乙基淀粉为血容量扩充药，快速输注本药后第 1、4、10 小时，其血容量扩充效应分别为输注量的 145%、100%、75%。至少在 3～4 小时内，血容量、血流动力学及组织氧供得到改善。同时，由于血液稀释，红细胞聚集减少，血细胞比容和血液黏稠度下降，血液流变学指标得到改善，尚可改善微循环。羟乙基淀粉的容量扩充效应及血液稀释效果取决于其分子量大小、取代度、取代方式和药物浓度以及给药剂量和速度。

【适应证】

1. 治疗和预防与下列情况有关的循环血容量不足或休克：手术（失血性休克）、创伤（创伤性休克）、感染（感染性休克）、烧伤（烧伤性休克）等。

2. 用于治疗性血液稀释。

3. 用于减少手术中对供血的需要，如急性等容血液稀释（ANH）。

【用法用量】 静脉滴注。

1. 治疗和预防循环血容量不足或休克（容量替代治疗）：一般用量为一日 500～1000ml。

2. 治疗性血液稀释：使用 6% 或 10% 的中分子羟乙基淀粉 200/0.5。治疗性血液稀释的目的是降低血细胞比容，可分为等容血液稀释（放血）和高容血液稀释（不放血），按给药剂量可分为低（250ml）、中（500ml）、高（2×500ml）三种。建议治疗 10 日。

3. 减少手术中供血量（ANH）：使用 3% 的中分子羟乙基淀粉 200/0.5。在手术之前即刻开展 ANH，按 1.5∶1 的比例以本药替换自体血液。ANH 后，血细胞比容应不低于 30%。若估计手术患者可能需要输血，ANH 通常在手术前进行 1 次。若血细胞比容正常，可重复使用。

【不良反应】

1. 血液：本药可改变凝血机制，导致一过性凝血酶原时间、激活的部分凝血活酶时间及凝血时间延长。大量应用时亦可引起一过性出血时间延长。

2. 肝脏：多次输注本药的患者中，有间接胆红素升高的报道，并于末次注射后 96 小时恢复正常。

3. 过敏反应：少数患者使用本药可出现过敏反应，表现为眼睑水肿、荨麻疹及哮喘等。

4. 其他：可出现发热、寒战及流感样症状。尚可见呕吐、颌下腺及腮腺肿大、下肢水肿等。极个别患者可能出现肾区疼痛。长期中、高剂量滴注本药，患者常出现难治性瘙痒，即使停药数周后，仍可能发生该症状，并可能持续数月，导致患者情绪紧张。

【禁忌】

1. 对淀粉过敏者禁用。

2. 充血性心力衰竭（心功能不全）者禁用。

3. 肾衰竭患者禁用。

4. 严重凝血功能障碍患者禁用。

5. 体液负荷过重（水分过多）或严重缺乏（脱水）者禁用。

6. 脑出血患者禁用。

【注意事项】

1. 以下情况慎用：①有出血性疾病史者。②慢性肝病患者。③肺水肿患者。④肾清除率下降者（应警惕循环负担过重）。⑤需预防颅内出血的神经外科手术患者。

2. 药物对儿童的影响：目前尚无儿童使用本药的研究资料。

3. 药物对妊娠的影响：动物实验表明本药无致畸性。目前尚无孕妇使用本药的研究资料，妊娠早期只有在绝对必需时方可使用。FDA 对本药的妊娠安全性分级为 C 级。

4. 药物对哺乳的影响：目前尚无哺乳妇女使用本药的研究资料。

5. 药物对检验值或诊断的影响：使用本药时血清淀粉酶浓度可能会升高，可干扰胰腺炎的诊断。

6. 用药前后及用药时应当检查或监测：①在治疗早期应监测血清肌酐水平。对血清肌酐正常而尿液检查提示有肾功能损害的患者，应每日监测血清肌酐水平。②应定期检查血清电解质水平及液体出入量平衡；对代偿期肾功能不全的患者，应每日监测液体平衡；血清肌酐及尿液检查结果均正常，需持续数日使用本药治疗时，应监测液体平衡 1~2 次，并确保补充足够的液体（一日 2~3L）。③曾有肝病史的患者在多次输注本药时，应注意监测肝功能。④较大剂量使用时，应监测血细胞比容和血浆蛋白浓度。

7. 使用时保持药液温度在 37℃ 左右。剩余药液不宜再用（因有空气进入）。

8. 本药仅供静脉给药，其用量及输液速度根据患者失血情况、血液浓缩程度及其血液稀释效应而定。静脉滴注时，开始的 10~20ml 应缓慢输入，并密切观察患者反应（因可能发生过敏反应）。对失血性休克患者，输注速度宜快，但对烧伤或感染性休克等宜缓慢滴入。必须避免因滴注过快和用量过大导致的循环超负荷。

9. 心、肺功能正常的患者使用胶体扩容剂时，血细胞比容应不低于 30%。

10. 据文献报道，耳神经障碍者（如突发性耳聋、耳鸣或听觉损伤）使用本药时，发生皮肤

瘙痒的可能性与使用剂量有关。建议这类患者的一日最大剂量为 250ml，以减少皮肤瘙痒的发生率，但应同时补充足够的液体。

11. 出现肾区疼痛时应立即停药，并补充足够的液体，密切监测血清肌酐。

12. 极个别患者可能发生过敏样反应，若患者不能耐受，则应立即停止输注并采取常规急救措施。

13. 若出现意外的过量输入，应停止给药，必要时使用利尿药。

【药物相互作用】

1. 本药与卡那霉素、庆大霉素、巴龙霉素等合用，可增加肾毒性。

2. 与双嘧达莫、维生素 B_{12} 混用时，药液会发生变化。

【规格】3% 注射液：500ml：15g 羟乙基淀粉 200/0.5，氯化钠 4.5g。6% 注射液：250ml：15g 羟乙基淀粉 200/0.5，氯化钠 2.25g；500ml：30g 羟乙基淀粉 200/0.5，氯化钠 4.5g。10% 注射液：250ml：25g 羟乙基淀粉 200/0.5，氯化钠 2.25g；500ml：50g 羟乙基淀粉 200/0.5，氯化钠 4.5g。

5 抗贫血药

硫酸亚铁
Ferrous Sulfate

【其他名称】绛矾、硫酸低铁、绿矾、青矾、铁矾、皂矾。

【药理作用】铁是红细胞中血红蛋白的组成元素，缺铁时，红细胞合成血红蛋白量减少，致使红细胞体积变小，携氧能力下降，形成缺铁性贫血。口服本品可补充铁元素，纠正缺铁性贫血。

【适应证】用于各种原因（如慢性失血、营养不良、妊娠、儿童发育期等）引起的缺铁性贫血。

【用法用量】口服，成人预防用，一次 0.3g，一日 1 次；治疗用，一次 0.3g，一日 3 次。饭后服。

【不良反应】

1. 可见胃肠道不良反应，如恶心、呕吐、上腹疼痛、便秘。

2. 本品可减少肠蠕动，引起便秘，并排黑便。

【禁忌】

1. 肝肾功能严重损害，尤其是伴有未经治疗的尿路感染者禁用。

2. 铁负荷过高、血色病或含铁血黄素沉着症患者禁用。

3. 非缺铁性贫血（如地中海贫血）患者禁用。

4. 对铁剂过敏者禁用。

【注意事项】

1. 用于日常补铁时，应采用预防量。

2. 治疗剂量不得长期使用，应在确诊为缺铁性贫血后使用，且治疗期间应定期检查血象和血清铁水平。

3. 酒精中毒、肝炎、急性感染、肠道炎症、胰腺炎等患者慎用；胃与十二指肠溃疡、溃疡性肠炎患者慎用。

4. 本品不应与浓茶同服。

5. 本品宜在饭后或饭时服用，以减轻胃部刺激。

6. 如服用过量或出现严重不良反应，应立即就医。

7. 过敏体质者慎用。

【药物相互作用】

1. 维生素C与本品同服，有利于吸收，但也易致胃肠道反应。

2. 与西咪替丁、去铁胺、二巯丙醇、胰酶、胰脂酶等合用，可影响铁的吸收。

3. 与制酸药（如碳酸氢钠）、磷酸盐类及含鞣酸的药、钙剂合用，易产生沉淀，从而影响铁的吸收。

4. 与多巴类（如左旋多巴、卡比多巴、甲基多巴等）、氟喹诺酮类、四环素类药及青霉胺、锌制剂合用，可使这些药物的吸收减少。

【规格】片剂：0.3g（以铁计60mg）。

右旋糖酐铁
Iron Dextran

【其他名称】铁右旋糖酐复合物、葡聚糖铁、右糖酐铁。

【药理作用】抗贫血药。铁为血红蛋白及肌红蛋白的主要组成成分。血红蛋白为红细胞中主要携氧体。肌红蛋白系肌肉细胞贮存氧的部位，以供肌肉运动时氧需。与三羧循环有关的大多数酶均含铁，或仅在铁存在时才能发挥作用。所以对缺铁患者积极补充铁剂后，除血红蛋白合成加速外，与组织缺铁和含铁酶活性降低的有关症状如生长迟缓、行动异常、体力不足、黏膜组织变化以及皮肤指甲病变也均能逐渐得以纠正。

【适应证】

1. 用于慢性失血、营养不良、妊娠、儿童发育期等引起的缺铁性贫血。

2. 注射液用于不能口服铁剂或口服铁剂治疗不满意的缺铁性贫血，亦用于需迅速纠正的铁缺乏。

【用法用量】

1. 口服：成人一次50～100mg（铁），一日1～3次，饭后服。

2. 肌肉、静脉注射或静脉滴注：每天100～200mg铁，根据补铁总量确定，一周2～3次。

建议在给予病人初次剂量前先给予25mg（铁）的试验剂量，如60分钟后无不良反应发生，再给予剩余的剂量。

（1）静脉滴注：100～200mg右旋糖酐铁用0.9%氯化钠注射液或5%葡萄糖注射液稀释至100ml。给予首次剂量时，应先缓慢滴注25mg至少15分钟，如无不良反应发生，可将剩余剂量在30分钟内滴注完毕。

（2）静脉注射：将相当于100～200mg铁的右旋糖酐铁用0.9%氯化钠注射液或5%葡萄糖注射液10～20ml稀释后缓慢静脉推注，同样在初次给药时先缓慢推注25mg（1～2分钟），如无不良反应发生，再给予剩余的剂量（0.2ml/min）。

总补铁剂量大至20mg/kg的右旋糖酐铁也可采用一次性滴注给药的方法。此法应将所给剂量稀释至0.9%氯化钠注射液或5%葡萄糖注射液250～1000ml中，并静脉滴注4～6小时。肌肉注射不需稀释。

（3）深部肌肉注射：一次50～100mg（铁），1～3日1次。

小儿体重超过6kg者，一次25mg（铁），一日1次。小儿体重6kg以下者，一次12.5mg（铁），一日1次。

【不良反应】

1. 急性过敏反应表现为呼吸困难、潮红、胸痛和低血压，发生率约0.7%。缓慢静脉注射可降低急性严重反应。过敏反应一般出现在给予试验剂量时间内。

2. 最常见的不良反应是皮肤瘙痒，呼吸困难。

3. 其他不良反应有胸痛、恶心、低血压、淋巴结肿大、消化不良、腹泻、潮红、头痛、心脏停搏、关节肌肉疼痛等。

4. 偶有注射部位的静脉疼痛和感染的报道。

【禁忌】

1. 非缺铁性贫血（如溶血性贫血）患者禁用。

2. 铁超负荷或铁利用紊乱患者禁用。

3. 已知对铁单糖或双糖的过度敏感患者禁用。

4. 代偿失调的肝硬化患者禁用。

5. 传染性肝炎患者禁用。

6. 急慢性感染的患者禁用。

7. 哮喘、湿疹或其他特应性变态反应患者禁用。

【注意事项】

1. 不得长期使用，应在确诊为缺铁性贫血后使用，且治疗期间应定期检查血象和血清铁水平。

2. 下列情况慎用：酒精中毒、肝炎、急性感染、肠道炎症、胰腺炎、胃与十二指肠溃疡、溃疡性肠炎。

3. FDA 对本药的妊娠安全性分级为 C 级。

【药物相互作用】参见"硫酸亚铁"。

【规格】片剂：25mg（铁）。注射液：2ml：50mg（铁）；2ml：100mg（铁）。

琥珀酸亚铁
Ferrous Succinate

【药理作用】铁是人体重要元素之一，参与血红蛋白的合成，在传递氧和参与人体代谢活动中起重要作用。铁为血红蛋白及肌红蛋白的主要组成成分。血红蛋白为红细胞中氧的主要携带者。肌红蛋白系肌肉细胞贮存氧的部位，为肌肉运动时供氧。与三羧酸循环有关的大多数酶和因子均含铁，或仅在铁存在时才能发挥作用。所以对缺铁患者积极补充铁剂后，除血红蛋白合成加速外，与组织缺铁和含铁酶活性降低的有关症状如生长迟缓、行为异常、体力不足、黏膜组织变化以及皮肤、指甲病变也均能逐渐得以纠正。

【适应证】缺铁性贫血的预防及治疗。

【用法用量】宜饭后服用。饭后立即服用，可减轻胃肠道局部刺激。

1. 成人：预防用，每日 1 次，每次 0.1g。治疗用，每日 3 次，每次 0.1～0.2g。

2. 儿童：预防用，每日 1 次，每次 0.03g。治疗用，每日 1～2 次，每次 0.05～0.1g。

缓释片宜饭后口服。成人预防量：每次 0.2g，隔日服 1 次（即隔日 0.2g）。成人治疗量：每次 0.2～0.4g，每日 1 次。血红蛋白正常后仍需继续服用 1～2 月。

【不良反应】主要是胃肠道不良反应，如恶心、呕吐、上腹疼痛、便秘。

【禁忌】

1. 对铁过敏者及非缺铁性贫血者禁用。

2. 肝肾功能严重损害者禁用。

3. 胃与十二指肠溃疡、溃疡性结肠炎患者禁用。

【注意事项】

1. 酒精中毒、肝炎、急性感染、肠道炎症、胰腺炎等患者慎用。

2. 勿与浓茶同服。

3. 如服用过量或者发生严重不良反应时应立即就医。

4. 用药期间应定期做下列检查，以观察治疗反应：①血红蛋白测定。②网织红细胞计数。③血清铁蛋白测定。

5. 先预先告知病人，服药后可使大便变黑。

6. 孕妇及哺乳期妇女用药：本品适宜孕妇、哺乳期妇女使用。治疗剂量铁对胎儿和哺乳无不良影响。

【药物相互作用】参见"硫酸亚铁"。

【规格】片剂：0.1g。缓释片：0.2g。胶囊剂：0.1g。口服液：15ml：0.8g（相当于三价铁 0.04g）。颗粒剂：0.03g；0.1g。

富马酸亚铁
Ferrous Fumarate

【其他名称】反丁烯二酸铁、反丁烯酸铁、富马酸铁、富马铁、富血铁、胡索酸铁、延胡索酸铁、紫酸铁。

【药理作用】铁为血红蛋白及肌红蛋白的主要组成成分。血红蛋白为红细胞中主要携氧者。肌红蛋白系肌肉细胞贮存氧的部位，以供肌肉运动时氧需。与三羧酸循环有关的大多数酶和因子均含铁，或仅在铁存在时才能发挥作用。所以对缺铁患者积极补充铁剂后，除血红蛋白合成加速外，与组织缺铁和含铁酶活性降低的有关症状如生长迟缓、行为异常、体力不足、黏膜组织变化及皮肤、指甲病变也均能逐渐得以纠正。

【适应证】用于多种原因引起的缺铁性贫血，如慢性失血、营养不良，以及儿童、孕妇需铁量增加而食物供给不足等。

【用法用量】

1. 成人：口服。预防用，每日 0.2g；治疗用，一次 0.2 ~ 0.4g；一日 3 次。

2. 儿童：口服。1 岁以下，一次 35mg，一日 3 次；1 ~ 5 岁，一次 70mg，一日 3 次；6 ~ 12 岁，一次 140mg，一日 3 次。

【不良反应】口服用的铁剂均有收敛性，服后常有轻度恶心、胃部或腹部疼痛，多与剂量有关。轻度腹泻或便秘也很常见。

【禁忌】

1. 血色病或含铁血黄素沉着症不伴缺铁的其他贫血（如地中海性贫血）患者禁用。

2. 肝肾功能严重损害，尤其伴有未经治疗的尿路感染者禁用。

3. 胃、十二指肠溃疡患者禁用。

4. 溃疡性结肠炎患者禁用。

【注意事项】

1. 对诊断的干扰：应用铁剂后，血清结合转铁蛋白或铁蛋白增高，大便隐血试验阳性。前者易导致漏诊，后者则易与上消化道出血相混淆。

2. 下列情况慎用：酒精中毒、肝炎、急性感染、肠道炎症（如肠炎、结肠炎、憩室炎）、胰腺炎。

3. 用药期间需定期做下列检查，以观察治疗反应：①血红蛋白测定；②网织红细胞计数；③血清铁蛋白及血清铁测定。

4. 孕妇及哺乳期妇女用药：妊娠期补充铁剂以在妊娠中、后期最为适当，由于此时铁摄入量减少而需要量增加。治疗剂量铁对胎儿和哺乳的不良影响未见报道。

5. 老年用药：老年患者口服铁剂以治疗缺铁性贫血，必要时可适当增加剂量，因为胃液分泌减少，胃酸缺乏，铁自肠黏膜吸收减少。

【药物相互作用】

1. 本品与制酸药（如碳酸氢钠）、磷酸盐类及含鞣酸的药物或饮料同用，易产生沉淀而影响吸收。

2. 本品与西咪替丁、去铁胺、二巯丙醇、胰酶、胰脂肪酶等同用，可影响铁的吸收；与四环素类药物、氟喹诺酮类、青霉胺及锌制剂合用，可影响其吸收。

3. 与维生素 C 同服，可增加本品吸收，但也易致胃肠道反应。

4. 与稀盐酸合用，有助于铁剂的吸收，因后者可促进三价铁离子转为亚铁离子，对胃酸缺乏者尤适用。

【规格】片剂：35mg；50mg；75mg；200mg。咀嚼片：50mg；200mg。胶囊剂：50mg；200mg。胶丸：200mg。混悬液：10ml：300mg（相当于铁 99mg）。

葡萄糖酸亚铁
Ferrous Gluconate

【其他名称】葡糖酸铁、葡萄糖亚铁。

【药理作用】铁是人体重要元素之一，参与血红蛋白的合成，在传递氧和参与人体代谢活动中起重要作用。铁为血红蛋白及肌红蛋白的主要组成成分。血红蛋白为红细胞中氧的主要携带者。肌红蛋白系肌肉细胞贮存氧的部位，为肌肉运动时提供氧需。与三羧酸循环有关的大多数酶和因子均含铁，或仅在铁存在时才能发挥作用。所以对缺铁患者积极补充铁剂后，除血红蛋白合成加速外，与组织缺铁和含铁酶活性降低的有关症状如生长迟缓、行为异常、体力不足、黏膜组织变化以及皮肤、指甲病变也均能逐渐得以纠正。

【适应证】用于预防和治疗各种原因引起的缺铁性贫血。

【用法用量】口服。

1. 成人：预防用，每日 1 次，每次 300mg；治疗用，每日 3 次，每次 300 ~ 600mg。

2. 儿童：每日 3 次，每次用量按体重 10mg/kg 计算。

本品宜饭后服用。饭后立即服用本品，可减轻胃肠道局部刺激。

【不良反应】参见"硫酸亚铁"。

【禁忌】参见"硫酸亚铁"。

【注意事项】

1. 口服本品时，不宜同时注射铁制剂，以免发生毒性反应。

2. 下列情况应慎用：①酒精中毒；②肝炎；③急性感染；④肠道炎症如肠炎、结肠炎、憩室炎；⑤胰腺炎。

3. 用药期间应定期做下列检查，以观察治疗反应：①血红蛋白测定；②网织红细胞计数；③血清铁蛋白测定。

4. 应用铁剂后，大便隐血试验阳性，应与上消化道出血相鉴别。

5. 服药后可使大便变黑，应预先告诉病人。

6. 孕妇及哺乳期妇女用药：本品适宜孕妇、哺乳期妇女使用。中后期妊娠妇女铁摄入量减少，而需要量增加，此时是补铁最佳时期。治疗剂量铁对胎儿和哺乳无不良影响。

7. 儿童用药：体重大于 25kg 儿童，服用葡萄糖酸亚铁胶囊较方便；体重小于 25kg 儿童或婴儿适宜选用其他口服铁制剂，如口服液或糖浆剂。

【药物相互作用】 参见"硫酸亚铁"。

【规格】 片剂：100mg；200mg；300mg。胶囊剂：250mg；300mg；400mg。糖浆剂：10ml：250mg；10ml：300mg；10ml：400mg。

乳酸亚铁
Ferrous Lactate

【药理作用】 铁是红细胞中血红蛋白的组成元素。缺铁时，红细胞合成血红蛋白量减少，致使红细胞体积变小，携氧能力下降，形成缺铁性贫血。口服本品可补充铁元素，纠正缺铁性贫血。

【适应证】 用于防治多种原因（如慢性失血、钩虫病、营养不良、妊娠期等）引起的缺铁性贫血。

【用法与用量】 口服给药。

1. 片剂：一次 0.15～0.6g，一日 3 次。

2. 胶囊：一次 0.3g，一日 3 次。

3. 口服液：一次 10～20ml，一日 3 次。

4. 糖浆：一次 20ml，一日 3 次。

【不良反应】 参见"硫酸亚铁"。

【禁忌】

1. 对铁过敏者、非缺铁性贫血患者、血色病或含铁血黄素沉着症患者禁用。

2. 胃、十二指肠溃疡及溃疡性结肠炎患者禁用。

3. 肝、肾功能严重损害，尤其伴有未经治疗的尿路感染者禁用。

【注意事项】

1. 以下情况慎用：①酒精中毒者。②肝炎患者。③急性感染者。④肠道炎症（如肠炎、结肠炎等）患者。⑤胰腺炎患者。

2. 孕妇及哺乳期妇女用药：尚无治疗剂量的铁剂对胎儿有不良影响的报道；尚无治疗剂量的铁剂对哺乳有不良影响的报道。

3. 药物对老人的影响：老年患者因胃液分泌减少，胃酸缺乏，从而能减少胃黏膜对铁的吸收，故必要时可适当增加剂量。

4. 药物对检验值或诊断的影响：应用铁剂后，血清结合转铁蛋白或铁蛋白增高（易导致对贫血的漏诊），大便隐血试验阳性（易与上消化道出血相混淆）。

5. 用药期间应定期检查：①血红蛋白。②网织红细胞计数。③血清铁蛋白及血清铁。

6. 服药后 2 小时内不能饮茶及服用含鞣酸较多的药物。

7. 本药口服有轻度胃肠反应，饭后服用可减轻胃部刺激，但对药物吸收有所影响；如口服后胃肠道反应严重，应考虑改服其他铁剂或采用注射给药。口服铁剂期间，不宜同时注射铁剂，以免发生毒性反应。

8. 长期用药，可使机体内铁过多，从而引起慢性铁血黄素症。

【药物相互作用】 参见硫酸亚铁。

【规格】 片剂：0.1g；0.15g。胶囊剂：0.15g。口服液：10ml：0.1g。糖浆剂：60ml：0.9g。

山梨醇铁
Iron Sorbitex

【其他名称】 山梨酸铁。

【药理作用】 抗贫血药。铁为人体必需元素，是构成血红蛋白、肌红蛋白、铁蛋白、细胞色素和某些组织酶的组分之一。急性失血、慢性失血、铁需要相对增加以及胃肠道铁吸收障碍时，都可因铁的消耗与摄取不平衡而发生缺铁性贫血。对缺铁患者补充铁剂后，除血红蛋白合成加速外，与组织缺铁和含铁酶活性降低有关症状如生长迟缓、行为异常、体力不足、黏膜组织变化及皮肤、指甲病变也都能逐渐得以纠正。

【适应证】 一般不作首选铁剂。主要用于预防和治疗各种不宜口服铁剂者，如溃疡性结肠炎；或口服治疗无效的缺铁性贫血；或者是需要迅速纠正贫血状况者。

【用法用量】 深部肌肉注射。

1. 成人：一次 25～50mg，隔 1～3 日 1 次。

2. 儿童：体重大于 6kg，一次 25mg（以铁计），一日 1 次；体重小于 6kg，一次 12.5mg（以铁计），一日 1 次。

【不良反应】注射后口腔有金属味及注射局部疼痛；少数患者可有发热、心动过速及关节痛等过敏反应；有报道，个别病人因肌肉注射本品出现过敏性休克和（或）心脏毒性而死亡。

【禁忌】下列患者禁用：对铁过敏者；溶血性贫血者；血色病或含铁血黄素沉着症患者；肝肾功能损害者。

【注意事项】

1. 需深部肌肉注射，进针及出针速度要快，以免药液渗出至皮下。

2. 不宜同时口服铁剂，以免发生毒性反应。

3. 注射本品后，血红蛋白未见逐渐升高应即停药。

4. 本制剂不能静脉注射。

5. 孕妇及哺乳期妇女用药：本品在 FDA 孕妇及哺乳期妇女用药危险因素分类中属 A 类，即通过对孕妇及哺乳期妇女的控制性研究未能显示出任何对胎儿或婴儿的危害性。

6. 儿童用药：过量发生急性中毒多见于小儿，仅 130mg 铁即可使小儿致死，故应用时应注意用量。

【药物相互作用】如注射量过大，因吸收量超过血液的铁结合力，血浆中游离铁对机体有毒性作用，因此该药不能与口服铁盐同时应用。

【规格】注射剂：2ml：50mg（以铁计）。

重组人促红素
Recombinant Human Erythropoietin

【其他名称】红细胞生成素、重组人类红细胞生长素、重组人肾红细胞生成素、重组人红细胞生成素。

【药理作用】红细胞生成素是由肾脏分泌的一种活性糖蛋白，作用于骨髓中红系造血祖细胞，能促进其增殖、分化。本品能经由后期母红细胞祖细胞（CFU－E）引导出明显的刺激集落的生成效果。在高浓度下，本品亦可刺激早期母红细胞祖细胞（BFU－E）而引导出集落的形成。

【适应证】

1. 肾功能不全所致贫血，包括透析及非透析病人。

2. 用于恶性肿瘤、非骨髓恶性肿瘤化疗后、类风湿关节炎、系统性红斑狼疮、艾滋病或经治疗后引起的贫血。

3. 还可用于外科围术期的红细胞动员、早产儿贫血等。

【用法用量】

1. 肾性贫血：皮下注射或静脉注射，每周分 2～3 次给药。给药剂量需依据病人的贫血程度、年龄及其他相关因素调整。治疗期：开始推荐剂量，血液透析患者每周 100～150IU/kg，非透析病人每周 75～100IU/kg。若血细胞比容每周增加少于 0.5%，可于 4 周后按 15～30IU/kg 增加剂量，但最大增加剂量不可超过每周 30IU/kg。血细胞比容应增加到 30%～33%，但不宜超过 36%。维持期：如果血细胞比容达到 30%～33% 或（和）血红蛋白达到 100～110g/L，则进入维持治疗阶段。推荐将剂量调整至治疗剂量的 2/3，然后每 2～4 周检查血细胞比容以调整剂量，避免红细胞生成过速，维持血细胞比容和血红蛋白在适当水平。

2. 外科围术期的红细胞动员：适用于术前血红蛋白在 100～130g/L 的择期外科手术病人（心脏血管手术除外），使用剂量为 150IU/kg，每周 3 次，皮下注射，于术前 10 天至术后 4 天应用，可减轻术中及术后贫血，减少对异体输血的需求，加快术后贫血倾向的恢复。用药时间为防止缺铁，可同时补充铁剂。

3. 肿瘤化疗所致的贫血：起始剂量一次 150U/kg，一周 3 次。经 8 周治疗后，若不能有效地减少输血需求或增加血细胞比容，可增至一次 200U/kg，一周 3 次。血细胞比容大于 40% 时，应减少本药的剂量直到血细胞比容降至 36%。当再次开始治疗或调整剂量以维持需要的血细胞比容时，应较原剂量减少 25%。如给予起始剂量，血细胞比容增加较快（如在任何 2 周内增加 4%），也应适当减少本药的剂量。

【不良反应】

1. 一般反应：少数病人用药初期可出现头痛、低热、乏力等，个别病人可出现肌痛、关节痛等。绝大多数不良反应经对症处理后可以好转，不影响继续用药，极个别病例上述症状持续存在，应考虑停药。

2. 过敏反应：极少数患者用药后可能出现皮疹或荨麻疹等过敏反应，包括过敏性休克。因此，初次使用本品或重新使用本品时，建议先使用少量，确定无异常反应后，再注射全量，如发现异常，应立即停药并妥善处理。

3. 心脑血管系统：血压升高、原有的高血压恶化和因高血压脑病而有头痛、意识障碍、痉挛发生，甚至可引起脑出血。因此在红细胞生成素注射液治疗期间应注意并定期观察血压变化，必要时应减量或停药，并调整降压药的剂量。

4. 血液系统：随着血细胞比容增高，血液黏度可明显增高，因此应注意防止血栓形成。

5. 肝脏：偶有 AST、ALT 的上升。

6. 胃肠：有时会有恶心、呕吐、食欲不振、腹泻等情况发生。

【禁忌】

1. 未控制的重度高血压患者禁用。

2. 对本品及其他哺乳动物细胞衍生物过敏者，对人血清白蛋白过敏者禁用。

【注意事项】

1. 本品用药期间应定期检查血细胞比容（用药初期每周 1 次，维持期每两周 1 次），注意避免过度的红细胞生成（确认血细胞比容在 36% 以下），如发现过度的红细胞生长，应采取暂停用药等适当处理。

2. 应用本品有时会引起血清钾轻度升高，应适当调整饮食，若发生血钾升高，应调整剂量。

3. 对有心肌梗死、肺梗死、脑梗死患者，有药物过敏病史的患者，及有过敏倾向的患者，应慎重给药。

4. 治疗期间因出现有效造血，铁需求量增加，通常会出现血清铁浓度下降，如果患者血清铁蛋白低于 100ng/ml，或转铁蛋白饱和度低于 20%，应每日补充铁剂。

5. 叶酸或维生素 B_{12} 不足会降低本品疗效。严重铝过多也会影响疗效。

6. 对孕妇及哺乳妇女的用药安全性尚未确立。

7. 对早产儿、新生儿、婴儿用药的安全性尚未确立。

8. 老年用药：高龄患者应用本品时，要注意监测血压及血细胞比容，并适当调整用药剂量与次数。

9. 合并感染者，宜控制感染后再使用本品。

【规格】注射液：1000IU；2000IU；2500IU；3000IU；4000IU；5000IU；6000IU；10000IU。注射用重组人促红素：1000IU；2000 IU；3000 IU；4000 IU。

维生素 B_{12}
Vitamin B_{12}

【其他名称】动物蛋白因子、钴胺素、抗恶性贫血维生素、氰钴氨素、氰钴铵、氰基钴胺。

【药理作用】本品为抗贫血药。维生素 B_{12} 参与体内甲基转换及叶酸代谢，促进 5 - 甲基四氢叶酸转变为四氢叶酸。缺乏时，导致 DNA 合成障碍，影响红细胞的成熟。本品还促使甲基丙二酸转变为琥珀酸，参与三羧酸循环。此作用关系到神经髓鞘脂类的合成及维持有髓神经纤维功能完整，维生素 B_{12} 缺乏症的神经损害可能与此有关。

【适应证】主要用于因内因子缺乏所致的巨幼细胞性贫血，也可用于亚急性联合变性神经系统病变，如神经炎的辅助治疗。经眼给药可用于眼部不适症状（如视疲劳等）。

【用法用量】

1. 口服：一日 25～100μg 或隔日 50～200μg，分次服用。

2. 肌注：①成人：一日 25～100μg 或隔日 50～200μg。用于神经炎时，用量可酌增。本品也可用于穴位封闭。②儿童：每次 25～50μg，隔日 1 次。避免同一部位反复给药，对新生儿、早产儿、婴儿、幼儿要特别小心。

3. 经眼给药：一次 2～3 滴，一日 3 次，可根据患者年龄、临床症状适当增减剂量。

【不良反应】

1. 有低血钾及高尿酸血症等不良反应报道。

2. 肌注偶可引起皮疹、瘙痒、腹泻及过敏性哮喘，但发生率低，极个别有过敏性休克。

3. 长期应用可出现缺铁性贫血。

4. 经眼给药偶见过敏反应。

【注意事项】

1. 可致过敏反应，甚至过敏性休克，不宜滥用。

2. 有条件时，用药过程中应监测血中维生素 B_{12} 浓度。

3. 痛风患者使用本品可能发生高尿酸血症。

4. 治疗巨细胞贫血，在起始 48 小时，宜查血钾，以防止低钾血症。

5. 利伯病（Leber's disease）即家族遗传性球后视神经炎及抽烟性弱视症，血清中维生素 B_{12} 异常升高，如使用维生素 B_{12} 治疗可使视神经萎缩迅速加剧，但采用羟钴胺则有裨益。

6. 神经系统损害者，在诊断未明确前，不宜应用维生素 B_{12}，以免掩盖亚急性联合变性的临床表现。

7. 维生素 B_{12} 缺乏可同时伴有叶酸缺乏，如以维生素 B_{12} 治疗，血象虽能改善，但可掩盖叶酸缺乏的临床表现。对该类患者宜同时补充叶酸，才能取得较好疗效。

8. 抗生素可影响血清和红细胞内维生素 B_{12} 测定，特别是应用微生物学检查方法，可产生假性低值。在治疗前后，测定血清维生素 B_{12} 时，应加注意。

【药物相互作用】

1. 应避免与氯霉素合用，否则可抵消维生素 B_{12} 具有的造血功能。

2. 体外试验发现，维生素 C 可破坏维生素 B_{12}，同时给药或长期大量摄入维生素 C 时，可使维生素 B_{12} 血浓度降低。

3. 氨基糖苷类抗生素、对氨基水杨酸类、苯巴比妥、苯妥英钠、扑米酮等抗惊厥药及秋水仙碱等可减少维生素 B_{12} 从肠道的吸收。

4. 考来烯胺可结合维生素 B_{12}，减少其吸收。

5. 与叶酸合用，具有协同作用，两者联用可治疗巨幼细胞贫血。

【规格】 片剂：0.25mg。注射剂：1ml：0.05mg；1ml：0.1mg；1ml：0.25mg；1ml：0.5mg；1ml：1mg。滴眼液：10ml：2mg。

叶酸
Folic Acid

【其他名称】喋酰谷氨酸、维生素 B_{11}、维生素 B_C、维生素 M、维生素 R、叶酸钠。

【药理作用】叶酸系由喋啶、对氨基苯甲酸及谷氨酸的残基组成的水溶性 B 族维生素，为机体细胞生长和繁殖必需物质。叶酸经二氢叶酸还原酶及维生素 B_{12} 的作用，形成四氢叶酸（THFA），后者与多种一碳单位（包括 CH_3、CH_2、CHO 等）结合成四氢叶酸类辅酶，传递一碳单位，参与体内很多重要反应及核酸和氨基酸的合成。THFA 在丝氨酸转羟基酶的作用下，形成 N5，10 甲烯基四氢叶酸，能促使尿嘧啶核苷酸（dUMP）形成胸腺嘧啶核苷酸（dTMP），后者可参与细胞的 DNA 合成，促进细胞的分裂与成熟。叶酸缺乏时，DNA 合成减慢，但 RNA 合成不受影响，结果在骨髓中生成细胞体积较大而细胞核发育较幼稚的血细胞，尤以红细胞最为明显，及时补充可有治疗效应。

【适应证】

1. 各种原因引起的叶酸缺乏及叶酸缺乏所致的巨幼红细胞贫血。

2. 妊娠期、哺乳期妇女预防给药。

3. 慢性溶血性贫血所致的叶酸缺乏。

【用法用量】

1. 成人

（1）口服：一次 5～10mg，一日 3 次，14 日为一疗程，或用至血象恢复正常。维持量 2.5～10mg。妊娠期、哺乳妇女预防用药：一次 0.4mg，一日 1 次。

（2）肌注：一次 10～20mg。

2. 儿童：口服，一次 5mg，一日 3 次。

【不良反应】不良反应较少，罕见过敏反应。长期用药可以出现畏食、恶心、腹胀等胃肠症状。大量服用叶酸时，可使尿呈黄色。

【禁忌】尚不明确。

【注意事项】

1. 维生素 B_{12} 缺乏引起的巨幼细胞性贫血不能单用叶酸治疗。

2. 静脉注射较易致不良反应，故不宜采用；肌肉注射时，不宜与维生素 B_1、维生素 B_2、维生素 C 同管注射。

3. 诊断明确后再用药。若为试验性治疗，应用生理量（一日 0.5mg）口服。

4. 营养性巨幼红细胞性贫血常合并缺铁，应同时补充铁，并补充蛋白质及其他 B 族维生素。

5. 恶性贫血及疑有维生素 B_{12} 缺乏的病人，不单独用叶酸，因这样会加重维生素 B_{12} 的负担和神经系统症状。

6. 一般不用维持治疗，除非是吸收不良的病人。

7. 孕妇及哺乳期妇女可应用本品。FDA 对本药的妊娠安全性分级为 A 级，如剂量超过美国的每月推荐摄入量为 C 级。

【药物相互作用】

1. 大剂量叶酸能拮抗苯巴比妥、苯妥英钠和扑米酮的抗癫痫作用，可使癫痫发作的临界值明显降低，并使敏感患者的发作次数增多。

2. 口服大剂量叶酸，可以影响微量元素锌的吸收。

【规格】 片剂：0.4mg；5mg。注射液：1ml：15mg。注射用叶酸：15mg；30mg。

腺苷钴胺
Cobamamide

【其他名称】5′-脱氧腺苷钴胺、辅酶维生素

B_{12}、维生素 B_{12b}、腺苷辅酶维生素 B_{12}、腺苷辅酶 B_{12}。

【药理作用】本品为维生素类药。是氰钴型维生素 B_{12} 的同类物，即其 CN 基被腺嘌呤核苷取代成为 $5'$-脱氧腺苷钴胺，它是体内维生素 B_{12} 的两种活性辅酶形式之一，是细胞生长增殖和维持神经髓鞘完整所必需的物质。

【适应证】主要用于巨幼红细胞性贫血、营养不良性贫血、妊娠期贫血、多发性神经炎、神经根炎、三叉神经痛、坐骨神经痛、神经麻痹。也可用于营养性疾患以及放射线和药物引起的白细胞减少症的辅助治疗。

【用法用量】

1. 口服：成人一次 0.5~1.5mg，一日 3 次。

2. 肌肉注射：成人一次 0.5~1.5mg，一日 1 次。

【不良反应】口服给药偶可引起过敏反应。肌肉注射偶可引起皮疹、瘙痒、腹泻、过敏性哮喘。极少有过敏性休克。长期应用可出现缺铁性贫血。

【禁忌】对本品过敏者禁用；家族性遗传性球后视神经炎及抽烟性弱视者禁用。

【注意事项】

1. 本品遇光易分解，溶解后要尽快使用。

2. 治疗后期可能出现缺铁性贫血，应补充铁剂。

3. 孕妇及哺乳期妇女用药情况尚不明确。

【药物相互作用】

1. 不宜与氯丙嗪、维生素等混合于同一容器中。

2. 氯霉素减少其吸收。

3. 消胆胺可结合维生素 B_{12} 减少其吸收。

4. 与葡萄糖液有配伍禁忌。

5. 与对氨基水杨酸钠不能并用。

【规格】片剂：0.25mg。注射液：1ml：0.5mg。注射用腺苷钴胺：0.25mg；0.5mg；1mg；1.5mg。

6　促白细胞药

肌苷
Inosine

【其他名称】$5'$-肌苷酸钠、次黄嘌呤核苷。

【药理作用】肌苷为人体正常成分，参与体内核酸代谢、蛋白质合成和能量代谢，可提高辅酶 A 与丙酮酸氧化酶的活性，从而使细胞在缺氧状态下进行正常代谢。肌苷有助于受损细胞功能的恢复。

【适应证】临床用于白细胞或血小板减少症、各种急慢性肝脏疾患、肺源性心脏病、中心性视网膜炎、视神经萎缩等疾患。

【用法用量】

1. 成人

（1）口服：每次 200~600mg，一日 3 次。

（2）肌肉注射：每次 100~200mg，一日 1~2 次。

（3）静脉注射或滴注：每次 200~600mg，一日 1~2 次。

2. 儿童

（1）口服：每次 100~200mg，一日 3 次。必要时剂量可加倍（如肝病）。

（2）静脉注射或滴注：每次 100~200mg，一日 1~2 次。

【不良反应】口服有胃肠道反应；静脉注射偶有恶心、颜面潮红。

【禁忌】对本品过敏者禁用。

【注意事项】

1. 不能与氯霉素、双嘧达莫、硫喷妥钠等注射液配伍。

2. 孕妇及哺乳期妇女用药情况尚不明确。

【规格】片剂：0.1g；0.2g。口服液：5ml：0.2g；10ml：0.1g；10ml：0.2g；20ml：0.2g；20ml：0.4g。注射液：2ml：0.1g；5ml：0.1g；5ml：0.2g。注射用肌苷：0.2g；0.6g。

小檗胺
Berbamine

【其他名称】升白安、升血安。

【药理作用】本品为促进白细胞增生药。具有刺激骨髓细胞增殖作用，能提高造血干细胞集落因子（G-CSF）的含量，促进骨髓造血干细胞和粒祖细胞的增殖，并向粒细胞分化。此外，本品还具有增强机体免疫力、抗结核、扩张血管、抗心肌缺氧缺血、抗心律失常等作用。

【适应证】用于各种原因引起的白细胞减少症，亦可用于防治癌症放疗、化疗后白细胞的减少。

【用法用量】口服，一次 50mg，一日 3 次。

【不良反应】少数患者服药后出现头痛、无

力、便秘、口干并伴有阵发性腹痛、腹胀等症状，但继续服药均能耐受，服药1周后不适症状可自行减轻或消失。偶见心慌、咳喘。

【禁忌】对本品过敏者禁用。

【注意事项】

1. 孕妇及哺乳期妇女用药：未进行该项试验，且无可靠参考文献，故尚不明确。

2. 儿童用药：未进行该项试验，且无可靠参考文献，故尚不明确。

3. 老年用药：未进行该项试验，且无可靠参考文献，故尚不明确。

【药物相互作用】与氨硫脲并用能增强氨硫脲的抗结核疗效，对环磷酰胺的抗癌疗效有相加作用。

【规格】片剂：25mg。

鲨肝醇
Batilol

【其他名称】α - 正十八碳甘油醚。

【药理作用】本品为动物体内固有物质，在骨髓造血组织中含量较多，可能是体内造血因子之一。有促进白细胞增生及抗放射线的作用，还可对抗由于苯中毒和细胞毒类药物引起的造血系统抑制。

【适应证】

1. 用于治疗各种原因引起的白细胞减少症，如放射性、抗肿瘤药物等所致的白细胞减少症。

2. 用于治疗不明原因所致的白细胞减少症。

【用法用量】口服。

1. 成人：①治疗：一日50～150mg，分3次服用。②预防：一次25mg，一日2次，4～6周为一疗程。

2. 儿童：一次1～2mg/kg，一日3次。

【不良反应】治疗剂量偶见口干、肠鸣亢进。

【注意事项】

1. 临床疗效与剂量相关，过大或过小均影响效果，故应寻找最佳剂量。

2. 对病程较短、病情较轻及骨髓功能尚好者，本品疗效较好。

3. 用药期间应经常检查外周血象。

4. 孕妇及哺乳期妇女用药情况尚不明确；老年患者可应用本品。

【药物相互作用】尚不明确。

【规格】片剂：25mg；50mg。

维生素 B₄
Vitamin B₄

【其他名称】6 - 氨基嘌呤、氨基嘌呤、腺嘌呤、雅玛山腺嘌呤。

【药理作用】本品为升白细胞药。维生素 B_4 是核酸的组成部分，在体内参与 RNA 和 DNA 合成，当白细胞缺乏时，它能促进白细胞增生。

【适应证】用于防治各种原因引起的白细胞减少症、急性粒细胞减少症，尤其适用于肿瘤化疗和放疗以及苯中毒等引起的白细胞减少症。

【用法用量】

1. 成人

（1）口服：一次 10～20mg，一日 3 次。

（2）肌肉注射：一日 20～30mg。

（3）静脉注射：一日 20～30mg。

2. 儿童：口服，一次 5～10mg，一日 2 次。

【不良反应】推荐剂量下，未见明显不良反应。

【注意事项】

1. 由于此药是核酸前体，应考虑是否有促进肿瘤发展的可能性，宜权衡利弊后选用。

2. 孕妇及哺乳期妇女慎用。

【规格】片剂：10mg；25mg。注射用维生素 B_4：20mg。

辅酶 A
Coenzyme A

【其他名称】辅酶甲、磷酸烟苷。

【药理作用】为体内乙酰化反应的辅酶。参与体内乙酰化反应，对糖、脂肪和蛋白质的代谢起着重要的作用，如三羧酸循环、肝糖原积存、乙酰胆碱合成均与本品有密切关系。还可降低胆固醇量、调节血脂含量及合成甾体物质等。

【适应证】用于白细胞减少症、原发性血小板减少性紫癜及功能性低热的辅助治疗。

【用法用量】

1. 静脉滴注：一次 50～200U，一日 50～400U，临用前用 5% 葡萄糖注射液 500ml 溶解后静脉滴注。

2. 肌肉注射：一次 50～200U，一日 50～

400U，临用前用氯化钠注射液 2ml 溶解后注射。

【不良反应】尚未发现有关不良反应的报道。

【禁忌】

1. 急性心肌梗死病人禁用。

2. 对本品过敏者禁用。

【注意事项】孕妇及哺乳期妇女用药尚不明确。

【药物相互作用】与三磷腺苷、细胞色素 C 等合用可增加疗效。

【规格】注射用辅酶 A：50U；100U；200U。

利血生
Leucogen

【其他名称】利可君。

【药理作用】本品为半胱氨酸衍生物，服用后在十二指肠中处于碱性条件下与蛋白结合形成可溶性物质迅速被肠吸收，增强骨髓造血系统的功能。

【适应证】用于预防、治疗白细胞减少症及血小板减少症。

【用法用量】口服。成人一次 10～20mg，一日 3 次。儿童一次 10mg，一日 2～3 次。

【不良反应】尚未发现有关不良反应报道。

【禁忌】对本品过敏者禁用。

【注意事项】

1. 急慢性髓细胞白血病患者慎用。

2. 孕妇及哺乳期妇女用药尚不明确。

3. 老人用药：未进行该项试验，且无可靠参考文献。

【规格】片剂：10mg；20mg。

重组人粒细胞集落刺激因子
Recombinant Human Granulocyte
Colony - stimulating Factor

【其他名称】促白细胞生长素、非格司亭。

【药理作用】本品为利用基因重组技术生产的人粒细胞集落刺激因子（rhG - CSF）。与天然产品相比，生物活性在体内、外基本一致。rhG - CSF 是调节骨髓中粒系造血的主要细胞因子之一，选择性作用于粒系造血祖细胞，促进其增殖、分化，并可增加粒系终末分化细胞的功能。

【适应证】

1. 癌症化疗等原因导致中性粒细胞减少症：癌症患者使用骨髓抑制性化疗药物，特别在强烈的骨髓剥夺性化学药物治疗后，注射本品有助于预防中性粒细胞减少症的发生，减轻中性粒细胞减少的程度，缩短粒细胞缺乏症的持续时间，加速粒细胞数的恢复，从而减少合并感染的危险性。

2. 促进骨髓移植后的中性粒细胞数升高。

3. 骨髓发育不良综合征引起的中性粒细胞减少症，再生障碍性贫血引起的中性粒细胞减少症，先天性、特发性中性粒细胞减少症，骨髓增生异常综合征伴中性粒细胞减少症，周期性中性粒细胞减少症。

【用法用量】

1. 肿瘤化疗所致的中性粒细胞减少症：成年患者化疗后，中性粒细胞数降至 $1000/mm^3$（白细胞计数 $2000/mm^3$）以下，儿童患者中性粒细胞数降至 $500/mm^3$（白细胞计数 $1000/mm^3$）以下，每次 2～5μg/kg，每日 1 次，皮下或静脉注射给药。当中性粒细胞数回升至 $5000/mm^3$（白细胞计数 $10000/mm^3$）以上时，停止给药。

2. 急性白血病化疗所致的中性粒细胞减少症：白血病患者化疗后白细胞计数不足 $1000/mm^3$，骨髓中的原粒细胞明显减少，外周血液中未见原粒细胞的情况下，成年患者 2～5μg/kg，儿童患者 2μg/kg，每日 1 次，皮下或静脉注射给药。当中性粒细胞数回升至 $5000/mm^3$（白细胞计数 $10000/mm^3$）以上时，停止给药。

3. 骨髓增生异常综合征伴中性粒细胞减少症：成年患者在其中性粒细胞不足 $1000/mm^3$ 时，2～5μg/kg，每日 1 次，皮下或静脉注射给药。中性粒细胞数回升至 $5000/mm^3$ 以上时，停止给药。

4. 再生障碍性贫血所致中性粒细胞减少：成年患者在其中性粒细胞低于 $1000/mm^3$ 时，2～5μg/kg，每日 1 次，皮下或静脉注射给药。中性粒细胞数回升至 $5000/mm^3$ 以上时，酌情减量或停止给药。

5. 周期性中性粒细胞减少症、自身免疫性中性粒细胞减少症和慢性中性粒细胞减少症：成年患者中性粒细胞低于 $1000/mm^3$，儿童患者中性粒细胞低于 $1000/mm^3$，1μg/kg，每日 1 次，皮下或静脉注射给药。中性粒细胞数回升至 $5000/mm^3$ 以上时，酌情减量或停止给药。

6. 促进骨髓移植患者中性粒细胞增加：在骨髓移植的第 2～5 日开始用药，成人 2～5μg/kg，儿童 2μg/kg，每日 1 次，皮下或静脉注射给药。中性粒细胞回升至 5000/ mm³（白细胞计数 10000/mm³）以上时，停止给药。

【不良反应】

1. 肌肉骨骼系统：有时会有肌肉酸痛、骨痛、腰痛、胸痛的现象。

2. 消化系统：有时会出现食欲不振的现象，或肝脏谷丙转氨酶、谷草转氨酶升高。

3. 其他：有人会出现发热、头痛、乏力及皮疹，ALP、LDH 升高。

4. 极少数人会出现休克、间质性肺炎、成人呼吸窘迫综合征、幼稚细胞增加。

【禁忌】

1. 对本药过敏者以及对大肠杆菌表达的其他制剂过敏者禁用。

2. 严重肝、肾、心、肺功能障碍者禁用。

3. 骨髓中幼稚粒细胞未显著减少的骨髓性白血病患者或外周血中检出幼稚粒细胞的骨髓性白血病患者禁用。

【注意事项】

1. 本品应在化疗药物给药结束后 24～48 小时开始使用。

2. 使用本品过程中应定期每周监测血象 2 次，特别是中性粒细胞数目变化的情况。

3. 对髓性细胞系统的恶性增殖（急性粒细胞性白血病等）本品应慎重使用。

4. 长期使用本品的安全有效性尚未建立，曾有报道可见脾脏增大。虽然本品临床试验未发生过敏反应病例，但国外同类制剂曾发生少数过敏反应（发生率＜1/4000），可表现为皮疹、荨麻疹、颜面浮肿、呼吸困难、心动过速及低血压，多在使用本品 30 分钟内发生，应立即停用，经抗组胺、皮质激素、支气管解痉剂和（或）肾上腺素等处理后症状能迅速消失。这些病例不应再次使用致敏药物。

5. 孕妇及哺乳期妇女用药：孕期安全性尚未建立。当证明孕妇用药潜在利益大于对胎儿的潜在危险时，可谨慎使用。哺乳期妇女用药前应停止哺乳。FDA 对本药的妊娠安全性分级为 C 级。

6. 儿童用药：儿童患者慎用，并给予适当监测。由于本药对新生儿和婴幼儿的安全性尚未确定，建议不用本药。每日用药的 4 个月～17 岁患者未发现长期毒性效应，其生长、发育、性征和内分泌均未改变。

7. 老年用药：老年患者的生理机能比较低下，需观察患者的状态，注意用量及间隔，慎重给药。其安全性和有效性尚未建立。

【药物相互作用】尚不完全清楚。

【规格】注射液：1ml：75μg；1ml：150μg；1ml：300μg。注射用重组人粒细胞集落刺激因子：50μg；75μg；100μg；150μg；250μg；300μg；460μg。

重组人粒细胞巨噬细胞集落刺激因子
Recombinant Human Granulocyte Macrophage Colony – stimulating Factor

【药理作用】重组人粒细胞巨噬细胞集落刺激因子（rhGM–CSF）作用于造血祖细胞，促进其增殖和分化，其重要作用是刺激粒、单核-巨噬细胞成熟，促进成熟细胞向外周血释放，并能促进巨噬细胞及嗜酸性粒细胞的多种功能。

【适应证】

1. 预防和治疗肿瘤放疗或化疗后引起的白细胞减少症。

2. 治疗骨髓造血机能障碍及骨髓增生异常综合征。

3. 预防白细胞减少可能潜在的感染并发症。

4. 用于感染引起的中性粒细胞减少，使其恢复加快。

【用法用量】

1. 肿瘤放化疗后：放化疗停止 24～48 小时后方可使用本品，在腹部、大腿外侧或上臂三角肌处进行皮下注射，每天 3～10μg/kg，持续 5～7 天，根据白细胞回升速度和水平，确定维持量。本品停药后至少间隔 48 小时方可进行下一疗程的放化疗。

2. 骨髓移植：5～10μg/kg，静脉滴注 4～6 小时，每日 1 次，持续应用至连续 3 天中性粒细胞绝对数≥1000/mm³。

3. 骨髓增生异常综合征及再生障碍性贫血：每天 3μg/kg，皮下注射，需 2～4 天才观察到白细胞增高的最初效应，以后调节剂量使白细胞计数维持在所期望水平。

【不良反应】本品的安全性与剂量和给药途径有关。大部分不良反应多属轻到中度，严重的反应罕见。最常见的不良反应为发热、寒战、恶心、呼吸困难、腹泻，一般的常规对症处理便可使之缓解；其次有皮疹、胸痛、骨痛和腹泻等。据国外报道，低血压和低氧综合征在首次给药时可能出现，但以后给药则无此现象。不良反应发生多于静脉推注和快速滴注以及剂量大于每天 32μg/kg 有关。

【禁忌】

1. 对 rhGM – CSF 或该制剂中任何其他成分过敏者禁用。

2. 自身免疫性血小板减少性紫癜患者禁用。

【注意事项】

1. 患者对 rhGM – CSF 的治疗反应和耐受性个体差异较大，为此应在治疗前及开始治疗后定期观察外周血白细胞或中性粒细胞、血小板的变化。血象恢复正常后立即停药或采用维持剂量。

2. 本品属蛋白质类药物，用前应检查是否发生浑浊，如有异常，不得使用。

3. 本品不应与抗肿瘤放化疗药同时使用，如要进行下一疗程的抗肿瘤放化疗，应停药至少 48 小时后，方可继续治疗。

4. 高血压患者及有癫痫病史者慎用。

5. 使用前仔细检查，如发现瓶子有破损、溶解不完全者均不得使用，溶解后的药剂应一次用完。

6. 孕妇及哺乳期妇女使用本品的安全性尚未建立，应慎重使用。

7. 儿童患者慎用。

8. 老年患者慎用。

【药物相互作用】

1. 本品与化疗药物同时使用，可加重骨髓毒性，因而不宜与化疗药物同时使用，应于化疗结束后 24 ~ 48 小时使用。

2. 本品可引起血浆白蛋白降低，因此，同时使用具有血浆白蛋白高结合的药物应注意调整药物的剂量。

3. 注射丙种球蛋白者，应间隔 1 个月以上再应用本品。

【规格】注射用重组人粒细胞巨噬细胞集落刺激因子：50μg；75μg；100μg；150μg；250μg；300μg；400μg；700μg。

7　促血小板增生药

重组人白介素 – 11
Recombinant Human Interleukin – 11

【其他名称】白细胞介素 – 11。

【药理作用】本品是应用基因重组技术生产的一种促血小板生长因子，可直接刺激造血干细胞和巨核祖细胞的增殖，诱导巨核细胞的成熟分化，促进体内血小板的生成，从而提高血液血小板计数，而血小板功能无明显改变。

【适应证】用于实体瘤、非髓性白血病化疗后 Ⅲ、Ⅳ 度血小板减少症的治疗。实体瘤及非髓性白血病患者，前一疗程化疗后发生 Ⅲ、Ⅳ 度血小板减少症（即血小板数 $\leq 50 \times 10^9$）者，下一疗程化疗前使用本品，以减少病人因血小板减少引起的出血和对血小板输注的依赖性。同时有白细胞减少症的病人必要时可合并使用重组人粒细胞集落刺激因子（rhG – CSF）。

【用法用量】根据本品临床研究结果，推荐本品应用剂量为 25 ~ 50μg/kg，于化疗结束后 24 ~ 48 小时开始或发生血小板减少症后皮下注射，每日 1 次，疗程一般 7 ~ 14 天。血小板计数恢复后应及时停药。

【不良反应】不少于 10% 的临床病人在观察期间有下列不良事件出现：乏力、疼痛、寒战、腹痛、感染、恶心、便秘、消化不良、瘀斑、肌痛、骨痛、神经紧张及脱发等。其中大部分事件的发生率与安慰剂对照组相似。发生率高于安慰剂对照组的临床不良反应包括：①全身性：水肿、头痛、发热及中性粒细胞减少性发热。②心血管系统：心动过速、血管扩张、心悸、晕厥、房颤及房扑。③消化系统：恶心、呕吐、黏膜炎、腹泻、口腔念珠菌感染。④神经系统：眩晕、失眠。⑤呼吸系统：呼吸困难、鼻炎、咳嗽次数增加、咽炎、胸膜液渗出。⑥其他：皮疹、结膜充血、偶见用药后一过性视力模糊。

此外，弱视、感觉异常、脱水、皮肤褪色、表皮剥脱性皮炎及眼出血等不良反应，治疗组病人中的发生率也高于安慰剂对照组。

【禁忌】对本药过敏者禁用。

【注意事项】

1. 本品不宜在化疗前或化疗过程中使用。化疗结束后，应间隔 24 ~ 48 小时方可使用本品。使用本品后，应间隔 48 小时以上，方可进行化疗。

2. 使用本品过程中应定期检查血象（一般隔日 1 次），注意血小板数值的变化。在血小板升至 100×10^9/L 时应及时停药。

3. 器质性心脏病患者，尤其有充血性心衰及房颤、房扑病史的患者慎用。

4. 使用期间应注意毛细血管渗漏综合征的监测，如体重、浮肿、胸腹腔积液等。

5. 孕妇及哺乳期妇女用药：对妊娠期妇女目

前尚没有合适的临床对照试验。因此，除非临床意义超过对胎儿的潜在危险，妊娠期一般不宜使用。尚不能确定重组人白细胞介素－11是否可以从母乳中分泌，因此哺乳期妇女应慎重使用。

6. 儿童使用本品的疗效及安全性尚未确定。

【药物相互作用】

1. 未发现同时使用重组人白细胞介素－11和G－CSF对两者疗效产生任何不良影响。

2. 目前尚未对重组人白细胞介素－11与其他药物之间的相互作用进行评价，根据已有的体外试验和动物实验数据，重组人白细胞介素－11与P450药酶的一些已知底物之间不会有相互作用。

【规格】注射用重组人白细胞介素－11：0.75mg(600万U)；1mg（800万U）；1.5mg（1200万U）；3mg（2400万U）；5mg（4000万U）。

8 抗血小板聚集药

双嘧达莫
Dipyridamole

【其他名称】哌醇啶、潘生丁、骈啶氨醇、双嘧哌胺醇、双嘧哌醇胺。

【药理作用】具有抗血栓形成作用。双嘧达莫抑制血小板聚集，高浓度（50μg/ml）可抑制血小板释放。作用机制可能为：①抑制血小板、上皮细胞和红细胞摄取腺苷。治疗浓度（0.5～1.9μg/dl）时该抑制作用呈剂量依赖性。局部腺苷浓度增高，作用于血小板的 A_2 受体，刺激腺苷酸环化酶，使血小板内环磷酸腺苷（cAMP）增多。通过这一途径，血小板活化因子（PAF）、胶原和二磷酸腺苷（ADP）等刺激引起的血小板聚集受到抑制。②抑制各种组织中的磷酸二酯酶（PDE）。治疗浓度抑制环磷酸鸟苷磷酸二酯酶（cGMP－PDE），对cAMP－PDE的抑制作用弱，因而强化内皮舒张因子（EDRF）引起的cGMP浓度增高。③抑制血栓烷素 A_2（TXA_2）形成。TXA_2 是血小板活性的强力激动剂。④增强内源性 PGI_2 的作用。

【适应证】

1. 主要用于香豆素类抗凝药的辅助治疗，以增强抗栓疗效。

2. 用于血栓栓塞性疾病及缺血性心脏病，如慢性冠脉循环功能不全、心肌梗死等，还用于弥散性血管内凝血。

3. 本药静脉制剂可用于心肌缺血的诊断性试验（双嘧达莫试验）。

【用法用量】

1. 口服给药

（1）心脏人工瓣膜患者的长期抗凝治疗：一日400mg（与华法林合用），分3次给药。

（2）血栓栓塞性疾病：一次100mg，一日总量400mg。如与阿司匹合用，则根据后者剂量调整本药用量，一日总量控制在100～200mg。

（3）慢性心绞痛、防止血栓形成：一次25～50mg，一日3次，饭前1小时服用。

2. 肌肉注射：防止冠心病发展，一次10～20mg，一日1～3次。

3. 静脉注射：防止冠心病发展，同肌肉注射。

4. 静脉滴注

（1）防止血栓形成：一次30mg，一日1次。使用粉针剂时，应先用5%葡萄糖注射液250ml稀释。

（2）双嘧达莫试验：本药0.142mg/（kg·min）静脉滴注，用药维持4分钟。

【不良反应】治疗剂量时不良反应轻而短暂，长期服用最初的副作用多消失。常见的不良反应有头晕、头痛、呕吐、腹泻、脸红、皮疹和瘙痒，罕见心绞痛和肝功能不全。不良反应持续或不能耐受者少见，停药后可消除。

上市后的临床报告中，罕见不良反应有喉头水肿、疲劳、不适、肌痛、关节炎、恶心、消化不良、感觉异常、肝炎、秃头、胆石症、心悸和心动过速。

【禁忌】

1. 对本品过敏者禁用。

2. 休克患者禁用。

【注意事项】

1. 可引起外周血管扩张，故低血压患者应慎用。

2. 不宜与葡萄糖以外的其他药物混合注射。

3. 与抗凝剂、抗血小板聚集剂及溶栓剂合用时应注意出血倾向。

4. 有出血倾向患者慎用。

5. 未在孕妇中做适当的对照研究，仅当确有必要方可用于孕妇。双嘧达莫从人乳汁中排泌，故哺乳期妇女应慎用。FDA对本药的妊娠安全性分级为B级。

6. 12岁以下儿童用药的安全性和效果尚未确定。

【药物相互作用】

1. 与阿司匹林有协同作用。与阿司匹林合用时，本药应减量。

2. 与肝素、香豆素类药、头孢孟多、头孢替坦、普卡霉素或丙戊酸等合用，可加重低凝血酶原血症，或进一步抑制血小板聚集，引起出血。

【规格】片剂：25mg。缓释胶囊剂：25mg。注射液：2ml：10mg。注射用双嘧达莫：5mg；10mg；20mg。双嘧达莫氯化钠注射液：100ml（双嘧达莫10mg与氯化钠0.9g）。

曲克芦丁
Troxerutin

【其他名称】二氧乙基芦丁、羟乙基芦丁、羟乙芦丁、三羟乙基芦丁、维脑路通、维生素 P_4、托克芦丁。

【药理作用】本品能抑制血小板的聚集，有防止血栓形成的作用。同时能对抗5-羟色胺、缓激肽引起的血管损伤，增加毛细血管抵抗力，降低毛细血管通透性，可防止血管通透性升高引起的水肿。

【适应证】用于闭塞综合征、血栓性静脉炎、毛细血管出血等。

【用法用量】

1. 口服：一次120~180mg，一日3次。

2. 肌肉注射：一次60~150mg，一日2次。20日为一疗程，可用1~3个疗程，每疗程间隔3~7天。

3. 静脉滴注：一次240~480mg，一日1次。用5%~10%葡萄糖注射液或低分子右旋糖酐注射液稀释后滴注。

【不良反应】偶见胃肠道反应（如恶心、便秘等）、过敏反应（如潮红、头痛等）。有报道，静脉滴注后偶可出现心血管系统反应（如心律失常等）、肝脏毒性反应、急性脑水肿。

【禁忌】对本品过敏者禁用。

【注意事项】

1. 服药期间避免阳光直射、高温及过久站立。

2. 孕妇及哺乳期妇女用药情况尚不明确。

3. 老人及儿童用药情况尚不明确。

【规格】片剂：60mg。注射液：2ml：100mg。注射用曲克芦丁：0.12g；0.24g。

奥扎格雷
Ozagrel

【药理作用】本品为血栓素合成酶抑制剂，通过抑制血栓烷 A_2（TXA_2）的产生及促进前列环素（PGI_2）的生成而改善两者间的平衡失调，具有抗血小板聚集和扩张血管作用。能抑制大脑血管痉挛，增加大脑血流量，改善大脑内微循环障碍和能量代谢异常。

【适应证】适用于治疗急性血栓性脑梗死和脑梗死所伴随的运动障碍。

【用法用量】成人一次40~80mg，一天1~2次，溶于500ml生理盐水或5%葡萄糖注射液中，连续静脉滴注，2周为一疗程。

【不良反应】主要为胃肠道反应和过敏反应，如恶心、呕吐、荨麻疹、皮疹等，经适当处理后可得到缓解。少数可出现ALT、BUN升高，颅内、消化道、皮下出血及血小板减少等。

【禁忌】下列情况者禁用：

1. 出血性脑梗死，或大面积脑梗死深度昏迷者禁用。

2. 严重心、肺、肝、肾功能不全者禁用。

3. 有血液病或有出血倾向者禁用。

4. 严重高血压，收缩压超过26.6kPa（200mmHg）以上者禁用。

5. 对本品过敏者禁用。

【注意事项】孕妇及哺乳妇女慎用。

【药物相互作用】避免同含钙液体混合用。

【规格】注射液：2ml：40mg。注射用奥扎格雷钠：20mg；40mg。奥扎格雷钠氯化钠注射液：100ml（奥扎格雷钠80mg与氯化钠0.9g）。奥扎格雷钠葡萄糖注射液：250ml（奥扎格雷钠80mg与葡萄糖12.5g）。

氯吡格雷
Clopidogrel

【药理作用】本药为血小板聚集抑制剂，能选择性抑制二磷酸腺苷（ADP）与血小板受体的结合，随后抑制激活ADP与糖蛋白 $GPIIb/IIIa$ 复合物，从而抑制血小板的聚集。也可抑制非ADP引起的血小板聚集，不影响磷酸二酯酶的活性。此外，本药通过不可逆地改变血小板 ADP 受体，使血小板的寿命受到影响。

【适应证】预防和治疗因血小板高聚集状态引起的心、脑及其他动脉的循环障碍疾病。

【用法用量】口服，可与食物同服也可单独服用，一次 50～75mg，一日 1 次。

【不良反应】偶见胃肠道反应（如腹痛、消化不良、便秘或腹泻）、皮疹、皮肤黏膜出血，罕见白细胞减少和粒细胞缺乏。

【禁忌】

1. 对本品成分过敏者禁用。

2. 近期有活动性出血者（如消化性溃疡或颅内出血等）禁用。

3. 严重肝脏损伤者禁用。

【注意事项】

1. 使用本品的患者需手术时应告知外科医生。

2. 肝脏损伤、有出血倾向患者慎用。

3. 肾功能不全患者使用本品时不需调整剂量。

4. 孕妇及哺乳期妇女用药：由于对妊娠及哺乳期妇女没有足够的临床研究，对妊娠妇女只有在必须应用时才可应用。动物实验表明，本品可进入乳汁，所以应以用药对哺乳期妇女的重要性来决定是否停止哺乳还是停药。

5. 老年患者使用本品时不需调整剂量。

6. 急性心肌梗死患者在发病的最初几日不推荐使用。

【药物相互作用】

1. 与萘普生、阿司匹林合用，可能增加胃肠道出血的潜在危险性，合用时应谨慎。

2. 与华法林、肝素、溶栓药合用，可增加出血的危险，故不推荐与这些药物联用。

【规格】片剂：25mg；75mg。

阿那格雷
Anagrelide

【药理作用】本药是降血小板药，其具体作用机制尚不明确，可能是通过减少巨核细胞过度成熟而减少血小板生成。高于降血小板剂量给药时，本药可抑制血小板聚集，机制是抑制环磷腺苷磷酸二酯酶活性，使血小板环腺苷 - 磷酸浓度下降。

【适应证】用于治疗原发性血小板增多症。

【用法用量】口服给药。

1. 成人：起始剂量为一次 0.5mg，一日 4 次，或一次 1mg，一日 2 次。1 周后可进行剂量调整，但一周中日剂量最多增加 0.5mg。最大剂量不超过一日 10mg，单剂量不超过一次 2.5mg。肝功能不全时应减量给药。

2. 儿童：用于 6 岁以上儿童，起始剂量为 0.5mg，顿服。1 周后可进行剂量调整，但一周中日剂量最多增加 0.5mg。最大剂量不超过一日 10mg，单剂量不超过一次 2.5mg。

【不良反应】

1. 心血管系统：可见心悸（27%）、胸痛（8%）、心动过速（7%）、周围性水肿（7%）、血管扩张（1%～5%）、心力衰竭（1%～5%）、脑血管意外（1%～5%）、心肌梗死、心肌病、心脏肥大、完全性房室传导阻滞、心包炎及心室颤动。在健康志愿者中有发生直立性低血压的倾向。

2. 中枢神经系统：可见头痛（44.5%）、晕眩（15%）、感觉异常（7%）、癫痫发作、梦魇及注意力涣散。

3. 呼吸系统：可见呼吸困难（11%）。有报道出现肺部浸润、肺纤维化、肺动脉高压及咳嗽。

4. 肌肉骨骼系统：可见肌无力（22%）。

5. 胃肠道：可见腹泻（24%）、腹痛（17%）、恶心（15%）、胃肠胀气（11%）、呕吐（7%）、消化不良（6%）、胰腺炎、胃溃疡及十二指肠溃疡。

6. 血液系统：有报道出现贫血、血小板减少（血小板计数在 7～14 天内开始下降）、瘀斑及淋巴瘤。有引起出血、血栓形成的个案报道。本药对血红蛋白、白细胞计数、网织红细胞计数、凝血酶原时间（PT）及出血时间无显著影响。

7. 皮肤：可见皮疹、荨麻疹（8%）。

【禁忌】

1. 对本药过敏者禁用。

2. 严重肝功能损害患者禁用。

【注意事项】

1. 下列情况慎用：①心血管疾病患者。②肾功能不全者。③轻中度肝功能损害患者。

2. 药物对妊娠的影响：FDA 对本药的妊娠安全性分级为 C 级，孕妇用药须权衡利弊。

3. 药物对哺乳的影响：尚不明确。

4. 应在治疗第 1 周每隔 2 日及在达到维持剂量前至少每周 1 次监测血小板计数。

5. 禁用其他治疗方案（羟基脲、α 干扰素）的患者可使用本药。

6. 一日 1.5～3mg 的剂量对大多数患者有效。

【规格】胶囊剂：0.5mg；1mg。

噻氯匹定
Ticlopidine

【其他名称】氯苄吡啶、氯苄噻啶、氯苄噻哌啶、氯苄噻唑啶、噻氯吡啶、噻氯匹啶。

【药理作用】噻氯匹定为血小板聚集抑制剂。血小板的活化受多种因素的影响，其中二磷酸腺苷（ADP）起关键作用。当二磷酸腺苷与其特异性受体结合后，可活化血小板膜表面的纤维蛋白原受体（糖蛋白Ⅱb‑Ⅲa复合物），并使其结合纤维蛋白原进而引起血小板聚集（Ⅰ期聚集）。另外，血小板活化后又可释放二磷酸腺苷，导致血小板进一步聚集（Ⅱ期聚集）。噻氯匹定对ADP诱导的血小板聚集（包括Ⅰ期及Ⅱ期聚集）有强力的抑制作用，且作用持久。此外，噻氯匹定可降低纤维蛋白原浓度与血液黏滞性，并提高全血及红细胞的滤过率。

【适应证】预防和治疗因血小板高聚集状态引起的心、脑及其他动脉的循环障碍性疾患。

【用法用量】口服，一次0.25g，一日1次，就餐时服用可减少轻微的胃肠道反应。

【不良反应】

1. 常见胃肠功能紊乱（如恶心、呕吐、腹泻，一般为轻度，无须停药，1～2周后常可恢复）。罕见肝炎、胆汁淤积性黄疸，少数患者可有氨基转移酶轻度升高。

2. 可见血小板减少、粒细胞减少或粒细胞缺乏、再生障碍性贫血。

3. 可见皮疹、血管神经性水肿、脉管炎、狼疮综合征、过敏性肾病等。

【禁忌】

1. 血友病或其他出血性疾病患者、粒细胞或血小板减少患者、溃疡病及活动性出血患者禁用。

2. 严重的肝功能损害患者禁用。

3. 对本品过敏者禁用。

4. 有白细胞减少、血小板减少、粒细胞减少病史者或再生障碍性贫血患者禁用。

【注意事项】

1. 用药最初3个月内，须每2周检查白细胞和血小板计数，当发现计数降低时应停药。

2. 在任何手术和动脉插管或输注之前（7日）应停药。使用本品的病人需手术时在术前尽可能告知外科医生。

3. 本品可以透过胎盘屏障及进入母乳，应避免用于孕妇和哺乳期妇女。FDA对本药的妊娠安全性分级为B级。

【药物相互作用】

1. 本品与任何血小板聚集抑制剂、溶栓剂及导致低凝血酶原血症或血小板减少的药物合用均可加重出血的危险。若临床确有必要联合用药，应密切观察并进行实验室监测。

2. 本品与茶碱合用时，因其降低了后者的清除率，会使茶碱血药浓度升高并有过量的危险。故用本品期间及之后应调整茶碱用量，必要时进行茶碱血药浓度监测。

3. 本品与地高辛合用时可使后者血药浓度轻度下降（约15%），但一般不会影响地高辛的临床疗效。

4. 偶见本品降低环孢素血药浓度的报道，故二者合用时应定期进行环孢素血药浓度监测。

【规格】片剂：0.125g；0.25g。胶囊剂：0.1g；0.125g；0.25g。

西洛他唑
Cilostazol

【药理作用】本品为抗血小板药，通过抑制血小板及血管平滑肌内磷酸二酯酶活性，从而增加血小板及平滑肌内cAMP浓度，发挥抗血小板作用及血管扩张作用。本品抑制ADP、肾上腺素、胶原及花生四烯酸诱导的血小板初期、二期聚集和释放反应，且呈剂量相关性。西洛他唑口服100mg对血小板体外聚集的抑制较相应量阿司匹林强7～78倍（阿司匹林对血小板初期聚集无效）。本品不干扰血管内皮细胞合成血管保护性前列环素，对慢性动脉闭塞患者，采用体积描记法显示本品能增加足、腓肠肌部位的组织血流量，使下肢血压指数上升、皮肤血流增加及四肢皮温升高，并改善间歇跛行。

【适应证】

1. 用于治疗由动脉粥样硬化、大动脉炎、血栓闭塞性脉管炎、糖尿病所致的慢性动脉闭塞症。

2. 本品能改善肢体缺血所引起的慢性溃疡、疼痛、发冷及间歇跛行，并可用作上述疾病外科治疗（如血管成形术、血管移植术、交感神经切除术）后的补充治疗以缓解症状、改善循环及抑制移植血管内血栓形成。

【用法用量】 口服，一次 50～100mg，一日 2 次，可根据年龄、症状适当增减剂量。

【不良反应】

1. 主要不良反应为头痛、头晕及心悸等，个别患者可出现血压偏高。

2. 其次为腹胀、恶心、呕吐、胃不适、腹痛等消化道症状。

3. 少数反应出现肝功能异常，尿频，尿素氮、肌酐及尿酸值异常。

4. 偶见过敏反应，包括皮疹、瘙痒。

5. 其他偶有白细胞减少、皮下出血、消化道出血、鼻出血、血尿、眼底出血等报道。

【禁忌】

1. 对本药过敏者禁用。

2. 出血性疾病患者（如血友病、毛细血管脆性增加性疾病、活动性消化性溃疡、血尿、咯血、子宫功能性出血及有其他出血倾向者）禁用。

3. 充血性心力衰竭者禁用。

4. 孕妇或计划怀孕的妇女禁用。

5. 哺乳妇女禁用。

【注意事项】

1. 以下人群慎用：①口服抗凝药或已服用抗血小板药物（如阿司匹林、噻氯匹定）者。②严重肝肾功能不全者。③有严重合并症，如恶性肿瘤患者。④白细胞减少者。⑤月经期妇女。

2. 本品有升高血压的作用，服药期间应加强原有抗高血压的治疗。

3. 儿童服药的安全性尚未确立。

4. FDA 对本药的妊娠安全性分级为 C 级。

【药物相互作用】

1. 前列腺素 E_1 能与本品起协同作用，因增加细胞内环磷酸腺苷而增强疗效。

2. 与 CYP 3A4 抑制药（地尔硫䓬、酮康唑、伊曲康唑、红霉素）或 CYP 2C19 抑制药（奥美拉唑等）合用，可使本药的血药浓度升高，不良反应增加，故合用时本药剂量需减半。

【规格】 片剂：50mg；100mg。胶囊剂：50mg。

沙格雷酯
Sarpogrelate

【药理作用】 本品与 5－HT 受体结合，选择

性拮抗 5－HT，发挥抑制血小板凝集（尤其是抑制 5－HT 增强的血小板凝集作用）和抑制血管收缩的作用。试验显示，该药对各种血栓均有效。

【适应证】 改善慢性动脉闭塞症所引起的溃疡、疼痛以及冷感等缺血性诸症状。

【用法用量】 以盐酸沙格雷酯计，通常成人一次 100mg，一天 3 次，饭后口服。可根据年龄、症状的不同适当增减药量。

【不良反应】

1. 可出现胆红素、AST、ALT、ALP 升高等肝功能异常。

2. 可出现皮疹、发红、瘙痒等过敏症状。

3. 可出现恶心、异物感、腹泻、腹胀、食欲缺乏等胃肠道症状。

4. 可出现心悸、气短、胸痛、潮热、手水肿等。

5. 偶有嗜睡、味觉异常、头痛、眩晕等。偶有蛋白尿、尿潜血、尿素氮、肌酐升高等。

6. 可出现消化道出血、鼻出血等。

7. 可引起粒细胞减少、血小板减少症等。

【禁忌】

1. 出血性患者（血友病、毛细血管脆弱症、消化道溃疡、尿道出血、咯血、玻璃体积血等）禁用。

2. 孕妇或已有可能怀孕的妇女禁用。

【注意事项】

1. 下列患者慎用：①月经期患者（有加剧出血的可能）。②有出血倾向及出血因素的患者（有加剧出血的可能）。③正在使用抗凝剂（法华林等）或者具有抑制血小板凝聚作用的药物（阿司匹林、盐酸噻氯匹定、西洛他唑等）的患者（有加剧出血的可能）。④严重肾功能障碍的患者（有影响排泄的可能）。

2. 在使用本品期间，应定期进行血液检查。

3. 对哺乳期的妇女最好不使用此药，不得不使用此药时，应停止哺乳。

4. 尚未确立对小儿用药的安全性。

5. 老年患者多有肾、肝脏生理功能下降，有可能出现血药浓度持续偏高的现象，应慎用本药。

【规格】 片剂：100mg。

替罗非班
Tirofiban

【药理作用】 本品为一高效可逆性非肽类血小

板表面糖蛋白（GP）Ⅱb/Ⅲa 受体拮抗剂。血小板活化可诱导 GPⅡb/Ⅲa 受体发生构象变化，导致受体与纤维蛋白原的亲和力明显增加，结合的纤维蛋白原可使血小板发生交联，引起血小板聚集。因此，不论血栓形成的原因如何，血小板的活化、黏附和聚集是动脉血栓形成过程中的关键步骤，其中 GPⅡb/Ⅲa 受体在血小板聚集和血栓形成过程中起着重要作用。本品竞争性抑制纤维蛋白原和血小板 GPⅡb/Ⅲa 受体的结合，抑制血小板聚集，延长出血时间，抑制血栓形成。本品对各种刺激因素诱发的血小板聚集都有效，对急性冠状动脉综合征（不稳定性心绞痛、心肌梗死）和行冠状动脉内介入治疗的患者均有抑制血小板聚集的作用，其抑制作用与剂量成正比。由于本品强有力的抗血小板聚集作用，可使其延迟或抑制血栓形成，缩小形成血栓的大小；持续静滴可使血栓不易阻塞血管，并促进再灌注的形成。

【适应证】

1. 用于冠脉缺血综合征患者行冠脉血管成形术或冠脉内斑块切除术，以防治相关的心脏缺血并发症。

2. 用于不稳定性心绞痛或非 Q 波型心肌梗死患者（与肝素或阿司匹林联用），预防心脏缺血事件的发生。

【用法用量】静脉给药。

1. 冠脉血管成形术或冠脉内斑块切除术：宜与肝素联用，本品起始剂量为 10μg/kg，于 3 分钟内静注后，以 0.15μg/（kg·min）维持静滴 36 小时，然后停用肝素。

2. 不稳定性心绞痛或非 Q 波型心肌梗死：与肝素联用，开始 30 分钟，以 0.4μg/（kg·min）静滴，以后按 0.1μg/（kg·min）维持静滴。在疗效研究中，本品与肝素联用持续滴注至少 48 小时（平均 71.3 小时，可达 108 小时）。在血管造影术期间可持续滴注，并在冠脉血管成形术或冠脉内斑块切除术后持续滴注 12～24 小时。

【不良反应】常见不良反应有出血，如颅内出血、腹膜后出血和心包积血。其他不良反应尚有恶心、发热、头痛、皮疹或荨麻疹，血红蛋白、血细胞比容、血小板数目减少，尿粪隐血发生率增加。不良反应发生程度一般均较轻微，无需治疗，停药后即可消失。使用时必须严密观察出血等副作用，并监测出血时间。

【禁忌】

1. 对本品过敏者禁用。

2. 有活动性出血、血小板减少症及出血史者禁用。

3. 有颅内出血、颅内肿瘤、动静脉畸形或动脉瘤及有急性心包炎史的患者禁用。

4. 用本品前 1 个月内有中风史或有任何出血性中风发作者及行主要器官手术者或有严重外伤需手术治疗者禁用。

5. 有分割性动脉瘤史、严重高血压以及同时应用其他静脉用 GPⅡb/Ⅲa 受体拮抗剂的患者禁用。

【注意事项】

1. 盐酸替罗非班应慎用于下列病人：①近期（1 年内）出血，包括胃肠道出血或有临床意义的泌尿生殖道出血的患者。②已知的凝血障碍、血小板异常或血小板减少病史者。③血小板计数小于 150000/mm³ 者。④1 年内的脑血管病史者。⑤1 个月内的大的外科手术或严重躯体创伤史者。⑥近期硬膜外手术者。⑦病史、症状或检查结果为壁间动脉瘤者。⑧出血性视网膜病者。⑨慢性血液透析者。

2. 孕妇及哺乳期妇女用药：对妊娠妇女尚没有进行适当且对照良好的研究。在妊娠期间盐酸替罗非班只可用于以证明对胎儿潜在的益处大于潜在的危险时。尚不知盐酸替罗非班是否从人的乳汁排泌。因许多药物可以排泌到人乳汁中，而且可能对哺乳的婴儿产生不良反应，所以要根据此药对母亲的重要性来决定是中断哺乳还是中断药物治疗。

3. 儿童用药：儿童用药的安全性和有效性尚未确定。

4. 老年人用药：在临床研究中，盐酸替罗非班对老年病人（≥65 岁）的有效性与对年轻人（<65 岁）的相似。老年病人接受本品和肝素联合治疗或者肝素单独治疗比年轻病人有较高的出血发生率。非出血性不良事件的总发生率在老年患者要高一些（与年轻患者相比）；但在老年患者当中，盐酸替罗非班与肝素联合治疗和肝素单独治疗相比，非出血性不良事件的发生率相似。不需要调整剂量。

【药物相互作用】

1. 与阿加曲班、阿司匹林、维生素 A、软骨素、多昔单抗、低分子肝素、萃布地尼、尕古树脂、抗凝药、溶栓药合用，有增加出血的危险性。

2. 与当归、茴香、山金车、小檗树、月见草、绣线菊、野甘菊、越橘、黑穗醋栗、墨角藻、琉璃苣、猫爪草、芹菜、姜黄素、大蒜、黄芪、辣椒辣素、生姜、蒲公英、银杏、丁香油、山楂、甘草、益母草、黄芩、卡瓦（Kava）、丹参、大黄、红花油合用，有增加出血的危险性。

3. 本品与地西泮存在配伍禁忌。

【规格】注射液：50ml：12.5mg；100ml：5mg；250ml：12.5mg。注射用盐酸替罗非班：5mg。盐酸替罗非班氯化钠注射液：100ml（替罗非班5mg和氯化钠0.9g）。盐酸替罗非班葡萄糖注射液：250ml（替罗非班12.5mg和葡萄糖12.5g）。

吲哚布芬
Indobufen

【其他名称】吲哚布洛芬、易抗凝。

【药理作用】吲哚布芬是一种异吲哚啉基苯基丁酸衍生物，为一种血小板聚集的抑制剂。本品主要是通过以下机制发挥抗血小板聚集作用：①可逆性抑制血小板环氧化酶，使血栓素 A_2（血小板聚集的强效激活剂）生成减少。②抑制二磷酸腺苷（ADP）、肾上腺素和血小板活化因子（PAF）、胶原和花生四烯酸诱导的血小板聚集。③降低血小板三磷腺苷、血清素、血小板因子3、血小板因子4和β凝血球蛋白的水平，降低血小板黏附性。对于激活剂诱发的血小板聚集，单次口服吲哚布芬200mg后2小时达最大抑制作用，12小时后仍有显著抑制作用（90%），24小时内恢复。

【适应证】动脉硬化引起的缺血性心血管病变、缺血性脑血管病变、静脉血栓形成。也可用于血液透析时预防血栓形成。

【用法用量】

1. 口服：一日2次，一次100~200mg，饭后口服，65岁以上老年患者及肾功能不全患者每天以100~200mg为宜。

2. 肌注及静脉注射：剂量同口服给药。

【不良反应】常见消化不良、腹痛、便秘、恶心、呕吐、头痛、头晕、皮肤过敏反应、齿龈出血及鼻衄；少数病例可出现胃溃疡、胃肠道出血及血尿。如出现荨麻疹样皮肤过敏反应，应立即停药。

【禁忌】

1. 对本品过敏者禁用。

2. 先天或后天性出血疾病患者禁用。

3. 凝血功能低下患者禁用。

4. 孕妇及哺乳期妇女禁用。

【注意事项】

1. 以下情况慎用：有胃肠道活动性病变者、使用非甾体抗炎药的患者、肾功能不全者、月经期妇女。

2. 本品在儿科患者中的疗效、安全性尚未确立。

3. 65岁以上老年患者慎用。

【药物相互作用】应避免与其他抗凝血药同时服用。

【规格】片剂：200mg。注射液：2ml：200mg。

第十一章　抗变态反应药物

1　抗组胺药

氯苯那敏
Chlorphenamine

【其他名称】扑尔敏、氯苯吡胺、氯屈米通。

【药理作用】为烃烷基胺类抗组胺 H_1 受体拮抗剂，能对抗过敏反应所致的毛细血管扩张，降低毛细血管的通透性，缓解支气管平滑肌收缩所致的喘息。抗组胺作用较持久，也具有明显的中枢抑制作用，能增加麻醉药、镇痛药、催眠药和局麻药的作用。

【适应证】本品适用于皮肤过敏症：荨麻疹、湿疹、皮炎、药疹、皮肤瘙痒症、神经性皮炎、虫咬症、日光性皮炎。也可用于过敏性鼻炎、血管舒缩性鼻炎、药物及食物过敏。与解热镇痛药配伍用于治疗感冒。

【用法用量】

1. 口服：每次 4mg，每日 3 次。

2. 肌肉注射：一次 5 ~ 20mg。

【不良反应】主要不良反应为嗜睡、口渴、多尿、咽喉痛、困倦、虚弱感、心悸、皮肤瘀斑、出血倾向。

【禁忌】对本品过敏者禁用。

【注意事项】

1. 对其他抗组胺药或下列药物过敏者也可能对本药过敏，如麻黄碱、肾上腺素、异丙肾上腺素、间羟异丙肾上腺素、去甲肾上腺素等拟交感神经药。对碘过敏者对本品可能也过敏。

2. 下列情况慎用：膀胱颈部梗阻、幽门及十二指肠梗阻、消化性溃疡所致幽门狭窄、心血管疾病、青光眼（或有青光眼倾向者）、高血压及高血压危象、甲状腺功能亢进、前列腺肥大体征明显时。

3. 本品不可应用于下呼吸道感染和哮喘发作的患者（因可使痰液变稠而加重疾病）。

4. 用药期间，不得驾驶车、船或操作危险的机器。

5. FDA 对本药的妊娠安全性分级为 B 级。

【药物相互作用】

1. 同时饮酒或服用中枢神经抑制药，可使抗组胺药效增强。

2. 本品可增强金刚烷胺、抗胆碱药、氟哌啶醇、吩噻嗪类以及拟交感神经药等的作用。

3. 奎尼丁和本品同用，其类似阿托品样的效应加剧。

4. 本品和三环类抗抑郁药物同用时，可使后者增效。

【规格】片剂：4mg。胶囊剂：8mg。注射液：1ml：10mg；2ml：20mg。

苯海拉明
Diphenhydramine

【其他名称】苯那君、苯那坐尔、二苯甲氧乙胺、可他敏、可太敏、强他敏。

【药理作用】为乙醇胺类抗组胺药，抗组胺效应不及异丙嗪，作用持续时间也较短，镇静作用两药一致，有局麻、镇吐和抗 M 胆碱样作用。

1. 抗组胺作用，可与组织中释放出来的组胺竞争效应细胞上的 H_1 受体，从而制止过敏反应。

2. 对中枢神经活动的抑制引起镇静催眠作用。

3. 加强镇咳药的作用。

4. 也有抗眩晕、抗震颤麻痹作用。

【适应证】

1. 皮肤黏膜的过敏，如荨麻疹、血管神经性水肿、过敏性鼻炎、皮肤瘙痒症、药疹，对虫咬症和接触性皮炎也有效。

2. 注射剂用于：急性重症过敏反应，可减轻输血或血浆所致的过敏反应；手术后药物引起的恶心呕吐；牙科局麻，当病人对常用的局麻药高度过敏时，1% 苯海拉明液可作为牙科用局麻药；其他过敏反应病，不宜口服用药者。

3. 抗帕金森病和药物所致锥体外系症状。

4. 有较强的镇吐作用，常与东莨菪碱合用于防治晕动症以及放射病、手术后和药物引起的恶心呕吐。

5. 用于催眠和术前给药。

6. 作为非成瘾性止咳药用于治疗感冒或过敏反应所致的咳嗽。

7. 乳膏外用，治疗虫咬性皮炎、神经性皮炎、瘙痒症等。

【用法用量】

1. 口服：25～50mg，每天 2～3 次，饭后口服。

2. 肌肉注射：每次 20mg，每天 1～2 次。

3. 浸润注射：口腔手术麻醉，可用本药 1% 溶液局部浸润注射。

【不良反应】

1. 常见的为中枢神经抑制作用，如头晕、头痛、倦乏、嗜睡、共济失调、恶心、呕吐、食欲不振等。

2. 少见的有气急、胸闷、咳嗽、肌张力障碍等。有报道给药后可发生牙关紧闭并伴喉痉挛。

3. 偶可引起皮疹、粒细胞减少、贫血及心律失常。

【禁忌】

1. 重症肌无力、闭角型青光眼、前列腺肥大者禁用。

2. 对本品过敏者禁用。

3. 新生儿、早产儿禁用。

【注意事项】

1. 幽门及十二指肠梗阻、消化性溃疡所致幽门狭窄、膀胱颈狭窄、甲状腺功能亢进、心血管病、高血压以及下呼吸道感染（包括哮喘）者不宜用本品。

2. 对其他乙醇胺类高度过敏者，对本品也可能过敏。

3. 应用本药后避免驾驶车辆、高空作业或操作机器。

4. 肾衰竭时，给药的间隔时间应延长。

5. 本品的镇吐作用可给某些疾病的诊断造成困难。

6. FDA 对本药的妊娠安全性分级为 B 级。

【药物相互作用】

1. 本品可短暂影响巴比妥类药和磺胺醋酰钠等的吸收。

2. 与对氨基水杨酸钠同用可降低后者的血药浓度。

3. 可增强中枢神经抑制药的作用。

4. 可干扰口服抗凝药（如华法林）的活性，

降低其疗效。

【规格】　片剂：12.5mg；25mg；50mg。注射液：1ml：20mg。糖浆剂：100ml：250mg；乳膏剂：20mg。

异丙嗪
Promethazine

【其他名称】茶氯酸异丙嗪、茶异丙嗪、非那根、抗胺荨、普鲁米近。

【药理作用】为吩噻嗪类抗组胺药，可用于镇吐、抗晕眩、晕动症以及镇静催眠。

1. 抗组胺作用：与组织释放的组胺竞争 H_1 受体，能拮抗组胺对胃肠道、气管、支气管或细支气管平滑肌的收缩或挛缩，能解除组胺对支气管平滑肌的致痉和充血作用。

2. 止呕作用：可能与抑制了延髓的催吐化学感受区有关。

3. 抗晕动症作用：可能通过中枢性抗胆碱性能作用于前庭和呕吐中枢及中脑髓质感受器，主要是阻断前庭核区胆碱能突触路迷路冲动的兴奋。

4. 镇静催眠作用：有关抑制中枢神经系统的机制尚未确切阐明，可能由于间接降低了脑干网状结构激活系统的应激性。

【适应证】

1. 皮肤黏膜的过敏：适用于长期的、季节性的过敏性鼻炎，血管舒缩性鼻炎，接触过敏原或食物而致的过敏性结膜炎、荨麻疹、血管神经性水肿，对血液或血浆制品的过敏反应，皮肤划痕症。必要时可与肾上腺素合用，作为本药的辅助剂。

2. 晕动病：防治晕车、晕船、晕飞机。

3. 镇静、催眠：适用于术前、术后和产科。此外，也可用于减轻成人及儿童的恐惧感，呈浅睡眠状态。

4. 恶心、呕吐：适用于一些麻醉和手术后的恶心、呕吐，也用于防治放射病性或药源性恶心、呕吐。

5. 术后疼痛：可与止痛药合用，作为辅助用药。

6. 与哌替啶、氯丙嗪合用于人工冬眠，以减少麻醉药用量，提高麻醉成功率及安全度。

7. 本药有轻度支气管平滑肌解痉作用，也可制成复合药剂，用于镇咳、祛痰及平喘。

【用法用量】

1. 成人：①抗过敏：一次 6.25～12.5mg，每

日 3 次，饭后及睡前服用，必要时睡前 25mg；肌肉注射按体重 0.125mg/kg 或按体表面积 3.75mg/m²，每 4~6 小时肌注 1 次。②止吐：口服，首次 25mg，必要时可每 4~6 小时服 12.5~25mg。③抗眩晕：口服，一次 12.5~25mg，必要时每日 2 次。④镇静催眠：一次 12.5~25mg，睡前服用。

2. 儿童：①抗过敏：每次按体重 0.125mg/kg 或按体表面积 3.75mg/m²，每隔 4~6 小时 1 次，或睡前按体重 0.25~0.5mg/kg 或按体表 7.5~15mg/m²；按年龄计算，每日量 5 岁 5~15mg，6 岁以上 10~15mg，可 1 次或分 2 次给予。②止吐：按体重 0.25~0.5mg/kg 或按体表 7.5~15mg/m²，必要时每隔 4~6 小时给药 1 次。③抗眩晕：每次按体重 0.25~0.5mg/kg 或按体表面积 7.5~15mg/m²；必要时每隔 12 小时 1 次，或 12.5~25mg，每日 2 次。④镇静催眠：必要时按体重 0.5~1mg/kg 或体表面积 15~30mg/m²。

【不良反应】异丙嗪属吩噻嗪类衍生物，小剂量时无明显副作用，但大量和长时间应用时可出现吩噻嗪类常见的副作用。

1. 增加皮肤对光的敏感性，多噩梦，易兴奋，易激动，幻觉，中毒性谵妄，儿童易发生锥体外系反应。上述反应发生率不高。

2. 用量过大的症状和体征有：手脚动作笨拙或行动古怪，严重时嗜睡或面色潮红、发热，气急或呼吸困难，心率加快（抗毒蕈碱 M 受体效应），肌肉痉挛（尤其好发于颈部和背部的肌肉），坐卧不宁，步履艰难，头面部肌肉痉挛性抽动或双手震颤（后者属锥体外系效应）。

3. 下列情况持续存在时应予注意：较常见的有嗜睡；较少见的有视力模糊或色盲（轻度）、头晕目眩、口鼻咽干燥、耳鸣、皮疹、胃痛或胃部不适感、反应迟钝（儿童多见）、恶心或呕吐，进行外科手术和（或）并用其他药物时，甚至出现黄疸。使用栓剂时可发生直肠烧灼感或刺痛。

4. 心血管的不良反应很少见，可见血压增高，偶见血压轻度降低。白细胞减少、粒细胞减少症及再生不良性贫血则少见。

5. 儿童应用大剂量时可出现谵语、心血管系统反应等，2 岁以下儿童不推荐使用。

【禁忌】
1. 对本品过敏者禁用。
2. 早产儿、新生儿及婴儿禁用。

【注意事项】

1. 交叉过敏：对吩噻嗪类药高度过敏的病人，可能也对本品过敏。

2. 对诊断的干扰：葡萄糖耐量试验中可显示葡萄糖耐量增加。可干扰尿妊娠免疫试验，结果呈假阳性或假阴性。

3. 下列情况应慎用：急性哮喘，膀胱颈部梗阻，骨髓抑制，心血管疾病，昏迷，闭角型青光眼，肝功能不全，高血压，胃溃疡，前列腺肥大症状明显者，幽门或十二指肠梗阻，呼吸系统疾病（尤其是儿童，服用本品后痰液黏稠，影响排痰，并可抑制咳嗽反射），癫痫患者（注射给药时可增加抽搐的严重程度），黄疸，各种肝病以及肾功衰竭，Reye 综合征（异丙嗪所致的锥体外系症状易与 Reye 综合征混淆）。

4. 应用异丙嗪时，应特别注意有无肠梗阻，及药物的过量、中毒等问题，因其症状体征可被异丙嗪的镇吐作用所掩盖。

5. 用于防止晕动症时要及早服药。

6. 脱水或少尿时用量酌减，以免出现毒性反应。

7. 口服时，可与食物或牛奶同时服，以减少对胃黏膜的刺激。

8. 连续用药 1 个月以上者，应复查肝、肾功能。

9. FDA 对本药的妊娠安全性分级为 C 级。

【药物相互作用】

1. 乙醇或其他中枢神经抑制剂，特别是麻醉药、巴比妥类、单胺氧化酶抑制剂或三环类抗抑郁药与本品同用时，可增强异丙嗪或（和）这些药物的效应，用量要另行调整。

2. 抗胆碱类药物，尤其是阿托品类药与异丙嗪同用时后者的抗毒蕈碱样效应增强。

3. 溴苄铵、异喹胍或胍乙啶等降压药与异丙嗪同用时，前者的降压效应增强。肾上腺素与异丙嗪同用时，肾上腺素的 α 受体作用可被阻断，而使 β 受体作用占优势。

4. 顺铂、巴龙霉素及其他氨基糖苷类抗生素、水杨酸制剂和万古霉素等耳毒性药与异丙嗪同用时，其耳毒性症状可被掩盖。

5. 氯化铵等酸性药物可加速本药排泄。

6. 碳酸氢钠等碱性药物可使本药血药浓度升高、作用增强和毒性增加。

【规格】片剂：12.5mg；25mg。注射液：1ml：25mg；2ml：50mg。

赛庚啶
Cyproheptadine

【其他名称】二苯环庚啶、甲哌啶又二苯环庚啶、普力阿克丁。

【药理作用】本品可与组织中释放出来的组胺竞争效应细胞上的 H_1 受体,从而阻止过敏反应的发作,解除组胺的致痉和充血作用。其 H_1 受体拮抗作用较氯苯那敏、异丙嗪强,尚可抑制肥大细胞产生组胺等介质,并且有轻中度拮抗 5 - 羟色胺作用以及抗胆碱、中枢安定作用。此外尚有刺激食欲作用,服用一定时间可见体重增加,其作用可能是抑制下丘脑饱觉中枢所致。

【适应证】

1. 用于过敏性疾病,如荨麻疹、丘疹性荨麻疹、湿疹、皮肤瘙痒等。

2. 血管性水肿、接触性皮炎、食物变态反应、药物变态反应、过敏性鼻炎、花粉症、过敏性结肠炎、昆虫蜇咬过敏及偏头痛等。

3. 哮喘。

4. 辅助治疗库欣综合征、肢端肥大症。

【用法用量】2 ~ 4mg,每天 2 ~ 3 次,口服。

【不良反应】嗜睡、口干、乏力、头晕、恶心、皮疹、食欲增强及体重增加(长期用药)等。

【禁忌】

1. 孕妇、哺乳期妇女禁用。

2. 青光眼、尿潴留和幽门梗阻患者禁用。

【注意事项】

1. 服药期间不得驾驶飞机、汽车、轮船,不得从事高空作业、机械作业及操作精密仪器。

2. 服用本品期间不得饮酒或饮用含有酒精的饮料。

3. 老年人及 2 岁以下小儿慎用。

4. 作为食欲增进剂应用时,用药时间不应超过 6 个月。

5. FDA 对本药的妊娠安全性分级为 B 级。

【药物相互作用】

1. 不宜与乙醇合用,可增加其镇静作用。

2. 不宜与中枢神经系统抑制药合用。

3. 与吩噻嗪药物(如氯丙嗪等)合用可增加室性心律失常的危险性,严重者可致尖端扭转性心律失常。

4. 不宜与阿托品类药物合用,可增加阿托品样反应。

【规格】片剂:2mg;4mg;糖浆剂:10ml:4mg。

氯雷他定
Loratadine

【其他名称】氯羟他定、诺那他定、克敏能、开瑞坦。

【药理作用】哌啶类抗组胺药,为阿扎他定的衍生物,具有选择性阻断外周组胺 H_1 受体的作用,抑制组胺所引起的各种过敏症状。本品无明显的抗胆碱和中枢抑制作用。对乙醇无强化作用。

【适应证】

1. 缓解过敏性鼻炎症状,如喷嚏、流涕、鼻痒、鼻塞等,以及缓解眼部瘙痒及烧灼感。

2. 减轻慢性荨麻疹、瘙痒性皮肤病及其他过敏性皮肤病的症状及体征。

3. 各种由 IgE 介导的变态反应病,包括血管性水肿、异位性皮炎、光敏性皮炎、皮肤划痕征、过敏性结膜炎、花粉症、食物变态反应、药物变态反应、昆虫变态反应、过敏性喉水肿、过敏性咳嗽等。

4. 辅助治疗支气管哮喘的延缓反应。

【用法用量】

1. 儿童:口服,2 ~ 12 岁,体重大于 30kg 者,一次 10mg,一日 1 次;体重小于 30kg 者,一次 5mg,一日 1 次。

2. 成人及 12 岁以上儿童,口服,每次 10mg,每日 1 次。

【不良反应】主要有头痛、嗜睡、疲乏、口干、视物模糊、血压降低或升高、心悸、晕厥、运动机能亢进、肝功能改变、黄疸、肝炎、肝坏死、脱发、癫痫发作、乳房肿大、多形性红斑及全身性过敏反应。

【禁忌】

1. 对本品过敏者或特异体质的患者禁用。

2. 妊娠及哺乳期妇女禁用。

【注意事项】

1. 肝功能受损者,本品的清除率减少,故应减低剂量,可按隔日 10mg 服药。

2. 药物皮试时,本药可减轻患者皮肤对所用抗原的阳性反应,故在皮试前 48 小时应停止使用本品。

3. 2 岁以下儿童不推荐使用。

4. FDA 对本药的妊娠安全性分级为 B 级。

【药物相互作用】

1. 酮康唑、大环内酯类抗生素、西咪替丁、茶碱可抑制本药代谢，增加本药及代谢产物的血药浓度。

2. 与中枢神经系统抑制药如巴比妥类、苯二氮䓬类、吩噻嗪类镇静药、三环类抗抑郁药、肌松药、麻醉药、止痛药合用，可引起严重嗜睡反应。

【规格】片剂：10mg。糖浆剂：10ml：10mg；60ml：60mg；100ml：100mg。

地氯雷他定
Desloratadine

【其他名称】地洛他定、去羧氯雷他定。

【药理作用】本品为非镇静性的哌啶类抗组胺药，为氯雷他定的活性代谢物，可通过选择性阻断外周 H_1 受体，缓解过敏性鼻炎或慢性特发性荨麻疹的相关症状。不易通过血脑屏障，与受体结合力强，是有长效抗组胺作用。

【适应证】用于缓解慢性特发性荨麻疹、常年性过敏性鼻炎及季节性过敏性鼻炎。

【用法用量】

1. 成人及 12 岁以上儿童：口服，每次 5mg，每日 1 次。

2. 12 岁以下儿童：口服。6～11 岁，每次 2.5mg，每日 1 次；12 个月～5 岁，每次 1.25mg，每日 1 次；6～11 个月，每次 1mg，每日 1 次。

【不良反应】本品主要不良反应为恶心、头晕、头痛、困倦、口干、乏力，偶见嗜睡、健忘及晨起面部、肢端水肿，罕见过敏反应和转氨酶升高。

【禁忌】

1. 对氯雷他定及本药过敏者禁用。

2. 严重高血压、严重冠心病、甲亢者禁用。

【注意事项】

1. 药物皮试时，本药可减轻患者皮肤对所用抗原的阳性反应，故在皮试前 48 小时应停止使用本品。

2. 肝损伤、膀胱颈阻塞、尿道张力过高、前列腺肥大、青光眼患者、癫痫患者应慎用。

3. 6 个月以下幼儿慎用。

【药物相互作用】

1. 在地氯雷他定与酮康唑、红霉素、阿奇霉素、氟西汀和西咪替丁的多剂量药物相互作用试验中，血浆浓度未出现有临床相关意义的改变。

2. 进食或饮用葡萄柚汁对地氯雷他定的分布无影响。

3. 地氯雷他定与酒精同时使用时不会加强酒精对人行为能力的损害作用。

【规格】片剂：5mg。干混悬剂：0.5g；2.5mg。

曲普利啶
Triprolidine

【其他名称】苯丙烯啶、吡咯吡胺、吡啶吡胺、吡咯胺、吡咯烷甲苯基丙烯。

【药理作用】本品为特异性组胺 H_1 受体阻断剂，能与组胺竞争效应细胞上的 H_1 受体，从而抑制其作用，可完全对抗组胺收缩胃、肠、气管、支气管平滑肌的作用。在对组胺引起的皮肤反应的抑制作用以及缓解组胺引起的豚鼠回肠痉挛方面，本药的活性高于甲氧苄二胺，并且高于其众多的结构类似物；对过敏性休克，具有比甲氧苄二胺更高的保护作用。中枢抑制作用较小。

【适应证】用于治疗各种过敏性疾病，包括过敏性鼻炎、荨麻疹、过敏性结膜炎、哮喘、皮肤瘙痒症及动植物引起的过敏。

【用法用量】每次 2.5～5mg，一日 2 次，口服。

【不良反应】偶有恶心、倦乏、口干、轻度嗜睡等不良反应，减量或停药后可自行消失。

【禁忌】

1. 对本品过敏者禁用。

2. 哮喘急性发作者禁用。

3. 早产儿及新生儿、哺乳期妇女禁用。

【注意事项】

1. 眼内压增高、闭角型青光眼、甲状腺功能亢进、血管性疾患、高血压、支气管哮喘、前列腺增生、膀胱颈阻塞、消化道溃疡及 12 岁以下儿童慎用。

2. 孕妇、老人慎用。

3. 服药期间不得驾驶车船，不得从事高空作业、机械作业及操作精密仪器。

【药物相互作用】

1. 与颠茄及颠茄生物碱合用，可增加本药的抗胆碱能作用。

2. 与丙卡巴肼合用，可导致中枢抑制。

3. 酒精可加强本药的镇静作用，不可与含有酒精的饮品同服。

4. 不可与单胺氧化酶抑制剂、中枢性镇静药或催眠药同服。

【规格】片剂：25mg。胶囊剂：2.5mg。缓释片：10mg。

阿伐斯汀
Acrivastine

【其他名称】艾克维斯定、新敏灵、新敏乐。

【药理作用】本品为曲普利啶的衍生物，具有选择性阻断组胺 H_1 受体的作用，具有良好的抗组胺作用。因不易通过血脑屏障，故无镇静作用。也无抗胆碱作用。

【适应证】过敏性鼻炎、过敏性皮肤疾病。

【用法用量】口服，成人及 12 岁以上儿童每次 8mg，每日 3 次。

【不良反应】本品不良反应较少，偶可引起皮疹，罕见嗜睡。

【禁忌】对本药或曲普利啶过敏者、显著肾功能不全者禁用。

【注意事项】

1. 治疗期间避免饮酒或服用其他中枢抑制药物。

2. 12 岁以下儿童、孕妇、哺乳期妇女不宜使用。

3. FDA 对本药的妊娠安全性分级为 B 级。

【药物相互作用】

1. 本药可增加中枢神经系统抑制药的不良反应，应避免合用。

2. 与含酒精的饮料合用可加重中枢抑制，应避免合用。

【规格】胶囊剂：8mg。

氯马斯汀
Clemastine

【其他名称】吡咯醇胺、克立马丁。

【药理作用】本品为组胺 H_1 受体拮抗剂，其特点不仅是强效和长效，尚能抑制毛细血管的渗透性，可迅速止痒。还具抗胆碱和镇静作用。

【适应证】

1. 过敏性鼻炎、荨麻疹、湿疹及皮肤瘙痒症等过敏性疾病。

2. 用于哮喘的抗过敏治疗。

【用法用量】

1. 口服：每次 1.34mg，每日 2 次。60 岁以上老年人减量服用。

2. 肌肉注射：一日 1.34～2.68mg。

【不良反应】一般有嗜睡、眩晕、食欲不振、恶心、呕吐、口干等，尚可见低血压、心悸、心动过速、疲乏、神经质、不安、震颤、失眠、欣快、视觉模糊、抽搐、尿频、排尿困难、月经提前、痰液黏稠、鼻塞、胸闷、血小板减少、粒细胞减少、溶血性贫血、皮肤瘙痒、荨麻疹、过敏性休克等。

【禁忌】

1. 对本药过敏者禁用。

2. 新生儿及早产儿、下呼吸道感染者禁用。

【注意事项】

1. 以下情况慎用：青光眼或眼内压升高；颅内压升高；甲状腺功能亢进；高血压等心血管疾病；消化性溃疡；幽门梗阻；前列腺增生或尿路梗阻；哮喘或有支气管哮喘病史者；癫痫。

2. 用药期间不宜驾驶车辆、从事高空或者其他危险作业。

3. FDA 对本药的妊娠安全性分级为 B 级。

【药物相互作用】

1. 与其他中枢神经系统抑制药物，如巴比妥酸盐、安定、乙醇等同服时可起到相加的抑制中枢神经系统的作用。

2. 单胺氧化酶抑制剂可延长和增强本类药物的抗胆碱能作用。

3. 与含酒精的饮料合用可加重中枢抑制。

【规格】片剂：1.34mg。胶囊剂：1.34mg。干混悬剂：0.67mg。口服溶液：60ml：8.04mg。注射液：1ml：1.34mg。

奥洛他定
Olopatadine

【其他名称】奥帕他定、帕坦洛。

【药理作用】为相对选择性 H_1 受体拮抗药及肥大细胞膜稳定药，能稳定肥大细胞膜，抑制炎症细胞因子和化学介质释放，同时拮抗组胺 H_1 受体，抑制血管扩张和局部水肿，并能减少花生四烯酸释放，干扰磷脂酶 A_2 活性，减轻变态反应引起的血管通透性增加，炎性渗出水肿等，但对 5 - 羟色胺或血小板激活因子所致血管通透性改变效果不明显。

【适应证】过敏性鼻炎、过敏性结膜炎、荨麻疹、伴有瘙痒症状的皮肤疾病（湿疹、多形性渗出性红斑等）和哮喘。

【用法用量】

1. 口服：通常成人一次 5mg，一日 2 次（早晚各 1 次）。可根据年龄及症状酌情增减剂量。

2. 滴眼：推荐剂量为患眼每次 1 ~ 2 滴，每日 2 次（应间隔 6 ~ 8 小时），6 周为一疗程。

3. 喷鼻：每鼻孔喷 2 下，一日 2 次。

【不良反应】已有报告，用药后头痛的发生率为 7%。下列不良反应，发生率小于 5%：乏力、视物模糊、烧灼或刺痛感、感冒综合征、眼干、异物感、充血、过敏、角膜炎、眼睑水肿、恶心、咽炎、瘙痒、鼻炎、鼻窦炎及味觉倒错。相当一部分的不良反应和疾病本身的症状相似。

【禁忌】对本品过敏者禁用。

【注意事项】

1. 应用时，请勿配戴角膜接触镜。

2. 肾功能下降的患者慎用本品（此类患者在服用本品后持续存在较高的血药浓度）。

3. 肝功能障碍患者慎用本品（此类患者服用本品后可能使肝功能障碍症状恶化）。

4. 由于可能诱发瞌睡，患者在服用本品后在从事伴有机械操作等危险性工作（如驾驶车辆等）时需十分小心。

5. 长期服用类固醇的患者，联用本品时需减量，并应在严格管理下缓慢减量。

6. 季节性过敏性鼻炎患者应在疾病多发季节开始前服用本品，持续至多发季节结束。

7. 服用本品无效的患者，不能盲目及长期的服用本品。

8. FDA 对本药的妊娠安全性分级为 C 级。

【规格】片剂：5mg。滴眼液：5ml：5mg。喷鼻剂：665μg/喷。

依巴斯汀
Ebastine

【其他名称】苏迪。

【药理作用】本品为哌啶类长效非镇静性第二代组胺 H_1 受体拮抗剂。在体内代谢为卡巴斯汀，对组胺 H_1 受体具有选择性拮抗作用，能抑制组胺释放，对中枢神经系统的 H_1 受体拮抗作用和抗胆碱作用很弱。

【适应证】用于伴有或不伴有过敏性结膜炎的过敏性鼻炎（季节性和常年性）和慢性特发性荨麻疹的对症治疗及湿疹、皮炎、皮肤瘙痒症等。

【用法用量】口服，每次 10 ~ 20mg，每日 1 次。

【不良反应】

1. 罕见皮疹、浮肿发生。

2. 偶见口干、胃不适。

3. 偶见转氨酶升高。

4. 罕见心动过速。

5. 有时困倦，偶见头痛、头昏。

6. 偶见嗜酸性粒细胞增多。

【禁忌】

1. 对本药过敏者禁用。

2. 严重肝功能不全者禁用。

【注意事项】

1. 低钾血症、心电图 QT 间期延长或心律失常、哮喘及上呼吸道感染者、肝肾功能障碍者或有障碍史者慎用。

2. 孕妇及哺乳期妇女慎用。

3. 用药期间不宜驾驶车辆、从事高空或者其他危险作业。

【药物相互作用】

1. 与酮康唑或红霉素联合应用时，本药血药浓度增高，可能出现 QT 间期延长，不宜合用。

2. 与氟哌利多或丙卡巴肼联合应用时，心脏毒性增加，表现为 QT 间期延长、尖端扭转性室速、心脏停搏。

【规格】片剂：10mg。

咪唑斯汀
Mizolastine

【其他名称】皿治林。

【药理作用】本品属于哌啶类抗组胺药，具有独特的抗组胺和抗过敏反应炎症介质的双重作用，是一种强效的、高选择性的组胺 H_1 受体拮抗剂。还可抑制活化的肥大细胞释放组胺以及抑制嗜中性粒细胞等炎性细胞的趋化作用。同时还抑制变态反应时细胞间黏附分子 1 的释放，具有抗炎活性。在抗组胺剂量下没有抗胆碱能作用和镇静作用。

【适应证】缓解季节性过敏性鼻炎（花粉症）及常年性过敏性鼻炎、过敏性结膜炎、荨麻疹及其他过敏反应症状。

【用法用量】口服，成人及 12 岁以上儿童每次 10mg，每日 1 次。

【不良反应】患者耐受较好，不良反应较其他第二代抗组胺药少而轻，根据发生率由高至低依次为：

1. 偶见困意和乏力（通常为一过性的）、食欲增加并伴有体重增加。

2. 罕见口干、腹泻、腹痛（包括消化不良）或头痛。

3. 极个别出现低血压、迷走神经异常（可能引起晕厥）、焦虑、抑郁、白细胞计数降低、肝酶升高。

4. 极罕见过敏反应、血管性水肿、全身性皮疹、荨麻疹、瘙痒和低血压。

5. 有支气管痉挛以及哮喘加重的报道。

【禁忌】

1. 对本药过敏者禁用。

2. 肝功能障碍患者禁用。

3. 电解质紊乱（尤其是低血钾症）者禁用。

4. 有临床意义的心脏疾病或既往症状性心律失常病史（心动过缓、心律不齐或心悸）或心电图异常（有或可疑 QT 间期延长）者禁用。

【注意事项】

1. 有晕厥史者和有心脏病史者慎用。

2. 个别患者对本药异常敏感，用药后勿驾驶或进行复杂操作。

【药物相互作用】

1. 与全身给药的咪唑类抗真菌药（如酮康唑）或大环内酯类抗生素（如红霉素、醋竹桃霉素、克拉霉素或交沙霉素）同时使用时，咪唑斯汀的血浆浓度会有一定程度的升高，禁止合用。

2. 禁止与 I 类和 III 类抗心律失常药物等已知可导致 QT 间期延长的药物合用。

3. 与西咪替丁、环孢素和硝苯地平等对肝脏氧化有抑制作用的药物联合使用时应慎重。

【规格】片剂：10mg。

氮䓬斯汀
Azelastine

【其他名称】䓬苄酞嗪。

【药理作用】本品为一种新结构的 2，3 － 二氮杂萘酮的衍生物，为潜在的长效抗过敏化合物，具有 H_1 受体拮抗剂特点。可以阻止过敏反应中某些化学介质的合成和释放（如白三烯、组胺、5 － 羟色胺），并能够阻止 CAM － 1 的上调和嗜酸性粒细胞的移行发挥广泛的抗炎作用。抗胆碱能作用微弱。

【适应证】过敏性鼻炎（包括季节性过敏性鼻炎和常年性过敏性鼻炎）及非过敏性血管收缩性鼻炎症状。

【用法用量】

1. 口服：每次 1～2mg，每日 2 次，分别于早餐前 1 小时及夜间临睡前服用。

2. 鼻喷雾剂：每侧各喷 0.14mg，早晚各 1 次，连续使用不超过 6 个月。

【不良反应】尚未发现严重不良反应。

1. 嗜睡、头晕、多梦、疲乏、头痛、体重增加。

2. 偶见口干、恶心、腹痛、味觉异常、呕吐。若鼻喷雾剂给药方法不正确，则用药时会感到口腔苦味。

3. 鼻痛、咳嗽、口鼻干燥、鼻出血、鼻腔烧灼感、鼻黏膜刺激、阵发性喷嚏。

4. 肌痛、皮疹。

【禁忌】对本药过敏者禁用。

【注意事项】

1. 使用本药易发生嗜睡、眩晕者，用药后不宜驾驶车辆、从事高空或者其他危险作业。

2. 孕期及哺乳期妇女和肾衰竭患者慎用。

3. FDA 对本药的妊娠安全性分级为 C 级。

【药物相互作用】

1. 与中枢神经系统抑制药及酒精合用，作用增强，导致眩晕、嗜睡，不宜合用。

2. 与西咪替丁联合应用时，本药的 Cmax 和 AUC 增加约 65%，从而增加嗜睡、头痛、口苦等不良反应的发生率。

【规格】片剂：1mg；2mg。鼻喷雾剂：10ml：10mg（每喷 0.07mg、0.14mg）；滴眼液：5ml：2.5mg。

左卡巴斯汀
Levocabastine

【其他名称】立复汀。

【药理作用】为哌啶类衍生物，是一种强效、长效、速效、具有高度选择性的组胺 H_1 受体拮抗剂。

【适应证】

1. 用于缓解或消除过敏性鼻炎所致的喷嚏、鼻痒、流涕等症状。

2. 滴眼给药，用于缓解或消除过敏性结膜炎所致的眼痒、充血、流泪、畏光、异物感、眼睑肿胀、结膜水肿。

3. 也可作为预防给药，提高过敏反应的发生阈值。

【用法用量】

1. 鼻喷雾剂：每侧 2 喷，早晚各 1 次，严重者可一日 2～4 次，连续用药直至症状消除。

2. 滴眼液：每侧 1 滴，一日 3～4 次。

【不良反应】本药局部用量很小，耐受性良好，一般无明显不良反应。偶见轻微头痛、嗜睡、口干、鼻刺激感及眼刺激感。

【禁忌】对本药过敏者禁用。

【注意事项】

1. 本药治疗剂量无中枢抑制作用，对精神活动、运动无影响，故汽车驾驶及机器操纵者可使用。

2. FDA 对本药的妊娠安全性分级为 C 级。

【药物相互作用】

1. 与酒精有轻微的相互作用。

2. 尚未发现与其他药物有任何相互作用。

【规格】滴眼液：1ml：0.5mg；4ml：2mg。鼻喷雾剂：1ml：0.5mg；10ml：5mg。

非索非那定
Fexofenadine

【其他名称】非索那丁、非索那定。

【药理作用】为哌啶类抗组胺药，属第二代 H_1 受体拮抗剂，是特非那定的羧基化代谢物，它选择性阻断 H_1 受体，具有良好的抗组胺作用，但无镇静作用及口干和尿潴留不良反应。与其他非镇静性抗组胺药相比，镇静作用较弱。它不能通过血脑屏障，不阻断动物心肌细胞的钾通道，不会影响患者心脏潜在的再极化，不会使 QT 间期延长而产生心脏毒性。

【适应证】

1. 缓解季节性过敏性鼻炎相关症状，如喷嚏、流涕、鼻痒、上腭痒、喉痒、眼痒、流泪、眼充血等。

2. 减轻慢性特发性荨麻疹引起的症状。

【用法用量】

1. 季节性过敏性鼻炎：每次 120mg，一日 1 次，或一次 60mg，一日 2 次。

2. 慢性特发性荨麻疹：每次 180mg，一日 1 次。

【不良反应】本药不良反应较少，心脏毒性较其他抗组胺药小，对中枢神经系统的影响也较小。偶见轻微头痛、嗜睡、恶心、消化不良、头昏、疲倦及中性粒细胞和血小板降低。

【禁忌】对本药过敏者禁用。

【注意事项】

1. 肝功能不全者不需减量，肾功能不全的患者剂量需减半。

2. FDA 对本药的妊娠安全性分级为 C 级。

【药物相互作用】

1. 与含铝和镁的抗酸药合用，本药疗效降低。服用抗酸药前后不应使用本药，或两者间隔 2 小时给药。

2. 与食物、苹果汁、葡萄柚汁、橙汁等合用，本药生物利用度降低，疗效减弱，不宜合用。

3. 与红霉素、酮康唑合用，本药血药浓度升高，不影响红霉素及酮康唑的药动学及 QT 间期，也不增加不良反应的发生率。

4. 与氟哌利多等可致 QT 间期延长的药物合用心脏毒性增加。

【规格】片剂：60mg；180mg。胶囊剂：60mg；180mg。

特非那定
Terfenadine

【其他名称】丁苯哌丁醇、叔哌丁醇。

【药理作用】为哌啶类抗组胺药，是特异性 H_1 受体阻断剂，具有特异的外周 H_1 受体拮抗作用，并有抗 5 - 羟色胺、抗胆碱和抗肾上腺素的作用，有轻度的支气管扩张作用，用药后 1～2 小时开始作用，3～4 小时达最大效应，并维持作用 12 小时以上。本品及其代谢物不能通过血脑屏障，因而基本上无中枢神经系统的副作用。

【适应证】季节性和非季节性过敏性鼻炎、荨麻疹及花粉症。

【用法用量】口服，每次 30 ~ 60mg，一日 2 次。

【不良反应】

1. 心血管系统：根据国外文献报道，罕见有下列不良反应发生：室性心律不齐、尖端扭转性室速、室性心动过速、心室颤动、心脏骤停、低血压、心房扑动、晕厥、眩晕、QT 间期延长等。以上道反应及多数由于药物相互作用引起。

2. 偶有头痛、轻度胃肠道反应及肝功能异常。

3. 偶可致过敏反应。

4. 其他：口干、鼻干、咽干、皮疹等。

【禁忌】

1. 明显肝功能损害者禁用。

2. 器质性心脏病，尤其是房室传导阻滞、先天性 QT 间期延长综合征者禁用。

3. 对本品过敏者禁用。

【注意事项】

1. 心脏病、电解质异常（如低钙、低钾、低镁）及甲状腺功能低下的患者慎用。

2. 服用某些抗心律失常药及精神类药物的患者慎用。

3. 本品在国外因严重不良反应而少用。

4. FDA 对本药的妊娠安全性分级为 C 级。

【药物相互作用】

1. 与伊曲康唑、酮康唑、咪康唑和氟康唑合用，本药在体内蓄积而增加心脏毒性反应风险，可能引起尖端扭转性室性心律失常，严重可致死亡，禁止合用。

2. 与大环内酯类抗生素合用，有增加心脏毒性的风险，禁止合用。

3. 与可能引起心律失常的药物（如胺碘酮、奎尼丁类、索他洛尔、司氟沙星等）合用，更易导致心肌毒性，引起尖端扭转性室速，禁止合用。

4. 与利尿药合用时，应注意电解质失衡所致的低血钾。

【规格】片剂：30mg；60mg 胶囊剂：30mg；60mg。

去氯羟嗪
Decloxizine

【其他名称】克敏嗪、克敏羟嗪、克喘嗪、克喘羟嗪。

【药理作用】本品为第一代抗组胺药羟嗪的衍生物，为哌嗪类抗组胺药，有较强的 H_1 受体选择性阻断作用，作用时间长，可维持疗效 6 ~ 12 小时。本品除有拮抗 H_1 受体作用外，对白三烯等过敏介质亦有一定的抑制作用，并有平喘和镇静效果。

【适应证】

1. 用于过敏性疾病，如急慢性荨麻疹。

2. 血管神经性水肿、特发性皮炎、接触性皮炎、药物性皮炎、光敏性皮炎、冷性荨麻疹、皮肤划痕征、过敏性鼻炎、过敏性结膜炎、季节性花粉症、胃肠道变态反应、过敏性喉水肿。

3. 辅助治疗哮喘。

【用法用量】每次 25 ~ 50mg，一日 3 次，口服。

【不良反应】本药不良反应与其他第一代抗组胺药相似。

1. 明显的中枢神经系统抑制作用（困倦感明显），亦有少数患者出现兴奋、易激动、失眠等。

2. 口干、大便秘结等。

3. 痰液变稠。

4. 视物模糊。

【禁忌】

1. 对本品过敏者禁用。

2. 新生儿和早产儿禁用。

【注意事项】服药期间不得驾驶车船，不得从事高空作业、机械作业及操作精密仪器。

【药物相互作用】

1. 与具有镇痛或镇静作用的中枢神经抑制药合用，可相互增加中枢抑制作用。

2. 与肾上腺素 β 受体激动药、麻黄碱或氨茶碱合用，可增强上述药物的平喘作用。

3. 与乙醇合用，可相互增强中枢抑制作用。

【规格】片剂：25mg；50mg。

苯磺贝他斯汀
Bepotastine Besilate

【其他名称】坦亮、Talion。

【药理作用】本品对组胺 H_1 受体具有选择性抑制作用，对 5 - HT_2、α_1、α_2 受体无亲和性，能抑制过敏性炎症时嗜酸性粒细胞向炎症部位的浸润，抑制活化嗜酸性粒细胞 IL - 5 的生成。

【适应证】

1. 过敏性鼻炎。

2. 荨麻疹。

3. 皮肤疾病引起的瘙痒（湿疹、皮炎、痒疹、皮肤瘙痒症）。

【用法用量】成人口服，每次 10mg，每日 2次。可根据年龄、症状适当增减剂量。

【不良反应】不良反应主要包括困倦、口渴、恶心、胃痛、腹泻、胃部不适感、疲倦感、呕吐等。此外，还有 ALT 升高、尿潜血、AST 升高等。

【禁忌】对本品过敏者禁用。

【注意事项】

1. 有肾功能障碍的患者应慎重给药。可能使本品的血中浓度上升，并可能持续维持高血药浓度，因此应从低剂量（例如一次量 5mg）开始慎重给药，出现异常时采取适当的处置，如减量、停药等。

2. 因可能引起困倦，服用本品的患者，在进行汽车驾驶等伴有危险的机械操作时，应加以注意。

3. 长期接受类固醇疗法的患者，想通过本品的使用来减少类固醇剂量时，应严格管理缓慢进行。

4. 对季节性患者，应考虑多发季节因素，最好在发病季节到来之前开始给药，并持续到多发季节结束。

5. 使用本品不见效果时，应注意不要盲目长期服用。

【规格】片剂：10mg。

西替利嗪
Cetirizine

【其他名称】仙特敏、赛特赞、疾立静。

【药理作用】为哌嗪类抗组胺药，是羟嗪的代谢产物，作用强而持久，具有选择性拮抗 H_1 受体的特性并且可稳定肥大细胞膜，无明显的中枢抑制作用及抗碱作用。

【适应证】

1. 季节性或常年性过敏性鼻炎，由过敏原引起的荨麻疹、皮肤瘙痒、湿疹、皮炎等。

2. 过敏性非鼻部症状性结膜炎。

【用法用量】每次 10mg，一日 1 次，口服。如出现不良反应，可改为早晚各 5mg。肾功能损害者需减量。

【不良反应】不良反应轻微且为一过性，可能

有焦虑、困倦、嗜睡、头痛、眩晕、激动、口干、鼻干及胃肠道不适等。

【禁忌】

1. 对本品过敏者禁用。

2. 严重肾功能损害者禁用。

【注意事项】

1. 服药期间不得驾驶车船，不得从事高空作业、机械作业及操作精密仪器。

2. 饮酒者、经常服用安眠药或使用其他有中枢神经系统抑制作用的药物者慎用。

3. FDA 对本药的妊娠安全性分级为 B 级。

【药物相互作用】

1. 与茶碱合用，本药清除率下降，血药浓度升高，不良反应增加。

2. 与可抑制中枢神经系统的药物（如巴比妥类、肌松药、麻醉药、止痛药）、三环类抗抑郁药、酒精合用，可引起严重嗜睡。

3. 与食物同用，本药 t_{max} 延迟 1.7 小时，血药浓度降低 23%。

【规格】片剂：10mg。分散片：10mg。胶囊剂：10mg。口服液：10ml：10mg。

左西替利嗪
Levocetirizine

【其他名称】左旋西替利嗪。

【药理作用】本品为第二代抗组胺药西替利嗪的单一光学异构体。无明显抗胆碱和抗 5 - 羟色胺作用，中枢抑制作用较小。

【适应证】荨麻疹、过敏性鼻炎、皮肤瘙痒症、湿疹、皮炎等。

【用法用量】每次 5mg，一日 1 次，口服（空腹、餐中或餐后均可）。口服溶液于餐前半小时给药。

【不良反应】本品耐受性良好，不良反应轻微且多可自愈，常见不良反应有嗜睡、口干、头痛、乏力、腹痛等。

【禁忌】

1. 对本品或对哌嗪类衍生物过敏者禁用。

2. Ccr＜10ml/min 的肾病晚期患者禁用。

3. 伴有特殊遗传性疾病（患有罕见的半乳糖不耐受症、原发性肠乳糖酶缺乏或葡萄糖 - 半乳糖吸收不良）者禁用。

【注意事项】

1. 有肝功能障碍或障碍史者慎用。

2. 高空作业、驾驶或操纵机器期间慎用。

3. 避免与镇静剂同服。

4. 酒后避免使用本品。

5. 肾功能减损患者使用本品适当减量。

【药物相互作用】

1. 与伪麻黄碱、西咪替丁、酮康唑、红霉素、阿奇霉素、格列吡嗪和安定间无相互作用。

2. 与食物同用，本药 t_{max} 轻度延长，Cmax 降低。

【规格】片剂：5mg。口服液：10ml：5mg。

2 过敏反应介质阻释剂

酮替芬
Ketotifen

【其他名称】甲哌噻庚酮、噻喘酮、萨地同、噻地酮、塞哌酮。

【药理作用】为抗变态反应药物。兼有组胺 H_1 受体拮抗作用和抑制过敏反应介质释放作用，抗过敏作用较强，且药效持续时间较长。不仅抑制支气管周围黏膜下肥大细胞释放组胺、慢反应物质，而且也抑制血液中嗜酸性粒细胞释放组胺、慢反应物质等，产生很强的抗过敏作用。在人体中，不仅能阻抑 I 型变态反应中反应介质的释放，在 III 型变态反应中对中性粒细胞也有作用。故对预防各种支气管哮喘发作及外源性哮喘的疗效比对内源性哮喘更佳。

【适应证】

1. 用于多种类型的支气管哮喘，尤其是过敏性哮喘。对过敏性哮喘的预防效果优于色甘酸钠。

2. 过敏性鼻炎及过敏性结膜炎。

【用法用量】每次 0.5～1mg，早晚各服 1 次，口服。若困意明显，可以在睡前服 1 次。

【不良反应】

1. 常见有嗜睡、倦怠、口干、恶心等胃肠道反应。

2. 偶见头痛、头晕、迟钝以及体重增加。

【禁忌】对本品过敏者禁用。

【注意事项】

1. 起效缓慢，不能用于哮喘急性发作以及哮喘持续状态。服药数月后才能达到最大效果，少于 4 周的治疗基本无效。

2. 服用 1 个月后应检查嗜酸性粒细胞计数。

3. 在用药期间避免从事驾驶车船，不得从事高空作业、机械作业及操作精密仪器。

4. FDA 对本药的妊娠安全性分级为 C 级。

【药物相互作用】

1. 与激素合用，可明显减少激素的用量。

2. 与多种中枢神经抑制剂或酒精并用，可增强本品的镇静作用，应予避免。

3. 与口服降血糖药合用，少数糖尿病患者可见血小板减少，禁止合用。

4. 本品抑制齐多夫定在肝内的代谢，应避免合用。

【规格】片剂：0.5mg；1mg。胶囊剂：0.5mg；1mg。口服溶液：5ml：1mg。滴眼液：5ml：2.5mg。滴鼻液：10ml：15mg。鼻腔喷雾剂：15ml：16.7mg。鼻吸入气雾剂：14g：25.5mg。

色甘酸钠
Sodium Cromoglicate

【其他名称】咽泰、色甘酸二钠。

【药理作用】对速发型过敏反应有着良好的预防与治疗作用。其作用机制是能稳定肥大细胞的细胞膜，阻止肥大细胞脱颗粒，从而抑制组胺、5－羟色胺、慢反应物质等过敏反应介质的释放，进而阻抑过敏反应介质对组织的不良作用。其抑制过敏反应介质释放的作用，可能是通过抑制细胞内环磷腺苷磷酸二酯酶，致使细胞内环磷腺苷（cAMP）的浓度增加，阻止钙离子转运入肥大细胞内，从而稳定肥大细胞膜，阻止过敏反应介质的释放。

【适应证】

1. 预防过敏性哮喘的发作。

2. 过敏性结膜炎、春季卡他性结膜炎。

3. 过敏性鼻炎和季节性花粉症。

4. 慢性过敏性湿疹及皮肤瘙痒症。

【用法用量】

1. 喷雾吸入：一次 20mg，一日 4 次；症状减轻后一日 2～3 次；维持量，一日 20mg。

2. 干粉鼻吸入：一次 10mg，一日 4 次。

3. 滴眼或滴鼻：2% 或 4% 溶液滴眼或滴鼻，一日数次。

4. 外用：5% 或 10% 软膏，涂患处，一日

2 次。

【不良反应】

1. 干粉吸入时少数患者有咽部刺激感、呛咳、恶心、胸闷反应，系由粉末的刺激所致。

2. 治疗数周后或症状加重，或出现皮疹、排尿困难。

【禁忌】对本品过敏者禁用。

【注意事项】

1. 治疗支气管哮喘病例应在发病季节之前2～3周提前用药。保持规律用药非常重要。

2. 对哮喘只起预防作用，对急性哮喘发作和哮喘持续状态无作用。

3. 停药时应逐渐减量，以免引起哮喘复发。

4. 孕期、哺乳期妇女及肝肾功能不全者慎用。

5. FDA 对本药的妊娠安全性分级为 B 级。

【药物相互作用】与异丙肾上腺素合用，疗效和不良反应均增加。

【规格】吸入用胶囊：20mg。滴眼液：8ml：160mg。滴鼻液：7ml：140mg。气雾剂：14g：0.7g。

曲尼司特
Tranilast

【其他名称】肉桂氨茴酸、甲氧桂氨酸。

【药理作用】本品有稳定肥大细胞和嗜碱性粒细胞细胞膜作用，阻止其脱颗粒，从而抑制组胺、5 - 羟色胺等过敏性反应物质的释放，与色甘酸钠不同的是，色甘酸钠仅抑制反应素抗体介导的过敏反应，本品尚能抑制局部过敏反应。

【适应证】用于预防和治疗支气管哮喘及过敏性鼻炎。

【用法用量】口服，成人每日 3 次，每次 0.1g，儿童每日 5mg/kg，分 3 次服用。

【不良反应】

1. 可见嗜睡、疲倦、头痛、头昏、食欲不振、恶心、呕吐、腹痛、腹胀或便秘等。

2. 偶见嗜酸性粒细胞增多症、肝功异常，偶见皮疹、全身瘙痒等过敏反应。

【禁忌】孕期及哺乳期妇女和对本品过敏者禁用。

【注意事项】

1. 本品能阻断过敏反应发生的环节，在哮喘好发季节前半月起服用，能起到预防作用。保持规律用药非常重要。

2. 本品不同于支气管舒张剂以及肾上腺皮质激素，对已经发作的哮喘症状，不能迅速起效。

3. 本品可与其他平喘药并用，以本品作为基础处方药，有规律地服用。

4. 激素依赖性患者使用本品时，激素用量应慢慢减少，不可突然停用。

【药物相互作用】尚不明确。

【规格】胶囊剂：0.1g。

第十二章　激素及调节内分泌功能药物

1　肾上腺皮质激素

氢化可的松
Hydrocortisone

【其他名称】考的索、可的索、皮质醇。

【药理作用】本品原为天然糖皮质激素类药物，现已人工合成。具有抗炎、抗过敏和抑制免疫等多种药理作用。

1. 抗炎作用：减轻和防止组织对炎症的反应，从而减轻炎症的表现。

2. 免疫抑制作用：防止或抑制细胞介导的免疫反应，并减轻原发免疫反应的扩展。

3. 抗毒素、抗休克作用：能对抗细菌内毒素对机体的刺激反应，减轻细胞损伤，发挥保护机体的作用。

4. 也有一定的盐皮质激素活性，具有留水留钠及排钾作用。

【适应证】

1. 口服制剂：用于肾上腺皮质功能减退症的替代治疗及先天性肾上腺皮质增生症以及垂体功能减退症；也可用于类风湿关节炎、风湿热、痛风、哮喘、过敏性疾病；还可用于严重感染和抗休克治疗等。

2. 注射制剂：抢救危重病人，如感染性休克、过敏性休克、严重的肾上腺皮质功能减退症、结缔组织病、严重的支气管哮喘等，并可用于预防和治疗移植物急性排斥反应。还可用于结核性脑膜炎、胸膜炎、关节炎、腱鞘炎、急慢性组织损伤等。

3. 软膏：用于过敏性、非感染性皮肤病和一些增生性皮肤疾患，如皮炎、湿疹、神经性皮炎、脂溢性皮炎及瘙痒症等。

4. 眼用制剂：用于虹膜睫状体炎、角膜炎、虹膜炎、过敏性结膜炎、睑炎、泪囊炎等。

【用法用量】

1. 一般用法：①每天 50～100mg，分 4 次肌肉注射。②每次 50～100mg，用 0.9% 氯化钠注射液或 5% 葡萄糖注射液 500ml 混合均匀后静滴。③鞘内注射，每次 1ml。

2. 肾上腺皮质功能减退症：口服一日 20～30mg，清晨服 2/3，午餐后服 1/3，在应激状况时，应适量加量，可增至一日 80mg，分次服用。

3. 肾上腺皮质功能减退症及垂体功能减退危象、严重过敏反应、哮喘持续状态、休克：游离型氢化可的松每次 100mg 或氢化可的松琥珀酸钠每次 135mg 静脉滴注，可用至每日 300mg，疗程不超过 3～5 日。

4. 类风湿关节炎、骨性关节炎、腱鞘炎、肌腱炎、肌腱劳损：关节腔内注射，每次 25～50mg。

5. 各种炎性眼病：①滴眼液：滴眼，一日 3～4 次，用前摇匀。②眼膏：涂于眼睑内，一日 3 次。

6. 皮肤病：软膏涂于患处，并轻揉片刻，一日 2～4 次。

7. 神经性皮炎：使用气雾膜，用量根据皮损面积酌定，可每日或隔日涂喷 1 次。

【不良反应】用生理剂量替代治疗时未见明显不良反应。不良反应多发生在应用药理剂量时，而且与疗程、剂量、用法及给药途径等有密切关系。常见不良反应有以下几类：

1. 长程使用可引起以下副作用：医源性库欣综合征面容和体态、体重增加、下肢浮肿、紫纹、易出血倾向、创口愈合不良、痤疮、月经紊乱、肱或股骨头缺血性坏死、骨质疏松及骨折（包括脊椎压缩性骨折、长骨病理性骨折）、肌无力、肌萎缩、低血钾综合征、胃肠道刺激（恶心、呕吐）、胰腺炎、消化性溃疡或穿孔、儿童生长受到抑制、青光眼、白内障、良性颅内压升高综合征、糖耐量减退和糖尿病加重。

2. 患者可出现精神症状：欣快感、激动、谵妄、不安、定向力障碍，也可表现为抑制。精神症状易发生于患慢性消耗性疾病的人及以往有过精神不正常者。

3. 并发感染为肾上腺皮质激素的主要不良反应，以真菌、结核菌、葡萄球菌、变形杆菌、绿脓杆菌和各种疱疹病毒为主。

4. 糖皮质激素停药综合征。有时患者在停药后出现头晕、昏厥倾向、腹痛或背痛、低热、食欲减退、恶心、呕吐、肌肉或关节疼痛、头痛、乏力、软弱，经仔细检查如能排除肾上腺皮质功能减退和原来疾病的复发，则可考虑为对糖皮质激素的依赖综合征。

【禁忌】对本品及其他甾体激素过敏者禁用。

【注意事项】

1. 诱发感染：肾上腺皮质激素功能减退患者易发生感染。在激素作用下，原来已被控制的感染可活动起来，最常见者为结核感染复发。在某些感染时应用激素可减轻组织的破坏、减少渗出、减轻感染中毒症状，但必须同时用有效的抗生素治疗，密切观察病情变化，在短期用药后，即应迅速减量、停药。

2. 对诊断的干扰：①糖皮质激素可使血糖、血胆固醇、血脂肪酸、血钠水平升高，使血钙、血钾下降。②对外周血象的影响为淋巴细胞、单核细胞、嗜酸性及嗜碱性粒细胞数下降，多核白细胞和血小板增加，后者也可下降。③长期大量服用糖皮质激素可使皮肤试验结果呈假阴性，如结核菌素试验、组织胞浆菌素试验和过敏反应皮试等。④还可使甲状腺^{131}I摄取率下降，减弱促甲状腺激素（TSH）对促甲状腺激素释放素（TRH）刺激的反应，使TRH兴奋试验结果呈假阳性。干扰促黄体生成素释放素（LHRH）兴奋试验的结果。⑤使同位素脑和骨显像减弱或稀疏。

3. 下列情况应慎用：心脏病或急性心力衰竭、糖尿病、憩室炎、情绪不稳定和有精神病倾向、全身性真菌感染、青光眼、肝功能损害、眼单纯性疱疹、高脂蛋白血症、高血压、甲状腺机能减退（此时糖皮质激素作用增强）、重症肌无力、骨质疏松、胃溃疡、胃炎或食管炎、肾功能损害或结石、结核病等。

4. 下列疾病患者一般不宜使用，特殊情况应权衡利弊使用，但应注意病情恶化可能：严重的精神病（过去或现在）和癫痫，活动性消化性溃疡病，新近胃肠吻合手术，骨折，创伤修复期，角膜溃疡，肾上腺皮质机能亢进症，高血压，糖尿病，孕妇，抗菌药物不能控制的感染如水痘、麻疹、霉菌感染，较重的骨质疏松等。

5. 随访检查：长期应用糖皮质激素者，应定期检查以下项目：①血糖、尿糖或糖耐量试验，尤其是糖尿病或糖尿病倾向者。②小儿应定期检测生长

和发育情况。③眼科检查，注意白内障、青光眼或眼部感染的发生。④血清电解质和大便隐血。⑤高血压和骨质疏松的检查，尤其是老年人。

6. 本品需经肝脏代谢活化才有效，故肝功能不全者不宜应用。

7. FDA对本药的妊娠安全性分级为C级，如妊娠早期用药为D级。

【药物相互作用】

1. 非甾体消炎镇痛药可加强其致溃疡作用。

2. 可增强对乙酰氨基酚的肝毒性。

3. 与两性霉素B或碳酸酐酶抑制剂合用，可加重低钾血症，长期与碳酸酐酶抑制剂合用，易发生低血钙和骨质疏松。

4. 与蛋白质同化激素合用，可增加水肿的发生率，使痤疮加重。

5. 与抗胆碱能药（如阿托品）长期合用，可致眼压增高。

6. 三环类抗抑郁药可使其引起的精神症状加重。

7. 与降糖药如胰岛素合用时，因可使糖尿病患者血糖升高，应适当调整降糖药剂量。

8. 甲状腺激素可使其代谢清除率增加，故甲状腺激素或抗甲状腺药与其合用，应适当调整后者的剂量。

9. 与避孕药或雌激素制剂合用，可加强其治疗作用和不良反应。

10. 与强心苷合用，可增加洋地黄毒性及心律失常的发生率。

11. 与排钾利尿药合用，可致严重低血钾，并由于水钠潴留而减弱利尿药的排钠利尿效应。

12. 与麻黄碱合用，可增强其代谢清除。

13. 与免疫抑制剂合用，可增加感染的危险性，并可能诱发淋巴瘤或其他淋巴细胞增生性疾病。

14. 可增加异烟肼在肝脏代谢和排泄，降低异烟肼的血药浓度和疗效。

15. 可促进美西律在体内代谢，降低血药浓度。

16. 与水杨酸盐合用，可减少血浆水杨酸盐的浓度。

17. 与生长激素合用，可抑制后者的促生长作用。

【规格】片剂：4mg；10mg；20mg。注射液：2ml：10mg；3ml：25mg；5ml：25mg；10ml：50mg；20ml：100mg。粉针剂（琥珀酸钠盐）：50mg；100mg；500mg。软膏（丁酸盐）：10g：

10mg。眼膏：0.25% ~ 2.5%。滴眼液：3ml：15mg。气雾膜：0.25%。

泼尼松
Prednisone

【其他名称】强的松、去氢可的松。

【药理作用】肾上腺皮质激素类药，具有抗炎、抗过敏、抗风湿、免疫抑制作用，能抑制结缔组织的增生，降低毛细血管壁和细胞膜的通透性，减少炎性渗出，并能抑制组胺及其他毒性物质的形成与释放。还能促进蛋白质分解转变为糖，减少葡萄糖的利用。同时增加胃液分泌，增进食欲。

【适应证】主要用于过敏性与自身免疫性炎症性疾病。适用于结缔组织病，系统性红斑狼疮，重症多肌炎，严重的支气管哮喘，皮肌炎，血管炎等过敏性疾病，急性白血病，恶性淋巴瘤。

【用法用量】

1. 补充替代疗法：口服，一次 5 ~ 10mg，一日 10 ~ 60mg，早晨起床后服用 2/3，下午服用 1/3。

2. 系统性红斑狼疮、肾病综合征、溃疡性结肠炎、自身免疫性溶血性贫血等自身免疫性疾病：口服，每日 40 ~ 60mg，病情稳定后逐渐减量。

3. 药物性皮炎、荨麻疹、支气管哮喘等过敏性疾病：每日 20 ~ 40mg，症状减轻后减量，每隔 1 ~ 2 日减少 5mg。

4. 防止器官移植排异反应：一般在术前 1 ~ 2 天开始每日口服 100mg，术后一周改为每日 60mg，以后逐渐减量。

5. 治疗急性白血病、恶性肿瘤等：每日口服 60 ~ 80mg，症状缓解后减量。

6. 抗炎：口服，一日 5 ~ 60mg，剂量及疗程因病种及病情不同而异。根据皮质激素昼夜分泌的节律，采用隔日一次给药法，以减少不良反应。

【不良反应】本品较大剂量易引起糖尿病、消化道溃疡和类库欣综合征症状，对下丘脑 - 垂体 - 肾上腺轴抑制作用较强。并发感染为主要的不良反应。

【禁忌】对本品及肾上腺皮质激素类药物过敏者禁用。

【注意事项】

1. 高血压、血栓症、胃与十二指肠溃疡、精神病、电解质代谢异常、心肌梗死、内脏手术、青光眼等患者一般不宜使用，特殊情况下权衡利弊，注意病情恶化的可能。

2. 长期服药后，停药时应逐渐减量。

3. 糖尿病、骨质疏松症、肝硬化、肾功能不良、甲状腺功能低下患者慎用。

4. 对有细菌、真菌、病毒感染者，应在应用足量敏感抗生素的同时谨慎使用。

5. 已长期应用本药的患者，在手术时及术后 3 ~ 4 日内常需酌情增用量，以防皮质功能不足。一般外科患者应尽量不用，以免影响伤口的愈合。

6. 本品需经肝脏代谢活化才有效，故肝功能不全者不宜应用。

7. 本品因其盐皮质激素活性很弱，故不适用于原发性肾上腺皮质功能不全症。

8. FDA 对本药的妊娠安全性分级为 C 级，如在妊娠中、晚期用药则为 D 级。

【药物相互作用】

1. 非甾体消炎镇痛药可加强其致溃疡作用。

2. 可增强对乙酰氨基酚的肝毒性。

3. 与两性霉素 B 或碳酸酐酶抑制剂合用，可加重低钾血症，长期与碳酸酐酶抑制剂合用，易发生低血钙和骨质疏松。

4. 与蛋白质同化激素合用，可增加水肿的发生率，使痤疮加重。

5. 与抗胆碱能药（如阿托品）长期合用，可致眼压增高。

6. 三环类抗抑郁药可使其引起的精神症状加重。

7. 与降糖药如胰岛素合用时，因可使糖尿病患者血糖升高，应适当调整降糖药剂量。

8. 甲状腺激素可使其代谢清除率增加，故甲状腺激素或抗甲状腺药与其合用，应适当调整后者的剂量。

9. 与避孕药或雌激素制剂合用，可加强其治疗作用和不良反应。

10. 与强心苷合用，可增加洋地黄毒性及心律失常的发生。

11. 与排钾利尿药合用，可致严重低血钾，并由于水钠潴留而减弱利尿药的排钠利尿效应。

12. 与麻黄碱合用，可增强其代谢清除。

13. 与免疫抑制剂合用，可增加感染的危险性，并可能诱发淋巴瘤或其他淋巴细胞增生性疾病。

14. 可增加异烟肼在肝脏代谢和排泄，降低异烟肼的血药浓度和疗效。

15. 可促进美西律在体内代谢，降低血药浓度。

16. 与水杨酸盐合用，可减少血浆水杨酸盐的浓度。

17. 与生长激素合用，可抑制后者的促生长作用。

【规格】片剂：5mg。眼膏：0.5%。

泼尼松龙
Prednisolone

【其他名称】强的松龙、氢化泼尼松。

【药理作用】本品为肾上腺皮质激素类药物。具有抗炎、抗过敏和抑制免疫等多种药理作用，因其不需经肝代谢而起作用，故可用于肝功能不全者。

1. 抗炎作用：减轻和防止组织对炎症的反应，从而减轻炎症的表现。

2. 免疫抑制作用：防止或抑制细胞介导的免疫反应，并减轻原发免疫反应的扩展。

3. 抗毒、抗休克作用：糖皮质激素能对抗细菌内毒素对机体的刺激反应，减轻细胞损伤，发挥保护机体的作用；临床上也常用于严重休克，特别是中毒性休克的治疗。

【适应证】主要用于过敏性与自身免疫性炎症疾病。现多用于活动性风湿及类风湿关节炎、红斑狼疮、严重支气管哮喘、肾病综合征、血小板减少性紫癜、粒细胞减少症、各种肾上腺皮质功能不足症、严重皮炎、急性白血病等，也用于某些感染的综合治疗。

【用法用量】

1. 口服：成人开始每日量按病情轻重缓急15~40mg，需要时可用到60mg或每日0.5~1mg/kg，发热患者分3次服用，体温正常者每日晨起一次顿服。病情稳定后应逐渐减量，维持量5~10mg，视病情而定。小儿开始用量1mg/kg。

2. 肌肉注射：一日10~30mg。

3. 静脉滴注：一次10~25mg，溶于5%~10%葡萄糖注射液500ml中应用。

4. 关节腔或软组织内注射：一次5~50mg，用量依关节大小而定。应在无菌条件下操作。

5. 滴眼：一次1~2滴，一日2~4次。开始治疗的24~48小时，剂量可酌情增大至每小时2滴，必要时可加大用药频率。不宜中途终止治疗，应逐步减量停药。

【不良反应】在应用生理剂量替代治疗时无明显不良反应，不良反应多发生在应用药理剂量时，而且与疗程、剂量、用法及给药途径等有密切关系。常见不良反应有以下几类：

1. 长程使用可引起以下副作用：医源性库欣综合征面容和体态、体重增加、下肢浮肿、紫纹、易出血倾向、创口愈合不良、痤疮、月经紊乱、肱或股骨头缺血性坏死、骨质疏松及骨折（包括脊椎压缩性骨折、长骨病理性骨折）、肌无力、肌萎缩、低血钾综合征、胃肠道刺激（恶心、呕吐）、胰腺炎、消化性溃疡或穿孔、儿童生长受到抑制、青光眼、白内障、良性颅内压升高综合征、糖耐量减退和糖尿病加重。

2. 患者可出现精神症状：欣快感、激动、谵妄、不安、定向力障碍，也可表现为抑制。精神症状易发生于患慢性消耗性疾病的人及以往有过精神不正常者。

3. 并发感染为肾上腺皮质激素的主要不良反应，以真菌、结核菌、葡萄球菌、变形杆菌、绿脓杆菌和各种疱疹病毒为主。

4. 糖皮质激素停药综合征。有时患者在停药后出现头晕、昏厥倾向、腹痛或背痛、低热、食欲减退、恶心、呕吐、肌肉或关节疼痛、头痛、乏力、软弱，经仔细检查如能排除肾上腺皮质功能减退和原来疾病的复发，则可考虑为对糖皮质激素的依赖综合征。

5. 眼部长期使用可能引起眼内压升高，视觉功能下降。

【禁忌】对本品及肾上腺皮质激素类药物有过敏史者禁用。

【注意事项】

1. 诱发感染：在激素作用下，原来已被控制的感染可活动起来，最常见者为结核感染复发。在某些感染时应用激素可减轻组织的破坏、减少渗出、减轻感染中毒症状，但必须同时用有效的抗生素治疗，密切观察病情变化，在短期用药后，即应迅速减量、停药。

2. 对诊断的干扰：①糖皮质激素可使血糖、血胆固醇、血脂肪酸、血钠水平升高，使血钙、血钾下降。②对外周血象的影响为淋巴细胞、真核细胞、嗜酸性及嗜碱性粒细胞数下降，多核白细胞和血小板增加，后者也可下降。③长期大量服用糖皮质激素可使皮肤试验结果呈假阴性，如结核菌素试验、组织胞浆菌素试验和过敏反应皮试等。④可使甲状腺¹³¹I摄取率下降，减弱促甲状腺激素（TSH）对促甲状腺激素释放素（TRH）刺激的反应，使TRH兴奋试验结果呈假阳性。干扰促黄体生成素释放素（LHRH）兴奋试验的结果。⑤使同位素脑和骨显像减弱或稀疏。

3. 下列情况应慎用：心脏病或急性心力衰竭、糖尿病、憩室炎、情绪不稳定和有精神病倾向、全身性真菌感染、青光眼、肝功能损害、眼单纯性疱疹、高脂蛋白血症、高血压、甲状腺机能减退（此时糖皮质激素作用增强）、重症肌无力、骨质疏松、胃溃疡、胃炎或食管炎、肾功能损害或结石、结核病等。

4. 下列疾病患者一般不宜使用，特殊情况应权衡利弊使用，但应注意病情恶化可能：严重的精神病（过去或现在）和癫痫，活动性消化性溃疡病，新近胃肠吻合手术，骨折，创伤修复期，角膜溃疡，肾上腺皮质机能亢进症，高血压，糖尿病，孕妇，抗菌药物不能控制的感染如水痘、麻疹、霉菌感染，较重的骨质疏松症等。

5. 随访检查：长期应用糖皮质激素者，应定期检查以下项目：①血糖、尿糖或糖耐量试验，尤其是糖尿病或糖尿病倾向者。②小儿应定期检测生长和发育情况。③眼科检查，注意白内障、青光眼或眼部感染的发生。④血清电解质和大便隐血。⑤高血压和骨质疏松的检查，尤其是老年人。

6. 本品因其盐皮质激素活性很弱，故不适用于原发性肾上腺皮质功能不全症。

7. FDA对本药的妊娠安全性分级为C级，如在妊娠早期用药则为D级。

【药物相互作用】

1. 非甾体消炎镇痛药可加强其致溃疡作用。

2. 可增强对乙酰氨基酚的肝毒性。

3. 与两性霉素B或碳酸酐酶抑制剂合用，可加重低钾血症，长期与碳酸酐酶抑制剂合用，易发生低血钙和骨质疏松。

4. 与蛋白质同化激素合用，可增加水肿的发生率，使痤疮加重。

5. 与抗胆碱能药（如阿托品）长期合用，可致眼压增高。

6. 三环类抗抑郁药可使其引起的精神症状加重。

7. 与降糖药如胰岛素合用时，因可使糖尿病患者血糖升高，应适当调整降糖药剂量。

8. 甲状腺激素可使其代谢清除率增加，故甲状腺激素或抗甲状腺药与其合用，应适当调整后者的剂量。

9. 与避孕药或雌激素制剂合用，可加强其治疗作用和不良反应。

10. 与强心苷合用，可增加洋地黄毒性及心律失常的发生率。

11. 与排钾利尿药合用，可致严重低血钾，并由于水钠潴留而减弱利尿药的排钠利尿效应。

12. 与麻黄碱合用，可增强其代谢清除。

13. 与免疫抑制剂合用，可增加感染的危险性，并可能诱发淋巴瘤或其他淋巴细胞增生性疾病。

14. 可增加异烟肼在肝脏代谢和排泄，降低异烟肼的血药浓度和疗效。

15. 可促进美西律在体内代谢，降低血药浓度。

16. 与水杨酸盐合用，可减少血浆水杨酸盐的浓度。

17. 与生长激素合用，可抑制后者的促生长作用。

【规格】片剂：5mg。注射液：5ml：125mg。软膏：0.25%；0.5%。眼膏：0.25%。滴眼液：1%。

甲泼尼龙
Methylprednisolone

【其他名称】甲基强的松龙、甲强龙、甲基泼尼松。

【药理作用】本品是一种合成的糖皮质激素。具有很强的抗炎、免疫抑制及抗过敏活性，对钠潴留作用微弱，作用同泼尼松。

【适应证】

1. 风湿性疾病：作为短期使用的辅助药物（帮助患者度过急性期或危重期），用于创伤后骨关节炎、骨关节炎引发的滑膜炎、类风湿关节炎（包括幼年型类风湿关节炎，个别患者可能需要低剂量维持治疗）、急性或亚急性滑囊炎、上髁炎、急性非特异性腱鞘炎、急性痛风性关节炎、银屑病关节炎、强直性脊柱炎。

2. 结缔组织疾病：用于下列疾病危重期或维持治疗：系统性红斑狼疮（和狼疮性肾炎）、急性风湿性心肌炎、全身性皮肌炎（多发性肌炎）、结节性多动脉炎、Good Pasture 综合征。

3. 皮肤疾病：天疱疮、严重的多形性红斑（Stevens-Johnson 综合征）、剥脱性皮炎、大疱性皮炎、严重脂溢性皮炎、严重银屑病、蕈样真菌病、荨麻疹。

4. 过敏状态：用于控制以常规疗法难以处理的严重的或造成机能损伤的过敏性疾病，包括支气管哮喘、接触性皮炎、异位性皮炎、血清病、季节性或常年性过敏性鼻炎、药物过敏反应、荨麻疹样输血反应、急性非感染性喉头水肿（肾上腺素为首选药物）。

5. 眼部疾病：用于严重的眼部急慢性过敏和炎症，包括眼部带状疱疹、虹膜炎、虹膜睫状体炎、脉络膜视网膜炎、扩散性后房色素层炎和脉络膜炎、视神经炎、交感性眼炎。

6. 胃肠道疾病：帮助患者度过溃疡性结肠炎（全身治疗）、局限性回肠炎（全身治疗）的危重期。

7. 呼吸道疾病：用于肺部肉瘤病、铍中毒、暴发性或扩散性肺结核（与适当的抗结核化疗法合用）、其他方法不能控制的吕弗勒综合征（Loeffler's syndrom）、吸入性肺炎。

8. 用于无尿毒症的自发性或狼疮性肾病综合征的利尿及缓解蛋白尿。

9. 用于器官移植。

10. 血液疾病：用于获得性（自身免疫性）溶血性贫血、成人自发性血小板减少性紫癜（仅允许静脉注射，禁忌肌肉注射）、成人继发性血小板减少、成人红细胞减少（红细胞性贫血）、先天性（红细胞）再生不良性贫血。

11. 肿瘤：用于成人白血病、淋巴瘤及儿童急性白血病的姑息治疗。

12. 休克：包括继发于肾上腺皮质机能不全的休克，或因可能存在的肾上腺皮质机能不全而使休克对常规治疗无反应（常用药是氢化可的松；若不希望有盐皮质激素活性，可使用甲泼尼龙）；对常规治疗无反应的失血性、创伤性及手术性休克。

13. 神经系统疾病：用于由原发性或转移性肿瘤、手术及放疗引起的脑水肿、多发性硬化症急性危重期、急性脊髓损伤（治疗应在创伤后 8 小时内开始）。

14. 与适当的抗结核化疗法合用，用于伴有蛛网膜下腔阻塞或趋于阻塞的结核性脑膜炎。

15. 累及神经或心肌的旋毛虫病。

16. 预防癌症化疗引起的恶心、呕吐。

17. 内分泌失调：用于原发性或继发性肾上腺皮质机能不全、急性肾上腺皮质机能不全、先天性肾上腺增生、非化脓性甲状腺炎、癌症引起的高钙血症。

【用法用量】

1. 一般用法：起始量为每次 4~48mg，一日 1 次，口服。具体用量可根据病种和病情确定。症状较轻者，通常给予较低剂量即可。

2. 多发性硬化症：起始量为每天 200mg，口服。

3. 脑水肿：起始量为每天 200~1000mg，口服。

4. 器官移植：起始量可达每天 7mg/kg，口服。

5. 危重病症的辅助用药：每次 15~30mg/kg，应至少用 30 分钟静脉注射。根据临床需要，此剂量可在医院内于 48 小时内每隔 4~6 小时重复一次。

6. 类风湿关节炎：每天 1g，静脉注射，用 1~4 天；也可每次 1g，每月 1 次，静脉注射，连用 6 个月。每次应至少用 30 分钟给药，如果治疗后 1 周内病情无好转，或因病情需要，本治疗方案可重复。

7. 急性脊髓损伤：治疗应在损伤后 8 小时内开始。初始剂量为 30mg/kg，在持续的医疗监护下，用 15 分钟静脉注射（仅此适应证能以此速度进行大剂量注射，并且要在心电监护并能提供除颤器的情况下进行）。大剂量注射后应暂停 45 分钟，随后以每小时 5.4mg/kg 的速度持续静脉滴注 23 小时。应在大剂量注射的不同注射部位安置输液泵。

8. 预防肿瘤化疗引起的恶心及呕吐：①轻至中度呕吐：在化疗前 1 小时、化疗开始时及化疗结束后，以至少 5 分钟时间静脉注射 250mg。在给予首剂时，可同时给予氯化酚噻嗪以增强效果。②重度呕吐：化疗前 1 小时，以至少 5 分钟时间静脉给予 250mg，同时给予适量的甲氧氯普胺或丁酰类药物，随后在化疗开始时及结束时分别静脉注射 250mg。

9. 其他临床用法：初始剂量为 10~500mg，依临床疾病而变化。大剂量甲泼尼龙可用于短期内控制某些急性重症疾病，如支气管哮喘、血清病、荨麻疹样输血反应及多发性硬化症急性恶化期。小于等于 250mg 的初始剂量应至少用 5 分钟时间静脉注射；大于 250mg 的初始剂量应至少用 30 分钟时间静脉注射。根据患者的反应及临床需要，间隔一段时间后可静脉注射或肌肉注射下一剂量。

【不良反应】本药水钠潴留的不良反应较氢化可的松弱，大剂量给药时可致心律失常。其他参见氢化可的松。

【禁忌】

1. 对本品及肾上腺皮质激素类药过敏者禁用。

2. 全身性真菌感染者禁用。

3. 相对禁忌证：儿童、糖尿病患者、高血压患者、有精神病史者、有明显症状的某些感染性疾病（如结核病）、有明显症状的某些病毒性疾病（如波及眼部的疱疹及带状疱疹）。

【注意事项】

1. 以下疾病慎用：心脏病或急性心力衰竭、高血压、肾结石、情绪不稳定和有精神病倾向者、糖尿病、高脂蛋白血症、甲减、重症肌无力、骨质疏松、胃炎、食管炎、溃疡性结肠炎、憩室炎、青光眼、眼单纯疱疹。

2. FDA 对本药的妊娠安全性分级为 C 级。

3. 其他参见氢化可的松。

【药物相互作用】

1. 糖皮质激素与致溃疡药物（如水杨酸盐和 NSAI）合用，会增加发生消化道并发症的危险。

2. 糖皮质激素与噻嗪类利尿药合用，会增加糖耐量异常的危险。

3. 糖皮质激素会增加糖尿病患者对胰岛素和口服降糖药的需求。

4. 服用皮质类固醇的患者不可接种牛痘，也不可接受其他免疫措施，特别是大剂量服用的患者，因为有出现神经系统并发症和（或）缺乏抗体反应的危险。

5. 皮质类固醇与乙酰水杨酸联合用于凝血酶原过少的患者时应谨慎。

6. 有报道说同时服用甲泼尼龙和环孢素会引起惊厥。

7. 在轻至中度呕吐的化疗方案中，氯化酚噻嗪可与首剂甲泼尼龙（化疗前 1 小时）合用以增强效果。

8. 在重度呕吐的化疗方案中，甲氧氯普胺或丁酰苯类药物可与首剂甲泼尼龙（化疗前 1 小时）合用以增强效果。

9. 甲泼尼龙与其他抗结核化疗法联合，可用于治疗暴发性或扩散性肺结核及伴有蛛网膜下腔阻塞或趋于阻塞的结核性脑膜炎。

10. 甲泼尼龙经常与烷化剂、抗代谢类药物及长春碱类药物联合用于肿瘤疾病，如白血病及淋巴瘤。

【规格】片剂：2mg；4mg；16mg。甲泼尼龙醋酸酯混悬注射液（局部注射）：1ml：20mg；1ml：40mg。甲泼尼龙琥珀酸钠注射液：40mg；125mg；500mg。

曲安西龙
Triamcinolone

【其他名称】去炎松、氟羟强的松龙、氟羟氢化泼尼松。

【药理作用】主要药理作用参见氢化可的松。抗炎作用较氢化可的松、泼尼松均强，水钠潴留作用则较轻微，口服易吸收。

【适应证】应用其较强的免疫抑制作用，治疗各种变态反应性炎症、各种自身免疫性疾病。由于它的主要药理作用与醋酸泼尼松（强的松）相同，因此其适应证和强的松的基本相同，主要包括：①系统性红斑狼疮等结缔组织病。②肾病综合征等免疫性肾脏疾病。③特发性血小板减少性紫癜等免疫性病。④醋酸泼尼松所适用的其他疾病。

【用法用量】口服。初始剂量为每天 4 ~ 48mg，具体用量可根据病种和病情确定。最好于每天早晨 8 ~ 9 时将全天剂量一次服用，以最大限度地减少对患者下丘脑－垂体－肾上腺轴的干扰，病情控制后应逐渐缓慢减量。部分患者需长期用维持剂量，每日为 4 ~ 8mg。

【不良反应】除一般不引起浮肿、满月脸及高血压外，其他参见于氢化可的松。

【禁忌】

1. 各种细菌性感染及全身性真菌感染者禁用。

2. 对本品及肾上腺皮质激素类药过敏者禁用。

【注意事项】

1. 因服用此药会使免疫系统受到抑制，故病人比健康人更易感染，应予以特别注意。

2. 下列情况应慎用：心脏病或急性心力衰竭、糖尿病、憩室炎、情绪不稳定或有精神病倾向、青光眼、肝功能损害、眼单纯性疱疹、高脂蛋白血症、高血压、甲状腺功能减低、重症肌无力、骨质疏松、胃溃疡、胃炎、食管炎、肾功能损害或结石、结核病、凝血酶原过少。

3. 妊娠、哺乳期妇女慎用。FDA 对本药的妊娠安全性分级为 C 级，如妊娠早期为 D 级。

4. 儿童长期使用可抑制生长和发育，应慎用。

5. 定期检测血压、体重、血糖、尿糖、血清电解质、大便潜血，并进行眼科检查。

6. 长期大剂量应用时，需定期检查双侧髋关节。

7. 对不能排除感染（包括结核感染者）者，应合并使用有效的抗感染药物。

8. 长期大剂量用药后撤药前应进行下丘脑 – 垂体 – 肾上腺轴受抑制的检查。

【药物相互作用】参见于氢化可的松。

【规格】片剂：1mg；2mg；4mg。

曲安奈德
Triamcinolone Acetonide

【其他名称】曲安缩松、去炎舒松、去炎松 A、丙酮去炎松。

【药理作用】主要药理作用参见氢化可的松。作用与曲鲁西龙相似，其抗炎和抗过敏作用较强且远较持久。

【适应证】适用于各种皮肤病、过敏性鼻炎、关节痛、支气管哮喘、肩周炎、腱鞘炎、滑膜炎、急性扭伤、类风湿关节炎等。

【用法用量】

1. 哮喘：①肌肉注射，每次 40mg，每 3 周 1 次，5 次为一疗程。较重者可用每次 80mg。6 ~ 12 岁儿童减半。②经扁桃体穴或颈前甲状软骨注射，每次 40mg，每周 1 次，5 次为一疗程。注射前先用少量普鲁卡因局麻。

2. 过敏性鼻炎：①肌肉注射，每次 40mg，每 3 周 1 次，5 次为一疗程。②用 1% 利多卡因液喷鼻腔进行表面麻醉后，在双下鼻甲前端各注射 20mg，每周 1 次，4 ~ 5 次为一疗程。

3. 各种关节病：每次每次 10 ~ 20mg，加 0.25% 利多卡因液 10 ~ 20ml，一次进针直至病灶，每周 2 ~ 3 次或隔日 1 次，症状好转后每周 1 ~ 2 次，4 ~ 5 次为一疗程。

4. 皮肤病：①直接注入皮损部位，通常每一部位用 0.2 ~ 0.3mg，每处每次不得超过 0.5mg，必要时每隔 1 ~ 2 周重复使用。②局部外用，一日 2 ~ 3 次，涂患处，并轻揉片刻。

5. 鼻喷雾剂：用药前须振摇 5 次以上。推荐剂量为每侧鼻孔 2 喷（共 220μg），一日 1 次。症状得到控制时，可降低剂量至每侧鼻孔 1 喷（共 110μg），一日 1 次。如 3 周后症状无改善应看医生。

【不良反应】

1. 鼻喷雾剂：鼻、咽部干燥或烧灼感，喷嚏或鼻出血、咳嗽、鼻衄、咽炎、头痛、鼻中隔穿孔和药物性鼻炎。

2. 关节腔内注射：关节损害。

3. 皮损内局部注射：皮肤萎缩、出血或溃疡等。

4. 其他不良反应参见氢化可的松。

【禁忌】

1. 对本品及肾上腺皮质激素类药物有过敏史患者禁用。

2. 病毒性、结核性或急性化脓性眼病、局部有严重感染者禁用。

3. 其他参见氢化可的松。

【注意事项】

1. 本品不能单独用于治疗未被抗生素控制的感染性疾病。

2. 本品不能静脉注射，用药应摇匀。

3. 在曲安奈德鼻喷雾剂的临床研究中，由白色念珠菌引起的鼻、咽局部感染很少发生。如果发生感染，须进行局部或全身性治疗，并应停止使用曲安奈德鼻喷雾剂。

4. 孕妇慎用。

5. 关节膜内注射可能引起关节损害。每次喷鼻给药应做捏鼻的动作，给药 15 分钟内应避免擤鼻。

6. 其他参见氢化可的松。

【药物相互作用】参见氢化可的松。

【规格】注射液：1ml：40mg。鼻喷雾剂：6ml：6.6mg（55μg × 120 喷）。霜剂：每支 5g；10g；15g；20g。

布地奈德
Budesonide

【其他名称】丁地去炎松。

【药理作用】本品是具有高效局部抗炎作用的糖皮质激素。具有显著的抗炎、抗过敏、止痒及抗渗出作用。它能增强内皮细胞、平滑肌细胞和溶酶体膜的稳定性，抑制免疫反应，减少抗体合成，从而使组胺等过敏活性介质的释放减少和活性降低，并能减轻抗原抗体结合时激发的酶促过程，抑制支气管收缩物质的合成和释放而减轻平滑肌的收缩反应。

【适应证】

1. 用于非糖皮质激素依赖性或依赖性的支气管哮喘和喘息性慢性支气管炎患者。

2. 用于慢性阻塞性肺疾病，可减缓第一秒用力呼气量的加速下降。

3. 季节性和常年性过敏性鼻炎、常年性的非过敏性鼻炎。

4. 治疗鼻息肉以及预防鼻息肉切除后再生。

【用法用量】

1. 哮喘

（1）气雾剂：剂量应个体化。在严重哮喘和停用或减量使用口服糖皮质激素的患者，起始剂量：成人一日 200～1600μg，分成 2～4 次使用（较轻微的病例一日 200～800μg，较严重的则是一日 800～1600μg）。一般 1 次 200μg，早晚各 1 次，一日共 400μg；病情严重时，一次 200μg，一日 4 次，一日共 800μg。2～7 岁儿童：一日 200～400μg，分成 2～4 次使用。7 岁以上的儿童：一日 200～800μg，分成 2～4 次使用。

（2）雾化混悬液：起始剂量（或严重哮喘期或减少口服糖皮质激素时的剂量）：成人 1～2mg，每天 2 次。儿童 0.5～1mg，每天 2 次。维持剂量应个体化，应是使病人保持无症状的最低剂量。建议剂量：成人 0.5～1mg，每天 2 次；儿童 0.25～0.5mg，每天 2 次。

（3）粉吸入剂：成人，无激素治疗或原吸入糖皮质激素者，推荐起始剂量为每次 0.2～0.4mg，一日 1 次，或每次 0.1～0.4mg，一日 2 次。原口服糖皮质激素者，推荐起始剂量成人为每次 0.4～0.8mg，一日 2 次。成人最大推荐剂量每次 0.8mg，一日 2 次，维持剂量每次 0.1～0.4mg，一日 1 次。6 岁及 6 岁以上儿童，无激素治疗或原吸入糖皮质激素者，每次 0.2～0.4mg，一日 1 次。原口服糖皮质激素者，每次 0.2～0.4mg，一日 1 次。最大推荐剂量为每次 0.4mg，一日 2 次，维持剂量为每次 0.1～0.4mg，一日 1 次。

2. 鼻炎及鼻息肉的防治：鼻喷雾剂：成人、6 岁及 6 岁以上儿童推荐起始剂量为每天 256μg（一日 2～4 喷），此剂量可于早晨一次喷入或早晚分两次喷入。在获得预期的临床效果后，减少用量至控制症状所需的最小剂量，以此作为维持剂量。

3. 慢性阻塞性肺疾病：粉吸入剂，每次 400μg，一日 2 次。

【不良反应】临床试验未确定任何经常发生的不良反应。文献报道及上市后的使用经验提示可能发生以下不良反应：①轻度喉部刺激、咳嗽、声嘶。②口咽部念珠菌感染。③速发或迟发的过敏反应，包括皮疹、接触性皮炎、荨麻疹、血管性水肿和支气管痉挛。④精神症状，包括紧张、不安、抑郁和行为障碍等。⑤极少数患者在鼻腔内给予糖皮质激素后有溃疡和鼻中隔穿孔。

【禁忌】

1. 对本药及肾上腺皮质激素类药物过敏者禁用。

2. 中度及重度支气管扩张症患者禁用。

【注意事项】

1. 不应试图靠吸入布地奈德快速缓解哮喘急性发作，此时仍需吸入短效支气管扩张剂。

2. 以吸入治疗替代全身糖皮质激素用药，有时不能控制需全身用药才能控制的过敏性疾病，如鼻炎、湿疹。这些过敏性疾病需以全身的抗组胺药和（或）局部剂型控制症状。

3. 肝功能下降可轻度影响布地奈德的清除。

4. 肺结核患者特别是活动性肺结核患者慎用。

5. 人长期使用布地奈德气雾剂的局部和全身作用尚不完全清楚。一旦哮喘被控制，就应该确定用药剂量至最小有效剂量。

6. FDA 对本药的妊娠安全性吸入和鼻腔给药为 B 级，口服和直肠给药为 C 级。

【药物相互作用】

1. 与酮康唑合用，本药的血药浓度升高。

2. 与西咪替丁合用，可轻度影响口服本药的药动学。

【规格】气雾剂：5ml：20mg（200μg × 100 喷）；10ml：10mg（50μg × 200 喷）；20ml：20mg（100μg × 200 喷）。鼻喷雾剂：32μg × 120 喷；64μg × 120 喷。雾化混悬液：2ml：0.5mg；2ml：1mg。粉吸入剂：100μg × 200 吸。

氟替卡松
Fluticasone

【其他名称】辅舒良、辅舒酮、克廷肤。

【药理作用】本品为糖皮质激素类药物，具有强效的局部抗炎与抗过敏作用。具体药理作用参见氢化可的松。

【适应证】

1. 吸入气雾剂：预防性治疗哮喘。

2. 软膏：用于各种皮质激素可缓解的炎症性和瘙痒性皮肤病，如湿疹、结节性痒疹、银屑病、神经性皮肤病、扁平苔藓、脂溢性皮炎、接触性过敏、盘形红斑狼疮、虫咬皮炎、粟疹，也用于泛发性红斑全身类固醇激素治疗的辅助用药。另可用于低效皮质激素无效的 1 岁以上患儿，以缓解特异性皮炎引起的炎症和瘙痒。

3. 喷鼻剂：防治过敏性鼻炎，如季节性过敏性鼻炎（包括花粉症）和常年性过敏性鼻炎。

【用法用量】

1. 哮喘：根据病情的严重程度给予病人合适的初始剂量。轻度：每次 100 ~ 250μg，每日 2 次；中度：每次 250 ~ 500μg，每日 2 次；重度：每次 500 ~ 1000μg，每日 2 次。4 岁以上儿童每次 50 ~ 100μg，每日 2 次。随后应逐渐减少至可有效控制哮喘的最低剂量。

2. 湿疹、皮炎：于患处涂一薄层乳膏，一日 1 次。

3. 过敏性鼻炎：每侧鼻孔各 2 喷，每日 1 次（每日 200μg），以早晨用药为好。某些患者需每侧鼻孔各 2 喷，每日 2 次，早晚各 1 次，直至症状改善。当症状得到控制时，维持剂量为每侧鼻孔 1 喷，每日 1 次。每日最大剂量为每侧鼻孔不超过 4 喷。

【不良反应】

1. 不良反应罕见，长期大剂量使用可能导致全身性反应（参见氢化可的松）。

2. 气雾剂：①非常罕见口腔以及咽喉的念珠菌病。用药后，以清水漱口可能对病人有所帮助。有症状的念珠菌病可局部用抗真菌药物治疗，同时可以继续使用。②有些病人吸入本药会引起声嘶，用药后应应用清水漱口。③非常罕见异常支气管痉挛，应立即用速效吸入型支气管扩张剂治疗，并立即停止使用本吸入气雾剂。

3. 鼻喷雾剂：使用后有令人不愉快的味道和气味，头痛，并可引起鼻、喉部干燥、刺激等。

【禁忌】

1. 对本药及肾上腺皮质激素类药物过敏者禁用。

2. 外用制剂禁用于玫瑰痤疮、寻常痤疮、酒渣鼻、口周皮炎、原发性皮肤病毒感染（如单纯疱疹、水痘）、肛周及外阴瘙痒、真菌或细菌引发的原发皮肤感染。

3. 婴儿禁用本药外用制剂。

【注意事项】

1. 本药吸入气雾剂主要用于哮喘长期的常规治疗而不适用于缓解急性哮喘症状，病人此时应该选用快速短效的吸入型支气管扩张剂。建议病人备有上述急救药。

2. 不可突然中断本药吸入气雾剂的治疗。

3. 慎用于那些活动期或静止期肺结核的病人。

4. 真菌、细菌、病毒、寄生虫等所致全身感染者慎用。

5. 用药相关检查及监测项目：①长期用药前及治疗 1 年后应行骨 X 线检查。②由口服激素治疗转为吸入本药，或长期吸入本药每日剂量超过 2mg 者，可出现肾上腺皮质功能减退，应定期监测肾上腺皮质功能。③局部大面积用药并采用封包疗法者，应监测下丘脑 - 垂体 - 肾上腺轴功能（定期进行 ACTH 兴奋试验、午前血浆类固醇和尿液游离类固醇测定）。④建议长期吸入本药的患儿定期监测身高。

6. FDA 对本药的妊娠安全性分级为 C 级。

【药物相互作用】

1. 与酮康唑、利托那韦等强效 CYP3A4 酶抑制药合用，本药血药浓度、生物利用度及全身不良反应发生率增加。

2. 与安非拉酮合用，本药可降低癫痫发作阈值，不能合用。

【规格】吸入气雾剂：50μg × 60 揿；125μg × 60 揿；250μg × 60 揿。鼻喷剂：50μg × 120 喷。软膏：15g：7.5mg；30g：15mg。

莫米松
Mometasone

【其他名称】英美达松、艾洛松。

【药理作用】本品为局部外用糖皮质激素，具有抗炎、抗过敏、止痒及减少渗出作用。

【适应证】

1. 适用于治疗成人、青少年和 3 ~ 11 岁儿童季节性或常年性鼻炎。

2. 用于湿疹、神经性皮炎、异位性皮炎及皮肤瘙痒症。

【用法用量】

1. 鼻喷剂：①成人（包括老年患者）：用于预防和治疗的常用推荐量为每侧鼻孔 2 喷（每喷为

50μg），一日 1 次，症状被控制后，剂量可减至每侧鼻孔 1 喷（总量 100μg），即能维持疗效。如果症状未被有效控制，可增剂量至每侧鼻孔 4 喷（总量 400μg），在症状控制后减小剂量。②3 ~ 11 岁儿童：常用推荐量为每侧鼻孔 1 喷（每喷为 50μg），一日 1 次。

2. 乳膏等外用制剂：取本品适量均匀涂于患处，每日 1 次。

【不良反应】

1. 鼻喷剂可出现鼻出血（如明显出血、带血黏液）、咽炎、鼻灼热感及鼻部刺激感。

2. 长期大量使用皮质激素类药物，可造成的不良反应有刺激、皮肤萎缩、多毛症、口周围皮炎、皮肤浸润、继发感染、皮肤条纹状色素沉着等。

【禁忌】 对本药及其他糖皮质激素过敏者禁用。

【注意事项】

1. 对于涉及鼻黏膜的未经治疗的局部感染，不应使用本品。

2. 由于皮质激素具有抑制伤口愈合的作用，因而对于新近接受鼻部手术或受外伤的患者，在伤口愈合前不应使用。

3. 对于使用本品达数月或更长时间的患者，应定期检查鼻黏膜，如果鼻咽部发生局部真菌感染，则应停用本品，或给予适当治疗。

4. 对于活动性或静止性呼吸道结核感染，未经治疗的真菌、细菌、全身性病毒感染，及眼单纯疱疹的患者慎用本品。

5. 对于大面积长期使用或封包使用本品外用制剂者，需定时检测可的松浓度。

6. 婴幼儿、儿童和皮肤萎缩的老年人慎用本品外用制剂。

7. 对于曾有中至重度季节性过敏性鼻炎症状的患者，主张在花粉季节开始前2 ~ 4 周用本品作预防性治疗。

8. 本品不可用于眼部治疗。

9. FDA 对本药的妊娠安全性分级为 C 级。

【药物相互作用】

1. 与酮康唑合用，可增加本药血药浓度。

2. 本药对氯雷他定及其主要代谢物的血药浓度无明显影响。

【规格】 鼻喷剂：50μg × 60 喷；50μg × 120 喷；50μg × 140 喷。乳膏：5g：5mg。

地塞米松
Dexamethasone

【其他名称】 氟美松。

【药理作用】 肾上腺皮质激素类药，其抗炎、抗过敏、抗休克作用比泼尼松更显著，而水钠潴留和促进排钾作用很轻，对垂体 – 肾上腺皮质轴抑制作用较强。

1. 抗炎作用：本品可减轻和防止组织对炎症的反应，从而减轻炎症的表现。抑制炎症细胞（包括巨噬细胞和白细胞）在炎症部位的集聚，并抑制吞噬作用、溶酶体酶的释放以及炎症化学中介物的合成和释放。

2. 免疫抑制作用：防止或抑制细胞介导的免疫反应，减少 T 淋巴细胞、单核细胞、嗜酸性细胞的数目，降低免疫球蛋白与细胞表面受体的结合能力，并抑制白介素的合成与释放，从而降低 T 淋巴细胞向淋巴母细胞转化，并减轻原发免疫反应的扩展。可降低免疫复合物通过基底膜，并能减少补体成分及免疫球蛋白的浓度。

【适应证】

1. 过敏性与自身免疫性炎症性疾病。如活动性风湿病、类风湿关节炎、红斑狼疮，严重哮喘，严重皮炎、溃疡性结肠炎、急性白血病及恶性淋巴瘤等。

2. 某些肾上腺皮质疾病的诊断，如地塞米松抑制试验。

3. 粘贴片用于非感染性口腔黏膜溃疡。

4. 滴眼液用于虹膜睫状体炎、虹膜炎、角膜炎、过敏性结膜炎、眼睑炎、泪囊炎等。

5. 缓释颗粒及植入剂用于由于白内障摘除并植入人工晶体后引起的术后眼内炎症。

6. 软膏剂用于局限性瘙痒症、神经性皮炎、接触性皮炎、脂溢性皮炎、慢性湿疹等。

【用法用量】

1. 口服：成人开始剂量为一次 0.75 ~ 3mg，一日 2 ~ 4 次。维持量为一日 0.75mg，视病情而定。

2. 粘贴片：贴于患处。一次 1 片，一日总量不超过 3 片，连用不得超过 1 周。

3. 醋酸地塞米松注射液：肌注：一次 1 ~ 8mg，一日 1 次。腱鞘内注射或关节腔、软组织的损伤部位内注射：一次 0.8 ~ 6mg，间隔两周 1 次。局部皮内注射：每点 0.05 ~ 0.25mg，共 2.5mg，一周 1 次。鼻腔、喉头、气管、中耳腔、耳管注入：0.1 ~ 0.2mg，一日 1 ~ 3 次。静脉注射：一般 2 ~ 20mg。

4. 缓释颗粒及植入剂：在植入人工晶体并清除粘弹剂后，用无齿镊从包装中取出本品一粒放入眼前房或后房。如果放在前房，应将药粒放在 12 点虹膜基底位置；如果放在后房，应放在虹膜和人工晶体前表面之间的 6 点位置，然后以常规方式闭合切口。

5. 滴眼液：滴眼，一日 3 ~ 4 次，用前摇匀。

6. 地塞米松磷酸钠注射液：①静脉注射：一般剂量：每次 2 ~ 20mg，静脉滴注时应以 5% 葡萄糖注射液稀释，可 2 ~ 6 小时重复给药至病情稳定，但大剂量连续给药一般不超过 72 小时。缓解恶性肿瘤所致的脑水肿：首剂静脉推注 10mg，随后每 6 小时肌肉注射 4mg，一般 12 ~ 24 小时患者可有所好转，2 ~ 4 天后逐渐减量，5 ~ 7 天停药。对不宜手术的脑肿瘤，首剂可静脉推注 50mg，以后每 2 小时重复给予 8mg，数天后再减至每天 2mg，分 2 ~ 3 次静脉给予。②鞘内注射：每次 5mg，间隔 1 ~ 3 周注射一次。③关节腔内注射：一般每次 0.8 ~ 4mg，根据关节腔大小而定。

7. 软膏剂：均匀涂于患处，一日 2 ~ 3 次。

【不良反应】糖皮质激素在应用生理剂量替代治疗时无明显不良反应，不良反应多发生在应用药理剂量时，而且与疗程、剂量、用药种类、用法及给药途径等有密切关系。常见不良反应有以下几类。

1. 长程使用可引起以下副作用：医源性库欣综合征面容和体态、体重增加、下肢浮肿、紫纹、易出血倾向、创口愈合不良、痤疮、月经紊乱、肱或股骨头缺血性坏死、骨质疏松及骨折（包括脊椎压缩性骨折、长骨病理性骨折）、肌无力、肌萎缩、低血钾综合征、胃肠道刺激（恶心、呕吐）、胰腺炎、消化性溃疡或穿孔、儿童生长受到抑制、青光眼、白内障、良性颅内压升高综合征、糖耐量减退和糖尿病加重。

2. 患者可出现精神症状，如欣快感、激动、谵妄、不安、定向力障碍，也可表现为抑制。

3. 并发感染为肾上腺皮质激素的主要不良反应，以真菌、结核菌、葡萄球菌、变形杆菌、绿脓杆菌和各种疱疹病毒为主。

4. 糖皮质激素停药综合征。有时患者在停药后出现头晕、昏厥倾向、腹痛或背痛、低热、食欲减退、恶心、呕吐、肌肉或关节疼痛、头痛、乏力、软弱，经仔细检查如能排除肾上腺皮质功能减退和原来疾病的复燃，则可考虑为对糖皮质激素的依赖综合征。

5. 长期频繁使用滴眼液可引起青光眼、白内障，诱发真菌性眼睑炎。

6. 长期大量使用外用制剂可继发细菌、真菌感染，局部可发生痤疮、酒渣样皮炎、皮肤萎缩及毛细血管扩张，并可有瘙痒、色素沉着、颜面红斑、创伤愈合障碍等反应。

【禁忌】

1. 对本品及肾上腺皮质激素类药物过敏者禁用。

2. 真菌性或病毒性皮肤病禁用。

3. 单纯疱疹性角膜炎、水痘、角膜溃疡、后囊白内障、青光眼、分枝杆菌感染、眼组织真菌疾病患者禁用。

【注意事项】

1. 高血压、严重心功能不全、血栓症、胃与十二指肠溃疡、精神病、电解质代谢异常、心肌梗死、内脏手术、有癫痫病史、活动性肺结核及无有效抗生素治疗的感染性疾病及全身真菌性疾病等患者一般不宜使用。特殊情况下权衡利弊使用，但应注意病情恶化的可能。

2. 结核病、急性细菌性或病毒性感染患者应用时，必须给予适当的抗感染治疗。

3. 长期服药后，停药前应逐渐减量。

4. 糖尿病、骨质疏松症、肝硬化、肾功能不良、甲状腺功能低下患者慎用。

5. 长期使用眼用制剂应定期检查眼压并注意有无真菌、病毒感染早期表现。

6. 因本品潴钠作用微弱，不宜用作肾上腺皮质功能不全的替代治疗。

7. FDA 对本药的妊娠安全性分级为 C 级，如在妊娠早期用药为 D 级。

【药物相互作用】

1. 与巴比妥类、苯妥英、利福平同服，本品代谢促进作用减弱。

2. 与水杨酸类药合用，增加其毒性。

3. 可减弱抗凝血剂、口服降糖药作用，应调整剂量。

4. 与利尿剂（保钾利尿剂除外）合用可引起低钾血症，应注意用量。

【规格】片剂：0.75mg。醋酸盐注射液：0.5ml：2.5mg；1ml：5mg；5ml：25mg。磷酸钠盐注射液：1ml：2mg；1ml：5mg。粘贴片：0.3mg。

缓释颗粒：0.06mg。磷酸钠盐滴眼液：5mg：1.25mg。软膏：0.05%；0.1%。

倍他米松
Betamethasone

【其他名称】β美松、β米松、倍氟美松。

【药理作用】作用与地塞米松相同，但抗炎作用较地塞米松、曲安西龙等均强。

【适应证】

1. 用于过敏性与自身免疫性炎症性疾病。多用于活动性风湿病、类风湿关节炎、红斑狼疮、严重支气管哮喘、严重皮炎、急性白血病等，也用于某些感染的综合治疗。

2. 用于过敏性皮炎、湿疹、神经性皮炎、脂溢性皮炎及瘙痒症等。

【用法用量】

1. 口服：起始剂量每日 0.5～2mg，分次给予。维持量为每日 0.5～1mg。

2. 肌注或静脉注射：一日 2～20mg，分次给药。

3. 关节内注射：局部注射剂量为 0.25～2ml（视关节大小或注射部位而定）。大关节（膝、腰、肩）用 1～2ml；中关节（肘、腕、踝）用 0.5～1ml；小关节（脚、手、胸）用 0.25～0.5ml。

4. 外用：一日 2～4 次，均匀涂于患处，并轻揉片刻。

【不良反应】本药潴钠作用微弱，但作用时间较长，抑制生长作用较强，对下丘脑－垂体－肾上腺皮质轴功能的抑制较明显。具体参见氢化可的松。

【禁忌】

1. 对本品及其他肾上腺皮质激素过敏者禁用。

2. 外用制剂禁用于感染性皮肤病，如脓疱病、体癣、股癣等。

【注意事项】下列疾病患者一般不宜使用，特殊情况应权衡利弊使用，但应注意病情恶化可能：严重的精神病（过去或现在）和癫痫，活动性消化性溃疡病，新近胃肠吻合手术，骨折，创伤修复期，角膜溃疡，肾上腺皮质机能亢进症，高血压，糖尿病，孕妇，抗菌药物不能控制的感染如水痘、麻疹、霉菌感染，较重的骨质疏松症等。其他参见氢化可的松。

【药物相互作用】参见氢化可的松。

【规格】 片剂：0.5mg。磷酸钠盐注射液：1ml：5.26mg（相当于倍他米松4mg）。复方制剂注射液：每支（1ml）含二丙酸倍他米松5mg、倍他米松磷酸酯二钠 2mg。软膏：4g：4mg；10g：10mg。

氟氢可的松
Fludrocortisone

【药理作用】本品为肾上腺皮质激素类药，属中效皮质类固醇。有抗炎、抗过敏作用，能抑制结缔组织的增生，降低毛细血管和细胞膜的通透性，减少炎性渗出，抑制组胺及其他炎症介质的形成和释放。糖代谢及抗炎作用为氢化可的松的15 倍，但钠潴留作用为氢化可的松的百倍以上。

【适应证】

1. 主要用于过敏性皮炎、接触性皮炎、异位性皮炎、脂溢性皮炎、湿疹、皮肤瘙痒症、银屑病、神经性皮炎等皮肤病。

2. 在原发性肾上腺皮质功能减退症中，可与糖皮质激素一起用于替代治疗。

【用法用量】

1. 替代治疗：成人口服，每日 0.1～0.2mg，分 2 次服用。

2. 局部皮肤涂敷：一日 2～4 次。

【不良反应】

1. 外用制剂长期应用可引起皮肤萎缩、毛细血管扩张、痤疮、口周皮炎、毛囊炎，增加对感染的易感性，偶可引起变态反应性接触性皮炎。

2. 其他参见氢化可的松。

【禁忌】

1. 对本品及其他肾上腺皮质激素过敏者禁用。

2. 外用制剂禁用于感染性皮肤病，如脓疱病、体癣、股癣等。

【注意事项】

1. 在妊娠期、肝病、黏液性水肿，本品的半衰期延长，作用时间延长，故剂量可适当减少，以防钠潴留过度、水肿、高血压和低血钾症。

2. 用药期间可给予低钠高钾饮食。

3. 下列疾病患者一般不宜使用，特殊情况应权衡利弊使用，但应注意病情恶化可能：严重的精神病（过去或现在）和癫痫，活动性消化性溃疡病，新近胃肠吻合手术，骨折，创伤修复期，角膜溃疡，肾上腺皮质机能亢进症，高血压，糖尿病，孕妇，抗菌药物不能控制的感染如水痘、麻疹、霉菌感染，较重的骨质疏松症等。

4. 其他参见氢化可的松。

【药物相互作用】参见氢化可的松。

【规格】片剂：0.1mg。软膏：10g：2.5mg。

氯倍他索
Clobetasol

【药理作用】本品作用迅速，是目前临床应用的高效外用皮质类固醇中药效较强的一种。具有较强的毛细血管收缩作用，其抗炎作用为氢化可的松的112倍，倍他米松磷酸钠的2.3倍，氟轻松的18.7倍。全身不良反应为氟轻松的3倍。无水钠潴留作用，有一定的促进钠、钾排泄作用。

【适应证】适用于慢性湿疹、银屑病、扁平苔藓、盘状红斑狼疮、神经性皮炎、掌跖脓疱病等。

【用法用量】外用。涂于患处，每日2~3次，待病情控制后，改为一日1次。

【不良反应】可在用药部位产生红斑、灼热、瘙痒等刺激症状，毛囊炎，皮肤萎缩变薄，毛细血管扩张。还可引起皮肤干燥，多毛，萎缩纹，增加感染的易感性等。长期用药可能引起皮质功能亢进症，表现为多毛、痤疮、满月脸、骨质疏松等症状。偶可引起变态反应性接触性皮炎。

【禁忌】

1. 对本药及肾上腺皮质激素过敏者禁用。

2. 细菌性、真菌性、病毒性等感染性皮肤病禁用。

3. 溃疡性皮肤病禁用。

【注意事项】

1. 本品属于强效肾上腺皮质激素外用制剂，若长期大面积应用或采用封包治疗，由于全身性吸收作用，可造成可逆性下丘脑 - 垂体 - 肾上腺（PHA）轴的抑制，部分患者可出现库欣综合征、高血糖及尿糖等表现，因此本药不能长期大面积应用，亦不宜采用封包治疗。

2. 大面积使用不能超过2周；治疗顽固斑块状银屑病，若用药面积仅占体表的5%~10%，可以连续应用4周，每周用量均不能超过50g。

3. 不能应用于面部、腋部及腹股沟等皮肤折皱部位，因为即便短期应用也可造成皮肤萎缩、毛细血管扩张等不良反应。

4. 如伴有皮肤感染，必须同时使用抗感染药物。如同时使用后，感染的症状没有改善，应停用本药直至感染得到控制。

5. 不可用于眼部。

6. FDA对本药的妊娠安全性分级为C级。

【规格】软膏：10g：5mg。

倍氯米松
Beclomethasone

【其他名称】倍氯美松双丙酸酯、丙酸培氯松。

【药理作用】本品为人工合成的强效外用糖皮质激素类药物。具有以下药理作用：①抗炎、抗过敏、止痒及减少渗出作用，能抑制支气管渗出物，消除支气管黏膜肿胀，解除支气管痉挛。②可以减轻和防止组织对炎症的反应，能消除局部非感染性炎症引起的发热、发红及肿胀，从而减轻炎症的表现。对皮肤血管收缩作用远比氢化可的松强，局部抗炎作用是氟轻松和曲安西龙的5倍。③免疫抑制作用：防止或抑制细胞中介的免疫反应，延迟性过敏反应，并减轻原发免疫反应的扩展。④本品局部应用，对钠潴留及肝糖原异生作用很弱，也无雄性、雌性及蛋白同化激素样的作用，对体温和尿也无明显影响，吸入给药对支气管喘息的疗效比口服更有效。

【适应证】

1. 适用于支气管哮喘病人，特别是支气管扩张剂或其他平喘药如色甘酸钠不足以控制哮喘时。

2. 依赖激素治疗的哮喘病人。

3. 预防和治疗常年性及季节性的过敏性鼻炎和血管舒缩性鼻炎。

4. 适用于过敏性与炎症性皮肤病和相关疾病，如湿疹、过敏性皮炎、接触性皮炎、神经性皮炎、扁平苔藓、盘状红斑狼疮、掌跖脓疱病、瘙痒、银屑病等。

【用法用量】

1. 气雾剂治疗哮喘：成人一般一次喷药0.05~0.1mg（每撳0.05mg），一日3~4次。重症用全身性皮质激素控制后再用本品治疗，每日最大量不超过1mg。儿童用量按年龄酌减，每日最大量不超过0.4mg。症状缓解后逐渐减量。

2. 鼻喷剂用于防治过敏性鼻炎：每次每鼻孔2撳，每日2次。也可采用每次每鼻孔1撳，每日

3~4次。每日用量不可超过8揿（400μg）。为达到最佳疗效，应有规律用药。最大疗效未必会在头数次使用中达到。

3. 乳膏：外用涂患处，一日2~3次，必要时予以封包。

【不良反应】

1. 气雾剂：对个别人有刺激感，咽喉部出现白色念珠菌感染。偶见声嘶或口干，少数可因变态反应引起皮疹。

2. 鼻喷剂：少数患者可出现鼻咽部干燥或烧灼感、喷嚏、轻微鼻出血、鼻中隔穿孔、眼压升高或青光眼等不良反应。

3. 乳膏剂：易引起红斑、灼热、丘疹、痂皮等。长期用药可出现皮肤萎缩、毛细血管扩张、多毛、毛囊炎等。

【禁忌】

1. 对本药及肾上腺皮质激素过敏者禁用。

2. 细菌性、真菌性、病毒性等感染性皮肤病禁用。

3. 溃疡性皮肤病禁用。

【注意事项】

1. 气雾剂只用于慢性哮喘，急性发作时应使用其他平喘药，待控制症状后再加用本品气雾吸入。

2. 用药后应在哮喘控制良好的情况下逐渐停用口服糖皮质激素，一般在本气雾剂治4~5天后才慢慢减量停用。

3. 慎用于活动性或静止期肺结核患者。

4. 本品不宜长期大面积应用，亦不宜采用封包治疗。

5. 伴有细菌感染时，必须同时使用抗感染药物。

6. 不可用于眼部。

7. 对于采用口服类固醇激素治疗的患者，如肾上腺功能已有损害时，若改用本剂，要注意脑下垂体－肾上腺系统的完全复原。

8. FDA对本药的妊娠安全性分级为C级。

【药物相互作用】

1. 本品可能对人甲状腺对碘的摄取、清除和转化率有影响。

2. 胰岛素能与本品产生拮抗作用，糖尿病患者应注意调整用药剂量。

【规格】气雾剂：50μg×200揿；250μg×80揿。鼻喷剂：50μg×200揿。乳膏剂：10g；2.5mg。

哈西奈德
Halcinonide

【其他名称】氯氟松、氯氟轻松、哈西缩松。

【药理作用】本品是人工合成的强效糖皮质激素，其特点为抗炎作用强，局部应用不易引起全身性不良反应。主要药理作用参见氢化可的松。

【适应证】接触性湿疹、异位性皮炎、神经性皮炎、面积不大的银屑病、硬化性萎缩性苔藓、扁平苔藓、盘状红斑狼疮、脂溢性皮炎（非面部）、肥厚性瘢痕。

【用法用量】外涂患处，每日早晚各1次。

【不良反应】

1. 少数患者涂药部位的皮肤发生烧灼感、刺痛、暂时性瘙痒，长期应用可发生皮肤毛细血管扩张（尤其面部）、皮肤萎缩、萎缩纹（青少年易发生，皮肤萎缩后继发紫癜、瘀斑、皮肤脆弱）、多毛症、毛囊炎、粟丘疹、皮肤脱色，延缓溃疡愈合，封包法在皮肤皱褶部位容易继发真菌感染。

2. 经皮肤吸收多时，可发生全身性不良反应。

【禁忌】

1. 对本药及肾上腺皮质激素类药物过敏者禁用。

2. 由细菌、真菌、病毒和寄生虫引起的原发性皮肤病变、渗出性皮肤病、溃疡性病变、痤疮、酒渣鼻禁用。

3. 禁用于眼睑部（有引起青光眼的危险）。

【注意事项】

1. 大面积大量用药或封包方式可使经皮吸收多，可发生全身反应，尤其是低龄儿童和婴幼儿，出现可逆行库欣综合征及生长迟缓，突然停药可出现急性肾上腺皮质功能不全。

2. 出现局部不耐受现象，应停药并寻找原因。

3. 警惕留在皮肤皱褶部位和尿布中的药物可吸收入体内。

【药物相互作用】尚未明确。

【规格】软膏剂、乳膏剂、溶液剂：0.1%。

可的松
Cortisone

【其他名称】考的松、皮质素。

【药理作用】主要药理作用同泼尼松，但疗效较差，不良反应较大。口服后在肝转化为氢化可的松。

【适应证】用于治疗原发性或继发性肾上腺皮质功能减退症，合成糖皮质激素所需酶系缺陷所致的各型先天性肾上腺增生症，以及多种疾病，包括：①自身免疫性疾病：如系统性红斑狼疮、血管炎、多肌炎、皮肌炎、Still 病、Graves 眼病、自身免疫性溶血、血小板减少性紫癜、重症肌无力。②过敏性疾病，如严重支气管哮喘、过敏性休克、血清病、特异反应性皮炎。③器官移植排异反应，如肾、肝、心等组织移植。④炎症性疾患，如节段性回肠炎、溃疡性结肠炎、非感染性炎性眼病。⑤血液病，如急性白血病、淋巴瘤。⑥其他：结节病、甲状腺危象、亚急性非化脓性甲状腺炎、败血症休克、脑水肿、肾病综合征、高钙血症。

【用法用量】

1. 口服：治疗肾上腺皮质功能减退，成人一般每日剂量 25 ～ 37.5mg，清晨服 2/3，下午服 1/3。当患者有应激状况时（如发热、感染），应适当加量，增到每日 100mg。

2. 注射：主要用于肾上腺皮质功能减退而不能口服糖皮质激素者。肌肉注射，每日 25mg，有过敏状况适当加量（50 ～ 300mg/d）。有严重应激时，应改为氢化可的松静脉注射。

【不良反应】

1. 长期使用可引起类库欣综合征。

2. 大量应用可引起谵妄、不安、定向力障碍、抑郁等精神症状。

3. 并发感染：以真菌、结核菌、葡萄球菌、变形杆菌、绿脓杆菌和各种疱疹病毒为主。

4. 停药后综合征：长期大剂量应用该药会引起下丘脑－垂体－肾上腺皮质功能的严重抑制。停药后出现下丘脑－垂体－肾上腺皮质功能低下，表现为乏力、软弱、恶心，严重时可出现肾上腺皮质危象。

【禁忌】对本品及其他甾体激素过敏者禁用。

【注意事项】

1. 下列患者一般避免使用，特殊情况应权衡利弊使用，应注意病情恶化的可能：消化道溃疡、青光眼、电解质紊乱、血栓症、心肌梗死、内脏手术患者。

2. 由于本品潴钠活性较强，一般不作为抗炎、抗过敏的首选药。

3. 本品需经肝脏活化，因此肝功能不全者应采用氢化可的松。

4. 本品皮肤局部应用或关节腔内注射无效。

【药物相互作用】

1. 消炎镇痛药可加强其致溃疡作用。

2. 可增强对乙酰氨基酚的肝毒性。

3. 与两性霉素 B 或碳酸酐酶抑制剂合用，可加重低钾血症。长期与碳酸酐酶抑制剂合用，易发生低血钙和骨质疏松。

4. 与蛋白质同化激素合用，可增加水肿的发生率，使痤疮加重。

5. 与抗胆碱能药（如阿托品）长期合用，可致眼压增高。

6. 三环类抗抑郁药可使其引起的精神症状加重。

7. 与降糖药如胰岛素合用时，因可使糖尿病患者血糖升高，应适当调整降糖药剂量。

8. 甲状腺激素可使其代谢清除率增加，故甲状腺激素或抗甲状腺药与其合用，应适当调整后者的剂量。

9. 与避孕药或雌激素制剂合用，可加强其治疗作用和不良反应。

10. 与强心苷合用，可增加洋地黄毒性及心律失常的发生率。

11. 与排钾利尿药合用，可致严重低血钾，并由于水钠潴留而减弱利尿药的排钠利尿效应。

12. 与麻黄碱合用，可增强其代谢清除。

13. 与免疫抑制剂合用，可增加感染的危险性，并可能诱发淋巴瘤或其他淋巴细胞增生性疾病。

14. 可增加异烟肼在肝脏代谢和排泄，降低异烟肼的血药浓度和疗效。

15. 可促进美西律在体内代谢，降低血药浓度。

16. 与水杨酸盐合用，可减少水杨酸盐的血浆浓度。

17. 与生长激素合用，可抑制后者的促生长作用。

【规格】片剂：5mg；25mg。注射液：5ml：125mg。

促皮质素
Corticotrophin

【其他名称】促肾上腺皮质激素、去氢皮质素。

【药理作用】促皮质素能刺激肾上腺皮质，使其增生，重量增加，肾上腺皮质激素的合成和分泌增多，主要为糖皮质激素（皮质醇）。盐皮质激素（醛固酮）在用药初期有所增加，继续用药即不再增加。

【适应证】

1. 兴奋肾上腺皮质功能。

2. 促皮质素试验。

【用法用量】

1. 肌肉注射：一次 12.5～25U，一日 2 次。

2. 静脉滴注：以 12.5～25U 溶于 5%～10% 葡萄糖注射液 500ml 内于 6～8 小时内滴完，一日 1 次。

3. 促皮质素兴奋试验：用 5% 葡萄糖注射液 500ml 溶解注射用促皮质素 25U，静脉持续滴注 8 小时，留 24 小时尿液检查 17－酮类固醇及 17－羟皮质类固醇。

【不良反应】

1. 由于促皮质素促进肾上腺皮质分泌皮质醇和盐皮质激素，因此长期使用可产生糖皮质激素的副作用，出现医源性库欣综合征及明显的水钠潴留和相当程度的失钾。

2. 促皮质素的致糖尿病作用、胃肠道反应和骨质疏松等，系通过糖皮质类固醇引起，但在使用促皮质素时这些副作用的发生相对较轻。

3. 促皮质素刺激肾上腺皮质分泌雄激素，因而痤疮和多毛的发生率较使用糖皮质类固醇者为高。

4. 长期使用促皮质素可使皮肤色素沉着，有时产生过敏反应，包括发热、皮疹、血管神经性水肿，偶可发生过敏性休克，这些反应在垂体前叶功能减退尤其是原发性肾上腺皮质功能减退者较易发生。在静脉给药给疑有原发性肾上腺皮质功能减退者做促皮质素试验时，宜口服地塞米松，每日 1mg，以避免诱发肾上腺危象。

【禁忌】对本品过敏者禁用。

【注意事项】

1. 本品粉针剂使用时不可用氯化钠注射液溶解，也不宜加入氯化钠溶液中静脉滴注。

2. 由于促皮质素能使肾上腺皮质增生，因此促皮质素的停药较糖皮质类固醇容易。但应用促皮质素时皮质醇的负反馈作用，使下丘脑－垂体－肾上腺皮质轴对应激的反应能力降低，促皮质素突然撤除可引起垂体功能减退，因而停药时也应逐渐减量。

3. 有下列情况应慎用：高血压、糖尿病、结核病、化脓性或霉菌感染、胃与十二指肠溃疡病及心力衰竭患者等。

4. FDA 对本药的妊娠安全性分级为 C 级。

【药物相互作用】

1. 静脉滴注时与碱性溶液（如氯化钠、谷氨化钠、氨茶碱等）配伍可发生混浊、失效。

2. 排钾性利尿药合用会加重失钾。

3. 长期使用时，与水杨酸类药物、吲哚美辛等合用可发生或加重消化道溃疡。

4. 糖尿病人使用时因本药的致高血糖作用需调整（增加）降血糖药用量。

5. 可使口服抗凝药的作用降低。

【规格】注射用促皮质素：25U；50U。长效促皮质素注射液（促皮质素与氢氧化锌混悬液）：1ml：20U；1ml：40U。

2　性激素及促性激素

2.1　雄激素及同化激素

甲睾酮
Methyltestosterone

【其他名称】甲基睾丸素。

【药理作用】本品为人工合成的雄激素，作用与天然睾酮相同，且口服有效。甲睾酮能促进男性器官及副性征的发育、成熟；对抗雌激素，抑制子宫内膜生长及卵巢、垂体功能；促进蛋白质合成及骨质形成；刺激骨髓造血功能，使红细胞和血红蛋白增加。

【适应证】

1. 原发性或继发性男性性腺功能减退症、无睾症及隐睾症。

2. 绝经女性晚期乳腺癌的姑息性治疗。

【用法用量】

1. 男性雄激素替代治疗：口服或舌下含服，一次 5mg，一日 2 次。

2. 晚期乳腺癌：口服或舌下含服，一次 25mg，一日 1～4 次，如果治疗有反应，2～4 周后用量可减至一日 2 次，每次 25mg，口服或舌下含服。

【不良反应】

1. 长期大剂量应用易致胆汁淤积性肝炎，出现黄疸、肝功能异常。舌下给药可致口腔炎，表现为疼痛、流涎等症状。

2. 女性：大剂量（每月 300mg 以上）可引起男性化、痤疮、多毛、声音变粗、闭经、月经紊乱，应停药。

3. 男性：睾丸萎缩、精子生成减少、精液减少，应停药。

4. 电解质：水钠潴留。

【禁忌】

1. 孕妇、前列腺癌患者禁用。

2. 对本品过敏者禁用。

【注意事项】

1. 心、肝、肾功能不良者，前列腺肥大，高血压患者慎用。

2. 有过敏反应者应停药。

3. 由于口服经肝脏代谢失活，故舌下含服的疗效比口服高 2 倍，剂量可减半。

4. FDA 对本药的妊娠安全性分级为 X 级。

【药物相互作用】

1. 与环孢素合用，环孢素毒性增强，引发肾脏损害、胆汁淤积、感觉异常等不良反应，应避免合用。

2. 与肾上腺皮质激素合用，可加重水肿。

3. 与口服抗凝药合用，出血的危险性增加。

4. 糖尿病患者应用本药，能够降低血糖，故应减少胰岛素的用量。

5. 与巴比妥类合用，巴比妥类药作用减弱。

【规格】片剂：5mg。含片：5mg；10mg。

丙酸睾酮
Testosterone Propionate

【其他名称】丙酸睾丸素。

【药理作用】雄激素类药。本品为睾酮的丙酸酯，作用与睾酮、甲睾酮相同，但肌注作用时间较持久。能促进男性器官及副性征的发育、成熟。大剂量时有对抗雌激素作用，抑制子宫内膜生长及卵巢、垂体功能。还有促进蛋白质合成及骨质形成等作用。

【适应证】

1. 原发性或继发性男性性功能低减。

2. 男性青春期发育迟缓。

3. 绝经期后女性晚期乳腺癌的姑息性治疗。

【用法用量】

1. 成人：深部肌肉注射。①男性性腺功能低下激素替代治疗：一次 25～50mg，每周 2～3 次。②绝经后女性晚期乳腺癌：一次 50～100mg，每周 3 次。③功能性子宫出血：配合黄体酮使用，每次 25～50mg，每日 1 次，共 3～4 次。

2. 儿童：男性青春期发育延缓：一次 12.5～25mg，每周 2～3 次，疗程不超过 4～6 个月。

【不良反应】

1. 注射部位可出现疼痛、硬结、感染及荨麻疹。

2. 大剂量可致女性男性化，男性睾丸萎缩、精子减少。

3. 大剂量可引起浮肿、黄疸、肝功能损害。

4. 皮疹。

【禁忌】对本品过敏者，肝、肾功能不全，孕妇及前列腺癌患者禁用。

【注意事项】

1. 用于乳腺癌治疗时，治疗 3 个月内应有效果，若病情发展，应立即停药。

2. 应作深部肌肉注射，不能静注。局部注射可引起刺激性疼痛，长期注射应注意更换注射部位并避开神经走向部位。

3. 一般不与其他睾酮制剂换用，因它们的作用时间不同。

4. 男性应定期检查前列腺。

【药物相互作用】

1. 与环孢素合用，环孢素毒性增强，引发肾脏损害、胆汁淤积、感觉异常等不良反应，应避免合用。

2. 与肾上腺皮质激素合用，可加重水肿。

3. 与口服抗凝药合用，出血的危险性增加。

4. 与巴比妥类合用，可使本药代谢加快，疗效降低。

【规格】注射剂（油溶液）：1ml：10mg；1ml：25mg；1ml：50mg。

十一酸睾酮
Testosterone Mndecanoate

【其他名称】十一酸睾丸素、十一烷酸睾酮、安特尔。

【药理作用】本品为雄激素类药，为睾酮的十一酸酯，是睾酮的衍生物。可促进男性生长，男性第二性征和睾丸、副性腺结构的发育，促进蛋白质合成，使其减少分解，增强免疫功能，促进骨骼生长，促进红细胞生成，反馈性抑制促性腺激素分泌，抑制雌激素分泌。

【适应证】

1. 原发性或继发性睾丸功能减退。

2. 男孩体质性青春期延迟。

3. 乳腺癌转移的姑息性治疗。

4. 再生障碍性贫血的辅助治疗。

5. 中老年部分雄性激素缺乏综合征。

6. 类风湿关节炎。

【用法用量】

1. 口服：起始剂量每日 120～160mg，连服 2～3 周后，以每日 40～120mg 的剂量维持。早晚两次，饭后吞服，若每天服用的胶丸成单数，可在早上多服 1 粒。

2. 注射剂：每次 250mg，每月 1 次，疗程 4～6 个月。如用于再生障碍性贫血患者时，也可增至每次 500mg。

【不良反应】

1. 多毛、痤疮、阴茎异常勃起、精子减少、精液量减少、水钠潴留。

2. 青春期前男孩性早熟或骨骺早闭。

3. 偶见胃肠不适或过敏反应。

【禁忌】

1. 对本品过敏者禁用。

2. 前列腺癌、乳腺癌患者及可疑者、妊娠期及哺乳期妇女禁用。

【注意事项】

1. 发生严重不良反应时，应立即停止治疗，待症状消失后，再从较低的剂量重新开始。

2. 病人如有心力衰竭（包括无症状型）、肾衰竭、前列腺肥大、高血压、癫痫或三叉神经痛（或有上述疾病史者）应慎用，并严密观察，因雄激素可能引起水钠潴留。

3. 青春期前男孩应慎用，以免骨骺早闭或性早熟。

4. 有水肿倾向的肾脏病、心脏病患者慎用。

5. 本药胶丸必须整丸吞服，不可咀嚼。

【药物相互作用】

1. 与环孢素合用，环孢素毒性增强，引发肾脏损害、胆汁淤积、感觉异常等不良反应，应避免合用。

2. 与肾上腺皮质激素合用，可加重水肿。

3. 与口服抗凝药合用，出血的危险性增加。

4. 与巴比妥类合用，可使本药代谢加快，疗效降低。

5. 与普拉睾酮合用，产生协同雄激素效应，可引发肝脏毒性反应。

6. 与当归合用，抑制本药代谢，增加其雄激素效应和不良反应发生率。

7. 糖尿病患者应用本药，能够降低血糖，故应减少胰岛素的用量。

8. 与紫杉醇合用，可抑制紫杉醇的代谢，导致毒性增强。

【规格】胶丸剂：40mg。注射液：2ml：250mg。

美雄酮
Metandienone

【其他名称】去氢甲睾酮、去氢甲基睾丸素、甲睾烯龙。

【药理作用】本品是甲睾酮的去氢衍生物，蛋白同化作用与睾酮丙酸酯相似，但雄性激素作用较弱，约为后者的百分之一。本品能促进蛋白质合成，抑制蛋白质异生，维持正氮平衡，使食欲增进、肌肉增长、体重增加；能促使钙、磷在骨组织中沉积，促进骨细胞间质形成，加速骨钙化和骨生长；能促进组织新生和肉芽形成，加速创伤的修复。

【适应证】适用于慢性消耗性疾病，严重感染，创伤、烧伤、手术后等的康复，以及纠正应用肾上腺皮质激素引起的负氮平衡，骨质疏松，小儿发育不良，侏儒症等。

【用法用量】口服，成人开始时每日 10～30mg，分 2～3 次口服，维持量一日 5～10mg，4～8 周为一疗程，重复疗程应间隔 1～2 月。儿童每日 0.05mg/kg。

【不良反应】

1. 可有恶心、呕吐、消化不良、腹泻等。

2. 长期或大剂量使用可引起水钠潴留、水肿、黄疸及肝功能异常，女性患者可致月经紊乱、痤疮、多毛、声音变粗、阴蒂肥大等男性化反应。

【禁忌】

1. 对本药过敏者禁用。

2. 肝功能不全、肾病、前列腺癌、高血压、孕妇及哺乳期妇女禁用。

【注意事项】

1. 服用本品时应适量增加蛋白质、糖、维生素和矿物质等摄入以提高蛋白同化作用的疗效。

2. 本品不宜长期或大剂量使用。

【规格】片剂：1mg；2.5mg；5mg。

苯丙酸诺龙
Nandrolone Phenylpropionate

【其他名称】苯丙酸去甲睾酮。

【药理作用】本品为蛋白同化激素。既能增加由氨基酸合成蛋白质，又能抑制氨基酸分解生成尿素，纠正负氮平衡。同化作用较甲基睾酮强大而持久，雄激素作用较弱。可使钙、磷、钾、硫和肌酸蓄积，促进骨骼肌发育，躯体骨骼生长，体重增加。

【适应证】

1. 女性晚期乳腺癌姑息性治疗。

2. 伴有蛋白分解的消耗性疾病的治疗。

【用法用量】深部肌肉注射。

1. 女性转移性乳腺癌姑息性治疗：每周 25～100mg，肌肉注射。一般须持续 12 周，如有必要，治疗结束 4 周后，可进行第二个疗程。

2. 蛋白大量分解的严重消耗性疾病，如严重烧伤、慢性腹泻、大手术后等。每周 25～50mg，肌肉注射，同时须摄入充足的热量和蛋白质。

【不良反应】

1. 本品有轻微男性化作用，妇女使用后，可能会出现长胡须、粉刺增多、多毛症、声音变粗、阴蒂肥大、闭经或月经紊乱等反应。

2. 男性长期使用可能会有痤疮、精子减少、精液减少。

3. GOP、GTP 上升，黄疸。

4. 恶心、呕吐、消化不良、腹泻。

5. 水钠潴留，水肿。

6. 皮疹、颜面潮红。

【禁忌】

1. 对本药过敏者禁用。

2. 高血压、孕妇及前列腺癌、男子乳腺癌患者禁用。

【注意事项】

1. 心、肝、肾病患者，癌症骨转移患者，糖尿病患者，良性前列腺肥大患者慎用。

2. 儿童长期应用，可严重影响生长，可致早熟，应慎用。

3. 易引起水钠潴留，高血钾症者应慎用。

【药物相互作用】

1. 可增强抗凝血药双香豆素、华法林等的抗凝作用。

2. 与皮质激素合用，可使血糖升高。

【规格】注射剂（油溶液）：1ml：10mg；1ml：25mg。

司坦唑醇
Stanozolol

【其他名称】吡唑甲基睾丸素、吡唑甲氢龙。

【药理作用】本品为蛋白同化类固醇类药，具有促进蛋白质合成、抑制蛋白质异生、降低血胆固醇和三酰甘油、促使钙磷沉积和减轻骨髓抑制等作用，能使体力增强、食欲增进、体重增加。本品的蛋白同化作用较强，为甲睾酮的 30 倍，雄激素活性约为甲睾酮的 25%。

【适应证】

1. 遗传性血管神经性水肿的预防和治疗。

2. 严重创伤、慢性感染、营养不良等消耗性疾病。

3. 防治长期使用皮质激素引起的肾上腺皮质功能减退。

【用法用量】

1. 成人和青少年

（1）预防和治疗遗传性血管神经性水肿：口服，开始一次 2mg，一日 3 次，应根据病人的反应个体化给药。如治疗效果明显，可每间隔 1～3 月减量，直至每日 2mg 维持量。但减量过程中，须密切观察病情。

（2）用于慢性消耗性疾病、手术后体弱、创伤经久不愈等治疗：口服，一日 3 次，一次 2～4mg，女性酌减。

2. 小儿：用于遗传性血管神经性水肿，仅在发作时应用。6 岁以下，每日口服 1mg。6～12 岁，每日口服 2mg。

【不良反应】

1. 服药初期，下肢、颜面可能出现水肿，继续用药能自行消失。

2. 女性长期使用可能会有痤疮、多毛、阴蒂肥大、闭经或月经紊乱等症。

3. 男性长期使用可能会有痤疮、精子减少、精液减少。

4. 长期使用可有肝功能障碍、黄疸、肝坏死、诱发肝癌等。

5. 消化系统：恶心、呕吐、消化不良、腹泻。消化性溃疡患者服用本品可引起胃痛加剧、出血。

6. 电解质：水钠潴留、水肿。

【禁忌】

1. 对本药过敏者禁用。

2. 高血钙的乳腺癌、男性乳腺癌、癌症患者伴血钙高者、前列腺肥大、前列腺癌患者、肾炎或肾病患者及孕妇禁用。

3. FDA 对本药的妊娠安全性分级为 X 级。

【注意事项】

1. 卟啉症、前列腺肥大、糖尿病患者慎用。

2. 老年男性患者、儿童患者慎用。

【药物相互作用】

1. 能抑制凝血因子 II、V、VII 和 X，使凝血酶原时间可能延长。

2. 与环孢素合用可增加环孢素中毒的风险。

3. 与华法林合用有增加出血的可能。

【规格】片剂：2mg。

达那唑
Danazol

【其他名称】安宫唑、丹那唑、炔睾醇。

【药理作用】为弱雄激素，兼有蛋白同化作用和抗孕激素作用，但无孕激素和雌激素活性。其作用于下丘脑－垂体－卵巢轴，能抑制促性腺激素的分泌和释放，并作用于卵巢影响性激素的合成，使体内雌激素水平下降，抑制子宫内膜及异位子宫内膜组织生长，使其失活萎缩，导致不排卵及闭经，可持续达 6~8 个月之久。对纤维性乳腺病能有效地预防疼痛和结节。治疗遗传性血管性水肿时，增加血清 C_1 脂酶抑制物水平，导致补体系统 C_4 血清内的浓度升高。

【适应证】

1. 主要用于子宫内膜异位症的治疗。

2. 也可用于治疗纤维囊性乳腺炎、自发性血小板减少性紫癜、遗传性血管性水肿、系统性红斑狼疮、男性乳房发育、青春期性早熟。

【用法用量】

1. 子宫内膜异位症：口服，从月经周期第 1~3 天开始服用，每日 2 次，每次 200~400mg，一日总量不超过 800mg，连续 3~6 个月为一疗程，必要时可继续到第 9 个月（在肝功正常情况下）。

2. 纤维囊性乳腺炎：于月经开始后第 1 天服药，一次 50~200mg，每日 2 次，连用 3~6 个月。

3. 遗传性血管性水肿：开始一次 200mg，每日 2~3 次，直到疗效出现，维持量一般是开始量的一半或更少，在 1~3 个月或更长一段的间隔时间递减，根据治疗前发病的频率而定。急性发作时剂量可提高到 200mg。

4. 男性乳房发育：口服，每日 200~600mg。

5. 性早熟：口服，每日 200~400mg。

6. 血小板减少性紫癜：口服，每次 200mg，一日 2~4 次。

7. 血友病：口服，每天 600mg，连用 14 天。

8. 红斑狼疮：口服，每日 400~600mg。

【不良反应】

1. 较多见的不良反应：闭经，突破性子宫出血，并可有乳房缩小、音哑、毛发增多；可出现痤疮、皮肤或毛发的油脂增多、下肢浮肿或体重增多，症状与药量有关，是雄激素效应的表现。

2. 较少见的不良反应：血尿、鼻衄、牙龈出血、白内障（视力逐渐模糊）、肝功能异常、颅内压增高（表现为严重头痛、视力减退、复视、呕吐）、白细胞增多症、急性胰腺炎、多发性神经炎等。

3. 罕见的不良反应：女性阴蒂增大、男性睾丸缩小；肝脏功能损害严重时，男女均可出现巩膜或皮肤黄染。

4. 以下反应如果持续出现需引起注意：①由于雌激素效能低下，可使妇女有阴道灼热、干枯及瘙痒，或阴道出血。②可出现皮肤发红、情绪或精神状态的改变、神经质或多汗。③有时可出现肌痉挛性疼痛，属于肌肉中毒症状。

【禁忌】

1. 对本品过敏者禁用。

2. 血栓病患者、严重心肝肾功能不全者、异常性生殖器出血患者禁用。

3. 孕妇及哺乳期妇女禁用。

【注意事项】

1. 癫痫、偏头痛、糖尿病患者慎用。

2. 治疗期间注意肝功能检查。男性用药时，需检查精液量、黏度、精子数和活动力，每 3~4 月检查一次，特别是青年患者。

3. 女性开始应用时，应采取工具避孕，防止妊娠；一旦发生妊娠，立即停药并终止妊娠。

4. 对诊断性实验的影响：糖耐量试验、甲状腺功能试验可出现假阳性，血清总 T_4 可降低而血清 T_3 则可增加。

5. 使用本品时应注意有无心脏功能损害、肾脏功能损害、生殖器官出血及肝脏功能损害，对男性应注意睾丸大小。

6. 出现男性化症状，应停止治疗。

7. FDA 对本药的妊娠安全性分级为 X 级。

【药物相互作用】

1. 与胰岛素合用时，容易产生耐药性。

2. 与华法林合用时抗凝增效，容易发生出血。

3. 与环孢素、他克莫司合用，可增加后二者中毒的风险。

4. 与辛伐他汀合用，有增加横纹肌溶解的危险。

【规格】胶囊剂：100mg；200mg。

2.2 雌激素及其类似合成药物

雌二醇
Estradiol

【其他名称】求偶二醇。

【药理作用】本品是体内主要由卵巢成熟滤泡分泌的一种天然雌激素，能促进和调节女性性器官及副性征的正常发育。其主要药理作用为：①促使子宫内膜增生。②增强子宫平滑肌的收缩。③促使乳腺导管发育增生，但较大剂量能抑制腺垂体催乳素的释放，从而减少乳汁分泌。④抗雄激素作用。⑤降低血中胆固醇，并能增加钙在骨中的沉着。

【适应证】

1. 雌激素缺乏综合征，包括：①绝经后的更年期症状，或卵巢切除后的雌激素不足的症状。②与低雌激素水平相关的泌尿生殖器官萎缩，如阴道干燥、尿急。③预防具有骨折高危性因素（如绝经期妇女）的骨矿物质含量的丢失。

2. 垂体与卵巢内分泌失调引起的闭经、月经异常、功能性子宫出血、子宫发育不良。

3. 晚期转移性乳腺癌（绝经期后妇女）。

4. 晚期前列腺癌。

5. 用作避孕药，与孕激素类药合用抑制排卵。

6. 其他应用：退乳、前列腺增生、痤疮。

【用法用量】

1. 肌肉注射：①功能性子宫出血：每日 4 ~ 6mg，待血止后逐渐减量至每日或隔日 1mg，连用 3 周，继用黄体酮。②退乳：在乳房未胀前，每日肌肉注射 1 次 4mg，连用 3 ~ 5 日。

2. 口服：一天 1mg，如有子宫，应加用孕激素。

3. 外用凝胶剂：①已绝经妇女：每天早晨或晚间沐浴后涂 2.5g 于手臂、肩部、头颈部、腹部或大腿部，连用 24 天，自第 13 天开始加口服黄体酮，每日 100mg，连用 12 天，休息 1 周，再重复治疗。②尚未绝经妇女：于月经周期第 6 日开始，每日 2.5g，涂于皮肤，连用 25 天，自第 13 天加服黄体酮，每日 100mg。

4. 贴片：一般选择直接贴于下腹或臀部。连续使用 4 周为一周期，并于一周期的后 10 ~ 14 天加用醋酸甲孕酮 4mg，每天 1 次，连续 10 ~ 14 天。

【不良反应】大剂量可出现头晕、头痛、恶心、呕吐、乳房胀痛、阴道少量出血、子宫内膜过度增生、静脉和动脉血栓形成、胆汁淤积性黄疸、下体浮肿。

【禁忌】

1. 对本药过敏者禁用。

2. 肝肾功能不全者、妊娠期、乳腺或生殖系统癌症患者禁用。

【注意事项】

1. 用药前及用药期间应定期体检，包括血压、乳房、腹部及盆腔器官以及宫颈细胞涂片等。

2. 有乳腺癌家族史、乳腺结节、乳腺囊性纤维症、乳房 X 线像异常、严重高血压及心肾功能不全、脑血管或冠状动脉疾病、哮喘、皮肤过敏、癫痫、偏头痛、糖尿病或抑郁症患者慎用。

3. 凝胶剂不可口服，禁用于乳房、外阴和阴道黏膜。

【药物相互作用】与巴比妥类、卡马西平、利福平等肝药酶诱导剂合用，雌激素代谢增强，活性降低。

【规格】片剂：1mg。注射剂：1ml：2mg。凝胶剂：80g：0.06%。控释贴片：周效片 2.5mg；3 ~ 4 日效片 4mg。

氟维司群
Fulvestrant

【其他名称】芙仕得。

【药理作用】本品为竞争性的雌激素受体拮抗剂，其亲和力与雌二醇相似。本品可阻断雌激素而本身没有雌激素样作用。其作用机制与下调雌激素受体（ER）蛋白水平有关。体外研究证实，氟维司群是他莫昔芬耐药以及雌激素敏感的人乳腺癌（MCF – 7）细胞系生长的可逆性抑制制剂，在体外肿瘤研究中，氟维司群可延缓裸鼠体内人乳腺癌 MCF – 7 细胞异种移植物的植入。氟维司群可抑制已植入的 MCF - 7 异种移植物以及他莫昔芬耐药的乳腺肿瘤异种移植物的生长。对氟维司群耐药的乳腺肿瘤异种移植物可能对他莫昔芬也存在交叉耐药性。

【适应证】可用于在抗雌激素辅助治疗后或治疗过程中复发的，或是在抗雌激素治疗中进展的绝经后（包括自然绝经和人工绝经）雌激素受体阳性的局部晚期或转移性乳腺癌。

【用法用量】臀部缓慢肌注。成年女性（包括老年妇女）推荐剂量为每月给药 1 次，一次 250mg。尚缺乏更高剂量下中国患者使用的安全有效性信息。

【不良反应】主要的不良症状是胃肠功能紊乱。

【禁忌】

1. 对本品活性成分或任何辅料过敏的患者禁用。

2. 孕妇及哺乳期妇女禁用。

3. 严重肝功能损害的患者禁用。

【注意事项】

1. 轻度至中度肝功能损害的患者应慎用本品。

2. 严重肾功能损害的患者应慎用本品（肌酐清除率 < 30ml/min）。

3. 考虑到本品的给药途径为肌注，有出血体质或血小板减少症或正在接受抗凝剂治疗的患者应慎用本品。

4. 晚期乳腺癌妇女中常见血栓栓塞发生，这在临床研究中也被观察到。当给予高危患者本品治疗时应考虑到这一点。

5. 尚无氟维司群对骨骼作用的长期资料。考虑到氟维司群的作用机制，会有发生骨质疏松症的潜在危险。运动员慎用。

6. 本品不会或很少会影响患者驾驶和操作机械的能力。然而本品治疗期间常有虚弱无力的报告。对于有这些不良反应的患者在驾驶和操作机械时应特别谨慎。

7. 因尚未确定本品在儿童及青少年中的安全性和有效性，故不推荐在该年龄层中使用本品。

【规格】注射液：5ml：0.25g。

苯甲酸雌二醇
Estradiol Benzoate

【其他名称】苯甲酸求偶二醇。

【药理作用】雌激素类药。作用与雌二醇相同，可使子宫内膜增生，增强子宫平滑肌收缩，促使乳腺发育增生。大剂量抑制催乳素释放，对抗雄激素作用，并能增加钙在骨中沉着。

【适应证】

1. 补充雌激素不足，如萎缩性阴道炎、阴道干燥、女性性腺的功能不良、外阴干枯症、绝经期血管舒缩症状、卵巢切除、原发卵巢衰竭等。

2. 用于晚期前列腺癌。

3. 与孕激素类药物合用，能抑制排卵。

4. 闭经、月经异常、功能性子宫出血、子宫发育不良。

【用法用量】

1. 肌肉注射：①绝经期综合征：一次 1 ~ 2mg，一周 2 ~ 3 次。②子宫发育不良：一次 1 ~ 2mg，每 2 ~ 3 日一次。③功能性子宫出血：每日肌注 1mg，1 周后继续用黄体酮。④退乳：每日肌注 2mg，直至生效时为止。

2. 外用：每次 1.5g 涂于干净皮肤上（如手臂内侧、下腹部、腰部、臀和大腿等部位），每日 1 次，每月按日历 1 ~ 24 日连用，15 ~ 24 日每日并用口服甲羟孕酮片 4mg。

【不良反应】可有恶心、头痛、乳房胀痛，偶有血栓症、皮疹、水钠潴留等。

【禁忌】

1. 对本药过敏者禁用。

2. 血栓性静脉炎、肺栓塞患者，肝肾疾患者，与雌激素有关的肿瘤患者（如乳腺癌、阴道癌、子宫颈癌）及孕妇禁用。

【注意事项】

1. 用药期间定期进行妇科检查。

2. 子宫肌瘤、心脏病、癫痫、糖尿病及高血压患者慎用。

【药物相互作用】与降糖药合并使用时，可能减弱其降糖作用，应调整剂量。

【规格】注射剂：1ml：1mg；1ml：2mg。软膏剂：1.5g：1.35mg。

戊酸雌二醇
Estradiol Valerate

【药理作用】本品为天然雌二醇的戊酸盐，具有雌激素的药理作用，能促进和调节女性生殖器官和副性征的正常发育。

【适应证】

1. 补充雌激素不足，治疗女性性腺功能不良、闭经、更年期综合征等。

2. 用于晚期前列腺癌的治疗。

3. 与孕激素类药合用，能抑制排卵，可作避孕药。

【用法用量】

1. 肌肉注射：①补充雌激素不足：每次 5mg，每 4 周 1 次；②前列腺癌：每次 30mg，1～2 周 1 次，按需调整用量。

2. 口服：每日 1mg，饭后用水吞服，可根据病情酌情增减，按周期序贯疗法，每经过 21 天的治疗后，须停药至少 1 周。

【不良反应】乳房胀感、胃部不适、恶心、头痛、体重增加及子宫出血。

【禁忌】

1. 对本药过敏者禁用。

2. 已知或怀疑与雌激素有关的肿瘤（乳腺癌、性器官癌、较大子宫肌瘤等）患者、血栓性静脉炎患者、肺栓塞患者、子宫内膜异位症患者、未确诊的阴道不规则流血患者禁用。

3. 孕妇及哺乳期妇女禁用。

【注意事项】

1. 开始治疗前，应进行全面彻底的内科及妇科检查（包括乳房检查及宫颈的细胞涂片）。

2. 出现以下情况应立即停药：第一次发生偏头痛或频繁发作少见的严重头痛、突发性感觉障碍（如视觉或听觉障碍）、血栓性静脉炎或血栓栓塞的前发征兆（如异常的腿痛或腿肿、不明原因的呼吸或咳嗽时的刺痛感）、胸部疼痛及紧缩感、发生黄疸、肝炎、全身瘙痒、癫痫发作次数增加、血压显著增高。

3. 如果患者患有糖尿病、高血压、静脉曲张、耳硬化症、多发性硬化、癫痫、卟啉病、手足抽搐、小舞蹈病，应告知医生。所有患有上述疾病以及有静脉炎病史的患者，须在临床严密监护下用药。

4. 个别良性或恶性肝脏肿瘤患者，服用激素类药物后，可能发生危及生命的腹腔内出血。因此，若发生异常的上腹部症状，且短时间内不自行消失，应告诉医生。

【药物相互作用】

1. 肝酶诱导药物如巴比妥类、利福平、卡马西平、乙内酰脲类、甲丙氨酯等可影响本品的作用。

2. 与抗凝药合用时，本品可降低前者抗凝效应。

3. 与三环类抗抑郁药合用时，本品可增强前者的不良反应。

4. 与抗高血压药合用，可减低抗高血压的作用。

5. 与他莫昔芬合用，降低他莫昔芬的治疗效果。

6. 本品可增加钙剂的吸收。

【规格】片剂：0.5mg；1mg。注射剂：1ml：5mg；1ml：10mg。

炔雌醇
Ethinylestradiol

【其他名称】乙炔雌二醇。

【药理作用】为口服有效的强效雌激素。炔雌醇对下丘脑和垂体有正、负反馈作用。小剂量可刺激促性腺素分泌，大剂量则抑制其分泌，从而抑制卵巢的排卵，达到抗生育作用。

【适应证】

1. 补充雌激素不足，治疗女性性腺功能不良、闭经、更年期综合征等。

2. 用于晚期乳腺癌（绝经期后妇女）、晚期前列腺癌的治疗。

3. 与孕激素类药合用，能抑制排卵，可作避孕药。

【用法用量】

1. 性腺发育不全：一次 0.02～0.05mg，每晚 1 次，连服 3 周，第三周配用孕激素进行人工周期治疗，可用 1～3 个周期。

2. 更年期综合征：一日 0.02～0.05mg，连服 21 日，间隔 7 日再用，有子宫的妇女，于周期后期服用孕激素 10～14 天。

3. 乳腺癌：一次 1mg，一日 3 次。

4. 前列腺癌：一次 0.05～0.5mg，一日 3～6 次。

【不良反应】

1. 可有恶心、呕吐、头痛、乳房胀痛、腹胀等。

2. 偶有阴道不规则流血、闭经、尿频、尿痛、头痛、血压升高、皮疹、乳腺小肿块等。

【禁忌】

1. 对本药过敏者禁用。

2. 与雌激素有关的肿痛,如乳腺癌、子宫颈癌禁用(前列腺癌、绝经期后乳腺癌除外)。

3. 血栓性静脉炎、肺栓塞患者禁用。

【注意事项】

1. 肝、肾、心脏病患者,及子宫肌瘤、癫痫、糖尿病患者慎用。

2. 不明原因的阴道出血者不宜使用。

3. FDA 对本药的妊娠安全性分级为 X 级。

【药物相互作用】

1. 口服 1g 维生素 C 能使单次口服炔雌醇生物利用度提高到 60% ~ 70%。

2. 与孕激素类药合用,具有抑制排卵的协同作用,可用作避孕药。

3. 与紫杉醇合用,本药可导致紫杉醇血药浓度升高,毒性增强。

4. 本品可增加钙剂的吸收。

【规格】 片剂:5μg;12.5μg;20μg;50μg;500μg。

雌三醇
Estriol

【药理作用】 雌三醇是体内雌二醇的代谢产物,是主要存在于尿中的天然雌激素。其作用比雌二醇弱,主要作用于阴道和子宫颈,对子宫体及子宫内膜并无影响。能促进阴道黏膜血管新生和阴道上皮损伤愈合,同时能增强子宫颈细胞功能,使子宫颈肌纤维增生,从而增加宫颈弹性和柔软性。此外,对下丘脑和垂体有反馈性抑制作用,但不抑制排卵,仅对黄体产生明显影响。

【适应证】 绝经后妇女因雌激素缺乏而引起的泌尿生殖道萎缩和萎缩性阴道炎(即老年性阴道炎)。

【用法用量】

1. 阴道给药:晚上睡前洗净双手及外阴,去掉药物的外包装,取出药栓,用手指将药轻柔地推入阴道深处。常用剂量为一日 2mg,连续治疗 1 周,以后每周放置 1 粒维持。根据个体差异可酌情增加或减少用药剂量及间隔时间。

2. 乳膏剂:第 1 周内每天使用 1 次(0.5g),然后根据缓解情况逐渐减低至维持量(如每周使用 2 次)。有些尿失禁妇女可能需用较多的维持量。

绝经后妇女阴道手术前后,在手术前 2 周,每天使用 1 次(0.5g)软膏,术后 2 周内每周用药 2 次。

可疑宫颈涂片辅助诊断检查前 1 周内,每 2 天用药 1 次,每次用 0.5g 乳膏。本药应在晚上就寝前通过给药器将药物送至阴道。

【不良反应】 用药初期,偶有病人出现下腹胀或阴道灼热等症状,随着时间的延长,这些反应自行消失,一般不需处理。

【禁忌】

1. 对本药过敏者禁用。

2. 乳腺癌或生殖道恶性肿瘤;雌激素依赖肿瘤,如子宫内膜癌;不明原因的阴道流血;血栓性静脉炎;血栓栓塞性疾病者禁用。

3. 孕妇及哺乳期禁用。

【注意事项】

1. 患有以下疾病者须慎用:心脏病、肝脏病、肾脏病、高血压、糖尿病、癫痫、偏头痛(含既往史)、子宫内膜异位、乳房纤维囊肿、卟啉病、高脂血症及曾有孕期瘙痒、疱疹病史或服用雌激素时曾发生过耳硬化症者。

2. 如有宫颈糜烂,应做宫颈细胞涂片,防癌检查。

3. 按规定方法治疗无效时,不宜增加剂量或延长使用时间。

【药物相互作用】

1. 雌激素能增加皮质激素的药效。如果有必要,应降低皮质激素剂量。

2. 同时使用巴比妥、酰胺咪嗪、灰黄霉素、乙内酰脲和利福平可能降低雌三醇的效果。

3. 雌三醇可能改变口服抗凝血剂的有效性,增加琥珀酰胆碱、1,3 二甲基黄嘌呤和三乙酰夹竹桃霉素的药效。

【规格】 栓剂:0.5mg;1mg;2mg;乳膏剂:15g:15mg。

尼尔雌醇
Nilestriol

【其他名称】 雌三醚、戊炔雌三醇。

【药理作用】 本品为雌三醇的衍生物,为口服长效雌激素。特点与雌三醇相同,能选择性作用于阴道和子宫颈,而对子宫体及子宫内膜作用很小。

【适应证】 用于雌激素缺乏引起的绝经期或更年期综合征。

【用法用量】 口服:一次 5mg,每月 1 次,或一次 2mg,每两周 1 次。症状改善后维持量为每次

1～2mg，每月 2 次，3 个月为一个疗程。

【不良反应】

1. 轻度胃肠道反应，表现为恶心、呕吐、腹胀。

2. 突破性出血。

3. 乳房胀痛，白带增多。

4. 高血压。

5. 偶有肝功能损害。

【禁忌】

1. 对本药过敏者禁用。

2. 有雌激素依赖性肿瘤（如乳腺癌、子宫内膜癌、宫颈癌、子宫肌瘤史等）、血栓栓塞性疾病、高血压者禁用。

3. 孕妇及哺乳期禁用。

【注意事项】本品的雌激素活性虽较低，但仍有使子宫内膜增生的危险，故应每两个月给予孕激素 10 日以抑制雌激素的内膜增生作用，一般孕激素停用后可产生撤药性子宫出血。如使用者已切除子宫，则不需加用孕激素。

【药物相互作用】

1. 与普拉睾酮合用，可产生协同的雌激素效应，易发生不良反应，不宜合用。

2. 与左甲状腺素合用，可导致游离甲状腺素浓度降低。

3. 与酮康唑、伊曲康唑、克拉霉素合用，可增高雌激素血药浓度，需监测雌激素不良反应。

4. 可增加钙剂的吸收。

【规格】片剂：1mg；2mg；5mg。

结合雌激素
Conjugated Estrogens

【其他名称】妊马雌酮、共轭雌激素。

【药理作用】是从妊娠马尿中提取的一种水溶性天然结合型雌激素，其中含 50%～65% 雌酮硫酸钠和 20%～35% 孕烯雌酮硫酸钠。其作用与雌酮、雌二醇相同，特点是口服有效，不易被肝脏灭活，且不良反应较小。尚有较好的止血作用，能促使血管周围酸性黏多糖增加，并增强毛细血管和小血管壁功能；同时能使凝血酶原、第Ⅴ凝血因子等增加，可控制毛细血管出血及手术出血等。

【适应证】

1. 治疗中重度与绝经相关的血管舒缩症状。

2. 治疗外阴和阴道萎缩。

3. 预防和控制骨质疏松症。

4. 治疗因性腺功能减退、去势或原发性卵巢功能衰退所致的雌激素低下症。

5. 治疗某些女性和男性的转移性乳腺癌（仅用于缓解症状）。

6. 治疗晚期雄激素依赖性前列腺癌（仅用于缓解症状）。

【用法用量】

1. 治疗中重度血管舒缩症和与绝经相关的外阴及阴道萎缩：必须选择控制症状的最小剂量，用药尽量不要持续。①血管舒缩症，每天 0.3mg。②外阴和阴道萎缩每天 0.3～1.25mg，根据病人个体反应而定。可根据病人的个体情况采用周期方案（例如 25 天用药，5 天停药）进行适当治疗。

2. 治疗因性腺功能减退、去势或原发性卵巢功能衰竭所致的女性雌激素过少：①女性性腺功能减退：每天 0.3～0.625mg，周期性服用（如用药 3 周，停药 1 周）。剂量可根据症状的严重程度和子宫内膜反应进行调整。②女性去势或原发性卵巢功能衰竭：每天 1.25mg，周期性服用。依据症状的严重程度和病人的反应，剂量可调整，维持治疗量调整至能有效控制的最小剂量。

3. 治疗乳腺癌（仅为减轻症状）：推荐剂量为 10mg，每天 3 次，至少 3 个月为一疗程。

4. 治疗雄激素依赖的前列腺癌（减轻症状）：每天 1.25～2.5mg，一日 3 次。

5. 预防骨质疏松：每天 0.625mg。治疗可用周期方案（例如用药 25 天，停药 5 天的方案），根据病人的个体情况适当用药。

【不良反应】恶心和呕吐、乳房触痛或增大、子宫良性肿瘤增大、体液过量潴留（这一点可引起某些疾病加剧，如气喘、癫痫、偏头痛、心脏病或肾脏病）、体重增加、甘油三酯升高、皮肤出现暗黑斑（尤其是在面部）。

【禁忌】

1. 对本药过敏者禁用。

2. 有雌激素依赖性肿瘤（如乳腺癌、子宫内膜癌、宫颈癌、子宫肌瘤史等）、血栓栓塞性疾病、肝功能不全或肝脏疾病、诊断不明的生殖道异常出血及高血压者禁用。

3. 孕妇及哺乳期禁用。

【注意事项】

1. 患有以下疾病者须慎用：心脏病、肝脏病、肾脏病、高血压、糖尿病、癫痫、偏头痛（含既往史）、子宫内膜异位、乳房纤维囊肿、卟啉病、高脂血症及曾有孕期瘙痒、疱疹病史或服用雌激素时曾发生过耳硬化症者。

2. 长期单独使用须加孕激素。

【药物相互作用】

1. 与普拉睾酮合用，可产生协同的雌激素效应，易发生不良反应，不宜合用。

2. 与左甲状腺素合用，导致游离甲状腺素浓度降低。

3. 与酮康唑、伊曲康唑、克拉霉素合用，可增高雌激素血药浓度，需监测雌激素不良反应。

4. 可增加钙剂的吸收。

【规格】 片剂：0.25mg；0.3mg；0.625mg；0.9mg；1.25mg；2.5mg。注射液：1ml：20mg。

己烯雌酚
Diethylstilbestrol

【其他名称】 乙蔗酚、雌性素、人造求偶素、二乙蔗酚。

【药理作用】 本品为人工合成的非甾体雌激素，口服作用为雌二醇的 2～3 倍。主要作用有：①促使女性器官及副性征正常发育。②促使子宫内膜增生和阴道上皮角化。③减轻妇女更年期或妇科手术后因性腺功能不足而产生的全身性紊乱。④增强子宫收缩，提高子宫对催产素的敏感性。⑤小剂量刺激而大剂量抑制垂体前叶促性腺激素及催乳激素的分泌。⑥抗雄激素作用。

【适应证】

1. 补充体内雌激素不足，如萎缩性阴道炎、女性性腺发育不良、绝经期综合征、老年性外阴干枯症及阴道炎、卵巢切除后、原发性卵巢缺如。

2. 前列腺癌不能手术治疗的晚期患者。

3. 预防产后泌乳、退（或回）乳。

【用法用量】

1. 闭经：口服小剂量，刺激腺垂体分泌促性腺激素，一日不超过 0.25mg。

2. 人工月经周期：每日服 0.25mg，连用 20 天，待月经后再用同法治疗，共 3 个周期。

3. 月经周期延长及子宫发育不全：每日服 0.1～0.2mg，持续半年，经期停服。

4. 功能性子宫出血：每晚服 0.5～1mg，连服 20 天。

5. 绝经期综合征：每日服 0.25mg，症状控制后改为每日 0.1mg（如同时每日舌下含服甲基睾酮 5～10mg 效果更好）。

6. 退乳：每次口服 5mg，一日 2～3 次，连服 3 天；或肌肉注射 4mg，每日 1 次，连用 3～5 天，同时紧束乳房，少进液体。

7. 老年性阴道炎：阴道塞药，每晚塞入 0.2～0.4mg，共用 7 天。

8. 配合手术用于前列腺癌：每日 3mg，分 3 次服，连用 2～3 月。维持量每日 1mg。

9. 因子宫发育不良及子宫颈分泌物黏稠所致不育症：以小剂量促使宫颈黏液稀薄，精子易透入，于月经后每日服 0.1mg，共 15 天，疗程 3～6 月。

10. 稽留流产（妊娠 7 个月以内死胎，经 2 个月或以上仍未娩出）：每次服 5mg，一日 3 次，5～7 日为一疗程，停药 5 天，如无效可重复一疗程。

【不良反应】

1. 可有不规则的阴道流血、子宫肥大、尿频或小便疼痛。

2. 可引发血栓症以及心功能不正常。

3. 可引起肝功能异常、高脂血症、钠潴留。

4. 可引起消化道恶心、呕吐、厌食症状和头痛、头晕等精神症状。

【禁忌】

1. 孕妇及哺乳期禁用（可能引起第二代女性阴道腺病及腺癌发生率升高，男性生殖道异常及精子异常发生率增加）。

2. 有血栓性静脉炎和肺栓塞病史者禁用。

3. 与雌激素有关的肿瘤患者及未确诊的阴道不规则流血患者、高血压患者禁用。

4. 对本药过敏者禁用。

【注意事项】

1. 下列患者慎用：心功能不全、癫痫、糖尿病、肝肾功能障碍、精神抑郁等。

2. 长期使用应定期检查血压、肝功能、阴道脱落细胞，每年进行一次宫颈防癌刮片。

3. 对诊断的干扰：使美替拉酮试验反应减低，去甲肾上腺素导致的血小板凝集试验增加，BSP 试验滞留增加。

4. 应按指定方法服药，中途停药可导致子宫出血。

【药物相互作用】

1. 本品与抗凝药同用时，可降低后者抗凝效应。

2. 本品与卡马西平、苯巴比妥、苯妥英钠、扑米酮、利福平等同时使用，可减低本品的效应。

3. 本品与抗高血压药同用时，可减低抗高血压药的作用。

【规格】片剂：0.1mg；0.25mg；0.5mg；1mg；2mg。
注射液：1ml：0.5mg；1ml：1mg；1ml：2mg。

氯烯雌醚
Chloritrianisene

【药理作用】本品为非甾体雌激素类药，其活性较己烯雌酚弱。能调节垂体前叶释放促性腺激素，通过减少下丘脑促黄体生成素释放因子的释放，使促卵泡激素（FSH）、促黄体生成激素（LH）从垂体的释放减少。由于其引起垂体前叶和肾上腺皮质机能亢进的作用较雌激素弱，长期服用不会引起垂体肿大和肾上腺增生，作用比较温和，人体耐受性好。

【适应证】
1. 治疗妇女更年期综合征及手术后因雌激素缺乏所引起的症状。
2. 青春期功能失调性子宫出血。
3. 妇女性腺功能不全的雌激素替代治疗。
4. 男性前列腺肥大。

【用法用量】
1. 妇女更年期综合征及手术后因雌激素缺乏所引起的症状：每日4～12mg，分2～3次服用，饭后服。20～22天为一疗程，停药后8～10天，再开始另一疗程。
2. 青春期功能失调性子宫出血：每日20～80mg，分2～3次服用，止血后酌情递减，每日维持量8mg。
3. 妇女性腺功能不全：每日8～12mg，分2～3次服用，连服21日，停药7日再开始下一疗程。
4. 前列腺肥大：每日12～24mg，分2～3次服用，4～8周为一疗程，必要时可延长。

【不良反应】偶见轻微胃部不适、恶心、呕吐、头晕、乳房胀痛、阴道出血、嗜睡、尿频、尿痛、头痛、腹痛、胸痛、皮疹等。

【禁忌】
1. 本药过敏者禁用。
2. 诊断未明确的妇科出血、有胆汁淤积性黄疸病史、血栓病史、乳腺癌及已诊断或怀疑的雌激素依赖性肿瘤患者禁用。
3. 孕妇及哺乳期妇女禁用。

【注意事项】
1. 下列情况慎用：哮喘、心功能不全、癫痫、精神抑郁、偏头痛、肾肝功能异常、良性乳房病、子宫肌瘤、高血压、冠心病、糖尿病、子宫内膜异位症、胆石症、高血钙合并肿瘤或骨代谢病等。
2. 对诊断的干扰：①去甲肾上腺素促进血小板凝集试验。②BSP 潴留增加。③血清结合 T_4 增加、T_3 下降。④抗凝血酶Ⅲ、维生素 B_6 排泄，血清叶酸含量下降。
3. 用药期间应注意检查血压、肝功能及巴氏涂片，每6～12 个月进行一次妇科检查。

【药物相互作用】
1. 与抗凝药合用抗凝作用减弱。
2. 与苯巴比妥、苯妥英钠、扑米酮合用，可使本品作用降低。
3. 与三环类抗抑郁药合用时，后者不良反应增加，效应减弱。

【规格】滴丸剂：4mg。

普罗雌烯
Promestriene

【其他名称】甲丙雌二醚、普鲁雌醚、普罗雌醚。

【药理作用】本品为化学合成的甾体类雌激素。对女性生殖道底部黏膜处产生局部雌激素作用。本品是局部用药，在阴道内使用后不会对远离阴道的器官产生全身性的雌激素效应。

【适应证】
1. 冷霜或乳膏：用于外阴、前庭部及阴道环部的萎缩性病变。
2. 阴道胶囊：用于因雌激素不足引起的阴道萎缩；宫颈、阴道和外阴的黏膜部分因分娩、局部手术或物理疗法（如激光、冷冻或烧灼等）等引起损伤的迁延不愈，结痂延迟。

【用法用量】
1. 冷霜或乳膏：每日1～2次，将足量的乳膏涂满需要治疗部位的表面。如病因持续（例如绝经、卵巢切除、使用雌-孕激素避孕），或者影响因素持续存在（如放射治疗），则有必要进行持续治疗。
2. 阴道胶囊：通常每日1粒，一个疗程20天。将湿润过的软胶囊放入阴道深部。如病因持续（如绝经、卵巢切除、使用雌-孕激素避孕）或者影响因素持续存在（如放射治疗），则有必要进行持续治疗。

【不良反应】刺激、瘙痒、过敏反应等。

【禁忌】

1. 本药过敏者禁用。

2. 诊断未明确的妇科出血及有雌激素依赖性肿瘤患者禁用。

3. 孕妇禁用。

【注意事项】阴道狭窄、脱垂及子宫内膜异位症或子宫肌瘤者慎用。

【药物相互作用】人参可致雌激素作用过度，合用应谨慎。

【规格】阴道胶囊：10mg。乳膏或冷霜：15g：1%；30g：1%。

2.3 孕激素类

黄体酮
Progesterone

【其他名称】黄体素、孕酮、孕烯二酮。

【药理作用】本品为卵巢黄体分泌的一种天然孕激素，在体内对雌激素激发过的子宫内膜有显著形态学影响，为维持妊娠所必需。其药理作用主要为：①在月经周期后期能使子宫黏膜内腺体生长，内膜增厚，为受精卵着床提供有利条件，在受精卵植入后，胎盘形成，可减少妊娠子宫的兴奋性，抑制其活动，使胎儿能安全生长。②在与雌激素共同作用时，促使乳房充分发育，为产乳做准备。③使子宫颈口闭合，黏液减少变稠，使精子不易穿透；大剂量时通过对下丘脑的负反馈，抑制垂体促性腺激素的释放，使卵泡不能发育成熟，抑制卵巢的排卵过程。

【适应证】用于月经失调，如闭经和功能性子宫出血、黄体功能不足、先兆流产和习惯性流产（因黄体不足引起者）、经前期紧张综合征的治疗。

【用法用量】

1. 肌肉注射：①先兆流产：一般 10～20mg，用至疼痛及出血停止。②习惯性流产史者：自妊娠开始，一次 10～20mg，每周 2～3 次。③功能性子宫出血：用于撤退性出血血色素低于 70g/L 时，一日 10mg，连用 5 天，或一日 20mg，连续 3～4 天。④闭经：在预计月经前 8～10 天，每日肌注 10mg，共 5 天；或每日肌注 20mg，用 3～4 天。⑤经前期紧张综合征：在预计月经前 12 天注射 10～20mg，连续 10 天。

2. 口服：①与雌激素（如结合雌激素、倍美力）联合使用，倍美力片口服 1.25mg，每日 1 次，共 22 天；服用倍美力片第 13 天起服用本品，口服 200mg，每日 2 次，共 10 天。②用于先兆流产和习惯性流产、经前期紧张综合征、无排卵型功血和无排卵型闭经，常规剂量为每日 200～300mg，1 次或 2 次服用，每次剂量不得超过 200mg，服药时间最好远离进餐时间。

【不良反应】

1. 偶见恶心、头晕及头痛、倦怠感、荨麻疹、乳房肿胀等。

2. 长期连续应用可出现月经减少或闭经、肝功能异常、浮肿、体重增加等，并容易发生阴道真菌感染。

【禁忌】

1. 对本药过敏者禁用。

2. 肝功能不全、不明原因阴道出血、动脉疾患高危者、乳腺癌患者禁用。

3. 孕妇禁用。

【注意事项】

1. 慎用于心血管疾患、肾功能不全、糖尿病、哮喘、癫痫、偏头痛或其他可能加重体液潴留的患者。

2. 每日用量过高时可能有嗜睡，减量可避免。

3. 长期连续应用可使肝功能异常。

4. 经前紧张症是否存在黄体酮缺乏尚无定论，故使用黄体酮治疗还有争议。

5. 对早期流产以外的患者投药前应进行全面检查，确定属于黄体功能不全再使用。

【药物相互作用】

1. 苯巴比妥、苯妥英钠、利福平等药物由于对细胞色素 P450 具有诱导作用，可以减弱本品的药效。

2. 与酮康唑合用，可增加黄体酮的血药浓度。

3. 进食时口服黄体酮，黄体酮的生物利用度提高。

【规格】胶囊剂：100mg。注射液：1ml：10mg；1ml：20mg。

甲羟孕酮
Medroxyprogesterone

【其他名称】甲孕酮、安宫黄体酮。

【药理作用】本品为作用较强的孕激素，无雌激素活性。作用于子宫内膜，促进子宫内膜增殖分泌，完成受孕准备，有保胎作用；通过对下丘脑的负反馈，抑制垂体前叶促黄体生成激素的释放，抑制卵巢的排卵过程。抗癌作用可能与抗雌激素作用有关。

【适应证】

1. 用于月经不调、功能性子宫出血、先兆流产或习惯性流产及子宫内膜异位症等。

2. 用于不能手术、复发性或转移性激素依赖性肿瘤的姑息治疗或辅助治疗，如子宫内膜癌、晚期乳腺癌、肾癌等。

3. 大剂量可用作长效避孕针。

【用法用量】

1. 子宫内膜癌：①普通片：每次 100mg，一日 3 次；或每次 500mg，一日 1 次或 2 次。至少服用 1 个月，有效者可长期服用，作为肌注后的维持量。②分散片：每日 0.2~0.4g。

2. 肾癌：分散片，每日 0.2~0.4g。

3. 乳腺癌：①普通片：每次 500mg，一日 1 次或 2 次，至少服用 1 个月，有效者可长期服用。性激素疗法至少需要治疗 8~10 周才有反应。②分散片：每日 0.2~0.4g。

4. 各种癌症病人恶病质及疼痛的姑息治疗：分散片，每日 0.5~1g。

5. 各种癌症化疗时骨髓保护作用：分散片，每日 0.5~1g，由化疗前一周用至一个疗程后一周。

6. 功能性闭经：分散片，每日 4~8mg，连用 5~10 日。

7. 前列腺癌：胶囊剂，每次 500mg，一日 1 次或 2 次，至少服用 1 个月，有效者可长期服用。

8. 功能性子宫出血和继发性闭经：自月经周期第 16~21 日开始，每日 2.5~10mg，连服 5~10 日。

9. 子宫内膜异位症：①口服，从每日 6~8mg 开始服，逐渐增至每日 20~30mg，连服 6~8 周。②肌肉注射，每次 50mg，一周 1 次；或每次 100mg，每 2 周 1 次，连用 6 个月以上。

10. 避孕：肌肉注射每 3 个月 1 次，每次 150mg，于月经来潮第 2~7 日深部肌肉注射。

【不良反应】

1. 与其他孕酮类药物相似，可能出现乳房痛、溢乳、闭经、子宫颈糜烂或子宫颈分泌改变以及男性乳房女性化。

2. 精神方面：神经质、失眠、嗜睡、疲劳、头晕。

3. 皮肤与黏膜：瘙痒、荨麻疹、血管神经性水肿、全身性皮疹及无防御性反应等，少数病例

有痤疮、脱发或多毛。

4. 胃肠道：恶心及消化不良，尤其会发生在较大剂量。

5. 可能产生类似肾上腺皮质醇反应及高血钙反应，偶有阻塞性黄疸的报道。

【禁忌】

1. 对醋酸甲羟孕酮及本品其他任何成分过敏者禁用。

2. 各种血栓栓塞性疾病（血栓性静脉炎、肺栓塞等）、严重肝功能损害、因肿瘤骨转移产生的高钙血症、月经过多者禁用。

3. 妊娠或哺乳期妇女禁用。

【注意事项】

1. 本药须在有经验的临床医师指导下使用，一旦出现因该药增强凝血机制而致血栓栓塞症状如偏头痛、视力减退、复视等情况应立即停药。

2. 在连续大剂量应用时，应注意有无高血压、水钠潴留、高血钙症状等，如出现这些症状应调整用药。

3. 本品可能会引起一定程度体液滞留，患有癫痫、偏头痛、气喘、心脏功能不全或肾脏功能不全者，使用本品时应注意观察。

4. 妊娠 4 个月内、有精神抑郁病史者慎用。某些病人使用孕激素时，对葡萄糖耐受性降低，因此糖尿病患者应慎用。

5. 部分妇女有不规则出血等。如发生出血，可根据出血量加服炔雌醇 0.05~0.1mg，连服 3 日即可止血。

6. 长期用药需注意检查肝功能。

7. FDA 对本药的妊娠安全性分级为 X 级。

【药物相互作用】

1. 与化疗药物合并使用，可增强其抗癌效果。

2. 与肾上腺皮质激素合用可促进血栓症发生。

3. 与氨鲁米特合用，氨鲁米特的生物利用度显著降低。

【规格】片剂：2mg；3mg；4mg；5mg；10mg；200mg；500mg。分散片：250mg。胶囊剂：100mg；250mg。注射液：1ml：100mg；1ml：150mg。

甲地孕酮
Megestrol

【其他名称】去氢甲孕酮。

【药理作用】本品为高效孕激素，对垂体促性

腺激素的释放有一定的抑制作用,但比左炔诺孕酮和炔诺酮为弱。不具有雌激素和雄激素样活性,但有明显抗雌激素作用。与雌激素合用,抑制排卵。

【适应证】

1. 用于晚期乳腺癌和子宫内膜癌的姑息性治疗(即不能手术、复发性或转移性),但不能替代目前接受的手术、放疗或化疗。对肾癌、前列腺癌和卵巢癌也有一定疗效,并可改善晚期肿瘤患者的食欲和恶病质。

2. 治疗月经不调、功能性子宫出血、子宫内膜异位症。

3. 作为短效复方口服避孕片的孕激素成分应用。

【用法用量】

1. 闭经(雌激素水平足够时):一次 4mg,一日 2~3 次,连服 2~3 日,停药 2 周内即有撤退性出血。

2. 功能性子宫出血:一日 4~8mg,共 20 天,自月经第 5 天服。

3. 子宫内膜异位症:一次 4~8mg,一日 1~2次,自月经第 5 天服,连服 3~6 个月。

4. 乳腺癌:一次 40mg,一日 4 次,一日 160mg,至少连用 2 个月。

5. 子宫内膜癌:一次 10~80mg,一日 4 次,或一次 160mg,每日 1 次,至少连用 2 个月。

【不良反应】与其他孕酮类药物相似,但一般较轻。

1. 体重增加:为本品常见不良反应,是由于体内脂肪和体细胞体积增加所致,而不一定伴有液体潴留。对于晚期癌症恶病质及体重下降患者,这种副作用常常是有益的。

2. 血栓栓塞现象:罕见报道,包括血栓性静脉炎及肺动脉栓塞。

3. 其他反应:可引起乳房痛、溢乳、阴道流血、月经失调、脸潮红。也有肾上腺皮质醇作用,表现为满月脸、高血压、高血糖。子宫出血发生率为1%~2%。偶见恶心及呕吐,罕见呼吸困难、心衰、皮疹等反应。

【禁忌】

1. 对本品过敏者禁用。

2. 伴有严重血栓性静脉炎、血栓栓塞性疾病、严重肝功能损害和因骨转移产生的高钙血症患者禁用。

3. 妊娠诊断试验、乳房肿块者、孕妇禁用。

【注意事项】

1. 子宫肌瘤、有血栓病史、高血压、糖尿病、哮喘、癫痫、偏头痛、精神抑郁患者慎用。

2. 长期用药注意肝功能及乳房检查。

3. FDA 对本药的妊娠安全性分级为 X 级。

【药物相互作用】与利福平、苯巴比妥、氨苄西林、非那西丁及吡唑酮类合用,产生肝微粒体酶效应,加速本药的体内代谢,致子宫内膜突破出血。

【规格】片剂:1mg;4mg;40mg;160mg。分散片:40mg;160mg。胶囊剂:80mg;160mg。

环丙孕酮
Cyproterone

【其他名称】环甲氯地孕酮。

【药理作用】本品为 17-羟孕酮类衍生物,具有很强的抗雄激素作用,也有孕激素活性。能抑制垂体促性腺激素的分泌,使体内睾酮水平降低。对男性尚能抑制精子生成,明显减少精子数及其活动度,降低精液生化组成及精子穿透宫颈黏液的能力,且都是可逆的。

【适应证】

1. 治疗男性性欲异常、妇女多毛症、痤疮、青春期早熟及前列腺癌等。

2. 对各种性变态(如同性恋、露阴癖、窥阴癖、恋童癖等)和异性恋者的性欲亢进具有抗性欲治疗效果。

3. 与雌激素合用作短效口服避孕药。

【用法用量】

1. 降低男性性欲倒错的冲动:开始剂量,每次 50~100mg,一日 2~3 次,获满意效果后,给予最低维持量(每次 25mg,一日 2 次)。停药时应逐渐减少用量后停用。

2. 不宜手术的前列腺癌:每次 100mg,一日2~3 次。

3. 女性雄激素化的严重体征(如严重多毛症、雄激素依赖性脱发、痤疮、脂溢性皮炎):育龄妇女在周期的第 1 天开始治疗,闭经妇女可即刻开始治疗。周期第 1~10 天,每日 100 mg,同时服用孕激素制剂。21 天后停药 7 天,然后开始下个周期。如停药期未发生出血,则必须中止治疗,并在恢复用药前排除妊娠可能。

【不良反应】

1. 男性病人:精子发生受到抑制,偶见男子女性型乳房、骨质疏松。

2. 女性病人：乳房胀感、疲劳、精力下降，偶见短暂的内心不宁或情绪抑郁。可能发生体重变化，罕见过敏反应和皮疹。

【禁忌】

1. 对本药过敏者禁用。

2. 妊娠或哺乳期禁用。

3. 肝功能障碍、黄疸史或上次妊娠期间出现持续瘙痒疱疹史、Dubin－Johnson 综合征、Rotor 综合征、肝脏肿瘤、消耗性疾病、严重的慢性抑郁症、血栓栓塞疾病、伴有血管变化的重度糖尿病、镰状细胞贫血患者禁用。

【注意事项】

1. 本药影响驾驶和机器操作的能力。

2. 乙醇能降低本品作用，故对慢性酒精中毒者无效。

3. 本药不得在青春期结束前使用。

4. 治疗期间应定期检查肝功能、肾上腺皮质功能与红细胞计数。对糖尿病患者必须进行严格的医疗监护。

5. 大剂量治疗时，个别病例可能会感到气短。

6. 在开始治疗前，应对妇女进行彻底的全面体检和妇科检查，育龄妇女必须排除妊娠。

【药物相互作用】

1. 乙醇能降低本品药效。

2. 糖尿病患者应用本药，能够降低血糖，故应减少胰岛素或口服降糖药的用量。

【规格】片剂：50mg。

地屈孕酮
Dydrogesterone

【其他名称】去氢黄体酮、去氢孕酮、6－去氢逆孕酮。

【药理作用】本品是一种口服孕激素，可使子宫内膜进入完全的分泌相，从而可防止由雌激素引起的子宫内膜增生和癌变风险。无雌激素、雄激素及肾上腺皮质激素作用。不产热，且对脂代谢无影响。

【适应证】用于治疗内源性孕酮不足引起的疾病，如痛经、子宫内膜异位症、继发性闭经、月经周期不规则、功能失调性子宫出血、经前期综合征、孕激素缺乏所致先兆性流产或习惯性流产、黄体不足所致不孕症。

【用法用量】

1. 痛经：月经周期的第 5～25 天，每日 2 次，每次 10mg。

2. 子宫内膜异位症：月经周期的第 5～25 天，每天 2～3 次，每次 10mg。

3. 功能失调性子宫出血：①止血：每次 10mg，每日 2 次，连续 5～7 天。②预防出血：月经周期的第 11～25 天，每次 10mg，每日 2 次。

4. 闭经：月经周期第 1～25 天，每日服用雌二醇，每天 1 次。月经周期的第 11～25 天，联合用地屈孕酮，每天 2 次，每次 10mg。

5. 经前期综合征：月经周期第 11～25 天，每日 2 次，每次 10mg。

6. 月经不规则：月经周期第 11－25 天，每日 2 次，每次 10mg。

7. 先兆流产：起始剂量为 1 次口服 40mg，随后每 8 小时服 10mg，至症状消失。

8. 习惯性流产：每日 2 次，每次 10mg，至怀孕 20 周。

9. 内源性孕酮不足导致的不孕症：月经周期第 14～25 天，每日 10mg。治疗应至少持续 6 个连续的周期。

【不良反应】

1. 极少数病人可出现突破性出血，一般增加剂量即可防止。

2. 可能发生其他孕激素治疗中的不良反应，如轻微出血、经期血量的改变、闭经、不适、呕吐、腹痛、肝功能改变、黄疸（少见）、乳房疼痛、瘙痒、皮肤过敏、荨麻疹、抑郁情绪、头痛、偏头痛、精神紧张、水肿、性欲改变。

【禁忌】

1. 对本药过敏者禁用。

2. 严重肝功能障碍、肝脏肿瘤、Dubin－Johnson 综合征、Rotor 综合征、黄疸患者禁用。

3. 妊娠期或应用性激素时产生或加重的疾病或症状（如严重瘙痒症、阻塞性黄疸、妊娠期疱疹、卟啉病和耳硬化症）禁用。

4. 不明原因的阴道出血者禁用。

【注意事项】

1. 与雌激素联合使用进行激素替代治疗时应注意雌激素的禁忌和注意事项。长期采用孕激素雌激素联合用药者应每年定期进行全面体检，包括妇科及乳房 X 线检查。

2. 出现不正常的阴道出血时，应做进一步的检查。

3. 以孕激素为主要成分的口服避孕药可能会增加抑郁症的机会。有抑郁症史的患者在孕激素治疗过程中，应密切观察。

【药物相互作用】尚不明确。

【规格】片剂：10mg。

替勃龙
Tibolone

【其他名称】甲异炔诺酮。

【药理作用】本品为合成激素，兼具弱雌激素、孕激素和雄激素活性。本品具有明显的组织特异性作用，在骨、大脑的体温中枢（潮热）和阴道表现为温和雌激素和孕激素作用；在乳房组织表现为明显的孕激素和抗雌激素作用；在子宫内膜表现为温和雄激素和孕激素作用。本品能够抑制绝经后妇女的促性腺激素水平，抑制生育期妇女的排卵，抑制绝经后妇女骨丢失。绝经期症状特别是血管舒缩症状如潮热、多汗等均受到抑制，对性欲和情绪也都有良好的作用。

【适应证】自然绝经和手术绝经所引起的更年期综合征。

【用法用量】本品应整片吞服，不可咀嚼，最好每天能固定在同一时间服用。剂量为每天 1 片（2.5mg），一般在几周内症状即可改善，但至少连续服用 3 个月方能可获得最佳效果。

【不良反应】偶见阴道出血或点滴出血，主要出现在服药的第一个月。其他已观察到的副反应包括：头痛和偏头痛，水肿，眩晕，瘙痒，体重增加，恶心，腹痛，皮疹和抑郁，皮脂分泌过多，面部毛发生长增加，肝功能指标变化。

【禁忌】

1. 对本药过敏者禁用。

2. 妊娠和哺乳期妇女禁用。

3. 已确诊或怀疑的激素依赖性肿瘤、严重肝病、血栓性静脉炎、血栓栓塞形成等心血管疾病或脑血管疾病及原因不明的阴道流血者禁用。

【注意事项】

1. 本品不可作为避孕药使用。

2. 妇女绝经前并有正常周期者如服用本品，其正常周期可能被干扰，因为本品具有抑制排卵的作用，故建议用于绝经 1 年以后的妇女。

3. 如不规则阴道出血发生在用药 1 个月后或用药期间，应找医生检查。

4. 如已用其他激素替代疗法而要改服本品时，宜先用孕激素撤退出血后再开始服用，以免因子宫内膜已增厚而引起出血。

5. 长期服用具有激素活性甾体化合物，应定期进行体检。

6. 少数病人在服药期间可出现阴道出血，如超过推荐剂量引起阴道出血的比例更高，当服用高于推荐剂量时，应定期加服孕激素。

7. 如出现静脉栓塞症状、肝功能异常、胆道阻塞性黄疸则应立即停药。

8. 病人如有下述情况应严密观察：①肾病、癫痫或偏头痛、三叉神经痛及有上述疾病史者。因本品偶尔可引起液体潴留。②高脂血症，尤其是低密度脂蛋白增高者，因在服用本品者中曾发现血脂变化。③糖代谢异常者。本品可减低糖耐量，因此需要增加胰岛素或其他降糖药的用量。

9. 应定期检查乳房、子宫内膜增生情况和可能出现的男性化体征。

【药物相互作用】

1. 巴比妥类药、卡马西平、海洛因、利福平等酶诱导剂加速本药代谢，降低其活性。

2. 与抗凝剂合用，可增强抗凝效果。

3. 与胰岛素及其他降糖药合用，需增加降糖药的用量。

4. 与左甲状腺素合用，本药可致游离甲状腺素浓度降低。

5. 与三环类抗抑郁药合用，可导致三环类抗抑郁药疗效降低、毒性增加。

【规格】片剂：2.5mg。

雷洛昔芬
Raloxifene

【药理作用】本品为选择性雌激素受体调节剂，对雌激素作用的组织有选择性的激动或拮抗活性。它是一种对骨骼和部分对胆固醇代谢（降低总胆固醇和低密度脂蛋白胆固醇）的激动剂，但对下丘脑、子宫和乳腺组织无作用。

【适应证】主要用于预防和治疗绝经后妇女的骨质疏松症（能显著地降低椎体骨折发生率，但髋部骨折发生率的降低未被证实）。

【用法用量】每日口服60mg，可以在一天中的任何时候服用且不受进餐的限制。

【不良反应】开始治疗的4个月静脉血栓栓塞

事件的危险性最大，可能出现流感综合征。少数出现潮热、出汗和外阴阴道干燥。可能出现血AST、ALT轻度升高。

【禁忌】

1. 对本药过敏者禁用。

2. 妊娠期禁用。

3. 静脉血栓栓塞性疾病者、肝功能减退（包括胆汁淤积）、严重肾功能减退者、难以解释的子宫出血者、子宫内膜癌者禁用。

【注意事项】

1. 本品不适用于男性患者。

2. 本品对减少血管扩张（潮热）无作用，对其他与雌激素有关的绝经期症状也无效。

3. 如需长期服用，建议同时补钙和维生素D。

4. 以往用过雌激素使甘油三酯升高者不宜使用。

【药物相互作用】

1. 同时服用华法林，能轻度减少凝血酶原时间。

2. 与消胆胺（或其他阴离子交换树脂）同时服用，可显著减低雷洛昔芬的吸收和肠肝循环。

【规格】片剂：60mg。

2.4　促性腺激素

绒促性素
Chorionic Gonadotrophin

【其他名称】绒毛膜促性腺激素。

【药理作用】本品是胎盘滋养层细胞分泌的一种促性腺激素。药理作用与促黄体生成素相似，而促卵泡成熟素样作用甚微。对女性能促进和维持黄体功能，使黄体合成孕激素。可促进卵泡生成和成熟，并可模拟生理性的促黄体生成素的高峰而促发排卵。对男性则具有促间质细胞激素的作用，能促进曲细精管功能，特别是睾丸间质细胞的活动，使其产生雄激素，促使性器官和副性征发育、成熟，促使睾丸下降，并促进精子生成。

【适应证】

1. 青春期前隐睾症的诊断和治疗。

2. 垂体功能低下所致的男性不育，可与尿促性素合用。长期促性腺激素功能低下者，还应辅以睾酮治疗。

3. 垂体促性腺激素不足所致的女性无排卵性不孕症，常在氯米芬治疗无效后，联合应用本品。

4. 用于体外受精以获取多个卵母细胞，需与绝经后促性腺激素联合应用。

5. 女性黄体功能不全的治疗。

6. 功能性子宫出血、妊娠早期先兆流产、习惯性流产。

【用法用量】

1. 男性性功能减退症：肌肉注射1000～4000U，每周2～3次，持续数周至数月。为促发精子生成，治疗需持续6个月或更长，若精子数少于5×10^9/L，应合并应用尿促性素12个月左右。

2. 促排卵：于经后给药5～7天，肌肉注射一次500～10000U，连续治疗3～6周期，如无效应停药。

3. 黄体功能不全：于经期第15～17天（基础体温上升3天后），隔日注射一次（1500U），连用5次，剂量可根据患者的反应作调整。妊娠后，维持原剂量直至7～10孕周。

4. 功能性子宫出血：1000～3000U肌肉注射。

5. 青春期前隐睾症：肌肉注射，一次1000～5000U，每周2～3次，出现良好效应后即停用。总注射次数不多于10次。发育性迟缓者隐睾功能测定，肌肉注射2000U，每日1次，连续3日。

6. 先兆流产或习惯性流产：肌肉注射一次1000～5000U。

【不良反应】

1. 用于促排卵时，较多见者为诱发卵巢囊肿或轻到中度的卵巢肿大，伴轻度胃胀、胃痛、盆腔痛，一般可在2～3周内消退。少见者为严重的卵巢过度刺激综合征，由于血管通透性显著提高而致体液在胸腔、腹腔和心包腔内迅速大量积聚引起多种并发症，如血容量降低、电解质紊乱、血液浓缩、腹腔出血、血栓形成等。临床表现为腹部或盆腔部剧烈疼痛、消化不良、浮肿、尿量减少、恶心、呕吐、腹泻、气促、下肢肿胀等。往往发生在排卵后7～10天或治疗结束后，反应严重可危及生命。

2. 用于治疗隐睾症时偶可发生男性性早熟，表现为痤疮、阴茎和睾丸增大、阴毛生长增多、身高生长过快。

3. 较少见的不良反应有乳房肿大、头痛、易激动、精神抑郁、易疲劳。

4. 偶有注射局部疼痛、过敏性皮疹。

5. 用本品促排卵可增加多胎率或新生儿发育

不成熟、早产等。

【禁忌】

1. 垂体增生或肿瘤、前列腺癌或其他与雄激素有关的肿痛瘤患者禁用（有促进作用）。

2. 性早熟者、诊断未明的阴道流血、子宫肌瘤、卵巢囊肿或卵巢肿大、血栓性静脉炎、对性腺刺激激素有过敏史患者禁用。

【注意事项】

1. 有下列情况应慎用：高血压、前列腺肥大、哮喘、癫痫、心脏病、偏头痛、肾功能损害等。

2. 发现卵巢过度刺激综合征及卵巢肿大、胸水、腹水等合并症时应停药或征求医生意见。

3. 使用前应向患者说明有多胎妊娠的可能性。使用中应询问不良反应和定期进行有关的临床检查。

4. 妊娠试验可出现假阳性，应在用药 10 天后进行检查。

5. 除了男性促性腺激素功能不足、为促进精子生成以外不宜长期应用，以免产生抗体和抑制垂体促性腺功能。

6. 用本品促进排卵，可增加多胎率，而使得新生儿发育不成熟，并有发生早产之虞。

7. 治疗隐睾症时，偶可发生性早熟，而使骨骺提前闭合。

8. FDA 对本药的妊娠安全性分级为 X 级。

【药物相互作用】与脑下垂体促性腺激素合并用药时，可能使不良反应增加，应慎用。

【规格】粉针剂：500U；1000U；2000U；3000U；5000U。

尿促性素
Menotrophin

【其他名称】促卵泡激素、绝经促性腺。

【药理作用】本品是促性腺激素类药。主要具有促卵泡生成素（FSH）的作用，促进卵巢中卵泡发育成熟和睾丸生成并分泌甾体性激素。使女性子宫内膜增生，男性促进曲细精管发育、造精细胞分裂和精子成熟。

【适应证】与绒促性素或氯米芬合用，用于促性腺激素分泌不足所致的原发性或继发性闭经、无排卵所致的不孕症等。

【用法用量】

1. 用于诱导排卵：开始每日 1 次，每次肌肉注射 75～150U，连用 7～12 天。7 天后根据患者雌激素水平和卵泡发育情况调整剂量，增加至每日 150～225U。卵泡成熟后肌肉注射绒促性素 1000～3000U，诱导排卵。对注射 3 周后卵巢无反应者，则停止用药。

2. 用于男性性腺功能低下：开始 1 周，给予绒促性素每次 2000U，共 2～3 次，以产生适当的男性特征，然后肌肉注射本品，每次 75～150U，每周 3 次，同时给予绒促性素，每次 2000U，每周 2 次。至少治疗 4 个月。

【不良反应】主要为卵巢过度刺激综合征，表现为下腹不适或胀感、腹痛、恶心、呕吐、卵巢增大。严重者可致胸闷、气急、尿量减少、胸水、腹水甚至卵泡囊肿破裂出血等。此外尚有多胎妊娠和早产等。

【禁忌】

1. 对本药过敏者禁用。

2. 卵巢早衰、绝经、不明原因的阴道出血、子宫肌瘤、卵巢囊肿、卵巢增大、多囊泡性卵巢、颅内病变（包括垂体肿瘤）、甲状腺或肾上腺皮质功能减退等患者禁用。

【注意事项】

1. 应在有经验的妇科内分泌医生指导下用药。用药期间应定期进行全面检查，包括 B 型超声波（监测卵泡发育）、宫颈黏液检查、雌激素水平测定和每日基础体温测量。

2. 如出现重度卵巢过度刺激综合征，应立即停药。

3. 哮喘、心脏病、癫痫、肾功能不全、垂体肿瘤或肥大、甲状腺或肾上腺皮质功能减退患者慎用。

4. FDA 对本药的妊娠安全性分级为 X 级。

【药物相互作用】

1. 与氯米芬合用，可使本药用量减少约 50%，同时降低 OHSS 的发生率。

2. 与绒促性素合用，可促使排卵功能恢复，但对原发性卵巢衰竭无效。

3. 本药有刺激卵巢作用，不应与醋酸戈那瑞林合用。

【规格】粉针剂：75U；150U。

氯米芬
Clomifene

【其他名称】氯酚胺。

【药理作用】具有较强的抗雌激素作用和较弱的雌激素活性。低剂量能促进腺垂体分泌促性腺激素，从而诱发排卵；高剂量则明显抑制垂体促性腺激素的释放。对男性则有促进精子生成的作用，用于治疗少精症有效。

【适应证】

1. 治疗无排卵的女性不孕症，适用于体内有一定雌激素水平者。

2. 治疗黄体功能不足。

3. 用于避孕药引起的闭经及月经紊乱。

4. 探测男性下丘脑 – 垂体 – 性腺轴的功能异常。

5. 治疗因精子过少的男性不育。

【用法用量】

1. 用于诱导排卵：口服每日 50mg，共 5 天。自月经周期的第 5 天开始服药。若患者系闭经，则应在黄体酮撤退性出血的第 5 天始服用。患者在治疗后有排卵但未受孕可重复原治疗的疗程，直到受孕，或重复 3～4 个疗程。若患者在治疗后无排卵，在下一次的疗程中剂量可增加到每日 100mg，共 5 天。个别患者药量可达每天 150mg 时，才能排卵。

2. 用于男性不育症：每日 1 次，每次 25mg，连服 25 天为一疗程。停药 5 天后，重复服用，直至精子数达到正常标准，一般 3～12 个月疗效较好。

【不良反应】

1. 较常见的不良反应有肿胀、胃痛、盆腔或下腹部痛（囊肿形成或卵巢纤维瘤增大、较明显的卵巢增大，一般发生在停药后数天）。

2. 较少见的有视力模糊、复视、眼前感到闪光、眼睛对光敏感、视力减退、皮肤和巩膜黄染。

3. 下列反应持续存在时应予以注意：潮热、乳房不适、便秘或腹泻、头昏或晕眩、头痛、月经量增多或不规则出血、食欲和体重增加、毛发脱落、精神抑郁、精神紧张、好动、失眠、疲倦、恶心呕吐、皮肤红疹、过敏性皮炎、风疹块、尿频等，也可有体重减轻。国外有极个别发生乳腺癌、睾丸癌的报告。

【禁忌】

1. 对本药过敏者禁用。

2. 原因不明的不规则阴道出血、子宫肌瘤、卵巢囊肿、肝功能损害、精神抑郁、血栓性静脉炎等禁用。

3. 孕妇禁用。

【注意事项】

1. 动物实验证明本品可致畸胎。在用药期间应每日测量基础体温，以监测患者的排卵与受孕，一旦受孕立即停药。

2. 多囊卵巢综合征慎用。

3. 用药期间按需进行下列测定：①促排卵激素（FSH）及促黄体生成激素（LH）。②长期用药者测定血浆内 24 – 去氢胆固醇含量，查明用药对胆固醇合成有无影响。③血浆内的皮质激素结合球蛋白含量。④血清甲状腺素含量。⑤性激素结合球蛋白含量。⑥磺溴酞钠（BSP）肝功能试验。⑦甲状腺素结合球蛋白含量（可能增多）。

4. 用药期间须注意检查：每一疗程开始前须正确估计卵巢大小；每天测量基础体温，必要时测定雌激素及血清孕酮水平；测尿内孕二醇含量，判断有无排卵；治疗前须测定肝功能；治疗 1 年以上者，须进行眼底及裂隙灯检查；用药中若出现视力障碍应立即停药并进行相应检查。

5. 治疗男性不育症时，服药前必须进行精液检查、内分泌检查以及睾丸活检，以确定不育原因主要在于精子数量减少；用药期内要定期检查精液常规、FSH 和睾酮水平；服药后一般经 2～3 个月始能生效。用药原则是低剂量、长疗程，要注意高剂量会抑制精子的发生。

6. 对男性无精子患者，除睾丸活检证明尚有精子发生外，一律不得使用。

7. 用药期间不宜驾驶车船、操作机械或进行高空作业。

8. FDA 对本药的妊娠安全性分级为 X 级。

【药物相互作用】与醋酸戈那瑞林合用，可能导致卵巢过度刺激。

【规格】片剂：50mg。胶囊剂：50mg。

戈那瑞林
Gonadorelin

【其他名称】促黄体生成素释放激素。

【药理作用】为人工合成的促性释放素（又称促黄体生成素释放素）。促性释放素是由下丘脑分泌的肽类激素，从下丘脑每隔 90 分钟释放一次，它能刺激腺垂体分泌促性腺激素，即促黄体生成素（LH）和卵泡刺激素（FSH）。LH 能促使男性睾丸间质合成和分泌雄激素，LH 和 FSH 的双重作用则可促进女性卵巢合成和分泌雌激素。临床连续使用时，促性释放素对垂体具有双相作用，开始时能促进腺垂体分泌 LH 和 FSH，使血浆中 LH、FSH 和性激素升高，久之则可导致垂体中 LH - RH 受体减少，相当于阻止垂体的 LH 分泌，从而阻断睾酮的合成和分泌，达到与睾丸切除相当的效果。在女性则阻断雌激素的合成和分泌而达到相当卵巢切除的效果，故可用于治疗激素依赖性前列腺癌和乳腺癌，也适用于子宫内膜异位症。

【适应证】

1. 用作促排卵药以治疗下丘脑性闭经所致不育、原发性卵巢功能不足（特别是对氯米芬无效患者）。

2. 鉴别诊断男性或女性因下丘脑或垂体功能低下所致的生育障碍。

3. 性腺萎缩性的性腺功能不足、溢乳性闭经、原发和继发性闭经、绝经和早熟绝经、垂体肿瘤、垂体的器官损伤和下丘脑功能障碍等。

【用法用量】

1. 男性生精异常所致不育：每次 5 ~ 15μg，每隔 90 ~ 120 分钟给药一次，静脉推注或用定时自动注射泵，昼夜不停，连用至少 12 天。

2. 女性不孕：每次每分钟 5 ~ 20μg，静脉滴注，共给药 90 分钟，于月经周期的第 2 ~ 4 日给药。若无排卵，可重新给药。排卵后给予 HCG1500U，肌肉注射，3 天后再注射 1500U，一般 2 ~ 4 个周期后可受孕。

3. 前列腺癌：皮下注射，开始每周 1 次，每次 0.5mg，以后每日 1 次，每次 0.1mg。

4. 垂体兴奋试验：每次 25μg（女性）或 100μg（男性），静脉推注，分别于注射时、注射后 25、45、90、180 分钟测定 LH、FSH 值。

【不良反应】

1. 注射部位瘙痒、疼痛或肿胀及全身性或局部性过敏、腹部或胃部不适。

2. 可有多胎妊娠、骨质疏松、血栓性静脉炎及性欲减退等，偶有暂时性阴茎肥大。

【禁忌】

1. 对本药及苯甲醇过敏者禁用。

2. 腺垂体瘤、垂体相关性闭经、因卵巢囊肿或非下丘脑性不排卵者禁用。

3. 孕妇禁用。

【注意事项】

1. 在治疗前列腺癌等肿瘤用药初期，因可刺激促性腺激素及性激素的分泌，于治疗的第 1 周内可见肿瘤症状加剧，约有 10% 的病例出现骨痛加剧以及排尿困难等，严重者甚至造成尿道梗阻。如有脑转移者，问题更为严重，为了防止肿瘤症状加剧，可加用氟他胺或醋酸环丙孕酮。

2. 女性进行垂体兴奋试验时宜选择在卵泡期及早给药。

3. 闭经合并肥胖者，应在体重减轻后再进行治疗。

4. 以本药做垂体兴奋试验时，不能使用肾上腺皮质激素、性激素、螺内酯、左旋多巴、地高辛、吩噻嗪以及能够升高催乳素水平的多巴胺拮抗剂。

【药物相互作用】

1. 与氯米芬合用，可引起卵巢过度刺激综合征。

2. 不应与其他可刺激排卵的药物（如尿促性素）或其他促性释放素、脑垂体激素合用。

【规格】注射液：1ml：100μg；1ml：500μg。粉针剂：25μg；50μg；100μg；200μg；500μg；800μg；3200μg。

普罗瑞林
Protirelin

【药理作用】可刺激垂体前叶分泌促甲状腺激素，从而刺激甲状腺，使其合成并分泌甲状腺素 T_3 和 T_4，血循环中的甲状腺素对促甲状腺激素释放激素和促甲状腺激素的分泌又呈负反馈调节。本品还能刺激泌乳素的释放。

【适应证】

1. 诊断 Graves 病。

2. 鉴别诊断甲状腺功能低下的病变部位（原发性或继发性垂体功能不足）。

3. 判断下丘脑 - 垂体 - 甲状腺轴功能，测验垂体分泌的贮备功能。

【用法用量】成人给予 0.2 ~ 0.5mg，溶于 0.9% 氯化钠注射液 2ml 静脉注射。

【不良反应】可出现头痛、头晕、面部潮红、恶心及口腔奇腥味道、心悸、胸闷、心率增快，偶可致血压升高或低血压。

【禁忌】对本药过敏者禁用。

【注意事项】

1. 卧位姿势给药可减少低血压发生。

2. 明显心功能不全、支气管哮喘及严重垂体功能不足者、孕妇及哺乳期妇女慎用。

3. 试验前停用生长激素、肾上腺皮质激素、左旋甲基多巴、前列腺素、生长激素抑制激素以及女用避孕药。

【药物相互作用】

1. 多巴胺、溴隐亭、阿司匹林、糖皮质激素、孕激素、锂剂和雷尼替丁可降低本品作用。

2. 茶碱可增强本品作用。

3. 雌激素可增加本品在男性中的作用。

【规格】粉针剂：0.5mg。

亮丙瑞林
Leuprorelin

【其他名称】亮脯瑞林、酰基脯氨酸。

【药理作用】本品为 LH – RH 的高活性衍生物。在首次给药后能立即产生一过性的垂体 – 性腺系统兴奋作用（急性作用），然后抑制垂体生成和释放促性腺激素。它还进一步抑制卵巢和睾丸对促性腺激素的反应，从而降低雌二醇和睾酮的生成（慢性作用）。由于本品对蛋白分解酶的抵抗力和对 LH – RH 受体的亲和力都比 LH – RH 强，本品的促 LH 释放活性约为 LH – RH 的 100 倍，所以能有效地抑制垂体 – 性腺系统的功能。此外，醋酸亮丙瑞林又是一种缓释制剂，它恒定地向血液中释放醋酸亮丙瑞林，故能有效地降低卵巢和睾丸的反应，产生高度有效的垂体 – 性腺系统抑制作用。

【适应证】

1. 子宫内膜异位症。

2. 伴有月经过多、下腹痛、腰痛及贫血等的子宫肌瘤。

3. 绝经前乳腺癌，且雌激素受体阳性患者。

4. 前列腺癌。

5. 中枢性性早熟症。

【用法用量】

1. 子宫内膜异位症：通常成人每 4 周 1 次，皮下注射 3.75mg。当患者体重低于 50kg 时，可以使用 1.88mg。初次给药应从月经周期的 1～5 日开始。

2. 子宫肌瘤：通常成人每 4 周 1 次，皮下注射 1.88mg。但对于体重过重或子宫明显增大的患者，应注射 3.75mg。初次给药应从月经周期的 1～

5 日开始。

3. 前列腺癌、绝经前乳腺癌：通常成人每 4 周 1 次，皮下注射 3.75mg。

4. 中枢性性早熟症：通常每 4 周 1 次，皮下注射 30μg/kg，根据患者症状可增量至 90μg/kg。

【不良反应】

1. 内分泌系统：发热，颜面潮红，发汗，性欲减退，阳痿，男子女性化乳房，睾丸萎缩，会阴不适等。

2. 肌肉骨骼系统：可见骨疼痛，肩、腰、四肢疼痛。

3. 泌尿系统：可见排尿障碍、血尿等。

4. 循环系统：可见心电图异常，心胸比例增大等。

5. 消化系统：恶心、呕吐、食欲不振等。

6. 过敏反应：可见皮疹、瘙痒等。

7. 注射局部：疼痛、硬结、发红。

8. 其他：可见浮肿，胸部压迫感，发冷，疲倦，体重增加，知觉异常，听力衰退，耳鸣，头部多毛，尿酸、BUN、LDH、GOT、GPT 上升等。由于雌激素降低作用而出现的更年期综合征样的精神抑郁状态。

【禁忌】

1. 对本制剂成分、合成的 LH – RH 或 LH – RH 衍生物有过敏史者禁用。

2. 孕妇或有可能怀孕的妇女及哺乳期妇女禁用。

3. 有原因不明的异常阴道出血者禁用。

【注意事项】

1. 首次用药初期，由于高活性 LH – RH 衍生物对垂体 – 性腺系统的刺激作用，使血清睾丸素浓度上升，可见骨性疼痛暂时加重，尿潴留或脊髓压迫症状，应对症处理。

2. 已存在由脊髓压迫或尿潴留引起的肾功能障碍者或有重新发作可能性的患者及高龄者慎用。

3. 治疗时一定要确认患者未妊娠，且于月经周期的 1～5 天开始给药，在治疗期内应采用非激素性方法避孕。

4. 给药时应留心与类似疾患（恶性肿瘤等）鉴别，如给药过程中肿瘤增大、临床症状未见改善时应中止给药。

5. 由于雌激素降低可引起骨质的损失，故需长期给药或再次给药时，应尽可能检查骨密度，慎重用药。

6. 对含有明胶的药物或含有明胶的食物有过敏史者，例如休克、过敏性症状（荨麻疹、呼吸困难、口唇浮肿、喉头水肿等）及血栓、肺栓塞症者应慎用。

7. 本品只作为皮下给药，静脉注射可能会引起血栓形成。针头用 7 号或更粗者，注射部位应选择上臂、腹部或臀部的皮下，注射部位应每次变更，不得在同一部位重复注射，针头不得扎入血管内，不得按摩注射部位。

【药物相互作用】

1. 与乙醇合用可加强本药的不良反应。

2. 与性激素类化合物、雌三醇衍生物、由雌激素变化的化合物、雌激素和黄体酮的组合物、性激素混合物等合用，本药治疗子宫内膜异位症、子宫肌瘤的疗效降低。

【规格】注射剂：3.75mg。

戈舍瑞林
Goserelin

【其他名称】性瑞林。

【药理作用】本品是促性腺素释放素的类似物，较长时间使用抑制垂体促黄体生成素的合成，引起男性血清睾酮、女性血清雌二醇下降。

【适应证】

1. 前列腺癌：可用激素治疗的前列腺癌。

2. 乳腺癌：可用激素治疗的绝经前期及围绝经期妇女的乳腺癌。

3. 子宫内膜异位症：可缓解症状。

【用法用量】成人在腹壁皮下注射本品 3.6mg，每 28 天一次。子宫内膜异位症者治疗不应超过 6 个月。

【不良反应】

1. 罕有发生过敏反应（可能包括过敏样表现）的报告。

2. 有关节痛、非特异性感觉异常的报告。曾有报道出现皮疹，多为轻度，不中断治疗即可消退。

3. 偶然出现的局部反应包括在注射位置上有轻度瘀血。

4. 男性患者可有潮红、性欲下降、乳房肿胀及触痛、骨骼疼痛暂时性加重、尿道梗阻、脊髓压迫等反应。

5. 女性患者有潮红、多汗、性欲下降、头痛、抑郁、阴道干燥、乳房大小变化。子宫内膜异位症者用药后可出现不可逆的闭经。

【禁忌】

1. 对本药过敏者禁用。

2. 孕妇及哺乳期禁用。

【注意事项】

1. 有尿道阻塞或脊髓压迫危险的男性患者慎用。

2. 对女性患者可能引起骨密度丢失。

3. FDA 对本药的妊娠安全性分级为 X 级。

【药物相互作用】尚不明确。

【规格】缓释植入剂：3.6mg。

西曲瑞克
Cetrorelix

【其他名称】思哲凯。

【药理作用】本品是一种促性腺激素释放激素（GnRH）拮抗剂。本品与内源性 GnRH 竞争垂体细胞上的受体，从而抑制内源性黄体生成素（LH）及卵泡刺激素（FSH）的释放，推迟 LH 峰的出现，从而控制排卵。本品的作用是剂量依赖性的，抑制作用是直接的，并通过连续的治疗来维持，不引起黄体激素受体活性在初始时高涨随后下调。

【适应证】

1. 用于在接受控制性超排卵辅助生殖治疗的妇女，防止过早出现的 LH 峰及控制随后的排卵。

2. 子宫内膜异位症。

【用法用量】

1. 在促排卵的第 7 天（相当于开始促性腺素治疗后 132～144 小时）一次性注射 3mg。若注射后未能在第 5 天诱发排卵，则应每天注射 0.25mg，直至诱发排卵。

2. 在促排卵的第 5 天或第 6 天（相当于开始促性腺素治疗后 96～120 小时）每天注射 0.25mg，直至诱发排卵。注射时间可选择早上或晚上，如果选择在早上，则最后一支应在诱发排卵当日早上注射；如果选择在晚上，则最后一支应在诱发排卵前一日晚上注射。

【不良反应】注射部位轻度和一过性反应，恶心，头痛，卵巢过度刺激综合征，全身过敏性反应。

【禁忌】

1. 对西曲瑞克、外源性多肽激素及甘露醇过敏者禁用。

2. 妊娠及哺乳期、绝经期妇女、严重的肝肾功能损害者禁用。

【注意事项】

1. 有明显过敏症状或既往有过敏反应病史的女性，儿童及大于 65 岁的老年人慎用。

2. FDA 对本药的妊娠安全性分级为 X 级。

【规格】注射剂：0.25mg；3mg。

阿拉瑞林
Alarelin

【其他名称】丙氨瑞林。

【药理作用】本品为人工合成的促性腺激素释放激素（GnRH）的九肽类似物，用药初期可刺激垂体释放促黄体生成素（LH）和促卵泡素（FSH），引起卵巢源性甾体激素短暂升高，重复用药可抑制垂体释放 LH 和 FSH，使血中的雌二醇水平下降，达到药物去卵巢的作用。

【适应证】用于治疗子宫内膜异位症。

【用法用量】皮下或肌肉注射，月经来潮的第 1～2 天开始治疗，每次 150μg，每天 1 次，3～6 月为一个疗程。制剂在临用前用 2ml 灭菌生理盐水溶解。

【不良反应】可出现因低雌激素状态引起的症状，如潮热、盗汗、阴道干燥或情绪改变，个别患者出现皮疹，停药后即可消失。

【禁忌】

1. 对本制剂成分、合成的 LH－RH 或 LH－RH 衍生物有过敏史者禁用。

2. 孕妇及哺乳期妇女禁用。

3. 性质不明的阴道异常出血者禁用。

【注意事项】

1. 除因子宫内膜异位症引起的不孕症患者可采用突然停药外，其余患者均需采用逐步撤药的方法。

2. 疗程一般不超过 6 个月，以防发生骨质丢失。

3. 抑郁症患者使用本品时应密切注意情绪变化。

【药物相互作用】尚不明确。

【规格】注射剂：25μg；150μg。

3　避孕药

3.1　短效口服避孕药

炔诺酮
Norethisterone

【其他名称】去甲脱氢羟孕酮。

【药理作用】本品为 19－去甲基睾酮衍生物，是一种口服有效的孕激素。其孕激素作用为炔孕酮的 5 倍，并有轻度雄激素和雌激素活性。能抑制下丘脑促黄体释放激素的分泌，并作用于腺垂体，降低其对促黄体释放激素的敏感性，从而阻断促性腺激素的释放，产生排卵抑制作用，因此主要与炔雌醇合用作为短效口服避孕药。单独应用较大剂量时，能使宫颈黏液稠度增加，以防止精子穿透受精，同时抑制子宫内膜腺体发育生长，影响孕卵着床，可作为速效探亲避孕药。

【适应证】用于月经不调、功能性子宫出血、子宫内膜异位症等；单方或与雌激素合用能抑制排卵，作避孕药。

【用法用量】

1. 用作短效口服避孕药：包括复方炔诺酮片、膜或纸片以及口服避孕片（膜）0 号，从月经周期第 5 天开始服用，每天 1 片，晚饭后服用，连服 22 天，不能间断，服完等月经来后的第 5 天继续服药。

2. 用作探亲避孕药：探亲避孕丸，于同居当晚开始服用，每晚 1 丸，同居 10 天之内，必须连服 10 丸；同居半个月，连服 14 丸；超过半个月者，服完 14 丸后接着改服短效口服避孕药，直至探亲期结束。

3. 治疗功能性子宫出血：口服，每次 5mg，每 8 小时 1 次，连用 3 日，血止后，改为每 12 小时 1 次，7 日后改为每次 2.5～3.75mg 维持，连续用 2 周左右。

4. 痛经、子宫内膜异位症：口服，一日 2.5mg，连续 20 天，下次月经周期第 5 日开始用药，3～6 个周期为一疗程。

5. 不育症：口服炔诺酮 2.5mg 和炔雌醇 0.05mg，每日 1 次，连服 20 天，共 3 个周期。

【不良反应】

1. 主要为恶心、呕吐、头晕、倦怠等类早孕反应。

2. 不规则出血、闭经、乳房胀、皮疹等。

【禁忌】

1. 对本药过敏者禁用。

2. 重症肝肾病患者、乳房肿块者和孕妇禁用。

【注意事项】

1. 心血管疾病、高血压、肾功能损害、糖尿病、哮喘、癫痫、偏头痛、未明确诊断的阴道出血、有血栓病史（晚期癌瘤治疗除外）、胆囊疾病和有精神抑郁史者慎用。

2. 长期用药需注意检查肝功能，特别注意乳房检查。

3. 哺乳期妇女服用后可能乳汁减少，故应于产后半年开始服用。人工流产者应在来第 1 次月经第 5 天开始服用。

4. 服避孕药的吸烟妇女并发心血管疾病（脑卒中、心肌梗死等）较不吸烟者多，因此服避孕药妇女应停止吸烟，吸烟妇女（特别是年龄超过 35 ~ 40 岁）不宜服避孕药。

5. FDA 对本药的妊娠安全性分级为 X 级。

【药物相互作用】

1. 与利福平、氯霉素、氨苄西林、苯巴比妥、苯妥英钠、扑米酮、甲丙氨酯、氯氮平、对乙酰氨基酚及吡唑酮类镇痛药（保泰松）等同服可产生肝微粒体酶效应，加速炔酮在体内的代谢，导致避孕失败、突破性出血发生率增高。

2. 维生素 C 能增强口服避孕药的作用，每天口服 1g 维生素 C 可使炔雌醇生物利用度从 40% 提高到 60% ~ 70%。

3. 与环孢素合用，可抑制环孢素的代谢清除，致其毒性增强，应避免合用。

【规格】 片剂：0.625mg；2.5mg。探亲避孕丸：每丸含炔诺酮 5mg。复方炔诺酮片、膜或纸片：每片含炔诺酮 0.6mg 和炔雌醇 0.035mg。

甲地孕酮
Megestrol

【其他名称】去氢甲孕酮。

【药理作用】为高效孕激素，口服时孕激素作用约为黄体酮的 75 倍，注射时约为后者的 50 倍，并无雌激素和雄激素活性。具有显著排卵抑制作用，还能影响宫颈黏液稠度和子宫内膜正常发育，从而阻止精子穿透，使孕卵不宜着床。

【适应证】

1. 用作短效口服避孕药，也可作为肌肉注射的长效避孕药。

2. 用于治疗痛经、闭经、功能性子宫出血、子宫内膜异位症及子宫内膜腺癌等。

3. 用于乳腺癌的姑息治疗。

【用法用量】

1. 用作短效口服避孕药：从月经周期第 5 天起，每天口服 1 片复方甲地孕酮片、膜或纸片，连服 22 天为一周期，停药后 2 ~ 4 天来月经，然后于第 5 天继续服用下一个月的药。

2. 用作探亲避孕药：在探亲当日中午口服 1 片甲地孕酮探亲避孕片一号，当天晚上加服 1 片，以后每天晚上服 1 片，直至探亲结束，次日再服 1 片。

3. 用作事后避孕药：口服甲醚抗孕丸，于月经第 6 ~ 7 天服 1 次，以后每次房事时服 1 粒。每周服 2 次以上者效果较好。

【不良反应】 少数有头晕、恶心、呕吐等，偶有不规则出血。

【禁忌】

1. 对本品过敏者禁用。

2. 对伴有严重血栓性静脉炎、血栓栓塞性疾病、严重肝功能损害和因骨转移产生的高钙血症患者禁用。

3. 妊娠诊断试验、乳房肿块者、孕妇禁用。

【注意事项】

1. 子宫肌瘤、有血栓病史、高血压、糖尿病、哮喘、癫痫、偏头痛、精神抑郁患者慎用。

2. 长期用药注意检查肝功能、乳房。

3. FDA 对本药的妊娠安全性分级为 X 级。

【药物相互作用】 与利福平、苯巴比妥、氨苄西林、非那西丁及吡唑酮类合用，产生肝微粒体酶效应，加速本药的体内代谢，致子宫内膜突破出血。

【规格】 片剂、膜剂、纸片剂：1mg；4mg。甲地孕酮探亲避孕片 1 号：每片含甲地孕酮 2mg。复方甲地孕酮片、膜、纸片：每片含甲地孕酮 1mg 和炔雌醇 0.035mg。甲醚抗孕丸、膜：含甲地孕酮 0.5mg 和奎孕酮（醋炔醚）0.8mg。甲醚抗孕片：每片 160mg。

炔诺孕酮
Norgestrel

【其他名称】18 - 甲基炔诺酮。

【药理作用】　为口服强效孕激素，其孕激素作用约为炔诺酮的 5～10 倍，并有雄激素、雌激素和抗雌激素活性。主要作用于下丘脑和垂体，使月经中期血中的促卵泡激素和促黄体生成激素水平高峰降低或消失，促使卵巢不排卵。可使宫颈黏液变稠，阻碍精子穿透，又可使子宫内膜变薄，分泌功能不良，不利于孕卵着床。

【适应证】　用作短效、探亲、事后避孕药。

【用法用量】

1. 用作短效口服避孕药：口服复方炔诺酮一号片或滴丸，从月经第 5 天开始，每天服 1 片（丸），连服 22 天，不能间断，停药后 2～4 天来月经，然后于第 5 天继续服用下一个月的药。

2. 用作探亲避孕药：于探亲当晚开始服炔诺孕酮探亲避孕药，每天 1 片，服法同炔诺酮。

3. 用作事后避孕药：房事后 72 小时内口服 2 片复方炔诺孕酮事后避孕片，12 小时后再服 2 片。

【不良反应】

1. 较常见的有胃纳差、痤疮、液体潴留和水肿、体重增加、过敏性皮肤炎症、精神压抑、乳房疼痛、女性性欲改变、月经紊乱、不规则出血或闭经。

2. 少见的有头痛，胸、臀、腿特别是腓肠肌处疼痛，手臂和脚无力、麻木或疼痛，突然的或原因不明的呼吸短促，突然语言发音不清，突然视力改变、复视、不同程度失明等。

3. 长期应用可引起肝功能异常，缺血性心脏病发生率上升，妊娠早期时应用可能导致雄激素活性高引起的后代女婴男性化以及生殖道畸形（多见为尿道下裂）。

【禁忌】

1. 对本药过敏者禁用。

2. 心血管疾病、高血压、肝肾功能损害、糖尿病、哮喘、癫痫、偏头痛、未明确诊断的阴道出血、有血栓病史（晚期癌瘤治疗除外）及胆囊疾病等患者禁用。

3. 孕妇禁用。

【注意事项】

1. 子宫肌瘤、高血压患者，有肝、肾病史及有精神抑郁史者慎用。

2. 长期用药需注意检查肝功能，特别注意乳房检查。

3. 长期使用孕激素妇女不宜吸烟。

【药物相互作用】

1. 与利福平、氯霉素、氨苄西林、苯巴比妥、苯妥英钠、扑米酮、甲丙氨酯、氯氮平、对乙酰氨基酚及吡唑酮类镇痛药（保泰松）等同服可产生肝微粒体酶效应，加速炔酮在体内的代谢，导致避孕失败、突破性出血发生率增高。

2. 维生素 C 能增强口服避孕药的作用，每天口服 1g 维生素 C 可使炔雌醇生物利用度从 40% 提高到 60%～70%。

3. 与环孢素合用，可抑制环孢素的代谢清除，致其毒性增强，应避免合用。

【规格】　复方炔诺孕酮一号片（或滴丸）：每片（丸）含炔诺孕酮 0.3mg 和炔雌醇 0.03mg。炔诺孕酮探亲避孕片：每片含炔诺孕酮 3mg。复方炔诺孕酮事后避孕片：每片含炔诺孕酮 1mg 和炔雌醇 0.1mg。

左炔诺孕酮
Levonorgestrel

【其他名称】　左旋 18 - 甲基炔诺酮。

【药理作用】　本品为消旋炔诺孕酮的光学活性部分，其活性比炔诺孕酮强 1 倍，是目前应用较广泛的速效、短效避孕药。其避孕机制是显著抑制排卵和阻止孕卵着床，并使宫颈黏液稠度增加，精子穿透阻力增大，从而发挥速效避孕作用。

【适应证】　用作女性避孕。

【用法用量】

1. 用作紧急事后避孕药：在无防护性性生活或避孕失败 72 小时以内，服药越早，预防妊娠效果越好，单次口服 1.5mg，或首次服 0.75mg，间隔 12 小时再服 0.75mg。

2. 用作短效口服避孕药：从月经第 5 天开始服用复方左炔诺孕酮片，每天服 1 片，连服 22 天，不能间断，最好在晚饭后或临睡时服用。服完后从下次月经第 5 天继续服药。

3. 用作长期避孕药：皮下植入，于月经周期的第一周内（从月经来潮的第一天算起），局麻、无菌条件下，在上臂或股内侧皮肤上做一个 0.2cm 切口，用套管针将左炔诺孕酮棒放入皮下，外敷创可贴，纱布包扎即可。每人每次 2 支（150mg），有效避孕期 4 年。

【不良反应】　主要表现为月经紊乱（月经过频、经期延长、月经稀少、闭经或点滴出血等）、类早孕反应（恶心、头晕、乏力、嗜睡等）、乳房胀痛，偶见体重增加、血压上升、痤疮、精神抑郁或性欲改变等，个别埋植局部发生感染。

【禁忌】

1. 对本药过敏者禁用。

2. 急慢性肝炎、肾炎、肿瘤、糖尿病、甲亢、严重高血压、血栓性疾病、镰状红细胞性贫血、原因不明的阴道流血、癫痫和应用抗凝血药者禁用。

3. 孕妇及哺乳期禁用。

【注意事项】

1. 既往月经不调、经常有闭经史者、产后或流产后尚未恢复正常月经者、哺乳期及 45 岁以上妇女不宜使用皮下植入。

2. 哮喘、偏头痛、子宫肌瘤及乳腺或生殖器良性肿瘤者慎用。

3. 长期用药时应注意检查肝功能及做阴道脱落细胞涂片等，并每 6～12 个月体检一次，尤其应做乳房和盆腔器官检查。

【药物相互作用】

1. 与利福平、氯霉素、氨苄西林、苯巴比妥、苯妥英钠、扑米酮、甲丙氨酯、氯氮平、对乙酰氨基酚及吡唑酮类镇痛药（保泰松）等同服可产生肝微粒体酶效应，加速炔酮在体内的代谢，导致避孕失败、突破性出血发生率增高。

2. 与氨苄西林、四环素合用，本药避孕效果降低。

3. 与维生素 C 合用，本药避孕效果增强。

【规格】 片剂：0.75mg。复方左炔诺孕酮片、滴丸：每片（丸）含左炔诺孕酮 0.15mg 和炔雌醇 0.03mg。左炔诺孕酮硅胶棒：75mg。左炔诺孕酮宫内节育系统：1 个放置套管含左炔诺孕酮 52mg。

去氧孕烯
Desogestrel

【其他名称】 地索高诺酮。

【药理作用】 为口服强效孕激素，没有雄激素和雌激素活性，还可升高高密度脂蛋白。具有显著的排卵抑制作用，尚能改变宫颈黏液稠度、抑制子宫内膜发育等。本品及其代谢物与子宫内膜孕酮受体的亲和力高于黄体酮和炔诺酮。临床用作避孕药效果可靠，周期控制好，不降低高密度脂蛋白，有利于脂质代谢，不增加体重，无雄性症等不良反应。

【适应证】 用作女性口服避孕药。

【用法用量】 常用复方去氧孕烯片，在月经来潮的第 1 天开始服用本品，每天 1 片，连服 21 天，随后停药 7 天，在停药的第 8 天开始服用下一周期的药品。

【不良反应】 通常在使用复方口服避孕药的开始几个周期会出现一些轻度的反应，如恶心、头痛、乳房胀痛以及在月经周期中出现点滴的出血。一些较为少见的不良反应包括：呕吐，情绪抑郁，不能耐受隐形眼镜，阴道分泌物改变，各种皮肤不适（如皮疹），体液潴留，体重改变，过敏反应，性欲改变。

【禁忌】

1. 对本药过敏者禁用。

2. 严重肝功能障碍、血栓形成或栓塞、伴血管损害的糖尿病、严重高血压、严重异常脂蛋白血症、已知或怀疑的性激素依赖的生殖器官或乳腺恶性肿瘤、肝脏肿瘤（良性或恶性）、不明原因的阴道出血、已妊娠或怀疑妊娠、哺乳期妇女禁用。

【注意事项】

1. 有下列情况者慎用：①肯定的静脉血栓家族病史、延长固定术、外科手术（尤其是腿部外科手术）或外伤。②吸烟（年龄超过 35 岁，每日吸烟超过 20 支）、异常脂蛋白血症、肥胖（体重指数超过 $30kg/m^2$）、高血压、心脏瓣膜疾病。③糖尿病、系统性红斑狼疮、溶血－尿毒症综合征、慢性肠炎性疾病（克隆恩病或溃疡性结肠炎）。

2. 出现下列情况应当停止使用并咨询医师：听力或视觉障碍、持续血压升高、胸部锐痛或突然气短、偏头痛、乳房肿块、癫痫发作次数增加、严重腹痛或腹胀、皮肤黄染或全身瘙痒等。

【药物相互作用】

1. 与利福平、巴比妥类、苯妥英钠等合用，可使本品活性降低。

2. 与氨苄西林、四环素合用，本药避孕效果降低。

3. 与维生素 C 合用，本药避孕效果增强。

【规格】 复方去氧孕烯片：每片含去氧孕烯 0.15mg 和炔雌醇 0.03mg。

孕三烯酮
Gestrinone

【其他名称】 甲地炔诺酮、去氢炔诺酮。

【药理作用】为中等强度孕激素，具有较强的抗孕激素和抗雌激素活性，亦有很弱的雌激素和雄激素活性。动物实验表明，它能抑制孕激素分泌，也具有黄体酮对子宫内膜的作用，使子宫内膜及异位病灶细胞失活、退化，从而导致异位病灶萎缩。其抗生育作用可能是抑制排卵及抑制子宫内膜发育，改变宫颈黏液性质，影响卵子运行速度及拮抗内膜孕酮受体，从而干扰孕卵着床。

【适应证】

1. 用于子宫内膜异位症。

2. 用作探亲避孕或事后避孕药。

3. 对于早期妊娠，如与前列腺素合用，可提高引产成功率。

【用法用量】

1. 子宫内膜异位症：一般为每次口服 2.5mg，每周 2 次，第 1 次于月经第 1 天服用，3 天后服用第 2 次，以后每周相同时间服用。

2. 探亲避孕：探亲当天口服 3mg，以后每次房事时口服 1.5mg。

3. 事后避孕：从月经第 5～7 天开始口服，每周 2 次（间隔 3～4 天），每次 2.5mg；如每个周期服药 8 次以上，则避孕成功率高。

4. 抗早孕：每日 9mg（分 2～3 次口服），连服 4 天，停药后 2 天于阴道后穹隆处放置卡前列酸（15－甲基前列腺素 2α）薄膜，每次 2mg，每 2.5 小时 1 次，共 4 次，2.5 小时后肌肉注射 1.5～2mg 卡前列酸，此为一疗程。如无组织物排出，隔 1 天后重复疗程。

【不良反应】

1. 少数人有头晕、乏力、胃部不适、痤疮、多毛及脂溢性皮炎、腿肿、体重增加、乳房缩小松弛等。

2. 月经周期缩短或延长、闭经、经量减少、不规则出血，但一般会自行减少。

3. 突破性出血发生率约 5%。

4. 国内临床观察见有氨基转移酶升高。

【禁忌】

1. 对本药过敏者禁用。

2. 严重心、肝、肾功能不全以及既往在使用雌激素或孕激素治疗时有发生代谢或血管疾病患者禁用。

3. 孕妇及哺乳期禁用。

【注意事项】

1. 服药期间要定期检查肝功能。氨基转移酶轻度升高者，服用保肝药，可继续治疗。如氨基转移酶明显升高且服保肝药也无效时则应停止治疗。

2. 对伴有高血脂患者，应监测 ALT、AST、胆固醇等水平，对有糖尿病的患者应监测血糖水平。

【药物相互作用】

1. 与利福平、巴比妥类、苯妥英钠等合用，可使本品活性降低。

2. 与氨苄西林、四环素合用，本药避孕效果降低。

3. 与维生素 C 合用，本药避孕疗效增强。

【规格】胶囊剂：2.5mg。

双炔失碳酯
Anordrin

【其他名称】53 号抗孕片。

【药理作用】本品为具有抗着床作用的避孕药，无孕激素活性。小剂量与孕激素有协同作用，大剂量则有抗孕激素活性。能抑制子宫内膜腺体的正常发育，如在排卵前服药，子宫内膜受激素影响，其增生受抑制，而过早表现分泌现象，但分泌功能不良，从而干扰受精卵的着床。本品还可加速受精卵在输卵管中的运行，影响受精卵的正常发育，并提早进入宫腔，以致与子宫内膜形成不同步现象，而抑制着床，使受精卵变性并停止发育。

【适应证】用于探亲避孕。

【用法用量】口服。第一次房事后立即服用本品 1 片，次日晨加服 1 片，以后每次房事后最多每天服 1 片，每个月经周期不少于 12 片。如果探亲结束时还未服完 12 片，则需继续每天服 1 片，直至服满 12 片。如已服完 12 片，但探亲未结束，每次房事后仍需服用 1 片。

【不良反应】

1. 服药初期常见有恶心、呕吐、头晕、乏力、嗜睡等早孕反应，必要时可对症处理。偶有阴道出血、白带增多、乳胀、乳头发深色、腹胀、食欲不振、口干等。

2. 有月经不调、周期延长趋势，用药越多，周期延长者越多见。

【禁忌】

1. 对本药过敏者禁用。

2. 严重肝肾疾病患者、人工流产未满半年者及腹泻期间禁用。

3. 孕妇及哺乳期妇女禁用。

【注意事项】

1. 本品不作为常规女用避孕药应用。

2. 该药只作为夫妇分居两地探亲时服用。探亲时间短者也应服满 12 片，一年内最多服两个周期。不能作为房事后避孕药长期使用，以免影响肝功能。

3. 少数人月经周期、经量有不同程度改变。对月经周期延长或闭经者，可加服甲孕酮 25mg 和炔雌醇 0.015mg。

4. 服用时应吞服，勿嚼碎。

【药物相互作用】 尚不明确。

【规格】 片剂（53 号抗孕片）：每片含双炔失碳酯 7.5mg、咖啡因 20mg 及维生素 B₆30mg。

屈螺酮炔雌醇
Drospirenone　and　Ethinylestradiol

【药理作用】本品是一种低剂量、单相型缓释复方口服避孕药，它的避孕作用是基于多种因素的相互作用，最重要的是抑制排卵和改变宫颈分泌物。屈螺酮除避孕外，还具有较强的抗盐皮质激素作用，它是利尿剂螺内酯的衍生物，能防止由于液体潴留而引起的体重增加和其他症状。它对抗与雌激素相关的钠潴留，提供良好的耐受性，并对经前期综合征有积极作用。与炔雌醇组成复方，屈螺酮提高高密度脂蛋白水平，显示良好的脂质谱。屈螺酮的抗雄激素活性对皮肤有良好作用，减少痤疮损伤及皮脂的产生。此外，屈螺酮并不对抗与炔雌醇相关的性激素结合球蛋白增高，后者有利于与内源性雄激素的结合并使其失活。

屈螺酮没有任何雄激素、雌激素、糖皮质激素与抗糖皮质激素的活性。这一特性，结合其抗盐皮质激素和抗雄激素特性，使屈螺酮的生化和药理性能与天然孕激素十分相似。

【适应证】主要用作短期口服避孕药，还可调整不规则月经，对女性的肥胖、痤疮和经前期综合征有效。

【用法用量】在妇女自然月经周期的第 1 天开始服药，每日 1 片，连服 21 天。停药 7 天后开始服用下一周期药。

【不良反应】最常见的为子宫不规则出血、恶心和情绪波动。

【禁忌】

1. 对本药过敏者禁用。

2. 下列情况禁用：①出现静脉或动脉血栓形成、血栓栓塞或脑血管意外。②存在血栓形成的前驱症状或有相关病史，如短暂性脑缺血发作、心绞痛。③偏头痛病史伴有局灶性神经症状。④累及血管的糖尿病。⑤胰腺炎或其病史，并伴有重度高甘油三酯血症。⑥重度肾功能不全或急性肾衰。⑦肾上腺功能不全。⑧存在或曾有肝脏肿瘤史。⑨原因不明的阴道出血及受性甾体激素影响的恶性肿瘤。⑩孕妇及哺乳期禁用。

【注意事项】

1. 该药物在肝肾代谢，肝肾疾病患者慎用。

2. 使用本品时，应避免吸烟，防止引起肝肿瘤、肝癌或血栓等有关的疾病。

【药物相互作用】

1. 本品有排水排钠保钾的作用，消除水钠潴留，可以增加血钾水平，因此不可与保钾药物合用。

2. 与诱导微粒体酶的药物如苯妥英、巴比妥类、扑痫酮、卡马西平、利福平合用时，炔雌醇清除率增加，浓度下降。

3. 与青霉素、四环素等抗生素合用时，雌激素的肝肠循环水平可降低，炔雌醇浓度下降。

4. 与环孢素合用时，血浆及组织中环孢素浓度上升。

5. 与拉莫三嗪合用时，血浆及组织中拉莫三嗪浓度下降。

【规格】 片剂：每片含屈螺酮 3mg 和炔雌醇 0.03mg。

3.2　长效避孕药

复方炔诺孕酮二号片

【其他名称】复甲二号。

【药理作用】本品由口服长效雌激素炔雌醚和孕激素炔诺孕酮配伍组成。炔诺孕酮能阻止孕卵着床，并使宫颈黏液黏稠度增加，阻止精子穿透；炔雌醚能抑制促性腺激素分泌，从而抑制卵巢排卵。两种成分配伍具有长效排卵抑制作用，服药一次可避孕 28 天。

【适应证】用作女性口服避孕药。

【用法用量】口服。从月经周期第 5 日口服 1 片，第 25 天服第二片，以后每隔 28 天服 1 片。

【不良反应】

1. 类早孕反应：表现为恶心、呕吐、困倦、头晕、食欲缺乏。

2. 突破性出血（多发生在漏服药时，必要时可每晚加服炔雌醇 0.01mg）、闭经。

【禁忌】

1. 对本药过敏者禁用。

2. 肝病、肾病、子宫肌瘤、高血压、乳房肿块、哺乳期妇女及有糖尿病史者禁用。

【注意事项】

1. 服用本品时应当每年进行体检，在体检过程中向医师说明正在服用本品。

2. 出现下列症状时应停药：怀疑妊娠、血栓栓塞、视觉障碍、肝功能异常、精神抑郁、缺血性心脏病等。

3. 为保证避孕效果，服药开始 3 个月，每次服药时须加服炔雌醚 0.3mg。

【药物相互作用】

1. 可使本品避孕效果降低的药物有抗菌药，尤其是口服广谱抗菌药，药酶诱导剂，如利福平、苯巴比妥、苯妥英钠等，应避免同时服用。

2. 本品可减弱抗高血压药、抗凝血药以及降血糖药的疗效。

3. 本品可增强三环类抗抑郁药的疗效。

4. 维生素 C 可增强避孕效果。

【规格】 片剂：每片含炔诺孕酮 10mg 和炔雌醚 2mg。

氯地孕酮
Chlormadinone

【药理作用】 为口服强效孕激素，无雌激素和雄激素活性。其抗排卵作用为炔诺酮的 18.4 倍，能影响子宫内膜发育，不利于孕卵着床；同时使宫颈黏液变稠，不利于精子穿透。与长效雌激素炔雌醚配伍组成复方炔雌醚片可作为长效口服避孕药。

【适应证】 用作女性口服避孕药。

【用法用量】

1. 复方炔雌醚片：于月经周期第 5 天口服 1 片，以后每隔 25 天口服 1 片。

2. 三合一炔雌醚片：于月经周期第 5 天口服 1 片，隔 5 天加服 1 片，以后每月按第一次服药日期服药。

【不良反应】 服药初期可有恶心、呕吐、头昏、乏力、食欲减退、白带增多、乳房胀等反应，随服药时间延长症状可减轻或消失，个别有经量增多或短暂闭经。长期服用可有血压升高、糖代谢轻度变化等。

【禁忌】

1. 对本药过敏者禁用。

2. 肝病、肾炎、子宫肌瘤、乳房肿块、哺乳期妇女禁用。

【注意事项】

1. 高血压、糖尿病患者慎用。

2. 若服药两个周期，月经均未来潮，应停药并排除妊娠的可能性。

【药物相互作用】

1. 可使本品避孕效果降低的药物有抗菌药，尤其是口服广谱抗菌药，药酶诱导剂，如利福平、苯巴比妥、苯妥英钠等，应避免同时服用。

2. 本品可减弱抗高血压药、抗凝血药以及降血糖药的疗效。

3. 本品可增强三环类抗抑郁药的疗效。

4. 维生素 C 可增强避孕效果。

【规格】 复方炔雌醚片：每片含氯地孕酮 12mg 和炔雌醚 3mg。三合一炔雌醚片：每片含氯地孕酮 6mg、炔诺孕酮 6mg 和炔雌醚 2mg。

甲孕环酯
Cymegesolate

【其他名称】 孕素 1 号。

【药理作用】 本品为长效孕激素，口服具有一定的长效抗排卵作用和抗着床作用。能影响子宫内膜发育，不利于孕卵着床；同时使宫颈黏液变稠，不利于精子穿透。本品与炔雌醚配伍，可作为以孕激素为主的长效口服避孕药。

【适应证】 用作女性口服避孕药。

【用法用量】 复方甲孕环酯片，在月经周期的中期（排卵前后）服药最好，即于月经第 10 天口服 2 片，每月 1 次。如果出现周期缩短现象（25 天内），可在第二个月经周期除第 10 天服 2 片外，第 16 天再加服 1 片。

【不良反应】 主要有恶心、头晕、头痛、乏力等，大多发生在服药头 1~2 周期，随后可减轻或消失。偶见呕吐、白带增多、月经周期缩短。

【禁忌】

1. 对本药过敏者禁用。

2. 肝病、肾炎、子宫肌瘤、乳房肿块、哺乳期妇女禁用。

【药物相互作用】

1. 与利福平、巴比妥类、苯妥英钠等合用，可使本品活性降低。

2. 与氨苄西林、四环素合用，本药避孕效果降低。

3. 与维生素 C 合用，本药避孕疗效增强。

【规格】复方甲孕环酯片：每片含甲孕环酯 50mg 和炔雌醚 0.25mg。

羟孕酮
Hydroxyprogesterone

【其他名称】羟孕酮己酸酯、长效黄体酮。

【药理作用】本品为长效孕激素，其孕激素活性为黄体酮的 7 倍，无雌激素活性。能使子宫内膜转变为分泌期内膜，促进乳腺小叶及腺体的发育，降低妊娠子宫的兴奋性，抑制其活动。有利于受精卵的着床和胚胎发育。本品可使子宫内膜完整脱落，防止其生长和增生，减少子宫内膜细胞雌激素受体，加速雌激素代谢和排泄。抑制内膜腺上皮细胞核分裂活动，可防止子宫内膜增生。

【适应证】

1. 单用于治疗习惯性流产、月经不调、子宫内膜异位症、功能性子宫出血等。

2. 与戊酸雌二醇配伍作长效注射避孕药。

【用法用量】

1. 单用：一般深部肌肉注射，一次 0.25 ~ 0.5g，一周 1 ~ 2 次。①习惯性流产：正常妊娠 8 周后，每周肌肉注射 0.25g。②子宫内膜异位：每次肌肉注射 0.25g，每周 2 次，连续 5 周。③子宫功能性出血：每次肌注 0.25 ~ 0.5g，每周 2 次。

2. 复方己酸羟孕酮注射液：深部肌肉注射，第一次于月经来潮后第 5 天注射 2 支，以后每月 1 次，于月经来潮后 10 ~ 12 天注射 1 支。

【不良反应】

1. 少数病人有恶心、呕吐、食欲缺乏、痤疮、液体潴留、月经紊乱、不规则出血、头昏、乏力、乳胀、疲乏等反应，一般较轻，不需处理。

2. 使用过程中，如乳房有肿块出现，应停止；如发现过敏反应，不可再注射。

【禁忌】

1. 对本药过敏者禁用。

2. 急慢性肝炎、肾炎造成严重肝肾损害者，心血管疾病和高血压，糖尿病，哮喘，癫痫，偏头痛，未明确诊断的阴道出血，有血栓病史者，以及有过敏史者禁用。

【注意事项】

1. 有血栓病史、乳房肿块者一般不宜使用。

2. 定期体检，包括乳腺、肝功能、血压和宫颈刮片的检查，发现异常者应停药。

3. 子宫肌瘤患者慎用。

4. 为保证避孕成功并减少月经改变的不良反应，本药必须按月注射，并须将药液抽净，作深部肌肉注射。

5. 注射后一般 14 天左右月经来潮。如注射后闭经，可隔 28 天再注射 1 次。如闭经达 2 个月，应停止注射，等待月经来潮。闭经期间要采用其他方法避孕，待月经来后再按第一次办法重新开始注射。

6. 注射后，有人可出现月经改变，如经期延长、周期缩短、经量增多及不规则出血等，其发生率在用药半年后明显下降。

【药物相互作用】

1. 与利福平、巴比妥类、苯妥英钠等合用，可使本品活性降低。

2. 与氨苄西林、四环素合用，本药避孕效果降低。

3. 与维生素 C 合用，本药避孕疗效增强。

【规格】注射液：1ml：0.125g；1ml：0.25g；2ml：0.25g。复方己酸羟孕酮注射液：1ml：己酸羟孕酮 250mg，戊酸雌二醇 5mg。

庚炔诺酮
Norethisterone Enanthate

【其他名称】炔诺酮庚酸酯。

【药理作用】为长效孕激素，肌肉注射后贮存在肌肉组织中缓慢释放而发挥长效避孕作用。其主要作用为抑制排卵，尚能影响宫颈黏液稠度和抑制子宫内膜生长发育。

【适应证】用作长效注射避孕药。

【用法用量】

1. 庚炔诺酮注射液：于月经第 5 天肌肉注射 1 支，以后每 2 个月注射 1 次，每针可避孕 2 个月经周期。

2. 复方庚炔诺酮注射液：第一次于月经第 5

天肌肉注射 2 支，第二周期起，每次于月经第 10 天肌肉注射 1 支，每支可避孕 1 个月经周期。

【不良反应】

1. 单用时主要有不规则出血、经期延长和闭经等。

2. 复方庚炔诺酮注射液用后可有恶心、呕吐、食欲不振、乳房胀痛、头晕、乏力、嗜睡等，但随用药次数增加而减少或消失。

【禁忌】

1. 对本药过敏者禁用。

2. 急慢性肝炎、肾炎、高血压及有乳房肿块者及哺乳期禁用。

【注意事项】

1. 必须按时注射，并注意将药液抽取干净完全注入，作深部肌肉注射。

2. 本品在气温低流动性差时，可置热水中温热，待恢复流动性后即可使用。

【药物相互作用】

1. 与利福平、巴比妥类、苯妥英钠等合用，可使本品活性降低。

2. 与氨苄西林、四环素合用，本药避孕效果降低。

3. 与维生素 C 合用，本药避孕疗效增强。

【规格】注射液：1ml：200mg。复方庚炔诺酮注射液：1ml：庚炔诺酮 50mg，戊酸雌二醇 5mg。

D - 炔诺孕酮埋植剂
D-Nongestel Implants

【药理作用】为含 D - 炔诺孕酮的硅胶皮下埋植缓释系统，药物恒定释放，避孕有效时间可达 5 年或 3 年之久。植入后药物即开始释放进血液中，经 24 小时达避孕有效浓度，每天释放 30μg。其作用是多环节的，除排卵抑制作用外，还能增加宫颈黏液稠度，使精子不易穿透，同时抑制子宫内膜，阻止孕卵着床。

【适应证】用于女性避孕。临床避孕效果好，使用方便，续用率高，宜选用于不想绝育而随时需要恢复生育的妇女，可以随时取出埋植剂。

【用法用量】皮下埋植。在月经第 7 天，于上臂或前臂内侧局麻后切开 3 ~ 4mm 切口，用 10 号套针将 6 枚囊管呈扇形埋入皮下。注意不要深埋，如深埋入肌肉或脂肪，就较难取出。

【不良反应】常见有月经紊乱，其中经期延长和点滴出血最为多见，但随着植入时间的延长而逐渐减少。尚可有头痛、恶心、抑郁等。

【禁忌】

1. 对本药过敏者禁用。

2. 急慢性肝炎、肾炎、高血压及有乳房肿块者及哺乳期禁用。

【药物相互作用】

1. 与利福平、巴比妥类、苯妥英钠等合用，可使本品活性降低。

2. 与氨苄西林、四环素合用，本药避孕效果降低。

3. 与维生素 C 合用，本药避孕疗效增强。

【规格】埋植剂：Ⅰ型：由 6 根埋植剂组成，每根硅胶囊管长 34mm，外径 2.4mm，内径 1.57mm，每枚含 D - 炔诺孕酮 36mg。Ⅱ型：由 2 根埋植剂组成，每根硅胶囊管长 44mm，含 D - 炔诺孕酮 70mg。

3.3　抗早孕药

米非司酮
Mifepristone

【其他名称】抗孕酮。

【药理作用】为新型抗孕激素，无孕激素、雌激素、雄激素及抗雌激素活性，能与孕酮受体及糖皮质激素受体结合，对子宫内膜孕酮受体的亲和力比黄体酮强 5 倍。具有终止早孕、抗着床、诱导月经、促进宫颈成熟、软化和扩张宫颈的作用。

【适应证】

1. 与前列腺素类药物序贯合并使用，可用于终止停经 49 天内的妊娠。

2. 用于无保护性生活或避孕措施失败后 72 小时内，作为预防妊娠的临床补救措施。

【用法用量】

1. 终止早孕：停经≤49 天之健康早孕妇女，空腹或进食 1 小时后口服，服用方案有两种：①顿服 200mg。②每次 25mg，每日 2 次，连服 3 天，总量 150mg（6 片），每次服药后禁食 1 小时。第 3 天或第 4 天清晨口服米索前列醇 600μg 或于阴道后穹隆放置卡前列甲酯栓 1 枚（1mg）。卧床休息 1 ~ 2 小时，门诊观察 6 小时。注意用药后出血情况，有无妊娠产物排出和副反应。

2. 紧急避孕：性交后 72 小时内服用 25mg

服用越早，效果越佳。

【不良反应】

1. 部分早孕妇女服药后，有轻度恶心、呕吐、眩晕、乏力、下腹痛、肛门坠胀感和子宫出血。

2. 个别妇女可出现皮疹。

3. 使用前列腺素后可有腹痛，部分妇女可发生呕吐、腹泻。少数有潮红和发麻现象。

【禁忌】

1. 对本品过敏者禁用。

2. 心、肝、肾疾病患者及肾上腺皮质功能不全者禁用。

3. 青光眼、哮喘及对前列腺素类药物过敏者禁用。

4. 带宫内节育器妊娠和怀疑宫外孕者、年龄超过 35 岁的吸烟妇女禁用。

【注意事项】

1. 确认为早孕者，停经天数不应超过 49 天，孕期越短，效果越好。

2. 米非司酮片必须在具有急诊、刮宫手术和输液、输血条件下使用。

3. 服药前必须向服药者详细告知治疗效果及可能出现的副反应。治疗或随诊过程中，如出现大量出血或其他异常情况，应及时就医。

4. 服药后，一般会较早出现少量阴道出血，部分妇女流产后出血时间较长。少数早孕妇女服用米非司酮片后，即可自然流产。约 80% 的孕妇在使用前列腺素类药物后，6 小时内排出绒毛胎囊。约 10% 孕妇在服药后 1 周内排出妊娠物。

5. 服药后 8~15 天应去原治疗单位复诊，以确定流产效果。必要时做 B 型超声波检查或血 HCG 测定，如确诊为流产不全或继续妊娠，应及时处理。

6. 使用本品终止早孕失败者，必须进行人工流产终止妊娠。

7. FDA 对本药的妊娠安全性分级为 X 级。

【药物相互作用】不能与利福平、卡马西平、灰黄霉素、巴比妥类、苯妥英钠、非甾体抗炎药、肾上腺皮质激素并用。

【规格】片剂：25mg；200mg。

卡前列素
Carboprost

【药理作用】天然前列腺素 $F_{2\alpha}$ 广泛存在于人体各组织与体液中，卡前列素系天然前列腺素 $F_{2\alpha}$ 的衍生物。可增加子宫收缩频率和收缩幅度，增强子宫肌收缩力，能抑制内源性黄体激素的分泌，降低血浆孕酮水平，终止妊娠，具有较强的抗生育作用。

【适应证】

1. 与米非司酮序贯合并使用，可用于终止停经 49 天内的妊娠。

2. 用于扩宫颈、中期引产及产后出血。

【用法用量】

1. 抗早孕：①空腹或进食后 2 小时，口服米非司酮片一次 25mg，一日 2 次，连服 3 日，或一次口服米非司酮片 0.2g，服药后禁食 2 小时，第 4 天晨于阴道后穹隆放置卡前列素栓 1 粒（1mg），卧床休息 2 小时，门诊观察 6 小时。②先口服孕三烯酮每日 9mg（3 次分服），共 4 天，停药 48 小时后于阴道后穹隆放置卡前列素薄膜，每 2.5 小时 1 张（2mg），共 4 次，或放置 1 粒卡前列素栓剂（8mg），8 小时后如无流产，再肌肉注射卡前列素 2mg。③先肌肉注射丙酸睾酮 100mg，每日 1 次，共 3 天，第 4 天于阴道后穹隆放置卡前列素海绵块 1 块（6mg），8 小时后如无流产，再肌肉注射卡前列素 2mg。若无效，2 天后重复一疗程。放置卡前列素后需卧床休息 2~3 小时，收集所有阴道排出物。

2. 扩宫颈：术前晚置栓 1 粒于阴道后穹隆处，12 小时后宫颈扩张，以便于负压吸引终止早期妊娠。

3. 治疗产后出血：深部肌肉注射 0.25mg，间隔约 90 分钟给药，必要时可缩短间隔时间，但不得少于 15 分钟，总量不得超过 2mg。

【不良反应】少数人可发生恶心、呕吐、腹泻和腹痛等。

【禁忌】

1. 过敏体质或对本品有过敏史者禁用。

2. 急性盆腔炎，心、肝、肾、肾上腺皮质功能不全，青光眼，镰状细胞性贫血，高血压，严重哮喘，胃肠功能紊乱，癫痫，带宫内节育器妊娠和怀疑宫外孕者禁用。

【注意事项】

1. 本品与米非司酮合用必须在具有急诊、刮宫手术、输液、输血条件的医疗单位及有经验的医生负责指导下使用。

2. 用药后 8~15 天必须到医院复查，以确定流产效果，必要时配合 B 超检查及血绒毛膜促性腺激素测定，如确定为流产不全或继续妊娠者应及时处理。

3. 用本品流产失败者必须做人工流产终止妊娠。

4. 对不完全流产引起大出血或胎囊排出后阴道流血时间长者应引起重视。

5. FDA 对本药的妊娠安全性分级为 C 级。

【药物相互作用】　尚不明确。

【规格】　注射剂：1mg；2mg。膜剂：2mg。栓剂：8mg。海绵块：6mg。

卡前列甲酯
Carboprost Methylate

【药理作用】　作用与卡前列素相似，阴道给药有明显子宫收缩作用和扩宫颈作用。

【适应证】

1. 预防和治疗宫缩迟缓引起的产后出血。

2. 用作终止妊娠药。本品不宜单独使用，须与米非司酮等序贯用，应用于终止早期妊娠。特别适合高危妊娠者，如多次人流史、子宫畸形、剖宫产后以及哺乳期妊娠者。

【用法用量】

1. 预防和治疗宫缩迟缓引起的产后出血：于胎儿娩出后，立即戴无菌手套将卡前列甲酯栓 1 枚（1mg）放入阴道，贴附于阴道前壁上 1/3 处，约 2 分钟。

2. 中期引产：阴道后穹隆放置，每次 1mg，2 ~ 3 小时重复 1mg，直至流产（平均用量约为 6mg）。

3. 抗早孕：①经停≤49 天之健康早孕妇女，空腹或进食 2 小时后，首剂口服 200mg 米非司酮片后禁食 2 小时，第 3 天晨于阴道后穹隆放置卡前列甲酯栓 1 枚（1mg），或第 1 天每次口服 25mg 米非司酮片，每日 2 次，连续服用 3 天后，第 4 天放置本品 1mg。②第 1 天肌肉注射丙酸睾酮 100mg，连续 3 天，总量 300mg，第 4 天放置本品 1mg，2 ~ 3 小时后重复 1mg，直至流产。

【不良反应】　主要为腹泻、恶心、呕吐、腹痛等。采用复方地芬诺酯（复方苯乙哌啶）片后，不良反应显著减少，停药后上述反应即可消失。

【禁忌】

1. 对本药过敏者禁用。

2. 前置胎盘及宫外孕、急性盆腔感染、胃溃疡、哮喘及严重过敏体质、青光眼患者禁用。

【注意事项】

1. 糖尿病，高血压，严重心、肝、肾功能不全者慎用。

2. 预防和治疗宫缩迟缓引起的产后出血时必须戴无菌手套将药品置入阴道，以免发生继发感染。

3. 本品应在医师监护下使用，如发现不可耐受性呕吐、腹痛或阴道大出血，应立即停用。

【药物相互作用】　尚不明确。

【规格】　栓剂：1mg。

米索前列醇
Misoprostol

【药理作用】　具有宫颈软化、增强子宫张力及宫内压作用。与米非司酮序贯合用可显著增高或诱发早孕子宫自发收缩的频率和幅度。本品具有 E 型前列腺素的药理活性，对胃肠道平滑肌有轻度刺激作用，大剂量时抑制胃酸分泌。

【适应证】　本品与米非司酮序贯合并使用，可用于终止停经 49 天内的早期妊娠。

【用法用量】　在服用米非司酮 36 ~ 48 小时后，单次空腹口服米索前列醇 0.6mg。

【不良反应】　部分早孕妇女服药后有轻度恶心、呕吐、眩晕、乏力和下腹痛。个别妇女可出现潮红、发热及手掌瘙痒，甚至过敏性休克。

【禁忌】

1. 对本药过敏者禁用。

2. 心、肝、肾疾病患者，肾上腺皮质功能不全者，青光眼、哮喘及过敏体质者，带宫内节育器妊娠和怀疑宫外孕者禁用。

【注意事项】

1. 本品用于终止早孕时，必须与米非司酮配伍，严禁单独使用。

2. 本品配伍米非司酮终止早孕时，必须医生处方，并在医生监管下，在有急诊、刮宫手术、输液、输血条件的单位使用。

3. 服药后，一般会较早出现少量阴道出血，部分妇女流产后出血时间较长。少数早孕妇女服用米非司酮后，即可自然流产。约 80% 的孕妇在使用本品后，6 小时内排出绒毛胎囊。约 10% 孕妇在服药后 1 周内排出妊娠物。

4. 服药后 8 ~ 15 天应去原治疗单位复诊，以确定流产效果。必要时做 B 超检查或血绒毛膜促性腺激素测定，如确认为流产不全或继续妊娠，应及时处理。

5. 使用本品终止早孕失败者，必须进行人工流产终止妊娠。

6. FDA 对本药的妊娠安全性分级为 X 级。

【药物相互作用】服用本品 1 周内，避免服用阿司匹林和其他非甾体类抗炎药。

【规格】片剂：200μg。

3.4　外用避孕药

壬苯醇醚
Nonoxinol

【药理作用】本品系非离子型表面活性剂，通过降低精子的脂膜表面张力，改变精子渗透压而杀死精子或使它们不能游动，难于穿透宫颈口而无法使卵受精，达到避孕效果。

【适应证】用作女性外用短效避孕药。

【用法用量】

1. 薄膜：于房事前 10 分钟，取药膜一张，对折两次或揉成松软小团，以食指（或中指）戴指套将其推入阴道深处，10 分钟后可行房事。每次不超过 2 张。

2. 凝胶剂：在每次房事前使用，旋去药管盖，将注入器旋于药管螺丝口上，压挤药管，使药进入注入器到刻度为止，将注入器从药管上旋下，盖好药管，仰卧于床上，将注入器缓缓推入阴道深处，将注入器活塞慢慢推入，使药完全进入阴道后，抽出注入器。注入器取出后用温开水洗净、揩干，用清洁纸包好，下次可再用。

3. 栓剂：一次 1 粒，于房事前 5 分钟放入阴道深处。

4. 海绵剂：使用时用清洁水浸湿，挤去过量水，深置阴道中，房事后留放 6 小时，但不超过 30 小时，也不能重复使用。

【不良反应】

1. 偶见过敏反应，可使女性外阴或阴道甚至男性阴茎发生较严重的刺激症状，如局部瘙痒、疼痛等。

2. 少数患者局部有轻度刺激症状，阴道分泌物增多。

【禁忌】

1. 对本药过敏者禁用。

2. 可疑生殖道恶性肿瘤者及有不规则阴道出血者禁用。

【注意事项】

1. 必须放入阴道深处，否则易导致避孕失败。

2. 本品放入约 10 分钟后，方可进行房事；若放入 30 分钟内未进行房事，再进行房事时，必须再次放药；重复房事者，需再次放药。

3. 房事后 6~8 小时方可冲洗。

【药物相互作用】尚不明确。

【规格】膜剂：50mg。海绵剂：1g。栓剂：75mg；100mg。凝胶剂：30g：1.2g。

3.5 男用避孕药

棉酚
Gossypol

【药理作用】本品为多元酚类物质，具有抑制精子发生和精子活动的作用。其作用部位在睾丸生精上皮，以精子细胞和精母细胞最为敏感。由于破坏了生精上皮，从而导致精子畸形、死亡，直至无精子。临床上男性服药 4 个月后均出现无精子或极少精子，且不活动。停药后药效可持续 3~5 周，以后逐渐恢复生育功能。

【适应证】用作男性避孕药。

【用法用量】每日口服一次 20mg，连服 2 个月。然后每周 1 次 40mg，或一次 20mg，每周 2 次，连服 4 周。

【不良反应】主要有低血钾、肌无力、嗜睡和性欲减退。长期应用可能产生对睾丸功能的不可逆影响。

【禁忌】对本药过敏者禁用。

【注意事项】

1. 服药前有精索静脉曲张的患者在服用棉酚后特别容易发生生精上皮长期或永久性损伤，故需要恢复生精功能的服药者，应预先检查诊断。

2. 心、肝功能不全和血钾偏低者慎用。

【规格】片剂：每片含醋酸棉酚 20mg。

4 胰岛激素及其他影响血糖的药物

4.1 高血糖素

高血糖素
Glucagon

【其他名称】胰高血糖素、升血糖素。

【药理作用】本品系胰岛 α_2 细胞分泌的一种单链多肽类激素，可拮抗胰岛素的作用，对代谢的影响与肾上腺素有相似之处。①升高血糖作用：促进肝糖原分解和促进糖异生，其代谢作用的主要靶器官是肝脏，促进 cAMP 的生成。②正性肌力作用：本品的正性肌力作用不被普萘洛尔阻断，可使心肌收缩力增加，心率加快，心输出量增加，血压上升。③对其他内分泌腺的作用：能兴奋肾上腺髓质，分泌儿茶酚胺类物质；也能增加胰岛素、甲状腺激素、降钙素及生长激素的分泌。④对消化系统的作用：可增加胆汁和肠液的分泌，抑制胃、小肠及结肠的蠕动等。此外可增加肾血流量，促进尿中钠、钾、钙的排泄。

【适应证】

1. 盐酸高血糖素刺激 C 肽试验用于评估糖尿病患者胰岛 β 细胞的最大分泌情况。

2. 用于处理糖尿病患者发生的低血糖反应。

3. 进行胃肠道检查时用于暂时抑制胃肠道蠕动。

【用法用量】

1. β 细胞分泌能力的评估：患者空腹时静脉注射盐酸高血糖素1mg，注射前和注射后6分钟测定血浆 C 肽水平。如空腹血糖浓度低于7mmol/L，则试验结果难以评估。

2. 糖尿病患者的低血糖治疗：皮下、肌肉或静脉注射 0.5～1mg。如患者在用药 20 分钟内无效，应辅以静脉注射葡萄糖。如果有效，应给予口服碳水化合物以恢复肝糖原的储备和预防低血糖的复发。

3. 胃肠道检查：①依据诊断技术和给药途径的不同，剂量范围为 0.2～2mg。使胃、十二指肠球部、十二指肠和小肠松弛的诊断用剂量为0.2～0.5mg。静脉注射 0.2～0.5mg，1 分钟内起效，药效持续时间因所检查的器官的不同，为 5～20 分钟。肌肉注射 1～2mg，5～15 分钟后起效，药效持

续时间因所检查的器官的差异，为 10～40 分钟。②CT 扫描、核磁共振检查（MR）和数字减影血管造影（DSA）时，静脉给药的最大剂量为1mg。

【不良反应】罕见严重的不良反应。偶有发生恶心和呕吐，特别是剂量超过 1mg 或注射太快（少于 1 分钟）时，可能会出现暂时心跳加速。少数患者可能会有过敏反应。

【禁忌】

1. 对本品过敏者禁用。

2. 肾上腺肿瘤者禁用。

【注意事项】

1. 当肝糖原存在时，本品可治疗低血糖。若为空腹、血肾上腺素水平低下、慢性低血糖、饮酒过多而致的低血糖，则本品作用可很小或无效。对危急病例仅怀疑低血糖而尚未肯定时，不可代替葡萄糖静脉注射。

2. 本品与胰岛素作用相反。糖尿病患者或有心脏病的老年人，在内窥镜和造影中若使用盐酸高血糖素应格外小心。

3. 患有释放高血糖素和胰岛素的肿瘤患者，应慎用盐酸高血糖素。

4. 使用时须警惕血糖过高，有时可见低血钾。

【药物相互作用】本品与胰岛素作用相反。

【规格】注射剂：1mg。

4.2 胰岛素

普通（正规）胰岛素
Regular Insulin

【其他名称】短效胰岛素、速效胰岛素、可溶性胰岛素。

【药理作用】胰岛素的主要药效为降血糖，同时影响蛋白质和脂肪代谢，包括以下多方面的作用：①抑制肝糖原分解及糖原异生作用，减少肝输出葡萄糖。②促使肝摄取葡萄糖及肝糖原的合成。③促使肌肉和脂肪组织摄取葡萄糖和氨基酸，促使蛋白质和脂肪的合成和贮存。④促使肝生成极低密度脂蛋白并激活脂蛋白脂酶，促使极低密度脂蛋白的分解。⑤抑制脂肪及肌肉中脂肪和蛋白质的分解，抑制酮体的生成并促进周围组织对酮体的利用。

胰岛素可分为人胰岛素、牛胰岛素和猪胰岛素。动物胰岛素和人胰岛素相比，由于氨基酸序

列有一定差异，过敏反应发生率比较高，而且剂量需要较大，起效慢，作用时间短。

【适应证】

1. 1 型糖尿病。

2. 2 型糖尿病有严重感染、外伤、大手术等严重应激情况，以及合并心脑血管并发症、肾脏或视网膜病变等。

3. 糖尿病酮症酸中毒、高血糖非酮症性高渗性昏迷。

4. 长病程 2 型糖尿病血浆胰岛素水平确实较低，经合理饮食、体力活动和口服降糖药治疗控制不满意者；2 型糖尿病具有口服降糖药禁忌时，如妊娠、哺乳等。

5. 成年或老年糖尿病病人发病急、体重显著减轻伴明显消瘦者。

6. 妊娠糖尿病。

7. 继发于严重胰腺疾病的糖尿病。

8. 严重营养不良、消瘦、顽固性妊娠呕吐、肝硬化初期可同时静脉滴注葡萄糖和小剂量胰岛素，以促进组织利用葡萄糖。

【用法用量】

1. 皮下注射：一般每日 3 次，餐前 15～30 分钟注射，必要时睡前加注一次小量。剂量根据病情、血糖、尿糖由小剂量（视体重等因素每次 2～4U）开始，逐步调整。1 型糖尿病患者每日胰岛素需用总量多介于每千克体重 0.5～1U，根据血糖监测结果调整。2 型糖尿病患者每日需用总量变化较大，在无急性并发症情况下，敏感者每日仅需 5～10U，一般约 20U，肥胖、对胰岛素敏感性较差者需要量可明显增加。在有急性并发症（感染、创伤、手术等）情况下，对 1 型及 2 型糖尿病患者，应每 4～6 小时注射一次，剂量根据病情变化及血糖监测结果调整。

2. 静脉注射：主要用于糖尿病酮症酸中毒、高血糖高渗性昏迷的治疗。可静脉持续滴入每小时成人 4～6U，小儿按每小时体重 0.1U/kg，根据血糖变化调整剂量。也可首次静注 10U 加皮下注射 4～6U，根据血糖变化调整。病情较重者，可先静脉注射 10U，继之以静脉滴注，当血糖下降到 13.9mmol/L（250mg/ml）以下时，胰岛素剂量及注射频率随之减少。在用胰岛素的同时，还应补液纠正电解质紊乱及酸中毒，并注意机体对热量的需要。

【不良反应】

1. 低血糖反应，出汗、心悸、乏力，重者出现意识障碍、共济失调、心动过速甚至昏迷。

2. 胰岛素抵抗者，日剂量可能超过 200U。

3. 注射部位红肿、瘙痒、荨麻疹、血管神经性水肿、脂肪萎缩、脂肪增生。

4. 眼屈光失调。

【禁忌】

1. 对本品过敏者禁用。

2. 低血糖者禁用。

【注意事项】

1. 常出现低血糖反应，严重者出现低血糖昏迷，伴有严重肝、肾病变等患者应密切观察血糖。

2. 病人伴有下列情况，胰岛素需要量减少：肝功能不正常，甲状腺功能减退，恶心呕吐，肾功能不正常，肾小球滤过率 10～50ml/min，胰岛素的剂量减少到 95%～75%；肾小球滤过率减少到 10ml/min 以下，胰岛素剂量减少到 50%。

3. 病人伴有下列情况，胰岛素需要量增加：高热、甲状腺功能亢进、肢端肥大症、糖尿病酮症酸中毒、严重感染或外伤、重大手术等。

4. 用药期间应定期检查血糖、尿常规、肝肾功能、视力、眼底视网膜血管、血压及心电图等，以了解病情及糖尿病并发症情况。

5. 本品是唯一可以静脉注射的胰岛素制剂，只有在急症时（如糖尿病性昏迷）才用。

【药物相互作用】

1. 糖皮质激素、促肾上腺皮质激素、胰升血糖素、雌激素、口服避孕药、肾上腺素、苯妥英钠、噻嗪类利尿剂、甲状腺素等可不同程度地升高血糖浓度，同用时应调整这些药或胰岛素的剂量。

2. 口服降糖药与胰岛素有协同降血糖作用。

3. 抗凝血药、水杨酸盐、磺胺类药及抗肿瘤药甲氨蝶呤等可与胰岛素竞争与血浆蛋白结合，从而使血液中游离胰岛素水平增高。非甾体消炎镇痛药可增强胰岛素降血糖作用。

4. β 受体阻滞剂如普萘洛尔可阻止肾上腺素升高血糖的反应，干扰机体调节血糖功能，与胰岛素同用可增加低血糖的危险，而且可掩盖低血糖的症状，延长低血糖时间，合用时应注意调整胰岛素剂量。

5. 中等量至大量的酒精可增强胰岛素引起的低血糖的作用，可引起严重、持续的低血糖，在空腹或肝糖原贮备较少的情况下更易发生。

6. 氯喹、奎尼丁、奎宁等可延缓胰岛素的降解，使血中胰岛素浓度升高，从而加强其降血糖作用。

7. 升血糖药物如某些钙离子通道阻滞剂、可乐定、丹那唑、二氮嗪、生长激素、肝素、H_2 受体拮抗剂、大麻、吗啡、尼古丁、磺吡酮等可改变糖代谢，使血糖升高，因此胰岛素同上述药物合用时应适当加量。

8. 血管紧张素转化酶抑制剂、溴隐亭、氯贝特、酮康唑、锂剂、甲苯咪唑、吡多辛、茶碱等可通过不同方式直接或间接致血糖降低，胰岛素与上述药物合用时应适当减量。

9. 奥曲肽可抑制生长激素、胰高血糖素及胰岛素的分泌，并使胃排空延迟及胃肠道蠕动减缓，引起食物吸收延迟，从而降低餐后高血糖，在开始用奥曲肽时，胰岛素应适当减量，以后再根据血糖调整。

10. 吸烟可通过释放儿茶酚胺而拮抗胰岛素的降血糖作用，吸烟还能减少皮肤对胰岛素的吸收，所以正在使用胰岛素治疗的吸烟患者突然戒烟时，应观察血糖变化，考虑是否需适当减少胰岛素用量。

【规格】注射液：10ml：400U。笔芯剂：3ml：300U。

门冬胰岛素
Insulin Aspart

【药理作用】本品属超短效胰岛素。胰岛素的降血糖作用是通过其分子与肌肉和脂肪细胞上的胰岛素受体结合后，促进细胞对葡萄糖吸收利用，同时抑制肝脏葡萄糖的输出来实现的。在门冬胰岛素中，门冬氨酸替换了人胰岛素 β 链第 28 位的脯氨酸，减少本品的可溶部分形成六聚体的倾向，能够快速释放入血。与普通短效胰岛素相比，吸收速度快，起效迅速，作用时间短。

【适应证】用于控制高血糖，也可与中效胰岛素合用控制晚间或晨起高血糖。

【用法用量】一般每天 0.5~1U/kg，于三餐前 10 分钟皮下注射一次，根据患者饮食习惯、代谢需要、生活方式和血糖情况调整剂量。

【不良反应】

1. 低血糖反应，出汗、心悸、乏力，重者出现意识障碍、共济失调、心动过速甚至昏迷。

2. 胰岛素抵抗者，日剂量可能超过 200U。

3. 注射部位红肿、瘙痒、荨麻疹、血管神经性水肿、脂肪萎缩、脂肪增生。

4. 眼屈光失调。

【禁忌】

1. 对本品过敏者禁用。

2. 低血糖者禁用。

【注意事项】

1. 胰岛素注射剂量不足或治疗中断时，会引起高血糖症和糖尿病酮症酸中毒（特别是在 1 型糖尿病患者中易发生）。通常在几小时到几天内，高血糖症的首发症状逐渐出现，症状包括口渴、尿频、恶心、呕吐、嗜睡、皮肤干红、口干、食欲不振和呼吸出现丙酮气味。出现高血糖症若不予以治疗有可能导致死亡。

2. 血糖控制有显著改善的患者（如接受胰岛素强化治疗的患者），其低血糖症的先兆症状会有所改变，应注意。

3. 本品的注射时间应与进餐时间紧密相连，即紧邻餐前。本品起效迅速，所以必须同时考虑患者的合并症及合并用药是否延迟食物的吸收。

4. 伴发疾病，尤其是感染，通常患者的胰岛素需要量会增加。

5. 应特别提醒患者注意避免在驾驶时出现低血糖反应，尤其是低血糖先兆症状不明显或缺乏及以往经常发生低血糖症的患者。在上述情况下，应首先考虑患者能否安全操作。

6. 本品不能用于静脉注射。

7. FDA 对本药的妊娠安全性分级为 B 级。

【药物相互作用】

1. 与下列药物合用时可降低胰岛素用量：口服降糖药、奥曲肽、单胺氧化酶抑制剂、非选择性肾上腺素 β 受体阻滞剂、血管紧张素转化酶抑制剂、水杨酸盐、乙醇、合成代谢类固醇和硫胺类制剂。

2. 与以下药物合用时可增加胰岛素用量：口服避孕药、噻嗪类利尿剂、糖皮质激素、甲状腺激素、交感神经兴奋剂和达那唑。

3. 与 β 受体阻滞剂合用时，可能掩盖低血糖症状。

4. 乙醇可以加剧和延长胰岛素导致的低血糖作用。

【规格】注射液：3ml：300U。

赖脯胰岛素
Insulin Lispro

【药理作用】本品是由基因重组技术生产的人

胰岛素类似物，它是将胰岛素 β 链上第 28 位和第 29 位氨基酸互换而产生的。作用机制同门冬胰岛素。它可以作为常规可溶性胰岛素的替代物，发挥速效降糖作用；属超短效胰岛素，也可与精蛋白结合作为中效制剂。

【适应证】适用于需控制高血糖的糖尿病患者。

【用法用量】一般每天 0.5 ~ 1U/kg，于三餐前 15 分钟之内皮下注射一次，根据患者饮食习惯、代谢需要、生活方式和血糖情况调整剂量。

【不良反应】

1. 低血糖反应，出汗、心悸、乏力，重者出现意识障碍、共济失调、心动过速甚至昏迷。

2. 注射部位红肿、瘙痒、荨麻疹、血管神经性水肿、脂肪萎缩、脂肪增生。

3. 眼屈光失调。

【禁忌】

1. 对本品过敏者禁用。

2. 低血糖者禁用。

【注意事项】

1. 在疾病或精神紧张情况下，胰岛素用量可能需要增加。

2. 有肝、肾功能不全时，其胰岛素用量可能减少。

3. 如果病人体力活动增加或改变日常饮食习惯，都需要调整胰岛素的剂量。

4. 胰岛素注射剂量不足或治疗中断时，会引起高血糖症和糖尿病酮症酸中毒（特别是在 1 型糖尿病患者中易发生）。

5. 应特别提醒患者注意避免在驾驶时出现低血糖反应，尤其是低血糖先兆症状不明显或缺乏及以往经常发生低血糖症的患者。在上述情况下，应首先考虑患者能否安全操作。

6. 本品不能用于静脉注射。

7. FDA 对本药的妊娠安全性分级为 B 级。

【药物相互作用】

1. 与下列药物合用时可降低胰岛素用量：口服降糖药、奥曲肽、单胺氧化酶抑制剂、非选择性肾上腺素 β 受体阻滞剂、血管紧张素转化酶抑制剂、水杨酸盐、乙醇、合成代谢类固醇和硫胺类制剂。

2. 与以下药物合用时可增加胰岛素用量：口服避孕药、噻嗪类利尿剂、糖皮质激素、甲状腺激素、交感神经兴奋剂和达那唑。

3. 与 β 受体阻滞剂合用时，可能掩盖低血糖症状。

4. 乙醇可以加剧和延长胰岛素导致的低血糖作用。

【规格】注射液：3ml：300U。

低精蛋白锌胰岛素
Isophane Insulin

【其他名称】中效胰岛素。

【药理作用】本品是胰岛素混合到锌和鱼精蛋白磷酸缓冲液复合物中的混悬剂，胰岛素和鱼精蛋白的分子比例为 1:1，主要产品有动物来源和重组人胰岛素来源两种。

人胰岛素含酸性氨基酸较多，等电点在 4 左右，与碱性蛋白（精蛋白或珠蛋白）结合后，等电点升高，与体液酸碱度相近，皮下注射后在注射部位形成沉淀，作用时间延长，加入微量锌使其稳定。

【适应证】用于糖尿病的治疗。一般与短效胰岛素配合使用。

【用法用量】一般每天 0.5 ~ 1U/kg，餐前给药，皮下注射。根据患者饮食习惯、代谢需要、生活方式和血糖情况调整剂量，可单独使用或与短效胰岛素混合使用。在强化治疗中，此药可用作基础胰岛素［晚上和（或）早上注射］与可溶性胰岛素混合餐前使用。

【不良反应】

1. 低血糖反应，出汗、心悸、乏力，重者出现意识障碍、共济失调、心动过速甚至昏迷。

2. 注射部位红肿、瘙痒、荨麻疹、血管神经性水肿、脂肪萎缩、脂肪增生。

3. 水肿、眼屈光失调。

【禁忌】

1. 对本品及鱼精蛋白过敏者禁用。

2. 低血糖者禁用。

【注意事项】

1. 在疾病或精神紧张情况下，胰岛素用量可能需要增加。

2. 有肝、肾功能不全时，其胰岛素用量可能减少。

3. 如果病人体力活动增加或改变日常饮食习惯，都需要调整胰岛素的剂量。

4. 胰岛素注射剂量不足或治疗中断时，会引起高血糖症和糖尿病酮症酸中毒（特别是在 1 型糖尿病患者中易发生）。

5. 应特别提醒患者注意避免在驾驶时出现低血糖反应，尤其是低血糖先兆症状不明显或缺乏及以往经常发生低血糖症的患者。在上述情况下，应首先考虑患者能否安全操作。

6. 本品不能用于静脉注射。

【药物相互作用】

1. 与下列药物合用时可降低胰岛素用量：口服降糖药、奥曲肽、单胺氧化酶抑制剂、非选择性 β 受体阻滞剂、血管紧张素转化酶抑制剂、水杨酸盐、乙醇、合成代谢类固醇和硫胺类制剂。

2. 与以下药物合用时可增加胰岛素用量：口服避孕药、噻嗪类利尿剂、糖皮质激素、甲状腺激素、交感神经兴奋剂和达那唑。

3. 与 β 受体阻滞剂合用时，可能掩盖低血糖症状。

4. 乙醇可以加剧和延长胰岛素导致的低血糖作用。

【规格】注射液：10ml：400U。笔芯剂：3ml：300U。

精蛋白锌胰岛素
Protamine Zinc insulin

【其他名称】长效胰岛素。

【药理作用】本品是在低精蛋白锌的基础上加大鱼精蛋白的比例，使其更接近人体液的酸碱度，溶解度更低，释放更加缓慢，作用持续时间更长。

【适应证】用于糖尿病的治疗。一般与短效胰岛素配合使用。

【用法用量】于早饭前 0.5 小时皮下注射 1 次，剂量根据病情而定，每日用量一般为 10～20U。

【不良反应】参见低精蛋白锌胰岛素。

【禁忌】

1. 对本品及精蛋白过敏者禁用。

2. 低血糖者禁用。

【注意事项】

1. 在疾病或精神紧张情况下，胰岛素用量可能需要增加。

2. 有肝、肾功能不全时，其胰岛素用量可能减少。

3. 如果病人体力活动增加或改变日常饮食习惯，都需要调整胰岛素的剂量。

4. 胰岛素注射剂量不足或治疗中断时，会引起高血糖症和糖尿病酮症酸中毒（特别是在 1 型

糖尿病患者中易发生）。

5. 应特别提醒患者注意避免在驾驶时出现低血糖反应，尤其是低血糖先兆症状不明显或缺乏及以往经常发生低血糖症的患者。在上述情况下，应首先考虑患者能否安全操作。

6. 本品不能用于静脉注射。

7. 长效胰岛素的特点是可减少注射次数，但由于长效制剂多是混悬剂，可能会造成吸收和药效不稳定。

【药物相互作用】参见低精蛋白锌胰岛素。

【规格】注射液：10ml：400U。笔芯剂：3ml：300U。

甘精胰岛素
Insulin Glargine

【其他名称】超长效胰岛素。

【药理作用】甘精胰岛素是一种在中性溶液中溶解度低的人胰岛素类似物。本品在酸性（pH4）溶液中完全溶解。注入皮下组织后，因酸性溶液被中和而形成的微细沉积物可持续释放少量甘精胰岛素，从而产生可预见的、有长效作用的、平稳、无峰值的血药浓度/时间特性。皮下注射后 1.5 小时起效，有效作用时间长达 22 小时左右，同时几乎没有峰值出现，作用平稳。

【适应证】用于糖尿病的治疗。用于基础胰岛素替代治疗，一般与短效胰岛素或口服降糖药配合使用。

【用法用量】每日傍晚皮下注射 1 次，剂量根据病情而定。

【不良反应】参见低精蛋白锌胰岛素。

【禁忌】

1. 对本品过敏者禁用。

2. 低血糖者禁用。

【注意事项】

1. 在疾病或精神紧张情况下，胰岛素用量可能需要增加。

2. 有肝、肾功能不全时，其胰岛素用量可能减少。

3. 如果病人体力活动增加或改变日常饮食习惯，都需要调整胰岛素的剂量。

4. 胰岛素注射剂量不足或治疗中断时，会引起高血糖症和糖尿病酮症酸中毒（特别是在 1 型糖尿病患者中易发生）。

5. 应特别提醒患者注意避免在驾驶时出现低

血糖反应，尤其是低血糖先兆症状不明显或缺乏及以往经常发生低血糖症的患者。在上述情况下，应首先考虑患者能否安全操作。

6. 本品不能用于静脉注射。

7. FDA 对本药的妊娠安全性分级为 C 级。

【药物相互作用】参见低精蛋白锌胰岛素。

【规格】注射液：10ml：400U。笔芯剂：3ml：300U。

预混胰岛素
Biphasic Insulins

【其他名称】双时相胰岛素。

【药理作用】本品含有标示百分比的短效胰岛素和中效胰岛素。制剂中短效成分起效迅速，可以较好地控制餐后高血糖，中效成分持续缓慢释放，主要起替代基础胰岛素分泌作用。例如 30R，0.5 小时内起效，2～8 小时达峰，作用最长持续 24 小时。50R，0.5 小时内起效，2～12 小时达峰，作用最长持续 16～24 小时。

【适应证】用于糖尿病的治疗。

【用法用量】一般每天 0.5～1U/kg，于早饭前 0.5 小时皮下注射 1 次，剂量根据病情而定。有时需要于晚餐前再注射 1 次。

【不良反应】

1. 低血糖反应，出汗、心悸、乏力，重者出现意识障碍、共济失调、心动过速甚至昏迷。

2. 注射部位红肿、瘙痒、荨麻疹、血管神经性水肿、脂肪萎缩、脂肪增生。

3. 水肿、眼屈光失调。

【禁忌】

1. 对本品过敏者禁用。

2. 低血糖者禁用。

【注意事项】

1. 在疾病或精神紧张情况下，胰岛素剂量可能需要增加。

2. 有肝、肾功能不全时，其胰岛素用量可能减少。

3. 如果病人体力活动增加或改变日常饮食习惯，都需要调整胰岛素的剂量。

4. 胰岛素注射剂量不足或治疗中断时，会引起高血糖症和糖尿病酮症酸中毒（特别是在 1 型糖尿病患者中易发生）。

5. 应特别提醒患者注意避免在驾驶时出现低血糖反应，尤其是低血糖先兆症状不明显或缺乏

及以往经常发生低血糖症的患者。

6. 本品不能用于静脉注射。

【药物相互作用】

1. 与下列药物合用时可降低胰岛素用量：口服降糖药、奥曲肽、单胺氧化酶抑制剂、非选择性 β 受体阻滞剂、血管紧张素转化酶抑制剂、水杨酸盐、乙醇、合成代谢类固醇和硫胺类制剂。

2. 与以下药物合用时可增加胰岛素用量：口服避孕药、噻嗪类利尿剂、糖皮质激素、甲状腺激素、交感神经兴奋剂和达那唑。

3. 与 β 受体阻滞剂合用时，可能掩盖低血糖症状。

4. 乙醇可以加剧和延长胰岛素导致的低血糖作用。

【规格】注射液：10ml：400U。笔芯剂：3ml：300U。诺和灵 30R：含 30% 的短效胰岛素和 70% 的中效胰岛素。诺和灵 50R：含短效胰岛素和中效胰岛素各 50%。优泌林 70/30：含 30% 的短效胰岛素和 70% 的中效胰岛素。

地特胰岛素
Insulin Detemir

【药理作用】地特胰岛素是继甘精胰岛素之后又一种新型可溶性的长效人胰岛素类似物。地特胰岛素制剂为无色澄清的中性溶液，皮下注射后仍成溶液状态，吸收和扩展缓慢，其延长作用机制主要是：①胰岛素分子以独特的六聚体形式存在，从而延缓吸收与扩散的速度。②地特胰岛素进入外周血液循环后，98% 与白蛋白可逆性结合，进一步延迟胰岛素向器官组织分布与扩散的速度，使作用时间延长，从而达到更持续、稳定、良好的控制血糖作用。皮下注射后 1.5 小时起效，有效作用时间长达 24 小时左右，血浆浓度平稳，无峰值，峰谷波动小。一般也和短效胰岛素或口服降糖药配合使用。其主要作用是通过与胰岛素受体结合调节葡萄糖代谢，促进骨骼肌细胞对葡萄糖的摄取，减少肝脏葡萄糖的生成，还能抑制脂肪和蛋白质的分解，促进蛋白质的合成。本品不但能够迅速降低血糖，而且也能降低低血糖尤其是夜间低血糖的风险。

【适应证】

1. 用于治疗成人及儿童 1 型糖尿病。

2. 用于 2 型糖尿病患者补充基础长效胰岛素以控制其高血糖。

【用法用量】起始剂量为 10U 或 0.1~0.2U/kg，每日晚餐或入睡时皮下注射 1 次，剂量根据病情而定。

【不良反应】

1. 低血糖反应，出汗、心悸、乏力，重者出现意识障碍、共济失调、心动过速甚至昏迷。

2. 注射部位红肿、瘙痒、荨麻疹、血管神经性水肿、脂肪代谢异常。

3. 水肿、屈光异常。

【禁忌】

1. 对本品过敏者禁用。

2. 低血糖者禁用。

【注意事项】

1. 在疾病或精神紧张情况下，胰岛素剂量可能需要增加。

2. 有肝、肾功能不全时，其胰岛素用量可能减少。

3. 如果病人体力活动增加或改变日常饮食习惯，都需要调整胰岛素的剂量。

4. 胰岛素注射剂量不足或治疗中断时，会引起高血糖症和糖尿病酮症酸中毒（特别是在 1 型糖尿病患者中易发生）。

5. 应特别提醒患者注意避免在驾驶时出现低血糖反应，尤其是低血糖先兆症状不明显或缺乏及以往经常发生低血糖症的患者。

6. 本品不能用于静脉或肌肉注射。

7. 地特胰岛素具有独特的减少体重增加的作用。

【药物相互作用】

1. 与以下药物合用，本品的降糖作用降低：皮质激素、达那唑、利尿剂、拟交感神经药物、异烟肼、吩噻嗪类药物、生长激素、甲状腺激素、雌激素、孕激素等。

2. 与以下药物合用，本品的降糖作用增强：口服降糖药、血管紧张素转化酶抑制剂、丙吡胺、氯贝丁酯、氟西汀、单胺氧化酶抑制剂、右丙氧芬、水杨酸、生长激素及磺胺类抗菌药物。

3. 乙醇可以加剧和延长胰岛素导致的低血糖作用。

4. 与喷他脒合用可引起低血糖，有时出现高血糖。

5. 与抗交感神经活性药物，如 β 受体阻滞剂、

可乐定、胍乙啶、利血平合用，低血糖症状可能减轻或被掩盖。

6. 本品可使速效胰岛素的 AUC 和 C_{max} 降低约 40%，故本品不宜与其他胰岛素制剂混合使用。

【规格】注射液：10ml：1000U。笔芯剂：3ml：300U。

4.3　口服降糖药

甲苯磺丁脲
Tolbutamide

【其他名称】D860。

【药理作用】本品为磺脲类口服降血糖药。

1. 刺激胰腺胰岛 β 细胞分泌胰岛素，先决条件是胰岛 β 细胞还有一定的合成和分泌胰岛素的功能。

2. 通过增加门静脉胰岛素水平或对肝脏直接作用，抑制肝糖原分解和糖原异生作用，肝生成和输出葡萄糖减少。

3. 可能增加胰岛外组织对胰岛素的敏感性和糖的利用（可能主要通过受体后作用）。

【适应证】

1. 适用于单用饮食控制疗效不满意的轻、中度 2 型糖尿病，病人胰岛 β 细胞有一定的分泌胰岛素功能，并且无严重的并发症。

2. 本品可用于胰岛肿瘤的诊断。

【用法用量】

1. 治疗：开始在餐前半小时服 0.25g，一日 3 次，根据病情需要逐渐加量，一般用量为每日 1.5g，最大用量每日 3g。

2. 胰岛肿瘤的诊断：静脉注射 1g 甲苯磺丁脲钠盐（溶于 20ml 生理盐水中），2 分钟内即可见血糖下降，维持 3 小时左右。

【不良反应】

1. 可有腹泻、恶心、呕吐、头痛、胃痛或不适。

2. 较少见的有皮疹。

3. 少见而严重的有黄疸、肝功能损害、骨髓抑制、粒细胞减少（表现为咽痛、发热、感染）、血小板减少症（表现为出血、紫癜）等。

【禁忌】

1. 1 型糖尿病患者。

2. 2 型糖尿病患者伴有酮症酸中毒、昏迷、严重烧伤、感染、外伤和重大手术等应激情况。

3. 肝、肾功能不全者。

4. 对本药或磺胺药过敏者。

5. 白细胞减少的患者。

【注意事项】

1. 下列情况应慎用：体质虚弱、高热、恶心和呕吐、甲状腺功能亢进、老年人。

2. 用药期间应定期测血糖、尿糖、尿酮体、尿蛋白和肝肾功能，并进行眼科检查等。

3. 服用本类药物可增加体重，加重肥胖糖尿病患者病情，应限制每日摄入总热量。

4. FDA 对本药的妊娠安全性分级为 C 级。

【药物相互作用】

1. 与酒精同服时，可以引起腹部绞痛、恶心、呕吐、头痛、面部潮红和低血糖。

2. 与 β 受体阻滞剂同用，可增加低血糖的危险，而且可掩盖低血糖的症状，如脉率增快、血压升高。小量用选择性 β 受体阻滞剂如阿替洛尔和美托洛尔造成此种情况的可能性较小。

3. 氯霉素、胍乙啶、胰岛素、单胺氧化酶抑制剂、保泰松、羟保泰松、丙磺舒、水杨酸盐、磺胺类与本品同时用时，可加强降血糖作用。

4. 肾上腺皮质激素、肾上腺素、苯妥英钠、噻嗪类利尿剂、甲状腺素可增加血糖水平，与本类药同用时，可能需增加本类药的用量。

5. 双香豆素类抗凝剂与本类药同用时，最初彼此血浆浓度皆升高，但以后彼此血浆浓度皆减少，故需要调整两者的用量。

【规格】片剂：0.5g。

格列本脲
Glibenclamide

【其他名称】乙磺己脲。

【药理作用】本品属第二代磺酰脲类口服降糖药，其作用较甲苯磺丁脲强 200～250 倍，主要通过刺激胰岛 β 细胞分泌胰岛素产生降血糖作用，其长期使用的降血糖效果也可能与其胰岛外作用有关。此外，本品还具有一定的利尿作用。

【适应证】适用于单用饮食控制疗效不满意的轻、中度 2 型糖尿病，病人胰岛 β 细胞有一定的分泌胰岛素功能，并且无严重的并发症。

【用法用量】口服，开始 2.5mg，早餐前或早餐及晚餐前各 1 次。一般用量为每日 5～10mg，最大用量每日不超过 15mg。

【不良反应】

1. 可有腹泻、恶心、呕吐、头痛、胃痛或不适。

2. 较少见的有皮疹。

3. 少见而严重的有黄疸、肝功能损害、骨髓抑制、粒细胞减少（表现为咽痛、发热、感染）、血小板减少症（表现为出血、紫癜）等。

【禁忌】

1. 1 型糖尿病患者禁用。

2. 2 型糖尿病患者伴有酮症酸中毒、昏迷、严重烧伤、感染、外伤和重大手术等应激情况禁用。

3. 肝、肾功能不全者禁用。

4. 对本药或磺胺药过敏者禁用。

5. 白细胞减少的患者禁用。

【注意事项】

1. 下列情况应慎用：体质虚弱、高热、恶心和呕吐、甲状腺功能亢进、老年人。

2. 用药期间应定期测血糖、尿糖、尿酮体、尿蛋白和肝肾功能，并进行眼科检查等。

3. 本品较易发生低血糖反应，应从小剂量开始服用。

4. FDA 对本药的妊娠安全性分级为 C 级。

【药物相互作用】参见甲苯磺丁脲。

【规格】片剂：2.5mg。胶囊剂：1.75mg。

格列吡嗪
Glipizide

【其他名称】吡磺环己脲。

【药理作用】本品为第二代磺酰脲类抗糖尿病药。对大多数 2 型糖尿病患者有效，可使空腹及餐后血糖降低，糖化血红蛋白下降1%～2%。此类药主要作用为刺激胰岛 β 细胞分泌胰岛素，但先决条件是胰岛 β 细胞还有一定的合成和分泌胰岛素的功能。其机制是与 β 细胞膜上的磺酰脲受体特异性结合，从而使 K^+ 通道关闭，引起膜电位改变，Ca^{2+} 通道开启，胞液内 Ca^{2+} 升高，促使胰岛素分泌。此外还有胰外效应，包括改善外周组织（如肝脏、肌肉、脂肪）的胰岛素抵抗状态。

【适应证】适用于经饮食控制及体育锻炼2～3个月疗效不满意的轻、中度 2 型糖尿病患者，这类糖尿病患者的胰岛 β 细胞需有一定的分泌胰岛素功能，且无急性并发症（如感染、创伤、酮症酸中毒、高渗性昏迷等），不合并妊娠，无严重的慢性并发症。

【用法用量】

1. 普通片、分散片和胶囊：一般每日 2.5～20mg，宜在早、中、晚分三次餐前服用。

2. 控释片、缓释片和缓释胶囊：每日 1 次，每次 5mg，早餐时服用（也可在其他认为方便的时候服用），以后根据血糖值或糖化血红蛋白值调整剂量。多数病人每日服 10mg 即可，部分患者须服 15mg，每日最大剂量 20mg。

【不良反应】

1. 较常见的为胃肠道症状（如恶心、上腹胀满）、头痛等，减少剂量即可缓解。

2. 个别患者可出现皮肤过敏。

3. 偶见低血糖，尤其是年老体弱者、活动过度者、不规则进食、饮酒或肝功能损害者。

4. 偶见造血系统可逆性变化的报道。

【禁忌】

1. 对本药或磺胺药过敏者禁用。

2. 已明确诊断的 1 型糖尿病患者禁用。

3. 2 型糖尿病患者伴有酮症酸中毒、昏迷、严重烧伤、感染、外伤和重大手术等应激情况禁用。

4. 肝、肾功能不全患者禁用。

5. 白细胞减少的患者禁用。

6. 肾上腺功能不全患者禁用。

7. 孕妇禁用。

【注意事项】

1. 有消化道狭窄、腹泻者不宜用本品。

2. 下列情况应慎用：体质虚弱、高热、恶心和呕吐、肾上腺皮质功能减退或垂体前叶功能减退症者。

3. 用药期间应定期测血糖、尿糖、尿酮体、尿蛋白和肝肾功能、血象，并进行眼科检查。

4. FDA 对本药的妊娠安全性分级为 C 级。

【药物相互作用】

1. 与下列药物合用，可增加低血糖的发生：①抑制磺酰脲类由尿中排泄的药物，如治疗痛风的丙磺舒、别嘌醇。②延缓磺酰脲类代谢的药物，如酒精、H₂受体阻滞剂（西咪替丁、雷尼替丁）、氯霉素、抗真菌药咪康唑、抗凝剂。磺酰脲类与酒精同服可引起腹痛、恶心、呕吐、头痛以及面部潮红（尤以合用氯磺丙脲时），与香豆素类抗凝剂合用时，开始二者血浆浓度皆升高，以后二者血浆浓度皆减少，故应按情况调整两药的用量。

③促使磺酰脲类与结合的血浆白蛋白分离的药物，如水杨酸盐、降血脂药贝特类。④本身具有致低血糖作用的药物，如酒精、水杨酸类、胍乙啶、单胺氧化酶抑制剂、奎尼丁。⑤合用其他降血糖药物，如胰岛素、二甲双胍、阿卡波糖、胰岛素增敏药。

2. 下列药物与磺酰脲类同用时可升高血糖，可能需要增加磺酰脲类的剂量：糖皮质激素、雌激素、噻嗪类利尿剂、苯妥英钠、利福平、β 受体阻滞药。

3. β 受体阻滞药可干扰低血糖时机体的升血糖反应，阻碍肝糖酵解，同时又可掩盖低血糖的警觉症状。

【规格】片剂、胶囊剂：2.5mg；5mg。控释片、缓释片、分散片：5mg。缓释胶囊剂：5mg；10mg。

格列齐特
Gliclazide

【其他名称】甲磺吡脲、甲磺双磺脲。

【药理作用】本品是第二代磺脲类降血糖药，作用较强，其机理是选择性地作用于胰岛 β 细胞，促进胰岛素分泌，并提高进食葡萄糖后的胰岛素释放水平，使肝糖生成和输出受到抑制。本品能降低血小板的聚集和黏附力，降低胆固醇蓄积，减少主动脉三磷酸甘油酯和脂肪酸的血浆浓度，有助于防治糖尿病微血管病变。

【适应证】用于成人 2 型糖尿病、糖尿病伴有肥胖症者或伴有血管病变者。

【用法用量】

1. 普通片剂：开始用量 40～80mg，一日 1～2 次，以后根据血糖水平调整至一日 80～240mg，分 2～3 次服用，待血糖控制后，每日改服维持量。老年病人酌减。

2. 缓释制剂：起始量每次 30mg，一日 1 次，早餐时服用，以后根据血糖水平可逐渐增至每日 60mg、90mg、120mg，一般每次增量间隔至少 1 个月。最大剂量不得超过每日 120mg。

【不良反应】偶有轻度恶心、呕吐、上腹痛、便秘、腹泻、红斑、荨麻疹、血小板减少、粒细胞减少、贫血等，大多数于停药后消失。

【禁忌】

1. 对本品或磺脲类、磺胺类药物过敏者禁用。

2. 1 型糖尿病患者禁用。

3. 糖尿病昏迷前期、糖尿病酮症酸中毒患者禁用。

4. 严重肝肾功能不全患者禁用。

5. 白细胞减少患者禁用。

6. 伴有昏迷、严重烧伤、感染、外伤和重大手术等应激情况的患者禁用。

7. 孕妇及哺乳期妇女禁用。

【注意事项】

1. 2 型糖尿病患者在发生感染、外伤、手术等应激情况及酮症酸中毒和非酮症高渗性糖尿病昏迷时，应改用胰岛素治疗。

2. 本品剂量过大、进食过少或剧烈运动时，应注意防止低血糖反应。

3. 必须定期检查患者血糖、尿糖，并进行眼科检查。

4. 与抗凝药合用时，应定期做凝血情况检查。

【药物相互作用】与非甾体抗炎药（特别是水杨酸盐）、磺胺类抗菌药、双香豆素类抗凝剂、单胺氧化酶抑制剂、β 受体阻断剂、苯二氮䓬类、四环素、氯霉素、双环己乙哌啶、氯贝丁酯、乙醇等药合用时，用量应减少，以免发生低血糖反应。

【规格】片剂：40mg；80mg。缓释片：30mg。胶囊：40mg。

格列喹酮
Gliquidone

【其他名称】环甲苯脲、喹磺环己酮。

【药理作用】本品系第二代口服磺脲类降糖药，为高活性亲胰岛 β 细胞剂，与胰岛 β 细胞膜上的特异性受体结合，可诱导产生适量胰岛素，以降低血糖浓度。

【适应证】适用于 2 型糖尿病以及糖尿病合并轻至中度肾功能减退症。

【用法用量】口服，应在餐前半小时服用。一般日剂量为 15～120mg，根据个体情况可适当调节剂量。通常日剂量为 30mg 以内者可于早餐前一次服用，更大剂量应分 3 次，分别于餐前服用。日最大剂量不得超过 180 mg。

【不良反应】极少数人有皮肤过敏反应、胃肠道反应、轻度低血糖反应及血液系统方面改变的报道。

【禁忌】

1. 1 型糖尿病患者禁用。

2. 糖尿病昏迷或昏迷前期禁用。

3. 糖尿病合并酸中毒或酮症患者禁用。

4. 对本品或磺胺类、磺酰脲类药物过敏者禁用。

5. 妊娠、哺乳期及晚期尿毒症患者禁用。

【注意事项】

1. 糖尿病患者合并肾脏疾病、肾功能轻度异常时，尚可使用。但是当有严重肾功能不全时，则应改用胰岛素治疗为宜。

2. 治疗中若有不适，如低血糖、发热、皮疹、恶心等，应从速就医。

3. 服用本品时如未按时进食或过量用药可以引起低血糖。

4. 若发生低血糖，一般只需进食糖、糖果或含糖饮料即可纠正，如仍不见效，应立即就医。少数严重者可静脉给葡萄糖。

5. 胃肠反应一般为暂时性的，随着治疗继续而消失，一旦有皮肤过敏反应，应停用本品，代之以其他降糖药或胰岛素。

【药物相互作用】

1. 与水杨酸类、磺胺类、保泰松类、抗结核病药、四环素类、单胺氧化酶抑制剂、β 受体阻滞剂、氯霉素、双香豆素类和环磷酰胺等合用可增强本品作用。

2. 氯丙嗪、拟交感神经药、皮质激素类、甲状腺激素、口服避孕药和烟酸制剂等可降低本品降血糖作用。

3. 本品可以减弱病人对酒精的耐受力，而酒精亦可能加强药物的降血糖作用。

【规格】片剂：30mg。胶囊剂：15mg；30mg。

格列美脲
Glimepiride

【药理作用】本品为磺胺类促胰岛素分泌剂，其降血糖作用的主要机理是刺激胰岛 β 细胞分泌胰岛素，部分提高周围组织对胰岛素的敏感性。本品与胰岛素受体结合及离解的速度较格列本脲为快，较少引起较重低血糖。

【适应证】2 型糖尿病。

【用法用量】开始用量一日 1mg，一次顿服，以后每隔 1～2 周按血糖测定调整剂量，每日用量一般 1～4mg，最大剂量 6mg。在达到满意疗效后，可试行减量，以采用最低有效量，避免低血糖。于早餐前服或在进早餐时服，不必在餐前 0.5 小时服用。

【不良反应】

1. 本品可引起低血糖症，尤其在老年体弱患者治疗初期、不规则进食、饮酒及肝肾功能损害患者。

2. 消化系统症状常见恶心、呕吐，腹泻、腹痛少见。

3. 有个别病例报道血清肝脏转氨酶升高。

4. 皮肤过敏反应、瘙痒、红斑、荨麻疹少见。

5. 其他：头痛、乏力、头晕少见。罕见中度血小板、白细胞、红细胞和粒细胞减少，粒细胞缺乏，溶血性贫血和全血细胞减少。

【禁忌】

1. 对本品或磺胺类、磺酰脲类药物过敏者禁用。

2. 1型糖尿病、糖尿病昏迷、酮症酸中毒、严重的肾脏或肝功能损害者禁用。

3. 孕产妇和哺乳期禁用。

【注意事项】

1. 本药片剂应整片吞服，不应嚼碎。

2. 治疗中应注意早期出现的低血糖症状，如头痛、兴奋、失眠、震颤和大量出汗，以便及时采取措施，严重者应静脉滴注葡萄糖液，对创伤、术后、感染或发热病人应给予胰岛素维持正常血糖代谢。

3. 必须定期进行血糖、尿糖、肝功能和血液学检查（尤其是白细胞和血小板），并进行眼科检查。

4. 体质虚弱、肾上腺皮质功能或腺垂体功能减退、高热及恶心呕吐者慎用。

5. FDA 对本药的妊娠安全性分级为 C 级。

【药物相互作用】

1. 与水杨酸类、磺胺类、保泰松类、抗结核病药、四环素类、单胺氧化酶抑制剂、β受体阻滞剂、氯霉素、双香豆素类和环磷酰胺等合用可增强本品作用。

2. 氯丙嗪、拟交感神经药、皮质激素类、甲状腺激素、口服避孕药和烟酸制剂等可降低本品降血糖作用。

3. 本品可以减弱病人对酒精的耐受力，而酒精亦可能加强药物的降血糖作用。

【规格】片剂：1mg；2mg；3mg。胶囊剂：2mg。

苯乙双胍
Phenformin

【其他名称】苯乙福明。

【药理作用】本品为双胍类口服降血糖药，不刺激 β 细胞分泌胰岛素，用药后血中胰岛素浓度无明显变化。本品降血糖的作用机制是：①增加周围组织对胰岛素的敏感性，增加胰岛素介导的葡萄糖利用。②增加非胰岛素依赖的组织对葡萄糖的利用，如脑、血细胞、肾髓质、肠道、皮肤等。③抑制肝糖原异生，降低肝糖输出。④抑制肠壁细胞摄取葡萄糖。⑤抑制胆固醇的生物合成和贮存，降低血甘油三酯、总胆固醇水平。与胰岛素作用不同，本品无促进脂肪合成的作用，对正常人无明显降血糖作用，对 2 型糖尿病单独应用时一般不引起低血糖。

【适应证】

1. 用于单纯饮食控制不满意的 2 型糖尿病人，尤其是肥胖者和伴高胰岛素血症者，用本品不仅有降血糖作用，还有助于减轻体重和高胰岛素血症。

2. 对某些经磺酰脲类治疗效果差的糖尿病患者，本品与磺酰脲类降血糖药合用，可产生协同作用，较分别单用的效果更好。

【用法用量】采用个性化给药原则。

1. 单独治疗给药方法：开始治疗时，一般口服每日 1 次，每次 25mg，餐前服用，数日后，可增加给药次数至 2～3 次，每次 25mg。

2. 与磺酰脲类药物合用：第一周每天 1 次，每次 25mg，餐前服用；第二周检测血糖后，可逐渐增加每天给药次数至每天 2～3 次，每次 25mg，直至血糖水平降至或接近正常值。

本品每天最大口服剂量一般不超过 75mg，否则易发生高乳酸血症或乳酸性酸中毒。为了减少胃肠道副反应，本品应与食物同服。

【不良反应】

1. 常见的有恶心、呕吐、腹泻、口有金属味。

2. 可有乏力、疲倦、体重减轻、头晕、皮疹。

3. 亦可发生乳酸酸中毒，临床表现为呕吐、腹痛、过度换气、神志障碍、血液中乳酸浓度增加而不能用尿毒症、酮症酸中毒或水杨酸中毒解释。

4. 可减少肠道吸收维生素 B_{12}，使血红蛋白减少，产生巨幼红细胞性贫血，也可引起吸收不良。

【禁忌】

1. 2 型糖尿病伴有酮症酸中毒、肝肾功能不全（血清肌酐超过 1.5mg/dl）、心力衰竭、急性心肌梗死、严重感染和外伤、重大手术以及临床有低血压和缺氧情况禁用。

2. 糖尿病合并严重的慢性并发症（如糖尿病肾病、糖尿病眼底病变）禁用。

3. 静脉肾盂造影或动脉造影前禁用。

4. 严重心、肺疾病患者禁用。

5. 维生素 B_{12}、叶酸和铁缺乏的患者禁用。

6. 全身情况较差的患者（如营养不良、脱水）及酗酒者禁用。

7. 对本品及其他双胍类过敏者禁用。

【注意事项】

1. 伴有缺氧性疾病（如心衰、呼衰、高血压、肝肾功能减损者）的糖尿病患者，以及服药期间饮酒，伴有严重厌食、呕吐和酮症等糖尿病患者，更易产生乳酸性酸中毒。

2. 如果出现严重胃肠道不良反应，应减少本品用量或停用本品。

3. 胰岛素依赖型糖尿病不应单独使用本品（可与胰岛素合用）。

4. 对胰岛素依赖型及非胰岛素依赖型需要胰岛素治疗的病人，本品与胰岛素联用有协同作用，可减少胰岛素的用量，也可能有助于某些不稳定型糖尿病人病情的稳定。加用本品后，须及时减少胰岛素剂量（开始时减少 20% ~ 30%），以防止出现低血糖反应。

5. 单独使用本品时，很少产生低血糖反应。在调整本品剂量期间，特别是本品与胰岛素或磺酰脲类药物联合用药时，可能产生低血糖反应，应小心观察各种症状，避免低血糖反应发生。

6. 用药期间要经常检查空腹血糖、尿糖及尿酮体，定期检查糖化血红蛋白，以指导医生调整用药剂量，尤其是在联合应用胰岛素以前，必须做血糖和尿糖检查。

【药物相互作用】

1. 与胰岛素合用，降血糖作用加强，应减少胰岛素剂量。

2. 本品可加强抗凝药（如华法林等）的抗凝血作用，可致出血倾向。

【规格】片剂：25mg。

二甲双胍
Metformin

【其他名称】甲福明。

【药理作用】本品属双胍类降糖药，作用较苯乙双胍弱。不促进胰岛素的分泌，而是促进组织无氧糖酵解，使肌肉等组织利用葡萄糖的作用加强，同时抑制肝糖原的异生，减少肝糖的产生，使血糖降低。

【适应证】

1. 用于单纯饮食控制不满意的 2 型糖尿病患者，尤其是肥胖者。不但有降血糖作用，还可能有减轻体重的作用。

2. 对某些磺酰脲类无效的病例有效。与磺酰脲类降血糖药合用有协同作用，较各自的效果更好。

3. 亦可用于胰岛素治疗的患者，以减少胰岛素的用量。

【用法用量】

1. 普通片剂：口服，成人开始一次 0.25g，一日 2 ~ 3 次，以后根据血糖和尿糖情况调整剂量，每日最大剂量不超过 2g。餐中服药，可减轻胃肠反应。

2. 缓释片：常用初始剂量为一次 0.5g，每日 1 次，晚饭时与食物同服。以后根据病情逐渐加量，以每周 0.5g 的方式增加，但每日不能超过 2g。

【不良反应】

1. 胃肠道反应，表现为食欲不振、恶心、呕吐、腹泻、胃痛、口中金属味。

2. 有时有乏力、疲倦、体重减轻、头晕、皮疹。

3. 乳酸性酸中毒虽然发生率很低，但应予注意。临床表现为呕吐、腹痛、过度换气、神志障碍、血液中乳酸浓度增加而不能用尿毒症、酮症酸中毒或水杨酸中毒解释。

4. 可减少肠道吸收维生素 B_{12}，使血红蛋白减少，产生巨幼红细胞性贫血，也可引起吸收不良。

【禁忌】

1. 2 型糖尿病伴有酮症酸中毒、肝肾肾功能不全（血清肌酐超过 1.5mg/dl）、心力衰竭、呼吸衰竭、急性心肌梗死、严重感染、外伤、重大手术以及临床有低血压和缺氧情况者禁用。

2. 酗酒、脱水、痢疾、营养不良者及对本品和双胍类药物过敏者禁用。

3. 糖尿病合并严重的慢性并发症（如糖尿病肾病、糖尿病眼底病变）者禁用。

4. 静脉肾盂造影或动脉造影前禁用。

5. 严重心、肺疾病患者禁用。

6. 维生素 B_{12}、叶酸和铁缺乏的患者禁用。

7. 全身情况较差的患者（如营养不良、脱水）禁用。

【注意事项】

1. 1 型糖尿病不应单独使用。

2. 用药期间定期检查血糖、尿糖、尿酮体，定期测血肌酐、血乳酸浓度。

3. 既往有乳酸性酸中毒史者慎用。

4. 进行肾脏造影者应于前 3 天停用本品。

5. 本品可干扰维生素 B_{12} 吸收，建议监测血象。

6. FDA 对本药的妊娠安全性分级为 B 级。

【药物相互作用】

1. 本药与胰岛素合用会加强降血糖作用，应减少胰岛素剂量。

2. 可加强抗凝药（如华法林等）的抗凝血作用，导致出血倾向。

3. 本品如与含醇饮料同服可发生腹痛、酸血症及体温过低。

4. 本品与磺酰脲类并用时，可引起低血糖。

5. 西咪替丁可增加本品的生物利用度，减少肾脏清除率，故应减少本品剂量。

【规格】片剂、胶囊、肠溶片：0.25g；0.5g。缓释片：0.5g。

瑞格列奈
Repaglinide

【药理作用】本品为新型的短效口服促胰岛素分泌剂。本品与胰岛 β 细胞膜外依赖 ATP 的钾离子通道上的蛋白特异性结合，使钾通道关闭，β 细胞去极化，钙通道开放，钙离子内流，促进胰岛素分泌。其作用快于磺酰脲类，故餐后降血糖作用较快。

【适应证】用于饮食控制及运动锻炼不能有效控制高血糖的 2 型糖尿病患者。

【用法用量】餐前服用。剂量因人而异，以个人血糖而定。推荐起始剂量为 0.5mg，以后如需要可每周或每两周作调整。最大的推荐单次剂量为 4mg，最大日剂量不应超过 16mg。

【不良反应】可引起低血糖、视觉异常、腹痛、腹泻、恶心、呕吐、便秘以及瘙痒、发红、荨麻疹等皮肤过敏反应。

【禁忌】

1. 对本品过敏者禁用。

2. 1 型糖尿病患者禁用。

3. 伴随或不伴昏迷的糖尿病酮症酸中毒、严重肾功能或肝功能不全患者禁用。

4. 8 岁以下儿童、妊娠或哺乳妇女禁用。

【注意事项】

1. 肝、肾功能不良患者慎用，营养不良患者应调整剂量。

2. 与二甲双胍合用会增加发生低血糖的危险性。如果合并用药后仍发生持续高血糖，则不宜继续用口服降糖药控制血糖，而需改用胰岛素治疗。

3. 在发生应激反应时，如发热、外伤、感染或手术，可能会出现显著高血糖。

4. 患者不进餐不服药。驾驶或操纵机器时采取预防措施避免低血糖。

【药物相互作用】

1. 下列药物可增强瑞格列奈的降血糖作用：单胺氧化酶抑制剂、非选择性 β 受体阻滞剂、ACE 抑制剂、非甾体抗炎药、水杨酸盐、奥曲肽、酒精以及促合成代谢的激素。

2. 下列药物可减弱瑞格列奈的降血糖作用：口服避孕药、噻嗪类药、皮质激素、达那唑、甲状腺激素和拟交感神经药。

3. 体外研究结果显示瑞格列奈主要由 CYP 3A4 诱导剂代谢，所以，CYP 3A4 抑制剂如酮康唑、伊曲康唑、红霉素、氟康唑、米比法地尔可能升高瑞格列奈血药浓度。而能诱导 CYP3A4 的化合物如利福平或苯妥英可能降低瑞格列奈血药浓度。因不了解其诱导或抑止的程度，应禁忌上述药物与瑞格列奈合用。

【规格】片剂：0.5mg；1mg；2mg。

那格列奈
Nateglinide

【药理作用】本品为氨基酸衍生物，为口服抗糖尿病药。作用依赖于胰岛 β 细胞的功能。通过与 β 细胞膜上的 ATP 敏感性 K^+ 通道受体结合并将其关闭，使细胞去极化，钙通道开放，钙内流，刺激胰岛素的分泌，降低血糖。本品促胰岛素分泌作用依赖于葡萄糖水平，在葡萄糖水平较低时，促胰岛素分泌减弱。

【适应证】

1. 单独用于经饮食和运动不能有效控制高血糖的 2 型糖尿病病人。

2. 用于使用二甲双胍不能有效控制高血糖的 2 型糖尿病病人，与二甲双胍联合应用，但不能替代二甲双胍。

【用法用量】常用剂量为餐前 120mg，剂量应根据定期的糖化血红蛋白（HbA1c）检测结果调整。

【不良反应】可有低血糖、胃部不适、氨基转移酶升高、皮疹、瘙痒和荨麻疹等过敏反应。

【禁忌】

1. 对本品过敏者禁用。

2. 1 型糖尿病患者禁用。

3. 糖尿病酮症酸中毒者禁用。

4. 妊娠和哺乳期妇女禁用。

【注意事项】

1. 缺血性心脏病、重度感染、严重外伤和手术前后患者慎用。

2. 当病人伴有发热、感染、创伤或手术时血糖可以暂时性升高。此时应使用胰岛素代替那格列奈。本品使用一段时期后，可以发生继发失效或药效减弱。

3. 患者不进餐不服药。驾驶或操纵机器时采取预防措施避免低血糖。

4. 本品具有快速促进胰岛素分泌的作用，该作用点与磺酰脲类制剂相同。但本品与磺酰脲类制剂的叠加的临床效果以及安全性尚未被证实，所以不能与磺酰脲类制剂并用。

【药物相互作用】

1. 与噻嗪类、甲状腺制剂、拟交感神经药和可的松合用，本品降血糖作用可能减弱。

2. 与单胺氧化酶抑制剂、非选择性 β 受体阻滞剂、ACE 抑制剂、非甾体抗炎药、水杨酸盐、奥曲肽、酒精以及促合成代谢的激素合用，可增强降血糖作用。

3. 给药前 10 分钟进食脂肪，可显著降低本药的 Cmax。

【规格】片剂：30mg；60mg；120mg。

罗格列酮
Rosiglitazone

【药理作用】本品属噻唑烷二酮类胰岛素增敏剂，为过氧化物酶体增殖激活的 γ 受体的高选择性、强效激动剂。通过增加骨骼肌、肝脏、脂肪组织对胰岛素的敏感性，增加细胞对葡萄糖的利

用而发挥降低血糖的疗效。可明显降低空腹血糖及胰岛素和 C 肽水平，也可使餐后血糖和胰岛素水平下降，糖化血红蛋白水平明显降低。但要求患者尚有一定的分泌胰岛素的能力。

【适应证】

1. 用于经饮食控制和锻炼治疗效果仍不满意的 2 型糖尿病患者。

2. 与磺酰脲类或双胍类合用治疗单用时血糖控制不佳者。

【用法用量】

1. 单独用药：初始剂量为每日 4mg，单次或分 2 次口服，12 周后如空腹血糖下降不满意，剂量可加至每日 8mg，单次或分 2 次口服。

2. 与二甲双胍合用：初始剂量为每日 4mg，单次或分 2 次口服，12 周后如空腹血糖下降不满意，剂量可加至每日 8mg，单次或分 2 次口服。

3. 与磺酰脲类合用：每日 2mg 或 4mg，单次或分 2 次口服。

本品在空腹或进餐时服用。

【不良反应】

1. 本品可造成血浆容积增加和由前负荷增加引起得心脏肥大，诱发心力衰竭。

2. 可发生中度水肿、心衰加重、心肌梗死、头痛、乏力、高血糖、低血糖（本品单用时很少引起低血糖）、体重增加、高胆红素血症、轻中度贫血、腹泻、食欲减退、腹痛、恶心、呕吐、肝毒性、背痛等。

【禁忌】

1. 对本药过敏者禁用。

2. 既往曾有应用曲格列酮导致黄疸者禁用。

3. 1 型糖尿病及糖尿病酮症酸中毒者禁用。

4. 有心衰病史或有心衰危险因素，有心脏病史，尤其是缺血性心脏病病史的患者禁用。

5. 儿童、18 岁以下青少年、孕妇及哺乳期妇女禁用。

6. 骨质疏松症或发生过非外伤性骨折病史的患者禁用。

7. 严重血脂异常者禁用。

8. 严重活动性肝病患者和氨基转移酶超过正常上限 2.5 倍者禁用。

【注意事项】

1. 水肿、心血管疾病（特别是高血压）患者应慎用。老年患者可能有轻至中度浮肿及轻度贫血。

2. 可使伴有胰岛素抵抗的绝经前期和无排卵

妇女恢复排卵，随着胰岛素敏感性的改善，女性患者有妊娠的可能。

3. 见肝功能异常，建议定期进行肝功能检查。

4. 65 岁以上老年患者慎用。

5. 本品由于其严重的不良反应，在欧洲已经撤市。

【药物相互作用】

1. 与胰岛素或其他口服降糖药合用，可发生低血糖，须降低同用药物剂量。

2. 与乙醇合用，不增加急性低血糖的风险。

【规格】片剂：2mg；4mg。

吡格列酮
Pioglitazone

【药理作用】本品属噻唑烷二酮类口服抗糖尿病药，为高选择性过氧化物酶体增殖因子激活的 γ 受体的激动剂，通过提高外周和肝脏的胰岛素敏感性而控制血糖水平。其主要作用机理为激活脂肪、骨骼肌和肝脏等胰岛素所作用组织的 PPAR 核受体，从而调节胰岛素应答基因的转录，控制血糖的生成、转运和利用。

【适应证】2 型糖尿病。单用或合用其他抗糖尿病药物。

【用法用量】

1. 单独用药：初始剂量为 15mg 或 30mg，一日 1 次，反应不佳时可加至 45mg，一日 1 次。

2. 与二甲双胍合用：本品 15mg 或 30mg，一日 1 次。开始本品治疗时，二甲双胍剂量可维持不变，一般而言，二甲双胍无需降低剂量也不会引起低血糖。

3. 与磺酰脲类合用：本品 15mg 或 30mg，一日 1 次。开始本品治疗时，磺酰脲类药物剂量可维持不变，发生低血糖后，应减少磺酰脲类药物用量。

4. 与胰岛素合用：本品 15mg 或 30mg，一日 1 次。开始本品治疗时，胰岛素用量可维持不变，出现低血糖时，可降低胰岛素量。

本品最大推荐量不应超过 45mg，一日 1 次。

【不良反应】

1. 充血性心力衰竭：噻唑烷二酮类药物，包括吡格列酮，在某些患者中有导致或加重充血性心衰的危险。开始使用本品和用药剂量增加时，应严密监测患者心衰的症状和体征（包括体重异常快速增加、呼吸困难）。

2. 黄斑水肿：国外上市后的报道，服用噻唑烷二酮类药物包括吡格列酮，发生或加重（糖尿病）黄斑水肿并伴有视力下降，但非常罕见。尚未明确黄斑水肿是否与服用吡格列酮有直接关系。如患者出现视力下降，医生应考虑黄斑水肿的可能性。无论糖尿病患者正在接受治疗或存在其他体格检查异常，只要出现任何一种视物障碍症状就应迅速接受眼科医生检查。

3. 骨折：在国外的一项关于 2 型糖尿病患者（平均病程9.5年）的随机临床试验中，研究人员注意到服用吡格列酮的女性患者骨折的发生率增加。在平均为期34.5个月的随访过程中，吡格列酮组的女性患者骨折发生率为5.1%，而安慰剂组仅为2.5%。这个差异在治疗开始一年后就出现了，并在整个研究过程中持续存在。女性患者所发生的骨折为非椎骨骨折，包括下肢和远端上肢。男性患者使用吡格列酮治疗的骨折发生率为1.7%，与安慰剂组的2.1%没有明显增加。在照顾使用吡格列酮治疗的患者时，尤其是女性患者，要考虑到骨折的风险，并依据目前的护理标准注意评估和维持骨骼健康。

4. 其他：可有心脏肥大、头痛、感觉异常、低血糖、贫血、腹部不适、上呼吸道感染、鼻窦炎、咽炎、肌痛、血管性水肿、肝功能异常（均为轻度转氨酶升高）、血脂增高。

【禁忌】

1. 对本药过敏者禁用。

2. 1 型糖尿病及糖尿病酮症酸中毒者禁用。

3. 心功能 III 级或 IV 级、心衰或有心衰病史患者禁用。

4. 儿童、孕妇及哺乳期妇女禁用。

5. 严重活动性肝病者、肝酶超过正常上限2.5 倍者、肾功能障碍者禁用。

【注意事项】

1. 在应激（如发热、外伤、感染、手术等）期间需调整治疗。

2. 可使伴有胰岛素抵抗的绝经前期和无排卵妇女恢复排卵，随着胰岛素敏感性的改善，女性患者有妊娠的可能。

3. 服药与进食无关。

4. 定期进行肝功能测定，并定期测定 HbA1c 以监测血糖对本品的反应。

【药物相互作用】

1. 与葡萄甘露聚糖合用，降血糖作用增强。

2. 与苦瓜、胍胶、车前草、圣约翰草合用，发生低血糖的风险增加。

3. 与口服避孕药合用时，应谨慎。

【规格】片剂：15mg。

阿卡波糖
Acarbose

【药理作用】本品为一新型口服降血糖药。在肠道中竞争性抑制葡萄糖苷酶，导致肠道内多糖、寡糖或双糖降解，使来自碳水化合物的葡萄糖的降解和吸收入血速度变缓，降低餐后血糖的升高，使平均血糖值下降。此外，阿卡波糖还能够降低糖化血红蛋白的水平。

【适应证】配合饮食控制，用于治疗 2 型糖尿病和降低糖耐量减低者的餐后血糖。

【用法用量】用餐前即刻整片吞服或与前几口食物一起咀嚼服用，剂量因人而异。一般推荐剂量为：起始剂量为每次 50mg，每日 3 次。以后逐渐增加至每次 0.1g，每日 3 次。个别情况下，可增至每次 0.2g，每日 3 次。

【不良反应】

1. 常有胃肠胀气和肠鸣音，偶有腹泻，极少见有腹痛。如果不控制饮食，则胃肠道副作用可能加重。如果控制饮食后仍有严重不适的症状，应咨询医生以便暂时或长期减小剂量。

2. 个别病例可能出现诸如红斑、皮疹和荨麻疹等皮肤过敏反应。

【禁忌】

1. 对本品过敏者禁用。

2. 糖尿病昏迷及昏迷前期、酸中毒或酮症患者禁用。

3. 有明显消化和吸收障碍的慢性胃肠功能紊乱患者禁用。

4. 患有由于肠胀气而可能恶化的疾患（如 Roemheld 综合征、严重的疝、肠梗阻、肠道术后和肠溃疡）的病人禁用。

5. 严重肾功能损害的患者禁用。

6. 儿童、18 岁以下青少年、妊娠期妇女及哺乳期妇女禁用。

【注意事项】

1. 患者应遵医嘱调整剂量。

2. 如果患者在服药 4~8 周后疗效不明显，可以增加剂量。如果患者坚持严格的糖尿病饮食仍有不适时，就不能再增加剂量，有时还需要适当

减少剂量，平均剂量为每次 0.1g，每日 3 次。

3. 个别患者，尤其是在使用大剂量时会发生无症状的肝酶升高，故应考虑在用药的前 6 ~ 12 个月监测肝酶的变化。停药后肝酶值会恢复正常。

4. 如出现低血糖，应使用葡萄糖纠正（单糖），而不宜使用蔗糖等双糖类进行治疗。

【药物相互作用】

1. 与磺酰脲类药物、二甲双胍或胰岛素一起使用时，血糖可能下降至低血糖的水平，需减少磺酰脲类药物、二甲双胍或胰岛素的剂量。

2. 服用本品期间，避免同时服用抗酸剂、消胆胺、肠道吸附剂和消化酶类剂，以免影响本品的疗效。

3. 同时服用新霉素可使餐后血糖更为降低，并使本品胃肠反应加剧。

【规格】片剂：50mg；100mg。

伏格列波糖
Voglibose

【药理作用】本品为口服降血糖药，选择性抑制小肠壁细胞双糖类水解酶 α - 葡萄糖苷酶的活性，延缓摄入的碳水化合物的降解，延迟双糖水解、糖分的消化和吸收，从而使餐后血糖水平降低。

【适应证】改善糖尿病餐后高血糖。适用于经饮食控制、体育锻炼未取得明显效果时，或者除饮食疗法、运动疗法外还用口服降血糖药物或胰岛素制剂仍不能满意控制血糖的患者。

【用法用量】通常每次 0.2mg，一日 3 次，餐前口服，服药后即刻进餐。若疗效不明显，可增至每次 0.3mg。

【不良反应】

1. 严重的不良反应：低血糖，有时出现腹部胀满、肠排气增加等，偶尔出现肠梗阻、急性重型肝炎、严重肝功能障碍或黄疸等。

2. 其他不良反应：腹泻、软便、肠鸣、腹痛、便秘、食欲不振、恶心、呕吐、烧心、口腔炎、口渴、味觉异常、肠壁囊样积气症、皮疹、瘙痒、光敏感、头痛、眩晕、蹒跚、贫血、血小板减少、麻痹、颜面浮肿、蒙眬眼、发热感、倦怠感、乏力感、高钾血症、血清淀粉酶上升、高密度脂蛋白降低、发汗、脱毛等。

【禁忌】

1. 严重酮症、糖尿病昏迷或昏迷前的患者

禁用。

2. 严重感染、手术前后或严重创伤的患者禁用。

3. 对本品过敏者禁用。

【注意事项】

1. 有腹部手术史或肠梗阻史、伴有消化和吸收障碍的慢性肠道疾病、勒姆里尔德（Roem-held）综合征、重度疝、大肠狭窄和溃疡、严重肝肾功能障碍及正在服用其他降血糖药物的患者慎用。

2. 服药期间应定期监测血糖。

3. 如出现低血糖，应使用葡萄糖纠正，而不宜使用蔗糖。

【药物相互作用】

1. 合其他用降血糖药物（如磺酰胺类及磺酰脲类药物、双胍类药物、胰岛素制剂、胰岛素增敏剂）时，应考虑发生低血糖的可能性，慎重地从低剂量开始给药。

2. 与β受体阻滞剂、水杨酸制剂、单胺氧化酶抑制剂、氯贝丁酯类血脂调节药、华法林等合用时，可增强本药的降血糖作用。

3. 与肾上腺素、肾上腺皮质激素、甲状腺激素等合用时，本药的降血糖作用减弱。

【规格】片剂：0.2mg。

依帕司他
Epalrestat

【药理作用】本品为醛糖还原酶的非竞争性抑制剂，可逆地抑制与糖尿病性并发症的发病机制相关的多元醇代谢中葡萄糖转化为山梨醇的醛糖还原酶而发挥作用，能显著改善患者的自觉症状和神经功能障碍，提高其运动神经传导速度和自主神经机能。

【适应证】用于预防、改善和治疗糖尿病并发的末梢神经障碍（麻木感、疼痛）、振动感觉异常及心搏异常。

【用法用量】成人通常每次50mg，一日3次，饭前口服。随年龄及症状适当增减。

【不良反应】

1. 过敏：偶见红斑、水泡、皮疹、瘙痒。

2. 肝脏：偶见胆红素、GPT（ALT）、GOT（AST）、γ-GPT（GGT）升高。

3. 消化系统：偶见腹泻、恶心、呕吐、腹痛、

食欲不振、腹部胀满感、胃部不适。

4. 肾脏：偶见肌酐升高。

5. 其他：极少见眩晕、头晕、颈痛、乏力、嗜睡、浮肿、肿痛、四肢痛感、麻木、脱毛。

【禁忌】

1. 对本药过敏者禁用。

2. 妊娠及哺乳期妇女禁用。

【注意事项】

1. 服用本品后，尿液可能呈现褐红色，此为正常现象，因此有些检测项目中可能会受到影响。

2. 连续服用本品12周无效的患者应考虑改换其他疗法。

3. 偶见肌酐、胆红素及氨基转移酶升高等，应定期检查肝功能。肝肾功能不全者慎用。

【药物相互作用】尚不明确。

【规格】片剂：50mg。

硫辛酸
Thioctic Acid

【药理作用】本品可降低神经组织的脂质氧化，阻止蛋白质的糖基化，且可抑制醛糖还原酶，因而可阻止葡萄糖或半乳糖转化为山梨醇，所以α-硫辛酸可以防止糖尿病、控制血糖及防止因高血糖造成的神经病变。

【适应证】糖尿病周围神经病变引起的感觉异常。

【用法用量】每天250～600mg，加入生理盐水中静脉滴注。

【不良反应】

1. 静脉滴注过快偶可出现头胀和呼吸困难，但可自行缓解。

2. 极个别患者使用本品后，出现抽搐、复视、紫癜以及由于血小板功能异常引起的出血倾向。

【禁忌】

1. 对本药过敏者禁用。

2. 新生儿、孕妇及哺乳期妇女禁用。

【注意事项】

1. 本品不能与葡萄糖溶液、格林氏溶液及所有可能与巯基或二硫键起反应的溶液配伍使用。

2. 在治疗糖尿病神经周围病变的同时，对糖尿病本身的控制也是必需的。

3. 由于本品活性成分对光敏感，因此应在使用前才将安瓿从盒内取出。

【药物相互作用】

1. 对顺铂有抑制作用，避免合用。

2. 与抗糖尿病药合用，降血糖作用增强，发生低血糖症的危险增加。

【规格】注射剂：6ml：150mg；12ml：300mg；20ml：600mg。

沙格列汀
Saxagliptin

【其他名称】安立泽、Onglyza。

【药理作用】本品可升高患者体内内源性胰高血糖素样肽－1（GLP－1）和葡萄糖依赖性促胰岛素释放多肽的水平，刺激胰腺产生葡萄糖依赖性胰岛素分泌，抑制胰高血糖素分泌，延迟胃排空，从而有效降低糖化血红蛋白和餐后血糖，且不影响体重，没有明显的低血糖风险。同时，沙格列汀还能减少胰岛 β 细胞的凋亡，有望从根本上遏制 2 型糖尿病的进程。因此，沙格列汀能有效降糖且低血糖发生风险低，并具有潜在心血管保护作用。

【适应证】用于成年 2 型糖尿病患者膳食和运动辅助治疗改善血糖控制。

【用法用量】口服，2.5 mg 或 5mg，每天 1 次，不考虑进餐。对中度或严重肾功能损伤或末期肾病（$C_{cr} < 50ml/min$）患者建议每天 1 次，每次 2.5 mg。

用强 CYP3A4/5 抑制剂如酮康唑患者每天 1 次，每次 2.5 mg。

【不良反应】

1. 诱发头痛症状，发生率低，一般不足 5%，且持续时间短，随着用药的继续而逐渐耐受，可使头痛症状自行缓解。

2. 本品可增加患者上呼吸道感染和尿路感染的危险，故患者在用药期间要注意御寒保暖，避免过度劳累和淋雨，并注意多喝水，少吃刺激性食物。

3. 用本品前及用本品后定期评价肾功能。

【注意事项】胰岛素促分泌药（如磺脲类）会引起低血糖，所以当联用时，可能需要较低剂量胰岛素促分泌药，以减低发生低血糖的风险。

【药物相互作用】

1. 本品可与二甲双胍联合应用，二者之间具有互补作用。二甲双胍主要通过降低肝葡萄糖合成，改善胰岛素敏感性而调节血糖；而沙格列汀则是通过延缓肠促胰岛素失活，促进胰岛素释放，减少胰高血糖素释放和改善胰岛 β 细胞对葡萄糖的反应而调节血糖。二者联用可增强降糖疗效，改善胰岛 β 细胞功能，提高血糖达标率。

2. 每日 1 次（5mg）的小剂量沙格列汀还可与磺脲类降糖药联合应用。与磺脲类药物合用具有两个方面的改善效应：一是沙格列汀通过升高内源性 GLP－1 水平，促进胰岛素合成和释放，达到改善胰岛 β 细胞功能的效应，从而增强磺脲类的最大促胰岛素释放作用；二是减少磺脲类降糖药相关的不良事件，如潜在胰岛 β 细胞毒性、体重增加和低血糖危险性升高等，有助于提高用药安全性，以改善磺脲类降糖药的临床应用之弊端。

【规格】片剂：5mg。

5 甲状腺激素类药物及抗甲状腺药物

5.1 甲状腺激素类药物

甲状腺粉
Powdered Thyroid

【其他名称】干甲状腺。

【药理作用】本品为甲状腺激素药，主要成分甲状腺激素包括甲状腺素（T_4）和三碘甲状腺原氨酸（T_3）两种。有促进分解代谢（产热作用）和合成代谢的作用，对人体正常代谢及生长发育有重要影响，对婴幼儿中枢神经的发育尤为重要。甲状腺激素的基本作用是诱导新生蛋白质包括特殊酶系的合成，调节蛋白质、碳水化合物和脂肪三大物质，以及水、盐和维生素的代谢。由于甲状腺激素诱导细胞膜 $Na^+ － K^+$ 泵的合成并增强其活力，使能量代谢增强。甲状腺激素（主要是 T_3）与核内特异性受体相结合，后者发生构型变化，形成二聚体，激活受体与 DNA 上特异的序列，从而调控基因（甲状腺激素的靶基因）的转录和表达，促进新的蛋白质（主要为酶）的合成。

【适应证】用于各种原因引起的甲状腺功能减退症。

【用法用量】

1. 成人常用量：口服，开始为每日 10～

20mg，逐渐增加，维持量一般为每日 40 ~ 120mg，少数病人需每日 160mg。

2. 婴儿及儿童完全替代量：1 岁以内 8 ~ 15mg；1 ~ 2 岁 20 ~ 45mg；2 ~ 7 岁 45 ~ 60mg；7 岁以上 60 ~ 120mg。开始剂量应为完全替代剂量的 1/3，逐渐加量。由于本品 T_3、T_4 的含量及两者比例不恒定，在治疗中应根据临床症状及 T_3、T_4、TSH 检查调整剂量。

【不良反应】如用量适当无任何不良反应。使用过量则引起心动过速、心悸、心绞痛、心律失常、头痛、神经质、兴奋、不安、失眠、骨骼肌痉挛、肌无力、震颤、出汗、潮红、怕热、腹泻、呕吐、体重减轻等类似甲状腺功能亢进症的症状。减量或停药可使所有症状消失。

【禁忌】

1. 对本药过敏者禁用。

2. 心绞痛、冠心病和快速型心律失常者禁用。

【注意事项】

1. 动脉硬化、心功能不全、糖尿病、高血压患者慎用。

2. 病程长、病情重的甲状腺功能减退症或黏液性水肿患者使用本类药应谨慎小心，开始用小剂量，以后缓慢增加直至生理替代剂量。

3. 伴有垂体前叶功能减退症或肾上腺皮质功能不全患者应先服用糖皮质激素，俟肾上腺皮质功能恢复正常后再用本类药。

4. FDA 对本药的妊娠安全性分级为 A 级。

【药物相互作用】

1. 糖尿病患者服用甲状腺激素应视血糖水平适当增加胰岛素或降糖药剂量。

2. 甲状腺激素与抗凝剂如双香豆素合用时，后者的抗凝作用增强，可能引起出血。应根据凝血酶原时间调整抗凝药剂量。

3. 本类药与三环类抗抑郁药合用时，两类药的作用及毒副作用均有所增强，应注意调整剂量。

4. 服用雌激素或避孕药者，因血液中甲状腺素结合球蛋白水平增加，合用时甲状腺激素剂量应适当调整。

5. 考来烯胺或考来替泊可以减弱甲状腺激素的作用，两类药配伍用时，应间隔 4 ~ 5 小时服用，并定期测定甲状腺功能。

6. β受体阻滞剂可减少外周组织 T_4 向 T_3 的转化，合用时应注意。

【规格】片剂：10mg；40mg；60mg。

碘塞罗宁
Liothyronine

【其他名称】三碘甲状腺原氨酸、甲碘安。

【药理作用】为人工合成的三碘甲状腺原氨酸钠，作用与甲状腺素相似，而效力为甲状腺素的 3 ~ 5 倍。

【适应证】用于黏液性水肿及其他严重甲状腺功能不足状态，还可用作甲状腺功能诊断药。

【用法用量】

1. 成人：口服，开始为每日 10 ~ 20μg，分 2 ~ 3 次口服，每 1 ~ 2 周递增 15 ~ 20μg，直至甲状腺功能恢复正常，维持量一般为每日 25 ~ 50μg。

2. 婴儿及儿童完全替代量：体重在 7kg 以下者开始时一日 2.5μg，7kg 以上一日 5μg，以后每隔一周，用量增加，维持量为一日 15 ~ 20μg，分 2 ~ 3 次口服。

3. 三碘甲状腺原氨酸抑制试验：摄[131]碘高患者一日口服 80μg，分 3 次服用，共 6 日，重复做摄[131]碘试验。

【不良反应】如用量适当无任何不良反应。使用过量则引起心动过速、心悸、心绞痛、心律失常、头痛、神经质、兴奋、不安、失眠、骨骼肌痉挛、肌无力、震颤、出汗、潮红、怕热、腹泻、呕吐、体重减轻等类似甲状腺功能亢进症的症状。减量或停药可使所有症状消失。

【禁忌】

1. 对本药过敏者禁用。

2. 心绞痛、冠心病和快速型心律失常者禁用。

【注意事项】

1. 动脉硬化、心功能不全、糖尿病、高血压患者慎用。

2. 病程长、病情重的甲状腺功能减退症或黏液性水肿患者使用本类药应谨慎小心，开始用小剂量，以后缓慢增加，直至生理替代剂量。

3. 伴有垂体前叶功能减退症或肾上腺皮质功能不全患者应先服用糖皮质激素，俟肾上腺皮质功能恢复正常后再用本类药。

【药物相互作用】

1. 糖尿病患者服用甲状腺激素应视血糖水平适当增加胰岛素或降糖药剂量。

2. 甲状腺激素与抗凝剂如双香豆素合用时，

后者的抗凝作用增强，可能引起出血。应根据凝血酶原时间调整抗凝药剂量。

3. 本类药与三环类抗抑郁药合用时，两类药的作用及毒副作用均有所增强，应注意调整剂量。

4. 服用雌激素或避孕药者，因血液中甲状腺素结合球蛋白水平增加，合用时甲状腺激素剂量应适当调整。

5. 考来烯胺或考来替泊可以减弱甲状腺激素的作用，两类药配伍用时，应间隔 4 ~ 5 小时服用，并定期测定甲状腺功能。

6. β 受体阻滞剂可减少外周组织 T_4 向 T_3 的转化，合用时应注意。

【规格】片剂：20μg。

左甲状腺素
Levothyroxine

【药理作用】甲状腺激素类药。为人工合成的四碘甲状腺原氨酸钠，在体内转变成三碘甲状腺原氨酸（T_3）而活性增强，具有维持人体正常生长发育、促进代谢、增加产热和提高交感 – 肾上腺系统感受性等作用。

【适应证】

1. 各种原因的甲状腺功能低下的替代治疗。

2. 预防甲状腺肿手术后甲状腺肿复发。

3. 治疗甲状腺功能正常的良性甲状腺肿。

4. 抗甲状腺药物治疗甲亢后，甲状腺功能正常时和抗甲状腺药物合用。

5. 甲状腺癌手术后，防止甲状腺癌复发和补充体内缺乏的甲状腺激素。

6. 甲状腺功能抑制试验。

【用法用量】

1. 口服治疗甲状腺功能减退症：①成人一般最初每日用 25 ~ 50μg，最大量不超过 100μg，可每隔 2 ~ 4 周增加 25μg，直至维持正常代谢为止。一般维持剂量为 75 ~ 125μg/d。高龄患者、心功能不全者及严重黏液性水肿患者开始剂量每日 12.5 ~ 25μg，可每 2 ~ 4 周递增 25μg，不必要求达到完全替代剂量，一般每日 75 ~ 100μg 即可。②婴儿及儿童 6 个月以内 6 ~ 8μg/kg，6 ~ 12 个月 6μg/kg，1 ~ 5 岁 5μg/kg，6 ~ 12 岁 4μg/kg。开始时应用完全替代量的 1/3 ~ 1/2，以后每 2 周逐渐增量。

2. 静脉注射适用于黏液性水肿昏迷，首次剂量宜较大，200 ~ 400μg，以后每日 50 ~ 100μg，直到患者清醒改为口服。

3. 防止甲状腺手术后甲状腺肿复发：每天服 75 ~ 200μg。作为辅助治疗与抗甲状腺药物合用时，剂量为每天 50 ~ 100μg。

4. 甲状腺癌手术后病人：剂量为每天 150 ~ 300μg。

5. 甲状腺功能抑制试验：每天口服 200μg，共服 14 天，可容许个别病人的剂量略有增减。

【不良反应】如用量适当无任何不良反应。剂量过大的表现有心绞痛、心律失常、心悸、腹泻、呕吐、震颤、兴奋、头痛、不安、失眠、多汗、潮红、体重减轻、骨骼肌痉挛等，通常在减少用量或停药数日后上述表现消失。

【禁忌】

1. 对本品过敏者禁用。

2. 患有非甲状腺功能低下性心衰、快速性心律失常和近期出现心肌梗死者禁用。

【注意事项】

1. 老年人、心血管疾病患者及有心肌缺血或糖尿病者慎用。

2. 垂体功能减低或肾上腺皮质功能减退者，如需补充甲状腺制剂，在给左甲状腺素钠以前数日应先用肾上腺皮质激素。

3. 本品服用几周后才达到最大疗效，停药后药物作用仍能存在几周。

4. FDA 对本药的妊娠安全性分级为 A 级。

【药物相互作用】

1. 左甲状腺素钠会增加抗凝剂作用。

2. 左甲状腺素钠会升高血中苯妥英钠水平。

3. 抗惊厥药如卡马西平和苯妥英钠加快左甲状腺素钠代谢，可将甲状腺素从血浆蛋白中置换出来。

4. 本品与强心苷一起使用，需相应调整强心苷用量。

5. 左甲状腺素钠会增加拟交感神经药物的作用。

6. 左甲状腺素钠可增加儿茶酚胺受体敏感性，因此会增强三环抗抑郁药的作用。

7. 消胆胺减少左甲状腺素钠吸收，同时用口服避孕药，需增加本品用量。

【规格】注射剂：25μg；50μg；100μg。注射液：1ml：100μg；2ml：200μg；5ml：500μg。

5.2　抗甲状腺药物

丙硫氧嘧啶
Propylthiouracil

【其他名称】丙基硫氧嘧啶。

【药理作用】抗甲状腺药物。其作用机理是抑制甲状腺内过氧化物酶，从而阻止甲状腺内酪氨酸碘化及碘化酪氨酸的缩合，从而抑制甲状腺素的合成。同时，在外周组织中抑制 T_4 变为 T_3，使血清中活性较强的 T_3 含量较快降低。

【适应证】

1. 用于各种类型的甲状腺功能亢进症，尤其适用于：①病情较轻、甲状腺轻至中度肿大患者。②青少年及儿童、老年患者。③甲状腺手术后复发，又不适于放射性[131]碘治疗者。

2. 手术前准备。

3. 甲状腺危象的治疗。

4. 作为[131]碘放疗的辅助治疗。

【用法用量】

1. 成人甲亢：口服常用量一次 50～100mg，一日 150～300mg；极量，一次 200mg，一日 600mg。待症状缓解后，改用维持量一日 25～80mg，视病情调整。小儿开始剂量每日按体重 4mg/kg，分次口服，维持量酌减。

2. 甲状腺危象：一日 400～800mg，分 3～4 次服用，疗程不超过 1 周，作为综合治疗措施之一。

3. 甲亢的术前准备：术前服用本品每次 100mg，一天 3～4 次，使甲状腺功能恢复到正常或接近正常。

【不良反应】大多发生在用药的头 2 个月。

1. 常见有头痛、眩晕、关节痛、唾液腺和淋巴结肿大以及胃肠道反应；也有皮疹、药热等过敏反应，有的皮疹可发展为剥落性皮炎。个别病人可致黄疸和中毒性肝炎。

2. 严重不良反应为血液系统异常，轻度的有白细胞减少，严重的有粒细胞缺乏症及再生障碍性贫血，故用药期间应定期检查血象，白细胞数低于 $4×10^9/L$ 或中性粒细胞低于 $1.5×10^9/L$ 时，应按医嘱停用或调整用药。

【禁忌】

1. 对本药或其他硫脲类药物过敏者禁用。

2. 严重肝功能损害、白细胞严重缺乏、结节性甲状腺肿伴甲状腺功能亢进及甲状腺癌者禁用。

3. 哺乳期妇女禁用。

【注意事项】

1. 应定期检查血象及肝功能。

2. 对诊断的干扰：可使凝血酶原时间延长，AST、ALT、ALP、胆红素升高。

3. 外周血白细胞偏低、肝功能异常患者慎用。

4. 本药与其他硫脲类抗甲状腺药之间存在交叉过敏现象。

5. FDA 对本药的妊娠安全性分级为 D 级。

【药物相互作用】

1. 本品与口服抗凝药合用可致后者疗效增加。

2. 磺胺类、对氨基水杨酸、保泰松、巴比妥类、酚妥拉明、妥拉唑林、维生素 B_{12}、磺酰脲类等都有抑制甲状腺功能和致甲状腺肿大的作用，故合用本品需注意。

3. 高碘食物或药物的摄入可使甲亢病情加重，使抗甲状腺药需要量增加或用药时间延长，故在服用本品前应避免服用碘剂。

【规格】片剂：50mg；100mg。

甲巯咪唑
Thiamazole

【其他名称】他巴唑。

【药理作用】本品为硫脲类抗甲状腺药物。其作用机制是抑制甲状腺内过氧化物酶，从而阻碍甲状腺内碘化物的氧化及酪氨酸的偶联，阻碍甲状腺素（T_4）和三碘甲状腺原氨酸（T_3）的合成。动物实验观察到本品可抑制 B 淋巴细胞合成抗体，降低血液循环中甲状腺刺激性抗体的水平，使抑制性 T 细胞功能恢复正常。

【适应证】

1. 用于各种类型的甲状腺功能亢进症，尤其适用于：①病情较轻、甲状腺轻至中度肿大患者。②青少年及儿童、老年患者。③甲状腺手术后复发，又不适于放射性[131]碘治疗者。

2. 手术前准备。

3. 作为[131]碘放疗的辅助治疗。

【用法用量】

1. 成人：开始剂量一般为一日 30mg，可按病情轻重调节为 15～40mg，一日最大量 60mg，分次口服。病情控制后，逐渐减量，每日维持量 5～

15mg，疗程一般 18 ~ 24 个月。

2. 小儿：开始时剂量为每天 0.4mg/kg，分次口服。维持量约减半或根据病情决定。

【不良反应】较多见皮疹或皮肤瘙痒及白细胞减少；较少见严重的粒细胞缺乏症；可能出现再生障碍性贫血；还可能致味觉减退、恶心、呕吐、上腹部不适、关节痛、头晕头痛、脉管炎、红斑狼疮样综合征。罕致肝炎、间质性肺炎、肾炎和累及肾脏的血管炎，少见血小板减少、凝血酶原减少或凝血因子Ⅶ减少。

【禁忌】

1. 对本药或其他硫脲类药物过敏者禁用。

2. 严重肝功能损害、白细胞严重缺乏、结节性甲状腺肿伴甲状腺功能亢进及甲状腺癌者禁用。

3. 哺乳期妇女禁用。

【注意事项】

1. 服药期间宜定期检查血象。

2. 孕妇、肝功能异常、外周血白细胞数偏低者应慎用。FDA 对本药的妊娠安全性分级为 D 级。

3. 对诊断的干扰：甲巯咪唑可使凝血酶原时间延长，并使血清碱性磷酸酶、门冬氨酸氨基转移酶和丙氨酸氨基转移酶增高。还可能引起血胆红素及血乳酸脱氢酶升高。

【药物相互作用】

1. 与抗凝药合用，可增强抗凝作用。

2. 高碘食物或药物的摄入可使甲亢病情加重，使抗甲状腺药需要量增加或用药时间延长，故在服用本品前避免服用碘剂。

3. 磺胺类、对氨基水杨酸、保泰松、巴比妥类、酚妥拉明、妥拉唑林、维生素 B_{12}、磺酰脲类等都有抑制甲状腺功能和甲状腺肿大的作用，故合用本品需注意。

【规格】片剂：5mg。

卡比马唑
Carbimazole

【其他名称】甲亢平。

【药理作用】本品在体内逐渐水解，游离出甲巯咪唑而发挥作用，因此作用同甲巯咪唑。作用开始较快，维持时间较长。

【适应证】

1. 用于各种类型的甲状腺功能亢进症，尤其适用于：①病情较轻、甲状腺轻至中度肿大患者。②青少年及儿童、老年患者。③甲状腺手术后复发，又不适于放射性 [131] 碘治疗者。

2. 手术前准备。

3. 作为 [131] 碘放疗的辅助治疗。

【用法用量】

1. 成人：开始剂量为一日 30mg，可按病情轻重调节为每日 15 ~ 40mg，一日最大量 60mg，分次口服。病情控制后，逐渐减量，每日维持量 5 ~ 15mg，疗程一般 12 ~ 18 个月。

2. 小儿：开始时剂量为每天 0.4mg/kg，分次口服。维持量约减半或根据病情决定。

【不良反应】较多见皮疹或皮肤瘙痒及白细胞减少；较少见严重的粒细胞缺乏症；可能出现再生障碍性贫血；还可能致味觉减退、恶心、呕吐、上腹部不适、关节痛、头晕头痛、脉管炎、红斑狼疮样综合征。罕致肝炎、间质性肺炎、肾炎和累及肾脏的血管炎，少见血小板减少、凝血酶原减少或凝血因子Ⅶ减少。

【禁忌】

1. 对本药或其他硫脲类药物过敏者禁用。

2. 严重肝功能损害、白细胞严重缺乏、结节性甲状腺肿伴甲状腺功能亢进及甲状腺癌者禁用。

3. 哺乳期妇女禁用。

【注意事项】同甲巯咪唑。

【药物相互作用】同甲巯咪唑。

【规格】片剂：5mg。

碘和碘化物
Iodine and Iodides

【药理作用】补碘药。碘化物可因剂量不同而对甲状腺功能产生两方面的影响。

1. 防治地方性（单纯性）甲状腺肿时，给予小剂量碘制剂，作为供给碘原料以合成甲状腺素，纠正原来垂体促甲状腺素分泌过多，而使肿大的甲状腺缩小。

2. 大剂量碘剂作为抗甲状腺药暂时控制甲状腺功能亢进症。这可能通过抑制甲状腺球蛋白水解酶，阻止游离甲状腺激素释放入血，作用快而强，但不持久。短暂地抑制甲状腺激素合成，连续给药后抑制作用又可消失，导致甲亢症状更剧。故仅用于甲状腺危象，以迅速改善症状，且必须同时配合应用硫脲类药物。

大剂量碘剂亦可对抗垂体的促甲状腺素作用，

使甲状腺组织缩小变硬及血管减少，以利于手术。此种作用在用药 2 周达到高峰，故甲亢患者宜于手术前先服一段时间的硫脲类药物，使症状和基础代谢率基本控制后，术前 2 周开始用药。用药后还可以改善突眼症状，减慢心率，降低代谢率。

【适应证】

1. 地方性甲状腺肿的预防与治疗。

2. 甲状腺功能亢进症手术前准备及甲状腺危象的治疗。

【用法用量】

1. 预防地方性甲状腺肿：剂量根据当地缺碘情况而定，一般每日 100μg 即可。

2. 治疗地方性甲状腺肿：早期患者口服碘化钾每日 15mg，20 日为一疗程，隔 3 个月再服一疗程。或口服复方碘溶液，每日 0.1～0.5ml，2 周为一疗程。

3. 治疗甲状腺危象：首剂用复方碘口服溶液 3.6ml，以后每 6 小时口服 1.8～2.7ml。

4. 甲状腺功能亢进症手术前准备：于术前 2 周服复方碘口服溶液，一日 3 次，每次从 5 滴逐日增至 15 滴。

【不良反应】

1. 少数对碘过敏患者，在服药后立即或数小时后可出现血管性水肿，表现为上肢、下肢、颜面部、口唇、舌或喉部水肿，也可出现皮肤红斑或风团、发热、不适。

2. 长期服用可出现口腔及咽喉部烧灼感、流涎、口中金属味、齿龈疼痛、胃部不适、剧烈头痛等碘中毒症状；也可出现高钾血症，表现为神志模糊、心律失常、手足麻木刺痛、下肢沉重无力。罕见关节疼痛、嗜酸性粒细胞增多、淋巴结肿大、腹泻、恶心、呕吐、胃痛、动脉周围炎等。

【禁忌】

1. 对碘过敏者禁用。

2. 孕妇、哺乳期妇女及婴幼儿禁用。

【注意事项】

1. 浓碘液可致唾液腺肿胀、触痛、口腔、咽喉部烧灼感、口中金属味，齿和齿龈疼痛，唾液分泌增加，因此有口腔疾病患者慎用。

2. 急性支气管炎、肺结核、高钾血症、甲状腺功能亢进、肾功能受损者慎用。

3. 应用本品能影响甲状腺功能，或影响甲状腺吸碘率的测定与甲状腺核素扫描显像结果，这些检查均应安排在应用本品前进行。

【药物相互作用】

1. 与抗甲状腺药物合用，可能致甲状腺功能低下和甲状腺肿大。

2. 与血管紧张素转化酶抑制剂或保钾利尿剂合用时，易致高钾血症，应监测血钾水平。

3. 与锂盐合用时，可能引起甲状腺功能减退和甲状腺肿大。

4. 与[131]碘合用时，将减少甲状腺组织对[131]碘的摄取。

【规格】复方碘溶液：为含碘 5%、碘化钾 10% 的水溶液。碘化钾片：10mg。

6　抗骨质疏松药

阿仑膦酸钠
Alendronate Sodium

【其他名称】福善美。

【药理作用】本品为第三代氨基二磷酸盐类骨代谢调节剂，为氨基二磷酸盐，与骨内羟磷灰石有强亲和力。能进入骨基质羟磷灰石晶体中，当破骨细胞溶解晶体，药物被释放，能抑制破骨细胞活性，并通过成骨细胞间接起抑制骨吸收作用。其特点是抗骨吸收活性强，无骨矿化抑制作用。

【适应证】用于治疗绝经后妇女的骨质疏松症，以预防髋部和脊柱骨折（椎骨压缩性骨折），也适用于男性骨质疏松症以增加骨量。

【用法用量】口服，每日一次 10mg，或每周一次 70mg，早餐前 30 分钟用至少 200ml 白开水送服，不要咀嚼或吮吸药片。

【不良反应】服药后耐受性良好，少数病人可见胃肠道反应，如恶心、腹胀、腹痛等，偶有头痛、骨骼肌疼痛等，罕见皮疹及红斑。

【禁忌】

1. 食道动力障碍，如食道迟缓不能、食道狭窄者禁用。

2. 严重肾功能不全者禁用。

3. 骨软化症患者禁用。

4. 对本品和其他二磷酸盐类过敏、明显低钙血症者禁用。

4. 妊娠、哺乳期妇女及儿童禁用。

【注意事项】

1. 早餐前至少 30 分钟用 200ml 温开水送服，用药后至少 30 分钟方可进食。

2. 与橘子汁和咖啡同时服用会显著影响本品

的吸收。

3. 在服用本品前后 30 分钟内不宜饮用牛奶、奶制品和含较多钙的饮料。服药后立即卧床有可能引起食道刺激或溃疡性食管炎。

4. 胃肠道功能紊乱、胃炎、食道不适、十二指肠炎、溃疡病患者慎用。

5. 轻、中度肾功能异常患者慎用。

6. 开始使用本品治疗前，必须纠正钙代谢和矿物质代谢紊乱、维生素 D 缺乏和低钙血症。补钙剂、抗酸剂和一些口服药剂很可能妨碍本品的吸收，因此，服用本品后应至少推迟半小时再服用其他药物。

7. 如食物中摄入不足，所有骨质疏松患者都应补充钙和维生素 D。

【药物相互作用】

1. 抗酸药和导泻剂因常含钙或其他金属离子如镁、铁等而会影响本药吸收。

2. 与氨基糖苷类合用会诱发低钙血症。

【规格】片剂：70mg。

降钙素
Calcitonin

【其他名称】鲑鱼降钙素、鳗鱼降钙素、依降钙素。

【药理作用】本品为参与钙及骨质代谢的一种多肽类激素，具有 32 个氨基酸。具有以下作用：①直接抑制破骨细胞活性，从而抑制骨盐溶解，阻止钙由骨释出，而骨骼对钙的摄取仍在进行，因而可降低血钙。可对抗甲状旁腺素促进骨吸收的作用并使血磷降低。②抑制肾小管对钙和磷的重吸收，使尿中钙和磷的排泄增加，血钙也随之下降。③可抑制肠道转运钙。④有明显的镇痛作用，对肿瘤骨转移、骨质疏松所致骨痛有明显治疗效果。

【适应证】

1. 绝经后骨质疏松症以及老年性骨质疏松症。

2. 乳腺癌、肺癌、肾癌、骨髓瘤和其他恶性肿瘤骨转移所致的高钙血症。

3. 各种骨代谢疾病所致的骨痛。

4. 甲状旁腺机能亢进症、缺乏活动或维生素 D 中毒（包括急性或慢性中毒）导致的变应性骨炎。

5. Pagct 病。

6. 高钙血症和高钙血症危象。

【用法用量】

1. 骨质疏松症：①皮下或肌肉注射：每日 50 ~ 100U，或隔日 100U。②鼻内用药：每次 100U，每日 1 ~ 2 次；或每次 50U，每日 2 ~ 4 次；或隔日 200U。12 周为一疗程。为防止骨质进行性丢失，治疗期间根据病情，每日服钙元素 0.5 ~ 1g，维生素 D400 单位。

2. 高钙血症：①高钙血症危象的紧急处理：每日 5 ~ 10U/kg，溶于 500ml 生理盐水中，静脉滴注至少 6 小时，或每日剂量分 2 ~ 4 次缓慢静脉注射，同时补充液体。②慢性高钙血症：每日 5 ~ 10U/kg，1 次或分 2 次皮下或肌肉注射。如果注射的剂量超过 2ml，取多个部位注射。也可每日 200 ~ 400U，分数次鼻内给药。

3. Pagct 病：①皮下或肌肉注射：每日 100U，临床和体征改善之后，可隔日或每日注射 50U，必要时每日剂量可增至 200U。②鼻内给药：每次 100U，每日 2 次；或每次 50U，每日 4 次。少数病例可能需要每次 200U，每日 2 次。

4. 痛性神经营养不良症：①皮下或肌肉注射，每日 100U，持续 2 ~ 4 周，然后每周 3 次，每次 100U，维持 6 周以上。②鼻内给药：每日 200U，分 2 ~ 4 次给药，持续 2 ~ 4 周，然后每周 3 次，每次 200U，维持 6 周以上。

【不良反应】

1. 可出现恶心、呕吐、头晕、轻度的面部潮红伴发热感，常常自发性消退。这些不良反应与剂量有关。静脉注射比肌肉注射或皮下注射给药更常见。

2. 在罕见的病例中，可导致过敏反应，包括注射部位的局部反应和全身性皮肤反应。个别过敏反应可导致心动过速、低血压和虚脱。

3. 其他的不良反应有皮疹、腹痛、头痛、发冷、胸压迫感、虚弱、头昏、鼻塞、气短、眼痛、尿频、下肢水肿等。

4. 长期用药亦可见药物失效，停止用药后，降钙素的治疗反应可恢复。

【禁忌】

1. 对降钙素过敏者禁用。

2.14 岁以下儿童、妊娠及哺乳期妇女禁用。

【注意事项】

1. 过敏体质者、有支气管哮喘或病史者、肝功能异常者慎用。

2. 长期卧床治疗的患者，每日需检查血液生化指标和肾功能。

3. 治疗过程中如出现耳鸣、眩晕、哮喘应停用。

4. 变形性骨炎及有骨折史的慢性疾病患者，应根据血清碱性磷酸酶及尿羟脯氨酸排出量决定停药或继续治疗。

5. 本品大剂量短期治疗时，少数病人易引起继发性甲状旁腺功能低下。

【药物相互作用】

1. 抗酸药和导泻剂因常含钙或其他金属离子如镁、铁而影响本药吸收。

2. 与氨基糖苷类合用会诱发低钙血症。

【规格】 注射剂：1ml：10U；1ml：20U；1ml：40U；1ml：50U；1ml：100U。2ml：400U。喷鼻剂：2ml：50U；2ml：100U。

雷奈酸锶
Strontium Ranelate

【其他名称】欧思美。

【药理作用】本品具有双重药理作用：一方面在成骨细胞富集的组织中，增加胶原蛋白与非胶原蛋白的合成，通过增强前成骨细胞的增殖而促进成骨细胞介导的骨形成。另一方面，能剂量依赖地抑制前破骨细胞的分化，从而抑制破骨细胞介导的骨吸收。此外，本品还可增加骨小梁的质量、数量和厚度，从而改善骨强度。

【适应证】治疗绝经后骨质疏松症以降低椎体和髋部骨折的危险性。

【用法用量】每日口服 1 次，1 次 2g（1 袋），空腹或睡前服用。

【不良反应】

1. 主要不良反应包括头痛、恶心、腹泻、稀便、皮炎、湿疹等。

2. 偶有严重的超敏反应综合征，特别是伴有嗜酸性粒细胞增多和全身症状的药物疹。发病时间一般为 3～6 周，大多数情况下停止使用本品和开始皮质激素治疗后结果良好，但恢复缓慢。

【禁忌】

1. 对本品过敏者禁用。

2. 儿童、妇女及哺乳期妇女禁用。

【注意事项】

1. 肾功能损害病人慎用。

2. 在Ⅲ期安慰剂对照研究中，雷奈酸锶的治疗与静脉血栓包括肺栓塞的年发生率升高有关，尚不清楚其中的原因。

3. 锶干扰对血和尿钙浓度的比色法测定，因此在医疗工作中应当使用诱导耦合等离子体原子发射光谱法或原子吸收光谱法，以确保精确地测定血和尿钙浓度。

4. 本品含有苯丙氨酸的原料，可能对高苯丙氨酸血症的人群有害。

【药物相互作用】

1. 食物、牛奶和牛奶制品以及含有钙的药品降低雷奈酸锶生物利用度达 60%～70%，因此，服用本品和上述食品或药品时应当至少间隔 2 小时。

2. 由于二价阳离子能够与口服的四环素和喹诺酮类抗生素在胃肠道形成复合物，在服用四环素或喹诺酮类抗生素时，应当暂时停用雷奈酸锶。

【规格】干混悬剂：2g。

氯屈膦酸二钠
Clodronate　Disodium

【其他名称】氯甲双膦酸二钠。

【药理作用】本品为膦酸盐类骨代谢调节剂。主要作用于骨组织，抑制骨的吸收，其机制是防止羟磷灰石结晶溶解和直接抑制破骨细胞活性。另外，骨膦可以抑制各种不同介质的功能，从而间接降低破骨细胞的活性。骨膦对钙及骨骼矿物质具有强烈的吸附性，在一般的用药量范围内，骨膦不影响骨组织中矿物质的正常代谢过程。

【适应证】

1. 恶性肿瘤并发的高钙血症。

2. 溶骨性癌转移引起的骨痛。

3. 避免或延迟恶性肿瘤溶骨性骨转移。

4. 各种类型骨质疏松。

【用法用量】

1. 恶性肿瘤患者：每日 2.4g，分 2～3 次服用。对血清钙水平正常的病人，可减为每日 1.6g；若伴有高钙血症，可增至每日 3.2g。必须空腹服用，最好在进餐前 1 小时。

2. 早期或未发生骨痛的各类型骨质疏松症：每日 0.4g，分 2 次服用，连用 3 个月为一个疗程，必要时可重复疗程。

3. 严重或已发生骨痛的各类型骨质疏松症：每日 1.6g，分 2 次服用。

4. 高钙血症：每日 0.3g，连用 3～5 日。或一次给予 1.5g，静脉滴注，血钙正常后改口服。

5. 变形性骨炎：每日 0.3g，静脉滴注 3 小时以上，共 5 日，以后改口服。

静脉滴注：每天 3～5mg/kg，用 500ml 生理盐水稀释，3～4 小时内输注完毕，可连续输注 3～5天。

【不良反应】

1. 开始治疗时，可能会出现腹痛、腹胀和腹泻，少数情况下也会出现眩晕和疲劳，但往往随治疗的继续而消失。

2. 有时可出现血清乳酸脱氢酶等肝酶水平升高、白细胞减少及肾功能异常等不良反应。

3. 可使甲状旁腺素暂时性升高，血清碱性磷酸酶的水平也可能升高。

4. 静脉给药剂量过高时可能引起严重的肾功能损害，尤其在输注速度过快时。

【禁忌】

1. 对本品过敏者禁用。

2. 严重肾损害者、骨软化症患者禁用。

3. 严重肾功能不全者和儿童禁用静滴。

【注意事项】

1. 用于治疗骨质疏松症时，应根据病情决定是否需要补钙。如需要补钙，本品与钙剂应分开服用，如饭前 1 小时服用本品，进餐时服钙剂，以免影响本品的吸收，降低疗效。

2. 用药期间，对血细胞数、肝肾功能应进行监测。

3. 静滴给药时，一定要稀释后缓慢滴入。剂量不宜超过推荐量，在治疗前和治疗中必须有充分的水分供应。

【药物相互作用】

1. 本药可与二价金属阳离子物质如钙、镁等形成复合物，故本药与食物（如牛奶等）、抗酸剂和含二价阳离子药物合用时，会降低活性。

2. 与非甾体类抗炎药同时使用，有引起肾功能不全的报道。

3. 由于有增加低钙血症的危险，本品与氨基苷类同时使用时应谨慎。

【规格】胶囊剂：400mg。注射液：5ml：300mg。

帕米膦酸二钠
Pamidronate Disodium

【其他名称】丙氨膦酸钠。

【药理作用】本品为双膦酸类药物，是第二代钙代谢调节药，对膦酸钙有很强的亲和性，能抑制人体异常钙化和过量吸收，减轻骨痛，降低血清碱性磷酸酶和尿羟脯氨酸的浓度，作用持久，且抑制新骨形成的作用极低。

【适应证】

1. 主要用于恶性肿瘤骨转移疼痛和高钙血症。

2. 治疗和预防骨质疏松症及骨质愈合不良。

3. 也用于甲状旁腺功能亢进症。

【用法用量】

1. 治疗肿瘤骨转移性疼痛：临用前稀释于不含钙离子的 0.9% 生理盐水或 5% 葡萄糖注射液中，静脉缓慢滴注 4 小时以上，浓度不得超过 15mg/125ml，滴速不得大于 15～30mg/2h。一次用药30～60mg。

2. 治疗高钙血症：应严格按照血钙浓度，在医生指导下酌情用药。

3. 用于治疗骨质疏松症：每日 1 次，30mg 静滴，连续 6 个月，改为预防量，每 3 个月静滴一次 30mg，连续 2 年。

4. 治疗变形性骨炎及骨质愈合不良：每日 30～60mg，连续 1～3 天，或每日 30mg，连续 6 周。

5. 预防癌症骨转移：每 4 周静滴 30～60mg。

【不良反应】少数病人可出现轻度恶心、胸痛、胸闷、头晕乏力及轻微肝肾功能改变等，偶见发热反应，淋巴细胞、血小板减少及低钙血症。

【禁忌】

1. 对本品或其他双膦酸类药物过敏者禁用。

2. 儿童、妊娠及哺乳期妇女禁用。

【注意事项】

1. 肾功能损伤或减退者慎用。

2. 用于治疗高钙血症时，应注意同时补充液体，使每日尿量达 2L 以上。

3. 使用本品过程中，应注意监测血清钙、磷等电解质及血小板数和肾功能。

4. 过量或速度过快，可能引起低钙血症，出现抽搐、手指麻木症状，可适量补钙。

5. 本品不得与其他种类双膦酸类药物合并使用。

6. 因本品与骨结合，可干扰骨同位素扫描图像。

【药物相互作用】

1. 与降钙素联合使用，可产生协同作用，导致血清钙更为迅速降低。

2. 本品不得与其他种类双膦酸类药物合并

使用。

3. 由于与二价阳离子可形成复合物，因此本品不得加入含钙静脉注射药物。

【规格】注射液：15mg；30mg；60mg。

羟乙磷酸钠
Etidronate Disodium

【药理作用】本品是骨代谢调节剂，能进入骨基质羟磷灰石晶体中，当破骨细胞溶解晶体，药物被释放，能抑制破骨细胞活性，并通过成骨细胞间接起抑制骨吸收效应，防止骨质的丢失。

【适应证】用于原发性骨质疏松症和绝经后骨质疏松症。

【用法用量】口服：一次 200mg，一日 2 次，两餐间服用。

【不良反应】腹部不适、腹泻、呕吐、口炎、头痛、咽喉灼热感、瘙痒、皮疹等症状。

【禁忌】

1. 严重肾损害者、骨软化症患者禁用。

2. 对本品过敏者禁用。

【注意事项】

1. 需间歇、周期性服药，服药 2 周后停药 11 周为一周期，然后开始第二周期，停药期间需补充钙剂及维生素 D_3。

2. 在服用本品 2 小时内，避免食用高钙食品（例如牛奶或奶制品）和含矿物质的维生素或抗酸药。

3. 肾功能损害、消化性溃疡、肠炎等患者慎用。

4. 若出现皮肤瘙痒、皮疹等过敏症状时应停止用药。

【药物相互作用】

1. 抗酸药和导泻剂因常含钙或其他金属离子如镁、铁等而会影响本药吸收。

2. 与氨基糖苷类合用会诱发低钙血症。

【规格】片剂：200mg。

雷洛昔芬
Raloxifene

【其他名称】贝邦、易维特。

【药理作用】雷洛昔芬是一种选择性的雌激素受体调节剂，与雌激素受体结合后激活某些雌激素通路而阻断其他通路。雷洛昔芬减少骨的重吸收并可使骨转换生化指标降至绝经前范围。降低椎体骨折的发生率，保持骨量和增加骨密度。还可影响脂代谢，降低总胆固醇和 LDL 胆固醇水平，但不增加甘油三酯水平，对整个 HDL 水平也没有影响。

【适应证】主要用于预防绝经后妇女的骨质疏松症。

【用法用量】口服，每次 60mg，每日 1 次。

【不良反应】可见血小板数量轻度减少。偶见恶心、呕吐、腹痛和消化不良、皮疹、血压升高、头痛、氨基转移酶轻度增加。

【禁忌】

1. 可能妊娠的妇女绝对禁用。

2. 正在或既往患有静脉血栓栓塞性疾病者，包括深静脉血栓、肺栓塞和视网膜静脉血栓者禁用。

3. 对本品过敏者禁用。

4. 肝功能减退（包括胆汁淤积）、严重肾功能减退者禁用。

5. 子宫内膜癌患者及难以解释的子宫出血者禁用。

【注意事项】

1. 雷洛昔芬可增加静脉血栓栓塞事件的危险性。

2. 在治疗中，如发现血清总胆红素、γ - 谷氨酰转氨酶、碱性磷酸酶、ALT 和 AST 升高，应严密监测。

3. 有高甘油三酯血症病史的病人使用本品应监测血清甘油三酯水平。

4. 本品对减少血管扩张无作用，对其他与激素有关的绝经期症状也无效。

5. 只用于绝经后妇女，不适用于男性患者。

【药物相互作用】

1. 与华法林合用可轻度缩短凝血酶原时间。

2. 对已经接受香豆素类抗凝药物的病人，本品可能改变凝血酶原时间。

【规格】片剂：60mg。

伊班膦酸钠
Ibandronate Sodium

【其他名称】艾本。

【药理作用】本品为第三代二膦酸盐类骨吸收抑制剂，主要通过与骨内羟磷灰石结合，抑制羟磷灰石的溶解和形成，从而产生抗骨吸收的作用。另外，本品的抗骨吸收作用可能还与直接改变骨细胞的形成，或直接抑制成骨细胞介导的细胞因子有关。

【适应证】伴有或不伴有骨转移的恶性肿瘤引起的高钙血症。

【用法用量】将本品 1～4mg 稀释于不含钙离子的 0.9% 生理盐水或 5% 葡萄糖注射液 500～750ml 中，静脉缓慢滴注，滴注时间不少于 2 小时。治疗前适当进行水化治疗。

【不良反应】

1. 少数病人可出现体温升高，有时也会出现类似流感的症状，如发热、寒战、类似骨骼和（或）肌肉疼痛的情况。多数情况不需专门治疗。个别病例还会出现胃肠道不适。

2. 由于肾脏钙的排泄减少，常伴有血清磷酸盐水平降低（通常不需治疗）。血清钙的水平可能会降至正常以下。

【禁忌】

1. 对本品或其他二膦酸盐过敏者禁用。

2. 儿童、孕妇及哺乳期妇女禁用。

3. 严重肾功能不全者禁用。

【注意事项】

1. 本品不得与其他二膦酸类药物合并使用。

2. 肝、肾功能损伤者慎用。

3. 使用本品过程中，应注意监测血清钙、磷、镁等电解质水平及肝、肾功能。

4. 有心功能衰竭危险的病人应避免过度水化治疗。

【规格】注射剂：2ml：2mg。

依普黄酮
Ipriflavone

【药理作用】本品为 T－异醛苷异黄酮，是合成的一种异黄酮衍生物，可增加生物激素的活性，具有雌激素的抗骨质疏松特性。其作用机制包括：直接抑制骨吸收；通过雌激素样作用增加降钙素的分泌，间接产生抗骨吸收作用；促进骨的形成。

【适应证】用于改善原发性骨质疏松症的症状，提高患者的骨密度。

【用法用量】口服，通常成人一次 200mg，一日 3 次，饭后口服。此剂量应根据年龄及患者的症状进行调整。

【不良反应】

1. 消化性溃疡、胃肠道出血：罕见出现消化性溃疡、胃肠道出血或恶化症状。当出现这种情况时，应立即停药，并给予适当的处理。故有消化道溃疡以及有消化道溃疡病史者应慎用。

2. 黄疸：罕见出现黄疸，应密切观察。如有异常状况，立即停用该药，并进行适当处理。

3. 过敏反应：出疹、瘙痒等症状偶见，此时应停止用药。

4. 其他：可见恶心、呕吐、食欲不振、胃部不适、烧心、腹痛、腹部胀满、腹泻、便秘、口腔炎、口干、舌炎、味觉异常、眩晕、轻微头晕，罕见头痛等。

【禁忌】

1. 对本品过敏者禁用。

2. 低钙血症患者禁用。

3. 妊娠、哺乳期妇女、儿童及青少年禁用。

【注意事项】

1. 本品的用药对象为确认为骨质疏松症的患者。

2. 高龄患者宜慎用。

3. 重度食道炎、胃炎、十二指肠炎、溃疡病和胃肠功能紊乱患者慎用。

4. 中重度肝肾功能不全患者慎用。

5. 服药期间需补钙。

6. 对男性骨质疏松症无用药经验。

【药物相互作用】

1. 对摘除卵巢的动物，并用雌酮，可增强雌激素的作用，故在并用本药与雌激素制剂时应慎重用药。

2. 并用茶碱时，可使茶碱的血药浓度上升，故在并用本药与茶碱时应减少茶碱用量并慎重用药。

3. 并用香豆素类抗凝血剂，可增强香豆素类抗凝血剂的作用，故在并用时应减少香豆素类抗凝血剂的用量并慎重用药。

【规格】片剂：200mg。

唑来膦酸
Zoledronic Acid

【药理作用】唑来膦酸的药理作用主要是抑制

骨吸收，其作用机制尚不完全清楚，可能是多方面的。唑来膦酸在体外可抑制破骨细胞活动，诱导破骨细胞凋亡，还可通过与骨的结合阻断破骨细胞对矿化骨和软骨的吸收。唑来膦酸还可以抑制由肿瘤释放的多种刺激因子引起的破骨细胞活动增强和骨钙释放。

【适应证】由于恶性肿瘤溶骨性骨转移引起的骨痛。

【用法用量】静脉滴注。成人每次 4mg，用 100ml 0.9% 氯化钠注射液或 5% 葡萄糖注射液稀释后静脉滴注，滴注时间应不少于 15 分钟。每 3~4 周给药一次。

【不良反应】本品最常见的不良反应是发热。其他不良反应主要包括：全身反应：乏力、胸痛、腿肿、结膜炎。消化系统：恶心、呕吐、便秘、腹泻、腹痛、吞咽困难、厌食。心脑血管系统：低血压。血液和淋巴系统：贫血、低钾血症、低镁血症、低磷血症、低钙血症、粒细胞减少、血小板减少、全血细胞减少。肌肉与骨骼：骨痛、骨关节、肌肉痛。肾脏：血清肌酐值升高（与给药的时间有关）。神经系统：失眠、焦虑、兴奋、头痛、嗜睡。呼吸系统：呼吸困难、咳嗽、胸腔积液。感染：泌尿系统感染、上呼吸道感染。代谢系统：厌食、体重下降，脱水。其他：流感样症状，注射部位红肿，皮疹，瘙痒等。唑来膦酸

的不良反应多为轻度和一过性的，大多数情况下无需特殊处理，会在 24~48 小时内自动消退。

【禁忌】

1. 对本品或其他二膦酸类药物过敏的患者禁用。

2. 严重肾功能不全者禁用。

3. 孕妇及哺乳期妇女禁用。

【注意事项】

1. 首次使用本品时应密切监测血清钙、磷、镁以及血清肌酐水平，如出现血清中钙、磷和镁的含量过低，应给予必要的补充治疗。

2. 伴有恶性高钙血症患者给予本品前应充分补水，利尿剂与本品合用只能在充分补水后使用。本品与具有肾毒性的药物合用应慎重。

3. 接受本品治疗时如出现肾功能恶化，应停药至肾功能恢复至基线水平。

4. 对阿司匹林过敏的哮喘者应慎用本品。

【药物相互作用】

1. 本品与氨基糖苷类药物合用时应慎重，因氨基糖苷类药物具有降低血钙的作用。

2. 与利尿剂合用可能会增大低血钙的危险性。

3. 与沙利度胺合用会增加多发性骨髓瘤患者肾功能异常的危险性。

【规格】注射剂：1ml：1mg。

第十三章　维生素及矿物质缺乏症用药物

1　维生素类

1.1　维生素A、D属药物

维生素A
Vitamin A

【其他名称】维生素甲、视黄醇、甲种维生素。

【药理作用】维生素类药。具有促进生长、维持上皮组织如皮肤、结膜、角膜等正常功能的作用，并参与视紫红质的合成，增强视网膜感光力；参与体内许多氧化过程，尤其是不饱和脂肪酸的氧化。维生素A缺乏时，则生长停止，骨骼成长不良，生殖功能衰退，皮肤粗糙、干燥，角膜软化，并发生干燥性眼炎及夜盲症。

【适应证】

1. 维生素A缺乏症：如夜盲症、眼干燥症、角膜软化症和皮肤粗糙等。

2. 用于补充需要：如妊娠、哺乳期妇女和婴儿等。

3. 有认为对预防上皮疹、食管癌的发生有一定意义。

【用法用量】

1. 严重维生素A缺乏症：成人口服，每日10万U，3日后改为每日5万U，给药2周，然后每日1万~2万U，再用药2月。吸收功能障碍或口服困难者可用肌肉注射，成人每日5万~10万U，3日后改为每日5万U，给药2月；1~8岁儿童，每日0.5万~1.5万U，给药10日；婴儿每日0.5万~1万U，给药10日。

2. 轻度维生素A缺乏症：每日1万~2.5万U，分2~3次口服，症状改善后减量。

3. 补充需要：成人每日5000U，哺乳期妇女每日5000U，婴儿每日600~1500U，儿童每日2000~3000U。

【不良反应】推荐剂量未见不良反应。但摄入过量维生素A可致严重中毒，甚至死亡。

急性中毒发生于大量摄入维生素A（成人超过150万U，小儿超过7.5万~30万U）6小时后，病人出现异常激动或骚动、头昏、嗜睡、复视、严重头痛、呕吐、腹泻、脱皮（特别是唇和掌），婴儿头部可出现凸起肿块，并有骚动、惊厥、呕吐等颅内压增高、脑积水、假性脑瘤表现。

慢性中毒可表现为骨关节疼痛及肿胀、皮肤瘙痒、口唇干裂、疲劳、软弱、全身不适、发热、头痛、呕吐、颅内压增高、视盘水肿、皮肤对阳光敏感性增高、易激动、食欲不振、脱发、腹痛、夜尿增多、肝毒性反应、门静脉高压、溶血、贫血、小儿骨骺早愈合、妇女月经过少等。

【禁忌】

1. 对本药过敏者禁用。

2. 维生素A过多症患者禁用。

【注意事项】

1. 长期大剂量应用可引起维生素A过多症，甚至发生急性或慢性中毒，以6个月至3岁的婴儿发生率最高。

2. 婴幼儿对维生素A敏感，应谨慎使用。

3. 老年人长期服用维生素A可能因视黄基醛清除延迟而致维生素A过量。

4. 长期大剂量应用可引起齿龈出血、口唇干裂。

5. 慢性肾衰竭时慎用。

6. 孕妇的维生素A用量每日不超过5000U。

【药物相互作用】

1. 氢氧化铝、硫糖铝能干扰维生素A的吸收。

2. 口服避孕药可提高血浆维生素A的浓度。

3. 与维生素E合用时，可促进维生素A吸收和利用。

【规格】胶丸剂：5000U；2.5万U。

倍他胡萝卜素
Betacarotene

【药理作用】本品是维生素A的前体，对日光照射原卟啉所产生的过氧化基有消除作用。在体内酶的催化下，可根据人体需要转化成维生素 A。因此本品不仅可补充人体缺少的维生素 A，又不致造成维生素 A 过量中毒。此外，还具有下列作用：

1. 抗癌作用：能有效地抑制氧自由基的活性，保护细胞免受损害，从而避免细胞发生癌变。

2. 防治动脉硬化：可抑制低密度脂蛋白氧化，从而减慢动脉粥样硬化，降低冠心病、中风和白内障的发病率。

3. 减弱放疗对机体的毒副作用：本品在降低放射线对机体组织损伤的同时可提高对肿瘤放射治疗的疗效，还能消除由放射线诱发产生的自由基，有利于维护线粒体膜的完整性。

4. 提高人体的免疫力：能促进吞噬细胞和淋巴细胞的功能，促进细胞因子的释放，提高宿主的免疫力，延缓细胞和机体衰老，减少疾病的发生。

5. 抗皮肤光敏反应：能使光敏化皮肤中前列腺素合成酶和组胺含量显著降低。

【适应证】

1. 防治维生素 A 缺乏症：如夜盲症、眼干燥症、角膜软化症和皮肤粗糙等。

2. 治疗红细胞生成性原卟啉病引起的光敏性皮炎。

3. 防治肿瘤。

4. 防治动脉硬化、冠心病、脑卒中、白内障、老年性痴呆。

5. 免疫性疾病辅助用药。

【用法用量】每次 15~60mg，一日 3 次，饭后口服。

【不良反应】服药期间可能出现不同程度的皮肤黄染、稀便，个别患者有瘀斑和关节痛，停药后均可自行消失。

【禁忌】

1. 对本药过敏者禁用。

2. 维生素 A 过多症患者禁用。

【注意事项】

1. 有严重肝、肾功能损害者慎用。

2. 本品大多在服药后 2~6 周内出现疗效，如 6 周后未见疗效者可适当加大剂量，直至掌心皮肤出现黄染，然后逐渐减量。

【药物相互作用】服用本品期间不宜再服维生素 A。

【规格】胶囊剂：15mg。

维生素 D
Vitamin D

【药理作用】维生素 D 可参与钙和磷的代谢，促进其吸收，并对骨质形成有重要作用。常见的维生素 D 包括维生素 D_2 和维生素 D_3。

【适应证】用于预防和治疗维生素 D 缺乏症，防治佝偻病、骨软化症和婴儿手足搐搦症。

【用法用量】

1. 治疗佝偻病：口服，一日 2500~5000U，1~2 个月后待症状开始消失时即改用预防量。不能口服者、重症患者，肌肉注射，一次 30 万~60 万 U，如需要，1 个月后再肌肉注射一次，两次总量不超过 90 万 U。用大剂量维生素 D 时如缺钙，应口服 10% 氯化钙，一次 5~10ml，一日 3 次，用 2~3 日。

2. 婴儿手足搐搦症：口服，一日 2000~5000U，1 个月后改为每日 400U。

3. 预防维生素 D 缺乏症：用母乳喂养的婴儿一日 400U。妊娠期必要时一日 400U。

【不良反应】长期过量服用，可出现中毒，早期表现为骨关节疼痛、肿胀、皮肤瘙痒、口唇干裂、发热、头痛、呕吐、便秘或腹泻、恶心等。

【禁忌】

1. 对本品过敏者禁用。

2. 维生素 D 增多症、高钙血症、高磷血症伴肾性佝偻病患者禁用。

【注意事项】

1. 下列情况慎用：动脉硬化、心功能不全、高胆固醇血症、高磷血症、对维生素 D 高度敏感及肾功能不全患者。

2. 治疗低钙血症前，应先控制血清磷的浓度，并定期复查血钙等有关指标。除非遵医嘱，避免同时应用钙、磷。血液透析时可用碳酸铝或氢氧化铝凝胶控制血磷浓度。

3. 孕妇使用过量，可致胎儿主动脉瓣狭窄、脉管受损、甲状旁腺功能抑制而使新生儿长期低血糖抽搐。FDA 对本药的妊娠安全性分级为 A 级，如剂量超过美国的每日推荐摄入量为 D 级。

4. 对诊断的干扰：维生素 D 可促使血清磷酸酶浓度降低，血清钙、胆固醇、磷酸盐和镁的浓度可能升高，尿液内钙和磷酸盐的浓度亦增高。

5. 市售鱼肝油制剂中，内含大量维生素 A，长期大量使用易引起维生素 A 慢性中毒，故治疗佝偻病时宜用维生素 D 制剂。此外，注射比口服易中毒。

【药物相互作用】

1. 苯巴比妥、苯妥英、扑米酮等可减弱维生素 D 的作用。

2. 硫糖铝、氢氧化铝可减少维生素 D 的吸收。

3. 正在使用洋地黄类药物的患者，应慎用本品。

4. 大剂量钙剂或利尿药（一些降血压药）与本品同用，可能发生高钙血症。

5. 大量含磷药物与本品同用，可发生高磷血症。

6. 与考来烯胺合用可减少维生素 D 吸收。

【规格】维生素 D 滴剂：每粒含 400U。维生素 D_2 胶丸：每粒含 1 万 U。维生素 D_2 片：5000U；10000U。维生素 D_3 注射液：0.5ml：15 万 U；1ml：30 万 U；1ml：60 万 U。

骨化三醇
Calcitriol

【其他名称】1，25 - 二羟胆钙化醇、罗钙全。

【药理作用】骨化三醇是维生素 D_3 的最重要活性代谢产物之一。通常在肾脏内由其前体 25 -羟基维生素 D_3 转化而成，正常生理性每日生成量为 0.5~1.0μg，在骨质合成增加期内（如生长期或妊娠期）其生成量稍有增加。骨化三醇促进肠道对钙的吸收并调节骨的矿化，刺激骨骼中成骨细胞活性，减轻骨与肌肉疼痛，并矫正发生在纤维性骨炎和其他矿化不足病人中的组织学改变。

【适应证】

1. 绝经后骨质疏松。

2. 慢性肾衰竭尤其是接受血液透析病人之肾性骨营养不良症。

3. 术后甲状旁腺功能低下。

4. 特发性甲状旁腺功能低下。

5. 假性甲状旁腺功能低下。

6. 维生素 D 依赖性佝偻病。

7. 低血磷性维生素 D 抵抗型佝偻病等。

【用法用量】

1. 绝经后骨质疏松：推荐剂量为每次

0.25μg，每日 2 次。服药后分别于第 4 周、第 3 个月、第 6 个月监测血钙和血肌酐浓度，以后每 6 个月监测一次。

2. 肾性骨营养不良（包括透析病人）：起始阶段每日剂量为 0.25μg。血钙正常或略有降低的病人隔日 0.25μg 即可。如 2~4 周内生化指标及病情未见明显改善，则每隔 2~4 周将本品的每日用量增加 0.25μg，在此期间至少每周测定血钙两次。大多数病人最佳用量为每日 0.5~1μg。

3. 甲状旁腺功能低下和佝偻病：推荐起始剂量为每日 0.25μg，晨服。如生化指标和病情未见明显改善，则每隔 2~4 周增加剂量。在此期间，每周至少测定血钙浓度两次。甲状旁腺功能低下者，偶见吸收不佳现象，因此这种病人需要较大剂量。如果医生决定对患有甲状旁腺功能低下的孕妇用本品治疗时，在妊娠后期应加大剂量，在产后及哺乳期应减小剂量。

【不良反应】

1. 由于骨化三醇能产生维生素 D 的作用，所以可能发生的不良反应与维生素 D 过量相似，如高血钙综合征或钙中毒（取决于高血钙的严重程度及持续时间）。

2. 偶见的急性症状包括食欲减退、头痛、呕吐和便秘。慢性症状包括营养不良、感觉障碍、伴有口渴的发热、尿多、脱水、情感淡漠、发育停止以及泌尿道感染。严重者可导致心律不齐。

【禁忌】

1. 对本药过敏者禁用。

2. 患有与高血钙有关的疾病者及有维生素 D 中毒迹象的患者禁用。

【注意事项】

1. 用药过程中应监测血钙、血磷、血尿素氮、血肌酐、尿钙和尿肌酐水平。

2. 由于骨化三醇是现有的最有效的维生素 D 代谢产物，故不需其他维生素 D 制剂与其合用，从而避免高维生素 D 血症。

3. 肾功能正常的患者服用本品时必须避免脱水，故应保持适当的水摄入量。

4. 本品对驾驶车辆及操作机器是安全的或者说影响很小。

5. FDA 对本药的妊娠安全性分级为 C 级，如超过美国每日推荐摄入量为 D 级。

【药物相互作用】

1. 与胃肠吸收抑制剂（如考来烯胺或含铝抗酸药）和消胆胺合用，本药的肠道吸收减少。

2. 与激素之间存在功能性拮抗。

3. 与巴比妥类酶诱导剂合用时，可加速本药的代谢，导致疗效降低。

4. 与噻嗪类利尿药合用，有发生高钙血症的危险。

5. 与大剂量磷剂合用可诱发高磷血症。

6. 应用洋地黄类药物者，若出现高钙血症易诱发心律失常，合用时应谨慎决定本药的用量，并严密监测血钙。

【规格】胶囊剂：$0.25\mu g$；$0.5\mu g$。

阿法骨化醇
Alfacalcidol

【其他名称】$1-\alpha-$羟化维生素 D_3、$1\alpha-$羟基胆骨化醇、A 羟维生素 D_3、α 骨化醇、活性胆钙化醇、活性胆骨化醇、活性维生素 D_3。

【药理作用】本品是骨化三醇类似物，只需在肝脏羟化即成为具有活性的 $1\alpha,25-(OH)_2D_3$。

1. 增加小肠和肾小管对钙的重吸收，抑制甲状旁腺增生，减少甲状旁腺激素合成与释放，抑制骨吸收。

2. 增加转化生长因子 $-\beta$（$TGF-\beta$）和胰岛素样生长因子 $-I$（$IGF-I$）合成，促进胶原和骨基质蛋白合成。

3. 调节肌肉钙代谢，促进肌细胞分化，增强肌力，增加神经肌肉协调性，减少跌倒倾向。

【适应证】

1. 佝偻病和软骨病。

2. 肾性骨病。

3. 骨质疏松症。

4. 甲状旁腺功能减退症。

【用法用量】口服。

1. 慢性肾功能不全和骨质疏松症：成人每次 $0.5\mu g$，每日 1 次。

2. 甲状旁腺功能低下和抗维生素 D 的佝偻病：每次 $1\sim4\mu g$，每日 1 次。

【不良反应】小剂量单独使用（$<1\mu g/d$）一般无不良反应，长期大剂量用药或与钙剂合用可能会引起高钙血症和高钙尿症。偶见食欲不振、恶心、呕吐及皮肤瘙痒感等。

【禁忌】

1. 对维生素 D 及其类似物过敏者禁用。

2. 高钙血症者、有维生素 D 中毒征象者禁用。

【注意事项】

1. 青年患者只限于青年特发性骨质疏松症及糖皮质激素过多引起的骨质疏松症。

2. 用药过程中应注意监测血钙、血尿素氮、血肌酐以及尿钙、尿肌酐。

3. 出现高钙血症时须停药，并予有关处理，待血钙恢复正常，按末次剂量减半给药。

4. 超大剂量服药可能出现胃肠道系统、肝脏、精神神经系统、循环系统等方面的不良反应，如胃痛、便秘、GOT 及 GPT 升高、头痛、血压轻度升高等。

【药物相互作用】

1. 与钙剂合用可能会引起血钙升高，应监测血钙。

2. 与噻嗪类利尿剂合用可促进肾脏对钙的吸收，合用时有发生高钙血症的危险。

3. 应用洋地黄类药物的患者若出现高钙血症易诱发心律失常，若与本药合用应严密监测血钙。

4. 巴比妥类、抗惊厥药可加速活性维生素 D 代谢物在肝内代谢，降低药效，故合用时应适当加大本药剂量。

5. 胃肠吸收抑制剂、消胆胺及含铝抗酸药可减少本药吸收，两者不宜同服，应间隔 2 小时先后服药。

6. 本品与大剂量磷剂合用，可诱发高磷血症。

【规格】胶囊剂：$0.25\mu g$；$0.5\mu g$；$1\mu g$。

鱼肝油
Cod Liver Oil

【药理作用】本品含维生素 A 和 D。维生素 A 和 D 是人体生长发育的必需物质，维生素 A 在体内可转化为视黄醛，参与感光物质视紫红质的合成，以维系视觉的暗适应过程，增强视网膜的感光性能；同时能保持上皮组织结构的完整与健全；并对骨骼的生长与性腺的发育具有重要作用。维生素 D 能促进钙、磷在肠道的吸收，使旧骨脱钙，新骨钙化，并加强肾小管细胞对钙、磷的重吸收，从而调节血清钙、磷浓度。尤其对胎儿、婴幼儿的发育，上皮组织的完整性，视力，生殖器官，血钙和磷的恒定，骨骼、牙的生长发育有重要作用。

【适应证】

1. 治疗佝偻病和夜盲症。

2. 治疗小儿手足搐搦症。

3. 预防和治疗维生素 A、D 缺乏症。

【用法用量】口服，一次 5~15ml，一日 3 次，饭后服。

【不良反应】按推荐剂量服用，无不良反应。长期或过量服用可产生慢性中毒，早期表现为骨关节痛、肿胀、皮肤瘙痒、口唇干裂、软弱、发热、头痛、呕吐、便秘、腹泻、恶心、呕吐等。

【禁忌】

1. 对本品过敏者禁用。

2. 慢性肾衰竭、高钙血症、高磷血症伴肾性佝偻病患者禁用。

【注意事项】

1. 补充维生素 A 或 D 应采用预防量，必须按推荐剂量服用，不可超量服用。治疗剂量必须由医师确诊为维生素 A、D 缺乏症后，在医师指导下使用。

2. 高钙血症孕妇可伴有维生素 D 敏感，功能上又能抑制甲状旁腺活动，以致婴儿有特殊面容、智力低下及患遗传性主动脉弓缩窄。

3. 婴儿对维生素 D 敏感性个体差异大，有些婴儿对小剂量维生素 D 很敏感。

4. 老年人长期服用本品，可能因视黄醛清除延迟而致维生素 A 过量。

【药物相互作用】

1. 口服避孕药可提高血浆维生素 A 的浓度。

2. 与维生素 E 同用，可增加维生素 A 的吸收，增加其肝内贮存量，加速利用和降低毒性，但大量维生素 E 可消耗维生素 A 在体内的贮存。

3. 大量维生素 A 与抗凝血药（如香豆素类或茚满二酮衍生物）同服，可导致凝血酶原降低。

4. 考来烯胺、矿物油、新霉素、硫糖铝能干扰本品中维生素 A 的吸收。

5. 抗酸药（如氢氧化铝）可影响本品中维生素 A 的吸收，故不应同服。

6. 不应与含有大量镁、钙的药物合用，以免引起高镁、高钙血症。

【规格】乳剂：50%。

胆维丁
Cholecalciterol　Cholesterol

【药理作用】为维生素 D_3 与胆固醇的等摩尔的分子加成物。作用同维生素 D_3，具有促进钙、磷吸收以及骨骼正常钙化的作用。

【适应证】用于婴幼儿维生素 D 缺乏性佝偻病的防治。

【用法用量】口服。

1. 预防：一次 15mg（含维生素 D_3 30 万 U），隔 3 个月可酌情再服一次。

2. 治疗：一次 15mg，隔 1 个月可视病情再服一次，一年总量不超过 60mg。

【不良反应】偶见轻微腹泻。

【禁忌】对本品过敏者禁用。

【注意事项】应在肠胃功能正常时服用。

【规格】片剂：0.5mg（含维生素 D_3 1 万 U）。乳剂：8ml：15mg（含维生素 D_3 30 万 U）。

1.2　维生素 B 属药物

维生素 B_1
Vitamin B_1

【其他名称】硫胺、乙种维生素。

【药理作用】本品在体内与焦磷酸结合成辅羧酶，参与糖代谢中丙酮酸和 α – 酮戊二酸的氧化脱羧反应，是糖类代谢所必需的。缺乏时，氧化受阻形成丙酮酸，乳酸堆积，并影响机体能量供应。

【适应证】

1. 防治脚气病。

2. 用于各种疾病的辅助治疗：如全身感染、高热、糖尿病、多发性神经炎、小儿麻痹后遗症、小儿遗尿症、心肌炎、食欲不振、消化不良、甲状腺功能亢进和妊娠期等。

3. 对解除某些药物如新霉素、庆大霉素等引起的听觉障碍有帮助。

【用法用量】成人每日的最小必需量为 1mg，孕妇及小儿因发育关系需要较多。

1. 口服：成人一次 10~20mg，一日 3 次。

2. 肌肉注射：成人重型脚气病，一次 50~100mg，每天 3 次，症状改善后改口服；小儿重型脚气病，每日 10~20mg，症状改善后改口服。

【不良反应】

1. 口服推荐剂量几乎无毒性，过量使用可出现头痛、疲倦、烦躁、食欲缺乏、腹泻、浮肿。

2. 大剂量肌肉注射时，需注意过敏反应，表现为吞咽困难，皮肤瘙痒，面、唇、眼睑浮肿，喘鸣等。

【禁忌】对本药过敏者禁用。

【注意事项】

1. 大剂量应用时，测定血清茶碱浓度可受干扰，测定尿酸浓度可呈假性增高，尿胆原可呈假阳性。

2. 增大口服剂量时，并不增加吸收量。

【药物相互作用】

1. 本品如遇碱性药物如碳酸氢钠、枸橼酸钠等可发生变质。

2. 本品不宜与含鞣质的中药和食物合用。

【规格】片剂：10mg。注射液：2ml：50mg；2ml：100mg。

维生素 B$_2$
Vitamin B$_2$

【其他名称】核黄素。

【药理作用】本品是体内黄素酶类辅基的组成部分（黄素酶在生物氧化还原中发挥递氢作用），当缺乏时可影响机体的生物氧化，使代谢发生障碍，其病变多表现为口、眼、外生殖器部位的炎症。

【适应证】口角炎、唇炎、舌炎、眼结膜炎、脂溢性皮炎和阴囊炎等。

【用法用量】成人每日需要量为 2～3mg。

1. 口服：一次 5～10mg，一日 3 次。

2. 皮下或肌肉注射：一次 5～10mg，每日 1 次，连用数周。

【不良反应】在正常肾功能状态下几乎不产生毒性。服用后尿呈黄绿色，但不影响继续用药。

【禁忌】对本药过敏者禁用。

【注意事项】

1. 在空腹服吸收反不如进食时服用，宜在餐时或餐后立即服。

2. 必须按推荐剂量服用，不可超量服用。

【药物相互作用】

1. 饮酒影响肠道对维生素 B$_2$ 的吸收。

2. 同用吩噻嗪类、三环类抗抑郁药、丙磺舒等药时，维生素 B$_2$ 用量宜适当增加。

3. 与甲氧氯普胺合用可降低疗效。

【规格】片剂：5mg；10mg。注射液：2ml：1mg；2ml：5mg；2ml：10mg。

核黄素磷酸钠
Riboflavin Sodium Phosphate

【其他名称】维生素 B$_2$ 磷酸钠、黄素单核苷酸钠、核黄素 -5′-（二氢磷酸酯）单钠盐。

【药理作用】本品为维生素类药。核黄素（维生素 B$_2$）是人体重要营养素，在能量代谢中起关键作用。本药为黄素单核苷酸（FMN）和黄素腺嘌呤二核苷酸（FAD）前体药，而 FMN 和 FAD 是黄素酶家族的重要辅助因子。黄素酶催化很多生化反应，最典型的为氧化还原反应，它们是细胞呼吸的关键因子。FAD 和 FMN 在线粒体转运链中递氢，在此过程中产生细胞能量。缺乏时可影响机体的生物氧化，使代谢发生障碍，其病变多表现为口、眼、外生殖器部位的炎症。

【适应证】核黄素补充剂。用于由核黄素缺乏引起的口角炎、唇炎、舌炎、眼结膜炎及阴囊炎等疾病的治疗。

【用法用量】

1. 口服：成人每日需要量为 1.2～1.5mg。治疗口角炎、舌炎、阴囊炎等时，一次可服 5～10mg，一日 3 次，连用数周，至病势减退为止。

2. 皮下、肌肉注射或静脉注射：一次 5～30mg，一日 1 次。

【不良反应】

1. 肾功能正常时，本药几乎不产生毒性。

2. 偶有过敏反应。

【禁忌】对本药过敏者禁用。

【注意事项】

1. 大量使用本药后尿液呈黄色（或黄绿色），也可引起类似甲状腺功能亢进症状。

2. 在空腹服用本品，吸收反不如进食时高，故宜在餐时或餐后立即服用。

【药物相互作用】甲氧氯普胺可降低本药吸收，故不宜合用。

【规格】片剂：5mg；10mg。注射液：2ml：5mg；2ml：10mg。

维生素 B$_6$
Vitamin B$_6$

【其他名称】吡多辛。

【药理作用】本品在体内与 ATP 经酶作用生成具有生理活性的磷酸吡哆醛和磷酸吡哆胺，作为辅酶对蛋白质、碳水化合物、脂类的各种代谢功能起作用，同时还参与色氨酸转化成烟酸或 5 - 羟色胺。

【适应证】

1. 用于维生素 B_6 缺乏（维生素 B_6 缺乏可引起黄嘌呤酸尿、铁粒幼细胞贫血、神经系统病变、脂溢性皮炎及唇干裂）的预防和治疗，防治异烟肼中毒，也可用于妊娠放射病及抗癌药所致的呕吐、脂溢性皮炎等。

2. 用于全胃肠道外营养及因摄入不足所致营养不良、进行性体重下降时维生素 B_6 的补充。

3. 治疗婴儿惊厥或给孕妇服用以防婴儿惊厥。

4. 白细胞减少症。

5. 局部涂搽治疗痤疮、酒糟鼻、脂溢性湿疹等。

【用法用量】

1. 口服：一次 10~20mg，一日 3 次。

2. 皮下、肌肉或静脉注射：一次 50~100mg，每日 1 次。

【不良反应】维生素 B_6 在肾功能正常时几乎不产生毒性。若每天服用 200mg，持续 30 天以上，可产生维生素 B_6 依赖综合征。每日应用 2~6g，持续几个月，可引起严重神经感觉异常，进行性步态不稳至足麻木、手不灵活，停药后可缓解，但仍软弱无力。

【禁忌】对本药过敏者禁用。

【注意事项】

1. 不宜应用大剂量维生素 B_6 用以治疗未经证实有效的疾病。

2. 对诊断的干扰：尿胆原试验呈假阳性。

【药物相互作用】

1. 氯霉素、环丝氨酸、乙硫异烟胺、烟酸肼屈嗪、免疫抑制剂（包括肾上腺皮质激素、环磷酰胺、环孢素、青霉胺）、异烟肼等药物可拮抗维生素 B_6 或增加维生素 B_6 经肾排泄，引起贫血或周围神经炎。

2. 服用雌激素时应增加维生素 B_6 用量。

3. 左旋多巴与小剂量维生素 B_6（一日 5mg）合用，可拮抗左旋多巴的抗震颤作用。

【规格】片剂：10mg。注射液：1ml：25mg；1ml：50mg；2ml：100mg。

三维 B
Trivitamins　B

【药理作用】本品系三种高浓度维生素 B 复合制剂。维生素 B_1 结合三磷腺苷形成维生素 B_1 焦磷酸盐（二磷酸硫胺，辅羧酶），是碳水化合物代谢时所必需的辅酶；维生素 B_1 能抑制胆碱酯酶的活性，缺乏时胆碱酯酶活性增强，乙酰胆碱水解加速，致神经冲动传导障碍，影响胃肠、心肌功能。维生素 B_{12} 参与体内甲基转换及叶酸代谢，促进 5 - 甲基四氢叶酸转变为四氢叶酸。维生素 B_{12} 还促使甲基丙二酸转变为琥珀酸，参与三羧酸循环。此作用关系到神经髓鞘脂类的合成及维持有髓神经纤维功能完整，维生素 B_{12} 缺乏症的神经损害可能与此有关。维生素 B_6 在红细胞内转化为磷酸吡哆醛，作为辅酶对蛋白质、碳水化合物、脂类的各种代谢功能起作用。维生素 B_6 还参与色氨酸转化成烟酸或 5 - 羟色胺。

【适应证】用于维生素 B_1、B_6、B_{12} 缺乏症的预防和治疗。亦适用于不同病因所致单神经病变或多发性周围神经炎、神经痛的治疗。

【用法用量】

1. 口服：一次 1~2 片，一日 3 次。

2. 肌肉注射：一次 1~2ml，一日 1 次或隔日 1 次。

【不良反应】

1. 注射后，口腔内有类似蒜臭，不久即消失。

2. 局部刺激严重时，应停止注射，待恢复后再用。

【禁忌】对本药过敏者禁用。

【注意事项】

1. 大剂量应用时，测定血清茶碱浓度可受到干扰，测定尿酸浓度可呈假性增高，尿胆原可呈假阳性。

2. 维生素 B_1 一般可由正常食物中摄取，较少发生单一维生素 B_1 缺乏。如有缺乏症状表现，使用复合维生素 B 制剂较宜。

3. 恶性贫血病人，内因子缺乏，口服本品后维生素 B_{12} 吸收障碍。

【药物相互作用】

1. 本品中维生素 B_6 可影响左旋多巴治疗帕金森病的疗效，但对卡比多巴疗效无影响。

2. 维生素 B_1 在碱性溶液中易分解，如与碳酸氢钠、枸橼酸钠配伍，可引起本品中维生素 B_1 失效。

【规格】片剂：每片含维生素 B_1 100mg，维生素 B_6 100mg，维生素 B_{12} 0.2mg。注射液：每 1ml 含维生素 B_1 50mg，维生素 B_6 50mg，维生素 B_{12} 0.5mg。

烟酰胺
Nicotinamide

【其他名称】维生素 B_3、烟碱酰胺。

【药理作用】本品在体内与核糖、磷酸、腺嘌呤形成烟酰胺腺嘌呤二核苷酸（辅酶Ⅰ）和烟酰胺腺嘌呤二核苷酸磷酸（辅酶Ⅱ），为脂质代谢、组织呼吸的氧化作用和糖原分解所必需，缺乏时可影响细胞的正常呼吸和代谢而引起糙皮病。此外，本品尚有防治心脏传导阻滞和提高窦房结功能及抗快速性实验性心律失常的作用，能显著改善维拉帕米引起的心率减慢和房室传导阻滞。

【适应证】

1. 防治烟酸缺乏的糙皮病、口炎、舌炎等。

2. 用于冠心病、病毒性心肌炎、风湿性心肌炎及少数洋地黄中毒等伴发的心律失常。

【用法用量】

1. 防治糙皮病、口炎、舌炎：口服，一次 50～200mg，一日 3 次。

2. 防治心脏传导阻滞：一次 300～400mg，加入 10% 葡萄糖注射液 250ml 静滴，一日 1 次。30 日为一疗程。

【不良反应】

1. 注射给药后可出现皮肤潮红和瘙痒等。偶可发生高血糖、高尿酸、心律失常。

2. 个别患者有头昏、恶心、上腹不适、食欲不振等，可自行消失。

【禁忌】对本药过敏者禁用。

【注意事项】

1. 烟酰胺无扩张血管作用，高血压患者需要时可用。

2. 妊娠初期过量服用有致畸的可能。FDA 对本药的妊娠安全性分级为 A 级，如剂量超过美国每日推荐摄入量为 C 级。

【药物相互作用】烟酰胺与异烟肼有拮抗作用，长期服用异烟肼时，应适当补充烟酰胺。

【规格】片剂：50mg；100mg。注射液：1ml：50mg；1ml：100mg。

1.3　维生素 C 及其他

维生素 C
Vitamin C

【其他名称】抗坏血酸、丙种维生素、维生素丙、丙素。

【药理作用】本品为维生素类药。维生素 C 参与氨基酸代谢、神经递质的合成、胶原蛋白和组织细胞间质的合成，可降低毛细血管通透性，加速血液凝固，刺激凝血功能，促进铁在肠内吸收，促使血脂下降，增加对感染的抵抗力，参与解毒功能，且有抗组胺作用及阻止致癌物质（亚硝胺）生成的作用。

【适应证】

1. 用于防治坏血病，也可用于各种急慢性传染性疾病及紫癜等辅助治疗。克山病患者发生心源性休克时，可用大剂量本品治疗。

2. 用于慢性铁中毒的治疗（维生素 C 促进去铁胺对铁的络合，使铁排出加速）。

3. 用于特发性高铁血红蛋白血症的治疗。

4. 用于治疗肝硬化、急性肝炎和砷、汞、铅、苯等慢性中毒时肝脏的损害。

5. 用于各种贫血、过敏性皮肤病、口疮，促进伤口愈合等。

【用法用量】

1. 一般应用：口服（饭后）一次 0.05～0.1g，一日 2～3 次。亦可静脉或肌肉注射，或以 5%～10% 葡萄糖注射液稀释进行静脉滴注，每日 0.25～0.5g（小儿 0.05～0.3g）。

2. 克山病：首剂 5～10g，加入 25% 葡萄糖注射液中，缓慢静脉注射。

3. 口疮：将本品 0.1g 压碎，撒于溃疡面上，一日 2 次，一般 3～4 次即可治愈。

【不良反应】

1. 长期服用（每日 2～3g）可引起停药后坏血病。

2. 长期服用大量维生素 C 偶可引起尿酸盐、半胱氨酸盐或草酸盐结石。

3. 大量服用（每日用量 1g 以上）可引起腹泻、皮肤红而亮、头痛、尿频（每日用量 0.6g 以上时）、恶心呕吐、胃痉挛。

【禁忌】对本药过敏者禁用。

【注意事项】

1. 大量应用将影响以下诊断性试验的结果：①大便隐血可致假阳性。②能干扰血清乳酸脱氢酶和血清转氨酶浓度的自动分析结果。③尿糖（硫酸铜法）、葡萄糖（氧化酶法）均可致假阳性。④尿中草酸盐、尿酸盐和半胱氨酸等浓度增高。⑤血清胆红素浓度下降。⑥尿 pH 值下降。

2. 下列情况应慎用：①半胱氨酸尿症。②痛风。③高草酸盐尿症。④草酸盐沉积症。⑤尿酸盐性肾结石。⑥糖尿病（因维生素 C 可能干扰血糖定量）。⑦葡萄糖 - 6 - 磷酸脱氢酶缺乏症。⑧血色病。⑨铁粒幼细胞性贫血或地中海贫血。⑩镰形红细胞贫血。

3. 长期大量服用突然停药，有可能出现坏血病症状，故宜逐渐减量停药。

4. 每日用量超过 5g 时，可导致溶血，重者可致命。孕妇应用大量时，可产生婴儿坏血病。

【药物相互作用】

1. 大剂量维生素 C 可干扰抗凝药的抗凝效果。

2. 与巴比妥或扑米酮等合用，可促使维生素 C 的排泄增加。

3. 长期或大量应用维生素 C 时，能干扰双硫仑对乙醇的作用。

4. 水杨酸类能增加维生素 C 的排泄。

5. 不宜与碱性药物（如氨茶碱、碳酸氢钠、谷氨酸钠等）、核黄素、三氯叔丁醇及铜、铁离子（微量）的溶液配伍，以免影响疗效。

6. 与维生素 K₃ 配伍，因后者有氧化性，可产生氧化还原反应，使两者疗效减弱或消失。

7. 本品与氨茶碱、博来霉素、头孢唑林、头孢匹啉、结合雌激素、右旋糖酐、多沙普仑、红霉素、甲氧霉素、青霉素 G、维生素 K、华法林、重碳酸钠存在配伍禁忌。

【规格】片剂：20mg；25mg；50mg；100mg；250mg。咀嚼片：100mg。泡腾片：0.5g；1g。注射液：2ml：100mg；2ml：250mg；5ml：500mg；20ml：2.5g。

维生素 E
Vitamin E

【其他名称】生育酚、产妊酚。

【药理作用】

1. 增强细胞的抗氧化作用：在体内能阻止多价不饱和脂肪酸的过氧化反应，抑制过氧化脂质的生成，减少过氧化脂质对机体生物膜的损害。被认为有一定的抗衰老和抗癌作用。

2. 参与多种酶活动：本品可增强 δ - 氨基 - γ - 酮戊酸合成酶及 δ - 氨基 - γ - 酮戊酸脱氢酶的活性，从而促进血红素的合成。同时还抑制某些分解代谢酶。

3. 维持和促进生殖功能：本品能使腺垂体促性腺激素分泌增加，促进精子分泌和活动，促进卵泡生长发育，并促进排卵和黄体生成，使黄体分泌孕酮增加。

4. 维持骨髓肌、心肌和平滑肌的正常结构与功能，减少组织中氧的消耗，提高氧的利用率。

5. 维持毛细血管的正常通透性，增加血流量，增加对寒冷的防御能力，并能修复血管壁损伤后的瘢痕，抑制血小板聚集，防止血栓形成。还能改善脂质代谢，缺乏时可使动物的胆固醇、甘油三酯等含量增加，导致动脉粥样硬化。

【适应证】

1. 用于未进食强化奶粉或有严重脂肪吸收不良母亲所生的新生儿、早产儿、低出生体重儿。

2. 未成熟儿及低出生体重婴儿常规应用本品，可预防维生素 E 缺乏引起的溶血性贫血，并可减轻由于氧中毒所致的球后纤维组织形成（可致盲）及支气管 - 肺系统发育不良。但亦有人认为上述作用尚需进一步研究证实。

3. 用于进行性肌营养不良的辅助治疗。

4. 维生素 E 需要量增加的情况，如甲状腺功能亢进、吸收功能不良综合征、肝胆系统疾病等。

【用法用量】口服或肌肉注射，一次 10 ~ 100mg，一日 1 ~ 3 次。

【不良反应】

1. 长期服用大量（每日量 400 ~ 800mg），可引起视力模糊、乳腺肿大、腹泻、头晕、流感样综合征、头痛、恶心及胃痉挛、乏力软弱。

2. 长期服用超量（一日量大于 800mg），对维生素 K 缺乏病人可引起出血倾向，改变内分泌代谢（甲状腺、垂体和肾上腺），改变免疫机制，影响性功能，并有出现血栓性静脉炎或栓塞的危险。

【禁忌】对本药过敏者禁用。

【注意事项】

1. 对诊断的干扰：大量维生素 E 可致血清胆固醇及血清甘油三酯（三酰甘油）浓度升高。

2. 对维生素 K 缺乏而引起的低凝血酶原血症

及缺铁性贫血病人，应谨慎用药，以免病情加重。

3. 如食物中缺硒、维生素 A、含硫氨基酸不足时，或含有大量不饱和脂肪酸时，维生素 E 需要量将大为增加，如不及时补充本品，则可能引起其缺乏症。

4. FDA 对本药的妊娠安全性分级为 A 级，如剂量超过美国的每日推荐摄入量为 C 级。

【药物相互作用】

1. 大量氢氧化铝可使小肠上段的胆酸沉淀，降低脂溶性维生素 E 的吸收。

2. 避免香豆素及其衍生物与大量本品同用，以防止低凝血酶原血症发生。

3. 考来烯胺、考来替泊、矿物油及硫糖铝等药物可干扰本品的吸收。

4. 缺铁性贫血补铁时对维生素 E 的需要量增加。

5. 本品可促进维生素 A 的吸收，肝内维生素 A 的贮存和利用增加，并降低维生素 A 中毒的发生。但超量时可减少维生素 A 的体内贮存。

【规格】片剂：5mg；10mg；100mg。胶丸：5mg；10mg；50mg；100mg；200mg。注射液：1ml：5mg；1ml：50mg。

四烯甲萘醌
Menatetrenone

【其他名称】固力康。

【药理作用】本品为维生素 K_2 同类药物之一，具有强效血液凝固作用。此外，它有促进成骨和抑制骨质吸收两方面的作用，可改善骨组织代谢不均衡的骨质疏松症。

【适应证】本品适用于骨质疏松症的骨量和疼痛的改善。

【用法用量】成人口服，每次 15mg，一日 3 次，饭后服。

【不良反应】不良反应少见（0.1% 以下）。有时出现胃部不适、恶心、呕吐、腹泻、腹痛、消化不良等。有时可见皮疹、皮肤发红、瘙痒、头痛等。可有 GOT、GPT、γ-GTP、BUN 等升高。

【注意事项】

1. 使用本品时，参考骨量有无减少、有无骨折、有无腰背痛，确诊骨质疏松症，以骨量减少、疼痛的病人作为对象。

2. 出现皮疹、发红、瘙痒等情况，应停药。

3. 老年病人应用本品应密切观察。

4. 小儿使用本品尚无经验。

5. 妊娠及授乳期使用的安全性尚未确定（动物实验向乳汁大量转移）。

6. 本品空腹服用吸收减少，必须饭后服。本品的吸收量随饮食中脂肪含量增加而增加。

【药物相互作用】本品可减弱华法林钾的作用，因此服用华法林钾的病人禁用本品。

【规格】软胶囊剂：15mg。

2 微量元素与矿物质类

葡萄糖酸锌
Zinc Gluconate

【药理作用】锌为体内许多酶的重要组成成分，具有促进生长发育、改善味觉等作用。缺乏时，生长停滞，生殖无能，伤口不易愈合，机体衰弱，还可发生结膜炎、口腔炎、舌炎、食欲缺乏、慢性腹泻、味觉丧失以及神经症状等。锌对儿童生长发育尤为重要。

【适应证】

1. 用于治疗缺锌引起的营养不良、厌食症、异食癖、口腔溃疡、痤疮、儿童生长发育迟缓等。

2. 鼻喷剂用于防治感冒，缓解感冒初期鼻充血、鼻塞、打喷嚏、流涕、咳嗽、咽喉肿痛、全身酸痛等症状，并有效缩短其病程。

【用法用量】

1. 口服：一次 10~25mg（元素锌），每日 2 次。

2. 鼻喷剂：每次每侧鼻腔喷 1 次，每 2~4 小时一次，一天不超过 6 次。

【不良反应】有轻度恶心、呕吐、便秘等消化道反应，减少药量或停药后反应可减少或消失。

【禁忌】对本药过敏者禁用。

【注意事项】

1. 本品宜餐后服用，以减少胃肠道刺激。

2. 应在确诊为缺锌症时使用，如需长期服用，必须在医师指导下使用。

【药物相互作用】

1. 本品勿与牛奶同服。

2. 本品勿与铝盐、钙盐、碳酸盐、鞣酸等同时使用。

3. 本品可降低青霉胺、四环素类药品的作用。

【规格】片剂：35mg（相当于锌 5mg）；70mg

（相当于锌 10mg）。胶囊剂：174mg（相当于锌 25mg）。颗粒剂：10g（相当于锌 10mg）；10g（相当于锌 15mg）。鼻喷剂：200mg。

甘草锌
Licorzinc Granules

【药理作用】锌为体内许多酶的重要组成成分，具有促进生长发育、改善味觉等作用。甘草的抗溃疡成分能增加胃黏膜细胞的己糖胺成分，提高胃黏膜的防御力，延长胃上皮细胞的寿命，加速溃疡愈合。锌也有促进黏膜再生和加速溃疡愈合的作用。

【适应证】

1. 由于锌缺乏症引起的儿童厌食、异食癖、生长发育不良及成人锌缺乏症。

2. 寻常型痤疮。

3. 口腔、胃、十二指肠及其他部位的溃疡症。可用于促进刀口、创伤、烧伤的愈合。

【用法用量】口服。

1. 成人：①治疗青年痤疮和口腔溃疡及其他病症：一次5g，一日2~3次，开水冲服。治疗青年痤疮一个疗程4~6周，愈后一日5g，再服4~6周，可减少复发。其他病症疗程酌情而定。②治疗消化性溃疡：一次10g，一日3次，一个疗程4~6周，必要时可减半量，再服一个疗程，以巩固疗效。

2. 儿童：①常用剂量：每日按体重0.5~1.5mg/kg元素锌计算，分3次服用。也可按以下方式使用：1~5岁，一次0.75g，一日2~3次；6~10岁，一次1.5g，一日2~3次；11~15岁，一次2.5g，一日2~3次，开水冲服。②保健营养性补锌：一次1.5g，一日2~3次。

【不良反应】在治疗胃溃疡时，由于用量较大，疗程又较长，个别人可能出现排钾潴钠和轻度浮肿，停药后症状可自行消失。必要时可通过限制钠盐摄入量或加服氢氯噻嗪和枸橼酸钾，或加服小剂量螺内酯等对症处理，可不妨碍继续用甘草锌。

【禁忌】对本药过敏者、急性或活动性消化道溃疡者禁用。

【注意事项】

1. 应在确诊为缺锌症时使用，如需长期服用，必须在医师指导下使用。

2. 心肾功能不全和高血压患者慎用。

【药物相互作用】

1. 本品勿与牛奶同服。

2. 本品勿与铝盐、钙盐、碳酸盐、鞣酸等同时使用。

3. 本品可降低青霉胺、四环素类药品的作用。

【规格】胶囊剂：0.25g（相当于锌 12.5mg）。颗粒剂：1.5g（相当于锌 4mg）；5g（相当于锌 15mg）。

甘油磷酸钠
Sodium Glycerophosphate

【药理作用】甘油磷酸钠是静脉磷补充剂，用以满足人体每天对磷的需要。磷参与骨质的形成，以磷脂形式参与细胞膜的组成，同时磷与许多代谢中的酶活性有关，在能量代谢中的作用至关重要。

【适应证】

1. 成人静脉营养的磷补充剂。

2. 磷缺乏病人。

【用法用量】通常为10ml（含无水甘油磷酸钠2.16g，相当于磷10mmol，钠20mmol）。对接受静脉营养治疗的病人则应根据病人的实际需要酌情增减。通过周围静脉给药时，本品10ml可加入复方氨基酸注射液或5%~10%葡萄糖注射液500ml中，4~6小时内缓慢滴注。稀释应在无菌条件下进行，稀释后应在24小时内用完，以免发生污染。

【不良反应】长期用药可引起血磷、血钙浓度变化。

【禁忌】

1. 对本药过敏者禁用。

2. 严重肾功能不全、休克和脱水患者禁用。

【注意事项】

1. 肾功能障碍病人应慎用。

2. 本品系高渗溶液，未经稀释不能输注。

3. 注意控制给药速度。

4. 长期用药时应注意血磷、血钙浓度的变化。

【药物相互作用】尚不明确。

【规格】注射剂：10ml：2.16g。

硒酵母
Selenious Yeast

【药理作用】硒是人体必需的微量元素，适量摄入硒能够提高体内硒水平，使体内谷胱甘肽过氧化酶（GSH-PX）活性增加。GSH-PX 在体内有保护细胞膜完整性、消除自由基、增强体内免疫功能等作用。增加微量元素硒的摄入，可减少癌症、冠心病、高血压等的发病率；硒还能增强视力，刺激免疫球蛋白和抗体产生。

【适应证】

1. 适用于低硒的肿瘤、肝病、心脑血管疾病患者，及其他低硒引起的疾病，如克山病、大骨节病等。

2. 老年性白内障的防治及辅助治疗。

3. 降低放化疗的毒副反应以及老年体衰多病患者的保健。

【用法用量】口服，一次 100～200μg，一日 1～2 次。

【不良反应】长期过量服用可致肝损害及指甲变形、毛发脱落。

【禁忌】对本药过敏者禁用。

【注意事项】服用硒剂过量会引起中毒，每日最大安全摄入量为 400μg，但某些疾病如癌症、心血管疾病等的用量由医生决定，不受此限制。

【药物相互作用】尚不明确。

【规格】片剂：50μg。

第十四章　调节水、电解质及酸碱平衡药物

1　电解质平衡调节药

氯化钠
Sodium Chloride

【药理作用】电解质补充药物。钠和氯是机体重要的电解质，主要存在于细胞外液，对维持正常的血液和细胞外液的容量和渗透压起着非常重要的作用。此外，钠还以碳酸氢钠形式构成缓冲溶液，对调节体液的酸碱平衡具有重要作用。正常血清钠浓度为 $136 \sim 145mmol/L$，占血浆阳离子的92%，总渗透压的90%，故血浆钠量对渗透压起着决定性作用。人体中钠、氯离子主要通过下丘脑、垂体后叶和肾脏进行调节，维持体液容量和渗透压的稳定。

【适应证】各种原因所致的失水，包括低渗性、等渗性和高渗性失水；高渗性非酮症糖尿病昏迷，应用等渗或低渗氯化钠可纠正失水和高渗状态；低氯性代谢性碱中毒；外用生理盐水冲洗眼部、洗涤伤口等；还用于产科的水囊引产。

【用法用量】

1. 口服：用于轻度急性胃肠患者恶心、呕吐不严重者。

2. 高渗性失水：高渗性失水时患者脑细胞和脑脊液渗透浓度升高，若治疗使血浆和细胞外液钠浓度和渗透浓度过快下降，可致脑水肿。故一般认为，在治疗开始的48小时内，血浆钠浓度每小时下降不超过 $0.5mmol/L$。

若患者存在休克，应先予氯化钠注射液，并酌情补充胶体，待休克纠正，血钠 $>155mmol/L$，血浆渗透浓度 $>350mOsm/L$，可予0.6%低渗氯化钠注射液。待血浆渗透浓度 $<330mOsm/L$，改用0.9%氯化钠注射液。补液总量根据下列公式计算，作为参考：所需补液量（L）＝［血钠浓度（mmol/L）－142］/血钠浓度（mmol/L）×0.6×体重（kg）。

一般第一日补给半量，余量在以后 $2 \sim 3$ 日内补给，并根据心肺肾功能酌情调节。

3. 等渗性失水：原则给予等渗溶液，如0.9%氯化钠注射液或复方氯化钠注射液，但上述溶液氯浓度明显高于血浆，单独大量使用可致高氯血症，故可将0.9%氯化钠注射液和1.25%碳酸氢钠或1.86%（1/6M）乳酸钠以 7:3 的比例配制后补给。后者氯浓度为 $107mmol/L$，并可纠正代谢性酸中毒。补给量可按体重或红细胞比容计算，作为参考。①按体重计算：补液量（L）＝［体重下降（kg）×142］/154。②按血细胞比容计算：补液量（L）＝（实际血细胞比容－正常血细胞比容）×体重（kg）×0.2/正常血细胞比容。正常血细胞比容男性为48%，女性为42%。

4. 低渗性失水：严重低渗性失水时，脑细胞内溶质减少以维持细胞容积。若治疗使血浆和细胞外液钠浓度和渗透浓度迅速回升，可致脑细胞损伤。一般认为，当血钠低于 $120mmol/L$ 时，治疗使血钠上升速度在每小时 $0.5mmol/L$，不超过每小时 $1.5mmol/L$。此浓度的钠是维持细胞兴奋性、神经肌肉应激性的必要条件。

当血钠低于 $120mmol/L$ 时或出现中枢神经系统症状时，可给予3%氯化钠注射液静脉滴注。一般要求在6小时内将血钠浓度提高至 $120mmol/L$ 以上。参考补钠量为3%氯化钠 $1ml/kg$ 可提高血钠 $1mmol/L$。待血钠回升至 $120 \sim 125mmol/L$ 以上，可改用等渗溶液。慢性缺钠补钠速度要快，剂量要少，使血钠浓度逐日回升至 $130mmol/L$。

5. 低氯性碱中毒：给予0.9%氯化钠注射液或复方氯化钠注射液（林格液）$500 \sim 1000ml$，以后根据碱中毒情况决定用量。

6. 外用：用生理氯化钠溶液洗涤伤口、冲洗眼部。

【不良反应】

1. 输液过多、过快，可致水钠潴留，引起水肿、血压升高、心率加快、胸闷、呼吸困难甚至急性左心衰竭。

2. 过多、过快给予低渗氯化钠可致溶血、脑水肿等。

【禁忌】

1. 妊娠高血压综合征禁用。

2. 肺水肿患者禁用。

【注意事项】

1. 下列情况慎用：①水肿性疾病，如肾病综合征、肝硬化、腹水、充血性心力衰竭、急性左心衰竭、脑水肿及特发性水肿等。②急性肾衰竭少尿期，慢性肾衰竭尿量减少而对利尿药反应不佳者。③高血压。④低钾血症。⑤血浆蛋白过低者。

2. 根据临床需要，检查血清中钠、钾、氯离子浓度，血液中酸碱平衡指标，肾功能，血压和心肺功能。

3. 生理盐水含钠、氯离子各 154mmol，比血浆氯离子浓度高出 50%，对已有酸中毒者如大量应用，可引起高氯性酸中毒，故可采用碳酸氢钠生理盐水或乳酸钠生理盐水。

【药物相互作用】作为药物溶剂或稀释剂时，应注意药物之间的配伍禁忌。

【规格】0.9% 氯化钠注射液：2ml；10ml；100ml；250ml；500ml；1000ml。浓氯化钠注射液：10ml：1g；10ml：0.3g。

氯化钾
Potassium Chloride

【药理作用】

1. 钾是细胞内的主要阳离子，是维持细胞内渗透压的重要成分。在细胞内浓度为 150 ~ 160mmol/L，在细胞外液浓度较低，仅为 3.5 ~ 5mmol/L。钾通过与细胞外的氢离子交换参与酸碱平衡的调节，当体内缺钾时，细胞内钾离子外移而细胞外氢、钠离子内移，其结果为细胞内酸中毒，血钾过高时则相反。

2. 钾参与糖、蛋白质的合成以及二磷酸腺苷转化为三磷腺苷的能量代谢。

3. 钾参与神经及其支配器官间、神经元间的兴奋过程，并参与神经末梢递质（乙酰胆碱）的合成。

4. 心脏内钾的含量可影响其活动，低钾时心脏兴奋性增高，钾过多时则抑制心肌的自律性、传导性和兴奋性。

5. 钾是维持骨骼肌正常张力所必需的离子，钾离子不足则表现为肌无力等。

【适应证】

1. 治疗各种原因引起的低钾血症。

2. 预防低钾血症。

3. 用于强心甘中毒引起的阵发性心动过速或频发室性期外收缩。

【用法用量】

1. 口服：一次 1g，一日 3 次。

2. 静脉滴注：血钾过低、病情危急或吐泻严重口服不易吸收时，可用静脉滴注，每次用 10% 氯化钾 10 ~ 15ml，用 5% ~ 10% 葡萄糖注射液 500ml 稀释。

【不良反应】

1. 口服可有胃肠道刺激症状，如恶心、呕吐、咽部不适、胸痛（食道刺激）、腹痛、腹泻甚至消化性溃疡及出血。在空腹、剂量较大及原有胃肠道疾病者更易发生。

2. 应用过量或原有肾功能损害时易发生高钾血症。

【禁忌】

1. 高钾血症患者禁用。

2. 急慢性肾功能不全者禁用。

【注意事项】

1. 下列情况慎用：①急性脱水，因严重时可致尿量减少，尿 K^+ 排泄减少。②家族性周期性麻痹，低钾性麻痹应给予补钾，但需鉴别高钾性或正常性周期麻痹。③慢性或严重腹泻可致低钾血症，但同时可致脱水和低钠血症，引起肾前性少尿。④传导阻滞性心律失常，尤其应用洋地黄类药物时。⑤大面积烧伤、肌肉创伤、严重感染、大手术后 24 小时和严重溶血，这些情况本身可引起高血钾症。⑥肾上腺性异常综合征伴盐皮质激素分泌不足。⑦接受保钾利尿剂的病人。

2. 用药期间需做以下随访检查：①血钾。②心电图。③血镁、钠、钙。④酸碱平衡指标。⑤肾功能和尿量。

3. 服用普通片剂时，对胃肠道有强烈的刺激作用，所以最好溶解成溶液后服用。

4. 静脉滴注过量时可出现疲乏、肌张力减低、反射消失、周围循环衰竭、心率减慢甚至心脏停搏。

5. 脱水病例一般先给不含钾的液体（也可给含钾浓度低的液体，不致引起高钾血症），等排尿后再补钾。

6. 静脉滴注时，速度宜慢，溶液不可太浓（一般不超过 0.3%，治疗心律失常时可加至 0.6% ~ 0.7%），否则不仅引起局部剧痛，且可导致心脏停搏。

【药物相互作用】

1. 肾上腺糖皮质激素尤其是具有较明显盐皮质激素作用者、肾上腺盐皮质激素和促肾上腺皮质激素因能促进尿钾排泄,合用时降低钾盐疗效。

2. 抗胆碱能药物能加重口服钾盐尤其是氯化钾的胃肠道刺激作用。

3. 非甾体类消炎镇痛药加重口服钾盐的胃肠道反应。

4. 合用库存血、含钾药物和保钾利尿剂时,发生高钾血症的机会增多,尤其是有肾功能损害者。

5. 血管紧张素转化酶抑制剂和环孢素 A 能抑制醛固酮分泌,尿钾排泄减少,故合用时易发生高钾血症。

6. 肝素能抑制醛固酮的合成,尿钾排泄减少,合用时易发生高钾血症。另外,肝素可使胃肠道出血机会增多。

7. 缓释型钾盐能抑制肠道对维生素 B_{12} 的吸收。

【规格】 片剂:0.25g;0.5g。缓释片:0.5g。胶囊剂:0.6g;0.75g。口服液:100ml:10g。颗粒剂:1.6g(相当于钾 0.524g)。注射液:10ml:1g;10ml:1.5g。

氯化钙
Calcium Chloride

【药理作用】

1. 钙离子可以维持神经肌肉的正常兴奋性,促进神经末梢分泌乙酰胆碱,血钙降低时可出现神经肌肉兴奋性升高,发生抽搐,甚至昏迷。

2. 钙离子可促进心肌兴奋 - 收缩耦联的形成,高浓度的钙可引起心律失常,并可使心跳停止于收缩期。

3. 钙离子能促进骨骼与牙齿的钙化形成,钙离子还参与凝血过程。

4. 钙离子能降低细胞膜的通透性,增加毛细血管壁的致密性,使渗出减少,有消炎、消肿及抗过敏等作用。

5. 高浓度钙与镁离子间存在竞争性拮抗作用,可用于镁中毒的解救;钙离子可与氟化物生成不溶性氟化钙,用于氟中毒的解救。

6. 当高血钾引起室性心律失常时,应立即静脉注射钙盐制剂。钙离子虽不能影响血钾浓度,但可增加心肌细胞静息电位与阈电位之间的差距,从而降低心室肌的兴奋性。

【适应证】

1. 治疗钙缺乏,急性血钙过低、碱中毒及甲状旁腺功能低下所致的手足搐搦症,维生素 D 缺乏症等。

2. 荨麻疹、渗出性水肿、瘙痒性皮肤病等过敏性疾患。

3. 镁中毒时的解救。

4. 氟中毒的解救。

5. 心脏复苏时应用,如高血钾、低血钙,或钙通道阻滞引起的心功能异常的解救。

【用法用量】

1. 成人:①用于低钙或电解质补充:一次 0.5~1g,稀释后缓慢静脉注射(每分钟不超过 50mg),根据病人情况、血钙浓度,必要时 1~3 天重复给药。②用作强心剂:用量 0.5~1g,稀释后静脉滴注,每分钟不超过 1mg。或心室腔内注射,0.2~0.4g,单剂使用,应避免注入心肌内。③甲状旁腺机能亢进术后的"骨饥饿综合征"病人的低钙:可用本品稀释于生理盐水或右旋糖酐内,每分钟滴注 0.5~1mg(最快每分钟滴 2mg)。④治疗高血钾:根据心电图决定剂量,可先用 0.5~1g缓慢静脉注射。⑤抗高血镁治疗:首次 0.5g,缓慢静脉注射(每分钟不超过 0.1g),根据患者反应决定是否重复使用。

2. 儿童:①低钙时治疗量为 25mg/kg,静脉缓慢滴注。②用作强心剂时心室内注射,一次 10mg/kg。

【不良反应】

1. 静脉注射可有全身发热,静注过快可产生恶心、呕吐、心律失常甚至心跳停止。

2. 高钙血症早期可表现为便秘、嗜睡、持续头痛、食欲不振、口中有金属味、异常口干等,晚期征象表现为精神错乱、高血压、眼和皮肤对光敏感、恶心、呕吐及心律失常等。

【禁忌】 在应用强心苷期间或用药后 7 日以内禁用本品。

【注意事项】

1. 氯化钙有强烈的刺激性,不宜皮下或肌肉注射;静脉注射时如漏出血管外,可引起组织坏死。

2. 对诊断的干扰:可使血清淀粉酶增高,血清羟基皮质甾醇浓度短暂升高。长期或大量应用本品,血清磷酸盐浓度降低。

3. 因刺激性较大，一般情况下本品不用于小儿。

4. 不宜用于肾功能不全低钙患者及呼吸性酸中毒患者。

5. FDA 对本药的妊娠安全性分级为 C 级。

【药物相互作用】

1. 与雌激素同用，可增加对钙的吸收。

2. 与噻嗪类利尿药同用，增加肾脏对钙的重吸收，可致高钙血症。

【规格】注射剂：10ml：0.3g；10ml：0.5g；20ml：0.6g；20ml：1g。

聚磺苯乙烯
Polystyrene Sulfonate

【其他名称】降钾树脂、聚苯乙烯磺酸钠。

【药理作用】本品为钠型阳离子交换树脂，口服后在胃部酸性环境中分子上的钠离子被氢离子取代形成氢型树脂。当氢型树脂进入肠内即与肠道中的钾、铵等离子进行交换，吸附钾后随粪便排出体外，从而清除体内钾离子。此外，本品尚可与少量镁、钙离子交换。

【适应证】治疗急慢性肾衰竭、肾病综合征、狼疮性肾炎、肝肾综合征等并发的高钾血症。

【用法用量】

1. 口服：成人每次 15～30g，每日 1～3 次，连用 2～3 日。儿童每日按 1g/kg 计算。

2. 直肠给药：每次 30～60g，用水或 20% 甘露醇 100～200ml 混匀作高位保留灌肠，保留时间从 30 分钟～10 小时。

【不良反应】不良反应轻微，少数患者可发生轻度恶心、呕吐、血压升高、便秘等症状。

【禁忌】对本药过敏者禁用。

【注意事项】

1. 有严重高血压及心力衰竭者慎用。

2. 治疗期间应经常测定血钾水平，避免血钾过低，血钾降至 4.5mmol/L 时应停药。

【规格】粉剂：15g。

聚苯乙烯磺酸钙
Polystyrene Sulfonic Acid Calcium

【药理作用】经口或灌肠给药后不被消化和吸收，在肠道内特别是结肠附近本药的钙离子和肠道内的钾离子交换，聚苯乙烯磺酸树脂本身没有任何变化，以原样从粪便中被排泄，其结果使肠道内的钾被清除至体外。

【适应证】预防和治疗急慢性肾功能不全和肾衰患者的高钾血症。

【用法用量】口服，成人每日 20g，儿童每日 5～10g，分 1～3 次服用，服时可将粉末混悬于 150ml 水中，搅匀后立即服用。

【不良反应】

1. 消化系统：便秘、恶心、食欲不振及胃部不适，与山梨醇同服可减轻便秘。

2. 电解质紊乱：可有低血钾症发生，应注意观察病情，定期测定血清电解质。

【禁忌】

1. 低血钾、高血钙患者禁用。

2. 不耐受果糖者、1,6-二磷酸果糖缺乏及甲醇中毒等患者在服用时禁与山梨醇同服。

【注意事项】

1. 为防止过量给药，应在给药同时监测血清钾和血清钙的浓度，当血清钾浓度低于 4mmol/L 时应停药。

2. 甲状旁腺机能亢进患者及多发性骨髓瘤患者应慎用。

3. 由于降低血清钾的效果，可能增强洋地黄中毒作用，合用时应慎重给药。

4. 高钾血症严重的病例（>6.5mmol/L），伴心电图改变时，只用本品是不够的，需应用其他降钾措施。

5. 有高葡萄糖苷水平的患者，血钾浓度降低过快可能发生威胁生命的不良事件，尤其对心室性心动过速的患者。

6. 服用时应使用低钾高热量饮食及控制酸中毒。

【规格】粉剂：10g。

2　酸碱平衡调节药

乳酸钠
Sodium Lactate

【药理作用】人体在正常情况下血液中含有少量乳酸，主要由肌肉、皮肤、脑及细胞等组织中的葡萄糖或糖原酵解生成。乳酸生成后或再被转化为糖原或丙酮酸，或进入三羧酸循环被分解为水及二氧化碳。因此，乳酸钠的终末代谢产物为碳酸氢钠，可用于纠正代谢性酸中毒。高钾血症伴酸中毒时，乳酸钠可纠正酸中毒并使钾离子自血及细胞外液进入细胞内。乳酸降解的主要脏器为肝及肾脏，当体内乳酸代谢失常或发生障碍时，疗效不佳；此外，乳酸钠的作用不如碳酸氢钠迅速。

【适应证】用于纠正代谢性酸中毒，腹膜透析液中缓冲剂、高钾血症伴严重心律失常 QRS 波增宽者。

【用法用量】每次 11.2% 溶液 5～8ml/kg，先用半量，以后根据病情再给剩余量。用时须以 5%～10% 葡萄糖注射液 5 倍量稀释（成为 1.87%，即 1/6 克分子溶液）后静脉滴注。成人每次量一般为 1.87% 溶液 500～2000ml。

【不良反应】

1. 有低钙血症者（如尿毒症），在纠正酸中毒后易出现手足发麻、疼痛、搐搦、呼吸困难等症状，是由于血清钙离子浓度降低所致。

2. 可出现心率加速、胸闷、气急等肺水肿、心力衰竭表现等。

3. 血压升高。

4. 体重增加、水肿。

5. 逾量时出现碱中毒。

6. 血钾浓度下降，有时出现低钾血症表现。

【禁忌】

1. 心力衰竭及急性肺水肿禁用。

2. 脑水肿者禁用。

3. 乳酸性酸中毒已显著时禁用。

4. 重症肝功能不全者禁用。

5. 严重肾衰竭有少尿或无尿者禁用。

6. 休克缺氧者禁用。

【注意事项】

1. 浮肿及高血压患者应用时宜谨慎。

2. 给药速度不宜过快，以免发生碱中毒、低钾及低钙血症。

3. 一般情况下，不宜用 0.9% 氯化钠注射液或其他含氯化钠溶液稀释本品，以免成为高渗溶液。

4. 下列情况应慎用：①糖尿病患者服用双胍类药物尤其是苯乙双胍，可阻碍肝脏对乳酸的利用，易引起乳酸中毒。②水肿患者伴有钠潴留倾向时。③高血压患者，可增高血压。④心功能不全。⑤肝功能不全时，乳酸降解速度

减慢。⑥缺氧及休克，组织供血不足及缺氧时，乳酸氧化成丙酮酸进入三羧酸循环代谢速度减慢，以致延缓酸中毒的纠正速度。⑦酗酒、水杨酸中毒、Ⅰ型糖原沉积病时，有发生乳酸性酸中毒倾向，不宜再用乳酸钠纠正酸碱平衡。⑧糖尿病酮症酸中毒时，乙酰醋酸、β-羟丁酸及乳酸均升高，且常伴有循环不良或脏器供血不足，乳酸降解速度减慢。⑨肾功能不全，容易出现水、钠潴留，增加心脏负担。

5. 应根据临床需要作下列检查及观察：①血气分析或二氧化碳结合力检查。②血清钠、钾、钙、氯浓度测定。③肾功能测定，包括血肌酐、尿素氮等。④血压。⑤心肺功能状态，如浮肿、气急、紫绀、肺部啰音、颈静脉充盈、肝-颈静脉反流等，按需作静脉压或中心静脉压测定。⑥肝功能不全表现黄疸、神志改变、腹水等，应于使用乳酸钠前后及过程中，随时进行观察。

【药物相互作用】乳酸钠与新生霉素钠、盐酸四环素、磺胺嘧啶钠呈配伍禁忌。

【规格】注射液：20ml：2.24g；50ml：5.6g。

碳酸氢钠
Sodium Bicarbonate

【药理作用】

1. 本品使血浆内碳酸根浓度升高，中和氢离子，从而纠正酸中毒。

2. 碱化尿液后，由于尿液中碳酸氢根浓度增加后 pH 值升高，尿酸、磺胺类药物与血红蛋白等不易在尿中形成结晶或聚集。

3. 口服能迅速中和或缓冲胃酸，而不直接影响胃酸分泌，因而胃内 pH 值迅速升高，缓解高胃酸引起的症状。

【适应证】

1. 治疗代谢性酸中毒：治疗轻至中度代谢性酸中毒，以口服为宜。重度代谢性酸中毒则应静脉滴注。

2. 碱化尿液：用于尿酸性肾结石的预防，减少磺胺类药物的肾毒性及急性溶血时防止血红蛋白沉积在肾小管。

3. 作为制酸药：治疗胃酸过多引起的症状。

4. 其他：静脉滴注对某些药物中毒有非特异性的治疗作用，如巴比妥类、水杨酸类药物及甲醇等中毒。但本品禁用于吞食强酸中毒时的洗胃，

因本品与强酸反应产生大量二氧化碳，导致急性胃扩张甚至胃破裂。

【用法用量】

1. 代谢性酸中毒：口服，每次 0.5~2g，一日 3 次。也可静脉滴注，所需剂量按下式计算：补碱量（mmol）=（-2.3-实际测得的 BE 值）× 0.25×体重（kg），或补碱量（mmol）= 正常的 CO_2CP - 实际测得的 CO_2CP（mmol）×0.25×体重（kg）。若有体内丢失碳酸氢盐，一般先给计算剂量的 1/3~1/2，4~8 小时内滴注完毕。以后根据血气分析等实验室检查结果调整用量。

2. 心肺复苏抢救：首次 1mmol/kg，静脉滴注，以后根据血气分析结果调整用量（每 1g 碳酸氢钠相当于 12mmol 碳酸氢根）。

3. 碱化尿液：口服，起始量 4g，以后每 4 小时服 1~2g。或单次静脉滴注 2~5mmol/kg，4~8 小时内滴注完毕。

4. 静脉用药时应注意下列问题：①静脉应用的浓度范围为 1.5%（等渗）~8.4%。②应从小剂量开始，根据血中 pH 值、碳酸氢根浓度变化决定追加剂量。③短时期大量静脉输注可致严重碱中毒、低钾血症、低钙血症。当用量超过每分钟 10ml 高渗溶液时，可导致高钠血症、脑脊液压力下降甚至颅内出血，此在新生儿及 2 岁以下小儿更易发生。故以 5% 溶液输注时，速度不能超过每分钟 8mmol 钠。但在心肺复苏时因存在致命的酸中毒，应快速静脉输注。

【不良反应】

1. 大量注射时可出现心律失常、肌肉痉挛、疼痛、异常疲倦虚弱等，主要由于代谢性碱中毒引起低钾血症所致。

2. 剂量偏大或存在肾功能不全时，可出现水肿、精神症状、肌肉疼痛或抽搐、呼吸减慢、口内异味、异常疲倦虚弱等，主要由代谢性碱中毒所致。

3. 长期应用时可引起尿频、尿急、持续性头痛、食欲减退、恶心呕吐、异常疲倦虚弱等。

【禁忌】限制钠摄入者禁用。

【注意事项】

1. 对诊断的干扰：对胃酸分泌试验及血、尿 pH 测定结果有明显影响。

2. 下列情况慎用：①少尿或无尿，因能增加钠负荷。②钠潴留并有水肿时，如肝硬化、充血性心力衰竭、肾功能不全、妊娠高血压综合征。③原发性高血压，因钠负荷增加可能加

重病情。

3. 下列情况不作静脉内用药：①代谢性或呼吸性碱中毒。②因呕吐或持续胃肠负压吸引导致大量氯丢失，而极有可能发生代谢性碱中毒。③低钙血症时，因本品引起碱中毒可加重低钙血症表现。

4. FDA 对本药的妊娠安全性分级为 C 级。

【药物相互作用】

1. 合用肾上腺皮质激素（尤其是具有较强盐皮质激素作用者）、促肾上腺皮质激素、雄激素时，易发生高钠血症和水肿。

2. 与苯丙胺、奎尼丁合用，后两者经肾排泄减少，易出现毒性作用。

3. 与抗凝药如华法林和 M 胆碱酯酶药等合用，后者吸收减少。

4. 与含钙药物、乳及乳制品合用，可致乳-碱综合征。

5. 与西咪替丁、雷尼替丁等 H_2 受体拮抗剂合用，后者的吸收减少。

6. 与排钾利尿药合用，增加发生低氯性碱中毒的危险性。

7. 本品可使尿液碱化，影响肾对麻黄碱的排泄，故合用时麻黄碱剂量应减小。

8. 钠负荷增加使肾脏排泄锂增多，故与锂制剂合用时，锂制剂的用量应酌情调整。

9. 碱化尿液能抑制乌洛托品转化成甲醛，从而抑制后者治疗作用，故不主张两药合用。

10. 本品碱化尿液可增加肾脏对水杨酸制剂的排泄。

【规格】片剂：0.25g；0.3g；0.5g。注射液：10ml：0.5g；100ml：5g；250ml：12.5g。

3 葡萄糖及其他

葡萄糖
Glucose

【其他名称】右旋糖。

【药理作用】葡萄糖是机体所需能量的主要来源，它在体内被氧化生成二氧化碳和水并同时供给热量，或以糖原形式储存。对肝脏具有一定保护作用。此外，静脉注射 20% 以上高渗葡萄糖溶液可提高血液渗透压，使组织脱水及有短暂利尿作用。当葡萄糖和胰岛素一起静脉滴注时，糖原

的合成需要钾离子，从而使钾离子进入细胞内，血钾浓度降低。

【适应证】

1. 补充能量和体液：用于各种原因引起的进食不足或大量体液丢失（如呕吐、腹泻等），全静脉内营养，饥饿性酮症。

2. 低糖血症。

3. 高钾血症。

4. 高渗溶液用作组织脱水剂。

5. 配制腹膜透析液。

6. 药物稀释剂。

7. 静脉法葡萄糖耐量试验。

8. 供配制极化液用。

9. 用于治疗眼内压及因颅内增加引起的各种病症如脑出血、颅骨骨折、尿毒症等。25%～75%溶液静脉注射，因其高渗压作用，使组织（特别是脑组织）内液体进入循环系统由肾排出。

【用法用量】

1. 补充热能：患者因某些原因进食减少或不能进食时，一般可予25%葡萄糖注射液静脉注射，并同时补充体液。葡萄糖用量根据所需热能计算。

2. 全静脉营养疗法：葡萄糖是此疗法最重要的能量供给物质。具体用量依据临床热量需要而定。根据补液量的需要，葡萄糖可配制为25%～50%的不同浓度，必要时加入胰岛素，每5～10g葡萄糖加入正规胰岛素1U。由于正常应用高渗葡萄糖溶液，对静脉刺激性较大，并需输注脂肪乳剂，故一般选用较深的大静脉（如锁骨下静脉、颈静脉）滴注。

3. 低糖血症：重者可先予50%葡萄糖注射液20～40ml静脉推注。

4. 饥饿性酮症：严重者应用5%～25%葡萄糖注射液静脉滴注，每日100g葡萄糖可基本控制病情。

5. 失水：等渗性失水给予5%葡萄糖注射液静脉滴注。

6. 高钾血症：应用10%～25%注射液，每2～4g葡萄糖加1U正规胰岛素输注，可降低血清钾浓度。但此疗法仅使细胞外钾离子进入细胞内，体内总钾含量不变。如不采取排钾措施，仍有再次出现高钾血症的可能。

7. 组织脱水：高渗溶液（一般采用50%葡萄糖注射液）快速静脉注射20～50ml，但作用短暂。临床上应注意防止高血糖，目前少用。用于调节腹膜透析液渗透压时，50%葡萄糖注射液20ml即

10g葡萄糖可使1L腹膜透析液渗透压提高55mOsm/（kg·H_2O）。

8. 葡萄糖耐量试验：空腹口服葡萄糖1.75g/kg，于服后0.5、1、2、3小时抽血测血糖。

【不良反应】

1. 静脉炎：发生于高渗葡萄糖注射液滴注时。如用大静脉滴注，静脉炎发生率下降。

2. 高浓度葡萄糖注射液外渗可致局部肿痛。

3. 反应性低血糖：合并使用胰岛素过量，原有低血糖倾向及全静脉营养疗法突然停止时易发生。

4. 高血糖非酮症昏迷：多见于糖尿病、应激状态、使用大量的糖皮质激素、尿毒症腹膜透析患者腹腔内给予高渗葡萄糖溶液及全营养疗法时。

5. 电解质紊乱：长期单纯补给葡萄糖时易出现低钾、低钠及低磷血症。

6. 高钾血症：1型糖尿病患者应用高浓度葡萄糖时偶有发生。

【禁忌】

1. 糖尿病酮症酸中毒未控制者禁用。

2. 高血糖非酮症性高渗状态禁用。

3. 葡萄糖-半乳糖吸收不良症患者禁用。

【注意事项】

1. 分娩时注意过多葡萄糖可刺激胎儿胰岛素分泌，发生产后婴儿低血糖。

2. 下列情况慎用：①胃大部分切除患者做口服糖耐量试验时易出现倾倒综合征及低血糖反应，应改为静脉法葡萄糖试验。②周期性瘫痪、低钾血症患者。③应激状态或应用糖皮质激素时容易诱发高血糖。④水肿及严重心肾功能不全、肝硬化腹水者，易致水潴留，应控制输液量；心功能不全者尤应控制滴速。

【规格】粉剂：250g；500g。注射液：1000ml：50g；1000ml：100g；500ml：50g；500ml：25g；250ml：12.5g；250ml：25g；20ml：1g；20ml：5g；20ml：10g；10ml：2g；10ml：0.5g。

果糖
Fructose

【其他名称】左旋糖。

【药理作用】基本与葡萄糖相同，具有直接供给热能、补充体液及营养全身的功效。比葡萄糖更易形成糖原，主要在肝脏通过果糖激酶代谢，易于代谢为乳酸，迅速转化为能量。此外尚能加

速乙醇代谢。

【适应证】

1. 注射剂的稀释剂。

2. 用于烧创伤、术后及感染等胰岛素抵抗状态下或不适宜使用葡萄糖时需补充水分或能量的患者的补液治疗。

【用法用量】缓慢静脉滴注，一般每日 10% 果糖注射液 500～1000ml。剂量根据病人的年龄、体重和临床症状调整。

【不良反应】

1. 循环和呼吸系统：过量输入可引起水肿，包括周围水肿和肺水肿。

2. 内分泌和代谢系统：滴速过快（每小时 ≥ 1g/kg）可引起乳酸性酸中毒、高尿酸血症以及脂代谢异常。

3. 电解质紊乱：稀释性低钾血症。

4. 胃肠道反应：偶有上腹部不适、疼痛或痉挛性疼痛。

5. 偶有发热、荨麻疹。

6. 局部不良反应包括注射部位感染、血栓性静脉炎等。

【禁忌】遗传性果糖不耐受症、痛风和高尿酸血症患者禁用。

【注意事项】

1. 肾功能不全、有酸中毒倾向以及高尿酸血症患者慎用。

2. 本品过量使用可引起严重的酸中毒，故不推荐肠外营养中替代葡萄糖。

3. 使用过程中应监测临床和实验室指标以评价体液平衡、电解质浓度和酸碱平衡。

4. 慎用于预防水过多和电解质紊乱。

5. 过量输注无钾果糖可引起低钾血症。本品不用于纠正高钾血症。

6. 本品能加剧甲醇氧化成甲醛，故本品不得用于甲醇中毒治疗。

7. 本品注射速度宜缓慢，以不超过每小时 0.5g/kg 为宜。

【规格】注射液：250ml：12.5g；250ml：25g；500ml：25g；500ml：50g。

转化糖
Invert Sugar Injection

【药理作用】转化糖注射液是由等量的葡萄糖与果糖混合制成的输液剂，其作用机制与葡萄糖和果糖的作用机制类似，可以产生与单用葡萄糖相等的能量，其中的果糖可以比葡萄糖更快地被机体利用。

【适应证】

1. 药物稀释剂。

2. 用于需要非口服途径补充水分或能量患者的补液治疗。尤其是下列情况下：①糖尿病患者的能量补充剂。②烧创伤、术后及感染等胰岛素抵抗（糖尿病状态）患者的能量补充剂。③药物中毒。④酒精中毒。

【用法用量】静脉滴注，用量视病情需要而定。成人常用量为每次 250～1000ml。滴注速度应低于每小时 0.5g/kg（以果糖计）。

【不良反应】

1. 可能会引起脸红、风疹、发热等过敏反应。

2. 大剂量、快速输注转化糖注射液可能导致乳酸中毒和高尿酸血症。

3. 长期单纯使用可引起电解质紊乱。

【禁忌】遗传性果糖不耐受症、痛风和高尿酸血症患者禁用。

【注意事项】

1. 严重肝病患者、肾功能不全患者、有酸中毒倾向以及高尿酸血症患者慎用。糖尿病患者不宜过多输注。

2. 本品过量使用或不正确使用有可能引起严重的酸中毒，故不推荐肠外营养中完全替代葡萄糖。

3. 水肿及严重心功能不全者应严格控制输液量。

4. 本品不得用于甲醇中毒治疗，因其能加剧甲醇氧化成甲醛。

【规格】注射液：250ml：果糖 6.25g、葡萄糖 6.25g。

4　复方电解质输液及透析液

复方电解质葡萄糖注射液 M3A
Compound Electrolytes and
Glucose Injection M3A

【药理作用】本药为复方制剂，含有氯化钠、氯化钾、乳酸钠和葡萄糖。在经口摄取不可能或不充分时，补充并维持机体水分和电解质。

【适应证】适用于肾功能及血钾正常的患者补

充并维持水分和电解质。

【用法用量】静脉滴注，一次 500～1000ml，给药速度每小时 300～500ml，小儿每小时 50～100ml，并按年龄、症状、体重适当增减。

【不良反应】急速大量给药时，有可能出现肺水肿、脑水肿、末梢水肿、水中毒以及高血钾症。

【禁忌】

1. 乳酸血症患者禁用。

2. 高钾血症、少尿、Addison 病、重症烧伤、高氮质血症患者禁用。

【注意事项】

1. 患者尿量在每日 500ml 或每小时 20ml 以上时使用本品。

2. 以下患者慎用：①不伴有高钾血症的肾功能不全患者。②心功能不全患者。③严重肝功能不全患者。④因阻塞性尿路疾患而引起尿量减少的患者。⑤糖尿病患者。

【规格】注射剂：500ml：氯化钠 1.17g、氯化钾 0.375g、乳酸钠 1.12g、葡萄糖 13.5g。

复方电解质葡萄糖注射液 M3B
Compound Electrolytes and
Glucose Injection M3B

【药理作用】本药为复方制剂，含有氯化钠、氯化钾、乳酸钠和葡萄糖。在经口摄取不可能或不充分时，补充并维持机体水分和电解质。

【适应证】适用于肾功能正常但血钾偏低的患者维持输液。

【用法用量】静脉滴注，一次 500～1000ml，给药速度为成人每小时 300～500ml，小儿每小时 50～100ml，并按年龄、症状、体重适当增减。

【不良反应】急速大量给药时，有可能出现肺水肿、脑水肿、末梢水肿、水中毒以及高血钾症。

【禁忌】

1. 乳酸血症患者禁用。

2. 高钾血症、少尿、Addison 病、重症烧伤、高氮质血症患者禁用。

【注意事项】

1. 患者尿量在每日 500ml 或每小时 20ml 以上时使用本品。

2. 以下患者慎用：①不伴有高钾血症的肾功能不全患者。②心功能不全患者。③严重肝功能不全患者。④因阻塞性尿路疾患而引起尿量减少

的患者。⑤糖尿病患者。

【规格】注射剂：500ml：氯化钠 0.875g、氯化钾 0.75g、乳酸钠 1.12g、葡萄糖 13.50g。

复方电解质葡萄糖注射液 MG3
Compound Electrolytes and
Glucose Injection MG3

【药理作用】本药为复方制剂，含有氯化钠、氯化钾、乳酸钠和葡萄糖。补充体内所需水分和电解质。

【适应证】

1. 用于经口服摄取水分和电解质发生困难时，可以补充热量和水分、电解质。用于低钾血症的高渗性脱水症。

2. 外科手术前及手术后的水分和电解质补充。

【用法用量】静脉滴注，一次 500～1000ml。给药速度成人每小时 300～500ml，小儿每小时 50～100ml，并按年龄、症状、体重适当增减。

【不良反应】

1. 急速给药时，可能出现肺水肿、脑水肿、肢体水肿、水中毒、高钾血症。

2. 可能偶然出现血栓静脉炎。

【禁忌】

1. 乳酸血症患者禁用。

2. 高钾血症、无尿患者、Addison 病、重症烧伤、高氮质血症患者禁用。

【注意事项】

1. 不伴有高钾血症的肾功能不全、心功能不全、重症肝障碍、因闭塞性尿路疾患而尿量减少者与糖尿病患者慎用。

2. 患者尿量在每日 500ml 或每小时 20ml 以上时使用本品。

【规格】500ml：氯化钠 0.875g、氯化钾 0.75g、乳酸钠 1.12g、葡萄糖 50g。

复方电解质葡萄糖注射液 R2A
Compound Electrolytes and
Glucose Injection R2A

【药理作用】本药为复方制剂，含氯化钠、氯化钾、乳酸钠、氯化镁、磷酸二氢钠、磷酸二氢钾和葡萄糖。供一般脱水状态下的患者补充水分

用，最适用于小儿。亦可在重度呼吸性或代谢性酸中毒、重度中毒症状及有合并代谢性酸中毒患者开始恢复时使用。

【适应证】电解质水分补充药，用于补充、调整脱水症及手术前后的水分和电解质。

【用法用量】静脉滴注，一次 500~1000ml。给药速度成人每小时 300~500ml，小儿每小时 50~100ml，并按年龄、症状、体重适当增减。

【不良反应】急速大量给药时，有可能出现脑水肿、肺水肿、末梢浮肿、高钾血症。

【禁忌】

1. 乳酸血症患者禁用。

2. 高钾血症、少尿、Addison 病、重症烧伤、高氮血症患者禁用。

3. 高磷血症、低钙血症、甲状腺旁机能低下症患者禁用。

4. 高镁血症、甲状腺机能低下症患者禁用。

【注意事项】

1. 下列情况慎用：①不伴有高钾血症的肾功能不全患者。②心功能不全患者。③严重肝功能不全患者。④因阻塞性尿路疾病引起尿量减少的患者。⑤糖尿病患者。

2. 患者尿量在每日 500ml 或每小时 20ml 以上时使用本品。

【药物相互作用】遇钙离子将产生沉淀，切勿与含钙的药剂配合使用。

【规格】注射剂：500ml：氯化钠 0.96g、氯化钾 0.5g、乳酸钠 1.4g、氯化镁 0.05g、磷酸二氢钠 0.07g、磷酸二氢钾 0.5g、葡萄糖 11.75g。

复方电解质葡萄糖注射液 R4A
Compound Electrolytes and Glucose Injection R4A

【药理作用】水与电解质补充剂。本品是不含钾的低钠、低氯注射液。

【适应证】用于手术后早期及婴幼儿手术后的水分和电解质的补充，以及可能有钾潴留时的水分和电解质的补充。

【用法用量】静脉滴注，一次 500~1000ml。成人每小时 300~500ml，小儿每小时 50~100ml，并按年龄、症状、体重适当增减。

【不良反应】急速大量给药时，有可能出现肺水肿、脑水肿、末梢水肿、水中毒。

【注意事项】下列情况慎用：①肾功能不全患者。②高乳酸血症患者。③心功能不全患者。④严重肝功能不全患者。⑤因阻塞性尿路疾患而引起尿量减少的患者。⑥糖尿病患者。

【规格】注射剂：500ml：氯化钠 0.585g、乳酸钠 0.56g、葡萄糖 20g。

复合磷酸氢钾注射液
Compound Potassium Hydrogen Phosphate Injection

【药理作用】主要成分为三水合磷酸氢二钾和磷酸二氢钾。磷参与糖代谢中的糖磷酸化，构成膜成分中的磷脂质，是组成细胞 RNA、DNA 及许多辅酶的重要成分之一。磷还参与能量的贮藏、转换、输送及体液缓冲机能的调节。

【适应证】主要用于完全胃肠外营养疗法中作为磷的补充剂，亦可用于某些疾病所致低磷血症。对长期不能进食的患者根据病情、监测结果由医生决定用量。

【用法用量】一般在完全胃肠外营养疗法中，每 4.184MJ（1000kca）热量加入本品 2.5ml，并控制滴注速度。将本品稀释 200 倍以上，供静脉点滴输入。

【不良反应】过量使用可出现高磷血症、低钙血症、肌肉颤搐、痉挛、胃肠道不适等，应立即停药。

【注意事项】

1. 本品严禁直接注射，必须在医生指导下稀释 200 倍以上，方可静脉滴注，并须注意控制滴注速度。

2. 本品仅限于不能进食的病人使用。

3. 对肾衰竭病人不宜应用。

4. 本品与含钙注射液配伍时易析出沉淀，不宜应用。

5. 限钾患者慎用。

【规格】2ml：磷酸氢二钾 0.639g、磷酸二氢钾 0.4354g。

腹膜透析液
Peritoneal Dialysis Solution

【药理作用】腹膜是一种生物半透膜，具有分泌、吸收、扩散和渗透作用。按杜南平衡原理，将含有与机体细胞外液近似的电解质和葡萄糖等透析溶液通过透析管输入腹腔，腹膜毛细管内血浆及淋巴液中积聚的尿素、肌酐、钾、磷酸盐、胍类中分子代谢物及其他电解质等，利用浓度梯度和渗透压梯度，经过腹膜进入腹腔透析液中，而透析液中的物质也同样通过腹膜进入循环，不断交换、透析、清除患者体内的氮质及其他代谢物，并保持水、电解质平衡，代替肾脏的部分功能。

【适应证】

1. 急性肾衰竭。

2. 慢性肾衰竭。

3. 急性药物或毒物中毒。

4. 顽固性心力衰竭。

5. 急性出血性胰腺炎和广泛化脓性腹膜炎等。

6. 电解质紊乱及酸碱平衡失调。

【用法用量】

1. 治疗急、慢性肾衰竭：伴水潴留者，用间歇性腹膜透析每次 2L，留置 1~2 小时，每日交换 4~6 次。无水潴留者，用连续性不卧床腹膜透析（CAPD），一般每日 4 次，每次 2L，日间每次间隔 4~5 小时，夜间一次留置 9~12 小时，以增加中分子尿毒症毒素清除。一般每日透析液量为 8L。

2. 治疗急性左心衰竭：酌情用 2.5% 或 4.25% 葡萄糖透析液 2L。后者留置 30 分钟，可脱水 300~500ml；前者留置 1 小时，可脱水 100~300ml。

儿童每次交换量一般为 50ml/kg 体量。

【不良反应】腹膜透析液常见不良反应有：①脱水。②低钾血症。③高糖血症。④低钠、低氯血症，代谢性碱中毒。⑤化学性腹膜炎。

【禁忌】以下患者禁用：

1. 严重肠胀气、腹胀、肠粘连及肠梗阻。

2. 严重呼吸功能不全。

3. 腹部皮肤感染。

4. 腹部手术 3 日以内，且腹部有外科引流者。

5. 腹腔内血管疾患。

6. 腹腔内巨大肿瘤、多囊肾等。

7. 高分解代谢者。

8. 长期不能摄入足够蛋白质及热量者。

9. 疝未修补者。

10. 不合作或精神病患者。

11. 妊娠晚期。

【注意事项】

1. 每日多次灌入或放出腹膜透析液，应严格按腹膜透析常规进行无菌操作。

2. 注意水、电解质、酸碱平衡。

3. 腹膜透析时以含 1.5%~2.5% 葡萄糖的透析液为主，超滤脱水欠佳者只能间歇用 4.25%。糖尿病患者应严密观察血糖水平。

4. 若较长时间使用本品，应避免引起腹膜失超滤，并应遵医嘱补钾。

5. 本品不能用于静脉注射。

6. 若肝功能不全时，不宜使用含乳酸盐的腹膜透析液。

7. 尽可能不用高渗透析液，以免高糖血症及蛋白质丢失过多。

8. 使用前应加热至 37℃ 左右，并应检查透析液是否有渗漏、颗粒物质、絮状物及变色、混浊等。

9. 一般情况下，不得随意向腹膜透析液内加药，特殊情况可根据病情变化做加药处理，但应注意避免刺激腹膜。

【规格】本品为复方制剂，其不同规格所含组分见下表（每 1000ml 含量）：

不同规格腹膜透析液含量表

成分	含量		
葡萄糖（g）	15	25	42.5
氯化钠（g）	5.67	5.67	5.67
氯化钙（g）	0.257	0.257	0.257
氯化镁（g）	0.152	0.152	0.152
乳酸钠（g）	5.0	5.0	5.0

第十五章 营养治疗药

1 肠外营养药

1.1 氨基酸类

复方氨基酸（18AA）
Compound Amino Acid（18AA）

【组成成分】本药由 18 种氨基酸组成。有 5%
和 12% 两种浓度。

1. 每 1000ml 5% 复方氨基酸（18AA）氨基酸
含量：L－丙氨酸 2.0g、盐酸赖氨酸 4.30g、盐酸
精氨酸 5.0g、L－甲硫氨酸 2.25g、L－门冬氨酸
2.5g、L－苯丙氨酸 5.33g、L－胱氨酸 0.10g、L－
脯氨酸 1.0g、L－谷氨酸 0.75g、L－丝氨酸 1.0g、
甘氨酸 7.6g、L－苏氨酸 2.50g、盐酸组氨酸
2.5g、L－色氨酸 0.90g、L－异亮氨酸 3.52g、L－
酪氨酸 0.25g、L － 亮氨酸 4.90g、L － 缬氨
酸 3.6g。

2. 每 1000ml 12% 复方氨基酸（18AA）氨基
酸含量：L－丙氨酸 4.8g、盐酸赖氨酸 10.32g、盐
酸精氨酸 12g、L－甲硫氨酸 5.40g、L－门冬氨酸
6.0g、L－苯丙氨酸 12.80g、L－胱氨酸 0.24g、L
－脯氨酸 2.40g、L－谷氨酸 1.8g、L－丝氨酸
2.40g、甘氨酸 18.24g、L－苏氨酸 6.0g、盐酸组
氨酸 6.0g、L － 色氨酸 2.16g、L － 异亮氨酸
8.45g、L－酪氨酸 0.60g、L－亮氨酸 11.76g、L－
缬氨酸 8.64g。

【药理作用】本药为氨基酸类静脉营养药。在
能量供给充足的情况下，可进入组织细胞，参与
蛋白质的合成代谢，达到正氮平衡，并生成酶类、
激素、抗体、结构蛋白，促进组织愈合，恢复正
常生理功能。

【适应证】用于蛋白质摄入不足、吸收障碍等
氨基酸不能满足机体代谢需要的患者。亦用于改
善手术后病人的营养状况。

【用法用量】

1. 成人：①5% 复方氨基酸：静脉滴注，一日
500～2000ml，滴速为每分钟 40～50 滴。②12% 复
方氨基酸：静脉缓慢滴注，一日 250～750ml，滴
速每分钟 20～30 滴。宜经中心静脉滴注或与其他
渗透压较低的溶液同时使用。

2. 儿童：静脉滴注，使用浓度为 5% 的注射
液液，一次 35－50ml/kg，一日 1 次。应根据自身
情况调整用法用量。

【不良反应】

1. 本药渗透压较高，输注过快或肝肾功能不
全患者使用时可致高血氨。高渗透压和高血氨可
引起意识障碍、电解质紊乱和微量元素失调、氨
基转移酶升高等。

2. 静脉滴注过快可引起面色潮红、发热、发
冷、恶心、呕吐、心悸、胸闷、头痛等。

3. 大量快速输液可致胃酸分泌增加、溃疡病
加重，甚至导致酸中毒、高氨血症、血尿素氮
升高。

4. 用药局部可能出现皮疹、红斑、血管性疼
痛、静脉炎、血管栓塞等。

5. 由于本药注射液含有抗氧化剂焦亚硫酸钠，
故偶可诱发过敏反应（尤其是哮喘患者）。

【禁忌】

1. 对本药过敏者禁用。

2. 严重肝功能不全、肝性脑病或有肝性脑病
倾向的患者禁用。

3. 严重肾功能不全、严重氮质血症或尿毒症
患者禁用。

4. 氨基酸代谢障碍者禁用。

5. 失代偿性心力衰竭、水肿、高钾血症患者
禁用。

【注意事项】

1. 应严格控制滴注速度。本品系盐酸盐，大
量输入可能导致酸碱失衡。大量应用或并用电解
质输液时，应注意电解质与酸碱平衡。遇冷可能
出现结晶，可将药液加热到 60℃，缓慢摇动使结
晶完全溶解后再用。开瓶药液一次用完，剩余药
液不宜贮存再用。

2. 轻中度肝肾功能不全者慎用；严重酸中毒、

代偿性充血性心力衰竭者慎用。

3. 使用本药时，如同时给予高渗葡萄糖注射液，为避免血糖升高，可加用胰岛素。

4. 孕妇及哺乳期妇女用药：FDA 对本药的妊娠安全性分级为 C 级，孕妇使用应权衡利弊。哺乳妇女用药的安全性尚不明确，用药期间避免哺乳。

【规格】注射液：250ml：12.5g（总氨基酸）；500ml：25g（总氨基酸）；250ml：30g（总氨基酸）。

复方氨基酸（18AA – Ⅰ）
Compound Amino Acid（18AA – Ⅰ）

【组成成分】本药由 18 种氨基酸与钾、钠、钙、镁等无机盐组成，每 1000ml 药液的组成如下：谷氨酸 9.0g、脯氨酸 8.1g、丝氨酸 7.5g、苯丙氨酸 5.5g、亮氨酸 5.3g、缬氨酸 4.3g、门冬氨酸 4.1g、异亮氨酸 3.9g、盐酸赖氨酸 4.9g、精氨酸 3.3g、苏氨酸 3.0g、丙氨酸 3.0g、组氨酸 2.4g、甘氨酸 2.1g、甲硫氨酸 1.9g、盐酸半胱氨酸 0.145g、色氨酸 1.0g、酪氨酸 0.5g、氯化钙 0.368g、氯化钾 0.375g、硫酸镁 0.37g、氢氧化钠 2.0g、氢氧化钾 0.84g、焦亚硫酸钠 0.3g。

【药理作用】在能量供给充足的情况下，氨基酸可进入组织细胞，参与蛋白质的合成代谢，达到正氮平衡，并生成酶类、激素、抗体、结构蛋白，促进组织愈合，恢复正常生理功能。

【适应证】用于改善手术前后病人的营养状况及各种原因所致低蛋白血症。

【用法用量】

1. 周围静脉滴注时，成人一般每日 250 ~ 750ml，每分钟 25 滴缓慢滴注。老人及重症病人更需缓慢滴注。从氨基酸的利用考虑，应与葡萄糖液或脂肪乳剂并用。

2. 经中心静脉输注时，成人一日 500 ~ 750ml，按一般胃肠外营养支持的方法，与葡萄糖、脂肪乳剂及其他营养要素混合后经中心静脉或周围静脉连续输注（16 ~ 24 小时连续使用），并应根据年龄、症状、体重等情况适当增减用量。

【不良反应】滴注速度过快时，可产生恶心、呕吐、发热等反应，应加注意。

【禁忌】严重肝功能不全、肝性脑病或有肝性脑病倾向者、严重肾功能不全及尿毒症患者、氨基酸代谢障碍者禁用。

【注意事项】

1. 大量应用或并用电解质输液时，应注意电解质与酸碱平衡。

2. 外周静脉输注时，因加有葡萄糖呈高渗状态，滴注速度必须缓慢。本品遇冷可能出现结晶，可将药液加热到 60℃，缓慢摇动使结晶完全溶解后再用。开瓶药液一次用完，剩余药液不宜贮存再用。

3. 肾功能损害者慎用。

4. 孕妇及哺乳期妇女用药情况尚不明确。

5. 本药有适量甘氨酸，可避免发生高氨血症。

【规格】注射液：250ml：17.5g（总氨基酸）；500ml：35g（总氨基酸）。

复方氨基酸（18AA – N）
Compound Amino Acid （18AA – N）

【组成成分】每 200ml 药液的组分为：L – 异亮氨酸 1.50g、L – 亮氨酸 2.00g、L – 醋酸赖氨酸 1.40g、L – 甲硫氨酸 1.00g、L – 苯丙氨酸 1.00g、L – 苏氨酸 0.50g、L – 色氨酸 0.50g、L – 缬氨酸 1.50g、L – 丙氨酸 0.60g、L – 精氨酸 0.60g、L – 门冬氨酸 0.05g、L – 谷氨酸 0.05g、L – 组氨酸 0.50g、L – 脯氨酸 0.40g、L – 丝氨酸 0.20g、L – 酪氨酸 0.10g、甘氨酸 0.30g、L – 半胱氨酸 0.05g、亚硫酸氢钠 0.05g。

【药理作用】本药可改善肾功能不全时的氨基酸代谢和蛋白质代谢。

【适应证】用于急慢性肾功能不全患者出现低蛋白血症、低营养状态及手术前后的氨基酸补充。

【用法用量】

1. 慢性肾功能不全

（1）周围静脉给药：一日 1 次，一次 200ml，缓慢滴注，滴速为每分钟 15 ~ 25 滴，并根据年龄、体重及症状适当增减剂量。透析时，则在透析结束前 60 ~ 90 分钟由透析回路的静脉一侧注入。

（2）中心静脉给药：一日 400ml，通过中心静脉持续滴注，并根据年龄、体重及症状适当增减剂量。

2. 急性肾功能不全：同上述"中心静脉给药"。

【不良反应】

1. 心血管系统：偶见胸部不适、心悸等。

2. 胃肠道：偶见恶心、呕吐、食欲缺乏等。

3. 过敏反应：偶有全身瘙痒感，罕见发疹、全身荨麻疹等。

4. 代谢及内分泌系统：偶见代谢性酸中毒。

5. 泌尿系统：血清肌酐、尿素氮升高。

6. 肝脏：偶见天门冬氨酸氨基转移酶和丙氨酸氨基转移酶升高。

7. 其他：①偶见头痛、鼻塞、流涕。②罕见畏寒、发热、热感、头部灼烧感、血管痛等。③非透析患者用药后可能出现碳酸氢根减少。④有报道可出现高氨血症、意识障碍，可能表现出反应迟钝、自主动作或自主言语异常。

【禁忌】以下情况禁用：

1. 肝性脑病或有肝性脑病倾向者。

2. 高氨血症患者。

3. 氮质血症患者。

4. 先天性氨基酸代谢异常者。

【注意事项】

1. 心脏及其他循环系统功能障碍者、肝功能障碍患者、消化道出血患者、电解质严重失调或酸碱平衡失调者慎用。

2. 对慢性肾功能不全非透析患者，每给予本药 200ml，在给药前应相应减少饮食蛋白量 5～10g。

3. 本药含钠离子及的醋酸根离子，大剂量使用可能导致酸碱失衡。

4. 本药限单次使用，剩余药液不得再用。药液遇冷可析出结晶，应温热至 50℃～60℃溶解后，待冷至接近体温再使用。

【规格】注射液：200ml：12.25g（总氨基酸）。

复方氨基酸（18AA－V）
Compound Amino Acid（18AA－V）

【组成成分】本药每 1000ml 药液的组分：盐酸精氨酸 2.89g、盐酸组氨酸 2.46g、亮氨酸 3.79g、异亮氨酸 1.70g、盐酸赖氨酸 3.33g、苯丙氨酸 2.83g、苏氨酸 1.97g、缬氨酸 1.36g、甲硫氨酸 1.06g、色氨酸 0.39g、甘氨酸 3.24g、丙氨酸 1.88g、脯氨酸 1.00g、酪氨酸 0.11g、丝氨酸 0.67g、盐酸半胱氨酸 0.44g、门冬氨酸 1.15g、谷氨酸 1.97g、亚硫酸氢钠 0.50g、木糖醇 50g。

【药理作用】

1. 本品必需氨基酸和非必需氨基酸的比为 1.04：1，每种氨基酸易被有效地用于人体蛋白质的合成，其生物利用度高。在能量供给充足的情况下，可进入组织细胞，参与蛋白质的合成代谢，达到正氮平衡，并生成酶类、激素、抗体、结构蛋白，促进组织愈合，恢复正常生理功能。

2. 本品所含的木糖醇能进入无胰岛素的细胞内部，而且抑制酮体形成，节约蛋白质，提高氨基酸利用率，并能促进肝糖原蓄积，对糖代谢无不利影响，未见引起代谢性并发症。

【适应证】用于营养不良、低蛋白血症及外科手术前后。

【用法用量】营养不良、低蛋白血症，一次缓慢静脉滴注 500ml。外科手术前后，一次缓慢静脉滴注 1500ml。按 30～40 滴/分，老年患者及重症患者应根据年龄、症状、体重调整或减慢滴速，每日输入木糖醇的量不得高于 100g。

【不良反应】

1. 可出现疹样过敏性反应，如发生应停止用药。

2. 偶有恶心、呕吐等发生。

3. 偶有胸闷、心悸等发生。

4. 长期输注可能引起代谢性酸中毒，偶可影响肝及肾功能。

5. 偶有发冷、发热或头痛等一般反应。

【禁忌】对本药过敏者、肝性脑病或有肝性脑病倾向的患者、严重肾功能不全者或血氨过多者、氨基酸代谢异常的患者禁用。

【注意事项】

1. 下列患者慎用本品：严重酸中毒、充血性心脏衰竭、肝脏及肾功能损害患者。

2. 本品应一次用完，切勿贮藏再用。

3. 大剂量木糖醇快速静脉滴注时，有报道观察到草酸钙沉积于肾、脑等器官。

4. 孕妇及哺乳期妇女用药情况尚不明确。

5. 本品含有钠离子及氯离子，大剂量用药或与电解质合并使用时注意监测血清电解质。

【规格】注射液：100ml：总氨基酸 3.224g、木糖醇 5g；250ml：总氨基酸 8.06g、木糖醇 12.5g。

复方氨基酸（18－B）
Compound Amino Acid（18－B）

【组成成分】本药每 200ml 中含以下成分：

L－异亮氨酸 1.82g、L－亮氨酸 2.58g、L－醋酸赖氨酸 2.00g、L－甲硫氨酸 0.88g、L－苯丙氨酸 1.40g、L－苏氨酸 1.50g、L－色氨酸 0.26g、L－缬氨酸 2.80g、L－丙氨酸 1.42g、L－精氨酸 1.80g、L－门冬氨酸 0.20g、L－谷氨酸 0.10g、L－组氨酸 1.00g、L－脯氨酸 1.00g、L－丝氨酸 0.34g、L－酪氨酸 0.08g、甘氨酸 1.40g、L－半胱氨酸 0.07g、亚硫酸氢钠 0.06g。

【药理作用】本品作为氨基酸补充剂，可调节氮平衡，并促进机体蛋白质合成和创伤愈合。

【适应证】用于低蛋白血症、低营养状态、手术前后等状态时的氨基酸补充。

【用法用量】

1. 周围静脉给药：通常成人一次 200～400ml，缓慢静脉滴注，每瓶输注时间不应少于 120 分钟（25 滴/分）。用量可根据年龄、症状、体重适当增减。小儿、老人、危重病人应减慢。本品最好与糖类输液同时输注以提高人体对氨基酸的利用率。

2. 中心静脉给药：通常成人一日 400～800ml。本品可与糖类等混合，由中心静脉 24 小时持续滴注。根据年龄、症状、体重适当增减。

【不良反应】

1. 罕见皮疹，此时应中止给药。

2. 偶见恶心、呕吐。

3. 偶见胸部不适、心悸等。

4. 大量快速给药可引起酸中毒，罕见肝功能障碍、肾功能障碍。

5. 偶见恶寒、发热、头痛、给药部位疼痛。

【禁忌】肝性脑病、严重肾功能不全、高氮血症或氨基酸代谢异常患者禁用。

【注意事项】

1. 严重酸中毒、充血性心功能不全、低钠血症患者慎用。

2. 本品含醋酸根离子，大量给药或与电解质并用时应注意电解质的平衡。

3. 有结晶析出时，应温热至 50℃～60℃ 溶解后，放至接近体温再使用。本品应一次用完，残液不得再次使用。避免高温。

4. 孕妇及哺乳期妇女用药的安全性没有确立，故不推荐使用。

5. 小儿用药的安全性尚未确立，故不推荐儿童使用。

6. 老年用药应减慢输液速度，减少用量。

【规格】注射液：200ml：20.65g（总氨基酸）。

复方氨基酸（18－F）
Compound Amino Acid（18－F）

【组成成分】每 100ml 含 L－酪氨酸 35mg、L－半胱氨酸 100mg、L－色氨酸 130mg、L－丝氨酸 220mg、L－脯氨酸 330mg、L－甲硫氨酸 350mg、L－天门冬氨酸 380mg、L－缬氨酸 450mg、L－异亮氨酸 560mg、L－组氨酸 600mg、L－丙氨酸 620mg、L－苏氨酸 650mg、L－谷氨酸 650mg、L－精氨酸 790mg、L－苯丙氨酸 935mg、甘氨酸 1.07g、醋酸 L－赖氨酸 1.24g、L－亮氨酸 1.25g。含氮量 1.52%。

【药理作用】本药含氨基酸约 10%，其中必需氨基酸与非必需氨基酸比例为 1.09：1。药理作用参见复方氨基酸（18AA）。

【适应证】用于手术前后患者营养状态的改善。

【用法用量】

1. 周围静脉滴注：一次 250～750ml，按每分钟 25 滴缓慢滴注。为提高氨基酸的利用率，可与葡萄糖或脂肪乳联用。

2. 中心静脉滴注：一日 750～1000ml。按完全胃肠外营养支持法，与葡萄糖、脂肪乳及其他营养素混合后，经中心静脉 24 小时连续输注，并应根据年龄、症状、体重等适当增减剂量。

【不良反应】少数患者可出现恶心、呕吐、胸闷、心悸、发冷、发热、头痛及皮疹等过敏反应。

【禁忌】下列情况禁用：

1. 肝性脑病或有肝性脑病倾向的患者。

2. 严重肾衰竭或尿毒症患者。

3. 有氨基酸代谢障碍者。

【注意事项】

1. 下列情况慎用：严重酸中毒者、充血性心力衰竭者。

2. 孕妇及哺乳期妇女用药情况尚不明确。

3. 本药大剂量使用或与电解质合用，应注意电解质平衡、酸碱平衡。遇冷可能出现结晶，将其加热至 60℃，缓慢摇动溶解后仍可使用。药液限单次使用。

【规格】注射液：250ml。

复方氨基酸（17AA）
Compound Amino Acid（17AA）

【组成成分】本药每 1000ml 药液的组分为：L-异亮氨酸 2.10g、L-亮氨酸 2.85g、L-盐酸赖氨酸 4.21g、L-甲硫氨酸 2.70g、L-苯丙氨酸 2.50g、L-苏氨酸 2.70g、L-色氨酸 1.05g、L-盐酸精氨酸 8.47g、L-缬氨酸 2.30g、甘氨酸 7.80g、L-盐酸组氨酸 2.36g、L-酪氨酸 0.398g、L-丙氨酸 13.00g、L-脯氨酸 7.00g、L-丝氨酸 7.00g、L-半胱氨酸 0.54g、L-谷氨酸 5.50g、山梨醇 50.00g、亚硫酸氢钠 0.5g。

【药理作用】含必需氨基酸与非必需氨基酸比为 1∶2.5，其中丙氨酸、脯氨酸含量较高，为创伤患者氨基酸代谢之必需，不含门冬氨酸，有适量的谷氨酸，有利于代谢，又可减少不良反应。

本品具有促进人体蛋白质代谢正常，纠正负氮平衡，补充蛋白质，加快伤口愈合的作用。

【适应证】用于手术、严重创伤、大面积烧伤引起的严重氨基酸缺乏，以及各种疾病引起的低蛋白血症。

【用法用量】由中心静脉或周围静脉滴注，常用量一日 250～1000ml。成人滴速每分钟 40 滴，儿童、老人及重病者滴速宜更慢。应按年龄、病情和体重增减剂量。

【不良反应】滴注速度过快可引起恶心、呕吐、头痛和气喘。

【禁忌】
1. 严重肝肾功能不全者禁用。
2. 氮质血症、无尿、心力衰竭及酸中毒未纠正前禁用。

【注意事项】
1. 注射后剩余药液不能贮存再用。本品遇冷能析出结晶，应微温溶解，待冷至 37℃，溶液澄明后方可使用。如药液发生浑浊、沉淀时不可再用。
2. 本药不宜与对氨基水杨酸、磺胺类药配伍。
3. 孕妇及哺乳期妇女用药情况尚不明确。

【规格】注射液：250ml：19.133g（总氨基酸）。

复方氨基酸（17AA-Ⅰ）
Compound Amino Acid（17AA-Ⅰ）

【组成成分】本药每 1000ml 药液的组分为：L-异亮氨酸 0.87g、L-亮氨酸 1.18g、L-盐酸赖氨酸 1.74g、L-甲硫氨酸 1.12g、L-苯丙氨酸 1.03g、L-苏氨酸 1.12g、L-色氨酸 0.43g、L-盐酸精氨酸 3.50g、L-缬氨酸 0.95g、甘氨酸 3.23g、L-盐酸组氨酸 0.98g、L-酪氨酸 0.165g、L-丙氨酸 5.33g、L-脯氨酸 2.90g、L-丝氨酸 2.90g、n-乙酰-L-半胱氨酸 0.22g、L-谷氨酸 2.28g、山梨醇 50.00g、亚硫酸氢钠 0.5g。

【药理作用】本药所含必需氨基酸与非必需氨基酸的比值为 1∶2.5，具有促进人体蛋白质代谢正常，纠正负氮平衡，补充蛋白质，加快伤口愈合的作用。本药浓度较低，对低营养低蛋白血症患者进行急速静脉内营养时，可避免引起可能出现的并发症。

【适应证】
1. 用于手术、严重创伤、大面积烧伤引起的氨基酸严重缺乏。
2. 用于多种疾病引起的低蛋白血症。

【用法用量】采用周围静脉滴注或中心静脉插管滴注，一日 250～1000ml，按年龄、体重及病情适当增减剂量。

【不良反应】
1. 滴注速度过快可引起面部潮红、多汗、恶心、呕吐、头痛和气喘，有可能导致血栓性静脉炎。
2. 肝肾功能不全者可能出现高氮血症和血清尿素氮升高。

【禁忌】严重肝肾功能不全者、氮质血症、无尿、心力衰竭及酸中毒未纠正前的患者禁用。

【注意事项】
1. 本药不宜与对氨基水杨酸、磺胺类药配伍。
2. 使用本药时滴速不宜过快，成人为每分钟 40 滴，儿童、老人及病情严重者滴速宜更慢。
3. 本药为盐酸盐，大剂量使用可能导致酸碱失衡。
4. 注射后剩余药液不能储存后再用。本药遇冷可析出结晶，应微温溶解，待冷至 37℃，溶液澄明后方可使用。
5. 孕妇及哺乳期妇女用药情况尚不明确

【规格】注射液：250ml：7.49g（总氨基酸）；500ml：14.97g（总氨基酸）。

复方氨基酸（17AA – H）
Compound Amino Acid（17AA – H）

【组成成分】本品每 500ml 药液的组分为：L – 异亮氨酸 4.60g、L – 亮氨酸 4.725g、L – 醋酸赖氨酸 1.975g、L – 甲硫氨酸 0.22g、L – 苯丙氨酸 0.15g、L – 苏氨酸 1.07g、L – 色氨酸 0.35g、L – 缬氨酸 4.45g、L – 丙氨酸 4.20g、L – 精氨酸 7.685g、L – 门冬氨酸 0.10g、L – 组氨酸 1.55g、L – 脯氨酸 2.65g、L – 丝氨酸 1.30g、L – 酪氨酸 0.20g、甘氨酸 2.70g、L – 半胱氨酸 0.125g。

【药理作用】本品为氨基酸类药物，是必需氨基酸和非必需氨基酸的复方制剂。氨基酸是合成人体蛋白质的主要成分，也是合成各种组织的氮源，系维持生命的基本物质。本品可提供营养支持，改善体内的氮平衡。

【适应证】用于肝性脑病（亚临床、Ⅰ级、Ⅱ级）、高氨血症。

【用法用量】成人一日 1 次，一次 500 ml，静脉输注时间不应少于 180 分钟（45 ~ 55 滴/分）。用量可根据年龄、症状和体重适当增减。

【不良反应】

1. 过敏：罕见疹样过敏反应，如发生应中止给药。

2. 消化系统：偶见恶心、呕吐等症状。

3. 循环系统：偶见胸部不适、心悸等症状。

4. 糖代谢：偶见低血糖症状。

5. 大量快速给药可引起酸中毒。偶见一过性血氨值上升。

6. 其他：偶见乏力、头晕、畏寒、发热、发汗、给药部位疼痛症状。

【禁忌】严重肾功能障碍或非肝功能障碍导致的氨基酸代谢异常患者禁用。

【注意事项】

1. 重度酸中毒患者和充血性心功能衰竭患者慎用。

2. 本品中含醋酸根离子，大量给药或与电解质并用时应注意电解质的平衡。

3. 给予本品可能会引起血氨浓度上升，若同时出现精神、神经症状的恶化，必须中止给药，或改用其他方法。

4. 孕妇及哺乳期妇女用药尚无使用经验，暂不推荐使用。

5. 儿童用药尚无使用经验，暂不推荐使用。

6. 老年用药应减慢输液速度，减少用量。

【规格】注射液：500ml：37.925g（总氨基酸）。

复方氨基酸（15AA）
Compound Amino Acid（15AA）

【组成成分】本药 6.9% 溶液每 1000ml 的组分如下：L – 脯氨酸 6.3g、L – 色氨酸 0.9g、L – 丝氨酸 3.3g、L – 缬氨酸 8.86g、L – 丙氨酸 4.0g、L – 苏氨酸 2.0g、L – 精氨酸 5.8g、L – 亮氨酸 13.78g、L – 组氨酸 1.6g、L – 甲硫氨酸 2.5g、L – 异亮氨酸 7.66g、L – 苯丙氨酸 3.2g、L – 醋酸赖氨酸 5.8g、L – 半胱氨酸小于 0.2g、甘氨酸 3.3g。

本药 8% 溶液每 1000ml 的组分如下：L – 脯氨酸 8.0g、L – 色氨酸 0.66g、L – 丝氨酸 5.0g、L – 缬氨酸 8.4g、L – 丙氨酸 7.7g、L – 苏氨酸 4.5g、L – 精氨酸 6.0g、L – 亮氨酸 11.0g、L – 组氨酸 2.4g、L – 甲硫氨酸 1.0g、L – 异亮氨酸 9.0g、L – 苯丙氨酸 1.0g、L – 醋酸赖氨酸 8.6g、L – 盐酸半胱氨酸小于 0.2g、甘氨酸 9.0g、亚硫酸氢钠 0.5g。

【药理作用】本药由 15 种氨基酸组成，其中支链氨基酸占总氨基酸量的 45%，具有调整肝病患者的血浆氨基酸谱、升高支链氨基酸与芳香族氨基酸的比值和营养机体的作用。

支链氨基酸不经肝脏代谢，主要在周围组织代谢。除作为骨骼肌的能量底物外，还有抑制蛋白质分解，促进蛋白质合成，调节蛋白质周转率的作用，可为肝病患者提供可耐受的氮源。在应激状态下，本药可抑制损伤时蛋白分解，减少患者体重下降幅度，纠正负氮平衡，从而有利于伤口愈合及肝功能恢复。

【适应证】用于以下情况患者的营养支持及改善：蛋白质消化吸收障碍、蛋白质消耗过多、手术前后、应激状态下（大面积烧伤、创伤及严重感染）肌肉分解代谢亢进、营养恶化及免疫功能下降。

【用法用量】

1. 周围静脉滴注：一日 250 ~ 500ml，分 1 ~ 2 次给药。

2. 中心静脉滴注：一日 250 ~ 750ml。

【不良反应】输注过快可致心悸、恶心、呕吐、发热、头痛等反应，尤其是肝病患者。

【禁忌】严重肾功能损害或尿毒症患者、严重肝功能损害或肝性脑病患者、氨基酸代谢障碍者禁用。

【注意事项】

1. 严重酸中毒、充血性心力衰竭及肾衰竭患者慎用。

2. 注射后剩余药液不能贮存再用。本品遇冷能析出结晶，应微温溶解至澄明后方可使用。但药液如发生浑浊、沉淀时不可使用。

3. 注射速度不宜过快。

4. 孕妇及哺乳期妇女用药情况尚不明确。

【规格】6.9%复方氨基酸注射液（15AA）：250ml：17.25g（总氨基酸）。8%复方氨基酸注射液（15AA）：250ml：20g（总氨基酸）。

复方氨基酸（14AA）
Compound Amino Acid （14AA）

【组成成分】本药3.0%溶液每1000ml的组分如下：异亮氨酸2.1g、亮氨酸2.7g、醋酸赖氨酸3.1g、甲硫氨酸1.6g、苯丙氨酸1.7g、苏氨酸1.2g、色氨酸0.46g、缬氨酸2.0g、丙氨酸2.1g、精氨酸2.9g、组氨酸0.85g、脯氨酸3.4g、丝氨酸1.8g、甘氨酸4.2g、亚硫酸氢钠0.5g、甘油30.0g。

本药8.5%溶液每1000ml的组分如下：异亮氨酸5.9g、亮氨酸7.7g、醋酸赖氨酸8.7g、甲硫氨酸4.5g、苯丙氨酸4.8g、苏氨酸3.4g、色氨酸1.3g、缬氨酸5.6g、丙氨酸6.0g、精氨酸8.1g、组氨酸2.4g、脯氨酸9.5g、丝氨酸5.0g、甘氨酸11.9g、亚硫酸氢钠0.5g。

【药理作用】本药由8种人体必需氨基酸和6种非必需氨基酸组成，含有人体合成蛋白时可利用的各种氨基酸。经静脉给药后可防止氮的丢失，纠正负氮平衡及减少蛋白质的消耗。

【适应证】用于改善手术前后病人营养状态，亦用于蛋白质消化和吸收障碍、蛋白质摄取量不足或消耗过多等所致的轻度营养不良。

【用法用量】静脉滴注，一日250～500ml，严重消耗性疾病可增至1000ml。与高渗葡萄糖注射液混匀后经中心静脉插管滴注，或与5%～10%葡萄糖注射液混匀后经外周静脉缓慢滴注。滴速以每分钟15～20滴为宜。

新生儿一日20ml，滴速每分钟15滴（婴儿滴管）或2小时滴完。婴幼儿一日50～100ml，滴速每分钟10～12滴。

【不良反应】滴注速度过快易产生心悸、胸闷、胃肠道反应、发热、头痛等。

【禁忌】对本药过敏者、尿毒症、肝性脑病患者和代谢障碍患者禁用。

【注意事项】

1. 严重酸中毒、充血性心力衰竭、糖尿病患者慎用。

2. 使用时应供给足量葡萄糖，以防止氨基酸进入体内后被消耗。

3. 使用时应监测电解质、pH值及肝功能，及时纠正代谢性酸中毒和肝功能异常。

4. 严格控制滴速。使用前应仔细检查药液，如发现外观异常，不能应用。药瓶开用后，剩余药液不可再使用。

5. 孕妇及哺乳期妇女用药情况尚不明确。

【规格】3.0%复方氨基酸注射液（14AA）：250ml：7.5g（总氨基酸）。8.5%复方氨基酸注射液（14AA）：250ml：21.2g（总氨基酸）。

复方氨基酸（9AA）
Compound Amino Acid （9AA）

【组成成分】本药每1000ml的成分如下：L-组氨酸2.5g、L-异亮氨酸5.6g、L-亮氨酸8.8g、L-赖氨酸9.0g、L-蛋氨酸8.8g、L-苯丙氨酸8.8g、L-苏氨酸4.0g、L-色氨酸2.0g、L-缬氨酸6.4g、L-半胱氨酸0.1g、焦亚硫酸钠1.0g

【药理作用】氨基酸类药。可补充体内必需氨基酸，使蛋白质合成显著增加而改善营养状况。慢性肾衰时，体内大多数必需氨基酸血浆浓度下降，而非必需氨基酸血浆浓度正常或升高，本品可使下降的必需氨基酸血浆浓度恢复。如同时供给足够能量，可加强同化作用，使蛋白质无须作为能源被分解利用，不产生或极少产生氮的终末代谢产物，有利于减轻尿毒症症状。亦能降低血磷，纠正钙磷代谢紊乱。

【适应证】

1. 用于急性和慢性肾功能不全患者的肠道外支持。

2. 用于大手术、外伤或脓毒血症引起的严重肾衰竭以及急性和慢性肾衰竭。

【用法用量】静脉滴注，成人一日 250 ~ 500ml，缓慢滴注。小儿用量遵医嘱。进行透析的急慢性肾衰竭患者每日 1000ml，最大剂量不超过1500ml。滴速不超过每分钟 15 滴。

【不良反应】静滴速度过快能引起恶心、呕吐、心悸、寒战等反应，应及时减慢给药速度（静滴每分钟 15 滴为宜），老年人和危重患者尤要注意。

【禁忌】氨基酸代谢紊乱、严重肝功能损害、心功能不全、水肿、低血钾、低血钠患者禁用。

【注意事项】

1. 凡用本品的患者，均应低蛋白、高热量饮食。热量摄入应为每日 2000kcal 以上，如饮食摄入量达不到此值，应给予葡萄糖等补充，否则本品进入体内转变为热量，而不能合成蛋白。

2. 应严格控制给药速度，不超过每分钟15 滴。

3. 用药过程中，应监测血糖、血清蛋白、肾功能、肝功能、电解质、二氧化碳结合力、血钙、血磷等，必要时检查血镁和血氨，如出现异常，应注意纠正。

4. 注意水平衡，防止血容量不足或过多。

5. 尿毒症病人宜在补充葡萄糖同时给予少量胰岛素。糖尿病患者应给以适量胰岛素，以防出现高血糖。

6. 尿毒症性心包炎、尿毒症性脑病、无尿、高钾血症等应首先采用透析治疗。

7. 使用本品前应详细检查药液有无浑浊，密封完好才能使用。若遇冷析出结晶，可置 50℃ 温水中溶解后再用。药液一经使用后，剩余药液切勿保存再用。

8. 孕妇及哺乳期妇女用药情况尚不明确。

【规格】注射液：250ml：13.98g（总氨基酸）。

复方氨基酸（3AA）
Compound Amino Acid（3AA）

【组成成分】本药每 1000ml 中含 L - 缬氨酸12.6g、L - 亮氨酸 16.5g、L - 异亮氨酸 13.5g。

【药理作用】

1. 缬氨酸、亮氨酸及异亮氨酸为支链氨基酸，能纠正血浆中支链氨基酸和芳香氨基酸失衡，防止因脑内芳香氨基酸浓度过高引起的肝性脑病。

2. 能促进蛋白质合成和减少蛋白质分解，有利于肝细胞的再生和修复，并可改善低蛋白血症。

3. 直接在肌肉、脂肪、心、脑等组织代谢，产生能量供机体利用。

【适应证】各种原因引起的肝性脑病、重症肝炎以及肝硬化、慢性活动性肝炎。亦可用于肝胆外科手术前后。

【用法用量】静脉滴注，一日 250 ~ 500ml，或用适量 5% ~ 10% 葡萄糖注射液混合后缓慢滴注。每分钟不超过 40 滴。

【不良反应】输注过快可致心悸、恶心、呕吐、发热等反应。

【禁忌】对本药过敏者禁用。

【注意事项】

1. 肾功能不全者慎用。

2. 使用本品时，应注意水和电解质平衡。

3. 重度食道静脉曲张患者使用本品时，应控制输注速度和用量，以防静脉压过高。

4. 病人有大量腹水、胸水时，应避免输入量过多。

5. 详细检查药液，如有浑浊，切勿使用。输注时应一次用完，剩余药液切勿保存再用。本品输注过快可引起恶心、呕吐等反应，应及时减低给药速度，滴注速度宜控制在每分钟不超过 40滴。本品遇冷易析出结晶，宜微温溶解后再用。

7. 孕妇及哺乳期妇女用药情况尚不明确。

【规格】注射液：250ml：10.65g（总氨基酸）。

丙氨酰谷氨酰胺
Alanyl Glutamine

【药理作用】本品为肠道外营养的一个组成部分，可在体内分解为谷氨酰胺和丙氨酸，作为营养物质各自储存在身体的相应部位并随机体的需要进行代谢。

【适应证】适用于需要补充谷氨酰胺患者的肠外营养，包括处于分解代谢和高代谢状况的患者。

【用法用量】本品是一种高浓度溶液，不可直接输注。在输注前，可与配伍的氨基酸溶液或含有氨基酸的输液相混合，然后与载体溶液一起输注。一体积的本品应与至少五体积的载体溶液混合，混合液中本品的最大浓度不应超过 3.5%。

剂量根据分解代谢的程度和氨基酸的需要量而定。胃肠营养每天供给氨基酸的最大剂量为

2g/kg，通过本品供给的丙氨酸和谷氨酰胺量应计算在内。通过本品供给的氨基酸量不应超过全部氨基酸供给量的 20%。

输注速度依载体溶液而定，但氨基酸不应超过每小时 0.1g/kg。

本品连续使用时间不应超过 3 周。

【不良反应】当本品输注速度过快时，将出现寒战、恶心、呕吐，出现这种情况应立即停药。

【禁忌】严重肾功能不全（肌酐清除率＜25ml/min）或严重肝功能不全的患者禁用。

【注意事项】

1. 本品使用过程应监测患者的碱性磷酸酶、丙氨酸氨基转移酶、天门冬氨酸氨基转移酶和酸碱平衡。

2. 对于代偿性肝功能不全的病人，建议定期监测肝功能。

3. 将本品加入载体溶液时，必须保证它们具有可配伍性，保证混合过程是在洁净的环境中进行，还应保证溶液完全混匀。

4. 不要将其他药物加入混匀后的溶液中。

5. 本品中加入其他成分后，不能再贮藏。

6. 孕妇、哺乳期妇女使用本品的临床资料不足，故不推荐使用。

7. 儿童使用本品的临床资料不足，故不推荐使用。

【药物相互作用】本品只能加入与之可配伍的载体溶液中一起输注，未发现本品与其他药物有相互作用。

【规格】注射液：50ml：10g；100ml：20g。注射用丙氨酰谷氨酰胺：10g；20g。

精氨酸
Arginine

【其他名称】L-精氨酸、蛋白氨基酸、胍氨基戊酸、左旋精氨酸。

【药理作用】氨基酸类药。本品在人体内参与鸟氨酸循环，促进尿素的形成，使人体内产生的氨经鸟氨酸循环转变成无毒的尿素，由尿中排出，从而降低血氨浓度。

【适应证】用于肝性脑病，适用于忌钠的患者，也适用于其他原因引起血氨增高所致的精神症状治疗。

【用法用量】静脉滴注，一次 15～20g，临用前用 5% 葡萄糖注射液 1000ml 稀释后应用，至少滴注 4 小时。

【不良反应】

1. 可引起高氯性酸中毒，并使血中尿素氮、肌酸、肌酐浓度升高。

2. 静脉滴注速度过快会引起呕吐、流涎、皮肤潮红等。

【禁忌】对本过敏者、高氯性酸中毒、肾功能不全及无尿患者禁用。

【注意事项】

1. 用药期间宜进行血气监测，注意患者的酸碱平衡。

2. 孕妇及哺乳期妇女用药情况尚不明确。

【规格】注射液：20ml：5g。

1.2　脂肪乳制剂

中长链脂肪乳
Medium and Long Chain Fat Emulsion

【药理作用】脂肪酸补充剂。必需脂肪酸是机体不可缺少的营养素，又是前列腺素、血栓烷及白三烯等生理活性物质的前体。脂肪酸是人体的主要供能物质，在氧供给充足的情况下，脂肪酸可在体内分解成二氧化碳及水并释出大量能量，以 ATP 形式供机体利用。除脑组织外，大多数组织均能氧化脂肪酸，尤以肝及肌肉最活跃。

磷脂是构成细胞生物膜（细胞膜、核膜、线粒体膜）的基本骨架，也是构成各种脂蛋白的主要组成成分，参与脂肪和胆固醇的运输。血浆中磷脂过低，则胆固醇/磷脂酰胆碱比值增大，易出现胆固醇沉积而引起动脉粥样硬化，故磷脂有抗高胆固醇血症的作用。此外，在胆汁中，磷脂与胆盐、胆固醇一起形成胶粒，有利于胆固醇的溶解和排泄。

【适应证】用于胃肠外营养，满足能量和必需脂肪酸的要求。

【用法用量】通过外周静脉或中心静脉输入。一般情况下，输注脂肪乳应尽可能地慢。

1. 成人：10% 注射液，一日 10～20ml/kg，或 20% 注射液，一日 5～10ml/kg。输注速度为 10% 注射液 1.25ml/（kg·h），或 20% 注射液 0.625ml/（kg·h）。

2. 儿童：新生儿、婴儿一日 0.5～4g/kg，输注速度不超过 0.17g/（kg·h）。

【不良反应】

1. 即发型反应：呼吸困难，发绀，变态反应，高脂血症，血液凝固性增高，恶心，呕吐，头痛，潮红，发热、出汗，寒战，嗜睡及胸骨痛等。

2. 迟发型反应：肝脏肿大，中央小叶胆汁淤积性黄疸，脾大，血小板减少，白细胞减少，短暂性肝功能改变及脂肪过量综合征。

【禁忌】

1. 严重脂肪代谢紊乱（如高脂血症、脂性肾病）患者禁用。

2. 严重凝血障碍患者禁用。

3. 脂肪栓塞、急性血栓栓塞患者禁用。

4. 急性心肌梗死、脑卒中患者禁用。

5. 伴有酸中毒和缺氧的严重脓毒血症患者禁用。

6. 酮症酸中毒昏迷和糖尿病性高渗性昏迷患者禁用。

7. 休克患者禁用。

【注意事项】

1. 以下情况慎用：①肝、肾功能不全者。②可疑肺动脉高压者。③甲状腺功能低下（伴有高脂血症）患者。④糖尿病酮症酸中毒患者。⑤急性出血坏死性胰腺炎患者。⑥败血症患者。⑦单核－巨噬细胞系统疾病患者。⑧多种原因引起的酸中毒患者。⑨代谢不稳定、未经治疗的水电解质代谢紊乱（如低渗性脱水、低血钾、水潴留）患者。⑩肝内胆汁淤积者。

2. FDA 对本药的妊娠安全性分级为 C 级。对哺乳的影响尚不明确。

3. 在本药中加入多价阳离子（如钙）可能发生不相容（特别是当钙与肝素结合时）。

4. 本药注射液中可直接添加脂溶性维生素。但不可将电解质溶液直接加入本药中，以防凝聚脂肪进入血液。

5. 对大豆蛋白过敏者，用药前须做过敏试验。

6. 用药严重过量，且未同时给予碳水化合物时，可能导致代谢性酸中毒。

7. 用药过程中，如出现显著的反应性血糖升高，应停止输注。

【规格】10% 中长链脂肪乳注射液：100ml：大豆油 5g、中链甘油三酸酯 5g、卵磷脂 1.2g；250ml：大豆油 12.5g、中链甘油三酸酯 12.5g、卵磷脂 3g；500ml：大豆油 25g、中链甘油三酸酯 25g、卵磷脂 6g。20% 中长链脂肪乳注射液：

100ml：大豆油 10g、中链甘油三酸酯 10g、卵磷脂 1.2g；250ml：大豆油 25g、中链甘油三酸酯 25g、卵磷脂 3g；500ml：大豆油 50g、中链甘油三酸酯 50g、卵磷脂 6g。

长链脂肪乳
Long Chain Fat Emulsion

【药理作用】本药为静脉用营养药，本药含有注射用大豆油和注射用磷脂酰胆碱，其中约 60% 的脂肪酸是必需脂肪酸，其颗粒直径大小和生物特性与天然乳糜微粒相似。可提供机体所需的热量和必需脂肪酸。

【适应证】用于必需脂肪酸缺乏及需补充能量的患者，如胃肠外营养、肾功能损害、限制蛋白质摄入但又需要大量热量、肿瘤患者等。

【用法用量】静脉滴注。

1. 成人：一日最大推荐剂量为 3g/kg（按三酰甘油计）。10%、20% 注射液 500ml 的输注时间不少于 5 小时，30% 注射液 250ml 的输注时间不少于 4 小时。

2. 儿童

（1）正常婴儿：10%、20% 注射液一日使用剂量为 0.5～4g/kg（按三酰甘油计），输注速度不超过 0.17g/（kg·h）。一日最大用量不应超过 4g/kg。只有在密切监测血清三酰甘油、肝功能、氧饱和度等指标的情况下，输注剂量才可逐渐增加至一日 4g/kg。

（2）早产儿及低体重儿：开始一日剂量为 0.5～1g/kg，以后逐渐增加到一日 2g/kg，宜 24 小时连续输注。

【不良反应】

1. 在输注初期，可出现出汗、颤抖、头痛或呼吸困难等不良反应，应立即停止输注。

2. 在长期进行肠道外营养期间，有可能出现下列不良反应：碱性磷酸酶、转氨酶及胆红素增加；罕见肝肿大和黄疸；中度的血小板减少症。

【禁忌】

1. 严重脂肪代谢紊乱（如高脂血症、脂性肾病）患者禁用。

2. 严重凝血障碍患者禁用。

3. 脂肪栓塞、急性血栓栓塞患者禁用。

4. 急性心肌梗死、脑卒中患者禁用。

5. 伴有酸中毒和缺氧的严重脓毒血症患者

禁用。

6. 酮症酸中毒昏迷和糖尿病性高渗性昏迷患者禁用。

7. 休克患者。

【注意事项】

1. 以下情况慎用：①肝、肾功能不全者。②可疑肺动脉高压者。③甲状腺功能低下（伴有高脂血症）患者。④糖尿病酮症酸中毒患者。⑤急性出血坏死性胰腺炎患者。⑥败血症患者。⑦单核－巨噬细胞系统疾病患者。⑧多种原因引起的酸中毒患者。⑨代谢不稳定、未经治疗的水电解质代谢紊乱（如低渗性脱水、低血钾、水潴留）患者。⑩肝内胆汁淤积患者。

2. FDA 对本药的妊娠安全性分级为 C 级。对哺乳的影响尚不明确。

3. 在本药中加入多价阳离子（如钙）可能发生不相容（特别是当钙与肝素结合时）。

4. 本药注射液中可直接添加脂溶性维生素，但不可将电解质溶液直接加入本药中，以防凝聚脂肪进入血液。

5. 对蛋类或豆类过敏者可能对本药过敏。对大豆蛋白过敏者，用药前须做过敏试验。

6. 用药严重过量，且未同时给予碳水化合物时，可能导致代谢性酸中毒。

7. 用药过程中，如出现显著的反应性血糖升高，应停止输注。

8. 目前尚缺乏儿童使用 30% 注射液的经验。婴儿对脂肪清除能力差，脂肪可能聚积于肺而致婴儿死亡。新生儿和未成熟儿（伴有高胆红素血症）用药应谨慎。

9. 老年用药尚无相关资料。

【药物相互作用】本品尚无详尽的药物配伍禁忌资料。

切勿将其他药物或电解质直接加入脂肪乳剂中。如确需加入添加剂，给患者输注之前，应先检查其配伍相容性并充分混匀。如与其他溶液经同一输入口输注时，需确保二者的配伍相容性。

【规格】注射液：100ml：大豆油 10g、卵磷脂 1.2g；100ml：大豆油 20g、卵磷脂 1.2g；100ml：大豆油 30g、卵磷脂 1.2g；250ml：大豆油 25g、卵磷脂 1.5g；250ml：大豆油 25g、卵磷脂 3g；250ml：大豆油 50g、卵磷脂 3g；250ml：大豆油 75g、卵磷脂 3g；500ml：大豆油 50g、卵磷脂 3g；500ml：大豆油 50g、卵磷脂 6g；500ml：大豆油 100g、卵磷脂 6g；1000ml：大豆油 200g、卵磷脂 12g。

ω-3 鱼油脂肪乳
ω-3 Fish Oil Fat Emulsion

【药理作用】本品所含长链 ω-3 脂肪酸可作为血浆与组织脂质的组成部分，其中二十五碳五烯酸（DHA）是膜磷脂结构中重要的组成成分，二十六碳六烯酸（EPA）则是二十烷类（如前列腺素、血栓烷、白介素及其他脂类介质）合成的前体物质，增加 EPA 衍生的介质类物质的合成能够促进抗凝和抗炎作用，调节免疫系统。甘油在体内或代谢后进入糖酵解用于产生能量，或与游离脂肪酸结合，重新酯化，主要在肝脏生成甘油三酯。卵磷脂在体内或水解或以原形构成细胞膜的重要组成成分。

【适应证】当口服或肠内营养不可能、功能不全或有禁忌时，为患者补充长链 ω-3 脂肪酸，特别是 EPA 与 DHA。

【用法用量】一日输注本品 1～2ml/kg，相当于鱼油 0.1～0.2g/kg。最大滴注速度每小时不可超过 0.5ml/kg 体重，相当于不超过鱼油 0.05g/kg。

本品应与其他脂肪乳同时使用。脂肪输注总剂量为按体重一日 1～2g/kg，本品所提供的鱼油应占每日脂肪输入量的 10%～20%。

通过中心静脉或外周静脉输注。使用前应摇匀。在相容性得到保证的前提下，本品混合其他脂肪乳剂后，可与其他输液（如氨基酸溶液、碳水化合物溶液）同时输注。

本品连续使用时间不应超过 4 周。

【不良反应】

1. 本品有可能造成患者出血时间延长及血小板聚集抑制。极少数患者可能感觉鱼腥味。

2. 输注脂肪乳可能出现的不良反应包括体温轻度升高、热感和（或）冷感、寒战、潮红或发绀、食欲不振、恶心、呕吐、呼吸困难、头痛、胸痛、腰背痛、骨痛、阴茎异常勃起（极为罕见）、血压升高或降低、过敏反应（如红斑）。

3. 应注意代谢超负荷现象。代谢超负荷可能是先天性个体代谢差异或者患者疾病状况下不适宜的输注剂量和输注速度所致。代谢超负荷可能有以下症状：肝大伴或不伴黄疸、凝血指标改变（如出血时间、凝血时间、凝血酶原时间、血小板计数）、脾大、贫血、白细胞减少、血小板减少、出血及出血倾向、肝功能病理性改变、发热、高血脂、头痛、胃痛、疲劳、高血糖。如果出现这些不良反应，或输入脂肪乳期间甘油三酯浓度超过 3mmol/l，应停止输注脂肪乳剂，如果需要继续输注，应减少剂量后再输入。

【禁忌】

1. 对鱼或鸡蛋蛋白过敏者禁用。

2. 脂质代谢受损者禁用。

3. 严重出血性疾病患者禁用。

4. 未控制的糖尿病患者禁用。

5. 虚脱（或休克）、近期心肌梗死、脑卒中及不明原因昏迷等急症或危及生命的疾病患者禁用。

6. 严重肾、肝功能不全者禁用。

7. 儿童、孕妇、哺乳期妇女禁用。

8. 肠外营养的一般禁忌证：低钾血症、低渗性脱水、代谢不稳定和酸中毒患者禁用。

【注意事项】

1. 应每日检查血清甘油三酯水平。

2. 应定期检查血糖、酸碱平衡、体液平衡、血清电解质、血细胞计数，接受抗凝治疗的患者还应定期检查出血时间。

3. 脂肪乳输注期间，血清甘油三酯浓度不应超过 3mmol/L。

4. 使用本品有可能延长出血时间，抑制血小板凝集，因此接受抗凝治疗的患者应慎用本品。

5. 本品开启后应立即在无菌条件下与脂肪乳或含脂溶性维生素的脂肪乳混合。在 25℃ 以下，该混合液的物理与化学稳定性可保持 24 小时不变。本品一旦与脂肪乳及脂溶性维生素混合后应尽早使用，配制后的混合液应在 24 小时内完成输注。

6. 开瓶后一次未配制完的药液应予以丢弃，未使用完的已配制的药液也应予以丢弃。

7. 当与其他脂肪乳同时使用或稀释使用时，本品所提供的鱼油应占每日脂肪提供量的 10% ~ 20%。

8. 使用前轻摇本品，只有在溶液均匀和容器未损坏时使用，如有可能，输注过程中应使用不含邻苯二钾酸盐的设备。

9. 目前缺乏孕妇及哺乳期妇女安全使用的临床经验，本品不能用于孕妇及哺乳期妇女。

【药物相互作用】

1. 与多价阳离子（如钙离子）混合使用时，可能出现不相容性，尤其是与肝素共用时。

2. 使用本品有可能导致出血时间延长与血小板凝集出现抑制，因此同时接受抗凝治疗的患者给予本品时要特别小心，可以考虑减少抗凝剂的使用量。

【规格】注射液：50ml：精制鱼油 5g、卵磷脂 0.6g；100ml：精制鱼油 10g、卵磷脂 1.2g。

2　肠内营养药

复方 α - 酮酸
Compound　α - keto Acid

【组成成分】本药每片（630mg）含消旋酮异亮氨酸钙 67mg、酮亮氨酸钙 101mg、酮苯丙氨酸钙 68mg、酮缬氨酸钙 86mg、消旋羟甲硫氨酸钙 59mg、L - 赖氨酸醋酸盐 105mg、L - 苏氨酸 53mg、L - 色氨酸 23mg、L - 组氨酸 38mg、L - 酪氨酸 30mg。每片总氮量为 36mg，总钙量为 1.25mmol（约 50mg）。

【药理作用】本药含有五种必需氨基酸（赖氨酸、苏氨酸、色氨酸、组氨酸和酪氨酸），以土豆 - 鸡蛋模型以及 α - 酮酸（或带有碳链结构的 α - 羟基酸）为比例设计。这种 α - 酮酸或 α - 羟基酸以 4 种氨基酸相应的酮酸及羟基甲硫氨酸的钙盐形式存在，在酶的转氨基作用下，可合成相应的左旋氨基酸以分解尿素。

在低蛋白饮食情况下，本药可补充必需氨基酸而不增加氮负荷。可重复利用含氮的代谢产物，促进蛋白质合成，同时降低血尿素氮，从而可改善氮平衡和血氨基酸的不平衡状态，也可降低血中钾离子和磷酸根离子浓度，进而改善尿毒症的症状，并可延迟某些肾功能不全患者开始使用透析治疗的时间。酮或羟氨基酸不引起残存肾单位的高滤过，可改善肾性高磷血症、继发性甲状旁腺功能亢进及肾性骨营养不良。

【适应证】配合低蛋白饮食，用于轻中度慢性肾衰竭患者，可减轻症状，延缓病情进展，也可用于重度慢性肾衰竭者，改善其营养状况。

【用法与用量】成人口服，一次 2.52 ~ 5.04g，一日 3 次。

【不良反应】尚未见明显不良反应的报道，偶有患者服药后出现中上腹饱满感。大量用药后可出现高钙血症。

【禁忌】高钙血症患者、氨基酸代谢紊乱者禁用。

【注意事项】

1. 遗传性苯丙酮尿症患者慎用。

2. 孕妇用药的有效性尚未确定。对哺乳的影响尚不明确。

3. 儿童用药的有效性尚未确定。

4. 用药期间应定期检查血钙、血磷浓度。

【药物相互作用】

1. 与氢氧化铝合用，可加重或加速低磷血症，故两者联用时，应减少氢氧化铝的摄入量。

2. 与其他含钙药物、抗酸药合用，可加重高钙血症。

3. 与可络合钙的药（如四环素类、环丙沙星等）合用，可影响本药的吸收，故与这些药合用的间隔时间至少为 2 小时。

【规格】复方 α-酮酸片：630mg。

整蛋白型肠内营养剂
Intacted　Protein Enteral Nutrition

【组成成分】本药混悬液主要含有麦芽糊精、酪蛋白、植物油、膳食纤维（大豆多糖等）、矿物质、维生素和微量元素等。本药粉剂主要含有麦芽糊精、酪蛋白、植物油、矿物质、维生素和微量元素等。

【药理作用】具有营养素全面、易消化、吸收较完全、生物利用度较高的特点。可提供人体必需的营养物质和能量，以满足患者对必需氨基酸、必需脂肪酸、维生素、矿物质和微量元素的需要。

本药含膳食纤维型制剂适合需长期提供营养的患者，膳食纤维有助于维持胃肠道功能；不含膳食纤维型制剂适用于严重胃肠道狭窄、肠瘘、术前或诊断前肠道准备的患者；高能量型制剂可为不能耐受大容量喂养的患者或需要高能量的患者提供全部营养或营养补充；供肿瘤患者使用制剂具有高脂肪、高能量、低碳水化合物含量的特点，更适用于癌症患者的代谢需要，其成分维生素 A、维生素 C 和维生素 E 含量较高，并含有核苷酸和ω-3 脂肪酸，能改善免疫功能，增强机体抵抗力。

【适应证】本品适用于有胃肠道功能或部分胃肠道功能而不能或不愿进食足够数量的常规食物以满足机体营养需求的需进行肠内营养治疗的病人，主要用于：

1. 畏食及相关的疾病患者：如精神（或神经）性疾病或损伤、心肺疾病的恶病质、癌性恶病质、癌肿治疗晚期、艾滋病、心功能不全、意识障碍、创伤或烧伤引起的食欲缺乏患者。

2. 机械性胃肠道功能紊乱患者：如头颈部癌肿、颌面部损伤、颅面部或颈部术后、上消化道阻塞（如食管狭窄）、咀嚼或吞咽困难、接受机械换气的患者。

3. 代谢性胃肠道功能障碍患者：如严重胃肠道狭窄、肠瘘患者。

4. 危重疾病患者：如大面积烧伤、创伤、脓毒血症、大手术后恢复期的患者。

5. 脂肪或 ω-3 脂肪酸需要量增加的患者。

6. 营养不良患者的术前喂养。

7. 术前或诊断前肠道准备。

【用法用量】口服或管饲喂养。

一般病人，每天给予 2000kcal 即可满足机体对营养成分的需求。高代谢病人（烧伤、多发性创伤），每天可用到 4000kcal 以适应机体对能量需求的增加。

对初次胃肠道喂养的病人，初始剂量最好从每天 1000kcal 开始，在 2～3 天内逐渐增加至需要量。

剂量和使用方法根据病人需要，由医师处方而定。

【不良反应】摄入过快或严重超量时可能会出现恶心、呕吐、腹泻和腹痛等胃肠道不适反应。

【禁忌】

1. 严重消化或吸收功能不良、胃肠道功能衰竭者禁用。

2. 消化道出血患者禁用。

3. 急性胰腺炎患者禁用。

4. 严重腹腔内感染（包括腹膜炎）患者禁用。

5. 胃肠张力下降的患者禁用。

6. 肠梗阻患者禁用。

7. 急腹症患者禁用。

8. 对本药中所含物质过敏或有先天性代谢障碍的患者禁用。

9. 严重肝、肾功能不全者禁用。

10. 1 岁以下婴儿禁用。

【注意事项】

1. 严禁经静脉输注。

2. 溶解配制时应谨慎操作以保证药品的卫生；溶解配制好的药品应尽量一次用完。本品混悬液制剂及乳剂若有剩余，应置于加盖容器中，于 4℃条件下保存，但不得超过 24 小时。

3. 严重糖代谢异常的患者慎用。

4. 孕妇及哺乳期妇女用药：本品为营养支持用药，具体使用由医师处方决定。

5. 儿童用药：禁用于 1 岁以内的婴儿；不宜作为 1~5 岁儿童的单一营养来源。

【药物相互作用】本药含维生素 K 的制剂与口服抗凝药（如香豆素类）合用，可干扰维生素 K 代谢。

【规格】整蛋白型肠内营养混悬液：500ml：375Kcal；500ml：500Kcal；500ml：750kcal；1000ml：1000kcal。整蛋白型肠内营养粉剂：320g：1500kcal。整蛋白型肠内营养乳剂：200ml；500ml。

短肽型肠内营养剂
Short Peptide Enteral Nutrition

【组成成分】本药主要含有乳清蛋白水解物、麦芽糖糊精、植物油、矿物质、维生素和微量元素等。

【药理作用】本药为营养支持药，能补充人体日常生理功能所需的能量及营养。

【适应证】本品适用于胃肠道功能有损失，而不能或不愿进食足够数量的常规食物以满足机体营养需求的需进行肠内营养治疗的病人，主要用于：

1. 代谢性胃肠道功能障碍患者：如胰腺炎、感染性肠道疾病、肠瘘、短肠综合征、艾滋病、接受放射或化疗的肠病患者。

2. 危重疾病患者：如严重烧伤、创伤、脓毒血症、大手术后的恢复期患者。

3. 营养不良患者的术前喂养。

4. 术前或诊断前肠道准备患者。

【用法用量】口服或管饲喂养。

一般病人，每天给予 2000kcal 即可满足机体对营养成分的需求。高代谢病人（烧伤、多发性创伤），每天可用到 4000kcal 以适应机体对能量需求的增加。

对初次胃肠道喂养的病人，初始剂量最好从每天 1000kcal 开始，在 2~3 天内逐渐增加至需要量。

剂量和使用方法根据病人需要，由医师处方而定。

【不良反应】偶有腹胀、腹痛、腹泻。

【禁忌】

1. 胃肠道功能衰竭者禁用。

2. 完全性小肠梗阻患者禁用。

3. 严重的腹腔内感染患者禁用。

4. 1 岁以下婴儿禁用。

5. 对本药任一成分过敏或有先天性代谢障碍的患者禁用。

6. 顽固性腹泻等需要进行肠道休息的患者禁用。

【注意事项】

1. 本品能用于糖尿病病人，但严重糖代谢异常者慎用；严重肝、肾功能不全者慎用。

2. 孕妇及哺乳期妇女用药情况尚不明确。

3. 禁用于 1 岁以内的婴儿。

【规格】短肽型肠内营养粉剂：125g：500kcal。短肽型肠内营养混悬液：500ml：500kcal。

氨基酸型肠内营养剂
Enteral Nutritional

【组成成分】本营养剂含氨基酸 15%、脂肪 2.5%、碳水化合物 82.2%。每 80g 含蛋白质 11.5g、亚油酸 0.6g、脂肪 0.8g、碳水化合物 61.7g，可提供能量 1250kJ（200kcal）。

【药理作用】本药为肠内营养剂，可为机体提供充分的热能和蛋白质，能有效纠正负氮平衡，改善营养不良状况，促进健康恢复，防止疾病复发。本药中富含谷氨酰胺（24.15g/kg），有助于肠黏膜细胞再生，减轻肠黏膜萎缩和肝胆系统淤胆等并发症，也可维护肠黏膜的免疫功能，从而减少细菌和毒素进入血液，降低感染发生率等。

【适应证】本药适用于重症代谢障碍及胃肠道功能障碍患者的肠内营养支持，如：短肠综合征、胰腺炎、慢性肾病、手术后、血浆白蛋白低下（血浆白蛋白浓度低于 25g/L）、发生放射性肠炎的癌症、消化道瘘、克罗恩病、溃疡性大肠炎、消化不良综合征、大面积烧伤以及不能接受含蛋白质的肠内营养剂的患者。

【用法用量】

1. 口服给药：将本药 80g 溶解于 300ml 温开水中口服，初始量为一日 60~80g，根据病情逐渐加量，4~10 日后达到标准剂量（一日 480-640g）。

2. 管饲给药：非手术患者疾病早期，将本药80g 溶解于 300ml 温开水中，通过鼻饲管或胃管滴入，第一日，前 8 小时连续滴入速度为 40ml/h，以后滴入速度为 60ml/h；第二日滴入速度为 80ml/h，全天量为 1920ml。

【不良反应】个别患者出现腹胀、腹泻，然而通过调整给药温度、浓度和速度可以得到很好改善。极个别患者通过上述措施不能缓解的，暂停给药，待胃肠功能恢复后可以继续使用。

【禁忌】严重糖尿病患者或使用大量激素后出现糖代谢异常者禁用。

【注意事项】

1. 严禁静脉使用。

2. 肠道完全梗阻者、有高血糖倾向者（需以胰岛素或降血糖药物控制）、肾衰未进行透析者、老年糖尿病患者应慎用本品。

3. 无妊娠期及哺乳期妇女的用药经验。

4. 不推荐用于 10 岁以下儿童。

5. 严格按标准配制，以防患者使用后出现高渗性腹泻。

【药物相互作用】本药与活性炭等吸附剂或多价金属阳离子螯合剂（如四环素、诺氟沙星、环丙沙星）合用，两者疗效均降低。

【规格】氨基酸型肠内营养粉剂：80g。

第十六章　调节免疫功能药

1　免疫抑制药

青霉胺
Penicillamine

【其他名称】D-青霉胺。

【药理作用】本药是青霉素的代谢产物，为含有巯基的氨基酸，具有以下药理作用：

1. 免疫抑制作用：本药可解聚免疫复合物，提高网状内皮细胞的吞噬功能，使血液循环中的免疫复合物及 IgG、IgM、IgA 水平下降，减轻免疫病理过程。本药抗类风湿关节炎的机制可能为：其分子中的巯基可促使类风湿因子巨球蛋白的二硫键断裂，使螺旋结构解聚，从而破坏类风湿因子，抑制类风湿关节炎的免疫反应。

2. 络合作用：①重金属中毒：本药能络合铜、铁、汞、铅、砷等重金属，形成稳定的可溶性复合物并由尿排出。其排铜作用强于二巯丙醇，驱铅及驱汞作用分别弱于依地酸钙钠、二巯丙醇。本药口服不良反应少，可用于轻度或不能选用其他络合剂的重金属中毒。②肝豆状核变性：通过络合铜并促进其排泄，从而改善肝豆状核变性的临床症状，特别是神经症状。③胱氨酸尿症及胱氨酸结石：本药可与胱氨酸反应，形成溶解度为胱氨酸 50 倍的半胱氨酸-青霉胺二硫化物，从而降低尿中胱氨酸浓度，预防胱氨酸结石的形成。

3. 抑制胶原纤维的合成：胶原纤维的合成有赖于胶原分子内或分子间的交叉连接，这种交叉连接是由胶原肽链中的赖氨酸氧化酶催化而形成的稳定的共价交联。本药可与赖氨酸氧化酶中的 Ca^{2+} 结合，从而抑制该酶的活性，阻碍胶原纤维的合成；也可抑制不可溶性胶原纤维形成，即阻碍胶原纤维的成熟，从而可用于治疗硬皮病。

4. 非特异性抗炎作用：本药可抑制中性粒细胞趋化，减轻病变区域炎症细胞浸润，稳定细胞膜，阻止介质释放，从而减轻炎症。

【适应证】

1. 用于治疗重金属中毒、肝豆状核变性（Wilson 病）、胱氨酸尿症。

2. 用于其他药物治疗无效的严重活动性类风湿关节炎。

3. 治疗结缔组织病如硬皮病、多发性肌炎、肺纤维化等以及原发性胆汁性肝硬化、慢性肝炎等。

4. 本药滴眼液用于石灰等碱烧伤、病毒性角膜溃疡及角膜水肿等疾患。

【用法与用量】口服给药。

1. 成人：一般一日 1g，分 4 次口服。

（1）肝豆状核变性、类风湿关节炎：开始时一日 125～250mg，以后每 1～2 月增加 125～250mg。常用维持量为一次 250mg，一日 4 次。一日最大量一般不超过 1.5g。待症状改善，血铜及铜蓝蛋白达正常时，可减半量，一日 500～750mg 或间歇用药。治疗 3～4 个月仍无效时，应改用其他药物治疗。

（2）胱氨酸尿症：用量可根据尿胱氨酸排出量而定，一日最大量为 2g，分 4 次服用。开始剂量宜小，一般一日 250mg，以后逐渐递增。胱氨酸尿伴有结石者，要求尿中排出胱氨酸量一日低于 100mg，无结石患者尿中排出胱氨酸量为一日 100～200mg。

（3）重金属中毒：一日 1～1.5g，分 3～4 次服用，5～7 日为一疗程。停药 3 日后，可开始下一疗程。根据体内毒物量的多少一般需 1～4 疗程。

（4）慢性活动性肝炎：一日 800mg，可改善症状。用药 3 个月，无效者逐渐停药。

（5）局限性硬皮症：一日 300～600mg，用药 2 个月内显效，可使皮肤张力增加，胶原联结减少。

（6）原发性胆汁性肝硬化：一日 150～250mg，8 周内用量增至一日 300～600mg，可改善胆汁淤积，减轻肝细胞坏死，使肝功能好转。

血液透析的患者用药时应适当减量。

2. 儿童

（1）肝豆状核变性：一日 20～25mg/kg，分 3

次服用。

（2）胱氨酸尿症：一日 30mg/kg，分 4 次服用。

【不良反应】本药不良反应与给药剂量相关，发生率较高且较为严重，部分患者在用药 18 个月内因无法耐受而停药。最初的不良反应多为胃肠道功能紊乱、味觉减退、中等程度的血小板计数减少，但严重者不多见。长期大剂量服用，皮肤胶原和弹性蛋白受损，导致皮肤脆性增加，有时出现穿孔性组织瘤和皮肤松弛。大多数不良反应可在停药后自行缓解和消失。

1. 过敏反应：可出现全身瘙痒、皮疹、荨麻疹、发热、关节疼痛和淋巴结肿大等过敏反应。重者可发生狼疮样红斑和剥脱性皮炎。

2. 消化系统：可有恶心、呕吐、食欲减退、腹痛、腹泻、味觉减退、口腔溃疡、舌炎、牙龈炎及溃疡病复发等。少数患者出现肝功异常（氨基转移酶升高）。

3. 泌尿生殖系统：部分患者出现蛋白尿，少数患者可出现肾病综合征。用药 6 个月后，有的患者出现严重的肾病综合征。

4. 血液系统：可导致骨髓抑制，主要表现为血小板和白细胞减少、粒细胞缺乏，严重者可出现再生障碍性贫血。也可见嗜酸粒细胞增多、溶血性贫血。

5. 神经系统：可有眼睑下垂、斜视、动眼神经麻痹等。少数患者在用药初期可出现周围神经病变。长期服用可引起视神经炎。治疗肝豆状核变性时，易加重神经系统症状，可导致痉挛、肌肉挛缩、昏迷甚至死亡。

6. 代谢及内分泌系统：本药可与多种金属形成复合物，可能导致铜、铁、锌或其他微量元素的缺乏。

7. 呼吸系统：可能加重或诱发哮喘发作。

8. 其他：本药可使皮肤变脆和出血，并影响创口愈合。据报道，本药尚可导致狼疮样综合征、重症肌无力、Goodpasture 综合征、多发性肌炎、耳鸣。也可导致 IgA 检验值降低。

【禁忌】

1. 中性粒细胞缺乏、再生障碍性贫血、肾功能不全、红斑狼疮、重症肌无力及严重的皮肤病患者（国外资料）禁用。

2. 孕妇（国外资料）禁用。

【注意事项】

1. 对青霉素过敏者，也可能对本药过敏。

2. 下列情况慎用：①对青霉素过敏者。②过敏体质患者。③肝功能不全者。④血液疾病患者。

3. 65 岁以上的老年人用药后易出现血液系统毒性反应。

4. 药物对妊娠及哺乳的影响：本药可影响胚胎发育，动物实验发现可致胎仔骨骼畸形和腭裂等。故除治疗肝豆状核变性、胱氨酸尿症外，孕妇一般应禁用。FDA 对本药的妊娠安全性分级为 D 级。尚不明确本药是否可分泌入人类乳汁，但建议哺乳妇女服药期间停止哺乳。

5. 本药应在餐后 1.5 小时服用。如患者须使用铁剂，则宜在服铁剂前 2 小时服用本药，以免降低本药疗效。如停用铁剂，则应考虑到本药吸收量增加而可能产生的毒性作用，必要时应适当减少本药剂量。

6. 本药应连续服用，即使暂时停药数日，再次用药时也可能发生过敏反应。停药后再次服用时，仍应从小剂量开始。

7. 出现轻微蛋白尿、轻微白细胞减少或皮疹等较轻的不良反应时，常常可以采用"滴定式"方法逐步调整本药的用量。当尿蛋白排出量一日大于 1g、白细胞计数低于 3×10^9/L 或血小板计数低于 100×10^9/L 时应停药。

8. 出现味觉异常时（肝豆状核变性患者除外），可用 4% 硫酸铜溶液 5～10 滴，加入果汁中口服，一日 2 次，有助于味觉恢复。

9. 在开始服药的 6 个月内，应每 2 周检查血常规及血小板计数、尿常规，以后每月检查一次；治疗期间应每 6 个月检查一次肝功能；肝豆状核变性患者初次用药时，在服药当日应检查 24 小时尿铜，以后每 3 个月测定一次。

【药物相互作用】

1. 吡唑类药物可增加本药血液系统不良反应的发生率。

2. 本药可加重抗疟药、金制剂、免疫抑制药、保泰松等对血液系统和肾脏的毒性。

3. 与铁剂同服，可使本药的吸收减少 2/3。

4. 含有氢氧化铝或氢氧化镁的抗酸药可减少本药的吸收，如本药必须与抗酸药合用时，两药服用时间最好间隔 2 小时。

5. 本药可拮抗维生素 B_6 的作用，长期服用本药者，维生素 B_6 需要量增加，可一日加服 25mg 维生素 B_6。

6. 与地高辛合用时，可明显降低地高辛的血药浓度。

【规格】片剂：100mg；125mg；250mg。胶囊剂：125mg；250mg。

环孢素
Cyclosporin

【其他名称】环孢多肽 A、环孢菌素、环孢菌素 A、环孢霉素 A、环孢素 A、环胞灵、环胞霉素

【药理作用】环孢素为一新型的 T 淋巴细胞调节剂，能特异性地抑制辅助性 T 淋巴细胞的活性，但并不抑制 T 淋巴细胞，反而促进其增殖。本品亦可抑制 B 淋巴细胞的活性。本品还能选择性抑制 T 淋巴细胞所分泌的白细胞介素－2、γ－干扰素，亦能抑制单核、巨噬细胞所分泌的白细胞介素－1。能抑制体内抗移植物抗体的产生，因而具有抗排斥的作用。本品不影响巨噬细胞的功能，不产生明显的骨髓抑制作用。

【适应证】适用于预防同种异体肾、肝、心、骨髓等器官或组织移植所发生的排斥反应，也适用于预防及治疗骨髓移植时发生的移植物抗宿主反应。本品常与肾上腺皮质激素等免疫抑制剂联合应用，以提高疗效。

近年来有报道试用于治疗眼色素层炎、重型再生障碍性贫血及难治性自身免疫性血小板减少性紫癜、银屑病、难治性狼疮肾炎等。

【用法用量】

1. 口服

（1）成人：开始剂量按体重每日 10 ~ 15mg/kg，1 ~ 2 周后逐渐减量，一般每周减少开始用药量的 5%，维持量为每日 5 ~ 10mg/kg。对做移植术的患者，在移植前 4 ~ 12 小时给药。

（2）小儿：器官移植初始剂量按体重每日 6 ~ 11mg/kg，维持量每日 2 ~ 6mg/kg。

2. 注射：应用氯化钠注射液或 5% 葡萄糖注射液按 1：20 或 1：100 比例稀释，然后缓慢输入静脉，时间应超过 2 ~ 6 小时。一经稀释，溶液必须于 48 小时内使用或遗弃。

建议用量为 3 ~ 5mg/kg，约相当于口服剂量的 1/3。对血中环孢素水平的日常监测至关重要，可应用单克隆抗体酶联免疫法进行监测，依据测定结果确定不同患者的实际剂量，因此而获得靶浓度。

（1）器官移植：当本品与其他免疫抑制剂（如皮质类固醇，或作为 3 ~ 4 种药物治疗方案中的一种药物）联合应用时，应给予较小剂量，如每天静脉输注 1 ~ 2mg/kg，然后每天口服 3 ~ 6mg/kg。患者应尽早进行口服环孢素的治疗。

（2）骨髓移植：第一次给药应在移植前一天进行，最好每天静脉输注 3 ~ 5mg/kg。在术后的最初阶段应每日注射该剂量，最多不超过 2 周。改为口服维持治疗后，剂量约为每天 12.5mg/kg。

肝肾功能不全时应调整用药剂量，血药浓度维持在 250 – 800ng/ml（全血）或 50 ~ 300ng/ml（血浆）。肾病综合征患者（Cr < 200μ mol/L），起始剂量不应超过一日 2.5mg/kg。

【不良反应】

1. 较常见的有厌食、恶心、呕吐等胃肠道反应，牙龈增生伴出血、疼痛，约 1/3 用药者有肾毒性，可出现血清肌酐、尿素氮增高、肾小球滤过率减低、高血压等。牙龈增生一般可在停药 6 个月后消失。慢性、进行性肾中毒多于治疗后约 12 个月发生。

2. 不常见的有惊厥，其原因可能与本品对肾脏毒性及低镁血症有关。此外本品尚可引起氨基转移酶升高、胆汁淤积、高胆红素血症、高血糖、多毛症、手震颤、高尿酸血症伴血小板减少、微血管病性溶血性贫血、四肢感觉异常、下肢痛性痉挛等。有报告本品可诱发血栓形成。

3. 罕见的有过敏反应、胰腺炎、白细胞减少、雷诺综合征、糖尿病、血尿等。

4. 肿瘤和淋巴异常增生：也有发生，但是其发生的频率和在移植受者中的分布与接受传统免疫抑制剂治疗的患者相似。

【禁忌】

1. 对本品过敏者禁用。

2. 严重肾功能不全者禁用。

3. 有病毒感染时禁用本品，如水痘、带状疱疹等。

4. 有恶性肿瘤史或免疫缺陷及近 3 月内接受环磷酰胺等治疗者禁用。

5. 心肺严重病变禁用。

6. 孕妇及哺乳期妇女禁用。

7. 1 岁以下儿童禁用。

8. 未控制的高血压患者禁用。

【注意事项】

1. 本品经动物实验证明有增加致癌的危险性。在人类虽也有并发淋巴瘤、皮肤恶性肿瘤的报告，但尚无导致诱变性的证据。

2. 本品可以通过胎盘。应用2~5倍于人类的剂量对鼠、兔胚胎及胎儿可产生毒性，但按人类常规剂量用药，未见到该类动物的胚胎有致死或致畸的发生。FDA对本药的妊娠安全性分级为C级。

3. 下列情况慎用：肝功能不全、高钾血症、感染、肠道吸收不良、肾功能不全、对服本品不耐受等。

4. 对诊断的干扰：①用本品最初几日，血尿素氮及肌酐可升高，这并不一定表明是肾脏移植的排斥反应。②血清丙氨酸氨基转移酶、门冬氨酸氨基转移酶、淀粉酶、碱性磷酸酶、血胆红素可因本品对肝脏的毒性而升高。③血清镁浓度可减低，此与本品的肾毒性有关。④血清钾、血尿酸可能升高。

5. 若本品已引起肾功能不全或有持续负氮平衡，应立即减量或至停用。

6. 若发生感染，应立即用抗生素治疗，本品亦应减量或停用。

7. 若移植发生排斥，本品剂量应加大。

8. 在预防治疗器官或组织移植排斥反应及治疗自身免疫性疾病方面，本品的剂量常因治疗的疾病、个体差异、用本品后的血药浓度不相同而并不完全统一，小儿对本品的清除率较快，故用药剂量可适当加大。

9. 本品可进入乳汁。对哺乳的婴儿可产生高血压、肾毒性、恶性肿瘤等不良作用的潜在危险性，故用本品期间不宜哺乳。

10. 严重各种不良反应大多与使用剂量过大有关，防止反应的方法是经常监测本品的血药浓度，调节本品的全血浓度，使能维持在临床能起免疫抑制作用而不到有严重不良反应的范围内。有报道认为如在下次服药前测得的本品全血谷浓度为100~200ng/ml，则可达上述效应。如发生不良反应，应立即给相应的治疗，并减少本品的用量或停用。

11. 老年患者因易合并肾功能不全，故应慎用本品。

【药物相互作用】

1. 本品与雌激素、雄激素、西咪替丁、地尔硫䓬、红霉素、酮康唑等合用，可增加本品的血浆浓度，因而可能使本品的肝、肾毒性增加，故与上述各药合用时须慎重，应监测患者的肝、肾功能及本品的血药浓度。

2. 与吲哚美辛等非甾体消炎镇痛药合用时，可使发生肾衰竭的危险性增加。

3. 用本品时如输注贮存超过10日的库存血或本品与保钾利尿剂、含钾的药物等合用，可使血钾增高。

4. 与肝酶诱导剂合用，由于会诱导肝微粒体的酶而增加本品的代谢，故须调节本品的剂量。

5. 与肾上腺皮质激素、硫唑嘌呤、苯丁酸氮芥、环磷酰胺等免疫抑制剂合用，可能会增加引起感染和淋巴增生性疾病的危险性，故应谨慎。

6. 与洛伐他汀合用于心脏移植患者，有可能增加横纹肌溶解和急性肾衰竭的危险性。

7. 与能引起肾毒性的药合用，可增加对肾脏的毒性。如发生肾功能不全，应减低药品的剂量或停药。

【规格】胶囊剂：25mg；50mg；100mg。软胶囊：10mg；25mg；50mg；100mg。口服液：5ml：5g；50ml：5g；50ml：50g。注射液：5ml：250mg；100ml：100mg。

他克莫司
Tacrolimus

【其他名称】大环哌南、他克罗姆、藤霉素。

【药理作用】在分子水平，本品的作用似乎是由细胞质内与之结合的蛋白FKBP12介导的。FKBP12使得本品进入细胞内，并形成复合物，该复合物竞争性地与钙调素特异性地结合并抑制钙调素，后者介导T淋巴细胞内钙依赖性抑制性信号传递系统，从而阻止一系列淋巴因子基因转录。

体内外试验证明，本品是一强效的免疫抑制剂。本品可抑制T细胞活化及辅助性T细胞依赖性的B细胞增殖，抑制淋巴因子的生成如白细胞介素-2、白细胞介素-3及γ-干扰素，以及白细胞介素-2受体的表达。

【适应证】

1. 预防肝脏或肾脏移植术后的移植物排斥反应。

2. 治疗肝脏或肾脏移植术后应用其他免疫抑制药物无法控制的移植物排斥反应。

【用法用量】

1. 口服：对肝移植患者，口服初始剂量每日0.1~0.2mg/kg，分2次口服，术后6小时开始用药。

对肾移植患者，口服初始剂量每日0.15~0.3mg/kg，分2次口服，术后24小时内开始用药。

对传统免疫抑制剂治疗无效的排斥反应，给予本品治疗，推荐的起始剂量同首次免疫抑制剂量水平。

患者由环孢素转换成本品，本品的首次给药间隔时间不超过 24 小时。如果环孢素的血药浓度过高，应进一步延缓给药时间。

对术前及术后肝损的患者必须减量。

肾功能不全的患者，根据药代动力学原则无须调整剂量。然而建议应仔细监测肾功能，包括血清肌酐值，计算肌酐清除率及监测尿量。

血液透析不能减少本品的血中浓度。

2. 静脉滴注：不能口服者采用连续 24 小时静脉滴注，肝移植患者起始剂量为一日 0.01 ～ 0.05mg/kg，肾移植患者起始剂量为一日 0.05 ～ 0.1mg/kg。恢复期根据患者的排斥反应及对药物的耐受性调整剂量。

对儿童患者，通常需用成人推荐剂量的 1.5 ～ 2 倍才能达到与成人相同的血药浓度（肝功能、肾功能受损者情况除外）。儿童患者的起始口服疗法的经验较少。对于肝肾移植的儿童服用剂量为一日 0.3mg/kg，如不能口服给药，则应给予连续 24 小时的静脉滴注。

肝肾移植的维持治疗阶段，必须持续使用本品来维持移植物功能。在维持治疗期间有本品用量逐渐减少的趋势。剂量调整主要根据对排斥反应的临床治疗效果和患者的耐受性判断。

对老年患者用药的临床资料较少，但均提示应与其他成人剂量相同。

3. 软膏涂抹：在患处皮肤涂上一薄层本品，轻轻擦匀，并完全覆盖，一天 2 次，持续至特应性皮炎症状和体征消失后 1 周。封包疗法可能会促进全身性吸收，其安全性未进行过评价。儿童患者用 0.03% 他克莫司软膏。

【不良反应】由于患者疾病非常严重，且经常是多药合用，与免疫抑制剂相关的不良反应通常难以确定。

有证据表明下述的多种不良反应均为可逆性，减量可使其减轻或消失。与静脉给药相比，口服给药的不良反应发生率较低。

多数患者似乎在术后最初几周出现较多的不良反应，可能与高剂量静脉用药有关。

1. 感染：就像用其他免疫抑制剂一样，患者用本品后增加了对病毒、细菌、真菌和（或）原虫感染的易感性。已有的感染性疾病可能还会加重。如果本品与其他免疫抑制剂一起使用，会增加过度免疫抑制的风险。

2. 肾脏：①频发：肾功能异常（血肌酐、尿素氮升高，尿量减少）。②罕见：肾衰。③个例报道：溶血性尿毒综合征、肾小管坏死。在整个治疗期间都会出现肾脏不良反应，因此对肾移植患者，应注意与排斥反应的症状区分。

3. 血糖代谢：据报道本品治疗的患者可出现高血糖和糖尿病。

4. 中枢神经系统：①频发：震颤、头痛、感觉异常和失眠，大多数为中等程度，不影响日常活动。②其他症状：不安、焦虑、情绪不稳、混乱、抑郁、陶醉感、多梦、思维异常、嗜睡、眩晕、反应性降低、偏头痛、惊厥、肌阵挛和神经病。上述症状可单独出现或同时出现。

上述症状与本品治疗的因果关系不清楚。有资料显示移植患者，尤其伴肝功能损害，比接受免疫抑制药物前出现重度神经症状的危险性高。并用潜在的神经毒药物和感染都可导致这些症状。

5. 心血管系统：①高血压。②肥厚性心肌病，大多数患者在血药浓度超过 25ng/ml 时出现，剂量减少或停药后可以恢复，大多数患者为 5 岁以下的儿童。增加这种危险性的因素有已经存在的心脏疾病、高血压、体液过多、使用激素、肝脏和（或）肾脏失功。建议检测心血管功能，如果出现异常，应考虑减少剂量或停用本品。③其他：ECG 改变、心动过速、外周浮肿、血管扩张（包括休克）心脏扩大症、血栓（见多种脏器）、心搏停止、心衰、心肌梗死、水肿（见多种脏器）、多种心律失常、昏厥和血管炎（见多种脏器）。

6. 血液及淋巴系统：血液学变化包括贫血、凝血性疾病、血小板减少、白细胞增生或白细胞减少、全血细胞减少症、再生障碍性贫血、脾大、血栓、血小板减少性紫癜。也有淋巴细胞增生性疾病（淋巴瘤和淋巴结病）。

7. 电解质及其他代谢性疾病：有高血糖和偶发性糖尿病。也报道有高血钾或低血钾，血镁、血钙、磷酸、血钠浓度下降，高尿酸血和酸中毒，碱中毒和酮症。

8. 胃肠道及肝脏：偶发性腹泻、恶心。其他症状有便秘、脱水、消化不良、胃肠道出血、呕吐、体重和食欲改变、肝功能检查异常和黄疸、结肠炎、胰腺炎、肝大、腹膜炎和胃溃疡。

9. 呼吸系统：包括哮喘、呼吸困难和胸膜渗出、嗜酸性粒细胞性肺炎、呼吸性碱中毒。

10. 感觉系统：视觉异常包括弱视、白内障、畏光，听觉疾病包括耳鸣和耳聋。个例报道有皮质盲、青光眼、复视和眼震。

11. 皮肤：皮肤性疾病包括脱发、多毛、瘙痒、出汗和皮疹。个例报道有表皮坏死溶解、Stevens – Johnson综合征和皮肤恶性肿瘤。

12. 肌肉骨骼：关节痛、肌痛、腿痛性痉挛、肌肉张力过高和痉挛。

13. 其他：虚弱、不适、发热、男性乳房增生以及局部疼痛；恶性肿瘤（如淋巴系统和皮肤）；过敏反应。

【禁忌】妊娠、对他克莫司或其他大环内酯类药物过敏者。

【注意事项】

1. 本品通常与其他免疫抑制药物一起使用，亦出现有单独使用本品的个例报道。

2. 在维持治疗阶段，建议持续使用本品来维持移植物的存活。如患者病情恶化（如出现急性排斥反应的征兆），应考虑改变免疫抑制剂用药方案。多种方案均可用于控制排斥反应，如增加类固醇激素用量、加用短期的单克隆或多克隆抗体、增加本品的用量。

如出现中毒征兆（如明显的不良事件），应减少本品的用量。并应告诉患者，在未经主管医师同意的情况下，不应擅自减量。

在移植术后患者的情况改善期内，本品的药代动力学可能会发生改变，需要调整本品的剂量。

血药浓度监测频率需根据临床的需要，一般而言，因其半衰期长，无需每日测定血药浓度。一般推荐在术后早期、剂量调整后、从其他免疫抑制剂转换为本品、合并应用可能发生药物相互作用的药物后进行血药浓度的测定。

临床研究表明，若全血浓度维持在 20ng/ml 以下，大部分患者耐受良好。若血药浓度低于限量且患者临床状况良好，则无需调整剂量。

3. 应严密监测和管理患者，尤其是在移植术后的最初几个月内。

4. 对下列参数应作常规监测：血压、心电图、视力、血糖浓度、血钾及其他电解质浓度、血肌酐、尿素氮、血液学参数、凝血参数及肝功能。若上述参数发生了有临床意义的变化，应重新审核本品的用量。

5. 应经常进行肾功能检测。在移植术后的头几天内，应特别监测尿量。如有必要，须调整剂量。

6. 曾报道过几例与本品治疗相关的神经性及中枢神经系统紊乱。因此，对有上述不良事件的患者应严密监控。如出现中枢神经症状，须立即重新考虑剂量。曾有报道几例患者发生严重震颤和运动性（表达性）失语症，这些可能是严重中枢神经系统疾病的征兆。

7. 如同其他免疫抑制剂一样，也有报告使用本品的患者出现 EB 病毒相关性的淋巴细胞增生症。对于新采用本品治疗的患者，EB 病毒相关性淋巴细胞增生症可能是由于以前的免疫抑制治疗过度引起。对于使用本品进行抢救治疗的患者，不应合并使用抗淋巴细胞治疗。2 岁以下 EB 病毒抗体阴性的儿童患者发生淋巴细胞增生症的危险性高。因此，对于该年龄组患者，之前应进行 EB 病毒血清学检查，在用本品时，应仔细监测。

8. 本品不能与环孢素合用。

9. 本品与视觉及神经系统紊乱有关。因此服用本品并已出现上述不良作用的患者，不应驾车或操作危险机械。此种影响可能会因喝酒而加重。

10. FDA 对本药的妊娠安全性分级为 C 级。

11. 本品能干扰口服避孕药的代谢，应改用其他方式避孕。

12. 临床前兔实验表明，本品可分泌进乳汁。哺乳期使用本品的经验有限。因不能排除对新生儿的有害影响，患者在使用本品时不应哺乳。

【药物相互作用】体内观察药物相互作用的临床资料有限。然而本品在临床试验中与大量的药物联合应用。

1. 并用甲强龙可以降低或升高本品的血浆浓度。

2. 达那唑和克霉唑增加本品血药浓度。

3. 在大鼠本品降低戊巴比妥和安替比林的清除率和增加半衰期。

4. 当与环孢素 A 同时给药时，本品增加环孢素 A 的半衰期。另外，出现协同及累加的肾毒性。因为这些原因，不推荐本品和环孢素联合应用，且患者由原来环孢素转换为本品时应特别注意。

5. 体外试验表明，下列药物可能是本品代谢的潜在抑制剂：溴麦角环肽、可的松、麦角胺、红霉素、孕二烯酮、炔雌醇、醋竹桃霉素、交沙霉素、氟康唑、酮康唑、咪康唑、咪达唑仑、尼伐地平、奥美拉唑、他莫昔芬和异搏定。

6. 在体外模型中，没有观察到下列药物对本品代谢有抑制作用：阿司匹林、开博通、西咪替丁、环丙沙星、二氯芬酸、强力霉素、呋噻咪、格列苯脲、米帕明、利多卡因、扑热息痛、孕酮、雷尼替丁、磺胺甲基异噁唑、甲氧苄啶、万古霉素。

7. 发现下列药物有矛盾的结果，抑制或不影响本品的代谢：两性霉素 B、环孢素 A、地尔硫䓬、地塞米松和强的松龙。

8. 从理论上说，并用下列药物能诱导细胞色素 CYP3A4 系统更新从而降低本品的血液浓度：巴比妥类（如苯巴比妥）、苯妥因、利福平、卡马西平、安乃近、异烟肼等。

9. 在人体肝细胞中发现，本品可能是细胞色素 CYP3A4 的诱导剂，但比利福平作用弱。相反，本品抑制可的松和睾酮的代谢。由于本品可能干扰类固醇性激素的代谢，所以口服避孕药的效果可能被降低。

10. 本品与血浆蛋白广泛结合，因此，应考虑可能与血浆蛋白结合率高的药物发生相互作用（如口服抗凝剂、口服抗糖尿病药等）。

11. 在使用本品时，疫苗的效能会减弱，应避免使用减毒活疫苗。

12. 与已知有肾毒性的药物联合应用时应注意，如氨基糖苷、两性霉素 B、万古霉素、复方新诺明和非甾体类抗炎药。

13. 当本品与具有潜在神经毒性的化合物合用时，如阿昔洛韦或更昔洛韦，可能会增强这些药物的神经毒性。

14. 应用本品可能导致高钾血症，或加重原有的高钾血症，应避免摄入大量的钾或服用保钾利尿剂（如氨氯吡咪、氨苯喋啶及螺内酯）。

15. 本品与含有中等脂肪饮食一起服用会显著降低其生物利用度和口服吸收率。因此，为达到最大口服吸收率，须空腹服用或至少在餐前 1 小时或餐后 2~3 小时服用。

【规格】胶囊剂：1mg；5mg。注射液：1ml：5mg。软膏剂：0.03%；0.1%。

吗替麦考酚酯
Mycophenolate Mofetil

【其他名称】麦考酚吗乙酯、麦考酚酸酯、霉酚酸酯、霉酚酸。

【药理作用】本药在体内可迅速水解为麦考酚酸（MPA）发挥作用。MPA 能特异性地抑制淋巴细胞嘌呤从头合成途径中次黄嘌呤核苷酸脱氢酶的活性，因而具有强大的抑制淋巴细胞增殖的作用，尤其对 EB 病毒诱导的 B 淋巴细胞母细胞转化抑制作用更强，但对其他快速分裂的细胞抑制作用较弱。MPA 能抑制人 T 淋巴细胞对有丝分裂增殖反应，抑制人 B 淋巴细胞对 T 淋巴细胞依赖和 T 淋巴细胞非依赖性抗原的增殖反应，抑制美洲商陆抗原诱导 B 细胞多克隆抗体的产生，抑制记忆 B 淋巴细胞参与的抗破伤风类毒素 IgG 抗体的产生。MPA 对白细胞－内皮细胞间的相互作用也有影响，能使 T 淋巴细胞与内皮细胞间的黏附力下降，不能穿过内皮达到炎症局部，因而具有潜在的浸润阻断活性。

【适应证】适用于接受同种异体肾脏或肝脏移植的患者中预防器官的排斥反应。也用于自身免疫性疾病。

【用法用量】口服给药。

1. 预防排斥反应：患者应于移植 72 小时内开始使用，肾移植患者一次 1g，一日 2 次。

2. 治疗难治排斥反应：一次 1.5g，一日 2 次。

3. 自身免疫性疾病：一日 1.5~2g。

对于有严重慢性肾功能损害（肾小球滤过率小于 25ml/min）的患者，应避免使用大于每次 1g、一日 2 次的剂量，而且这些患者需要严密观察。

【不良反应】

1. 心血管系统：发生率不低于 10% 的不良反应有高血压。发生率为 3%~10% 的有心绞痛、心房颤动、直立性低血压、心动过速、血栓形成、血管扩张。

2. 神经系统：发生率不低于 10% 的不良反应有头痛、头晕、失眠、震颤。发生率为 3%~10% 的有焦虑、抑郁、张力过高、感觉异常、嗜睡。

3. 代谢及内分泌系统：发生率不低于 10% 的不良反应有高胆固醇血症、高血糖症、高钾血症、低钾血症、低磷酸盐血症。发生率为 3%~10% 有酸中毒、碱性磷酸酶升高、肌酐增加、高钙血症、高脂血症、血容量过多、低钙血症、低血糖症、低蛋白血症、高尿酸血症、糖尿病、甲状旁腺功能失调。

4. 呼吸系统：发生率不低于 10% 的不良反应有咳嗽加剧、呼吸困难、咽炎、肺炎、支气管炎。发生率为 3%~10% 的有哮喘、胸膜腔积液、肺水肿、鼻炎、鼻窦炎。上市后发现肺间质异常病例，包括致命的肺纤维化，但少见。

5. 肌肉骨骼系统：关节疼痛、胸背部疼痛、骨盆痛、腿痛性痉挛、肌痛、肌无力发生率在3%～10%之间。

6. 泌尿生殖系统：发生率不低于10%的不良反应有肾小管坏死、血尿、尿道感染。发生率为3%～10%的有尿频、蛋白尿、排尿困难、阳痿、肾盂积水、肾盂肾炎。

7. 消化系统：发生率不低于10%的不良反应有腹痛、腹泻、便秘、恶心呕吐、消化不良、口腔溃疡。发生率为3%～10%的有肝功异常，出现酶水平升高（γ-谷氨酰转肽酶、乳酸脱氢酶、天门冬氨酸氨基转移酶和丙氨酸氨基转移酶）。此外还有畏食、胃肠胀气、胃肠炎、胃肠出血、胃肠溃疡、牙龈炎、牙龈增生、肝炎、肠梗阻、食管炎、口炎。上市后发现可引起结肠炎（有时由巨细胞病毒引起）、胰腺炎。

8. 血液：骨髓抑制常见，中性粒细胞减少严重时应停药。发生率不低于10%的不良反应有白细胞增多或减少及血小板减少（明显低于环磷酰胺或硫唑嘌呤）。发生率为3%～10%的有瘀斑、红细胞增多。

9. 皮肤：发生率不低于10%的不良反应有痤疮、单纯疱疹。发生率为3%～10%的有脱发、皮肤良性增生物、真菌性皮炎、带状疱疹、多毛症、瘙痒、皮肤癌、皮肤肥大、出汗、皮肤溃疡、皮疹。

10. 眼：弱视、白内障、结膜炎发生率在3%～10%之间。

11. 其他：①全身反应：发生率不低于10%的不良反应有无力、寒战、发热、脓毒血症。发生率为3%～10%的有囊肿、面部水肿、流感综合征、疝、不适。②感染：发生率约20%，包括有肺炎、中耳炎、结核、带状疱疹、泌尿系统感染、口腔真菌、CMV感染。脑膜炎和感染性心内膜炎偶有报道，严重的可危及生命。③淋巴细胞增生性疾病或肿瘤发生率1%～2%。

【禁忌】对本药或麦考酚酸过敏者禁用。

【注意事项】

1. 下列情况慎用：①孕妇。②严重的活动性消化性疾病。③骨髓抑制（含严重的中性粒细胞减少症）。④伴有次黄嘌呤-鸟嘌呤磷酸核糖转移酶遗传缺陷的患者。⑤严重肝、肾功能不全者。⑥严重心功能不全者。

2. 在接受心脏或肝脏同种异体移植的儿童患者的安全性和有效性尚未确定。

3. 老年人的剂量选择要慎重，因为更多老年人的肾脏、心脏和肝脏功能下降和更多合并应用其他药物。与年轻人相比，老年人的不良反应可能更多见。

4. 本品在动物中具有致畸作用，孕妇使用可能对胎儿产生伤害，所以，应当避免孕妇使用本品，除非对胎儿潜在益处大于潜在的风险。对大鼠的研究发现本药可从乳汁中分泌，但尚不知在人类中是否会分泌到母乳中。由于很多药物可分泌到乳汁中，并且此药对哺乳的新生儿可产生潜在的严重不良反应，因此应根据此药对乳母的重要性，决定中止哺乳或停药。

【药物相互作用】

1. 与其他免疫抑制药联合应用时，增加淋巴瘤和其他恶性肿瘤（特别是皮肤癌）发生的危险。免疫系统过度抑制也可能增加被感染的机会。

2. 阿昔洛韦、更昔洛韦与本药合用，麦考酚酸的血药浓度没有显著改变；而肾功损害的患者在合用时，阿昔洛韦或更昔洛韦浓度升高。

3. 磺吡酮可能干扰本药从肾小管分泌，合用时本药的毒性增加。

4. 与含镁或铝的抗酸剂（如氢氧化镁、氢氧化铝）同服，本药的吸收减少。

5. 松果菊可兴奋免疫系统，可使本药的药效降低。

6. 铁剂可使本药的吸收减少、药效下降。

7. 与能干扰肠肝循环的药物（如考来烯胺）同用，可能会降低本药的药效。

8. 不能排除长期服用本药后改变口服避孕药的药动学参数的可能性，这可能导致口服避孕药的药效降低。

9. 用药期间不应接种减毒活疫苗，使用其他疫苗也可能无效。

【规格】片剂：0.25g；0.5g。胶囊剂：0.25g。分散片：0.25g；0.5g。混悬液：1ml：200mg。

沙立度胺
Thalidomide

【其他名称】反应停、酞胺哌啶酮、酞谷酰亚胺、酞咪胍啶酮、酞咪哌啶酮。

【药理作用】本品作用机制推测有免疫抑制、免疫调节作用，通过稳定溶酶体膜，抑制中性粒细胞趋化性，产生抗炎作用。尚有抗前列腺素、组胺及 5 – 羟色胺作用等。

【适应证】

1. 用于控制瘤型麻风反应症。

2. 用于骨髓移植。

【用法用量】

1. 控制瘤型麻风反应症：口服。一次 25 ~ 50mg，一日 100 ~ 200mg。

2. 骨髓移植后用药：一日 800 ~ 1600mg，分 4 次服，治疗可持续 2 ~ 700 日（平均为 240 日）。治疗完全有效的患者，再持续 3 月以后逐渐减量（每 2 周减少 25%）；治疗部分有效的患者，在观察到最大效应后还应再持续 6 个月的治疗。

【不良反应】本品对胎儿有严重的致畸性，常见的不良反应有口鼻黏膜干燥、倦怠、嗜睡、眩晕、皮疹、便秘、恶心、腹痛、面部浮肿，可能会引起多发性神经炎、过敏反应等。偶见白细胞和血小板减少。

【禁忌】

1. 孕妇及哺乳期妇女禁用。

2. 儿童禁用。

3. 对本品有过敏反应的患者禁用。

4. 本品可导致倦怠和嗜睡，从事危险工作者禁用，如驾驶员、机器操纵者等。

【注意事项】

1. 患者在使用沙利度胺前应被告知本品对育龄期妇女存在的风险。

2. 因在怀孕期间服用沙利度胺会对未出生胎儿引起严重的出生缺陷和死亡，所以在怀孕期间不应服用本品。FDA 对本药的妊娠安全性分级为 X 级。

3. 如果在治疗期间怀孕，必须立即停止使用沙利度胺，并咨询医生对胎儿做相应的处理。

4. 服用本品可能会引起外周神经病变，其早期有手足麻木、麻刺感或灼烧样痛感，出现上述情况应及时告知医师。

5. 患者在服用本品期间不可以献血。

6. 老年患者慎用。

【药物相互作用】本品能增强其他中枢抑制剂，尤其是巴比妥类药的作用。

【规格】片剂：25mg；50mg。

泼尼松
Prednisone

【其他名称】1 – 烯可的松、强的松、去氢可的松、去氢皮质素、去氢皮质酮。

【药理作用】肾上腺皮质激素类药，具有抗炎、抗过敏、抗风湿、免疫抑制作用，作用机理为：

1. 抗炎作用：本产品可减轻和防止组织对炎症的反应，从而减轻炎症的表现。激素抑制炎症细胞，包括巨噬细胞和白细胞在炎症部位的集聚，并抑制吞噬作用、溶酶体酶的释放以及炎症化学中介物的合成和释放。

2. 免疫抑制作用：可防止或抑制细胞介导的免疫反应，减少 T 淋巴细胞、单核细胞、嗜酸性粒细胞的数目，降低免疫球蛋白与细胞表面受体的结合能力，并抑制白介素的合成与释放，从而降低 T 淋巴细胞向淋巴母细胞转化，并减轻原发免疫反应的扩展。可降低免疫复合物通过基底膜，并能减少补体成分及免疫球蛋白的浓度。

【适应证】主要用于过敏性与自身免疫性炎症性疾病，如结缔组织病、系统性红斑狼疮、重症多肌炎、严重的支气管哮喘、皮肌炎、血管炎、急性白血病、恶性淋巴瘤以及适用于其他肾上腺皮质激素类药物的病症等。

【用法用量】口服，一般一次 5 ~ 10mg，一日 10 ~ 60mg。

对于系统性红斑狼疮、肾病综合征、溃疡性结肠炎、自身免疫性溶血性贫血等自身免疫性疾病，可给每日 40 ~ 60mg，病情稳定后逐渐减量。

对药物性皮炎、荨麻疹、支气管哮喘等过敏性疾病，可给每日 20 ~ 40mg，症状减轻后减量，每隔 1 ~ 2 日减少 5mg。

防止器官移植排异反应，一般在术前 1 ~ 2 天开始每日口服 100mg，术后 1 周改为每日 60mg，以后逐渐减量。

治疗急性白血病、恶性肿瘤，每日口服 60 ~ 80mg，症状缓解后减量。

【不良反应】

1. 本品较大剂量易引起糖尿病、消化道溃疡和类库欣综合征症状，对下丘脑 – 垂体 – 肾上腺轴抑制作用较强。

2. 并发感染为主要的不良反应。

【禁忌】

1. 对本品及肾上腺皮质激素类药物有过敏史患者禁用。

2. 真菌和病毒感染者禁用。

【注意事项】

1. 高血压、血栓症、胃与十二指肠溃疡、精神病、电解质代谢异常、心肌梗死、内脏手术、青光眼等患者一般不宜使用，特殊情况下权衡利弊，注意病情恶化的可能。

2. 结核病、急性细菌性或病毒性感染患者应用时，必须给予适当的抗感染治疗。

3. 长期服药后，停药时应逐渐减量。

4. 糖尿病、骨质疏松症、肝硬化、肾功能不良、甲状腺功能低下患者慎用。

5. 妊娠期妇女使用可增加胎盘功能不全、新生儿体重减少或死胎的发生率，动物实验有致畸作用，应权衡利弊使用。乳母接受大剂量给药，则不应哺乳，防止药物经乳汁排泄，造成婴儿生长抑制、肾上腺功能抑制等不良反应。FDA对本药的妊娠安全性分级为C级，如在妊娠中晚期用药为D级。

6. 小儿如长期使用肾上腺皮质激素，须十分慎重，因激素可抑制患儿的生长和发育，如确有必要长期使用，应采用短效或中效制剂，避免使用长效制剂。口服中效制剂隔日疗法可减轻对生长的抑制作用。儿童或少年患者长程使用糖皮质激素必须密切观察，患儿发生骨质疏松症、股骨头缺血性坏死、青光眼、白内障的危险性都增加。儿童使用激素的剂量除了一般的按年龄和体重而定外，更应该按疾病的严重程度和患儿对治疗的反应而定。对于有肾上腺皮质功能减退患儿的治疗，其激素的用量应根据体表面积而定，如果按体重而定则易发生过量，尤其是婴幼儿和矮小或肥胖的患儿。

7. 用糖皮质激素易产生高血压，老年患者尤其是更年期后的女性使用易发生骨质疏松。

【药物相互作用】

1. 非甾体类消炎镇痛药可加强其致溃疡作用。

2. 可增强对乙酰氨基酚的肝毒性。

3. 与两性霉素B或碳酸酐酶抑制剂合用，可加重低钾血症，长期与碳酸酐酶抑制剂合用，易发生低血钙和骨质疏松。

4. 与蛋白质同化激素合用，可增加水肿的发生率，使痤疮加重。

5. 与抗胆碱能药（如阿托品）长期合用，可致眼压增高。

6. 三环类抗抑郁药可使其引起的精神症状加重。

7. 与降糖药如胰岛素合用时，因可使糖尿病患者血糖升高，应适当调整降糖药剂量。

8. 甲状腺激素可使其代谢清除率增加，故甲状腺激素或抗甲状腺药与其合用，应适当调整后者的剂量。

9. 与避孕药或雌激素制剂合用，可加强其治疗作用和不良反应。

10. 与强心苷合用，可增加洋地黄毒性及心律失常的发生。

11. 与排钾利尿药合用，可致严重低钾血，并由于水钠潴留而减弱利尿药的排钠利尿效应。

12. 与麻黄碱合用，可增强其代谢清除。

13. 与免疫抑制剂合用，可增加感染的危险性，并可能诱发淋巴瘤或其他淋巴细胞增生性疾病。

14. 可增加异烟肼在肝脏代谢和排泄，降低异烟肼的血药浓度和疗效。

15. 可促进美西律在体内代谢，降低血药浓度。

16. 与水杨酸盐合用，可减少血浆水杨酸盐的浓度。

17. 与生长激素合用，可抑制后者的促生长作用。

【规格】片剂：5mg。

硫唑嘌呤
Azathioprine

【其他名称】硫唑呤、咪唑硫嘌呤、咪唑巯嘌呤、硝基咪唑硫嘌呤。

【药理作用】本品是6-硫基嘌呤的咪唑衍生物，为具有免疫抑制作用的抗代谢剂。可产生烷基化作用阻断SH组群，抑制核酸的生物合成，防止细胞的增殖，并可引起DNA的损害。动物实验证实，本药可使胸腺、脾内DNA、RNA减少，影响DNA、RNA以及蛋白质的合成，主要抑制T淋巴细胞而影响免疫，所以可抑制迟发过敏反应、器官移植的排斥反应。本品的疗效需治疗数周或数月才出现。

【适应证】

1. 急慢性白血病，对慢性粒细胞型白血病近期疗效较好，作用快，但缓解期短。

2. 后天性溶血性贫血，特发性血小板减少性紫癜，系统性红斑狼疮。

3. 慢性类风湿关节炎、慢性活动性肝炎（与自体免疫有关的肝炎）、原发性胆汁性肝硬化。

4. 甲状腺功能亢进，重症肌无力。

5. 其他：慢性非特异性溃疡性结肠炎、节段性肠炎、多发性神经根炎、狼疮性肾炎、增殖性肾炎，Wegener 肉芽肿等。

【用法用量】一般每日 1.5～4mg/kg；异体移植，每日 2～5mg/kg；白血病，每日 1.5～3mg/kg，一日 1 次或分次口服。

【不良反应】

1. 较常见的为骨髓抑制，可有白细胞及血小板减少。

2. 可致胆汁郁积出现黄疸。

3. 恶心、呕吐、食欲减退、口腔炎、腹泻，但较少发生，可见于服药量过大的患者。

4. 高尿酸血症多见于白血病治疗初期，严重的可发生尿酸性肾病。

5. 间质性肺炎及肺纤维化少见。

【禁忌】

1. 已知对本品高度过敏的患者禁用。

2. 肝、肾功能不全者禁用。

3. 孕妇禁用。

【注意事项】

1. 致肝功能损害，故肝功能差者忌用，亦可发生皮疹，偶致肌肉萎缩，用药期间严格检查血象。

2. 可致畸胎，孕妇禁用。少量药物及代谢产物可分泌至乳汁中，对乳儿的危害不能排除，故不推荐哺乳妇女使用。FDA 对本药的妊娠安全性分级为 D 级。

【药物相互作用】

1. 与别嘌醇、巯嘌呤醇合用，可竞争性抑制本品代谢。

2. 与多柔比星合用，可增强本品的肝毒性。与氯霉素、氯喹合用，可使骨髓毒性增加。

3. 与复方新诺明合用，增强本品骨髓抑制。

4. 与华法林合用，能降低后者的抗凝作用。

5. 与卡托普利等具有白细胞减少的药合用，副作用相加。

6. 与泼尼松合用，可改善毛细血管功能及减轻免疫抑制药的副作用。

7. 与环孢素合用，可能发生免疫过度抑制及

淋巴瘤。

8. 与减毒活疫苗合用，对免疫抑制患者可能发生致命性、全身性疾病。

9. 可增强去极化神经节阻滞药的神经阻滞作用，削弱非除极化型肌松药的作用。避免与箭毒、泮库溴铵等肌松剂合用。

【规格】片剂：50mg；100mg。

咪唑立宾
Mizoribine

【其他名称】布雷青霉素、咪唑糖苷、优青糖苷。

【药理作用】本品为咪唑核苷类抗代谢药，可抑制嘌呤合成途径中的次黄苷酸脱氢酶（IMPDH）和单磷酸鸟嘌呤核苷合成酶（GMP），使鸟苷酸合成减少，细胞内 RNA 和 DNA 合成减少，阻止增殖的淋巴细胞由 G_1 期进展为 S 期，抑制抗体的产生及记忆性 B 淋巴细胞和记忆辅助性 T 淋巴细胞的产生，延长移植物的存活。

【适应证】用于抑制肾移植时的排异反应，也可用于肝移植和自身免疫性疾病。

【用法用量】成人口服，初剂量为一日 2～3mg/kg，维持量为一日 1～2mg/kg，分 2～3 次服用。一般须在器官移植后连续服用 3 个月。可根据病情适当调整。用于类风湿关节炎，一日剂量 300mg。

【不良反应】

1. 可有白细胞减少，偶见血小板减少、红细胞减少。

2. 偶见食欲缺乏、恶心、呕吐、腹泻、腹胀、消化道出血等。

3. 偶见肝功能异常。

4. 偶见发热、脱毛、口炎、肺炎、血尿酸升高等。

【禁忌】

1. 对本品过敏者禁用。

2. 白细胞数 3000/mm³ 以下的患者禁用。

3. 孕妇或可能妊娠的妇女、哺乳期妇女禁用。

【注意事项】

1. 以下情况慎用：①骨髓功能抑制的患者（有可能加重骨髓功能抑制，出现严重感染症、出血倾向等）。②合并细菌、病毒、真菌等感染症患者（因抑制骨髓功能，有可能加重感染）。③有出

血倾向的患者（因抑制骨髓功能，有可能引起出血）。④肝、肾功能不全者。⑤胃肠功能紊乱者。

2. 尚未确立对小儿等用药的安全性，应考虑对性腺的影响。

3. 尚未确立哺乳期用药的安全性，因此哺乳妇给药时，应停止哺乳。

4. 本品主要从肾脏排泄，老龄患者多见肾功能降低，有可能延迟排泄，故应考虑肾功能及年龄、体重，适当减量。

【规格】片剂：25mg；50mg。

来氟米特
Leflunomide

【药理作用】本品为具有抗增殖活性的异噁唑类免疫抑制剂，其作用机理主要是抑制二氢乳酸脱氢酶的活性，从而影响活化淋巴细胞的嘧啶合成。体内外试验表明本品具有抗炎作用。来氟米特的体内活性主要通过其活性代谢产物而产生。

【适应证】用于成人类风湿关节炎，有改善病情作用。

【用法用量】由于来氟米特半衰期较长，建议间隔 24 小时给药。为了快速达到稳态血药浓度，参照国外临床试验资料并结合 I 期临床试验结果，建议开始治疗的最初 3 天给予负荷剂量一日 50mg，之后给予维持剂量一日 20mg。在使用本药治疗期间可继续使用非甾体类抗炎药或低剂量皮质类固醇激素。

【不良反应】本品引起严重反应而需要停药者 <5%，包括肝酶（碱性磷酸酶、谷丙转氨酶、谷草转氨酶）升高，约 10%；全血细胞减少，约 0.02%；皮肤过敏反应，约 0.01%。中、轻度不良反应有：①胃肠道症状：腹泻（27%）、恶心（13%）、消化不良（10%）、腹痛（6%）。②呼吸系统：呼吸道感染（21%）。③皮肤黏膜：皮疹（12%）、脱发（9%）、口腔溃疡（5%）。④肝：肝酶升高到正常值上界 3 倍者为 2.3%。⑤心血管系统：使原有高血压患者的血压升高（9%），不增加新发的高血压。⑥其他：头痛、头晕、背痛等。

【禁忌】

1. 对本品及其代谢产物过敏者及严重肝脏损害患者禁用。

2. 孕妇或育龄妇女、哺乳妇女禁用。

【注意事项】

1. 临床试验发现来氟米特可引起一过性的 ALT 升高和白细胞下降，服药初始阶段应定期检查 ALT 和白细胞。检查间隔视病人情况而定。

2. 免疫缺陷、未控制的感染、活动性胃肠道疾病、肾功能不全、骨髓发育不良的患者慎用。

3. 如果服药期间出现白细胞下降，应调整剂量或中断治疗。

4. 准备生育的男性应考虑中断服药，同时服用考来烯胺。

5. 在本品治疗期间接种免疫活疫苗的效果和安全性没有临床资料，因此服药期间不应使用免疫活疫苗。

6. FDA 对本药的妊娠安全性分级为 X 级。

7. 对儿童应用本品的疗效和安全性还没有研究，故年龄小于 18 岁的患者，建议不要使用本品。

【药物相互作用】

1. 考来烯胺和活性炭：13 例患者和 96 例志愿者给予考来烯胺或活性炭，血浆中本药活性代谢产物浓度很快减少。

2. 肝毒性药物：来氟米特和其他肝毒性药物合用可能增加不良反应，同时也应考虑到虽然中断来氟米特治疗，但没有采取药物消除措施就接着服用这些药物，同样有可能增加不良反应。

3. 非甾体抗炎药物：在体外一系列临床研究中，本药活性代谢产物可使血浆游离双氯芬酸和布洛芬的浓度升高 13%～50%，此临床意义还不清楚。

4. 甲苯磺丁脲：在一系列临床研究中发现，本药活性代谢产物可使血浆游离甲苯磺丁脲浓度升高 13%～50%，此临床意义还不清楚。

5. 利福平：单剂量来氟米特和多剂量利福平联合使用，本药活性代谢产物峰浓度较单独使用来氟米特升高（约 40%），由于随着利福平的使用，本药活性代谢产物浓度可能继续升高，因此当两药合用时，应慎重。

【规格】片剂：10mg；20mg；100mg。

达克珠单抗
Daclizumab

【其他名称】抗 Tac 单抗。

【药理作用】本品为一种基因工程人源化 IgG_1 单克隆抗体，与白细胞介素 - 2（IL - 2）受体的 Tac 亚型有高度亲和力，可阻止 IL - 2 与其受体结合，抑制 IL - 2 介导的淋巴细胞活化。因 IL - 2 介导的淋巴细胞活化是同种异基因移植物发生细胞免疫反应的关键途径，故本品可抑制细胞免疫，预防器官移植后急性排斥反应。

【适应证】用于预防肾移植后急性排斥反应。

【用法用量】静滴，推荐剂量为一次 1mg/kg，稀释于生理盐水 50ml 中，于 15 分钟内静滴。每 14 天 1 次，5 次为一个疗程。首次给药应在器官移植前 24 小时内给予。严重肾损害的病人不必进行剂量调整。

【不良反应】最常见的不良反应是胃肠功能紊乱，另外高血压、低血压、胸痛、心动过速、水肿、呼吸困难、肺水肿、咳嗽、血栓、出血、肾小管坏死也有报道。

【禁忌】对本品过敏者禁用。

【注意事项】

1. 本品不宜与其他药物配伍或经同一静脉输注。

2. 本品不能直接静滴，应以生理盐水稀释后给药。稀释时应轻轻翻转，不要振摇，以防起泡。稀释的溶液在 2℃ ~8℃ 可保存 24 小时，室温下可保存 4 小时。本品仅供单次使用，未用部分应弃去。

3. 用药前后及用药时应当检查或监测血常规及血生化。

4. 老年人慎用。

5. 本品的妊娠安全性分级为 C 级，因 IgG 可透过胎盘屏障，故育龄妇女用药时应权衡利弊，在用药期间和最后一次给药后 4 个月内禁止怀孕。

6. 尚不清楚本品能否分泌入人乳中，哺乳期妇女用药时应权衡利弊。

7. 本品的最大耐受剂量在病人中还没有确定，也没能在动物实验中获得。

【药物相互作用】

1. 本品与下列用于移植的药物合用，不会增加不良反应的发生：环孢素、吗替麦考酚酯、更昔洛韦、阿昔洛韦、他克莫司、硫唑嘌呤、抗胸腺细胞免疫球蛋白、CD - 3（OKT₃）和皮质类固醇激素。

2. 本品和吗替麦考酚酯的活性代谢产物麦考酚酸之间，没有药代动力学的相互影响。

【规格】注射液：5ml：25mg。

2　生物反应调节药

重组人干扰素 α - 2a
Recombinant Human Interferon α - 2a

【其他名称】干扰素 α - 2a。

【药理作用】重组人干扰素 α - 2a 具有广谱抗病毒、抗肿瘤及免疫调节功能。干扰素与细胞表面受体结合，诱导细胞产生多种抗病毒蛋白，抑制病毒在细胞内繁殖，提高免疫功能，包括增强巨噬细胞的吞噬功能，增强淋巴细胞对靶细胞的细胞毒性和天然杀伤性细胞的功能。

【适应证】

1. 病毒性疾病：如乙型肝炎、丙型肝炎、尖锐湿疣、带状疱疹等。

2. 肿瘤：毛状细胞白血病、多发性骨髓瘤、非霍奇金淋巴瘤、慢性白血病、卡波济肉瘤、肾癌、喉乳头状瘤、黑色素瘤、蕈样肉芽肿、膀胱癌、基底细胞癌等。

【用法用量】

1. 毛状细胞白血病：起始剂量每日 300 万 U，皮下或肌肉注射，16 ~ 24 周。如耐受性差，则应将每日剂量减少到 150 万 U，或将用药次数改为每周 3 次，也可以同时减少剂量和用药次数。

2. 多发性骨髓瘤：起始剂量每次 300 万 U，每周 3 次皮下或肌肉注射。根据不同病人的耐受性，可将剂量逐周增加至最大耐受量（900 万 U），每周 3 次。除病情迅速发展或耐受性极差外，这一剂量可持续使用。

3. 低度恶性非霍奇金淋巴瘤：使用该药作为化疗的辅助治疗。推荐剂量：在常规化疗结束后（伴随或不伴随放疗），每周 3 次，每次 300 万 U，至少维持治疗 12 周。

4. 慢性髓性白血病：推荐逐渐增加剂量的方案如下：第 1 ~ 3 天每日 300 万 U，第 4 ~ 6 天每日 600 万 U，第 7 ~ 84 天每日 900 万 U，使用 8 ~ 12 周后，根据其疗效决定是否继续用药。

5. 慢性活动性乙型肝炎：通常每次 500 万 U，每周 3 次，皮下注射，共用 6 个月。如用药 1 个月后病毒复制标志无下降，则可逐渐加大剂量并可进一步将剂量调整至病人能够耐受的水平，如治疗 3 ~ 4 个月后没有改善，则应考虑停止治疗。

6. 急慢性丙型肝炎：起始剂量 300 万 ~ 500

万 U，每周 3 次，皮下或肌肉注射 3 个月作为诱导治疗。维持剂量：血清谷丙转氨酶正常的病人需要再以 300 万 U，每周 3 次，注射 3 个月作为完全缓解的巩固治疗。病人血清谷丙转氨酶不正常者必须停止治疗。

7. 尖锐湿疣：100 万 ~ 300 万 U，每周 3 次，皮下或肌肉注射，共 1 ~ 2 个月。或于患处基底部隔日注射 100 万 U，连续 3 周。

【不良反应】

1. 用药后 90% 以上的患者出现流感样症状，包括发热、疲乏及寒战，皮下给药较肌肉给药的发生率相对低并与剂量相关。但随着用药时间延长，发生率会降低。

2. 胃肠道反应：恶心、呕吐发生率约 40%，发生率与剂量相关，另外，腹痛、腹泻也较常见。

3. 神经系统反应：主要表现为嗜睡和精神错乱，年龄大于 60 岁的患者发生率为 40%，随给药时间延长，神经系统毒性会降低，对神经系统的影响是可逆的，通常停药 1 ~ 2 周后完全恢复。

4. 血液学毒性：主要表现为白细胞和粒细胞减少，但发生率不高，且抑制程度较轻，停药后很快恢复。

5. 其他：轻度脱发也较常见。少数病人用药后出现低血压、心律不齐或心悸等，故对心血管疾病患者应小心使用。极少数出现一过性肝功能损害，表现为 ALT 和 AST 升高，一般不需停药。皮肤干燥及皮疹偶见。

6. 阴道局部用药可有烧灼感，一般无需处理。

【禁忌】

1. 对本药或该制剂的任何成分有过敏史者禁用。

2. 患有严重心脏疾病或有心脏病史者禁用。

3. 严重的肝、肾或骨髓功能不正常者禁用。

4. 癫痫及中枢神经系统功能损伤者禁用。

5. 伴有晚期失代偿性肝病或肝硬化的肝炎患者禁用。

6. 正在接受或近期内接受免疫抑制剂治疗的慢性肝炎患者禁用。

7. 即将接受同种异体骨髓移植的 HLA 抗体识别相关的慢性髓性白血病病人禁用。

【注意事项】

1. 动物实验提示本药有导致畸胎作用，但尚不能排除其对人类胚胎的伤害性。尚不明确本品能否分泌于人乳中，是否终止哺乳或终止用药应视具体情况而定。

2. 对有心脏病的老年患者、老年癌症晚期患者，在接受本制剂治疗前及治疗期间应做心电图检查，遵医嘱根据需要作剂量调整或停止用药。

3. 对儿童的安全性和疗效尚未定论，故不推荐儿童使用。

4. 用本品栓剂治疗期间避免性交；月经期应停止治疗；妊娠期不宜阴道局部用药。

5. 治疗已有严重骨髓抑制病人时，应极为谨慎，因为本药有骨髓抑制作用，使白细胞特别是粒细胞、血小板减少，其次是血红蛋白的降低，从而增加感染及出血的危险。

6. 对血小板减少症病人（血小板计数少于 $50 \times 10^9/L$）或有出血危险的病人，建议皮下注射本品。

7. 尚未有药物过量的报道，但嗜睡、乏力、虚脱和昏迷等可能与重复使用大剂量本药有关。这类病人必须住院观察并给予适当的支持治疗。

【药物相互作用】本品可能会通过降低肝内微粒体细胞色素 P450 的活性影响氧化代谢过程。有报告证实，用本品后体内茶碱的清除率降低。在以前或近期服用过的药物所产生的神经毒性、血液毒性及心脏毒性，都会由于使用本品而使毒性增加。与具有中枢作用的药物合并使用时会产生相互作用。

【规格】注射液：1ml：300 万 U；1ml：450 万 U。注射用重组人干扰素 α - 2a：100 万 U；300 万 U；600 万 U；900 万 U；1800 万 U。栓剂：6 万 U。软膏剂：10 万 U。

重组人干扰素 α - 1b
Recombinant Human Interferon α - 1b

【药理作用】本品具有广谱的抗病毒、抗肿瘤及免疫调节功能。干扰素与细胞表面受体结合，诱导细胞产生多种抗病毒蛋白，从而抑制病毒在细胞内的复制；可通过调节免疫功能增强巨噬细胞、淋巴细胞对靶细胞的特异细胞毒作用，有效遏制病毒侵袭和感染的发生；增强自然杀伤细胞活性，抑制肿瘤细胞生长，清除早期恶变细胞等。

【适应证】本品适用于治疗病毒性疾病和某些恶性肿瘤。已批准用于治疗慢性乙型肝炎、丙型肝炎和毛细胞白血病。已有报告用于治疗病毒性疾病如带状疱疹、尖锐湿疣、流行性出血热和小儿呼吸道合胞病毒肺炎等有效，可用于治疗恶性肿瘤如慢性粒细胞白血病、黑色素瘤、淋巴瘤等。

【用法用量】

1. 慢性乙型肝炎：一次 30～50μg，隔日 1 次，皮下或肌肉注射，疗程 4～6 个月，可根据病情延长疗程至 1 年。可进行诱导治疗，即在治疗开始时，每天用药 1 次，0.5～1 个月后改为每周 3 次，到疗程结束。

2. 慢性丙型肝炎：一次 30～50μg，隔日 1 次，皮下或肌肉注射，治疗 4～6 个月。无效者停用。有效者可继续治疗至 12 个月，根据病情需要，可延长至 18 个月。在治疗的第 1 个月，一日 1 次。疗程结束后随访 6～12 个月。急性丙型肝炎应早期使用本品治疗，可减少慢性化。

3. 慢性粒细胞性白血病：一次 30～50μg，每日 1 次，皮下或肌肉注射，连续用药 6 个月以上。可根据病情适当调整，缓解后可改为隔日注射。

4. 毛细胞白血病：一次 30～50μg，每日 1 次，皮下或肌肉注射，连续用药 6 个月以上。可根据病情适当调整，缓解后可改为隔日注射。

5. 尖锐湿疣：一次 10～30μg，皮下或肌肉注射，或一次 10μg，疣体下局部注射，隔日 1 次，连续 3 周为一个疗程。可根据病情延长或重复疗程。

6. 肿瘤：视病情可延长疗程。如病人未出现病情迅速恶化或严重不良反应，应当在适当剂量下继续用药。

【不良反应】本品不良反应温和，最常见的是发热、疲劳等反应，常在用药初期出现，多为一次性和可逆性反应。其他可能存在的不良反应有头痛、肌痛、关节痛、食欲不振、恶心等。少数病人可能出现粒细胞减少、血小板减少等血象异常，停药后可恢复。如出现上述患者不能忍受的严重不良反应时，应减少剂量或停药，并给予必要的对症治疗。

【禁忌】

1. 已知对干扰素制品过敏者禁用。

2. 有心绞痛、心肌梗死病史以及其他严重心血管病史者禁用。

3. 有其他严重疾病不能耐受本品的副作用者禁用。

4. 癫痫和其他中枢神经系统功能紊乱者禁用。

【注意事项】

1. 过敏体质，特别是对抗生素有过敏者，本品应慎用。在使用过程中如发生过敏反应应立即停药，并给予相应治疗。

2. 本品在孕妇及哺乳妇女中使用经验不多，应慎用。

3. 本品治疗儿童病毒性疾病是可行的，未发现任何毒副反应，但目前经验尚不多。

4. 本品可在老年患者中应用，但有禁忌证的例外。对年老体衰耐受不了可能发生的不良反应者应十分谨慎。当使用较大剂量尤应谨慎，必要时可先用小剂量，逐渐加大剂量，可以减少不良反应。

【药物相互作用】使用本品时应慎用安眠药及镇静药。

【规格】注射用重组人干扰素 α-1b：10μg；20μg；30μg；50μg。（本药 10μg 相当于 100 万 U）

重组人干扰素 α-2b
Recombinant Human Interferon α-2b

【药理作用】具有广谱抗病毒、抗肿瘤、抑制细胞增殖以及提高免疫功能等作用。干扰素与细胞表面受体结合，诱导细胞产生多种抗病毒蛋白，抑制病毒在细胞内繁殖，提高免疫功能，包括增强巨噬细胞的吞噬功能，增强淋巴细胞对靶细胞的细胞毒性和天然杀伤性细胞的功能。

【适应证】

1. 用于治疗某些病毒性疾病，如急慢性病毒性肝炎、带状疱疹、尖锐湿疣。

2. 用于治疗某些肿瘤，如毛细胞性白血病、慢性髓细胞性白血病、多发性骨髓瘤、非霍奇金淋巴瘤、恶性黑色素瘤、肾细胞癌、喉乳头状瘤、卡波肉瘤、卵巢癌、基底细胞癌、表面膀胱癌等。

【用法用量】本品可以肌肉注射、皮下注射和病灶注射。

1. 慢性乙型肝炎：皮下或肌肉注射，每天 300 万～600 万 U，连用 4 周后改为每周 3 次，连用 16 周以上。

2. 急慢性丙型肝炎：皮下或肌肉注射，每天 300 万～600 万 U，连用 4 周后改为每周 3 次，连用 16 周以上。

3. 丁型肝炎：皮下或肌肉注射，每天 400 万～500 万 U，连用 4 周后改为每周 3 次，连用 16 周以上。

4. 带状疱疹：肌肉注射，每天 100 万 U，连用 6 天，同时口服无环鸟苷。

5. 尖锐湿疣：可单独应用，肌肉注射，每天

100 万~300 万 U，连用 4 周。也可与激光或电灼等合用，一般采用疣体基底部注射，每次 100 万 U。

6. 毛细胞白血病：每天 200 万～800 万 U／m²，连用至少 3 个月。

7. 慢性粒细胞白血病：每天 300 万~500 万 U/m²，肌肉注射。可与化疗药物羟基脲、Ara－c 等合用。

8. 多发性骨髓瘤：作为诱导或维持治疗，300 万～500 万 U/m²，肌肉注射，每周 3 次，并与 VMCP 等化疗方案合用。

9. 非霍奇金淋巴瘤：作为诱导或维持治疗，300 万~500 万 U/m²，肌肉注射，每周 3 次，并与 CHVP 等化疗方案合用。

10. 恶性黑色素瘤：每次 600 万 U，肌肉注射，每周 3 次，与化疗药物合用。

11. 肾细胞癌：每次 600 万 U，肌肉注射，每周 3 次，与化疗药物合用。

12. 喉乳头状瘤：300 万 U／m²，肌肉注射或皮下注射，每周 3 次（隔日 1 次）。

13. 卡波肉瘤：每天 5000 万 U／m²，连续 5 天，每次静脉滴注 30 分钟。至少间隔 9 天再进行下一个 5 天的治疗期。

14. 基底细胞癌：每天 500 万 U，瘤灶内注射，每周 3 次，用 3 周。

15. 卵巢癌：每次 500 万～800 万 U，肌肉注射，每周 3 次，与化疗药物合用。

【不良反应】

1. 使用本品常出现发烧、头痛、寒战、乏力、肌痛、关节痛等症状，常出现在用药的第一周，不良反应多在注射 48 小时后消失。如遇严重不良反应，须修改治疗方案或停止用药。

2. 一旦发生过敏反应，应立即停止用药。

3. 少数病人可出现白细胞减少、血小板减少等血象异常，停药后即可恢复正常。

4. 偶见有厌食、恶心、腹泻、呕吐、脱发、血压升高或降低、神经系统功能紊乱等不良反应。

【禁忌】

1. 对重组人干扰素 α－2b 或该制剂的任何成分有过敏史者禁用。

2. 患有严重心脏疾病者禁用。

3. 严重的肝、肾或骨髓功能不正常者禁用。

4. 癫痫及中枢神经系统功能损伤者禁用。

5. 有其他严重疾病不能耐受本品者禁用。

【注意事项】

1. 孕妇用药经验有限，孕期内安全使用本品的方法尚未建立，因此，给孕妇注射，须在病情十分需要，并由临床医生仔细斟酌后确定。

2. 儿童用药经验仍有限，对此类病例应小心权衡利弊后遵医嘱用药。

3. 对有心脏病的老年患者、老年癌症晚期患者，在接受本剂治疗前及治疗期中都应做心电图检查，遵医嘱做剂量调整或停止用本品。

【药物相互作用】干扰素可能会改变某些酶的活性，尤其可减低细胞色素酶 P450 的活性，因此西咪替丁、华法林、茶碱、安定、心得安等药物的代谢受到影响。在与具有中枢作用的药物合并使用时，会产生相互作用。

【规格】注射液：0.3ml：300 万 U；0.5ml：500 万 U。注射用重组人干扰素 α－2b：100 万 U；300 万 U；500 万 U；600 万 U；1000 万 U；3000 万 U。栓剂：10 万 U。乳膏剂：5g：25 万 U；5g：100 万 U。软膏剂：5g：100 万 U。喷雾剂：10ml：100 万 U。

重组人干扰素 γ
Recombinant Human Interferon γ

【药理作用】干扰素 γ 具有较强的免疫调节作用，能增强抗原递呈细胞功能，加快免疫复合物的清除，提高吞噬异物功能，对淋巴细胞具有双向调节功能，提高抗体依赖的细胞毒反应，增强某些免疫活性细胞 HLA－Ⅱ类抗原表达。对肝星状细胞的活化、增生和分泌细胞外基质具有很强的抑制作用，并能抑制胶原合成，促进胶原降解。本品对类风湿关节炎患者的滑膜成纤维细胞有抑制作用。

【适应证】用于治疗类风湿关节炎。有报道治疗骨髓增生异常综合征、异位性皮炎和尖锐湿疣有效。国外批准用于治疗转移性肾癌、创伤、异位性皮炎和肉芽肿和蕈样真菌病。

【用法用量】用于类风湿关节炎，皮下或肌肉注射，开始时每天注射 50 万 U，连续 3～4 天后，若无明显不良反应，将剂量增到每天 100 万 U，第二个月开始改为隔天注射 150～200 万 U，总疗程 3 个月，如能延长疗程为 6 个月效果更好。

【不良反应】

1. 常见的不良反应是发热，常在注射后数小时出现，持续数小时自行消退，多数为低热（38℃以下），但也有少数发热较高，发热时患者有头痛、肌肉痛、关节痛等流感样症状。一般用药 3～5 天后即不再有发热反应。

2. 其他不良反应有疲劳、食欲不振、恶心等。

3. 常见的化验异常有白细胞、血小板减少和 ALT 升高，一般为一过性，能自行恢复。

【禁忌】

1. 已知对干扰素制品、大肠杆菌来源的制品过敏者禁用。

2. 有心绞痛、心肌梗死病史以及其他严重心血管病史者禁用。

3. 有其他严重疾病，不能耐受本品可能出现的不良反应者禁用。

4. 癫痫和其他中枢神经系统功能紊乱者禁用。

【注意事项】

1. 凡有明显过敏体质，特别是对抗生素有过敏史者，本品应慎用，必须使用时应先用本品做皮肤试验（5000U 皮内注射），阴性者方可使用。在使用过程中如发生过敏反应，应立即停药，并给予相应治疗。

2. 本品在孕妇及哺乳期妇女中使用经验不多，应十分谨慎。

3. 本品在儿童中使用经验不多，在儿童中特别幼龄儿童中使用应十分谨慎，并在儿科医师严密观察下应用。

4. 本品可在老年患者中应用，但有禁忌证者除外。对年老体衰者应慎重考虑是否能耐受本品可能发生的不良反应。必要时可先用小剂量，然后逐渐加大剂量，可减少不良反应。

【药物相互作用】未系统研究过重组人干扰素 γ 与其他药物的相互作用。本制品在临床应用中，应注意不要与抑制骨髓造血功能的药物同时使用。

【规格】注射用重组人干扰素 γ：50 万 U；100 万 U；200 万 U。

乌苯美司
Ubenimex

【其他名称】抑氨肽酶 A、抑氨肽酶 B、抑氨肽酶素。

【药理作用】本品能增强 T 淋巴细胞的功能，使自然杀伤 K 细胞的杀伤活力增强，且可使集落刺激因子合成增加而刺激骨髓细胞的再生及分化。能干扰肿瘤细胞的代谢，抑制肿瘤细胞增生，使肿瘤细胞凋亡，并激活人体细胞免疫功能，刺激

细胞因子的生成和分泌，促进抗肿瘤效应细胞的产生和增殖。

【适应证】本品可增强免疫功能，用于抗癌化疗、放疗的辅助治疗，老年性免疫功能缺陷等。可配合化疗、放疗及联合应用于白血病、多发性骨髓瘤、骨髓增生异常综合征、造血干细胞移植后以及其他实体瘤患者。

【用法用量】成人，一日 30mg，1 次（早晨空腹口服）或分 3 次口服。儿童酌减。症状减轻或长期服用，也可每周服用 2～3 次，10 个月为一疗程。

【不良反应】偶有皮疹、瘙痒、头痛、面部浮肿、恶心、呕吐、腹泻、软便。个别可出现一过性轻度 AST 升高。一般在口服过程中或停药后消失。

【注意事项】

1. 孕妇及哺乳期妇女用药安全性尚未确定，宜慎用。

2. 婴幼儿用药的安全性尚未确定，宜慎用。

【药物相互作用】尚未明确。

【规格】片剂：10mg。胶囊剂：10mg；30mg。

胸腺肽
Thymopeptides

【其他名称】胸腺素、胸腺因子。

【药理作用】胸腺肽为胸腺激素的一种，为细胞免疫调节剂。胸腺肽可使骨髓产生的干细胞转变成 T 淋巴细胞，并可连续诱导 T 淋巴细胞分化发育的各个阶段，还能增强成熟 T 淋巴细胞对抗原或其他刺激的反应，因而可增强细胞免疫功能，调节机体免疫平衡，但其对体液免疫的影响甚微。

【适应证】

1. 用于治疗各种原发性或继发性 T 淋巴细胞缺陷病，某些自身免疫性疾病及肿瘤。

2. 用于 18 岁以上的慢性乙型肝炎患者。

【用法用量】

1. 口服给药：①肠溶片：一次 5～30mg，一日 1～3 次。②肠溶胶囊：一次 5～15mg，一日 3 次，严重病人可增至一次 30mg，一日 3 次。

2. 肌肉注射：一次 10～20mg，一日 1 次。

3. 皮下注射：同肌肉注射。

4. 静脉滴注：一次 20～80mg，溶于生理盐水或 5% 葡萄糖注射液 500ml 中静脉滴注，一日 1 次。

【不良反应】

1. 耐受性良好，个别可见恶心、发热、头晕、

胸闷、无力等不良反应，少数患者偶有嗜睡感。

2. 慢性乙型肝炎患者使用时可能 ALT 水平短暂上升，如无肝衰竭预兆出现，仍可继续使用本品。

【禁忌】

1. 对本药过敏者禁用。

2. 器官移植患者禁用。

3. 细胞免疫功能亢进者禁用。

4. 胸腺功能亢进或胸腺肿瘤患者禁用。

【注意事项】

1. 治疗期间应定期检查肝功能。

2. 使用前须做皮试，阳性反应者禁用。

3. 目前尚不知本药是否对胚胎有伤害，或是否影响生育能力，故本药只有在十分必要时才给孕妇使用。尽管本品未证实经人乳排出，但用于哺乳期妇女仍应特别慎重。FDA 对本药的妊娠安全性分级为 C 级。

4. 18 岁以下患者应用本药的安全性和有效性尚未确立。

5. 目前尚无任何关于人体过量（治疗或意外）的报道。动物毒性实验显示在 10mg/kg 剂量以下（目前研究所用最大量）没有任何副反应发生。

【药物相互作用】

1. 与干扰素合用，对于改善免疫功能有协同作用。

2. 与抗生素合用，可增强抗菌作用。

3. 与化疗药合用，可降低化疗药的不良反应。

【规格】肠溶片：3mg。胶囊剂：5mg；15mg；30mg。注射液：2ml：2mg；2ml：5mg；2ml：20mg；250ml：60mg。注射用胸腺肽：1.6mg；2mg；4mg；5mg；10mg。

胸腺五肽
Thymopentin

【其他名称】胸腺增生素、胸腺喷丁。

【药理作用】本药为合成的促胸腺生成素的第 32～36 位五肽，具有与胸腺素相同的调节免疫系统的功能，可诱导前 T 淋巴细胞分化、成熟，调节成熟 T 淋巴细胞的免疫活性。对多种免疫失调，如先天无胸腺、胸腺切除、老年胸腺萎缩性功能减退、感染、肿瘤以及自身免疫性疾病中因不同 T 淋巴细胞亚群的比例和功能改变而引起的免疫功能低下等，本药都有使免疫反应趋向正常的调节作用。

【适应证】

1. 用于 18 岁以上的慢性乙型肝炎患者。

2. 各种原发性或继发性 T 淋巴细胞缺陷病。

3. 某些自身免疫性疾病（如类风湿关节炎、系统性红斑狼疮等）。

4. 各种细胞免疫功能低下的疾病。

5. 肿瘤的辅助治疗。

【用法用量】

1. 皮下注射

（1）原发性免疫缺陷：开始时一日 0.5～1mg/kg，连续 2 周；维持量为一次 0.5～1mg/kg，一周 2～3 次。

（2）继发性免疫缺陷：一次 50mg，每周 3 次，连续 3～6 周。

2. 肌肉注射

（1）原发性免疫缺陷：开始时一日 0.5～1mg/kg，连续 2 周；维持量为一次 0.5～1mg/kg，一周 2～3 次。

（2）改善恶性肿瘤患者的免疫功能低下：与放疗、化疗同时使用，一日 1 次，一次 1mg/kg，28 日为一疗程。

【不良反应】

1. 本药耐受性良好，个别可见恶心、发热、头晕、胸闷、无力等不良反应，少数患者偶有嗜睡感。

2. 慢性乙型肝炎患者使用时可能 ALT 水平短暂上升，如无肝衰竭预兆出现，仍可继续使用本品。

【禁忌】

1. 对本品有过敏反应者或器官移植者禁用。

2. 已使用免疫抑制治疗的患者（如器官移植者）禁用。

【注意事项】

1. 本品通过增强患者的免疫功能而发挥治疗作用，故对正在接受免疫抑制治疗的患者（例如器官移植受者）不应使用本品，除非治疗带来的裨益明显大于危险性。

2. 治疗期间应定期检查肝功能。

3. 目前尚不知道本药是否对胚胎有伤害，或是否影响生育能力。故本药只能在十分必要时才给孕妇使用。目前尽管未证实本品经人乳排出，但用于哺乳期妇女仍应特别慎重。

4. 在 18 岁以下患者，本药的安全性和有效性尚未确立。

5. 目前尚无任何关于人体过量（治疗或意外）的报道。动物毒性实验显示在 10mg/kg 剂量以下（目前研究所用最大量）没有任何副反应发生。

【药物相互作用】

1. 本品与许多常用药物合并使用，其中包括干扰素、消炎药、抗生素、激素、镇痛药、降压药、利尿药、治疗心血管疾病的药物、中枢神经系统药物、避孕药，没有任何干扰现象出现。

2. 本品与干扰素合用，对于改善免疫机能有协同作用。

【规格】注射液：1ml：1mg；1ml：10mg；2ml：4mg。注射用胸腺五肽：1mg；2mg；4mg；5mg；10mg；50mg。

胸腺法新
Thymosin

【其他名称】胸腺肽 7 - α_1、胸腺肽 α_1 重组人胸腺素 α_1。

【药理作用】多项体外试验显示，本药通过刺激周围血淋巴细胞丝裂原而促进 T 淋巴细胞的成熟，增加抗原或丝裂原激活后 T 淋巴细胞分泌干扰素 α、干扰素 γ 以及白细胞介素 - 2（IL - 2）、白细胞介素 - 3 等淋巴因子，同时增加 T 淋巴细胞表面淋巴因子受体。本药还可通过激活 CD_4 细胞，而增强异体和自体的人类混合淋巴细胞反应。本药可能增加前自然杀伤细胞的聚集，而干扰素可使其细胞毒性增强。体内试验显示，本药可以提高经刀豆蛋白 A 激活后小鼠淋巴细胞 IL - 2 受体的表达，同时提高 IL - 2 的分泌。

【适应证】

1. 用于慢性乙型肝炎。

2. 用于增强机体免疫，可增强免疫损害患者对病毒性疫苗（如流感疫苗或乙肝疫苗）的免疫应答。

3. 用于治疗非小细胞肺癌及恶性黑色素瘤。

【用法用量】皮下注射。

1. 慢性乙型肝炎：推荐剂量为一次 1.6mg，一周 2 次，两次之间间隔 3 ~ 4 日。连续给药 6 个月，其间不应间断。

2. 作为免疫损害者的疫苗免疫应答增强剂：一次 1.6mg，一周 2 次，两次之间间隔 3 ~ 4 日，连续给药 4 周，首次给药应在注射疫苗后立即皮下注射。

【不良反应】

1. 偶见注射部位红肿、不适。

2. 慢性乙型肝炎患者用药后，可出现血清 ALT 水平暂时波动至基础值 2 倍以上。

3. 可见发热和轻度恶心。

【禁忌】

1. 对本药过敏者禁用。

2. 正在接受免疫抑制治疗者（如器官移植者）禁用。

【注意事项】

1. 下列情况慎用：①对其他胸腺激素过敏者。②正在接受皮质激素治疗的患者。

2. 18 岁以下患者用药的安全性和有效性尚未确定。

3. 基础研究显示，本药对动物胎仔没有影响，但临床是否会对人类胚胎产生影响尚不明确。孕妇使用本药时应慎重。

4. 本药是否能够分泌入乳汁尚不明确，哺乳妇女使用本药时应慎重。

5. 乙型肝炎患者用药期间应定期（如每月）进行血清丙氨酸氨基转移酶、天门冬氨酸氨基转移酶、碱性磷酸酶、胆红素及乙型肝炎病毒抗原抗体检测。慢性乙型肝炎患者用药期间若出现血清 ALT 水平波动，通常应继续使用，除非出现肝衰竭的征兆。

【药物相互作用】本药与干扰素 α 联合使用，可增强免疫应答。

【规格】注射剂：1.6mg。

重组人白介素 - 2
Recombinant Human Interleukin - 2

【其他名称】T 淋巴细胞生长因子、阿地白介素、白细胞介素 - 2。

【药理作用】本品是一种淋巴因子，可使细胞毒性 T 淋巴细胞、自然杀伤细胞和淋巴因子活化的杀伤细胞增殖，并使其杀伤活性增强，还可以促进淋巴细胞分泌抗体和干扰素，具有抗病毒、抗肿瘤和增强机体免疫功能等作用。

【适应证】

1. 用于肾细胞癌、黑色素瘤、乳腺癌、膀胱癌、肝癌、直肠癌、淋巴癌、肺癌等恶性肿瘤的治疗，用于癌性胸腹水的控制，也可以用于淋巴因子激活的杀伤细胞的培养。

2. 用于手术、放疗及化疗后的肿瘤患者的治疗，可增强机体免疫功能。

3. 用于先天或后天免疫缺陷症的治疗，提高病人细胞免疫功能和抗感染能力。

4. 用于各种自身免疫病的治疗，如类风湿关节炎、系统性红斑狼疮、干燥综合征等。

5. 对某些病毒性、杆菌性疾病、胞内寄生菌感染性疾病，如乙型肝炎、麻风病、肺结核、白色念珠菌感染等具有一定的治疗作用。

【用法用量】

1. 静脉滴注

（1）肿瘤：一次 10 万 ~ 20 万 U/m^2，用 500ml 生理盐水稀释后给药，静脉滴注 2 ~ 3 小时，一日 1 次，4 ~ 6 周为一疗程。

（2）乙型、丙型肝炎：一次 2.5 万 ~ 5 万 U，用 100 ~ 250ml 生理盐水溶解后给药，一日 1 次，一周注射 5 日，3 周为一疗程。

2. 肿瘤局部给药：一次 10 ~ 20 万 U/m^2，用 5 ~ 10ml 生理盐水稀释，分多点注射到瘤内或瘤体周围，一周连用 4 次，2 ~ 4 周为一疗程。应根据瘤体大小决定用药剂量，一次用量不得少于 10 万 U。

3. 皮下注射

（1）结核：一次 20 万 U，一日 1 次，第 1、3 月分别连续使用 30 日。在结核治疗的强化期，与抗结核药联合使用。

（2）肿瘤：一次 50 万 ~ 100 万 U/m^2，2ml 灭菌生理盐水溶解，一周 2 ~ 3 次，6 周为一疗程。

4. 胸膜腔内给药：抽尽胸水后注射，一次 20 万 ~ 50 万 U，一周 1 ~ 2 次，2 ~ 4 周为一个疗程。或一次 20 万 U，一日 1 次，4 ~ 6 周为一个疗程。

5. 腹膜腔内给药：抽尽腹水后注射，其他同胸膜腔内给药。

6. 动脉给药

（1）一般用法：一次 40 万 ~ 100 万 U，用 100 – 250ml 生理盐水稀释后给药，两周 1 次，6 周为一疗程。

（2）支气管动脉灌注：一次 10 万 ~ 40 万 U/m^2，一周 1 次，4 周为一疗程。

（3）肝动脉灌注：第 1、2 日，一次 10 万 ~ 20 万 U/m^2，从第 3 日起，每隔 3 ~ 4 日灌注，一次 20 万 ~ 30 万 U，4 周为一疗程。

【不良反应】

1. 各种不良反应中最常见的是发热、寒战，而且与用药剂量有关，一般是一过性发热（38℃左右），亦可有寒战高热，停药后 3 ~ 4 小时体温多可自行恢复到正常。

2. 个别患者可出现恶心、呕吐、类感冒症状。

3. 皮下注射者局部可出现红肿、硬结、疼痛，所有副反应停药后均可自行恢复。

4. 使用较大剂量时，本品可能会引起毛细血管渗漏综合征，表现为低血压、末梢水肿、暂时性肾功能不全等。

【禁忌】

1. 对本品成分有过敏史的病人。

2. 高热、严重心脏病、低血压者，严重心肾功能不全者，肺功能异常或进行过器官移植者。

3. 本药既往用药史中出现过与之相关的毒性反应：①持续性室性心动过速。②未控制的心律失常。③胸痛并伴有心电图改变、心绞痛或心肌梗死。④心脏压塞。⑤肾衰竭需透析 72 小时以上。⑥昏迷或中毒性精神病超过 48 小时。⑦顽固性或难治性癫痫。⑧肠局部缺血或穿孔。⑨消化道出血需外科手术。

【注意事项】

1. 使用本品从小剂量开始，逐渐增大剂量。应严格掌握安全剂量。使用本品低剂量、长疗程可降低毒性，并且可维持抗肿瘤活性。

2. 药物过量可引起毛细血管渗漏综合征，应立即停用，对症处理。

3. 18 岁以下儿童用药的安全性和有效性尚未确认。

4. 老年患者用药与年轻患者相比无特殊。

5. 孕妇及哺乳妇女慎用。

【药物相互作用】

1. 当 β 受体阻断剂及其他抗高血压药与本药一起使用时可能引起低血压。

2. 本药与吲哚美辛同用，可导致更严重的体重增加、少尿和氮质血症。

3. α 干扰素与本品并行给药治疗后，观察到患者有恶化或引发一些自身免疫性和炎症性病症，包括牙形 IgA 肾小球性肾炎、眼睑重症肌无力、炎症性关节炎、甲状腺炎、大疱性类天疱疮。

4. 由于使用本药而引起的肝、肾功能下降，会延缓并用药物清除，从而增加这些药物的不良反应的危险性。

5. 本药若与对肾脏有危害性的药物（如氨基糖苷、镇痛消炎药）、对骨髓有毒性的药物、对心脏有毒害的药物（如阿霉素）或肝毒性药物（如氨甲蝶呤、门冬酰胺酶）并行给药时，会增强对这些器官系统的毒性作用。

6. 已报道当本药连续的高剂量结合抗肿瘤剂对患者合并给药时，会引发过敏反应，尤其是甲氨咪胺、顺铂以及 α 干扰素等抗肿瘤剂。这些反应包括红斑、瘙痒症以及低血压，这些反应发生在化学治疗的数小时之内。某些患者出现这些情况时，需要治疗解决。本品与 α 干扰素合并给药治疗后，会增加心肌受损，包括心肌梗死、心肌炎、心室运动功能减退以及严重的横纹肌瘤的病症。

7. 本药会影响中枢神经系统功能，因此，本药与麻醉药、止痛剂、止吐药、镇静剂、安定药一同用药治疗后，可能会发生相互作用。

8. 尽管糖皮质激素显示能够减轻本药引起的不良反应，包括发热、肾功能不全、高胆红素血症、呼吸困难、皮肤瘙痒及呼吸困难，但是该类药物与本药一同给药治疗会减弱本药的抗肿瘤效力，因此必须避免。

9. 对乙酰氨基酚可缓解本药引起的全身症状，但可能会加重病人的肾功能障碍。

10. 本药5%葡萄糖注射液与2%的人血白蛋白合用，能降低本药的毒性并保持其活性。

11. 有报道布洛芬能降低本药的毒性，特别是能缓解本药所致的发热、寒战、肌痛、恶心和呕吐。

【规格】注射用重组人白介素 - 2：5 万 U；10 万 U；20 万 U；50 万 U；100 万 U；200 万 U。

甘露聚糖肽
Mannatide

【其他名称】A 型链球菌甘露聚糖。

【药理作用】本品能在体外抑制 S - 180、艾氏腹水癌和人舌鳞状细胞癌 Tca8113 等细胞株的 DNA 和 RNA 的合成葡萄糖代谢。动物体内能抑制艾氏腹水癌和 S - 180 肉瘤、HePA 肝癌腹水瘤的生长（抑瘤率63%），能提升外周白细胞，增强网状内皮系统吞噬功能，活化巨噬细胞及淋巴细胞，诱导胸腺淋巴细胞产生活性物质，改善和增加机体免疫功能和应激能力。

【适应证】用于恶性肿瘤放、化疗中改善免疫功能低下的辅助治疗。

【用法用量】

1. 口服给药：一次 10mg，一日 2～3 次。

2. 肌肉注射：一次 2～20mg，一周 2～3 次；或一次 10～20mg，隔日 1 次，1 个月为一疗程。

3. 静脉滴注：一次 10mg，用 5% 葡萄糖注射液或生理盐水 250ml 溶解稀释，隔日 1 次，1 个月为一疗程。视患者状态可酌量增减。

4. 体腔（胸腔、腹腔）注射：一次 20～30mg，隔日或数日 1 次，在抽胸水或腹水后，将本药注入体腔。

5. 肿瘤内注射：一次 5～10mg，隔日 1 次。

【不良反应】

1. 过敏反应：瘙痒、皮疹、红斑、风团、寒战、发热，严重时可引起过敏性休克。

2. 呼吸系统：胸闷、呼吸困难，有发生呼吸骤停的报告。

3. 注射局部：疼痛。

【禁忌】对本品过敏者、风湿性心脏病、支气管哮喘、气管炎患者禁用，高敏体质者禁用。

【注意事项】

1. 应用本品有因过敏反应以及呼吸骤停而死亡的报告，本品应在医生严密监护并有抢救条件下使用，一旦出现过敏反应有关症状，应立即停药，并给予对症及抗过敏治疗。

2. 孕妇及哺乳期妇女用药情况尚不明确。

3. 儿童用药情况尚不明确。

4. 老年用药情况尚不明确。

【药物相互作用】与抗肿瘤药合用有协同效应，并可降低后者的毒副作用。

【规格】片剂：5mg。口服液：1ml：1mg；10ml：10mg。注射液：2ml：5mg。注射用甘露聚糖肽：5mg。

匹多莫德
Pidotimod

【其他名称】吡酮莫特、匹多莫特。

【药理作用】本药为免疫促进剂，可促进巨噬细胞及中性粒细胞的吞噬活性，提高其趋化性；可激活自然杀伤细胞；促进淋巴细胞增殖，使辅助性 T 淋巴细胞（CD_4^+）与抑制性 T 淋巴细胞（CD_8^+）的比值恢复正常。此外，本药尚可刺激白细胞介素 - 2 和干扰素 - γ，进而促进淋巴细胞的增殖，促进细胞免疫反应。

【适应证】适用于免疫功能低下的患者。可用于反复发作的呼吸道感染，耳、鼻、喉感染，泌尿生殖系统感染的辅助治疗，也可用于病毒感染、恶性肿瘤等其他慢性疾病。

【用法用量】口服给药。

1. 成人

（1）感染急性期：开始时一次 800mg，一日 2 次，2 周后减为一日 1 次。

（2）预防用药：一次 800mg，一日 1 次，连续服用 60 日。

2. 儿童

（1）感染急性期：开始时一次 400mg，一日 2

次，2 周后减为一日 1 次，连续服用 60 日。

（2）预防用药：一次 400mg，一日 1 次，连续服用 60 日。

【不良反应】偶见有头痛、眩晕、恶心、呕吐、腹泻、皮疹等。

【禁忌】对本品过敏者禁用。

【注意事项】

1. 高敏体质者慎用。

2. 尚未有孕妇及哺乳期妇女用药方面的资料，故孕妇及哺乳期妇女不宜使用。

3. 严格遵守儿童用药的用法与用量。尚无 2 岁以下儿童应用报道。

4. 老年用药尚无系统临床研究资料。

5. 尚未有使用本品药物过量的报道，如遇药物过量，则需用常规方法如催吐、导泻、输液等促进过量药物排出。

【药物相互作用】避免进餐时服用本药，可于餐前或餐后 2 小时服用。

【规格】片剂：0.2g；0.4g。颗粒剂：2g：0.4g。口服液：10ml：0.2g；10ml：0.4g；7ml：0.4g。散剂：0.4g。

人免疫球蛋白
Human Immunoglobulin

【其他名称】丙种球蛋白、人胎盘丙种球蛋白、人血丙种球蛋白、人血免疫球蛋白。

【药理作用】注射免疫球蛋白是一种被动免疫疗法。它是把免疫球蛋白内含有的大量抗体输给受者，使之从低或无免疫状态很快达到暂时免疫保护状态。由于抗体与抗原相互作用起到直接中和毒素与杀死细菌和病毒。因此免疫球蛋白制品对预防细菌、病毒性感染有一定的作用。

【适应证】

1. 用于预防麻疹或减轻症状。

2. 用于传染性肝炎、麻疹、水痘、腮腺炎、带状疱疹等病毒性感染的防治。

3. 用于哮喘、过敏性鼻炎、湿疹等内源性过敏性疾病。

4. 用于提高机体的免疫功能：①原发性免疫球蛋白缺乏症，如 X 连锁低免疫球蛋白血症、变异性免疫缺陷病、免疫球蛋白 G 亚型缺陷病等。②继发性免疫球蛋白缺陷病，如重症感染、新生儿败血症等。③自身免疫性疾病，如原发性血小板减少性紫癜、川崎病。

【用法用量】

1. 成人

（1）肌肉注射：①预防麻疹：在与麻疹患者接触后 7 日内注射 5～15mg/kg。一次注射后预防作用通常维持 2～4 周。②预防甲型肝炎：按 5～10mg/kg 注射，或一次注射 300mg。一次注射后预防作用通常维持 1 个月左右。③内源性过敏性疾病：一次 1g，3 周内注射 2 次。

（2）静脉滴注：①原发性免疫球蛋白缺乏或低下症：首次剂量 400mg/kg；维持剂量 200～400mg/kg，给药间隔时间视病人血清 IgG 水平和病情而定，一般一月 1 次。②原发性血小板减少性紫癜：一日 400mg/kg，连续 5 日；维持剂量一次 400mg/kg，间隔时间视血小板计数和病情而定，一般一周 1 次。③重症感染：一日 200～300mg/kg，连续 2～3 日。

2. 儿童

（1）肌肉注射：①预防麻疹：在与麻疹患者接触后 7 日内，注射 5～15mg/kg，或 5 岁以下儿童注射 150～300mg，6 岁以上儿童最大剂量不超过 600mg。一次注射后预防作用通常维持 2～4 周。②预防传染性肝炎：按 5～10mg/kg 注射，或一次 150～300mg。一次注射后预防作用通常维持 1 个月左右。

（2）静脉滴注：川崎病发病 10 日内应用，一次输注 2g/kg。

【不良反应】

1. 极个别病人在静脉滴注时出现一过性头痛、心慌、恶心等不良反应，大多轻微且常发生在输液开始 1 小时内，可能与输注速度过快或个体差异有关。在输注的全过程定期观察病人的一般情况和生命特征，必要时减慢或暂停输注，一般无需特殊处理即可自行恢复。个别病人可在输注结束后发生上述反应，一般在 24 小时内均可自行恢复。

2. 肌肉注射可有轻微的局部反应，偶有低热，可自行缓解。

3. 偶见过敏反应（如荨麻疹、喉头水肿），严重者可见过敏性休克。

【禁忌】

1. 对免疫球蛋白过敏或有其他严重过敏史者禁用。

2. 有 IgA 抗体的选择性 IgA 缺乏者禁用。

【注意事项】

1. 下列情况慎用：①严重酸碱代谢紊乱患者。②肾脏疾病患者。

2. 本品出现浑浊，有摇不散的沉淀、异物，或玻瓶有裂纹，过期失效，均不可使用。开瓶后应一次注射完毕，不得分次使用。

3. 孕妇及哺乳期妇女用药情况尚不清楚。FDA 对本药的妊娠安全性分级为 C 级。

【药物相互作用】应单独使用。

【规格】注射液（肌肉注射用）：1.5ml：150mg；3ml：150mg；3ml：300mg；5ml：500mg。注射用人免疫球蛋白（肌肉注射用）：150mg；300mg。注射用人免疫球蛋白（静脉注射用）：1.25g；2.5g；5g。

转移因子
Transfer Factor

【其他名称】P 转移因子。

【药理作用】本药是免疫增强药，是从健康人血或动物脾脏中提取出来的多核苷酸肽（分子量小于 5000），不易被 RNA 酶、DNA 酶及胰蛋白酶破坏。本药是细胞免疫反应中的重要因子，本身无抗原性，也不是抗体片断，但能传递多种抗原的细胞免疫反应性，包括细菌、真菌、病毒、组织相容性抗原及肿瘤特异抗原等，可使受体细胞的免疫反应性增强，促进巨噬细胞的趋化性，增加迟发型细胞反应，提高机体对肿瘤的杀伤能力。

【适应证】用于治疗病毒性或霉菌性细胞内感染（如带状疱疹、流行性乙型脑炎、白色念珠菌感染、病毒性心肌炎等）；对恶性肿瘤可作为辅助治疗剂（主要用于肺癌、鼻咽癌、乳腺癌、骨肉瘤等）；亦可用于免疫缺陷病（如湿疹、血小板减少、多次感染综合征及慢性皮肤黏膜真菌病）。

【用法用量】

1. 皮下注射（淋巴回流较丰富的上臂内侧或大腿内侧腹股沟下端为宜，也可皮下注射于上臂三角肌处）：一次 3~6mg，一周或两周 1 次。

2. 口服：胶囊剂一次 3~6mg，一日 2~3 次。口服液一次 10~20ml，一日 2~3 次。

【不良反应】

1. 最常见的不良反应为注射部位疼痛、硬结及全身发热反应，个别病人可出现风疹样皮疹。

2. 有报道，本药在治疗魏 - 阿综合征（Wiskott - Aldrich Syndrome）时，曾出现溶血性贫血和淋巴组织瘤。

3. 有报道，本药可引起支气管哮喘典型发作。

【注意事项】孕妇及哺乳期妇女用药情况尚不明确。

【药物相互作用】尚不明确。

【规格】注射用转移因子：3mg（多肽）：100μg（核糖）。胶囊剂：3mg（多肽）：100μg（核糖）。注射液：2ml：3mg（多肽）：100μg（核糖）。口服液：10ml：10mg（多肽）：300μg（核糖）。

卡介菌多糖核酸
BCG Polysaccharide and Nucleic Acid

【药理作用】卡介菌多糖、核酸制剂。通过调节机体内细胞免疫、体液免疫、刺激网状内皮系统，激活单核 - 巨噬细胞功能，增强自然杀伤细胞功能，增强机体抗病能力。通过稳定肥大细胞，封闭 IgE 功能，减少脱颗粒细胞释放活性物质。具有抗乙酰胆碱所致的支气管痉挛作用，达到抗过敏及平喘作用。

【适应证】本药为免疫调节剂，主要用于预防和治疗感冒、慢性感染性疾病（如慢性支气管炎、慢性肾炎）、过敏性疾病（如哮喘、荨麻疹、过敏性鼻炎、过敏性皮炎）、免疫性疾病（如肾小球肾炎、系统性红斑狼疮、风湿性关节炎）、肿瘤（如肺癌、膀胱癌）以及神经性皮炎、湿疹、扁平疣、寻常疣、尖锐湿疣、慢性乙型肝炎、丙型肝炎等。

【用法用量】肌肉注射，每次 1ml，每周 2~3 次，3 个月为一个疗程。小儿酌减。

【不良反应】

1. 在急性发作期使用本药，个别患者在使用第一、二针后有急咳现象，在第三针后，可逐渐平息。

2. 个别患者用药后有低热现象，2~3 日后即恢复正常。

3. 个别患者注射部位可能出现红肿、结节，可自行消散。

【禁忌】患急性传染病（如麻疹、百日咳等）、急性眼结膜炎、急性中耳炎及对本品有过敏史者禁用。

【注意事项】

1. 本品不应有摇不散的凝块及异物，安瓿有裂纹或有异物者不可使用。

2. 孕妇及哺乳期妇女用药情况尚不明确。

【规格】注射液：1ml：卡介菌多糖 0.35mg（核酸不低于 30μg）。

第十七章　　抗肿瘤药物

1　细胞毒性药物

1.1　干扰蛋白合成的药物

门冬酰胺酶

Asparaginase

【其他名称】L－门冬酰胺酶、L－天门冬酰胺酶、L－天门冬酰胺转移酶、天冬酰胺酶、天门冬胺酶、天门冬酰胺酶、左旋门冬胺酶、左旋天门冬酰胺酶。

【药理作用】本品为取自大肠杆菌的酶制剂类抗肿瘤药物，能将血清中的门冬酰胺水解为门冬氨酸和氨，而门冬酰胺是细胞合成蛋白质及增殖生长所必需的氨基酸。正常细胞有自身合成门冬酰胺的功能，而急性白血病等肿瘤细胞则无此功能，因而当用本品使门冬酰胺急剧缺失时，肿瘤细胞因既不能从血中取得足够门冬酰胺，亦不能自身合成，使其蛋白质合成受障碍，增殖受抑制，细胞大量破坏而不能生长、存活。本品亦能干扰细胞 DNA、RNA 的合成，可能作用于细胞 G_1 增殖周期中，为抑制该期细胞分裂的细胞周期特异性药。

【适应证】适用于治疗急性淋巴细胞性白血病、急性粒细胞性白血病、急性单核细胞性白血病、慢性淋巴细胞性白血病、恶性淋巴瘤、黑色素瘤等。本品对上述各种癌细胞的增殖有抑制作用，其中对儿童急淋的诱导缓解期疗效最好，有时对部分常用化疗药物缓解后复发的患者也可能有效，但单独应用时缓解期较短，而且容易产生耐药性，故多与其他化疗药物组成联合方案应用，以提高疗效。

【用法用量】根据不同病种，不同的治疗方案，本品的用量有较大差异。以急淋的诱导缓解方案为例：剂量可根据体表面积计，日剂量 $500U/m^2$，或 $1000U/m^2$，最大可达 $2000U/m^2$，10～20日为一疗程。

【不良反应】成人似较儿童多见。

1. 较常见的有过敏反应、肝损害、胰腺炎、食欲减退、凝血因子（Ⅴ、Ⅶ、Ⅷ、Ⅸ）及纤维蛋白原减少等。过敏反应的主要表现为突然发作的呼吸困难、关节肿痛、皮疹、皮肤瘙痒、面部水肿，严重者可发生呼吸窘迫、休克甚至致死。在用肌注给药的晚期儿童白血病，虽其轻度过敏反应的发生率较高，但有报告认为其严重过敏反应的发生率较静注给药低。过敏反应一般在多次反复注射者易发生，但曾有在皮内敏感试验（简称皮试）阴性的患者发生。另有某些过敏体质者，即使注射做皮试剂量的门冬酰胺酶时，偶然也会产生过敏反应。肝脏损害通常在开始治疗的2周内发生，可能出现多种肝功能异常，包括血清丙氨酸氨基转移酶、门冬氨酸氨基转移酶、胆红素等升高，血清白蛋白等降低，曾有经肝穿刺活检证实有脂肪肝病变的病例。患者如感觉剧烈的上腹痛并伴有恶心、呕吐，应疑有急性胰腺炎，其中暴发型胰腺炎很危重，甚至可能致命。其他尚有恶心、呕吐、腹泻等。

2. 少见的有血糖升高、高尿酸血症、高热、精神及神经毒性等。血糖过高患者有多尿、多饮、口渴症状，其血浆渗透压可能升高而血酮含量正常。高血糖经停用本品，或给予适量胰岛素及补液可以减轻或消失，但少数严重的可以致死。高尿酸血症常发生在开始治疗时，由于大量肿瘤细胞快速破坏，致使释放出的核酸分解的尿酸量增多，严重的可引起尿酸性肾病肾衰竭。精神及神经毒性表现为程度不同的嗜睡、精神抑制、精神错乱、情绪激动、幻觉，偶可发生帕金森综合征等。其他尚有白细胞减少、免疫抑制、口腔炎等。

3. 罕见的有因低纤维蛋白原血症及凝血因子减少的出血、低脂血症、颅内出血或血栓形成、下肢静脉血栓及骨髓抑制等。凝血因子减少与本品抑制蛋白质合成有关。

4. 其他尚有血氨过高、脱发、血小板减少、贫血等。

要重视出现的不良反应，对其性质要仔细分析，凡有可能引起严重后果的，应立即停用本品，并结合具体表现采取相应的治疗措施，危急的要积极抢救。

【禁忌】下列情况禁用：

1. 对本品有过敏史或皮试阳性者。

2. 有胰腺炎病史或现患胰腺炎者。

3. 现患水痘、广泛带状疱疹等严重感染者。

【注意事项】

1. 来源于埃希大肠杆菌与来源于欧文菌族的门冬酰胺酶间偶有交叉敏感反应。

2. 对诊断的干扰：①首次注射本品的 2 日内，患者血清中的甲状腺结合蛋白浓度下降，直至最后一次注射本品后的 4 周内，浓度才恢复正常。②由于门冬酰胺的分解，血氨及尿素氮浓度可能增加。③血糖、血尿酸及尿尿酸可能增加。④在治疗的最初 3 周内，部分凝血活酶时间、凝血酶原时间、凝血酶时间等可能延长，血小板计数可能增加。⑤由于本品抑制血浆蛋白的合成，患者的血浆纤维蛋白原、抗凝血酶、纤维蛋白溶酶原、血清白蛋白的浓度可能降低。⑥如有肝功能异常提示为肝毒性、肝损害的征兆。⑦血清钙可能降低。

3. 下列情况慎用：①糖尿病。②痛风或肾尿酸盐结石史。③肝功能不全、感染等。④以往曾用细胞毒药物或放射治疗的患者。

4. 在治疗开始前及治疗期间注意检测下列项目：周围血象、血浆凝血因子、血糖、血清淀粉酶、血尿酸、肝功能、肾功能、骨髓涂片分类、血清钙、中枢神经系统功能等。

5. 由于本品能进一步抑制患者的免疫机制，并增加所接种病毒的增殖能力、毒性及不良反应，故在接受本品治疗的 3 个月内不宜接受活病毒疫苗接种，另与患者密切接触者的口服脊髓灰质炎疫苗时间亦应推迟。

6. 给药说明

（1）患者必须住院，在对肿瘤化疗有经验的医生指导下治疗，每次注射前须备有抗过敏反应的药物（包括肾上腺素、抗组胺药物、静脉用的类固醇药物如地塞米松等）及抢救器械。

（2）凡首次采用本品或已用过本品但已停药 1 周或 1 周以上的患者，在注射本品前须做皮试。皮试的药液可按下列方法制备：加 5ml 的灭菌注射用水或氯化钠注射液入小瓶内摇动，使小瓶内 1 万 U 的门冬酰胺酶溶解，抽取 0.1ml（每 1ml 含 2000U）注入另一含 9.9ml 稀释液的小瓶内，制成浓度约为 1ml 含 20U 的皮试药液。用 0.1ml 皮试液（约为 2U）做皮试，至少观察 1 小时，如有红斑或风团为皮试阳性反应。患者必须皮试阴性才能接受本品治疗。

（3）应从静脉大量补充液体，碱化尿液，口服别嘌醇，以预防白血病或淋巴瘤患者发生高尿酸血症和尿酸性肾病。

（4）由于使用本品后会很快产生抗药性，故本品不宜用作急淋等患者缓解后的维持治疗。

（5）本品可经静滴、静注或肌注给药。静注前必须用灭菌注射用水或氯化钠注射液加以稀释，每 1 万 U 的小瓶稀释液量为 5ml。静注给药时，本品应经正在输注的氯化钠或葡萄糖注射液的侧管注入，静注的时间不得短于半小时。静滴法给药，本品要先用等渗液如氯化钠或 5% 葡萄糖注射液稀释，然后加入氯化钠或 5% 葡萄糖注射液中滴入。肌肉注射时，先要在含本品 1 万 U 的小瓶内加入 2ml 氯化钠注射液加以稀释，每一个肌注部位每一次的肌注量不应超过 2ml。不论经静脉或肌肉注射，稀释液一定要澄清才能使用，且要在稀释后 8 小时内应用。

7. 由于不能排除本品有潜在的致畸胎、致突变和致继发性癌的作用，妊娠 3 个月内的孕妇避免使用。由于考虑到本品对婴儿的危害，在哺乳期间接受治疗的乳母应停止哺乳。FDA 对本药的妊娠安全性分级为 C 级。

【药物相互作用】

1. 泼尼松或促皮质素或长春新碱与本品同用时，会增强本品的致高血糖作用，并可能增加本品引起的神经病变及红细胞生成紊乱的危险性，但有报告如先用前述各药后再用本品，则毒性似较先用本品或同时用两药者为轻。

2. 由于本品可增高血尿酸的浓度，故当与别嘌醇或秋水仙碱、磺吡酮等抗痛风药合用时，要调节上述抗痛风药的剂量以控制高尿酸血症及痛风。一般抗痛风药选用别嘌醇，因该药可阻止或逆转门冬酰胺酶引起的高尿酸血症。

3. 糖尿病患者用本品时及治疗后，均须注意调节口服降糖药或胰岛素的剂量。

4. 本品与硫唑嘌呤、苯丁酸氮芥、环磷酰胺、环孢素、巯嘌呤、单克隆抗体 CD_3 或放射疗法合用时，可提高疗效，因而应考虑减少化疗药物、免疫抑制剂或放射疗法的剂量。

5. 本品与甲氨蝶呤同用时，可通过抑制细胞复制的作用而阻断甲氨蝶呤的抗肿瘤作用。有研究表明如门冬酰胺酶在给甲氨蝶呤 9～10 日前应用或在给甲氨蝶呤后 24 小时内应用，可以避免产生抑制甲氨蝶呤的抗肿瘤作用，并可减少甲氨蝶呤对胃肠道和血液系统的不良反应。

【规格】注射液：1000U；2000U；1 万 U。注射用门冬酰胺酶：1000U；2000U；1 万 U。

培门冬酶
Pegaspargase

【其他名称】PEG－L－天门冬酰胺酶、培加帕酶。

【药理作用】本品为聚乙二醇（PEG）与门冬酰胺酶的共价结合物，其抗肿瘤作用机制与门冬酰胺酶相同。由于本药经过 PEG 的修饰，具有很高的底物专一性，克服了门冬酰胺酶的免疫原性和严重过敏反应活性。另外，本药具有更长的半衰期，可大大延长给药间隔时间。

【适应证】用于急性淋巴细胞白血病（ALL）。若已对天然 L－天门冬酰胺酶产生过敏，可试用本品。本品的疗效已证实与天然 L－天门冬酰胺酶类似。对天然 L－天门冬酰胺酶十分严重过敏反应的病人，也能耐受本品。也有用于非何杰金淋巴瘤和急性骨髓性白血病的报告。

【用法用量】本品可肌注或静滴。以肌注的过敏性或其他不良反应发生率较低。

本品每 14 天 1 次，2500U/m²。儿童体表面积小于 0.6m²，剂量按每 14 天 82.5 U/kg。本品的作用持续时间长，比用天然 L－天门冬酰胺酶的剂量小，给药次数少。本品肌注，单次给药容量应限于 2ml，如果超过 2ml，应使用多处部位注射。静脉给药时，本品应以 100ml 生理盐水或 5% 葡萄糖注射液稀释后连续滴注 1～2 小时。

【不良反应】主要不良反应为恶心、呕吐、腹泻、腹痛。多数患者的凝血酶原时间（PT）和凝血因子Ⅰ出现异常。此外，尚可见发热、体重减轻、嗜睡、精神错乱、血脂异常、低血钙和氮质血症等。

【禁忌】

1. 对本药过敏者禁用。

2. 有胰腺炎病史的患者、以前有明显出血史的病人禁用。

【注意事项】

1. 下列情况慎用：①对门冬酰胺酶过敏者。②糖尿病患者或血糖高于正常者。③肝功能不全者。

2. 尚不清楚本药对患者生育能力及胎儿的影响，故孕妇用药时应权衡利弊。FDA 对本药的妊娠安全性分级为 C 级。

3. 尚不清楚本药能否分泌入人类乳汁。鉴于很多药物都可从乳汁中分泌，故哺乳妇女用药时应谨慎。

4. 用药前后及用药时应当检查或监测血常规、血糖、血淀粉酶、血浆总蛋白、凝血功能、肝肾功能。治疗中建议连续监测本药的血药浓度。

【药物相互作用】

1. 本药可抑制细胞复制而阻断甲氨蝶呤等的抗肿瘤作用。

2. 由于本药损耗血清蛋白，因此可能增强高血浆蛋白结合率药物的毒性。

3. 用药后患者可能有出血或栓塞倾向，故与香草醛、肝素、双嘧达莫、阿司匹林及其他非甾体类抗炎药等合用时应谨慎。

4. 使用本药时接种活疫苗（如轮状病毒疫苗），可增加活疫苗感染的风险。建议使用本药时禁止接种活疫苗，处于缓解期的白血病患者，化疗结束后间隔至少 3 个月才能接种活疫苗。

【规格】注射液：5ml：2500U；5ml：3750U。

三尖杉酯碱
Harringtonine

【其他名称】高哈林通碱、高三尖杉酯碱、哈林通碱、石莫哈林通碱。

【药理作用】本药是从三尖杉属植物中提取的生物酯碱，为细胞周期非特异性抗癌药，对 G_1、G_2 期细胞杀伤作用最强，对 S 期细胞作用较小。可使多聚核糖体解聚，从而抑制真核细胞蛋白质的合成，但对 mRNA 或 tRNA 与核糖体的结合无抑制作用。也可抑制 DNA 的合成。

【适应证】用于治疗急性粒细胞性白血病、急性单核细胞性白血病，对骨髓增生不良综合征（MDS）、真性红细胞增多症、慢性粒细胞性白血病亦有一定的疗效。

【用法用量】

1. 静脉滴注：成人每日 1～4mg，儿童每日 0.05～0.1mg/kg，加 5% 葡萄糖注射液 200～500ml 缓慢滴注，每日 1 次，5～10 天为一疗程，疗程间隔 7～14 日。

2. 鞘内注射：神经系统白血病成人每次0.5mg，9 岁以下每次 0.3mg，10 岁以上每次0.4mg，用生理盐水稀释至 4～5ml 缓慢注入鞘内，5～7 日 1 次，直至脑脊液转阴后改为每周 1 次，连用 2 次。

【不良反应】

1. 骨髓抑制：主要为白细胞和血小板减少，属可恢复性的。

2. 胃肠道反应：食欲减退、恶心、呕吐。

3. 心脏毒性：心动过速、胸闷、心悸，偶有心律失常甚至心衰。若引起心房扑动应立即停药，部分病例有心肌损害。

4. 其他：头晕、乏力、注射局部疼痛。

【禁忌】

1. 对本药过敏者禁用。

2. 严重或频发的心律失常及器质性心血管疾病患者禁用。

【注意事项】

1. 白血病时有大量白血病细胞破坏，采用本品时破坏会更多，血液及尿中尿酸浓度可能增高。

2. 原有心律失常及各类器质性心血管疾病患者应慎用或不用本品。

3. 下列情况应慎重：骨髓功能显著抑制或血象呈严重粒细胞减少或血小板减少、肝功能或肾功能损害、有痛风或尿酸盐肾结石病史患者。

4. 用药期间应密切观察下列各项：①周围血象，每周应检查白细胞计数及分类、血小板、血红蛋白 1～2 次，如白细胞在短期内有急剧下降现象者，则应每日观察血象。②肝肾功能。③心脏体征及心电图检查。

5. 为避免胎儿死亡及先天畸形的发生，孕妇慎用。哺乳期妇女亦慎用。

6. 由于老年患者对化疗耐受性较差，因而选用本品时亦需加强支持疗法，并严密观察各种不良反应。

【药物相互作用】

1. 本品与其他可能抑制骨髓功能的抗癌药物或放射疗法合并应用时应调节本品的剂量与疗程。

2. 蒽环类抗生素有心肌毒性作用，老年患者及已反复采用阿霉素或柔红霉素等蒽环类抗生素治疗的患者使用三尖杉酯碱应慎用或不用，以免增加心脏毒性。

【规格】注射液：1ml：1mg；2ml：2mg。注射用三尖杉酯碱：1mg；2mg。三尖杉酯碱氯化钠注射液：100ml（高三尖杉酯碱 2mg、氯化钠 0.9g）；

250ml（高三尖杉酯碱 2mg、氯化钠 2.25g）。

长春碱
Vinblastine

【其他名称】长春花碱。

【药理作用】本品为从夹竹桃科植物长春花中提取的一种有抗癌活性的生物碱。主要抑制微管蛋白聚合，而妨碍纺锤体微管的形成，使有丝分裂停止于中期（M 期）。也可作用于细胞膜，干扰细胞膜对氨基酸的转运，使蛋白质合成受抑制，亦可抑制 RNA 合成。

【适应证】主要用于实体瘤的治疗。对恶性淋巴瘤、睾丸肿瘤、绒毛膜癌疗效较好，对肺癌、乳腺癌、卵巢癌、皮肤癌、肾母细胞瘤及单核细胞白血病、头颈部癌、Kaposi 肉瘤、黑色素瘤等也有一定疗效。

【用法用量】静脉注射。

1. 成人：一次 10mg（或 6mg/m^2），用生理盐水或 5% 葡萄糖注射液 20～30ml 稀释后静脉冲入，一周 1 次，一个疗程总量 60～80mg。

2. 儿童：一次 0.1～0.15mg/kg，一周 1 次。

【不良反应】

1. 血液学毒性：本药骨髓抑制较显著，静脉注射后白细胞及血小板下降迅速，但可在停药后2～3 周内恢复正常。

2. 消化道反应：食欲下降、恶心、呕吐、腹泻、腹痛、口腔炎等。

3. 周围神经毒性：指（趾）尖麻木、四肢疼痛、肌肉震颤、腱反射消失等。

4. 局部刺激：注射血管可出现血栓性静脉炎，漏于血管外可引起局部组织坏死。

5. 泌尿生殖系统：用药后可见血及尿中尿酸值升高。长期用药可抑制睾丸或卵巢功能。

6. 其他：少数病人可出现体位性低血压、脱发、失眠、头痛等。

【禁忌】

1. 对本药或长春花生物碱过敏者。

2. 严重粒细胞减少者。

3. 未控制的细菌感染者。

【注意事项】

1. 静脉注射，冲入静脉时避免日光直接照射，漏于血管外必须及时处理（应立即停止注射，以1% 普鲁卡因注射液局部封闭，温湿敷或冷敷），否则可发生局部组织坏死。

2. 下列情况慎用：①已接受过放射治疗者。②有骨髓抑制者或当肿瘤已侵犯骨髓时。③有痛风病史或有尿酸性肾结石病史者。④肝功能不全者。⑤有急性发作的气短及支气管痉挛，尤其是已使用丝裂霉素而肺功能障碍者。

3. 因本品有致突变和致畸作用，故孕妇应谨慎使用（特别在妊娠早期）。FDA 对本药的妊娠安全性分级为 D 级。哺乳期妇女用药时应谨慎。

【药物相互作用】

1. 伊曲康唑可抑制细胞色素酶 P450 介导的代谢及 P - 糖蛋白泵，从而增加本药所致的神经毒性，如麻痹性肠梗阻。其他可增加本药毒性的药物有奎宁始霉素、红霉素、丝裂霉素、齐多夫定，合用时需要调整本药剂量。

2. 本药可增加托特罗定的生物利用度，合用时托特罗定应减量。本药口服可降低苯妥英钠的胃肠道吸收，从而降低其作用。

3. 使用本药时接种活疫苗（如轮状病毒疫苗），可增加活疫苗感染的风险。建议使用本药时禁止接种活疫苗，处于缓解期的白血病人，化疗结束后间隔至少 3 个月才能接种活疫苗。

【规格】注射用硫酸长春碱：10mg。

长春新碱
Vincristine

【其他名称】醛基长春碱、新长春碱。

【药理作用】本品为从夹竹桃科植物长春花中提取的抗癌有效成分。抗肿瘤作用靶点是微管，主要抑制微管蛋白的聚合而影响纺锤体微管的形成，使有丝分裂停止于中期（M 期）。还可干扰蛋白质代谢及抑制 RNA 多聚酶的活力，并抑制细胞膜类脂质的合成和氨基酸在细胞膜上的转运。

【适应证】

1. 常用于治疗急性白血病、恶性淋巴瘤、肾母细胞瘤、尤因肉瘤、儿童横纹肌肉瘤、神经母细胞瘤、多发性骨髓瘤和绒毛膜癌。

2. 也用于乳腺癌、小细胞肺癌、宫颈癌、睾丸肿瘤、卵巢癌、消化道癌、恶性黑色瘤、慢性淋巴细胞白血病和软组织肉瘤的治疗。

【用法用量】成人剂量 1 ~ 2mg（或 1.4mg/m^2），最大不大于 2mg，年龄大于 65 岁者，最大每次 1mg。儿童 50 ~ 75μg/kg 或 2mg/m^2，每周 1

次。静脉注射或冲入。

【不良反应】

1. 神经系统毒性较突出，多在用药 6 ~ 8 周出现四肢麻木、腱反射消失、麻痹性肠梗阻、腹绞痛、脑神经麻痹等，其发生与单剂量及总剂量成正比。

2. 骨髓抑制和消化道反应较轻。

3. 有局部组织刺激作用，药液不能外漏，否则可引起局部坏死。

4. 可见脱发，偶见血压的改变。

5. 用药后可见血及尿中尿酸值升高。长期用药可抑制睾丸或卵巢功能。

【禁忌】

1. 对本药或其他长春花生物碱过敏者禁用。

2. 孕妇禁用。

【注意事项】

1. 静脉注射，冲入静脉时避免日光直接照射，漏于血管外必须及时处理（应立即停止注射，以 1% 普鲁卡因注射液局部封闭，温湿敷或冷敷），否则可发生局部组织坏死。

2. 肝功能异常时减量使用。

3. 本药可影响细胞动力学，可致畸、致突变，故孕妇不能使用。FDA 对本药的妊娠安全性分级为 D 级。尚不清楚本药能否分泌入乳汁，哺乳期妇女用药时应谨慎。

4. 2 岁以下幼儿的周围神经髓鞘形成尚不健全，应慎用。

5. 对其他长春花生物碱过敏者也可能对本药过敏。

【药物相互作用】

1. 本药可阻止甲氨蝶呤从细胞内渗出而提高其细胞内浓度，故合用时常先注射本药。

2. 与门冬酰胺酶、异烟肼合用可加重神经毒性，可先于门冬酰胺酶给药前 12 ~ 24 小时给予本药。与非格司亭、沙莫司亭合用，可能导致严重的周围神经病。

3. 与 CYP3A4 的强有力抑制剂合用时，可增加本药的血药浓度，导致本药毒性增加，如神经毒性、癫痫发作、白细胞减少、血小板减少等。若必须合用，本药应减量。

4. 与含铂制剂合用时，可能增强第八对脑神经损害。

5. 齐多夫定可增加本药血液毒性，合用时需要调整本药剂量。

6. 本药可改变地高辛的吸收而降低其疗效，

合用时应密切监测地高辛的血药浓度。

7. 卡马西平、磷苯妥英、苯妥英为 CYP3A4 诱导剂，可增加本药的清除而降低其疗效。

8. 伊曲康唑可抑制细胞色素酶 P450 介导的代谢及 P－糖蛋白泵，从而增加本药所致的神经毒性（如麻痹性肠梗阻），必要时应减量或停药。

9. 使用本药时接种活疫苗（如轮状病毒疫苗），可增加活疫苗感染的风险，故使用本药时禁止接种活疫苗。处于缓解期的白血病人，化疗结束后间隔至少 3 个月才能接种活疫苗。

【规格】注射用硫酸长春新碱：1mg。

长春地辛
Vindesine

【其他名称】长春花碱酰胺、长春酰胺、长春碱酰胺、去乙酰长春花碱酰胺。

【药理作用】本品为细胞周期特异性抗肿瘤药物，抑制细胞内微管蛋白的聚合，阻止增殖细胞有丝分裂中的纺锤体的形成，使细胞分裂停于有丝分裂中期。本品对移植性动物肿瘤的抗瘤谱较广，与长春碱和长春新碱无完全的交叉耐药。

【适应证】

1. 常用于治疗乳腺癌、卵巢癌、食管癌、头颈部癌、睾丸肿瘤、淋巴细胞白血病、慢性粒细胞白血病急变以及支气管肺癌、恶性淋巴瘤、恶性黑色素瘤等。

2. 也可用于治疗软组织肉瘤等。

【用法用量】生理盐水溶解后缓慢静脉注射，亦可溶于 5% 葡萄糖注射液缓缓慢静脉滴注（6～12 小时）。单一用药每次 $3mg/m^2$，每周 1 次，通常连续用药 3 次为一周期。

【不良反应】

1. 骨髓抑制：主要不良反应为骨髓抑制，其抑制作用轻于长春碱，重于长春新碱，主要表现为白细胞或血小板减少，也可影响红细胞。

2. 神经系统：神经毒性也是本药的主要不良反应，程度仅为长春碱的 1/2，主要表现为感觉异常、腱反射消失或降低、肌肉疼痛和肌无力，与使用剂量有关，停药后可逐渐恢复。

3. 胃肠道：可引起轻度食欲缺乏、恶心、呕吐及腹胀、便秘，也可出现腹痛。

4. 心血管系：常见静脉炎。有报道本药可引起心肌缺血。

5. 皮肤：常见脱发，可有皮疹。

6. 泌尿生殖系统：用药后可见血及尿中尿酸值升高。长期用药可抑制睾丸或卵巢功能。

7. 局部：注射时药液外漏可引起局部疼痛、坏死及溃疡等。

8. 其他：常见发热。

【禁忌】

1. 对本药或其他长春花生物碱过敏者禁用。

2. 孕妇及哺乳期妇女禁用。

【注意事项】

1. 对其他长春花生物碱过敏者也可能对本药过敏。

2. 以下情况慎用：①有骨髓抑制者。②有痛风病史或有尿酸盐性肾结石史者。③胆管阻塞者。④近期有感染者。⑤经过多程化疗或有放疗史者。⑥肝、肾功能不全者。⑦神经肌肉疾病患者。⑧年老体弱者。⑨心血管病患者。

3. 2 岁以下儿童因神经系统发育尚不健全，用药时应谨慎。

4. 本药有致畸、致突变作用，孕妇禁用。FDA 对本药的妊娠安全性分级为 D 级。

【药物相互作用】

1. 伊曲康唑可抑制细胞色素酶 P450 介导的代谢及 P－糖蛋白泵，从而增加本药所致的神经毒性，如麻痹性肠梗阻。

2. CYP3A4 抑制剂可增加本药的血药浓度，导致本药毒性增加。合用时，本药应减量。

3. 使用本药时接种活疫苗（如轮状病毒疫苗），可增加活疫苗感染的风险，故使用本药时禁止接种活疫苗。处于缓解期的白血病人，化疗结束后间隔至少 3 个月才能接种活疫苗。

【规格】注射用硫酸长春地辛：1mg；4mg。

长春瑞滨
Vinorelbine

【其他名称】长春烯碱、去甲长春花碱、失碳长春碱、异长春花碱。

【药理作用】长春瑞滨是一半合成的长春花生物碱，其作用机制与长春碱和长春新碱基本相同，主要通过阻滞细胞有丝分裂过程中的微管形成，使细胞分裂停止于有丝分裂中期，为细胞周期特异性药物。本品对神经细胞的微管影响较小，故神经毒性较低。

【适应证】用于非小细胞肺癌、转移性乳腺癌、晚期卵巢癌、恶性淋巴瘤、食管癌、头颈部癌等。

【用法用量】

1. 口服：非小细胞肺癌，一次 60mg/m²，一周 1 次，连用 3 周。之后将剂量增至 80mg/m²，一周 1 次。一周最大剂量不得超过 160mg。

2. 静脉输注：单药治疗用量为每次 25 ~ 30mg/m²，药物必须溶于生理盐水（125ml），并在短时间内（15 ~ 20 分钟）输完，其后沿此静脉输入等量生理盐水以冲洗血管。21 天为一周期，分别在第 1、8 天各给药一次。本品可单用或联合化疗。联合用药剂量和给药时间随化疗方案而有所不同。

【不良反应】

1. 剂量限制性毒性为骨髓抑制，表现在粒细胞减少、贫血，偶见血小板降低。

2. 其他常见不良反应为恶心、呕吐、脱发。

3. 注射静脉出现不同程度的刺激反应，有时可发生静脉炎。

4. 神经毒性较长春新碱轻，周围神经毒性一般限于深腱反射消失，感觉异常少见，长期治疗可出现下肢无力。

5. 自主神经毒性主要表现为小肠麻痹引起的便秘，麻痹性肠梗阻罕见。

6. 偶见有心律失常、呼吸困难、支气管痉挛、肝功能受损等。

【禁忌】

1. 对本药或其他长春碱类药过敏者禁用。

2. 消化系统有严重病变者禁用。

3. 严重肝功能不全者禁用。

4. 严重骨髓抑制患者禁用。

5. 孕妇及哺乳妇女禁用。

【注意事项】

1. 以下情况慎用：①周围神经病变及有该病史者。②肾功能不全者。③心脏血供不足患者。④有痛风史或尿酸盐性肾结石病史者。⑤有胆道阻塞患者。⑥感染患者。

2. 本品必须严格地经静脉给药。静注时药液外漏可引起局部皮肤反应，甚至出现坏死，一旦药液外漏，应立即停注，局部处理。

3. FDA 对本药的妊娠安全性分级为 D 级。

4. 儿童用药的安全性及有效性尚未确立。

5. 尚未发现老年患者与年轻患者的治疗反应有差异，但不排除某些老年患者对本药更敏感，反应更大。

【药物相互作用】

1. 与顺铂合用，将增加粒细胞减少的发生率。

2. 研究表明，本药可加重氟尿嘧啶的黏膜毒性，尤其是同时给予甲酰四氢叶酸时。

3. 与丝裂霉素合用将增加肺毒性。

4. 使用本药时接种活疫苗可增加活疫苗感染的危险，故用药期间禁止接种活疫苗。

5. 与伊曲康唑合用可加重神经毒性。

6. 与 CYP3A4 诱导药或抑制药合用，可影响本药的代谢，两者合用时应谨慎。

【规格】酒石酸长春瑞滨软胶囊：20mg（以长春瑞滨计）。酒石酸长春瑞滨注射液：1ml：10mg（以长春瑞滨计）。重酒石酸长春瑞滨注射液：1ml：10mg（以长春瑞滨计）；5ml：50mg（以长春瑞滨计）。注射用酒石酸长春瑞滨：10mg（以长春瑞滨计）。注射用重酒石酸长春瑞滨：10mg；15mg。

紫杉醇
Paclitaxel

【其他名称】紫杉素。

【药理作用】本药是从短叶紫杉中提取或半合成的一种抗癌药。可作用于细胞微管或微管蛋白系统，促进微管蛋白装配成微管，但同时抑制微管的解聚，从而导致微管束的排列异常，形成星状体，使纺锤体失去正常功能，从而导致细胞死亡。本药还可在缺少三磷酸鸟苷（GTP）与微管相关蛋白（MAP）的条件下，诱导形成无功能的微管。

【适应证】

1. 主要用于治疗卵巢癌、乳腺癌和非小细胞肺癌（经一线化疗或多次化疗失败的卵巢癌，经联合化疗失败的转移性乳腺癌，或经辅助性化疗后 6 个月内复发的乳腺癌）。

2. 对头颈癌、食管癌、精原细胞瘤、恶性淋巴瘤、胃癌、膀胱癌、恶性黑色素瘤等有一定疗效。

【用法用量】为了预防发生过敏反应，在紫杉醇治疗前 12 小时口服地塞米松 10mg，治疗前 6 小时再口服地塞米松 10mg，治疗前 30 ~ 60 分钟给予苯海拉明肌注 20mg，静注西咪替丁 300mg 或雷尼替丁 50mg。

单药剂量为 135~200mg/m²，静滴3小时，在 G – CSF 支持下，剂量可达 250mg/m²。每3周1次。也可采用每周方案，即一次 50~80mg/m²，一周1次，连用 2~3周，每 3~4 周重复一个疗程。

联合用药剂量为 135~175mg/m²，3~4周1次。

【不良反应】

1. 过敏反应：发生率为 39%，其中严重过敏反应发生率为 2%。多数为 I 型变态反应，表现为支气管痉挛性呼吸困难、荨麻疹和低血压。几乎所有的反应发生在用药后最初的 10 分钟。

2. 骨髓抑制：为主要剂量限制性毒性，表现为中性粒细胞减少，血小板降低少见，一般发生在用药后 8~10 日。严重中性粒细胞发生率为 47%，严重的血小板降低发生率为 5%。贫血较常见。

3. 神经毒性：周围神经病变发生率为 62%，最常见的表现为轻度麻木和感觉异常，严重的神经毒性发生率为 6%。

4. 心血管毒性：可有低血压和无症状的短时间心动过缓。

5. 肌肉关节疼痛：发生率为 55%，发生于四肢关节，发生率和严重程度呈剂量依赖性。

6. 胃肠道反应：恶心、呕吐、腹泻和黏膜炎，一般为轻和中度。

7. 肝脏毒性：ALT、AST 和 AKP 升高。

8. 脱发：发生率为 80%。

9. 局部反应：静脉输注药物和药物外渗引起的局部炎症。

【禁忌】

1. 对本药及对聚氧乙基代蓖麻油过敏者禁用。

2. 白细胞计数低于 $1.5 \times 10^9/L$ 的严重骨髓抑制者、中性粒细胞计数低于 $1 \times 10^9/L$ 的艾滋病相关性卡波西肉瘤患者禁用。

3. 感染患者禁用。

4. 孕妇及哺乳妇女禁用。

【注意事项】

1. 治疗前应用地塞米松、苯海拉明和 H_2 受体拮抗剂进行预处理。未稀释的浓缩药液不要接触聚氯乙烯塑料器械或设备，且不能进行静脉滴注。稀释的药液应储藏在瓶内或塑料袋，采用聚氯乙烯给药设备滴注。给药期间应注意有无过敏反应及生命特征的变化。

2. 下列情况慎用：心脏传导功能异常者、低血压或心动过缓者、周围神经病变者。

3. 紫杉醇在动物实验中证实影响胚胎生长，故孕妇禁用。育龄妇女，治疗期不宜怀孕。FDA 对本药的妊娠安全性分级为 D 级。

【药物相互作用】

1. 奎奴普丁/达福普汀可通过抑制 CYP3A4 而增加本药的血药浓度，进而增加本药的不良反应。

2. 与曲妥珠单抗合用，曲妥珠单抗的血清谷浓度水平增加约 1.5 倍。临床试验证明两者合用效果较好。

3. 顺铂可使本药的清除率降低约 1/3，若先给顺铂再给予本药，可产生更为严重的骨髓抑制。

4. 研究表明先给本药 24 小时持续静脉滴注，再给多柔比星 48 小时持续静脉滴注，可明显降低多柔比星的清除率，加重不良反应（中性粒细胞减少和口腔炎）。

5. 使用本药后立即给予表柔比星，可加重后者的不良反应。

6. 酮康唑可抑制本药的代谢。

7. 磷苯妥英、苯妥英可诱导 CYP3A4，降低本药的血药浓度。

8. 使用本药时接种活疫苗（如轮状病毒疫苗），可增加活疫苗感染的风险，建议使用本药时禁止接种活疫苗。处于缓解期的白血病患者，化疗结束后间隔至少 3 个月才能接种活疫苗。

【规格】紫杉醇注射液：5ml：30mg；10ml：60mg；16.7ml：100mg。注射用紫杉醇：20mg；150mg。

蛋白结合紫杉醇
Paclitaxel Protein – Bound

【药理作用】本药为紫杉醇的白蛋白结合型纳米微粒，提高了紫杉醇的溶解性，白蛋白受体介导的紫杉醇转运机制有利于紫杉醇通过血流到达潜在的肿瘤组织中。紫杉醇具有广谱抗肿瘤活性，可促进微管蛋白装配成微管，并能抑制微管的解聚，导致微管束的排列异常，使纺锤体失去正常功能，从而导致细胞死亡。与紫杉醇的普通剂型相比，本药不需加入聚氧乙烯蓖麻油和乙醇等毒性溶剂，使静脉输注时间更短、过敏反应发生率降低，且不需在治疗前给予地塞米松、苯海拉明和西咪替丁等药物。

【适应证】

1. 转移性乳腺癌联合化疗失败后。

2. 辅助治疗6个月内乳腺癌复发者。

【用法用量】静脉滴注，一次 $260mg/m^2$，滴注30分钟，每3周1次。

【不良反应】

1. 心血管系统：可引起心电图异常、水肿、血压降低。

2. 中枢神经系统：常见疲乏、虚弱、嗜睡和不适，还可见感觉神经病变（与剂量相关）。

3. 呼吸系统：可见咳嗽和呼吸困难，少见气胸、间质性肺炎、肺纤维化和肺栓塞。

4. 肌肉骨骼系统：常见肌痛、关节痛。

5. 泌尿生殖系统：可见血清肌酐增高。

6. 肝脏：可见天门冬氨酸氨基转移酶、碱性磷酸酶、谷氨酰转移酶、胆红素升高，少见致死性肝坏死和肝性脑病。

7. 胃肠道可见恶心、呕吐、腹泻、黏膜炎，罕见肠梗阻、肠穿孔、胰腺炎和缺血性结肠炎。

8. 血液：可出现骨髓抑制，包括中性粒细胞减少、血小板减少和贫血。

9. 皮肤：脱发十分常见，罕见蜂窝组织炎、硬化、皮肤剥脱或坏死、斑丘疹、Stevens - Johnson综合征、中毒性表皮坏死松解症和纤维变性所致的皮肤异常，还可见注射部位反应。

10. 眼：可见视觉障碍，通常为可逆性。

11. 过敏反应：可见呼吸困难、潮红、血压降低、胸痛和心律失常。

12. 其他：可引起感染性疾病，如口腔念珠菌病、呼吸道感染和肺炎。

【禁忌】

1. 对紫杉醇或人血白蛋白过敏者禁用。

2. 中性粒细胞计数低于 $1.5 \times 10^9/L$ 者禁用。

【注意事项】

1. 以下情况慎用：①肝、肾功能不全患者。②骨髓抑制患者。③感觉神经病变患者。

2. 尚未确定儿童用药的安全性和有效性。

3. 已确定对人类胎儿有危险，但可用于危及生命时、对严重疾病较为安全的药物不能使用或无效时。FDA对本药的妊娠安全性分级为D级。

4. 动物实验显示，本药可泌入大鼠乳汁中；尚不清楚本药是否分布至人乳中。因可能对乳儿造成不良影响，乳母在用药期间应停止哺乳。

5. 用药前后及用药时应当检查或监测全血细胞计数。

【药物相互作用】炔雌醇、睾酮、维A酸等药可抑制 CYP 2C8 介导的紫杉醇代谢作用，使紫杉醇的暴露量增高，紫杉醇中毒的危险增加。合用时可能需要调整两者的剂量。

【规格】注射用蛋白结合紫杉醇：100mg。

多西他赛
Docetaxel

【其他名称】多烯紫杉醇、多西紫杉、脱乙酰基紫杉醇、紫杉特尔。

【药理作用】多西他赛为紫杉醇类抗肿瘤药，通过干扰细胞有丝分裂和分裂间期细胞功能所必需的微管网络而起抗肿瘤作用。多西他赛可与游离的微管蛋白结合，促进微管蛋白装配成稳定的微管，同时抑制其解聚，导致丧失了正常功能的微管束的产生和微管的固定，从而抑制细胞的有丝分裂。多西他赛与微管的结合不改变原丝的数目，这一点与目前临床应用的大多数纺锤体毒性药物不同。

【适应证】用于治疗晚期乳腺癌、非小细胞肺癌。也用于治疗头颈部癌、小细胞肺癌、胃癌、卵巢癌等肿瘤。

【用法用量】多西他赛只能用于静脉滴注。所有病人在接受多西他赛治疗前均必须口服糖皮质激素类，如地塞米松，在多西他赛滴注前一天服用，每天16mg，持续至少3天，以预防过敏反应和体液潴留。

1. 单药治疗：一次 $100mg/m^2$，静脉滴注1小时，每3周1次。

2. 联合用药：一般一次 $75mg/m^2$（一次 $60mg/m^2$，耐受较好），每3周1次。

【不良反应】

1. 骨髓抑制：中性粒细胞减少是最常见的副反应而且通常较严重（低于 $500/mm^3$）。可逆转且不蓄积。

2. 过敏反应：部分病例可发生严重过敏反应，其特征为低血压与支气管痉挛，需要中断治疗。停止滴注并立即治疗后病人可恢复正常。部分病例也可发生轻度过敏反应，如脸红，伴有或不伴有瘙痒的红斑，胸闷，背痛，呼吸困难，药物热或寒战。

3. 皮肤反应常表现为红斑，主要见于手、足，也可为发生在臂部、脸部及胸部的局部皮疹，有时伴有瘙痒。皮疹通常在滴注多西他赛后 1 周内发生，可在下次滴注前恢复。严重症状如皮疹后出现脱皮则极少发生。可能会发生指（趾）甲病变，以色素沉着或变淡为特点，有时发生疼痛和指甲脱落。

4. 体液潴留包括水肿，也有报道极少病例发生胸腔积液、腹水、心包积液、毛细血管通透性增加以及体重增加。经过 4 周期治疗或累积剂量 $400mg/m^2$ 后，下肢发生液体潴留，并可能发展至全身水肿，同时体重增加 3kg 或 3kg 以上。在停止多西他赛治疗后，体液潴留逐渐消失。为了减少液体潴留，应给病人预防性使用糖皮质激素。

5. 可能发生恶心、呕吐或腹泻等胃肠道反应。

6. 临床试验中曾有神经毒性的报道。

7. 心血管副反应如低血压、窦性心动过速、心悸、肺水肿及高血压等有可能发生。

8. 其他副反应包括脱发、无力、黏膜炎、关节痛和肌肉痛、低血压和注射部位反应。

9. 肝功能正常者在治疗期间也有出现氨基转移酶升高、胆红素升高者，其与多西他赛的关系尚不明确。

【禁忌】

1. 对多西他赛或吐温 – 80（本药注射液可能含有吐温 – 80）有严重过敏史的患者禁用。

2. 白细胞计数小于 $1500/mm^3$ 的患者禁用。

3. 肝功能有严重损害的患者禁用。

【注意事项】

1. 多西他赛必须在有癌症化疗药物应用经验的医生指导下使用。由于可能发生较严重的过敏反应，应具备相应的急救设施，注射期间密切监测主要功能指标。

2. 在肝功能异常患者、使用本品高剂量治疗患者和既往接受铂类药物治疗的非小细胞肺癌患者，使用多西他赛剂量达 $100mg/m^2$ 时，与治疗相关的死亡的发生率会增加。

3. 所有病人在接受多西他赛治疗前需预服药物以减轻体液潴留的发生，预服药物只用糖皮质激素，如地塞米松，在多西他赛注射前一天开始服用，每日 16mg，持续至少 3 天。

4. 中性粒细胞减少是最常见的副反应。多西他赛治疗期间应经常对白细胞数目进行监测。当病人中性粒细胞数目恢复至 $1500/mm^3$ 以上时才能接受多西他赛的治疗，多西他赛治疗期间如果发生严重的中性粒细胞减少（低于 $500/mm^3$ 并持续 7 天或 7 天以上），在下一个疗程中建议减低剂量，如仍有相同问题发生，则建议再减低剂量或停止治疗。

5. 在多西他赛开始滴注的最初几分钟内有可能发生过敏反应。如果过敏反应的症状轻微如脸红或局部皮肤反应则不需中止治疗。发果发生严重过敏反应，如血压下降超过 20mmHg，支气管痉挛，全身皮疹或红斑，则需立即停止滴注并进行对症治疗。对已发生严重不良反应的病人不能再次应用多西他赛。

6. 多西他赛治疗期间可能发生外周神经毒性，如果反应严重，则建议在下一个疗程中减低剂量。

7. 如已观察到的皮肤反应有肢端（手心或足底）局限性红斑伴水肿、脱皮等，则应中断或停止治疗。

8. 如果血清氨基转移酶（ALT、AST）超过正常值上限 1.5 倍，同时伴有碱性磷酸酶超过正常值上限 2.5 倍，存在发生严重不良反应的高度危险。

9. 目前尚无足够的和严格控制的孕妇临床研究资料。如果患者在孕期使用本品，或在使用本品期间怀孕，应被告之对胎儿的潜在危害和流产的潜在危险。有生育可能的妇女在使用本品治疗期间应避免怀孕。FDA 对本药的妊娠安全性分级为 D 级。

尚不清楚多西他赛是否从人乳中排泄。鉴于许多药物都可从人乳中排泄，且多西他赛可能引起哺乳婴儿的严重不良反应，母亲在使用本品前应停止哺乳。

10. 多西他赛应用于儿童的有效性及安全性尚未确定。

【药物相互作用】

1. 与顺铂合用，导致神经病变的危险性增加。

2. 伊曲康唑可抑制本药的代谢，增加本药的毒性。

3. 体外研究表明，CYP3A4 抑制剂可能干扰本药的代谢，当本药与此类药物（如酮康唑、红霉素、环孢素等）合用时，应特别谨慎。

4. 与托泊替康合用时，在给予托泊替康治疗 3 日后，再使用本药，可使本药的清除率降低 50%。两者合用时，建议在第 1 日给予本药，第 1～4 日给予托泊替康。

5. 用药期间接种活疫苗，将增加感染活疫苗的危险，故用药期间不能接种活疫苗。化疗停止至少3个月才能接种活疫苗。

【规格】注射液：1ml：20mg；2ml：20mg；8ml：80mg。注射用多西他赛：20mg；40mg；80mg。

依托泊苷
Etoposide

【其他名称】表鬼臼毒吡喃葡萄糖苷、鬼臼乙叉苷、依托扑沙、足叶草乙苷、足叶乙苷。

【药理作用】本品为鬼臼脂的半合成衍生物，为细胞周期特异性抗肿瘤药。可作用于 DNA 拓扑异构酶Ⅱ（topoⅡ），形成"药物 – 酶 – DNA"复合物，阻碍 topoⅡ对 DNA 的修复，导致 DNA 复制受阻，从而抑制肿瘤细胞的增殖。本药主要作用于 S 期、G_2 期细胞，使细胞阻滞于 G_2 期。

【适应证】主要用于治疗小细胞肺癌、恶性淋巴瘤、恶性生殖细胞瘤、白血病、对神经母细胞瘤、横纹肌肉瘤、卵巢癌、非小细胞肺癌、胃癌和食管癌等有一定疗效。

【用法用量】

1. 口服：单用每日 60 ~ 100mg/m²，连用 10 日，每 3 ~ 4 周重复。联合化疗一天 50mg/m²，连用 3 或 5 天。

2. 静脉滴注：将本品需用量用氯化钠注射液稀释（本药在 5% 葡萄糖注射液中不稳定，可形成微细沉淀），浓度不超过 0.25mg/ml，静脉滴注时间不少于 30 分钟。

实体瘤：一日 60 ~ 100mg/m²，连续 3 ~ 5 天，每隔 3 ~ 4 周重复用药。

白血病：一日 60 ~ 100mg/m²，连续 5 天，根据血象情况，间隔一定时间重复给药。

小儿常用量：静脉滴注每日按体表面积 100 ~ 150mg/m²，连用 3 ~ 4 日。

【不良反应】

1. 静脉滴注速度过快（一次给药时间低于 30 分钟），可出现皮疹、寒战、发热、支气管痉挛、呼吸困难等过敏反应。

2. 本药骨髓抑制反应较明显，包括贫血、白细胞及血小板减少，多发生于用药后 7 ~ 14 日，停药 20 日左右可恢复正常。严重的中性粒细胞减少是本药剂量限制性毒性。

3. 可有食欲减退、恶心、呕吐、口炎、腹泻、腹痛、便秘等。肝毒性罕见，可有天门冬氨酸氨基转移酶、丙氨酸氨基转移酶、碱性磷酸酶、乳酸脱氢酶、胆红素等升高。

4. 有时出现血尿素氮升高。

5. 可出现头晕、倦怠、疲劳；偶有四肢麻木、头痛等；可出现心悸、心电图改变、低血压；可出现间质性肺炎；可出现头晕、倦怠、疲劳。脱发常见。

【禁忌】

1. 白细胞、血小板明显低下者禁用。

2. 心、肝、肾功能有严重障碍者禁用。

3. 孕妇及哺乳妇女禁用。

4. 对本药过敏者禁用。

【注意事项】

1. 本品不宜静脉推注，静滴时速度不得过快，至少半小时，否则容易引起低血压、喉痉挛等过敏反应。

2. 不得作胸腔、腹腔和鞘内注射。

3. 用药期间应定期检查周围血象和肝肾功能。

4. 本品稀释后立即使用，若有沉淀产生严禁使用。

5. 本品在动物中有生殖毒性及致畸，并可经乳汁排泄。FDA 对本药的妊娠安全性分级为 D 级。

【药物相互作用】

1. 由于本品有明显骨髓抑制作用，与其他抗肿瘤药物联合应用时应注意。

2. 本品可抑制机体免疫防御机制，使疫苗接种不能激发人体抗体产生。

3. 化疗结束后 3 个月以内，不宜接种病毒疫苗。

4. 本品与血浆蛋白结合率高，因此，与血浆蛋白结合的药物可影响本品排泄。

【规格】胶囊剂：25mg；50mg；100mg。注射液：2ml：40mg；5ml：100mg。注射用磷酸依托泊苷：100mg（以依托泊苷计）。

替尼泊苷
Teniposide

【其他名称】表鬼臼毒噻吩糖苷、鬼臼甲叉苷、鬼臼噻吩苷、尼臼噻吩苷、足叶噻吩苷。

【药理作用】本药为鬼臼脂的半合成衍生物，是细胞周期特异性抗癌药。作用机制与依托泊苷相似，通过抑制拓扑异构酶Ⅱ而引起 DNA 链断裂，使细胞停滞于 S 晚期或 G_2 早期。本药特点是抗瘤谱广、毒性低，抗瘤作用为依托泊苷的 5 ~ 10

倍，与依托泊苷有交叉耐药性。

【适应证】

1. 与其他抗癌药物联合用于治疗恶性淋巴瘤、霍奇金病、急性淋巴细胞性白血病、胶质母细胞瘤、室管膜瘤、星形细胞瘤、膀胱癌、神经母细胞瘤和儿童的其他实体瘤。

2. 也用于治疗小细胞肺癌、卵巢癌、乳腺癌、多发性骨髓瘤、非小细胞肺癌等。

【用法用量】以生理盐水稀释后静脉滴注。① 单药治疗每次 $60mg/m^2$，加生理盐水 500ml，静滴 30 分钟以上，每日 1 次，连用 5 日，3 周重复。② 联合用药每日 60mg，加生理盐水 500ml 静滴，一般连用 3 日。老年及骨髓功能欠佳、多次化疗患者酌情减量。

【不良反应】

1. 骨髓毒性为剂量限制毒性，用药 7 ~ 14 日后常见白细胞和血小板降低。

2. 恶心呕吐是最常见的消化道不良反应，但通常是轻度和中度的。

3. 脱发较常见。

4. 快速输注时会发生一过性低血压。

5. 可发生急性过敏反应，如寒战、发热、心动过速、支气管痉挛、呼吸困难、低血压、潮红、出汗、水肿、高血压和荨麻疹。

6. 可引起局部刺激症状、静脉炎，静脉注射时药液外渗可致皮肤坏死。

7. 其他：口腔炎、头痛和精神障碍罕见。

【禁忌】

1. 对替尼泊苷及聚乙基代蓖麻油过敏者禁用。

2. 严重白细胞减少或血小板减少者禁用。

3. 孕妇及哺乳期妇女禁用。

【注意事项】

1. 肝肾功能异常或肿瘤侵犯骨髓者慎用。应定期检查血象，如白细胞低于 $3.5 \times 10^9/L$ 或血小板低于 $75 \times 10^9/L$，应推迟使用，直到骨髓功能恢复正常。

2. 应注意保证输注本品进入静脉，以免输注于静脉外造成组织坏死和血栓性静脉炎。本品应缓慢静滴，最初 30 ~ 60 分钟应仔细监测生命特征，以免发生低血压情况。

3. FDA 对本药的妊娠安全性分级为 D 级。

4. 本品含有苯甲醇，可能造成新生儿损害。

5. 老年用药情况尚不明确。

【药物相互作用】

1. 苯巴比妥和苯妥英钠可增加替尼泊苷的清

除，合并用药时可能应增加替尼泊苷的剂量。

2. 甲苯磺丁脲、水杨酸钠和磺胺甲噻二唑降低替尼泊苷与蛋白结合率，导致游离药物增加，增加药物作用和毒性反应。

【规格】注射液：5ml：50mg。注射用替尼泊苷：50mg。

1.2 干扰核酸生物合成的药物

1.2.1 二氢叶酸还原酶抑制药

甲氨蝶呤
Methotrexate

【其他名称】氨甲喋啶、氨甲蝶呤、氨甲叶酸、氨甲基叶酸、甲氨喋啶。

【药理作用】本品为抗代谢类抗肿瘤药，属细胞周期特异性药物，主要作用于 S 期。由于四氢叶酸是体内合成嘌呤核苷酸和嘧啶核苷酸的重要辅酶，本品作为叶酸还原酶抑制剂，主要抑制二氢叶酸还原酶而使二氢叶酸不能被还原成具有生理活性的四氢叶酸，从而使嘌呤核苷酸和嘧啶核苷酸的生物合成过程中一碳基团的转移受阻，导致 DNA 的生物合成受到明显抑制。此外，本药也可抑制胸腺核苷酸合成酶，但抑制 RNA 与蛋白质合成的作用较弱。本品对体液免疫的抑制作用似乎强于细胞免疫。通过抑制细胞增殖以及对组胺等炎性介质的反应，本药尚具有很强的抗炎作用。

【适应证】

1. 各型急性白血病，特别是急性淋巴细胞白血病。

2. 恶性淋巴瘤、非霍奇金淋巴瘤和蕈样肉芽肿、多发性骨髓瘤。

3. 恶性葡萄胎、绒毛膜上皮癌、乳腺癌、卵巢癌、宫颈癌、睾丸癌。

4. 头颈部癌、支气管肺癌、各种软组织肉瘤。

5. 其他：高剂量用于骨肉，鞘内注射可用于预防和治疗脑膜白血病以及恶性淋巴瘤的神经侵犯。本品对银屑病也有一定疗效。

【用法用量】

1. 成人

（1）口服：一次 5 ~ 10mg，一日 1 次，每周 1 ~ 2 次，一疗程安全量 50 ~ 100mg。用于急性淋巴细胞白血病维持治疗，一次 15 ~ 20mg/m²，每周 1 次。

（2）注射：本品用注射用水 2 毫升溶解，可供静脉、肌肉、动脉、鞘内注射。①用于急性白血病：肌肉或静脉注射，每次 10～30mg，每周 1～2 次。②用于绒毛膜上皮癌或恶性葡萄胎：每日 10～20mg，静脉注射，或溶于 5% 或 10% 的葡萄糖注射液 500ml 中静脉滴注，一日 1 次，5～10 次为一疗程。总量 80～100mg。③用于脑膜白血病：鞘内注射，每次 6mg/m^2，成人常用 5～12mg，最多不超过 12mg，一日 1 次，5 天为一疗程。用于预防脑膜白血病时，每日 10～15mg，一日 1 次，每隔 6～8 周一次。④用于实体瘤：静脉注射，一次 20mg/m^2；亦可介入治疗。

2. 儿童

（1）口服：一般一次 0.1～0.2mg/kg，一日 1 次。急性淋巴细胞白血病维持治疗同成人用法。

（2）肌肉注射：急性白血病，一次 20～30mg/m^2，一周 1 次，或视骨髓情况调整。

（3）静脉注射：急性白血病用量同肌肉注射。

（4）鞘内注射：脑膜白血病，每隔 2～5 日注射 1 次，不同年龄段儿童的一次推荐剂量如下：小于 1 岁，6mg。1 岁，8mg。2 岁，10mg。3 岁以上，12mg。

【不良反应】

1. 胃肠道反应：包括口腔炎、口唇溃疡、咽喉炎、恶心、呕吐、腹痛、腹泻、消化道出血。食欲减退常见，偶见伪膜性或出血性肠炎等。

2. 肝功能损害：包括黄疸、丙氨酸氨基转移酶、碱性磷酸酶、γ - 谷氨酰转肽酶等增高。

3. 大剂量应用时，由于本品和其他代谢产物沉积在肾小管而致高尿酸血症肾病，此时可出现血尿、蛋白尿、尿少、氮质血症甚至尿毒症。

4. 长期用药可引起咳嗽、气短、肺炎或肺纤维化。

5. 骨髓抑制：主要引起白细胞和血小板减少，尤其应用大剂量或长期口服小剂量后，可引起明显骨髓抑制，贫血和血小板下降而致皮肤或内脏出血。

6. 脱发、皮肤发红、瘙痒或皮疹，后者有时为对本品的过敏反应。

7. 在白细胞低下时可并发感染。

8. 鞘内注射后可能出现视力模糊、眩晕、头痛、意识障碍甚至嗜睡或抽搐等。

【禁忌】

1. 对本药过敏者禁用。

2. 孕妇禁用。

3. 极度衰竭、恶病质患者禁用。

4. 肝、肾功能不全者禁用。

5. 有骨髓抑制者禁用。

6. 心肺功能不全者禁用。

【注意事项】

1. 本品的致突变性、致畸性和致癌性较烷化剂为轻，但长期服用后，有潜在的导致继发性肿瘤的危险。

2. 对生殖功能的影响，虽也较烷化剂类抗癌药为小，但可导致闭经和精子减少或缺乏，尤其是长期应用较大剂量后，但一般多不严重，有时呈不可逆性。

3. 周围血象白细胞低于 3500/mm^3 或血小板低于 50000/mm^3 时不宜用本品。

4. 有肾病史或发现肾功能异常时，禁用大剂量甲氨蝶呤。未准备好解救药四氢叶酸钙，未充分进行液体补充或碱化尿液时，也不能用大剂量甲氨蝶呤。

5. 大剂量甲氨蝶呤易致严重副反应，须住院并可能随时监测其血药浓度时才能谨慎使用。滴注时不宜超过 6 小时，太慢易增加肾脏毒性。大剂量注射本品 2～6 小时后，可肌肉注射甲酰四氢叶酸钙 3～6mg，每 6 小时 1 次，注射 1～4 次，可减轻或预防副作用。

6. 应用本品期间禁止怀孕及哺乳。FDA 对本药的妊娠安全性分级为 X 级。

【药物相互作用】

1. 乙醇和其他对肝脏有损害药物，如与本品同用，可增加肝脏的毒性。

2. 由于用本品后可引起血液中尿酸的水平增高，对于痛风或高尿酸血症患者应相应增加别嘌呤醇等药剂量。

3. 本品可增加抗血凝作用，甚至引起肝脏凝血因子缺少或（和）血小板减少症，因此与其他抗凝药同用时宜谨慎。

4. 与保泰松和磺胺类药物同用后，因与蛋白质结合的竞争，可能会引起本品血清浓度的增高而导致毒性反应的出现。

5. 口服卡那霉素可增加口服本品的吸收，而口服新霉素钠可减少其吸收。

6. 与弱有机酸和水杨酸盐等同用，可抑制本品的肾排泄而导致血清药浓度增多，因此应酌情减少用量。

7. 氨苯蝶啶、乙胺嘧啶等药物均有抗叶酸作用，如与本品同用可增加其毒副作用。

8. 与氟尿嘧啶同用，或先用氟尿嘧啶后用本品，均可产生拮抗作用，但如先用本品，4～6小时后再用氟尿嘧啶则可产生协同作用。同样本品如与左旋门冬酰胺酶合用也可导致减效，如用后者 10 日后或于本品用药后 24 小时内给左旋门冬酰胺酶，则可增效而减少对胃肠道和骨髓的毒副作用。有报道如在用本品前 24 小时或 10 分钟后用阿糖胞苷，可增加本品的抗癌活性。本品与放疗或其他骨髓抑制药同用时宜谨慎。

【规格】 片剂：2.5mg；5mg；10mg。注射用甲氨蝶呤：5mg；10mg；25mg；50mg；0.1g；1g。注射液：1ml：5mg；1ml：10mg；5ml：50mg；5ml：0.5g；10ml：1g；50ml：5g。

培美曲塞
Pemetrexed

【药理作用】 培美曲塞是一种结构上含有核心为吡咯嘧啶基团的抗叶酸制剂，通过破坏细胞内叶酸依赖性的正常代谢过程，抑制细胞复制，从而抑制肿瘤的生长。体外研究显示，培美曲塞能够抑制胸腺嘧啶核苷酸合成酶、二氢叶酸还原酶和甘氨酰胺核苷酸甲酰转移酶的活性，这些酶都是合成叶酸所必需的酶，参与胸腺嘧啶核苷酸和嘌呤核苷酸的生物再合成过程。培美曲塞通过运载叶酸的载体和细胞膜上的叶酸结合蛋白运输系统进入细胞内，在叶酰多谷氨酸合成酶的作用下转化为多谷氨酸的形式。多谷氨酸存留于细胞内成为胸腺嘧啶核苷酸合成酶和甘氨酰胺核苷酸甲酰转移酶的抑制剂。多谷氨酸化代谢物在肿瘤细胞内呈现时间－浓度依赖性过程，而在正常组织内浓度很低。多谷氨酸化代谢物在肿瘤细胞内的半衰期延长，从而也就延长了药物在肿瘤细胞内的作用时间。

临床前研究显示培美曲塞体外可抑制间皮瘤细胞系（MSTO－211H，NCI－H2052）的生长。间皮瘤细胞系 MSTO－211H 的研究显示培美曲塞与顺铂联合有协同作用。

【适应证】

1. 联合顺铂用于治疗无法手术的恶性胸膜间皮瘤。

2. 用于局部晚期或先前化疗后转移的非小细胞肺癌。

【用法用量】 本品联合顺铂用于治疗恶性胸膜间皮瘤的推荐剂量为每 21 天 500mg/m² （滴注本品超过 10 分钟），顺铂的推荐剂量为 75mg/m²（滴注超过 2 小时），应在本品给药结束 30 分钟后再给予顺铂滴注。

预服药物：

1. 预服地塞米松（或相似药物）可以降低皮肤反应的发生率及其严重程度。给药方法：地塞米松每次 4mg 口服，每日 2 次，于本品给药前 1 天、给药当天和给药后 1 天连服 3 天。

2. 为了减少毒性反应，本品治疗必须同时服用低剂量叶酸或其他含有叶酸的复合维生素制剂。服用时间：第一次给予本品治疗开始前 7 天至少服用 5 次日剂量的叶酸，整个治疗周期一直服用，在最后一次本品给药后 21 天可停服。患者还需在第一次本品给药前 7 天内肌肉注射维生素 B_{12} 一次，以后每三个周期肌注 1 次，以后的维生素 B_{12} 给药可与本品用药在同一天进行。叶酸给药剂量 350～1000μg，常用剂量是 400μg。维生素 B_{12} 剂量 1000μg。

【不良反应】

1. 心血管系统：罕见心律失常。

2. 代谢及内分泌系统：常见脱水，少见肌酐升高。

3. 肌肉骨骼系统：少见胸痛、运动神经元病。

4. 泌尿生殖系统：很常见 Ccr 降低、肾脏或泌尿系统障碍，少见肾衰竭。

5. 神经系统：很常见神经或感觉异常。

6. 精神：很常见疲劳。

7. 肝脏：可见 ALT、AST 升高。

8. 胃肠道：很常见恶心、呕吐、口炎或咽炎、畏食、腹泻、便秘，常见消化不良、味觉障碍、少见腹痛。

9. 血液：很常见中性粒细胞减少、白细胞减少、血红蛋白减少、血小板减少。

10. 皮肤：很常见皮疹、脱屑、脱发，常见瘙痒，少见荨麻疹。

11. 眼：常见结膜炎。

12. 其他：常见发热，少见感染、中性粒细胞减少性发热、无中性粒细胞减少性感染、变态反应、过敏和多形性红斑。

【禁忌】 对培美曲塞或药品其他成分有严重过敏史的患者禁用。

【注意事项】

1. 本品主要通过尿路以原药形式排出体外。

如果患者肌酐清除率≥45ml/min，本品无需剂量调整。对于肌酐清除率<45ml/min的患者，不应给予本品治疗。

2. 本品可以引起骨髓抑制，包括中性粒细胞减少、血小板减少和贫血。骨髓抑制是常见的剂量限制性毒性，应根据既往治疗周期中出现的最低中性粒细胞、血小板值和最严重非血液学毒性来进行剂量调整。接受本品治疗同时应接受叶酸和维生素 B_{12} 的补充治疗，可以预防或减少治疗相关的血液学或胃肠道不良反应。

3. 给药前未给予糖皮质激素预处理的患者易出现皮疹。地塞米松（或相似药物）预处理可以降低皮肤反应的发生率及严重程度。

4. 本品是否导致体液潴留（例如胸水或腹水），还不清楚。对于临床有明显症状的体液潴留患者，可以考虑本品用药前进行体腔积液引流。

5. 所有准备接受本品治疗的患者，用药前需完成包括血小板计数在内的血细胞检查和血生化检查，给药后需监测血细胞计数最低点及恢复情况，每周期的开始、第8天和第15天需检查上述项目。

6. 尚没有研究证明服用本品是否对患者驾驶车辆和操作机器造成影响，然而研究证明本品可能导致疲劳，如果有这种情况发生，患者应被告知小心驾驶车辆和操作机器。

7. 妊娠妇女接受本品治疗可能对胎儿有害。如果在使用本品期间怀孕，应告知可能对胎儿的潜在危险。FDA对本药的妊娠安全性分级为D级。本品或其代谢产物是否能从乳汁中分泌尚未确定。但是本品可能对吃奶的婴儿有潜在严重危害，接受本品治疗的母亲应停止哺乳。

8. 本品不推荐儿童应用，儿童用药的安全性和有效性尚未确定。

【药物相互作用】

1. 化疗药物顺铂不改变培美曲塞的药代动力学，培美曲塞也对所有铂类药物的药代动力学无影响。

2. 同时给予口服叶酸和肌注维生素 B_{12} 不改变培美曲塞的药代动力学。

3. 体外肝脏微球蛋白预测研究结果显示，培美曲塞未导致通过 CYP3A 酶、CYP2D6 酶、CYP2C9 酶和 CYP1A2 酶代谢的药物清除率降低。没有进行研究观察培美曲塞对细胞色素 P450 同工酶的影响。因为，如果按照推荐的给药日程（每21天1次），本品对任何酶均无明显诱导作用。

4. 给予低到中等剂量（每6小时325mg）的阿司匹林，未影响培美曲塞的药代动力学，高剂量的阿司匹林对培美曲塞药代动力学影响目前还不清楚。

5. 肾功能正常患者，使用布洛芬（一日400mg，一日4次），可使培美曲塞的清除率降低20%（AUC增加20%）。更高剂量的布洛芬对培美曲塞药代动力学影响目前还不清楚。

6. 本品主要通过肾小球的过滤和肾小管的排泄作用以原药形式从尿路排出体外。同时给予对肾脏有危害的药物会延迟本品的清除，同时给予增加肾小管负担的其他药物（例如丙磺舒）也可能延迟本品的清除。

7. 轻到中度肾功能不全的患者，在应用本品治疗前2天、用药当天和用药后2天，不要使用半衰期短的非甾体类抗炎药。

长半衰期的非甾体类抗炎药与本品潜在相互作用目前还不确定，但在应用本品治疗前5天、用药当天和用药后2天，也要中断非甾体类抗炎药的治疗。如果一定要应用非甾体类抗炎药，一定要密切监测毒性反应，特别是骨髓抑制、肾脏及胃肠道的毒性。

【规格】注射用培美曲塞：0.2g；0.5g。

1.2.2 核苷二磷酸还原酶抑制药

羟基脲
Hydroxycarbamide

【其他名称】氨基甲酰基羟胺、氨基酰羟基胺、氨甲酰基脲、氨甲酰基胺、羟基尿素、羟脲。

【药理作用】本品是一种核苷二磷酸还原酶抑制剂，可以阻止核苷酸还原为脱氧核苷酸，因而选择性地抑制 DNA 的合成，能抑制胸腺嘧啶核苷酸掺入 DNA，并能直接损伤 DNA，但对 RNA 及蛋白质的合成并无抑制作用。本品为细胞周期特异性药物，作用于 S 期，并能使部分细胞阻滞至 G_1/S 期的边缘，故可用作使癌细胞部分同步化或放射增敏的药物。

【适应证】抗肿瘤药。主要用于治疗慢性粒细胞白血病的加速期和急变期、真性红细胞增多症、多发性骨髓瘤。另对头颈部鳞癌、复发性转移性卵巢癌、肾癌等亦有一定疗效。与放射治疗同时应用可作为放射增敏剂，可增加治疗头颈部鳞癌的疗效。

【用法用量】

1. 慢性粒细胞性白血病：可根据患者用药前病情及白细胞数高低而决定剂量，一般开始剂量为每日按体重20～30mg/kg，1次或分2次口服，当白细胞下降至 $10 \times 10^9/L$ 以下时，减量至每日20mg/kg，口服维持或改间歇服用。

2. 头颈癌、卵巢癌等：剂量为每次按体重60～80mg/kg，或按体表面积 2000～3000mg/m²，每周2次，单独服用或与放疗合用；亦可每日按体重 20～30mg/kg，每日1次口服给药。

小儿用量尚未确定。

【不良反应】

1. 造血系统：较常见的有白细胞减少、血小板减少、贫血或红细胞形态异常。

2. 消化系统：较常见的有胃纳减退、恶心、呕吐，较少见的有便秘，长期服用本品可发生口腔黏膜炎、口腔溃烂、腹泻等。

3. 其他：皮疹、红斑、瘙痒、皮肤色变深等皮肤反应及脱发较为少见，偶见头痛、嗜睡、头晕、幻觉、惊厥等神经毒性表现及药物性发热。

4. 可偶然发生由于大量白细胞迅速崩溃而引起的血尿酸增高或尿酸性肾病。偶见排尿困难。

5. 国外有报道，在骨髓增殖异常的病人中，使用羟基脲出现了皮肤血管毒性反应，包括血管溃疡和血管坏死。报道出现血管毒性的病人大多数曾经或者正在接受干扰素治疗。如果使用羟基脲发生血管溃疡或者坏死，应当停止用药。

【禁忌】

1. 对本药过敏者禁用。

2. 水痘、带状疱疹者禁用。

3. 各种严重感染者禁用。

4. 严重骨髓抑制者禁用。

5. 孕妇及哺乳期妇女禁用。

【注意事项】

1. 骨髓抑制、严重贫血、肾功能不全、痛风、尿酸盐结石史等慎用。

2. 患者应避免接受疫苗的免疫接种。

3. 服用本品可使患者的血尿素氮、血尿酸及肌酐浓度暂时性增高。

4. 服用本品时应适量增加液体摄入量，以增加尿量及尿酸的排出。

5. 治疗前后及治疗期要严密定期检查血常规、血小板计数、血尿素氮、尿酸、肌酐，若出现显著的粒细胞或血小板减低，如白细胞下降至 $2.5 \times 10^9/L$ 或血小板下降至 $100 \times 10^9/L$ 以下，应暂停服用本品，并予相应处理。

6. 与放疗合用时，应在放疗前7日开始给药，并严密观察血象，若出现严重的放疗不良反应，也应考虑减少或暂停服用本品。

7. 孕妇应避免在妊娠初期3个月内或哺乳期内服用。FDA对本药的妊娠安全性分级为D级。

8. 老年患者服用本品适应当减少剂量。

9. 对羟基脲的处理过程应该谨慎。配药或者接触装有羟基脲的药瓶时应当戴上一次性手套，且在接触含有羟基脲的药瓶或者胶囊（片）前后都要洗手。该药应当远离儿童。

【药物相互作用】

1. 本品与别嘌呤醇、秋水仙碱、丙磺舒等合用治疗痛风时，必须调节上述抗痛风药物剂量，以控制痛风病变及血尿酸的浓度。本品与别嘌呤醇合用时能预防并逆转本品所致的高尿酸血症。

2. 与能引起白细胞或血小板减低的药物或与放射疗法联合应用时，应严密观察患者血象，并依此适当调节本品的用量。

3. 本品与烷化剂和放射线无交叉耐药性。

4. 本品对中枢神经系统有抑制作用，并能产生嗜睡。与戊巴比妥、甲喹酮、硝西泮、麻醉药、吩噻嗪类、三环类抗忧郁药等合用，产生相加作用后注意调整剂量。

【规格】 片剂：0.4g；0.5g。胶囊剂：0.25g；0.4g；0.5g。

氟达拉滨
Fludarabine

【其他名称】磷酸氧阿糖腺苷。

【药理作用】本药系阿糖腺苷的氟化核苷酸类似物，可相对地抵抗腺苷脱氨基酶的脱氨基作用。

磷酸氟达拉滨被快速地去磷酸化成为 2F - ara - A，后者可以被细胞摄取，然后被细胞内的脱氧胞苷激酶磷酸化后成为有活性的三磷酸盐 2F - ara - ATP。该代谢产物可以通过抑制核苷酸还原酶、DNA 聚合酶（α、δ 和 ε）、DNA 引物酶和 DNA 连接酶，从而抑制 DNA 的合成。此外，还可以部分抑制 RNA 聚合酶 Ⅱ 从而减少蛋白的合成。

【适应证】用于 B 细胞性慢性淋巴细胞白血病（CLL）患者的治疗，这些患者至少接受过一个标准的包含烷化剂的方案的治疗，但在治疗期间或治疗后，病情并没有改善或仍持续进展。

【用法用量】

1. 静脉给药：推荐的剂量是 $25mg/m^2$ 磷酸氟达拉滨，每 28 天静脉连续给药 5 天。

2. 口服：一日 $40mg/m^2$，连用 5 天，然后停药 23 日（即 28 日为一个疗程）。

治疗持续时间取决于疗效及患者对药物的耐受性，应一直用到取得最佳治疗效果（完全或部分缓解，通常需 6 个周期）。

对肾功能不全患者的剂量应作相应的调整。肌酐清除率为 30~70ml/min 时剂量应减少 50%，且要严密监测血液学改变以评价药物的毒性。

【不良反应】基于静脉内使用磷酸氟达拉滨的经验，最常见的不良反应有骨髓抑制（白细胞减少、血小板减少和贫血），以及包括肺炎、咳嗽、发热、疲倦、虚弱、恶心、呕吐和腹泻在内的感染。其他常见的报告事件包括寒战、水肿、不适、周围神经病变、视力障碍、食欲不振、黏膜炎、口腔炎和皮肤皮疹。磷酸氟达拉滨治疗的患者中可出现严重的机会性感染，已经有引起死亡的严重不良事件的报道。

【禁忌】

1. 对本品或其所含成分过敏的患者禁用。

2. 肌酐清除率小于 30ml/min 的肾功能不全患者和失代偿性溶血性贫血的患者禁用。

3. 妊娠及哺乳期禁用。

【注意事项】

1. 在急性白血病患者的剂量范围研究中发现使用高剂量的磷酸氟达拉滨与重度的神经障碍相关，包括失明、昏迷和死亡，症状出现于最后一次用药后 21~60 天。在静脉内应用约比推荐治疗剂量高 4 倍的磷酸氟达拉滨（每天 $96mg/m^2$，5~7 天）的患者中，36% 出现了重度的中枢神经系统毒性，而在接受推荐剂量范围治疗的患者中，重度的中枢神经系统毒性罕见（昏迷、癫痫和焦虑不安）或少见（意识模糊）。

2. 对于健康状况差的患者，使用本药应谨慎，并且在给药前应认真权衡利弊，这一点尤其适用于那些严重骨髓功能障碍（血小板减少、贫血、粒细胞减少）、免疫缺陷或有机会性感染病史的患者。对于发生机会性感染风险最高的患者应考虑预防性治疗。

3. 本品可造成严重的骨髓抑制，主要是贫血、血小板减少和中性粒细胞减少。在实体瘤患者的 Ⅰ 期临床研究中发现，粒细胞数目降到最低计数的中位时间是 13 天（范围是第 3~25 天），血小板是 16 天（范围是第 2~32 天）。大多数患者的治疗前基础造血功能有损伤，可能是疾病本身所致或是以前用骨髓抑制药物治疗的结果，可以看到骨髓抑制的累积效应。虽然化疗引起的骨髓抑制往往是可逆的，应用磷酸氟达拉滨时仍需要严密的血液学监测。

本药是一种可能有明显毒副作用的有效的抗肿瘤药物，应严密监测用药患者的血液系统和非血液系统毒性征象。推荐定期检测外周血细胞计数，以了解贫血、粒细胞减少和血小板减少的进展。在成年患者中有多例三系骨髓再生不良或发育不全从而导致全血细胞减少症，有时可导致死亡的报告。在所报告的病例中有临床意义的细胞减少持续的时间约为两个月至一年。

4. 在 CLL 患者中常见报道疾病进展和转化（例如 Richter's 综合征）。

5. 接受本药治疗的患者在输注未经照射处理的血液后，已经发现与输血相关的移植物抗宿主病（由输入的具有免疫活性的淋巴细胞对宿主的反应）。有报告这种病的死亡率非常高，因此，正在接受或已经接受磷酸氟达拉滨治疗的患者，在需要输血时应该只接受照射处理过的血液。

6. 有报道，一些患者在接受磷酸氟达拉滨治疗期间或治疗后，既往的皮肤癌病变会加重或突然加重，或者有新的皮肤癌出现。

7. 不论有无自身免疫疾病既往史或 Coombs 试验的结果如何，在本药治疗期间或治疗后，会出现威胁生命，有时甚至致死的自身免疫现象（如自身免疫性溶血性贫血、自身免疫性血小板减少、血小板减少性紫癜、天疱疮、Evan's 综合征）。大多数经历过溶血性贫血的患者在再次接受磷酸氟达拉滨治疗后出现溶血性病程的复发。

8. 应该严密监测接受本药治疗的患者出现溶血的征象。一旦发生溶血，建议中断本药的治疗。输血和应用肾上腺皮质激素制剂是治疗自身免疫性溶血性贫血最常用的方法。

9. 血浆中主要代谢产物 2F-ara-A 的机体总清除率与肌酐清除率相关，提示肾脏排泄途径对此化合物清除的重要性。肾功能减低的患者的总暴露量（2F-ara-A 的 AUC）升高。对于肾功能不全（肌酐清除率 <70ml/min）的患者只有有限的临床资料。

肾功能不全的患者须慎用本药。对于肾功能中度受损的患者（肌酐清除率在 30~70ml/min 之间），药物的剂量应该减半并对患者进行严密监测。

如果肌酐清除率小于 30ml/min，应禁用本药治疗。

10. 有生育能力的女性或男性在接受治疗期间和治疗停止后至少 6 个月必须采取避孕措施。

11. 在接受本药治疗期间或治疗后，应该避免接种活疫苗。

12. 由于磷酸氟达拉滨可造成疲倦、虚弱和视觉障碍等，因此可能降低驾驶车辆或机械操作能力。而睡眠不足、个体敏感性和剂量尤其能削弱反应。

13. 动物的胚胎毒性实验研究提示，治疗剂量的磷酸氟达拉滨可能对人体有胚胎毒性和（或）致畸的相对风险。在接受磷酸氟达拉滨治疗期间应停止哺乳。FDA 对本药的妊娠安全性分级为 D 级。

14. 尚未确定磷酸氟达拉滨用于儿童治疗的安全性和有效性。

15. 磷酸氟达拉滨用于老年人（>75 岁）的数据有限，因此这些患者使用磷酸氟达拉滨时应慎重。

【药物相互作用】

1. 在一项临床研究中，磷酸氟达拉滨合用喷司他丁（脱氧柯福霉素）治疗 CLL 时，出现了致命性肺毒性，其高发生率不可以接受，因此，在使用磷酸氟达拉滨时不推荐合用喷司他丁。

2. 双嘧达莫及其他腺苷吸收抑制剂可以减弱磷酸氟达拉滨的治疗效果。

3. 临床研究和体外试验表明，磷酸氟达拉滨和阿糖胞苷联合使用可增加 Ara – CTP（阿糖胞苷的活性代谢产物）在白血病细胞内的浓度和细胞外的量。对 Ara – C 的血液浓度和代谢率无影响。

【规格】片剂：10mg。注射用磷酸氟达拉滨：50mg。

1.2.3 阻止嘧啶类核苷酸生成药

氟尿嘧啶
Fluorouracil

【其他名称】5 - 氟尿嘧啶。

【药理作用】本品在体内先转变为 5 – 氟 – 2 – 脱氧尿嘧啶核苷酸，后者抑制胸腺嘧啶核苷酸合成酶，阻断脱氧尿嘧啶核苷酸转变为脱氧胸腺嘧啶核苷酸，从而抑制 DNA 的生物合成。此外，通过阻止尿嘧啶和乳清酸掺入 RNA，达到抑制 RNA 合成的作用。本品为细胞周期特异性药，主要抑制 S 期细胞。

【适应证】本品的抗瘤谱较广，主要用于治疗消化道肿瘤，或较大剂量氟尿嘧啶治疗绒毛膜上皮癌。亦常用于治疗乳腺癌、卵巢癌、肺癌、宫颈癌、膀胱癌及皮肤癌等。

【用法用量】

1. 口服：成人常用量，一日 0.15 ~ 0.3g，分 3 ~ 4 次服。疗程总量 10 ~ 15g。

2. 注射：静脉注射或静脉滴注所用剂量相差甚大。单药静脉注射剂量一般为按体重一日 10 ~ 20mg/kg，连用 5 ~ 10 日，每疗程 5 ~ 7g（甚至 10g）。若为静脉滴注，通常按体表面积一日 300 ~ 500mg/m²，连用 3 ~ 5 天，每次静脉滴注时间不得少于 6 ~ 8 小时。静脉滴注时可用输液泵连续给药维持 24 小时。用于原发性或转移性肝癌，多采用动脉插管注药。腹腔内注射按体表面积一次 500 ~ 600mg/m²，每周 1 次，2 ~ 4 次为一疗程。

【不良反应】

1. 恶心、食欲减退或呕吐，一般剂量多不严重。偶见口腔黏膜炎或溃疡，腹部不适或腹泻。周围血白细胞减少常见（大多在疗程开始后 2 ~ 3 周达最低点，在 3 ~ 4 周后恢复正常），血小板减少罕见。极少见咳嗽、气急或小脑共济失调等。

2. 长期应用可导致神经系统毒性。

3. 可引起肝细胞坏死伴暂时性氨基转移酶升高，与给药剂量有关。

4. 可见皮肤色素沉着（多见于面部、双手皮肤褶皱、指甲等处）、脱发、皮炎、皮疹（主要见于手、足掌）、荨麻疹和皮肤光过敏反应。

5. 注射给药时可出现注射局部疼痛、静脉炎，药液外溢可引起组织坏死或蜂窝组织炎。植入给药可出现植入局部红肿、硬结、疼痛、溃疡、皮肤色素沉着。

6. 偶见用药后心肌缺血，可出现心绞痛和心电图的变化。如经证实为心血管不良反应（心律失常、心绞痛、ST 段改变）则应停用。

【禁忌】

1. 对本药过敏者禁用。

2. 妇女妊娠初期 3 个月内禁用。

3. 当伴发水痘或带状疱疹时禁用。

4. 衰弱病人禁用。

【注意事项】

1. 本品在动物实验中有致畸和致癌性，但在人类，其致突、致畸和致癌性均明显低于氮芥类或其他细胞毒性药物，长期应用本品导致第二个原发恶性肿瘤的危险性比氮芥等烷化剂为小。

2. 除单用本品较小剂量作放射增敏剂外，一般不宜和放射治疗同用。

3. 有下列情况者慎用本品：①肝功能明显异常；②周围血白细胞计数低于 $3500/mm^3$、血小板低于 5 万$/mm^3$ 者；③感染、出血（包括皮下和胃肠道）或发热超过 38℃ 者；④明显胃肠道梗阻；⑤脱水或（和）酸碱、电解质平衡失调者。

4. 由于本品潜在的致突、致畸及致癌性和可能在婴儿中出现的毒副反应，因此在应用本品期间禁止哺乳。

5. 开始治疗前及疗程中应定期检查周围血象。

6. 老年患者慎用。年龄在 70 岁以上及女性患者，曾报告对氟尿嘧啶为基础的化疗有个别的严重毒性危险因素。密切监测和保护脏器功能是必要的。

7. 用本品时不宜饮酒或同用阿司匹林类药物，以减少消化道出血的可能。

【药物相互作用】

1. 与亚叶酸钙、亚叶酸合用，可增强本药疗效，但也可能增加本药不良反应。先予亚叶酸钙 60~300mg 静脉滴注，继用本药，可增加本药疗效。

2. 与 α 干扰素合用，可增加本药的胃肠道反应。

3. 与甲硝唑合用，可明显降低本药的清除率，导致更严重的不良反应，且不能提高疗效。

4. 西咪替丁可能通过阻止本药代谢，从而升高本药血药浓度峰值、曲线下面积，导致本药毒性增加。

5. 氢氯噻嗪可增强本药的骨髓抑制作用。

6. 与左旋咪唑合用，将明显增加肝毒性，但此反应常为轻度、可逆，患者多无症状。

7. 新霉素可引起本药吸收延迟，导致给药后的第一个 3 小时内肾脏清除率降低。

8. 与他莫昔芬合用，治疗绝经后妇女乳腺癌，将增加血栓栓塞的危险。

9. 长春瑞滨可增加本药不良反应，特别是联用亚叶酸钙时。

10. 别嘌醇可减轻本药的骨髓抑制作用。

11. 与甲氨蝶呤合用时，应先给甲氨蝶呤，4~6 小时后再给本药，否则会减弱本药疗效。

12. 与华法林合用时，凝血时间延长，故需要调整华法林的剂量。

13. 用药时接种活疫苗（如轮状病毒疫苗），将增加活疫苗感染的风险。

【规格】片剂：50mg。注射液：5ml：0.125g；10ml：0.25g。注射用氟尿嘧啶：0.25g。

卡莫氟
Carmofur

【其他名称】氟脲己胺。

【药理作用】本品为氟尿嘧啶的衍生物，口服吸收迅速，在体内缓慢释放出氟尿嘧啶，干扰或阻断 DNA、RNA 及蛋白质合成而发挥抗肿瘤作用。

【适应证】主要用于消化道癌（食道癌、胃癌、结肠癌、直肠癌），乳腺癌亦有效。

【用法用量】口服给药。①常规剂量：成人一次 200mg，一日 3~4 次；或按体表面积一日 $140mg/m^2$，分 3 次口服。②联合化疗一次 200mg，一日 3 次。

【不良反应】偶见白细胞、血小板减少；言语、步行及意识障碍，锥体外系反应等；恶心、呕吐、腹痛、腹泻，罕见消化道溃疡；肝肾功能异常，有时出现胸痛、ECG 异常；皮疹、发热、水肿等。

【禁忌】

1. 对本品过敏者禁用。

2. 妊娠早期及哺乳妇女禁用。

【注意事项】

1. 高龄、骨髓功能低下、肝肾功能不全、营养不良者慎用。

2. 服药后避免摄入酒精性饮料。

3. 用药期间定期检查白细胞、血小板，若出现骨髓抑制，应酌情减量或停药。

4. 高龄患者慎用本品。

【药物相互作用】与其他细胞毒药物联用时，本品剂量应酌情减少。

【规格】片剂：50mg；100mg。颗粒剂：1g；200mg。

替加氟
Tegafur

【其他名称】夫洛夫脱兰、呋氟啶、呋氟嘧啶、呋氟尿嘧啶、呋喃氟尿嘧啶、喃氟啶、四氢呋喃氟尿嘧啶。

【药理作用】本品为氟尿嘧啶的衍生物，在体内经肝脏活化逐渐转变为氟尿嘧啶而起抗肿瘤作用。能干扰和阻断 DNA、RNA 及蛋白质合成，主要作用于 S 期，是抗嘧啶类的细胞周期特异性药物，其作用机理、疗效及抗瘤谱与氟尿嘧啶相似，但作用持久，吸收良好，毒性较低。化疗指数为氟尿嘧啶的 2 倍，毒性仅为氟尿嘧啶的 1/4 ~ 1/7。慢性毒性试验中未见到严重的骨髓抑制，对免疫的影响较轻微。

【适应证】主要治疗消化道肿瘤，对胃癌、结肠癌、直肠癌有一定疗效。也可用于治疗乳腺癌、支气管肺癌和肝癌等。还可用于膀胱癌、前列腺癌、肾癌等。

【用法用量】

1. 口服：成人每日 600 ~ 1200mg，分 2 ~ 4 次服用，总量 20 ~ 40g 为一疗程。小儿剂量一日按体重 16 ~ 24mg/kg，分 4 次服用。

2. 注射：单药成人一日剂量 800 ~ 1000mg 或按体重一次 15 ~ 20mg/kg，溶于 5% 葡萄糖注射液或 0.9% 氯化钠注射液 500ml 中，一日 1 次静滴，总量 20 ~ 40g 为一疗程。

【不良反应】

1. 轻度骨髓抑制表现为白细胞和血小板减少。

2. 轻度胃肠道反应以食欲减退、恶心为主，个别病人可出现呕吐、腹泻和腹痛，停药后可消失。

3. 其他反应有乏力、寒战、发热、头痛、眩晕、运动失调、皮肤瘙痒、色素沉着、黏膜炎及注射部位血管疼痛等。

【禁忌】孕妇及哺乳期妇女禁用。

【注意事项】

1. 用药期间定期检查白细胞、血小板计数，若出现骨髓抑制，轻者对症处理，重者需减量，必要时停药。一般停药 2 ~ 3 周即可恢复。

2. 轻度胃肠道反应可不必停药，给予对症处理，严重者需减量或停药。餐后服用可以减轻胃肠道反应。

3. 有肝肾功能障碍的病人使用时应慎重，酌情减量。

【药物相互作用】替加氟呈碱性且含碳酸盐，避免与含钙、镁离子及酸性较强的药物作用。

【规格】片剂：50mg；100mg。胶囊剂：100mg；200mg。注射液：5ml：200mg。注射用替加氟：200mg。

替加氟 – 尿嘧啶
Tegafur – Uracil

【其他名称】呋喃氟尿嘧啶 – 尿嘧啶、复方呋喃氟尿嘧啶、复方替加氟片。

【药理作用】与替加氟相同，在体内逐渐转变为氟尿嘧啶而起干扰、阻断 DNA、RNA 及蛋白质合成的作用。实验研究证明，尿嘧啶可阻断替加氟的降解作用，可特异性地提高肿瘤组织中氟尿嘧啶及其活性代谢物质的浓度。当替加氟与尿嘧啶以 1 : 4 配比时，氟尿嘧啶在肿瘤和血液中的浓度比值最大。

【适应证】临床应用与氟尿嘧啶相同，主要用于消化系统癌、乳腺癌及甲状腺癌等。本品与阿霉素、平阳霉素联合应用治疗食管癌也有较好的疗效。

【用法用量】

1. 片剂：一次 2 ~ 3 片，一日 3 ~ 4 次，总量 400 ~ 600 片为一疗程。

2. 胶囊剂：一次 1 ~ 2 粒，一日 3 ~ 4 次。

【注意事项】与替加氟相同，主要为消化道反应及骨髓抑制，本品对血象影响轻微。

【规格】片剂：替加氟 50mg、尿嘧啶 112mg。胶囊剂：替加氟 50mg、尿嘧啶 112mg；替加氟 100mg、尿嘧啶 224mg。

卡培他滨
Capecitabine

【药理作用】对肿瘤细胞有选择性的口服细胞毒性药物。药物自身无细胞毒性，但可在肿瘤所在部位经胸苷磷酸化酶（肿瘤相关性血管因子）作用转化为具有细胞毒性的氟尿嘧啶（5 – FU）而发挥作用，从而最大限度地降低 5 – FU 对正常人体细胞的损害。

正常细胞和肿瘤细胞都能将 5 – FU 代谢为 5 – 氟 – 2 – 脱氧尿苷酸单磷酸（FdUMP）和 5 – 氟尿苷三磷酸（FUTP），这些代谢产物通过两种不同机制引起细胞损伤。首先，FdUMP 及叶酸协同因子 N – 5，10 – 亚甲基四氢叶酸与胸苷酸合成酶（TS）结合形成共价结合的三重复合物，这种复合物可抑制 2′ – 脱氧尿 [嘧啶核] 苷酸形成胸核苷酸。胸核苷酸是胸腺嘧啶核苷三磷酸必需的前体，而后者是 DNA 合成所必需的，因此该化合物的不足能抑制细胞分裂。其次，在 RNA 合成过程中核转录酶可能会在尿苷二磷酸（UTP）的部位错误地编入 FUTP，这种代谢错误将会干扰 RNA 的加工处理和蛋白质的合成。

【适应证】

1. 结肠癌辅助化疗：卡培他滨适用于 Dukes C 期、原发性肿瘤根治术后并仅接受氟嘧啶类药物治疗的结肠癌患者的单药辅助治疗。

2. 结肠直肠癌：当转移性结肠直肠癌患者首选单用氟嘧啶类药物治疗时，本药可用作一线化疗药。卡培他滨与其他药物联合化疗时，生存期优于 5-FU/LV 单药化疗。

3. 乳腺癌联合化疗：可与多西紫杉醇联合用于治疗含蒽环类药物方案化疗失败的转移性乳腺癌。

4. 乳腺癌单药化疗：可单独用于治疗对紫杉醇及含蒽环类药物化疗方案均耐药或对紫杉醇耐药和不能再使用蒽环类药物治疗的乳腺癌。

【用法用量】推荐剂量为 $1.25g/m^2$，每日 2 次口服（早晚各 1 次），治疗 2 周后停药 1 周，3 周为一个疗程。应在餐后 30 分钟内用水送吞服。

【不良反应】

1. 临床研究中，5% 以上的患者出现以下与治疗相关、可能相关或无关的不良反应事件：①中枢神经系统：疲乏、感觉异常、头痛、头昏、失眠。②代谢及内分泌系统：脱水、水肿。③肌肉骨骼系统：四肢疼痛、肌痛。④肝脏：高胆红素血症。⑤胃肠道：腹泻、恶心、呕吐、口炎、腹痛、便秘、消化不良、畏食。⑥血液：中性粒细胞减少、血小板减少、贫血、淋巴细胞减少。⑦皮肤：手足综合征、皮炎、指甲疾病。⑧眼：眼部刺激。⑨其他：发热。

2. 临床研究中，小于 5% 的患者出现以下与治疗相关的不良反应事件：①心血管系统：心动过速、心动过缓、房性纤颤、期外收缩、心肌炎、心包积液、低血压、高血压、脑血管意外。②中枢神经系统：易激惹、镇静、共济失调、震颤、眩晕、言语困难、脑病、异常共济失调、构音障碍、意识丧失、平衡受损、抑郁、精神错乱。③代谢及内分泌系统：体重增加、高脂血症、低钾血症、低镁血症、淋巴水肿。④呼吸系统：咳嗽、鼻出血、哮喘、咯血、呼吸窘迫、呼吸困难、支气管炎、肺炎、支气管肺炎、肺栓塞。⑤肌肉骨

骼系统：骨痛、关节炎、肌无力。⑥肾脏：肾衰竭。⑦肝脏：肝纤维化、肝炎、胆汁淤积性肝炎、肝功能试验异常、肝衰竭。⑧胃肠道：腹胀、吞咽困难、肛部痛、腹水、胃溃疡、肠梗阻、肠毒性扩张、胃肠炎、口渴、喉炎。⑨血液：出血、败血症、白细胞减少、凝血障碍、特发性血小板减少性紫癜、全血细胞减少。⑩皮肤：出汗增多、光敏反应、皮肤溃疡、瘙痒。⑪眼：结膜炎、角膜结膜炎。⑫其他：胸痛、胸部肿块、流感样疾病、嘶哑、步行困难、虚脱、纤维化、恶病质、真菌感染、药物过敏。

3. 国外尚发现有周围感觉神经病变及心血管系统不良反应（心律失常、心肌梗死、心肌缺血、心力衰竭、心脏停搏、猝死等）。

【禁忌】

1. 已知对卡培他滨或其任何成分过敏者禁用。

2. 对氟尿嘧啶有严重、未预期反应患者或已知对氟尿嘧啶过敏患者禁用。

3. 已知二氢嘧啶脱氢酶（DPD）缺陷的患者禁用。

4. 严重肾功能损伤患者（肌酐清除率低于 30ml/分）禁用。

5. 妊娠妇女禁用。

【注意事项】

1. 卡培他滨可引起腹泻，有时比较严重。对于出现严重腹泻的患者应给予密切监护，若患者开始出现脱水，应立即补充液体和电解质。在合理用药范围，应及早开始使用标准止泻治疗药物（如洛哌丁胺）。必要时需降低给药剂量。

2. 开始接受卡培他滨治疗时应防止和纠正脱水。病人出现厌食、虚弱、恶心、呕吐或腹泻易迅速转为脱水。当出现 2 级（或以上）脱水症状时，必须立即停止本品的治疗，同时纠正脱水。直到病人脱水症状消失，且导致脱水的直接原因被纠正和控制后，才可以重新开始本品治疗。针对不良事件的发生，调整给药剂量是必要的。

3. 已观察到的卡培他滨的心脏毒性与氟尿嘧啶药物类似，包括心肌梗死、心绞痛、心律不齐、心脏停搏、心衰和心电图改变。既往有冠状动脉疾病史患者中这些不良事件可能更常见。

既往有因二氢嘧啶脱氢酶缺乏（DPD）引起的与 5-氟尿嘧啶相关的罕见、难以预料的严重毒性（例如口腔炎症、腹泻、嗜中性粒细胞减少症和神经毒性）发生，因此无法排除 DPD 水平降低与 5-氟尿嘧啶潜在致死毒性效应增强之间存在关

联的可能。

4. 卡培他滨可引起手足综合征（手掌－足底感觉迟钝或化疗引起肢端红斑），癌症转移患者接受卡培他滨单药治疗，手足综合征中位出现时间为 79 天（范围从 11～360 天），严重程度为 1～3 级。

5. 卡培他滨可引起高胆红素血症。必要时可中断使用本品。

6. 应严密监测卡培他滨治疗的毒性。大多数不良反应是可逆的，虽然剂量可能需要限制或降低，但无需终止用药。

7. 卡培他滨应用于肾功能损害患者时须谨慎。同 5－氟尿嘧啶一样，中度肾功能损害患者（肌酐清除率为 30～50 ml/min）治疗相关 3 或 4 级不良反应事件的发生率较高。

8. 卡培他滨用于肝功能损害患者时应密切监测。非肝转移引起的肝损伤或严重肝损伤对卡培他滨体内分布的影响尚不明确。

9. 未进行卡培他滨用于妊娠妇女的研究。卡培他滨可能是一种人类致畸剂。药物是否经人乳汁分泌尚不确定。由于卡培他滨可能致饮母乳幼儿出现严重不良反应，建议哺乳期妇女接受卡培他滨治疗时停止授乳。FDA 对本药的妊娠安全性分级为 D 级。

10. 卡培他滨对 18 岁以下患者的安全性和疗效尚未证实。

11. 本药代谢产物（5－FU）的胃肠道不良反应在 65 岁以上的老年患者中较明显，老年人用药时应密切监测。

【药物相互作用】

1. 香豆素类抗凝剂：在使用卡培他滨并伴随华法林及苯丙香豆素等香豆素衍生物类抗凝剂治疗的患者中，已有凝血指标改变和（或）出血的报道。对使用卡培他滨同时口服香豆素类衍生物抗凝剂的患者，应常规监测其抗凝参数（INR 或 PT），并相应调整抗凝剂的剂量。

2. CYP2C9 底物：除了华法林外，卡培他滨与其他已知经 CYP2C9 代谢药物间的相互作用尚未进行正式研究，卡培他滨应慎与此类药物同用。

3. 苯妥英：卡培他滨和苯妥英同时服用会增加苯妥英的血浆浓度，患者出现与苯妥英钠水平升高相关的不良反应。尚未进行卡培他滨与苯妥英药物相互作用的正式研究，但推测相互作用的机制可能为卡培他滨抑制 CYP2C9 同工酶。对使用卡培他滨同时服用苯妥英的患者，应常规监测

苯妥英的血浆浓度。

4. 甲酰四氢叶酸对卡培他滨药代动力学无影响，但甲酰四氢叶酸对卡培他滨的药效学有影响，且可能增加卡培他滨的毒性。

5. 索夫立定及其同型物：文献显示，由于索夫立定对二氢嘧啶脱氢酶的抑制作用，索夫立定与 5－氟尿嘧啶药物间存在显著的临床相互作用。这种相互作用导致氟嘧啶毒性升高，有致死的可能。因此，卡培他滨不应与索夫立定及其同型物（如溴夫定）同时给药。

6. 奥沙利铂：奥沙利铂与卡倍他滨联合用药时（伴有或不伴有贝伐单抗），卡倍他滨或其代谢物、游离铂或总铂的暴露量无临床上显著差异。

7. 贝伐单抗：贝伐单抗对卡倍他滨或其代谢物的药代动力学参数无显著临床意义的影响。

【规格】 片剂：0.15g；0.5g。

吉西他滨
Gemcitabine

【药理作用】 盐酸吉西他滨为核苷同系物，属细胞周期特异性抗肿瘤药。主要杀伤处于 S 期（DNA 合成）的细胞，同时也阻断细胞增殖由 G_1 向 S 期过渡的进程。本品在细胞内由核苷激酶代谢成有活性的二磷酸核苷（dFdCDP）和三磷酸核苷（dFdCTP）。其细胞毒活性就来源于这两种核苷抑制 DNA 合成的联合作用。二磷酸吉西他滨可抑制核糖核苷酸还原酶，而该酶催化 DNA 合成过程中生成三磷酸脱氧核苷的化学反应，从而导致脱氧核苷酸（包括 dCTP）的浓度降低。三磷酸吉西他滨可与 dCTP 竞争性结合到 DNA 上，而细胞中 dCTP 浓度的降低（由其二磷酸盐的作用而产生）可促进三磷酸吉西他滨与 DNA 的结合，结果一个核苷酸掺入到合成过程中的 DNA 链上，从而阻止 DNA 的进一步合成。另外，DNA 聚合酶 ε 并不能够清除吉西他滨核苷酸和修复合成过程中的该 DNA 链。

【适应证】

1. 主要用于治疗非小细胞肺癌和胰腺癌。

2. 亦用于卵巢癌、乳腺癌、子宫颈癌、膀胱癌、肝癌、胆道癌、鼻咽癌、睾丸肿瘤、淋巴瘤、间皮瘤和头颈癌、小细胞肺癌。

【用法用量】 成人推荐吉西他滨剂量为 $1000mg/m^2$，静脉滴注 30 分钟，每周 1 次，连续 3

周，随后休息 1 周，每四周重复一次。依据病人的毒性反应相应减少剂量。

【不良反应】

1. 血液系统：应用吉西他滨后可出现贫血、白细胞降低和血小板减少。骨髓抑制常常为轻到中度，多为中性粒细胞减少，血小板减少也比较常见。

2. 消化系统：约 2/3 的病人发生肝脏氨基转移酶的异常，但多为轻度，非进行性损害，无需停药。肝功能受损的病人使用吉西他滨应特别谨慎。约 1/3 的病人出现恶心和呕吐反应，20% 的病人需药物治疗，极少是剂量限制性，并且很容易用抗呕吐药物控制。

3. 肾脏：近一半的病人用药后可出现轻度蛋白尿和血尿，但极少伴有临床症状和血清肌酐与尿素氮的变化，然而，报告有部分病例出现不明原因的肾衰。因此，对于已有肾功能损害的病人，使用吉西他滨应特别谨慎。

4. 过敏：约 25% 的病人可有皮疹，10% 的病人可出现瘙痒，通常皮疹轻度，非剂量限制性，局部治疗有效，极少报道有脱皮、水泡和溃疡。

滴注吉西他滨过程中，不到 1% 的病人可发生支气管痉挛，痉挛一般为轻度，且持续短暂，但可能需要胃肠道外的给药治疗。已知对本药高度敏感的病人应严禁使用。

有报告约 10% 的病人在用药后数小时内发生呼吸困难，这种呼吸困难常常持续短暂，症状轻，几乎很少需要调整剂量，大多无需特殊治疗，其发病机制不清，与吉西他滨的关系也不清楚。

5. 其他：大约 20% 的病人有类似于流感的表现，大多症状较轻，短暂，且为非剂量限制性，仅 1.5% 的病人表现较重，发热、头痛、背痛、寒战、肌痛、乏力和厌食是最常见的症状，咳嗽、鼻炎、不适、出汗和失眠也有发生。有些仅表现为发热和乏力。此类症状的发病机制尚不清楚，有报告证实水杨酸类药物可减轻症状。周围性水肿的发生率约为 30%，部分病人可出现面部水肿。肺水肿的发生率约 1%。水肿常轻到中度，几乎不影响用药剂量，部分病人伴有局部疼痛，停止用药（吉西他滨）后常自行逆转。引起这种毒性的机制尚不清楚，没任何证据表明与心脏、肝、肾功能受损有关。

6. 以下的不良反应亦常见报道，13% 的病人脱发（常为轻度），10% 病人嗜睡，8% 病人腹泻，7% 的病人有口腔毒性（主要为溃疡及红斑），6%

病人有便秘。曾有低血压的病例报告。有的研究报告有心肌梗死、充血性心力衰竭及心律失常，但无明确的资料表明是吉西他滨引起的心脏毒性。

【禁忌】

1. 对本品成分过敏的患者禁用。

2. 孕妇及哺乳妇女禁用。

【注意事项】

1. 已证明滴注药物时间延长和增加用药频率可增大药物的毒性。

2. 吉西他滨可引起轻至中度的困倦。病人在此期间必须禁止驾驶车辆和操作机器，直到经鉴定已不再倦怠。

3. 骨髓功能受损的病人，用药应谨慎。与其他的抗肿瘤药物配伍进行联合或序贯化疗时，应考虑对骨髓抑制作用的蓄积。病人在每次接受吉西他滨治疗前，都必须监测血小板、白细胞、中性粒细胞数，当证实有骨髓抑制时，应将化疗延期或修改治疗方案。使用吉西他滨的病人应定期检查肝、肾功能，包括氨基转移酶和血清肌酐。

4. 一项治疗非小细胞肺癌的试验中，应用 $1000mg/m^2$ 吉西他滨的病人同时给予连续 6 周的胸部放射治疗，结果出现了严重的甚至威胁生命的毒性反应，并发生食管炎和肺炎，尤其当接受大剂量放疗时，上述反应更明显。目前尚无将吉西他滨与治疗剂量放射治疗配合进行综合治疗的合适方案。

5. FDA 对本药的妊娠安全性分级为 D 级。

6. 儿童用药：情况未明。

7. 65 岁以上的高龄患者也能很好耐受。尽管年龄对吉西他滨的清除率和半衰期有影响，但并没有证据表明高龄患者需要调整剂量。

【药物相互作用】有报道，与华法林合用，可引起患者国际标准化比值（INR）增加，必要时需调整华法林的剂量。

【规格】注射用盐酸吉西他滨：0.2g；1g。

阿糖胞苷
Cytarabine

【其他名称】阿糖胞嘧啶、胞核嘧啶阿拉伯糖苷、胞嘧啶阿拉伯糖苷、雅玛山阿糖胞苷。

【药理作用】本品为主要作用于细胞 S 增殖期的嘧啶类抗代谢药物，通过抑制细胞 DNA 的合成干扰细胞的增殖。阿糖胞苷进入人体后经激酶磷酸化后转为阿糖胞苷三磷酸及阿糖胞苷二磷酸，前者能强有力地抑制 DNA 聚合酶的合成，后者能抑制二磷酸胞苷转变为二磷酸脱氧胞苷，从而抑制细胞 DNA 聚合及合成。本品为细胞周期特异性药物，对处于 S 增殖期细胞的作用最为敏感，抑制 RNA 及蛋白质合成的作用较弱。

【适应证】适用于急性白血病的诱导缓解期及维持巩固期。对急性非淋巴细胞性白血病效果较好，也用于治疗慢性粒细胞白血病的急变期、恶性淋巴瘤。鞘内注射可用于治疗脑膜白血病和脑膜转移瘤。

【用法用量】

1. 成人：①诱导缓解：静脉注射或滴注，一次 1 ~ 3mg/kg，一日 1 次，连用 10 ~ 14 日，如无明显不良反应，剂量可增大至一次 4 ~ 6mg/kg。②维持：完全缓解后改用维持治疗量，一次 1mg/kg，一日 1 ~ 2 次，皮下注射，连用 7 ~ 10 日。

2. 中剂量阿糖胞苷：中剂量是指阿糖胞苷的剂量为一次按体表面积 0.5 ~ 1.0g/m² 的方案，一般需静滴 1 ~ 3 小时，一日 2 次，2 ~ 6 日为一疗程；大剂量阿糖胞苷的剂量为按体表面积 1 ~ 3g/m² 的方案，静滴及疗程同中剂量方案。由于阿糖胞苷的不良反应随剂量增大而加重，有时反而限制了其疗效，故现多偏向用中剂量方案。中或大剂量阿糖胞苷主要用于治疗难治性或复发性急性白血病，亦可用于急性白血病的缓解后，延长其缓解期。由于不良反应较多，故疗程中必须由有丰富经验的医生指导，并要有充分及时的支持疗法保证方可进行。

3. 小剂量阿糖胞苷：剂量为一次按体表面积 10mg/m²，皮下注射，一日 2 次，14 ~ 21 日为一疗程，如不缓解而患者情况容许，可于 2 ~ 3 周重复一疗程。本方案主要用于治疗原始细胞增多或骨髓增生异常综合征患者，亦可治疗低增生性急性白血病、老年性急性淋巴细胞白血病等。

4. 鞘内注射：阿糖胞苷为鞘内注射防治脑膜白血病的二线药物，剂量为一次 25 ~ 75mg，联用地塞米松 5mg，用 2ml 的 0.9% 氯化钠注射液溶解，鞘内注射，每周 1 ~ 2 次，至脑脊液正常。如为预防性则每 4 ~ 8 周 1 次。

5. 儿童常规剂量：①静脉注射：急性白血病诱导治疗，一日 100mg/m²，连用 5 ~ 7 日。②肌肉注射：同静脉注射。③皮下注射：同静脉注射。

【不良反应】

1. 造血系统：主要是骨髓抑制，白细胞及血小板减少，严重者可发生再生障碍性贫血或巨幼红细胞性贫血。

2. 白血病、淋巴瘤患者治疗初期可发生高尿酸血症，严重者可发生尿酸性肾病。

3. 较少见的有口腔炎、食管炎、肝功能异常、发热反应及血栓性静脉炎。阿糖胞苷综合征多出现于用药后 6 ~ 12 小时，有骨痛或肌痛、咽痛、发热、全身不适、皮疹、眼睛发红等表现。

【禁忌】

1. 对本药过敏者禁用。

2. 孕妇及哺乳期妇女禁用。

【注意事项】

1. 使用本品时可引起血清丙氨酸氨基转移酶、血及尿中尿酸量的增高。

2. 下列情况应慎用：骨髓抑制，白细胞及血小板显著减低者，肝肾功能不全，有胆道疾患者，有痛风病史，尿酸盐肾结石病史，近期接受过细胞毒药物或放射治疗者。

3. 用药期间应定期检查周围血象、骨髓涂片以及肝肾功能。

4. FDA 对本药的妊娠安全性分级为 D 级。

5. 由于老年人对化疗药物的耐受性差，用药需减量并注意根据体征等及时调整药量。

【药物相互作用】

1. 四氢尿苷可抑制脱氨酶，延长阿糖胞苷血浆半衰期，提高血中浓度，起增效作用。

2. 本品可使细胞部分同步化，继续应用柔红霉素、阿霉素、环磷酰胺及亚硝脲类药物可以增效。

3. 本品不应与 5 - FU 并用。

【规格】注射液：1ml：0.1g；5ml：0.1g；10ml：0.5g；10ml：1g；20ml：1g。注射用盐酸阿糖胞苷：0.05g；0.1g；0.3g。

1.2.4　阻止嘌呤类核苷酸生成药

巯嘌呤
Mercaptopurine

【其他名称】6 - 巯基嘌呤、6 - 巯嘌呤、巯基嘌呤。

【药理作用】本药为嘌呤核苷酸合成抑制剂，为抗代谢类抗肿瘤药，特异性地作用于 S 期细胞。本药化学结构与次黄嘌呤相似，在体内转化为巯嘌呤核苷酸，抑制次黄嘌呤核苷酸转化为腺嘌呤核苷酸和鸟嘌呤核苷酸；同时，本药可影响次黄嘌呤－鸟嘌呤磷酸核糖基转移酶（HGPRT），阻止嘌呤核苷酸的补救合成途径；巯嘌呤核苷酸尚可反馈抑制磷酸核糖焦磷酸酰胺转移酶而干扰磷酸核糖胺的形成，从而也可抑制嘌呤的从头合成途径。通过以上机制，本药特异性地拮抗正常的嘌呤碱，干扰嘌呤核苷酸的合成，进而干扰核酸（尤其是 DNA）的生物合成，阻止肿瘤细胞的分裂繁殖，从而达到抗肿瘤的目的。

【适应证】适用于绒毛膜上皮癌、恶性葡萄胎、急性淋巴细胞白血病及急性非淋巴细胞白血病、慢性粒细胞白血病的急变期。

【用法用量】口服给药。

1. 绒毛膜上皮癌：成人每日 6～6.5mg/kg，分 2 次口服，10 日为一疗程，疗程间歇为 3～4 周。

2. 白血病：开始每日 2.5mg/kg 或 80～100mg/m²，一日 1 次或分次服用，一般于用药后 2～4 周可见显效，如用药 4 周后仍未见临床改进及白细胞数下降，可考虑在仔细观察下，加量至每日 5mg/kg。维持量为每日 1.5～2.5mg/kg 或 50～100mg/m²，一日 1 次或分次口服。

小儿常用量每日 1.5～2.5mg/kg 或 50mg/m²，一日 1 次或分次口服。

【不良反应】

1. 较常见的为骨髓抑制，可有白细胞及血小板减少。

2. 可致胆汁淤积出现黄疸。

3. 恶心、呕吐、食欲减退、口腔炎、腹泻，但较少发生，可见于服药量过大的患者。

4. 高尿酸血症多见于白血病治疗初期，严重的可发生尿酸性肾病。

5. 间质性肺炎及肺纤维化少见。

【禁忌】

1. 已知对本品高度过敏的患者禁用。

2. 孕妇禁用。

【注意事项】

1. 白血病时有大量白血病细胞破坏，在服本品时则破坏更多，致使血液及尿中尿酸浓度明显增高，严重者可产生尿酸盐肾结石。

2. 下列情况应慎用：①骨髓已有显著的抑制现象（白细胞减少或血小板显著降低）或出现相应的严重感染或明显的出血倾向。②肝功能损害、胆道疾患者、有痛风病史、尿酸盐肾结石病史者。

③4～6 周内已接受过细胞毒药物或放射治疗者。

3. 用药期间应注意定期检查外周血象及肝、肾功能，每周应检查白细胞计数及分类、血小板计数、血红蛋白 1～2 次，对血细胞在短期内急剧下降者，应每日观察血象。

4. FDA 对本药的妊娠安全性分级为 D 级。

5. 由于老年患者对化疗药物的耐受性差，服用本品时，需加强支持疗法，并严密观察症状、体征及周围血管等的动态改变。

【药物相互作用】

1. 与别嘌呤同时服用时，由于后者抑制了巯嘌呤的代谢，明显地增加巯嘌呤的效能与毒性。

2. 本品与对肝细胞有毒性的药物同时服用时，有增加对肝细胞毒性的危险。

3. 本品与其他对骨髓有抑制的抗肿瘤药物或放射治疗合并应用时，会增强巯嘌呤效应，因而必须考虑调节本品的剂量与疗程。

【规格】片剂：25mg；50mg；100mg。

1.3　干扰核酸转录的药物

米托蒽醌
Mitoxantrone

【其他名称】二羟蒽二酮、二羟基蒽醌、二羟基蒽酮、丝裂蒽醌。

【药理作用】本药为细胞周期非特异性抗肿瘤药，属含氨基的蒽环类。其结构与多柔比星类似，属广谱抗肿瘤药物，对各期肿瘤细胞均有抑制作用，但主要作用于 S 后期。本药作用机制尚不清楚，可能通过嵌入 DNA 和形成交叉连接而发挥作用，对 RNA 的合成也有抑制。

【适应证】主要用于恶性淋巴瘤、乳腺癌和急性白血病。对肺癌、黑色素瘤、软组织肉瘤、多发性骨髓瘤、肝癌、大肠癌、肾癌、前列腺癌、子宫内膜癌、睾丸肿瘤、卵巢癌和头颈部癌也有一定疗效。

【用法用量】静脉给药。将本品溶于 50ml 以上的氯化钠注射液或 5% 葡萄糖注射液中滴注，时间不少于 30 分钟。

单用本品，按体表面积一次 12～14mg/m²，每 3～4 周 1 次；或按体表面积一次 4～8mg/m²，一日 1 次，连用 3～5 天，间隔 2～3 周。联合用药，按体表面积一次 5 ~ 10mg/m² 。儿童静脉滴注单次剂量最大可达 24mg/m² 。

【不良反应】

1. 骨髓抑制，引起白细胞和血小板减少，此为剂量限制性毒性。

2. 少数患者可能有心悸、早搏及心电图异常。

3. 可有恶心、呕吐、食欲减退、腹泻等消化道反应。

4. 偶见乏力、脱发、皮疹、口腔炎等。

【禁忌】

1. 对本品过敏者禁用。

2. 有骨髓抑制或肝功能不全者禁用。

3. 一般情况差，有并发病及心、肺功能不全的病人禁用。

4. 孕妇及哺乳期妇女禁用。

【注意事项】

1. 用药期间应严格检查血象。

2. 有心脏疾病、用过蒽环类药物或胸部照射的患者，应密切注意心脏毒性的发生。

3. 用药时应注意避免药液外溢，如发现外溢应立即停止，再从另一静脉重新进行。

4. 本品不宜与其他药物混合注射。

5. 本品遇低温可能析出晶体，可将安瓿置温水中加温，晶体溶解后使用。

6. FDA 对本药的妊娠安全性分级为 D 级。

【药物相互作用】

1. 与多柔比星合用，可加重心脏毒性。

2. 与丝裂霉素、长春新碱、氟尿嘧啶、环磷酰胺、他莫昔芬等合用，可提高疗效，减少不良反应，合用时应注意调整剂量。

【规格】注射液：2ml：2mg；5ml：5mg；10ml：10mg；10ml：20mg；12.5ml：25mg；15ml：30mg。注射用盐酸米托蒽醌：5mg；10mg。

放线菌素 D
Dactinomycin

【其他名称】放线菌素、放线菌素 C_1、更生霉素、更新霉素。

【药理作用】体外研究显示放线菌素 D 主要作用于 RNA，高浓度时则同时影响 RNA 与 DNA 合成。作用机理为嵌合于 DNA 双链内与其鸟嘌呤基团结合，抑制 DNA 依赖的 RNA 聚合酶活力，干扰细胞的转录过程，从而抑制 mRNA 合成。为细胞周期非特异性药物，以 G_1 期尤为敏感，阻碍 G_1 期细胞进入 S 期。

【适应证】

1. 对霍奇金病及神经母细胞瘤疗效突出，尤其是控制发热。

2. 对无转移的绒癌初治时单用本药，治愈率达 90% ~ 100%，与单用 MTX 的效果相似。

3. 对睾丸癌亦有效，一般与其他药物联合应用。

4. 与放疗联合治疗儿童肾母细胞瘤可提高生存率，对尤文肉瘤和横纹肌肉瘤亦有效。

【用法用量】

1. 成人

（1）静脉注射：一般成人每日 300 ~ 400μg（6 ~ 8μg/kg），溶于 0.9% 氯化钠注射液 20 ~ 40ml 中，每日 1 次，10 日为一疗程，间歇期 2 周，一疗程总量 4 ~ 6mg。

（2）静脉滴注：一次 300 ~ 400μg（6 ~ 8μg/kg），溶于 5% 葡萄糖注射液 500ml 中静脉滴注，一日 1 次，10 次为一疗程；或一次 10 ~ 15μg/kg，一日 1 次，连用 5 日为一疗程。间隔3 ~ 4 周重复。

（3）腔内给药：在联合化疗中，剂量及时间尚不统一。

2. 儿童：静脉注射，一次 450μg/m²，一日 1 次，连用 5 日，3 ~ 6 周为一疗程。

【不良反应】

1. 骨髓抑制为剂量限制性毒性，血小板及粒细胞减少，最低值见于给药后 10 ~ 21 天，尤以血小板下降为著。

2. 胃肠道反应多见于每次剂量超过 500μg 时，表现为恶心、呕吐、腹泻，少数有口腔溃疡，始于用药数小时后，有时严重，为急性剂量限制性毒性。

3. 脱发始于给药后 7 ~ 10 天，可逆。

4. 少数出现胃炎、肠炎、皮肤红斑、脱屑、色素沉着、肝肾功能损害等，均可逆。

5. 漏出血管对软组织损害显著。

【禁忌】

1. 有患水痘病史者禁用。

2. 孕妇禁用。

【注意事项】

1. 有出血倾向者慎用或不用本品。

2. 当本品漏出血管外时，应立即用 1% 普鲁卡因局部封闭，或用 50 ~ 100mg 氢化可的松局部注射，并加冷湿敷。本药对光敏感，配制及使用本药时应在避光下进行。

3. 骨髓功能低下、有痛风病史、肝功能损害、感染、有尿酸盐性肾结石病史、近期接受过放疗或抗癌药物者慎用本品。

4. FDA 对本品的妊娠安全性分级为 C 级。哺乳期妇女慎用本品。

5. 1 岁以下幼儿慎用。国外资料建议小于 6 月的婴儿不得使用。

6. 老年用药酌情减量。

【药物相互作用】

1. 维生素 K 可降低其效价，故用本品时慎用维生素 K 类药物。

2. 与氯霉素、磺胺药、氨基比林合用，将加重患者的骨髓抑制。

3. 有放疗增敏作用，但有可能在放疗部位出现新的炎症，而产生"放疗再现"的皮肤改变，应予注意。

【规格】注射用放线菌素 D：0.1mg；0.2mg；0.5mg。

1.4 破坏 DNA 化学结构的药物

1.4.1 金属化合物

卡铂
Carboplatin

【其他名称】卡波铂、碳铂、顺二氨环丁铂、顺二氨环丁烷羧酸铂、顺羧酸铂。

【药理作用】本药为细胞周期非特异性抗肿瘤药，属第二代铂类，作用机制与顺铂相同，直接作用于 DNA，主要与细胞 DNA 的链间及链内交联，破坏 DNA 而抑制肿瘤的生长。本药的不良反应低于顺铂，尤其是胃肠道反应。

【适应证】主要用于卵巢癌、小细胞肺癌、非小细胞肺癌、头颈部鳞癌、食管癌、精原细胞瘤、膀胱癌、间皮瘤等。

【用法用量】用 5% 葡萄糖注射液溶解本品，浓度为 10mg/ml，再加入 5% 葡萄糖注射液 250～500ml 中静脉滴注。一般成人用量按体表面积一次 200～400mg/m²，每 3～4 周给药 1 次，2～4 次为一疗程。也可按体表面积一次 50mg/m²，一日 1 次，连用 5 日，间隔 4 周重复。

肌酐清除率为 41～60ml/min 者，一次 250mg/m²；肌酐清除率为 20～40ml/min 者，一次 200mg/m²。每 3～4 周 1 次。

【不良反应】

1. 常见的反应：①骨髓抑制为剂量限制毒性，白细胞与血小板在用药 21 日后达最低点，通常在用药后 30 日左右恢复；粒细胞的最低点发生于用药后 21～28 日，通常在 35 日左右恢复；白细胞与血小板减少与剂量相关，有蓄积作用。②注射部位疼痛。

2. 较少见的反应：①过敏反应（皮疹或瘙痒，偶见喘咳），发生于用药后几分钟之内。②周围神经毒性：指或趾麻木或麻刺感。③耳毒性：高频率的听觉丧失首先发生，耳鸣偶见。④视力模糊、黏膜炎或口腔炎。⑤恶心及呕吐、便秘或腹泻、食欲减退、脱发及头晕，偶见变态反应和肝功能异常。

【禁忌】

1. 有严重骨髓抑制或出血者禁用。

2. 对本药或其他铂类过敏者禁用。

3. 本药注射剂配方中含有甘露醇或右旋糖酐，故对甘露醇或右旋糖酐过敏者。

4. 严重肝、肾功能不全者禁用。

5. 孕妇及哺乳期妇女禁用。

【注意事项】

1. 应用本品前应检查血象及肝肾功能，治疗期间至少每周检查一次白细胞与血小板。

2. 带状疱疹、感染、肾功能减退者慎用。

3. 静脉注射时应避免漏于血管外。

4. 本品溶解后，应在 8 小时内用完。滴注及存放时应避免直接日晒。

5. 用药期间应注意检查下列项目：①听力。②神经功能。③血尿素氮、肌酐清除率与血清肌酐测定。④血细胞比容、血红蛋白测定，白细胞分类与血小板计数。⑤血清钙、镁、钾、钠含量的测定。

6. 尚无足够的资料确定儿童用药的标准方法。

7. 老年患者慎用。

【药物相互作用】

1. 尽量避免与可能损害肾功能的药物如氨基糖苷类抗生素同时使用，合用时耳毒性增加。

2. 与其他抗癌药联合应用时，应注意适当降低剂量。

3. 本品应避免与铝化合物接触，也不宜与其他药物混合滴注。

【规格】注射液：10ml：50mg；10ml：100mg；15ml：150mg。注射用卡铂：50mg；100mg；150mg；450mg。

奥沙利铂
Oxaliplatin

【其他名称】奥乐铂、奥克赛铂、草酸铂、己草铂胺。

【药理作用】本品属于新的铂类衍生物，通过产生烷化结合物作用于 DNA，形成链内和链间交联，从而抑制 DNA 的合成及复制。本品与 DNA 结合迅速，最多需 15 分钟，而顺铂与 DNA 的结合分为两个时相，其中包括一个 48 小时后的延迟相。在人体内给药 1 小时之后，通过测定白细胞的加合物，可显示其存在。复制过程中的 DNA 合成，其后 DNA 的分离、RNA 及细胞蛋白质的合成均被抑制，某些对顺铂耐药的细胞系，本品治疗有效。

【适应证】

1. 用于经氟尿嘧啶治疗失败后的结直肠癌转移的患者，可单独或联合氟尿嘧啶使用。

2. 用于治疗乳腺癌、食管癌、头颈癌、非小细胞肺癌、非霍奇金淋巴瘤、卵巢癌、胰腺癌等（国外资料）。

【用法用量】在单独或联合用药时，推荐剂量为按体表面积一次 $130mg/m^2$，加入 $250 \sim 500ml$ 的 5% 葡萄糖注射液中输注 $2 \sim 6$ 小时。没有主要毒性出现时，每 3 周（21 天）给药 1 次。调整剂量以安全性尤其是神经系统的安全性为依据。

【不良反应】

1. 造血系统：本品具有一定的血液毒性。当单独用药时，可引起贫血、白细胞减少、粒细胞减少、血小板减少。

2. 消化系统：单独应用本品，可引起恶心、呕吐、腹泻，这些症状有时很严重。

3. 神经系统：主要是以末梢神经炎为特征的周围性感觉神经病变。有时可伴有口腔周围、上呼吸道和上消化道的痉挛及感觉障碍，甚至类似于喉痉挛的临床表现而无解剖学依据，可自行恢复而无后遗症。这些症状常因感冒而激发或加重。感觉异常可在治疗休息期减轻，但在累积剂量大于 $800mg/m^2$（6 个周期）时，有可能导致永久性感觉异常和功能障碍。在治疗终止后数月之内，3/4 以上病人的神经毒性可减轻或消失。当出现可逆性的感觉异常时，并不需要调整下一次本品的给药剂量。给药剂量的调整应以所观察到的神经症状的持续时间和严重性为依据。当感觉异常在两个疗程中间持续存在，疼痛性感觉异常和（或）功能障碍开始出现时，本品给药量应减少 25%（或 $100mg/m^2$），如果在调整剂量之后症状仍持续存在或加重，应停止治疗。在症状完全或部分消失之后，仍有可能全量或减量使用，应根据医师的判断做出决定。

【禁忌】

1. 对本药或其他铂类过敏者禁用。

2. 严重肾功能不全者禁用。

3. 妊娠及哺乳期妇女禁用。

【注意事项】

1. 以下情况慎用：①肝、肾脏功能不全者。②有感染者。③严重骨髓抑制者。④现有或既往有外周神经病变者。

2. 由于本品有消化系统毒性，如恶心、呕吐，应给予预防性或治疗性的止吐用药。

3. 当出现血液毒性时（白细胞 $< 2000/mm^3$ 或血小板 $< 50000/mm^3$），应推迟下一周期用药，直到恢复。

4. 在每次治疗之前应进行血细胞计数和分类检查，亦应进行神经系统检查，之后应定期进行。

5. FDA 对本药的妊娠安全性分级为 D 级。

【药物相互作用】

1. 与氯化钠和碱性溶液（特别是 5 - 氟尿嘧啶）之间存在配伍禁忌，本品不要与上述制剂混合或通过同一条静脉同时给药。

2. 体外研究显示，在红霉素、水杨酸盐、紫杉醇和丙戊酸钠等化合物存在的情况下，本品的蛋白结合无明显变化。

3. 在动物和人的体内研究中显示，与 5 - 氟尿嘧啶联合应用具有协同作用。当与 5 - 氟尿嘧啶联合应用时，中性粒细胞减少症及血小板减少症等血液学毒性及恶心呕吐等消化系统毒性增加。

【规格】注射液：20ml：40mg。注射用奥沙利铂：50mg；100mg。奥沙利铂甘露醇注射液：100ml：奥沙利铂 50mg、甘露醇 5.1g；100ml：奥沙利铂 100mg、甘露醇 5.1g。

顺铂
Cisplatin

【其他名称】氨氯铂、氯氨铂、顺氨氯铂、顺二氨二氯络铂、顺二氯二氨铂、顺氯氨铂、顺式铂、顺双氨双氯铂、顺一双氯双氨络铂、威力顺铂、锡铂。

【药理作用】金属铂类络合物，为细胞周期非特异性抗肿瘤药，具有抗瘤谱广、对厌氧细胞有效的特点。本药分子中的中心铂原子对其抗肿瘤作用具有重要意义，只有顺式有效，反式则无效。本药作用与双功能烷化剂相似，能与 DNA 产生交联，或形成 DNA 与蛋白质的交联，从而抑制 DNA 复制和转录，导致 DNA 链断裂或误码，使细胞有丝分裂受到抑制。对 RNA 的影响较小。瘤细胞由于增殖较快而对本药的细胞毒作用较正常细胞更为敏感。

【适应证】

1. 对睾丸癌、卵巢癌、膀胱癌、乳腺癌有良好疗效。

2. 对宫颈癌、子宫内膜癌、肾癌、肾上腺癌、前列腺癌、头颈部鳞癌、食管癌、胃癌、肺癌、恶性淋巴瘤、软组织肉瘤、儿童神经母细胞瘤、骨肉瘤、黑色素瘤均有一定的疗效。

3. 常用于癌性胸腹水的治疗。

4. 与放疗合用，可增加放疗的敏感性。

【用法用量】

1. 一般剂量：按体表面积一次 20mg/m^2，一日 1 次，连用 5 天，或一次 30mg/m^2，连用 3 天，并需适当水化利尿。

2. 大剂量：每次 80 ~ 120mg/m^2，静滴，每 3 ~ 4 周 1 次，最大剂量不应超过 120mg/m^2，以 100mg/m^2 为宜。为预防本品的肾脏毒性，需充分水化：用前 12 小时静滴等渗葡萄糖注射液 2000ml，使用当日输等渗盐水或葡萄糖注射液 3000 ~ 3500ml，并用氯化钾、甘露醇及呋塞米，每日尿量 2000 ~ 3000ml。治疗过程中注意血钾、血镁变化，必要时需纠正低钾、低镁。

【不良反应】

1. 消化道反应：严重的恶心、呕吐为主要的剂量限制性毒性。急性呕吐一般发生于给药后 1 ~ 2 小时，可持续 1 周左右。故用本品时需并用强效止吐剂，如 5 - 羟胺 3 受体拮抗止吐剂，基本可控制急性呕吐。

2. 肾毒性：累积性及剂量相关性肾功能不良是顺铂的主要剂量限制性毒性，一般剂量每日超过 90mg/m^2 即为肾毒性的危险因素，主要为肾小管损伤。急性损害一般见于用药后 10 ~ 15 天，血尿素氮及肌酐增高，肌酐清除率降低，多为可逆性，反复高剂量治疗可致持久性轻至中度肾损害。目前除水化外尚无有效预防本品所致肾毒性的手段。

3. 神经毒性：神经损害如听神经损害所致耳鸣、听力下降较常见。末梢神经毒性与累积剂量增加有关，表现为不同程度的手套、袜套样感觉减弱或丧失，有时出现肢端麻痹、躯干肌力下降等，一般难以恢复。癫痫及视神经盘水肿或球后视神经炎则较少见。

4. 骨髓抑制：骨髓抑制（白细胞和/或血小板下降）一般较轻，发生几率与每疗程剂量有关，若 ≤100mg/m^2，发生几率为 10% ~ 20%，若剂量 ≥120mg/m^2，则约 40%，但亦与联合化疗中其他抗癌药骨髓毒性的重叠有关。

5. 过敏反应：可出现脸肿、气喘、心动过速、低血压、非特异斑丘疹类皮疹。

6. 其他：心脏功能异常、肝功能改变少见。

【禁忌】

1. 对本药或其他铂制剂过敏者禁用。

2. 肾损害患者及听力受损者禁用。

3. 水痘及带状疱疹患者，或近期有感染者禁用。

4. 孕妇及哺乳期妇女禁用。

【注意事项】

1. 对其他铂制剂过敏者，也可能对本药过敏。

2. 以下情况慎用：①有肾病史者。②造血功能不全者。③非顺铂引起的外周神经炎患者。④曾接受过其他化疗或放疗者。

3. 应监测末梢血象、肝肾功能、末梢神经毒及听力变化等，必要时减少剂量或停药，并进行相应的治疗。

4. 避免采用与本品肾毒性或耳毒性叠加的药物，如氨基糖苷类抗生素、两性霉素 B、头孢噻吩、戊炔啉苯胺酸、利尿酸纳等。

5. 静滴时需避光。

6. FDA 对本药的妊娠安全性分级为 D 级。

7. 老年患者肾小球滤过率及肾血浆流量减少，药物排泄率减低，故慎用。如肾功正常，可给予全量的 70% ~ 90%。

【药物相互作用】

1. 氨基糖苷类抗生素、两性霉素 B 或头孢噻吩等与本品并用，有肾毒性叠加作用。

2. 甲氨蝶呤及博来霉素主要由肾脏排泄，本品所致的肾损害会延缓上述两种药物的排泄，导致毒性增加。

3. 丙磺舒与本品并用时，可致高尿酸血症。

4. 氯霉素、呋喃苯胺酸及利尿酸钠可增加本品耳毒性。

5. 抗组胺药可掩盖本品所致的耳鸣、眩晕等症状。

6. 与抗惊厥药（如卡马西平、磷苯妥英、苯妥英）合用，可降低抗惊厥药血药浓度。

7. 使用本药后再用紫杉醇，可使紫杉醇的清除率降低 33%。

【规格】注射液：1ml：10mg；2ml：50mg；20ml：20mg。注射用顺铂：10mg；20mg；30mg。

奈达铂
Nedaplatin

【药理作用】本药为顺铂类似物，以与顺铂相同的方式与脱氧核糖核酸结合，抑制 DNA 复制，从而产生抗肿瘤活性。其作用机制为：当其进入细胞后，甘醇酸酯配基上的醇性氧与铂之间的键断裂，水与铂结合，形成离子型物质（活性物质或水合物），而断裂的甘醇酸酯配基被释放，产生多种离子型物质并与 DNA 结合，且结合的碱基位点与顺铂相同。

【适应证】主要用于头颈部癌、非小细胞肺癌、食管癌、子宫癌等实体瘤。

【用法用量】静脉滴注。推荐剂量为每次给药 $80 \sim 100 mg/m^2$，每疗程给药 1 次，间隔 3 ~ 4 周后方可进行下一疗程。

【不良反应】本品主要不良反应为骨髓抑制，表现为白细胞、血小板、血色素减少；其他较常见的不良反应包括恶心、呕吐、食欲不振等消化道症状以及肝肾功能异常、耳神经毒性、脱发等。其他不良反应虽发生率较低，但应引起关注。

【禁忌】

1. 有明显骨髓抑制及严重肝肾功能不全者禁用。

2. 对铂制剂及右旋糖酐过敏者禁用。

3. 孕妇、可能妊娠及有严重并发症的患者禁用。

【注意事项】

1. 听力损害、骨髓、肝、肾功能不良，合并感染，水痘患者，及老年人慎用。

2. 本品有较强的骨髓抑制作用，并可能引起肝、肾功能异常。应用本品过程中应定期检查血液、肝肾功能并密切注意患者的全身情况，若发现异常应停药并适当处置。对骨髓功能低下及肾

功能不全及应用过顺铂者，应适当降低初次给药剂量；本品长期给药时，毒副反应有增加的趋势，并有可能引起延迟性不良反应，应密切观察。

3. 注意出血倾向及感染性疾病的发生或加重。

4. 本品主要由肾脏排泄，应用本品过程中须确保充分的尿量以减少尿中药物对肾小管的毒性损伤。必要时适当输液及使用甘露醇、速尿等利尿剂。有报道应用速尿等利尿剂时，会加重肾功能障碍、听觉障碍，所以应进行输液等以补充水分。另外，饮水困难或伴有恶心、呕心、食欲不振、腹泻等的患者应特别注意。

5. 合用其他抗恶性肿瘤药物（氮芥类、抗代谢药、生物碱、抗生素等）及放疗可能使骨髓抑制加重。

6. 育龄患者应考虑本品对性腺的影响。

7. 本品只能静脉滴注，应避免漏于血管外。本品配制时，不可与其他抗肿瘤药混合滴注，也不宜使用氨基酸输液、pH5 以下的酸性输液（如电解质输液、5% 葡萄糖输液或葡萄糖氯化钠输液等）。

8. 本品忌与含铝器皿接触。本品在存放及滴注时应避免直接日光照射。

9. 儿童使用本品的安全性尚未确立。

10. 本品主要经肾脏排泄，由于一般老年人肾功能减退，排泄延迟，因此应注意观察出现骨髓抑制的可能性。建议老年患者初次用药剂量为 $80 mg/m^2$。

【药物相互作用】

1. 本品与其他抗肿瘤药（如烷化剂、抗代谢药、抗生素等）及放疗并用时，骨髓抑制作用可能增强。

2. 与氨基糖苷类抗生素及盐酸万古霉素合用时，对肾功能和听觉器官的损害可能增加。

【规格】注射用奈达铂：10mg；50mg.

1.4.2 抗生素类

阿柔比星
Aclarubicin

【其他名称】阿克拉比星、阿克拉鲁比西、阿克拉霉素、阿克拉霉素 A、阿拉霉素、阿克拉宁霉素 A。

【药理作用】本药与多柔比星相似，为新型蒽

环类抗生素，是细胞周期非特异性抗癌药。体外试验中对 DNA、RNA、蛋白质的生物合成以及 DNA 多聚酶 I 等都具有较强的抑制作用。对肿瘤细胞株如 S_{180}、L_{1210} 有肯定的抑制作用。本药主要特点是心脏毒性较小。

【适应证】急性白血病、恶性淋巴瘤，也可试用于其他实体恶性肿瘤。

【用法用量】临用前，加 0.9% 氯化钠注射液或 5% 葡萄糖注射液溶解，静脉注射或滴注。①白血病与淋巴瘤：15～20mg/d，连用 7～10 日，间隔 2～3 周后可重复。②实体瘤：每次 30～40mg，一周 2 次，连时 4～8 周。本品也可与其他抗癌药物联合应用。

【不良反应】

1. 主要不良反应为消化道反应和骨髓抑制，少数患者出现轻度脱发，个别患者出现发热、静脉炎及肝肾功能异常。

2. 可出现心律失常（如心动过速、QT 间期延长及 T 波异常）。偶有严重者可出现心力衰竭。本药心脏毒性较多柔比星轻。

【禁忌】

1. 心、肝、肾功能异常或有严重心脏病史者禁用。

2. 孕妇及哺乳期妇女禁用。

【注意事项】

1. 本品注射若漏于血管外，会引起局部坏死。

2. 应注意累积剂量与心脏毒性的关系。本药总累积量不宜超过 600mg，曾接受过柔红霉素或多柔比星治疗的患者，用药时应注意酌情减量。

3. 老年患者由于生理性肾功能衰退，本品剂量与用药间期需调整。

【药物相互作用】与曲妥珠单抗合用时，将增加心功能不全的发生率和严重性。

【规格】注射用盐酸阿柔比星：20mg。

吡柔比星
Pirarubicin

【其他名称】阿克拉霉素 B、吡喃阿霉素。

【药理作用】细胞周期非特异性抗肿瘤药，为半合成的蒽环类，进入细胞核内迅速嵌入 DNA 核酸碱基对间，干扰转录过程，阻止 mRNA 合成，抑制 DNA 聚合酶及 DNA 拓扑异构酶 II（Topo II）活性，干扰 DNA 合成。因本品同时干扰 DNA、mRNA 合成，在细胞分裂的 G_2 期阻断细胞周期而抑制肿瘤生长，故具有较强的抗癌活性。本药对多柔比星耐药者也有效。

【适应证】对恶性淋巴瘤和急性白血病有较好疗效，对乳腺癌、头颈部癌、胃癌、泌尿系统恶性肿瘤、卵巢癌、子宫内膜癌、子宫颈癌等有效。

【用法用量】将本品加入 5% 葡萄糖注射液或注射用水溶解，可静脉、动脉、膀胱内注射。①静注：一般按体表面积一次 25～40mg/m²。②动脉给药：如头颈部癌按体表面积一次 7～20mg/m²，一日 1 次，共用 5～7 日，亦可每次 14～25mg/m²，每周 1 次。③膀胱内给药：按体表面积一次 15～30mg/m²，稀释为 500～1000μg/ml 浓度，注入膀胱腔内保留 1～2 小时，每周 3 次为一疗程，可用 2～3 个疗程。

【不良反应】

1. 骨髓抑制为剂量限制性毒性，主要为粒细胞减少，平均最低值在第 14 天出现，第 21 天恢复，贫血及血小板减少少见。

2. 心脏毒性低于多柔比星，急性心脏毒性主要为可逆性心电图变化，如心律失常或非特异性 ST-T 异常，慢性心脏毒性呈剂量累积性。

3. 胃肠道反应主要表现为恶心、呕吐、食欲不振、口腔黏膜炎，有时出现腹泻。

4. 其他：肝肾功能异常、脱发、皮肤色素沉着等，偶有皮疹。膀胱内注入可出现尿频、排尿痛、血尿等膀胱刺激症状，甚至膀胱萎缩。

【禁忌】

1. 严重器质性心脏病或心功能异常者及对本品过敏者禁用。

2. 妊娠期、哺乳及育龄期妇女禁用。

【注意事项】

1. 严格避免注射时渗漏至血管外。

2. 密切监测心脏、血象、肝肾功能及继发感染等情况。原则上每周期均要进行心电图检查。

3. 对合并感染、水痘等症状的患者应慎用本药，高龄者适当减量。

4. 溶解本品只能用 5% 葡萄糖注射液或注射用水，以免影响效价或出现浑浊。溶解后药液，即时用完，室温下放置不得超过 6 小时。

5. 高龄者酌情减量。

【药物相互作用】与其他抗肿瘤药如阿糖胞苷、环磷酰胺、6-巯嘌呤、氨甲蝶呤、5-氟尿嘧啶、顺铂合用抗癌作用增强。

【规格】注射用盐酸吡柔比星：5mg；10mg；20mg。

表柔比星
Epirubicin

【其他名称】4-表-阿霉素、阿表比星、表阿霉素、表比星、表柔米星。

【药理作用】细胞周期非特异性抗肿瘤药物，属于蒽环类。其主要作用部位是细胞核。本品的作用机制与其能与 DNA 结合有关。体外培养的细胞加入本品可迅速透入胞内，进入细胞核与 DNA 结合，从而抑制核酸的合成和有丝分裂。已证实表阿霉素具有广谱的抗实验性肿瘤的作用，对拓扑异构酶也有抑制作用。疗效与阿霉素相等或略高，而毒性尤其是心脏毒性低于阿霉素。

【适应证】用于治疗白血病、恶性淋巴瘤、多发性骨髓瘤、乳腺癌、肺癌、软组织肉瘤、胃癌、肝癌、结肠直肠癌、卵巢癌等。

【用法用量】表阿霉素单独用药时，成人剂量为按体表面积一次 60～90mg/m^2，联合化疗时，每次 50～60mg/m^2，静脉注射。根据病人血象可间隔 21 天重复使用。

【不良反应】

1. 与阿霉素相似，但程度较低，尤其是心脏毒性和骨髓抑制毒性。

2. 其他不良反应有：脱发，60%～90%的病例可发生，一般可逆，男性有胡须生长受抑；黏膜炎，用药的第 5～10 天出现，通常发生在舌侧及舌下黏膜；胃肠功能紊乱，如恶心、呕吐、腹泻；曾有报道偶有发热、寒战、荨麻疹、色素沉着、关节疼痛。

【禁忌】

1. 因用化疗或放疗而造成明显骨髓抑制的患者禁用。

2. 已用过大剂量蒽环类药物（如阿霉素或柔红霉素）的患者禁用。

3. 近期或既往有心脏受损病史的患者禁用。

4. 严重肝功能不全者禁用。

5. 妊娠早期及哺乳期妇女禁用。

【注意事项】

1. 关于心脏毒性

(1) 可导致心肌损伤、心力衰竭。动物实验和短期人体试验表明，表柔比星的心脏毒性比它的同分异构体阿霉素小。比较性研究表明，表柔比星和阿霉素引起相同程度心功能减退的蓄积剂量之比为 2∶1。在表柔比星治疗期间仍应严密监测心功能，以减少发生心力衰竭的危险（这种心力衰竭甚至可以在终止治疗几周后发生，并可能对相应的药物治疗无效）。

(2) 对目前或既往接受纵隔、心包区合并放疗的病人，表柔比星心脏毒性的潜在危险可能增加。

(3) 在确定表柔比星最大蓄积剂量时，与任何具有潜在心脏毒性药物联合用药时应慎重。

(4) 在每个疗程前后都应进行心电图检查。蒽环类，尤其是阿霉素所引起的心肌病，在心电图上表现为 QRS 波群持续性低电压、收缩间期的延长超过正常范围（PEP/LVET）以及射血分数减低。对接受表柔比星治疗的病人，心电监护是非常重要的，可以通过无创伤性的技术如心电图、超声心动图来评估心脏功能。如有必要，可通过放射性核素血管造影术测量射血分数。

2. 关于肝肾功能影响

(1) 由于表柔比星经肝脏系统排泄，故肝功能不全者应减量，以免蓄积中毒。中度肝功能受损者（胆红素 1.4～3mg/dl 或 BSP 滞留量 9%～15%）药量应减少 50%，重度肝功能受损者（胆红素大于 3mg/dl 或 BSP 滞留量大于 15%）药量应减少 75%。

(2) 中度肾功能受损患者无需减少剂量，因为仅少量的药物经肾脏排出。表柔比星和其他细胞毒药物一样，因肿瘤细胞的迅速崩解而引起高尿酸血症。应检查血尿酸水平，通过药物控制此现象的发生。另外，在用药 1～2 天内可出现尿液红染。

3. 可引起白细胞及血小板减少，应定期进行血液学监测。

4. 给药说明：①静脉给药，用灭菌注射用水稀释，使其终浓度不超过 2mg/ml。②表柔比星注射时溢出静脉会造成组织的严重损伤甚至坏死。小静脉注射或反复注射同一血管会造成静脉硬化。建议以中心静脉输注。③不可肌肉注射和鞘内注射。

5. FDA 对本药的妊娠安全性分级为 D 级。

6. 老年患者伴心功能减退者宜慎用或减量。

【药物相互作用】

1. 表柔比星可与其他抗肿瘤药物合用，但表阿霉素用量应减低。联合用药时，不得在同一注射器内使用。

2. 表柔比星不可与肝素混合注射，在一定浓度时会发生沉淀反应。

【规格】注射液：5ml：10mg。注射用盐酸表柔比星：10mg；50mg。

多柔比星
Doxorubicin

【其他名称】阿得里亚霉素、阿霉素、多索柔比星、羟基红比霉素、羟基柔红霉素、威力阿霉素、亚德理亚霉素、亚法里亚霉素。

【药理作用】细胞周期非特异性抗肿瘤药，对各期细胞均有作用，其中对 S 早期细胞最为敏感，M 期次之，对 G_1 期最不敏感，对 G_1、S 和 G_2 期有延缓作用。本药既含有脂溶性的蒽环配基，又有水溶性的柔红糖胺基，并有酸性酚羟基和碱性氨基，因此具有很强的抗癌活性。可嵌入 DNA 的碱基对之间，使 DNA 链裂解，阻碍 DNA 及 RNA 的合成。此外，本药在酶的作用下还原为半醌自由基，与氧反应可导致氧自由基的形成，并有破坏细胞膜结构及功能的特殊作用。

本药抗瘤谱广，对无氧代谢细胞也有效，在肿瘤的化疗中占有重要地位。

本药与柔红霉素有交叉耐药；与甲氨蝶呤、氟尿嘧啶、阿糖胞苷、氮芥、丝裂霉素、博莱霉素、环磷酰胺以及亚硝脲类药等之间则无交叉耐药性。

【适应证】急性白血病、淋巴瘤、软组织和骨肉瘤、儿童恶性肿瘤及成人实体瘤，尤其用于乳腺癌和肺癌。

【用法用量】

1. 静脉给药：①通常当多柔比星单一用药时，每 3 周 1 次，每次 $60\sim75mg/m^2$，当与其他有重复毒性的抗肿瘤制剂合用时，多柔比星的剂量须减少至每 3 周 1 次，每次 $30\sim40mg/m^2$。如剂量根据体重计算，则每 3 周 1 次，以 $1.2\sim2.4mg/kg$ 单剂量给药。已经证实每 3 周 1 次单剂量给药可大大减少痛苦的毒性反应、黏膜炎。但仍有人认为连续 3 天分量给药（每天 $0.4\sim0.8mg/kg$ 或 $20\sim25mg/m^2$）会产生更大的治疗效果，尽管药物毒性反应会高一些。多柔比星每周 1 次给药方案与每 3 周 1 次给药方案的疗效相同。尽管在 $6\sim12mg/m^2$ 的剂量时已可观察到有效缓解，但每周给药的推荐剂量为 $20mg/m^2$。每周给药可减少心脏毒性。②先前曾用过其他细胞毒性药物的患者给

药时可能需减少剂量，儿童和老年人亦须减量。

肝肾功能受损时多柔比星应减量。

2. 膀胱内注射：一次 $30\sim40mg$。

3. 胸腔内注射：一次 $30\sim40mg$。

【不良反应】

1. 骨髓抑制和口腔溃疡：存在骨髓抑制和口腔溃疡时不可重复使用本品，后者可能存在口腔烧灼感的先兆症状，出现症状时应不再使用。多柔比星使用后 10 天左右可出现明显的骨髓抑制，故不管是血液疾病或非血液疾病患者都应常规监测血象。

2. 心脏毒性：心脏毒性可表现为心动过缓，包括室上性心动过缓和心电图改变，建议常规监测心电图，对已有心功能损害的患者需格外小心，累积剂量超过 $450\sim500mg/m^2$ 时发生不可逆性充血性心力衰竭的危险性大大增加。当考虑多柔比星的用药总量时，应对患者以往或同时使用其他有明显心脏毒性药物（如大剂量静脉给药的环磷酰胺、纵隔放疗及相关的蒽环类化合物如柔红霉素）的情况进行综合评定。已证实每周给予多柔比星比每 3 周给予多柔比星的心脏毒性要低，这样可允许患者得到较高的累积剂量的治疗。必须注意心力衰竭可在用药后几周出现，且可能对治疗无反应。建议检测基础心电图，并在用药期间和用药后即刻做心电图随访。一过性心电图改变，如 T 波低平、S－T 段下降和心律失常，并不认为是停止使用药物的指征。现在认为 QRS 波降低是心脏毒性较为特异的表现。如果出现这个变化，须慎重权衡继续用药治疗的益处及发生不可逆性心脏损害的危险两者间的关系。严重的心力衰竭可突然发生。

3. 速溶型注射用盐酸多柔比星可使尿液呈红色，尤其是在注射后第一次排的尿，应告知患者无须惊慌。

4. 胃肠道反应：呕吐、恶心和腹泻也可发生。

5. 其他：肝肾功能异常、脱发也是常见现象。干扰胡须的生长，不过停药后所有的毛发可恢复正常生长。

【禁忌】

1. 严重器质性心脏病和心功能异常及对本品及蒽环类过敏者禁用。

2. 治疗禁忌证

（1）静脉给药治疗的禁忌证：由于既往细胞毒药物治疗，持续的骨髓抑制或严重的口腔溃疡；全身性感染；明显的肝功能损害；严重心律失常，

心肌功能不足，既往心肌梗死；既往蒽环类治疗已用到药物最大累积剂量。

（2）膀胱内灌注治疗的禁忌证：侵袭性肿瘤已穿透膀胱壁；泌尿道感染；膀胱炎症；导管插入困难（如由于巨大的膀胱内肿瘤）。

3. 孕妇及哺乳期妇女禁用。

【注意事项】

1. 用药期间应严格检查血象、肝功能及心电图。

2. FDA 对本药的妊娠安全性分级为 D 级。

【药物相互作用】

1. 多柔比星通常与其他细胞毒药物联合治疗，所以可能出现毒性作用特别是骨髓、血液学和胃肠道毒性作用的叠加。另外，如多柔比星与其他已报道有潜在心脏毒性作用的抗肿瘤药物伴随使用（如 5 - FU、环磷酰胺、顺铂等）或与其他具有心脏活性作用的药物伴随使用（如钙通道拮抗剂），需在整个治疗期间密切监测心脏功能。

2. 多柔比星主要在肝脏代谢，其他的伴随治疗所引起的肝功能改变可影响多柔比星的代谢、药代动力学、疗效和（或）毒性。

3. 本品应避免与碱性溶液长期接触。

4. 因会产生沉淀，速溶型多柔比星不可与肝素混用，亦不建议与其他药物混合。

【规格】注射液：5ml：10mg。注射用盐酸多柔比星：10mg。盐酸多柔比星脂质体注射液：10ml：20mg。

伊达比星
Idarubicin

【其他名称】去甲基道诺霉素、去甲柔红霉素、去甲柔毛霉素、去甲氧基柔毛霉素、去甲氧柔红霉素、去甲氧正定霉素。

【药理作用】盐酸伊达比星为柔红霉素类似物，因蒽环第 4 位缺少一个甲氧基，故比柔红霉素的脂溶性高，更易透过细胞膜。盐酸伊达比星可抑制核酸合成，干扰拓扑异构酶 Ⅱ。

【适应证】

1. 用于成人未经治疗的急性髓性白血病的诱导缓解和成人复发和难治性急性髓性白血病的诱导缓解。

2. 用于成人和儿童急性淋巴细胞性白血病（ALL）的二线治疗。

【用法用量】

1. 注射

（1）急性髓性白血病：在成人急性髓性白血病，与阿糖胞苷联合用药时的推荐剂量为每天静脉注入 12mg/m²，连续使用 3 天。另一用法为单独和联合用药，推荐剂量为每天静脉注射 8mg/m²，连续使用 5 天。

（2）急性淋巴细胞性白血病（ALL）：作为单独用药，成人急性淋巴细胞性白血病的推荐剂量为每天静脉注入 12 mg/m²，连续使用 3 天；儿童 10mg/m²，连续使用 3 天。所有推荐的给药剂量均应根据病人的血象以及在联合用药方案中其他细胞毒药物的使用剂量而调整。通常按体表面积计算剂量。

临用前，每瓶加灭菌注射用水 5ml 使溶解，在 5 ~ 10 分钟内静脉注射。为减少血栓形成的危险和药物外溢后引起的严重蜂窝组织炎及坏死，建议将溶解后的伊达比星通过滴注生理盐水的通畅的输注管与生理盐水一起注入静脉内。另外，小静脉注射或在同一静脉内反复注射可能造成静脉硬化。

2. 口服

（1）成人急性非淋巴细胞性白血病的推荐给药方案：单独用药，每日 30mg/m²，给药 3 天；或与其他抗白血病药物合用，每日 15 ~ 30mg/m²，给药 3 天。

（2）用于晚期乳腺癌的推荐给药方案：单独用药，日服 1 次 45mg/m²，或分为 3 天连续使用（每日 15mg/m²），根据血象的恢复情况每 3 ~ 4 周重复应用。

（3）与其他化疗药物联合用药时，口服推荐剂量为：日服 1 次，35mg/m²。

采用上述剂量方案时应考虑到患者的血象状况和联合用药时其他细胞毒药物的剂量。

【不良反应】

1. 主要的严重不良反应为严重的骨髓抑制和心脏毒性。骨髓抑制主要表现为白细胞、红细胞、血小板减少；心脏毒性表现为致命性充血性心力衰竭、急性心律失常及心肌病。

2. 其他不良反应有：脱发，绝大多数病人为可逆性；急性恶心和呕吐；黏膜炎，通常主要是口腔黏膜炎，出现于开始治疗后 3 ~ 10 天；食管炎和腹泻；发热，寒战，皮疹；肝脏酶类和胆红素增高的发生率为 20% ~ 30%；单独使用本品或与阿糖胞苷合用会产生严重的有时甚至是致命的感染。

【禁忌】肝肾功能严重损伤的患者以及感染未得到控制的患者禁用。

【注意事项】

1. 本品应在有白血病化疗经验的医师指导下进行。使用本品 1~2 天后，尿出现红染，应告知患者无须惊慌。

2. 除非在利大于弊的情况下，否则由于先前药物治疗或放疗引起骨髓抑制的病人不可使用本品。

3. 已有心脏疾病以及先前使用高蓄积量蒽环类药物治疗，或者使用其他具有潜在心脏毒性药物治疗都会增加本品所导致心脏毒性的危险性。这些病人在开始使用本品以前应先权衡利弊得失。

4. 和大多数细胞毒药物一样，本品有致突变性，对大鼠有致癌性。

5. 本品是强烈的骨髓抑制剂，所有病人使用治疗剂量的本品都会出现骨髓抑制，主要是白细胞的抑制，所以治疗时应仔细监测病人的血象，包括粒细胞、红细胞和血小板。通常，应进行足够的实验室检查以监测药物耐受性，并给予足够的支持治疗，以保护患者免于药物毒性所致的损害。当病人出现严重出血、严重感染时必须进行迅速而有效的处理。

6. 治疗过程中或停止治疗后几周内，可能发生的心脏毒性反应为潜在的致命性的充血性心力衰竭、急性危及生命的心律失常及其他心肌病。出现这些反应时可采用洋地黄、利尿剂、限制饮食钠的摄入及卧床休息等措施治疗。治疗过程中应仔细监测心脏功能以减少其他蒽环类化合物引发的心脏毒性的危险性。目前或既往接受过纵隔心包区放疗、用过其他有潜在心脏毒性药物及病人伴有其他疾病时（贫血、骨髓抑制、感染、心包炎或白血病性心肌炎），心脏毒性的危险性将会更高。虽然没有可靠方法来预见急性充血性心力衰竭的发作，但蒽环类导致的心肌病常常伴随着持续性 QRS 低电压、收缩间期（PER/LVET）的延长超过正常范围和左心室射血分数（LVEF）降低至治疗前水平以下。在开始用本品治疗前及治疗中，应做心电图或超声心电图及测定心室射血分数。药物引起心肌损害的早期临床诊断对药物治疗此损害效果非常重要。

7. 肝肾功能评价：由于肝肾功能损伤会影响本品的排泄，所以在治疗前和治疗中应用常规临床实验室方法来测定肝肾功能（以血清胆红素和血清肌酐作为指标）。如血清胆红素或肌酐超过 2mg/dl，则停用伊达比星。与其他蒽环类药物一样，如血清胆红素或肌酐水平在 1.2~2mg/dl 时，通常需减半剂量使用。

8. 使用本品治疗时，应密切观察病人和进行实验室监测。老年病人在再生障碍期间应予以积极的支持治疗。由于白血病细胞迅速崩解，可能会引起继发性的高尿酸血症。因此必须密切监测血中尿酸浓度，如高尿酸血症继续发展，应予以适当的治疗。

9. 开始治疗前应进行足够的检查以发现是否存在全身性感染。

10. 本品外溢至静脉注射部位时可能引起严重的局部组织坏死。如按推荐的用药程序，则注射部位的血栓性静脉炎的危险性将会减少到最低程度。注射部位的刺痛和灼伤感意味着少量外渗，此时应停止输注，改用其他静脉。

11. FDA 对本药的妊娠安全性分级为 D 级。

【药物相互作用】

1. 本品是强烈的骨髓抑制剂，所以，可以认为若联合化疗方案中含有其他具相似作用的制剂时，可加重骨髓抑制。

2. 本品不可与肝素混合，因会产生沉淀。本品亦不得与其他药物混合。本品应避免与碱性溶液长期接触，以免引起药品降解。

【规格】注射用伊达比星：5mg；10mg。胶囊剂：10mg。

柔红霉素
Daunorubicin

【其他名称】多诺霉素、红保霉素、红比霉素、红卫霉素、柔毛霉素、正定霉素。

【药理作用】柔红霉素为周期非特异性抗肿瘤药，第一代蒽环类抗生素，其作用机制酷似多柔比星，可嵌入 DNA，进而抑制 RNA 和 DNA 的合成，对 RNA 的影响尤为明显。本药的抗瘤谱远较多柔比星窄，对实体瘤疗效也远不如多柔比星和表柔比星。本药与多柔比星之间可能有交叉耐药性。

【适应证】

1. 适用于治疗急性粒细胞白血病和急性淋巴细胞白血病，包括慢性急变者。

2. 可用于治疗神经母细胞瘤、尤因肉瘤、肾母细胞癌、横纹肌肉瘤等。

【用法用量】静脉注射、静脉滴注。使用前每支加 10ml 注射用生理盐水溶解。静脉滴注用 0.9% 氯化钠注射液 250ml 溶解后滴注，1 小时内滴完。

成人一个疗程的用量为 0.4 ~ 1mg/kg，儿童为 1mg/kg，一日 1 次，共 3 ~ 5 次，连续或隔日给药。停药 1 周后重复。总给药量不超过 25mg/kg。

【不良反应】

1. 骨髓抑制：较严重，表现为贫血、粒细胞减少、血小板减少、出血。不应用药过久，如出现口腔溃疡（多在骨髓毒性之前出现）应停药。

2. 心脏毒性：可引起心电图异常、心动过速、心律失常，严重者可有心力衰竭。总给药量超过 25mg/kg 时可致严重心肌损伤，静注太快时也可出现心律失常。

3. 胃肠道反应：溃疡性口腔炎、食欲不振、恶心、呕吐、腹痛等。

4. 肝肾损伤：AST、ALT、ALP 升高，黄疸，BUN 升高，蛋白尿。

5. 局部反应：漏出血管外可导致局部组织坏死。

6. 其他：脱发、倦怠、头痛、眩晕、畏寒、呼吸困难、发烧、皮疹等。

【禁忌】

1. 心脏病患者及有心脏病史的患者禁用。

2. 对本药有严重过敏史患者禁用。

3. 孕妇和哺乳期妇女禁用。

【注意事项】

1. 因有引起骨髓抑制、心脏毒性等严重不良反应，应特别观察患者状况，定期进行临床检查（血液检查，肝肾功能、心肌功能检查等）。如有异常，做减药、停药等处理。长期用药不良反应可增加，并有延迟性进行性心肌病变，故应慎用。未用过蒽环类抗癌药的患者，如本品用药总量超过 25mg/kg，发生心脏毒性的可能增加，应充分注意。

2. 有感染、出血倾向或病情恶化，应慎用。

3. 本药只能用于静脉注射或滴注。静脉注射时应注意部位和方法，尽可能慢，以防止引起血管疼痛、静脉炎和形成血栓，并防止药液漏出血管外，以免引起组织损坏和坏死。

4. 与酸性或碱性药物配伍易致失效。

5. FDA 对本药的妊娠安全性分级为 D 级。

6. 儿童用药时，应特别注意不良反应的发生，慎用。对儿童及生育年龄的患者，如必须给药，应考虑到对性腺的影响。

7. 本药主要经肝脏代谢，老年患者肝脏生理功能减退，慎用。

【药物相互作用】可与泼尼松、阿糖胞苷或长春碱等合用，以增加其疗效。

【规格】注射用盐酸柔红霉素：10mg；20mg。

博来霉素
Bleomycin

【其他名称】争光霉素。

【药理作用】本品为抗生素类抗肿瘤药。与铁的复合物嵌入 DNA，引起 DNA 链断裂而破坏癌细胞，但不引起 RNA 链断裂。

【适应证】用于皮肤恶性肿瘤、头颈部肿瘤（颌癌、舌癌、唇癌、咽部癌、口腔癌等）、肺癌（尤其是原发和转移性鳞癌）、食道癌、恶性淋巴瘤（网状细胞肉瘤、淋巴肉瘤、霍奇金病）、子宫颈癌、胶质瘤、甲状腺癌。亦用于阴道、外阴、阴茎的鳞癌及睾丸癌等。

【用法用量】

1. 肌肉、皮下注射：15 ~ 30mg 溶于 5ml 生理盐水后使用，如病变周边皮下注射，以不高于 1mg/ml 浓度为宜。肌肉注射应避开神经，局部可引起硬结，应不断更换注射部位。

2. 动脉注射：5 ~ 15mg 溶于生理盐水或葡萄糖注射液中，直接弹丸式动脉内注射或连续灌注。

3. 静脉注射：15 ~ 30mg 溶于 5 ~ 20ml 注射用水或生理盐水中，缓慢静脉注入，出现严重发热反应时，一次静脉给药剂量应减少到 5mg 以下，可增加给药次数，如每天 2 次。静脉注射可引起血管疼痛，应注意注射速度，尽可能缓慢给药。

注射频率：通常每周 2 次，根据病情可增加为每天 1 次或减少为每周 1 次。

总剂量：以肿瘤消失为治疗终止目标，总剂量 300mg 以下。

【不良反应】

1. 有引起间质性肺炎、肺纤维化可能。应定期进行肺泡动脉血氧分压差、动脉血氧分压、一氧化碳弥散功能、胸部 X 线检查。

2. 休克：罕见发生，若出现应立即停药，对症处理。休克多出现在恶性淋巴瘤初次用药时，最初第一、二次给药，要从 5mg 或更少剂量开始，确认没有急性反应后，逐渐增加到常用剂量。

4. 过敏：皮疹、荨麻疹、发热伴红皮症。

5. 皮肤：脱毛、皮炎、色素沉着、发红、糜烂、皮肤增厚、指甲颜色改变。

6. 胃肠道症状：恶心、呕吐、厌食、口内炎、腹泻。

7. 肝肾功能：肝功能异常；有残尿感、尿频、尿痛。

8. 可见白细胞减少。

9. 其他：可见头痛、瞌睡；注射部位可出现静脉壁肥厚、管腔狭窄、硬结；个别有高热；还可见肿瘤部位疼痛。

【禁忌】

1. 严重肺部疾患、严重弥漫性肺纤维化患者禁用。

2. 对本类药物有过敏史者禁用。

3. 严重肾功能障碍患者禁用。

4. 严重心脏疾病患者禁用。

5. 胸部及其周围接受放射治疗患者禁用。

6. 孕妇及哺乳期妇女禁用。

【注意事项】

1. 本药副作用个体差异显著，即使投用较少剂量，也可出现副作用，应从小剂量开始使用。

2. 总剂量应在 300mg 以下。

3. 应用同类药物者，原则是博来霉素与该类药剂量总和，为总用药量。

4. 若出现间质性肺炎、肺纤维化，应立即停药，按特发性肺纤维化处置，给予肾上腺皮质激素及抗生素预防继发感染。

5. 肺功能基础较差者，间质性肺炎及肺纤维化出现频率较高，总剂量应在 150mg 以下。

6. 用药过程中出现发热、咳嗽、活动性呼吸困难等，应立即停药，进行胸部 X 线检查，肺泡动脉血氧分压差、动脉氧分压、一氧化碳弥散功能等相关检查，随后 2 个月内定期检查。

7. 长期使用博来霉素，副作用有增加及延迟性发生倾向，应十分注意。

8. 儿童及生育年龄患者，应考虑对性腺的影响

9. FDA 对本药的妊娠安全性分级为 D 级。

10. 60 岁以上高龄者应十分注意，总药量应在 150mg 以下。

【药物相互作用】

1. 抗肿瘤药物：合并使用时应注意有诱发间质性肺炎、肺纤维化可能。

2. 放射线照射：有诱发间质性肺炎、肺纤维化可能。

3. 头颈部放疗：可加重口内炎、口角炎、喉头黏膜炎，诱发黏膜炎症。

【规格】注射用盐酸博来霉素：10mg；15mg。

平阳霉素
Bleomycin A5 Hydrochloride

【其他名称】博来霉素 A5、争光霉素 A5。

【药理作用】平阳霉素是由平阳链霉菌（Stieplomyces Pingyangensisn）产生的博来霉素类抗肿瘤抗生素，与博来霉素成分相近，博来霉素主要成分为 A2，本药为单一组分 A5。其作用机制与博来霉素相似，主要抑制胸腺嘧啶核苷嵌入 DNA，并与 DNA 结合使之破坏。另外也能使 DNA 单链断裂，破坏 DNA 模板，阻止 DNA 的复制。

【适应证】用于唇癌、舌癌、齿龈癌、鼻咽癌等头颈部鳞癌。亦可用于治疗皮肤癌、乳腺癌、宫颈癌、食管癌、阴茎癌、外阴癌、恶性淋巴瘤和坏死性肉芽肿等。对肝癌也有一定疗效。对翼状胬肉有显著疗效。

【用法用量】

1. 肌肉注射：一次 8mg，通常一周 2～3 次，可根据患者情况，增加至一日 1 次或减少至一周 1 次。一个疗程总量为 240mg，有效剂量一般为 80～160mg。

2. 静脉注射：剂量同肌肉注射。肿瘤消失后，给以维持量，一次 8mg，一周 1 次，共注射 10 次左右。

3. 动脉内注射：剂量同肌肉注射。

【不良反应】平阳霉素的不良反应主要有发热、胃肠道反应（恶心、呕吐、食欲不振等）、皮肤反应（色素沉着、角化增厚、皮炎、皮疹等）、脱发、肢端麻痹和口腔炎症等，肺部症状（肺炎样病变或肺纤维化）出现率低于博来霉素。偶见过敏性休克样症状。

【禁忌】对博来霉素类抗生素有过敏史的患者禁用。

【注意事项】

1. 给药后如患者出现发热现象，可给予退热药。对出现高热的病人，在以后的治疗中应减少剂量，缩短给药时间，并在给药前后给予解热药或抗过敏剂。

2. 病人出现皮疹等过敏症状时应停止给药，

停药后症状可自然消失。

3. 病人如出现咳嗽、咳痰、呼吸困难等肺炎样症状，同时胸部 X 片出现异常，应停止给药，并给予甾体激素和适当的抗生素。

4. 偶尔出现休克样症状（血压降低、发冷发热、喘鸣、意识模糊等），应立即停止给药，对症处理。

5. 肺、肝、肾功能障碍的患者慎用。

【药物相互作用】尚不明确。

【规格】注射用盐酸平阳霉素：4mg；8mg；10mg。

丝裂霉素
Mitomycin

【其他名称】嘧吡霉素、嘧吐霉素 C、丝裂霉素 C、自力霉素。

【药理作用】细胞周期非特异性抗肿瘤药。丝裂霉素对肿瘤细胞的 G_1 期特别是晚 G_1 期及早 S 期最敏感，在组织中经酶活化后，它的作用似双功能或三功能烷化剂，可与 DNA 发生交叉联结，抑制 DNA 合成，对 RNA 及蛋白质合成也有一定的抑制作用。

【适应证】用于治疗消化道癌，如食管癌、胃癌、肝癌、胰腺癌、结直肠癌。也用于治疗肺癌、乳腺癌、卵巢癌及癌性腔内积液。

【用法用量】

1. 静脉注射：每次 6 ~ 8mg，以氯化钠注射液溶解后静脉注射，每周 1 次。每 6 ~ 8 周重复治疗。

2. 动脉注射：剂量与静脉注射同。

3. 腔内注射：每次 6 ~ 8mg。

【不良反应】

1. 骨髓抑制是最严重的毒性，可致白细胞及血小板减少，白细胞减少常发生于用药后 28 ~ 42 日，一般在 42 ~ 56 日恢复。

2. 恶心、呕吐发生于给药后 1 ~ 2 小时，呕吐在 3 ~ 4 小时内停止，而恶心可持续 2 ~ 3 日。

3. 对局部组织有较强的刺激性，若药液漏出血管外，可引起局部疼痛、坏死和溃疡。

4. 少见的副作用有间质性肺炎、不可逆的肾衰竭等。

【禁忌】

1. 水痘或带状疱疹患者禁用。

2. 孕妇及哺乳期妇女禁用。

【注意事项】

1. 用药期间应密切随访血常规及血小板、血尿素氮、肌酐。

2. 用药期间禁用活病毒疫苗接种和避免口服脊髓灰质炎疫苗。

3. 在应用丝裂霉素后数月仍应随访血常规及肾功能，特别是接受总量大于 60mg 的患者，易发生溶血性贫血。

4. 长期应用可抑制卵巢及睾丸功能，造成闭经和精子缺乏。

5. 本品局部刺激严重，若药液漏出血管外，可致局部红肿疼痛甚至坏死溃疡。

6. 丝裂霉素一般经静脉给药，也可经动脉注射或腔内注射给药，但不可肌肉或皮下注射。

7. 应避免注射于静脉外，如静脉注射时有烧灼感或刺痛，应立即停止注射。

8. 由于丝裂霉素有延迟性及累积性骨髓抑制，一般较大剂量应用时两疗程之间间隔应超过 6 周。

9. 静注时药液漏至血管外应立即停止注射，以 1% 普鲁卡因注射液局封。

10. 老年患者常有肾功能损害，丝裂霉素应慎用。

【药物相互作用】丝裂霉素与阿霉素同时应用可增加心脏毒性，建议阿霉素的总量限制在按体表面积 $450mg/m^2$ 以下。

【规格】注射用丝裂霉素：2mg；4mg；8mg；10mg。

1.4.3　烷化剂

白消安
Busulfan

【其他名称】二甲磺酸丁酯。

【药理作用】双甲基磺酸酯类双功能烷化剂，为细胞周期非特异性药物，主要作用于 G_1 及 G_0 期细胞，对非增殖细胞也有效。进入人体内磺酸酯基团的环状结构打开，通过与细胞的 DNA 内鸟嘌呤起烷化作用而破坏 DNA 的结构与功能。本品的细胞毒作用几乎完全表现在对造血功能的抑制，主要表现在对粒细胞生成的明显抑制作用，其次是对血小板和红细胞的抑制，对淋巴细胞的抑制很弱。

【适应证】主要适用于慢性粒细胞白血病的慢性期，对缺乏费城染色体病人效果不佳。也可用于治疗原发性血小板增多症、真性红细胞增多症等慢性骨髓增殖性疾病。

【用法用量】

1. 口服：慢性粒细胞白血病，每日 $4 \sim 6mg/m^2$。如白细胞数下降至 $20 \times 10^9/L$ 则需酌情停药，或给维持量每日或隔日 $1 \sim 2mg$，以维持白细胞计数在 $10 \times 10^9/L$ 左右。

2. 注射：本品的成人剂量通常为 0.8mg/kg，应通过中心静脉导管给药，每次给药需输注 2 小时，每 6 小时 1 次，连续 4 天，共 16 次。在骨髓移植前 3 天，本品第 16 次给药之后 6 小时，给予环磷酰胺，剂量为 60mg/kg，每次静注 1 小时，每天 1 次，共 2 天。所有患者均应预防性给予苯妥英，因为已知白消安可通过血脑屏障而诱发癫痫。苯妥英使白消安的血浆 AUC 下降 15%。止吐药应在第一次开始之前给予，并按一定计划在整个用药期间持续给药。

【不良反应】

1. 可产生骨髓抑制，常见粒细胞减少，血小板减少，严重者需及时停药。

2. 长期服用或用药过大可致肺纤维化。

3. 可有皮肤色素沉着、高尿酸血症、性功能减退、男性乳房女性化、睾丸萎缩、女性月经不调等。白内障、多形性红斑、皮疹、结节性多动脉炎为罕见不良反应。

4. 曾有个别报道使用大剂量后出现癫痫发作；心内膜纤维化，并由此出现相应症状；以及少见的肝静脉闭锁。

【禁忌】

1. 妊娠初期 3 个月内禁用。

2. 对此药过敏的患者禁用。

【注意事项】

1. 慢性粒细胞白血病患者治疗时有大量细胞破坏，血及尿中尿酸水平可明显升高，严重时可产生尿酸性肾病。

2. 对骨髓抑制、感染及有使用细胞毒药物或放疗史的患者也应慎用。

3. 治疗前及治疗中应严密观察血象及肝肾功的变化，及时调整剂量，特别注意检查血尿素氮、内生肌酐清除率、胆红素、丙氨酸氨基转移酶及血清尿酸。

4. 服药应根据患者对药物的反应、骨髓抑制程度、个体差异而调整剂量。

5. 嘱病人多摄入液体并碱化尿液或服用别嘌呤醇以防止高尿酸血症及尿酸性肾病的产生。

6. 发现粒细胞或血小板迅速大幅度下降时应立即停药或减量以防止出现严重骨髓抑制。

7. FDA 对本药的妊娠安全性分级为 D 级。

【药物相互作用】

1. 与环磷酰胺合用，如使用间隔时间少于 24 小时，环磷酰胺清除率会明显降低，从而可增加与治疗相关的不良反应发生率。

2. 与对乙酰氨基酚、伊曲康唑合用可降低本药清除率，应使用对乙酰氨基酚后 72 小时再用本药，或用氟康唑代替伊曲康唑。

3. 与苯妥英或磷苯妥英同用，可使本药的血药浓度降低。

4. 与硫鸟嘌呤长期合用，有发生肝结节状增生、食管静脉曲张和门静脉高压的报道，合用时应密切监测肝功能。

5. 因为服用本品可增加血及尿中尿酸水平，故对有痛风病史的患者或服用本品后尿酸增高的患者可用抗痛风药物。

【规格】片剂：0.5mg；2mg。注射液：10ml：60mg。

氮芥
Chlormethine

【其他名称】甲氮芥、甲基双氯乙基胺、甲氯乙胺、双氯乙基甲胺。

【药理作用】双功能烷化剂，主要抑制 DNA 合成，同时对 RNA 和蛋白质合成也有抑制作用。其作用机理是氮芥可与鸟嘌呤第 7 位氮呈共价结合，产生 DNA 的双链内交叉联结或 DNA 的同链内不同碱基的交叉联结，阻止 DNA 复制，造成细胞损伤或死亡。对肿瘤细胞的 G_1 期和 M 期杀伤作用最强，大剂量时对各期细胞均有杀伤作用，属细胞周期非特异性药物。

【适应证】

1. 主要用于霍奇金淋巴瘤及其他恶性淋巴瘤、肺癌，也用于恶性腔内积液、上腔静脉综合征以及头颈部癌等。

2. 外用可治疗皮肤蕈样真菌病。

【用法用量】

1. 静脉注射：每次 $4 \sim 6mg/m^2$（或 0.1mg/kg），加生理盐水 10ml 由输液小壶或皮管中冲入，并用生理盐水或 5% 葡萄糖注射液冲洗血管，每周 1 次，连用 2 次，休息 $1 \sim 2$ 周重复。

2. 腔内给药：每次 $5 \sim 10mg$，加生理盐水

20～40ml 稀释，在抽液后即时注入，每周 1 次，可根据需要重复。

3. 局部皮肤涂抹：每次 5mg，加生理盐水 50ml，每日 1～2 次，主要用于皮肤蕈样霉菌病。

【不良反应】

1. 骨髓抑制：主要表现为白细胞和血小板减少，严重时可导致全血细胞减少。白细胞下降最低值在注射本品后第 7～10 天，停药 1～2 周后多可恢复。

2. 胃肠道反应：恶心、呕吐常出现于注射后 3～6 小时，可持续 24 小时。

3. 生殖功能影响：包括睾丸萎缩、精子减少、精子活动能力降低和不育，妇女可致月经紊乱、闭经。

4. 其他反应：脱发、乏力、头晕、注射于血管外时可引起溃疡。

5. 局部涂抹可产生迟发性皮肤过敏反应。

6. 常规剂量氮芥对肝肾功能无明显影响。

【禁忌】

1. 对本品过敏者禁用。

2. 孕妇及哺乳期妇女禁用。

【注意事项】

1. 凡有骨髓抑制、感染、肿瘤细胞侵及骨髓、曾接受过多程化疗或放疗者应慎用。

2. 本品剂量限制性毒性为骨髓抑制，故应密切观察血象变化，每周查血象 1～2 次。氮芥对局部组织刺激性强，若漏出血管外，可导致局部组织坏死，故严禁口服、皮下及肌肉注射。药物一旦溢出，应立即用硫代硫酸钠注射液或 1% 普鲁卡因注射液局部注射，用冰袋冷敷局部 6～12 小时。

3. 氮芥水溶液极易分解，故药物开封后应在 10 分钟内注入体内。

4. FDA 对本药的妊娠安全性分级为 D 级。

【规格】注射液：1ml：5mg；2ml：10mg。

苯丁酸氮芥
Chlorambucil

【其他名称】苯丁酰氮芥、丁苯酸氮芥、氯氨布布西、氯氨布西、氯恩巴锡。

【药理作用】本药为芳香族氮芥衍生物，是一具有双重功能的烷化剂。是细胞周期非特异性抗肿瘤药，对 M 期及 G_1 期细胞的作用最强。本药可与 DNA 发生交叉联结，干扰 DNA 及 RNA 的功能。通过形成不稳定的亚乙基亚胺而产生细胞毒性作用，作用出现较慢，骨髓抑制的出现及恢复也较慢。本药同时也是一种免疫抑制剂，其免疫抑制诱导时间明显长于环磷酰胺，但较少引起严重的骨髓抑制。低剂量时选择性地抑制淋巴细胞，使淋巴组织萎缩，抑制抗体的合成；较大剂量可致各类白细胞减少，造成严重的骨髓抑制。

【适应证】用于霍奇金淋巴瘤、非霍奇金淋巴瘤、慢性淋巴细胞性白血病、多发性骨髓瘤、巨球蛋白血症、晚期卵巢腺癌。也用于免疫抑制。

【用法用量】口服给药。

1. 成人：①抗肿瘤：一日 0.1～0.2mg/kg（6～10mg 或 4～8mg/m²），一日 1 次或分 3～4 次服用，连用 3～6 周，一个疗程总量可达 300～500mg。②免疫抑制：一日 3～6mg，早饭前 1 小时或晚饭后 2 小时服用，连服数周，待出现疗效后或发现有骨髓抑制时减量，总量一般为 300～500mg。

2. 儿童：常用量为一日 0.1～0.2mg/kg。

【不良反应】

1. 骨髓抑制：最常见，主要为淋巴细胞减少，对粒细胞和血小板的抑制较轻。虽然发生率较高，但如及时停药，通常是可逆的，但也有发生不可逆性骨髓衰竭的报告。

2. 胃肠道：胃肠道紊乱如恶心、呕吐、腹泻及口腔溃疡并不多见，通常仅在超量治疗时才可能出现。

3. 皮肤：首次用药或再次用药时偶有发生血管神经性水肿和荨麻疹的过敏反应报告。

4. 中枢神经系统：有报道在无惊厥发生时，可能发生运动紊乱包括战栗、抽搐、肌肉痉挛。停药后罕有战栗和肌肉痉挛的报告。肾病综合征的儿童用药后可发生癫痫，接受日常剂量或间歇高剂量苯丁酸氮芥的成人和儿童患者偶有局灶性和（或）广泛性癫痫发作的报告。有癫痫发作史的患者尤其需注意。

5. 其他：严重的肺间质纤维化偶可发生于长期用药的慢性淋巴细胞白血病患者，但停用本品后可恢复。有引起肝脏毒性和黄疸的报告。其他不良反应包括发热、外周神经病、间质性肺炎、无菌性膀胱炎、不育和白血病。

【禁忌】

1. 对苯丁酸氮芥耐药者禁用。

2. 对苯丁酸氮芥及其任何辅料成分过敏者禁用。

3. 妊娠早期妇女禁用。

【注意事项】

1. 对免疫受损患者接种活疫苗有引发感染的潜在可能性，因此，对于该类病人不推荐使用活疫苗进行免疫接种。

2. 由于本品可造成不可逆转的骨髓损害，在治疗期间应密切监测血细胞计数。本品治疗剂量仅抑制淋巴细胞，对中性粒细胞、血小板和红细胞的影响很小。当中性粒细胞开始降低时无需停药，但须强调，停药后 10 天甚至更长时间，中性粒细胞仍可下降。

3. 近期曾接受放射治疗或其他细胞毒类药物治疗的病人不宜使用本品。当出现骨髓淋巴细胞浸润或骨髓增生时，每日剂量不应超过 0.1mg/kg。

4. 患肾病综合征的儿童、间歇高剂量苯丁酸氮芥治疗的病人和有癫痫史的患者用药时应严密监测用药后情况，因其发生癫痫的危险性增加。和任何潜在的致癫痫药物一样，当本品应用于有癫痫史的患者、头部有外伤的患者、使用其他潜在致癫痫药物的患者时，应格外谨慎。

5. 由于氮质血症也可引起骨髓抑制，故肾功能损害患者更应注意监测。

6. 本品的代谢作用仍在研究当中，但肝功能明显异常者应考虑减少剂量。

7. 与其他细胞毒药物一样，在体内、体外对人和动物的基因毒性和致癌实验表明本品有致突变性。

8. 本品还可导致男性染色单体和染色体损害。有报道，以本品治疗慢性淋巴细胞白血病后进展为急性白血病，但尚不清楚急性白血病是自然病史的一部分，还是因药物治疗引起的。比较使用烷化剂和不使用烷化剂治疗卵巢癌患者，使用烷化剂包括苯丁酸氮芥可显著增加急性白血病的发生率。

9. 对于使用本品进行乳腺癌长期辅助治疗的患者，有一小部分患者患急性髓性白血病的报道。

10. 大鼠和小鼠单剂口服给药 4～20mg/kg，苯丁酸氮芥可导致发育异常，如短尾或卷尾，小脑和露脑，指畸形（包括缺指、短指、并指和多指），长骨异常（如长度减小，一部或多部骨缺失），胚胎骨化位置全部缺失。大鼠单剂腹腔内给药 3～6mg/kg，本品对大鼠仔代可引起肾脏异常。

11. 本品有引起卵巢功能抑制和闭经的报道。当使用本品治疗总剂量至少达 400mg 时，可观察到精子活力缺乏。

12. FDA 对本药的妊娠安全性分级为 D 级。

13. 未对老年人用药进行专门研究，但是当患者有严重肝功能和肾功能损伤，用药时应监测肝、肾功能并谨慎观察。

【药物相互作用】

1. 免疫受损患者不推荐免疫接种活疫苗。

2. 病人接受苯丁唑酮时需减少苯丁酸氮芥的标准用量，因苯丁唑酮增强苯丁酸氮芥的毒性。

【规格】片剂：1mg；2mg。

美法仑
Melphalan

【其他名称】L－苯丙氨酸氮芥、L－溶血瘤素、L－溶肉瘤素、苯丙氨酸氮芥、马尔法兰、马法兰、美法兰、米尔法兰、左旋苯丙氨酸氮芥、左旋溶血瘤素、左旋溶肉瘤素。

【药理作用】双功能烷化剂，细胞周期非特异性抗肿瘤药。作为苯丙氨酸氮芥的左旋体，本药作用强于混旋体苯丙氨酸氮芥。本药作用机制与氮芥相似，可与 DNA 及 RNA 发生交叉联结，也可抑制蛋白质的合成。其产生耐药性的机制为谷胱甘肽水平提高、药物运转缓慢、DNA 修复增强。抑制谷胱甘肽－S－转移酶可增强本药的抗肿瘤作用。

【适应证】

1. 用于多发性骨髓瘤、乳腺癌、卵巢癌、慢性白血病、恶性淋巴瘤、骨软骨病等。

2. 动脉灌注可用于治疗肢体恶性黑色素瘤、软组织肉瘤及骨肉瘤。

3. 用于真性红细胞增多症。

4. 大剂量给药用于造血干细胞移植的预处理。

【用法用量】

1. 多发性骨髓瘤：有多种治疗方案，美法仑与强的松合用，可能比单用美法仑更有效，通常联合用药，间歇进行。虽然延长连续用药时间的优越性仍未证实，但典型的剂量是每日 0.15mg/kg 分次服用，共 4 天，6 周后重复疗程。对治疗有反应者延长疗程超过 1 年不会改进疗效。

2. 卵巢腺癌：典型的治疗方案是每日口服 0.2mg/kg，共 5 天，每 4～8 周或当外周血象恢复时重复疗程。当出现骨髓毒性时应减低剂量。

3. 晚期乳腺癌：每日口服 0.15mg/kg 或 6mg/m²，共 5 日，每 6 周重复疗程。也可使用美法仑静脉注射治疗。

4. 真性红细胞增多症：诱导缓解期，每日用6~10mg，共5~7天，之后每日2~4mg，直至能满意地控制症状，维持剂量可每周1次用2~6mg，其间必须对患者仔细谨慎地进行血液学监测，以血细胞计数结果为依据，适当调整剂量。

依据目前建立的药动学数据，对中度至重度肾功能不全患者口服美法仑，并非绝对推荐降低剂量，但起始剂量需谨慎地降低。

【不良反应】

1. 最常见的不良反应是骨髓抑制，可导致白细胞和血小板减少。

2. 高达30%的病人在口服常规剂量美法仑后，出现胃肠道不适，包括恶心和呕吐。使用常规剂量美法仑罕见胃炎发生，而接受高剂量静注美法仑有增加腹泻、呕吐和胃炎发生的可能。有报道称使用环磷酰胺前驱治疗可降低美法仑诱导的胃肠道损伤。

3. 偶有患者接受数月以上治疗，出现美法仑过敏反应，例如荨麻疹、水肿、皮疹和过敏性休克。

4. 有报道出现心脏停跳，但此副作用是否因美法仑引起仍未证实。

5. 曾有病例显示，在使用美法仑后，出现肺纤维化和出血性贫血。

6. 有脱发的报道，但不普遍。

【禁忌】

1. 对本药过敏者禁用。

2. 妊娠早期及哺乳期妇女禁用。

3. 近期患水痘或带状疱疹者禁用。

【注意事项】

1. 肾功能不全者、有痛风史或泌尿道结石患者慎用。

2. 儿童用药的安全性和有效性尚不明确。

3. 老年患者用药应谨慎，应考虑其肝、肾、心功能衰弱的发生率增加及并发症或与其他药物间的相互作用。

4. FDA对本药的妊娠安全性分级为D级。

5. 用药期间应定期检查血象及肾功能。

【规格】片剂：2mg。注射用美法仑：20mg；40mg。

环磷酰胺
Cyclophosphamide

【其他名称】环磷氮芥。

【药理作用】本品在体外无活性，进入体内被肝脏或肿瘤内存在的过量的磷酰胺酶或磷酸酶水解，变为活化作用型的磷酰胺氮芥而起作用。其作用机制与氮芥相似，与DNA发生交叉联结，抑制DNA的合成，也可干扰RNA的功能，属细胞周期非特异性药物。本品抗瘤谱广，对多种肿瘤有抑制作用。

【适应证】

1. 本品为目前广泛应用的抗癌药物，对恶性淋巴瘤、急性或慢性淋巴细胞白血病、多发性骨髓瘤有较好的疗效，对乳腺癌、睾丸肿瘤、卵巢癌、肺癌、头颈部鳞癌、鼻咽癌、神经母细胞瘤、横纹肌肉瘤及骨肉瘤均有一定的疗效。

2. 作为免疫抑制剂，用于各种自身免疫性疾病，如严重类风湿关节炎、全身性红斑狼疮、儿童肾病综合征、多发性肉芽肿、天疱疮以及溃疡性结肠炎、特发性血小板减少性紫癜等。也用于器官移植时抗排斥反应，通常与泼尼松、抗淋巴细胞球蛋白合用。

【用法用量】

1. 口服：成人每日2~4mg/kg，儿童每日2~6mg/kg，连用10~14天，休息1~2周重复。

2. 注射：成人单药静脉注射按体表面积每次500~1000mg/m²，加生理盐水20~30ml，静脉冲入，每周1次，连用2次，休息1~2周重复。联合用药500~600mg/m²。儿童静脉注射每次10~15mg/kg，加生理盐水20ml稀释后缓慢注射，每周1次，连用2次，休息1~2周重复。也可肌肉注射。

【不良反应】

1. 骨髓抑制：白细胞减少较血小板减少常见，最低值在用药后1~2周，多在2~3周后恢复。

2. 胃肠道反应：包括食欲减退、恶心及呕吐，一般停药1~3天即可消失。

3. 泌尿道反应：当大剂量环磷酰胺静滴，而缺乏有效预防措施时，可致出血性膀胱炎，表现为膀胱刺激症状、少尿、血尿及蛋白尿，系其代谢产物丙烯醛刺激膀胱所致，但环磷酰胺常规剂量应用时，其发生率较低。

4. 其他反应：包括脱发、口腔炎、中毒性肝炎、皮肤色素沉着、月经紊乱、无精子或精子减少及肺纤维化等；罕见肝脏损害。

【禁忌】

1. 对本品过敏者禁用。

2. 妊娠及哺乳期妇女禁用。

【注意事项】

1. 本品的代谢产物对尿路有刺激性，应用时应鼓励患者多饮水，大剂量应用时应水化、利尿，同时给予尿路保护剂美司钠。

2. 近年研究显示，提高药物剂量，能明显增加疗效，当大剂量用药时，除应密切观察骨髓功能外，尤其要注意非血液学毒性如心肌炎、中毒性肝炎及肺纤维化等。当肝肾功能损害、骨髓转移或既往曾接受多程放化疗时，环磷酰胺的剂量应减少至治疗量的 1/2 ~ 1/3。

3. 由于本品需在肝内活化，因此腔内给药无直接作用。

4. 环磷酰胺水溶液仅能稳定 2 ~ 3 小时，最好现配现用。

5. FDA 对本药的妊娠安全性分级为 D 级。

【药物相互作用】

1. 环磷酰胺可使血清中拟胆碱酯酶减少，使血清尿酸水平增高，因此，与抗痛风药如别嘌呤醇、秋水仙碱、丙磺舒等同用时，应调整抗痛风药物的剂量。此外可加强琥珀胆碱的神经肌肉阻滞作用，使呼吸暂停延长。

2. 环磷酰胺可抑制胆碱酯酶活性，因而延长可卡因的作用并增加毒性。

3. 大剂量巴比妥类、皮质激素类药物可影响环磷酰胺的代谢，同时应用可增加环磷酰胺的急性毒性。

【规格】片剂：50mg。注射用环磷酰胺：0.1g；0.2g。

异环磷酰胺
Ifosfamide

【其他名称】宜佛斯酰胺、异磷酰胺。

【药理作用】本品在体外无抗肿瘤活性，进入体内被肝脏或肿瘤内存在的磷酰胺酶或磷酸酶水解，变为活化作用型的磷酰胺氮芥而起作用。其作用机制为与 DNA 发生交叉联，抑制 DNA 的合成，也可干扰 RNA 的功能，属细胞周期非特异性药物。本品抗瘤谱广，对多种肿瘤有抑制作用。

【适应证】适用于睾丸癌、卵巢癌、乳腺癌、恶性淋巴瘤、肺癌、头颈部癌、黑色素瘤、骨及软组织肉瘤、子宫颈癌、食管癌、急性和慢性淋巴细胞白血病等。

【用法用量】

1. 单药治疗：静脉注射按体表面积每次1.2 ~ 2.5g/m²，连续 5 日为一疗程，给药的同时及给药后 4 小时、8 小时，应分别给予美司钠 0.4g（为本药剂量的 20%），溶于生理盐水 10ml 中静脉注射。

2. 联合用药：静脉注射按体表面积每次1.2 ~ 2g/m²，连续 5 日为一疗程，给药的同时及给药后 4 小时、8 小时，应分别给予美司钠 0.4g（为本药剂量的 20%），溶于生理盐水 10ml 中静脉注射。

3. 疗程应间隔 3 ~ 4 周。

【不良反应】

1. 骨髓抑制：白细胞减少较血小板减少常见，最低值在用药后 1 ~ 2 周，多在 2 ~ 3 周后恢复。

2. 胃肠道反应：包括食欲减退、恶心及呕吐，一般停药 1 ~ 3 天即可消失。

3. 泌尿道反应：可致出血性膀胱炎，表现为排尿困难、尿频和尿痛，可在给药后几小时或几周内出现，通常在停药后几天内消失。

4. 中枢神经系统毒性：与剂量有关，通常表现为焦虑不安、神情慌乱、幻觉和乏力等。少见晕厥、癫痫样发作甚至昏迷。

5. 少见的有一过性无症状肝肾功能异常；若大剂量用药可因肾毒性产生代谢性酸中毒。罕见心脏和肺毒性。

6. 其他反应尚包括脱发、恶心和呕吐等。注射部位可产生静脉炎。

7. 长期用药可产生免疫抑制、垂体功能低下、不育症和继发性肿瘤。

【禁忌】严重骨髓抑制患者、对本品过敏者、妊娠及哺乳期妇女禁用。

【注意事项】

1. 本品的代谢产物对尿路有刺激性，应用时应鼓励患者多饮水，大剂量应用时应水化、利尿，同时给予尿路保护剂美司钠。

2. 低白蛋白血症、肝肾功能不全、骨髓抑制及育龄期妇女慎用。

3. 本品水溶液不稳定，须现配现用。

4. 用药期间应定期检查白细胞、血小板和肝肾功能。

【药物相互作用】

1. 先前应用顺铂患者，可加重异环磷酰胺的骨髓抑制、神经毒性和肾毒性。

2. 同时使用抗凝血药物，可能导致出血危险。

3. 同时使用降血糖药，可增强降血糖作用。

4. 与其他细胞毒药物联合应用时，应酌情减量。

【规格】注射用异环磷酰胺：0.2g；0.5g；1.0g。

卡莫司汀
Carmustine

【其他名称】卡氮芥、氯乙亚硝脲、双氯乙基亚硝脲、双氯乙亚硝脲、亚硝脲氮芥、亚硝基脲氮芥。

【药理作用】亚硝脲类烷化剂，属细胞周期非特异性抗肿瘤药。本药能与 DNA 发生共价结合，使 DNA 的结构和功能破坏；还可抑制 DNA 聚合酶，抑制 DNA 与 RNA 的合成。对 G-S 过渡期细胞作用最强，对 S 期有延缓作用，也可作用于 G_2 期。本药的特点是抗瘤谱较广、显效快、脂溶性高，与其他烷化剂之间有不完全的交叉耐药性。

【适应证】因能够通过血脑脊液屏障，故对脑瘤（恶性胶质细胞瘤、脑干胶质瘤、成神经管细胞瘤、星形胶质细胞瘤、室管膜瘤）、脑转移瘤和脑膜白血病有效，亦用于恶性淋巴瘤、多发性骨髓瘤，与其他药物合用对恶性黑色素瘤有效。

【用法用量】静脉注射，按体表面积 100mg/m^2，每日 1 次，连用 2~3 日，或 200mg/m^2，用 1 次，每 6~8 周重复。溶入 5% 葡萄糖注射液或生理盐水 150ml 中快速滴注。

【不良反应】

1. 一次静脉注射后，骨髓抑制经常发生在用药后 4~6 周，白细胞最低值见于 5~6 周，在 6~7 周逐渐恢复，但多次用药，可延迟至 10~12 周恢复。一次静脉注射后，血小板最低值见于 4~5 周，在 6~7 周内恢复，血小板下降常比白细胞严重。

2. 静脉注射部位可产生血栓性静脉炎。大剂量可产生脑脊髓病。

3. 长期治疗可产生肺间质炎症或肺纤维化，有时甚至 1~2 疗程后即出现肺并发症，部分患者不能恢复，此外可产生恶心、呕吐等消化道反应，用药后 2 小时即可出现，常持续 4~6 小时。

4. 本品有引起继发白血病的报道，亦有致畸胎可能性。

5. 本品可抑制睾丸或卵巢功能，引起闭经或精子缺乏。

6. 对肝肾均有影响，肝脏损害常可恢复，肾脏毒性可见氮质血症，功能减退，肾脏缩小。

【禁忌】既往对本药过敏的病人、妊娠及哺乳期妇女禁用。

【注意事项】

1. 老年人易有肾功能减退，可影响排泄，应慎用。

2. 本品可引起肝肾功能异常。

3. 下列情况慎用：骨髓抑制、感染、肝肾功能异常、接受过放射治疗或抗癌药治疗的患者。

4. 用药期间应注意检查血常规、肝肾功能、肺功能。

5. 本品可抑制身体免疫机制，使疫苗接种不能激发身体抗体产生。化疗结束后 3 个月内不宜接种活疫苗。

6. 应用本药时要注意预防感染，注意口腔卫生。

7. FDA 对本药的妊娠安全性分级为 D 级。

【药物相互作用】

1. 与西咪替丁合用时，可加重骨髓抑制作用。

2. 长期使用苯妥英的患者在加用本药后，可致苯妥英血药浓度减低，药效下降。

【规格】注射液：2ml：125mg。注射用卡莫司汀：100mg。

洛莫司汀
Lomustine

【其他名称】环己亚硝脲、环乙亚硝脲、氯乙环己亚硝脲、罗氮芥、洛莫氮芥。

【药理作用】本品为细胞周期非特异性抗肿瘤药，对 G_1 晚期、S 早期的细胞敏感，对 G_2 期细胞也有抑制作用。本药可使细胞 DNA 链断裂，RNA 及蛋白质受到烷化；还可破坏某些酶蛋白，使 DNA 受烷化破坏后较难以修复，从而起到抗肿瘤作用。

【适应证】本品脂溶性强，可通过血脑屏障，进入脑脊液，常用于脑部原发肿瘤（如成胶质细胞瘤）及继发性肿瘤。如联合用药可治疗胃癌、直肠癌及支气管肺癌、恶性淋巴瘤等。

【用法用量】口服，100~130mg/m^2，顿服，每 6~8 周 1 次，3 次为一疗程。儿童一次 80~100mg/m^2，每 6~8 周 1 次。

【不良反应】

1. 口服后 6 小时内可发生恶心、呕吐，可持续2~3天，预先用镇静药或甲氧氯普胺并空腹服药可减轻；少数患者发生胃肠道出血及肝功能损害。

2. 服药后3~5周可见血小板减少，白细胞降低可在服药后第1及第4周先后出现两次，第6~8周才恢复。骨髓抑制有累积性。

3. 偶见全身性皮疹。

4. 有致畸胎的可能，亦可能抑制睾丸或卵巢功能，引起闭经或精子缺乏。

【禁忌】

1. 肝功能损害、白细胞低于4×10^9/L、血小板低于80×10^9/L者禁用。

2. 孕妇及哺乳期妇女禁用。

【注意事项】

1. 本品可引起肝功能一时性异常。

2. 下列情况慎用：骨髓抑制、感染、肾功能不全、经过放射治疗或抗癌药治疗的患者或有白细胞低下史者。

3. 用药期间应注意检查血常规及血小板、血尿素氮、血尿酸、肌酐清除率、血胆红素、丙氨酸氨基转移酶等。

4. 病人宜睡前与止吐药、安眠药共服，用药当天不能饮酒。

5. 治疗前和治疗中应检查肺功能。

6. FDA对本药的妊娠安全性分级为D级。

【药物相互作用】与西咪替丁合用，骨髓抑制（血小板、白细胞减少）反应可能加重。

【规格】胶囊剂：40mg；50mg；100mg。

尼莫司汀
Nimustine

【其他名称】嘧啶亚硝脲、尼氮芥。

【药理作用】本药为亚硝脲类烷化剂，作用与卡莫司汀相似。可烷化DNA，防止DNA修复；也可改变RNA结构，改变靶细胞的蛋白质、酶结构和功能。

【适应证】脑肿瘤、消化道癌（胃癌、肝癌、结肠、直肠癌）、肺癌、恶性淋巴瘤、慢性白血病等。

【用法用量】

1. 口服：一次100~200mg/m²，每6~8周1次。

2. 静脉注射：一次2~3mg/kg（或90~

100mg/m²），以注射用水溶解后（溶解后浓度为5mg/ml）缓慢注射。6周后可重复给药，总剂量300~500mg。应观察血常规变化以决定用药量及间隔时间。

3. 静脉滴注：剂量同静脉注射。

【禁忌】

1. 骨髓功能抑制患者禁用。

2. 对本品严重过敏患者禁用。

3. 孕妇或可能妊娠的妇女禁用。

【注意事项】

1. 据报道，动物实验有致畸作用。尚未确立哺乳期用药的安全性，故哺乳的妇女用药时应停止哺乳。

2. 小儿因代谢系统尚未成熟，易出现不良反应（白细胞减少等），故应注意观察，慎重给药。

3. 通常高龄者生理功能降低，故应减量并注意观察。

【药物相互作用】其他抗恶性肿瘤药、放射线照射会增加骨髓功能抑制等作用，因此应充分观察患者状态，若发现异常应作减量或停药等适当处理。

【规格】胶囊剂：10mg；50mg。注射用盐酸尼莫司汀：25mg；50mg。

福莫司汀
Fotemustine

【药理作用】亚硝脲类烷化剂，是一种周期非特异性抗肿瘤药。本药在体内可通过抑制DNA聚合酶而抑制DNA和RNA的合成，其作用机制与卡莫司汀相似。

【适应证】用于治疗原发性恶性脑肿瘤和播散性恶性黑色素瘤（包括脑内部位）。

【用法用量】在使用前即时配制溶液。溶液一经配制，必须在避光条件下给予；静脉输注控制在1小时以上。将本药用250ml的5%葡萄糖注射液稀释后静脉输注。

1. 单一药剂化疗：①诱导治疗：每周1次，连续3次后，停止用药4~5周。②维持治疗：每3周治疗1次。通常使用剂量100mg/m²。

2. 联合化疗：去掉诱导治疗中的第三次给药，剂量维持100mg/m²。

【不良反应】

1. 不良反应主要是对血液学方面的影响，表现为血小板减少（40.3%）和白细胞减少（46.3%），发生时间较晚，最低水平分别在首剂诱导治疗后的 4～5 周和 5～6 周出现。若在福莫司汀治疗前进行过化学治疗和（或）本品与其他可以诱导造血毒性的药物联合应用时，会增加血液系统的不良反应。

2. 常见中度恶心及呕吐（46.7%），多出现在注射后 2 小时内。此外还可见氨基转移酶、碱性磷酸酶和血胆红素有中度的、暂时性、可逆性的增高（29.5%）。

3. 少见的不良反应有发热（3.3%）、注射部位静脉炎（2.9%）、腹泻（2.6%）、腹痛（1.3%）、尿素氮暂时性增加（0.8%）、瘙痒（0.7%）及暂时性、可逆性的神经功能障碍（意识障碍、感觉异常、失味症）（0.7%）等。

【禁忌】

1. 妊娠及哺乳期妇女禁用。

2. 对本药过敏者禁用。

【注意事项】

1. 不推荐将本品用于过去 4 周内接受过化疗（或 6 周内用过亚硝基脲类药物治疗）的患者。

2. 只有患者在血小板和（或）粒细胞计数分别等于或大于 100000/mm^3 和 2000/mm^3 的情况才考虑使用本品。

3. 每次新给药前，均需进行血细胞计数，并根据血液学状态调整用药剂量。

4. 建议在诱导及其后治疗期间进行肝功能检查。

【药物相互作用】与达卡巴嗪在同一日使用时，有出现致死性肺毒性（成人呼吸窘迫综合征）的个案报道，故建议使用本药后第 2 日再给予达卡巴嗪。

【规格】注射用福莫司汀：200mg。

司莫司汀
Semustine

【其他名称】甲环己亚硝脲、甲环亚硝脲、甲基－CCNU、甲基氯乙环己亚硝脲、甲基罗氮芥、氯乙甲基环己亚硝脲、赛氮芥。

【药理作用】本品为细胞周期非特异性药物，对处于 G_1－S 边界或 S 早期的细胞最敏感，对 G_2 期也有抑制作用。本品进入体内后其分子从氨甲酰胺键处断裂为两部分，一为氯乙胺部分，将氯解离形成乙烯碳正离子，发挥烃化作用，使 DNA 链断裂，RNA 及蛋白质受到烃化，这与抗肿瘤作用有关；另一部分为氨甲酰基部分变为异氰酸酯，或再转化为氨甲酸，以发挥氨甲酰化作用，主要与蛋白质特别是其中的赖氨酸末端的氨基等反应，这主要与骨髓毒性作用有关，氨甲酰化还破坏一些酶蛋白使 DNA 被破坏后难以修复，这有助于抗癌作用。本品与其他烷化剂无交叉耐药性。

【适应证】本品脂溶性强，可通过血脑屏障，进入脑脊液，常用于脑原发肿瘤及转移瘤。与其他药物合用可治疗恶性淋巴瘤、胃癌、大肠癌及黑色素瘤。

【用法用量】口服给药。

1. 成人：本药单用，一次 125～200mg/m^2，每 6～8 周 1 次；也可一次 36mg/m^2，一周 1 次，6 周为一疗程。与其他药物合用，一次 75～150mg/m^2，每 6 周 1 次；或一次 30mg/m^2，一周 1 次，连用 6 周。

2. 儿童：一次 100～120mg/m^2，每 6～8 周 1 次。

【不良反应】

1. 骨髓抑制，呈延迟性反应，有累计毒性。白细胞或血小板减少最低点出现在 4～6 周，一般持续 5～10 天，个别可持续数周，一般 6～8 周可恢复。

2. 服药后可有胃肠道反应、肝肾功能损伤、乏力、轻度脱发，偶见全身皮疹。

3. 可抑制睾丸与卵巢功能，引起闭经及精子缺乏。

【禁忌】

1. 对本药过敏的病人禁用。

2. 孕妇及哺乳期妇女禁用。

【注意事项】

1. 骨髓抑制、感染、肝肾功能不全者慎用；用药期间应密切注意血象、血尿素氮、尿酸、肌酐清除率、血胆红素、转氨酶、肺功能的变化。

2. 老年人易有肾功能减退，可影响排泄，应慎用。

3. 本品可抑制身体免疫机制，使疫苗接种不能激发身体抗体产生。用药结束后 3 个月内不宜接种活疫苗。

【药物相互作用】选用本品进行化疗时应避免同时联合其他对骨髓抑制较强的药物。

【规格】胶囊剂：10mg；50mg。

雌莫司汀
Estramustine

【其他名称】雌二醇氮芥、雌甾醇氮芥、雌甾氮芥、雌二醇氮芥磷酸酯、磷雌醇芥、磷雌氮芥。

【药理作用】本品是具有双重作用机制的抗前列腺癌的药物，对治疗晚期前列腺癌有效。其整个分子为抗有丝分裂剂，氨基甲酸酯水解后，代谢物介导释放的雌激素发挥抗促性腺激素作用。磷酸雌莫司汀还具有轻微的雌激素和抗性腺激素作用。通常治疗剂量下本品几乎不会产生骨髓抑制。本品对既往没有接受药物治疗的病人和对常规激素治疗无效的病人均有效。

【适应证】用于晚期前列腺癌，尤其是激素难治性的和在初始治疗中已预示对单纯激素疗效差的患者。

【用法用量】剂量为每日 7～14mg/kg，分 2或 3 次服用，至少在餐前 1 小时或餐后 2 小时以一杯水送服。若在给药后 4～6 周观察无效，应撤药。

【不良反应】最常见的不良反应包括男子女性化乳房和阳痿；恶性、呕吐；体液潴留、水肿。最为严重的不良反应包括血栓栓塞、缺血性心脏病和充血性心衰。罕见的为血管神经性水肿。

【禁忌】
1. 已知对雌二醇或氮芥类药物过敏者禁用。
2. 严重的肝脏疾病、严重的心血管疾病患者禁用。

【注意事项】
1. 已知雌二醇及氮芥均能致突变，故正在进行治疗的男性应采取避孕措施。
2. 磷酸雌莫司汀胶囊应慎用于具有血栓性静脉炎、血栓形成或血栓栓塞病史的患者，尤其是与雌激素治疗相关时。也应慎用于有脑血管疾病及冠状动脉疾病的患者。
3. 由于可能致糖耐量降低，当接受本品治疗时，糖尿病患者应仔细监测。
4. 由于服药后可能出现高血压，应定期测量血压。
5. 接受本品治疗的病人，有报道出现已存在的或初发的周围性水肿加剧，充血性心脏疾患加剧；体液潴留还可能影响一些其他症状，如癫痫、偏头痛或肾功能不全，因此需要仔细观察。
6. 因为本品可能影响钙和磷代谢，故与高血钙症有关的骨代谢疾病患者应慎用，肾功能不全的患者也应慎用。
7. 当患者有肝功能损害时，本品可能代谢不良，应慎用于此类患者，并应定期检查患者的肝功能。由于含雌激素的药物可能影响相关的内分泌系统及肝功能，所以相应的实验室指标也会受影响。
8. 未见有对患者操作机器和驾驶车辆产生负面影响的报道。

【药物相互作用】
1. 有报道，雌激素可能通过抑制代谢而增加三环类抗抑郁药的疗效和毒性。
2. 牛奶、奶制品及含钙、镁、铝的药物可能影响本品的吸收，故应避免同时服用。其相互作用的机制为雌二醇氮芥与多价的金属离子可形成不溶性的盐。
3. 磷酸雌莫司汀胶囊可能与血管紧张素转化酶抑制剂产生相互作用，导致血管神经性水肿的发生率增加。

【规格】胶囊剂：100mg；140mg。

塞替派
Thiotepa

【其他名称】二胺硫磷、硫替哌、三胺硫磷、三乙撑硫代磷酰胺、三乙烯硫代磷酰胺、三乙烯硫化磷酰胺。

【药理作用】塞替派为多功能烷化剂，细胞周期非特异性抗肿瘤药物。在生理条件下，形成不稳定的亚乙基亚胺基，具有较强的细胞毒性作用。能抑制核酸的合成，与 DNA 发生交叉联结，干扰DNA 和 RNA 的功能，改变 DNA 的功能，故也可引起突变。

【适应证】主要用于乳腺癌、卵巢癌、癌性体腔积液的腔内注射以及膀胱癌的局部灌注等，也可用于胃肠道肿瘤等。

【用法用量】
1. 静脉或肌肉注射（单一用药）：成人一次10mg（0.2mg/kg），一日 1 次，连续 5 天后改为每周 3 次，一个疗程总量300mg，如血象良好，在第一疗程结束后1.5～2 个月后可重复疗程。儿童根据体重每次 0.2～0.3mg/kg，一日 1 次，连用 5 次后改为一周 1 次，25～40mg 为一疗程。

2. 胸腹腔或心包腔内注射：一次 10 ～ 30mg，每周 1 ～ 2 次。

3. 膀胱腔内灌注：每次排空尿液后将导尿管插入膀胱内，向腔内注入 50 ～ 100mg（溶于 50 ～ 100ml 氯化钠注射液中），每周 1 ～ 2 次，10 次为一疗程。

4. 动脉注射：每次 10 ～ 20mg，用法同静脉。

5. 瘤内注射：开始按体重 0.6 ～ 0.8mg/kg 向瘤体内直接注射，以后维持治疗根据患者情况按体重 0.07 ～ 0.8mg/kg 注射，每 1 ～ 4 周重复一次。

【不良反应】

1. 骨髓抑制是最常见的剂量限制毒性，多在用药后 1 ～ 6 周发生，停药后大多数可恢复。有些病例在疗程结束时开始下降，少数病例抑制时间较长。亦可有食欲减退、恶心及呕吐等胃肠反应。

2. 少见过敏反应，个别有发热及皮疹。可出现出血性膀胱炎、注射部位疼痛、头痛、头晕、闭经及影响精子形成等不良反应。

【禁忌】 对本药过敏者、严重肝肾功能损害者、严重骨髓抑制者禁用。

【注意事项】

1. 妊娠初期的 3 个月应避免使用此药，因其有致突变或致畸胎作用，可增加胎儿死亡及先天性畸形。

2. 下列情况应慎用或减量使用：骨髓抑制、肝功能损害、感染、肾功能损害、肿瘤细胞浸润骨髓、有泌尿系结石或痛风病史。

3. 用药期间每周都要定期检查外周血象，白细胞与血小板计数，及肝、肾功能。停药后 3 周内应继续进行相应检查，以防止出现持续的严重骨髓抑制。

4. 肝肾功能较差时，本品应用较低的剂量。

5. 在白血病、淋巴瘤病人中为防止尿酸性肾病或高尿酸血症，可给予大量补液或别嘌呤醇。

6. 尽量避免与其他烷化剂联合使用，或同时接受放射治疗。

7. 药物过量后没有解毒药物。以往出现骨髓毒性后建议输注全血或白细胞、血小板悬液。目前，白细胞下降可使用粒细胞集落刺激因子。

【药物相互作用】

1. 塞替派可增加血尿酸水平，为了控制高尿酸血症可给予别嘌呤醇。

2. 与放疗同时应用时，应适当调整剂量。

3. 与琥珀胆碱同时应用可使呼吸暂停延长，在接受塞替派治疗的病人，应用琥珀胆碱前必须测定血中假胆碱酯酶水平。

4. 与尿激酶同时应用可增加塞替派治疗膀胱癌的疗效，尿激酶为纤维蛋白溶酶原的活化剂，可增加药物在肿瘤组织中的浓度。

【规格】 注射液：1ml：10mg。注射用塞替派：5mg；10mg。

六甲蜜胺
Altretamine

【其他名称】 六甲基嘧胺、六甲嘧胺、六甲三聚氰胺。

【药理作用】 本品为嘧啶类抗代谢药物，主要抑制二氢叶酸还原酶，干扰叶酸代谢，选择性抑制 DNA、RNA 和蛋白质的合成。为周期特异性药，与烷化剂无交叉耐药。

【适应证】 主要用于治疗卵巢癌，也可用于治疗支气管肺癌、乳腺癌、恶性淋巴瘤、子宫内膜癌、头颈部癌、慢性粒细胞白血病等。

【用法用量】 口服，每日 10 ～ 16mg/kg，分 4 次服，21 天为一疗程，或每日 6 ～ 8mg/kg，90 日为一疗程。联合方案中，推荐总量为按体表面积 150 ～ 200mg/m^2，连用 14 天，耐受性好。饭后 1 ～ 1.5 小时或睡前服用能减少胃肠道反应。

【不良反应】

1. 严重恶心呕吐为剂量限制性毒性，骨髓抑制轻至中度，以白细胞降低为著，多发生于治疗 1 周后，3 ～ 4 周达最低点。

2. 中枢或周围神经毒出现于长期服用后，为剂量限制性毒性，停药 4 ～ 5 月可减轻或消失。

3. 偶有脱发、膀胱炎、皮疹、瘙痒、体重减轻等。

【禁忌】

1. 对本品过敏者禁用。

2. 已有严重骨髓抑制者禁用。

3. 已有严重的神经毒性者禁用。

4. 孕妇禁用。

【注意事项】

1. 用药期间应定期查血象及肝功能。

2. FDA 对本药的妊娠安全性分级为 D 级。

3. 大于 65 岁老年患者酌情减量。

【药物相互作用】

1. 与单胺氧化酶抑制剂、抗抑郁药合用可导致严重的直立性低血压，应慎用。

2. 与甲氧氯普胺合用可致肌张力障碍。

3. 与维生素 B_6 同时使用，可能减轻周围神经毒性。

【规格】片剂：50mg；100mg。胶囊剂：50mg；100mg。

替莫唑胺
Temozolomide

【药理作用】本品为咪唑并四嗪类具有抗肿瘤活性的烷化剂。在体循环生理 pH 状态下，迅速转化为活性产物 5 - （3 - 甲基三嗪 - 1 - ）咪唑 - 4 - 酰胺（MTIC）。MTIC 的细胞毒作用主要表现为 DNA 分子上鸟嘌呤第 6 位氧原子的烷基化以及第 7 位氮原子的烷基化。通过甲基化加成物的错配修复，发挥细胞毒作用。

【适应证】用于多形性胶质母细胞瘤或间变性星形细胞瘤。

【用法用量】本药每一疗程 28 天，最初剂量为按体表面积口服一次 150mg/m^2，一日 1 次，在 28 天为一治疗周期内连续服用 5 天。如果治疗周期内，第 22 天与第 29 天（下一周期的第一天）测得的绝对中性粒细胞数（ANC）$\geqslant 1.5 \times 10^9$/L，血小板数为 $\geqslant 100 \times 10^9$/L 时，下一周期剂量为按体表面积口服一次 200mg/m^2，一日 1 次，在 28 天的治疗周期内连续服用 5 天。

在治疗期间，第 22 天（首次给药后的 21 天）或其后 48 小时内检测病人的全血数，之后每周测定一次，直到测得的绝对中性粒细胞数（ANC）$\geqslant 1.5 \times 10^9$/L，血小板数 $\geqslant 100 \times 10^9$/L 时，再进行下一周期的治疗。在任意治疗周期内，如果测得的绝对中性粒细胞数（ANC）$< 1.0 \times 10^9$/L 或者血小板数 $< 50 \times 10^9$/L 时，下一周期的剂量将减少 50mg/m^2，但不得低于最低推荐剂量 100mg/m^2。

【不良反应】最常见的不良反应为恶心、呕吐。可能会出现骨髓抑制，但可恢复，病人应定期检测血常规。其他的常见的不良反应为疲惫、便秘、头痛、眩晕、呼吸短促、脱发、贫血、发热、免疫力下降等。

【禁忌】

1. 对本品及辅料过敏者禁用。

2. 由于替莫唑胺与达卡巴嗪均代谢为 MTIC，对达卡巴嗪过敏者禁用。

3. 孕妇或计划妊娠妇女禁用。

【注意事项】

1. 有可能出现骨髓抑制，给药前患者必须进行绝对中性粒细胞及血小板数检查。在治疗第 22 天（首次给药后的 21 天）或其后 48 小时内检测病人的全血数，之后每周测定一次，直到测得的绝对中性粒细胞数（ANC）$\geqslant 1.5 \times 10^9$/L，血小板数 $\geqslant 100 \times 10^9$/L 时，再进行下一周期的治疗。

2. 肝、肾功能损伤病人慎用本品。

3. 替莫唑胺影响睾丸的功能，男性病人应采取避孕措施。

4. 女性病人在接受替莫唑胺治疗时应避免怀孕。

5. FDA 对本药的妊娠安全性分级为 D 级。

6. 有关小儿服用的安全性尚未确立，未成年人不推荐服用此药。

7. 有关老年患者服用的安全性尚未确立。

【药物相互作用】

1. 服用雷尼替丁不改变替莫唑胺及 MTIC 的 C_{max} 及 AUC。

2. 服用丙戊酸可使替莫唑胺清除率降低 5%。

3. 不明确服用地塞米松、丙氯拉嗪、苯妥英、卡马西平、昂丹司琼、H_2 受体拮抗剂或苯巴比妥对口服替莫唑胺清除率的影响。

【规格】胶囊剂：5mg；20mg；50mg；100mg；250mg。

达卡巴嗪
Dacarbazine

【药理作用】达卡比嗪、氮烯咪胺、氮烯唑胺、甲氮咪胺、甲氮烯咪胺、甲嗪咪唑胺、三氯烯咪唑胺、三嗪咪唑胺、抗黑瘤素。

【药理作用】本药为嘌呤生物合成的中间体，是一种烷化剂类抗肿瘤药。具有细胞周期非特异性，但主要作用于 G_2 期细胞。本药在体内转化为单甲基化合物后具有直接细胞毒性作用，可抑制嘌呤、RNA 和蛋白质的合成，也可影响 DNA 的合成。

【适应证】本品主治恶性黑色素瘤、软组织肉瘤和霍奇金病等。亦用于神经内分泌肿瘤的治疗。

【用法用量】

1. 静脉注射：①每日 1 次，2.5～6mg/kg 或 200～400mg/m^2，先用生理盐水 10～15ml 溶解，再用 5% 葡萄糖注射液 250～500ml 稀释滴注，30 分钟以上滴完，连用 5～10 日为一疗程，一般间歇 3～6 周重复给药。②单次大剂量：650～1450mg/m²，每 4～6 周 1 次。

2. 静脉滴注：每次 200mg/m²，每日 1 次，连用 5 日，每 3～4 周重复给药。

3. 动脉灌注：恶性黑色素瘤，如位于四肢，可用同样剂量动脉注射。

【不良反应】

1. 用药后可致食欲不振、恶心呕吐、腹泻等，2～8 小时后可减轻或消失。

2. 可致白细胞和血小板下降、贫血，大剂量时更为明显。一般在用药 2～3 周出现血象下降，第 4～5 周可恢复正常。

3. 少数病人可出现"流感"样症状，如全身不适、发热、肌肉疼痛，可发生于给药后 7 日，持续 1～3 周。也可有面部麻木、脱发。

4. 注射部位可有血管刺激反应。

5. 偶见肝肾功能损害。

【禁忌】

1. 水痘或带状疱疹患者禁用。

2. 有严重过敏史者禁用。

3. 孕妇禁用。

【注意事项】

1. 肝肾功能损害、感染患者慎用本品。

2. 因本品对光和热极不稳定，遇光或热易变红，在水中不稳定，放置后溶液变浅红色。需临时配制，溶解后立即注射，并尽量避光。

3. 使用本品时可引起血清尿素氮、碱性磷酸酶、丙氨酸氨基转移酶及门冬氨酸氨基转移酶、乳酸脱氢酶暂时性升高。

4. 用药期间禁止活性病毒疫苗接种。

5. 静脉滴注速度不宜太快。

6. 防止药物外漏，避免对局部组织刺激。

7. 用药期间应定期检查血清尿素氮、肌酐、尿酸、血清胆红素、丙氨酸氨基转移酶、门冬氨酸氨基转移酶、乳酸脱氢酶。

8. FDA 对本药的妊娠安全性分级为 C 级。

【药物相互作用】本品与其他对骨髓有抑制的药物或放射联合应用时，应减少本品的剂量。

【规格】注射用达卡巴嗪：0.1g；0.2g。

丙卡巴肼
Procarbazine

【其他名称】甲基巴肼、甲基苄肼、甲苄肼、普罗苄肼、普罗卡巴兴、异丙胺酰苄肼。

【药理作用】为肼的衍生物，本身无抗癌作用，体内代谢物具烷化作用，属非典型烷化剂，本品经肝微粒体酶的氧化作用放出甲基正离子（CN^{3+}），与 DNA 结合使之解聚，并使 DNA 前体物胸腺苷酸及鸟嘌呤甲基化，进而抑制 RNA 及蛋白质合成，干扰肿瘤细胞增殖，在细胞周期中阻碍 S 期细胞进入 G_2 期。

【适应证】主要用于治疗恶性淋巴瘤。也曾用于恶性黑色素瘤、多发性骨髓瘤、肺癌及脑部肿瘤的治疗。

【用法用量】口服。

1. 成人：一次 50mg，一日 3 次，亦可临睡前顿服，以减轻胃肠道反应，连用 2 周，4 周后重复。若白细胞低于 $3.0×10^9$/L，血小板低于 $(80～100)×10^9$/L 应停药。血象恢复后剂量减为每日 50～100mg。

2. 儿童：小儿每日按体重 3～5mg/kg 或按体表面积 100mg/m²，分次口服，服药 1～2 周，停药 2 周。

【不良反应】

1. 骨髓抑制为剂量限制性毒性，可致白细胞及血小板减少，出现较迟，一般发生于用药后 4～6 周，2～3 周后可恢复。

2. 恶心、呕吐、食欲不振常见，偶有口腔炎、口干、腹泻、便秘、眩晕、嗜睡、精神错乱、脑电图异常等，肝损害、皮炎、皮肤色素沉着、脱发、外周神经炎等偶见。

【禁忌】孕妇禁用。

【注意事项】

1. 定期监测肝肾功能。肝肾功能不全、糖尿病（本品能加强降血糖药的作用）、严重感染、近期经过放疗或抗癌药治疗者应减量。

2. FDA 对本药的妊娠安全性分级为 D 级。

3. 儿童及青少年长期大剂量用药可有潜在的致癌、致畸性，故临床上可使用其他药物如VP-16 替代。

4. 老年用药可酌情减量。

【药物相互作用】

1. 不宜与丙咪嗪、胍乙啶、利血平等并用，以免增加其降压作用。

2. 本品有增加巴比妥、麻醉剂如硫喷妥钠及抗组胺类药的作用。

3. 与箭毒并用，增加肌肉松弛作用，可致呼吸困难。

4. 可增强降血糖药作用，故用本品时应尽量避免与其并用。

【规格】片剂：25mg；50mg。胶囊剂：50mg。

1.4.4 喜树碱类

羟喜树碱
Hydroxycamptothecin

【其他名称】10-羟基喜树碱、羟基树碱、羟基喜树碱。

【药理作用】本品是细胞毒类抗肿瘤药。该药为细胞周期特异性药物，主要作用于 S 期，对 DNA 拓扑异构酶 I（topo I）有选择性抑制作用。topo I 催化超螺旋 DNA 解旋而进行复制及转录，本品通过抑制 topo I 的活性而阻滞 DNA 复制及转录，干扰肿瘤细胞增殖周期。近期研究文献提示，羟喜树碱可能还有诱导肿瘤细胞分化和凋亡的作用。

【适应证】适用于原发性肝癌、胃癌、膀胱癌、直肠癌、头颈部上皮癌、白血病等恶性肿瘤。

【用法用量】本品不宜用葡萄糖等酸性药液溶解和稀释。

1. 原发性肝癌：①静脉注射：一日 4～6mg，用 0.9% 氯化钠注射液 20ml 溶解后，缓缓注射。②肝动脉给药：用 4mg 加 0.9% 氯化钠注射液 10ml 灌注，每日 1 次，15～30 天为一个疗程。

2. 骨癌：静脉注射，一日 4～6mg，用 0.9% 氯化钠注射液 20ml 溶解后，缓缓注射。

3. 膀胱癌：膀胱灌注后加高频透热 100 分钟，剂量由 10mg 逐渐加至 20mg，每周 2 次，10～15 次为一疗程。

4. 直肠癌：经肠系膜下动脉插管，以羟喜树碱 6～8mg 加入 0.9% 氯化钠注射液 500ml 动脉注入，每日 1 次，15～20 次为一疗程。

5. 头颈部上皮癌：静脉注射，每日 4～6mg，用 0.9% 氯化钠注射液 20ml 溶解后，缓缓注射。

6. 白血病：成人剂量为按体表面积一日 6～8mg/m²，加入氯化钠注射液中静脉滴注，连续给药，30 天为一疗程。

【不良反应】

1. 对消化系统的影响：主要表现为恶心、食欲减退等反应，但不影响治疗，停药后上述症状很快减轻并消失。

2. 对造血系统的影响：白细胞有一定程度下降，但能维持在 $1 \times 10^9/L$ 以上；对红细胞、血小板未发现明显抑制作用。

3. 对泌尿系统的影响：有少数病例出现尿急、尿痛及血尿，停药 1 周后逐渐消失。

4. 其他反应：有少数病例出现脱发，停药后可逐渐恢复。

【禁忌】对本品过敏者禁用。

【注意事项】

1. 本品用药期间应严格检查血象。

2. 本品仅限于用 0.9% 氯化钠注射液稀释。

3. 静脉给药时，药液切勿外溢，否则会引起局部疼痛及炎症。

4. 孕妇及哺乳期妇女慎用。

【药物相互作用】尚不明确。

【规格】注射液：2ml：2mg；2ml：5mg；5ml：5mg；5ml：10mg；10ml：10mg。注射用羟喜树碱：2mg；5mg；8mg；10mg。

拓扑替康
Topotecan

【其他名称】托泊替康。

【药理作用】本品是半合成喜树碱衍生物，为细胞周期特异性抗肿瘤药，主要作用于 S 期细胞。拓扑异构酶 I 通过诱导 DNA 单链可逆性断裂，使 DNA 螺旋松解，本药与拓扑异构酶 I - DNA 复合物结合，阻碍断裂 DNA 单链的重新连接，从而起到抗肿瘤作用。

【适应证】用于小细胞肺癌、经一线化疗药化疗失败的转移性晚期卵巢癌。

【用法用量】推荐剂量为每日 1 次，每次 1.5 mg/m²，静脉输注 30 分钟以上，连续用药 5 日，每 21 日为一个疗程。对病情未进展的病例，由于治疗起效较慢，建议至少使用本品 4 个疗程。在任何疗程中，如出现严重中性粒细胞减少，下一疗程治疗剂量应减少 0.25 mg/m²。亦可先不考虑减量，而在下一疗程治疗第 6 天（即完成本品治疗后 24 小时）使用 G - CSF。

如果血浆胆红素 > 1.5 mg/dl 但 < 10 mg/dL，无需调整剂量。

对轻度肾功能不全病人（肌酐清除率 40～60 ml/min）无需调整剂量；对中度肾功能不全病人（肌酐清除率 20～39 ml/min），推荐剂量调整为

$0.75 \, mg/m^2$；对重度肾功能不全病人尚无推荐剂量。

老年患者无需调整剂量，但肾功能不全者除外。若出现血小板减少至 $25 \times 10^9/L$ 以下，下一疗程治疗剂量应减少 $0.25 \, mg/m^2$。

【不良反应】

1. 血液学：白细胞减少是剂量限制性毒性反应，白细胞随剂量或 AUC 增加而减少。按每天 $1.5 \, mg/m^2$ 的剂量连用 5 天的方案给药，首次疗程后，白细胞最多可减低 80%～90%。

骨髓抑制（主要为中性粒细胞减少）亦是剂量限制性毒性反应，但在治疗疗程间，中性粒细胞减少无累积现象。

2. 胃肠道：恶心的发生率为 64%（3～4 度仅占 8%），呕吐的发生率为 45%（3～4 度仅占 6%）。32% 的病人出现腹泻（3～4 度仅占 4%），29% 的病人出现便秘（3～4 度仅占 2%），22% 的病人出现腹痛（3～4 度仅占 4%）。3～4 度腹痛在卵巢癌患者中的发生率为 6%，在小细胞肺癌患者中的发生率为 2%。

3. 皮肤及其附件：31% 的病人发生脱发（2 度）。

4. 中枢和周围神经系统：18% 的病人出现头痛，这是最常见的神经系统毒性反应。7% 的病人出现感觉异常，但通常仅为 1 度。

5. 肝胆系统：8% 的病人出现一过性 1 度肝酶升高，4% 的病人出现 3～4 度肝酶升高，2% 以下的病人出现 3～4 度血胆红素升高。

6. 呼吸系统：4% 的卵巢癌患者出现 3～4 度呼吸困难，12% 的小细胞肺癌患者出现 3～4 度呼吸困难。

【禁忌】

1. 对托泊替康或本药中任何成分有过敏反应史的病人禁用。

2. 妊娠、哺乳或有重度骨髓抑制的病人禁用。

【注意事项】

1. 骨髓功能监测：本品仅用于有一定骨髓储备的病人，即在接受化疗前，病人的基础中性粒细胞数需高于 $1.5 \times 10^9/L$，血小板数需高于 $100 \times 10^9/L$。在本品治疗后，应经常监测外周血细胞，病人开始下一疗程化疗需具以下条件：中性粒细胞数恢复至 $1 \times 10^9/L$ 以上，血小板数至 $100 \times 10^9/L$ 以上，血红蛋白水平至 90g/L（若需要，可为输血后指标）。

2. FDA 对本药的妊娠安全性分级为 D 级。

3. 尚缺乏本品在儿童应用的安全性和有效性研究资料。

【药物相互作用】

1. 目前尚缺乏本药与其他药物间相互作用的药代动力学研究。体外试验结果表明：托泊替康不改变 CYP 1A2、CYP 2A6、CYP 2C8/9、CYP 2C19、CYP 2D6、CYP 2E、CYP 3A 或 CYP 4A 或二氢嘧啶脱氢酶的活性。

2. 尚无托泊替康对体内酶抑制作用的资料。

3. 本品与顺铂联合应用有出现严重骨髓抑制的报道。

【规格】注射用盐酸拓扑替康：1mg；2mg；4mg。

伊立替康
Irinotecan

【其他名称】依利诺替康。

【药理作用】伊立替康是喜树碱的半合成衍生物。喜树碱可特异性地与拓扑异构酶 1 结合，后者诱导可逆性单链断裂，从而使 DNA 双链结构解旋；伊立替康及其活性代谢物 SN－38 可与拓扑异构酶 1－DNA 复合物结合，从而阻止断裂单链的再连接。现有研究提示，伊立替康的细胞毒作用归因于 DNA 合成过程中，复制酶与拓扑异构酶 1－DNA－伊立替康（或 SN－38）三联复合物相互作用，从而引起 DNA 双链断裂。哺乳动物细胞不能有效地修复这种 DNA 双链断裂。

【适应证】适用于治疗成人转移性大肠癌，也可用于其他肿瘤如胃癌、胰腺癌、宫颈癌、卵巢上皮细胞癌等。

【用法用量】本品推荐剂量为 $350mg/m^2$，静脉滴注 30～90 分钟，每 3 周 1 次。

对于无症状的严重中性粒细胞减少症（中性粒细胞计数 $<500/mm^3$），中性粒细胞减少伴发热或感染（体温超过 38℃，中性粒细胞计数 $<1000/mm^3$），或严重腹泻（需静脉输液治疗）的病人，下一周期治疗剂量应从 $350mg/m^2$ 减至 $300mg/m^2$，若这一剂量仍出现严重中性粒细胞减少症，或如上所述的与中性粒细胞减少相关的发热及感染或严重腹泻时，下一周期治疗剂量可进一步从 $300mg/m^2$ 减量至 $250mg/m^2$。

【不良反应】

1. 胃肠道：①迟发性腹泻：腹泻（用药 24 小时后发生）是本品的剂量限制性毒性反应，在所有听从腹泻处理措施忠告的患者中 20% 发生严重腹泻。出现第一次稀便的中位时间为滴注本品后第 5 天。有个别病例出现假膜性结肠炎，其中 1 例已被细菌学证实（难辨梭状芽孢杆菌）。②恶心与呕吐：使用止吐药后 10% 患者仍发生严重恶心及呕吐。③其他胃肠反应：腹泻和（或）呕吐伴随脱水症状已有报道。少于 10% 的患者发生与本品治疗有关的便秘。少见发生肠梗阻报道。④其他轻微反应：如厌食、腹痛及黏膜炎。

2. 血液学：中性粒细胞减少是剂量限制性毒性反应。78.7% 的患者均出现过中性粒细胞减少症，严重者（中性粒细胞计数 < 500/mm^3）占 22.6%。

3. 急性胆碱能综合征：9% 的患者出现短暂严重的急性胆碱能综合征。主要症状为早发性腹泻及用药后第一个 24 小时内发生腹痛、结膜炎、鼻炎、低血压、血管舒张、出汗、寒战、全身不适、头晕、视力障碍、瞳孔缩小、流泪、流涎增多，以上症状用阿托品治疗后消失。

4. 其他反应：早期的反应如呼吸困难、肌肉收缩、痉挛及感觉异常等均有报道。少于 10% 的患者出现严重乏力，其与使用本品的确切关系尚未阐明。常见脱发，为可逆性的。12% 的患者在无感染或严重中性粒细胞减少症的情况下出现发热。轻度皮肤反应、变态反应及注射部位的反应尽管不常见，但也有报道。

5. 实验室检查：血清中短暂、轻至中度转氨酶、碱性磷酸酶、胆红素水平升高的发生率分别为 9.2%、8.1% 和 1.8%（指在无进展性肝转移的患者）。7.3% 的患者出现短暂的轻至中度血清肌酐水平升高。

【禁忌】

1. 慢性肠炎和（或）肠梗阻的患者禁用。

2. 对盐酸伊立替康三水合物或其辅料有严重过敏反应史的患者禁用。

3. 孕妇和哺乳期妇女禁用。

4. 胆红素超过正常值上限 1.5 倍的患者禁用。

5. 严重骨髓功能衰竭的患者禁用。

6. WHO 行为状态评分 >2 的患者禁用。

【注意事项】

1. 本品不能静脉推注，静脉滴注时间亦不得少于 30 分钟或超过 90 分钟。

2. 在使用本品 24 小时后及在下一周期化疗前任何时间均有发生迟发性腹泻的危险。静脉滴注本品后发生首次稀便的中位时间是第 5 天，一旦

发生应马上通知医生并立即开始适当的治疗。既往接受过腹部或盆腔放疗的患者基础白细胞升高及行为状态评分 >2 的患者，其腹泻的危险性增加。如果治疗不当，腹泻可能危及生命，尤其对于合并中性粒细胞减少症的患者更是如此。

3. 在本品治疗期间，每周应查全血细胞计数，应了解中性粒细胞减少的危险性及发热的意义，发热性中性粒细胞减少症（体温超过 38℃，中性粒细胞计数 < 1000/mm^3），应立即住院静脉滴注广谱抗生素治疗。

4. 治疗前及每一周期化疗前均检查肝功能。肝功能不良患者（胆红素在正常值上限的 1~1.5 倍，转氨酶超过正常值上限的 5 倍时）出现严重中性粒细胞减少症及发热性中性粒细胞减少症的危险性很大，应严密监测。

5. 每次用药前应预防性使用止吐药。本药引起恶心呕吐的现象很常见。呕吐合并迟发性腹泻的患者应尽快住院治疗。

6. 若出现急性胆碱能综合征，应使用硫酸阿托品治疗（0.25mg 皮下注射）。对气喘的患者应小心谨慎。对急性、严重的胆碱能综合征患者，下次使用本品时，应预防性使用硫酸阿托品。

7. 老年人由于各项生理功能的减退几率很大，尤其是肝功能减退，因此确定本品剂量时应谨慎。

8. 治疗期间及治疗结束后 3 个月应采取避孕措施。

9. 在使用本品 24 小时内，有可能出现头晕及视力障碍，因此建议当这些症状出现时请勿驾车或操作机器。

【药物相互作用】目前无药物相互作用的报道，但伊立替康与神经肌肉阻滞剂之间的相互作用不可忽视，具有抗胆碱酯酶活性的药物可延长琥珀胆碱神经肌肉阻滞作用，非去极化神经肌肉阻滞剂可能被拮抗。

【规格】注射液：2ml：40mg；2ml：0.1g；5ml：0.1g。注射用盐酸伊立替康：40mg；100mg。

2 抗肿瘤靶向药物

曲妥珠单抗

Trastuzumabum

【其他名称】群司珠单抗、曲司珠单抗、曲妥昔单抗。

【药理作用】本药是一种重组 DNA 衍生的人源化单克隆抗体，选择性地作用于人表皮生长因子受体 - 2（HER - 2）的细胞外部位。据观察，有 25% ~ 30% 的乳腺癌患者 HER - 2 过表达，其预后差于无过表达者。本药可抑制 HER - 2 过表达的肿瘤细胞增殖。另外，本药是抗体依赖的细胞介导的细胞毒反应（ADCC）潜在介质，体外研究表明，在 HER - 2 过表达的乳腺癌患者中，更易产生由本药介导的 ADCC。与化疗和激素治疗相比，该抗体可作用于静止期细胞，从而破坏癌细胞的微转移。与化疗相反，该抗体不破坏正常健康细胞，故不良反应明显减少。本药克服了既往的单克隆药物不能被人体认同的缺点，不会被人体排斥。此外，本药还能促进肿瘤细胞的凋亡，抑制肿瘤细胞的增殖，使已经耐药的肿瘤细胞对化疗药物重新敏感，增强标准化疗药物和激素治疗药物的疗效，从而有效延长患者的生存期。

【适应证】适用于 HER - 2 过度表达的转移性乳腺癌；作为单一药物治疗已接受过一个或多个化疗方案的转移性乳腺癌；与紫杉醇类药物合用治疗未接受过化疗的转移性乳腺癌。

【用法用量】作为单一药物或与其他化疗药合用时建议按下列初次负荷量和维持量给药。

初次负荷剂量：建议初次负荷量为 4mg/kg，90 分钟内静脉输入。应观察病人是否出现发热、寒战或其他输注相关症状。停止输注可控制这些症状，待症状消失后可继续输注。

维持剂量：建议每周用量为 2mg/kg。如初次负荷量可耐受，则此剂量可于 30 分钟内输完。请勿静推或静脉冲入。

疗程：本药可一直用到疾病进展。

【不良反应】临床研究中，下列不良反应发生率大于等于 5%：

1. 心血管系统：可见血管扩张、低血压、中至重度心功能不全（发生率 5%）。

2. 中枢神经系统：可见乏力、头痛、焦虑、抑郁、眩晕、失眠、感觉异常、嗜睡。

3. 代谢及内分泌系统：可见周围水肿、水肿。

4. 呼吸系统：可见哮喘、咳嗽增多、呼吸困难、鼻出血、肺部疾病、胸腔积液、咽炎、鼻炎、鼻窦炎。

5. 肌肉骨骼系统：可见关节痛、肌肉疼痛、背痛、胸痛、颈痛。

6. 消化系统：可见畏食、便秘、腹痛、腹泻（发生率 27%）、消化不良、胃肠胀气、恶心、呕吐、12% 的患者发生中至重度肝毒性反应。

7. 皮肤：可见瘙痒、皮疹。

8. 其他：还可见意外损伤、寒战、发热、感冒样症状、感染。少见血液毒性，白细胞减少、血小板减少和贫血的发生率均小于 1%，且均为中度。

【禁忌】对曲妥珠单克隆抗体或其他成分过敏的患者禁用。

【注意事项】

1. 在使用本药治疗的患者中观察到有心脏功能减退的症状和体征，如呼吸困难、咳嗽增加、夜间阵发性呼吸困难，周围性水肿，第三心音奔马律或射血分数减低。与本品治疗相关的充血性心衰可能相当严重，并可引起致命性心衰、死亡、黏液栓子脑栓塞。特别在本品与蒽环类药（阿霉素或表阿霉素）和环磷酰胺合用治疗转移乳腺癌的患者中，观察到中至重度的心功能减退（NYHA 分级 Ⅲ ~ Ⅳ 级）。

在治疗前就有心功能不全的患者需特别小心。选择使用本药治疗的患者应进行全面的基础心脏评价，包括病史、体格检查和器械检查。目前尚无数据显示有合适的评价方法可确定病人有发生心脏毒性危险。在本药治疗过程中，左室功能应经常评估。若患者出现临床显著的左室功能减退应考虑停用本药。监测并不能全部发现将要发生心功能减退的患者。

约 2/3 有心功能减退的患者因有症状被治疗，大多数治疗后症状好转。治疗通常包括利尿药、强心苷类药和（或）血管紧张素转化酶抑制剂类药。

绝大多数用本药治疗临床有效的有心脏症状和表现的患者继续每周使用本药，并未产生更多的临床心脏情况。

2. 在灭菌注射用水中，苯乙醇作为防腐剂，它对新生儿和 3 岁以下的儿童有毒性。当本药用于已知对苯乙醇过敏的病人时，应用注射用水重新配制。

3. 本品用于妊娠妇女是否会引起胎儿损害及是否会影响生殖能力目前尚不清楚。鉴于动物生殖研究结果并不能预示人类的反应，本品应不用于孕期妇女，除非对孕妇的潜在好处远大于对胎儿的潜在危险。FDA 对本药的妊娠安全性分级为 B 级。

目前尚不知曲妥珠单克隆抗体是否可分泌于人的乳汁中，由于人的 IgG 可分泌到乳中且曲妥珠单克隆抗体对婴幼儿的潜在危害并不知道，因此治疗期间应避免母乳喂养。

4. 小于 18 岁患者使用本药的安全性和疗效尚未确立。

【药物相互作用】

1. 无正式的本药在人体内与其他药物相互作用的研究。未观察到临床试验中与其共同使用的药物有临床明显的相互作用。

2. 使用聚氯乙烯或聚乙烯袋未观察到本药失效。

3. 5% 的葡萄糖注射液不能使用，因其可使蛋白凝固。

4. 本品不可与其他药混合或稀释。

【规格】注射用曲妥珠单抗：440mg。

西妥昔单抗
Cetuximab

【药理作用】本药可与 EGFR 特异结合（亲和力高出内源配体 5 ~ 10 倍），阻碍内源 EGFR 配体的结合，从而抑制受体的功能，进一步诱导 EGFR 内吞，导致受体数量的下调。体内外研究均表明，本药可抑制表达 EGFR 的人类肿瘤细胞的增殖并诱导其凋亡。在体外，本药可抑制肿瘤细胞分泌的血管生成因子并阻碍内皮细胞的移动；在体内则可抑制肿瘤细胞血管生成因子的表达，以减少肿瘤血管的新生和转移。

【适应证】本品单用或与伊立替康联用于表皮生长因子受体（EGFR）过度表达的对以伊立替康为基础的化疗方案耐药的转移性直肠癌的治疗。

【用法用量】建议在经验丰富的实验室按照验证后的方法检测 EGFR；西妥昔单抗必须在有使用抗癌药物经验的医师指导下使用。在用药过程中及用药结束后 1 小时内，必须密切监察患者的状况，并必须配备复苏设备。

首次滴注本品之前，患者必须接受抗组胺药物治疗，建议在随后每次使用本品之前都对患者进行这种治疗。

本品每周给药 1 次，初始计量为 $400mg/m^2$，其后每周 $250mg/m^2$。

初次给药时，建议滴注时间为 120 分钟，随后每周给药的滴注时间为 60 分钟，最大滴注速率不得超过 5ml/min。

【不良反应】西妥昔单抗的安全性不会受到伊立替康的影响，反之亦然。与伊立替康合用时，本品的一些不良反应为已知的伊立替康的不良反应，包括腹泻 72%、恶心 55%、呕吐 41%、黏膜炎如口腔炎等 26%、发热 33%、白细胞减少症 25% 和脱发 22%。

1. 免疫系统：约 5% 的患者在接受西妥昔单抗治疗时发生超敏反应，其中约半数为严重反应。

轻中度（1 级或 2 级）反应包括发热、寒战、恶心、皮疹和呼吸困难等症状。严重的超敏反应（3 级或 4 级）多发于初次滴注过程中或初次滴注结束 1 小时内，症状包括急性气道阻塞（如支气管痉挛、喘鸣、嘶哑、说话困难）、风疹和（或）低血压。

2. 眼部疾病：约 5% 的患者会发生结膜炎。

3. 呼吸、胸部及纵隔：有报道 25% 的终末期结直肠癌患者发生呼吸困难。老年患者、体能状况低下者或伴有肺部疾病的患者中，呼吸困难的发生率较高，有时症状严重。

4. 皮肤及皮下组织：80% 以上的患者可能发生皮肤反应，其中约 15% 症状严重。主要症状为粉刺样皮疹，其次为指甲病（如甲床炎）。这些不良反应大多在治疗的第一周内出现。通常中断治疗后上述症状可以自行消退，并无后遗症。

5. 代谢及营养紊乱：有低血镁症的报道。

【禁忌】已知对西妥昔单抗有严重超敏反应（3 级或 4 级）的患者禁用。

【注意事项】

1. 本品常可引起不同程度的皮肤毒性反应，此类患者用药期间应注意避光。轻至中度皮肤毒等反应无需调整剂量，发生重度皮肤毒性反应者，应酌情减量。

2. 严重的输液反应发生率为 3%，致死率低于 0.1%。其中 90% 发生于第一次使用时，以突发性气道梗阻、荨麻疹和低血压为特征。因部分输液反应发生于后续用药阶段，故应在医生监护下用药。发生轻至中度输液反应时，可减慢输液速度或服用抗组胺药物，若发生严重的输液反应需立即停止输液，静脉注射肾上腺素、糖皮质激素、抗组胺药物并给予支气管扩张剂及输氧等治疗。部分患者应禁止再次使用本品。此外，在使用本品期间如发生急性发作的肺部症状，应立即停用，查明原因，若确系肺间质疾病，则禁用并进行相应的治疗。

3. FDA 对本药的妊娠安全性分级为 C 级。

4. 尚无儿童患者使用西妥昔单抗的安全性和

有效性数据。

5. 老年患者无需调整剂量。75 岁以上患者的用药经验有限。

【药物相互作用】伊立替康不会影响西妥昔单抗的安全性，反之亦然。一项正式的药物相互作用研究显示，单剂量（350 mg/m²）伊立替康不会影响本品的药代动力学性质。同样，本品也不会影响伊立替康的药代动力学性质。

尚未进行本品与其他药物相互作用的人体研究。

【规格】注射液：50ml：100mg。

利妥昔单抗
Rituximab

【药理作用】本药是一种嵌合鼠或人的单克隆抗体，为抗肿瘤药。95% 以上 B 淋巴细胞非霍奇金淋巴瘤有 CD_{20} 抗原表达，本药与纵贯细胞膜的 CD_{20} 抗原特异性结合，可特异性地诱导淋巴瘤细胞中的 B 淋巴细胞，使之迅速被清除，从而使肿瘤消除或体积缩小。此外，体外研究证明，本药可提高耐药的人体淋巴细胞对某些细胞毒性药物的敏感性。

【适应证】复发或耐药的滤泡性中央型淋巴瘤（国际工作分类 B、C 和 D 亚型的 B 细胞非霍奇金淋巴瘤）的治疗。

CD_{20} 阳性弥漫大 B 细胞性非霍奇金淋巴瘤（DLBCL）应与标准 CHOP 化疗（环磷酰胺、阿霉素、长春新碱、强的松）8 个周期联合治疗。

【用法用量】成年患者利妥昔单抗单药治疗的推荐剂量为 375mg/m²，每周静脉滴注 1 次，在 22 天内使用 4 次。

初次滴注：推荐起始滴注速度为 50mg/h；最初 60 分钟过后，可每 30 分钟增加 50mg/h，直至最大速度 400mg/h。

以后的滴注：利妥昔单抗滴注的开始速度可为 100mg/h，每 30 分钟增加 100mg/h，直至最大速度 400mg/h。

治疗期间的剂量调整：不推荐利妥昔单抗减量使用。利妥昔单抗与标准化疗合用时，标准化疗药剂量可以减少。

【不良反应】

1. 输液相关不良反应：超过 50% 患者会出现输液相关不良反应，主要出现于第一次滴注，而且常常是在滴注开始的第 1～2 小时内出现。这些不良反应大部分是轻微的流感样反应，通常症状包括发热、畏寒和寒战。其他症状有脸部潮红、血管性水肿、恶心、荨麻疹或皮疹、疲劳、头痛、咽喉刺激、鼻炎、呕吐和肿瘤疼痛。大约 10% 的病例症状加重伴随低血压和支气管痉挛。患者偶尔会出现原有的心脏疾病如心绞痛和心衰的加重。

2. 出现严重的细胞因子释放综合征的患者有死亡的报道，有时与引起包括呼吸衰竭和急性肾衰竭的多器官功能衰竭的肿瘤溶解综合征有关。

3. 血液学不良反应：在治疗期间（可延至最后一次输注后的 30 天）1.3% 的患者出现了严重的血小板减少症，1.9% 的患者出现了严重的中性粒细胞减少症，1% 的患者出现了严重的贫血。

利妥昔单抗治疗后有全血细胞减少（罕见）、一过性再生障碍性贫血和溶血性贫血的报告。

3. 肺部不良反应：有严重的输液相关肺部不良反应导致死亡的报告。肺部不良反应包括低氧血症、肺浸润和急性呼吸衰竭。这些不良反应中有些可先表现为严重的支气管痉挛和呼吸困难。

4. 快速肿瘤溶解：利妥昔单抗可介导良性和恶性 CD_{20} 阳性细胞的快速溶解。在具有大量循环恶性淋巴细胞的患者，首次滴注利妥昔单抗后的 1～2 小时内出现与肿瘤溶解综合征（TLS）相关的症状和体征（例如高尿酸血症、高钾血症、低钙血症、急性肾衰和 LDH 升高）已有报告。

5. 免疫系统不良反应和感染，在治疗期间，一项关键性研究中的 50 例患者出现了 68 次感染，其中 6 次（9%）是 3 度，但 4 度感染没有。6 次严重感染中没有一次与中性粒细胞减少有关。严重的细菌感染包括李斯特杆菌引起的败血症（1 例）、葡萄球菌性菌血症（1 例）和多种细菌引起的败血症（1 例）。在治疗结束后的阶段（最后一次给药后的 30 天到 11 个月），细菌感染包括败血症（1 例），病毒感染包括单纯疱疹（2 例）和带状疱疹（3 例）。

6. 再次治疗发生的不良反应：再治疗过程中报告不良反应的患者的比例与初次治疗中报告不良反应患者的比例类似。

7. 心脏不良反应：有报道在滴注利妥昔单抗期间出现心律失常。滴注期间有心绞痛的报告，有报道一有心肌梗死病史的患者输液后 4 天出现了心肌梗死。

8. 利妥昔单抗单药治疗与临床上重要的肝或肾毒性无关，尽管曾观察到肝功能指标轻度的一过性增加。

9. 10%（32/315）的患者报告有严重的和（或）危及生命的（3 和 4 度）不良反应。报告的 3 和 4 度不良反应如下：中性粒细胞减少（1.9%）、畏寒（1.6%）、白细胞减少和血小板减少（各 1.3%）、低血压、贫血、支气管痉挛和荨麻疹（各 1%）、头痛、腹痛、心律失常（各 0.6%）以及无力、高血压、恶心、呕吐、凝血障碍、血管性水肿、关节痛、疼痛、鼻炎、咳嗽增多、呼吸困难、阻塞性细支气管炎、低氧血症、哮喘、瘙痒和皮疹（每种症状 1 例患者，0.3%）。

10. 大于或等于 1% 的患者出现下列不良反应（任何严重程度）：①全身症状：腹痛、背痛、胸痛、颈痛、不适、腹胀、输液部位疼痛。②心血管系统：高血压、心动过缓、心动过速、体位性低血压、心律失常。③消化系统：腹泻、消化不良、厌食症。④血液和淋巴系统：淋巴结病。⑤代谢和营养疾病：高血糖、外周水肿、LDH 增高、低血钙。⑥骨骼肌肉系统：关节痛、肌痛、疼痛、肌张力增高。⑦神经系统：头昏、焦虑、感觉异常、感觉过敏、易激惹、失眠、神经质。⑧呼吸系统：咳嗽增加、鼻窦炎、支气管炎、呼吸道疾病、阻塞性细支气管炎。⑨皮肤和附属物：盗汗、出汗、单纯疱疹、带状疱疹。⑩感觉器官：泪液分泌疾病、结膜炎、味觉障碍。

小于 1% 的患者出现下列的严重不良反应：①血液和淋巴系统：凝血障碍。②皮肤和附属物：有报道个别病例出现严重的大疱性皮肤反应，包括致命的中毒性表皮坏死松解症。

【禁忌】已知对本药的任何组分和鼠蛋白过敏的患者禁用。

【注意事项】

1. 循环中有大量恶性肿瘤细胞（>2.5×10⁷/L）或高肿瘤负荷（病灶>10cm）者，发生严重的细胞因子释放综合征或肿瘤溶解综合征的风险较高，使用利妥昔单抗应极其慎重，可给予其他治疗选择。应该考虑降低肿瘤负荷的预备治疗。这类患者在第一次滴注利妥昔单抗时应考虑减慢滴注速度。肺功能不全或高肿瘤负荷者出现严重的细胞因子释放综合征或肿瘤溶解综合征的风险增加。这些反应在临床上可能与超敏反应无法区别。严重的细胞因子释放综合征以严重的呼吸困难（常伴支气管痉挛和低氧血症）、发热（可能出现高热惊厥）、寒战、荨麻疹和血管性水肿为特征。还可伴随出现一些肿瘤溶解综合征的特征，例如高尿酸血症、高钾血症、低钙血症、LDH 升高、急性肾衰竭以及危及生命的呼吸衰竭。急性呼吸衰竭可伴有胸部 X 线可见的肺间质浸润和水肿。出现严重细胞因子释放综合征的患者应立即停止滴注，并给予积极的对症治疗。少数患者在临床症状开始好转后再次出现恶化，所以应严密监护这些患者，直至症状和体征完全消失。在症状和体征完全消退后对患者继续进行治疗，很少导致严重的输液相关反应。

2. 静脉滴注蛋白可导致患者发生过敏样反应或其他超敏反应。与细胞因子释放综合征不同，典型的超敏反应常于开始滴注的几分钟内发生。在滴注利妥昔单抗的过程中发生过敏反应，应立即使用抗变态反应的药物，如肾上腺素、抗组胺药和皮质激素。

3. 约 50% 接受利妥昔单抗治疗的患者会出现输液相关不良反应。这些反应通常是轻微的，类似流感，但大约 10% 的患者较严重，出现低血压、呼吸困难和支气管痉挛。这些症状是可逆的，通常在停止静滴利妥昔单抗，并给予退热药和抗组胺药后好转。偶尔需要吸氧，静滴生理盐水，甚至可能给予支气管扩张药和皮质激素。

4. 由于滴注利妥昔单抗期间可能出现一过性低血压，所以滴注利妥昔单抗前 12 小时以及滴注期间应该考虑停用抗高血压药。有心脏病史的患者（例如心绞痛、房扑和心房纤颤等心律失常或心衰）在利妥昔单抗滴注过程中应严密监护。

5. 虽然利妥昔单抗单药治疗不会导致骨髓抑制，但在中性粒细胞计数<1.5×10⁹/L 和（或）血小板计数<75×10⁹/L 的患者接受治疗时，仍应谨慎，因为在这类患者中使用利妥昔单抗的临床经验有限。利妥昔单抗曾应用于 21 例接受过自体骨髓移植及骨髓功能可能减低的其他风险组患者，并没有引起骨髓抑制。与其他肿瘤治疗一样，利妥昔单抗单药治疗过程中应定期监测全血细胞计数，包括血小板计数。

6. 在单独利妥昔单抗治疗的患者中已有严重的皮肤黏膜反应的报道，有些甚至导致致命后果。

7. 未观察到利妥昔单抗与聚氯乙烯或聚乙烯袋或输液器之间的不相容性。

8. 未知利妥昔单抗是否损害驾驶车辆和操作

机器的能力，尽管药理学特性和迄今为止报告的不良反应中没有显示上述的不良影响。

9. 除非可能给患者带来的益处大于潜在的危险，利妥昔单抗不应用于妊娠妇女。育龄妇女在使用利妥昔单抗的过程中及治疗后的 12 个月，应采取有效的避孕措施。FDA 对本药的妊娠安全性分级为 C 级。

尚不清楚利妥昔单抗是否分泌入乳汁。已知母体的 IgG 可进入乳汁，那么利妥昔单抗就不能用于哺乳的母亲。

10. 利妥昔单抗应用于儿童的有效性和安全性尚未确定。

11. 国外和国内临床研究中均纳入了老年患者，结果提示本品可用于老年患者，无特殊禁忌。

【药物相互作用】

1. 目前，尚无关于利妥昔单抗的可能药物相互作用的资料。特别是利妥昔单抗与化疗（例如 CHOP）合用的相互作用尚未研究。

2. 人抗鼠抗体（HAMA）或人抗嵌合抗体（HACA）滴定阳性的患者，在接受其他诊断性或治疗性单克隆抗体时可发生过敏反应。

3. 同时或序贯使用利妥昔单抗和其他倾向于引起正常 B 细胞耗竭的药物的耐受性尚未得到足够的研究。

【规格】注射液：10ml：100mg；50ml：500mg。

硼替佐米
Bortezomib

【其他名称】波替单抗。

【药理作用】硼替佐米是哺乳动物细胞中 26S 蛋白酶体糜蛋白酶样活性的可逆抑制剂。26S 蛋白酶体是一种大的蛋白质复合体，可降解被泛素化的蛋白质。泛素蛋白酶体通道在调节特异蛋白在细胞内的浓度中起到重要作用，以维持细胞内环境的稳定。蛋白水解会影响细胞内多级信号串联，这种对正常细胞内环境的破坏会导致细胞的死亡。而对 26S 蛋白酶体的抑制可防止特异蛋白的水解。体外试验证明硼替佐米对多种类型的癌细胞具有细胞毒性。临床前肿瘤模型体内试验证明硼替佐米能够延迟包括多发性骨髓瘤在内的肿瘤生长。

【适应证】用于多发性骨髓瘤患者的治疗。

【用法用量】本品的推荐剂量为单次注射 1.3 mg/m², 每周注射 2 次，连续注射 2 周（即在第 1、4、8 和 11 天注射）后停药 10 天（即从第 12 至第 21 天），3 周为一个疗程。两次给药至少间隔 72 小时。

【不良反应】

1. 最常见的不良反应事件（发生率≥10%）：①心血管系统：低血压。②神经系统：虚弱、周围神经病、头痛、失眠、感觉异常和迟钝、眩晕、焦虑、认知不全。③代谢及内分泌系统：水肿、脱水。④呼吸系统：呼吸困难、上呼吸道感染、咳嗽、肺炎。⑤肌肉骨骼系统：关节痛、肢体痛、骨痛、肌痛、背痛、肌肉痉挛、僵直。⑥胃肠道：恶心、腹泻、食欲缺乏、便秘、呕吐、消化不良、腹痛。⑦血液：血小板减少、贫血、中性粒细胞减少。⑧皮肤：皮疹、带状疱疹、瘙痒。⑨眼：视力模糊。⑩其他：发热。

2. 严重的不良反应事件：①心血管系统：房颤恶化、房扑、心脏淀粉样变性、心脏停搏、充血性心力衰竭、心肌缺血、心肌梗死、心包积液、室性心动过速、脑血管意外、深部静脉血栓形成、末梢栓塞、肺部栓塞。②神经系统：共济失调、昏迷、眩晕、发音困难、家族性自主神经功能异常、颅内麻痹、癫痫大发作性惊厥、出血性脑卒中、运动功能障碍、脊髓受压、一过性脑缺血、激越、精神错乱、精神障碍、自杀性意念。③代谢及内分泌系统：低钙血症、高尿酸血症、低钾血症、低钠血症、肿瘤溶解综合征。④呼吸系统：急性呼吸窘迫综合征、肺萎陷、慢性阻塞性呼吸道疾病加重、呼吸困难、劳累性呼吸困难、鼻出血、咯血、组织缺氧、肺浸润、胸腔积液、肺炎、呼吸窘迫、呼吸衰竭、肺水肿。⑤肌肉骨骼系统：骨折。⑥泌尿生殖系统：肾结石、双侧肾积水、膀胱痉挛、血尿、尿失禁、尿潴留、肾衰竭、急慢性增生性肾小球肾炎。⑦肝脏：高胆红素血症、门静脉血栓形成。⑧胃肠道：腹水、吞咽困难、粪便嵌塞、出血性胃炎、胃肠道出血、呕血、麻痹性肠梗阻、大肠梗阻、小肠梗阻、大肠穿孔、口腔炎、黑粪、急性胰腺炎。⑨血液：弥散性血管内凝血、菌血症、硬膜下血肿。⑩过敏反应：药物过敏及免疫复合物介导的过敏。

【禁忌】对硼替佐米、硼或者甘露醇过敏的患者禁用。

【注意事项】

1. 使用本品治疗可能会导致周围神经病变，主要是感觉神经，虽然也有极少感觉运动神经病变的报道。以前就存在周围神经病变症状（脚或手有麻木、疼痛或灼烧感）或周围神经病变体征的患者在使用本品治疗期间神经病变的症状（包括≥3级）可能加重。建议监测此类患者神经病变的症状，如灼烧感、感觉过敏、感觉减退、感觉异常、不适感或神经痛。如果患者出现新的周围神经病变或其症状加重，本品的剂量和治疗方案则需要进行调整。

2. 在单剂量的2期和3期试验中，低血压（直立性或体位性及未特殊说明的低血压）的发生率为11%～12%。此现象在整个治疗过程中均能观察到。如果已知患者有晕厥的病史、患者服用能导致低血压的药物或者患者脱水，建议患者慎用本品。可以通过调整抗高血压药物、补液或使用盐皮质类激素和（或）拟交感神经药物治疗直立性或体位性低血压。

3. 有发生急性心衰或心衰病情恶化并且（或者）发生左心室射血分数降低的报告，其中包括无左心室射血分数降低风险或危险系数极低患者的报告。应对存在此危险的患者或有心脏疾病的患者进行密切监测。

4. 同时服用多种其他药物的患者和有严重基础疾病的患者有罕见的急性肝衰竭的报告。其他的肝脏不良事件包括肝酶升高、高胆红素血症和肝炎。停止使用本品，上述改变可能是可逆的。对这些患者再次给药的信息有限。

5. 罕见患者发生病因不明的急性弥漫性浸润性肺部疾病的报告，例如肺炎、间质性肺炎、肺浸润性和急性呼吸窘迫综合征（ARDS）。上述事件中有些是致死性的。对于新出现的肺部疾病症状或症状恶化的患者，应迅速诊断并及时救治。

6. 在使用本品治疗期间应密切监测全血计数。

7. 使用本品治疗可能引起恶心、腹泻、便秘和呕吐，有时需要使用止吐药和止泻药治疗。如果患者脱水，应补充体液和电解质，因为患者接受本品治疗可能引起呕吐或腹泻，应告知患者采取适当的措施以避免脱水。应告知患者如果出现眩晕、头晕或虚脱应咨询医生。

8. 因为本品是细胞毒性药物，并且可以快速杀死恶性细胞，可能引起肿瘤溶解综合征的并发症。在治疗前处于高肿瘤负担的患者具有肿瘤溶解综合征的危险。

9. 本品通过肝酶代谢，所以本品在肝功能损害患者体内的清除可能下降。这类患者在使用本品治疗时应严密监测其毒性。

10. 肾功能损害不会影响本品的药代动力学，因此，肾功能不全的患者无需调整本品的剂量。由于透析会降低本品的浓度，故应该在透析结束后再给予本品。

11. 本品会引起疲劳、头晕、昏晕、或视力模糊。故出现上述症状的患者，不建议驾驶车辆及操作机械。

12. 育龄妇女在使用本品治疗期间应避免受孕。尚不知硼替佐米是否通过人乳汁分泌。鉴于许多药物经人乳汁分泌，以及用含有本品的乳汁喂养婴儿可能引起潜在严重不良反应，建议哺乳期妇女在接受本品治疗期间不要哺乳。FDA对本药的妊娠安全性分级为D级。

14. 参加临床试验的202名患者中，35%的患者≥65岁。65岁以上和65岁以下患者的缓解率分别为19%和32%。256名患者安全性分析显示，50岁以下患者、51～65岁患者、65岁以上患者，3级和4级不良事件的发生率分别为74%、80%和85%。

【药物相互作用】

1. 尚未进行正规的药物相互作用研究。

2. 本品是细胞色素酶系CYP3A41、2D6、2C19、2C9和1A2的底物。与CYP3A4的抑制剂或者诱导剂合用时，应密切监测毒性的发生或有效性的降低。

3. 在临床试验中，有糖尿病患者口服降糖药后出现低血糖症和高血糖症的报道。在使用本品治疗时，应密切监测口服抗糖尿病药患者的血糖水平，并注意调节抗糖尿病药的剂量。

4. 应谨慎合用可能会引起周围神经病的药物（如胺碘酮、抗病毒药、异烟肼、呋喃妥因或他汀类）及引起血压降低的药物。

5. 体外和动物离体研究显示，本品是细胞色素酶系CYP1A2、2C9、2C19、2D6和3A4的弱抑制剂。由于CYP 2D6对本品代谢的作用有限（7%），故可以预期慢代谢表型CYP2D6不会影响本品的整体分布。

6. 一项药物相互作用的研究评价了酮康唑（CYP3A4强效抑制剂）对本品的作用，12例患者的数据结果显示本品AUC平均值增加了35%。因此，当本品与CYP3A4抑制剂（如酮康唑、利托那韦）合用时应对患者进行密切的监测。

7. 一项药物相互作用的研究评价了奥美拉唑（CYP2C19强效抑制剂）对本品的作用，17例患者的数据结果显示其对本品的药代动力学无明显影响。

8. 一项药物相互作用的研究评价了苯丙氨酸氮芥和强的松联合疗法对本品的作用，21 例患者的数据结果显示本品 AUC 平均值增加了 17%，此结果被认为无临床相关性。

【规格】注射用硼替佐米：3.5mg。

吉非替尼
Gefitinib

【药理作用】本品是一种选择性的表皮生长因子受体（EGFR）-酪氨酸激酶抑制药，可妨碍肿瘤的生长、转移和血管生成，并增加肿瘤细胞的凋亡。主要机制是通过与三磷腺苷竞争性结合，抑制 EGFR 的自磷酸化作用，并阻断信号传递，从而抑制 EGFR 的活性。与细胞毒药物相比，本药引起不良反应的严重程度相对较轻。

【适应证】用于治疗既往接受过铂剂和多西紫杉醇治疗的局部晚期或转移性非小细胞肺癌（NSCLC）。

【用法用量】本品的推荐剂量为 250mg，一日 1 次，口服，空腹或与食物同服。

如果有吞咽困难，可将片剂分散于半杯饮用水中（非碳酸饮料），不得使用其他液体。将片剂丢入水中，无需压碎，搅拌至完全分散（约需 10 分钟），即刻饮下药液。再以半杯水冲洗杯子后饮下。也可通过鼻-胃管给予该药液。

无需因下述情况不同调整给药剂量：年龄、体重、性别、种族、肾功能、因肝转移而引起的中至重度肝功能损害。

当患者出现不能耐受的腹泻或皮肤不良反应时，可通过短期暂停治疗（最多 14 天）解决，随后恢复每天 250mg 的剂量。

【不良反应】

1. 心血管系统：有引起周围性水肿（与剂量无关）的报道。

2. 呼吸系统：据报道，约 1% 的患者可见间质性肺病，其中 33% 可致命。伴发先天性肺纤维化、间质性肺炎、尘肺病、放射性肺炎、药物诱发性肺炎的患者，导致死亡的危险性增加。

3. 肝脏：偶有氨基转移酶和碱性磷酸酶升高的报道。部分患者的氨基转移酶升高可达 3 级，且与剂量限制相关，但本药对肝脏的影响是可逆的。

4. 消化系统：常见腹泻，主要为轻度，少有中度，亦有导致脱水（有剂量限制性，常在一日剂量超过 700mg 时出现）的个案报道。也可见恶心（轻度）、呕吐（轻至中度）、畏食（轻至中度）、体重下降（轻度）和口腔黏膜炎（轻度）。

5. 血液：贫血（1 度）在 I/II 期临床实验中相当常见。中性粒细胞减少和血小板减少的出现频率在各种报道中有所差异。

6. 皮肤：常见皮疹（轻至中度，多泡状突起）、瘙痒、皮肤干燥和痤疮，多位于颜面部，但大剂量时会累及上部躯干，一般在 1 个月内出现，且通常呈可逆性。

7. 眼：有引起结膜炎、弱视、睫毛异常生长有关的眼痛和角膜糜烂（或溃疡）报道；罕见角膜腐肉形成和视网膜缺血（或出血）的报道。

8. 其他：有引起乏力的报道。对从事驾驶或操纵机器的患者应注意。

【禁忌】已知对该活性物质或该产品任一赋形剂有严重过敏反应者禁用。

【注意事项】

1. 观察到接受本品治疗的患者发生间质性肺病，可急性发作。患者通常出现急性的呼吸困难，伴有咳嗽、低热、呼吸道不适和动脉血氧不饱和。短期内该症状可发展得很严重，并有死亡病例的报告。放射学检查常显示肺浸润或间质有毛玻璃样阴影。已观察到在出现该状况的患者中，伴有原发性肺纤维化、间质性肺炎、尘肺病、放射性肺炎、药物诱导性肺炎的患者死亡率较高。

2. 定期检查肝功能，肝转氨酶轻中度升高的患者应慎用本品。如果肝转氨酶升高加重，应考虑停药。

3. 应告诫患者当以下情况加重时即刻就医：任何眼部症状；严重或持续的腹泻，恶心，呕吐或厌食。

4. 随机对照试验证明，在晚期非小细胞肺癌患者中将本品和以铂类为基础的标准两药联合化疗方案合用，不会有额外的益处。因此，本品应单用于既往接受过细胞毒性化疗的非小细胞肺癌患者。

5. 在一项对儿科患者进行本品和放疗治疗的 I/II 期临床研究中，45 名入选患者（这些患者为新诊断出脑干神经胶质瘤或未完全切除的幕上恶性神经胶质瘤）中，发生 4 例（1 例死亡）中枢神经系统出血。在一项单用本品治疗的临床研究中，一位患有室管膜瘤的儿童也出现了中枢神经系统出血。接受本品治疗的成年 NSCLC 患者脑出血风险不太可能增高。

6. 在本品治疗期间，可出现乏力的症状，出现这些症状的患者在驾驶车辆或操作机器时应给予提醒。

7. 在接受本品治疗期间，要劝告育龄女性避免妊娠，建议哺乳妇女停止母乳喂养。FDA 对本药的妊娠安全性分级为 D 级。

8. 目前尚无本品用于儿童或青少年患者安全性与疗效的资料，故不推荐使用。

9. 老年人无需调整给药剂量。

【药物相互作用】

1. 能有效抑制 CYP3A4 活性的药物（如伊曲康唑、酮康唑），会降低本药的代谢，升高本药的血药浓度。

2. 能诱导 CYP 3A4 活性的药物（如苯妥英、利福平），会增强本药的代谢并降低其血浆浓度。对于没有发生严重不良反应的患者，可增加剂量至一日 500mg。

3. 可以升高胃液 pH 值的药物（如雷尼替丁、西咪替丁等组胺 H_2 受体拮抗药），可能会降低本药的血浆浓度，从而降低疗效。

4. 与华法林合用，可增加出血的危险。应监测国际标准化比值（INR）和凝血酶原时间（PT）（据报道可有 INR/PT 的升高）。

【规格】　片剂：0.25g。

伊马替尼
Imatinib

【药理作用】伊马替尼在体内外均可在细胞水平上抑制 Bcr - Abl 酪氨酸激酶，能选择性抑制 Bcr - Abl 阳性细胞系细胞、费城染色体阳性的慢性粒细胞白血病和急性淋巴细胞白血病病人的新鲜细胞的增殖，并诱导其凋亡。

此外，伊马替尼还可抑制血小板衍化生长因子（PDGF）受体、干细胞因子（SCF）、c - Kit 受体的酪氨酸激酶，从而抑制由 PDGF 和干细胞因子介导的细胞行为。

【适应证】用于治疗慢性粒细胞白血病（CML）急变期、加速期或 α 干扰素治疗失败后的慢性期患者，及不能手术切除或发生转移的恶性胃肠道间质肿瘤（GIST）患者。

【用法用量】

1. CML 急变期和加速期患者：推荐开始剂量为一次 600mg，一日 1 次，用药后如病情继续进展（治疗至少 3 个月后尚没有获得满意的疗效，或不能获得以往曾经有过的疗效），且患者没有出现严重不良反应时，可增加至一日 800mg（一次 400mg，一日 2 次），持续服用，直至治疗无效。

2. 干扰素治疗失败的 CML 慢性期患者：开始剂量为一次 400mg，一日 1 次，用药后如病情继续进展，且患者没有出现严重不良反应时，可增加至一日 600mg，持续服用，直至治疗无效。

3. 出现血液学不良反应时：①CML 加速期或急变期患者：当中性粒细胞计数（ANC）少于 0.5 $\times 10^9$/L 或血小板计数少于 10×10^9/L 时，建议减量至一日 400mg。如血细胞减少持续 2 周，则应进一步减量至一日 300mg；如血细胞减少持续 4 周，应停止治疗，直到 ANC 高于 1.0×10^9/L、血小板计数高于 20×10^9/L 后，再恢复用药。②α 干扰素治疗失败的 CML 慢性期患者：当 ANC 少于 1.0×10^9/L、血小板计数少于 50×10^9/L 时应停药；只有当 ANC 高于 1.5×10^9/L、血小板计数高于 75×10^9/L 后，才能再恢复用药，剂量为一日 400mg；当 ANC 或血小板计数再次降低时，以后恢复用药，剂量应减至一日 300mg。

【不良反应】

1. 血液：可见中性粒细胞减少（14%）、血小板减少（14%）和贫血（11%）。中性粒细胞减少性发热、全血细胞减少也常见。

2. 代谢及内分泌系统：常见食欲缺乏，食欲增加、脱水、血尿酸及血钾升高或血钾及血钠降低不常见。

3. 精神神经系统：常见头痛（11%）、头晕、味觉障碍、失眠，不常见出血性卒中、晕厥、周围神经病变、感觉减退、嗜睡、偏头痛及抑郁。

4. 眼、耳：常见结膜炎、泪多，不常见眼刺激症状、视物模糊、结膜出血、眼干、眶周浮肿及耳和迷路异常。

5. 心血管系统：可有心力衰竭、肺水肿、心动过速、高血压、低血压、皮肤潮红、四肢发冷及血肿，但均不常见。

6. 呼吸系统：常见胸水、鼻出血，不常见呼吸困难、咳嗽。

7. 消化系统：常见恶心（56%）、呕吐（33%）、腹泻（24%）、消化不良（12%）、腹痛、腹胀、便秘、口干，不常见胃肠出血、腹水、胃溃疡、胃炎、胃食管反流、口腔溃疡以及肝功能异常（氨基转移酶及血胆红素升高等）。

8. 皮肤：常见全身浮肿（30%）、各类皮炎及皮疹（约 25%）、皮肤瘙痒、红皮症、皮肤干燥、脱发、盗汗。不常见瘀斑、多汗、荨麻疹、指甲断裂、光过敏反应、紫癜。

9. 肌肉骨骼系统：可有肌肉痉挛（33%）、关节肿胀及疼痛（25%），坐骨神经痛不常见。

10. 泌尿生殖系统：血肌酸酐升高、肾衰竭、男性乳房女性化、乳房肿大、阴囊水肿均不常见。

11. 其他：常见水潴留（10%）、发热、疲劳乏力、畏寒和体重增加。全身不适、出血、体重减轻、败血症、肺炎、疱疹病毒感染等均不常见。

【禁忌】

1. 对本药活性物质或任何赋形剂成分过敏者禁用。

2. 孕妇或可能怀孕的妇女禁用。

3. 哺乳期妇女禁用。

【注意事项】

1. 1%～2%服用甲磺酸伊马替尼的患者发生严重水潴留（胸水、浮肿、肺水肿和腹水），因此建议定期监测体重，如用药过程中体重出乎意料地快速增加，应做详细检查，必要时采取适当处理措施。水潴留可以加重或导致心衰，目前尚无严重心衰者临床应用甲磺酸伊马替尼的经验，对这些患者用药要谨慎。

2. 有肝功损害者慎用本药。

3. 若发生严重中性粒细胞或血小板减少，应调整剂量。

开始治疗前应检查肝功能（包括转氨酶、胆红素和碱性磷酸酶），随后每月查 1 次或根据临床情况决定，必要时宜调整剂量。

4. 尚无有关对驾驶员或机器操作者能力可能发生影响的资料。

5. FDA 对本药的妊娠安全性分级为 D 级。

6. 个别样本中，儿童血浆浓度可升高 1.5～2 倍，这一数据尚不足以作为推荐儿童药物剂量的依据。

7. 已知肌酐清除率可随年龄老化而降低，而年龄对甲磺酸伊马替尼的药代动力学无明显影响。

【药物相互作用】

1. 健康志愿者同时服用单剂酮康唑（CYP3A4 抑制剂）后，甲磺酸伊马替尼的药物暴露量大大增加（平均 C_{max} 和 AUC 可分别增加 26% 和 40%），

因此同时服用甲磺酸伊马替尼和 CYP3A4 抑制剂（如酮康唑、伊曲康唑、红霉素和克拉仙）时必须谨慎。

2. 在临床研究中发现，同时给予苯妥英（CYP3A4 诱导剂）后，甲磺酸伊马替尼的血浆浓度降低，疗效减低。其他 CYP3A4 诱导剂如地塞米松、卡他咪嗪、利福平、苯巴比妥可能有类似问题，因此同时服用这些药物时须谨慎。

3. 甲磺酸伊马替尼可使下列药物改变血浆浓度：甲磺酸伊马替尼使辛伐他丁（CYP3A4 底物）的平均 C_{max} 和 AUC 分别增加 2 倍和 3.5 倍。当同时服用本药和治疗窗狭窄的 CYP3A4 底物（如环孢素、哌咪清）时应谨慎。甲磺酸伊马替尼可增加经 CYP3A4 代谢的其他药物（如苯二氮䓬类、双氢吡啶、钙离子拮抗剂和 HMG-CoA 还原酶抑制剂等）的血浆浓度。

4. 在与抑制 CYP3A4 活性相似的浓度下，甲磺酸伊马替尼还可在体外抑制 CYP2D6 的活性，因此在与甲磺酸伊马替尼同时服用时，有可能增加全身与 CYP2D6 底物的接触量，尽管尚未做专门研究，用药时仍应谨慎。

5. 甲磺酸伊马替尼在体外还可抑制 CYD2C9 和 CYD2C19 的活性，同时服用华法林后可见到凝血酶原时间延长。因此在甲磺酸伊马替尼治疗的始末或更改剂量时，若同时在用双香豆素，宜短期监测凝血酶原时间。

6. 应告知病人避免使用含有扑热息痛的非处方药和处方药。

【规格】片剂：100mg；400mg。胶囊剂：100mg。

厄罗替尼
Erlotinib

【药理作用】厄罗替尼的临床抗肿瘤作用机理尚未完全明确。厄罗替尼能抑制与表皮生长因子受体（EGFR）相关的细胞内酪氨酸激酶的磷酸化，对其他酪氨酸激酶受体是否有特异性抑制作用尚未完全明确。

【适应证】

1. 用于两个或两个以上化疗方案失败的局部晚期或转移的非小细胞肺癌的三线治疗。

2. 与吉西他滨联合用于局部晚期未经切除或转移性胰腺癌的一线治疗。

【用法用量】

1. 非小细胞肺癌：推荐剂量为一日 150mg，至少在进食前 1 小时或进食后 2 小时服用。持续用药直到疾病进展或出现不能耐受的毒性反应。

2. 胰腺癌：与吉西他滨联用，一日 100mg，至少在进食前 1 小时或进食后 2 小时服用。持续用药直到疾病进展或出现不能耐受的毒性反应。

【不良反应】

1. 呼吸系统：可见呼吸困难、咳嗽，有间质性肺疾病的报道。用药期间若出现无法解释的呼吸困难、咳嗽和发热等，应停止治疗。

2. 肝脏：可见肝功能异常。肝功能损害严重者，应减量或停药。

3. 胃肠道：最常见腹泻，还常见口腔炎、恶心、呕吐、食欲缺乏、腹痛。

4. 皮肤：最常见皮疹，还常见瘙痒、皮肤干燥。

5. 眼：常见结膜炎、干燥性角膜结膜炎。

6. 其他：可见疲劳、感染。

【禁忌】对本品及其中任一成分过敏者禁用。

【注意事项】

1. 肝功能不全者慎用。

2. 减量时应每次减少 50mg。

3. 若出现新的急性发作或进行性肺部症状，如呼吸困难、咳嗽和发热，应暂时停药并进行诊断评估。

4. 若出现腹泻，可给予洛哌丁胺，使用洛哌丁胺无效或出现脱水时应减量或暂时停药。

5. 出现严重皮肤反应时应减量或暂时停药。

6. FDA 对本药的妊娠安全性分级为 D 级。

7. 老年人用药的安全性和药动学与年轻人无明显差异。

8. 用药期间应定期复查肝功能，包括氨基转移酶、胆红素、碱性磷酸酶等。

【药物相互作用】

1. 与 CYP3A4 抑制剂酮康唑联合应用可使厄罗替尼的 AUC 增加 2/3。与厄罗替尼同时处方或服用酮康唑和其他强的 CYP3A4 抑制剂，例如阿扎那韦、克拉霉素、印地那韦、伊曲康唑、奈法唑酮、奈非那韦、利托那韦、沙奎那韦、泰利霉素、醋竹桃霉素（TAO）和伏立康唑等药物时应慎重。

2. 治疗前使用 CYP3A4 诱导剂利福平可使厄罗替尼的 AUC 下降 2/3。应考虑使用无 CYP3A4 诱导活性的其他可替代治疗。如果没有可替代的治疗，对 NSCLC 患者应考虑高于 150mg 的厄罗替尼的剂量。对胰腺癌患者应考虑高于 100mg 的厄罗替尼剂量。如果厄罗替尼的剂量上调了，则停止利福平或其他诱导剂时剂量应减少。其他 CYP3A4 诱导剂包括但不限于利福布汀、利福喷汀、苯妥英、卡马西平、苯巴比妥和圣约翰草。

【规格】片剂：25mg；100mg；150mg。

舒尼替尼
Sunitinib

【药理作用】本药是一种能抑制多个受体酪氨酸激酶（RTK）的小分子物质，其中某些受体酪氨酸激酶参与肿瘤生长、病理性血管形成和肿瘤转移的过程。通过对舒尼替尼抑制各种激酶（80 多种激酶）的活性进行评价，证明舒尼替尼可抑制血小板衍生生长因子受体（PDGFα 和 PDGFRβ）、血管内皮生长因子受体（VEGFR1、VEGFR2 和 VEGFR3）、干细胞因子受体（KIT）、Fms 样酪氨酸激酶 - 3（FLT3）、1 型集落刺激因子受体（CSF - 1R）和神经胶质细胞系衍生的神经营养因子受体（RET）。生化和细胞测定证实舒尼替尼能抑制这些受体酪氨酸激酶（RTK）的活性，并在细胞增殖测定中证明了舒尼替尼的抑制作用。生化和细胞测定表明主要代谢物与舒尼替尼活性相似。

在表达受体酪氨酸激酶靶点的肿瘤模型的体内试验中，舒尼替尼能抑制多个受体酪氨酸激酶（PDGFR β、VEGFR2 、KIT）的磷酸化进程；在某些动物肿瘤模型中显示出抑制肿瘤生长或导致肿瘤消退，和（或）抑制肿瘤转移的作用。体外试验结果表明，苹果酸舒尼替尼能抑制靶向受体酪氨酸激酶（PDGFR、RET 或 KIT）表达失调的肿瘤细胞生长，体内试验结果表明其能抑制 PDGFRβ 和 VEGFR2 依赖的肿瘤血管形成。

【适应证】用于甲磺酸伊马替尼治疗失败或不能耐受的胃肠间质瘤及不能手术的晚期肾细胞癌。

【用法用量】推荐剂量是 50mg，每日 1 次，口服；服药 4 周，停药 2 周。与食物同服或不同服均可。

【不良反应】

1. 心血管系统：可见高血压、左室功能障碍。

2. 代谢及内分泌系统：可见甲状腺功能减退（4% ~ 36%）、肾上腺功能不全、高血钠、低血钾、促甲状腺素水平升高。

3. 呼吸系统：可见鼻出血、咯血、肺出血（包括致死性肺出血）。

4. 肌肉骨骼系统：可见肌痛（14%）。

5. 泌尿生殖系统：可见尿黄、血清肌酐异常、生殖器出血。

6. 肝脏：可出现肝功能试验异常。

7. 胃肠道：可出现严重胃肠道并发症，也可出现食欲缺乏（33%）、黏膜感染性疾病（29%）、味觉改变（21%）、口腔疼痛（6%）、齿龈出血、便秘、腹泻、胃肠道穿孔、脂酶水平升高、直肠出血、血清淀粉酶升高、上消化道出血、胰腺炎（罕见）。

8. 血液：可见中性粒细胞减少（53%）、淋巴细胞减少（38%）、血小板减少（38%）、贫血（26%）、出血（胃肠道间质瘤和转移性肾细胞癌患者中的发生率分别为18%和26%）、肿瘤出血（3%）。

9. 皮肤：可见皮肤变黄（30%）、手足综合征（14%）、皮疹（14%）、头发变色、甲下出血、伤口出血。其中头发和皮肤变色为可逆的。

10. 其他：可见衰弱（22%）、疲乏、发热。

【禁忌】对本品或药物的非活性成分严重过敏者禁用。

【注意事项】

1. 若出现充血性心力衰竭的临床表现，建议停止使用本品。无充血性心力衰竭临床证据但射血分数小于50%以及射血分数低于基线20%的患者也应停止本品治疗和（或）减低剂量。

2. 应对高血压患者进行血压监测，并根据需要进行标准的降压治疗。如果发生严重高血压，建议暂时停用本品，直至高血压得到控制。

3. 出现胃肠道不良反应时，可用镇吐药或抗腹泻药治疗。

4. FDA对本药的妊娠安全性分级为D级。如果患者妊娠期间使用本品或接受本品治疗期间妊娠，应告知患者药物对胎儿的潜在危害。育龄妇女接受本品治疗时应避孕。

哺乳妇女接受药物治疗时，在考虑药物对母亲的重要性的同时，应权衡决定是否停止哺乳或停止治疗。

5. 尚无本品用于儿童患者的安全性和有效性临床研究。

6. 未发现年轻患者与老年患者在安全性或有效性方面存在差异。

【药物相互作用】

1. 舒尼替尼与CYP3A4系强抑制剂（例如酮康唑、伊曲康唑、克拉霉素、阿扎那韦、印地那韦、萘法唑酮、那非那韦、利托那韦、沙奎那韦、泰利霉素、伏立康唑）同时应用时，可增加舒尼替尼浓度。葡萄柚也可增加舒尼替尼的血药浓度。如果必须与CYP3A4强抑制剂同时应用，需要考虑降低本品剂量。

2. 舒尼替尼与CYP3A4诱导剂（例如地塞米松、苯妥英、卡马西平、利福平、利福布汀、利福喷汀、苯巴比妥、贯叶连翘）同时应用时，可降低舒尼替尼浓度。贯叶连翘可能会突然降低舒尼替尼的血药浓度，患者在接受舒尼替尼治疗时不能同时服用贯叶连翘。如果必须与CYP3A4诱导剂同时应用，需要考虑增加本品剂量。

3. 对人肝微粒体和肝细胞CYP亚型（CYP1A2、CYP2A6、CYP2B6、CYP2C8、CYP2C9、CYP2C19、CYP2D6、CYP2E1、CYP3A4/5和CYP4A9/11）的体外研究表明，舒尼替尼和其主要活性代谢物不会与依赖这些酶代谢的药物发生有临床意义的相互作用。

【规格】胶囊剂：12.5mg；25mg；50mg。

索拉非尼
Sorafenib

【药理作用】索拉非尼是多种激酶抑制剂，在体外可抑制肿瘤细胞增殖。索拉非尼抑制肿瘤细胞增殖，包括小鼠肾细胞肾癌、RENCA模型和无胸腺小鼠移植多种人肿瘤模型，并抑制肿瘤血管生成。

【适应证】用于治疗不能手术的晚期肾细胞癌。

【用法用量】推荐服用索拉非尼的剂量为每次0.4g，每日2次，空腹或伴低脂、中脂饮食服用。应持续治疗直至患者不能临床受益或出现不可耐受的毒性反应。

轻度到中度肝损害患者（Child-Pugh分级A和B）无需调整剂量。尚未进行重度肝损害患者（Child-Pugh分级C）应用索拉非尼的研究。

轻度到中度肾功能损害的患者无需调整剂量。尚无重度肾功能损害或进行透析的患者应用索拉非尼的研究。

【不良反应】

1. 心血管系统：可见水肿、高血压（17%）、高血压危象（0.1%~1%）、急性缺血性心脏疾病（0.1%~1%）、心肌梗死（0.1%~1%）。罕见心律失常、心力衰竭，与本药的因果关系尚不确定。

2. 代谢及内分泌系统：可见低磷血症（45%）、体重下降（10%）。

3. 呼吸系统：可见呼吸困难（14%）。

4. 肌肉骨骼系统：可见关节痛（10%）、肌痛（1%～10%）。

5. 泌尿生殖系统：罕见急性肾衰竭，与本药的因果关系尚不确定。

6. 免疫系统：可见过敏反应（0.1%～1%）。

7. 神经系统：可见头痛（10%）、感觉神经性疾病（13%）。罕见脑出血、一过性脑缺血发作，与本药的因果关系尚不确定。

8. 精神：可见抑郁（1%～10%）、乏力（37%）。

9. 肝脏：可见一过性结合性胆红素血症、肝毒性（常见丙氨酸氨基转移酶、天门冬氨酸氨基转移酶、碱性磷酸酶、胆红素水平异常）。

10. 胃肠道：可见吞咽困难（1%～10%）、黏膜炎症（1%～10%）、口炎（0.1%～1%）、食欲缺乏、恶心（23%）、呕吐（16%）、消化不良（1%～10%）、腹痛（11%）、腹泻（43%）、便秘（15%）、胰腺炎（0.1%～1%）、淀粉酶升高（30%）、脂肪酶升高（41%）。

11. 血液：可见贫血（44%）、全身部位的出血（15%）、淋巴细胞减少（23%）、中性粒细胞减少（18%）、血小板减少（12%）。罕见血栓性疾病，与本药的因果关系尚不确定。

12. 皮肤：可见手足皮肤反应（30%）、脱屑（40%）、红斑（＞10%）、多形性红斑（0.1%～1%）、皮肤干燥（11%）、皮肤瘙痒（19%）、皮疹（40%）、脱发（27%）、毛发过度生长。

【禁忌】对索拉非尼或药物的非活性成分有严重过敏症状的患者禁用。

【注意事项】

1. 手足综合征和皮疹是服用索拉非尼最常见的不良反应。皮疹和手足综合征通常多为 NCICTC（国际肿瘤通用毒性标准）1～2 级，且多于开始服用索拉非尼后的 6 周内出现。对皮肤毒性反应的处理包括局部用药以减轻症状，暂时性停药或（和）对索拉非尼进行剂量调整。对于皮肤毒性严重且反应持久的患者可能需要永久停用索拉非尼。

2. 服用索拉非尼的患者高血压的发病率会增加。药物相关的高血压多为轻到中度，多在开始服药后的早期阶段出现，用常规的降压药物即可控制。应常规监控血压，如有需要则按照标准治疗方案进行治疗。对应用降压药物后仍严重或持续的高血压或出现高血压危象的患者需考虑永久停用索拉非尼。

3. 服用索拉非尼治疗后可能增加出血机会。严重出血并不常见。一旦出血需治疗，建议考虑永久停用索拉非尼。

3. 部分同时服用索拉非尼和华法林治疗的患者偶发出血或凝血时间国际标准化比值（INR）升高。对合用华法林的患者应常规监测凝血时间、INR 值并注意临床出血迹象。

4. 服用索拉非尼对伤口愈合的影响未进行专门的研究。需要做大手术的患者建议暂停索拉非尼，手术后患者何时再应用索拉非尼的临床经验有限，因此决定患者再次服用前应先从临床考虑，确保伤口愈合。

5. 对于发生心肌缺血和（或）心肌梗死的患者应该考虑暂时或长期终止索拉非尼的治疗。

6. 没有肝损害 Child Pugh C 级的患者的研究资料。由于索拉非尼主要是经肝脏消除，其在肝功能严重受损的患者中的暴露量会升高。

7. 目前尚无索拉非尼对驾驶车辆和操作机器影响的研究。

8. 孕期避免应用索拉非尼。只有在治疗收益超过对胎儿产生的可能危险时，才应用于妊娠妇女。索拉非尼治疗期间应停止哺乳。

9. 治疗期间和治疗结束至少 2 周内应采用足够的避孕措施。

10. 尚无儿童患者应用索拉非尼的安全性及有效性资料。

11. 不需根据患者的年龄（65 岁以上）调整剂量。

【药物相互作用】

1. CYP3A4 诱导剂（如利福平、贯叶连翘、苯妥英钠、卡马西平、苯巴比妥和地塞米松）可能加快索拉非尼的代谢，因此降低索拉非尼的药物浓度。

2. 酮康唑是 CYP3A4 的强抑制剂，健康男性志愿者使用酮康唑每日 1 次连续 7 天，并合用索拉非尼单剂量 50mg，索拉非尼的平均血药浓度并未改变。所以索拉非尼和 CYP3A4 抑制剂之间可能不存在药物代谢的相互作用。

3. 华法林是 CYP2C9 的底物，通过比较服用索拉非尼和安慰剂的患者来评估索拉非尼对华法林代谢的影响。与安慰剂组相比索拉非尼合用华法林的患者的平均凝血时间 INR 值并未改变。但患者合用华法林时应定期监测 INR 值。

4. 对于细胞色素 P450 同工酶，索拉非尼既不是抑制剂也不是诱导物。

5. 索拉非尼不影响吉西他滨和奥沙利铂的药物代谢。

6. 索拉非尼和阿霉素联用时可引起肝癌患者体内阿霉素的平均 AUC 值增加 21%。

7. 索拉非尼和伊立替康合用时，伊立替康活性代谢产物 SN-38（通过 UGTIA1 酶代谢）的 AUC 升高 67%～120%，伊立替康的 AUC 值升高 26%～42%。

【规格】片剂：0.2g。

3　激素类抗肿瘤药物

3.1　雌激素类

己烯雌酚
Diethylstilbestrol

【其他名称】丙酸己烯雌酚、雌性素、二乙苠酚、人造求偶素、乙苠酸、乙苠酚、乙烯雌酚、女性素。

【药理作用】本品为人工合成的非甾体雌激素。主要作用有：①促使女性器官及副性征正常发育。②促使子宫内膜增生和阴道上皮角化。③增强子宫收缩，提高子宫对催产素的敏感性。④小剂量刺激而大剂量抑制垂体前叶促性腺激素及催乳激素的分泌。⑤抗雄激素作用。

【适应证】

1. 补充体内雌激素不足，如萎缩性阴道炎、女性性腺发育不良、绝经期综合征、老年性外阴干枯症及阴道炎、卵巢切除后、原发性卵巢缺如。

2. 乳腺癌、绝经后及男性晚期乳腺癌不能进行手术治疗者。

3. 前列腺癌不能手术治疗的晚期患者。

4. 退（或）回乳。

【用法用量】

1. 口服：①用于补充体内雌激素不足，一日 0.25～0.5mg，21 天后停药 1 周，周期性服用，一般可用 3 个周期（自月经第 5 天开始服药）。②用于乳腺癌，一日 15mg，6 周内无改善则停药。③用于前列腺癌，开始时一日 1～3mg，依据病情递增而后递减，维持量一日 1mg，连用 2～3 个月。④预防产后泌乳、

退乳，一次 5mg，一日 3 次，连服 3 天。

2. 肌肉注射：一次 0.5～1mg，一日 0.5～6mg。

【不良反应】

1. 可有不规则的阴道流血、子宫肥大、尿频或小便疼痛。

2. 有时可引发血栓症以及心功能异常。

3. 有时引起肝功能异常、高脂血症、钠潴留。

4. 引起消化道恶心、呕吐、厌食症状和头痛、头晕等精神症状。

【禁忌】

1. 孕妇禁用（可能引起第二代女性阴道腺病及腺癌发生率升高，男性生殖道异常及精子异常发生率增加）。

2. 哺乳妇女禁用。

3. 有血栓性静脉炎和肺栓塞病史患者禁用。

3. 与雌激素有关的肿瘤患者及未确诊的阴道不规则流血患者禁用。

【注意事项】

1. 下列患者慎用：心功能不全、癫痫、糖尿病、肝肾功能障碍、精神抑郁等。

2. 长期使用应定期检查血压、肝功能、阴道脱落细胞，每年一次宫颈防癌刮片。

3. 对诊断的干扰：可使美替拉酮试验反应性减低，增加去甲肾上腺素导致的血小板凝集试验，使 BSP 试验滞留增加。

4. 老年人用药易引起钠潴留和高钾血症，应慎用。

【药物相互作用】

1. 本品与抗凝药同用时，可降低后者抗凝效应。

2. 本品与卡马西平、苯巴比妥、苯妥英钠、扑米酮、利福平等同时使用，可减低本品的效应。

3. 本品与抗高血压药同用时，可减低抗高血压药的作用。

4. 本品可增加钙剂的吸收。

【规格】片剂：0.1mg；0.25mg；0.5mg；1mg；2mg。注射液：1ml：0.5mg；1ml：1mg；1ml：2mg。

3.2　芳香化酶抑制剂

氨鲁米特
Aminoglutethimide

【其他名称】氨苯哌酮、氨苯哌啶酮、氨苯乙

哌酮、氨苯乙哌啶酮、氨格鲁米特、氨基苯乙哌啶酮、氨基导眠能、氨基乙哌啶酮、乙苯胺哌啶、乙苯胺哌啶酮。

【药理作用】本药能通过阻断芳香化酶而抑制雌激素的生成，减少雌激素对乳腺癌的促进作用，从而起到抑制肿瘤生长的效果。

本品可在肾上腺皮质和腺体外组织两个不同部位阻断雄激素的生物合成，从而起到药物肾上腺切除作用。在腺体内主要阻止肾上腺中的胆固醇转变为孕烯醇酮，从而抑制肾上腺皮质中自体激素的生物合成。在周围组织中具有强力的芳香化酶抑制作用，阻止雄激素转变为雌激素。绝经后妇女的雌激素主要来源是雄激素的前体雄烯二酮在脂肪、肌肉和肝脏中经芳香化转变而来。本品抑制芳香化作用比抑制肾上腺皮质激素合成作用大 10 倍。垂体后叶分泌的 ACTH 能对抗氨鲁米特抑制肾上腺皮质激素合成的作用，所以使用本品的同时合用氢化可的松，可阻滞 ACTH 的这种作用。

【适应证】主要适用于绝经后晚期乳腺癌，雌激素受体阳性效果更好。对乳腺癌骨转移有效。也可用于皮质醇增多症的治疗。

【用法用量】开始每次 250mg，口服，一日 2 次，1~2 周后无明显不良反应可增加剂量，每次 250mg，一日 3~4 次，但每日剂量不超过 1000mg。口服 8 周后改为维持量，每次 250mg，一日 2 次。使用本品期间应同时口服氢化可的松，开始每次 20mg，一日 4 次，1~2 周后减量为每次 20mg，一日 2 次。

【不良反应】可出现嗜睡、困倦、乏力、头晕等中枢神经抑制作用，一般 4 周左右逐渐消失。皮疹常发生在用药后 10~15 天，多可自行消退。少数病人有食欲不振、恶心、呕吐和腹泻。偶可出现白细胞减少、血小板减少和甲状腺功能减退。

【禁忌】

1. 对本药过敏者禁用。

2. 卟啉病患者禁用。

3. 儿童禁用。

4. 带状疱疹患者或有其他感染者禁用。

5. 肝、肾功能不全者禁用。

6. 甲状腺功能减退者禁用。

7. 休克期禁用。

8. 病情未控制的糖尿病患者禁用。

9. 孕妇及哺乳期妇女禁用。

【注意事项】

1. 本品为芳香化酶抑制剂，用于绝经后的晚期乳腺癌，不适用于绝经前患者。

2. FDA 对本药的妊娠安全性分级为 D 级。

【药物相互作用】

1. 同时应用香豆类抗凝药、口服降糖药及地塞米松时可增加本品的代谢速度，应注意观察。

2. 本药可诱导肝微粒体酶，致洋地黄及茶碱类药物减效。

3. 他莫昔芬可增加本药的不良反应，而疗效并不增加，故不宜与他莫昔芬合用。

【规格】片剂：0.125g；0.25g。

来曲唑
Letrozole

【药理作用】来曲唑是新一代芳香化酶抑制剂，为人工合成的苄三唑类衍生物。来曲唑通过抑制芳香化酶，使雌激素水平下降，从而消除雌激素对肿瘤生长的刺激作用。体内外研究显示，来曲唑能有效抑制雄激素向雌激素转化，而绝经后妇女的雌激素主要来源于雄激素前体物质在外周组织的芳香化，故它特别适用于绝经后的乳腺癌患者。来曲唑的体内活性比第一代芳香化酶抑制剂氨鲁米特强 150~250 倍。由于其选择性较高，不影响糖皮质激素、盐皮质激素和甲状腺功能，大剂量使用对肾上腺皮质类固醇类物质分泌无抑制作用，因此具有较高的治疗指数。各项临床前研究表明，来曲唑对全身各系统及靶器官没有潜在的毒性，具有耐受性好、药理作用强的特点。与其他芳香化酶抑制剂和抗雌激素药物相比，来曲唑的抗肿瘤作用更强。

【适应证】绝经后晚期乳腺癌，多用于抗雌激素治疗失败后的二线治疗。

【用法用量】每次口服 2.5 mg，每日 1 次。性别、年龄及肝肾功能与来曲唑无临床相关关系，故老年患者和肝肾功能受损的患者不必调整剂量。

【不良反应】

1. 本药不良反应多为轻至中度，主要表现为恶心、头痛、骨痛、潮热和体重增加。

2. 少见便秘、腹泻、腹痛、瘙痒、皮疹、关节痛、疲倦、失眠、头晕、水肿、高血压、心律失常、血栓形成、阴道出血、胸痛、呼吸困难、咳嗽等。

【禁忌】

1. 对本药过敏者禁用。

2. 严重肝功能不全者禁用。

3. 绝经前妇女及哺乳期妇女、孕妇、儿童禁用。

【注意事项】

1. 尚无在肌酐清除率 < 10 ml/min 的女性中使用来曲唑的资料，若在这些患者中应用应权衡本品治疗可能的益处及潜在的危险性。

2. 严重肝功能不全的患者中，其全身药物浓度和药物的终末半衰期接近健康志愿者的 2 倍，因此应对这些患者严密观察。

3. 来曲唑似乎不会影响驾驶车辆或操作机械的能力。但是，在应用本药过程中可观察到用药相关的疲乏和头晕，因此应提醒患者驾驶车辆或操作机器所需的体力和（或）注意力可能下降。

【药物相互作用】该药与三苯氧胺或其他芳香化酶抑制剂联合用药，疗效并不提高。

【规格】片剂：2.5mg。

阿那曲唑
Anastrozole

【其他名称】阿那罗唑、阿那舒唑、阿纳托唑。

【药理作用】多数乳腺癌患者体内有雌激素受体，肿瘤可能在雌激素刺激下生长。阿那曲唑是一种有效的选择性非甾体芳香酶抑制剂，可显著降低血清中雌二醇的浓度。绝经后妇女体内雌激素（主要为雌二醇）的主要来源为雄烯二酮在外周组织中的芳香酶作用下转化为雌酮，雌酮再进一步转化为雌二醇。雌激素水平降低可使肿瘤体积缩小或延缓肿瘤生长。

【适应证】本品用于治疗绝经后妇女的晚期乳腺癌。

【用法用量】

1. 本品用于绝经后妇女晚期（或已转移）乳腺癌的一线治疗，一次 1mg，每日 1 次。

2. 用于经他莫昔芬和其他抗雌激素疗法仍不能控制的绝经后妇女的晚期乳腺癌。对雌激素受体阴性的病人，若对他莫昔芬呈现阳性的临床反应，可考虑使用本品。剂量同样为一次 1mg，每日 1 次。

【不良反应】不良反应通常为轻至中度，很少有患者由于副反应而中断治疗。常见的不良反应

症状有胃肠道反应（恶心、呕吐、腹泻和厌食）、潮红、阴道干燥等，也可引起皮疹、乏力、抑郁和头痛等；较少见症状有体重增加、外周组织水肿、出汗等；偶见子宫出血现象。

【禁忌】

1. 绝经前妇女以及妊娠期或哺乳期妇女禁用。

2. 对阿那曲唑高度敏感者禁用。

3. 严重肾功能不全者（肌酐清除率 < 20ml/min）及中重度肝功能不全者禁用。

4. 儿童禁用。

【注意事项】

1. 对轻中度肾功能损害者以及轻度肝功能损害者，不用调整剂量。对中重度肝损害患者和重度肾损害（肌酐清除率 < 20ml/min）患者，尚无本品的安全性资料。

2. 使用本品有可能出现嗜睡现象，驾车或操作机械者应引起注意。

3. FDA 对本药的妊娠安全性分级为 D 级。

4. 本品用于绝经后妇女，年龄不影响用药。

【药物相互作用】

1. 雌激素可降低本药的疗效，不宜合用。

2. 与华法林合用，不影响华法林的药代动力学和抗凝血活性。

3. 本药与经细胞色素 P450 介导代谢的药物合用时，不会发生明显的临床抑制作用。

【规格】片剂：1mg。

依西美坦
Exemestane

【药理作用】乳腺癌细胞的生长可依赖于雌激素的存在，女性绝经期后循环中的雌激素（雌酮和雌二醇）主要由外周组织中的芳香酶将肾上腺和卵巢中的雄激素（雄烯二酮及睾酮）转化而来。通过抑制芳香酶来阻止雌激素生成是一种有效的选择性治疗绝经后激素依赖性乳腺癌的方法。依西美坦为一种不可逆性甾体类芳香酶灭活剂，结构上与该酶的自然底物雄烯二酮相似，为芳香酶的伪底物，可通过不可逆地与该酶的活性位点结合而使其失活，从而明显降低绝经妇女血液循环中的雌激素水平，但对肾上腺中皮质类固醇和醛固酮的生物合成无明显影响。在高于抑制芳香酶作用浓度的 600 倍时，对类固醇生成途径中的其他酶不产生明显影响。

【适应证】适用于雌孕激素受体阳性的绝经后晚期乳腺癌。

【用法用量】一次 25mg，一日 1 次，饭后口服。轻度肝、肾功能不全者不需调整给药剂量。

【不良反应】本品主要不良反应有恶心、口干、便秘、腹泻、头晕、失眠、皮疹、疲劳、发热、浮肿、疼痛、呕吐、腹痛、食欲增加、体重增加等。其次文献报道还有高血压、抑郁、焦虑、呼吸困难、咳嗽等。其他还有淋巴细胞计数下降、肝功能指标（如丙氨酸转移酶等）异常等。

【禁忌】

1. 对本药过敏者禁用。

2. 孕妇、哺乳期妇女、儿童禁用。

【注意事项】

1. 绝经前的妇女一般不用依西美坦片剂。

2. 中重度肝功能、肾功能不全者慎用。超量服用依西美坦可使其非致命性不良反应增加。

3. FDA 对本药的妊娠安全性分级为 D 级。

4. 老年用药无特别注意事项。

【药物相互作用】

1. 本品不可与雌激素类药物合用，以免拮抗本品的药效作用。

2. 依西美坦主要经 CYP3A4 代谢，但其与强效的 CYP3A4 抑制剂（酮康唑）合用时，本品的药动学未发生改变，因此似乎 CYP 同工酶抑制剂对本品的药动学无显著影响，但不排除已知的 CYP3A4 诱导剂降低血浆中依西美坦浓度的可能性。

【规格】片剂：25mg。胶囊剂：25mg。

3.4　雄激素拮抗药

氟他胺
Flutamide

【其他名称】氟甲酰亚胺、氟利坦、氟他米特、氟硝胺、氟硝丁酰胺、氟硝丁酰苯胺。

【药理作用】本品为非类固醇的雄激素拮抗剂，与雄激素竞争肿瘤部位的雄激素受体，阻滞细胞对雄激素的摄取，抑制雄激素与靶器官的结合。本品与雄激素受体结合后形成受体复合物，进入细胞核内，与核蛋白结合，从而抑制肿瘤细胞生长。

【适应证】适用于前列腺癌，对初治及复治患者都可有效。

【用法用量】口服，每次 250mg，每日 3 次。

【不良反应】

1. 男性乳房女性化，乳房触痛，有时伴有溢乳，如减少剂量或停药则可消失。

2. 少数患者可有腹泻、恶心、呕吐、食欲增加、失眠和疲劳。

3. 罕见性欲减低、一过性肝功能异常及精子计数减少。

4. 本品对心血管的潜在性影响比己烯雌酚小。

【禁忌】对本品过敏者禁用。

【注意事项】

1. 需长期服用本品时应定期检查肝功能和精子计数，如发生异常应减量或停药，一般可恢复正常。

2. 本品可增加睾酮和雌二醇的血浆浓度，可能发生体液潴留。

3. 本品可单独应用，也可与促黄体生成素释放激素类似物、化疗药物联合应用。

4. 对良性前列腺增生也有一定的疗效。

5. FDA 对本药的妊娠安全性分级为 D 级。

【药物相互作用】

1. 促性腺激素释放激素类似物（如醋酸亮丙瑞林等）可抑制睾酮分泌，与本药合用可增加疗效。

2. 与华法林合用可增加出血倾向，应调整华法林的剂量。

【规格】片剂：0.25g。胶囊剂：0.125g；0.25g。

比卡鲁胺
Bicalutamide

【其他名称】比卡米特、比卡他胺、卡索地司。

【药理作用】本品属于非甾体类抗雄激素药物，没有其他激素的作用，它与雄激素受体结合而使其无有效的基因表达，从而抑制雄激素的刺激，导致前列腺肿瘤的萎缩。本品是消旋物，其抗雄激素作用仅仅出现在（R）-结构对映体上。

【适应证】与促黄体生成素释放激素（LHRH）类似物或外科睾丸切除术联合应用于晚期前列腺癌的治疗。

【用法用量】成年男性包括老年人，每次 50mg，一天 1 次，用本品治疗应与 LHRH 类似物或外科睾丸切除术治疗同时开始。

对于肾损害的患者无需调整剂量。

对于轻度肝损害的患者无需调整剂量，中重度肝损伤的病人适当减量。

【不良反应】

1. 本品一般来说有良好的耐受性，少有因不良反应而停药的情况。

2. 本品的药理作用可以引起某些预期的反应，包括面色潮红、瘙痒，乳房触痛和男性乳房女性化，可随睾丸切除术减轻。

3. 本品也可能引起腹泻、恶心、呕吐、乏力和皮肤干燥。

4. 极少出现重度的肝功能变化，这种改变常常是短暂的。无论是继续治疗还是随即中止治疗均可逐渐消退或改善。

【禁忌】

1. 妇女和儿童禁用。

2. 对本品过敏者禁用。

【注意事项】

1. 本品广泛在肝脏代谢。数据表明严重肝损害的病人药物清除可能会减慢，由此可能导致蓄积。所以本品对有中、重度肝损伤的病人应慎用。由于可能出现肝脏改变，应考虑定期进行肝功能检测。主要的改变一般在本品治疗的最初 6 个月内出现。严重的肝功能改变很少见于本品的治疗。如果出现严重改变应停止本品治疗。

2. 本品可抑制 CYP3A4 活性，因此当与主要由 CYP3A4 代谢的药物联合应用时应谨慎。

3. 本品不会影响病人驾驶车辆及操作机械的能力，但因偶尔可能会出现嗜睡，有过此类作用的病人应予以注意。

4. FDA 对本药的妊娠安全性分级为 X 级。

【药物相互作用】

1. 本品与 LHRH 类似物之间无任何药效学或药代动力学方面的相互作用。

2. 体外试验显示 R - 比卡鲁胺是 CYP3A4 的抑制剂，对 CYP2C9、2C19 和 2D6 的活性有较小的抑制作用。

3. 虽然在以安替比林为细胞色素 P450 活性标志物的临床研究中未发现与本品之间潜在药物相互作用的证据，但在联合使用本品 28 天后，平均咪达唑仑暴露水平（AUC）增加至 80%。对于治疗指数范围小的药物，该增加程度可具有相关性。因此，禁忌联合使用特非那定、阿司咪唑或西沙比利，且当本品与环孢素和钙通道阻滞剂联合应

用时应谨慎。尤其当出现增加药效或药物不良反应迹象时，可能需要减低这些药物的剂量。对环孢素，推荐在本品治疗开始或结束后密切监测血浆浓度和临床状况。

4. 当本品与抑制药物氧化的其他药物，如西咪替丁和酮康唑同时使用时应谨慎。理论上，这样可以引起本品血浆浓度增加，从而理论上增加药物的副作用。

5. 体外研究表明本品可以与双香豆素类抗凝剂如华法林竞争其蛋白结合点，因此建议在已经接受双香豆素类抗凝剂治疗的病人，如果开始服用本品，应密切监测凝血酶原时间。

【规格】片剂：50mg。胶囊剂：50mg。

3.5　选择性雌激素受体调节剂

他莫昔芬
Tamoxifen

【其他名称】三苯氧胺。

【药理作用】他莫昔芬为非固醇类抗雌激素药物。其结构与雌激素相似，存在 Z 型和 E 型两个异构体。两者物理化学性质各异，生理活性也不同，E 型具有弱雌激素活性，Z 型则具有抗雌激素作用。如果乳腺癌细胞内有雌激素受体（ER），则雌激素进入肿瘤细胞内，与其结合，促使肿瘤细胞的 DNA 和 mRNA 的合成，刺激肿瘤细胞生长。而他莫昔芬 Z 型异构体进入细胞内，与 ER 竞争结合，形成受体复合物，阻止雌激素作用的发挥，从而抑制乳腺癌细胞的增殖。

【适应证】

1. 治疗女性复发转移性乳腺癌。

2. 用作乳腺癌手术后转移的辅助治疗，预防复发。

3. 用于治疗卵巢癌、子宫内膜癌及子宫内膜异位症等。

【用法用量】每次口服 10mg，每天 2 次，也可每次 20mg，每天 2 次。

【不良反应】

1. 治疗初期骨和肿瘤疼痛可一过性加重，继续治疗可逐渐减轻。

2. 胃肠道反应：食欲不振，恶心，呕吐，腹泻。

3. 生殖系统：月经失调，闭经，阴道出血，

外阴瘙痒，子宫内膜增生，内膜息肉和内膜癌。

4. 皮肤：颜面潮红，皮疹，脱发。

5. 骨髓：偶见白细胞和血小板减少。

6. 肝功能：偶见异常。

7. 眼睛：长时间（17个月以上）大量（每天240~320mg）使用可出现视网膜病变或角膜浑浊。

8. 罕见的、需引起注意的不良反应：精神错乱，肺栓塞（表现为气短）、血栓形成、无力，嗜睡。

【禁忌】

1. 对本药过敏者禁用。

2. 有眼底疾病者禁用。

3. 有深部静脉血栓史、肺栓塞史或正在接受抗凝治疗的患者禁用。

4. 孕妇、哺乳期妇女禁用。

【注意事项】

1. 肝功能异常者应慎用。如有骨转移，在治疗初期需定期查血钙。

2. FDA对本药的妊娠安全性分级为D级。

【药物相互作用】

1. 本药与氟尿嘧啶、环磷酰胺、甲氨蝶呤、长春新碱及多柔比星等合用可提高疗效。

2. 本药可以提高甲磺酸溴隐亭的多巴胺能作用。

3. 资料显示，本药可延长阿曲库铵的神经肌肉阻滞作用。

4. 本药可增强抗凝血药作用，不宜与抗凝血药（如华法林、双香豆素类抗凝剂）合用。

5. 抗酸药及西咪替丁、法莫替丁、雷尼替丁等可改变胃内pH值，使本药肠溶片提前分解，对胃产生刺激作用，合用时与上述药物应间隔1~2小时。

6. 雌激素可影响本药治疗效果，不宜合用。

7. 体外试验研究结果显示，本药可能抑制他克莫司的代谢。

8. 与丝裂霉素合用，发生溶血性血尿综合征的危险性增加。

9. 本药与雷公藤内酯合用，可导致小鼠肿瘤生长加快，故合用时应谨慎。

10. 与别嘌醇合用，可加重本药肝毒性。

11. 与其他细胞毒性药物合用，有增加血栓栓塞的危险。

【规格】片剂：10mg；20mg。

福美坦

Formestane

【其他名称】4-羟基雄甾烯二酮、4-羟雄甾烯二酮、福美司坦。

【药理作用】本药可选择性抑制芳香化酶，阻断在外周组织和癌组织中由雄激素向雌激素转化的生物过程，大大减少体内雌激素，从而抑制乳腺癌生长。由于它抑制芳香化酶的特异性很高，不影响肾上腺皮质激素的合成，因此不需要补充糖皮质激素，也不会引起雄激素前体的蓄积。

【适应证】自然或人工绝经的乳腺癌病人，包括其他内分泌治疗（如他莫昔芬）无效的病人。

【用法用量】一次250mg，每2周1次，臀部深肌肉注射。

【不良反应】

1. 可出现全身瘙痒、荨麻疹、斑丘疹和面部水肿。很少引起脱发，个别乳腺癌患者面部毛发增多。

2. 肌肉注射后常见局部疼痛、瘙痒和注射部位肿块（可伴有疼痛），偶见无菌性脓肿。

3. 少数患者出现恶心、消化不良、腹部痉挛和便秘，少见呕吐。

4. 可见头晕、嗜睡、情绪不稳定（由雌激素抑制引起）、共济失调和非特异性不适感。

5. 白细胞减少极少见，周围性水肿很少见。

6. 长期大量使用可出现视力障碍。

【禁忌】

1. 对本药过敏者禁用。

2. 绝经前妇女、孕妇和哺乳期妇女禁用。

3. 儿童禁用。

【注意事项】

1. 肝肾功能不良者，不需调整剂量。

2. 驾车或操纵机器应小心，因偶见头昏、嗜睡或昏睡。

3. 避免不小心将药物注入血管中，否则有效成分将迅速进入血液循环中，在注药后会立即出现口苦、面色潮红、心动过速、呼吸困难或晕眩。不应注射在上次注射所引起的硬结或炎症区域中。

【药物相互作用】至今尚无本药与其他抗癌药联合用药的资料。曾见一例合用苯妥英钠的病人发生面部多毛症。

【规格】注射用福美坦：250mg。

3.6　孕激素类

甲地孕酮
Megestrol

【其他名称】去氢甲孕酮。

【药理作用】本品为半合成孕激素衍生物，对激素依赖性肿瘤有一定抑制作用。其作用机理可能是通过对垂体促性腺激素分泌的影响，控制卵巢滤泡的发育及生长，从而减少雌激素的产生。作用于雌激素受体，阻止其合成和重新利用，干扰其与雌激素的结合，抑制瘤细胞生长。此外，还可拮抗糖皮质激素受体，干扰类固醇激素受体与细胞生长分化相关的调节蛋白间的相互作用。

【适应证】主要用于治疗晚期乳腺癌和晚期子宫内膜癌，对肾癌、前列腺癌和卵巢癌也有一定疗效。并可改善晚期肿瘤患者的食欲和恶病质。

【用法用量】

1. 乳腺癌：一次 40mg，一日 4 次，一日量 160mg，连续 2 个月。

2. 子宫内膜癌：一次 10～80mg，一日 4 次，一日量 40～320mg，或一次 160mg，每日 1 次。

【不良反应】

1. 体重增加为本品常见不良反应，是由于体内脂肪和体细胞体积增加所致，而不一定伴有液体潴留。对于晚期癌症恶病质及体重下降患者，这种副作用常常是有益的。

2. 血栓栓塞现象罕见报道，包括血栓性静脉炎及肺动脉栓塞。

3. 可引起乳房痛、溢乳、阴道流血、月经失调、脸潮红。也有肾上腺皮质醇作用，满月脸、高血压、高血糖。子宫出血发生率为 1%～2%。偶见恶心及呕吐，罕见呼吸困难、心衰、皮疹等反应。

【禁忌】

1. 对本品过敏者禁用。

2. 对伴有严重血栓性静脉炎、血栓栓塞性疾病、严重肝功能损害和因骨转移产生的高钙血症患者禁用。

3. 孕妇及哺乳期妇女禁用。

【注意事项】

1. 对接受本品治疗的患者应进行常规的密切监测，对未控制的糖尿病及高血压患者需小心使用。

2. 不主张用于乳腺癌的术后辅助治疗。

3. FDA 对本药的妊娠安全性分级为 X 级。

【规格】片剂：40mg；160mg。胶囊剂：40mg；80mg；160mg。

甲羟孕酮
Medroxyprogesterone

【其他名称】安宫黄体酮、雌二醇酯、甲孕酮。

【药理作用】孕激素类药，作用于子宫内膜，能促进子宫内膜的增殖分泌，通过对下丘脑的负反馈，抑制垂体前叶促黄体生成激素的释放，抑制卵巢的排卵过程。抗癌作用可能与抗雌激素作用有关。

【适应证】用于不能手术的复发性或转移性激素依赖性肿瘤的姑息治疗或辅助治疗，如子宫内膜癌、肾癌、乳腺癌等。

【用法用量】

1. 子宫内膜癌及肾癌：每日 0.2～0.4g。

2. 乳腺癌：每日 0.4～0.8g，甚至每日高达 1g。性激素疗法至少需要治疗 8～10 周才有反应。

3. 各种癌症病人恶病质及疼痛的姑息治疗：每日 0.5～1g。

4. 对各种癌症化疗时保护骨髓作用：每日 0.5～1g，从化疗前 1 周服至一个疗程后 1 周。

【不良反应】

1. 与其他孕酮类药物相似，可能出现乳房痛、溢乳、闭经、子宫颈糜烂或子宫颈分泌改变以及男性乳房女性化。

2. 精神方面：神经质、失眠、嗜睡、疲累、头晕。

3. 皮肤与黏膜：过敏反应包括瘙痒、麻疹、血管神经性水肿、全身性皮疹及无防御性反应等，少数病例有痤疮、秃头或多毛。

4. 胃肠道：恶心及消化不良，尤其会发生在应用较大剂量时。

5. 可能产生类似肾上腺皮质醇增多反应及高血钙反应，偶有阻塞性黄疸的报道。

【禁忌】

1. 对本品任何成分过敏者禁用。

2. 各种血栓栓塞性疾病（血栓性静脉炎、肺栓塞等）、严重肝功能损害、因肿瘤骨转移产生的高钙血症及月经过多者禁用。

3. 妊娠或哺乳期妇女禁用。

【注意事项】

1. 本药须在有经验的临床医师指导下使用，一旦出现因该药增强凝血机制而致血栓栓塞症状如偏头痛、视力减退、复视等情况应立即停药。

2. 在连续用大剂量本品治疗时，应注意有无高血压、水钠潴留、高钙血症等，如出现这些症状应调整用药。

3. 本品可能会引起一定程度体液滞留。患有癫痫、偏头痛、气喘、心脏功能不全或肾脏功能不全者，使用本品时应谨慎观察。

4. 有抑郁病史的病人需仔细观察，抑郁复发病情严重者需停止用药。

5. 某些病人使用孕激素时，对葡萄糖耐受性降低，因此糖尿病患者应慎用。

6. FDA 对本药的妊娠安全性分级为 X 级。

【药物相互作用】本药可显著降低氨鲁米特的生物利用度。

【规格】片剂：2mg；4mg；5mg；10mg；200mg；500mg。胶囊剂：100mg；250mg。注射液：1ml；150mg。注射用醋酸甲羟孕酮：100mg；150mg。

3.7　其他

托瑞米芬
Toremifene

【其他名称】氯三苯氧胺。

【药理作用】非类固醇类三苯乙烯衍生物，与同类其他药物例如三苯氧胺和克罗米芬相比，枸橼酸托瑞米芬与雌激素受体结合，可产生雌激素样或抗雌激素作用，或同时产生两种作用，这主要因疗程长短、动物种类、性别和靶器官的不同而定。一般来说，非类固醇类三苯乙烯衍生物在人和大鼠中主要表现为抗雌激素作用，在小鼠身上表现为雌激素样作用。

枸橼酸托瑞米芬与雌激素竞争性地与乳腺癌细胞质内雌激素受体相结合，阻止雌激素诱导的癌细胞 DNA 的合成及增殖。一些试验性肿瘤应用大剂量枸橼酸托瑞米芬，显示出枸橼酸托瑞米芬有非雌激素依赖的抗肿瘤作用。

枸橼酸托瑞米芬的抗乳腺癌作用主要是抗雌激素作用，还可能有其他抗癌机制（改变肿瘤基因表达、分泌生长因子、诱导细胞凋亡及影响细胞动力学周期）。

【适应证】适用于治疗绝经后妇女雌激素受体阳性（或不详）的转移性乳腺癌。

【用法用量】推荐剂量为每日 1 次，每次 60mg。

肾功能不全患者不需调整剂量。本药主要在肝脏代谢，肝功能不全时需要调整剂量，但尚无调整的具体指导原则，应谨慎服用托瑞米芬。

【不良反应】

1. 常见的不良反应为面部潮红、多汗、子宫出血、白带、疲劳、恶心、皮疹、瘙痒、头晕及抑郁。这些不良反应一般很轻微，主要因为托瑞米芬的激素样作用。

2. 血栓栓塞事件，包括深静脉栓塞及肺栓塞。

3. 用枸橼酸托瑞米芬治疗有肝酶水平改变（转氨酶升高）及在非常罕有情形下出现较严重肝功能异常（黄疸）。

4. 在骨转移患者开始用枸橼酸托瑞米芬治疗的开始期可出现高钙血症。

5. 由于托瑞米芬的部分类雌激素作用，子宫内膜增厚可能在治疗期间发生。子宫内膜的改变包括增生、息肉及肿瘤的风险增加。这可能与潜在的机制（类雌激素刺激）有关。

【禁忌】

1. 对本药过敏者禁用。

2. 儿童、孕妇及哺乳期妇女禁用。

3. 既往有血栓栓塞性疾病史者禁用。

【注意事项】

1. 治疗前进行妇科检查，检查是否已有子宫内膜异常，之后最少每年进行一次妇科检查。附加子宫内膜癌风险患者，例如高血压或糖尿病患者，或肥胖高体重指数（＞30）患者，或有用雌激素替代治疗史患者应严密监测。

2. 对非代偿性心功能不全及严重心绞痛患者要密切观察。

3. 骨转移患者在治疗刚开始时可能出现高钙血症，故对这类患者要严密监测。

4. 尚无用于不稳定的糖尿病、严重功能状况改变或心力衰竭患者系统性数据。

5. 对驾驶及操作机械的能力无影响。

6. 运动员慎用。

7. FDA 对本药的妊娠安全性分级为 D 级。

【药物相互作用】

1. 未进行特别的相互作用研究。

2. 酶诱导剂例如苯妥英钠、苯巴比妥和卡马西平可加速托瑞米芬的排泄，使稳态血清浓度下降。出现这种情况时可能要将每日剂量加倍。

3. 已明确抗雌激素药物与法华林类抗凝血药物有协同作用，可引起出血时间严重增长，所以应避免与此类药物同时服用。

4. 理论上托瑞米芬的主要代谢途径为 CYP3A 酶系统，对该酶系统有抑制作用的药物例如酮康唑及类似的抗真菌药、红霉素和三乙酰夹竹桃霉素均可抑制托瑞米芬的代谢，故与此类药物同时应用要谨慎。

【规格】片剂：20mg；40mg；60mg。

戈舍瑞林
Goserelin

【药理作用】促黄体生成素释放激素类似物，长期使用抑制脑垂体促黄体生成素的合成，从而引起男性血清睾酮和女性血清雌二醇下降，停药后这一作用可逆，初期用药时可暂时增加男性血清睾酮和女性血清雌二醇的浓度。

男性病人在第一次注射此药后 21 天左右血清睾酮浓度下降至去势水平，并在以后的治疗中维持此浓度，这可使大多数病人的前列腺肿瘤消退，症状有所改善。

女性患者在初次给药后 21 天左右血清中雌二醇浓度受到抑制，并在以后每 28 天的治疗中维持在绝经后水平。

【适应证】

1. 前列腺癌：用于可用激素治疗的前列腺癌。

2. 乳腺癌：用于可用激素治疗的绝经前期及围绝经期妇女的乳腺癌。

3. 子宫内膜异位症：缓解症状，包括减轻疼痛并减少子宫内膜损伤的大小和数目。

【用法用量】在腹前壁皮下注射 3.6mg，每 28 天 1 次，如果必要可使用局部麻醉。对肾或肝功能不全者及老年病人不需调整剂量。

子宫内膜异位症的治疗不应超过 6 个月。

【不良反应】

1. 曾有报道出现皮疹，多为轻度，不需中断治疗即可恢复。

2. 偶然出现的局部反应，包括在注射位置出现轻度瘀血。

3. 有报道可引起血压的改变，一般无需治疗。

4. 男性病人不良反应包括潮红和性功能下降，

少有必需中断治疗，偶见乳房肿胀和触痛，给药初期前列腺癌症病人可能有骨骼疼痛暂时性加重，应对症处理。尿道梗阻和脊髓压迫的个别病例也曾有报道。

5. LHGH 激动剂用于男性可能引起骨质丢失。

6. 女性病人不良反应有潮红、多汗及性欲下降，无需中止治疗。也曾观察到头痛、情绪变化如抑郁、阴道干燥及乳房大小的变化。

7. 治疗初期乳腺癌的病人会有症状的加剧，应对症处理。

8. 极少数患有子宫内膜异位症的妇女在用 LHRH 类似物治疗期间闭经，停止治疗后月经不恢复。

【禁忌】

1. 已知对本品或其他 LHRH 类似物过敏者禁用。

2. 孕期及哺乳期妇女禁用。

【注意事项】

1. 对有发展为尿道阻塞或脊髓压迫危险的男性病人应慎用，而且在治疗的第一个月期间应密切监护病人，如果因尿道梗阻而引起脊髓压迫或肾脏损伤或恶化，则应给予适当治疗。

2. 妇女使用 LHRH 激动剂可能引起骨质丢失。对已知有骨代谢异常的妇女使用时应注意。

3. 目前尚无治疗子宫内膜异位症超过 6 个月的临床数据。

4. 无证据表明本药对驾驶或操作机械能力有影响。

5. FDA 对本药的妊娠安全性分级为 X 级。

6. 不推荐用于儿童。

7. 老年人用药尚无相关资料。

【药物相互作用】尚不明确。

【规格】醋酸戈舍瑞林缓释植入剂：3.6mg（以戈舍瑞林计）。

4　其他

重组人血管内皮抑制素
Recombinant Human Endostatin

【药理作用】重组人血管内皮抑制素为血管抑制类生物制品，其作用机理是通过抑制形成血管的内皮细胞迁移来达到抑制肿瘤新生血管的生成，从而阻断肿瘤的营养供给，达到抑制肿瘤增殖或

否用右丙亚胺应权衡利弊，只有在本品对胎儿的影响小于其益处时方可应用。本药是否由人乳汁排出尚不清楚，因为许多药物可由人乳汁中排出，对于用右内亚胺治疗期间的妇女应停止哺乳为宜。

【药物相互作用】

1. 在癌症病人中进行的交叉研究显示，固定剂量阿霉素 50mg/m² 与本药 500mg/m² 合用时，本药对阿霉素及其主要代谢产物阿霉素醇均未见有明显的影响。

2. 本药不影响阿霉素的药代动力学。

【规格】片剂：25mg；50mg。注射用盐酸右雷佐生：250mg；500mg。

唑来膦酸
Zoledronic Acid

【药理作用】唑来膦酸的药理作用主要是抑制骨吸收，其作用机制尚不完全清楚，可能与多方面作用有关。唑来膦酸在体外可抑制破骨细胞活动，诱导破骨细胞凋亡，还可通过与骨的结合阻断破骨细胞对矿化骨和软骨的吸收。唑来膦酸还可以抑制由肿瘤释放的多种刺激因子引起的破骨细胞活动增强和骨钙释放。

【适应证】

1. 用于恶性肿瘤溶骨性骨转移引起的骨痛。

2. 用于恶性肿瘤引起的高钙血症。

【用法用量】静脉滴注。成人每次 4mg，用 0.9% 氯化钠注射液或 5% 葡萄糖注射液 100ml 稀释后静脉滴注，滴注时间应不少于 15 分钟。每 3 ~ 4 周给药 1 次。

【不良反应】

1. 全身反应：本品最常见的不良反应是发热，还可见乏力、胸痛、腿肿、结膜炎。

2. 消化系统：恶心、呕吐、便秘、腹泻、腹痛、吞咽困难、厌食。

3. 心血管系统：低血压。

4. 血液和淋巴系统：贫血、低钾血症、低镁血症、低钙血症、低磷血症、粒细胞减少、血小板减少、全血细胞减少。

5. 肌肉与骨骼：骨痛、关节痛、肌肉痛。

6. 肾脏：血清肌酐升高（与给药时间有关）。

7. 神经系统：失眠、焦虑、兴奋、头痛、嗜睡。

8. 呼吸系统：呼吸困难、咳嗽、胸腔积液。

9. 感染：泌尿道感染、上呼吸道感染。

10. 代谢系统：厌食、体重下降、脱水。

11. 其他：流感样症状、注射部位出现红肿、皮疹、瘙痒等。

唑来膦酸的毒副反应多为轻度和一过性的，大多数情况下无需特殊处理，一般在 24 ~ 48 小时内自动消退。

【禁忌】

1. 对本品或其他双膦酸类药物过敏的患者禁用。

2. 严重肾功能不全者禁用。

3. 孕妇及哺乳期妇女禁用。

【注意事项】

1. 首次使用本品时应密切监测血清中钙、磷、镁以及血清肌酐的水平，如出现血清中钙、磷和镁的含量过低，应给予必要的补充治疗。

2. 伴有恶性高钙血症患者给予本品前应充分补水，利尿剂与本品合用时只能在充分补水后使用，本品与具有肾毒性的药物合用时应慎重。

3. 接受本品治疗时，如出现肾功能恶化，应停药至肾功能恢复至基线水平。

4. 对阿司匹林过敏的哮喘患者应慎用本品。

5. FDA 对本药的妊娠安全性分级为 D 级。

6. 对本品在儿童中使用的安全性及有效性尚未确立，暂不推荐使用。

7. 老年用药同成人，但老年患者往往肾功能较低下，给药时应密切监测肾功能状况。

【药物相互作用】

1. 本品与氨基糖苷类药物合用时应慎重，因氨基糖苷类药物具有降低血钙作用，可能延长低血钙持续时间。

2. 与利尿剂合用时可能会增大低血钙的危险性。

3. 与沙利度胺合用时会增加多发性骨髓瘤患者肾功能异常的危险性。

【规格】注射液：1ml：1mg；5ml：4mg。注射用唑来膦酸：4mg（按唑来膦酸无水物计）。

三氧化二砷
Arsenic Trioxide

【其他名称】亚砷酸。

【药理作用】本药治疗急性早幼粒细胞白血

病的机制尚不明确。研究显示，本药可显著抑制人肝癌细胞株 SMMC - 7721 细胞生长，其机制与诱导肝癌细胞发生凋亡有关，该细胞凋亡与用药剂量及时间相关。细胞周期分析显示，本药在 $1\mu g/ml$ 浓度下作用 24～72 小时，可使细胞生长受阻于 G_2/M 期。经本药处理 4 日后的食管癌细胞株 EC - 8712 和 EC - 171，可出现显著的凋亡特征。

【适应证】用于急性早幼粒细胞白血病（APL）、原发性肝癌晚期。

【用法用量】静脉滴注。

1. 成人

（1）APL：一次 5～10mg 或 $7mg/m^2$，一日 1 次，用 5% 葡萄糖注射液或 0.9% 氯化钠注射液 500ml 稀释后滴注 3～4 小时。4 周为一疗程，间歇 1～2 周，也可连续用药。

（2）原发性肝癌晚期：一次 7～8mg/m²，一日 1 次，用 5% 葡萄糖注射液或 0.9% 氯化钠注射液 500ml 稀释后滴注 3～4 小时。2 周为一疗程，间歇 1～2 周后可进行下一疗程。

2. 儿童：用于 APL，一次 0.16mg/kg，用法同成人。

【不良反应】本药的不良反应与患者个体对砷化物的解毒和排泄功能以及对砷的敏感性有关。较少出现骨髓抑制和外周血象（主要是白细胞）的下降，极少见精神及神经症状。较常见的不良反应为：①胃肠道：食欲缺乏、腹胀、腹部不适、恶心、呕吐及腹泻等。②肝脏：天冬氨酸氨基转移酶（AST）升高、丙氨酸氨基转移酶（ALT）升高、γ - 谷氨酰转肽酶（γ - GT）升高、血清胆红素升高等。③皮肤：干燥、红斑、色素沉着、丘疹。④其他：关节或肌肉酸痛、浮肿、轻度心电图异常、血尿素氮升高、头痛、指尖麻木。

【禁忌】

1. 对本品过敏者禁用。

2. 严重肝、肾功能不全者及孕妇禁用。

【注意事项】

1. 治疗过程中部分患者有白细胞增高现象，常出现在用药 2～3 周时，不必停止治疗，1 周后白细胞可自行下降，必要时可口服羟基脲降低白细胞。

2. 用药过程中有部分病人转氨酶轻度增高，可加用保肝药物，停药 2 周后可恢复至用药前水平。

3. 尚未有儿童用药引起异常情况的报道，但儿童患者不宜将本药作为首选药物。

4. 尚未有老年患者用药引起异常情况的报道。

5. FDA 对本药的妊娠安全性分级为 D 级。本药可分泌入乳汁，可能对哺乳婴儿产生危害，哺乳期妇女用药时应停止哺乳。

【药物相互作用】硫利达嗪、齐拉西酮与本药合用，有增加心脏毒性的危险（QT 间期延长、尖端扭转型室性心动过速、心脏停搏），故不宜合用。

【规格】注射液：5ml：5mg；10ml：10mg。注射用三氧化二砷：5mg；10mg。

香菇多糖
Lentinan

【药理作用】具有免疫增强作用。其在体内虽无直接杀伤肿瘤细胞作用，但可通过增强机体的免疫功能而发挥抗肿瘤活性。在体内能使脾脏和腹腔的 NK 细胞活性增强，诱生干扰素与本品剂量相关。其活性与白细胞介素或干扰素诱导剂有协同作用。

【适应证】用于恶性肿瘤的辅助治疗。

【用法用量】

1. 口服：一次 12.5mg，一日 2 次。

2. 注射：一次 1～2mg，一周 2 次。用 2ml 注射用水振摇溶解，加入 250ml 生理盐水或 5% 葡萄糖注射液中静脉滴注，或用 5% 葡萄糖注射液 5～10ml 完全溶解后静脉注射。

【不良反应】

1. 休克：较为罕见，因此在病人用药后因密切观察。出现口内异常感、畏寒、心律失常、血压下降、呼吸困难等症状时应即停药并适当处理。

2. 皮肤：偶见皮疹、发红，应停药。

3. 呼吸系统：偶见胸部压迫感、咽喉狭窄感，应密切观察。发生时应减慢给药速度，如改静脉推注为滴注或减慢滴注速度。

4. 消化系统：偶见恶心、呕吐、食欲不振。

5. 神经系统：偶见头痛、头重、头晕。

6. 血液系统：偶见红细胞、白细胞及血红蛋白减少。

7. 其他：偶见发热、出汗、面部潮红等症状。

【禁忌】对本药过敏者禁用。

【注意事项】

1. 虽然临床试验仅有很少数病人发生头晕、胸闷、面部潮红等一过性反应，临床仍应注意过敏反应的可能性。

2. 孕妇及哺乳期妇女用药情况尚不明确

5. 由于尚无用于早产儿、新生儿和婴幼儿的临床经验，要慎重使用。

【药物相互作用】本品应避免与维生素 A 制剂混用。

【规格】片剂：2.5mg。注射液：2ml：1mg。注射用香菇多糖：1mg。

第十八章　临床各科用药

1　外科用药及消毒防腐收敛药

过氧乙酸
Peracetic Acid

【其他名称】过乙酸、过氧醋酸、过醋酸。

【药理作用】由浓过氧化氢液作用于乙酸酐制成，为强氧化剂，遇有机物放出新生态氧而起氧化作用，杀菌能力强大，可以迅速杀灭各种微生物，包括病毒、细菌、真菌及芽孢，其分解产物无残留毒性。常用为消毒杀菌药。

【适应证】可用于对物体表面、皮肤、黏膜、食具、蔬菜、水果、环境的消毒。

【用法用量】用前按规定比例用水稀释。最常用的稀释倍数为500倍（1:500），即用20%的本品2ml加水998ml制得，含过氧乙酸实际浓度为0.04%。

1. 空气消毒：1:200液对空气喷雾，每立方米空间用药30ml。密闭50~60分钟。

2. 预防性消毒：食具、毛巾、水果、蔬菜等用1:500液洗刷浸泡，禽蛋用1:1000液浸泡，时间为5分钟。

3. 有可能被污染时消毒方法：①诊查后洗手：1:500液洗刷2分钟，接触肺结核或麻风时应用1:200浓度，消毒液每天更换1~2次。②体温表：1:200液浸泡30分钟，消毒液每天更换1~2次。③食具、药瓶、注射器、玻片、吸管等：玻璃或瓷器器皿上的油污和血迹应先洗去，再用1:200液浸泡，肺结核患者的器皿：用1:100液浸泡。④地面、墙壁、家具、浴盆、运输车等：用1:500液喷雾或擦洗，注意喷洗均匀。⑤衣服、被单、玩具：用1:1000液浸泡2小时，肺结核患者用品用1:200液。⑥垃圾、废物：用1:500液喷雾或浸泡，肺结核患者的物品用1:100液。⑦生活污水：按1:10万浓度加药并混匀，放置2小时。

【不良反应】可见接触性皮炎、急性湿疹、酸性眼结膜损伤，可诱导支气管哮喘、过敏性鼻炎

史者旧病复发。

【禁忌】过敏体质者禁用。

【注意事项】

1. 对金属有腐蚀性，勿用于金属器械的消毒。

2. 有漂白作用，可使有色织物褪色。

3. 配制过氧乙酸时，忌与碱或有机物质混合，以免发生爆炸。

4. 稀释后的过氧乙酸溶液分解较快，必须临用前配制，稀释液常温下保存不宜超过2天。

5. 本品的作用与温度有关系，如气温低于10℃，则应延长消毒时间。

6. 若为二元瓶装，可将A、B液混合摇匀后放置24~48小时后使用。

【药物相互作用】本品遇热、金属离子、碱性物质和有机物可加速分解，分解产物均为无毒物质。

【规格】溶液剂：16%~20%。

聚维酮碘
Povidone Iodine

【其他名称】碘伏、碘附、强力碘。

【药理作用】本品是碘与表面活性剂聚维酮相结合而成的松散络合物。聚维酮起载体和助溶作用，有助于溶液对物体的润湿和穿透，从而加强碘的杀菌作用。其中80%~90%的结合碘在溶液中可解聚成游离碘。本品有广谱的抗微生物作用，对多种细菌、芽孢、病毒、真菌、衣原体、支原体等有杀灭作用。其作用机制是本品接触创面或患处后，能解聚释放出所含碘使病原体胞膜通透，屏障破坏，核酸漏出，酶活性降低，从而死亡。特点是对组织刺激性小，适用于皮肤、黏膜感染。

【适应证】用于化脓性皮炎、皮肤真菌感染、小面积轻度烧伤及念珠菌性阴道炎、细菌性阴道炎、混合性阴道炎、老年性阴道炎等。

【用法用量】

1. 皮肤消毒：注射部位消毒，30秒钟以上。

术野皮肤消毒，0.5% 溶液均匀涂擦 2 次。

2. 黏膜创伤或感染：用 0.1% ~ 0.25% 溶液冲洗或涂擦病患部位。

3. 皮肤感染：0.5% 溶液局部涂擦。

4. 阴道或直肠给药：每晚睡前 1 次，一次 1 支软膏（乳膏）或 1 个栓剂，7 ~ 10 日为一疗程。

【不良反应】极个别病例用药时创面黏膜局部有轻微短暂刺激、烧灼感或瘙痒，片刻后即自行消失，无需特别处理。

【禁忌】孕妇及哺乳期妇女禁用。

【注意事项】

1. 本品为外用药，切忌口服。如误服中毒，应立即用淀粉糊或米汤洗胃，并送医院救治。

2. 用药部位如有烧灼感、红肿等情况应停药，并将局部药物洗净，必要时向医师咨询。

3. 对碘过敏者慎用。

4. 创面过大者不宜使用。

5. 有机物可降低其作用。

6. FDA 对本药的妊娠安全性分级为 D 级。

【药物相互作用】

1. 本品不得与碱、生物碱、水合氯醛、酚、硫代硫酸钠、淀粉、鞣酸同用或接触。

2. 不可与汞溴红溶液同时涂用。

3. 在高 pH 值下杀菌活性降低。本品与过氧化氢混合可引起爆炸。

【规格】溶液剂：0.5%；1%；5%。软膏剂：10%。栓剂 0.29g。凝胶剂：10%。

氯己定
Chlorhexidine

【其他名称】洗必泰。

【药理作用】本品为表面活性剂，具有相当强的广谱抑菌、杀菌作用，是一种较好的杀菌消毒药，对革兰阳性和阴性菌的抗菌作用比苯扎溴铵强。本品带阳电荷，口腔含漱时吸附在带阴电荷的斑块和口腔黏膜表面，随后吸附的药物从这些部位弥散，逐渐析出产生持续的作用，直至 24 小时后在唾液中浓度降低，本品吸附在细菌胞浆膜的渗透屏障，使细胞内容物漏出，低浓度时呈抑菌作用，高浓度时呈杀菌作用。即使在有血清、血液等存在时仍有效。对芽孢、抗酸杆菌、真菌和病毒无效。

【适应证】消毒防腐药。也可用于口腔炎、牙龈炎及咽峡炎等。

【用法用量】

1. 手的消毒：以 1：5000 水溶液泡手 3 分钟。

2. 术野消毒：用 0.5% 乙醇（70%）溶液，其效力约与碘酊相当，但无皮肤刺激，亦不染色，因而特别适用于面部、会阴部及儿童的术野消毒。

3. 创伤伤口消毒：用 1：2000 水溶液冲洗。

4. 含漱消炎：以 1：5000 溶液漱口，对咽喉炎及口腔溃疡有效。

5. 烧伤、烫伤：用 0.5% 乳膏或气雾剂涂抹或喷洒。

6. 分娩时产妇外阴及其周围皮肤消毒、阴道镜检滑润：用 0.1% 乳膏涂抹。

7. 器械消毒：消毒用 1：1000 水溶液，储存用 1：5000 水溶液，加入 0.1% 亚硝酸钠浸泡，隔两周换 1 次。

8. 房间、家具等消毒：用 1：200 水溶液喷雾或拭擦。

9. 尿路感染：用 0.02% 溶液膀胱冲洗。

10. 眼药水防腐：用 0.01% 溶液。

11. 伤口护理：用贴剂，清洁患处后贴在创伤处，用胶带固定。

12. 阴道感染或子宫糜烂：用栓剂，一次 20mg，一日 1 ~ 2 次。

13. 内痔、外痔等肛肠疾病及其手术前后的消毒和预防感染，用栓剂，一次 20mg，躺卧 15 分钟，一日 1 ~ 2 次。

【不良反应】偶见皮肤过敏或接触性皮炎。

【禁忌】对本品过敏者禁用。

【注意事项】

1. 误用高浓度溶液作膀胱冲洗可引起血尿，意外静脉用药可造成溶血。

2. 高浓度溶液对眼结膜刺激性强，并可软化口腔上皮发生溃疡。

3. 本品含漱液使用 1 周后，能使口腔黏膜着色，使用 6 个月可使牙齿着色。

4. FDA 对本药的妊娠安全性分级：口腔咽喉给药为 B 级，牙周植入为 C 级。

【药物相互作用】

1. 本品不宜与肥皂、阴离子表面活性剂、碘化钾等合用。

2. 与苯扎溴铵合用，对大肠杆菌有协同杀菌作用，两药混合液的消毒效力呈相加作用。

3. 当遇到黄芪胶、白陶土、钙、镁和锌等其药效会降低。

【规格】葡萄糖酸氯己定含漱剂：200ml：0.016g；500ml：0.04g。葡萄糖酸氯己定溶液剂：250ml：50g；250ml：12.5g。醋酸氯己定外用片：5mg。醋酸氯己定霜剂：1%。醋酸氯己定软膏剂：1%。

甲酚磺酸
Cresol Sulfonic Acid

【其他名称】煤酚磺酸。

【药理作用】本品是甲酚经磺化制得的一种杀菌力强、溶解度高、毒性较小的杀菌消毒剂。与甲酚相比，降低了毒性，提高了水溶性。其杀菌力较煤酚皂溶液强，其0.1%溶液的消毒作用与70%乙醇、0.1%过氧乙酸、3%煤酚皂溶液相当。

【适应证】消毒防腐药。

【用法用量】

1. 甲酚磺酸溶液：常用浓度为0.1%，可代替过氧乙酸用于环境消毒。

2. 甲酚磺酸钠溶液：可代替煤酚皂溶液用于洗手、洗涤和消毒器械及用具等。

3. 甲酚磺酸烷基磺酸钠皂溶液：可用于公共场所，洗涤毛巾，消毒浴池。用于理发刮脸兼有肥皂与消毒剂的滑润清洁作用，且无刺激性，可防治头癣、脱发、头皮过多症。

【不良反应】尚不明确。

【禁忌】对本品过敏者禁用。

【注意事项】尚不明确。

【药物相互作用】尚不明确。

【规格】甲酚磺酸溶液：0.1%。

戊二醛
Glutaral

【其他名称】胶醛。

【药理作用】

1. 本品的碱性水溶液有较好的杀菌作用，其作用主要依靠醛基，此类药物主要作用于菌体蛋白的巯基、羟基、羧基和氨基，可使之烷基化，引起蛋白质凝固，造成细菌死亡。当pH为7.5～8.5时作用最强，可杀灭细菌繁殖体、芽孢、真菌、病毒，作用较甲醛强2～10倍，是一种较好的灭菌剂。

2. 1.5%碱性水溶液（加入0.3%碳酸氢钠，将pH调为7.7～8.3），在20℃下，可以杀灭金黄色葡萄球菌、酿脓链球菌、肺炎双球菌、大肠杆菌、铜绿假单胞菌等繁殖体，作用时间只需1～2分钟，杀灭真菌所需的时间相同。其2%的碱性水溶液杀灭结核杆菌的作用时间需30分钟以上；杀灭各种病毒如脊髓灰质炎病毒、柯萨奇病毒、疱疹病毒、牛痘病毒、腺病毒、流感病毒等，需作用10分钟；杀灭细菌的芽孢则需3小时左右。

3. 2%碱性异丙醇水溶液（70%异丙醇加0.3%碳酸氢钠），能在数分钟内杀灭结核杆菌，于2～3小时内杀灭枯草杆菌、短小杆菌、破伤风杆菌等的芽孢，可用于消毒内镜、温度计、橡胶与塑料制品以及不能用加热法来消毒的各种医疗器械。

【适应证】用于医疗器械、各种餐具和室内各种用具的消毒，也可用于治疗寻常疣、甲癣和多汗症。

【用法用量】

1. 碱性戊二醛水溶液或异丙醇溶液（2%，pH为7.5～8.5）：对细菌繁殖体的作用时间为10～20分钟，对细菌芽孢为4～12小时。用于消毒不宜加热处理的内镜等器械，浸泡10小时。10%溶液用于治疗寻常疣、甲癣和多汗症，局部涂擦，一日1～2次。配制好的2%碱性水溶液在室温下经14天后，杀菌作用即明显减退。

2. 酸性强化戊二醛液：由2%戊二醛加入0.25%聚氧乙烯脂肪醇醚而成，pH值在3.2～4.6。酸性强化戊二醛溶液具有很好的杀菌作用，但对细菌芽孢的杀灭速度低于碱性戊二醛溶液。其稳定性好，可在室温贮存18个月。2%酸性强化戊二醛可直接用于物品的消毒与杀菌。缺点是易致金属器械生锈。

3. 人造心脏瓣膜消毒液：为其0.65%溶液，pH与血液相似，系磷酸盐缓冲液。

4. 戊二醛气体：用于密闭空间内表面的熏蒸消毒，因其不易在物体表面聚合，故优于甲醛。

【不良反应】

1. 重复使用可引起皮炎和皮肤过敏，对人体组织具有中等毒性。

2. 本品蒸气对鼻、眼、呼吸道有刺激，可引起咳嗽、吞咽困难、喉头痉挛、气管炎和肺炎，甚至导致罕见肺水肿，反复吸入可发生哮喘。

【禁忌】对本品过敏者禁用。

【注意事项】

1. 勿用于面部、肛门、生殖器等部位，以免刺激黏膜。

2. 误服后可使消化道黏膜产生炎症、坏死和溃疡，引起剧痛、呕吐、呕血、便血、血尿、尿闭、酸中毒、眩晕、抽搐、意识丧失和循环衰竭。误服后可服用牛奶、水、活性炭或其他可缓和胃肠道刺激的药物，但应避免洗胃和使用催吐药，如有必要可进行辅助通气并治疗休克，纠正酸中毒。

3. 各种物品消毒后，放置 2 小时以上未用时，需重新消毒后再使用。

4. 其碱性溶液对光学仪器无损害，但可腐蚀铝制品。

5. 消毒浓度均不得低于 2%。器械消毒需加 0.5% 亚硝酸钠，以防锈蚀。

6. 温度高，杀菌作用增强，温度低于 15℃，杀菌效果下降。但温度系统较甲醛低。

【药物相互作用】不宜与肥皂、甲醛、红汞及硝酸银等配合使用。

【规格】溶液剂：25% 浓度，供配制各种消毒液之用。

氯溴异氰酸
Chlorobromotriisocyanic Acid

【其他名称】氯溴三聚异氰酸、691 饮水消毒剂。

【药理作用】是氯化异氰尿酸类消毒药之一。本品杀菌谱较广，对细菌繁殖体、病毒、真菌孢子及细菌芽孢等都有较强的杀灭作用。

【适应证】临床上可以用作局部抗感染药，也可用以处理污染物品和粪便等排泄物。在卫生防疫方面，除用于饮水消毒外，还可用以配制去垢消毒剂、去污粉和食具洗涤液等。

【用法用量】

1. 喷洒消毒：可用于病室的墙壁、地面以及用具、器械等的消毒。如为病室，每 100m² 用药液 25L（浓度为 0.5% ~1%，临用新配），喷洒后保持湿润半小时，即可达到消毒目的（对病毒效果不好）。

2. 烟熏消毒：喷洒消毒不便或不彻底时，可采用本法。每立方米空间用防消散 5g，与 1/2 量的助燃剂（如焦糠）混合点后燃于室内，密闭门窗 2~12 小时后，敞开门窗通风即可。

3. 干粉处理：可用于含水分较多的排泄物或潮湿地面的消毒。用量可按排泄物量的 1/5 ~1/10 计算。处理时应略加搅拌，待作用 2~4 小时（必要时，可延长为 6~12 小时）后再清除。

4. 复方消毒剂：将本类药物与适当的洗涤剂混合配制，即可得到不同的复方消毒剂。例如本品 8~30g 与十二烷基苯磺酸钠 1~5g 及加水至 100ml 配成的去垢消毒剂以及本品 1~3g 与十二烷基苯磺酸钠 1~3g 及加水至 100ml 配成的餐具洗涤液。

【不良反应】尚不明确。

【禁忌】尚不明确。

【注意事项】

1. 用于喷洒消毒时，由于本类药物具有腐蚀和漂白作用，故使用时应戴好口罩、手套等防护用具。如喷于织物或金属器械上时，应于消毒后用水冲洗干净，以防止其腐蚀和漂白。

2. 因本品的烟熏剂为表面消毒剂，穿透力较差，故消毒时的用具应事先洗刷干净，晾干后方可消毒。如果用硝铵类易燃物作助燃剂，应临用时混合，以免发生自燃或爆炸。

【药物相互作用】十二烷基苯磺酸钠对氯溴异氰酸等物有增效作用。

二溴海因
Dibromohydantoin

【其他名称】二溴二甲基乙内酰脲、二溴二甲基海因。

【药理作用】本品在水中水解主要形成次溴酸，以次溴酸的形式不断地释放出活性溴，起到杀菌效果。是一种高效、安全的杀菌消毒剂，具有强烈杀灭细菌、真菌及病毒的效果，且有杀灭水体不良藻类的功效。

【适应证】可用于人类及鱼、虾、蛙、甲鱼等水产养殖中各种疾病的预防和治疗，还可用于游泳池消毒、水果保鲜和工业用循环水灭藻以及日常生活消毒等。

【用法用量】本品曾是中国疾病预防控制中心推荐的预防非典型肺炎的消毒剂之一。

1. 地面、墙壁消毒：用含有效溴 500 ~1000mg/L 的二溴海因溶液喷雾，水泥墙、石灰墙用量为 100ml/m²，其喷洒量不宜超过其吸液量，地面喷洒量为 200~300ml/m²。

2. 患者用过的餐（饮）具、污染过的衣物消毒：用含有效溴 250～500mg/L 的二溴海因溶液浸泡 30 分钟，再用清水洗净。

【不良反应】尚不明确。

【禁忌】对本品过敏者禁用。

【注意事项】

1. 温度对消毒效果略有影响，温度降低，消毒速度变慢。

2. 正常使用剂量范围内无腐蚀性，但在高浓度时具有腐蚀性。使用本品应注意戴橡胶手套，避免与皮肤接触，潮湿的皮肤长期接触本品会有过敏反应，夏季操作尤其应当注意。

3. 对金属除不锈钢之外，均有腐蚀作用。

【药物相互作用】尚不明确。

【规格】粉剂：活性溴含量为 54%～55%。片剂：每片有效溴含量为 440～540mg。

三氯生
Triclosan

【其他名称】氯羟二苯醚、三氯散、玉洁新。

【药理作用】直接作用于微生物细胞壁，破坏细胞壁的通透性，使细胞内容物大量漏出或有害物质大量渗入，均可使微生物致死。本品对细菌繁殖体有较强的杀灭作用，对革兰阳性菌比革兰阴性菌作用强，对真菌也有明显的杀菌作用。其杀菌作用与氯己定类似，比季铵盐类作用略强，对耐甲氧西林金黄色葡萄球菌的杀灭作用比氯己定强，但对铜绿假单胞菌效果不如氯己定。

【适应证】用于皮肤、口腔黏膜及怕腐蚀表面的消毒。

【用法用量】

1. 皮肤黏膜的消毒：0.5%～1% 乙醇溶液，直接浸泡、冲洗或擦拭。

2. 表面消毒：0.5%～1% 水溶液，适宜怕腐蚀表面的消毒。

3. 口腔黏膜的消毒：0.5% 水溶液，漱口、涂擦或冲洗。

【不良反应】偶见皮肤过敏现象。

【禁忌】对本品过敏者禁用。

【注意事项】原粉剂储存稳定，配制成使用浓度时，水溶液稳定性有所下降。

【药物相互作用】尚不明确。

【规格】乙醇溶液：0.5%；0.7%。

腐植酸钠
Sodium Humate

【其他名称】富新钠。

【药理作用】本品是一种胶体物质，具有较强的吸附和螯合作用，可以吸附大量的阴道分泌物，保持阴道内壁洁净，并具有一定的抗炎作用。其消炎作用与抑制透明质酸酶活性和活化垂体 - 肾上腺皮质系统有关。本品在一定条件下具有沉淀蛋白质作用，这与其抗炎、收敛作用有关。

【适应证】临床上外用于收敛、止血、止痛、止痒、抗渗出、消炎、消肿等。常用于治疗宫颈糜烂，也可用于老年性阴道炎、外阴炎以及外伤溃疡等。

【用法用量】

1. 宫颈糜烂及老年性阴道炎：先用棉球蘸本品 1% 水溶液擦净患处（或阴道常规消毒），将带线棉球蘸 20% 本品糊剂均匀涂敷并留置于阴道患处，12～24 小时后牵线取出棉球，每隔一日上药 1 次，10 日为一疗程。

2. 炎症、外伤溃疡等：可用本品 1% 水溶液浸洗、湿敷。

【不良反应】偶见小腹隐痛及烧灼感，继续用药几次可自行消失。个别出现出血现象，停药后可自行止血，仍可继续使用。

【禁忌】对本品过敏者禁用。

【注意事项】

1. 治疗过程中禁止性交及盆浴。

2. 1% 水溶液制成后夏季以不超过 1 周为宜。

【药物相互作用】尚不明确。

【规格】粉剂：5g；25g。溶液剂：1%。糊剂：20%。

苯扎溴铵
Benzalkonium Bromide

【其他名称】新洁尔灭。

【药理作用】本品为季铵盐阳离子表面活性剂类广谱杀菌剂，能改变细菌胞浆膜通透性，使菌体胞浆物质外渗，阻碍其代谢而起杀灭作用。对革兰阳性细菌作用较强，但对绿脓杆菌、抗酸杆菌和细菌芽孢无效。能与蛋白质迅速结合，遇有血、棉花、纤维素和有机物存在，作用显著降低。对皮肤和组织无刺激性，对金属、橡胶制品无腐蚀作用。

【适应证】用于手术前皮肤消毒、黏膜和伤口消毒、手术器械消毒。

【用法用量】创面消毒用 0.01% 溶液；皮肤及黏膜消毒用 0.1% 溶液；手术前洗手用 0.05% ～ 0.1% 溶液浸泡 5 分钟；手术器械消毒用 0.1% 溶液煮沸 15 分钟，再浸泡 30 分钟；0.005% 以下溶液作膀胱和尿道灌洗；0.0025% 溶液作膀胱保留液。

【不良反应】曾报道引起变态反应性结膜炎、视力减退、接触性皮炎，也有报道 3% 溶液灌肠数分钟后引起恶心、出冷汗终致死亡。用作阴道冲洗亦有引起死亡的病例。

【禁忌】对本品过敏者禁用。

【注意事项】

1. 禁止与肥皂及盐类消毒药合用。

2. 不宜用于膀胱镜、眼科器械及合成橡胶制品的消毒。

3. 局部消毒时勿与碘酊、高锰酸钾、过氧化氢溶液、磺胺粉等并用。

【药物相互作用】

1. 与肥皂和其他阳离子表面活性剂、枸橼酸盐、碘化物、硝酸盐、高锰酸盐、水杨酸盐、银盐、酒石酸盐和生物碱存在配伍禁忌。

2. 与铝、荧光素钠、过氧化氢、白陶土、含水羊毛脂和部分磺胺药存在配伍禁忌。

【规格】水溶液：5%。

过氧化氢
Hydrogen Peroxide

【其他名称】双氧水。

【药理作用】本品为强氧化性消毒剂，在过氧化氢酶的作用下迅速分解，释出新生氧，对细菌组分发生氧化作用，干扰其酶系统而发挥抗菌作用。但本品作用时间短暂，有有机物质存在时杀菌作用降低。局部涂抹冲洗后能产生气泡，有利于清除脓液、血块及坏死组织。

【适应证】用于化脓性外耳道炎和中耳炎、文森口腔炎、齿龈脓漏、扁桃体炎及清洁伤口。

【用法用量】

1. 用 3% 溶液冲洗或湿敷。尤适用于厌氧菌感染以及破伤风、气性坏疽的创面。

2. 稀释至 1% 浓度用于扁桃体炎、口腔炎、白喉等的含漱。

【不良反应】

1. 高浓度对皮肤和黏膜产生刺激性灼伤，形成一疼痛"白痂"。

2. 以本品连续应用漱口可产生舌乳头肥厚，属可逆性。

3. 本品溶液灌肠，若过氧化氢浓度 ≥ 0.75% 可发生气栓或肠坏疽。

【禁忌】对本品过敏者禁用。

【注意事项】本品遇光、热易分解变质。

【药物相互作用】不可与还原剂、强氧化剂、碱、碘化物混合使用。

【规格】3% 水溶液：100ml；500ml。

2　皮肤科用药

2.1　皮肤抗细菌药

莫匹罗星
Mupirocin

【其他名称】假单胞菌酸、假单胞酸 A。

【药理作用】本品为局部外用抗生素，是由荧光假单胞菌产生的一种物质。作用于菌体内的异亮氨酸 tRNA 合成酶与异亮氨酸结合点，阻碍氨基酸的合成，同时耗竭细胞内 tRNA，使敏感菌的 RNA 和蛋白质合成中止而起抑菌和杀菌作用。本品对与皮肤感染有关的各种革兰阳性球菌有很强的抗菌活性，对耐药金黄色葡萄球菌也有效。对某些革兰阴性菌有一定的抗菌作用。与其他抗生素无交叉耐药性。

【适应证】用于革兰阳性球菌引起的皮肤感染，例如脓疱病、疖肿、毛囊炎等原发性皮肤感染，及湿疹合并感染、溃疡合并感染、创伤合并感染等继发性皮肤感染。

【用法用量】外用，局部涂于患处。必要时，患处可用敷料包扎或覆盖，每日 3 次，5 天为一疗程，必要时可重复一疗程。

【不良反应】局部应用本品一般无不良反应，偶见局部烧灼感、蜇刺感及瘙痒等，一般不需停药。

【禁忌】对莫匹罗星或其他含聚乙二醇软膏过

敏者禁用。

【注意事项】

1. 本品仅供皮肤给药，请勿用于眼、鼻、口等黏膜部位。

2. 误入眼内时用水冲洗即可。

3. 有中、重度肾损害者慎用。

4. 孕妇慎用；哺乳期妇女涂药时应防止药物进入婴儿眼内。如果是在乳头区域使用请在哺乳前彻底清洗。

5. FDA 对本药的妊娠安全性分级为 B 级。

【药物相互作用】尚不明确。

【规格】软膏剂：2%。

过氧苯甲酰
Benzoyl Peroxide

【其他名称】过氧化苯酰。

【药理作用】本品为强氧化剂，极易分解，遇有机物分解出新生态氧而发挥杀菌除臭作用。对厌氧菌感染有效，可杀灭痤疮丙酸杆菌，并有使皮肤干燥和脱屑作用。

【适应证】用于寻常痤疮的局部治疗。用于皮脂腺分泌过多而引起的疾病，夏季可用于防止疖肿、痱子等。还可用于慢性皮肤溃疡的治疗。

【用法用量】涂患处，一日 2~3 次。

【不良反应】可引起接触性皮炎、皮肤烧灼感、瘙痒、发红、肿胀、皮肤干燥、脱屑等。

【禁忌】对本品过敏者禁用。

【注意事项】

1. 本品仅供外用，皮肤有急性炎症、破溃者慎用。

2. 如果出现严重刺激反应立即停药并予以适当治疗。症状消退后可重新恢复治疗，注意开始时用药次数要减少。

3. 本品不得用于眼睛周围或黏膜处。

4. 本品和有颜色物接触时，可能出现漂白或褪色现象。

【药物相互作用】本品与肥皂，清洁剂，含有过氧苯甲酰、雷锁辛、硫黄、维 A 酸等的制剂，或含有酒精的制剂，药用化妆品等同用，会增加刺激或干燥作用。

【规格】乳膏剂：0.25%；5%；10%。凝胶剂：0.25%；5%；10%。洗剂：5%；10%。

2.2　皮肤抗真菌药

联苯苄唑
Bifonazole

【其他名称】白呋唑、苯苄咪唑。

【药理作用】本品为咪唑类外用抗真菌药，具有较强的抗真菌（表皮癣菌属、酵母样菌、毛癣菌属、小孢子菌属、白色念珠菌和短小棒杆菌等）作用。低浓度时抑制真菌的麦角固醇合成，使真菌细胞形成受阻；高浓度时与细胞膜磷脂发生特异性结合，使细胞膜结构及功能受损，最终杀灭真菌。另外，对革兰阳性球菌亦也有较强的抗菌作用。

【适应证】主要用于手足癣、体癣、股癣、花斑癣及皮肤念珠菌病等浅表皮肤真菌感染，短小杆菌引起的感染，念珠菌性外阴阴道炎。

【用法用量】

1. 涂敷患处，一日 1 次，2~4 周为一疗程。

2. 阴道给药：于睡前将阴道栓放入阴道深处，一日 1 次，一次 1 枚。

【不良反应】少数患者有局部红斑、瘙痒、龟裂、烧灼感或刺痛感，偶可发生接触性皮炎。

【禁忌】

1. 对本品过敏者禁用。

2. 妊娠 3 个月内妇女及哺乳期妇女禁用。

【注意事项】

1. 患处有糜烂、渗液和皲裂时慎用。

2. 避免接触眼睛和其他黏膜（如口、鼻等）。

【药物相互作用】尚不明确。

【规格】溶液剂：25ml：0.25g。乳膏剂：15g：0.15g。阴道栓剂：150mg。

阿莫罗芬
Amorolfine

【药理作用】本品为吗啉的衍生物，是一种新型广谱局部抗真菌药物，通过干扰真菌细胞膜中麦角固醇的生物合成，从而实现抑菌及杀菌的作用。对皮肤癣菌、念珠菌、隐球菌、皮炎芽生菌、荚膜组织胞浆菌、申克孢子丝菌等有抗菌活性。

【适应证】

1. 由皮肤真菌引起的皮肤真菌病，如足癣、股癣、体癣。

2. 皮肤念珠菌病。

3. 甲真菌病。

【用法用量】

1. 皮肤真菌感染及皮肤念珠菌病：局部涂抹，每晚1次，临床症状消失后继续使用数日。疗程2~6周。

2. 甲真菌病：锉光病甲后均匀涂抹于患处，每周1~2次。指甲感染一般连用6个月，趾甲感染需连用9~12个月。

【不良反应】常见皮肤轻微烧灼感、瘙痒、红斑、脱屑，无需停药即可消失。另有渗出、水疱、疼痛、炎症、荨麻疹等。

【禁忌】

1. 对本品过敏者禁用。

2. 孕妇及计划怀孕的妇女禁用。

【注意事项】

1. 只限于局部应用治疗浅表真菌感染。

2. 治疗甲真菌病期间，避免用指甲油或人工指甲。

【药物相互作用】尚不明确。

【规格】乳膏剂：5g：0.25%。搽剂：2.5ml：125mg。

舍他康唑
Sertaconazole

【其他名称】立灵奇。

【药理作用】本品是人工合成的咪唑类广谱抗真菌药，对皮肤真菌、酵母菌、念珠菌、曲霉菌有抑制和杀灭作用，对革兰阳性菌有较强抗菌作用。

【适应证】由皮真菌、酵母菌、念珠菌、曲霉菌引起的皮肤感染，如体癣、股癣、足癣。

【用法用量】每日2次，把药膏适量涂于患病的皮肤部位，一般连续用28天。

【不良反应】极少数病人用药后可出现皮肤发红、瘙痒、灼烧感，停药后自行消失。

【禁忌】对本品过敏者禁用。

【规格】乳膏剂：10g：0.2g。

二硫化硒
Selenium Sulfide

【其他名称】硫化硒、硒硫砂。

【药理作用】本品具有抗皮脂溢出作用，能抑制核分裂而造成表面细胞更替减少并促成角化。还具有一定的抗真菌、杀寄生虫作用。

【适应证】

1. 去头屑及治疗皮脂溢出、头皮脂溢性皮炎、花斑癣。

2. 杀灭虱类寄生虫。

【用法用量】

1. 治疗头皮屑和头皮脂溢性皮炎：先用肥皂清洗头发和头皮，取5~10g药液于湿发及头皮上轻揉至出泡沫，3~5分钟后，用温水洗净，必要时可重复一次。每周2次，一个疗程2~4周，必要时可重复1个或2个疗程。

2. 治疗花斑癣：洗净患处，根据病患面积取适量药液涂抹（一般10~30g），保留10~30分钟后用温水洗净。每周2次，一个疗程2~4周，必要时可重复1个或2个疗程。

【不良反应】偶可引起接触性皮炎、头发或头皮干燥、头发脱色。

【禁忌】

1. 皮肤有炎症、水疱、糜烂、渗出部位禁用。

2. 外生殖器部位禁用。

3. 对本品过敏者禁用。

【注意事项】

1. 在染发、烫发后两天内不得使用本品。

2. 头皮用药后应完全冲洗干净，以免头发脱色。

3. 避免接触眼睛和其他黏膜（如口、鼻等）。

4. 不要用金属器件接触药液。在使用本品时，所有首饰、发夹及其他金属物品均应除去。

5. 用药部位如有烧灼感、红肿等情况应停药，并将局部药物洗净，必要时向医师咨询。

6. 本品有剧毒，切忌口服，使用本品后，应仔细洗手。

【药物相互作用】尚不明确。

【规格】洗剂：50ml：1.25g；100ml：2.5g；120ml：1.2g。

环吡酮胺
Ciclopirox Olamine

【其他名称】环吡司胺、环吡酮。

【药理作用】本品为合成的抗真菌药环吡酮和乙醇胺结合而成的盐,用于局部真菌感染,主要通过改变真菌细胞膜的完整性,引起细胞内物质外流,并阻断蛋白质前体物质的摄取,导致真菌细胞死亡。对皮肤癣菌、酵母菌、霉菌等具有较强的抑菌和杀菌作用,渗透性强。对各种放线菌、革兰阳性和革兰阴性菌及支原体、衣原体、毛滴虫等也有一定抑制作用。

【适应证】用于浅部皮肤真菌感染,如体、股癣,手、足癣(尤其是角化增厚型),花斑癣,亦可用于皮肤和外阴阴道念珠菌感染及甲真菌病。

【用法用量】

1. 一般用法:外用,取本品适量涂于患处,一日2次,4周为一疗程。

2. 甲真菌病:先用温水泡软甲板,尽可能把病甲削薄,将药膏用胶布固定在患处,第1月隔天1次,第2月每周2次,第3月每周1次,至痊愈止,一般需3~6个月。

【不良反应】偶见局部发红、瘙痒、刺痛感或烧灼感等刺激症状,偶可发生接触性皮炎。

【禁忌】

1. 对本药过敏者禁用。

2. 儿童禁用。

【注意事项】

1. 避免接触眼睛,不得内服。

2. 涂药部位如有灼烧感、瘙痒、红肿等,应停止用药,洗净。

3. FDA对本药的妊娠安全性分级为B级。

【药物相互作用】与其他外用皮肤制剂一般应避免合用,尤其禁止合用其他外用抗真菌药。

【规格】溶液剂:10ml:0.1g。软膏:10g:0.1g;10g:0.15g。甲涂剂:10ml:0.8g。

吡硫翁钠
Sodium Pyrithione Cream

【药理作用】本品为吡啶硫酮类广谱抗真菌药,对多种皮肤癣菌、酵母菌、白色念珠菌等致病菌有较强的抑制和杀灭作用。同时对大肠杆菌、痢疾杆菌、伤寒杆菌、弗氏志贺菌等也有很强的抗菌效力。

【适应证】用于手癣、足癣、体癣、股癣等真菌感染引起的各种皮肤癣症的治疗。

【用法用量】外用,涂抹患处,每日2~3次。

【不良反应】偶见局部发红、瘙痒、刺痛感或烧灼感等刺激症状,偶可发生接触性皮炎。

【禁忌】对本品过敏者禁用。

【注意事项】仅供外用,不得内服。

【药物相互作用】尚不明确。

【规格】软膏剂:10g:10mg。

复方硝酸益康唑
Compound Econazole Nitrate

【药理作用】本品是由硝酸益康唑和曲安奈德组成的复方制剂,其中硝酸益康唑为广谱抗真菌药,对絮状表皮癣菌、头癣孢子菌、石膏样小孢子菌、石膏样癣菌、红色癣菌、断发癣菌等皮肤癣菌以及白色念珠菌等具有抗菌作用;曲安奈德是肾上腺素皮质激素类药,具有抗炎和抗过敏作用。

【适应证】

1. 由皮肤癣菌、酵母菌和霉菌所致的炎症性皮肤真菌病(如手癣、足癣、体癣、股癣、花斑癣等)。

2. 伴有真菌感染或有真菌感染倾向的湿疹样皮炎。

3. 念珠菌性口角炎、甲沟炎、尿布皮炎、浅表脓皮病。

4. 身体皱褶处真菌感染及继发性细菌或混合感染。

5. 潮湿、渗出、急性或亚急性皮肤病。

【用法用量】外用,每日早晨和晚间将本品适量轻轻涂抹于患处。炎症性真菌病应持续至炎性反应消退,疗程不超过4周;湿疹样皮炎疗程一般2~4周。

【不良反应】大面积外用吸收后可引起皮质类固醇药物所致全身不良反应。偶见皮肤过敏反应,如皮肤烧灼感、瘙痒、针刺感等。

【禁忌】

1. 对咪唑类抗真菌药或对皮质类固醇类药过敏者禁用。

2. 皮肤结核、梅毒或病毒感染（如疱疹、天花、水痘等）者禁用。

3. 局部严重感染者禁用。

【注意事项】

1. 高血压、心脏病、骨质疏松症等慎用。

2. 本品具有良好的耐受性，可外用于细嫩皮肤处，但应避免在细嫩皮肤及面部过长时间使用，疗程应限制于 3 ~ 4 周内，以防止皮质类固醇类药物对皮肤的损伤（如萎缩、毛细血管扩张、紫纹）。

【药物相互作用】尚不明确。

【规格】软膏剂：15g（含硝酸益康唑 15mg，曲安奈德 1.65mg）。乳膏剂、霜剂：5g；10g；15g；25g（均含硝酸益康唑 1%，曲安奈德 0.1%）。

复方柳唑气雾剂
Compound Salicylic Acid and Clortrimazol Aerosol

【药理作用】本品所含水杨酸为角质溶解剂，并具有轻微止痒、抑菌作用；水杨酸甲酯（冬青油）具有局部消炎、消肿、止痒、止痛作用；甘油具有吸湿、减轻药物刺激性等作用；克霉唑为抗真菌药；苯酚有消毒防腐作用；樟脑有止痛、止氧作用。

【适应证】用于体癣、手癣、足癣。

【用法用量】外用。将本品摇匀后，贴近患处，按压喷头使药液均匀地喷在患处，一日 2 ~ 3 次。

【不良反应】偶见皮肤刺激如烧灼感，或过敏反应如皮疹、瘙痒等。

【禁忌】

1. 对本品过敏者禁用。

2. 孕妇及哺乳期妇女禁用。

【注意事项】

1. 用药部位如有烧灼感、红肿等情况应停药，并将局部药物洗净，必要时向医师咨询。

2. 不宜用于皮肤破损处。

【药物相互作用】尚不明确。

【规格】复方制剂：每 1ml 含水杨酸 50mg、克霉唑 10mg、苯酚 5mg、樟脑 10mg、水杨酸甲酯 10mg、甘油 100mg。

2.3 皮肤用肾上腺皮质激素

卤米松
Halometasone

【其他名称】氟氯米松、卤甲松、卤美地松、卤米松一水合物、氯二氟美松、三卤米他松。

【药理作用】强效含卤基的外用糖皮质类固醇药物，具有良好的抗炎、抗表皮增生、抗过敏、收缩血管及止痒等作用。通过与甾体受体结合，可改变与病因相应的蛋白质的合成，或作用于炎症细胞及溶酶体，调节炎症反应。

【适应证】对肾上腺糖皮质激素类药治疗有效的非感染性炎症性皮肤病，如脂溢性皮炎、接触性皮炎、异位性皮炎、局限性神经性皮炎、钱币状皮炎和寻常型银屑病。

【用法用量】以薄层涂于患处，依症状每日 1 ~ 2 次，并缓和地摩擦；如有需要，可用多孔绷带包扎患处，通常毋需用密封性包扎。药效欠佳者或较顽固的患者，可改用短时的密封性包扎以增强疗效。对于慢性皮肤疾患（如银屑病或慢性湿疹），使用本品时不应突然停用，应交替换用润肤剂或药效较弱的另一种皮质类固醇，逐渐减少本品用药剂量。

【不良反应】

1. 偶发用药部位刺激性症状，如烧灼感、瘙痒。罕见皮肤干燥、红斑、皮肤萎缩、毛囊炎、痤疮或脓肿。如已发生严重的刺激性或过敏症状，应终止治疗。

2. 长期使用或用于大面积皮肤或使用密封性包扎，或用于例如面部、腋下等通透性高的皮肤部位，可能发生萎缩纹、萎缩性变化、出血、口周皮炎或玫瑰痤疮样皮炎、毛细血管扩张、紫癜及激素性痤疮。

3. 当大面积外用或使用密封性包扎（尤其用于新生儿或幼儿）时，皮质类固醇进入血液循环能产生全身性作用（特别是肾上腺功能暂时性抑制），但是突然停药，可继发急性肾上腺功能不全。

【禁忌】

1. 对本品过敏者禁用。

2. 细菌和病毒性皮肤病（如水痘、脓皮病、接种疫苗后、单纯疱疹、带状疱疹）、真菌性皮肤病、梅毒性皮肤病变、皮肤结核病、玫瑰痤疮、口周皮炎、寻常痤疮患者禁用。

【注意事项】

1. 无论患者的年龄，均应避免长期连续使用，密封性包扎应限于短期和小面积皮肤。如特殊需要大剂量使用本品，或应用于大面积皮肤，或使用密封性包扎，或长期使用，应对患者进行定时的医疗检查。

2. 慎用于面部或擦烂的部位（例如腋下），且只能短期使用。

3. 大面积皮肤上使用密封性包扎时（尤其是在儿科），如果用药皮肤发生了感染，应立即加用合适的抗菌药治疗。

4. 本品不能与眼结膜或黏膜接触。

【药物相互作用】尚不明确。

【规格】软膏剂、乳膏剂、霜剂：0.05%。

糠酸莫米松
Mometasone Furoate

【其他名称】糠酸莫美松。

【药理作用】本品为局部外用糖皮质激素，具有抗炎、抗过敏、止痒及减少渗出作用。作用强，其不良反应并不随强度而成比例增加。

【适应证】用于湿疹、神经性皮炎、异位性皮炎及皮肤瘙痒症。

【用法用量】局部外用。取本品适量涂于患处，每日 1 次。不应封闭敷裹。

【不良反应】

1. 使用本品的局部不良反应极少见，如烧灼感、瘙痒刺痛和皮肤萎缩等。

2. 长期大量使用皮质激素类药物，可造成的不良反应有刺激反应、皮肤萎缩、多毛症、口周围皮炎、皮肤浸润、继发感染、皮肤条纹状色素沉着等。

【禁忌】对本品过敏者禁用。

【注意事项】

1. 不得用于皮肤破溃处。

2. 孕妇及哺乳期妇女慎用。

3. 婴幼儿、儿童和皮肤萎缩的老年人，对本品更敏感，故使用时应谨慎。

4. 避免接触眼睛和其他黏膜（如口、鼻等）。

5. 用药部位如有烧灼感、红肿等情况应停药，并将局部药物洗净，必要时向医师咨询。

【药物相互作用】尚不明确。

【规格】软膏剂、乳膏剂、霜剂：0.1%。

哈西奈德
Halcinonide

【其他名称】氯氟松、氯氟轻松、哈西缩松。

【药理作用】本品是人工合成的强效糖皮质激素，其特点为抗炎作用强，局部应用不易引起全身性不良反应。

【适应证】接触性湿疹、异位性皮炎、神经性皮炎、面积不大的银屑病、硬化性萎缩性苔藓、扁平苔藓、盘状红斑性狼疮、脂溢性皮炎（非面部）及肥厚性瘢痕。

【用法用量】外涂患处，每日早晚各 1 次。

【不良反应】

1. 少数患者涂药部位的皮肤发生烧灼感、刺痛、暂时性瘙痒，长期应用可发生皮肤毛细血管扩张（尤其面部）、皮肤萎缩、萎缩纹（青少年易发生）、皮肤脆弱、多毛症、毛囊炎、粟丘疹、皮肤脱色、延缓溃疡愈合，封包法在皮肤皱褶部位容易继发真菌感染。

2. 经皮肤吸收多时，可发生全身性不良反应。

【禁忌】

1. 对本药及肾上腺皮质激素类药物过敏者禁用。

2. 由细菌、真菌、病毒和寄生虫引起的原发性皮肤病变、渗出性皮肤病、溃疡性病变、痤疮、酒渣鼻禁用。

3. 禁用于眼睑部（有引起青光眼的危险）。

【注意事项】

1. 大面积大量用药或封包方式用药可使经皮肤吸收量多，发生全身反应，尤其是低龄儿童和婴幼儿，出现可逆性库欣综合征及生长迟缓，突然停药可出现急性肾上腺皮质功能不全。

2. 出现局部不耐受现象，应停药并寻找原因。

3. 警惕留在皮肤皱褶部位和尿布中的药物可吸收入人体内。

【药物相互作用】尚未明确。

【规格】软膏剂、乳膏剂、溶液剂：0.1%。

无极膏
Compositus Mentholi Cream

【药理作用】丙酸倍氯米松是一种强效局部用糖皮质激素，能减轻和防止组织对炎症的反应，从而减轻炎症的表现。冰片有止痛消肿作用；薄荷脑局部应用时，有促进血液循环及消炎、止痒等作用，可用于消炎、止痒、止痛、减轻水肿等；水杨酸甲酯能透入皮肤而吸收。

【适应证】具有消炎、镇痛、止痒、抗菌、局部麻醉等作用。用于虫咬皮炎、丘疹性荨麻疹、湿疹、接触性皮炎、神经性皮炎、皮肤瘙痒等。

【用法用量】外用，涂于患处及周围，一日2~3次。

【不良反应】偶见轻度红斑、丘疹和皮肤瘙痒等刺激症状，若出现这些情况，应即停用。

【禁忌】对本品过敏者禁用。

【注意事项】

1. 只限外用，避免与眼睛接触，严禁口服。

2. 在使用本品过程中，若出现红斑或皮肤过敏，应即停用。

3. 适用于无破损皮肤表面，忌用于皮肤损伤、糜烂或开放性伤口。

【药物相互作用】尚不明确。

【规格】软膏剂：10g：薄荷脑 0.35g、合成樟脑 0.56g、水杨酸甲酯 0.3g、冰片 0.05g、麝香草酚 0.025g、丙酸倍氯米松 0.001g。

2.4 银屑病用药

阿维 A
Acitretin

【其他名称】阿维 A 酸。

【药理作用】本品为视黄醛类药物，阿维 A 酯的活性代谢产物，具有促进表皮细胞分化和增殖等作用，但其对银屑病及其他角化性皮肤病的作用机理尚不清楚。

【适应证】

1. 严重的银屑病，包括红皮病型银屑病、脓疱型银屑病等。

2. 其他角化性皮肤病，如先天性鱼鳞病、毛发红糠疹、毛囊角化病等。

【用法用量】本品个体差异较大，剂量需要个体化，以达到最佳疗效和减少不良反应。

1. 银屑病：开始治疗时为一次 25mg 或 30mg，一日 1 次，进主食时服用。如用药 4 周未达满意疗效，且无毒性反应，一日最大剂量可逐渐增至 60~75mg。治疗开始有效后，可给予一日 20~30mg 维持剂量。皮损充分消退后，应停药；如复发，可按初始治疗方法再治疗。

2. 其他角化性皮肤病：剂量为一日 10mg，最大剂量为一日 50mg。

【不良反应】本品主要和常见的不良反应为维生素 A 过多综合征样反应，主要表现为：①皮肤：瘙痒、感觉过敏、光过敏、红斑、干燥、鳞屑、甲沟炎等。②黏膜：唇炎、鼻炎、口干等。③眼：眼干燥、结膜炎等。④肌肉骨骼：肌痛、背痛、关节痛、骨增生等。⑤神经系统：头痛、步态异常、颅内压升高、耳鸣、耳痛等。⑥其他：疲劳、厌食、食欲改变、恶心、腹痛等。⑦实验室异常：可见谷草转氨酶、谷丙转氨酶、碱性磷酸酶、甘油三酯、胆红素、尿酸、网织红细胞等短暂性轻度升高；也可见高密度脂蛋白、白细胞及磷、钾等电解质降低。继续治疗或停止用药，改变可恢复。

【禁忌】

1. 孕妇、哺乳期妇女及两年内有生育愿望的妇女禁用。

2. 对本品或其他维 A 酸类药物过敏者禁用。

3. 严重肝肾功能不全者、高脂血症者、眼干燥、结膜炎、骨质增生、维生素 A 过多症或对维生素 A 及其代谢物过敏者禁用。

【注意事项】

1. 育龄妇女在开始阿维 A 治疗前 2 周内，必须进行血液或尿液妊娠试验，确认妊娠试验为阴性后，在下次正常月经周期的第 2 天或第 3 天开始用阿维 A 治疗。在开始治疗前、治疗期间和停止治疗后至少 2 年内，必须使用有效的避孕方法。治疗期间，应定期进行妊娠试验，如妊娠试验为阳性，应立即与医生联系，共同讨论对胎儿的危险性及是否继续妊娠等。FDA 对本药的妊娠安全性分级为 X 级。

2. 在阿维 A 治疗期间或治疗后 2 个月内，应避免饮用含酒精的饮料，并忌酒。

3. 在服用阿维 A 前和治疗期间，应定期检查肝功能。若出现肝功能异常，应每周检查。若肝功能未恢复正常或进一步恶化，必须停止治疗，并继续监测肝功能至少 3 个月。

4. 对有脂类代谢障碍、糖尿病、肥胖症、酒精中毒的高危患者和长期服用阿维 A 的患者，必须定期检查血清胆固醇和甘油三酯。

5. 对长期服用阿维 A 的患者，应定期检查有无骨异常。

6. 正在服用维 A 酸类药物治疗及停药后 2 年内，患者不得献血。

7. 治疗期间，不要使用含维生素 A 的制剂或保健食品，要避免在阳光下过多暴露。

【药物相互作用】

1. 本品不宜与四环素、甲氨蝶呤、苯妥英、维生素 A 及其他维 A 酸类药物同服。

2. 本品可干扰去氧孕烯、炔雌醇、依托孕烯、去甲基孕酮、炔诺酮等药的避孕效果。

3. 与主食同服炔雌醇、依托孕烯、去甲基孕酮，可增加本品吸收。

【规格】胶囊剂：10mg。

地蒽酚
Dithranol

【其他名称】蒽三酚、蒽林。

【药理作用】本品通过抑制酶代谢，降低增生表皮的有丝分裂活动，使表皮细胞生成速度和皮肤角化速度恢复正常，缩小和消退皮损。外用后能通过皮肤少量吸收。

【适应证】主要用于寻常型斑块状银屑病、斑秃等。

【用法用量】

1. 浓度递增疗法：开始治疗时，使用低浓度至少 5 天，待皮肤适应后，再增加浓度，递增浓度从 0.05%、0.1%、0.25%、0.5%、0.8%、1% 到 3%。门诊病人可每日 1 次治疗，入睡前涂药，第二天清晨用肥皂洗去，白天涂润肤剂以保持皮肤润滑。住院病人可每日早晚两次治疗，每次治疗前进行焦油浴可增加疗效。

2. 短程接触疗法：经不同浓度和接触时间的试验，发现以 3% 浓度为终剂量，作用 20 分钟后洗去，每日 1 次治疗，为最佳浓度和接触时间。低浓度、短程接触疗法，即用 0.1% 软膏作用 5 ~ 20 分钟或用 1% 软膏作用 5 分钟然后用肥皂洗去，

均可产生足够的抗银屑病活性，而且副作用最小。所以对于静止期皮损，更适用该疗法。对于大的持久性皮损，可用较高浓度治疗，开始可用 1% 软膏，每日 1 次，持续 10 ~ 20 分钟用肥皂洗去，以后逐步延长持续时间至 30、40 和 60 分钟，直至出现轻度红斑。

3. 联合疗法：地蒽酚可与其他药物或疗法联合应用。经典联合应用是地蒽酚与 UVB 联合应用或与焦油浴和 UVB 联合应用。短程接触疗法与 UVB 联用可显著延缓复发并能减轻红斑刺激的症状。与焦油联合应用，比单用地蒽酚刺激性小，而且不影响其抗银屑病活性。

对于较厚的皮损，可先用角质溶解剂处理，然后应用地蒽酚。

当皮损消退后，酌情维持治疗。

【不良反应】

1. 主要的不良反应是对皮肤有刺激作用，引起发红、灼热、瘙痒等症状。

2. 指甲可染为红褐色，并使衣物黄染。

【禁忌】

1. 对本品过敏者禁用。

2. 急性皮炎、有糜烂或渗出的皮损部位及面部、外生殖器、皱褶部位禁用。

3. 进展期脓疱型银屑病禁用。

【注意事项】

1. 避免接触眼和其他黏膜，接触眼睛后能发生严重结膜炎、角膜炎或角膜浑浊。

2. 本品可将皮肤、头发、衣服、床单、浴缸染色。本品所造成的皮肤染色可外用水杨酸软膏，在 2 ~ 3 周内即可去除。

3. 肝功能障碍者慎用。

【药物相互作用】

1. 与皮质类固醇激素联合应用，可减轻地蒽酚的刺激性，并缩短皮损的清除期，但由于皮质类固醇激素较高的复发率及可引起脓疱型银屑病反跳，所以地蒽酚与皮质类固醇激素的联合应用值得斟酌。

2. 与尿素联合应用，尿素能增加药物透皮吸收，可降低地蒽酚的使用浓度，从而减轻对皮肤的炎症刺激。

3. 水杨酸可防止地蒽酚被氧化为蒽酮而具有保护地蒽酚的作用。

4. 碱性的胺能通过促进地蒽酚氧化而使其失活。短程接触治疗后，再涂以脂溶性胺可抑制存留在角质层中的地蒽酚所引起的炎症反应。

5. 与内服具有光敏性（例如四环素、氟喹诺酮、酚噻嗪、磺胺）的药物共用，能引起光敏感反应。

6. 与硅油合用比单用本品刺激性小，且不影响本品抗银屑病活性。

【规格】软膏剂：0.05%；0.1%；0.25%；0.5%；1%；2%；3%；蜡棒剂：0.3%；1%。

他卡西醇
Tacalcitol

【其他名称】他骨化醇。

【药理作用】为活性维生素 D_3 衍生物，能抑制皮肤角质形成细胞的过度增生和诱导其分化，从而使银屑病表皮细胞的增生及分化异常得以纠正。局部应用本品后 2~3 周开始发挥作用。

【适应证】外用于寻常性银屑病。

【用法用量】涂患处，一日 2 次。有效后可减少为一日 1 次。

【不良反应】偶见皮肤瘙痒、发红、刺激、微痛、接触性皮炎及皮肤肿胀。

【禁忌】对本品过敏者禁用。

【注意事项】

1. 不宜全身大面积、长期使用。

2. 避免涂于眼角膜、结膜上。

3. 大量涂搽有引起血清钙升高的可能性。

4. 老年人、孕妇、哺乳期妇女及婴幼儿慎用。

【药物相互作用】

1. 本品不抑制表皮生长因子受体，与地蒽酚、维 A 酸及糖皮质激素局部合用，可增加疗效。

2. 与维生素 D 及其衍生物合用可能使血清钙升高。

【规格】软膏剂：0.0002%。

卡泊三醇
Calcipotriol

【其他名称】钙泊三醇。

【药理作用】维生素 D 的类似物，药效学性质与维生素 D_3 活性代谢物骨化三醇相似，能抑制皮肤细胞（角朊细胞）增生和诱导其分化从而使银屑病皮损的增生和分化异常得以纠正。

【适应证】寻常性银屑病。

【用法用量】将本品少量涂于患处皮肤，每日 2 次。某些患者在生效后减少用药次数仍可维持疗效。本品仅供外用，每周用药不超过 100g。

【不良反应】少数患者用药后可能有暂时性局部刺激，极少数患者可能发生面部皮炎。

【禁忌】

1. 对本品过敏者禁用。

2. 钙代谢性疾病者禁用。

【注意事项】

1. 不宜用于面部、眼部及其他黏膜部位。

2. 涂药后应小心洗去手上残留之药物。

3. 不宜全身大面积、长期使用。

4. FDA 对本药的妊娠安全性分级为 C 级。

【药物相互作用】禁止与水杨酸制剂合用。

【规格】软膏剂：15g：0.75mg。

他扎罗汀
Tazarotene

【其他名称】乙炔维甲酸、乙炔维 A 酸。

【药理作用】本品为皮肤外用的维生素 A 酸类的前体药，具有调节表皮细胞分化和增殖以及减小炎症反应等作用。在动物和人体中通过快速的脱酯作用而被转化为他扎罗汀酸，该活性产物可相对选择性地与维 A 酸受体的 β 和 γ 亚型结合，但其治疗银屑病和寻常痤疮的确切机理尚不清楚。

【适应证】用于治疗寻常性斑块型银屑病及寻常痤疮。

【用法用量】

1. 银屑病：外用，每晚临睡前半小时将适量本品涂于患处。用药前，先清洗患处，待皮肤干爽后，将药物均匀涂布于皮损上，形成一层薄膜。涂药后应轻轻揉擦，以促进药物吸收，之后再用肥皂将手洗净。

2. 痤疮：清洁面部，待皮肤干爽后，取适量涂于患处，形成一层薄膜，每天 1 次，每晚用药。

【不良反应】

1. 银屑病：本品外用后，主要不良反应为瘙痒、红斑和灼热，少数患者有皮肤刺痛、干燥和水肿，有的出现皮炎、湿疹和银屑病恶化。

2. 寻常痤疮：用药后主要的不良反应有脱屑、皮肤干燥、红斑、灼热，少数患者（1%~5%）出现瘙痒、皮肤刺激、疼痛和刺痛。

【禁忌】

1. 孕妇、哺乳期妇女及计划妊娠妇女禁用。

2. 对本品或其他维 A 酸类药物过敏者禁用。

3. 急性湿疹类皮肤病患者禁用。

【注意事项】

1. 育龄妇女在开始他扎罗汀乳膏治疗前 2 周内，必须进行血清或尿液妊娠试验，确认为妊娠试验阴性后，在下次正常月经周期的第 2 天或第 3 天开始治疗。在治疗前、治疗期间和停止治疗后一段时间内，必须使用有效的避孕方法。FDA 对本药的妊娠安全性分级为 X 级。

2. 避免药物与眼睛、口腔和黏膜接触，并尽量避免药物与正常皮肤接触。如果与眼接触，应用水彻底冲洗。

3. 如出现瘙痒等皮肤刺激作用，尽量不要搔抓，可涂少量润肤剂；严重时，停用本品或隔天使用一次。

4. 治疗期间，避免在阳光下过多暴露。

【药物相互作用】

1. 患者在同时服用具有光敏性药物时（如四环素、氟喹诺酮、酚噻嗪、磺胺），应谨慎，因为该类药物增加光敏性。

2. 应避免同时使用能使皮肤变干燥的药物和化妆品。

【规格】 凝胶剂：15g：7.5mg；30g：15mg。乳膏剂：15g：15mg；30g：30mg。

甲氧沙林
Methoxsalen

【其他名称】8 - 甲氧补骨脂素、补骨脂内酯、花椒毒素。

【药理作用】本品为色素形成剂，能加速色素的形成。使用本品并配合日晒或黑光照射，可以产生以下光感活性：提高酪氨酸酶活性，促进表皮黑色素形成，促使毛囊中的黑色素细胞向表皮移动，从而使皮肤上出现色素沉着，用于治疗白癜风。抗表皮增殖作用，抑制银屑病等症的表皮细胞增生，使皮损消退。

【适应证】用于白癜风、银屑病等的治疗。

【用法用量】

1. 用法：口服，两小时后配合日晒或黑光照射，每周至少 2 ~ 3 次（至少相隔 48 小时）。

2. 剂量：白癜风，按体重 0.5mg/kg 计算，成人每次服用量为 25 ~ 30mg，每周 2 ~ 3 次；银屑病，按体重 0.6mg/kg 计算，成人每次服用量为 30 ~ 35mg，每周 2 ~ 3 次。

3. 光照时间：①日光照射（日晒），首次照射时间为 15 ~ 25 分钟，浅肤色者不得超过 10 分钟，中等肤色者为 20 分钟，深肤色者为 25 分钟，以后治疗可适当增加 5 分钟的照射时间。②黑光照射，照射治疗时间为照射出现红斑反应时间的一半。外用洗剂于照射前涂布。

【不良反应】

1. 本品毒性较低。由于对光的耐受性差异，个别患者可能会出现皮肤瘙痒、红斑等光过敏症状，通常症状会慢慢减轻或消失，也可在医生指导下服用抗过敏药物。

2. 过度照射可引起发红、水疱等类似晒伤症状，此时需停药至症状消除后再使用。治疗时调整好照射的强度和照射时间可避免该症状发生。

3. 少数患者口服后可引发白内障，可能出现轻微的恶心、头痛等不适反应，偶可致肝功能损害。与食物或牛奶同服，或减少服用量，可减轻不适反应。

【禁忌】

1. 严重肝病及心血管疾病患者禁用。

2. 白内障或其他晶体疾病患者禁用。

3. 有光敏性疾病患者如红斑狼疮、皮肌炎、卟啉症、多形性日光疹、着色性干皮病等患者禁用。

4. 对本品过敏者禁用。

5.12 岁以下儿童、年老体弱者、孕妇及哺乳期妇女禁用。

【注意事项】

1. 配合光照治疗要调整好照射时间和照射强度。

2. 照光治疗前后要注意对皮肤的保护，避免暴晒。

3. 有皮肤癌病史、日光敏感家族史、新近接受放射线或细胞毒治疗及有胃肠道疾病者慎用。

4. 治疗期间不得服用含有呋喃香豆素的食物，如酸橙、无花果、香菜、芥菜、胡萝卜、芹菜等。

5. 治疗期间应戒酒，不宜吃过于辛辣食物。

6. 口服甲氧沙林片同时外用甲氧沙林溶液，疗效更显著，但必须在医生指导下用药。

7. FDA 对本药的妊娠安全性分级为 C 级。

8. 治疗期间不得服用其他光敏性药物。

【药物相互作用】

1. 本品与吩噻嗪类药物同用可加剧对眼脉络

膜、视网膜和晶体的光化学损伤。

2. 苯妥英钠会降低本品的作用。

3. 与咖啡因合用，能有效地抑制咖啡因的代谢，降低咖啡因的清除率，使咖啡因的 $t_{1/2}$ 大大增加。

【规格】 片剂：5mg；10mg。溶液剂：0.1%；0.2%；0.4%。胶囊剂、胶丸剂：10mg。搽剂：24ml：0.18g。

2.5 痤疮用药

维 A 酸
Tretinoin

【其他名称】维甲酸、维生素 A 酸、维生素甲酸。

【药理作用】

1. 本品显著的药理活性之一是诱导表皮增生，使颗粒层和棘细胞层增厚，受作用的表皮细胞可见到 DNA 合成和有丝分裂指数增加。另一个重要作用是在表皮细胞分化后期通过影响 K1、K10 角蛋白酶解，影响丝聚蛋白原至丝聚蛋白过程及交联包膜形成促进表皮颗粒层细胞向角质层分化。维 A 酸可显著抑制实验性粉刺生成，通过调节毛囊皮脂腺上皮角化异常过程去除角质栓，从而起到防止及消除粉刺皮损作用。

2. 本品可影响黑色素细胞的黑色素生成，对酪氨酸羟化酶、多巴氧化酶及二羟基吲哚氧化酶等三型催化酶活性都有抑制作用，从而减少黑色素形成，减轻皮肤色素沉着。维 A 酸对正常人黑色素细胞酪氨酸酶活性和黑色素成分无影响。

3. 当皮肤发生生理性老化或受药物、紫外线辐射及创伤伤害时，维 A 酸可纠正或预防有害因素对真皮结缔组织生化成分及形态结构引起的异常，刺激皮肤细胞外基质蛋白合成，在真皮上部加速形成新的结缔组织带，并可提高伤口部位的张力强度。维 A 酸对正常皮肤胶原合成无影响。

4. 维 A 酸对白细胞趋化有抑制活性，从而起到抗炎作用。

【适应证】用于寻常痤疮、扁平苔藓、黏膜白斑、毛发红糠疹、毛囊角化病及银屑病的辅助治疗。还可用于治疗多发性寻常疣以及角化异常的各种皮肤病，如鱼鳞病、毛囊角化症等。

【用法用量】

1. 口服：一日 2~3 次，一次 10mg。

2. 外用：寻常痤疮，每晚 1 次，于睡前将药轻轻涂于患处；银屑病、鱼鳞病等皮疹位于遮盖部位的可一日 1~3 次。用毕应洗手。

【不良反应】

1. 本品内服可产生头痛、头晕、肌肉关节疼痛、唇炎、结膜炎、甲沟炎、脱发、高血脂、口干、脱屑等不良反应，控制剂量，或同时服用谷维素、维生素 B_1、维生素 B_6 等药物，可使头痛等反应减轻或消失。

2. 外用本品可能会引起皮肤刺激症状，如烧灼感、红斑及脱屑，可能使皮损更明显，但同时表明药物正在起作用，不是病情的加重。皮肤多半可适应及耐受，刺激现象可逐步消失。若刺激现象持续或加重，可间歇用药，或暂停用药。

【禁忌】

1. 哺乳期妇女及孕妇禁用。

2. 急性或亚急性皮炎、湿疹类皮肤病患者禁用。

3. 对本品任何成分过敏者禁用。

4. 严重肝肾功能损害者禁用。

【注意事项】

1. 本品有致畸性，育龄妇女及其配偶在口服本品前 3 个月、服药期间及服药后 1 年内应严格避孕。

2. 不宜使用于皮肤皱褶部位。

3. 用药期间勿用其他可导致皮肤刺激及破损的药物、化妆品或清洁剂，以免加重皮肤反应，导致药物吸收增加，引起系统不良反应。

4. 日光可加重维 A 酸对皮肤的刺激，导致维 A 酸分解。动物实验提示维 A 酸可增强紫外线致癌能力。因此本品最宜在晚间及睡前应用，治疗过程应避免日晒，或采用遮光措施。

5. 本品不宜大面积应用，日用量不应超过 20g。

6. 因本品有引起严重刺激和脱屑的可能，开始可采取隔天或每 3 天用药一次的治疗方案，最好先采用浓度低的制剂，待耐受后再改用较高浓度的制剂。

【药物相互作用】

1. 与肥皂、清洁剂、含脱屑药制剂（如过氧苯甲酸、雷琐辛、水杨酸、硫黄）、含乙醇制剂（如剃须后搽洗剂）、异维 A 酸等共用，可加剧皮肤刺激或干燥。

2. 与光敏性药合用有增加光敏性的危险。

3. 避免与维生素 A 及四环素同服。

【规格】 片剂：5mg；10mg；20mg。乳膏剂、乳膏剂、霜剂剂、凝胶剂：10g：2.5mg；10g：5mg；10g：10mg。外用溶液：0.05%。

异维 A 酸
Isotretinoin

【其他名称】13－顺维甲酸。

【药理作用】本品是维 A 酸的光学异构体，内服用于治疗痤疮时具有缩小皮脂腺组织，抑制皮脂腺活性，减少皮脂分泌，减轻上皮细胞角化及毛囊皮脂腺口的角质栓塞，并抑制痤疮丙酸杆菌数的生长繁殖。局部使用时，可以诱导表皮细胞增生，促进表皮颗粒层细胞向角质层分化，通过调节毛囊皮脂腺上皮角化异常过程去除角质栓，起到防治及消除粉刺皮损作用。

【适应证】用于重度难治性结节性痤疮。由于使用异维 A 酸后有明显的不良反应，故应该在其他常规治疗（包括系统性抗生素治疗）无效时才能考虑。

【用法用量】

1. 外用：取少量涂于患处，每日 1～2 次，6～8 周为一个疗程。用药前应清洁患处皮肤，等其干燥后再用药。

2. 口服：开始量为每日 0.5mg/kg，4 周后改用维持量，每日按 0.1～1mg/kg 计，视患者耐受情况决定，但每日不得超过 1mg/kg，饭间或饭后服用，用量大时分次服，一般 16 周为一疗程。如需要，停药 8 周后，再进行下一疗程。

【不良反应】

1. 外用可能会出现烧灼感或轻中度刺激感，也可能出现发红或脱皮现象，这些反应在停药后可能会消失。如果刺激感持续并很严重，需停止用药。

2. 口服时有下列不良反应：①常见的副作用包括口唇及皮肤干燥、唇炎、脱屑、瘙痒、疼痛、皮疹、皮肤脆性增加、掌跖脱皮、瘀斑，还可出现继发感染等。②结膜炎、角膜混浊、视力障碍、视盘水肿、头痛、头晕、精神症状、良性颅压增高。③毛发疏松、指甲变软。④骨质疏松、肌肉无力、疼痛、胃肠道症状、鼻衄等。⑤妊娠期服药可导致自发性流产及胎儿发育畸形。⑥实验室检查可引起血沉快、肝酶升高、血脂升高、血糖升高、血小板下降等。

上述不良反应大多为可逆性，停药后可逐渐得到恢复。不良反应的轻重与本药的剂量大小、疗程长短及个体耐受性有关。

【禁忌】

1. 妊娠或即将妊娠的妇女禁用。

2. 哺乳期妇女、肝肾功能不全、维生素 A 过量及高脂血症患者禁用。

3. 对本品任何成分过敏者禁用。

4. 有皮肤上皮细胞肿瘤（皮肤癌）个人史或家族史的患者禁用。

5. 破损、湿疹样或太阳灼伤区皮肤禁用。

【注意事项】

1. 本品有致畸作用，育龄期妇女及其配偶服药期间及服药前、后 3 个月避孕。

2. 用药期间及停药后 3 个月内不得献血。

3. 避免太阳光及紫外线过度照射。

4. 糖尿病、肥胖症、酗酒及高脂血症、脂质代谢紊乱者慎用。

5. 治疗初期痤疮症状或许有短暂性加重现象，若无其他异常情况，可在严密观察下继续用药，不宜同时服用其他角质分离剂或表皮剥脱性抗痤疮药。

6. 服药期间应定期做血常规、尿常规、血脂、肝功能等检查。

7. 嘴唇、口、眼睛或其他黏膜部位以及鼻角处、皮肤皱褶处避免使用。

【药物相互作用】

1. 与四环素类抗生素合用，可导致假脑瘤产生而引起良性颅压升高，临床表现为伴有头痛的高血压、眩晕和视觉障碍。

2. 与维生素 A 同时使用，可产生与维生素 A 超剂量时相似的症状。

3. 与卡马西平同时应用，可导致卡马西平的血药浓度下降。

4. 与华法林同时使用，可增强华法林的治疗效果。

5. 与甲氨蝶呤同时使用，可因甲氨蝶呤的血药浓度增加而增加对肝脏的损害。

6. 使用本品治疗期间，其他局部治疗粉刺的药物应慎用，特别是含有剥脱剂（如过氧化苯甲酰）或具有剥脱作用的清洁剂的药品。

7. 与光敏性药物合用，可加剧光敏性作用。

【规格】胶囊剂、胶丸剂：5mg；10mg。凝胶剂：10g：5mg。

维胺酯
Viaminate

【其他名称】维甲酰胺。

【药理作用】本品为维 A 酸衍生物，结构式近似全反式维 A 酸，作用机制与 13 - 顺维 A 酸及芳香维 A 酸较相似，但副作用较全反式维 A 酸轻。口服具有调节和控制上皮细胞分化与生长，抑制角化，减少皮脂分泌，抑制角质形成细胞的角化过程，使角化异常恢复正常，抑制痤疮丙酸菌的生长，并有调节免疫及抗炎作用。还具有除皱褶、减轻色斑、增加皮肤弹性作用。

【适应证】用于治疗中重度痤疮，对鱼鳞病、银屑病、苔藓类皮肤病及某些角化异常性皮肤病也有一定疗效。

【用法用量】

1. 口服：按每日 1～2mg/kg 计算，成人每次 25～50mg，一日 2～3 次。治疗痤疮疗程为 6 周，治疗脂溢性皮炎疗程为 4 周。

2. 外用：涂搽患处，一日 1 次，宜夜间使用。

【不良反应】

1. 常见的不良反应包括皮肤干燥、脱屑、瘙痒、皮疹、脆性增加、掌跖脱皮、瘀斑、继发感染等；口腔黏膜干燥、疼痛、结膜炎、角膜混浊、视力障碍、视盘水肿、头痛、头晕、精神症状、抑郁、良性颅压增高；骨质疏松、肌肉无力、疼痛、胃肠道症状、鼻衄等。

2. 妊娠期服药可导致自发性流产及胎儿发育畸形。

3. 实验室检查可引起血沉快、肝酶升高、血脂升高、血糖升高、血小板下降等。

不良反应的轻重与本药的剂量大小、疗程长短及个体耐受有关。轻度不良反应可不必停药，或减量使用，重度不良反应应立即停药，并做相应处理。

【禁忌】

1. 孕妇及哺乳期妇女禁用。

2. 对本品过敏者禁用。

3. 重症糖尿病、脂质代谢障碍、维生素 A 过量者禁用。

4. 肝肾功能严重不全者禁用。

【注意事项】

1. 本品有强致畸性，女性患者服药期间及停药后半年内严禁怀孕。

2. 禁与维生素 A 同服。

3. 酗酒者慎用。

4. 避免强烈日光或紫外线过度照射。

5. 不宜用于急性和亚急性皮炎、湿疹类皮肤病及皮肤皱褶部位。

6. 避免接触眼和黏膜。

【药物相互作用】

1. 与四环素类抗生素合用时，可导致假性脑瘤引起颅压增高、头痛和视力障碍。

2. 与维生素 A 合用时，可产生维生素 A 过量的相似症状。

3. 与甲氨蝶呤合用时可使甲氨蝶呤的血药浓度增加而加重肝脏的毒性。

【规格】胶囊剂、胶丸剂：25mg。乳膏剂：每 100g 含维胺酯 3g、维生素 E 5g。

阿达帕林
Adapalene

【药理作用】类似维 A 酸，具有抑制角质形成细胞过度增生作用，还具有抗炎作用，可抑制中性粒细胞趋化因子，并抑制花生四烯酸酯氧化酶的作用而减少白三烯形成。本品很少经皮吸收，对光和氧的稳定性较强。

【适应证】用于以粉刺、丘疹和脓疱为主要表现的寻常型痤疮的治疗。亦可用于治疗面部、胸和背部的痤疮。

【用法用量】睡前清洗患处，待干燥后涂搽适量，注意避免接触眼、嘴唇。

【不良反应】主要不良反应为皮肤刺激性，减少用药次数或停药后可恢复。

【禁忌】

1. 对本药过敏者禁用。

2. 孕妇及哺乳期妇女禁用。

【注意事项】

1. 本品不得用于皮肤破损处（割伤、摩擦伤），亦不得应用于十分严重的痤疮患者，或有湿疹样的皮肤创面。

2. 不能同时使用酒精或香水。

3. 用药期间避免过度日晒。

4. 避免将本品涂抹于眼、口腔、鼻黏膜及其他黏膜组织。

【药物相互作用】

1. 不宜与含硫、雷锁辛或水杨酸制剂合用。

2. 不宜与其他有相似作用机制的药物（如维 A 酸）及磨砂膏、脱皮剂等物质合用。

【规格】凝胶剂：15g：15mg；30g：30mg。

2.6 皮肤用非甾体抗炎药

氟芬那酸丁酯
Butyl Flufenamate

【其他名称】乌芬那酯、氟灭酸丁酯。

【药理作用】本药为外用非甾体类抗炎镇痛药，其作用机制可能与其膜稳定作用和阻断花生四烯酸生成炎性介质有关。

【适应证】用于非感染性亚急性湿疹、慢性湿疹、慢性单纯性苔藓等皮肤病。

【用法用量】以适量涂于患处，一日 2 次。

【不良反应】主要不良反应为皮肤刺激性，如刺激感、灼热感和干燥等。

【禁忌】对本品过敏者禁用。

【注意事项】避免接触眼及黏膜。

【药物相互作用】尚不明确。

【规格】软膏剂：5g：0.25g；10g：0.5g。

乙氧苯柳胺
Dithranol

【其他名称】蒽三酚、蒽林。

【药理作用】本品为非甾体类抗炎、抗过敏药物，外涂能抑制炎症介质（如组胺、5－羟色胺、前列腺素 E_1）引起的皮肤毛细血管通透性增加，抑制炎性肿胀和炎性增殖过程中的肉芽组织增生，对Ⅰ型、Ⅳ型变态反应具有抑制作用。此外，也有抗痤疮杆菌作用。

【适应证】用于慢性湿疹及神经性皮炎。

【用法用量】用温水清洗患处后，局部外用，每日 3 次，每次用量根据皮损大小调整，常用量每次涂敷软膏 0.25～2g，慢性湿疹 4 周为一疗程，神经性皮炎 2 周为一疗程，可连续 2 个疗程。

【不良反应】常见局部痒、红、灼热、脱屑以及接触性皮炎等。

【禁忌】对本品过敏者禁用。

【注意事项】

1. 若发生接触性皮炎应立即停药，严重者应采取相应治疗措施。

2. 用药后忌用肥皂水清洗患处。

3. 用药期间禁食辛辣等刺激性食物。

【药物相互作用】尚不明确。

【规格】软膏剂：10g：50mg。

2.7 其他皮肤科用药

鬼臼毒素
Podophyllotoxin

【其他名称】足叶毒素、鬼臼酯素、鬼臼酸内酯。

【药理作用】本品是一种细胞毒性药物，活性成分为足叶草酯毒素。它容易穿过细胞膜，能抑制正常皮肤角质生成细胞的分裂增殖，抑制细胞对核苷酸的摄取和 DNA 的合成。外用时，通过抑制人乳头瘤病毒感染上皮细胞的分裂增殖，使其坏死脱落，起到治疗尖锐湿疣的作用。

【适应证】用于治疗生殖器或肛门周围的尖锐湿疣。

【用法用量】涂患处，一日 2 次，连续 3 天，然后停药观察 4 天。若疣体未见消退，可同法重复治疗，最多不超过 3 个疗程。

【不良反应】

1. 对皮肤有较强的刺激性。

2. 本品涂在松脆、出血或接近活检疣的部位，可引起肾衰竭、肝脏中毒。

【禁忌】

1. 对本药过敏者禁用。

2. 孕妇及哺乳期妇女禁用。

【注意事项】

1. 疣体直径大于 2cm 或病损巨大、范围广泛者不宜使用。

2. 外用和误服可引起严重系统性毒性作用，正常是可逆的，但亦有致死的。口服本品 300mg，即可致死。

3. 本品能透过胎盘，且有致畸作用。

4. 本品不能接触眼和其他黏膜。

【药物相互作用】尚不明确。

【规格】酊剂、软膏剂：0.5%。

咪喹莫特
Imiquimod

【其他名称】咪喹莫德。

【药理作用】局部免疫反应调节剂。在体内外均能有效地诱导局部产生 α 干扰素、肿瘤坏死因子及细胞因子 IL－1、IL－6、IL－8、IL－10 等，从而产生抗病毒、抗增生及调节局部炎症反应的作用。

【适应证】用于治疗外生殖器或肛门周围的尖锐湿疣。

【用法用量】涂药前先将患处洗净、擦干，然后用棉签将本品均匀涂于疣体一层，保留 6～10 小时后用清水将药物洗净。睡前涂抹，隔日 1 次，8～12 周为一疗程，最多不超过 16 周。

【不良反应】可出现皮肤烧灼感、色素减退、瘙痒、潮红、刺痛、红斑、溃疡、皮肤剥脱、水肿等，停药后可迅速恢复。局部轻度红斑者，不必停药可持续用药；如出现全身不适或较为明显的皮肤局部反应，应停药数次，待反应减轻后再继续用药。

【禁忌】对本品过敏者禁用。

【注意事项】

1. 局部破损时不宜使用。

2. 不适用于尿道、阴道内、子宫颈和肛管内尖锐湿疣的治疗。

3. 用药期间避免性生活。

4. FDA 对本药的妊娠安全性分级为 B 级。

【药物相互作用】尚不明确。

【规格】乳膏剂：5%。

克罗米通
Crotamiton

【其他名称】巴酰乙胺。

【药理作用】本品具有局部麻醉作用，可治疗各型瘙痒症。并有特异性杀灭疥螨作用，可作用于疥螨的神经系统，从而使疥螨麻痹死亡。另外，对链球菌和葡萄球菌的生长也有抑制作用。

【适应证】用于治疗疥疮、皮肤瘙痒及继发性皮肤感染。

【用法用量】

1. 用于疥疮时，治疗前洗澡、擦干，用本品涂搽颈以下全身皮肤，特别是皱折处、手足、指趾间、腋下和腹股沟，24 小时后涂第 2 次，再隔 48 小时后洗澡将药物洗去，穿上干净衣服，更换床单。配偶及家中患者应同时治疗。1 周后可重复 1 次。

2. 用于止痒时，局部涂于患处，每日 3 次。

3. 化脓性皮肤病，将患处用浸有本品的敷料覆盖。

【不良反应】可引起接触性皮炎，偶见过敏反应。

【禁忌】

1. 对本品过敏者禁用。

2. 急性炎症性、糜烂性或渗出性皮肤损害者禁用。

【注意事项】

1. 避免接触眼睛和其他黏膜。

2. 疥疮治疗期间不应洗浴，在完成治疗后再彻底清洗。与患者同居住的人应一起治疗。

3. 不能大面积用于婴儿及低龄儿童的皮肤。

4. FDA 对本药的妊娠安全性分级为 C 级。

【药物相互作用】尚不明确。

【规格】乳膏剂、洗剂、霜剂：10%。

林旦
Lindane

【其他名称】丙体六六六。

【药理作用】本品与疥虫或虱体体表直接接触后，透过体壁进入体腔和血液，引起神经系统麻痹而致死。是杀灭疥虫的有效药物，亦有杀灭虱和虱卵的作用。

【适应证】用于疥疮和阴虱病。

【用法用量】

1. 疥疮：自颈部以下将药均匀涂搽全身，无皮疹处亦需擦到，尤其应涂搽至皱褶部位。成人一次不超过 30g。擦药后 24 小时洗澡，同时更换衣被和床单。首次治疗 1 周后，如未痊愈，可进行第 2 次治疗。

2. 阴虱病：剃去阴毛后涂搽本品，一日 3～5 次。

【不良反应】

1. 可有局部刺激症状，数日后消退。

2. 擦药后偶有头晕，1～2 日后消失。长期大量使用后，也可能由于药物经皮肤吸收后，对中枢神经系统产生较大的毒性作用，如癫痫发作等。

3. 少数患者可出现荨麻疹。

【禁忌】

1. 对本品过敏者禁用。

2. 有癫痫病史者禁用。

3. 4 岁以下婴幼儿、孕妇及哺乳期妇女禁用。

【注意事项】

1. 擦药前勿用热水和肥皂洗澡，以免增加吸收。

2. 避免眼和黏膜与药物接触。

3. 使用中若出现过敏症状或对中枢神经系统产生不良反应，应立即停药。

4. 勿用于皮肤破溃处。

5. FDA 对本药的妊娠安全性分级为 C 级。

【药物相互作用】尚不明确。

【规格】乳膏剂、霜剂：1%。

聚甲酚磺醛
Policresulen

【其他名称】施比灵。

【药理作用】聚甲酚磺醛是由亚甲基连接的甲酚磺酸聚合物，其链长短不一。作用机制为：①抗细菌、真菌和原虫感染。②选择性作用于坏死组织和柱状上皮并使之变性，但对正常鳞状上皮无作用。③通过使血浆蛋白凝固和显著的刺激血管收缩而起止血作用。聚甲酚磺醛具有广谱的抗菌作用，包括革兰阳性菌、革兰阴性菌和某些真菌，尤其值得一提的是对加那氏菌、厌氧菌和滴虫有效。本品无耐药性的报道。

【适应证】

1. 妇科：用于治疗宫颈糜烂、宫颈炎、各类阴道感染（如细菌、滴虫和霉菌引起的白带增多）、外阴瘙痒及使用子宫托造成的压迫性溃疡、宫颈息肉切除或切片检查后的止血、尖锐湿疣及加速电凝治疗后的伤口愈合，还可用于乳腺炎的预防（乳头皲裂的烧灼）。

2. 外科与皮肤科：用于皮肤伤口与病变的局部治疗（如烧伤、肢体溃疡、褥疮、慢性炎症等），能加速坏死组织的脱落、止血和促进愈合过程，也用于尖锐湿疣的治疗。

3. 耳鼻喉科：用于治疗口腔黏膜和齿龈的炎症、口腔溃疡及扁桃体切除后的止血。

【用法用量】

1. 妇科

（1）溶液剂：用于阴道冲洗时，溶液应按 1∶5 的比例以水稀释，而用于局部涂抹或敷贴时则无需稀释，通常敷贴每周进行 1～2 次。治疗前先彻底清洁宫颈及宫颈管，去除分泌物。为此可将浸有溶液的棉签插入宫颈管，转动数次取出，然后再将浸有药液的纱布块轻轻敷贴于病变组织，持续 1～3 分钟。一般敷贴 1～2 分钟即可达到止血目的。

（2）阴道栓：每 1～2 日将一粒栓剂放入阴道，如果采用聚甲酚磺醛浓缩液病灶烧灼，则于两次烧灼间隔日放入一粒栓剂。为了使用方便，患者最好取仰卧位，先将栓剂用水浸湿，然后插入阴道深部，通常以晚间睡前用药为宜，配合使用卫生巾防止污染衣物和被褥。

2. 外科与皮肤科：终止伤口出血，可将浸有药液的纱布块压在出血部位 1～2 分钟，止血后最好擦干残留药液。治疗局部烧伤、褥疮和肢体溃疡也可采用同样的方法，以使其坏死组织易于脱落。口腔黏膜与牙龈的病变，在使用本品溶液治疗后必须彻底漱口。

【不良反应】用药后偶有局部刺激症状（如烧灼感或疼痛），通常可耐受并会很快消失。

【禁忌】

1. 对本品过敏者禁用。

2. 孕妇及哺乳期妇女禁用。

【注意事项】

1. 本品为外用药，切忌内服。

2. 本品应避免与眼睛接触。

3. 本品会加速和增强修复过程，如果用药后出现坏死组织从病灶处脱落，有时甚至是大片脱落，无需惊恐。

4. 经期停止治疗。治疗期间避免性生活。不要使用刺激性肥皂清洗患处。

5. 棉织物及皮革与该药液接触后，须在制剂未干前立即用水洗净。

【药物相互作用】聚甲酚磺醛只能局部应用，由于不能排除与其他药物的相互影响，故同一部位避免同时使用两种以上的药物。

【规格】阴道栓剂：90mg。溶液剂：36%。

吡美莫司
Pimecrilimus

【其他名称】爱宁达。

【药理作用】本品是亲脂性抗炎性的子囊霉素巨内酰胺的衍生物，可细胞选择性地抑制前炎症细胞因子的产生和释放。本品与 macrophilih－12 有高亲和性，能抑制钙依赖性磷脂酶神经钙蛋白，因此，能阻断 T 淋巴细胞内的炎症细胞因子的合成。在皮肤炎症的动物模型中，局部或系统性用药后，吡美莫司表现出强抗炎活性。在接触性皮炎的猪模型中，外用吡美莫司与强效皮质类固醇激素作用相当。与皮质类固醇激素不同，吡美莫司不引起猪的皮肤萎缩，也不影响鼠皮肤的郎格罕斯细胞。

【适应证】用于无免疫受损的 2 岁及 2 岁以上轻度至中度异位皮炎（湿疹）患者。

【用法用量】在患处涂一薄层，每日 2 次。每处受累皮肤都应上药，直至皮疹消退。

【不良反应】常见用药局部反应（刺激、瘙痒和红斑）、皮肤感染（毛囊炎）。不常见疖、脓疱疮、单纯疱疹、带状疱疹、单纯疱疹皮炎（疱疹样湿疹）、传染性软疣、皮肤乳头状瘤、皮疹、疼痛、麻木、脱屑、干燥、水肿和病情加重。

【禁忌】对本品或其他聚内酰胺类药物过敏者禁用。

【注意事项】

1. 本品不能用于急性皮肤病毒感染部位（单纯疱疹、水痘）。

2. 本品在治疗异位性皮炎时，应先治疗感染。当出现皮肤单纯疱疹病毒感染时，应暂停中止治疗，待病毒感染清除后方可重新使用。

3. 应避免接触眼睛和黏膜，不推荐采用封包疗法。

4. FDA 对本药的妊娠安全性分级为 C 级。哺乳期妇女可用此药，但不要用于乳房部位。

【药物相互作用】

1. 不应与外用的皮质类固醇和其他抗炎制剂合用。

2. 在用吡美莫司乳膏治疗期间，应避免皮肤过度光暴露，包括日光、PUVA、UVA 或 UVB 治疗。

【规格】乳膏剂：1%。

灭活埃希的松
Inactivated Escherichia Coliand Hydrocortisone

【其他名称】玻特利油膏。

【药理作用】本品的活性成分是大肠埃希杆菌细菌水悬液（BCS）和氢化可的松（HC）。动物模型和体外试验表明，BCS 可激发 T 淋巴细胞的增殖和免疫球蛋白（IgA、IgG）的产生，以此激活多克隆免疫应答，提高机体相关组织感染的预防和抵御

能力。BCS 在体外抑制肥大细胞和嗜碱性粒细胞释放组胺，因此有抗炎的作用。参与组织修复，促进伤口愈合。氢化可的松（可的松）是一种天然肾上腺皮质激素，是合成的糖皮质激素的前体，有抗急性炎症、抗瘙痒、抗过敏和免疫抑制（相对来说很微弱）的作用，但不抗细胞增殖。氢化可的松抑制溶菌体酶的释放，抑制炎性细胞的游走和如前列腺素、白三烯等炎性介质的合成，可导致血管收缩，减少间质血管通透性，减少炎症反应。BCS 和氢化可的松可发挥互补作用。

【适应证】痔顽固的并发症，如肛门区域的急慢性湿疹、瘙痒、痛性裂口或裂伤。

【用法用量】在早晨和晚上将一薄层本软膏涂于需治疗的患部皮肤和黏膜，最好在排便后使用。一般连续用药不超过 3 周。如症状重新出现，可再使用本品。

【不良反应】长时间、大面积使用可能导致皮肤萎缩、毛细血管扩张、皮肤条纹和类固醇引起的痤疮。

【禁忌】

1. 特异性皮肤病（例如结核、梅毒、淋病）、水痘、疫苗接种反应、真菌病、面部炎性皮肤改变（口周皮炎）和红斑痤疮禁用。

2. 对本品过敏者禁用。

【注意事项】本制剂含有苯酚，对苯酚过敏的患者可出现过敏反应。

【药物相互作用】同时使用皮质类固醇药物，会出现作用或副作用加强的表现。

【规格】软膏剂：每克含氢化可的松 2.5mg，灭活的大肠杆菌 0.5×10^{10} 个。

3 眼科用药

3.1 降眼内压药

地匹福林
Dipivefrine

【其他名称】肾上腺素异戊酯、二匹福林。

【药理作用】本品是肾上腺素和异戊酸所形成的双酯化合物。地匹福林本身无生物活性，在眼内角膜酯酶的作用下，迅速水解成肾上腺素而发挥生物效应，引起散瞳、降眼压。本品具有高度脂溶性，滴眼液滴眼后极易透过角膜屏障进入眼内。

【适应证】用于治疗开角型青光眼和高眼压症。对闭角型青光眼虹膜切除后的残余性青光眼有效。对其他类型的继发性开角型青光眼和青光眼睫状体炎综合征也有效。

【用法用量】一次 1 ~ 2 滴，一日 1 ~ 2 次，滴于结膜囊内，滴后用手指压迫内眦角泪囊部 3 ~ 5 分钟。

【不良反应】本品浓度仅为肾上腺素的 1/10 ~ 1/20，因此不良反应的发生率要比肾上腺素低得多。

1. 溶液滴眼对血压和心率影响较小，但能引起散瞳（未经手术的闭角型青光眼禁用）和无晶体性黄斑病变。

2. 局部滴眼后有轻度烧灼和刺痛感，其他有滤泡性结膜炎、结膜血管收缩后反跳性充血、视物模糊、额痛及畏光和角结膜色素沉着等，停药后消失。

3. 全身不良反应一般不发生，偶有枕部疼痛、心律失常、心率增快、血压增高、脸色苍白、发抖和出汗等。

【禁忌】

1. 未经手术的闭角型青光眼患者禁用。

2. 甲状腺功能亢进、高血压、冠状动脉供血不全、心律不齐、糖尿病等患者禁用。

3. 对本品过敏者禁用。

4. 配戴角膜接触镜者禁用。

【注意事项】

1. 无晶体的病人应用肾上腺素 30% 出现黄斑水肿。

2. 无晶体青光眼者慎用。

3. 孕妇、哺乳期妇女和小儿慎用。FDA 对本药的妊娠安全性分级为 B 级。

【药物相互作用】与毛果芸香碱或 β 受体阻滞剂联合应用有相加作用。

【规格】滴眼液：5ml：5mg。

卡替洛尔
Carteolol

【其他名称】卡特洛尔、喹诺酮心安。

【药理作用】本品为非选择性 β 受体阻滞剂，对 β_1 和 β_2 受体均有阻滞作用。主要是减少房水生成，对高眼压和正常眼压患者均有降眼压作用，可使眼压下降 22% ~ 25%。对房水经葡萄膜巩膜外流、房水流出易度及巩膜上静脉压无影响。此外，本品的主要代谢产物 8 - 羟基卡替洛尔，是一种眼部 β 受体阻滞剂，也有降眼压作用，与降眼压作用持续时间较长有关。

【适应证】用于原发性开角型青光眼。部分继发性青光眼、高眼压症、手术后未完全控制的闭角型青光眼及其他药物和手术无效的青光眼，加用本品可进一步增强降眼压疗效。

【用法用量】滴眼，一日 2 次，一次 1 滴。滴于结膜囊内，滴后用手指压迫内眦角泪囊部 3 ~ 5 分钟。效果不明显时，改用 2% 制剂，每日 2 次，每次 1 滴。

【不良反应】

1. 1/4 的患者出现暂时性眼烧灼、眼刺痛、流泪、结膜充血水肿。

2. 一些患者出现视物模糊、畏光、上睑下垂、结膜炎、角膜着色及中度角膜麻醉。

3. 长期连续用于无晶体眼或有眼底疾患者时，偶在眼底黄斑部出现浮肿、混浊，故需定期测定视力，进行眼底检查。

4. 一些患者出现心率减慢及血压下降。

5. 偶见下列不良反应：心律失常、心悸、呼吸困难、无力、头痛、头晕、失眠、鼻窦炎、皮肤过敏反应（包括局部和全身皮疹）、脱发。

【禁忌】

1. 支气管哮喘或有支气管哮喘病史者及严重慢性阻塞性肺疾病者禁用。

2. 窦性心动过缓、Ⅱ 或 Ⅲ 度房室传导阻滞、明显心衰和心源性休克者禁用。

3. 对本品过敏者禁用。

【注意事项】

1. 本品慎用于 β 受体阻滞剂禁忌证的患者，包括异常心动过缓、Ⅰ 度以上房室传导阻滞。

2. 对有明显心脏疾病患者应用本品应监测心率。

3. 本品慎用于对其他 β 受体阻滞剂过敏者。

4. 已有肺功能低下的患者慎用。

5. 本品慎用于自发性低血糖患者及接受胰岛素或降糖药治疗的患者，因 β 受体阻滞剂可掩盖低血糖症状。

6. 本品不宜单独用于治疗闭角型青光眼，只能与缩瞳药合用。

7. 与其他滴眼液联合使用时，应间隔 10 分钟以上。

8. 本品含氯化苯烷胺，戴软性角膜接触镜者不宜使用。

9. 定期复查眼压，根据眼压变化调整用药方案。

【药物相互作用】

1. 与肾上腺素合用可引起瞳孔扩大。

2. 正在服用儿茶酚胺耗竭药（如利血平）者，使用本品时应严密观察，因可引起低血压和明显的心动过缓。

3. 不主张两种局部 β 受体阻断剂同时应用，对正在应用 β 受体阻滞剂口服治疗的患者应慎用本品。

4. 本品与钙通道拮抗剂合用应慎重，因可引起房室传导阻滞，左心室衰竭及低血压。对心功能受损的患者，应避免两种药合并使用。

5. 本品与洋地黄类和钙通道拮抗剂合用可进一步延长房室传导时间。

6. 酚噻嗪类药物可增加 β 受体阻滞剂的降血压作用，因可使相互的代谢途径受到抑制。

【规格】滴眼液：5ml：50mg；5ml：100mg；10ml：200mg。

阿可乐定
Apraclonidine

【其他名称】阿拉可乐定、安普乐定。

【药理作用】本品为相对选择性 α_2 受体激动剂，是可乐定的衍生物。主要通过抑制房水生成达到降低眼压的目的。本品能降低血 - 房水屏障的通透性，故可显著抑制眼前节激光手术后的急性眼压升高和减轻内眼手术（如晶状体超声乳化和人工晶状体植入术）后的早期前房炎症反应。本品有收缩血管的作用，可用于眼部手术中的止血。本品还有轻度的散瞳作用，有利于白内障和玻璃体视网膜手术的进行。本品对血脑屏障的穿透力较低，难以进入中枢神经系统，因而不影响血压调节中枢，对血压不产生影响。

【适应证】

1. 0.5% 的滴眼液用于其他药物不能将眼压降到预定目标的某些青光眼患者。

2. 1% 的滴眼液主要用于某些眼科手术（如激光小梁成形术、激光虹膜切除术、Nd：YAG 激光后囊切开术等）的前后，防止手术诱发的急性眼压升高。

【用法用量】

1. 治疗青光眼：0.5% 滴眼液，滴眼，一日

2~3 次，一次 1 滴。滴于结膜囊内，滴后用手指压迫内眦角泪囊部 3~5 分钟。

2. 防止激光手术前后的眼压升高：1% 滴眼液，滴眼，术前 1 小时 1 滴，术后立即再滴 1 滴。

【不良反应】

1. 激光手术时使用盐酸阿可乐定滴眼液的不良反应有眼刺激、上眼睑隆凸、心律不齐、鼻腔充血、眼炎、结膜变白、瞳孔放大，发生率均低于 2%。

2. 下列不良反应发生在使用盐酸阿可乐定滴眼液每天 1 次或 2 次，用药长达 28 天的非激光手术病人的研究中：①眼部：结膜变白、上眼睑隆凸、瞳孔放大、烧灼感、不适、异物感、干眼、痒、眼部肌张力减退、视物模糊或不清、过敏反应、结膜微血管出血。②胃肠道：腹痛、腹泻、胃部不适、呕吐。③心血管：心动过缓、血管迷走神经反应、心悸、直立性低血压、血压降低。④中枢神经系统：失眠、睡眠障碍、易怒、性欲减退。⑤其他：味觉异常、口干、鼻烧灼感或干燥、头痛、头冷、胸闷或烧心、手掌滑腻或出汗、体热、气促、咽分泌增多、四肢疼痛或麻木、疲倦、感觉异常、非疹性瘙痒。

【禁忌】

1. 接受单胺氧化酶抑制剂治疗的病人以及严重心血管疾病者禁用。

2. 对本品或可乐定过敏者禁用。

【注意事项】

1. 哺乳期妇女在眼科手术前后滴用 1% 本品时要停止哺乳。

2. 本品可使抑郁症、心血管疾患和高血压患者的病情加重，应慎用。

3. 肝、肾功能不全者慎用。

【药物相互作用】治疗开角型青光眼，用于毛果芸香碱的辅助治疗，两者合用有相加作用。

【规格】滴眼液：0.5%；1%。

溴莫尼定
Brimonidine

【药理作用】本品为一种眼用的相对选择性 α_2 受体激动剂，对 α_2 受体有高度选择性。可使房水生成率减少和葡萄膜巩膜外流增加，从而导致眼压下降。对青光眼和正常眼都有降压作用，对心血管系统和呼吸系统功能的影响很小，

【适应证】用于治疗开角型青光眼、高眼压症以及防治眼前节激光手术后的眼压升高。

【用法用量】滴眼，一日 3 次，一次 1 滴，滴于结膜囊内，滴后用手指压迫内眦角泪囊处 3 ~ 5 分钟。

【不良反应】

1. 10% ~ 30% 的患者出现口干、眼部充血、烧灼及刺痛感、头痛、视物模糊、眼睛异物感、乏力倦怠、结膜滤泡、眼部过敏反应以及眼部瘙痒。

2. 3% ~ 9% 的患者出现角膜染色溃疡、干燥、流泪、上呼吸道感染症状、眼睑水肿、结膜水肿、头晕、睑炎、眼部刺激、胃肠道症状、虚弱无力、结膜变白、视物异常以及肌肉痛。

3. 有少于 3% 的患者出现结膜出血、味觉异常、失眠、结膜分泌物增多、精神抑郁、高血压、焦虑、心悸、鼻干以及晕厥。

【禁忌】

1. 对本品过敏者禁用。

2. 使用单胺氧化酶抑制剂治疗者禁用。

3. 严重心血管疾病、肝脏疾病、精神抑郁、大脑或冠状动脉功能不全、雷诺病、体位性低血压、血栓闭塞性脉管炎患者，以及同时应用 β 受体阻滞剂、抗高血压药或糖苷类心脏病药物者禁用。

【注意事项】

1. 滴眼剂中的防腐剂剂为苯扎氯铵，而苯扎氯铵有可能被软性隐形眼镜所吸收，因此应在滴用本药后至少等待 15 分钟，再戴上软性隐形眼镜。

2. 对使用降低眼内压药物的患者，应按常规定期监测其眼内压。

3. 老年人、小儿、孕妇及哺乳期妇女慎用。FDA 对本药的妊娠安全性分级为 B 级。

【药物相互作用】

1. 与其他降眼压药物联合应用有加强作用。

2. 不宜与肾上腺素受体拮抗药同时应用。

【规格】滴眼液：0.2%。

布林佐胺
Brinzolamide

【药理作用】本品为局部应用的碳酸酐酶抑制剂，具有良好的眼部耐受性和对眼角巩膜缘的穿透性。进入眼内后集聚在睫状体内，通过抑制睫状体内的碳酸酐酶，减少房水生成，从而使眼压下降。

【适应证】用于治疗原发性和继发性开角型青光眼和高眼压症。也可用于防治激光手术后的眼压升高。

【用法用量】用前摇匀，滴眼，一日 2 ~ 3 次，一次 1 滴。滴于结膜囊内，滴后用手指压迫内眦角泪囊部 3 ~ 5 分钟。

【不良反应】

1. 常见视物模糊、眼部不适（滴药时灼烧感或者刺痛）、异物感和眼部充血。

2. 少见眼干、眼疼、眼分泌物增多、瘙痒、角膜炎、睑炎、结膜炎、睑缘硬结、发黏感、流泪、眼疲惫、角膜病变、结膜滤泡和视力异常。

3. 滴眼后可全身吸收，常见不良反应有头痛、味觉异常（苦味、酸味和异味），还可能产生磺胺类药物的不良反应。

【禁忌】

1. 对本品或磺胺类药物过敏者禁用。

2. 严重肝肾功能障碍者禁用。

【注意事项】

1. 长期使用应进行血、尿常规检查和肝功能检查。

2. 本品能被全身吸收，因此磺胺药的不良反应在眼部滴用时仍然可能出现。如果出现严重的药物反应或者过敏，应立即停用。

3. 本品含有苯扎氯胺，它可能被软性角膜接触镜吸收，因此必须在滴用本品 15 分钟后才能配戴软性角膜接触镜。严禁在配戴角膜接触镜同时滴用本品。

【药物相互作用】本品不可与口服碳酸酐酶抑制剂同时使用。

【规格】滴眼液：1%。

拉坦前列素
Latanoprost

【其他名称】拉坦普罗、拉他诺前列腺素。

【药理作用】本品为前列素 F_{2a} 异丙基酯前药的类似物。本品既不使房水生成减少，也不使通过小梁网的房水排出增加，而是通过松弛睫状肌，增宽肌间隙，使房水通过葡萄膜巩膜途径外流增加使眼压下降。降眼压作用比多佐胺、噻吗洛尔强，对视力、调节、瞳孔直径、泪液分泌均无影响，亦不影响全身的血压和心率。

【适应证】用于青光眼和高眼压症。

【用法用量】每日 1 次，每次 1 滴，最好在睡前使用。

【不良反应】眼部可有轻度刺激、异物感和结膜充血，少数出现皮疹。某些患者会出现加膜的棕色素沉着（6 个月后有 7%，12 个月后有 16%），停药后即可停止进展，但明显者不能恢复。

【禁忌】

1. 对本品过敏者禁用。

2. 孕妇、准备怀孕及哺乳期妇女禁用。

3. 软性角膜接触镜配戴者禁用。

4. 严重哮喘和眼睛发炎充血期间禁用。

【注意事项】

1. 本品不适用于治疗闭角型或先天性青光眼、色素沉着性青光眼以及假晶状体症的开角型青光眼。

2. 本品含有苯扎氯胺，它可能被软性角膜接触镜吸收，因此必须在滴用本品 15 分钟后才能配戴角膜接触镜。

【药物相互作用】与噻吗洛尔、毛果芸香碱、地匹福林、碳酸酐酶抑制剂联合应用都能使降眼压作用增强。

【规格】滴眼液：2.5ml：125μg。

曲伏前列素
Travoprost

【药理作用】本品是一种选择性的前列腺素类受体激动剂，可通过松弛睫状肌，增宽肌间隙，增加葡萄膜巩膜通路房水外流而降低眼压。

【适应证】用于降低开角型青光眼或高眼压症患者升高的眼压。

【用法用量】每晚 1 次，每次 1 滴，滴入患眼。剂量不能超过每天 1 次。同时使用不止一种眼药时，每种药物的滴用时间至少间隔 5 分钟。

【不良反应】常见眼充血，其他不良反应包括视力下降、眼部不适、异物感、疼痛、瘙痒、视力异常、眼睑炎、视力模糊、白内障、结膜炎、干眼、眼部不适、虹膜异色、角膜炎、睑缘结痂、畏光、结膜下出血和流泪等。

【禁忌】

1. 对本品过敏者禁用。

2. 软性角膜接触镜配戴者禁用。

3. 急性眼部感染的患者禁用。

【注意事项】

1. 具有眼部感染史（虹膜炎、葡萄膜炎）患者应谨慎使用本品。

2. 本品可引起虹膜色素颜色改变，主要针对混合色虹膜（蓝棕、绿棕、黄棕），但不会造成病理性改变，即不会引起色素细胞增生。

3. 本品含有苯扎氯胺，它可能被软性角膜接触镜吸收，因此必须在滴用本品 15 分钟后才能配戴角膜接触镜。

4. FDA 对本药的妊娠安全性分级为 C 级。

【药物相互作用】尚不明确。

【规格】滴眼液：2.5ml：0.1mg。

卡巴胆碱
Carbachol

【其他名称】氨甲酰胆碱、碳酰胆碱。

【药理作用】本品为人工合成的拟胆碱药，能直接作用于瞳孔括约肌产生即刻的缩瞳效果，同时具有抗胆碱酯酶作用，能维持较长的缩瞳时间。还能预防人工晶体植入、白内障摘除等眼科手术后眼内压的升高。

【适应证】适用于人工晶体植入、白内障摘除、角膜移植等需要缩瞳的眼科手术。

【用法用量】前房内注射，一次 0.2～0.5ml。

【不良反应】常见的副作用为视力模糊，眼痛、眼刺激或烧灼感；偶见头痛、眼刺激或充血、眼睑颤搐。上述症状一般均可自行消失。

【禁忌】

1. 对本品过敏者禁用。

2. 心血管疾患包括心律不齐、心搏徐缓、低血压的患者以及迷走神经兴奋、癫痫、甲亢、帕金森病、支气管哮喘、消化道溃疡和尿路梗塞的患者禁用。

【注意事项】

1. 注射液为眼科使用药品，不得口服、肌肉注射和静脉注射。

2. FDA 对本药的妊娠安全性分级为 C 级。

【药物相互作用】眼局部同时使用非甾体抗炎药治疗时，使用本品无效。

【规格】注射液：1ml：0.1mg。

乙酰唑胺
Acetazolamide

【其他名称】醋氮磺胺、醋氮酰胺、醋唑磺胺。

【药理作用】本品为碳酸酐酶抑制剂，能抑制房水生成，降低眼压。房水流出易则不改变。

【适应证】用于治疗各种类型的青光眼，包括开角型（慢性单纯性）青光眼、闭角型青光眼急性期、继发性青光眼、青光眼手术前后及某些内眼手术前降眼压。

【用法用量】

1. 开角型青光眼：首剂 250mg，每日 1 ~ 3 次，维持量应根据病人对药物的反应决定，尽量使用较小的剂量使眼压得到控制，一般每日 2 次，每次 250mg，就可使眼压控制在正常范围。

2. 继发性青光眼和手术前降眼压：每次 250mg，每 4 ~ 8 小时 1 次，一般每日 2 ~ 3 次。

3. 青光眼急性发作：首剂 500mg，以后改用 125 ~ 250mg 维持量，每日 2 ~ 3 次。

【不良反应】

1. 常见的不良反应：①四肢麻木及刺痛感。②全身不适症状群：疲劳、体重减轻、困倦抑郁、嗜睡、性欲减低等。③胃肠道反应：金属样味觉、恶心、食欲不振、消化不良、腹泻。④肾脏反应：多尿、夜尿、肾及泌尿道结石等。⑤其他：可出现暂时性近视，也可发生磺胺样皮疹、剥脱性皮炎。

2. 少见的不良反应：①电解质紊乱：代谢性酸中毒、低钾血症，补充碳酸氢钠及钾盐有可能减轻症状。②听力减退。

3. 最严重的不良反应是造血系统障碍，可见急性溶血性贫血、粒细胞减少症、血小板减少症、嗜伊红细胞增多症、再生障碍性贫血等。

4. 长期用药可加重低钾血症、低钠血症、电解质紊乱及代谢性酸中毒等症状。血钾下降可减弱本品的降眼压作用。对肾结石病人，本品可诱发或加重病情，如出现肾绞痛和血尿应立即停药。

【禁忌】

1. 对本品及磺胺过敏者禁用。

2. 肝肾功能不全致低钠血症、低钾血症、高氯性酸中毒者，肾上腺皮质机能减退及肝性脑病者禁用。

【注意事项】

1. 与食物同服可减少胃肠道反应。

2. 下列情况应慎用：①因本品可增高血糖及尿糖浓度，故糖尿病患者应慎用。②酸中毒及肝肾功能不全者慎用。

3. 对诊断的干扰：①尿 17 - 羟类固醇测定（Glenn - Nelson 法），可出现假阳性结果。②尿蛋白测定可出现假阳性结果。③血氨浓度、血清胆红素、尿胆素原浓度都可以增高。④血糖浓度、尿糖浓度均可增高，非糖尿病者不受影响。⑤血浆氯化物的浓度可以增高，血清钾的浓度可以降低。

4. 急性青光眼及青光眼急性发作时，每日应测眼压，慢性期应定期测量眼压，并定期检查视力、视野。眼压控制后应根据青光眼类型、前房角改变及眼压描记情况，调整用药剂量及选择适宜的青光眼手术。需延期施行青光眼手术的病人，较长期使用本品，除应加服钾盐外，在治疗前还需有 24 小时的眼压、视力、视野、血压、血象及尿常规等记录，以便在治疗过程中评价疗效及发现可能产生的不良反应，根据病情调整药量。

5. FDA 对本药的妊娠安全性分级为 C 级。

【药物相互作用】

1. 与促肾上腺皮质激素、糖皮质激素尤其与盐皮质激素联合使用，可以导致严重的低血钾，在联合用药时应注意监护血清钾的浓度及心脏功能。亦应估计到长期同时使用有增加低血钙的危险，可以造成骨质疏松，因为这些药都能增加钙的排泄。

2. 与苯丙胺、抗 M 胆碱药尤其是与阿托品、奎尼丁联合应用时，由于形成碱性尿，本品排泄减少，会使不良反应加重或出现延长。

3. 与抗糖尿病药（如胰岛素）联合应用时，可以减少低血糖反应，因为本品可以造成高血糖和尿糖，故应调整剂量。

4. 与苯巴比妥、卡马西平或苯妥英等联合应用，可引起骨软化发病率上升。

5. 洋地黄类药物与本品合用，可提高洋地黄的毒性，并可发生低钾血症。

6. 与甘露醇或尿素联合应用，在增强降低眼内压作用的同时可增加尿量。

【规格】片剂：250mg。针剂：5ml：250mg。

醋甲唑胺
Methazolamide

【其他名称】甲醋唑胺、甲氮酰胺。

【药理作用】本品化学结构类似乙酰唑胺（在氮原子上多一个甲基），因此，药理作用及作用机理与乙酰唑胺相同。结构不同减少了电离作用，故眼内透过性较乙酰唑胺增强。本品穿透血－房水和血－脑屏障的作用亦较乙酰唑胺强（人脑脊液的浓度比乙酰唑胺高50倍）。抑制碳酸酐酶作用比乙酰唑胺强60%，在体内仅55%的醋甲唑胺与血浆蛋白结合，故较低剂量即有明显降眼压反应。

【适应证】用于原发性开角型青光眼、闭角型青光眼及某些继发性青光眼，及局部用抗青光眼药眼压控制不理想患者的辅助治疗。

因本品降眼压的同时对酸碱平衡影响较少，故对于患有严重阻塞性肺部疾患的患者本品优于乙酰唑胺。对尿枸橼酸分泌的影响较乙酰唑胺小，故对于需口服碳酸酐酶抑制剂治疗但又易引起肾结石形成的患者，推荐应用醋甲唑胺。

【用法用量】初始用药时，每次25mg，一日2次，这一剂量常可使眼压下降4～5mmHg，且副作用最小。如用药后降眼压效果不理想，剂量可加大为每次50mg，一日2次。

【不良反应】
1. 可引起严重的血液学不良反应，包括再生障碍性贫血和粒细胞缺乏症。
2. 可引起肾结石，但非常罕见。
3. 其他有恶心、厌食、感觉异常、不适、疲劳及皮肤糜烂等不良反应。

【禁忌】
1. 肝肾功能不全致低钠血症、低钾血症、高氯性酸中毒者，肾上腺皮质机能减退和有肝性脑病倾向患者禁用。
2. 对本品及磺胺过敏者禁用。
3. 孕妇及哺乳期妇女禁用。

【注意事项】
1. 慎用于有代谢性酸中毒及低血钾危险的患者。
2. 闭角型青光眼不应用醋甲唑胺代替手术治疗，否则可引起永久性粘连性房角关闭。
3. 本品不能长期用于控制眼压。
4. 本品的降眼压作用呈剂量依赖性。应用25、50及100mg口服，每8小时1次，可使眼压分别下降3.3、4.3及5.6mmHg。

【药物相互作用】
1. 碳酸酐酶抑制剂与高剂量阿司匹林合用可引起严重的代谢紊乱，因此，本品与水杨酸制剂合用要慎重。
2. 低剂量醋甲唑胺本身不引起低血钾，但碳酸酐酶抑制剂可增加其他药物的排钾作用。
3. 与促肾上腺皮质激素、糖皮质激素联合使用，可以导致严重的低血钾，在联合用药时应注意监测血清钾的浓度及心脏功能。亦应估计到长期同时使用有增加低血钙的危险，可以造成骨质疏松，因为这些药增加钙的排泄。

【规格】片剂：25mg；50mg。

3.2　白内障用药

吡诺克辛
Pirenoxine

【药理作用】本品通过保持和改善晶状体膜的功能、阻止多元糖醇的积累而防止或减少晶状体混浊。此外，本品还可对抗自由基对晶状体损害而导致的白内障，减少白内障囊外摘除术后后囊膜混浊的发生率。

【适应证】用于初期老年性白内障、外伤性白内障、先天性白内障、轻度糖尿病性白内障或并发性白内障等。

【用法用量】将吡诺克辛钠0.8mg放入配套专用溶剂中使溶解，滴入眼睑内，每次1～2滴，一日3～4次。

【不良反应】极少数患者可有轻微眼部刺痛。

【禁忌】对本品过敏者禁用。

【注意事项】
1. 使用前需将1药片投入1瓶溶剂中，待药物完全溶解后，方可使用。片剂溶解入溶剂后，应连续使用，在20天内用完。
2. 糖尿病引起的白内障患者，应在使用本品的同时，在医师指导下结合其他方法治疗。
3. 眼外伤及严重感染时，暂不宜使用。

【药物相互作用】尚不明确。

【规格】滴眼液：每粒药片含吡诺克辛钠0.8mg，每瓶内装溶剂15ml。

苄达赖氨酸
Bendazac Lysine

【药理作用】本品是醛糖还原酶（AR）抑制

剂，滴眼液能进入眼内组织和房水，并在晶体内浓集，对晶状体 AR 有抑制作用，抑制眼睛中 AR 的活性，达到预防或治疗白内障的目的。

【适应证】早期老年性白内障。

【用法用量】滴眼，一日 3 次，每次 1~2 滴。

【不良反应】常见一过性灼烧感、流泪等反应，但能随着用药时间延长而适应。极少可能有吞咽困难、恶心、呕吐、腹泻、流泪、接触性皮炎等。

【禁忌】对本品过敏者禁用。

【注意事项】

1. 本品经冰箱冷藏（4℃左右）后使用可以降低刺激性的发生率和强度。

2. 一过性刺激的发生率和强度与眼部的其他感染或炎症有关，建议眼部有感染或炎症的白内障患者在使用本品时，最好在医师指导下同时治疗上述眼疾。

3. 眼外伤及严重感染时，暂不宜使用。

【药物相互作用】尚不明确。

【规格】滴眼液：5ml：25mg；8ml：40mg；10ml：50mg。

3.3 其他眼科用药

羧甲基纤维素钠
Carboxymethylcellulose Sodium Lubricant

【药理作用】本品为一种人工泪液，能润湿眼部，并在一定时间内保持眼部的水分。

【适应证】用于缓解眼部干燥或因暴露于阳光或风沙所引起的眼部烧灼、刺痛等不适感，也是防止进一步刺激的保护剂。

【用法用量】滴眼，每次 1~2 滴。

【不良反应】极少数人可能会出现眼部不适，如眼睛疼痛、视力模糊、持续结膜充血及眼睛刺激感。

【禁忌】

1. 配戴角膜接触镜者禁用。

2. 对本品过敏者禁用。

【注意事项】如果应用时感觉眼痛、视力改变、眼睛持续充血或刺激感，或者症状加重或持续 72 小时以上，则应停止用药。

【药物相互作用】尚不明确。

【规格】滴眼液：0.4ml：2mg；0.4ml：4mg。

羟糖苷
Hypromellose 2910，Dextran 70 and Glycerol

【其他名称】新泪然。

【药理作用】湿润眼部，并在一定时间内保持眼部的水分。

【适应证】减轻由于泪液分泌不足或暴露在风沙、阳光下、久视屏幕等原因所引起的眼部干涩、刺痛等不适症状，保护眼球免受刺激。

【用法用量】根据需要滴入患眼 1~2 滴。

【不良反应】偶见眼部不适，如眼睛疼痛、视力模糊、持续结膜充血及眼睛刺激感。

【禁忌】

1. 配戴角膜接触镜者禁用。

2. 对本品过敏者禁用。

【注意事项】使用本品后如果感到眼部疼痛、视物模糊、持续充血及刺激感加重，或者滴眼后病情加重或持续 72 小时以上，应停用本品。

【药物相互作用】尚不明确。

【规格】滴眼液：5ml：右旋糖酐（70）5mg、羟丙甲纤维素（2910）15mg 和甘油 10mg。

重组牛碱性成纤维细胞生长因子
Recombinant Bovine Basic Fibroblast Growth Factor

【药理作用】本品对来源于中胚层和外胚层的细胞具有促进修复和再生作用，可促进角膜上皮细胞的再生，从而加速角膜愈合时间。

【适应证】用于各种原因引起的角膜上皮缺损和点状角膜病变、复发性浅层点状角膜病变、轻中度干眼症、大泡性角膜病变、角膜擦伤、轻中度化学烧伤、角膜手术及术后愈合不良、地图状（或营养性）单疱性角膜溃疡等。

【用法用量】滴眼，每次 1~2 滴，每日 4~6 次。

【不良反应】未见不良反应。

【禁忌】

1. 配戴角膜接触镜者禁用。

2. 对本品过敏者禁用。

【注意事项】

1. 本品为蛋白类药物，应避免置于高温或冰冻环境。

2. 对感染性或急性炎症期角膜病患者，须同时局部或全身使用抗生素或抗炎约，以控制感染和炎症。

3. 对某些角膜病，应针对病因进行治疗，如联合应用维生素及激素类等药物。

【药物相互作用】尚不明确。

【规格】滴眼液：5ml：21000IU。眼用凝胶剂：5g：21000IU。

玻璃酸钠
Sodium Hyaluronate

【其他名称】透明质酸钠。

【药理作用】本品为大分子的黏多糖，分子量100万，在水中形成黏稠的透明液体，其黏稠度比房水或生理盐水高20万倍，具有生理性的酸碱度和离子强度，无毒，不引起炎症反应。在眼科手术中使用，可保护角膜内皮、虹膜、晶状体和视网膜，维持前房深度和手术野的高清晰度，使手术者有良好的视觉，便于操作。注入玻璃体腔有助于视网膜复位。青光眼手术时注入可防止粘连形成，保持滤枕隆起。

【适应证】

1. 滴眼液：用于伴下列疾患的角结膜上皮损伤：①干燥综合征、Stevens－Johnson 综合征、干眼综合征等内因性疾患。②手术后、药物性、外伤、配戴角膜接触镜等外因性疾患。

2. 注射液：用于白内障囊内或囊外摘除术、抗青光眼手术、角膜移植手术等眼科手术辅助用药。亦用于变形性膝关节病、肩关节周围炎等。

【用法用量】

1. 眼科手术辅助用药：根据手术方式选择剂量，眼前节手术常用量约为每次 0.2ml，前房内注射，术毕根据需要清除残留药液。

2. 角结膜上皮损伤：滴眼，每次 1 滴，每天 5~6 次。

3. 变形性膝关节病、肩关节周围炎：每次 25mg，每周 1 次，连续 5 次注入膝关节腔内或肩关节腔内，根据症状轻重增减给药次数。

【不良反应】

1. 骨骼肌肉：胀痛。关节内注射有大量关节渗出液时应停药。

2. 眼：刺激感、异物感、瘙痒、充血及弥漫性表层角膜炎等，出现上述症状时应停药。眼科手术后残留本药可引起炎症及眼压短暂升高。

3. 其他：过敏症，有时可能会发生眼睑炎、眼睑皮肤炎等，出现上述症状应停药。

【禁忌】

1. 对本药过敏者禁用。

2. 配戴角膜接触镜者禁用。

3. 腿部静脉和淋巴回流障碍者禁用。

4. 膝关节感染或炎症患者禁用。

【注意事项】

1. 注入前房后可引起暂时性眼压升高。

2. 眼科手术中不宜使用过多，以能充盈前房为度，手术结束时用平衡盐溶液取代。如果手术后眼压升高，可短期用噻吗洛尔滴眼和口服乙酰唑胺。

3. 眼科手术结束时，可采用注洗法或抽吸法清除残留玻璃酸钠。

【药物相互作用】本品勿与含苯扎氯铵药物接触，以免产生混浊。

【规格】注射液：0.5ml：5mg。滴眼液：0.1%。

维替泊芬
Verteporfin

【其他名称】维速达尔。

【药理作用】苯唑卟啉衍生物，为第二代卟啉类光敏剂，可选择性进入不正常的血管，通过非热能激光照射患者的视网膜而产生一种活性，闭塞不正常血管，从而终止血管的渗漏，而正常的视网膜血管不受影响。并可限制异常细胞生长而造成的视力损失。

【适应证】静脉注射本品配合激光，用于治疗年龄相关性黄斑变性、病理性近视和可疑眼组织胞浆菌病综合征等疾病引起的脉络膜新生血管形成等症，尚可用于治疗巴雷特瘤、近视眼、皮肤癌、牛皮癣等疾病。在光敏作用下，能产生有毒性的成分，导致癌细胞死亡，故也用于皮肤癌的治疗。

【用法用量】每支维替泊芬用 7ml 无菌注射用水配制成 7.5ml 浓度为 2mg/ml 的注射液。配制好的溶液必须避光保存，并且在 4 小时内使用。建议在注射前观察配制好的溶液是否出现沉淀和变色现象。配制好的溶液是一种深绿色的透明液体。

按 6mg/m² 体表面积剂量配制维替泊芬，溶解于 5% 的葡萄糖注射液，配成 30ml 溶液。用合适的注射泵和过滤器，以每分钟 3ml 的速度在 10 分钟完全经静脉输注完毕。激光治疗自输注开始后 15 分钟，用波长 689nm 激光照射患者。维替泊芬的光活化程度由所接受的激光总量决定。治疗脉络膜新生血管形成时，在病灶局部推荐使用激光剂量为 50J/cm²，激光强度 600mW/cm²。此剂量在 83 秒内照射完毕。

【不良反应】头痛，注射局部反应（包括药液外渗和皮疹），视力障碍（视物模糊、视敏度下降、视野缺损）。

【禁忌】

1. 卟啉症患者及已知对本品制剂中任何成分过敏者禁用。

2. 对本品或其他卟啉类衍生物过敏者禁用。

【注意事项】

1. 有肝肾功能不全的患者和以前对光动力学疗法不适应的患者慎用。

2. 在注射本品后 6 天内，要避免阳光直接照射皮肤、眼睛。

3. 一旦在输注过程中出现药液外渗，外渗局部必须完全遮光，直到局部肿胀和变色完全消失，否则会出现严重局部灼伤。

4. 可能会出现短暂的视力紊乱，因此，患者不要驾驶车辆或者操作机械。

5. 本品会在其他溶液中发生改变，不要将本品和其他药物溶解于同一溶液中。

6. 避免药物受到直接光照。

【药物相互作用】目前尚无人体内维替泊芬药物相互作用的研究。维替泊芬主要以原形通过肝脏快速排泄。药物代谢局限于肝和血浆酯酶。细胞色素 P450 并不参与维替泊芬的代谢。根据维替泊芬的作用机理，许多药物联合使用会影响维替泊芬的疗效。比如：钙通道阻断剂、多黏菌素 B 或放疗会增加血管内皮细胞摄取维替泊芬；其他光敏剂（如四环素、磺胺类药物、酚噻嗪、磺脲类降血糖药和噻嗪类利尿药和灰黄霉素）可以增加皮肤光敏反应性；可以消除活性氧类或清除自由基的复合物，如二甲基亚砜、β-胡萝卜素、乙醇、甲酸盐和甘露醇可能会降低维替泊芬的活性；减少凝血、血管收缩和血小板聚集的药物如血栓素 A_2 抑制剂，可以降低维替泊芬的疗效。

【规格】注射液：15mg（以维替泊芬计）。

普罗碘铵
Prolonium Iodide

【其他名称】安妥碘。

【药理作用】本品为有机碘化物，是促进病理性混浊物吸收的辅助治疗药。注射后吸收缓慢，大部分存在于脂肪组织与神经组织中，在体内逐渐分解成为游离碘，分布于全身。能促进组织内炎症渗出物及其他病理沉着物的吸收和慢性炎症的消散。

【适应证】用于晚期肉芽肿或非肉芽肿性虹膜睫状体炎、视网膜脉络膜炎、眼底出血、玻璃体混浊、半陈旧性角膜白斑、斑翳，亦可作为视神经炎的辅助治疗。

【用法用量】

1. 结膜下注射：一次 0.1~0.2g，每 2~3 日 1 次，5~7 次为一疗程。

2. 球后注射：一次 0.1~0.4g，每 1~2 日 1 次，5 次为一疗程，两疗程间隔 2 日。

3. 肌肉注射：一次 0.4g，每日或隔日 1 次，10 次为一疗程，每疗程间隔 7~14 日，一般用 2~3 个疗程，中间停药 1~2 周。

【不良反应】

1. 眼部注射可引起局部疼痛。可在本药 2ml 中加入 2% 普鲁卡因 1ml，以预防注射局部疼痛。

2. 长期使用可引起轻度碘中毒，如恶心、瘙痒、皮肤红疹等。

【禁忌】

1. 对本品或碘过敏者禁用。

2. 严重肝肾功能减退、活动性肺结核、消化道溃疡隐性出血者禁用。

【注意事项】

1. 甲状腺肿大及有甲状腺功能亢进家族史者慎用。

2. 因本品能刺激组织水肿，一般不用于病变早期。

【药物相互作用】不得与甘汞制剂合并使用，以防生成碘化高汞毒性物。

【规格】注射液：1ml：0.2g；2ml：0.4g。

酮洛酸氨丁三醇
Ketorolac Trometamine

【其他名称】酮咯酸氨丁三醇。

【药理作用】本品为非甾体类抗炎药。全身应用时，有镇痛、抗炎及退热作用。眼部应用可降低房水内 PGE_2 的水平，阻止炎症介质对眼部的刺激及损害，而对眼内压无明显影响。全身应用本品，不会引起瞳孔收缩。

【适应证】用于暂时缓解因季节性过敏性结膜炎引起的眼部瘙痒，也可用于治疗内眼手术后（如白内障摘除术）的炎症反应。

【用法用量】

1. 治疗过敏性结膜炎：滴眼，一次 1 滴，一日 3 次。

2. 防治白内障摘除术后炎症：手术前 24 小时开始滴用，一次 1~2 滴，一日 3~4 次，术后继续用 3~4 周。

【不良反应】最常见的不良反应为用药后有一过性刺痛或灼热感。偶有过敏反应、角膜水肿、眼干、视力模糊等症状。罕有角膜溃疡、头痛、充血等反应。

【禁忌】

1. 对非甾体类抗炎药过敏或对本品中任何成分过敏者禁用。

2. 配戴角膜接触镜者禁用。

【注意事项】

1. 本品与乙酰水杨酸、苯乙酸衍生物及其他非甾体类抗炎药可能有交叉过敏反应，因此对上述药物有过敏反应者应慎用本品。

2. 有出血倾向或因接受其他药物致出血时间延长的患者慎用。

【药物相互作用】

1. 由于酮洛酸氨丁三醇在酸性较强的情况下可析出酮洛酸，有可能引起眼部刺激，并影响药物的吸收，因此应避免与强酸性药物合用。

2. 避免合并应用可能延长出血时间的药物。

【规格】滴眼液：5ml：25mg。

洛度沙胺
Lodoxamide

【其他名称】洛草氨酸氨丁三醇。

【药理作用】本品除含活性成分洛草氨酸氨丁三醇，尚含有泪膜成分羟丙基甲基纤维素。洛草氨酸是一种肥大细胞稳定剂，通过抑制肥大细胞脱颗粒，降低靶细胞膜对钙离子的通透性，而抑制 I 型速发性变态反应，防止致敏原导致的支气管痉挛及肺功能的降低，也可抑制由于反应素、IgE 及抗原介导反应出现的皮肤血管通透性的增加。用本药点眼时，可对睑结膜血管产生同样的反应，用于治疗过敏性眼病。本品还可阻止受刺激后钙离子向肥大细胞内的转移，从而抑制组胺的释放，并且抑制嗜酸性粒细胞的趋化作用。

【适应证】

1. 用于各种过敏性眼病，如春季卡他性角结膜炎、卡他性结膜炎、巨大乳头性睑结膜炎、过敏性或特异反应性角结膜炎，以及那些病因不明，但一般由空气传播的抗原及隐形眼镜引起的过敏反应。

2. 对由 I 型速发性变态反应（或肥大细胞）引起的炎症性眼病有效。

【用法用量】滴眼，每日 4 次，每次 1~2 滴。

【不良反应】偶有短暂轻微不适感，如灼热、刺痛及流泪。

【禁忌】

1. 配戴角膜接触镜者禁用。

2. 对本品过敏者禁用。

【注意事项】

1. 经眼给药后症状改善通常需数天，有时需持续治疗达 4 周。用药后若症状减轻，应坚持用药至进一步改善，必要时可与皮质激素类药物同用。

2. FDA 对本药的妊娠安全性分级为 B 级。

【药物相互作用】尚不明确。

【规格】滴眼液：5ml：5mg；8ml：8mg。

酞丁安
Ftibamzone

【其他名称】酚丁安、增光素。

【药理作用】本品为抗病毒药。具有抗沙眼衣原体和抗疱疹病毒活性。其作用机制主要是抑制病毒 DNA 和早期蛋白质合成。酞丁安不能直接抑制疱疹病毒Ⅱ型 DNA 多聚酶，也不能直接灭活疱疹病毒。本品对皮肤癣菌具有一定抗真菌作用。

【适应证】用于治疗各种沙眼，也可用于单纯疱疹病毒Ⅰ型与Ⅱ型及水痘－带状疱疹病毒引起的角膜炎。

【用法用量】滴眼，一次 1 滴，一日 2~4 次。

【不良反应】偶见过敏反应。

【禁忌】

1. 配戴角膜接触镜者禁用。

2. 对本品过敏者禁用。

3. 孕妇禁用。

【注意事项】

1. 用药部位如有烧灼感、瘙痒、红肿等情况应停药，并将局部药物洗净。

2. 育龄妇女慎用。

【药物相互作用】尚不明确。

【规格】滴眼液：8ml：8mg。

丙美卡因
Proparacaine

【药理作用】本品为表面麻醉剂，作用强度略大于相同浓度的丁卡因，作用开始迅速，约 20 秒即可有充分麻醉效果，可维持 15 分钟。

【适应证】用于眼科表面麻醉，如眼压计测量眼内压、手术缝合及取异物、结膜及角膜刮片、前房角膜检查、三面镜检查以及其他需表面麻醉的操作。

【用法用量】滴眼。

1. 短时间麻醉：操作前 1~2 滴，必要时可追加 1 滴。

2. 取异物或缝线拆除等小手术：每 5~10 分钟 1~2 滴，用 1~3 次。

3. 长时间麻醉如白内障摘除术等：每 5~10 分钟 1~2 滴，用 3~5 次。

【不良反应】可有过敏现象，若发生则停止使用本品。

【禁忌】对本品过敏者禁用。

【注意事项】

1. 甲状腺功能亢进或心脏病患者使用本品应特别慎重。

2. 表面麻醉剂不宜长期使用，长期使用可能引起角膜损伤、视力减退或伤口愈合延迟。

3. 使用本品时应防止异物进入眼内并禁止揉擦眼睛。

【药物相互作用】尚不明确。

【规格】滴眼液：15ml：75mg。

哌加他尼
Pegaptanib

【药理作用】本品是抗血管内皮生长因子的核酸适体药物。适体是一种能与多种配体特异、高效结合的 RNA 或 DNA 片段，本品结合于血管内皮生长因子的肝素结合区。血管内皮生长因子与本品结合后就不能再与血管内皮生长因子受体结合，从而使其无法产生活性。研究证明本品对老年性黄斑变性、黄斑水肿、中央静脉阻塞、新生血管性青光眼的新生血管消退都有良好的效果。

【适应证】用于渗出性（湿性）年龄相关性黄斑变性。

【用法用量】推荐剂量为一次 0.3mg，每 6 周 1 次，患眼玻璃体内注射。注射前应充分麻醉，并给予广谱抗生素。

【不良反应】常见前房炎症、视力模糊、白内障、结膜出血、角膜水肿、流泪、眼刺激感、眼痛、眼内压增加、眼部不适、点状角膜炎、视敏度减退、视觉障碍、玻璃体漂浮物和玻璃体混浊等。

【禁忌】

1. 对本药过敏者禁用。

2. 眼或眼周感染者禁用。

【注意事项】

1. 炎症性眼病及高眼压者慎用。

2. 应定期检测视敏度和眼内压。

【药物相互作用】尚不明确。

【规格】滴眼液：0.9ml：0.3mg。

依美斯汀
Emedastine

【其他名称】埃美丁、Emadine。

【药理作用】本品是一种具相对选择性的组胺 H_1 受体拮抗剂，体内研究表明本品对组胺引起的结膜血管渗透性的改变存在着浓度相关的抑制关系。

【适应证】用于暂时缓解过敏性结膜炎的体征和症状。

【用法用量】推荐量为患眼每次 1 滴,每日 2 次,如需要可增加到每日 4 次。

【不良反应】最常见的不良反应是头痛、异梦、乏力、怪味、视物模糊、眼部灼热或刺痛、角膜浸润、角膜着染、皮炎、不适、眼干、异物感、充血、角膜炎、瘙痒、鼻炎、鼻窦炎和流泪等。有些表现与疾病本身的症状相似。

【注意事项】

1. 本品只用于眼部滴用,不能用于注射或口服。

2. 配戴隐形眼镜的患者,如果眼部充血,用埃美丁治疗期间建议其不要配戴隐形眼镜,因为埃美丁中的防腐剂苯扎氯铵可被隐形眼镜吸收。戴用隐形眼镜而且眼部不充血的患者,在滴药至少 10 分钟后才能重新戴用隐形眼镜。

3. 不能应用埃美丁治疗由隐形眼镜引起的眼部刺激症状。

4. 孕妇及哺乳期妇女慎用。FDA 对本药的妊娠安全性分级为 B 级。

5. 不要与其他滴眼药品同时使用。

【规格】滴眼液:5ml: 2.5mg。

卡波姆
Carbomer

【其他名称】立宝舒。

【药理作用】本品是一种水凝胶,由固相(即卡波姆)和作为分散介质的液相(水)组成。卡波姆是一种与季戊四醇烯丙醚或蔗糖交联的聚丙烯酸聚合物。基于它的水凝胶性质,本品可以黏附于角膜的表面并且可以潴留液体。凝胶的结构会被泪液中的盐分破坏,释放出其中的水分。

【适应证】作为泪液的替代物治疗干眼症,例如干燥性角膜结膜炎的对症治疗。

【用法用量】根据症状的严重性,在泪囊旁滴入 1 滴,每天 3～5 次或更多,在入睡前大约 30 分钟时使用效果更好。

【不良反应】可能引起短暂的视力模糊。

【禁忌】对本品中任何成分过敏者禁用。

【注意事项】

1. 使用前应摘除隐形眼镜,滴入本品后至少30 分钟后才可配戴。

2. 尽管按照正规方法使用,由于使用凝胶后形成斑点状物,本品还是有可能影响视力约 5 分钟,因此患者应该在驾驶车辆和操纵机器时加以小心。

3. 如果有其他局部眼用制剂与本品同时使用,本品应该最后使用,间隔 5 分钟以上。

【规格】眼用凝胶剂:10g:20mg。

4 耳鼻喉科及口腔科用药

羟甲唑啉
Oxymetazoline

【其他名称】甲酚唑啉、氧甲唑啉。

【药理作用】本品为咪唑啉类衍生物,是 α 受体激动剂,具有良好的外周血管收缩作用,直接激动血管 α_1 受体引起鼻腔黏膜血管收缩,从而减轻炎症所致的充血和水肿。本品尚能抑制组胺等致敏致炎物质的释放,具有抗组胺作用,能抑制鼻、喉黏膜腐生菌生长,具有较强的抑菌消炎作用。

【适应证】适用于急慢性鼻炎、鼻窦炎、过敏性鼻炎、肥厚性鼻炎、鼻息肉、航空性鼻窦炎、航空性中耳炎、鼻出血、鼻阻塞打鼾和其他鼻阻塞性疾病。

【用法用量】

1. 滴鼻:成人和 6 岁以上儿童一次 1～3 滴,早晨和睡前各 1 次。

2. 喷鼻:成人和 6 岁以上儿童每次每侧 1～3 喷,早晨和睡前各 1 次。

【不良反应】

1. 个别患者可能有轻微的烧灼感、针刺感、鼻黏膜干燥等。

2. 喷雾过频易致反跳性鼻充血,久用可致药物性鼻炎。

【禁忌】

1. 接受单胺氧化酶抑制剂治疗的患者禁用。

2. 对本品过敏的患者禁用。

3. 孕妇、哺乳期妇女及 3 岁以下小儿禁用。

4. 萎缩性鼻炎和干燥性鼻炎禁用。

【注意事项】

1. 本品不宜大量长期连续应用，连续使用时间不宜超过 7 天。

2. 有冠心病、高血压、甲状腺功能亢进、糖尿病等疾病的患者慎用。

【药物相互作用】避免与单胺氧化酶抑制剂其他收缩血管类滴鼻剂同时应用。

【规格】滴鼻液：3ml：1.5mg；5ml：2.5mg；10ml：5mg。喷雾剂：5ml：2.5mg；10ml：5mg。

赛洛唑啉
Xylometazoline

【其他名称】丁苄唑啉。

【药理作用】本品为咪唑啉类衍生物，属于肾上腺素受体激动药，对 α 受体有特殊的兴奋作用。本品直接作用于鼻黏膜小血管上的 α 受体，产生血管收缩作用，从而减少血流量，减轻炎症所致的鼻黏膜充血和水肿。

【适应证】用于减轻急、慢性鼻炎鼻窦炎、过敏性鼻炎、肥厚性鼻炎等疾病引起的鼻塞症状。

【用法用量】

1. 滴鼻：成人滴用0.1%溶液，一次2~3滴，一日2次；6~12岁儿童滴用0.05%溶液，一次2~3滴，一日2次。

2. 喷鼻：成人一次一侧2~3喷，早晨和睡前各1次。

连续使用不得超过 7 日。长期大量使用疗程之间应有间隔。

【不良反应】

1. 滴药过频易致反跳性鼻充血，久用可致药物性鼻炎。

2. 少数人有轻微烧灼感、针刺感、鼻黏膜干燥以及头痛、头晕、心率加快等反应。

【禁忌】

1. 萎缩性鼻炎及鼻腔干燥者禁用。

2. 2 岁以下小儿禁用。

3. 正在接受单胺氧化酶抑制剂（如异卡波肼、苯乙肼、异烟肼等）或三环类抗抑郁药治疗的患者禁用。

4. 对本药过敏者禁用。

【注意事项】

1. 孕妇、高血压、冠心病、甲状腺功能亢进、糖尿病、闭角型青光眼等患者慎用。

2. 使用本品时不能同时使用其他滴鼻剂。

【药物相互作用】避免与单胺氧化酶抑制剂、三环类抗抑郁剂或其他收缩血管类滴鼻剂同时应用。

【规格】滴鼻液：10ml：5mg；10ml：10mg。喷雾剂：10ml：5mg；10ml：10mg。

地喹氯铵
Dequalinium Chloride

【药理作用】本品为阳离子表面活性剂，能吸附于细菌的细胞壁改变其通透性，使菌体内酶、辅酶和代谢中间产物外漏，妨碍细菌的呼吸和糖酵解过程，并使菌体蛋白变性，从而发挥杀菌作用。其作用较广而快，效力较强，且不受血清等有机物影响。本品对革兰阳性菌、革兰阴性菌、抗酸菌及真菌均有较强的抗菌作用，对厌氧菌也有抑菌作用。

【适应证】用于急慢性咽喉炎、口腔黏膜溃疡、齿龈炎。

【用法用量】口含，一次 1~2 片，每 2~3 小时 1 次，必要时可重复用药。

【不良反应】偶见恶心、胃部不适，罕见皮疹等过敏反应。

【禁忌】对本品过敏者禁用。

【注意事项】

1. 本品只用于体表及开放体腔，不用于体内给药。

2. 本品应逐渐含化，勿嚼碎口服。

3. 本品遇光易引起变质。

【药物相互作用】本品不宜与肥皂、苯酚、阳离子表面活性剂等配伍。

【规格】含片：0.25mg。

西地碘
Cydiodine

【药理作用】本品活性成分为分子碘，在唾液作用下迅速释放，直接氧化和卤化菌体蛋白质，对多种微生物包括细菌繁殖体、真菌、芽孢、病毒等均有杀灭作用，且不易产生耐药性。本品尚有收敛、止痛、消除黏膜水肿、消除口臭等作用。

【适应证】用于慢性咽喉炎、白色念珠菌口

炎、口腔溃疡、慢性牙龈炎、牙周炎及糜烂扁平苔藓等。

【用法用量】口含，成人一次 1 片，一日3～5 次。

【不良反应】

1. 偶见皮疹、皮肤瘙痒等过敏反应。

2. 长期含服可导致舌苔染色，停药后可消退。

【禁忌】

1. 对本品过敏者或对其他碘制剂过敏者禁用。

2. 孕妇及哺乳期妇女禁用。

【注意事项】

1. 本品可能影响甲状腺摄碘功能检查结果。

2. 连续使用 5 日症状未见缓解应停药。

3. 甲状腺疾病患者慎用。

【药物相互作用】尚不明确。

【规格】含片：1.5mg。

溶菌酶

Lysozyme

【其他名称】胞壁质酶、细胞壁溶解酶。

【药理作用】本品是在生物体内广泛分布的一种黏多糖水解酶，能分解革兰阳性菌细胞壁的不溶性多糖，将其水解成可溶性黏肽，是一种具杀菌作用的天然抗感染物质，具有抗菌、抗病毒、抗炎、增强抗生素疗效及加快组织恢复的作用。还能分解稠厚的黏蛋白，使炎性分泌物和痰液液化而易排出。

【适应证】

1. 含片：用于急慢性咽喉炎、口腔溃疡及咳痰困难。

2. 肠溶片：用于慢性鼻炎、急慢性咽喉炎、口腔溃疡、水痘、带状疱疹和扁平疣等。

【用法用量】

1. 口含：一次 20mg，一日 4～6 次。

2. 口服：一次 50～100mg，一日 3 次。

【不良反应】偶见过敏反应、皮疹等。

【禁忌】

1. 对本品过敏者禁用。

2. 对鸡蛋清过敏者禁用。

【注意事项】连续使用 5 天后炎症仍未消除，应向医师咨询。

【药物相互作用】与青霉素、氯霉素、呋喃妥因等合用时，可增强上述药物对细菌的渗透作用，提高其抗菌活性。

【规格】含片：20mg（12.5 万 U）。肠溶片：10mg（6.25 万 U）。

第十九章　其他药物

1　解毒药

1.1　金属及类金属中毒解毒药

谷胱甘肽
Glutathione

【药理作用】由谷氨酸、半胱氨酸和甘氨酸组成，含有巯基（-SH），广泛分布于机体各器官内，在维持细胞生物功能方面起有重要作用。它是甘油醛磷酸脱氢酶的辅基，又是乙二醛酶及丙糖脱氢酶的辅酶，参与体内三羧酸循环及糖代谢。本品能激活多种酶如巯基（-SH）酶等，从而促进糖、脂肪及蛋白质代谢，并能影响细胞的代谢过程；它可通过巯基与体内的自由基结合，可以转化成容易代谢的酸类物质从而加速自由基的排泄，有助于减轻化疗、放疗的毒副作用，对化疗、放疗的疗效无明显影响。对于贫血、中毒或组织炎症造成的全身或局部低氧血症患者应用，可减轻组织损伤，促进修复。

【适应证】

1. 化疗患者，包括用顺铂、环磷酰胺、阿霉素、柔红霉素、博来霉素化疗者，尤其是大剂量化疗者。

2. 放射治疗患者。

3. 各种低氧血症，如急性贫血、成人呼吸窘迫综合征、败血症等。

4. 肝脏疾病，包括病毒性、药物毒性、酒精毒性及其他化学物质毒性引起的肝脏损害。

5. 有机磷、胺基或硝基化合物中毒的辅助治疗。

【用法用量】

1. 化疗患者：给化疗药物前 15 分钟内将 1.5g/m² 本品溶解于 100ml 生理盐水中，于 15 分钟内静脉滴注，第 2~5 天每天肌注本品 600mg。使用环磷酰胺（CTX）时，为预防泌尿系统损害，建议在 CTX 注射完后立即静脉注射本品，于 15 分钟内输注完毕；用顺铂化疗时，建议本品的用量与顺铂用量之比不宜超过 35:1，以免影响化疗效果。

2. 其他疾病：如低氧血症，可将 1.5g/m² 本品溶解于 100ml 生理盐水中静脉滴注，病情好转后每天肌肉注射 300~600mg 维持。

3. 肝脏疾病：每天肌肉注射本品 300~600mg。一般 30 天为一疗程。

【不良反应】可有皮疹、胃痛、恶心、呕吐等，注射局部可有轻度疼痛。

【禁忌】对本品有过敏反应者禁用。

【注意事项】

1. 孕妇及哺乳期妇女用药安全性尚不明确。

2. 注射前必须完全溶解，外观澄清、无色。

【药物相互作用】本品不得与维生素 B₁₂、甲萘醌、泛酸钙、乳清酸、抗组胺制剂、磺胺药及四环素等混合使用。

【规格】注射剂：300mg；600mg。

二巯丙醇
Dimercaprol

【其他名称】二巯甘油、二巯基丙醇、双硫代甘油、二巯目油。

【药理作用】本品带有两个巯基（-SH）。一个分子的本品结合一个金属原子形成不溶性复合物，二个分子的本品与一个金属原子结合形成较稳定的水溶性复合物。复合物在体内可重新离解为金属和本品，本品被氧化后失去作用。要在血浆中保持本品与金属 2:1 的优势和避免本品过高浓度的毒性反应，需要反复给药，一直用到金属排尽和毒性作用消失为止。本品的巯基与金属离子结合的能力比细胞酶的巯基强，可预防金属离子与细胞酶的巯基结合和使已与金属离子络合的细胞酶复活而解毒，所以在金属中毒后应用越早越好。最好在接触金属后 1~2 小时内给药，4 小时内有用，超过 6 小时再给本品，作用减弱。因此本品对急性金属中毒有效，而对慢性中毒虽能增加尿中金属排泄量，但已被金属抑制带有巯基细胞酶的活力已不能恢复，临床症状常无明显好转。对金属的促排效果，排铅不及依地酸钙钠，排铜不及青霉胺，对锑和铋无效。本品与镉、铁、硒、银、铀结合形成复合物，但其毒性反应比原金属为大，故应避免应用，甲基汞慢性和其他有机汞化合物中毒时应用本品，可使汞进入脑组织，故应禁用。

【适应证】主要用于治疗砷、汞和金中毒，与依地酸钙钠合用治疗儿童急性铅脑病。

【用法用量】肌肉注射：成人常用量，按体重2～3mg/kg，第一、第二天，每4小时1次。第三天改为每6小时1次，第四天后减少到每12小时1次。疗程一般为10天。

【不良反应】本品有特殊气味。常见不良反应依次有恶心、呕吐、头痛、唇和口腔灼热感、咽和胸部紧迫感、流泪、流涕、流涎、多汗、腹痛、肢端麻木和异常感觉、肌肉和关节酸痛。剂量超过5mg/kg时出现心动过速、高血压、抽搐、昏迷、暂时性丙氨酸氨基转移酶和门冬氨酸氨基转移酶增高。持续应用可损伤毛细血管，引起血浆渗出，导致低蛋白血症、代谢性酸中毒、血浆乳酸增高和肾脏损害。儿童不良反应与成人相同，但可有发热和暂时性中性粒细胞减少。一般不良反应常在给药后10分钟出现，30～60分钟后消失。

【禁忌】

1. 严重肝功障碍者禁用，但砷中毒引起的黄疸除外。

2. 铁、硒、镉中毒禁用，因与这些物质形成的化合物毒性更大。

3. 严重高血压、心力衰竭和肾衰竭的患者禁用。

【注意事项】

1. 对有心脏病、高血压、肾脏病、肝病和营养不良的患者应慎用。

2. 应用本品前后应测量血压和心率。治疗过程中要检查尿常规和肾功能。大剂量长期应用时还要检查血浆蛋白。

本品与金属离子结合的复合物，在酸性条件下容易离解，故应碱化尿液，保护肾脏。两次给药间隔时间不得少于4小时。本品是油剂，肌注局部可引起疼痛，并可引起无菌性坏死，肌注部位要更换，并注意局部清洁。

3. 曾有孕妇用药未见胎儿异常的个案报道。

FDA对本药的妊娠安全性分级为C级，孕妇用药应权衡利弊。尚不明确本药是否泌入乳汁，哺乳期妇女慎用。

4. 老年人的心脏和肾脏代谢功能减退，故应慎用。

【规格】注射剂：1ml：100mg；2ml：200mg。

二巯丙磺钠
Sodium Dimercaptopropanesulfonate

【其他名称】解砷灵、二巯基丙磺酸钠。

【药理作用】本品具有两个巯基，其巯基可与金属离子络合，形成不易离解的无毒性络合物由尿排出。二巯基类化合物与金属离子的亲和力较大，并能夺取已经与酶结合的金属离子，而恢复酶的活性。由于二巯基类药物有与金属离子形成的络合物仍有一定程度的离解，如排泄慢，离解出来的二巯基化合物可很快被氧化，则游离的金属离子仍能产生中毒现象，故本品在金属中毒时，需反复给予足量的药物。

【适应证】用于治疗汞中毒、砷中毒，为首选解毒药物。对有机汞有一定疗效。对铬、铋、铅、铜及锑化合物（包括酒石酸锑钾）均有疗效。实验治疗观察对锌、镉、钴、镍、钋等中毒，也有解毒作用。

【用法用量】

1. 静脉给药：①急性金属中毒时可静脉注射：每次5mg/kg，每4～5小时1次，第二日，用2～3次，以后每天1～2次，7日为一疗程。②慢性中毒：每次2.5～5mg/kg，每天1次，用药3日停4日为一疗程，一般用3～4疗程。

2. 肌肉注射：用于毒鼠强中毒，首剂0.125～0.25g，肌肉注射，必要时0.5～1小时后，再追加每次0.125～0.5g，至基本控制抽搐。

【不良反应】本品比二巯丙醇毒性低。但静注速度过快时有恶心、心动过速、头晕及口唇发麻等，一般10～15分钟即可消失。偶有过敏反应，如皮疹、寒战、发热甚至过敏性休克，剥脱性皮炎等。一旦发生应立即停药，并对症治疗。

【注意事项】过敏体质者或对巯基化合物有过敏史的患者，应慎用或禁用，必要时脱敏治疗后密切观察下小剂量使用。

【规格】注射液：5ml：0.25g。

二巯丁二钠
Sodium Dimercaptosuccinate

【其他名称】二巯琥钠、二巯基丁二钠、二巯基丁二酸钠、二巯基琥珀酸钠、二巯琥珀酸钠。

【药理作用】与二巯丙醇相似，在碳链上带有两个巯基（－SH），能与机体组织蛋白质和酶的巯基竞争结合金属离子，并能夺取已与酶结合的金属离子，从而保护和恢复酶的活性。

【适应证】用于治疗锑、汞、砷、铅、铜等金属中毒及肝豆状核变性。

【用法用量】

1. 成人

（1）静脉注射：临用时用氯化钠注射液或5%葡萄糖注射液配置成10%溶液，立即缓慢静脉注射，10～15分钟注射完毕。①对急性锑剂中毒引起的心律失常，本品首次剂量为2g，用5%葡萄糖注射液20ml溶解后，静脉缓缓注射，以后每小时1g，共4～5次。②亚急性金属中毒，一次1g，一日2～3次，共3～5日。③慢性金属中毒，一日1g，共5～7日，停药5～7日，或一日1g，连续3日，停药4日为一疗程，按病情可用2～4疗程。

（2）肌肉注射：一次0.5g，一日2次，为防止疼痛可加2%普鲁卡因注射液2ml（先做皮试）。

2. 儿童

（1）急性中毒：首次30～40mg/kg，以注射用水配成5%～10%的溶液，于15分钟静注，之后每次20mg/kg，每小时1次，连用4～5次。

（2）慢性中毒：一次静注20mg/kg，每周用3日停4日，可连用1个月，稀释方法同上。

【不良反应】约有50%患者在静脉注射本品过程中出现轻度头昏、头痛、四肢无力、口臭、恶心、腹痛，少数患者有皮疹，皮疹呈红色丘疹、瘙痒，以面、额、胸前处为多见。其他不良反应有咽喉干燥、胸闷、胃纳减退等。个别患者有丙氨酸氨基转移酶和门冬氨酸氨基转移酶暂时增高。不良反应大多与静脉注射速度有关，停用本药后可自行消失。

【禁忌】严重肝功能障碍者禁用。

【注意事项】

1. 少数患者应用本品后有短暂的丙氨酸氨基转移酶和门冬氨酸氨基转移酶增高，因此有肝脏疾病者应慎用。

2. 在应用本品前和用药过程中，每1～2周检查肝功能。

3. 本品为无色或略带微红色粉末状结晶，变色不能应用。

4. 本品水溶液极不稳定，久放可减少药效和出现毒性，故不可作静脉滴注。

5. 孕妇及哺乳期妇女用药安全性尚不明确。

【规格】粉针剂：0.5g；1g。

依地酸钙钠
Calcium Disodium Edetate

【其他名称】解铅乐、依地钙、依地酸二钠钙、乙二胺四乙酸二钠钙。

【药理作用】能与多种二价和三价重金属离子络合形成可溶性复合物，由组织释放到细胞外液，通过肾小球滤过，由尿排出；金属络合物在尿中排泄的高峰为用药后24～48小时。本品和各种金属离子的络合能力不同，其中以铅为最有效，其他金属效果较差，而对汞和砷则无效。这可能系汞和砷在体内与酶（－SH）牢固结合，或本品不易与组织内的金、汞和砷络合。

【适应证】用于治疗铅中毒，亦可治疗镉、锰、铬、镍、钴和铜中毒，以及作诊断用的铅移动试验。

【用法用量】

1. 成人

（1）静脉滴注：每日1g加入5%葡萄糖注射液250～500ml，静滴4～8小时。连续用药3天，停药4天为一疗程。

（2）肌肉注射：用0.5g加1%盐酸普鲁卡因注射液2ml，稀释后作深部肌肉注射，每日1次，疗程参考静脉滴注。

（3）局部用药：0.5%溶液于每日清晨作电离子透入1次，然后每0.5～1小时滴眼1次，每晚结膜下注射1次，治眼部金属异物损害。

（4）口服给药：一次1～2g，一日2～4次。

2. 小儿：每日按体重25mg/kg，静脉用药方法参考成人。

3. 铅移动试验：成人每次1g加入5%葡萄糖注射液500ml，4小时静脉滴注完毕。自用药开始起留24小时尿。24小时尿铅排泄量超过2.42μmol（0.5mg），认为体内有过量铅负荷。

【不良反应】

1. 常见头昏、前额痛、食欲不振、恶心、畏寒、发热，组胺样反应有鼻黏膜充血、喷嚏、流涕和流泪。

2. 少数有尿频、尿急、蛋白尿、低血压和心电图 T 波倒置。

3. 过大剂量可引起肾小管上皮细胞损害，导致急性肾衰竭。肾脏病变主要在近曲小管，亦可累及远曲小管和肾小球。

4. 有患者应用本品出现高血钙症，应予以注意。

5. 不良反应和肾脏损害一般在停药后恢复。

【禁忌】 少尿、无尿和肾功能不全的患者禁用。

【注意事项】

1. 与乙二胺有交叉过敏反应。

2. 各种肾脏病患者应慎用。

3. 每一疗程治疗前后应检查尿常规，多疗程治疗过程中要检查血尿素氮、肌酐、钙和磷。

4. 本品可络合体内锌、铁、铜等微量金属，但无实际临床意义。

5. 孕妇及哺乳期妇女用药的安全性尚不明确。

6. 老年人的肾脏和心脏潜在代偿功能减退，故应慎用本品，并应减少剂量和疗程。

【药物相互作用】 能络合锌，干扰精蛋白锌胰岛素的作用时间。

【规格】 注射液：5ml：1g。片剂：0.5g。滴眼剂：0.5%。

青霉胺
Penicillamine

【其他名称】 D - 二甲基半胱氨酸、D - 青霉胺。

【药理作用】

1. 络合作用：①本品能络合铜、铁、汞、铅、砷等重金属，形成稳定和可溶性复合物由尿排出。其驱铅作用不及依地酸钙钠，驱汞作用不及二巯丙醇，但本品可口服，不良反应稍小，可供轻度重金属中毒或其他络合剂有禁忌时选用。②Wilson 病是一种常见染色体隐性遗传疾病，主要有大量铜沉积于肝和脑组织，引起豆状核变性和肝硬化，本品能与沉积在组织的铜结合形成可溶性复合物由尿排出。③本品能与胱氨酸反应形成半胱氨酸 - 青霉胺二硫化物的混合物，从而降低尿中胱氨酸浓度。该混合物的溶解度要比胱氨酸大 50 倍，因此能预防胱氨酸结石的形成；长期服用 6 ~ 12 个月，可能使已形成的胱氨酸结石逐渐溶解。

2. 抗类风湿关节炎：治疗类风湿关节炎的作用机制尚未明了。用药后发现有改善淋巴细胞功能，明显降低血清和关节囊液中的类风湿因子和免疫复合物的水平，但对血清免疫球蛋白绝对值无明显降低。体外有抑制 T 淋巴细胞的活力，而对 B 淋巴细胞无影响。本品还能抑制新合成原胶原交叉连接，故也用于治疗皮肤和软组织胶原病。

【适应证】 用于重金属中毒、肝豆状核变性（Wilson 病）、胱氨酸尿及其结石，亦治疗其他药物无效的严重活动性类风湿关节炎。

【用法用量】

1. 重金属中毒：一日 1 ~ 1.5g，分 3 ~ 4 次服用，5 ~ 7 日为一疗程，停药 3 日后，可开始下一疗程。根据体内毒物量的多少一般需 1 ~ 4 疗程。

2. 肝豆状核变性、类风湿关节炎：开始时一日 125 ~ 250mg，以后每 1 ~ 2 月增加 125 ~ 250mg。常用维持量为一次 250mg，一日 4 次。一日最大量一般不超过 1.5g。待症状改善，血铜及铜蓝蛋白达正常时，可减半量，一日 500 ~ 750mg 或间歇用药。治疗 3 ~ 4 个月仍无效，应改用其他药物治疗。

3. 胱氨酸尿症：用量可根据尿胱氨酸排出量而定，一日最大量为 2g，分 4 次服用。开始剂量宜小，一般一日 250mg，以后逐渐递增。

【不良反应】

1. 常见的有厌食、恶心、呕吐、溃疡病活动、口腔炎和溃疡。20% 服药者有味觉异常。

2. 过敏反应有皮肤瘙痒、荨麻疹、发热、关节疼痛和淋巴结肿大。其他皮肤反应包括狼疮样红斑和天疱疮样皮损。

3. 抑制原胶原交叉连接，使皮肤变脆和出血，并影响创口愈合。

4. 少数服药者出现白细胞减少，其他造血系统损害有粒细胞缺乏症、再生障碍性贫血、嗜酸性粒细胞增多、溶血性贫血和血小板减少性紫癜。

5. 6% ~ 20% 服药者出现蛋白尿，有时有血尿和免疫复合物膜型肾小球肾炎所致的肾病综合征。

6. 个别出现秃发、胆汁淤积、Goodpasture 综合征、重症肌无力和耳鸣，实验室检查有 IgA 降低。

【禁忌】

1. 肾功能不全、孕妇及对青霉素类药过敏的患者禁用。

2. 粒细胞缺乏症、再生障碍性贫血患者禁用。

3. 孕妇禁用。

【注意事项】

1. 对青霉素过敏患者，对本品可能有过敏反应。

2. 白细胞计数和分类、血红蛋白、血小板和尿常规等检查应在服药初 6 个月内每 2 周检查 1 次，以后每月 1 次。

3. 肝功能检查应每 6 个月 1 次，以便早期发现中毒性肝病和胆汁淤积。

4. Wilson 病患者初次应用本品时应在服药当天留 24 小时尿测尿酮，以后每 3 个月如法测定 1 次。

5. 本品应每日连续服用，即使暂时停药数日，再次用药时亦可能发生过敏反应。停药后再次服用，应从小剂量开始。

6. 手术患者在创口未愈合时，每日剂量限制在 250mg。

7. 出现不良反应要减少剂量或停药。

8. 有造血系统和肾功能损害应视为严重不良反应，必须停药。

9. Wilson 病服本品 1～3 个月才见效，类风湿关节炎服本品 2～3 个月才奏效，若治疗 3～4 个月无效时，则应停服本品，改用其他药物治疗。

10. FDA 对本药的妊娠安全性分级为 D 级。动物实验发现本品有致骨骼畸形和腭裂等，患有类风湿关节炎和胱氨酸尿的孕妇，在妊娠期服用本品曾报道其出生婴儿有发育缺陷，孕妇应忌服。尚不明确是否会泌入乳汁，哺乳期妇女慎用。

11. 65 岁以上老人服用容易有造血系统毒性反应出现。

【药物相互作用】

1. 可加重抗疟药、金制剂、免疫抑制剂、保泰松对造血系统和肾脏的不良反应。

2. 口服铁剂患者，本品宜在服铁剂前 2 小时口服，以免减弱本品疗效。

3. 吡唑类药物可增加本品血液系统不良反应的发生率。

4. 可拮抗维生素 B_6 的作用，长期服用本品者，维生素 B_6 需要量增加。

5. 与地高辛合用，可明显降低地高辛的血药浓度。

【规格】片剂：0.1g。

去铁胺
Deferoxamine Deferoxamine Mesylate

【其他名称】除铁灵、去铁敏、去铁草酰胺。

【药理作用】与游离或蛋白结合的三价铁（Fe^{3+}）和铝（Al^{3+}）形成稳定无毒的水溶性铁胺和铝胺复合物（在酸性 pH 条件下结合作用加强），由尿排出。本品能清除铁蛋白和含铁血黄素中的铁离子，而对转铁蛋白中的铁离子清除作用不强，更不能清除血红蛋白、肌球蛋白和细胞色素中的铁离子。

【适应证】用于治疗慢性铁负荷过重、急性铁中毒、持续透析的肾病病人铝超负荷、诊断铁或铝超负荷。

【用法用量】

1. 成人

（1）肌肉注射：①慢性铁负荷过量：一日 0.5～1g。②急性铁中毒：首次 0.5g～1g，隔每 4 小时再给 0.5g，以后根据病情每 4～12 小时 1 次，24 小时总量不超过 6g。③诊断铁负荷过度：排空膀胱内残余尿后注射 0.5g，其后保留 6 小时尿以测试尿铁。如超过 1mg，提示有过量铁负荷；超过 1.5mg，对机体可引起病理性损害。

（2）皮下注射：①慢性铁负荷过量：平均每日 20～60mg/kg。血清铁蛋白水平低于 2μg/ml 为 25mg/kg，2～3μg/ml 为 35mg/kg，最大剂量为一日 55mg/kg。②肾衰竭伴铝负荷过载：一次 5mg/kg，1 周 1 次。

（3）静脉滴注：①急性铁中毒：一次 0.5g，滴注速度不超过 15mg/（kg·h），用药 4～6 小时后可适当减慢滴速，24 小时总剂量不超过 80mg/kg。②肾衰竭伴铝负荷过载：同皮下注射。③诊断晚期肾衰竭患者铝负荷过载：建议对血清铝水平超过 0.06μg/ml 伴血清铁蛋白水平超过 0.1μg/ml 的患者进行试验。血液透析前测定血清铝水平，透析最后 60 分钟按 5mg/kg 缓慢静脉输注。在下次血透开始时（输注 44 小时后），第 2 次测定血清铝水平，如超过基础水平 0.15μg/ml 以上，则认为试验阳性（但阴性结果并不绝对排除铝负荷过载）。

（4）腹腔注射：肾衰竭伴铝负荷过载，CAPD 或 CCPD 患者建议采用此给药途径。应在最后 1 次换透析液前，一次 5mg/kg，一周 1 次。

2. 3 岁以上儿童

（1）静脉滴注：急性铁中毒一次 20mg/kg，隔 6 小时 1 次，滴注速度不超过 15mg/（kg·h）。

（2）皮下注射：慢性铁负荷过量一日 10mg/kg，腹壁皮下注射。

【不良反应】常见注射部位症状，常伴有关节痛、肌痛、头痛、荨麻疹和发热。发育迟缓和骨质改变不常见。少见视觉、听力障碍。罕见急性呼吸窘迫综合征。还可出现头晕，透析性脑病，周围性感觉、运动或混合型神经病变，肾功能损害，血象异常，广泛性皮疹，过敏性或过敏样反应，对耶尔森菌和毛霉菌病易感。

【禁忌】严重肾功能不全者禁用。

【注意事项】

1. 注射部位常有疼痛感，并可出现腹泻、腹部不适、心动过速、腿肌震颤等副作用。

2. 长期用药可发生视力和听力减退，停药后可部分或完全恢复。

3. 动物实验证明，本品可致胎畜骨骼畸形，孕妇（尤其妊娠早期）不宜使用。FDA 对本药的妊娠安全性分级为 C 级。

4. 哺乳期妇女用药安全性尚不明确。

5. 老年患者慎用本品，且不宜同时加用大剂量维生素 C，否则容易导致心脏代偿功能丧失。

【药物相互作用】每日内服维生素 C 可增强本品与铁离子的结合作用和铁胺的排泄，但同时也可使组织中铁的毒性增强，尤其可影响心脏的代偿功能。

【规格】注射剂：0.5g。

地拉罗司
Deferasirox

【药理作用】地拉罗司是口服的活性金属离子螯合剂，与铁（Fe^{3+}）具有高度选择性。它是具有 3 个突起的配基，以 2∶1 的比例与铁高亲和性结合。尽管地拉罗司与锌和铜的亲和力非常低，但是给药后血清中这些痕量金属的浓度仍有不同程度的下降。尚不明确这些金属浓度的降低的临床意义。

【适应证】治疗年龄大于 6 岁的 β 地中海贫血患者因频繁输血（每月浓缩红细胞的给予量 ≥ 7ml/kg）所致慢性铁过载；对于 6 岁以下儿童以及其他输血依赖性疾病所致的铁过载，中国患者

的安全有效性数据有限，建议根据患者的具体情况慎用。

【用法用量】

1. 起始剂量：推荐起始日剂量为 20mg/kg。

对于每月接受超过 14ml/kg 浓缩红细胞（即成人超过 4 单位/月）输注，并需要减少过量铁暴露的患者可以考虑起始剂量为每天 30mg/kg。

对于每月接受低于 7ml/kg 浓缩红细胞（即成人小于 2 单位/月）输注和需要维持体内铁平衡的患者可以考虑起始剂量为每天 10mg/kg。

已经对去铁胺治疗有良好反应的患者，可以考虑初始的剂量用相当于去铁胺剂量的一半。

2. 用法：应当在进餐前至少 30 分钟空腹服用，每天 1 次，最好在每天同一时间服用。不能将药片嚼碎或整片吞下。不得与含铝的制酸剂同服，给药剂量（mg/kg）需要计算并四舍五入至最接近的整片。

通过搅拌将药片完全溶解在水、苹果汁或橙汁中（100~200ml），直到得到澄清的混悬液后饮服，残余药物必须再加入少量水、苹果汁或橙汁混匀后服入。不推荐溶于碳酸饮料或牛奶中，因为会引起泡沫和延缓分散速度。

【不良反应】常见胃肠功能紊乱，皮疹，轻度血清肌酐、转氨酶升高。

【禁忌】

1. 已知对活性成分或任何赋形剂过敏者禁用。

2. 禁用于肌酐清除率 <40ml/min 的患者或血清肌酐 >2 倍相应年龄正常上限；一般状况差、高危骨髓增生异常综合征（MDS）患者或晚期恶性肿瘤患者；血小板计数 $<50 \times 10^9/L$ 的患者。

3. 2 岁以下儿童禁用。

【注意事项】

1. 肝肾功能降低、老年患者、妊娠、哺乳期妇女、6 岁以下儿童慎用。

2. 用药期间需定期监测肝肾功能、血小板计数、听力和视力。

【药物相互作用】

1. 避免与 UDP - 葡萄糖醛酸转移酶（UGT）强诱导剂（如利福平、苯妥英、镇静安眠剂、蛋白酶抑制剂）、考来烯胺合用。

2. 不能与含铝的抗酸剂同时给药。

3. 不能与其他铁螯合治疗合用。

4. 慎与瑞格列奈，有潜在致溃疡作用的药物如 NSAIDs、可的松类，口服双膦酸盐，经 CYP3A4 代谢的药物（如环孢素、辛伐他汀、激素

避孕剂）合用。

5. 在进行 ^{67} 镓显像前至少 5 天暂停该药。

【规格】分散片：125mg。

1.2　有机磷杀虫剂中毒解毒药

碘解磷定
Pralidoxime Iodide

【其他名称】碘磷定、解磷定。

【药理作用】本品系肟类化合物，其季铵基团能趋向于有机磷杀虫剂结合的已失去活力的磷酰化胆碱酯酶的阳离子部位，它的亲核性基团可直接与胆碱酯酶的磷酸化基团结合共同脱离胆碱酯酶，使胆碱酯酶恢复原态，重新呈现活力。对被有机磷杀虫剂抑制超过 36 小时已"老化"的胆碱酯酶的复能作用效果甚差。对慢性有机磷杀虫剂中毒抑制的胆碱酯酶无复活作用。本品对有机磷杀虫剂引起的烟碱样症状作用明显，而对毒蕈碱样症状作用较弱，对中枢神经系统症状作用不明显。

【适应证】对急性有机磷杀虫剂抑制的胆碱酯酶活力有不同程度的复活作用，用于解救多种有机磷杀虫剂的中毒。但对马拉硫磷、敌百虫、敌敌畏、乐果、甲氟磷、丙胺氟磷和八甲磷等的中毒效果较差；对氨基甲酸酯杀虫剂所抑制的胆碱酯酶无复活作用。

【用法用量】本品用葡萄糖注射液或生理盐水稀释后静脉注射或滴注。

1. 成人：轻度中毒首次 0.4g，必要时 2～4 小时重复 1 次。中度中毒首次剂量 0.8～1.2g，以后每 2～3 小时给药 0.4～0.8g，共 2～3 次，或静脉滴注维持。重度中毒首次剂量 1～1.2g，30 分钟后视病情可再给 0.8～1.2g。

2. 儿童：轻度中毒每次 15mg/kg，中度中毒每次 15～30mg/kg，重度中毒每次 30mg/kg。

【不良反应】

1. 可引起恶心、呕吐、心率增快、心电图出现暂时性 ST 段压低和 QT 时间延长。

2. 注射速度过快可引起眩晕、视力模糊、复视、动作不协调。

3. 剂量过大可抑制胆碱酯酶、抑制呼吸和引起癫痫发作。

4. 口中苦味和腮腺肿胀与碘有关。

【禁忌】对碘过敏患者禁用。

【注意事项】

1. 有机磷杀虫剂中毒患者越早应用本品越好。皮肤吸收引起中毒的患者，应用本品的同时要脱去被污染的衣服，并用肥皂清洗头发和皮肤。眼部用 2.5% 碳酸氢钠溶液和生理盐水冲洗。口服中毒患者用 2.5% 碳酸氢钠溶液彻底洗胃。由于有机磷杀虫剂可在下消化道吸收，因此口服患者应用本品至少要维持 48～72 小时，以防引起延迟吸收后加重中毒，甚至致死。

2. 用药过程中要随时测定血胆碱酯酶活性作为用药监护指标。要求血胆碱酯酶维持在 50%～60% 以上。

3. 孕妇及哺乳期妇女用药的安全性尚不明确。

4. 老年人的心、肾潜在代偿功能减退，应适当减少用量和减慢静脉注射速度。

【药物相互作用】

1. 本品系胆碱酯酶复活剂，可间接减少乙酰胆碱的积聚，对骨骼肌神经肌肉接头处作用明显。而阿托品有直接拮抗积聚乙酰胆碱的作用，对自主神经的作用较强，二药联合应用临床效果显著。本品可增强阿托品的生物效应，故在二药同时应用时要减少阿托品剂量。阿托品化要维持 48 小时，以后逐渐减少阿托品剂量或延长注射时间。

2. 本品在碱性溶液中易分解，禁与碱性药物配伍。

【规格】注射液：20ml：0.5g；10ml：0.4g。

氯解磷定
Pralidoxime Chloride

【其他名称】氯磷定、消磷定。

【药理作用】本品肟含量为 79.5%，而碘解磷定仅 51.9%，故本品 1g 的药效相当于碘解磷定 1.5g。药理作用基本同碘解磷定。

【适应证】对急性有机磷杀虫剂抑制的胆碱酯酶活力有不同程度的复活作用，用于解救多种有机磷杀虫剂的中毒。但对马拉硫磷、敌百虫、敌敌畏、乐果、甲氟磷、丙胺氟磷和八甲磷等的中毒效果较差，对氨基甲酸酯杀虫剂所抑制的胆碱酯酶无复活作用。

【用法用量】

1. 成人

（1）肌肉注射：轻度中毒一次 0.25～0.5g，

必要时 2 小时后重复 1 次。中度中毒一次 0.5 ~ 0.75g，必要时 2 ~ 4 小时后重复注射 0.5g。

（2）静脉注射：用于重度中毒，一次 0.75 ~ 1g，用生理盐水 20 ~ 40ml 稀释后缓慢注射，30 ~ 60 分钟后可重复注射 0.75 ~ 1g，以后如改用静脉滴注，每小时不得超过 0.5g，视病情应用 4 ~ 6 小时停药。

2. 儿童：一次 20mg/kg，用法参见成人。

【不良反应】

1. 可引起恶心、呕吐、心率增快、心电图出现暂时性 ST 段压低和 QT 时间延长。

2. 注射速度过快引起眩晕、视力模糊、复视、动作不协调。

3. 剂量过大可抑制胆碱酯酶、抑制呼吸和引起癫痫样发作。

【注意事项】

1. 有机磷杀虫剂中毒患者越早应用本品越好。皮肤吸收引起中毒的患者，应用本品的同时要脱去被污染的衣服，并用肥皂清洗头发和皮肤。眼部用 2.5% 碳酸氢钠溶液和盐水冲洗。口服中毒患者用 2.5% 碳酸氢钠溶液彻底洗胃。由于有机磷杀虫剂可在下消化道吸收，因此口服患者应用本品至少要维持 48 ~ 72 小时，以防引起延迟吸收后加重中毒，甚至致死。

2. 用药过程中要随时测定血胆碱酯酶活性作为用药监护指标。要求血胆碱酯酶维持在 50% ~ 60% 以上。

3. 孕妇及哺乳期妇女用药的安全性尚不明确。

4. 老年人的心、肾潜在代偿功能减退，应适当减少用量和减慢静脉注射速度。

【药物相互作用】

1. 本品系胆碱酯酶复活剂，可间接减少乙酰胆碱的积蓄，对骨骼肌神经肌肉接头处作用明显。而阿托品有直接拮抗积聚乙酰胆碱的作用，对自主神经的作用较强，二药联合应用临床效果显著。本品可增强阿托品的生物效应，故在二药同时应用时要减少阿托品剂量。阿托品化要维持 48 小时，以后逐渐减少阿托品剂量或延长注射时间。

2. 本品在碱性溶液中易分解，禁与碱性药物配伍。

【规格】注射液：2ml：0.5g。

戊乙奎醚
Penehyclidine

【药理作用】新型选择性胆碱药，能通过血脑屏障进入脑内。能阻断乙酰胆碱对脑内毒蕈碱受体（M 受体）和烟碱受体（N 受体）的激动作用，因此能较好地拮抗有机磷杀虫剂中毒引起的中枢中毒症状，如惊厥、中枢呼吸循环衰竭和烦躁不安等。同时，在外周也有较强的阻断乙酰胆碱对 M 受体的激动作用，因而能较好地拮抗有机磷杀虫剂中毒引起的毒蕈碱样中毒症状，如支气管平滑肌痉挛、分泌物增多、出汗、流涎、缩瞳和胃肠道平滑肌痉挛或收缩等。它还能增加呼吸频率和呼吸流量，但由于本品对 M_2 受体无明显作用，故对心率无明显影响。对外周 N 受体无明显拮抗作用。

【适应证】用于有机磷杀虫剂中毒急救治疗和中毒后期或胆碱酯酶（ChE）老化后维持阿托品化。

【用法用量】肌肉注射，根据中毒程度选用首次用量。

轻度中毒 1 ~ 2mg，必要时伍用氯解磷定 500 ~ 750mg。中度中毒 2 ~ 4mg，同时伍用氯解磷定 750 ~ 1500mg。重度中毒 4 ~ 6mg，同时伍用氯解磷定 1500 ~ 2500mg。

首次用药 45 分钟后，如仅有恶心、呕吐、出汗、流涎等毒蕈碱样症状时只应用本品 1 ~ 2mg；仅有肌颤、肌无力等烟碱样症状或 ChE 活力低于 50% 时只应用氯解磷定 1000mg，无氯解磷定时可用解磷定代替。如上述症状均有，重复应用本品和氯解磷定的首次半量 1 ~ 2 次。中毒后期或 ChE 老化后可用本品 1 ~ 2mg 维持阿托品化，每次间隔 8 ~ 12 小时。

【不良反应】用量适当时常常伴有口干、面红和皮肤干燥等。如用量过大，可出现头晕、尿潴留、谵妄和体温升高等。一般不须特殊处理，停药后可自行缓解。

【禁忌】青光眼患者禁用。

【注意事项】

1. 本品对心脏（M_2 受体）无明显作用，故对心率无明显影响。

2. 当用本品治疗有机磷杀虫剂中毒时，不能以心跳加快来判断是否"阿托品化"，而应以口干和出汗消失或皮肤干燥等症状判断"阿托品化"。

3. 心跳不低于正常值时，一般不需伍用阿托品。

4. 本品消除半衰期较长，孕妇及哺乳期妇女每次用药间隔时间不宜过短，剂量不宜过大。

5. 儿童对本类药物较敏感，应慎用；伴有高热的患者更应慎用。

6. 对前列腺肥大的老年患者可加重排尿困难，用药时应严密观察。

【药物相互作用】与其他抗胆碱药（阿托品、东莨菪碱和山莨菪碱等）伍用时有协同作用，应酌情减量。

【规格】注射液：1ml：1mg。

1.3　氰化物中毒解毒药

亚甲蓝
Methylthioninium Chloride

【其他名称】次甲蓝、美蓝。

【药理作用】亚甲蓝本身系氧化剂，其在体内的不同浓度，对血红蛋白有两种不同的作用。低浓度时，6－磷酸－葡萄糖脱氢过程中的氢离子经还原型三磷酸吡啶核苷传递给亚甲蓝，使其转变为还原型的白色亚甲蓝；白色亚甲蓝又将氢离子传递给带三价铁的高铁血红蛋白，使其还原为带二价铁的正常血红蛋白，而白色亚甲蓝又被氧化为亚甲蓝。亚甲蓝的还原－氧化过程可反复进行。高浓度时，亚甲蓝不能被完全还原为白色亚甲蓝，因而起氧化作用，将正常血红蛋白氧化为高铁血红蛋白。由于高铁血红蛋白易与氰离子结合形成氰化高铁血红蛋白，但数分钟后二者又离解，故仅能暂时抑制氰离子对组织中酶的毒性。

【适应证】用于化学物亚硝酸盐、硝酸盐、苯胺、硝基苯、三硝基甲苯、苯醌、苯肼等和含有或产生芳香胺的药物（乙酰苯胺、对乙酰氨基酚、非那西丁、苯佐卡因等）引起的高铁血红蛋白血症。对先天性还原型二磷酸吡啶核苷高铁血红蛋白还原酶缺乏引起的高铁血红蛋白血症效果较差。对异常血红蛋白M伴有高铁血红蛋白血症无效。对急性氰化物中毒，能暂时延迟其毒性。

【用法用量】

1. 成人

（1）静脉注射：①高铁血红蛋白血症：1%本品一次1~2mg/kg，加入50%葡萄糖注射液20~40ml，于10~15分钟内缓慢注射，如1~2小时未好转或有反复，可于2小时后重复1次全量或半量，或延长给药时间，用至紫绀基本消退，病情平稳。②氰化物中毒：一次5~10mg/kg，最大剂量为20mg/kg，加入25%或50%葡萄糖注射液20~40ml，缓慢注射。随后静脉注射硫代硫酸钠，两者交替使用。③亚硝酸盐中毒：一次1~2mg/kg。

（2）口服给药：用于先天性还原型二磷酸吡啶核苷高铁血红蛋白还原酶缺陷引起的高铁血红蛋白血症，每日口服300mg和大剂量维生素C。

2. 儿童

（1）氰化物中毒：一次10mg/kg，加5%葡萄糖注射液20~40ml，缓慢静注，至口周发绀消失，再给硫代硫酸钠。

（2）硝酸盐、亚硝酸盐中毒：一次1~2mg/kg，缓慢静注（5~10分钟以上）。

【不良反应】静脉注射过速，可引起头晕、恶心、呕吐、胸闷、腹痛。剂量过大，除上述症状加剧外，还出现头痛、血压降低、心率增快伴心律失常、大汗淋漓和意识障碍。用药后尿呈蓝色，排尿时可有尿道口刺痛。

【禁忌】肺水肿患者禁用。

【注意事项】

1. 肾功能不全患者应慎用。

2. 不能皮下、肌肉或鞘内注射，前者引起坏死，后者引起瘫痪。

3. 葡萄糖－6－磷酸脱氢酶缺乏患者应用本品剂量过大可引起溶血。

4. 对化学物和药物引起的高铁血红蛋白白血症，若30~60分钟皮肤黏膜紫绀不消退，可重复用药。

5. 孕妇慎用。FDA对本药的妊娠安全性分级为C级。

6. 药物对哺乳的影响尚不明确。

7. 小儿应用剂量过大时，可发生溶血。

8. 用药后尿液可呈蓝色。

9. 用药过量可造成假性紫绀。

【规格】注射液：2ml：20mg；5ml：50mg；10ml：100mg。

硫代硫酸钠
Sodium Thiosulfate

【其他名称】次亚硫酸钠、大苏打。

【药理作用】本品所供给的硫，通过体内硫转移酶，与体内游离的或已与高铁血红蛋白结合的氰离子相结合，使变为毒性很小的硫氰酸盐，随尿排出而解毒。也可与砷、铋、汞、铅等结合，形成毒性较低的硫化物，与碘形成无毒的碘化物。

【适应证】主要用于氰化物中毒，也可用于砷、汞、铅、铋、碘等中毒。

【用法用量】

1. 成人：氰化物中毒，先用亚硝酸钠，然后缓慢静脉注射 12.5～25g。必要时可在 1 小时后重复半量或全量。口服中毒者用本品 5%～10% 的溶液 50～100ml 洗胃，并保留本品适量于胃中。

2. 儿童：静脉注射，一次 250～500mg/kg，一日 1 次。

【不良反应】静注后除有暂时性渗透压改变外，尚未见其他不良反应。

【注意事项】

1. 静脉注射一次量较大，应注意一般的静脉注射反应。

2. 本品与亚硝酸钠从不同解毒机制治疗氰化物中毒，本品解毒作用较慢，解毒时应先用作用迅速的亚硝酸钠，再立即使用本品，不能混合后同时静注。

3. FDA 对本药的妊娠安全性分级为 C 级。

4. 药物对哺乳的影响尚不明确。

【规格】注射液：10ml：0.5g；20ml：1g。

亚硝酸钠
Sodium Nitrite

【药理作用】氰化物与线粒体细胞色素氧化酶的三价铁（Fe^{3+}）有高亲和性，结合后使酶失去活力，抑制细胞呼吸，导致细胞乳酸酸中毒和缺氧。本品系氧化剂，能使血红蛋白中的二价铁（Fe^{2+}）氧化成三价铁（Fe^{3+}），形成高铁血红蛋白。高铁血红蛋白中的 Fe^{3+} 与氰化物（CN^-）结合力比细胞色素氧化酶的 Fe^{3+} 强，即使已与细胞色素氧化酶结合的 CN^- 也可使其重新释放，恢复酶的活力。但高铁血红蛋白与 CN^- 结合后形成的氰化高铁血红蛋白在数分钟后又逐渐解离，释出 CN^-，又重现氰化物毒性。因此本品对氰化物中毒仅能暂时性地延迟其毒性。本品尚有扩张血管作用。

【适应证】用于氰化物中毒。

【用法用量】本品为 3% 水溶液，仅供静脉使用，每次 10～20ml（即 6～12mg/kg），每分钟注射 2～3ml，需要时在 1 小时后可重复半量或全量。出现严重不良反应应立即停止注射本品。成人常用量静脉注射 0.3～0.6g。小儿按体重 6～12mg/kg。

【不良反应】有恶心、呕吐、头昏、头痛、出冷汗、紫绀、气急、昏厥、低血压、休克、抽搐。不良反应的程度除与剂量过大有关外，还与注射本品速度有关。

【注意事项】

1. 对有心血管疾病和动脉硬化的患者，要适当减少剂量和减慢注射速度。

2. 使用本品合成的亚硝基胺在动物有致癌作用，但在人类尚未报道。

3. 注射较大剂量本品引起高铁血红蛋白的紫绀，可用亚甲蓝使高铁血红蛋白还原。

4. 本品对氰化物中毒仅起暂时性的延迟其毒性作用，因此要在应用本品后，立即通过原静脉注射针头注射硫代硫酸钠，使其与 CN^- 结合变成毒性较小的硫氰酸盐由尿排出。

5. 必须在中毒早期应用，中毒时间稍长即无解毒作用。

6. 老年人心脏和肾脏潜在代偿功能差，且本品可使血管扩张，导致低血压，影响心脏冠状动脉灌注和肾血流量，应慎用。

【规格】注射液：10ml：0.3g。

1.4 有机氟化物中毒解毒药

乙酰胺
Acetamide

【其他名称】解氟灵。

【药理作用】为氟乙酰胺杀虫农药解毒剂。其解毒机理可能由于其化学结构和氟乙酰相似，故能争夺某些酶（如酰胺酶）使不产生氟乙酰，从而消除氟乙酰对机体三羧循环的毒性作用。具有延长中毒潜伏期，制止发病，减轻发病症状作用。

【适应证】用于氟乙酸胺、氟醋酸钠及甘氟中毒特效解毒。

【用法用量】肌肉注射。一次 2.5 ~ 5g，一日 2 ~ 4 次，或按每日 0.1 ~ 0.3g/kg，分 2 ~ 4 次注射，一般连续注射 5 ~ 7 日。危重病人可给予 5 ~ 10g。

【不良反应】

1. 注射时可引起局部疼痛，可加入盐酸普鲁卡因（用前皮试）混合使用，以减轻疼痛。

2. 大量应用可能引起血尿，必要时停药，加用糖皮质激素可使血尿减轻。

【注意事项】

1. 氟乙酰胺杀虫农药中毒病人，包括可疑中毒者均应及时给予本品，尤其早期应给予足量。

2. 与解痉药、半胱氨酸合用，效果较好。

【规格】注射液：5ml：2.5g。

1.5 苯二氮䓬类中毒解毒药

氟马西尼
Flumazenil

【药理作用】氟马西尼是苯二氮䓬类药物的拮抗剂，它能竞争抑制苯二氮䓬类药物与受体结合，以阻断其中枢作用。

【适应证】逆转全身麻醉手术后因使用苯二氮䓬类药物所致的中枢镇静和催眠。

【用法用量】

1. 终止用苯二氮䓬类药物诱导及维持的全身麻醉：推荐的初始剂量为 15 秒内静脉注射 0.2mg。如果首次注射后 60 秒内清醒程度未达到要求，则追加给药 0.1mg，必要时可间隔 60 秒后再追加给药一次，直至最大总量 1mg，通常剂量为 0.3 ~ 0.6mg。

2. 作为苯二氮䓬类药物过量时中枢作用的特效逆转剂：推荐的首次静脉注射剂量为 0.3mg。如果在 60 秒内未达到所需的清醒程度，可重复使用直至患者清醒或达总量 2mg。如果再度出现昏睡，可以每小时静脉滴注 0.1 ~ 0.4mg，滴注的速度应根据所要求的清醒程度进行调整。

【不良反应】少数病人在应用时，会出现恶心或呕吐，在快速注射后，会有焦虑、心悸、恐惧等不适感，也可有一过性血压增高及心率增加。

癫痫患者可出现抽搐发作。这些不良反应通常不需要特殊处理。

【禁忌】

1. 有严重抗抑郁药中毒症状者禁用。

2. 正应用苯二氮䓬类药控制癫痫持续状态或颅内压增加者禁用。

3. 妊娠早期的孕妇禁用。

【注意事项】

1. 对苯二氮䓬类药物过敏者也可能对本药过敏。

2. 手术结束时，麻醉师请勿在周围肌肉松弛消退前注射本品。

3. FDA 对本药的妊娠安全性分级为 C 级。

4. 哺乳期妇女慎用。

【药物相互作用】可阻滞佐匹克隆的镇静催眠作用。目前尚未发现与其他中枢神经系统抑制剂有相互作用。

【规格】注射液：2ml：0.2mg；5ml：0.5mg。

1.6 吗啡类中毒解毒药

纳洛酮
Naloxone

【其他名称】丙烯吗啡酮。

【药理作用】纯粹的阿片受体拮抗药，本身无内在活性，但能竞争性拮抗各类阿片受体，对 μ 受体有很强的亲和力。纳洛酮生效迅速，拮抗作用强。纳洛酮同时逆转阿片激动剂所有作用，包括镇痛。另外其还具有与拮抗阿片受体不相关的回苏作用。可迅速逆转阿片镇痛药引起的呼吸抑制，可引起高度兴奋，使心血管功能亢进。本品尚有抗休克作用。不产生吗啡样的依赖性、戒断症状和呼吸抑制。

【适应证】本品为目前临床应用最广的阿片受体拮抗药。主要用于以下几方面：

1. 解救麻醉性镇痛药急性中毒，拮抗这类药的呼吸抑制，并使病人苏醒。

2. 拮抗麻醉性镇痛药的残余作用。新生儿受其母体中麻醉性镇痛药影响而致呼吸抑制，可用本品拮抗。

3. 解救急性乙醇中毒，可使患者清醒。

4. 对疑为麻醉性镇痛药成瘾者，有诊断价值。

5. 促醒作用。可能通过胆碱能作用而激活生理性觉醒系统使病人清醒，用于全麻催醒及抗休克和某些昏迷病人。

【用法用量】

1. 片剂：舌下含服，一次 0.4 ~ 0.8mg，根据病情需要可重复用药。

2. 注射液：静脉滴注，把 2mg 本品加入 500ml 的生理盐水或葡萄糖注射液中，使浓度达到 0.004mg/ml。

（1）成人：①阿片类药物过量：首次可静脉注射本品 0.4 ~ 2mg，如果未获得理想的对抗和改善作用，可隔 2 ~ 3 分钟重复注射给药。如果给 10mg 后还未见反应，应考虑诊断问题。如果不能静脉给药，可肌肉给药。②术后阿片类药物抑制效应：给药剂量应根据患者反应来确定。首次纠正呼吸抑制时，应每隔 2 ~ 3 分钟静脉注射 0.1 ~ 0.2mg，直至产生理想的效果，即有通畅的呼吸和清醒度，无明显疼痛和不适。大于必需剂量的本品可明显逆转痛觉缺失和升高血压。同样，逆转太快可引起恶心、呕吐、出汗或循环负担增加。1 ~ 2 小时时间间隔内需要重复给予本品的量取决于最后一次使用的阿片类药物的剂量、给药类型（短作用型还是长作用型）与间隔时间。③重度乙醇中毒：0.8 ~ 1.2mg，1 小时后重复给药 0.4 ~ 0.8mg。

（2）儿童：①阿片类药物过量：静脉注射的首次剂量为 0.01mg/kg。如果此剂量没有在临床上取得满意的效果，接下去则应给予 0.1mg/kg。如果不能静脉注射，可以分次肌肉注射。②术后阿片类药物抑制效应：参考成人。在首次纠正呼吸抑制效应时，每隔 2 ~ 3 分钟静脉注射本品 0.005 ~ 0.01mg，直到达到理想逆转程度。

（3）纳洛酮激发试验：诊断怀疑阿片耐受或急性阿片过量。静脉注射本品 0.2mg，观察 30 秒钟看是否出现阿片戒断的症状和体征，如果没有出现，再注射 0.6mg，再观察 20 分钟。本品不应给予有明显戒断症状和体征的患者，或者尿中含阿片的患者。有些患者特别是阿片耐受患者对低剂量本品发生反应，静脉注射 0.1mg 的本品就可以起诊断作用。

【不良反应】

1. 突然逆转阿片类抑制可能会引起恶心、呕吐、出汗、心悸亢进、血压升高、发抖、癫痫发作、室性心动过速和纤颤、肺水肿和心脏停搏甚至可能导致死亡。

2. 对阿片类药物产生躯体依赖的患者突然逆转其阿片作用可能会引起急性戒断综合征，包括但不局限于下述症状和体征：躯体疼痛、发热、出汗、流鼻涕、喷嚏、竖毛、打哈欠、无力、寒战或发抖、神经过敏、不安或易激怒、恶心或呕吐、腹部痛性痉挛、血压升高、心悸亢进。对新生儿，阿片戒断症状可能有惊厥、过度哭泣、反射性活动过多。

3. 术后使用本品和减药时引起的不良反应如下：①心血管系统：肺水肿、心脏停搏或衰竭、心悸亢进、室性纤颤和室性心动过速。据报道由此引起的后遗症有死亡、昏迷、脑病、高血压、低血压。②胃肠道：呕吐、恶心。③精神神经系统：惊厥、感觉异常、癫痫大发作、激动、幻觉、发抖。④呼吸系统：呼吸困难、呼吸抑制、低氧血症。⑤皮肤：非特异性注射点反应、出汗、潮红或发红。

【注意事项】

1. 应用纳洛酮拮抗大剂量麻醉性镇痛药后，由于痛觉恢复，可产生高度兴奋。表现为血压升高，心率增快，心律失常，甚至肺水肿和心室颤动。

2. 由于此药作用持续时间短，用药起作用后，一旦其作用消失，可使患者再度陷入昏睡和呼吸抑制。用药需注意维持药效。

3. 有心血管疾病史，或接受其他有严重的心血管不良反应（低血压、室性心动过速或室颤、肺水肿）的药物治疗的患者应慎用本品。

4. 肾功能不全者慎用本品。

5. 动物实验显示本品有胚胎毒性或致畸性，孕妇慎用。FDA 对本药的妊娠安全性分级为 C 级。

6. 哺乳期妇女慎用。

【药物相互作用】

1. 不应把本品注射液与含有硫酸氢钠、亚硫酸氢钠、长链高分子阴离子或任何碱性的制剂混合。

2. 甲己炔巴比妥可阻断纳洛酮诱发阿片成瘾者出现的急性戒断症状。

【规格】片剂：0.4mg。注射液：1ml：0.4mg。

纳曲酮
Naltrexone

【药理作用】阿片受体桔抗剂，药理作用与纳洛酮相似，能明显地减弱或完全阻断阿片受体，甚至反转由静脉注射阿片类药物所产生的作用。

能解除对阿片的生理依赖性，使已戒断阿片瘾者保持正常生活。本品不产生躯体或精神依赖性。

【适应证】　主要用于对已解除阿片类药物毒瘾者的康复期辅助治疗，使戒除阿片瘾者能维正常生活，防止或减少复吸。

【用法用量】　纳曲酮治疗必须在纳洛酮诱发呈阴性时才能实行，所以必须按下列原则用药：

1. 本品需在阿片瘾者戒断后 7 ~ 10 天后使用。戒断需经检查患者尿样证实。再以纳洛酮诱发，进一步确定不存在阿片依赖性。

2. 治疗方案：每个工作日口服 50mg，周六给 100mg；隔日给 100mg 或每 3 天给 150mg，疗程可持续半年。

【不良反应】

1. 每日用量达到 300mg 时可引起肝细胞损害。

2. 发生率在 10% 以上的反应有睡眠困难、焦虑、易激动、腹痛或痉挛、恶心和（或）呕吐、关节肌肉痛、头痛。

3. 发生率在 10% 以下的反应有食欲不振、腹泻、便秘、口渴、头晕。

4. 发生率在 1% 以下的反应有：①呼吸系统：鼻充血、发痒、流鼻涕、咽痛、黏液过多、声音嘶哑、咳嗽、呼吸短促。②心血管系统：静脉炎、浮肿、血压升高、非特异性心电图改变、心悸、心动过速。③胃肠道：产气过多、便血、腹泻、溃疡。④肌肉骨骼：肩、下肢和膝关节疼痛、震颤。⑤皮肤：油皮肤、瘙痒、痤疮、唇部疱疹。⑥泌尿生殖系统：排尿不适或增多、性欲降低。⑦精神方面：抑郁、妄想、疲倦、不安、精神错乱、幻觉、噩梦。

【禁忌】　有下列情况者禁用：

1. 应用阿片类镇痛药者。

2. 阿片瘾未戒除者。

3. 突然停用阿片的患者。

4. 纳曲酮诱发失败的患者。

5. 尿检阿片类物质阳性者。

6. 对纳洛酮有过敏史者。

7. 急性肝炎或肝功能衰竭者。

【注意事项】

1. 本品有肝脏毒性，可引起氨基转移酶升高。引起肝毒性的剂量只有临床常用量的 5 倍，故对肝功能轻度障碍者也应当慎用。

2. 为避免发生戒断症状或戒断症状恶化，在应用纳曲酮之前病人至少戒断 7 ~ 10 天。

3. 应用本品之前或应用后应定期检查肝功，最好每月检查 1 次。

4. 孕妇慎用。FDA 对本药的妊娠安全性分级为 C 级。

5. 哺乳期妇女慎用。

6. 儿童用药安全性尚不明确。

【药物相互作用】　可能干扰含有阿片类药物的治疗作用，凡使用阿片类镇痛药者应避免与这类药物同时使用。

【规格】　片剂：5mg。

1.7　蛇药

蝮蛇抗毒血清
Purified Crotalus Antivenin

【其他名称】　蝮蛇抗毒素。

【药理作用】　能中和蝮蛇蛇毒，具有消除症状快、明显降低死亡率的特点，早期应用效果较好。

【用法用量】　抢救时多采用静脉注射，每次 6000 ~ 12000U，用 20 ~ 40ml 生理盐水或 25% 或 50% 葡萄糖注射液稀释后缓慢静注。

【不良反应】　可引起血清过敏反应，如发热、麻疹样皮疹、荨麻疹、胸闷、气短、苍白、恶心、呕吐、腹痛、抽搐等。

【注意事项】

1. 为预防血清过敏反应，注射前应做皮试。取本品 0.1ml，加 1.9ml 生理盐水稀释，在前臂掌侧皮内注射 0.1ml，观察 15 ~ 20 分钟，周围无红晕及蜘蛛足者为阴性。但皮试亦有假阴性或假阳性者。

2. 在用本品以前肌注苯海拉明 20mg，或将地塞米松 5mg 加于 25% 或 50% 葡萄糖注射液 20ml 内静注，15 分钟后再注射本品，一般可防止产生过敏反应。即使出现反应，亦可较快消失。

【规格】　注射液：每支 8000U（10ml）。

抗蛇毒血清
Snake Antivenins

【药理作用】　本品含有特异性抗体，具有中和相应蛇毒的作用。

【适应证】　用于蛇咬伤者的治疗，其中蝮蛇毒血清，对竹叶青蛇和烙铁头蛇咬伤亦有疗效。咬伤后，应迅速注射本品，愈早愈好。

【用法用量】

1. 用法：通常采用静脉注射，也可作肌肉或皮下注射，一次完成。

2. 用量：一般蝮蛇咬伤注射抗蝮蛇毒血清6000U；五步蛇咬伤注射抗五步蛇毒血清8000U；银环蛇或眼镜蛇咬伤注射抗银环蛇毒血清10000U或抗眼镜蛇毒血清2000IU。以上剂量约可中和一条相应蛇的排毒量。视病情可酌情增减。

3. 注射前必须做过敏试验，阴性者才可全量注射。

（1）过敏试验方法：取0.1ml抗毒血清加1.9ml生理盐水，即20倍稀释，在前臂掌侧皮内注射0.1ml，经20～30分钟，注射皮丘在2cm以内，且皮丘周围无红晕及蜘蛛足者为阴性，可在严密观察下直接注射。若注射部位出现皮丘增大、红肿、浸润，特别是形似伪足或有痒感者，为阳性反应。若阳性可疑者，预先注射扑尔敏10mg（儿童根据体重酌减），15分钟后再注射本品。若阳性者应采用脱敏注射法。

（2）脱敏注射法：用氯化钠注射液将抗毒血清稀释20倍，分数次做皮下注射，每次观察10～20分钟。第一次注射0.4ml，如无反应，可酌情增量注射。注射观察3次以上，无异常反应者，即可做静脉、肌肉或皮下注射。注射前将制品在37℃水浴加温数分钟。注射时速度应慢，开始每分钟不超过1ml，以后亦不宜超过4ml。

注射时，如有异常反应，应立即停止注射。

【不良反应】

1. 过敏性休克：可在注射中或注射后数分钟至数十分钟内突然发生。患者突然表现沉郁或烦躁、脸色苍白或潮红、胸闷或气喘、出冷汗、恶心或腹痛、脉搏细速、血压下降，重者神志昏迷、虚脱，如不及时抢救可以迅速死亡。

2. 血清病：主要症状为荨麻疹、发热、淋巴结肿大、局部浮肿，偶有蛋白尿、呕吐、关节痛，注射部位可出现红斑、瘙痒及水肿。一般在注射后7～14天发病，称为延缓型。亦有在注射后2～4天发病，称为加速型。对血清病应对症疗法，可使用钙剂或抗组胺类药物，一般数日至十数日即可痊愈。

【注意事项】

1. 过敏试验为阳性反应者慎用。

2. 本品为液体制品。制品混浊、有摇不散的沉淀、异物或安瓿有裂纹、标签不清者均不能使用。安瓿打开后应一次用完。

3. 每次注射须保存详细记录，包括姓名、性别、年龄、住址、注射次数、上次注射后的反应情况、本次过敏试验结果及注射后反应情况、所用抗血清的生产单位名称及批号等。

4. 注射用具及注射部位应严格消毒。注射器宜专用，如不能专用，用后应彻底洗净处理，最好干烤或高压蒸汽灭菌。同时注射类毒素时，注射器须分开。

5. 使用抗毒血清须特别注意防止过敏反应。注射前必须先做过敏试验并详细询问既往过敏史。凡本人及其直系亲属曾有支气管哮喘、花粉症、湿疹或血管神经性水肿等病史，或对某种物质过敏，或本人过去曾注射马血清制剂者，均须特别提防过敏反应的发生。

6. 对蛇咬伤者，应同时注射破伤风抗毒素1500～3000IU。

7. 门诊病人注射抗血清后，需观察至少30分钟方可离开。

8. 孕妇及哺乳期妇女用药安全性尚不清楚。

【规格】抗蝮蛇毒血清：6000U。抗五步蛇毒血清：2000U。抗眼镜蛇毒血清：1000U。抗银环蛇毒血清：10000U。

2 诊断用药

2.1 造影剂

2.1.1 X线造影剂

碘普罗胺

Iopromide

【其他名称】碘普胺、二丙醇胺异酞氨酸。

【药理作用】新型非离子型低渗性造影剂，动物实验证明其适用于血管造影、脑和腹部CT扫描以及尿道造影等。

在对未用麻醉或药物抑制的大鼠注射碘普罗胺和其他低渗或高渗造影剂，结果表明碘普罗胺和甲泛葡胺一样具有良好耐受性，比甲醇异泛影酸盐和碘肽盐远为优越；而因其渗透性低，造成的疼痛也比后者为轻。故可推论碘普罗胺在选择性周围动脉及脑动脉造影的应用上，改善了临床耐受性。

【适应证】用于计算机体层（CT）增强、数字减影血管造影（DSA）、静脉尿路造影、四肢静脉造影、静脉造影、动脉造影、体腔造影（如关节造影、子宫输卵管造影、瘘管造影,但不能用于蛛网膜下腔造影、脑室造影或脑池造影)。

【用法用量】

1. 静脉尿路造影:①成人:如临床要求充分充盈输尿管,一次应不少于 1ml/kg 本品(300mgI/ml),或 0.8ml/kg 本品(370mgI/ml),或 1.3ml/kg 本品(240mgI/ml)。在特殊情况下,如病人肥胖或有肾功能损害时,剂量可以增加。②儿童:婴儿肾脏的肾单位尚未成熟,浓缩功能生理性不足,需要较高剂量的造影剂。如应采用本品(300mgI/ml),新生儿每千克体重 1.5g 碘,相当于 5ml 本品(300mgI/ml)。③婴儿:每千克体重 1g 碘,相当于 3ml 本品(300mgI/ml)。④幼儿:每千克体重 0.5g 碘,相当于 1.5ml 本品(300mgI/ml)。

依上述剂量,注射本品(300mgI/ml 或 370mgI/ml)需 1 ~ 2 分钟〔注射本品(240mgI/ml)则需 3 ~ 5 分钟〕。一般肾实质在开始注射后 3 ~ 5 分钟显影最佳,肾盂和尿路则在 8 ~ 15 分钟时显示最好〔本品(240mgI/ml)为 12 ~ 20 分钟〕。年轻患者应较早摄片,老年患者宜较晚摄片。婴幼儿应提早,于注射后 2 分钟摄第一片。对比不佳应延迟摄片。

2. 计算机体层(CT)增强:①头颅 CT:碘普罗胺注射液(300mgI/ml)1 ~ 2ml/kg。碘普罗胺注射液(370mgI/ml)1 ~ 1.5ml/kg。②全身 CT:全身 CT 的造影剂用量、注射速率依检查部位、诊断目的尤其是所用扫描及重建影像的时间而异。使用低速扫描机宜行滴注,使用快速扫描机则应快速注射。

3. 血管造影:用量视病人年龄、体重、心输出量、病人的一般情况、临床目的、被检查血管床的性质和容量而不同。如选用与常规离子型造影剂碘浓度相同的本品溶液,则其用量亦相同。

碘普罗胺血管造影用量表

造影部位	剂量	规格
主动脉弓血管造影	50 ~ 80ml	300mgI/ml
逆行颈动脉造影	30 ~ 40ml	300mgI/ml
选择性血管造影	6 ~ 15ml	300mgI/ml
胸动脉造影	50 ~ 80ml	300mgI/ml
腹主动脉造影	40 ~ 60ml	300mgI/ml
上肢动脉造影	8 ~ 12ml	300mgI/ml
上肢静脉造影	50 ~ 80ml	240mgI/ml
	15 ~ 30ml	300mgI/ml
下肢动脉造影	20 ~ 30ml	300mgI/ml

续表

造影部位	剂量	
下肢静脉造影	50 ~ 80ml	240mgI/ml
	30 ~ 60ml	300mgI/ml
特定心腔选择性造影	40 ~ 60ml	370mgI/ml
冠状动脉造影	5 ~ 8ml	370mgI/ml

4. 数字减影血管造影(DSA):根据使用离子型造影剂的经验,建议静脉"团注"注射 30 ~ 60ml 本品(300 或 370mgI/ml,肘静脉流速 8 ~ 12ml/s,腔静脉流速 10 ~ 20ml/s)以清晰地显示大动脉,如肺动脉以及头部、颈部、肾及四肢动脉,然后,立即"团注"20 ~ 40ml 等渗盐水,以减少造影剂与血管壁的接触时间。

动脉法 DSA 比静脉法 DSA 造影剂用量及浓度均可降低。选择性越高,造影剂用量越少。故肾功能损害者宜选用动脉法。与传统的血管造影比较,动脉法 DSA 所采用的造影剂浓度、用量及速率均可减少。

【不良反应】静脉注射造影剂有关的不良反应通常是轻微至中等程度而且是暂时的,但严重反应甚至致命性的反应也曾有报告。

1. 恶心、呕吐、红斑、疼痛和温热感是最常见的反应。温热感或恶心感可以通过减慢注射速率,或暂停注射来改善。其他可能发生的症状有寒战、发热、出汗、头痛、晕眩、面色苍白、虚弱、窒息感、喘气、血压升高或降低、荨麻疹、各类皮疹、水肿、痉挛、发抖、喷嚏和流泪。这些反应可能是休克的先兆而与造影剂的用量及给药方式无关。这时,应立即停止注入造影剂,必要时,进行诊断性的静脉给药治疗。经验表明,有过敏倾向的患者,更易引起上述反应。

2. 严重反应需要急救的情况可能有循环紊乱伴有外周血管舒张,血压下降反射性心跳过速,呼吸困难,激动,精神错乱,紫绀以至于意识丧失。血管外注射造影剂很少导致严重的组织反应。

3. 现已了解血管造影和其他会导致造影剂进入脑动脉的检查,可引发神经症状如昏迷、短暂性精神错乱和嗜睡症,一过性轻瘫,视力障碍,面肌松弛及癫痫发作,有癫痫病史或有脑损伤性癫痫的病人较易发作,罕见的情况下,也可由静脉内使用造影剂而诱发。

4. 罕见短暂的肾衰竭,延迟反应偶尔发生。

【禁忌】

1. 严重的甲状腺功能亢进症患者禁用。

2. 妊娠及急性盆腔炎禁做子宫输卵管造影。

【注意事项】

1. 使用造影剂前应做碘过敏试验。经验表明，有过敏倾向的患者较他人更易发生过敏反应。对这种病例，有些医师预防性地给予抗组胺药或皮质类固醇。但造影剂与预防性药物不可混合注射。

2. 检查当日病人须空腹但予以充足水分。必须先纠正水、电解质紊乱，对有这种倾向者尤为重要。

腹部血管造影和尿路造影时，肠内无粪块及气体可提高诊断效果。病人自检查前二日起禁食易产气食物，特别是豌豆、黄豆、扁豆、色拉、水果、黑面包、新鲜面包和未烹饪的蔬菜。检查前一日，病人应于下午六时后禁食，当晚宜服缓泻剂。

婴幼儿检查前不应长时间禁食和使用泻剂。

3. 使病人镇静的措施和给予适当药物可使病人避免过度兴奋、不安和疼痛。这些因素可诱发副作用或加剧造影剂反应。

4. 将造影剂加热至体温，可增加其耐受性。

5. 造影剂应尽可能在病人仰卧时注入。经验表明，给药后应继续观察病人至少30分钟，而严重的副作用大多发生在这段时间内。

6. 非立即使用时，勿将本品吸入注射器内，检查后所剩造影剂必须废弃。

7. 碘过敏、严重的肝肾功能损害、心脏和循环功能不全、肺气肿、一般情况极差、重度脑动脉硬化、长期的糖尿病、脑性痉挛状态、潜在性甲状腺功能亢进、良性结节性甲状腺肿、多发性骨髓瘤患者需特别仔细地权衡检查的利弊。

8. 多发性骨髓瘤、长期糖尿病、多尿、少尿、痛风、婴幼儿及一般情况极差的患者，即使注射低渗造影剂，术前亦不应限制液体入量。

9. 嗜铬细胞瘤患者术前宜给予α受体阻滞剂，以防止高血压危象。

10. 注射经肾排泄的含碘造影剂后，甲状腺组织摄取诊断甲状腺异常的放射性同位素的能力降低可达2周，个别患者甚至更长。

11. 孕妇使用本品是否安全尚无定论，但妊娠期应避免辐射，故要仔细权衡X线检查的利害得失，而不论其是否使用造影剂。

【药物相互作用】使用造影剂可能会导致短暂性肾功能不全，这可使服用降糖药（二甲双胍）的糖尿病人发生乳酸性中毒。作为预防，在使用造影剂前48小时应停服双胍类降糖药，只有在肾功能稳定后再恢复用药。

【规格】注射液：240mgI/ml溶液：每毫升溶液含0.498g碘普罗胺；300mgI/ml溶液：每毫升溶液含0.623g碘普罗胺；370mgI/ml溶液：每毫升溶液含0.769g碘普罗胺。

碘海醇
Iohexol

【其他名称】碘苯六醇、三碘三酰苯。

【药理作用】本品为X光及CT检查常用的造影剂，可供血管内、椎管内和体腔内使用。动物实验结果表明，本品对犬肝脏、腹主动脉、CT扫描影像有增强效应。

【适应证】

1. 血管内应用：用于成人及儿童的尿路造影和心血管造影，以及成人的脑血管造影，外周及各种动脉造影、静脉造影、数字减影和CT增强扫描。

2. 蛛网膜下应用：用于成人及儿童的脊髓造影，以及应用于蛛网膜下注射后进行脑池CT扫描检查。

3. 体腔内应用：用于各种体腔检查，如关节造影、内窥镜逆行胰胆管造影（ERCP）、疝囊造影、尿路造影、子宫输卵管造影、涎管造影以及各种使用口服水溶造影剂进行的胃肠道检查等。

【用法用量】

1. 血管内应用：用法用量见下表：

碘海醇血管内应用剂量参考表

应用项目			浓度	用量	注释
尿道造影	成人		300mgI/ml	40～80ml	在大剂量的尿路造影时可用较高浓度的造影剂
			350mgI/ml	40～80ml	
	儿童	>7kg	240mgI/ml	4ml/kg	
			300mgI/ml	3ml/kg	
		<7kg	240mgI/ml	3ml/kg	
			300mgI/ml	2ml/kg（最大40ml）	

续表

	应用项目	浓度	用量	注释
动脉造影	主动脉与血管造影	300mgI/ml	每次注射 30～40ml	
	选择性脑动脉造影	300mgI/ml	每次注射 5～10ml	
	主动脉造影	350mgI/ml	每次注射 40～60ml	
	四肢动脉造影	300mgI/ml		
		350mgI/ml		
	其他动脉造影	300mgI/ml	取决于检查的项目	
静脉造影（四肢）		240mgI/ml	20～100ml（四肢）	
		300mgI/ml		
心血管造影	成人 左心室主动脉根注射	350mgI/ml	每次注射 30～60ml	
	选择性冠状动脉造影	350mgI/ml	每次注射 4～8ml	
	儿童	300mgI/ml	决于年龄、体重和病种（最高 8ml/kg）	
		350mgI/ml		
数字减影	动脉内注射	140mgI/ml	每次注射 1～15ml	取决于造影部位
		240mgI/ml	每次注射 1～15ml	
		300mgI/ml	每次注射 1～15ml	
	静脉内注射	300mgI/ml	每次注射 20～60ml	
		350mgI/ml	每次注射 20～60ml	
	CT 增强扫描	140mgI/ml	100～400ml	总碘量通常为 30～60g。低浓度造影剂适宜静脉滴注，高浓度造影剂适宜静脉快速注入。儿童用量酌减
		240mgI/ml	100～250ml	
		300mgI/ml	100～200ml	
		350mgI/ml	100～150ml	

2. 蛛网膜下腔应用：剂量与浓度视检查的类别、采用的技术及蛛网膜下腔的大小而定。一般注射方法是腰椎穿刺，在腰椎第 3、4 节间穿刺（腰部及胸部脊髓造影），或在颈椎第 1、2 节间作侧颈穿刺（颈部脊髓造影）。若采用腰椎穿刺作颈脊髓造影，把病人倾倒时要非常小心，以免大量的高浓度造影剂进入脑内。为减少造影剂与脑脊液混合，可采用 1～2 分钟的注射速度注入，造影剂用量见下表。总含碘量不应超过 3g，以减低产生不良反应的可能性。

碘海醇蛛网膜下腔应用剂量参考表

应用项目	浓度	用量
腰及胸脊髓造影（腰椎穿刺）	180mgI/ml	10～15ml
	240mgI/ml	8～12ml
颈脊髓造影（腰椎穿刺）	240mgI/ml	10～12ml
	300mgI/ml	7～10ml
颈脊髓造影（颈侧面穿刺）	240mgI/ml	6～10ml/kg
	300mgI/ml	6～8ml/kg

续表

应用项目		浓度	用量
CT脑室造影（腰椎穿刺）		180mgI/ml	5~15ml/kg
		240mgI/ml	2~6ml
儿科脊髓造影	<2岁	180mgI/ml	2~6ml
	2~6岁	180mgI/ml	4~6ml
	>6岁	180mgI/ml	6~12ml

3. 体腔内应用

碘海醇体腔内应用剂量参考表

应用项目	浓度	用量
关节造影	240mgI/ml	5~20ml
	300mgI/ml	5~15ml
	350mgI/ml	5~10ml
内窥镜进行胰管胆管及胰管联合造影	240mgI/ml	20~50ml
疝囊造影	240mgI/ml	50ml
子宫输卵管造影	240mgI/ml	15~50ml
	300mgI/ml	15~25ml
涎管造影	240mgI/ml	0.5~2ml
	300mgI/ml	0.5~2ml
胃肠道检查（口服）	180mgI/ml	10~200ml
	350mgI/ml	10~200ml

【不良反应】

1. 少数病人可能会产生一些轻微的反应，例如短暂的温热感、脸红、恶心、呕吐、轻微胸口作痛、皮肤瘙痒及风疹等。

2. 头痛、恶心及呕吐是脊髓造影中最常见的不良反应。持续数天的剧烈头痛，可能间断发生。迄今发现的其他轻微不良反应有短暂的头晕、背痛、颈痛或四肢痛楚以及各种感觉异常现象。也曾发生脑电图记录显示不明确的短暂变化（慢波）。用水溶性造影剂作脊髓造影后曾发现无菌性脑膜炎。使用本品作脊髓造影也曾报道过类似情况，但十分轻微且持续时间短暂。

3. 有的病人在造影后数小时至数日内出现迟发性不良反应的报道也有。

4. 严重不良反应甚少出现，但休克、惊厥、昏迷、重度喉头水肿、支气管痉挛、肾衰竭、死亡等也有报道。据30万病例统计，非离子造影剂（包括碘海醇）轻度不良反应发生率约为3.08%，中度不良反应发生率约为0.04%，重度不良反应发生率约为0.004%。

【禁忌】

1. 有明显的甲状腺疾病患者禁用。

2. 对碘海醇注射液有严重反应既往史者禁用。

【注意事项】

1. 有癫痫病史的患者，不宜在蛛网膜下腔使用碘海醇。

2. 有严重的局部感染或全身感染，而可能形成菌血症的患者，禁忌腰椎穿刺术。

3. 鉴于怀孕期间应尽量避免接触放射线，故需权衡X线检查的利弊关系。除非医生认为必要，否则孕妇应禁用。

4. 由于剂量限制，对造影时失败者，也不宜即时进行重复造影。

5. 含碘造影剂可能会引起过敏性反应或其他过敏现象。有过敏症或气喘病史，或是曾对含碘造影剂有不良反应的病人，使用此造影剂时需要特别小心。必需造影时，可考虑在造影前使用皮质类固醇及抗组胺剂。

6. 一旦发现有大量造影剂流入病人脑内的迹象，可考虑使用巴比妥酸盐进行抗惊厥治疗。

7. 体外试验表明，非离子型造影剂对止血（即血凝固机理）的抑制作用比浓度相似的离子型造影剂低。因此，血管造影应按标准步骤进行。血管造影导管应经常冲洗并避免血液和造影剂在注射器及导管中长时间接触。

8. 对高危病人如患有严重肝脏或肾脏疾病、甲状腺疾病及骨髓白血病的病人，使用时应特别小心，给予特别监护，且应避免脱水。必要时术后进行透析治疗。

9. 碘造影剂可加重重症肌无力的症状。

10. 嗜铬细胞瘤患者进行静脉注射时，应预防性地给予 α 受体阻断剂，以避免出现高血压危象。

11. 血清肌酐浓度超过 500μmol/L 的糖尿病患者，应避免用此造影剂。

12. 确保病人在接受造影剂前后有良好的水电解质平衡。

13. 所有含碘质造影剂均可能妨碍甲状腺功能的检查。甲状腺组织的碘结合能力可能会受造影剂影响而降低，并且需要数日甚至两周才能完全恢复。

14. 造影前 2 小时应禁食。

15. 本品如有变色、沉淀则不能使用。

16. 孕妇及哺乳期妇女应尽量避免使用。虽然动物实验并未显示碘海醇会损害生育能力或导致畸形婴儿，但怀孕期间应尽量减少使用。此造影剂被排入母乳的程度，虽然估计是相当轻微，但实际情况尚未确定。

【药物相互作用】

1. 使用造影剂可能会导致短暂性肾功能不全，这可使服用降糖药二甲双胍的糖尿病人发生乳酸性中毒。作为预防，在使用造影剂前 48 小时应停服双胍类降糖药，只有在肾功能稳定后再恢复用药。

2. 两周内用白介素－2 治疗的病人其延迟反应的危险性会增加（感冒样症状和皮肤反应）。

3. 血清和尿中高浓度的造影剂会影响胆红素、蛋白或无机物（如铁、铜、钙和磷）的实验室测定结果。在使用造影剂的当天不应做这些检查。

【规格】注射液：10ml：3g（I）；20ml：6g（I）；20ml：7g（I）；50ml：15g（I）；50ml：17.5g（I）；75ml：22.5g（I）；75ml：26.25g（I）；100ml：30g（I）；100ml：35g（I）；200ml：70g（I）。

碘克沙醇
Iodixanol

【药理作用】X 线造影剂。注射时，有机结合碘在血管或组织中吸收射线。

碘克沙醇与其他造影剂比较，对心血管参数，如 LVEDP、LVSP、心率和 QT－时间以及股骨血流的影响较少。

【适应证】用于成人的心血管造影、脑血管造影（常规的与动脉注射 DSA）、外周动脉造影（常规的与动脉注射 DSA）、腹部血管造影（动脉注射 DSA）、尿路造影、静脉造影以及 CT 增强检查。

【用法用量】给药剂量取决于检查的类型、年龄、体重、心输出量和病人全身情况及所使用的技术。通常使用的碘浓度和用量与其他当今使用的含碘 X 线造影剂相似，但在一些研究中使用较低碘浓度的碘克沙醇也得到足够的诊断信息。与其他造影剂一样，在给药前后应保证充足的水分。

下列推荐的用于正常成年人的平均剂量可作为指导。用于动脉内注射的单次剂量，可重复使用。

碘克沙醇用法用量表

适应证／检查	浓度	用量
动脉造影		
选择性脑动脉造影	270/320mgI/ml	5～10ml
选择性脑动脉注射 DSA	150mgI/ml	5～10ml
主动脉造影	270/320mgI/ml	40～60ml
外周动脉造影	270/320mgI/ml	30～60ml
外周动脉注射 DSA	150mgI/ml	30～60ml
选择性内脏动脉注射 DSA	270mgI/ml >	10～40ml
心血管造影		
左心室与主动脉根注射	320mgI/ml	30～60ml
选择性冠状动脉造影	320mgI/ml	4～8ml
静脉内造影		
尿路造影	270mgI/ml	40～80ml
静脉造影	270mgI/ml	50～150ml/腿
CT 增强		
头部 CT	270/320mgI/ml	50～150ml
身体 CT	270/320mgI/ml	75～150ml

老年人与其他成年人剂量相同。

【不良反应】大多数报道的不良反应是轻微的。最常报道的是在注射部位有普通的热感、冷感或疼痛感等短暂的不适。非离子型单体造影剂与离子型造影剂比较，热感较轻，而同离子型造影剂比较注射部位的疼痛较少发生。短暂的副作用如视觉紊乱、头痛、恶心、呕吐以及味觉紊乱偶有发生。皮疹、荨麻疹、瘙痒、嗅觉异常、血管神经性水肿和呼吸的症状也可能发生。

【禁忌】

1. 有明确的甲状腺毒症表现的患者禁用。

2. 代偿失调的心功能不全患者禁用。

【注意事项】

1. 使用碘克沙醇注射液发生严重不良反应的风险很小，然而，碘造影剂可激发严重或致命的反应、过敏样反应或其他过敏反应。

2. 在体外试验中，非离子型造影剂较离子型造影剂有较小的抗凝活性。在施行血管插管时，应认识到这点并密切注意在血管内的技术性操作，而且不时用生理盐水灌洗导管（如有必要可添加肝素）以减少与操作技术相关的血栓形成和栓塞。

3. 碘造影剂可引起短暂的肾功能障碍或肾衰。先天性肾功能障碍病人，尤其是患有糖尿病的肾病病人和骨髓瘤病人在使用碘造影剂时有危险。在注射造影剂前应避免脱水。

4. 肾功能障碍病人的造影剂清除会延迟。对严重的肝肾功能紊乱病人需特别留意，因为它们会显著地延迟造影剂的清除。

5. 对老年病人、甲亢病人以及心血管病人也需特别注意。

6. 有过敏反应史、哮喘史或对碘造影剂有不良反应史的需特别注意。对这类病例可以考虑预先给予皮质激素或抗组胺药。

7. 病人注射造影剂后应至少观察 30 分钟，因为大多数的副作用在这段时间内发生。然而，延迟的反应也可能发生。

8. 人类妊娠期间使用本品的安全性并未确立。实验性动物研究的结果并未直接或间接表明对生殖、胚胎或胎儿发育、妊娠过程、围产期及产后的损害作用。在妊娠的任何时候都应避免射线的照射，所以无论使用造影剂与否，在对妊娠妇女进行 X 线检查前必须慎重权衡利弊。本品不应用于妊娠妇女，除非利大于弊，并且临床医生认为必需。

造影剂在人类乳汁中的排出量未知，虽然估计很少，但在使用本品前应停止母乳喂养，并持续到至少 24 小时后。

9. 儿童中的安全性与有效性尚未确定。

10. 所有的碘造影剂都会影响甲状腺功能的测定，甲状腺碘结合能力下降可能会持续几周。

11. 血清和尿中高浓度的造影剂会影响胆红素、蛋白或无机物（如铁、铜、钙和磷酸盐）的体外实验室测定结果。在使用造影剂的当天不应做这些检查。

【规格】注射液：20ml：5.4g（I）；20ml：36.4g（I）；50ml：13.5g（I）；50ml：16g（I）；100ml：27g（I）；100ml：32g（I）。

碘他拉葡胺
Meglumine Iotalamate

【其他名称】碘拉葡胺、碘酞葡胺、异泛影葡胺。

【药理作用】X 线诊断造影剂，是有机碘化合物，进入体内后能比周围软组织结构吸收更多 X 线，在 X 线照射下形成密度对比而显影。当其注入血管或其他腔道，能显示出其管腔形态，随后经肾脏排泄时可显示出泌尿道形态。

【适应证】用于脑血管造影、四肢血管造影、腹部脏器选择性血管造影、排泄性或逆行性泌尿道造影、各种直接法胆管造影（包括术中、术后 T 形管、经内镜逆行胰胆管或经皮肝穿刺肝胆管造影）和计算机 X 线体层摄影（CT）增强扫描。

【用法用量】

1. 脑血管造影：颈动脉或椎动脉内注射，成人常用量一次 6～10ml（60%），重复注射总量控制在 50ml 以内，注射速率每秒少于 5ml。小儿用量酌减。

2. 四肢动脉造影：成人常用量 20～40ml（60%）。小儿用量酌减。

3. 下肢静脉造影：足背外侧静脉穿刺后快速注入，成人常用量 30～100ml（30%）。

4. 上肢静脉造影：前臂或手浅静脉穿刺后快速注入，成人常用量 20～40ml（60%）。

5. CT 扫描增强：静脉推注，成人常用量 2ml/kg（60%），总量＜150ml。静脉快速滴注，成人常用量 200～300ml（30%）。小儿用量酌减。

6. 排泄性尿路造影：静脉推注，成人常用量 20～40ml（60%），1～2 分钟内注完；小儿常用量，14 岁以下 0.5ml/kg（60%），14 岁以上用成人剂量。静脉滴注，成人常用量 4ml/kg（30%），总量在 300ml 以内，速率每分钟 50ml，心脏病患者减慢速度；12 岁以下小儿剂量酌减，12 岁以上用成人量。

肾功能不全者在 24 小时内不宜重复注射。

【不良反应】

1. 血管内注射给药后可出现恶心、呕吐、热感、皮肤潮红、头晕、头痛、出汗、寒战、口干、视觉模糊、流泪、唾液腺肿胀、皮肤瘙痒、口内异味等症状，一般较短暂，但需要密切观察，它们可能是严重不良反应的先兆，如果症状严重而持续存在，可对症治疗。

出现以下症状时应给予治疗：皮疹或荨麻疹、皮肤或颜面肿胀、舌厚麻木、喘鸣、呼吸困难、胸闷、极度软弱无力（低血压）等。

少数患者出现严重反应，包括惊厥、喉头水肿、支气管痉挛、肺水肿、心律失常、休克、心绞痛等，需抢救处理。

2. 下列情况可出现严重反应：①严重糖尿病、肾病患者大剂量血管内注射造影剂可引起急性肾衰竭。②脊髓动脉内注射可导致剧痛和不同程度的脊髓损伤，表现为肌无力、截瘫、感觉障碍、尿潴留等。③脑动脉内注射可产生偏瘫、失语、感觉异常、肌肉抽搐、惊厥、昏迷以至死亡等。④冠状动脉内注射可产生窦性心动过缓、窦性停搏、心脏传导阻滞、各种早搏、心动过速、心室颤动和心室舒张末压升高等。这些反应可发生在注射造影剂当时，也可迟至数小时后。

3. 经逆行胰胆管插管直接注入本品可诱发急性胰腺炎。

4. 造影剂误入蛛网膜下腔或脊髓动脉造影后引起严重反应可辅以脑脊液生理盐水换洗治疗。

【禁忌】

1. 碘过敏者禁用。

2. 高胱氨酸尿症者不宜做血管造影，否则会引起血栓形成或栓塞。

3. 本品严禁注入脑室、颅内、椎管内蛛网膜下腔、与蛛网膜下腔交通的囊腔和瘘管。

【注意事项】

1. 使用造影剂前应先做过敏试验。

2. 本品注入冠状动脉易诱发心室颤动，不宜用作选择性冠状动脉造影。

3. 本品黏稠度较大，不利于快速注射，注射剂浓度最高 60%，不宜做心脏大血管造影。

4. 下列情况应慎用：①过敏体质或哮喘史者：易发生过敏反应。②肝功能严重损害：增加对肾脏的毒性影响。③肾功能损害：易引起急性肾衰竭，必须使用本品时应补充足量水分，避免在失水状态下给药。④严重心脏疾患、心功能不全：造影剂高渗压引起血容量增大，心脏负担加重。⑤甲状腺功能亢进：易发生甲状腺危象。⑥活动性结核。⑦严重糖尿病。⑧全身状况严重不良或高热。⑨嗜铬细胞瘤：可诱发高血压危象，必须使用时应限制用量。⑩多发性骨髓瘤：可促使骨髓瘤蛋白沉积于肾小管内引起急性肾衰竭，必须应用本品时应补充足量水分，限制用量，并使尿液碱化。⑪镰状细胞病者。

5. 某些特殊部位造影时，有下列情况者宜慎用：①脑血管造影：严重动脉粥样硬化、近期发生的脑栓塞、蛛网膜下腔出血、严重高血压。②周围血管造影：闭塞性脉管炎、肢体严重缺血（诱发严重动脉或静脉痉挛）、静脉炎、静脉内血栓形成等。③静脉尿路造影：无尿或糖尿病（易引起急性肾衰竭）。④脑 CT 增强扫描：原发或继发脑内病变（可能引起癫痫发作）、颅内蛛网膜下腔出血（可能引起死亡）。

6. 造影当时和造影后 30~60 分钟内必须严密观察病人有无造影剂反应。

7. 造影前宜禁食一餐，防止因呕吐发生胃内容物吸入气道，但一般可饮水，避免在失水状态下使用本品。

8. 对婴幼儿、老年人、氮质血症者使用本品前应给予充足的水分补充。本品有渗透性利尿作用，可加剧机体失水状态。静脉尿路造影前不必禁水。

9. 在造影时腹部多次接受 X 线照射对胎儿不利；虽然本品尚未见有关临床或动物实验报告，但孕妇应用应权衡利弊。

【药物相互作用】

1. 在服用胆囊造影剂后紧接血管内注射本品，会增加对肾脏的毒性影响，尤其在肝功能已有损害患者中显著。

2. 在主动脉造影时应用血管加压药物虽可提高造影对比度，但由于内脏血管收缩，迫使多量造影剂进入脊髓血管而增大本品的神经毒性，可致截瘫。

3. 本品忌与抗组胺药品混合注射，与盐酸异丙嗪、盐酸苯海拉明、马来酸氯苯那敏等混合可发生沉淀。

【规格】注射液：1ml：0.125g；10ml：6g；20ml：12g；20ml：6g。

碘化油
Iodinated Oil

【药理作用】本品注入体内后由于其能比周围软组织结构吸收更多 X 线，从而在 X 线照射下形成密度对比，显示出所在腔道的形态结构。

【适应证】X 线诊断造影剂。用于支气管造影，子宫输卵管造影，鼻旁窦、腮腺管以及其他腔道和瘘管造影。

【用法用量】

1. 支气管造影：经气管导管直接注入气管或支气管腔内，成人单侧 15～20ml（40%），双侧 30～40ml；小儿酌减。注入宜缓慢，采用体位使各叶支气管充盈。

2. 子宫输卵管造影：经宫颈管直接注入子宫腔内，5～20ml（40%）。

3. 各种腔室（如鼻旁窦、腮腺管、泪腺管等）和窦道、瘘管造影：依据病灶大小酌量直接注入。

【不良反应】

1. 偶见碘过敏反应，在给药后即刻或数小时发生，主要表现为血管神经性水肿、呼吸道黏膜刺激、肿胀和分泌物增多等症状。

2. 碘化油对组织刺激轻微，一般不引起局部症状，但进入支气管可刺激黏膜引起咳嗽，析出游离碘后刺激性增大，且易发生碘中毒。

3. 碘剂可促使结核病灶恶化。

4. 进入肺泡、腹腔等组织内可引起异物反应，生成肉芽肿。

5. 子宫输卵管碘油造影有可能引起碘化油进入血管，发生肺动脉栓塞和盆腔粘连、结核性盆腔脓肿恶化等。

【禁忌】

1. 对碘过敏者禁用。

2. 甲状腺功能亢进，老年结节性甲状腺肿、甲状腺肿瘤，有严重心、肝、肺疾患，急性支气管炎症和发热患者禁用。

【注意事项】

1. 少数病人对碘发生过敏反应。用本品做支气管造影、子宫输卵管造影和肌肉注射者，应先做口服碘过敏试验。瘘管、窦道造影等，碘化油不在体内存留，可免做过敏试验。

2. 下列情况慎用本品：①活动性肺结核。②有对其他药物、食物过敏史或过敏性疾病者。

3. 下列情况慎做子宫输卵管造影：子宫癌（有导致扩散可能）、子宫结核（易引起碘化油返流入血管产生肺动脉碘油栓塞）。

4. 本品不宜用作羊膜囊造影，因可能引起胎儿甲状腺增生。

5. 支气管造影前要进行支气管表面麻醉。为避免本品进入细支气管以下呼吸单位，干扰诊断和引起肉芽肿，除在灌注时控制用量和灌注速度外，还常在碘化油内加入研磨成细末的磺胺粉，调匀以增加稠度，一般每 20ml 碘化油中加入 5～10g，视原有制品稠度和室温适当增减，对磺胺制剂过敏者禁用。造影结束后利用体位引流并鼓励患者咳出造影剂，不能咽下。若有大量碘化油误入消化道宜采用机械刺激催吐或洗胃吸出，以免碘中毒。

6. 子宫输卵管造影时要控制注射量和压力，在透视下进行，避免挤破血窦引起肺血管油栓，对子宫结核宫腔粘连者尤需注意。

7. 本品含碘，摄入体内可干扰甲状腺功能测定，对疑有甲状腺病变需做甲状腺功能测定者宜在应用本品前进行，但其他如三碘甲状腺原氨酸树脂摄取试验等则不受影响。

8. 支气管碘化油造影后碘油残留肺部可影响 X 线胸部检查，宜在造影前先做胸部 X 线观察；盆腔肿块需要观察钙化者，亦宜在子宫输卵管造影前先摄取盆腔区域 X 线平片，以免进入腹腔的碘化油干扰。

9. 本品可通过胎盘和乳汁排出，可引起新生儿甲状腺肿，孕妇及哺乳期妇女应慎用。此外在造影时腹部多次接受 X 线照射对胎儿不利；虽然本品尚未见有关临床或动物实验报告，但孕妇应用时仍应权衡利弊。妊娠做子宫输卵管造影可致流产。

【规格】注射液：10ml（含碘 40%）；2ml（含碘 30%）。

泛影葡胺
Meglumine Diatrizoate

【药理作用】泛影葡胺中牢固结合的碘可吸收 X

射线，与周围组织在 X 线下形成密度对比而显影。

【适应证】

1. 用于静脉和逆行性尿路造影，脑、胸、腹及四肢血管造影，静脉造影及 CT。

2. 用于关节腔造影、瘘管造影、子宫输卵管造影、内窥镜逆行性胰胆管造影（ERCP）、涎管造影及其他检查。

【用法用量】

1. 静脉给药

（1）静脉尿路造影：成人剂量为 30ml 泛影葡胺注射液。剂量增加至 60ml 可以显著增强诊断效果。在特殊情况下，如必要，还可进一步增加剂量。婴幼儿的肾单位尚未成熟，肾的浓缩功能在正常生理状况下较差，因此需要相对大剂量的对比剂。

泛影葡胺儿童剂量

年龄	剂量
1 岁以下	8～12ml
1～2 岁	12～15ml
2～6 岁	15～20ml
6～10 岁	20～25ml
10～15 岁	25～30ml

摄片时间：①注射对比剂完毕后立即摄片，显示肾实质最佳。②为观察肾盂和输尿管，于注射对比剂后 3～5 分钟摄第一片，10～12 分钟摄第二片。年轻患者应早些摄片，老年患者宜晚些摄片。③建议新生儿、婴幼儿和幼儿于注射对比剂后约 2 分钟时摄第一片。④如对比不佳，则需延迟摄片。

（2）血管造影：剂量大小取决于被检查的血管部位。由于各临床单位设备及使用方法的差异，无法提供检查技术的具体数据。

（3）计算机 X 线体层扫描（CT）：①头颅 CT：用于头颅肿瘤及其他病变的 CT 增强检查，剂量为 1～2ml/kg（最多 2ml/kg），于 2～6 分钟内静脉注射或输注。②全身 CT：全身 CT 所需的对比剂剂量和注射速度取决于被检查的器官、诊断需要，尤其是所用扫描机的扫描与重建影像的时间。慢速扫描机宜用滴注，快速扫描机宜用团注。③腹部 CT：腹部检查所需的对比剂剂量差异较大。检查肝脏时需泛影葡胺注射液 80～100ml 于 2～5 分钟内静脉注射，在正常体重的患者可达到良好的对比增强。

2. 体腔内给药

（1）逆行性尿路造影：用约相同量的注射用水稀释 65% 的泛影葡胺注射液可获得约 30% 的溶液，对于逆行性尿路造影通常已足够。建议将对比剂加热至体温以避免低温刺激和所引起的输尿管痉挛。对于某些特殊的检查，如需要较高的对比，也可使用未稀释的溶液。尽管浓度高，但观察到的刺激症状极其罕见。

（2）其他体腔：关节腔造影、子宫输卵管造影，特别是在内镜逆行性胰胆管造影过程中，应通过荧光透视监视对比剂的注射。

【不良反应】

1. 血管内使用：与血管内注射含碘对比剂有关的不良反应通常是轻至中度而且是暂时的。但严重反应和致命性的反应及死亡也曾被报道过。报道的接受离子型对比剂的患者，药物不良反应的发生率超过 12%，相对而言，非离子型对比剂超过 3%。恶心、呕吐、疼痛和热感是最常见的反应。

（1）过敏样反应或过敏：轻度的血管神经性水肿、结膜炎、咳嗽、瘙痒、鼻炎、喷嚏和荨麻疹的报告常见。这些反应可能是休克的先兆而与对比剂的用量及给药方式无关。这时必须立即停止注入对比剂，必要时，进行针对性的静脉给药治疗。低血压、支气管痉挛和喉痉挛或水肿的发生不常见。迟发的对比剂反应罕见。

（2）全身反应：热感和头痛的报道常见。不适、寒战或出汗及血管迷走神经反应不常见。罕见的病例可能发生体温改变和唾液腺肿大。

（3）呼吸：常见一过性呼吸速率改变、呼吸困难、呼吸窘迫及咳嗽。罕见呼吸停止和肺水肿。

（4）心血管：心率、血压有临床意义的一过性改变，心律或心功能紊乱及心跳骤停不常见。需要急救的重度反应可表现为伴有外周血管舒张及继发性低血压的循环紊乱，反射性心动过速，呼吸难，躁动，可能导致意识丧失的意识模糊和紫绀。曾报道在罕见病例中有引起心肌梗死的严重血栓栓塞事件。

（5）胃肠道：恶心和呕吐是常见的反应。腹痛不常见，但也曾被报道过。

（6）脑血管：脑血管造影和其他检查时，动脉血流内高浓度对比剂进入脑部可以伴发一过性神经症状，如头晕、头痛、躁动、意识模糊、遗忘、言语、视觉和听觉障碍、惊厥、震颤、瘫痪、畏光、短暂性失明，昏迷和嗜睡不常见。

在非常罕见的病例中，发生过中风的严重血栓栓塞事件，个别病例甚至死亡。

（7）肾脏：曾报道在罕见病例中有肾功能损害或急性肾衰。

（8）皮肤：常见轻度血管神经性水肿，伴血管舒张的潮红反应，荨麻疹，瘙痒和红斑。罕见病例可能发生毒性皮肤反应如黏膜与皮肤综合征。

（9）局部刺激（注射部位）：常见局部疼痛，主要发生在外周血管造影时。包括泛影葡胺注射液的对比剂外溢可引起局部疼痛及水肿，但通常可消退且没有后遗症。然而，在非常罕见的病例中曾发生炎症甚至组织坏死。血栓性静脉炎和静脉血栓形成不常见。

2. 体腔内使用：体腔内使用对比剂后的不良反应罕见。由于从给药部位缓慢吸收并且通过扩散分布到整个机体，因而，大多数反应在使用对比剂后数小时发生。ERCP后常见淀粉酶水平升高。ERCP后腺泡变得不透明，已经表明与ERCP后胰腺炎的危险性增加有关。罕见的病例曾有坏死性胰腺炎。与子宫输卵管造影有关的血管迷走神经反应不常见。

全身过敏反应罕见，大多数为轻度的且通常表现为皮肤反应。然而，重度过敏反应的可能性不能完全除外。可参考血管内使用中过敏样反应部分的内容。

【禁忌】
1. 明显的甲状腺功能亢进和失代偿性心功能不全的患者禁用。
2. 泛影葡胺注射液不能用于脊髓造影，脑室造影或脑池造影，因它可能诱发神经中毒症状。

【注意事项】
1. 下列警告和注意事项适用于任何给药方式，但血管内使用时危险性较高。

（1）过敏：对含碘对比剂过敏或以前对含碘对比剂有反应的患者发生重度反应的危险性增加。但是，这种反应实际上是不规律和不可预测的。

（2）甲状腺功能障碍：含碘对比剂中的少量游离无机碘化物可能干扰甲状腺功能。因此，对于潜在性甲状腺功能亢进或甲状腺肿的患者应特别考虑检查的必要性。

（3）心血管疾病：重度的心脏疾病，特别是有心衰和冠状动脉疾病的患者发生重度反应的危险性增加。

（4）老年人：老年人中常见有血管病变和神经系统疾病，因而发生含碘对比剂不良反应的危险性增加。

（5）身体状况很差：身体一般状况很差的患者应特别考虑检查的必要性。

2. 血管内使用
（1）肾衰：罕见病例可能发生暂时性肾衰。有下列情况的为高危患者：有肾脏疾病病史、以

前患有肾功能不全、以前使用对比剂后发生过肾衰、伴肾病的糖尿病、大量体液丢失、多发性骨髓瘤、年龄超过60岁、晚期血管病变、副蛋白血症、重度和慢性高血压、痛风、接受大剂量给药或连续给药的患者。

（2）心血管疾病：心脏瓣膜疾病和肺动脉高压的患者注入对比剂可以引起明显的血流动力学改变。老年患者和以前有心脏疾病的患者发生缺血性心电图改变和严重心律失常的反应更常见。心衰的患者血管内注射对比剂可以突发肺水肿。

（3）中枢神经系统疾病：对于急性脑梗死、急性颅内出血及有血脑屏障受损、脑水肿或急性神经脱髓鞘疾病的患者，血管内注入对比剂应特别谨慎。颅内肿瘤或转移及有癫痫病史的患者，注入含碘对比剂后，惊厥发作的发病率可以增加。因脑血管疾病、颅内肿瘤或转移、变性或炎性病变而引发的神经症状可因注入对比剂而恶化。动脉内注射对比剂可以引起血管痉挛和继发的脑局部缺血。有症状的脑血管疾病、最近有中风或频发的短暂性脑缺血发作的患者，发生神经系统并发症的危险性增加。

（4）重度肝肾功能不全：在重度肾功能不全伴重度肝功能不全的病例，对比剂的排泄严重延迟，可能需要透析。

（5）骨髓瘤和副蛋白血症：骨髓瘤或副蛋白血症的患者注入对比剂后容易发生肾功能不全。必须给予充足的水分。

（6）嗜铬细胞瘤：嗜铬细胞瘤的患者血管内使用对比剂后可以发生重度的（偶尔为无法控制的）高血压危象。

（7）自身免疫性疾病：已经报道在曾患自身免疫性疾病的患者中可发生重度脉管炎或 Stevens - Johnson 综合征。

（8）重症肌无力：含碘对比剂的使用可以加重重症肌无力的症状。

（9）凝血：在体外，离子型对比剂较非离子型对比剂的抗凝血作用大。但进行血管介入操作的医务人员应考虑除对比剂之外的多种因素，包括检查时间的长短、注射次数、导管和注射器的材料、已有的病情及合并用药，这些因素均可能引起血栓栓塞事件。由于有引发血栓形成和栓塞的危险，对于高胱氨酸尿的患者建议谨慎。

3. 体腔内使用：进行子宫输卵管造影前，必须除外妊娠的可能性。胆管或输卵管炎症可以增加胆管造影、ERCP 或子宫输卵管造影检查后发生

不良反应的危险性。

4. 尚未充分证明妊娠患者使用对比剂是安全的。因为，妊娠期间应尽可能避免接触放射线，无论是否使用对比剂，都应仔细权衡 X 线检查的利弊。

【药物相互作用】

1. 经肾排泄的血管内 X 线对比剂的使用可以引起一过性的肾功能损伤。这可以导致服用双胍类药物的患者发生乳酸性酸中毒。作为预防，双胍类药物应在对比剂使用前 48 小时停止使用至对比剂使用后至少 48 小时，肾功能恢复正常后才能重新服用。

2. 接受 β 受体阻滞剂的患者，特别是有支气管哮喘的患者，过敏反应可能加重。

3. 接受白介素治疗的患者，对比剂迟发反应（如发热、皮疹、流感样症状、关节疼痛和瘙痒）的发生率较高。

4. 使用含碘对比剂后，甲状腺组织摄取诊断甲状腺异常的放射性同位素的能力降低可达 2 周，个别病例甚至更长。

5. 急性或慢性酒精中毒可以增加血脑屏障的通透性，这使得对比剂容易进入脑组织而可能引发中枢神经系统反应。

【规格】注射液：50ml：32.5g；100ml：65g。

复方泛影葡胺
Compound Meglumine Diatrizoate

【药理作用】为诊断用药，由泛影酸钠与泛影葡胺组成，其 76% 溶液中钠离子浓度约 136mmol/L，与血浆内浓度接近，对心肌细胞功能影响较小。泛影酸钠、泛影葡胺为离子型单体碘造影剂，碘能吸收较多量的 X 线，注入体内后与周围组织在 X 线下形成密度对比而显影。用直接引入法造影时，将它直接注入血管或其他腔道后，能显示其管腔形态。用生理吸收法造影时，注入血管的造影剂可通过受损的血管内皮或受损的血脑屏障进入病变组织而显示病灶。经肾脏排泄时可显示尿路形态。

【适应证】用于泌尿系造影，心脏血管造影，脑血管造影，其他脏器和周围血管造影，CT 增强扫描，其他各种腔道、瘘管造影，也可用于冠状动脉造影。

【用法用量】

1. 心血管造影或主动脉造影：经导管注入心腔，成人常用量 40～60ml（76%），或按体重 1ml/kg，用压力注射器在 2 秒注入，重复注射或与其他造影同时进行时，总量不宜超过 225ml。小儿常用量按体重 1～1.5ml/kg（76%），重复注射总量不宜超过 4ml/kg，婴幼儿不超过 3ml/kg。

2. 冠状动脉造影：经导管注入，成人常用量一次 4～10ml（76%），可重复注射，需在心电图监护下注射。

3. 脑血管造影：经导管颈总动脉内注入，成人常用量一次 10ml（60%），注射速度每秒不大于 5ml。经导管椎动脉内注入，成人常用量一次 6～10ml。

4. 四肢动脉造影：经导管或经皮穿刺锁骨下动脉或股动脉注入，成人常用量 10～40ml（60%），2～3 秒内注完。

5. 肾动脉造影：经导管注入肾动脉内，成人常用量 5～10ml（60%）。

6. 腹腔动脉造影：经导管注入腹腔动脉内，成人常用量 30～50ml（76%），经压力注射器快速注入。

7. 下肢静脉造影：经皮穿刺足背或外侧浅静脉注射，成人常用量 20～100ml（30%～50%）。

8. 上肢静脉造影：经皮穿刺前臂或手浅静脉注射，成人常用量 20～50ml（30%～50%）。

9. CT 增强扫描：50～150ml（60% 或 76%），静脉推注或滴注。

10. 排泄性（静脉）尿路造影：①静脉推注（常规法）：成人常用量 20～40ml（60% 或 76%），小儿常用量按体重 0.5～1ml/kg（60% 或 76%）。②静脉滴注：成人常用量按体重 2.2ml/kg（60% 或 76%），加入等量 5% 葡萄糖注射液，快速滴注。老年人和心脏病患者速度减慢。肾功能减退者在 48 小时内不宜重复造影。

11. 逆行肾盂输尿管造影：经输尿管导管缓慢注入，成人常用量单侧 10～15ml（30%）。

12. 子宫输卵管造影：经宫颈口注入 10ml（76%）。

13. 术中或术后 T 形管胆管造影：10ml（60%）。

14. 经皮肝穿刺胆管造影：20～40ml（60%）。

【不良反应】可能出现恶心、呕吐、流涎、眩晕、荨麻疹等反应。

【禁忌】

1. 对碘过敏者禁用。

2. 肝肾功能减退、活动性肺结核、多发性脊髓瘤及甲亢者禁用。

【注意事项】

1. 本品严禁注入脑室、颅内、椎管内蛛网膜下腔、与蛛网膜下腔交通的囊腔和瘘管。

2. 本品和其他含碘造影剂可引起过敏反应，并有交叉过敏现象，在应用前应做碘过敏试验。

3. 使用后出现恶心、呕吐、流涎、眩晕、荨麻疹等反应时，应减慢注射速度，反应严重者停止注射。

4. 本品具有渗透利尿作用，可使脱水状况加重，对已有脱水状况、多尿、尿少或糖尿病患者须加以注意，宜在注射前补充足量水分。

5. 对诊断的干扰

（1）在应用本品后1周到数月内可以引起血清蛋白结合碘增高，放射性碘摄取减少，但对其他不依赖碘测定的甲状腺功能试验，如三碘甲状腺原氨酸树脂摄取试验等无影响。

（2）在肾功能严重损害时，本品可影响酚磺酞从肾排泄，接受酚磺酞排泄试验者不宜同时血管内应用本品。

（3）血液中白细胞、红细胞计数可以减少。

（4）凝血酶原时间、凝血激酶时间延长。

（5）氨基转移酶可有暂时性轻度升高。

（6）用直接法胰胆管造影后，由于本品进入胰管，血清淀粉酶可在6～18小时内出现增高。

6. 可通过胎盘并分布到胎儿组织中，造影时腹部多次接受X线照射，对胎儿不利，孕妇使用时应权衡利弊。

7. 婴儿注入后较易产生惊厥，紫绀婴儿注入本品后易发生呼吸困难、心率缓慢、心律失常、显著疲怠。

8. 老年人对造影剂毒性影响较敏感，对高浓度造影剂进入体内后引起的血流动力学改变耐受性较差，使用时须注意。

【药物相互作用】

1. 在服用胆囊造影剂后紧接血管内注射本品，会增加对肾脏的毒性影响，尤其在肝功能已有损害患者中显著。

2. 在主动脉造影时应用血管加压药物虽可提高造影对比度，但由于内脏血管收缩，迫使多量造影剂进入脊髓血管而增大本品的神经毒性，可致截瘫。

3. 本品忌与抗组胺药品混合注射，与盐酸异丙嗪、盐酸苯海拉明、马来酸氯苯那敏等混合可发生沉淀。

【规格】注射液：1ml：0.3g（供试验用）；20ml：12g（60%）；20ml：15.2g（76%）。

胆影葡胺
Meglumine Adipiodone

【药理作用】为X线诊断用造影剂，属有机碘化合物，进入体内后能比周围软组织结构吸收更多X线，在X线照射下形成密度对比而显影。经静脉注射后进入肝胆系统，在胆汁内含有的碘浓度可使胆管和胆囊显影，但不发生代谢变化。

【适应证】用于胆管和胆囊造影，也可用于子宫输卵管造影。

【用法用量】

1. 胆管和胆囊造影

（1）静脉注射：成人20ml（30%），肥胖或胆囊功能较差者用20ml（50%），缓慢推注10分钟以上。小儿按体重0.6ml/kg（30%），不超过33ml。推荐以等量的5%葡萄糖注射液稀释后推注，可减少反应。

（2）静脉滴注：成人1ml/kg，加入5%葡萄糖注射液150ml，缓慢滴注维持30分钟以上。

2. 子宫输卵管造影：经宫颈口注入，每次10ml。

【不良反应】

1. 应用高浓度造影剂和注射速度过快均可增加不良反应的发生率和严重程度。

2. 本品具有渗透性利尿作用，可加重病人的失水状况，对某些病人如婴幼儿、老年人、氮质血症以及失水或虚弱患者可诱发虚脱。

3. 本品在使用一般临床的剂量时，常可引起血压下降，平均降低值为15%左右。

4. 注射本品后可出现热感和皮肤潮红，偶见寒战、眩晕、头痛、恶心、出汗和流涎，在注射速度较快时易出现，一般自行消失。注射过快还可出现胸闷、不安、呕吐、血压下降、瘙痒等反应，偶有抽搐、休克甚至死亡。

5. 下列症状可能是严重反应的先兆，应予及时处理和严密观察：皮疹、荨麻疹、面部或皮肤水肿、喘鸣、胸闷和呼吸困难（以上反应较少发生）、惊厥、肺水肿、心律失常、喉头水肿、严重而异样的倦怠无力（以上罕见，可在静注后数分钟出现）。

【禁忌】

1. 对本品过敏者禁用。

2. 甲状腺功能亢进者禁用。

3. 严重肝肾功能不全者禁用。

4. 心血管功能不全者禁用。

5. 免疫球蛋白 IgM 紊乱者禁用，如巨球蛋白血症，应用本品可能在血中发生凝状变。

【注意事项】

1. 对碘或其他含碘造影剂过敏者对本品也可能发生过敏。因此，造影前应先做碘过敏试验。

2. 由于本品具有渗透性利尿作用，可使婴幼儿脱水状况加重，对已有脱水、多尿、少尿或糖尿病患者、老年人、虚弱病人须加注意，宜在注射本品前补充足量水分。失水可加重由造影剂渗透性利尿作用所致的反应。

3. 对诊断的干扰：①酚磺酞排泄试验：严重肾功能损害者接受本品后可减少酚磺酞从肾小管泌出，而使试验结果受影响。用本品造影不宜与酚磺酞排泄试验同时进行。②甲状腺功能测定：在应用本品后 1 周到数月内可以引起血清蛋白结合碘增高，放射性碘摄取减少，但对三碘甲状腺原氨酸树脂摄取试验等则无影响。③尿液分析：可能产生异常结果，尿液检查应在血管内应用本品后 2 天以上进行。

4. 下列情况应慎用：①过敏体质或有过敏性疾病（如哮喘等）史者。②婴幼儿和老年人。③肝肾功能损害。④严重高血压。⑤严重心脏疾病，心功能不全。⑥活动性结核。⑦甲状腺功能亢进。⑧嗜铬细胞瘤、镰状细胞病和多发性骨髓瘤患者，可分别诱发严重高血压、促进细胞镰状化和导致肾衰竭。

5. 静注必须缓慢，注射时间不少于 5 分钟，以减少不良反应，增加显影效果。如注射过快，可出现不安、上腹发闷、恶心、呕吐等反应。

6. 在 24 小时内不宜重复使用。

7. 本品能通过胎盘，可以引起婴儿的蛋白结合碘升高，甚至持续数年，偶可致先天性甲状腺功能减退。此外，在造影时腹部多次接受 X 线照射对胎儿不利。孕妇应用时应权衡利弊。

8. 老年人对造影剂毒性影响较敏感，对由高浓度造影剂进入体内后引起的血流动力学改变的耐受性较差，须引起注意。

【药物相互作用】

1. 口服胆囊造影剂能妨碍本品从肝脏排泄，增加毒性，在使用本品前或后 24 小时内均不宜

使用。

2. 本品与抗组胺药如盐酸异丙嗪、盐酸苯海拉明、马来酸氯苯那敏混合即发生沉淀。

【规格】注射液：1ml：0.3g；20ml：6g；20ml：10g。

碘番酸
Iopanoic Acid

【药理作用】为诊断用药，是有机碘化合物，口服吸收进入体内后比周围软组织结构吸收更多 X 线，在 X 线照射下形成密度对比而显影。本品口服后主要经肝分泌，流入具有浓缩功能的胆囊，经过浓缩后在 X 线下显示胆囊形态和功能。

【适应证】用于胆囊及胆管造影。

【用法用量】

1. 成人：常用量一次 3g。极量：24 小时内一次 6g。

2. 小儿：常用量：体重 <13kg，按体重口服一次 150mg/kg；体重 13 ~ 23kg，口服一次 2g；体重 ≥23kg，口服一次 3g。

在 X 线检查前 10 ~ 15 小时（一般为造影前一日晚餐）进低脂或无脂饮食后服用本品，其后禁食，但宜多饮水。摄 X 线片前宜清洁灌肠排除肠道内存留的粪便和造影剂，禁用泻剂清洁肠道。

【不良反应】

1. 口服本品，可出现恶心、呕吐、胃部烧灼感、腹绞痛、腹泻以及排尿灼痛或困难等症状，严重者需对症治疗。

2. 少数病人出现瘙痒、皮疹、荨麻疹、皮肤水肿以及其他碘过敏反应，需及时处理。

3. 偶见急性肾衰竭，主要发生在严重肝脏病变、胆管阻塞、失水、超剂量服用或同时使用其他造影剂时。

4. 有引起血小板减少和紫癜的报道。

【禁忌】

1. 严重肝肾疾病患者禁用。

2. 碘过敏者禁用。

【注意事项】

1. 对碘或其他含碘造影剂过敏者对本品也可能发生过敏，因此，造影前应先做碘过敏试验。

2. 由于造影时腹部要多次接受 X 线照射，对胎儿不利，孕妇应用时应权衡利弊。

3. 在失水情况下服用本品可能导致急性肾衰竭。肝肾疾病患者应特别注意补充水分，摄入本

品前应补充适量水分，避免在失水状态下给药，必要时在服用造影剂后再补充水分。

4. 下列情况可影响胆囊显影：①胃肠功能紊乱，如吸收障碍性疾病、小肠炎性病变和腹泻、呕吐等影响本品吸收，可导致胆囊显影淡或不显影。②严重肝功能损害，胆红素浓度 > 3mg/dl 时胆囊可不显影。③肝管或胆囊管阻塞，造影剂无法进入胆囊。

5. 对诊断的干扰：①肝功能测定：可增加磺溴酞钠潴留，磺溴酞钠潴留试验至少应在胆囊造影两天后方可进行。②甲状腺功能测定：在应用本品后 1 周至数月内可以引起血清蛋白结合碘增高，放射性碘摄取减少，但其他试验，如三碘甲状腺原氨酸树脂摄取试验等并不受影响。③尿液分析：可能在服用本品 3 天内尿蛋白测定出现假阳性结果。④服用本品后可在数天内引起血清胆红素浓度和尿内磺溴酞钠浓度增高。

6. 下列情况慎用：①过敏体质或有过敏性疾病（如哮喘等）史者。②肝功能严重损害（增加肾脏排泄负担和毒性影响）。③肾功能减退（有引起急性肾衰竭的危险）。④失水，尤其是老年人或肝肾疾病患者（增加发生急性肾衰竭的危险）。⑤冠心病（有出现低血压、心动过缓和急性冠状动脉血供不足的危险），近期有冠心病发作史者检查前可给阿托品。⑥甲亢。⑦胆管炎。⑧高尿酸血症（增加产生尿酸结石和肾功能减退的危险，可给足量水分补充，并使尿液碱化预防）。⑨近期胃肠功能障碍（影响药物吸收）。

7. 由于造影时腹部要多次接受 X 线照射，对胎儿不利，孕妇应用时应权衡利弊。

8. 本品有极少量进入乳汁，美国儿科学会认为乳母应用碘番酸作胆囊造影可继续哺乳。

9. 老年人对本品毒性影响较敏感，应避免在数日内连续使用或大剂量使用。老年人应特别注意补充水分，摄入本品前应补充适量水分，避免在失水状态下给药，必要时在服用造影剂后再补充水分。

【药物相互作用】考来烯胺为一种碱性阴离子交换树脂，有强烈吸附作用。在服用本品同时使用考来烯胺可阻碍本品从肠道吸收，导致胆囊显影淡，甚至不显影。服用本品前至少停用 12 小时以上。

【规格】片剂：0.5g。

碘苯酯
Iophendylate

【药理作用】为诊断用药，含碘，注入体内后由于其能比周围软组织结构吸收更多 X 线，从而在 X 线照射下形成密度对比，显出所在腔道形态结构。

【适应证】主要用于椎管内蛛网膜下腔造影（脊髓造影），也用于脑室和脑池造影、瘘管造影、手术后 T 形管胆道造影及淋巴管造影。

【用法用量】

1. 椎管内蛛网膜下腔造影（脊髓造影）：经腰椎穿刺抽得脑脊液后缓慢注入。成人常用量：腰段 3 ~ 12ml，胸段 9 ~ 12ml，颈段 6ml，椎管阻塞者用量酌减。

2. 脑池造影：经腰椎穿刺抽得脑脊液后缓慢注入，常用量 1 ~ 1.5ml，采用体位和姿势使药液上行进入颅内并充盈桥池侧突和内听道。

3. 脑室造影：脑室穿刺后经导管注入 2 ~ 3ml，利用变换体位和头位，先使造影剂存于前角，再使之流向前角底，经室间孔进入第三脑室、中脑导水管和第四脑室。

【不良反应】

1. 少数病人出现过敏反应，常见荨麻疹和血管神经性水肿等症状。

2. 脑室造影后常出现头痛、轻中度发热和呕吐等症状，进入颅内蛛网膜下腔可致颅神经刺激症状。个别报道可引起脑散在性坏死。

3. 椎管蛛网膜下腔造影后常原有神经症状加剧（如瘫痪和腰臀部疼痛加重）、坐骨神经痛、尿潴留、性功能减退等。10% ~ 30% 患者出现头痛、呕吐和轻度发热。症状均属暂时性。

4. 本品长期潴留在体内可致慢性荨麻疹，反复发生过敏反应、局限性癫痫等症状，抽去残留药液后症状可缓解或消失。晚期反应有蛛网膜炎、神经根炎、肉芽肿、粘连和颅神经功能障碍，这种反应在血性脑脊液时更趋严重。个别报道可导致甲状腺功能亢进和致盲，后者发生在脊髓造影后 35 天，并发现本品沿视神经分布。

【禁忌】

1. 对碘或本品过敏者禁用。

2. 有脑脊髓疾患者禁用。

3. 孕妇禁用。

4. 下列情况禁用本品作蛛网膜下腔造影：禁做腰椎穿刺的各种情况、中枢神经系统炎症、蛛网膜下腔出血；两周内做过腰椎穿刺者，可致本品漏出蛛网膜下腔，影响诊断和引起椎管内油质瘤或肉芽肿和粘连等并发症；疑为或患有多发性硬化症者。

【注意事项】

1. 对碘发生过敏者对本品也可过敏，因此，使用造影剂前应先做碘过敏试验。

2. 本品注入血管内，可引起血管栓塞。

3. 有哮喘史或其他过敏性疾病史者慎用。

4. 本品密度较脑脊液大，注入蛛网膜下腔后不与脑脊液混合，向低处流动。可以利用改变病员体位和姿势控制造影剂的流向和分布部位，以显示病变节段。但本品表面张力大，易在脑脊液中分散成油珠或节段状，影响诊断。为避免药液分散，翻动病人或改变体位时宜十分缓慢。

5. 本品对脑脊膜有慢性刺激，存留在体内可反复引起过敏反应、无菌性蛛网膜炎和粘连等，因此造影后要尽可能抽出药液。脑室或脑池造影后可采取体位将本品引流至骶部盲囊后抽出或在手术中吸出。

6. 腰椎穿刺时要尽量避免损伤血管，防止血液进入蛛网膜下腔内。

7. 造影后要取头高足低位卧床 24 小时以上，并补充水分，可减轻术后头痛。

【规格】注射液：2ml：380mgI；5ml：380mgI。

硫酸钡（Ⅰ型、Ⅱ型）
Barium Sulfate（Type Ⅰ、Ⅱ）

【药理作用】钡盐能吸收较多量 X 线，进入体内胃肠道或呼吸道等腔道后与周围组织结构在 X 线图像上形成密度对比，从而显示出这些腔道的位置、轮廓、形态、表面结构和功能活动情况。细而均匀型：颗粒细而均匀，多为圆形，比重较轻，沉降慢且一致，适用于食道、胃、十二指肠、小肠、结肠的单、双对比造影检查。粗细不均型：对胃小区等黏膜微细结构显示好。

【适应证】用于食道、胃、十二指肠、小肠、结肠的单、双对比造影检查。

【用法用量】通常采用的引入方式有口服、小肠灌肠和结肠灌肠等。

1. 食道检查：口服钡剂，浓度 60% ~ 250%（W/V）15 ~ 60ml，可立即观察食道及其蠕动情况。在服钡剂前，先服产气药物，可作食道双对比检查。

2. 胃及十二指肠双对比检查：禁食 6 小时以上，口服产气药物，待胃内产生二氧化碳气体 300 ~ 500ml 后，可先口服钡剂 70 ~ 100ml〔浓度 200% ~ 250%（W/V）〕，令病人翻转数圈，让钡剂均匀涂布于胃黏膜即可，如有必要可再加服 150ml 的钡剂。如在造影检查前 20 分钟，给病人使用低张药物（如注射山莨菪碱，或口服阿托品等），并口服清胃酶清洗胃液，再行双对比检查，胃黏膜表面结构可更清晰显示。

3. 胃肠单对比随访检查：禁食 6 小时以上，口服浓度 40% ~ 120%（W/V）钡剂 240 ~ 480ml 后可立即观察胃与十二指肠的形态及蠕动情况；15 ~ 30 分钟后可观察小肠的形态及蠕动情况；1 个半小时后可观察到所有小肠的形态及蠕动情况；2 ~ 6 个小时后可观察回盲区和右半大肠。

4. 小肠灌肠检查：禁食 8 ~ 12 小时，将浓度 30% ~ 80%（W/V）的钡剂 800 ~ 2400ml 经特制导管直接导入十二指肠或近段空肠，行逐段小肠检查。

5. 结肠灌肠检查：检查前 1 ~ 3 天进流质或半流质饮食，必要时用适量泻剂，并于检查前 1 ~ 2 小时清洁肠道。经肛门插管入结肠，注入造影剂充盈整个大肠进行造影。注入浓度 20% ~ 60%（W/V）钡剂后，进行透视和摄片，为单对比造影；然后排出大部分钡剂，再注入气体充盈大肠，为双对比造影。行直接大肠双对比造影时，先通过导管注入浓度 60% ~ 80%（W/V）钡剂 150 ~ 300ml，转动体位并注入气体，使钡剂和气体充盈整个大肠，行双对比造影。为取得良好效果，往往在注入造影剂之前，肌肉或静脉注射高血糖素或山莨菪碱之类低张药。

【不良反应】

1. 口服钡剂可引起恶心、便秘、腹泻等症状；使用不当也可发生肠穿孔，继而发生腹膜炎、粘连、肉芽肿，严重者也可致死。

2. 钡剂大量进入肺后，可造成机械刺激和炎症反应，早期引起异物巨细胞、上皮样细胞和单核细胞浸润，以后在沉积的钡剂周围发生纤维化，形成钡结节。

【禁忌】

1. 下列情况禁用本品作口服胃肠道检查：①急性胃肠穿孔。②食管气管瘘和先天性食管闭锁。

③近期内食管静脉破裂大出血。④结肠梗阻。⑤咽麻痹。

2. 孕妇禁用。

【注意事项】

1. 下列情况慎用本品作口服胃肠道检查：①急性胃、十二指肠出血。②小肠梗阻。③习惯性便秘。

2. 下列情况慎用本品作结肠灌肠检查：①结肠梗阻。②习惯性便秘。③巨结肠。④重症溃疡性结肠炎。⑤结肠套叠。

3. 做过结肠活体病理检查后1～2周方可进行钡剂灌肠，以免发生结肠穿孔。

4. 哺乳期妇女用药安全性尚不明确。

5. 儿童用药：食道造影用少量调成糊状吞服。胃肠造影用本品100～200g加水200～500ml调匀服用。钡灌肠用本品200g加水1000ml调匀灌肠。

6. 老年患者慎用本品作钡灌肠。

【药物相互作用】检查前3天禁用高原子量药如铋剂、钙剂；检查前1天禁用对胃肠道有影响药，如阿托品、抗酸药及泻药。

【规格】干混悬剂：100%（W/V）。

碘美普尔
Iomeprol

【药理作用】三碘化非离子型水溶性X线造影剂，与其他非离子型造影剂相比具有非常低的渗透压及黏滞度。

【适应证】

1. 300mg I/ml碘美普尔注射液：静脉尿路造影（成人和儿童）、外周静脉造影、CT（脑和躯干）、海绵体造影、静脉DSA、常规血管造影、动脉DSA、心血管造影（成人和儿童）、常规选择性冠状动脉造影、介入性冠状动脉造影、ERCP、关节造影、子宫输卵管造影、瘘管造影、椎间盘造影、乳管造影、胆管造影、泪囊造影、涎管造影、逆行尿道造影、逆行肾盂输尿管造影、脊髓造影。

2. 400mg I/ml碘美普尔注射液：静脉尿路造影（成人，包括肾脏损害或糖尿病患者）、CT（躯干）、常规血管造影、动脉DSA、心血管造影（成人和儿童）、常规选择性冠状动脉造影、介入性冠状动脉造影、瘘管造影、乳管造影、泪囊造影、涎管造影。

【用法用量】

1. 静脉尿路造影：浓度为300或400mgI/ml。成人：50～150ml；新生儿：3～4.8ml/kg；婴儿：2.5～4ml/kg（≤1岁）；儿童：1～2.5ml/kg（>1岁）。

2. 外周静脉造影：浓度为300mgI/ml。成人：10～100ml，必要时重复，但不得超过250ml。单次注射的体积取决于所要检查的血管面积（上肢10～50ml，下肢50～100ml）。

3. 数字减影静脉造影：浓度为300mgI/ml。成人：10～100ml，必要时重复，但不得超过250ml。单次注射的体积取决于所要检查的血管面积（上肢10～50ml，下肢50～100ml）。

4. 脑CT：浓度为300mgI/ml。成人：50～200ml；儿童：根据体重和年龄确定用量。

5. 躯体CT：浓度为300或400mgI/ml。成人：100～200ml；儿童：根据体重和年龄确定用量。

6. 海绵体造影：浓度为300mgI/ml。成人：最高100ml。

7. 静脉DSA：浓度为300或400mgI/ml。成人：100～250ml；儿童：根据体重和年龄确定用量。

8. 常规血管造影

（1）上肢动脉造影、降主动脉造影：浓度为300mgI/ml。成人：不得超过250ml。单次注射的体积取决于所要检查的血管面积。

（2）盆腔和下肢动脉造影、腹部动脉造影：浓度为300或400mgI/ml。成人：不得超过250ml。单次注射的体积取决于所要检查的血管面积。

（3）肺血管造影：浓度为300或400mgI/ml。成人：最高170ml。

（4）脑血管造影：浓度为300mgI/ml。成人：最高100ml。

（5）儿科动脉造影：浓度为300mgI/ml。儿童：最高130ml。

（6）介入性动脉造影：浓度为300或400mgI/ml。成人：不得超过250ml。单次注射的体积取决于所要检查的血管面积；儿童：根据体重和年龄确定用量。

9. 动脉DSA

（1）脑血管造影：浓度为300或400mgI/ml。成人：用于全面观察时30～60ml；用于选择性造影时5～10ml。儿童：根据体重和年龄确定用量。

（2）主动脉弓、腹部、主动脉造影：浓度为300或400mgI/ml。成人：不得超过350ml。

（3）经腰部主动脉造影：浓度为300mgI/ml。

成人：不得超过 250ml。单次注射的体积取决于所要检查的血管面积。

（4）外周动脉造影：浓度为 300mgI/ml。成人：用于选择性注射时 5 – 10ml，最高 250ml。儿童：根据体重和年龄确定用量。

（5）心血管造影：浓度为 300 或 400mgI/ml。成人：不得超过 250ml。单次注射的体积取决于所要检查的血管面积。儿童：3 ~ 5ml/kg。

（6）常规选择性冠状动脉造影：浓度为 300 或 400mgI/ml。成人：每支动脉 4 ~ 10ml，必要时重复。

（7）ERCP：浓度为 300mgI/ml。成人：最高 100ml。

（8）关节造影：浓度为 300 或 400mgI/ml。成人：每次注射最高 10ml。

（9）子宫输卵管造影：浓度为 300 或 400mgI/ml。成人：最高 35ml。

（10）瘘管造影：浓度为 300 或 400mgI/ml。成人：最高 100ml。

（11）椎间盘造影：浓度为 300mgI/ml。成人：最高 4ml。

（12）乳管造影：浓度为 300 或 400mgI/ml。成人：用于注射时 0.15 ~ 1.2ml。

（13）泪囊造影：浓度为 300 或 400mgI/ml。成人：用于注射时 2.8 ~ 8ml。

（14）涎管造影：浓度为 300 或 400mgI/ml。成人：用于注射时 1 ~ 3ml。

（15）逆行胆管造影：浓度为 200、300、350mgI/ml。成人：最高 60ml。

（16）逆行输尿管造影：浓度为 200、300mgI/ml。成人：20 ~ 100ml。

（17）逆行肾盂输尿管造影：浓度为 200、300mgI/ml。成人：用于注射时 10 ~ 20ml。

（18）脊髓造影：成人：浓度为 200mgI/ml，13 ~ 22ml；浓度为 250mgI/ml，10 ~ 18ml，浓度为 300mgI/ml，8 ~ 15ml。

【不良反应】

1. 使用含碘化合物可引起不良反应，一般为轻或中度且为一过性的，但是也可出现比较严重的过敏反应，并有致死性过敏样反应的报告。

2. 血管注射造影剂后，多数不良反应在几分钟内即可出现，但也有迟发的，通常是皮肤过敏反应，出现在药物注射后的 2 ~ 3 天。

3. 鞘内注射后，不良反应多出现在检查治疗程序完成后的几小时内（3 ~ 6 小时），因为造影剂需要在脑脊液中分布后才能从注射部位循环到血管中。

4. 体腔注射后，多数不良反应发生在数小时后，这是由于注射部位吸收缓慢的缘故。

【禁忌】

1. 非离子型尿路 – 血管造影剂无绝对禁忌证，但在 Waldenstrom 异常蛋白血症、多发性骨髓瘤、严重肝肾损害及已知对本品及其所用辅料过敏的患者中应避免使用。

2. 当怀疑或确定为妊娠时，以及在急性炎症期间，禁忌对女性生殖器官进行放射学检查。

3. 当碘美普尔用于鞘内注射时不能同时应用皮质类固醇。为避免药物过量，当发生技术操作失误时，不能立即重复进行脊髓造影检查。

【注意事项】

1. 与患者有关

（1）水化：应纠正任何严重的水和电解质平衡紊乱。特别是在多发性骨髓瘤、糖尿病、多尿、少尿、高尿酸血症患者中，以及在婴儿、幼儿和老年患者中，术前应保证充分的水化。

（2）膳食建议：检查当日可保持正常饮食，或遵医嘱。必须保证摄入足够的液体。但是，在术前 2 小时内，患者应禁食。

（3）焦虑：明显兴奋、焦虑和疼痛的状态可能诱发不良反应，或者加重与造影剂相关的反应，这些患者可给予镇静剂。

（4）术前用药：嗜铬细胞瘤患者术前建议服用 α 受体阻滞剂，以防止出现高血压危象。

（5）过敏史：对于过敏体质、已知对含碘造影剂过敏和有哮喘病史者，术前可考虑应用抗组胺药物和（或）皮质激素，以预防可能发生的过敏反应。

2. 与造影术操作有关

（1）鞘内注射：与其他碘造影剂相同，当碘美普尔用于颅内压升高，或怀疑有颅内肿瘤、脓肿或血肿的病人进行脊髓造影检查时，应格外小心。对惊厥病人所使用的抗惊厥治疗在进行脊髓造影前后应维持不变。

（2）凝血、冲洗导管：非离子型造影剂具有对正常生理功能干扰小的特点。因此，与离子型造影剂相比，非离子型造影剂在体外的抗凝活性较低。进行血管导管插管术的医务人员应对此了解，谨慎地进行血管造影操作。非离子型造影剂不应在注射器中与血液保持接触，应频繁地对血管内导管进行冲洗，以尽量减小凝血的危险。在罕见的情况下，凝血可导致术后发生严重的血栓栓塞并发症。

3. 对患者的观察

（1）血管内注射造影剂应尽可能在患者卧位时进行。给药后对患者应观察至少30分钟。

（2）完成颈椎或腰椎的脊髓造影检查后，需要抬高检查床的头端，使其倾斜45°约2分钟，以使造影剂存留在脊髓腔内较低水平。避免病人过度移动，特别是避免病人自主活动，在检查后的最初几个小时病人应保持安静和头朝上体位，并应处于严密观察之下。在此期间病人应在床上保持仰卧位休息。

【药物相互作用】

1. 为避免在肾功能损伤的病人及正在接受口服双胍类药物降糖治疗的病人中发生乳酸中毒，必须在使用造影剂48小时前停止服用双胍类药物，且只能在肾功能恢复后才能重新服用。

2. 苯二氮䓬类精神抑制剂或抗焦虑药可以降低癫痫病的发病阈值，因此应在注射造影剂48小时前停药，且检查结束后24小时才可重新用药。抗惊厥药一定不能中止治疗，且应保证最佳疗效剂量。

3. 在接受免疫调节药物治疗的患者中，更易发生造影剂的过敏样反应，且可能表现为迟发型。如应用IL-2（白介素-2）或干扰素。

4. 文献检索未发现经肾脏排泄的造影剂与口服胆囊造影用造影剂之间发生相互作用的证据。

5. 在应用含碘造影剂后，甲状腺组织摄取用于诊断甲状腺疾病的放射性同位素的能力降低，可持续达2周，个别病例甚至时间更长。

【规格】注射剂：12.5gI/50ml；25gI/100ml；15gI/50ml；22.5gI/75ml；30gI/100ml；17.5gI/50ml；35gI/100ml；20gI/50ml；40gI/100ml。

碘羟拉葡胺
Ioxitalamate

【药理作用】本品为高渗透压、水溶性、肾向性碘造影剂。是三碘苯酸的水溶性盐。

【适应证】用于尿路静脉造影、逆行性尿道膀胱造影。

【用法用量】尿路静脉造影，必须根据病人的年龄、体重和肾功能给药，一般剂量为1~2ml/kg，体重低于20kg的儿童，剂量为2~3ml/kg。

逆行性尿道膀胱造影，根据膀胱的体积给药。

【不良反应】

1. 经常会引起轻微的不良反应。这些副作用可能只产生一种，也可能是多种，包括：①呼吸症状：咳嗽、感觉呼吸抑制。②胃肠症状：恶心、呕吐。③神经症状：发热、焦虑、激动、头痛。④皮肤症状：面色潮红、皮肤瘙痒、局部或全身风疹、皮疹、眼睑水肿。

2. 偶尔发生的较严重的不良反应或即刻引起的副作用：①过敏反应：呼吸困难、血压降低，罕见过敏性休克、支气管痉挛、喉头水肿、肺水肿，罕见血管神经性水肿。②心血管功能紊乱：心律失常、脸色苍白、发绀，罕见引起心衰。③神经功能紊乱：抽搐、昏迷。

3. 如果造影剂意外渗出到血管外将引起局部疼痛和炎性反应。

【禁忌】严重的甲状腺功能亢进患者禁用。

【注意事项】

1. 碘造影剂可以引起轻微的、严重的或致命的不良反应，不良反应通常是在给药初期发生，但有时也可能在后期发生。这些不良反应是不可预知的，但通常是发生在有过敏史的病人身上。用碘试验或同时做的其他试验不能检测出这些不良反应。

2. 使用时的特殊防护：①检查应在禁食的情况下进行，对怀疑肾功能受损的病人应先确定血浆肌酐水平，以便确定给药剂量。②检查期间必须由医师进行监护；必须维持一条静脉通道；特别注意患有严重的呼吸衰竭或充血性心力衰竭的病人。③检查前应避免任何脱水，特别是婴儿。有肾衰竭、糖尿病、多发性骨髓瘤、高尿酸血症、幼儿和老年性动脉粥样化的病人须维持充分的尿液排出。④必须具备出现危险时急救和复苏的设备，特别是病人服用β受体阻断药或已知或怀疑是黑色素细胞瘤时。⑤对患有甲状腺功能亢进或良性甲状腺结节的病人应特别注意。⑥尿路造影或血管造影前必须进行甲状腺同位素扫描或用放射性碘检查，因为碘会短暂地滞留在甲状腺中。

【药物相互作用】

1. 由于碘造影剂可引起休克或血压过低，在进行放射学检查前应停止使用β受体阻断药。

2. 如果利尿药引起脱水，将增加急性肾衰竭的危险，特别是使用大剂量碘造影剂时。在服用碘造影剂前应多饮水。

3. 检查前48小时必须停止使用二甲双胍，并且只能在完成放射学检查 2 天后才能重新开始。

4. 如果事先使用过白细胞介素 2 将会出现皮疹、血压降低、少尿、甚至肾衰。

【规格】注射剂：100ml：30gI。

4.1.2 磁共振显像（MRI）造影剂

钆喷酸葡胺
Gadopentetate Dimeglumine

【药理作用】用于磁共振成像的顺磁性造影剂。注射后，血脑屏障遭到破坏的区域（如胶质母细胞瘤）以及其他颅内、椎管内的脑外病灶都会有强化，从而比平扫提供更多的诊断信息。

【适应证】

1. 颅脑及脊柱的磁共振成像：特别是用于肿瘤的显示及鉴别。协助诊断可疑的脑（脊）膜瘤、（听）神经鞘瘤、侵入性肿瘤（如神经胶质瘤）及转移瘤；显示较小和（或）等信号肿瘤及手术或放疗后复发瘤；鉴别诊断少见肿瘤，如成血管细胞瘤、室管膜瘤及垂体微小腺瘤；进一步确定非脑源性肿瘤的扩散情况。

在脊柱的磁共振成像：区分脊髓内和脊髓外肿瘤；在已知的空腔性病变中显示出肿瘤实质的部位；确定脊髓内肿瘤扩散情况。

2. 全身磁共振成像：包括面颅、颈部、胸部、腹部、女性乳房、骨盆腔及肢体等部位。

【用法用量】

1. 一般情况：①患者在检查前 2 小时必须禁食。②将所需剂量从静脉注入，必需时可行团注，继之立即开始 MRI 强化扫描，最佳时间为注射 45 分钟之内。③在血管内注射造影剂时，患者最好平卧；注射完后至少半个小时内，需严密观察患者。④非立即使用时，勿将本药抽入注射器，一次检查后剩余的造影剂必废弃，在强化扫描中采用 T_1 加权扫描的脉冲系列尤为适宜。⑤适用于 0.14 ~ 1.5Tesla 的磁场强度。在此范围内，不受场强影响。

2. 剂量：静脉注射。成人及 2 岁以上儿童，按体重一次 0.2ml/kg（或 0.1mmol/kg），最大用量为一次 0.4ml/kg。①头部和脊柱的磁共振成像：必要时可在 30 分钟内再次给药。②全身的磁共振成像：为获得充分的强化，可一次 0.4ml/kg 给药。最佳强化时间一般在注射后 45 分钟之内。为

排除成人病变或肿瘤复发，可将用量增至按体重一次 0.6ml/kg，以增加诊断的可信度。

【不良反应】

1. 偶有恶心、呕吐及皮肤或黏膜的过敏性反应。

2. 有过敏倾向的患者，较他人更易发生过敏反应。在极少情况下，过敏以至休克反应均可能发生。

3. 穿刺静脉或注射造影剂时，极少数患者在注射部位有短暂的轻度温热感与疼痛，极罕见的情况下，在注射后曾观察到惊厥，偶尔发生一过性头痛、血管扩张、头晕、寒战及晕厥，但是否与使用此药有关仍未被证实。快速团注可能出现一过性味觉异常。

4. 高渗注射液可能会引起注射血管周围组织疼痛，20 分钟左右消失，未发现其他组织的不良反应。

【禁忌】心脏起搏器及铁磁性植入物携带者禁用。

【注意事项】

1. 对有过敏倾向的患者，使用需特别慎重。因为产生过敏反应的机会较其他患者为高。

2. 对有严重肾功能障碍的患者，决定使用前需特别慎重，权衡利弊，因为造影剂的排出会延迟，除此之外，迄今所知，本品对肾功能不会影响，即使如此，对极严重肾功能障碍的患者，建议用血液透析方式来排除体内的药物。

3. 部分患者血清铁和胆红素略有升高，但无症状，可在 24 小时内很快恢复。

4. 在强化扫描 24 小时内采用络合定量法测定血清铁，其结果可能很低，这是由于造影剂溶液中含有二乙撑三胺五乙酸（DTPA）的缘故。

5. 孕妇及哺乳期妇女用药的安全性尚不明确。

【规格】注射剂：10ml：4.7g；15ml：7g；20ml：9.4g。

钆贝葡胺
Gadobenate Dimeglumine

【药理作用】顺磁性造影剂，可在特定组织产生局部磁场而增加其信号强度。

【适应证】用于肝脏和中枢神经系统性磁共振成像对比剂。

1. 肝脏：适用于探测已知或怀疑患有原发性肝癌或转移性癌患者的局灶性肝损伤。

2. 中枢神经系统：用于脑和脊柱的 MRI 增强检查，可以增加损害的检出率，与未增强的磁共振影像相比，可以提供更多的诊断信息。

【用法用量】

1. 肝脏：对成年患者的推荐剂量为 0.1mmol/kg，相当于 0.5M 的溶液 0.2ml/kg。造影剂团注后可以立刻作对比成像（动态增强 MRI）。在肝脏，依据个体需要，可以在注射后 40~120 分钟之间进行延迟成像。

2. 中枢神经系统：对成年患者的建议剂量是 0.1mmol/kg，相当于 0.5M 溶液 0.2ml/kg。本品在未经稀释的情况下以团注或缓慢注射的形式静脉给药，并随之注入至少 5ml 生理盐水冲洗。

【不良反应】临床试验中本药最常见的不良事件为头痛和恶心。罕见但严重的不良事件包括癫痫发作、急性肺水肿、急性胰腺炎和过敏样反应。

【禁忌】对本品及制剂中其他成分（如苯甲醇）过敏者禁用。

【注意事项】

1. 为了使钆贝葡胺软组织外渗的潜在危险降至最低，保证注射针头或插管准确地插入静脉中是很重要的。

2. 请勿稀释，于使用前将本品抽吸入无菌注射器中。抽吸前，请检查瓶、盖有无破损。

3. 任何未用完的剩余产品必须丢弃，而不能用于其他的 MRI 检查。

4. 钆贝葡胺不能与其他药物混合注射。

5. 镰状细胞性贫血患者可能会因为应用本药而诱发血管阻塞性危象，因此，这类患者应尽可能避免使用。

6. 本药可能会导致部分患者出现房性或室性心律失常。

【药物相互作用】本药与某些药物合用时，可能会产生阴离子转运器的竞争作用，从而导致后者的体内消除过程受到影响。这些药物包括顺铂、蒽环类抗生素、长春碱类药物、甲氨蝶呤、依托泊苷、他莫昔芬和紫杉醇等。

【规格】注射剂：20ml：10.58g（钆贝酸 6.68g，葡甲胺 3.90g）。

钆双胺
Gadodiamide

【药理作用】本品不能通过健全的血脑屏障，注射后疾病所致血脑屏障失常区域可以明显增强，从而使所提供的诊断信息超过了未增强 MRI。由于某些恶性分化程度较低或非活动性多发性硬化斑是不增强的，所以 MRI 上不显示增强时并不表明没有病变。

【适应证】用于头颅、脊髓和身体一般磁共振成像（MRI）造影。本品能增强对比，有利于全身不同部位包括中枢神经系统异常结构或病灶的显示。

【用法用量】静脉注射。

1. 中枢神经系统：成人和儿童的推荐剂量为 0.2ml/kg。对怀疑脑中有转移性疾病的病人，注射剂量为 0.6ml/kg，可采用静脉团注。

2. 全身：成人的推荐剂量通常为 0.2~0.6ml/kg。6 月以上儿童推荐剂量为 0.2ml/kg。

【不良反应】全部不良反应均短暂，大多数轻微。偶于注射部位有不适伴热感或冷感，或有局部压力感及痛感。头晕、恶心、头痛和嗅觉、味觉的减退则更少报道，罕见的反应有呕吐、瞌睡、感觉异常、视觉障碍、腹泻、焦虑、呼吸困难、胸痛、心动过速、震颤、关节痛或过敏样症状如荨麻疹、皮肤瘙痒或喉部刺激。过敏反应也可能发生。

同其他顺磁性 MRI 造影剂一样，注射后曾偶见惊厥。目前，两者间的因果关系仍有疑问。

临床试验中有一例发生短暂的肾衰。该病例在注射前 22 小时曾进行 X 射线脊髓造影，与本品的联系并未确立。

【禁忌】已知对本品或其组成成分过敏者禁用。

【注意事项】

1. 应考虑某些反应发生的可能性，包括严重的、威胁生命的、致命的、过敏性样的或心血管反应或特异性的反应，特别是对那些已知临床高敏性或有哮喘病史或其他的过敏性呼吸系统疾病的病人。

2. 部分病人注射后血清铁离子浓度有短暂的变化（大多数病例在正常范围）。

3. 本品对医院通常使用的比色（络合）法测定血清钙浓度有影响，对其他电解质的测定值也有影响（如铁离子）。因此建议使用后 12～24 小时内不要测定电解质浓度。

4. 对一些严重肾功能不全的病人（GFR < 10ml/min），在注射后可观察到 GFR 值有小幅下降，但无肾中毒症状。因这些发现的临床相关性还未知，对这些病人在使用前应小心。

5. 目前尚无妊娠期妇女使用的经验。本品不应用于妊娠期妇女，除非 MRI 增强检查很有必要且无其他适当方法替代。

虽然预计分泌至人乳中的浓度极低，但分泌的程度仍然未知。给药前及给药后至少 24 小时内不应哺乳。

【规格】注射液：10ml：2.87g；15ml：4.305g；20ml：5.74g。

锰福地吡三钠
Mangafodipir Trisodium

【药理作用】为一含金属锰的螯合物，锰有顺磁性并且在磁共振造影中具增强造影效果，配体是福地吡。正常的肝实质优先摄取锰，所以能够产生异常组织与正常肝脏组织间的对比增强。

在磁共振造影时，本产品的作用是缩短靶组织的纵向弛豫时间（T_1），加强信号强度（亮度），例如肝脏实质信号强度的加强。肝脏的增强约在注射结束后 4 小时达到最大，对诸如转移性以及肝细胞癌这类与增强相关的病变，可以在 24 小时内检查到。

【适应证】用于疑有转移性或肝细胞癌等肝脏病变的检查。

【用法用量】尚未对重复剂量使用进行过研究，本品仅供单次静脉内使用。必须作为静脉输液，其注射速率应为 2～3ml/min。

一般可观察到开始给药后的 15～20 分钟正常肝实质增强接近峰值，并且持续约 4 小时。临床剂量时，本造影剂对 T_2 无作用，故增强前后 T_2 加权图像是相同的。

成人推荐剂量是 0.5ml/kg（5mmol/kg）。

【不良反应】大多数报告的副作用是短暂且轻微的。通常报道的有热感或潮红、头痛、恶心、呕吐、腹痛、腹泻、胃肠胀气和味觉改变。过敏反应（如皮肤反应、鼻炎、咽炎）、眩晕、心悸、胸痛、高血压和注射引起的不适较少发生。很少有视觉紊乱、发热和麻痹的报道。

能引起短暂的胆红素和氨基转移酶升高以及短暂的血浆锌下降。

如果注射速度超过所建议的，则发生轻微和中度副作用的几率有可能增加，主要为短暂的热感和潮红。

【禁忌】
1. 对本品或其成分过敏者禁用。
2. 嗜铬细胞瘤患者禁用。
3. 严重肝肾功能减退患者禁用。
4. 孕妇禁用。

【注意事项】
1. 须特别注意严重的心脏病、血脑屏障损伤和严重的脑部疾病病人。
2. 长期使用非肠道营养锰补充会引起锰在基底神经节的积累，当接受这类治疗的病人注射时应予以注意。
3. 分泌至人乳中的程度不明确。在注射本品后的 14 天内应停止母乳喂养。
4. 还没有 18 岁以下患者的安全性与有效性研究资料。
5. 还未对老年人的药代动力学进行过研究。然而，迄今为止的临床研究显示，无需对老年患者用药调整剂量。

【规格】注射液：50ml：0.5mmol。

6 生物制品

6.1 疫苗

伤寒疫苗
Typhoid Vaccine

【药理作用】接种本品后，可使机体产生免疫应答，预防伤寒。

【适应证】用于预防伤寒。

【用法用量】于上臂外侧三角肌附着处皮肤经消毒后皮下注射。

初次注射本疫苗者，需注射 3 次，每次间隔 7～10 天。注射剂量如下：①1～6 岁：第一针 0.2ml，第二针 0.3ml，第三针 0.3ml。②7～14 岁：第一针 0.3ml，第二针 0.5ml，第三针 0.5ml。③14 岁以上：第一针 0.5ml，第二针 1.0ml，第三针 1.0ml。

加强注射剂量与第三针相同。

【不良反应】局部可出现红肿，有时有寒战、发热或头痛。一般可自行缓解。

【禁忌】

1. 发热，有严重高血压、心、肝、肾脏病及活动性结核者禁用。

2. 妊娠期、月经期及哺乳妇女禁用。

3. 有过敏史者禁用。

【注意事项】

1. 用前摇匀。疫苗曾经冻结、有异物、有摇不散的凝块或疫苗瓶有破裂者，均不得使用。

2. 注射后应在现场休息片刻。

【规格】注射液：5ml。每一次人用剂量 0.2～1ml（根据年龄及注射针次不同）含伤寒菌 $6 \times 10^7 \sim 3 \times 10^7$。

伤寒、副伤寒甲联合疫苗
Typhoid and Paratyphoid A
Combined Vaccine

【药理作用】接种本疫苗后，可使机体产生免疫应答，预防伤寒及副伤寒甲。

【适应证】用于预防伤寒及副伤寒甲。

【用法用量】于上臂外侧三角肌附着处皮下注射。

初次注射本疫苗者，需注射 3 次，每次间隔 7～10 天。注射剂量如下：①1～6 岁：第一针 0.2ml，第二针 0.3ml，第三针 0.3ml。②7～14 岁：第一针 0.3ml，第二针 0.5ml，第三针 0.5ml。③14 岁以上：第一针 0.5ml，第二针 1.0ml，第三针 1.0ml。

【不良反应】局部可出现红肿，有时有寒战、发热或头痛。一般可自行缓解。

【禁忌】

1. 发热、严重心脏病、高血压、肝脏疾病、肾脏疾病及活动性结核者禁用。

2. 妊娠期、月经期及哺乳期妇女禁用。

3. 有过敏史者禁用。

【注意事项】

1. 疫苗曾经冻结、有异物、有摇不散的凝块或疫苗瓶有裂纹者，均不得使用。

2. 注射后应在现场休息片刻。

【规格】注射液：5ml。每一次人用剂量 0.2～1ml（根据年龄及注射针次不同），含伤寒菌和副伤寒菌各为 $3 \times 10^7 \sim 15 \times 10^7$。

伤寒、副伤寒甲和乙联合疫苗
Typhoid and Para typhoid A & B
Combined Vaccine

【药理作用】接种本疫苗后，可使机体产生免疫应答，预防伤寒及副伤寒甲、副伤寒乙。

【适应证】用于预防伤寒及副伤寒甲、副伤寒乙。

【用法用量】于上臂外侧三角肌附着处皮下注射。

初次注射本疫苗者，需注射 3 次，每次间隔 7～10 天。注射剂量如下：①1～6 岁：第一针 0.2ml，第二针 0.3ml，第三针 0.3ml。②7～14 岁：第一针 0.3ml，第二针 0.5ml，第三针 0.5ml。③14 岁以上：第一针 0.5ml，第二针 1.0ml，第三针 1.0ml。

加强注射剂量与第三针相同。

【不良反应】局部可出现红肿，有时有寒战、发热或头痛。一般可自行缓解。

【禁忌】

1. 发热、严重心脏病、高血压、肝脏疾病、肾脏疾病及活动性结核者禁用。

2. 妊娠期、月经期及哺乳期妇女禁用。

3. 有过敏史者禁用。

【注意事项】

1. 用前摇匀。疫苗曾经冻结、有异物、有摇不散的凝块或疫苗瓶有裂纹者，均不得使用。

2. 注射后应在现场休息片刻。

【规格】注射液：5ml。每一次人用剂量 0.2～1ml（根据年龄及注射针次不同）含伤寒沙门菌 $3 \times 10^7 \sim 15 \times 10^7$，副伤寒甲型沙门菌、副伤寒乙型沙门菌各为 $1.5 \times 10^7 \sim 7.5 \times 10^7$。

伤寒 Vi 多糖疫苗
Vi Polysaccharide Typhoid Vaccines

【药理作用】接种本疫苗后，可使机体产生体液免疫应答，预防伤寒。

【适应证】用于预防伤寒。

【用法用量】上臂外侧三角肌肌肉注射。注射一针，剂量为 0.5ml。

【不良反应】反应轻微，偶有个别短暂低烧，局部稍有压痛感，可自行缓解。

【禁忌】

1. 发热、严重心脏病、高血压、肝脏疾病、肾脏疾病及活动性结核者禁用。

2. 妊娠期、月经期及哺乳期妇女禁用。

3. 有过敏史者禁用。

【注意事项】

1. 疫苗有异物或疫苗瓶有裂纹者，均不得使用。

2. 严禁冻结。

【规格】注射液：5ml（10 人次用剂量）；1ml（2 人次用剂量）；0.5ml（1 人次用剂量）。每一次人用剂量 0.5ml，含伤寒 Vi 多糖应不低于 $30\mu g$。

口服福氏宋内菌痢疾双价活疫苗
Dysentery Vaccine（Live）of
S. Flexneri and S. Sonnei，Oral

【药理作用】服用本疫苗后，可使机体产生分泌性抗体，用于预防细菌性痢疾。

【适应证】用于预防细菌性痢疾。

【用法用量】全程免疫服用 3 次，每次间隔 5~7 天，成人首次服用 1 瓶，第二次、三次各 2 瓶。6~13 岁儿童服成人半量，5 岁以下儿童服成人 1/3 量。

用 50ml 凉开水溶解 1 包稀释剂，制成稀释液。开启疫苗瓶，用所附吸管吸取稀释液少许，加入到疫苗瓶内，将复溶后的本品移入稀释液中，混匀后服用。

【不良反应】偶有恶心、腹部不适等轻微反应。

【禁忌】

1. 免疫缺陷或免疫功能不全者禁用。

2. 胃肠道及心脏、肝脏和肾脏疾病者禁用。

3. 急性传染病和发热者禁用。

【注意事项】

1. 本品严禁注射。

2. 本品应在空腹或餐后 2 小时服用。

3. 开启后应立即使用。

【规格】口服剂：1ml，含菌 1×10^{11}，活菌数不低于 2×10^{10}。

A 群脑膜炎球菌多糖疫苗
Group A Meningococcal
Polysaccharide Vaccines

【药理作用】接种本疫苗后，可使机体产生体液免疫应答，预防 A 群脑膜炎球菌引起的流行性脑脊髓膜炎。

【适应证】用于预防 A 群脑膜炎球菌引起的流行性脑脊髓膜炎。接种对象为 6 个月~15 岁少年儿童。

【用法用量】

1. 按标示量加入所附稀释剂复溶，摇匀立即使用。

2. 在上臂外侧三角肌附着处皮下注射 0.2ml 或 0.5ml（含多糖不低于 $30\mu g$）。

3. 基础免疫注射 2 针，从 6 月龄开始，每针间隔 3 个月，3 岁以上儿童只需注射 1 针。接种应于流脑流行季节前完成。

根据需要每 3 年复种一次。在遇有流行情况下，可应急接种。

【不良反应】本疫苗反应轻微，偶有短暂低热，局部稍有压痛感，可自行缓解。

【禁忌】

1. 有癫痫、惊厥及过敏史者禁用。

2. 患脑部疾患、肾脏病、心脏病及活动性结核者禁用。

3. 患急性传染病及发热者禁用。

【注意事项】

1. 疫苗瓶塞松动者，复溶后有异物或疫苗瓶有裂纹，均不得使用。

2. 疫苗复溶后，应按规定人份（剂量）一次用完，不得分多次使用，剩余的疫苗应废弃。

【规格】注射剂：$150\mu g$ 多糖；$300\mu g$ 多糖。每一次人用剂量含多糖 $30\mu g$。

A + C 群脑膜炎球菌多糖疫苗
Group A and C Meningococcal
Polysaccharide Vaccine

【药理作用】本疫苗接种后，可使机体产生体液免疫应答，预防 A 群及 C 群脑膜炎球菌引起的流行性脑脊髓膜炎。

【适应证】用于预防 A 群及 C 群脑膜炎球菌引起的流行性脑脊髓膜炎。接种对象为 2 周岁以上儿童及成人。在流行区的 2 岁以下儿童可进行应急接种。

【用法用量】

1. 启开疫苗瓶后，按瓶签或盒签标示量，加入所附 PBS（0.5ml），摇匀立即使用。

2. 在上臂外侧三角肌附着处消毒后皮下注射 100μg（0.5ml）。

3. 一次免疫。接种应于流脑流行季节前完成，3 年内避免重复接种。

【不良反应】本疫苗使用后，偶有短暂发热，局部稍有压痛感，一般可自行缓解。如有严重反应应及时诊治。

【禁忌】

1. 癫痫、抽风、脑部疾患及有过敏史者禁用。

2. 肾脏病、心脏病及活动性结核禁用。

3. 急性传染病及发热者禁用。

【注意事项】

1. 使用前应检查安瓿或小瓶，如瓶子有裂纹，瓶塞松动或瓶内有异物者，不得使用。

2. 每一瓶（安瓿）制品溶解后，应按规定剂量一次用完。

【规格】注射剂：100μg（一人用剂量），含 A 群及 C 群脑膜炎球菌多糖各 50μg。

B 型流感嗜血杆菌结合疫苗
Haemophilus Influenzae Type B Conjugate Vaccine

【药理作用】本疫苗接种后，可使机体产生体液免疫应答，预防 B 型流感嗜血杆菌感染（包括脑膜炎、肺炎、败血症、蜂窝组织炎、关节炎、会厌炎等）。

【适应证】用于预防 B 型流感嗜血杆菌感染（包括脑膜炎、肺炎、败血症、蜂窝组织炎、关节炎、会厌炎等）。适用于 3 月龄～2 周岁婴幼儿。

【用法用量】臀部外上方 1/4 处或上臂外侧三角肌附着处皮肤经消毒后肌肉注射。

自 3 月龄开始，每隔 1 个月或 2 个月接种一次（0.5ml），共 3 次。在 18 个月时进行加强接种一次。6～12 月龄儿童，每隔 1 个月或 2 个月注射一次（0.5ml），共 2 次。在 18 个月时进行加强接种一次。

【不良反应】一般无副反应，有的接种部位有

轻微红肿、硬结、压痛，可有低热或伴有皮疹，一般不须特殊处理。如遇严重反应及时诊治。

【禁忌】

1. 在患儿发热、急性疾病，特别是感染性疾病或慢性疾病活动期禁用。

2. 已知对疫苗成分之一有过敏反应，特别对破伤风类毒素过敏者，严重心脏病、高血压、肝、肾脏病者禁用。

3. 孕妇禁用。

【注意事项】

1. 不能经由血管进行接种，务必确保注射针头不在血管内。

2. 使用前应充分摇匀，如出现摇不散的凝块，有异物，瓶有裂纹，制品曾经冻结，标签不清和过期失效者不可使用。

3. 免疫抑制治疗或免疫缺陷可减少对疫苗的免疫反应。

4. 本疫苗可与麻疹 - 风疹 - 腮腺炎疫苗、白喉 - 百日咳 - 破伤风疫苗、脊髓灰质炎疫苗同时接种，但应在两个不同部位注射。

【规格】注射剂：0.5ml（每一次人用剂量 0.5ml，至少含 10μg 纯化 B 型流感嗜血杆菌荚膜多糖）。

吸附白喉疫苗
Diphtheria Vaccine，Adsorbed

【药理作用】接种本疫苗后，可使机体产生体液免疫应答，预防白喉。

【适应证】用于预防白喉，接种对象为 6 个月～12 岁的儿童。

【用法用量】上臂三角肌肌肉注射。剂量如下：全程免疫需要两年，第一年共两针，每针 0.5ml，间隔 4～8 周，第二年一针（0.5ml）。3～5 年后加强一针（0.5ml）。

【不良反应】局部可有红肿、疼痛、发痒，或有低热、疲倦、头痛等，一般不需处理即行消退。

【禁忌】

1. 有严重疾病、发热者禁用。

2. 有过敏史者禁用。

3. 注射白喉类毒素后发生神经系统反应者禁用。

【注意事项】

1. 使用时应充分摇匀，如出现摇不散之凝块、

异物，疫苗曾经冻结，疫苗瓶有裂纹或标签不清者，均不得使用。

2. 注射后局部可能有硬结，1~2 个月即可吸收，注射第二针时应换另侧部位。

3. 注射后应在现场休息片刻。

【规格】注射剂：0.5ml；1.0ml；2.0ml；5.0ml。每一次人用剂量 0.5ml，含白喉类毒素效价应不低于30IU。

吸附白喉疫苗（成人及青少年用）
Diphtheria Vaccine for Adults and Adolescents，Adsorbed

【药理作用】接种本疫苗后，可使机体产生体液免疫应答，预防白喉。

【适应证】用于经过白喉疫苗全程免疫后的12 岁以上的人群加强免疫和预防白喉的应急情况。

【用法用量】上臂三角肌肌肉注射 0.5ml，注射 1 次。

【不良反应】

1. 注射本品局部可有红肿、硬结、疼痛、发痒，可有低热、疲倦、头痛等，一般不需特殊处理即自行消退。

2. 注射后局部可能有硬结，1~2 个月即可吸收。

【禁忌】

1. 患严重疾病、发热者禁用。

2. 有过敏史者禁用。

3. 注射白喉类毒素后曾发生神经系统反应者禁用。

【注意事项】

1. 使用时应充分摇匀，如有摇不散之凝块、异物、疫苗曾经冻结、疫苗瓶有裂纹或标签不清者，均不得使用。

2. 注射后应在现场休息片刻。

【规格】注射剂：0.5ml；1.0ml；2.0ml；5.0ml。每一次人用剂量 0.5ml，含白喉类毒素效价应不低于2IU。

吸附破伤风疫苗
Tetanus Vaccine，Adsorbed

【药理作用】接种本疫苗后，可使机体产生体液免疫应答，预防破伤风。

【适应证】用于预防破伤风，主要接种对象是发生创伤机会较多的人群。孕妇接种本品可预防产妇及新生儿破伤风。

【用法用量】上臂三角肌肌肉注射。

1. 无破伤风类毒素免疫史者应进行全程免疫。第一年注射两次，每次 0.5ml，间隔 4~8 周，第二年注射 1 次（0.5ml）。以后每 10 年或 5 年加强一次（0.5ml）。

2. 经全程免疫和加强免疫之人员，自最后一次接种后 3 年以内受伤时，不需注射本品，超过 3 年者，用本品加强注射 1 次，严重污染的创伤或受伤前未经全程免疫者，除注射本品外，可酌情在另一部位注射破伤风抗毒素或破伤风免疫球蛋白。

3. 用含破伤风类毒素的混合制剂做全程免疫者，以后每 10 年用本品加强注射 1 针即可。

4. 妊娠期妇女可在妊娠第 4 个月注射第一针，6~7 个月时注射第二针，每次注射 0.5ml。

【不良反应】注射本品后局部可有红肿、疼痛、发痒，或有低热、疲倦、头痛等，一般不需处理即行消退。

【禁忌】

1. 患严重疾病、发热者禁用。

2. 有过敏史者禁用。

3. 注射破伤风类毒素后发生神经系统反应者禁用。

【注意事项】

1. 使用时应充分摇匀，如出现摇不散之凝块、异物，疫苗曾经冻结，疫苗瓶有裂纹或标签不清者，均不得使用。

2. 注射后局部可能有硬结，1~2 个月即可吸收，注射第二针时应换另侧部位。

3. 注射后应在现场休息片刻。

【规格】注射剂：0.5ml；1.0ml；2.0ml；5.0ml。每 1 次人用剂量 0.5ml，含破伤风类毒素效价应不低于40IU。

吸附白喉、破伤风联合疫苗
Diphtheria and Tetanus Combined Vaccine，Adsorbed

【药理作用】接种本疫苗后，可使机体产生免疫应答反应，预防白喉和破伤风。

【适应证】用于经吸附白喉、破伤风联合疫苗全程免疫后的12岁以下儿童的白喉和破伤风加强免疫，预防白喉和破伤风。

【用法用量】上臂三角肌肌肉注射0.5ml，注射1次。

【不良反应】注射本品后局部可有红肿、疼痛、发痒，或有低热、疲倦、头痛等，一般不需处理即行消退。局部可能有硬结，1～2月即可吸收。

【禁忌】

1. 患严重疾病、发热者禁用。

2. 有过敏史者禁用。

3. 注射白喉或破伤风类毒素后发生神经系统反应者禁用。

【注意事项】

1. 使用时充分摇匀，如出现摇不散之沉淀、异物，疫苗曾经冻结，疫苗瓶有裂纹或标签不清者，均不得使用。

2. 注射后应在注射现场休息片刻。

【规格】注射剂：0.5ml；1.0ml；2.0ml；5.0ml。每一次人用剂量0.5ml，含白喉类毒素效价应不低于30IU；破伤风类毒素效价应不低于40IU。

吸附白喉、破伤风联合疫苗
（成人及青少年用）
Diphtheria and Tetanus Combined Vaccine
for Adults and Adolescents，Adsorbed

【药理作用】接种本疫苗后，机体产生体液免疫应答反应，预防白喉和破伤风。

【适应证】用于经白喉、破伤风疫苗基础免疫的12岁以上人群作加强免疫及预防白喉的应急接种，预防白喉和破伤风。

【用法用量】上臂三角肌肌肉注射0.5ml，注射1次。

【不良反应】注射本品后局部可有红肿、疼痛、发痒，或有低热、疲倦、头痛等，一般不需处即行消退。局部可能有硬结，1～2月即可吸收。

【禁忌】

1. 患严重疾病、发热者禁用。

2. 有过敏史者禁用。

3. 注射白喉或破伤风类毒素后发生神经系统反应者禁用。

【注意事项】

1. 使用时应充分摇匀，如出现摇不散之沉淀、异物，疫苗曾经冻结，疫苗瓶有裂纹或标签不清者，均不可使用。

2. 注射后应在现场休息片刻。

【规格】注射剂：0.5ml；1.0ml；2.0ml；5.0ml。每一次人用剂量0.5ml，含白喉类毒素效价应不低于2IU，破伤风类毒素效价应不低于40IU。

吸附百日咳、白喉联合疫苗
Diphtheria and Pertussis
Combined Vaccine，Adsorbed

【药理作用】接种本疫苗后，可使机体产生免疫应答，预防百日咳、白喉。

【适应证】用于预防百日咳、白喉，作加强免疫用，接种对象为3个月～6周岁儿童。

【用法用量】臀部或上臂外侧三角肌肌肉注射0.5ml。

【不良反应】注射本品后局部可有红肿、疼痛、发痒，或有低热、疲倦、头痛等，一般不需特殊处理即可消退，如有严重反应及时诊治。

【禁忌】

1. 癫痫、神经系统疾病及惊厥者禁用。

2. 急性传染病（包括恢复期）及发热者禁用。

3. 有过敏史者禁用。

【注意事项】

1. 使用时应充分摇匀，如出现摇不散的凝块、异物，疫苗曾经冻结，疫苗瓶有裂纹或标签不清者，均不得使用。

2. 注射后局部可能有硬结，可逐步吸收。注射第二针时应更换另侧部位。

3. 注射后应在现场休息片刻。

4. 注射第一针后出现高热、惊厥等异常情况者，不应再注射第二针。

【规格】注射剂：0.5ml、1.0ml、2.0ml、5.0ml。每一次人用剂量0.5ml，含百日咳效价应不低于4.0IU，白喉效价应不低于30IU。

吸附无细胞百日咳、白喉、破伤风联合疫苗
Diphtheria, Tetanus and Acellular Pertussis Combined Vaccine, Adsorbed

【药理作用】本疫苗接种后，可使机体产生免疫应答，预防百日咳、白喉、破伤风。

【适应证】用于预防百日咳、白喉、破伤风，接种对象为 3 个月 ~6 周岁儿童。

【用法用量】臀部外上方 1/4 处或上臂外侧三角肌附着处皮肤经消毒后肌肉注射。

基础免疫自 3 月龄开始，至 12 月龄完成 3 针免疫，每次 0.5ml，每针间隔 4 ~6 周；加强免疫通常在基础免疫后 18 ~24 月龄内进行，注射剂量为 0.5ml。

【不良反应】注射本品一般无反应，有的接种部位有轻度红晕、痒感，或有低热，一般不须特殊处理，如有严重反应应及时诊治。

【禁忌】
1. 有癫痫、神经系统疾病及抽风史者禁用。
2. 急性传染病（包括恢复期）及发热者禁用。

【注意事项】
1. 使用时应充分摇匀，如出现摇不散之凝块、异物，安瓿有裂纹，制品曾经冻结，标签不清和过期失效者，不可使用。
2. 注射后局部可能有硬结，可逐步吸收。注射第二针时应更换另侧部位。
3. 注射第一针后出现高热、惊厥等异常情况者，不应再注射第二针。

【规格】注射剂：0.5ml、1.0ml、2.0ml、5.0ml。每一次人用剂量 0.5ml，含百日咳效价应不低于 4.0IU，白喉效价应不低于 30IU，破伤风效价不低于 40IU。

皮上划痕用鼠疫活疫苗
Plague Vaccine (Live) for Percutaneous Scarification

【药理作用】接种本疫苗后，可使机体产生免疫应答，预防鼠疫。

【适应证】用于预防鼠疫。

【用法用量】
1. 按所标示量加入氯化钠注射液溶解。每瓶 20 人次用剂量者加入 1.0ml，10 人次用剂量者加入 0.5ml，复溶后应在 3 小时内用完。
2. 在上臂外侧三角肌附着处皮上划痕接种。在接种部位上滴加疫苗，每一次人用剂量 0.05ml，用消毒针划成"井"字，划痕长度为 1 ~1.5cm，应以划破表皮稍见血迹为宜。划痕处用针涂压十余次，使菌液充分进入痕内。接种后局部应裸露至少 5 分钟。
3. 14 岁以下儿童，疫苗滴于两处划 2 个"井"字，14 周岁以上者疫苗滴于三处划 3 个"井"字。"井"字间隔 2 ~3cm。
4. 接种人员每年应免疫 1 次。

【不良反应】接种后反应轻微，少数人划痕处出现浸润，一般不影响劳动，个别人体温可能稍有增高，一般可自行消退。

【禁忌】
1. 患严重疾病、免疫缺陷症及用免疫抑制剂治疗者禁用。
2. 妊娠期或前 6 个月授乳期妇女禁用。

【注意事项】
1. 仅供皮上划痕用，严禁注射。
2. 开启疫苗瓶和接种时，切勿使消毒液接触疫苗。
3. 疫苗瓶有裂纹、标签不清均不得使用。

【规格】每瓶 10 人次用剂量含菌 8.0×10^9，20 次人用剂量含菌 1.6×10^{10}。每一次人用剂量含菌数应大于 3.6×10^8。

皮上划痕人用炭疽活疫苗
Anthrax Vaccine (Live) for Percutaneous Scarification

【药理作用】接种本疫苗后，可使机体产生免疫应答，预防炭疽。

【适应证】用于预防炭疽。

【用法用量】在上臂外侧三角肌附着处皮上划痕接种。用消毒注射器吸取疫苗，在接种部位滴 2 滴，间隔 3 ~4cm，划痕时用手将皮肤绷紧，用消毒划痕针在每滴疫苗处行"井"字划痕，每条痕长 1 ~1.5cm。划破表皮以出现间断小血点为度。用同一划痕针反复涂压，使疫苗充分进入划痕处。接种后局部应裸露至少 5 分钟，然后用消毒干棉球擦净。

接种后 24 小时划痕部位无任何反应者应重新接种。

【不良反应】接种后局部可出现微红，不需处理；极个别人可出现低热，能自行消退，如出现持续性体温升高，而局部出现脓肿者，应对症处理。

【禁忌】

1. 严重疾病、严重皮肤病患者禁用。

2. 免疫缺陷症及接受免疫抑制剂者禁用。

3. 有严重过敏史者禁用。

【注意事项】

1. 仅供皮上划痕用，严禁注射。

2. 开启疫苗瓶和接种时，切勿使消毒剂接触疫苗。

3. 疫苗有摇不散的菌块或疫苗瓶有裂纹者，等均不能使用。

4. 用前应将疫苗充分摇匀。消毒皮肤只用酒精，不用碘酒。

5. 安瓿启开后，应于 3 小时内用完。疫苗若有剩余应废弃。

6. 剩余疫苗、空安瓿及用具需用 3% 碱水煮沸消毒 30 分钟。

7. 严禁冻结。

【规格】每瓶 0.5ml（10 人次用量）含菌 2.0×10^9，1ml（20 次人用剂量）含菌 4.0×10^9。

皮上划痕人用布氏菌活疫苗
Brucellosis Vaccine（Live）for Percutaneous Scarification

【药理作用】本疫苗接种后，可使机体产生体液免疫应答，预防布氏菌病。

【适应证】用于预防布氏菌病。

【用法用量】每瓶加入 0.5ml 灭菌生理盐水溶解，复溶后的疫苗应在 3 小时内用完。剩余的疫苗应废弃。

在上臂外侧三角肌上部皮上划痕接种。在接种部位滴加疫苗，每一次人用剂量 0.05ml，再用消毒针划痕，划痕长度为 1~1.5cm，应以划破表皮微见血迹为宜。划痕处用针涂压十余次，使菌液充分进入痕内。接种后局部应裸露至少 5 分钟。

10 岁以下儿童及复种者疫苗滴于一处划 1 个"井"字，10 岁以上初种者疫苗滴于两处划 2 个"井"字，间隔 2~3cm。

【不良反应】接种后局部反应轻微，少数人划痕处会出现轻度浸润，一般不影响劳动。个别人体温稍有增高，一般可自行消退。如因使用方法错误，出现类似急性布氏菌病症状者，要按急性布氏菌病进行彻底治疗。

【禁忌】

1. 患严重疾病、免疫缺陷症者及用免疫抑制剂治疗者禁用。

2. 妊娠期及前 6 个月授乳期妇女禁用。

【注意事项】

1. 仅供皮上划痕用，严禁注射。

2. 开启疫苗瓶和接触时，切勿使消毒剂接触疫苗。

3. 安瓿有裂纹及标签不清均不得使用。

【规格】每瓶 10 次人用剂量。每一次人用剂量含菌数为 9.0×10^9~10.0×10^9。

皮内注射用卡介苗
BCG Vaccine for Intradermal Injection

【药理作用】接种本疫苗种后，可使机体产生细胞免疫应答，预防结核病。

【适应证】用于预防结核病。接种对象为出生 3 个月以内的婴儿或 PPD 试验阴性的儿童（PPD 试验后 48~72 小时局部硬结在 5mm 以下者为阴性）。

【用法用量】10 次人用卡介苗加入 1ml 所附稀释液，5 次人用卡介苗加入 0.5ml 所附稀释液，放置约 1 分钟，摇动使之溶解并充分均匀。疫苗溶解后必须半小时内用完。

用灭菌的 1ml 蓝芯注射器（25~26 号针头）吸取摇匀的疫苗，在上臂外侧三角肌中部略下处注射 0.1ml。

【不良反应】接种后 2 周左右，局部可出现红肿浸润，若随后化脓，形成小溃疡，可用 1% 龙胆紫涂抹，以防感染。一般 8~12 周后结痂，如遇局部淋巴结肿大可用热敷处理，如已软化形成脓疱，应即时诊治。

【禁忌】

1. 患结核病、急性传染病、肾炎、心脏病者禁用。

2. 患湿疹或其他皮肤病者禁用。

3. 患免疫缺陷症者禁用。

【注意事项】

1. 严禁皮下或肌肉注射。

2. 疫苗瓶有裂纹者不得使用。

3. 接种卡介苗的注射器应专用，不得用作其他注射，以防止产生化脓反应。

4. 使用时应注意避光。

【规格】每瓶 10 次人用剂量含卡介菌 0.5mg，5 次人用剂量含卡介菌 0.25mg。每 1mg 卡介苗含菌数应不低于 1.0×10^6 CFU。

钩端螺旋体疫苗
Leptospirosis Vaccine

【药理作用】接种本疫苗后，可使机体产生免疫应答，预防钩端螺旋体病。

【适应证】用于预防钩端螺旋体病。接种对象为流行地区 7~60 岁的人群。

【用法用量】上臂外侧三角肌附着处皮下注射。共注射两针，第一针 0.5ml，第二针 1.0ml，间隔 7~10 天。7~13 周岁用量减半。必要时，7 周岁以下儿童酌量注射，但不超过成人量之 1/4。

【不良反应】全身及局部反应一般轻微，偶有发热及局部疼痛、红肿，一般可自行缓解。

【禁忌】

1. 发热、急性传染病、严重心脏病、高血压、肝肾疾病、神经和精神疾病患者禁用。

2. 孕妇、哺乳期妇女禁用。

3. 有过敏史者禁用。

4. 月经期禁用。

【注意事项】安瓿内有摇不散的凝块、异物，或疫苗变色，曾经冻结，安瓿有裂纹等，均不能使用。

【规格】注射剂：5ml。

乙型脑炎减毒活疫苗
Japanese Encephalitis Vaccine, Live

【药理作用】接种本疫苗后，可刺激机体产生抗乙型脑炎病毒的免疫力，预防流行性乙型脑炎。

【适应证】用于预防流行性乙型脑炎。接种对象为 8 月龄以上健康儿童和由非疫区进入疫区的儿童和成人。

【用法用量】按标示量加入疫苗稀释液，待完全复溶后使用。于上臂外侧三角肌附着处皮下 1

次注射。8 月龄儿童首次注射 0.5ml，分别于 2 岁和 7 岁再各注射 0.5ml，以后不再免疫。

【不良反应】少数儿童可能出现一过性发热反应，一般不超过 2 天，可自行缓解。偶有散在皮疹出现，一般不需特殊处理，必要时可对症治疗。

【禁忌】

1. 发热、急性传染病、中耳炎、活动性结核及心脏、肾脏、肝脏等疾病者禁用。

2. 体质衰弱、有过敏史或癫痫史者禁用。

3. 先天性免疫缺陷者、近期或正在进行免疫抑制剂治疗者禁用。

4. 妊娠期妇女禁用。

【注意事项】

1. 注射疫苗过程中，切勿使消毒剂接触疫苗。

2. 疫苗复溶后有摇不散的块状物，复溶前疫苗变红，疫苗瓶有裂纹或瓶塞松动者，均不得使用。

3. 疫苗复溶后如不能立即完成，应放置在 2℃~8℃ 环境并在 1 小时内用完，剩余的疫苗应废弃。

4. 在使用其他活疫苗前后各 1 个月，不得使用本疫苗。

【规格】注射剂：0.5ml；2.5ml。每一次人用剂量为 0.5ml，含乙型脑炎活病毒应不低于 5.4Lg PFU。

双价肾综合征出血热灭活疫苗
Haemorrhagic Fever with Renal Syndrome Bivalent Vaccine, Inactivated

【药理作用】接种本疫苗后，可刺激机体产生抗 I 型和 II 型肾综合征出血热病毒的免疫力，预防 I 型和 II 型肾综合征出血热。

【适应证】用于预防 I 型和 II 型肾综合征出血热。主要接种对象为 10~60 岁的高危人群。

【用法用量】于上臂外侧三角肌肌肉注射。基础免疫为两针，于 0、14 天各注射一次。基础免疫后 6 个月加强免疫一针，每次 1.0ml。

【不良反应】

1. 注射后一般无反应，个别有发热、头晕、皮疹者应注意观察，必要时给予适当治疗。

2. 因疫苗含有氢氧化铝佐剂，少数人在注射后局部可出现硬结、轻度肿胀和疼痛，一般在 1~3 天内自行消退。

【禁忌】

1. 发热、急性疾病、严重慢性病、神经系统疾病者禁用。

2. 过敏性疾病、对抗生素和生物制品有过敏史者禁用。

3. 哺乳期及妊娠期妇女禁用。

【注意事项】

1. 注射前应充分摇匀。

2. 疫苗异常浑浊、变色、有异物及有摇不散的块状物，疫苗瓶有裂纹者，均不得使用。

3. 注射后应在现场休息片刻。

4. 严禁冻结。

【规格】注射剂：1.0ml。

人用狂犬病疫苗（Vero 细胞）
Rabies Vaccine（Vero Cell）
for Human Use

【药理作用】接种本疫苗后，可刺激机体产生抗狂犬病毒免疫力，预防狂犬病。

【适应证】用于预防狂犬病。

【用法用量】于上臂三角肌肌肉注射，幼儿可在大腿前外侧区肌肉注射。

1. 暴露后免疫程序：一般咬伤者于 0 天（第1 天，当天）、3 天（第 4 天，以下类推）、7 天、14 天、28 天各注射本疫苗一剂，共 5 针。儿童用量相同。

对有下列情形之一的建议首剂狂犬病疫苗剂量加倍给予：①注射疫苗前 1 个月内注射过免疫球蛋白或抗血清者。②先天性或获得性免疫缺陷病人。③接受免疫抑制剂（包括抗疟疾药物）治疗的病人。④老年人及慢性病者。⑤于暴露后 48 小时或更长时间后才注射狂犬病疫苗者。

Ⅰ级暴露：触摸动物，被动物舔及无破损皮肤，一般不需处理，不必注射狂犬病疫苗。

Ⅱ级暴露：无流血的皮肤咬伤、抓伤、破损的皮肤被舔，应按暴露后免疫程序接种狂犬病疫苗。

Ⅲ级暴露：一处或多处皮肤出血性咬伤或被抓伤出血，可疑或确诊的动物唾液污染黏膜，应按暴露后程序立即接种狂犬病疫苗和抗血清或免疫球蛋白。

2. 暴露前免疫程序：于 0 天、7 天、28 天接种，共接种 3 针。

3. 对曾经接种过狂犬病疫苗的一般患者再需接种疫苗的建议：①1 年内进行过全程免疫，被可疑动物咬伤者，应于 0 和 3 天各接种一剂疫苗。②1 年前接种过全程疫苗，被可疑动物咬伤者，则应全程接种疫苗。③3 年内接种过全程疫苗，并且进行过加强免疫，被可疑动物咬伤者，于 0 和 3 天各接种一剂疫苗。④进行过全程免疫，并且进行过加强免疫但超过 3 年，被可疑动物咬伤者，则应接种全程疫苗。

【不良反应】注射后有轻微局部及全身反应，可自行缓解，偶有皮疹。若有速发型过敏反应、神经性皮下水肿、荨麻疹等较严重副反应者，可对症治疗。

【禁忌】暴露前程序接种时遇发热、急性疾病、严重慢性病、神经系统疾病、过敏性疾病及既往对抗生素和生物制品有过敏史者禁用。

【注意事项】

1. 由于狂犬病是致死性疾病，暴露后程序接种疫苗无任何禁忌证。哺乳期、妊娠期妇女建议推迟注射本疫苗。

2. 疫苗中有异物或疫苗瓶有裂纹、标签不清者，均不得使用。

3. 切忌饮酒、饮浓茶及进食刺激性食物，不宜剧烈运动。

4. 禁止臀部注射。

【规格】注射剂：1.0ml。每一次人用剂量为1.0ml，狂犬病疫苗效价应不低于 2.5IU。

冻干甲型肝炎减毒活疫苗
Hepatitis A Vaccine（Live），
Freeze－Dried

【药理作用】接种本疫苗后，可刺激机体产生抗甲型肝炎病毒的免疫力，预防甲型肝炎。

【适应证】用于预防甲型肝炎。接种对象为 1岁半以上的甲型肝炎易感者。

【用法用量】按标示量加入灭菌注射用水，待完全溶解摇匀后使用。于上臂外侧三角肌附着处皮下注射 1.0ml。

【不良反应】注射疫苗后少数可能出现局部疼痛、红肿，一般在 72 小时内自行缓解。偶有皮疹出现，不需特殊处理，必要时可对症治疗。

【禁忌】

1. 身体不适、腋温超过 37.5℃者禁用。

2. 急性传染病或其他严重疾病者禁用。

3. 免疫缺陷或接受免疫抑制剂者禁用。

4. 过敏体质者禁用。

【注意事项】

1. 开启疫苗瓶和注射时，切勿使消毒剂接触疫苗。

2. 疫苗瓶有裂纹或制品复溶后异常浑浊、有异物者，不得使用。

3. 注射免疫球蛋白者，应间隔 1 个月以上再接种本疫苗。

4. 妊娠期妇女慎用。

【规格】注射剂：1.0ml。每一次人用剂量为 1.0ml，含甲型肝炎活病毒应不低于 6.5Lg $CCID_{50}$。

重组乙型肝炎疫苗（酵母）
Hepatitis B Vaccine Made by Recombinant DNA Techniques in Yeast

【药理作用】接种本疫苗后，可刺激机体产生抗乙型肝炎病毒的免疫力，用于预防乙型肝炎。

【适应证】用于预防乙型肝炎。

【用法用量】于上臂三角肌肌肉注射。基础免疫程序为三针，分别在第 0、1、6 个月接种。新生儿第一针在出生后 24 小时内注射。16 岁以下人群每次剂量为 5μg，16 岁或 16 岁以上人群每一次剂量为 10μg。

【不良反应】个别人可有注射局部疼痛、红肿或中低度发热，一般不需特殊处理，可自行缓解，必要时可对症治疗。

【禁忌】

1. 发热、患急性或慢性严重疾病者禁用。

2. 对酵母成分过敏者禁用。

【注意事项】

1. 注射前应充分摇匀。

2. 疫苗有摇不散的块状物或疫苗瓶有裂纹者，均不得使用。

3. 注射后应在现场休息片刻。

【规格】注射剂：0.5ml；1.0ml。每一次人用剂量 0.5ml（含 HBsAg 5μg）或 1.0ml（含 HBsAg 10μg）。

重组乙型肝炎疫苗（CHO 细胞）
Hepatitis B Vaccine Made by Recombinant DNA Techniques in CHO Cell

【药理作用】接种本疫苗后，可使机体产生抗乙型肝炎病毒的免疫力，预防乙型肝炎。

【适应证】用于预防乙型肝炎。

【用法用量】于上臂三角肌肌肉注射。基础免疫为三针，分别在第 0、1、6 个月接种，新生儿第一针在出生 24 小时内注射。一般易感者使用 10μg，母婴传播阻断的新生儿使用 20μg。

【不良反应】个别人可有注射局部疼痛、红肿，或中低度发热，一般不需特殊处理，可自行缓解，必要时可对症治疗。

【禁忌】

1. 发热、患急性或慢性严重疾病者禁用。

2. 过敏体质者禁用。

【注意事项】

1. 注射前应充分摇匀。

2. 疫苗有摇不散的块状物或疫苗瓶有裂纹者，不得使用。

3. 注射后应在现场休息片刻。

4. 严禁冻结。

【规格】注射剂：1.0ml。每一次人用剂量为 1.0ml，含 HBsAg 10μg 或 20μg。

麻疹减毒活疫苗
Measles Vaccine, Live

【药理作用】接种本疫苗后，可刺激机体产生抗麻疹病毒的免疫力，预防麻疹。

【适应证】用于预防麻疹。接种对象为 8 个月龄以上的麻疹易感者。

【用法用量】按标示量加灭菌注射用水，待冻干疫苗完全溶解并摇匀后使用。于上臂外侧三角肌附着处皮下注射 0.5ml。

【不良反应】注射后一般无局部反应。在 6～10 天内，少数儿童可能出现一过性发热反应以及散在皮疹，一般不超过 2 天可自行缓解，通常不需特殊处理，必要时可对症治疗。

【禁忌】

1. 患严重疾病、急性或慢性感染、发热者禁用。

2. 对鸡蛋有过敏史者禁用。

3. 妊娠期妇女禁用。

【注意事项】

1. 开启疫苗瓶和注射时，切勿使消毒剂接触疫苗。

2. 疫苗复溶后出现异常浑浊、疫苗瓶有裂纹或标签不清者，均不可使用。

3. 疫苗复溶后如不能立即用完，应放置在 $2\,^{\circ}\mathrm{C} \sim 8\,^{\circ}\mathrm{C}$ 环境并于 1 小时内用完，剩余的疫苗应废弃。

4. 注射过免疫球蛋白者，应间隔 1 个月以后方可接种本疫苗。

【规格】 注射剂：0.5ml；1.5ml；2.5ml。每一次人用剂量 0.5ml，含麻疹活病毒应不低于 3.0 LgCCID_{50}。

腮腺炎减毒活疫苗
Mumps Vaccine, Live

【药理作用】 接种本疫苗后，可刺激机体产生抗腮腺炎病毒的免疫力。

【适应证】 用于预防流行性腮腺炎。接种对象为 8 个月龄以上的腮腺炎易感者。

【用法用量】 按标示量加灭菌注射用水，待冻干疫苗完全溶解并摇匀后使用。于上臂外侧三角肌附着处皮下注射 0.5ml。

【不良反应】 注射后一般无局部反应。在 6 ~ 10 天内，少数儿童可能出现一过性发热反应，一般不超过 2 天可自行缓解，通常不需特殊处理，必要时可对症治疗。

【禁忌】

1. 患严重疾病、急性或慢性感染、发热者禁用。

2. 对鸡蛋有过敏史者禁用。

3. 妊娠期妇女禁用。

【注意事项】

1. 开启疫苗瓶和注射时，切勿使消毒剂接触疫苗。

2. 疫苗复溶后出现异常浑浊、疫苗瓶有裂纹或标签不清者，均不可使用。

3. 疫苗复溶后如不能立即用完，应放置在 $2\,^{\circ}\mathrm{C} \sim 8\,^{\circ}\mathrm{C}$ 环境并于 1 小时内用完，剩余的疫苗应废弃。

4. 注射过免疫球蛋白者，应间隔 1 个月以后再接种本疫苗。

【规格】 注射剂：复溶后每瓶为 0.5ml 或 1.0ml，每一次人用剂量为 0.5ml，含腮腺炎活病毒应不低于 3.7Lg CCID_{50}。

风疹减毒活疫苗（人二倍体细胞）
Rubella Vaccine（Human Diploid Cell），Live

【药理作用】 接种本疫苗后，可刺激机体产生抗风疹病毒的免疫力，用于预防风疹。

【适应证】 用于预防风疹。接种对象为 8 个月龄以上的风疹易感者。

【用法用量】 按标示量加入灭菌注射用水，待冻干疫苗复溶摇匀后使用。上臂外侧三角肌附着处皮肤用 75% 酒精消毒，待干后皮下注射 0.5ml。

【不良反应】 注射后一般无局部反应。在 6 ~ 11 天内，个别人可能出现一过性发热反应及轻微皮疹，一般不超过 2 天可自行缓解。成人接种后 2 ~ 4 周内，个别人可能出现轻度关节反应，一般不需要特殊处理，必要时可对症治疗。

【禁忌】 患严重疾病、发热或有过敏史者及妊娠妇女禁用。

【注意事项】

1. 开启疫苗瓶和注射时，切勿使消毒剂接触疫苗。

2. 疫苗容器有裂纹、标签不清或冻干疫苗复溶不充分者不可使用。

3. 开启疫苗瓶或疫苗复溶后应在 $2\,^{\circ}\mathrm{C} \sim 8\,^{\circ}\mathrm{C}$ 1 小时内用完。

4. 育龄妇女注射本疫苗后至少 3 个月应避孕。

5. 注射过丙种球蛋白者，应间隔 3 个月后方可接种本疫苗。

6. 在使用其他活疫苗前后各 1 个月，不得使用本疫苗。但与麻疹和腮腺炎活疫苗可同时接种。

【规格】 注射剂：复溶后每瓶为 0.5ml 或 1.0ml，每次人用剂量为 0.5ml，含风疹活病毒应不低于 3.2Lg CCID_{50}。

风疹减毒活疫苗（兔肾细胞）
Rubella Vaccine（Rabbit Kidney Cell），Live

【药理作用】接种本疫苗后，可刺激机体产生抗风疹病毒的免疫力，用于预防风疹。

【适应证】用于预防风疹。接种对象为 8 个月龄以上的风疹易感者。

【用法用量】按标示量加入灭菌注射用水，待疫苗完全复溶并摇匀后使用。于上臂外侧三角肌附着处皮下注射 0.5ml。

【不良反应】注射后一般无局部反应。在 6～11 天内，个别人可能出现一过性发热反应及轻微皮疹，一般不超过 2 天可自行缓解。成人接种后 2～4 周内，个别人可能出现轻度关节反应，一般不需要特殊处理，必要时可对症治疗。

【禁忌】

1. 患严重疾病、发热者禁用。

2. 有过敏史者禁用。

3. 妊娠期妇女禁用。

【注意事项】

1. 开启疫苗瓶和注射时，切勿使消毒剂接触疫苗。

2. 复溶不完全、疫苗瓶有裂纹或标签不清者，不得使用。

3. 疫苗复溶后如不能立即用完，应放置在 2℃～8℃环境并于 1 小时内用完。剩余的疫苗应废弃。

4. 育龄妇女注射本疫苗后至少避孕 3 个月。

5. 注射过免疫球蛋白者，应间隔 1 个月后方可接种本疫苗。

6. 在使用其他活疫苗前后各 1 个月，不得使用本疫苗，但与麻疹和腮腺炎活疫苗可同时接种。

【规格】注射剂：复溶后每瓶为 0.5ml 或 1.0ml，每 1 次人用剂量为 0.5ml，含风疹活病毒应不低于 $3.2 Lg CCID_{50}$。

麻疹、腮腺炎联合疫苗
Measles and Mumps Combined Vaccine，Live

【药理作用】接种本疫苗后，可刺激机体产生抗麻疹病毒和腮腺炎病毒的免疫力，预防麻疹和流行性腮腺炎。

【适应证】用于预防麻疹和流行性腮腺炎。接种对象为 8 个月龄以上的麻疹和流行性腮腺炎易感者。

【用法用量】按标示量加灭菌注射用水，待疫苗完全溶解后摇匀使用。于上臂外侧三角肌附着处皮下注射 0.5ml。

【不良反应】注射后一般无局部反应。在 6～10 天内，个别人可能出现一过性发热反应以及散在皮疹，一般不超过 2 天可自行缓解，不需特殊处理，必要时可对症治疗。

【禁忌】

1. 患严重疾病、急性或慢性感染者禁用。

2. 发热者禁用。

3. 对鸡蛋有过敏史者禁用。

4. 妊娠期妇女禁用。

【注意事项】

1. 开启疫苗瓶和注射时，切勿使消毒剂接触疫苗。

2. 疫苗复溶后出现异常浑浊、疫苗瓶有裂纹或标签不清者，均不可使用。

3. 疫苗复溶后如不能立即用完，应放置在 2℃～8℃环境并于 1 小时内用完。剩余的疫苗应废弃。

4. 注射过免疫球蛋白者，应间隔 1 个月以后方可接种本疫苗。

【规格】注射剂：复溶后每瓶为 0.5ml，每一次人用剂量为 0.5ml，所含麻疹活病毒量应不低于 $3.0 Lg CCID_{50}$，含腮腺炎活病毒量应不低于 $3.7 Lg CCID_{50}$。

流感全病毒灭活疫苗
Influenza Vaccine（Whole Virion，Inactivated）

【药理作用】接种本疫苗后，可产生流行性感冒病毒的保护性抗体，预防流行性感冒。

【适应证】用于预防流行性感冒。接种对象为12岁以上儿童、成人及老年人。

【用法用量】于上臂外侧三角肌肌肉注射，注射剂量为0.5ml或1.0ml。

【不良反应】

1. 少数人注射后12~24小时，注射部位出现红、肿、疼痛、触痛和痒等，一般会很快消失，不影响正常活动。少数被接种者会出现肌肉痛、关节痛、头痛、不适和发热等全身反应。

2. 过敏反应一般出现于对鸡蛋蛋白过敏者。

【禁忌】

1. 发热、患急性疾病及感冒者禁用。

2. 有格林 - 巴利综合征病史者禁用。

3. 对鸡蛋过敏或有其他过敏史者禁用。

4. 妊娠期妇女禁用。

【注意事项】

1. 严禁静脉注射。

2. 注射后出现任何神经系统反应，禁止再次使用。

3. 疫苗中有异物、有摇不散沉淀块、疫苗瓶有裂纹或标签不清者，均不得使用。

4. 应备有肾上腺素等药物，以备偶有发生严重过敏反应时急救用。接受注射者在注射后应在现场休息片刻。

5. 严禁冻结。

【规格】注射剂：0.5ml；1.0ml。每一次人用剂量为0.5ml或1.0ml，含流感病毒株血凝素应不低于15μg。

口服脊髓灰质炎减毒活疫苗
（人二倍体细胞）糖丸
Poliomyelitis Vaccine in Dragee Candy
（Human Diploid Cell）Oral，Live

【药理作用】本疫苗服用后，可刺激机体产生抗脊髓灰质炎病毒免疫力，用于预防脊髓灰质炎。

【接种对象】用于预防脊髓灰质炎。接种对象主要为2个月龄以上的儿童。

【用法用量】基础免疫为三次，首次免疫从2月龄开始，连续口服3次，每次间隔4~6周。4岁再加强免疫一次，每一次人用剂量1粒。其他年龄组在需要时也可以服用。

【不良反应】口服后一般无副反应，个别人有发热、恶心、呕吐、腹泻和皮疹。一般不需特殊处埋，必要时可对症治疗。

【禁忌】

1. 发热、患急性传染病者禁用。

2. 患免疫缺陷症、接受免疫抑制剂治疗者禁用。

3. 妊娠期妇女禁用。

【注意事项】

1. 本品只供口服，禁止注射。

2. 本品系活疫苗，应使用37℃以下的温水送服，切勿用热水送服。

【规格】糖丸：1g。每一次人用剂量1粒，含脊髓灰质炎活疫苗病毒总量为5.95 Lg $CCID_{50}$，其中I型应不低于5.8Lg$CCID_{50}$，II型应不低于4.8 Lg$CCID_{50}$，III型应不低于5.3 Lg $CCID_{50}$。

6.2　抗毒素及免疫血清

白喉抗毒素
Diptheria　Antitoxin

【药理作用】本品含有特异性抗体，具有中和白喉毒素的作用，可用于白喉杆菌感染的预防和治疗。

【适应证】用于预防和治疗白喉。

【用法用量】

1. 用法：皮下注射应在上臂三角肌附着处。同时注射类毒素时，注射部位须分开。肌肉注射应在上臂三角肌中部或臀大肌外上部。只有经过皮下或肌肉注射未发生反应者方可静脉注射。静脉注射应缓慢，开始每分钟不超过1ml，以后每分钟不宜超过4ml。一次静脉注射不应超过40ml，儿童每1kg体重不应超过0.8ml。亦可将抗毒素加入葡萄糖注射液、氯化钠注射液等液体中静脉点滴注。静脉注射前将安瓿在温水中加热至接近体温。注射中发生异常反应，应立即停止。

2. 用量：①预防：一次皮下或肌肉注射1000~2000IU。②治疗：下表可作参考，应力争早期大量注射。

白喉抗毒素用量

假膜所侵范围	注射与发病相距时间（小时）	应注射抗毒素剂量（IU）	假膜所侵范围	注射与发病相距时间（小时）	应注射抗毒素剂量（IU）
一边扁桃体	24	8000	两边扁桃体、悬雍垂、鼻咽或喉部	24	
	48	16000		48	
	72	32000		72	8000~16000
两边扁桃体	24	16000	白喉病变仅限于鼻部		
	48	32000			
	72	48000			

【不良反应】

1. 过敏性休克：可在注射中或注射后数分钟至数十分钟内突然发生。患者突然表现沉郁或烦躁，脸色苍白或潮红，胸闷或气喘，出冷汗，恶心，腹痛，脉搏细速，血压下降，重者神志昏迷，如不及时抢救可以迅速死亡。

2. 血清病：主要症状为荨麻疹、发热、淋巴结肿大、局部浮肿，偶有蛋白尿、呕吐、关节痛，注射部位可出现红斑、瘙痒及水肿。一般在注射后7~14天发病，称为延缓型。亦有在注射后2~4天发病者，称为加速型。对血清病应对症疗法，可使用钙剂或抗组胺药物，一般数日至十数日即可痊愈。

【注意事项】

1. 本品为液体制品，制品混浊、有摇不散的沉淀、异物或安瓿有裂纹、标签不清者均不能使用。安瓿打开后应一次用完。

2. 注射用具及注射部位应严格消毒。注射器宜专用，如不能专用，用后应彻底洗净处理，最好干烤或高压蒸汽灭菌。同时注射类毒素时，注射器须分开。

3. 使用抗毒素须特别注意防止过敏反应。注射前必须先做过敏试验并详细询问既往过敏史。凡本人及其直系亲属曾有支气管哮喘、花粉症、湿疹或血管神经性水肿等病史，或对某种物质过敏，或本人过去曾注射马血清制剂者，均须特别提防过敏反应的发生。

（1）过敏试验：用氯化钠注射液将抗毒素稀释10倍（0.1ml抗毒素加0.9ml氯化钠注射液），在前臂掌侧皮内注射0.05ml，观察30分钟。注射部位无明显反应者，即为阴性，可在严密观察下直接注射抗毒素。如注射部位出现皮丘增大、红肿、浸润，特别是形似伪足或有痒感者，为阳性反应，必须用脱敏法进行注射。如注射局部反应特别严重或伴有全身症状，如荨麻疹、鼻咽刺痒、喷嚏等，则为强阳性反应，应避免使用抗毒素。如必须使用时，则应采用脱敏注射，并做好抢救准备，一旦发生过敏性休克，立即抢救。

无过敏史者或过敏反应阴性者，也并非没有发生过敏性休克的可能。为慎重起见，可先注射小量于皮下进行试验，观察30分钟，无异常反应，再将全量注射于皮下或肌肉。

（2）脱敏注射法：在一般情况下，可用氯化钠注射液将抗毒素稀释10倍，分小量数次作皮下注射，每次注射后观察30分钟。第一次可注射10倍稀释的抗毒素0.2ml，观察无紫绀、气喘或显著呼吸短促、脉搏加速时，即可注射第二次0.4ml，如仍无反应则可注射第三次0.8ml，如仍无反应即可将安瓿中未稀释的抗毒素全量作皮下或肌肉注射。有过敏史或过敏试验强阳性者，应将第一次注射量和以后的递增量适当减少，分多次注射，以免发生剧烈反应。

4. 门诊病人注射抗毒素后，须观察30分钟始可离开。

【规格】注射剂：1000IU；8000IU。

破伤风抗毒素
Tetanus Antitoxin

【药理作用】本品含特异性抗体，具有中和破伤风毒素的作用，可用于破伤风杆菌感染的预防和治疗。

【适应证】用于预防和治疗破伤风。

【用法用量】

1. 用法：皮下注射应在上臂三角肌附着处。同时注射类毒素时，注射部位须分开。肌肉注射应在上臂三角肌中部或臀大肌外上部。只有经过皮下或肌肉注射未发生反应者方可静脉注射。静脉注射应缓慢，开始每分钟不超过1ml，以后每分钟不宜超过4ml。一次静脉注射不应超过40ml，儿童每1kg体重不应超过0.8ml，亦可将抗毒素加入葡萄糖注射液、氯化钠注射液等输液中静脉滴注。静脉注射前将安瓿在温水中加热至接近体温。注射中发生异常反应，应立即停止。

2. 用量：①预防：一次皮下或肌肉注射1500～3000IU，儿童与成人用量相同；伤势严重者可增加用量1～2倍。经5～6日，如破伤风感染危险未消除，应重复注射。②治疗：第1次肌肉或静脉注射50000～200000IU，儿童与成人用量相同；以后视病情决定注射剂量与间隔时间，同时还可以将适量的抗毒素注射于伤口周围的组织中。初生儿破伤风，24小时内分次肌肉或静脉注射20000～100000IU。

【不良反应】

1. 过敏性休克：可在注射中或注射后数分钟至数十分钟内突然发生。患者突然表现沉郁或烦躁，脸色苍白或潮红，胸闷或气喘，出冷汗，恶心或腹痛，脉搏细速，血压下降，重者神志昏迷，如不及时抢救可以迅速死亡。

2. 血清病：主要症状为荨麻疹、发热、淋巴结肿大、局部浮肿，偶有蛋白尿、呕吐、关节痛，注射部位可出现红斑、瘙痒及水肿。一般在注射后7～14天发病者，称为延缓型。亦有在注射后2～4天发病，称为加速型。对血清病应对症疗法，可使用钙剂或抗组胺药物，一般数日至十数日即可痊愈。

【注意事项】

1. 本品为液体制品，制品混浊、有摇不散的沉淀、异物，或安瓿有裂纹、标签不清，过期失效者，均不能使用。安瓿打开后应一次用完。

2. 注射用具及注射部位应严格消毒。注射器宜专用，如不能专用，用后应彻底洗净处理，最好干烤或高压蒸汽灭菌。同时注射类毒素时，注射器须分开。

3. 使用抗毒素须特别注意防止过敏反应。注射前必须先做过敏试验并详细询问既往过敏史。凡本人及其直系亲属曾有支气管哮喘、花粉症、湿疹或血管神经性水肿等病史，或对某种物质过敏，或本人过去曾注射马血清制剂者，均须特别提防过敏反应的发生。

(1) 过敏试验：用氯化钠注射液将抗毒素稀释10倍（0.1ml抗毒素加0.9ml氯化钠注射液），在前臂掌侧皮内注射0.05ml，观察30分钟。注射

部位无明显反应者，即为阴性，可在严密观察下直接注射抗毒素。如注射部位出现皮丘增大、红肿、浸润，特别是形似伪足或有痒感者，为阳性反应，必须用脱敏法进行注射。如注射局部反应特别严重或伴有全身症状，如荨麻疹、鼻咽刺痒、喷嚏等，则为强阳性反应，应避免使用抗毒素。如必须使用时，则应采用脱敏注射，并做好抢救准备，一旦发生过敏性休克，立即抢救。

无过敏史者或过敏反应阴性者，也并非没有发生过敏性休克的可能。为慎重起见，可先注射小量于皮下进行试验，观察30分钟，无异常反应，再将全量注射于皮下或肌肉。

(2) 脱敏注射法：在一般情况下，可用氯化钠注射液将抗毒素稀释10倍，分小量数次作皮下注射，每次注射后观察30分钟。第一次可注射10倍稀释的抗毒素0.2ml，观察无紫绀、气喘或显著呼吸短促、脉搏加速时，即可注射第二次0.4ml，如仍无反应则可注射第三次0.8ml，如仍无反应即可将安瓿中未稀释的抗毒素全量作皮下或肌肉注射。有过敏史或过敏试验强阳性者，应将第一次注射量和以后的递增量适当减少，分多次注射，以免发生剧烈反应。

4. 门诊病人注射抗毒素后，须观察30分钟始可离开。

【规格】注射剂：1500IU；10000IU。

多价气性坏疽抗毒素
Polyvalent Gas – Gangrene Antitoxin

【药理作用】本品含有特异性抗体，具有中和相应气性坏疽毒素的作用，可用于产气荚膜梭菌、水肿梭菌、脓毒梭菌、溶组织梭菌等感染所引起气性坏疽的预防和治疗。

【适应证】用于预防及治疗气性坏疽。

【用法用量】

1. 用法：皮下注射应在上臂三角肌附着处。同时注射类毒素时，注射部位须分开。肌肉注射应在上臂三角肌中部或臀大肌外上部。只有经过皮下或肌肉注射未发生异常反应者方可静脉注射。静脉注射应缓慢，开始每分钟不超过1ml，以后每分钟不宜超过4ml。一次静脉注射不应超过40ml，儿童每1kg体重不应超过0.8ml。亦可将抗毒素加入葡萄糖注射液、氯化钠注射液等输液中静脉滴注。静脉注射前将安瓿在温水中加热至接近体温。

注射中发生异常反应，应立即停止。

2. 用量：①预防：一次皮下或肌肉注射
10000IU（混合）。在紧急情况下，可酌增用量，
亦可采用静脉注射。伤口感染的危险未消除者，
可每隔 5~6 天反复注射一次。②治疗：第一次注
射 30000~50000IU（混合）于静脉内，同时注射
适量于伤口周围健康组织内，以后可根据病情，
经适当的间隔时间（如 6 或 12 小时）反复注射。
病情开始好转后，可酌情减量（例如减半）或延
长间隔时间（例如 24~48 小时），直到确认无需
继续注射为止。

【不良反应】

1. 过敏性休克：可在注射中或注射后数分钟
至数十分钟内突然发生。患者突然表现沉郁或烦
躁，脸色苍白或潮红，胸闷或气喘，出冷汗，恶
心或腹痛，脉搏细速，血压下降，重者神志昏迷
虚脱，如不及时抢救可以迅速死亡。

2. 血清病：主要症状为荨麻疹、发热、淋巴
结肿大、局部浮肿，偶有蛋白尿、呕吐、关节痛，
注射部位可出现红斑、瘙痒及水肿。一般在注射
后 7~14 天发病者，称为延缓型。亦有在注射后
2~4 天发病者，称为加速型。对血清病应对症疗
法，可使用钙剂或抗组胺药物，一般数日至十数
日即可痊愈。

【注意事项】

1. 本品为液体制品，制品混浊、有摇不散的
沉淀、异物，或安瓿有裂纹、标签不清、过期失
效者，均不能使用。安瓿打开后应一次用完。

2. 注射用具及注射部位应严格消毒。注射器
宜专用，如不能专用，用后应彻底洗净处理，最
好干烤或高压蒸汽灭菌。同时注射类毒素时，注
射器须分开。

3. 使用抗毒素须特别注意防止过敏反应。注
射前必须先做过敏试验并详细询问既往过敏史。
凡本人及直系亲属曾有支气管哮喘、花粉症、湿
疹或血管神经性水肿等病史，或对某种物质过敏，
或本人过去曾注射马血清制剂者，均须特别提防
过敏反应的发生。

（1）过敏试验：用氯化钠注射液将抗毒素稀
释 10 倍（0.1ml 抗毒素加 0.9ml 氯化钠注射液），
在前臂掌侧皮内注射 0.05ml，观察 30 分钟。注射
部位无明显反应者，即为阴性，可在严密观察下
直接注射抗毒素。如注射部位出现皮丘增大、红
肿、浸润，特别是形似伪足或有痒感者，为阳性
反应，必须用脱敏法进行注射。如注射局部反应

特别严重或伴有全身症状，如荨麻疹、鼻咽刺痒、
喷嚏等，则为强阳性反应，应避免使用抗毒素。
如必须使用时，则应采用脱敏注射，并做好抢救
准备，一旦发生过敏性休克，立即抢救。

无过敏史者或过敏反应阴性者，也并非没有
发生过敏性休克的可能。为慎重起见，可先注射
小量于皮下进行试验，观察 30 分钟，无异常反
应，再将全量注射于皮下或肌肉。

（2）脱敏注射法：在一般情况下，可用氯化
钠注射液将抗毒素稀释 10 倍，分小量数次作皮下
注射，每次注射后观察 30 分钟。第一次可注射 10
倍稀释的抗毒素 0.2ml，观察无紫绀、气喘或显著
呼吸短促、脉搏加速时，即可注射第二次 0.4ml，
如仍无反应则可注射第三次 0.8ml，如仍无反应即
可将安瓿中未稀释的抗毒素全量作皮下或肌肉注
射。有过敏史或过敏试验强阳性者，应将第一次
注射量和以后的递增量适当减少，分多次注射，
以免发生剧烈反应。

4. 门诊病人注射抗毒素后，须观察 30 分钟始
可离开。

【规格】注射剂：1500IU；10000IU。

肉毒抗毒素
Botulinum Antitoxin

【药理作用】本品含有特异性抗体，具有中和
相应型肉毒毒素的作用，可用于 A、B、E 型肉毒
中毒的预防和治疗。

【适应证】用于预防及治疗肉毒中毒。

【用法用量】

1. 用法：皮下注射应在上臂三角肌附着处。
同时注射类毒素时，注射部位须分开。肌肉注射
应在上臂三角肌中部或臀大肌外上部。只有经过
皮下或肌肉注射未发生异常反应者方可静脉注射。
静脉注射应缓慢，开始每分钟不超过 1ml，以后每
分钟不宜超过 4ml。一次静脉注射不应超过 40ml，
儿童每 1kg 体重不应超过 0.8ml。亦可将抗毒素加
入葡萄糖注射液、氯化钠注射液等输液中静脉滴
注。静脉注射前将安瓿在温水中加热至接近体温。
注射中发生异常反应，应立即停止。

2. 用量：①预防：一次皮下注射或肌肉注射
1000~20000IU（指 1 个型）。若情况紧急，亦可
酌情增量或采用静脉注射。②治疗：采用肌肉注
射或静脉滴注。第一次注射 10000~20000IU（指 1

个型），以后视病情决定，可每隔 12 小时注射一次。只要病情开始好转或停止发展，即可酌情减量（例如减半）或延长间隔时间。

【不良反应】

1. 过敏性休克：可在注射中或注射后数分钟至数十分钟内突然发生。患者突然表现沉郁或烦躁，脸色苍白或潮红，胸闷或气喘，出冷汗，恶心或腹痛，脉搏细速，血压下降，重者神志昏迷虚脱，如不及时抢救可以迅速死亡。

2. 血清病：主要症状为荨麻疹、发热、淋巴结肿大、局部浮肿，偶有蛋白尿、呕吐、关节痛，注射部位可出现红斑、瘙痒及水肿。一般在注射后 7～14 天发病者，称为延缓型。亦有在注射后2～4 天发病，称为加速型。对血清病应对症疗法，可使用钙剂或抗组胺药物，一般数日至十数日即可痊愈。

【注意事项】

1. 本品为液体制品，制品混浊、有摇不散的沉淀、异物，或安瓿有裂纹、标签不清、过期失效者，均不能使用。安瓿打开后应一次用完。

2. 注射用具及注射部位应严格消毒。注射器宜专用，如不能专用，用后应彻底洗净处理，最好干烤或高压蒸汽灭菌。同时注射类毒素时，注射器须分开。

3. 使用抗毒素须特别注意防止过敏反应。注射前必须做过敏试验并详细询问既往过敏史。凡本人及其直系亲属曾有支气管哮喘、花粉症、湿疹或血管神经性水肿等病史，或对某种物质过敏，或本人过去曾注射马血清制剂者，均须特别提防过敏反应的发生。

（1）过敏试验：用氯化钠注射液将抗毒素稀释 10 倍（0.1ml 抗毒素加 0.9ml 氯化钠注射液），在前臂掌侧皮内注射 0.05ml，观察 30 分钟。注射部位无明显反应者，即为阴性，可在严密观察下直接注射抗毒素。如注射部位出现皮丘增大、红肿、浸润，特别是形似伪足或有痒感者，为阳性反应，必须用脱敏进行注射。如注射局部反应特别严重或伴有全身症状，如荨麻疹、鼻咽刺痒、喷嚏等，则为强阳性反应，应避免使用抗毒素。如必须使用时，则应采用脱敏注射，并做好抢救准备，一旦发生过敏性休克，立即抢救。

无过敏史者或过敏反应阴性者，也并非没有发生过敏性休克的可能。为慎重起见，可先注射小量于皮下进行试验，观察 30 分钟，无异常反应，再将全量注射于皮下或肌肉。

（2）脱敏注射法：在一般情况下，可用氯化钠注射液将抗毒素稀释 10 倍，分小量数次作皮下注射，每次注射后观察 30 分钟。第一次可注射 10 倍稀释的抗毒素 0.2ml，观察无紫绀、气喘或显著呼吸短促、脉搏加速时，即可注射第二次 0.4ml，如仍无反应则可注射第三次 0.8ml，如仍无反应即可将安瓿中未稀释的抗毒素全量作皮下或肌肉注射。有过敏史或过敏试验强阳性者，应将第一次注射量和以后的递增量适当减少，分多次注射，以免发生剧烈反应。

4. 门诊病人注射抗毒素后，须观察 30 分钟方可离开。

【规格】注射剂：10000IU（单价 A 型）；5000IU（单价 B 型）；5000IU（单价 E 型）。

抗炭疽血清
Anthrax Antiserum

【药理作用】本品含有特异性抗体，具有中和炭疽杆菌的作用，可用于炭疽杆菌感染的治疗和预防。

【适应证】炭疽病人和有炭疽感染危险者。

【用法用量】

1. 用法：①预防：皮下或肌肉注射。②治疗：根据病情肌肉注射或静脉滴注。

2. 用量：①预防：一次 20ml。②治疗：原则应是早期给予大剂量，第一天注射 20～30ml。待体温恢复正常，水肿消退后，临床医生可根据病情给予维持量。

【不良反应】

1. 过敏性休克：可在注射中或注射后数分钟至数十分钟内突然发生。患者突然表现沉郁或烦躁，脸色苍白或潮红，胸闷或气喘，出冷汗，恶心或腹痛，脉搏细速，血压下降，重者神志昏迷虚脱，如不及时抢救可以迅速死亡。

2. 血清病：主要症状为荨麻疹、发热、淋巴结肿大、局部浮肿，偶有蛋白尿、呕吐、关节痛，注射部位可出现红斑、瘙痒及水肿。一般在注射后 7～14 天发病者，称为延缓型。亦有在注射后2～4 天发病者，称为加速型。对血清病应对症疗法，可使用钙剂或抗组胺药物，一般数日至十数日即可痊愈。

【注意事项】

1. 本品为液体制品，制品混浊、有摇不散的沉淀、异物，或安瓿有裂纹、标签不清，或过期失效者，均不可使用。安瓿打开后应一次用完。

2. 使用血清前须特别注意防止过敏反应。注射前必须先做过敏试验并详细询问既往过敏史。凡本人及其直系亲属曾有支气管哮喘、花粉症、湿疹或血管神经性水肿等病史，或对某种物质过敏，或本人过去曾注射马血清制剂者，均须特别提防过敏反应的发生。

（1）过敏试验：用氯化钠注射液将血清稀释10倍（0.1ml 血清加 0.9ml 氯化钠注射液），在前前臂掌侧皮内注射 0.05ml，观察 30 分钟。注射部位无明显反应者，即为阴性，可在严密观察下直接注射本血清。如注射部位出现皮丘增大、红肿、浸润，特别是形似伪足或有痒感者，为阳性反应，必须用脱敏法进行注射。如注射局部反应特别严重或伴有全身症状，如荨麻疹、鼻咽刺痒、喷嚏等，则为强阳性反应，应避免使用抗血清。如必须使用时，则应采用脱敏法注射，并做好一切准备，一旦发生过敏性休克，立即抢救。无过敏史或过敏反应阴性者，也并非没有发生过敏性休克的可能。为慎重起见，可先注射小量于皮下，进行试验，观察 30 分钟，无异常反应，再将全量注射于皮下或肌肉。

（2）脱敏注射法：在一般情况下，可用氯化钠注射液将本血清稀释10倍，分小量数次作皮下注射，每次注射后观察 30 分钟。第一次可注射 10 倍稀释的血清 0.2ml，观察无紫绀、气喘或显著呼吸短促、脉搏加速时，即可注射第二次 0.4ml，如仍无反应则可注射第三次 0.8ml，如仍无反应即可将安瓿中未稀释的血清全量作皮下或肌肉注射。有过敏史或过敏试验强阳性者，应将第一次注射量和以后的递增量适当减少，分多次注射，以免发生剧烈反应。

3. 门诊病人注射血清后，须观察 30 分钟始可离开。

【规格】注射剂：5ml。

抗狂犬病血清
Rabies Antisera

【药理作用】本品具有特异性中和狂犬病毒的作用，可用于狂犬病的预防。

【适应证】用于配合狂犬病疫苗对被动物严重咬伤如头、脸、颈部或多部位咬伤者进行预防注射。被动物咬伤后注射愈早愈好。咬后 48 小时内注射本品，可减少发病率。

对已有狂犬病症状的患者，注射本品无效。

【用法用量】

1. 用法：受伤部位应先进行处理。若伤口曾用其他化学药品处理过时，应冲洗干净。先在受伤部位进行浸润注射，余下的血清进行肌肉注射（头部咬伤可注射于颈背部肌肉）。

2. 用量：注射量均按体重计算，每千克体重注射 40IU（特别严重可酌情增至 80～100IU），在 1～2 日内分次注射，注射完毕后开始注射狂犬病疫苗。亦可同时注射狂犬病疫苗。

【不良反应】

1. 过敏休克：可在注射中或注射后数分钟至数十分钟内突然发生。患者突然表现沉郁或烦躁，脸色苍白或潮红，胸闷或气喘，出冷汗，恶心或腹痛，脉搏细速，血压下降，重者神志昏迷，虚脱，如不及时抢救可以迅速死亡。

2. 血清病：主要症状为荨麻疹、发热、淋巴结肿大、局部浮肿，偶有蛋白尿、呕吐、关节痛，注射部位可出现红斑、瘙痒及水肿。一般在注射后 7～14 天发病者，称为延缓型。亦有在注射后 2～4 天发病者，称为加速型。对血清病应对症疗法，可使用钙剂或抗组胺药物，一般数日至十数日即可痊愈。

【注意事项】

1. 制品混浊、有摇不散的沉淀、异物，或安瓿有裂纹、标签不清，过期失效者，均不能使用。安瓿打开后应一次用完。

2. 使用抗血清须特别注意防止过敏反应。注射前必须做过敏试验并详细询问既往过敏史。凡本人及直系亲属曾有支气管哮喘、花粉症、湿疹或血管神经性水肿等病史，或对某种物质过敏，或本人过去曾注射马血清制剂者，均须特别提防过敏反应的发生。

（1）过敏试验：用氯化钠注射液将抗血清稀释 10 倍（0.1ml 抗血清加 0.9ml 氯化钠注射液），在前臂掌侧皮内注射 0.05ml，观察 30 分钟。注射部位无明显反应者，即为阴性，可在严密观察下直接注射抗血清。如注射部位出现皮丘增大、红肿、浸润，特别是形似伪足或有痒感者，为阳性反应，必须用脱敏注射法。如注射局部反应特别严重或伴有全身症状，如荨麻疹、鼻咽刺痒、喷嚏等，为强阳性反应，则应采用脱敏注射法，并做好抢救准备，一旦发生过敏性休克，立即抢救。无过敏史者或过敏反应阴性者，也并非没有发生过敏性休克的可能。为慎重起见，可先注射小量于皮下进行试验，观察 30 分钟，无异常反应，再将全量注射于皮下或肌肉。

（2）脱敏注射法：在一般情况下，可用氯化钠注射液将抗血清稀释 10 倍，分小量数次作皮下注射，每次注射后观察 20～30 分钟。第一次可注射 1ml，观察无紫绀、气喘或显著呼吸短促、脉搏加速时，即可注射第二次 2ml，如注射量达到 4ml 仍无反应，可缓慢地将全量注入。

3. 门诊病人注射抗毒素后，须观察 30 分钟方可离开。

【规格】注射剂：400IU。

6.3　血液制品

人血白蛋白
Albumin Prepared from Human Plasma

【药理作用】

1. 增加血容量和维持血浆胶体渗透压：白蛋白产生的渗透压占血浆胶体渗透压的 80%，主要调节组织与血管之间水分的动态平衡。由于白蛋白分子量较高，与盐类及水分相比，透过膜速度较慢，使白蛋白的胶体渗透压与毛细管的静力压抗衡，以此维持正常与恒定的血容量；同时在血循环中，1g 白蛋白可保留 18ml 水，每 5g 白蛋白保留循环内水分的能力约相当于 100ml 血浆或 200ml 全血的功能，从而起到增加循环血容量和维持血浆胶体渗透压的作用。

2. 运输及解毒：白蛋白既能结合阴离子也能结合阳离子，可以输送不同的物质，也可以将有毒物质输送到解毒器官。

3. 营养供给：组织蛋白和血浆蛋白可互相转化，在氮代谢障碍时，白蛋白可作为氮源为组织提供营养。

【适应证】

1. 失血、创伤、烧伤引起的休克。

2. 脑水肿及损伤引起的颅压升高。

3. 肝硬化及肾病引起的水肿或腹水。

4. 低蛋白血症的防治。

5. 新生儿高胆红素血症。

6. 用于心肺分流术、烧伤的辅助治疗，血液透析的辅助治疗，和成人呼吸窘迫综合征。

【用法用量】

1. 用法：一般采用静脉滴注或静脉推注。为防止大量注射时机体组织脱水，可采用 5% 葡萄糖注射液或氯化钠注射液适当稀释作静脉滴注（宜用备有滤网装置的输血器）。滴注速度应以每分钟不超过 2ml 为宜，但在开始 15 分钟内，应特别注意速度缓慢，逐渐加速至上述速度。

2. 用量：使用剂量由医师酌情考虑，一般因严重烧伤或失血等所致休克，可直接注射本品 5～10g，隔 4～6 小时重复注射 1 次。在治疗肾病及肝硬化等慢性白蛋白缺乏症时，可每日注射本品 5～10g，直至水肿消失，血清白蛋白含量恢复正常为止。

【不良反应】使用本品一般不会产生不良反应，偶可出现寒战、发热、颜面潮红、皮疹、恶心、呕吐等症状，快速输注可引起血管超负荷导致肺水肿，偶有过敏反应。

【禁忌】

1. 对白蛋白严重过敏者禁用。

2. 高血压患者、急性心脏病患者、正常血容量及高血容量的心力衰竭患者禁用。

3. 严重贫血患者禁用。

4. 肾功能不全者禁用。

【注意事项】

1. 本品开启后，应一次输注完毕，不得分次或给第二人输用。

2. 输注过程中如发现病人有不适反应，应立即停止输用。

3. 有明显脱水者应同时补液。

4. 对孕妇或可能怀孕妇女的用药应慎重，如有必要应用时，应在医师指导和严密观察下使用。

【药物相互作用】本品不宜与血管收缩药、蛋白水解酶或含酒精溶剂的注射液混合使用。

【规格】注射剂：5% 100ml；10% 50ml；20% 50ml；25% 50ml。冻干粉针剂：10g；20g。

人免疫球蛋白
Human Immunoglobulin

【其他名称】人血丙种球蛋白。

【药理作用】注射免疫球蛋白是一种被动免疫疗法。它是把免疫球蛋白内含有的大量抗体输给受者，使之从低或无免疫状态很快达到暂时免疫保护状态。由于抗体与抗原相互作用可直接中和毒素与杀死细菌和病毒，因此免疫球蛋白制品对预防细菌、病毒性感染有一定的作用。

【适应证】主要用于预防麻疹和传染性肝炎。

若与抗生素合并使用，可提高对某些严重细菌和病毒感染的疗效。

【用法用量】

1. 用法：只限于肌肉注射，不得用于静脉输注。

2. 用量：①预防麻疹：为预防发病或减轻症状，可在与麻疹患者接触 7 日内按每千克体重注射 0.05 ~ 0.15ml，5 岁以下儿童注射 1.5 ~ 3ml，6 岁以上儿童最大注射量不超过 6ml。一次注射预防效果通常为 2 ~ 4 周。②预防传染性肝炎：按每千克体重注射 0.05 ~ 0.1ml，或成人每次注射 3ml，儿童每次注射 1.5 ~ 3ml，一次注射预防效果通常为 1 个月左右。

【不良反应】一般无不良反应，少数人会出现注射部位红肿、疼痛反应，无需特殊处理，可自行恢复。

【禁忌】

1. 对免疫球蛋白过敏或有其他严重过敏史者禁用。

2. 选择性 IgA 缺乏者禁用。

【注意事项】

1. 开瓶后应一次注射完毕，不得分次使用。

2. 孕妇及哺乳期妇女用药安全性尚不明确。

3. 应单独使用。

【规格】注射剂：150mg；300mg。

人乙型肝炎免疫球蛋白
Human Hepatitis B Immunoglobulin

【药理作用】本品含有高效价的乙型肝炎表面抗体，能与相应抗原专一结合起到被动免疫的作用。

【适应证】主要用于乙型肝炎预防。适用于乙型肝炎表面抗原（HbsAg）阳性的母亲及所生的婴儿、意外感染的人群、与乙型肝炎患者和乙型肝炎病毒携带者密切接触者。

【用法用量】

1. 用法：本品只限肌肉注射，不得用于静脉输注。

2. 用量：

（1）阻断母婴传播：①HBsAg 阳性的孕妇从产前 3 个月起每月注射 1 次，每次剂量 200 ~ 400IU。②HBsAg 阳性母亲所生婴儿出生 24 小时内注射本品 100IU。

（2）乙型肝炎预防：一次注射量儿童为 100IU，成人为 200IU，必要时可间隔 3 ~ 4 周再注射一次。

（3）意外感染者：立即（最迟不超过 7 天）注射 8 ~ 10IU/kg，隔月再注射 1 次。

【不良反应】一般不会出现不良反应，少数人有红肿、疼痛感，无需特殊处理，可自行恢复。

【禁忌】

1. 对人免疫球蛋白过敏或有其他严重过敏史者禁用。

2. 选择性 IgA 缺乏者禁用。

【注意事项】

1. 本品为无色或淡黄色可带乳光澄清液体，久存可能出现微量沉淀，但一经摇动应立即消散，如有摇不散的沉淀或异物不得使用。

2. 安瓿破裂、过期失效者不得使用。

3. 本品开启后，应一次输注完毕，不得分次使用或给第二个人使用。

4. 孕妇及哺乳期妇女用药安全性尚不明确。

【规格】注射剂：100IU；200IU；400IU。

人狂犬病免疫球蛋白
Human Rabies Immunoglobulin

【药理作用】本品为高效价的狂犬病抗体，能特异地中和狂犬病病毒，起到被动免疫作用。

【适应证】主要用于被犬或其他动物咬伤、抓伤患者的被动免疫。

【用法用量】

1. 用法：及时彻底清创后，于受伤部位用本品总剂量的 1/2 作皮下浸润注射，余下 1/2 进行肌肉注射（头部咬伤者可注射于背部肌肉）。

2. 用量：注射剂量按 20IU/kg 计算，一次注射，如所需总剂量大于 10ml，可在 1 ~ 2 日内分次注射。随后即可进行狂犬病疫苗注射，但两种制品的注射部位和器具要严格分开。

【不良反应】一般无不良反应，少数人有红肿、疼痛感，无需特殊处理，可自行恢复。

【禁忌】对人免疫球蛋白过敏或有其他严重过敏史者禁用。

【注意事项】

1. 本品不得用作静脉注射。

2. 本品肌肉注射不需做过敏试验。

3. 如有异物或摇不散的沉淀，安瓿出现裂纹或过期失效等情况，不得使用。

4. 孕妇及哺乳期妇女用药安全性尚不明确。

【规格】注射剂：100IU；200IU；500IU。

6.4 体内诊断制品

卡介菌纯蛋白衍化物
Purified Protein Derivative of BCG（BCG – PPD）

【适应证】本品供结核病的临床诊断、卡介苗接种对象的选择及卡介苗接种后机体免疫反应监测用。

【用法用量】吸取本品 0.1ml（5IU），采取孟都氏法注射于前臂掌侧皮内。

结果判定：于注射后 48～72 小时检查注射部位反应。测量应以硬结的横径及纵径的毫米（mm）数记录之。反应平均直径不低于 5mm 为阳性反应。凡有水泡、坏死、淋巴管炎者均属强阳性反应，应详细注明。

【不良反应】一般无不良反应。曾患过结核病者或过敏体质者，局部可出现水泡、浸润或溃疡，有些出现不同程度的发热，一般能自行消退或自愈。偶有严重者可作局部消炎或退热处理。

【禁忌】患急性传染病（如麻疹、百日咳、流行性感冒、肺炎等）、急性眼结合膜炎、急性中耳炎、广泛皮肤病者及过敏体质者禁用。

【注意事项】

1. 注射器及针头应当专用，不可作其他注射之用。

2. 安瓿有裂纹、制品内有异物者不可使用。

3. 安瓿开启后在半小时内使用。

【规格】注射剂：1ml。每一次人用剂量为 0.1ml，含 5IU BCG – PPD。

锡克试验毒素
Schick Test Toxin

【适应证】本品为诊断用药，适用于 7 岁以上儿童和成人注射吸附精制白喉类毒素前的阳性诊断试验。

【不良反应】注射本品后局部有红肿、硬结、压痛、发痒，一般较轻微，全身反应如低热、嗜睡、不适、呕吐、头痛、休克等偶有发生。

【禁忌】严重疾病发热或有过敏史者禁用。

【注意事项】

1. 制剂如出现凝块、异物，安瓿有裂纹，制品曾经冻结，标签不清及过期失效者，均不可使用。

2. 应备有 1∶1000 肾上腺素，当偶有休克发生时急救用。

3. 孕妇及哺乳期妇女用药安全性尚不明确。

【规格】注射剂：1ml。

附　录

附录一　处方管理办法

第一章　总　则

第一条　为规范处方管理，提高处方质量，促进合理用药，保障医疗安全，根据《执业医师法》、《药品管理法》、《医疗机构管理条例》、《麻醉药品和精神药品管理条例》等有关法律、法规，制定本办法。

第二条　本办法所称处方，是指由注册的执业医师和执业助理医师（以下简称医师）在诊疗活动中为患者开具的、由取得药学专业技术职务任职资格的药学专业技术人员（以下简称药师）审核、调配、核对，并作为患者用药凭证的医疗文书。处方包括医疗机构病区用药医嘱单。

本办法适用于与处方开具、调剂、保管相关的医疗机构及其人员。

第三条　卫生部负责全国处方开具、调剂、保管相关工作的监督管理。

县级以上地方卫生行政部门负责本行政区域内处方开具、调剂、保管相关工作的监督管理。

第四条　医师开具处方和药师调剂处方应当遵循安全、有效、经济的原则。处方药应当凭医师处方销售、调剂和使用。

第二章　处方管理的一般规定

第五条　处方标准（附件1）由卫生部统一规定，处方格式由省、自治区、直辖市卫生行政部门（以下简称省级卫生行政部门）统一制定，处方由医疗机构按照规定的标准和格式印制。

第六条　处方书写应当符合下列规则：

（一）患者一般情况、临床诊断填写清晰、完整，并与病历记载相一致。

（二）每张处方限于一名患者的用药。

（三）字迹清楚，不得涂改；如需修改，应当在修改处签名并注明修改日期。

（四）药品名称应当使用规范的中文名称书写，没有中文名称的可以使用规范的英文名称书写；医疗机构或者医师、药师不得自行编制药品缩写名称或者使用代号；书写药品名称、剂量、规格、用法、用量要准确规范，药品用法可用规范的中文、英文、拉丁文或者缩写体书写，但不得使用"遵医嘱"、"自用"等含糊不清字句。

（五）患者年龄应当填写实足年龄，新生儿、婴幼儿写日、月龄，必要时要注明体重。

（六）西药和中成药可以分别开具处方，也可以开具一张处方，中药饮片应当单独开具处方。

（七）开具西药、中成药处方，每一种药品应当另起一行，每张处方不得超过5种药品。

（八）中药饮片处方的书写，一般应当按照"君、臣、佐、使"的顺序排列；调剂、煎煮的特殊要求注明在药品右上方，并加括号，如布包、先煎、后下等；对饮片的产地、炮制有特殊要求的，应当在药品名称之前写明。

（九）药品用法用量应当按照药品说明书规定的常规用法用量使用，特殊情况需要超剂量使用时，应当注明原因并再次签名。

（十）除特殊情况外，应当注明临床诊断。

（十一）开具处方后的空白处画一斜线以示处方完毕。

（十二）处方医师的签名式样和专用签章应当与院内药学部门留样备查的式样相一致，不得任意改动，否则应当重新登记留样备案。

第七条　药品剂量与数量用阿拉伯数字书写。剂量应当使用法定剂量单位：重量以克（g）、毫克（mg）、微克（μg）、纳克（ng）为单位；容量以升（L）、毫升（ml）为单位；国际单位（IU）、单位（U）；中药饮片以克（g）为单位。

片剂、丸剂、胶囊剂、颗粒剂分别以片、丸、粒、袋为单位；溶液剂以支、瓶为单位；软膏及乳膏剂以支、盒为单位；注射剂以支、瓶为单位，应当注明含量；中药饮片以剂为单位。

第三章　处方权的获得

第八条　经注册的执业医师在执业地点取得相应的处方权。

经注册的执业助理医师在医疗机构开具的处方，应当经所在执业地点执业医师签名或加盖专用签章后方有效。

第九条 经注册的执业助理医师在乡、民族乡、镇、村的医疗机构独立从事一般的执业活动，可以在注册的执业地点取得相应的处方权。

第十条 医师应当在注册的医疗机构签名留样或者专用签章备案后，方可开具处方。

第十一条 医疗机构应当按照有关规定，对本机构执业医师和药师进行麻醉药品和精神药品使用知识和规范化管理的培训。执业医师经考核合格后取得麻醉药品和第一类精神药品的处方权，药师经考核合格后取得麻醉药品和第一类精神药品调剂资格。

医师取得麻醉药品和第一类精神药品处方权后，方可在本机构开具麻醉药品和第一类精神药品处方，但不得为自己开具该类药品处方。药师取得麻醉药品和第一类精神药品调剂资格后，方可在本机构调剂麻醉药品和第一类精神药品。

第十二条 试用期人员开具处方，应当经所在医疗机构有处方权的执业医师审核、并签名或加盖专用签章后方有效。

第十三条 进修医师由接收进修的医疗机构对其胜任本专业工作的实际情况进行认定后授予相应的处方权。

第四章 处方的开具

第十四条 医师应当根据医疗、预防、保健需要，按照诊疗规范、药品说明书中的药品适应证、药理作用、用法、用量、禁忌、不良反应和注意事项等开具处方。

开具医疗用毒性药品、放射性药品的处方应当严格遵守有关法律、法规和规章的规定。

第十五条 医疗机构应当根据本机构性质、功能、任务，制定药品处方集。

第十六条 医疗机构应当按照经药品监督管理部门批准并公布的药品通用名称购进药品。同一通用名称药品的品种，注射剂型和口服剂型各不得超过2种，处方组成类同的复方制剂1~2种。因特殊诊疗需要使用其他剂型和剂量规格药品的情况除外。

第十七条 医师开具处方应当使用经药品监督管理部门批准并公布的药品通用名称、新活性化合物的专利药品名称和复方制剂药品名称。

医师开具院内制剂处方时应当使用经省级卫生行政部门审核、药品监督管理部门批准的名称。

医师可以使用由卫生部公布的药品习惯名称开具处方。

第十八条 处方开具当日有效。特殊情况下需延长有效期的，由开具处方的医师注明有效期限，但有效期最长不得超过3天。

第十九条 处方一般不得超过7日用量；急诊处方一般不得超过3日用量；对于某些慢性病、老年病或特殊情况，处方用量可适当延长，但医师应当注明理由。

医疗用毒性药品、放射性药品的处方用量应当严格按照国家有关规定执行。

第二十条 医师应当按照卫生部制定的麻醉药品和精神药品临床应用指导原则，开具麻醉药品、第一类精神药品处方。

第二十一条 门（急）诊癌症疼痛患者和中、重度慢性疼痛患者需长期使用麻醉药品和第一类精神药品的，首诊医师应当亲自诊查患者，建立相应的病历，要求其签署《知情同意书》。

病历中应当留存下列材料复印件：

（一）二级以上医院开具的诊断证明；

（二）患者户籍簿、身份证或者其他相关有效身份证明文件；

（三）为患者代办人员身份证明文件。

第二十二条 除需长期使用麻醉药品和第一类精神药品的门（急）诊癌症疼痛患者和中、重度慢性疼痛患者外，麻醉药品注射剂仅限于医疗机构内使用。

第二十三条 为门（急）诊患者开具的麻醉药品注射剂，每张处方为一次常用量；控缓释制剂，每张处方不得超过7日常用量；其他剂型，每张处方不得超过3日常用量。

第一类精神药品注射剂，每张处方为一次常用量；控缓释制剂，每张处方不得超过7日常用量；其他剂型，每张处方不得超过3日常用量。哌甲酯用于治疗儿童多动症时，每张处方不得超过15日常用量。

第二类精神药品一般每张处方不得超过7日常用量；对于慢性病或某些特殊情况的患者，处方用量可以适当延长，医师应当注明理由。

第二十四条 为门（急）诊癌症疼痛患者和中、重度慢性疼痛患者开具的麻醉药品、第一类精神药品注射剂，每张处方不得超过3日常用量；控缓释制剂，每张处方不得超过15日常用量；其他剂型，每张处方不得超过7日常用量。

第二十五条　为住院患者开具的麻醉药品和第一类精神药品处方应当逐日开具，每张处方为1日常用量。

第二十六条　对于需要特别加强管制的麻醉药品，盐酸二氢埃托啡处方为一次常用量，仅限于二级以上医院内使用；盐酸哌替啶处方为一次常用量，仅限于医疗机构内使用。

第二十七条　医疗机构应当要求长期使用麻醉药品和第一类精神药品的门（急）诊癌症患者和中、重度慢性疼痛患者，每3个月复诊或者随诊一次。

第二十八条　医师利用计算机开具、传递普通处方时，应当同时打印出纸质处方，其格式与手写处方一致；打印的纸质处方经签名或者加盖签章后有效。药师核发药品时，应当核对打印的纸质处方，无误后发给药品，并将打印的纸质处方与计算机传递处方同时收存备查。

第五章　处方的调剂

第二十九条　取得药学专业技术职务任职资格的人员方可从事处方调剂工作。

第三十条　药师在执业的医疗机构取得处方调剂资格。药师签名或者专用签章式样应当在本机构留样备查。

第三十一条　具有药师以上专业技术职务任职资格的人员负责处方审核、评估、核对、发药以及安全用药指导；药士从事处方调配工作。

第三十二条　药师应当凭医师处方调剂处方药品，非经医师处方不得调剂。

第三十三条　药师应当按照操作规程调剂处方药品：认真审核处方，准确调配药品，正确书写药袋或粘贴标签，注明患者姓名和药品名称、用法、用量、包装；向患者交付药品时，按照药品说明书或者处方用法，进行用药交代与指导，包括每种药品的用法、用量、注意事项等。

第三十四条　药师应当认真逐项检查处方前记、正文和后记书写是否清晰、完整，并确认处方的合法性。

第三十五条　药师应当对处方用药适宜性进行审核，审核内容包括：

（一）规定必须做皮试的药品，处方医师是否注明过敏试验及结果的判定；

（二）处方用药与临床诊断的相符性；

（三）剂量、用法的正确性；

（四）选用剂型与给药途径的合理性；

（五）是否有重复给药现象；

（六）是否有潜在临床意义的药物相互作用和配伍禁忌；

（七）其他用药不适宜情况。

第三十六条　药师经处方审核后，认为存在用药不适宜时，应当告知处方医师，请其确认或者重新开具处方。

药师发现严重不合理用药或者用药错误，应当拒绝调剂，及时告知处方医师，并应当记录，按照有关规定报告。

第三十七条　药师调剂处方时必须做到"四查十对"：查处方，对科别、姓名、年龄；查药品，对药名、剂型、规格、数量；查配伍禁忌，对药品性状、用法用量；查用药合理性，对临床诊断。

第三十八条　药师在完成处方调剂后，应当在处方上签名或者加盖专用签章。

第三十九条　药师应当对麻醉药品和第一类精神药品处方，按年月日逐日编制顺序号。

第四十条　药师对于不规范处方或者不能判定其合法性的处方，不得调剂。

第四十一条　医疗机构应当将本机构基本用药供应目录内同类药品相关信息告知患者。

第四十二条　除麻醉药品、精神药品、医疗用毒性药品和儿科处方外，医疗机构不得限制门诊就诊人员持处方到药品零售企业购药。

第六章　监督管理

第四十三条　医疗机构应当加强对本机构处方开具、调剂和保管的管理。

第四十四条　医疗机构应当建立处方点评制度，填写处方评价表，对处方实施动态监测及超常预警，登记并通报不合理处方，对不合理用药及时予以干预。

第四十五条　医疗机构应当对出现超常处方3次以上且无正当理由的医师提出警告，限制其处方权；限制处方权后，仍连续2次以上出现超常处方且无正当理由的，取消其处方权。

第四十六条　医师出现下列情形之一的，处方权由其所在医疗机构予以取消：

（一）被责令暂停执业；

（二）考核不合格离岗培训期间；

（三）被注销、吊销执业证书；

（四）不按照规定开具处方，造成严重后果的；

（五）不按照规定使用药品，造成严重后果的；

（六）因开具处方牟取私利。

第四十七条　未取得处方权的人员及被取消处方权的医师不得开具处方。未取得麻醉药品和第一类精神药品处方资格的医师不得开具麻醉药品和第一类精神药品处方。

第四十八条　除治疗需要外，医师不得开具麻醉药品、精神药品、医疗用毒性药品和放射性药品处方。

第四十九条　未取得药学专业技术职务任职资格的人员不得从事处方调剂工作。

第五十条　处方由调剂处方药品的医疗机构妥善保存。普通处方、急诊处方、儿科处方保存期限为1年，医疗用毒性药品、第二类精神药品处方保存期限为2年，麻醉药品和第一类精神药品处方保存期限为3年。

处方保存期满后，经医疗机构主要负责人批准、登记备案，方可销毁。

第五十一条　医疗机构应当根据麻醉药品和精神药品处方开具情况，按照麻醉药品和精神药品品种、规格对其消耗量进行专册登记，登记内容包括发药日期、患者姓名、用药数量。专册保存期限为3年。

第五十二条　县级以上地方卫生行政部门应当定期对本行政区域内医疗机构处方管理情况进行监督检查。

县级以上卫生行政部门在对医疗机构实施监督管理过程中，发现医师出现本办法第四十六条规定情形的，应当责令医疗机构取消医师处方权。

第五十三条　卫生行政部门的工作人员依法对医疗机构处方管理情况进行监督检查时，应当出示证件；被检查的医疗机构应当予以配合，如实反映情况，提供必要的资料，不得拒绝、阻碍、隐瞒。

第七章　法律责任

第五十四条　医疗机构有下列情形之一的，由县级以上卫生行政部门按照《医疗机构管理条例》第四十八条的规定，责令限期改正，并可处以5000元以下的罚款；情节严重的，吊销其《医疗机构执业许可证》：

（一）使用未取得处方权的人员、被取消处方权的医师开具处方的；

（二）使用未取得麻醉药品和第一类精神药品处方资格的医师开具麻醉药品和第一类精神药品处方的；

（三）使用未取得药学专业技术职务任职资格的人员从事处方调剂工作的。

第五十五条　医疗机构未按照规定保管麻醉药品和精神药品处方，或者未依照规定进行专册登记的，按照《麻醉药品和精神药品管理条例》第七十二条的规定，由设区的市级卫生行政部门责令限期改正，给予警告；逾期不改正的，处5000元以上1万元以下的罚款；情节严重的，吊销其印鉴卡；对直接负责的主管人员和其他直接责任人员，依法给予降级、撤职、开除的处分。

第五十六条　医师和药师出现下列情形之一的，由县级以上卫生行政部门按照《麻醉药品和精神药品管理条例》第七十三条的规定予以处罚：

（一）未取得麻醉药品和第一类精神药品处方资格的医师擅自开具麻醉药品和第一类精神药品处方的；

（二）具有麻醉药品和第一类精神药品处方医师未按照规定开具麻醉药品和第一类精神药品处方，或者未按照卫生部制定的麻醉药品和精神药品临床应用指导原则使用麻醉药品和第一类精神药品的；

（三）药师未按照规定调剂麻醉药品、精神药品处方的。

第五十七条　医师出现下列情形之一的，按照《执业医师法》第三十七条的规定，由县级以上卫生行政部门给予警告或者责令暂停六个月以上一年以下执业活动；情节严重的，吊销其执业证书：

（一）未取得处方权或者被取消处方权后开具药品处方的；

（二）未按照本办法规定开具药品处方的；

（三）违反本办法其他规定的。

第五十八条　药师未按照规定调剂处方药品，情节严重的，由县级以上卫生行政部门责令改正、通报批评，给予警告；并由所在医疗机构或者其上级单位给予纪律处分。

第五十九条　县级以上地方卫生行政部门未按照本办法规定履行监管职责的，由上级卫生行政部门责令改正。

第八章　附则

第六十条　乡村医生按照《乡村医生从业管理条例》的规定，在省级卫生行政部门制定的乡村医生基本用药目录范围内开具药品处方。

第六十一条　本办法所称药学专业技术人员，是指按照卫生部《卫生技术人员职务试行条例》规定，取得药学专业技术职务任职资格人员，包括主任药师、副主任药师、主管药师、药师、药士。

第六十二条　本办法所称医疗机构，是指按照《医疗机构管理条例》批准登记的从事疾病诊断、治疗活动的医院、社区卫生服务中心（站）、妇幼保健院、卫生院、疗养院、门诊部、诊所、卫生室（所）、急救中心（站）、专科疾病防治院（所、站）以及护理院（站）等医疗机构。

第六十三条　本办法自 2007 年 5 月 1 日起施行。《处方管理办法（试行）》（卫医发〔2004〕269 号）和《麻醉药品、精神药品处方管理规定》（卫医法〔2005〕436 号）同时废止。

附录二　兴奋剂目录（2011 年）

序号	英文名	通用名
一、蛋白同化制剂品种		
1	androstenediol	雄烯二醇
2	androstenedione	雄烯二酮 *
3	androst – 4 – ene – 3α，17α – diol	雄烯二醇（异构体）
4	androst – 4 – ene – 3α，17β – diol	雄 – 4 – 烯 – 3α，17β – 二醇 *
5	androst – 4 – ene – 3β，17α – diol	雄 – 4 – 烯 – 3β，17α – 二醇 *
6	androst – 5 – ene – 3α，17α – diol	雄 – 5 – 烯 – 3α，17α – 二醇 *
7	androst – 5 – ene – 3α，17β – diol	雄 – 5 – 烯 – 3α，17β – 二醇 *
8	androst – 5 – ene – 3，17 – diol	雄 – 5 – 烯 – 3，17 – 二醇 *
9	4 – androstenediol androst – 4 – ene – 3，17 – diol	雄 – 4 – 烯二醇 *
10	5 – androstenedione	雄烯二酮异构体
11	5α – androstane – 3α，17α – diol	阿法雄烷二醇
12	5α – androstane – 3α，17β – diol	倍他雄烷二醇异构体
13	5α – androstane – 3β，17α – diol	雄烷二醇异构体
14	5α – androstane – 3β，17β – diol	倍他雄烷二醇
15	bolasterone	勃拉睾酮
16	boldenone	勃地酮
17	boldione	1，4 – 雄二烯 – 3，17 – 二酮 *
18	calusterone	卡芦睾酮
19	clenbuterol	克仑特罗
20	clostebol	氯司替勃
21	danazol	达那唑
22	dehydrochloromethyltestosterone	脱氢氯甲基睾酮 *
23	deltal – androstene – 3，17 – dione	雄 – 1 – 烯 – 3，17 – 二酮 *
24	deltal – androstenediol	（Δ）雄烯二醇
25	dehydroepiandrosterone（DHEA）	普拉睾酮 *

序号	英文名	通用名
26	desoxymethyltestosterone	去氧甲基睾酮 *
27	dihydrotestosterone	双氢睾酮
28	drostanolone	屈他雄酮
29	drostanediol	5α－雄烷－3β，17β－二醇 *
30	epidihydrotestosterone	表双氢睾酮
31	epitestosterone	表睾酮
32	ethylestrenol	乙雌烯醇
33	fluoxymesterone	氟甲睾酮
34	formebolone	甲酰勃龙
35	furazabol	夫拉扎勃
36	Gestrinone	孕三烯酮
37	4－hydroxytestosterone	4－羟基睾酮
38	4－hydroxy－19－nortestosterone	4－羟基诺龙
39	3－hydroxy－5－androstan－17－one	3－羟基－5－雄烷－17－酮 *
40	3－hydroxy－5－androstan－17－one	3－羟基－5－雄烷－17－酮 *
41	mestanolone	美雄诺龙
42	mesterolone	美睾酮
43	methandienone	美雄酮
44	methasterone	2，17－二甲基－5－雄烷－3－酮－17－醇
45	methyldienolone	17α－甲基－17β－羟基雌－4，9（10）－二烯－3－酮 *
46	methyl－1－testosterone	甲基－1－睾酮 *
47	methylnortestosterone	甲基去甲睾酮 *
48	metribolone	17α－甲基－17β－羟基雌－4，9，11－三烯－3－酮 *
49	metenolone	美替诺龙
50	methandriol	美雄醇
51	methyltestosterone	甲睾酮
52	mibolerone	米勃酮 *
53	nandrolone	诺龙
54	19－norandrostenediol	19－去甲雄烯二醇 *
55	19－norandrostenedione	19－去甲雄烯二酮 *
56	19－norandrosterone	去甲雄酮
57	norboletone	诺勃酮
58	norclostebol	诺司替勃
59	norethandrolone	诺乙雄龙

序号	英文名	通用名
60	19 – noretiocholanolone	19 – 去甲本胆烷醇酮 *
61	oxabolone	环戊丙羟勃龙
62	oxandrolone	氧雄龙
63	oxymesterone	羟甲睾酮
64	oxymetholone	羟甲烯龙
65	prostanozol	17 – 羟基 – 5α – 雄烷〔3，2 – c〕吡唑 *
66	quinbolone	奎勃龙
67	stanozolol	司坦唑醇
68	stenbolone	司腾勃龙
69	1 – testosterone	1 – 睾酮
70	testosterone	睾酮
71	tetrahydrogestrinone	四氢孕三烯酮
72	tibolone	替勃龙
73	trenbolone	群勃龙
74	zeranol	泽仑诺
75	zilpaterol	齐帕特罗
二、肽类激素品种		
76	corticotrophins	促皮质素
77	erythropoietin（EPO）	促红素（EPO）及其类似物
78	gonadotrophins（LH，hCG）	促性素
79	growth hormone（hGH）	生长激素及其类似物
80	insulin	胰岛素及其类似物
81	insulin – like growth factor（IGF – 1）	胰岛素样生长因子1
82	mechano growth factors（MGFs）	生长因子素
三、麻醉药品品种		
83	cannabis and cannabis resin	大麻和大麻酯
84	cocaine	可卡因
85	dextromoramide	右吗拉胺
86	heroin	二醋吗啡
87	fentanyl and its derivatives	芬太尼及其衍生物
88	hydromorphone	氢吗啡酮
89	methadone	美沙酮
90	morphine	吗啡
91	oxycodone	羟考酮
92	oxymorphone	羟吗啡酮
93	pethidine	哌替啶

序号	英文名	通用名
四、刺激剂（含精神药品）品种		
94	adrafinil	阿屈非尼
95	adrenaline *	肾上腺素
96	amfepramone	安非拉酮
97	amiphenazole	阿米苯唑
98	amphetamine	苯丙胺
99	amphetaminil	安非他尼 *
100	benzphetamine	苄非他明
101	benzylpiperazine	苄基哌嗪
102	bromantan	布罗曼坦 *
103	buprenorphine	丁丙诺啡
104	carphedon	卡非多
105	cathine	去甲伪麻黄碱
106	clobenzorex	氯苄雷司
107	cropropamide	克罗丙胺
108	crotetamide	克罗乙胺
109	cyclazodone	环唑酮
110	delta – 9 – tetrahydrocanna – binol and its stereochemical variants	屈大麻酚
111	dimethylamphetamine	二甲基苯丙胺 *
112	etamivan	香草二乙胺 *
113	etilamphetamine	乙非他明
114	etilefrine	依替福林
115	famprofazone	泛普法宗
116	fenbutrazate	芬布酯 *
117	fencamfamin	芬坎法明
118	fencamine	芬咖明
119	fenetylline	芬乙茶碱
120	fenfluramine	芬氟拉明
121	fenproporex	芬普雷司
122	furfenorex	呋芬雷司
123	heptaminol	辛胺醇 *
124	isometheptene	异美汀 *
125	levmethamfetamine	左旋甲基苯丙胺 *
126	meclofenoxate	甲氯芬酯
127	mefenorex	美芬雷司

续表

序号	英文名	通用名
128	mephentermine	美芬丁胺
129	mesocarb	美索卡
130	methylphenidate	哌甲酯
131	methylamphetamine	甲基苯丙胺
132	p – methylamphetamine	对－甲基苯丙胺＊
133	methylenedioxyamphetamine	甲烯二氧苯丙胺＊
134	methylenedioxymethamphetamine	甲烯二氧甲苯丙胺＊
135	modafinil	莫达非尼
136	nikethamide	尼可刹米
137	norfenfluramine	去乙芬氟拉明＊
138	octopamine	奥克巴胺＊
139	ortetamine	奥替他明＊
140	oxilofrine	奥洛福林＊
141	parahydroxyamphetamine	对羟基苯丙胺＊
142	pemoline	匹莫林
143	pentazocine	喷他佐辛
144	pentetrazol	戊四氮
145	phendimetrazine	苯甲曲秦
146	phenmetrazine	芬美曲秦
147	phentermine	芬特明
148	prolintane	普罗林坦
149	propylhexedrine	丙己君
150	selegiline	司来吉兰
151	sibutramine	西布曲明
152	tuaminoheptane	异庚胺

五、药品类易制毒化学品品种

| 153 | ephedrine | 麻黄碱 |
| 154 | methylephedrine | 甲基麻黄碱 |

六、医疗用毒性药品品种

| 155 | strychnine | 士的宁 |

七、其他品种

156	bisoprolol	比索洛尔
157	budesonide	布地奈德
158	bumetanide	布美他尼
159	unolol	布诺洛尔
160	canrenone	坎利酮

序号	英文名	通用名
161	carteolol	卡替洛尔
162	carvedilol	卡维地洛
163	celiprolol	塞利洛尔
164	chlorothiazide	氯噻嗪
165	chlortalidone	氯噻酮
166	clomifene	氯米芬
167	cyclofenil	环芬尼
168	desonide	地奈德
169	dexamethasone	地塞米松
170	dextran	右旋糖酐 *
171	esmolol	艾司洛尔
172	etacrynic acid	依他尼酸
173	fludrocortisone	氟氢可的松
174	flumethasone	氟米松
175	flunisolide	氟尼缩松
176	fluocortolone	氟可龙
177	fluticasone	氟替卡松
178	formoterol	福莫特罗
179	furosemide	呋塞米
180	hydrochlorothiazide	氢氯噻嗪
181	hydroxyethyl starch	羟乙基淀粉 *
182	indaparnide	吲达帕胺
183	labetalol	拉贝洛尔
184	levobunolol	左布诺洛尔
185	methylprednisolone	甲泼尼龙
186	metipranolol	美替洛尔
187	metoprolol	美托洛尔
188	nadolol	纳多洛尔
189	norfenefrine	去甲苯福林
190	octopamine	奥克巴胺
191	oxprenolol	氧烯洛尔
192	phenpromethamine	苯丙甲胺
193	pindolol	吲哚洛尔
194	prednisolone	泼尼松龙
195	prednisone	泼尼松
196	probencid	丙磺舒

续表

序号	英文名	通用名
197	propranolol	普萘洛尔
198	salbutamol	沙丁胺醇
199	salmeterol	沙美特罗
200	sotalol	索他洛尔
201	spironolactone	螺内酯
202	tamoxifen	他莫昔芬
203	terbutaline	特布他林
204	timolol	噻吗洛尔
205	triamterene	氨苯蝶啶
206	triamcinolone	曲安西龙
207	aminogluthetimide	氨鲁米特
208	anastrozole	阿那罗唑
209	exemestane	依西美坦
210	formestane	福美坦
211	letrozole	来罗唑
212	testolactone	睾内酯
213	raloxifene	雷洛昔芬
214	toremifene	托瑞米芬
215	fulvestrant	氟维司群
216	metolazone	美托拉宗
217	androsta – 1，4，6 – triene – 3，17 – dione（androsta-trienedione）	雄 – 1，4，6 – 三烯 – 3，17 – 二酮（雄三烯二酮）
218	4 – androstene – 3，6，17 trione（6 – oxo）	雄 – 4 – 烯 – 3，6，17 – 三酮（6 – 氧代）
219	platelet – derived preparations	血小板源制剂

注：

1. 目录所列物质包括其可能存在的盐及光学异构体。

2. 目录所列物质中属于药品的，还包括其原料药及单方制剂。

3. 目录所列蛋白同化制剂品种包括其可能存在的盐、酯、醚及光学异构体。

4. 括号内为参考译名，带 ＊ 为暂译名。

5. 蛋白同化制剂和肽类激素项下具有商品编码的品种，进出口时需办理进出口准许证；而一品种"商品编码"项下有多个"商品编码"的系指原料药及相应制剂。

附录三　麻醉药品和精神药品目录（2007 年）

一、麻醉药品品种目录（仅列出我国生产及使用的品种）

1. 阿法罗定　Alphaprodine

2. 可卡因　Cocaine

3. 罂粟秆浓缩物　Concentrate of poppy straw

4. 二氢埃托啡　Dihydroetorphine

5. 地芬诺酯　Diphenoxylate

6. 芬太尼　Fentanyl

7. 氢可酮　Hydrocodone

8. 美沙酮　Methadone

9. 吗啡　Morphine

10. 阿片　Opium

11. 羟考酮　Oxycodone

12. 哌替啶　Pethidine

13. 罂粟壳　Poppy Shell

14. 瑞芬太尼　Remifentanil

15. 舒芬太尼　Sufentanil

16. 蒂巴因　Thebaine

17. 布桂嗪　Bucinnazine

18. 可待因　Codeine

19. 复方樟脑酊　Compound Camphor Tincture

20. 右丙氧芬　Dextropropoxyphene

21. 双氢可待因　Dihydrocodeine

22. 乙基吗啡　Ethylmorphine

23. 福尔可定　Pholcodine

24. 阿桔片　Compound Platycodon Tablets

25. 吗啡阿托品注射液　Morphine and Atropine Sulfate Injection

注：

1. 上述品种包括其可能存在的盐和单方制剂。

2. 上述品种包括其可能存在的化学异构体及酯、醚。

二、精神药品品种目录（仅列出我国生产及使用的品种）

（一）第一类精神药品目录

1. 丁丙诺啡　Buprenorphine

2. γ-羟丁酸　γ-hydroxybutyrate（GHB）

3. 氯胺酮　Ketamine

4. 马吲哚　Mazindol

5. 哌甲酯　Methylphenidate

6. 司可巴比妥　Secobarbital

7. 三唑仑　Triazolam

（二）第二类精神药品目录

1. 异戊巴比妥　Amobarbital

2. 布托啡诺及其注射剂　Butorphanol and its injection

3. 咖啡因　Caffeine

4. 安钠咖　Caffeine Sodium Benzoate（CNB）

5. 去甲伪麻黄碱　Cathine

6. 地佐辛及其注射剂　Dezocine and its injection

7. 芬氟拉明　Fenfluramine

8. 格鲁米特　Glutethimide

9. 喷他佐辛　Pentazocine

10. 戊巴比妥　Pentobarbital

11. 阿普唑仑　Alprazolam

12. 巴比妥　Barbital

13. 溴西泮　Bromazepam

14. 氯氮䓬　Chlordiazepoxide

15. 氯硝西泮　Clonazepam

16. 地西泮　Diazepam

17. 艾司唑仑　Estazolam

18. 氯氟䓬乙酯　Ethyl Loflazepate

19. 氟西泮　Flurazepam

20. 劳拉西泮　Lorazepam

21. 甲丙氨酯　Meprobamate

22. 咪达唑仑　Midazolam

23. 纳布啡及其注射剂　Nalbuphine and its injection

24. 硝西泮　Nitrazepam

25. 奥沙西泮　Oxazepam

26. 氨酚氢可酮片　Paracetamol and Hydrocodone Bitartrate Tablets

27. 匹莫林　Pemoline

28. 苯巴比妥　Phenobarbital

29. 替马西泮　Temazepam

30. 曲马朵　Tramadol

31. 唑吡坦　Zolpidem

32. 扎来普隆　Zaleplone

33. 麦角胺咖啡因片　Ergotamine and Caffeine Tablets

注：

1. 上述品种包括其可能存在的盐和单方制剂（除非另有规定）。

2. 上述品种包括其可能存在的化学异构体及酯、醚（除非另有规定）。

附录四　抗菌药物临床应用指导原则及管理规定

一、抗菌药物治疗性应用的基本原则

1. 诊断为细菌性感染者，方有指征应用抗菌药物

根据患者的症状、体征及血、尿常规等实验室检查结果，初步诊断为细菌性感染者以及经病原检查确诊为细菌性感染者方有指征应用抗菌药物；由真菌、结核分枝杆菌、非结核分枝杆菌、支原体、衣原体、螺旋体、立克次体及部分原虫等病原微生物所致的感染亦有指征应用抗菌药物。缺乏细菌及上述病原微生物感染的证据，诊断不能成立者，以及病毒性感染者，均无指征应用抗

菌药物。

2. 尽早查明感染病原，根据病原种类及细菌药物敏感试验结果选用抗菌药物

抗菌药物品种的选用原则上应根据病原菌种类及病原菌对抗菌药物敏感或耐药，即细菌药物敏感试验（以下简称药敏）的结果而定。因此有条件的医疗机构，住院病人必须在开始抗菌治疗前，先留取相应标本，立即送细菌培养，以尽早明确病原菌和药敏结果；门诊病人可以根据病情需要开展药敏工作。

危重患者在未获知病原菌及药敏结果前，可根据患者的发病情况、发病场所、原发病灶、基础疾病等推断最可能的病原菌，并结合当地细菌耐药状况先给予抗菌药物经验治疗，获知细菌培养及药敏结果后，对疗效不佳的患者调整给药方案。

3. 按照药物的抗菌作用特点及其体内过程特点选择用药

各种抗菌药物的药效学（抗菌谱和抗菌活性）和人体药代动力学（吸收、分布、代谢和排出过程）特点不同，因此各有不同的临床适应证。临床医师应根据各种抗菌药物的上述特点，按临床适应证正确选用抗菌药物。

4. 抗菌药物治疗方案应综合患者病情、病原菌种类及抗菌药物特点制订

根据病原菌、感染部位、感染严重程度和患者的生理、病理情况制订抗菌药物治疗方案，包括抗菌药物的选用品种、剂量、给药次数、给药途径、疗程及联合用药等。在制订治疗方案时应遵循下列原则。

（1）品种选择：根据病原菌种类及药敏结果选用抗菌药物。

（2）给药剂量：按各种抗菌药物的治疗剂量范围给药。治疗重症感染（如败血症、感染性心内膜炎等）和抗菌药物不易达到的部位的感染（如中枢神经系统感染等），抗菌药物剂量宜较大（治疗剂量范围高限）；而治疗单纯性下尿路感染时，由于多数药物尿药浓度远高于血药浓度，则可应用较小剂量（治疗剂量范围低限）。

（3）给药途径

①轻症感染可接受口服给药者，应选用口服吸收完全的抗菌药物，不必采用静脉或肌肉注射给药。重症感染、全身性感染患者初始治疗应予静脉给药，以确保药效；病情好转能口服时应及早转为口服给药。

②抗菌药物的局部应用宜尽量避免：皮肤黏膜局部应用抗菌药物后，很少被吸收，在感染部位不能达到有效浓度，反易引起过敏反应或导致耐药菌产生，因此治疗全身性感染或脏器感染时应避免局部应用抗菌药物。抗菌药物的局部应用只限于少数情况，例如全身给药后在感染部位难以达到治疗浓度时可加用局部给药作为辅助治疗。此情况见于治疗中枢神经系统感染时某些药物可同时鞘内给药；包裹性厚壁脓肿脓腔内注入抗菌药物以及眼科感染的局部用药等。某些皮肤表层及口腔、阴道等黏膜表面的感染可采用抗菌药物局部应用或外用，但应避免将主要供全身应用的品种作局部用药。局部用药宜采用刺激性小、不易吸收、不易导致耐药性和不易致过敏反应的杀菌剂，青霉素类、头孢菌素类等易产生过敏反应的药物不可局部应用。氨基糖苷类等耳毒性药不可局部滴耳。

（4）给药次数：为保证药物在体内能最大地发挥药效，杀灭感染灶病原菌，应根据药代动力学和药效学相结合的原则给药。青霉素类、头孢菌素类和其他 β 内酰胺类、红霉素、克林霉素等消除半衰期短者，应一日多次给药。氟喹诺酮类、氨基糖苷类等可一日给药一次（重症感染者例外）。

（5）疗程：抗菌药物疗程因感染不同而异，一般宜用至体温正常、症状消退后72～96小时，特殊情况，妥善处理。但是，败血症、感染性心内膜炎、化脓性脑膜炎、伤寒、布鲁菌病、骨髓炎、溶血性链球菌咽炎和扁桃体炎、深部真菌病、结核病等需较长的疗程方能彻底治愈，并防止复发。

（6）抗菌药物的联合应用要有明确指征：单一药物可有效治疗的感染，不需联合用药，仅在下列情况时有指征联合用药。

①病原菌尚未查明的严重感染，包括免疫缺陷者的严重感染。

②单一抗菌药物不能控制的需氧菌及厌氧菌混合感染，2 种或 2 种以上病原菌感染。

③单一抗菌药物不能有效控制的感染性心内膜炎或败血症等重症感染。

④需长程治疗，但病原菌易对某些抗菌药物产生耐药性的感染，如结核病、深部真菌病。

⑤由于药物协同抗菌作用，联合用药时应将毒性大的抗菌药物剂量减少，如两性霉素 B 与氟胞嘧啶联合治疗隐球菌脑膜炎时，前者的剂量可

适当减少，从而减少其毒性反应。联合用药时宜选用具有协同或相加抗菌作用的药物联合，如青霉素类、头孢菌素类等其他 β 内酰胺类与氨基糖苷类联合，两性霉素 B 与氟胞嘧啶联合。联合用药通常采用 2 种药物联合，3 种及 3 种以上药物联合仅适用于个别情况，如结核病的治疗。此外必须注意联合用药后药物不良反应将增多。

二、抗菌药物预防性应用的基本原则

1. 内科及儿科预防用药

（1）用于预防一种或两种特定病原菌入侵体内引起的感染，可能有效；如目的在于防止任何细菌入侵，则往往无效。

（2）预防在一段时间内发生的感染可能有效；长期预防用药，常不能达到目的。

（3）患者原发疾病可以治愈或缓解者，预防用药可能有效。原发疾病不能治愈或缓解者（如免疫缺陷者），预防用药应尽量不用或少用。对免疫缺陷患者，宜严密观察其病情，一旦出现感染征兆时，在送检有关标本作培养同时，首先给予经验治疗。

（4）通常不宜常规预防性应用抗菌药物的情况：普通感冒、麻疹、水痘等病毒性疾病，昏迷、休克、中毒、心力衰竭、肿瘤、应用肾上腺皮质激素等患者。

2. 外科手术预防用药

（1）外科手术预防用药目的：预防手术后切口感染，以及清洁－污染或污染手术后手术部位感染及术后可能发生的全身性感染。

（2）外科手术预防用药基本原则：根据手术野有否污染或污染可能，决定是否预防用抗菌药物。

①清洁手术：手术野为人体无菌部位，局部无炎症、无损伤，也不涉及呼吸道、消化道、泌尿生殖道等人体与外界相通的器官。手术野无污染，通常不需预防用抗菌药物，仅在下列情况时可考虑预防用药：A. 手术范围大、时间长、污染机会增加；B. 手术涉及重要脏器，一旦发生感染将造成严重后果者，如头颅手术、心脏手术、眼内手术等；C. 异物植入手术，如人工心瓣膜植入、永久性心脏起搏器放置、人工关节置换等；D. 高龄或免疫缺陷者等高危人群。

②清洁－污染手术：上下呼吸道、上下消化道、泌尿生殖道手术，或经以上器官的手术，如经口咽部大手术、经阴道子宫切除术、经直肠前列腺手术，以及开放性骨折或创伤手术。由于手术部位存在大量人体寄殖菌群，手术时可能污染手术野引致感染，故此类手术需预防用抗菌药物。

③污染手术：由于胃肠道、尿路、胆道体液大量溢出或开放性创伤未经扩创等已造成手术野严重污染的手术。此类手术需预防用抗菌药物。

术前已存在细菌性感染的手术，如腹腔脏器穿孔腹膜炎、脓肿切除术、气性坏疽截肢术等，属抗菌药物治疗性应用，不属预防应用范畴。

④外科预防用抗菌药物的选择及给药方法

抗菌药物的选择：视预防目的而定。为预防术后切口感染，应针对金黄色葡萄球菌（以下简称金葡菌）选用药物。预防手术部位感染或全身性感染，则需依据手术野污染或可能的污染菌种类选用，如结肠或直肠手术前应选用对大肠埃希菌和脆弱拟杆菌有效的抗菌药物。选用的抗菌药物必须是疗效肯定、安全、使用方便及价格相对较低的品种。

给药方法：接受清洁手术者，在术前 0.5～2 小时内给药，或麻醉开始时给药，使手术切口暴露时局部组织中已达到足以杀灭手术过程中入侵切口细菌的药物浓度。如果手术时间超过 3 小时，或失血量大（＞1500ml），可手术中给予第 2 剂。抗菌药物的有效覆盖时间应包括整个手术过程和手术结束后 4 小时，总的预防用药时间不超过 24 小时，个别情况可延长至 48 小时。手术时间较短（＜2 小时）的清洁手术，术前用药一次即可。接受清洁－污染手术者的手术时预防用药时间亦为 24 小时，必要时延长至 48 小时。污染手术可依据患者情况酌量延长。对手术前已形成感染者，抗菌药物使用时间应按治疗性应用而定。

三、抗菌药物在特殊病理、生理状况患者中应用的基本原则

1. 肾功能减退患者抗菌药物的应用

（1）基本原则：许多抗菌药物在人体内主要经肾排出，而某些抗菌药物具有肾毒性，肾功能减退的感染患者应用抗菌药物的原则如下。

①尽量避免使用肾毒性抗菌药物，确有应用指征时，必须调整给药方案。

②根据感染的严重程度、病原菌种类及药敏试验结果等选用无肾毒性或肾毒性低的抗菌药物。

③根据患者肾功能减退程度以及抗菌药物在人体内排出途径调整给药剂量及方法。

（2）抗菌药物的选用及给药方案调整：根据抗菌药物体内过程特点及其肾毒性，肾功能减退时抗菌药物的选用有以下几种情况。

①主要由肝胆系统排泄或由肝脏代谢，或经肾脏和肝胆系统同时排出的抗菌药物用于肾功能减退者，维持原治疗量或剂量略减。

②主要经肾排泄，药物本身并无肾毒性，或仅有轻度肾毒性的抗菌药物，肾功能减退者可应用，但剂量需适当调整。

③肾毒性抗菌药物避免用于肾功能减退者，如确有指征使用该类药物时，需进行血药浓度监测，据此调整给药方案，达到个体化给药；也可按照肾功能减退程度（以内生肌酐清除率为准）减量给药，疗程中需严密监测患者肾功能。

2. 肝功能减退患者抗菌药物的应用

肝功能减退时抗菌药物的选用及剂量调整需要考虑肝功能减退对该类药物体内过程的影响程度以及肝功能减退时该类药物及其代谢物发生毒性反应的可能性。由于药物在肝脏代谢过程复杂，不少药物的体内代谢过程尚未完全阐明，根据现有资料，肝功能减退时抗菌药物的应用有以下几种情况。

（1）主要由肝脏清除的药物，肝功能减退时清除明显减少，但并无明显毒性反应发生，肝病时仍可正常应用，但需谨慎，必要时减量给药，治疗过程中需严密监测肝功能。红霉素等大环内酯类（不包括酯化物）、林可霉素、克林霉素属此类。

（2）药物主要经肝脏或有相当量经肝脏清除或代谢，肝功能减退时清除减少，并可导致毒性反应的发生，肝功能减退患者应避免使用此类药物，氯霉素、利福平、红霉素酯化物等属此类。

（3）药物经肝、肾两途径清除，肝功能减退者药物清除减少，血药浓度升高，同时有肾功能减退的患者血药浓度升高尤为明显，但药物本身的毒性不大。严重肝病患者，尤其肝、肾功能同时减退的患者在使用此类药物时需减量应用。经肾、肝两途径排出的青霉素类、头孢菌素类均属此种情况。

（4）药物主要由肾排泄，肝功能减退者不需调整剂量。氨基糖苷类抗生素属此类。

3. 老年患者抗菌药物的应用

由于老年人组织器官呈生理性退行性变，免疫功能也见减退，一旦罹患感染，在应用抗菌药物时需注意以下事项。

（1）老年人肾功能呈生理性减退，按一般常用量接受主要经肾排出的抗菌药物时，由于药物自肾排出减少，导致在体内积蓄，血药浓度增高，容易有药物不良反应的发生。因此老年患者，尤其是高龄患者接受主要自肾排出的抗菌药物时，应按轻度肾功能减退情况减量给药，可用正常治疗量的 2/3 ~ 1/2。青霉素类、头孢菌素类和其他 β 内酰胺类的大多数品种即属此类情况。

（2）老年患者宜选用毒性低并具杀菌作用的抗菌药物，青霉素类、头孢菌素类等 β 内酰胺类为常用药物，毒性大的氨基糖苷类、万古霉素、去甲万古霉素等药物应尽可能避免应用，有明确应用指征时在严密观察下慎用，同时应进行血药浓度监测，据此调整剂量，使给药方案个体化，以达到用药安全、有效的目的。

4. 新生儿患者抗菌药物的应用

新生儿期一些重要器官尚未完全发育成熟，在此期间其生长发育随日龄增加而迅速变化，因此新生儿感染使用抗菌药物时需注意以下事项。

（1）新生儿期肝、肾均未发育成熟，肝酶的分泌不足或缺乏，肾清除功能较差，因此新生儿感染时应避免应用毒性大的抗菌药物，包括主要经肾排泄的氨基糖苷类、万古霉素、去甲万古霉素等，以及主要经肝代谢的氯霉素。确有应用指征时，必须进行血药浓度监测，据此调整给药方案，个体化给药，以确保治疗安全有效。不能进行血药浓度监测者，不可选用上述药物。

（2）新生儿期避免应用或禁用可能发生严重不良反应的抗菌药物。可影响新生儿生长发育的四环素类、喹诺酮类禁用，可导致脑性核黄疸及溶血性贫血的磺胺类药和呋喃类药避免应用。

（3）新生儿期由于肾功能尚不完善，主要经肾排出的青霉素类、头孢菌素类等 β 内酰胺类药物需减量应用，以防止药物在体内蓄积导致严重中枢神经系统毒性反应的发生。

（4）新生儿的体重和组织器官日益成熟，抗菌药物在新生儿的药代动力学亦随日龄增长而变化，因此使用抗菌药物时应按日龄调整给药方案。

5. 小儿患者抗菌药物的应用

小儿患者在应用抗菌药物时应注意以下几点：

（1）氨基糖苷类抗生素：该类药物有明显耳、肾毒性，小儿患者应尽量避免应用。临床有明确应用指征且又无其他毒性低的抗菌药物可供选用时，方可选用该类药物，并在治疗过程中严密观察不良反应。有条件者应进行血药浓度监测，根据其结果个体化给药。

（2）万古霉素和去甲万古霉素：该类药也有一定肾、耳毒性，小儿患者仅在有明确指征时方可选用。在治疗过程中应严密观察不良反应，并应进行血药浓度监测，个体化给药。

（3）四环素类抗生素：可导致牙齿黄染及牙釉质发育不良。不可用于8岁以下小儿。

（4）喹诺酮类抗菌药：由于对骨骼发育可能产生的不良影响，该类药物避免用于18岁以下未成年人。

6. 妊娠期和哺乳期患者抗菌药物的应用

（1）妊娠期患者抗菌药物的应用：妊娠期抗菌药物的应用需考虑药物对母体和胎儿两方面的影响。

①对胎儿有致畸或明显毒性作用者，如四环素类、喹诺酮类等，妊娠期避免应用。

②对母体和胎儿均有毒性作用者，如氨基糖苷类、万古霉素、去甲万古霉素等，妊娠期避免应用；确有应用指征时，须在血药浓度监测下使用，以保证用药安全有效。

③药毒性低，对胎儿及母体均无明显影响，也无致畸作用者，妊娠期感染时可选用。青霉素类、头孢菌素类等β内酰胺类和磷霉素等均属此种情况。

美国食品药品管理局（FDA）按照药物在妊娠期应用时的危险性分为A、B、C、D及X类，可供药物选用时参考。

（2）哺乳期患者抗菌药物的应用：哺乳期患者接受抗菌药物后，药物可自乳汁分泌，通常母乳中药物含量不高，不超过哺乳期患者每日用药量的1%；少数药物乳汁中分泌量较高，如氟喹诺酮类、四环素类、大环内酯类、氯霉素、磺胺甲噁唑、甲氧苄啶、甲硝唑等。青霉素类、头孢菌素类等β内酰胺类和氨基糖苷类等在乳汁中含量低。然而无论乳汁中药物浓度如何，均存在对乳儿潜在的影响，并可能出现不良反应，如氨基糖苷类抗生素可导致乳儿听力减退，氯霉素可致乳儿骨髓抑制，磺胺甲噁唑等可致核黄疸、溶血性贫血，四环素类可致乳齿黄染，青霉素类可致过敏反应等。因此治疗哺乳期患者时应避免选用氨基糖苷类、喹诺酮类、四环素类、氯霉素、磺胺药等。哺乳期患者应用任何抗菌药物时，均宜暂停哺乳。

四、围术期抗菌药物预防性应用的管理

以严格控制Ⅰ类切口手术预防用药为重点，进一步加强围术期抗菌药物预防性应用的管理：

1. 医疗机构要严格按照《抗菌药物临床应用指导原则》中围术期抗菌药物预防性应用的有关规定，加强围术期抗菌药物预防性应用的管理，改变过度依赖抗菌药物预防手术感染的状况。对具有预防使用抗菌药物指征的，参照《常见手术预防用抗菌药物表》选用抗菌药物。也可以根据临床实际需要，合理使用其他抗菌药物。

2. 医疗机构要重点加强Ⅰ类切口手术预防使用抗菌药物的管理和控制。Ⅰ类切口手术一般不预防使用抗菌药物，确需使用时，要严格掌握适应证、药物选择、用药起始与持续时间。给药方法要按照《抗菌药物临床应用指导原则》有关规定，术前0.5-2小时内，或麻醉开始时首次给药；手术时间超过3小时或失血量大于1500ml，术中可给予第二剂；总预防用药时间一般不超过24小时，个别情况可延长至48小时。

常见手术预防用抗菌药物表

手术名称	抗菌药物选择
颅脑手术	第一、二代头孢菌素，头孢曲松
颈部外科（含甲状腺）手术	第一代头孢菌素
经口咽部黏膜切口的大手术	第一代头孢菌素，可加用甲硝唑
乳腺手术	第一代头孢菌素
周围血管外科手术	第一、二代头孢菌素
腹外疝手术	第一代头孢菌素
胃十二指肠手术	第一、二代头孢菌素
阑尾手术	第二代头孢菌素或头孢噻肟，可加用甲硝唑
结、直肠手术	第二代头孢菌素或头孢曲松或头孢噻肟，可加用甲硝唑

续表

手术名称	抗菌药物选择
肝胆系统手术	第二代头孢菌素，有反复感染史者可选头孢曲松或头孢哌酮或头孢哌酮/舒巴坦
胸外科手术（食管、肺）	第一、二代头孢菌素，头孢曲松
心脏大血管手术	第一、二代头孢菌素
泌尿外科手术	第一、二代头孢菌素，环丙沙星
一般骨科手术	第一代头孢菌素
应用人工植入物的骨科手术（骨折内固定术、脊柱融合术、关节置换术）	第一、二代头孢菌素，头孢曲松
妇科手术	第一、二代头孢菌素或头孢曲松或头孢噻肟，涉及阴道时可加用甲硝唑
剖宫产	第一代头孢菌素（结扎脐带后给药）

注：1. Ⅰ类切口手术常用预防抗菌药物为头孢唑啉或头孢拉定。

2. Ⅰ类切口手术常用预防抗菌药物单次使用剂量：头孢唑啉 1～2g；头孢拉定 1～2g；头孢呋辛 1.5g；头孢曲松 1～2g；甲硝唑 0.5g。

3. 对 β 内酰胺类抗菌药物过敏者，可选用克林霉素预防葡萄球菌、链球菌感染，可选用氨曲南预防革兰阴性杆菌感染。必要时可联合使用。

4. 耐甲氧西林葡萄球菌检出率高的医疗机构，如进行人工材料植入手术（如人工心脏瓣膜置换、永久性心脏起搏器置入、人工关节置换等），也可选用万古霉素或去甲万古霉素预防感染。

五、氟喹诺酮类药物临床应用管理

医疗机构要进一步加强氟喹诺酮类药物临床应用管理，严格掌握临床应用指征，控制临床应用品种数量。氟喹诺酮类药物的经验性治疗可用于肠道感染、社区获得性呼吸道感染和社区获得性泌尿系统感染，其他感染性疾病治疗要在病情和条件许可的情况下，逐步实现参照致病菌药敏试验结果或本地区细菌耐药监测结果选用该类药物。应严格控制氟喹诺酮类药物作为外科围术期预防用药。对已有严重不良反应报告的氟喹诺酮类药物要慎重遴选，使用中密切关注安全性问题。

六、抗菌药物分级管理制度

各医疗机构应结合本机构实际，根据抗菌药物特点、临床疗效、细菌耐药、不良反应以及当地社会经济状况、药品价格等因素，将抗菌药物分为非限制使用、限制使用与特殊使用三类进行分级管理。

1. 分级原则

（1）非限制使用：经临床长期应用证明安全、有效，对细菌耐药性影响较小，价格相对较低的抗菌药物。

（2）限制使用：与非限制使用抗菌药物相比较，这类药物在疗效、安全性、对细菌耐药性影响、药品价格等某方面存在局限性，不宜作为非限制药物使用。

（3）特殊使用：不良反应明显，不宜随意使用或临床需要倍加保护以免细菌过快产生耐药而导致严重后果的抗菌药物；新上市的抗菌药物；其疗效或安全性任何一方面的临床资料尚较少，或并不优于现用药物者；药品价格昂贵。

根据抗菌药物临床应用监测情况，以下药物作为"特殊使用"类别管理。医疗机构可根据本机构具体情况增加"特殊使用"类别抗菌药物品种，"特殊使用"抗菌药物须经由医疗机构药事管理委员会认定。

①第四代头孢菌素：头孢吡肟、头孢匹罗、头孢噻利等；

②碳青霉烯类抗菌药物：亚胺培南/西司他丁、美罗培南、帕尼培南/倍他米隆、比阿培南等；

③多肽类与其他抗菌药物：万古霉素、去甲万古霉素、替考拉宁、利奈唑胺等；

④抗真菌药物：卡泊芬净、米卡芬净、伊曲康唑（口服液、注射剂）、伏立康唑（口服剂、注射剂）、两性霉素 B 含脂制剂等。

2. 分级管理办法

（1）临床选用抗菌药物应遵循本《指导原则》，根据感染部位、严重程度、致病菌种类以及细菌耐药情况、患者病理生理特点、药物价格等因素加以综合分析考虑，参照"各类细菌性感染的治疗原则及病原治疗"，一般对轻度与局部感染患者应首先选用非限制使用抗菌药物进行治疗；严重感染、免疫功能低下者合并感染或病原菌只对限制使用抗菌药物敏感时，可选用限制使用抗菌药物治疗；特殊使用抗菌药物的选用应从严控制。

（2）临床医师可根据诊断和患者病情开具非限制使用抗菌药物处方；患者需要应用限制使用抗菌药物治疗时，应经具有主治医师以上专业技术职务任职资格的医师同意，并签名。

（3）患者病情需要应用特殊使用抗菌药物，应具有严格临床用药指征或确凿依据，经具有抗感染临床经验的感染或相关专业专家会诊同意，由具有高级专业技术职务任职资格的医师开具处方后方可使用。医师在临床使用"特殊使用"抗菌药物时要严格掌握适应证，药师要严格审核处方。

（4）紧急情况下未经会诊同意或需越级使用的，处方量不得超过1日用量，并做好相关病历记录。

七、抗菌药物临床应用预警机制

1. 各级医院应重视病原微生物检测工作，切实提高病原学诊断水平，逐步建立正确的病原微生物培养、分离、鉴定技术和规范的细菌药物敏感试验条件与方法，并及时报告细菌药敏试验结果，作为临床医师正确选用抗菌药物的依据。

2. 三级医院必须建立符合标准的临床微生物实验室，提高病原学诊断水平，配备相应设备及专业技术人员，开展病原微生物培养、分离、鉴定及细菌药敏试验工作；并建立室内质量控制标准，接受室间质量评价检查。

3. 二级医院应创造和逐步完善条件，在具备相应的专业技术人员及设备后，也应建立临床微生物实验室，正确开展病原微生物的培养、分离、鉴定和规范的细菌药物敏感试验。目前不具备条件的，可成立地区微生物中心实验室或依托邻近医院的微生物实验室开展临床病原检测工作。

4. 各医疗机构要定期分析报告本机构细菌耐药情况；要根据全国和本地区细菌耐药监测结果，结合本机构实际情况，建立、完善抗菌药物临床应用与细菌耐药预警机制，并采取相应的干预措施。

（1）对主要目标细菌耐药率超过30%的抗菌药物，应及时将预警信息通报本机构医务人员。

（2）对主要目标细菌耐药率超过40%的抗菌药物，应慎重经验用药。

（3）对主要目标细菌耐药率超过50%的抗菌药物，应参照药敏试验结果选用。

（4）对主要目标细菌耐药率超过75%的抗菌药物，应暂停该类抗菌药物的临床应用，根据追踪细菌耐药监测结果，再决定是否恢复其临床应用。

附录五　糖皮质激素类药物临床应用指导原则

一、糖皮质激素治疗性应用的基本原则

糖皮质激素在临床广泛使用，主要用于抗炎、抗毒、抗休克和免疫抑制，其应用涉及临床多个专科。应用糖皮质激素要非常谨慎。正确、合理应用糖皮质激素是提高其疗效、减少不良反应的关键。其正确、合理应用主要取决于以下两方面：一是治疗适应证掌握是否准确；二是品种及给药方案选用是否正确、合理。

1. 严格掌握糖皮质激素治疗的适应证

糖皮质激素是一类临床适应证尤其是相对适应证较广的药物，但是，临床应用的随意性较大，未严格按照适应证给药的情况较为普遍，如单纯以退热和止痛为目的使用糖皮质激素，特别是在感染性疾病中以退热和止痛为目的的使用。糖皮质激素有抑制自身免疫的药理作用，但并不适用于所有自身免疫病治疗如慢性淋巴细胞浸润性甲状腺炎（桥本病）、1型糖尿病、寻常型银屑病等。

2. 合理制订糖皮质激素治疗方案

糖皮质激素治疗方案应综合患者病情及药物特点制订，治疗方案包括选用品种、剂量、疗程和给药途径等。本《指导原则》中除非明确指出给药途径，皆为全身用药即口服或静脉给药。

（1）品种选择：各种糖皮质激素的药效学和人体药代动力学（吸收、分布、代谢和排出过程）特点不同，因此各有不同的临床适应证，应根据不同疾病和各种糖皮质激素的特点正确选用糖皮质激素品种。

（2）给药剂量：生理剂量和药理剂量的糖皮质激素具有不同的作用，应按不同治疗目的选择剂量。一般认为给药剂量（以泼尼松为例）可分为以下几种情况：①长期服用维持剂量：2.5～15.0mg/d；②小剂量：<0.5mg/（kg·d）；③中

等剂量：0.5～1.0mg/（kg·d）；④大剂量：大于 1.0mg/（kg·d）；⑤冲击剂量：（以甲泼尼龙为例）7.5～30.0mg/（kg·d）。

（3）疗程：不同的疾病糖皮质激素疗程不同，一般可分为以下几种情况：

①冲击治疗：疗程多小于 5 天。适用于危重症病人的抢救，如暴发型感染、过敏性休克、严重哮喘持续状态、过敏性喉头水肿、狼疮性脑病、重症大疱性皮肤病、重症药疹、急进性肾炎等。冲击治疗须配合其他有效治疗措施，可迅速停药，若无效大部分情况下不可在短时间内重复冲击治疗。

②短程治疗：疗程小于 1 个月，包括应激性治疗。适用于感染或变态反应类疾病，如结核性脑膜炎及胸膜炎、剥脱性皮炎或器官移植急性排斥反应等。短程治疗须配合其他有效治疗措施，停药时需逐渐减量至停药。

③中程治疗：疗程 3 个月以内。适用于病程较长且多器官受累性疾病，如风湿热等。生效后减至维持剂量，停药时需要逐渐递减。

④长程治疗：疗程大于 3 个月。适用于器官移植后排斥反应的预防和治疗及反复发作、多器官受累的慢性自身免疫病，如系统性红斑狼疮、溶血性贫血、系统性血管炎、结节病、大疱性皮肤病等。维持治疗可采用每日或隔日给药，停药前亦应逐步过渡到隔日疗法后逐渐停药。

⑤终身替代治疗：适用于原发性或继发性慢性肾上腺皮质功能减退症，并于各种应激情况下适当增加剂量。

（4）给药途径：包括口服、肌肉注射、静脉注射或静脉滴注等全身用药，以及吸入、局部注射、点滴和涂抹等局部用药。

3. 重视疾病的综合治疗

在许多情况下，糖皮质激素治疗仅是疾病综合治疗的一部分，应结合病人实际情况，联合应用其他治疗手段，如严重感染病人，在积极有效的抗感染治疗和各种支持治疗的前提下，为缓解症状，确实需要的可使用糖皮质激素。

4. 监测糖皮质激素的不良反应

糖皮质激素的不良反应与用药品种、剂量、疗程、剂型及用法等明显相关，在使用中应密切监测不良反应，如感染、代谢紊乱（水电解质、血糖、血脂）、体重增加、出血倾向、血压异常、骨质疏松、股骨头坏死等，小儿应监测生长和发育情况。

5. 注意停药反应和反跳现象

糖皮质激素减量应在严密观察病情与糖皮质激素反应的前提下个体化处理，要注意可能出现的以下现象：

（1）停药反应：长期中或大剂量使用糖皮质激素时，减量过快或突然停用可出现肾上腺皮质功能减退样症状，轻者表现为精神萎靡、乏力、食欲减退、关节和肌肉疼痛，重者可出现发热、恶心、呕吐、低血压等，危重者甚至发生肾上腺皮质危象，需及时抢救。

（2）反跳现象：在长期使用糖皮质激素时，减量过快或突然停用可使原发病复发或加重，应恢复糖皮质激素治疗并常需加大剂量，稳定后再慢慢减量。

二、糖皮质激素在儿童、妊娠、哺乳期妇女中应用的基本原则

1. 儿童糖皮质激素的应用

儿童长期应用糖皮质激素更应严格掌握适应证和妥当选用治疗方法。应根据年龄、体重（体表面积更佳）、疾病严重程度和患儿对治疗的反应确定糖皮质激素治疗方案。更应注意密切观察不良反应，以避免或降低糖皮质激素对患儿生长和发育的影响。

2. 妊娠期妇女糖皮质激素的应用

大剂量使用糖皮质激素者不宜怀孕。孕妇慎用糖皮质激素。特殊情况下临床医师可根据情况决定糖皮质激素的使用，例如慢性肾上腺皮质功能减退症及先天性肾上腺皮质增生症患者妊娠期应坚持糖皮质激素的替代治疗，严重的妊娠疱疹、妊娠性类天疱疮也可考虑使用糖皮质激素。

3. 哺乳期妇女糖皮质激素的应用

哺乳期妇女应用生理剂量或维持剂量的糖皮质激素对婴儿一般无明显不良影响。但若哺乳期妇女接受中等剂量、中程治疗方案的糖皮质激素时不应哺乳，以避免经乳汁分泌的糖皮质激素对婴儿造成不良影响。

三、糖皮质激素临床应用管理

1. 管理要求

（1）严格限制没有明确适应证的糖皮质激素的使用，如不能单纯以退热和止痛为目的使用糖皮质激素。

（2）冲击疗法需具有主治医师以上专业技术职务任职资格的医师决定。

（3）长程糖皮质激素治疗方案，需由相应学科主治医师以上专业技术职务任职资格的医师制定。先天性肾上腺皮质增生症的长程治疗方案制订需三级医院内分泌专业主治医师以上专业技术职务任职资格的医师决定。随访和剂量调整可由内分泌专业主治医师以上专业技术职务任职资格的医师决定。

（4）紧急情况下临床医师可以高于上条所列权限使用糖皮质激素，但仅限于 3 天内用量，并严格记录救治过程。

2. 落实与督查

（1）各级各类医疗机构必须加强糖皮质激素临床应用的管理，根据《指导原则》结合本机构实际情况制订"糖皮质激素类药物临床应用实施细则"（简称"实施细则"）。建立、健全本机构促进、指导、监督糖皮质激素临床合理应用的管理制度，并将糖皮质激素合理使用纳入医疗质量和综合目标管理考核体系。

（2）各级各类医疗机构应按照《医疗机构药事管理规定》和《处方管理办法》规定，药事管理专业委员会要履行职责，开展合理用药培训与教育，督导本机构临床合理用药工作。依据《指导原则》和"实施细则"，定期与不定期进行监督检查，内容包括：糖皮质激素使用情况调查分析，医师、药师与护理人员糖皮质激素知识调查。对不合理用药情况提出纠正与改进意见。

四、糖皮质激素的适用范围和用药注意事项

糖皮质激素属于类固醇激素（甾体激素），生理剂量糖皮质激素在体内作用广泛，不仅为糖、蛋白质、脂肪代谢的调控所必需，且具有调节钾、钠和水代谢的作用，对维持机体内外环境平衡起重要作用。药理剂量糖皮质激素主要有抗炎、免疫抑制、抗毒和抗休克等作用。

1. 适用范围

（1）内分泌系统疾病：用于原发性和继发性肾上腺皮质功能减退症、先天性肾上腺皮质增生症的替代治疗；肾上腺危象、垂体危象、甲状腺危象等紧急情况的抢救；重症亚急性甲状腺炎、Graves 眼病、激素类生物制品［如胰岛素及其类似物、促肾上腺皮质激素（ACTH）等］药物过敏的治疗等。大、小剂量地塞米松抑制试验可判断肾上腺皮质分泌状况，诊断和病因鉴别诊断库欣综合征（皮质醇增多症）。

（2）风湿性疾病和自身免疫病：此类疾病种类繁多，达 200 余种，多与自身免疫有关，尤其是弥漫性结缔组织疾病皆有自身免疫参与，常见的如红斑狼疮、类风湿关节炎、原发性干燥综合

征、多发性肌病/皮肌炎、系统性硬化症和系统性血管炎等。糖皮质激素是最基本的治疗药物之一。

（3）呼吸系统疾病：主要用于支气管哮喘、外源性过敏性肺泡炎、放射性肺炎、结节病、特发性间质性肺炎、嗜酸粒细胞性支气管炎等。

（4）血液系统疾病：多种血液系统疾病常需糖皮质激素治疗，主要为两种情况：一是治疗自身免疫病，如自身免疫性溶血性贫血、特发性血小板减少性紫癜等。二是利用糖皮质激素溶解淋巴细胞的作用，将其作为联合化疗方案的组分之一，用于淋巴系统恶性肿瘤如急性淋巴细胞白血病、淋巴瘤、多发性骨髓瘤等的治疗。

（5）肾脏系统疾病：主要包括原发性肾病综合征、多种肾小球肾炎和部分间质性肾炎等。

（6）严重感染或炎性反应：严重细菌性疾病如中毒型细菌性痢疾、暴发型流行性脑脊髓膜炎、重症肺炎，若伴有休克、脑病或其他与感染有关的器质性损伤等，在有效抗感染的同时，可加用糖皮质激素以缓解中毒症状和器质性损伤；严重病毒性疾病如急性重型肝炎等，也可用糖皮质激素辅助治疗。

（7）重症患者（休克）：可用于治疗各种原因所致的休克，但须结合病因治疗和抗休克治疗；急性肺损伤，急性脑水肿等。

（8）异体器官移植：用于异体组织器官移植排斥反应的预防及治疗；异基因造血干细胞移植后的移植物抗宿主病的预防及治疗。

（9）过敏性疾病：过敏性疾病种类众多，涉及多个专科，许多疾病如严重的荨麻疹等，需要糖皮质激素类药物治疗。

（10）神经系统损伤或病变：如急性视神经病变（视神经炎、缺血性视神经病变）、急性脊髓损伤，急性脑损伤等。

（11）慢性运动系统损伤：如肌腱末端病、腱鞘炎等。

（12）预防治疗某些炎性反应后遗症：应用糖皮质激素可预防某些炎性反应后遗症及手术后反应性炎症的发生，如组织粘连、瘢痕挛缩等。

2. 不良反应

长期应用可引起一系列不良反应，其严重程度与用药剂量及用药时间成正比，主要有：

（1）医源性库欣综合征，如向心性肥胖、满月脸、皮肤紫纹瘀斑、类固醇性糖尿病（或已有糖尿病加重）、骨质疏松、自发性骨折甚至骨坏死（如股骨头无菌性坏死）、女性多毛月经紊乱或闭

经不孕、男性阳痿、出血倾向等。

（2）诱发或加重细菌、病毒和真菌等各种感染。

（3）诱发或加剧胃十二指肠溃疡，甚至造成消化道大出血或穿孔。

（4）高血压、充血性心力衰竭和动脉粥样硬化、血栓形成。

（5）高脂血症，尤其是高甘油三酯血症。

（6）肌无力、肌肉萎缩、伤口愈合迟缓。

（7）激素性青光眼、激素性白内障。

（8）精神症状如焦虑、兴奋、欣快或抑郁、失眠、性格改变，严重时可诱发精神失常、癫痫发作。

（9）儿童长期应用影响生长发育。

（10）长期外用糖皮质激素类药物可出现局部皮肤萎缩变薄、毛细血管扩张、色素沉着、继发感染等不良反应；在面部长期外用时，可出现口周皮炎、酒渣鼻样皮损等。

（11）吸入型糖皮质激素的不良反应包括声音嘶哑、咽部不适和念珠菌定植、感染。长期使用较大剂量吸入型糖皮质激素者也可能出现全身不良反应。

3. 尽量避免使用糖皮质激素的情况

（1）对糖皮质激素类药物过敏；

（2）严重精神病史；

（3）癫痫；

（4）活动性消化性溃疡；

（5）新近胃肠吻合术后；

（6）骨折；

（7）创伤修复期；

（8）单纯疱疹性角、结膜炎及溃疡性角膜炎、角膜溃疡；

（9）严重高血压；

（10）严重糖尿病；

（11）未能控制的感染（如水痘、真菌感染）；

（12）活动性肺结核；

（13）较严重的骨质疏松；

（14）妊娠初期及产褥期；

（15）寻常型银屑病。

但是，若有必须用糖皮质激素类药物才能控制疾病，挽救患者生命时，如果合并上述情况，可在积极治疗原发疾病、严密监测上述病情变化的同时，慎重使用糖皮质激素类药物。

4. 慎重使用糖皮质激素的情况

库欣综合征、动脉粥样硬化、肠道疾病或慢性营养不良的患者及近期手术后的患者慎用。

急性心力衰竭、糖尿病、有精神病倾向、青光眼、高脂蛋白血症、高血压、重症肌无力、严重骨质疏松、消化性溃疡病、妊娠及哺乳期妇女应慎用，感染性疾患必须与有效的抗生素合用，病毒性感染患者慎用；儿童也应慎用。

5. 其他注意事项

（1）防止交叉过敏，对某一种糖皮质激素类药物过敏者也可能对其他糖皮质激素过敏。

（2）使用糖皮质激素时可酌情采取如下措施：低钠高钾高蛋白饮食；补充钙剂和维生素 D；加服预防消化性溃疡及出血等不良反应的药物；如有感染应同时应用抗生素以防感染扩散及加重。

（3）注意根据不同糖皮质激素的药代动力学特性和疾病具体情况合理选择糖皮质激素的品种和剂型。

（4）应注意糖皮质激素和其他药物之间的相互作用：近期使用巴比妥酸盐、卡马西平、苯妥英、扑米酮或利福平等药物，可能会增强代谢及降低全身性皮质激素的作用，相反，口服避孕药或利托那韦可以升高皮质激素的血药浓度，皮质激素与排钾利尿药（如噻嗪类或呋塞类）合用，可以造成过度失钾，皮质激素和非甾体类消炎药物合用时，消化道出血和溃疡的发生率高。

附录六 麻醉药品临床应用指导原则

《麻醉药品临床应用指导原则》收录的药品系2005年国家食品药品监督管理局、公安部、卫生部联合公布的麻醉药品和精神药品品种目录中国内已生产和使用的麻醉药品。氯胺酮和布桂嗪虽然属于精神药品，但是临床主要用于镇痛，故也纳入本指导原则编写。本指导原则包括治疗急性疼痛、慢性疼痛、癌性疼痛时应遵循的原则，不包括临床麻醉的用药原则。

一、疼痛治疗的基本原则

规范的疼痛处理（Good Pain Management, GPM）是目前倡导的镇痛治疗新观念，只有规范化才能有效提高疼痛的诊疗水平，减少疼痛治疗过程中可能出现的并发症。

（一）明确治疗目的

缓解疼痛，改善功能，提高生活质量。包括身体状态、精神状态、家庭、社会关系的维护和改善。

（二）疼痛的诊断与评估

1. 掌握正确的诊断与评估方法

疼痛是第五生命体征。临床对疾病的诊断与评价以及记录，应当客观、准确、直观、便捷。初始对患者的评价内容包括：①疼痛病史及疼痛对生理、心理功能和对社会、职业的影响。②既往接受的诊断、检查和评估的方法，其他来源的咨询结果、结论以及手术和药品治疗史。③药物、精神疾病和物质滥用史，合并疾患或其他情况。④有目的进行体格检查。⑤疼痛性质和程度的评估。

疼痛是一种主观感受，因此对疼痛程度的评价应相信病人的主诉，应尊重患者的评价和表达的自身疼痛程度，任何人都不能主观臆断。

2. 定期再评价

关于再评价的时间，根据诊断、疼痛程度、治疗计划，有不同要求；对慢性疼痛患者应每月至少评价 1 次，内容包括治疗效果与安全性（如主观疼痛评价、功能变化、生活质量、不良反应、情绪变化）及患者的依从性。

凡接受强阿片类药物治疗者，还应观察患者有无异常行为，如多处方、囤积药物等，以防药物不良应用和非法流失。

（三）制定治疗计划和目标

规范化疼痛治疗原则为：有效消除疼痛，最大限度地减少不良反应，把疼痛治疗带来的心理负担降至最低，全面提高患者的生活质量。

规范化治疗的关键是遵循用药和治疗原则。控制疼痛的标准是：数字评估法的疼痛强度小于 3 或达到 0；24 小时内突发性疼痛次数小于 3 次。

治疗计划的制定要考虑疼痛强度、疼痛类型、基础健康状态、合并疾病以及患者对镇痛效果的期望和对生活质量的要求。

对不良反应的处理，要采取预防为主，决不能等患者耐受不了时才处理，故镇痛药与控制不良反应药应合理配伍，同等考虑。此外，要重视对心理、精神问题的识别和处理。

（四）采取有效的综合治疗

采用多种形式综合疗法治疗疼痛。一般应以药物治疗为主，此外还有非药物治疗。药物治疗的主要镇痛药物为对乙酰胺基酚、非甾体抗炎药和阿片类镇痛药。对于轻度疼痛可应用非甾体抗炎止痛药；对中度疼痛主要应用弱阿片镇痛药可待因及其复方制剂；对重度疼痛，采用常用弱阿片镇痛药无效时可采用吗啡等强效阿片类药。在行镇痛治疗时可根据具体情况应用辅助药，如抗抑郁药、抗惊厥药、作用于兴奋性氨基酸受体的

药物、作用于 α 肾上腺素能受体的药物以及作用于兴奋性氨基酸受体 NMDA 的药物。对癌性疼痛患者，应遵循世界卫生组织（WHO）提出的三阶梯镇痛原则。

非药物疗法可在慢性疼痛治疗全过程中任何一时间点予以使用。可供选用的方法有外科疗法、神经阻滞疗法、神经毁损疗法和神经刺激疗法等。药物疗法与非药物疗法宜结合使用。

（五）药物治疗的基本原则

1. 选择适当的药物和剂量

应按 WHO 三阶梯治疗方案的原则使用镇痛药。

2. 选择给药途径

应以无创给药为首选途径。有吞咽困难和芬太尼透皮贴剂禁忌证的，可选择经舌下含化或经直肠给药。对经口服或皮肤用药后疼痛无明显改善者，可经肌肉或静脉注射给药。全身镇痛产生难以控制的不良反应时，可选用椎管内给药或复合局部阻滞疗法。

3. 制定适当的给药时间

对慢性持续疼痛，应依药物不同的药代动力学特点，制定合适的给药周期，治疗持续性疼痛。定时给药不仅可提高镇痛效果，还可减少不良反应。如各种盐酸或硫酸控释片，口服后的镇痛作用可在用药后 1 小时出现，2 ~ 3 小时达高峰，持续作用 12 小时；而静脉用吗啡，在 5 分钟内起效，持续 1 ~ 2 小时；芬太尼透皮贴剂的镇痛作用在 6 ~ 12 小时起效，持续 72 小时，每 3 天给药 1 次。故定时给药是非常重要的。

4. 调整药物剂量

疼痛治疗初期有一个药物剂量调整过程。如患者突发性疼痛反复发作，需根据个体耐受情况不断调整追加药物剂量，增加药物幅度一般为原用剂量的 25% ~ 50%，最多不超过 100%，以防各种不良反应特别是呼吸抑制的发生。对于因其他辅助性治疗使疼痛明显减轻的长期应用阿片类患者，可逐渐下调药物剂量，一般每天减少 25% ~ 50%，药物剂量调整的原则是保证镇痛效果，并避免由于减量而导致的戒断反应。当出现不良反应而需调整药物剂量时，应首先停药 1 ~ 2 次，再将剂量减少 50% ~ 70%，然后加用其他种类的镇痛药，逐渐停用有反应的药物。

5. 镇痛药物的不良反应及处理

长期使用阿片类药物可因肠蠕动受抑制而出现便秘，可用麻仁丸等中药软化和促进排便；常

见的恶心、呕吐可选用镇吐药或氟哌啶类镇静、镇吐药；对呼吸抑制等严重不良反应，应及时发现及时进行生命支持，同时使用阿片受体拮抗药，如纳洛酮进行治疗。如发生过量使用阿片类导致的严重呼吸抑制，应立即注射 0.4mg 纳洛酮，如果 20 分钟内呼吸仍无改善，可能是由于 0.4mg 的纳洛酮不足以逆转摄入体内的阿片类，此时应继续注射纳洛酮，直至呼吸改善。

6. 辅助用药

辅助治疗的目的和方法，应依不同疾病、不同类型的疼痛决定。辅助治疗可加强镇痛效果，减少镇痛药剂量，减轻药物不良反应。如非甾体类消炎药对骨转移、软组织浸润、关节筋膜炎及术后痛有明显的辅助治疗作用；糖皮质激素对急性神经压迫、内脏膨胀痛、颅内压增高等均有较好的缓解作用；三环类抗抑郁药是治疗神经痛、改善抑郁和失眠的较理想的药物；对骨转移引起的疼痛，除放射治疗和前述治疗外，降钙素是近年来使用较有效的药物。总之，疼痛治疗时，选用多种药物联合应用、多种给药途径交替使用、按时用药、个体化用药，可提高镇痛效果。

二、WHO 癌症疼痛三阶梯治疗基本原则

根据 WHO 癌痛三阶梯治疗指南，癌症疼痛治疗有五项基本原则：

1. 首选无创途径给药

如口服，芬太尼透皮贴剂，直肠栓剂，输液泵连续皮下输注等。可依患者不同病情和不同需求予以选择。

2. 按阶梯给药

指镇痛药物的选择应依疼痛程度，由轻到重选择不同强度的镇痛药物。

轻度疼痛：首选第一阶梯非甾体类抗炎药，以阿司匹林为代表；

中度疼痛：选弱阿片类药物，以可待因为代表，可合用非甾体类抗炎药；

重度疼痛：选强阿片类药物，以吗啡为代表，同时合用非甾体类抗炎药。两类药合用可增加阿片药物的止痛效果，减少阿片类药物的用量。

三阶梯用药的同时，可依病情选三环类抗抑郁药或抗惊厥类药等辅助用药。

3. 按时用药

是指止痛药物应有规律地按规定时间给予，不是等患者要求时给予。使用止痛药，必须先测定能控制患者疼痛的剂量，下一次用药应在前一次药效消失前给药。患者出现突发剧痛时，可按需给予止痛药控制。

4. 个体化给药

阿片类药无理想标准用药剂量，存在明显个体差异，能使疼痛得到缓解的剂量即是正确的剂量。选用阿片类药物，应从小剂量开始，逐渐增加剂量直到缓解疼痛又无明显不良反应的用药剂量，即为个体化给药。

5. 注意具体细节

对使用止痛药的患者，应注意监护，密切观察疼痛缓解程度和身体反应，及时采取必要措施，减少药物的不良反应，提高镇痛治疗效果。

三、镇痛治疗中医师的权力和责任

1. 采用强阿片类药物治疗时，执业医师应慎重选择对疼痛患者有效的用药处方，并进行药物剂量和治疗方案的调整。

2. 医师必须充分了解病情，与患者建立长期的医疗关系。使用强阿片类药物之前，患者与医师必须对治疗方案和预期效果达成共识，强调功能改善并达到充分缓解疼痛的目的。

3. 开始阿片类药物治疗后，患者应至少每周就诊 1 次，以便调整处方。当治疗情况稳定后，可减少就诊次数。经治医师要定期随访患者，每次随访都要评估和记录镇痛效果、镇痛改善情况，用药及伴随用药和副反应。

4. 强阿片类药物用于慢性非癌性疼痛治疗，如疼痛已缓解，应尽早转入二阶梯用药，强阿片类药物连续使用时间暂定不超过 8 周。

5. 对癌症患者使用麻醉药品，在用药剂量和次数上应放宽。但使用管理应严格。

由于吗啡的耐受性特点，因此，晚期癌症长期使用阿片类镇痛药（如吗啡），无极量限制，即应根据个体对吗啡等阿片类镇痛药的耐受程度决定用药剂量，但应严密注意监控不良反应。注射剂处方 1 次不超过 3 日用量，控（缓）释制剂处方 1 次不超过 15 日剂量，其他剂型的麻醉药品处方 1 次不超过 7 日用量。

6. 住院或非住院患者因病情需要使用控（缓）释制剂，可同时使用即释麻醉药品，以缓解病人的剧痛。癌症病人慢性疼痛不提倡使用度冷丁。盐酸二氢埃托啡片只限二级以上医院使用，只能用于住院病人。

四、随着社会的发展，科技的进步，麻醉药品在生产、经营、使用、管理等各方面都发生了新的变化，促进了医院麻醉药品管理的法制化和规范化，提高了疼痛治疗的效果，使很多癌症患者摆脱了疼痛的折磨，提高了生活质量。另一方面，医院麻醉药品管理的形势日趋严峻。具体表现为：麻醉药品品种和剂型不断增加；麻醉药品用量急剧增加；因用药引起的医疗纠纷日趋增多。值得注意的是，近年来我国非医疗目的滥用麻醉药品、精神药品问题日益严重，吸毒人群不断扩大。2004年全国登记在册的吸毒人员达114万多人，涉毒县市2148个，药物滥用问题已成为严重危害社会安定的因素之一。上述问题为麻醉药品管理增加了难度，要求医疗机构一方面用好麻醉药品，另一方面，应按照国家有关法律法规管理好麻醉药品，防止非医疗目的的滥用和流失。医院是麻醉药品使用单位之一，要全面认真贯彻和落实各项法律法规，加强管理，保证正确使用和安全有效，最大限度地满足疼痛患者缓解疼痛的需求，实现让患者无痛，让癌症无痛的理想目标。

附录七　精神药品临床应用指导原则

　　精神药品是指对中枢神经系统具有抑制作用的镇静催眠药或具有兴奋作用的中枢兴奋药物。镇静催眠药是一类对中枢神经系统具有抑制作用的药物。镇静药和抗焦虑药能减轻焦虑症状，安定情绪。然而，在促进和维持近似生理睡眠的同时，一些催眠药物会影响睡眠时相的正常比例，产生一定的不良反应。多数镇静药加大剂量即可产生催眠作用，催眠药过量可引起全身麻醉，更大剂量可引起呼吸和心血管运动中枢抑制进而导致昏迷，甚至死亡。老年人及有呼吸、肝肾功能障碍者，使用镇静催眠药更易发生不良反应。

　　中枢兴奋药是指能选择性地兴奋中枢神经系统、提高其机能活动的一类药。该药是在中枢神经处于抑制状态、功能低下和（或）紊乱时使用。

　　许多镇静催眠药和中枢兴奋药物具有潜在的依赖性，长期使用可产生耐受性，以及躯体和心理依赖性，临床医生应予注意。

一、镇静催眠药物的分类

　　镇静催眠药按化学结构分为苯二氮䓬类包括地西泮、氯氮、氟西泮、硝西泮、氯硝西泮、阿普唑仑、艾司唑仑、劳拉西泮、奥沙西泮、三唑仑、咪达唑仑等。巴比妥类包括长效巴比妥，如苯巴比妥；中效巴比妥，如异戊巴比妥；短效巴比妥，如司可巴比妥。其他类：包括水合氯醛、甲丙氨酯、唑吡坦、佐匹克隆和扎来普隆。

　　1. 苯二氮䓬类药理作用：①抗焦虑作用，小剂量应用时可改善患者烦躁、不安和紧张等症状。②镇静、催眠作用，使用较大剂量时可产生镇静、催眠作用。③抗癫痫作用，如地西泮可用于治疗癫痫持续状态。④肌肉松弛作用，可缓解肌肉痉挛和肌张力增高等症状。

　　2. 巴比妥类药物在催眠剂量时，可诱导近似生理的睡眠，在伴心血管和呼吸功能抑制的同时，出现轻度血压下降和呼吸减慢；增加剂量时，则开始对全脑神经元无选择性抑制。

　　3. 其他类药物一般用于入睡困难的患者。如水合氯醛是一种氯化的乙醇衍生物，系安全和有效的催眠药。但因其大剂量时可抑制呼吸，故仅限用作睡眠诱导剂。

二、镇静催眠药物的选择

　　失眠的表现形式为入睡困难、过早觉醒和睡眠中断等。其中多数表现为入睡困难，即从清醒状态进入睡眠的潜伏期长，易引发烦躁不安。使用催眠药物应注意全面分析病情，对与躯体疾病有关的睡眠障碍，如关节疼痛、溃疡病、甲状腺功能亢进、心绞痛、低血糖等，应针对躯体疾病进行治疗；以疼痛为主的睡眠障碍，可加用镇痛药。

　　镇静催眠药的选择应根据临床需要。有效的催眠药应具有吸收快、作用时间短、在体内清除快、无蓄积等特点。目前，大量的药理实验和临床应用证明，苯二氮䓬类药较巴比妥类药安全，依赖性小，长期应用戒断症状轻，过量时也易被唤醒。对入睡困难者应选用吸收快、起效快的药物，如咪达唑仑；对早醒者应选用吸收较慢、作用时间长的药物，如氯硝西泮；上述两种症状并存者可选用氟西泮。对睡眠中断者可选用扎来普隆。对处于焦虑状态的睡眠障碍患者，可选抗焦虑药中的阿普唑仑、氯硝西泮或劳拉西泮。

三、镇静催眠药应用注意事项

　　本类药物均在肝内经微粒体酶代谢进行生物转化，形成水溶性更高的代谢产物。药物半衰期取决于代谢的速度。肝功能障碍患者及老年人的代谢速度下降，药物半衰期延长，如给予同等剂量的镇静催眠药，可发生中枢神经系统蓄积或中毒。因此，对肝功能障碍患者和老年人应减少剂量。长期服用镇静催眠药，可增加微粒体酶代谢活性，加速药物代谢速度，容易产生耐药性。在用药期内，还应注意避免使用其他对中枢神经系统产生抑制的药物，以避免增强镇静催眠作用。

四、镇静催眠药不良反应

常见不良反应表现在对呼吸和心血管功能的影响。通常剂量对健康人不致引起明显的不良反应；但对严重慢性阻塞性肺病患者，一般治疗剂量即可引起呼吸抑制而导致死亡。对低血容量、充血性心力衰竭或心功能不全者，通常剂量也会引起心血管功能抑制，导致循环衰竭，静脉给药时更加明显。因此，对急性酒精中毒、昏迷、休克及肝肾功能不全者应慎用。此外，对各种机动车辆的驾驶人员及机器操作者应特别注意用量。禁止用于对本药过敏、青光眼、重症肌无力、新生儿及孕妇。儿童因其中枢神经系统对本药异常敏感，易导致中枢抑制，故需慎用。老年人静脉注射本药易出现呼吸暂停、低血压、心动过缓甚至心脏停搏。本药可通过胎盘，妊娠早期对胎儿有致畸的危险，故除抗癫痫外，妊娠早期应避免使用。哺乳期妇女使用可导致药物在母乳喂养的婴儿体内蓄积，引起婴儿嗜睡、喂养困难、体重减轻等，应避免使用。

五、镇静催眠药应用原则

首先，应详细询问失眠原因，根据不同症状对症治疗，切忌盲目使用镇静催眠药物。躯体疾病影响睡眠者应首先治疗原发病；有精神因素者以心理治疗为主，并合理应用抗焦虑的苯二氮䓬类药物。如拟使用，应以短程为宜，待失眠原因解除后尽快停药。一般以单一用药治疗为主，应试用2~3天，无效后再考虑加量或换药。老年人用药应注意观察，如第一天服药导致次日清晨醒后仍有药物延续作用，须从小剂量开始。镇静催眠药的剂量和用法应以临床需要为准，最理想的是入睡时间缩短、睡眠较深、晨醒后药物作用消失。如果使用巴比妥类药物改善睡眠，应根据药物作用时间长短选用适宜的药物：①对入睡困难者，可选用快速作用的药物，如司可巴比妥；②对能入眠但持续时间短暂者，可选用中效的药物，如异戊巴比妥、戊巴比妥等；③对睡眠不深、多梦、易醒者，可选用长效的药物，如巴比妥等。

用药期间避免饮酒，尽可能不使用其他中枢抑制剂，以免引起毒性反应。

六、镇静催眠药在精神科常见疾病中的应用

镇静催眠药是精神科临床的常用药，在不同的疾病中都可能使用此类药物。在临床用药中，应根据疾病特点、病情的严重程度、躯体情况和合并症，合理使用，避免滥用和减少不良反应。

1. 器质性精神障碍：此类精神障碍包括：阿尔茨海默病、脑血管病所致精神障碍、脑外伤所致精神障碍、癫痫所致精神障碍、颅内感染所致精神障碍和躯体疾病所致精神障碍。它们共同特点是具有中枢神经系统器质性改变，精神障碍与原发病的严重程度有关，病情多变，治疗常须根据病情发展对症治疗。脑器质性精神障碍发生行为改变、兴奋躁动，对治疗不合作等情况可以短期使用镇静催眠药。巴比妥类药物有中枢镇静作用，在此类精神障碍时不宜使用，而苯二氮䓬类镇静催眠药能够改善患者上述症状，可以小剂量、短期使用。症状缓解后尽快停药或改药，避免发生药物依赖。注意患者是否存在意识障碍如谵妄等表现，此种情况尽量不使用镇静催眠药，以免加重意识障碍。

2. 精神活性物质所致精神障碍：导致精神障碍的活性物质有阿片类、酒精、苯丙胺类中枢兴奋剂等。阿片和酒精急性中毒时不得使用镇静催眠药物，中枢兴奋剂中毒如发生惊厥、行为激越可用苯二氮䓬类镇静催眠药对抗。在上述活性物质成瘾后戒断症状期可以合并使用苯二氮䓬类镇静催眠药以减轻症状，特别是焦虑，但不能长期、大剂量使用，以免引起苯二氮䓬类镇静催眠药依赖。

3. 中毒所致精神障碍，指各种有害物质进入体内引起机体中毒，导致脑功能失调产生的精神异常。中毒后急性期多不宜使用镇静催眠药物，以免加重中枢镇静作用和意识障碍。肾上腺皮质激素长期使用或急性停药出现的精神障碍，在确定无意识障碍而有焦虑症状时，可短期、小剂量使用苯二氮䓬类镇静催眠药。

4. 精神分裂症：精神分裂症是以感知、思维、情感和行为紊乱等多种症状和精神活动的不协调为主要症状的一组精神疾病。精神分裂症急性发作可表现为兴奋冲动，攻击性和对治疗不合作。在这种情况下可以在使用抗精神病药物的同时合并苯二氮䓬类镇静催眠药，以增强镇静作用。兴奋控制后应尽早减量，停用。精神分裂症的不同亚型和各个病期都可伴随失眠或睡眠节律紊乱，此外还可存在焦虑抑郁症状。苯二氮䓬类镇静催眠药可以用于改善睡眠和缓解焦虑。但长期使用苯二氮䓬类镇静催眠药容易导致依赖，应尽量坚持小剂量和短期使用。已经发生苯二氮䓬类镇静催眠药依赖，可以用其中半衰期长的药物替代半衰期短的药物，或使用有镇静作用的非典型抗精神病药物替代苯二氮䓬类镇静催眠药。

5. 抑郁症：失眠是抑郁症最多的主诉症状，抑郁症伴随睡眠、焦虑以及对失眠本身的焦虑都容易导致患者服用苯二氮䓬类镇静催眠药。特别是某些患者认为一旦改善睡眠，抑郁的症状就能够缓解，因此在不进行抗抑郁药系统治疗的情况下单独使用苯二氮䓬类镇静催眠药来治疗失眠和焦虑。这极易造成苯二氮䓬类镇静催眠药过量使用和形成依赖。抑郁症患者如有严重失眠，可选择具有镇静作用的抗抑郁药解决失眠障碍，早期抗抑郁治疗中可以小剂量使用苯二氮䓬类镇静催眠药，但尽量在2~4周内停用。

6. 双向情感障碍：在躁狂发作期和抑郁发作期都可以使用苯二氮䓬类镇静催眠药作为辅助治疗。但应以非典型抗精神病药物和情感稳定剂作为治疗基础。苯二氮䓬类镇静催眠药必须短期内减量、停用，以免形成药物依赖。

7. 神经症中的各种形式的焦虑障碍：常见的焦虑障碍形式有广泛性焦虑、恐惧症、惊恐障碍、强迫症、躯体形式障碍创伤后应激障碍、适应障碍等。苯二氮䓬类镇静催眠药从药物归类时已被归于抗焦虑药物，因此苯二氮䓬类镇静催眠药一度在各种焦虑障碍中作为主要的治疗药物。由于抗焦虑药物的依赖性越来越受到关注，而且它们治疗焦虑障碍通常不能达到痊愈，因此抗焦虑治疗的首选药物从2000年后发生明显变化。各种抗抑郁药成为治疗各种焦虑障碍的首选药物，归类于抗焦虑药的5-羟色胺部分激动剂丁螺环酮一类被作为抗焦虑治疗的强化药，而苯二氮䓬类镇静催眠药退为短期、小剂量使用的辅助药。各种焦虑障碍仍然可以合并使用苯二氮䓬类镇静催眠药，但必须坚持短期小剂量原则，尽量在2~4周内停药。

七、中枢兴奋剂在精神科的应用

中枢兴奋剂在精神科使用适应证很有限，最多用于儿童注意缺陷多动障碍、成年注意缺陷多动障碍。此外可以用于发作性睡病。

附录八　按体表面积计算小儿药物用量

计算小儿药用量时，一般采用如下公式：

小儿用量 = 成人用量 × 小儿体重（kg）/成人体重（50 或 60kg）

依上式算出的用量，与书中按小儿千克体重实际记载的药用量比较均偏低，对新生儿来说更为突出。新生儿体重、表面积和长度分别为成人的1/21、1/9 和1/3.3。如果按新生儿身长折算用量则偏大，大多数药物以采用表面积计算用量更接近临床实际用量。

以2岁小儿为例，其体重约为11kg（小儿年龄×2 + 7 = 11kg 体重），其相应的表面积为 0.55m²。与之对照的成人设为体重60kg，其相应的表面积为 1.70m²。试分别计算四环素和磺胺嘧啶的用量如下：

如四环素临床常用口服量，成人 1~2g/d，小儿 25~50mg/（kg·d）。11kg 体重小儿每日应为 275~550mg。但如按前述公式计算，则该小儿每日用量仅为 0.22 或 0.44g［1（或 2）g×11/50］，比实际用量低。但如以相应的体表面积数取代公式中的体重数来计算，则该小儿每日用量应为［1（或 2）g×0.55/1.7］= 0.32 或 0.64g，更接近实际用量。

如磺胺嘧啶临床常用口服量，成人首剂 2~4g，小儿首剂 0.066~0.132g/kg。11kg 体重小儿首剂应为 0.726~1.452g。如按前述公式计算，则该小儿首剂仅为 0.44~0.88g，亦比实际用量小得多。但如以相应的体表面积数取代公式中的体重数来计算，则该小儿首剂用量应为 0.64 或 1.28g，接近实际用量。

小儿体表面积计算公式为：

表面积（m²）= 0.0061 × 身高（cm）+ 0.0128 × 体重（kg）- 0.1529

表面积（m²）= 体重（kg）× 0.035 + 0.1

中文药名索引

新编临床药物学

新编临床药物学

Y

英文药名索引

D